国家中医药管理局中医师资格认证中心推荐用书
全国卫生专业技术资格考试(中医药类)指导用书

2025
中西医结合内科学(中级)
专业技术资格考试指导用书

国家中医药管理局专业技术资格考试专家委员会 编写

适用专业
中西医结合内科学(中级)

附赠
考试大纲

全国百佳图书出版单位
中国中医药出版社
·北 京·

图书在版编目（CIP）数据

2025中西医结合内科学（中级）专业技术资格考试指导用书 / 国家中医药管理局专业技术资格考试专家委员会编写. -- 北京 : 中国中医药出版社，2024. 12.
（全国卫生专业技术资格考试（中医药类）指导用书）.
ISBN 978-7-5132-9113-2

Ⅰ. R5

中国国家版本馆CIP数据核字第2024NE9048号

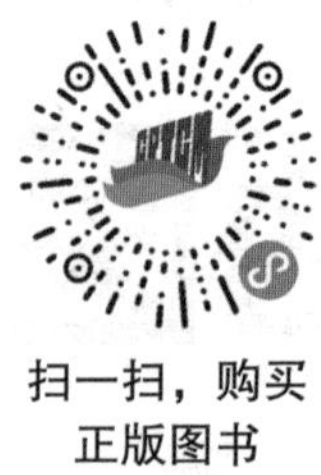

扫一扫，购买
正版图书

中国中医药出版社出版
北京经济技术开发区科创十三街31号院二区8号楼
邮政编码　100176
传真　010-64405721
保定市西城胶印有限公司印刷
各地新华书店经销

开本 787×1092　1/16　印张 52.75　字数 1553千字
2024年12月第1版　2024年12月第1次印刷
书号　ISBN 978-7-5132-9113-2

定价　279.00元
网址　www.cptcm.com

服务热线　010-64405510
购书热线　010-89535836
维权打假　010-64405753

微信服务号　zgzyycbs
微商城网址　https://kdt.im/LIdUGr
官方微博　http://e.weibo.com/cptcm
天猫旗舰店网址　https://zgzyycbs.tmall.com

《2025中西医结合内科学（中级）专业技术资格考试指导用书》

编写委员会名单

专业主审 高　颖

专业主编 李　雁　王凤珍

分科主审（以姓氏笔画为序）

王庆国　孔军辉　田　侃　闫平慧　孙建宁
李　冀　李秀惠　李灿东　张光霁　范永升
钟赣生　高　颖　翟双庆

分科主编（以姓氏笔画为序）

吉广庆　朱爱松　任艳萍　闫东宁　李　雁
张硕峰　林雪娟　郑丰杰　孟　月　赵岩松
胡亚男　胡晓阳　姜德友　唐德才　黄象安
蒋　茹　霍增辉

分科编委（以姓氏笔画为序）

王　双　王　健　王　萍　王　淳　王英豪
王香婷　王海峰　王维广　尹　刚　尹丽颖
田　露　付　殷　付　强　刘　彤　孙炤瑛
苏中华　李长香　李书楠　杨卫彬　杨景月
肖存利　吴秀艳　吴建浓　汪伯川　张北华
张学顺　张瑞芬　陈云龙　邵　鑫　苗华为
畅洪昇　季旭明　金　华　金　涛　周志焕
姜　涛　姜开运　袁　军　袁　颖　贾　玫
柴　原　凌江红　高　玲　郭　梅　常佳怡
董世芬　程　淼　廖广辉　樊博雅　燕海霞

出版说明

为进一步体现卫生专业技术资格考试(中医药类)的目标要求,帮助考生有效掌握从事中医、中西医结合、中药等工作所必须具备的基础知识、相关专业知识、专业知识与专业实践能力,国家中医药管理局中医师资格认证中心组织有关专家修订完善了2025年卫生专业技术资格考试(中医药类)系列指导用书,共18种。

一、2025年卫生专业技术资格考试(中医药类)指导用书修订重点

在总结几年来卫生专业技术资格考试(中医药类)工作经验的基础上,国家中医药管理局中医师资格认证中心坚持以习近平新时代中国特色社会主义思想为指导,紧密结合《中华人民共和国中医药法》和《中华人民共和国医师法》的要求,依据2025年卫生专业技术资格考试(中医药类)大纲对中医学、中西医结合医学、中药学专业技术资格考试指导用书部分内容进行了修订。本次修订工作重点体现三方面的基本原则:一是突出临床综合,重在实践能力;二是注重专业经典考查,强化中医思维;三是强化顶层设计,体现初级士、师及中级三个层次差别。

二、2025年卫生专业技术资格考试(中医药类)指导用书特点

本系列指导用书具有四个鲜明的特点。一是权威性。实行主编、主审双负责制。本系列指导用书以卫生专业技术资格考试(中医药类)大纲为依据,由国家中医药管理局中医师资格认证中心组织相关专业权威专家编写,是全国卫生专业技术资格考试(中医药类)题库建设的主要依据,也是中医、中西医结合、中药专业拟参加中、初级专业技术资格考试的考生临床实践、复习备考的权威性参考书。二是全面性。本系列指导用书内容涵盖中医、中西医结合、中药三类18个专业/级别(初级士、师及中级三个层次)、40余个学科的全部内容。三是实用性。进一步突出中医临床综合知识运用,并深度融合现代医学内容,全面体现专业技术岗位的临床实践能力。进一步体现"读经典,做临床"的导向,增加了临床适用性强的专科经典内容。四是时效性。充分体现现行国家中医药法律法规及相关政策内容以及医学模式从"疾病模式"向"健康模式"转变,以满足人民群众对中医药服务的需求。此系列丛书方便考生全面复习,提升专业能力与素养。

三、2025年卫生专业技术资格考试(中医药类)指导用书种类

本系列指导用书包括中医、中西医结合类15种:中医内科学(中级)专业、中医外科学(中级)专业、中医妇科学(中级)专业、中医儿科学(中级)专业、中医骨伤科学(中级)专业、中医针灸学(中级)专业、中医推拿(按摩)学(中级)专业、中医眼科学(中级)专业、中医耳鼻喉科学(中级)专业、中医皮肤与性病学(中级)专业、中医肛肠科学(中级)专业、全科医学(中医类/中级)专业、中西医结合内科学(中级)专业、中西医结合外科学(中级)专业、中西医结合骨伤科学(中级)专业;中药类3种:中药学(士)专业、中药学(师)专业、中药学(中级)专业。

四、2025 年卫生专业技术资格考试(中医药类)指导用书购买途径

2025 年卫生专业技术资格考试(中医药类)指导用书由国家中医药管理局中医师资格认证中心授权中国中医药出版社独家出版。中国中医药出版社各地授权考试用书经销服务商有售,考生可直接到中国中医药出版社天猫旗舰店(https://zgzyycbs.tmall.com)购买正版图书。

本系列指导用书的编写和审校得到了各院校相关专家的大力支持,在此谨示感谢!

由于时间仓促,书中难免有不足和疏漏之处,希望各位考生和其他读者在使用过程中提出宝贵意见。

国家中医药管理局中医师资格认证中心

2024 年 11 月

目　录

第一部分　中医基础理论

第二部分　内　经

第三部分　伤　寒　论

第四部分　金匮要略

第五部分 温 病 学

第六部分 中 药 学

第七部分 方 剂 学

第八部分 中医诊断学

第九部分 诊断学基础

第十部分　药　理　学

第十一部分　传染病学

第十二部分　医学心理学

第十三部分　医学伦理学

第十四部分　卫生法规

第十五部分　中西医结合内科学

第一部分　中医基础理论

第一单元　中医学理论体系的主要特点

细目一　整 体 观 念

要点　整体观念的内容

（一）人体是一个有机整体

1. **生理上的整体性**　生理上的整体性，体现于两个方面：一是构成人体的各个组成部分在结构与功能上是完整统一的，即五脏一体观；二是人的形体与精神是相互依附、不可分割的，即形神一体观。

2. **病理上的整体性**　中医学认为局部病变可引起整体性病理反应，应把局部病理变化与整体病理反应统一起来，既重视局部发生病变的脏腑经络、形体官窍，又不忽视病变之脏腑经络对其他脏腑经络的影响。

3. **诊治上的整体性**　人体的局部与整体是辩证统一的，因而在诊察疾病时，可通过观察分析形体、官窍、色脉等外在的病理表现，推测内在脏腑的病理变化，从而作出正确诊断，为治疗提供可靠依据。

（二）人与自然环境的统一性

1. **自然环境对人体生理的影响**　自然环境主要包括自然气候和地理环境，古人以"天地"名之。天地阴阳二气处于不断的运动变化之中，故人体的生理活动必受天地之气的影响而有相应的变化。

2. **自然环境对人体病理的影响**　人类适应自然环境的能力是有限的，如果气候变化过于剧烈或急骤，超越了人体的适应能力，或机体的调节功能失常而不能对自然环境的变化作出适应性调节时，就会导致疾病的发生。

3. **自然环境与疾病防治的关系**　自然环境的变化影响着人的生命活动和病理变化，因而在疾病的防治过程中，必须重视自然环境与人体的关系，在养生防病中顺应自然规律，在治疗过程中遵循因时因地制宜的原则。

（三）人与社会环境的统一性

1. **社会环境对人体生理的影响**　社会的变迁，会给人们的生活条件、生产方式、思想意识和精神状态带来相应的变化，从而影响人的身心功能的改变。

2. **社会环境对人体病理的影响**　社会环境剧烈、骤然变化，对人体脏腑经络的生理功能有较大的影响，从而损害人的身心健康，而致某些身心疾病的发生。

3. **社会环境与疾病防治的关系**　预防和治疗疾病时，尽量避免不利的社会因素对人的精神刺激，创造有利的社会环境，提高人体对社会环境的适应能力，预防疾病的发生，并促进疾病向好的方面转化。

细目二　辨 证 论 治

要点一　症、证、病的概念

1. **症**　症即症状和体征的总称，是疾病过程中表现出的个别、孤立的现象，可以是患者异常的主观感觉或行为表现，也可以是医生检查患者时发现的异常征象。

2. **证**　证即证候，是疾病过程中某一阶段或某一类型的病理概括，一般由一组相对固定的、有内在联系的、能揭示疾病某一阶段或某一类型病变本质的症状和体征构成。包括了病变的部位、原因、性质和邪正盛衰变化，揭示病变的机理和发展趋势，中医学将其作为确定治法、处方遣药的依据。

3. **病**　病即疾病，是致病邪气作用于人体，人体正气与之抗争而引起的机体阴阳失调、脏腑组织损伤、生理功能失常或心理活动障碍的一个完整的病理过程。在这一过程中，始终存在着损伤、障碍与修复、调节的矛盾斗争，亦即邪正斗争。

要点二　辨证论治的概念

辨证，是在认识疾病的过程中确立证候的思维和实践过程，即将四诊（望、闻、问、切）所收集的有关疾病的所有资料，包括症状和体征，运用中医学理论进行分析、综合，辨清疾病的原因、性质、部位及发展趋向，然后概括、判断为某种性质的证候的过程。

论治，是在通过辨证思维得出证候诊断的基础上，确立相应的治疗原则和方法，选择适当的治疗手段和措施来处理疾病的思维和实践过程。

要点三　同病异治和异病同治

同病异治，指同一种病，由于发病的时间、地域不同，或所处的疾病的阶段或类型不同，或患者的体质有异，导致反映出的证候不同，因而治疗也就有异。

异病同治，指几种不同的疾病，在其发展变化过程中出现了大致相同的病机、大致相同的证，故可用大致相同的治法和方药来治疗。

中医学诊治疾病的着眼点是对证候的辨析和因证候而治。证同则治同，证异则治异，是辨证论治的精神实质。

第二单元　阴 阳 学 说

细目　阴阳学说在中医学中的应用

要点一　说明人体的组织结构

人体是一个有机整体。组成人体的所有脏腑经络、形体组织，既是有机联系的，又都可以根据其所在部位、功能特点划分为相互对立的阴、阳两部分。

要点二　说明人体的生理功能

脏为阴，腑为阳；心在上应夏为阳中之阳，肾在下应冬为阴中之阴；背为阳，腹为阴……精藏于脏腑之中，主内守而属阴；气由精所化，运行于全身而属阳。精与气的相互资生、相互促进，维持了脏腑经络、形体官窍的功能活动稳定有序。

要点三　说明人体的病理变化

（一）分析病因的阴阳属性

病邪可以分为阴、阳两大类："夫邪之生也，或生于阴，或生于阳"（《素问・调经论》）。一般而言，六淫属阳邪，饮食居处、情志失调等属阴邪。阴阳之中复有阴阳：六淫之中，风邪、暑邪、火（热）邪属阳，寒邪、湿邪属阴。

（二）分析病理变化的基本规律

1. **阴阳偏胜**　即阴偏胜、阳偏胜，是属于阴或阳任何一方高于正常水平的病理状态。《素问・阴阳应象大论》指出："阴胜则阳病，阳胜则阴病。阳胜则热，阴胜则寒。"

阳胜则热，阳胜则阴病：阳胜，是指阳邪侵犯人体，"邪并于阳"而使机体阳气亢盛所致的病理病态。阳气的特性是热，故说"阳胜则热"。由于阳能制约阴，故在阳气亢盛时必然要消耗和制约津液和阴气，使之减少，从而出现脏腑、组织、器官失于滋润而干燥，功能失于抑制而亢进的临床表现，如口干唇燥、舌红少津等，即所谓"阳胜则阴病"。

阴胜则寒，阴胜则阳病：阴胜，是指阴邪侵犯人体，"邪并于阴"而使机体阴气亢盛所致的病理状态。阴气的特性是寒，故说"阴胜则寒"。由于阴能制约阳，故在阴气亢盛时必然会损耗和制约机体的阳气，导致其虚衰，可出现脏腑、组织、器官失于温煦，功能失于推动的临床表现，如畏寒肢冷、蜷缩、脉迟伏等，即所谓"阴胜则阳病"。

2. **阴阳偏衰**　即阴虚、阳虚，是属于阴或阳任何一方低于正常水平的病理状态。

阳虚则寒：阳虚指人体阳气虚衰。阳虚则阴气相对偏盛而虚寒内生。临床可见面色㿠白、畏寒肢冷、神疲蜷卧、脉微等虚寒证的表现。

阴虚则热：阴虚指人体阴气虚衰。阴虚不能制阳，则阳气相对偏亢而虚热内生，临床可见低热、潮热、盗汗、五心烦热、舌红少苔、脉细数等虚热证的表现。

3. **阴阳互损**　在阴阳偏衰到一定程度时，就会出现阴损及阳、阳损及阴的阴阳互损的情况。当阳虚至一定程度时，继而又出现阴虚的现象，称为"阳损及阴"。同样，当阴虚至一定程度时，因阴虚不能生阳，继而又出现阳虚的现象，称为"阴损及阳"。阳损及阴或阴损及阳，最终结果是"阴阳两虚"。

要点四　指导疾病的诊治

（一）用于诊断

1. **分析四诊资料**　即将望、闻、问、切四诊所收集的各种资料，以阴阳学说的理论辨析其阴阳属性。其中亢奋的、热的、病变激烈的属阳；衰弱的、寒冷的、病变缓慢的为阴。

2. **概括疾病证候**　用阴阳来概括分析错综复杂的各种证候，其中辨别阴证、阳证是诊断疾病的重要原则，在临床诊断中具有重要意义。如八纲辨证中，表证、热证、实证属阳；里证、寒证、虚证属阴。

(二)用于防治

1. **指导养生** 养生,又称“摄生”,其最根本的原则就是要“法于阴阳”,即遵循自然界阴阳的变化规律来调理人体之阴阳,使人体中的阴阳与四时阴阳的变化相适应,以保持人与自然界的协调统一,防止疾病的发生。

2. **确定治疗原则和方法**

(1)阴阳偏胜:阴阳偏胜形成的是实证,故总的治疗原则是“损其有余”。阳偏胜导致的实热证,用“热者寒之”的治疗方法;阴偏胜导致的实寒证,用“寒者热之”的治疗方法。

(2)阴阳偏衰:阴阳偏衰形成的是虚证,故应采用“补其不足”的治疗原则。阴偏衰所出现的虚热证,治宜滋阴以抑阳;阳偏衰所出现的虚寒证,治宜扶阳以抑阴。对阳损及阴导致的以阳虚为主的阴阳两虚证,当补阳为主,兼以补阴;对阴损及阳导致的以阴虚为主的阴阳两虚证,当补阴为主,兼以补阳。如此则阴阳双方相互资生,相互为用。

3. **分析和归纳药物的性能** 药物的性能,一般而言,主要靠它的气(性)、味和升降浮沉来决定,而药物的气、味和升降浮沉,皆可以用阴阳来归纳说明。药性,主要是寒、热、温、凉四种药性,又称“四气”。其中寒、凉属阴,温、热属阳。五味,就是酸、苦、甘、辛、咸五种滋味。辛、甘属阳,酸、苦、咸三味属阴。升降浮沉,是指药物在体内发挥作用的趋向。升是上升,浮为向外浮于表;升浮之药,其性多具有上升发散的特点,故属阳。降是下降,沉为向内沉于里;沉降之药,其性多具有收涩、泻下、重镇的特点,故属阴。

第三单元 五行学说

细目 五行学说在中医学中的应用

要点一 构建天人一体的五脏系统

五行学说除以五行特性类比五脏的生理特点，确定五脏的五行属性外，还以五脏为中心，推演络绎整个人体的各种组织结构与功能，将人体的形体、官窍、精神、情志等分归于五脏，构建以五脏为中心的生理病理系统。同时将自然界的五方、五气、五色、五味等与人体的五脏联系起来，建立以五脏为中心的天人一体的五脏系统，将人体内、外环境联结成一个密切联系的整体。

要点二 说明五脏生理功能及相互关系

（一）说明五脏的生理特点

五行学说将人体的五脏分别归属于五行，如肝属木、心属火、脾属土、肺属金、肾属水，并以五行的特性来说明五脏的生理功能。

（二）说明五脏之间的生理联系

1. 以五行相生说明五脏之间的资生关系 肝生心即木生火，如肝藏血以济心，肝之疏泄以助心行血；心生脾即火生土，如心阳温煦脾土，助脾运化；脾生肺即土生金，如脾气运化，化气以充肺；肺生肾即金生水，如肺之精津下行以滋肾精，肺气肃降以助肾纳气；肾生肝即水生木，如肾藏精以滋养肝血，肾阴资助肝阴以防肝阳上亢。

2. 以五行相克说明五脏之间的制约关系 肾制约心即水克火，如肾水上济于心，可以防止心火之亢烈；心制约肺即火克金，如心火之阳热，可以抑制肺气清肃太过；肺制约肝即金克木，如肺气清肃，可以抑制肝阳的上亢；肝制约脾即木克土，如肝气条达，可疏泄脾气之壅滞；脾制约肾即土克水，如脾气之运化水液，可防肾水泛滥。

要点三 说明五脏病变的相互影响

1. 相生关系的传变 相生关系的传变包括“母病及子”和“子病及母”两个方面。

2. 相克关系的传变 相克关系的传变包括“相乘”和“相侮”两个方面。

要点四 指导疾病的诊治

（一）疾病的诊断

1. 确定五脏病变部位 五行学说以事物五行属性归类和生克乘侮规律确定五脏病变的部位，包括以本脏所主之色、味、脉来诊断本脏之病和以他脏所主之色、味、脉来确定五脏相兼病变。

2. 推断病情的轻重顺逆 根据“主色”和“客色”的变化，以五行的生克关系为基础，可以推测病情的顺逆。“主色”是指五脏的本色，“客色”为应时之色。“主色”胜“客色”，其病为逆；反之，“客色”胜“主色”，其病为顺。

五行学说还将色诊和脉诊结合起来，即色脉合参，结合五行生克规律来推断疾病的预后。如《灵枢·邪气脏腑病形》所说：“见其色而不得其脉，反得其相胜之脉，则死矣；得其相生之脉，则病已矣。”

（二）疾病的治疗

1. 指导脏腑用药 不同的药物，有不同的颜色与气味。以颜色分，有青、赤、黄、白、黑“五色”；以气味辨，则有酸、苦、甘、辛、咸“五味”。药物的五色、五味与五脏的关系是以天然色味为基础，以其不同性能与归经为依据，按照五行归属来确定的。

2. 控制疾病的传变 根据五行生克乘侮理论，五脏中一脏有病，可以影响其他脏而发生传变。如《难经·七十七难》所说：“见肝之病，则知肝当传之与脾，故先实其脾气。”

3. **确定治则治法**

(1)依据五行相生规律确定治则和治法：基本治疗原则是补母和泻子，即“虚者补其母，实者泻其子”(《难经·六十九难》)。依据五行相生规律确定的治法，常用的有滋水涵木法、益火补土法、培土生金法、金水相生法、益木生火法等。

(2)依据五行相克规律确定治则和治法：基本治疗原则是抑强扶弱。依据五行相克规律确定的治法，常用的有抑木扶土法、泻火润金法、培土制水法、佐金平木法、泻南补北法等。

4. **指导针灸取穴**　在针灸疗法中，中医学将手足十二经近手足末端的井、荥、输、经、合“五输穴”，分别配属于木、火、土、金、水五行。在治疗脏腑病证时，根据不同的病情以五行的生克规律进行选穴治疗。

5. **指导情志疾病的治疗**　人的情志活动与五脏功能关系密切，而情志活动异常，又会损伤相应内脏。由于五脏之间存在相克的关系，故人的情志变化也有相互抑制作用。临床上可以运用不同情志变化的相互抑制关系来达到治疗目的。这就是情志病治疗中的“以情胜情”之法。

第四单元 藏 象

细目一 藏象的概述

要点 脏腑分类及各自的生理特点

脏腑分为五脏、六腑和奇恒之腑三类。五脏，即心、肺、脾、肝、肾；六腑，即胆、胃、小肠、大肠、膀胱、三焦；奇恒之腑，即脑、髓、骨、脉、胆、女子胞。

中医学以生理特点的不同作为区分脏与腑的主要依据。五脏共同的生理特点是化生和贮藏精气，六腑共同的生理特点是受盛和传化水谷。"所谓五脏者，藏精气而不泻也，故满而不能实；六腑者，传化物而不藏，故实而不能满也。"奇恒之腑在形态上中空有腔与六腑相类，功能上贮藏精气与五脏相同，与五脏和六腑都有明显区别，故称之。

五脏六腑的生理特点对临床辨证论治有重要的指导意义。一般来说，病理上"脏病多虚"，"腑病多实"；治疗上"五脏宜补"，"六腑宜泻"。

细目二 心

要点一 生理功能

（一）主血脉

心主血脉，即指心气推动和调控血液在脉道中运行，流注全身，发挥营养和滋润作用。

1. **主血** 指心气能推动血液运行，以输送营养物质于全身脏腑形体官窍。心主血的另一内涵是心有生血的作用，即所谓"奉心化赤"。

2. **主脉** 指心气推动和调控心脏的搏动和脉管的舒缩，使脉道通利，血流通畅。心与脉直接相连，形成一个密闭的循环系统。只有心气充沛，心阴与心阳协调，血液才能在脉管中正常运行，周流不息，营养全身，呈现面色红润光泽，脉象和缓有力等征象。

（二）藏神

心藏神，又称主神明或主神志，是指心有统帅全身脏腑、经络、形体、官窍的生理活动和主司意识、思维、情志等精神活动的作用。

人体之神，有广义与狭义之分。广义之神，是整个人体生命活动的主宰和总体现；狭义之神，是指人的意识、思维、情感、性格倾向等精神活动。心所藏之神，既是主宰人体生命活动的广义之神，又包括意识、思维、情感等狭义之神。

人体的脏腑、经络、形体、官窍，各有不同的生理功能，但它们都必须在心神的主宰和调节下，分工合作，共同完成整体生命活动。心神正常，则人体各脏腑的功能互相协调，彼此合作，全身安泰。

要点二 与形、窍、志、液、时的系统联系

1. **在体合脉，其华在面** 心在体合脉，指全身的血脉统属于心，由心主司。其华在面，是指心脏精气的盛衰，可从面部的色泽表现出来。心气旺盛，血脉充盈，则面部红润光泽。心气不足，可见面色苍白、晦滞。

2. **在窍为舌** 心在窍为舌，是指心之精气盛衰及其功能常变可从舌的变化中得以反映。其依据：①心与舌体通过经脉相互联系。②心主血脉，而舌体血脉丰富，外无表皮覆盖，故舌色能灵敏地反映心主血脉的功能状态。③舌具有感受味觉的功能。心主血脉，心之气血通过经脉上荣于舌，使之发挥鉴别五味的作用。④舌与言语、声音有关。舌体运动及语言表达依赖心神的统领。

3. **在志为喜** 心在志为喜，指心的生理功能与喜志有关。喜，一般来说属于对外界刺激产生的良性反应。喜乐愉悦有益于心主血脉的

功能,但喜乐过度则可使心神受伤。

4. **在液为汗** 汗是津液通过阳气的蒸化后,经汗孔排出体表的液体。心在液为汗,由于汗为津液所化生,血与津液又同出一源,所谓“血汗同源”,而血又为心所主,故有“汗为心之液”之称。

5. **与夏气相通应** 心与夏气相通应,是因为自然界在夏季以炎热为主,在人体则心为火脏而阳气最盛,同气相求,故夏季与心相应。夏季人体阳气隆盛,生机最旺。从五脏来说,心为阳中之阳,属火,故心之阳气在夏季最旺盛。

细目三 肺

要点一 生理功能

(一)主气,司呼吸

1. **主呼吸之气** 指肺是气体交换的场所。通过肺的呼吸作用,不断吸进清气,排出浊气,吐故纳新,实现机体与外界环境之间的气体交换,以维持人体的生命活动。

2. **主一身之气** 指肺有主司一身之气的生成和运行的作用。体现于宗气的生成和对全身气机的调节作用。

肺的呼吸失常,不仅影响宗气及一身之气的生成,出现少气不足以息、声低气怯、肢倦乏力等“气虚”症状。并且影响一身之气的运行,导致各脏腑经络之气的升降出入运动失调。

(二)主行水

主行水,指肺气的宣发肃降运动推动和调节全身水液的输布和排泄。肺主行水的内涵主要有两个方面:一是通过肺气的宣发运动,将脾气转输至肺的津液向上向外布散,上至头面诸窍,外达全身皮毛肌腠以濡润之;输送到皮毛肌腠的津液在卫气的推动作用下化为汗液,并在卫气的调节作用下有节制地排出体外。二是通过肺气的肃降运动,将脾气转输至肺的津液向内向下输送到其他脏腑以濡润之,并将脏腑代谢所产生的浊液(废水)下输至肾或膀胱,成为尿液生成之源。

(三)朝百脉,主治节

肺朝百脉,指全身的血液都通过百脉流经于肺,经肺的呼吸,进行体内外清浊之气的交换,然后再通过肺气宣降作用,将富有清气的血液通过百脉输送到全身的作用。若肺气虚弱或壅塞,不能助心行血,则可导致心血运行不畅,甚至血脉瘀滞,出现心悸胸闷,唇青舌紫等症;反之,心气虚衰或心阳不振,心血运行不畅,也能影响肺气的宣通,出现咳嗽、气喘等症。

肺主治节,指肺气具有治理调节肺之呼吸及全身之气、血、水的作用。《素问·灵兰秘典论》说:“肺者,相傅之官,治节出焉。”主要表现在四个方面:一是治理调节呼吸运动:肺气的宣发与肃降运动协调,维持通畅均匀的呼吸,使体内外气体得以正常交换;二是调理全身气机:通过呼吸运动,调节一身之气的升降出入,保持全身气机调畅;三是治理调节血液的运行:通过肺朝百脉和气的升降出入运动,辅佐心脏,推动和调节血液的运行;四是治理调节津液代谢:通过肺气的宣发与肃降,治理和调节全身水液的输布与排泄。

要点二 与形、窍、志、液、时的系统联系

(一)在体合皮,其华在毛

1. **肺对皮毛的作用** ①肺气宣发,宣散卫气于皮毛,发挥卫气的温分肉、充皮肤、肥腠理、司开阖,及防御外邪的作用;②肺气宣发,输精于皮毛,即将输送于肺的津液和部分水谷之精向上向外布散于全身皮毛肌腠以滋养之,使之红润光泽。

2. **皮毛对肺的作用** ①皮毛能宣散肺气,以调节呼吸。《黄帝内经》把汗孔称作“玄府”,又叫“气门”,是说汗孔不仅是排泄汗液之门户,而且也是随着肺气的宣发和肃降进行体内外气体交换的部位。②皮毛受邪,可内合于肺。

(二)在窍为鼻,喉为肺之门户

鼻为呼吸之气出入的通道,与肺直接相连,所以称鼻为肺之窍。具有主通气和主嗅觉的功能。鼻的通气和嗅觉功能,都必须依赖肺气的宣发运动。

喉位于肺系的最上端,为呼吸之门户、发音之器官。喉由肺津滋养,其发音功能由肺气推动和调节。若各种内伤或过用,耗损肺津、肺气,以致喉失滋养或推动,发音失常,可见声音嘶哑、低微,称为“金破不鸣”;若各种外邪袭

肺，导致肺气宣降失常，郁滞不畅，可见声音嘶哑、重浊，甚或失音，称为“金实不鸣”。

（三）在志为忧（悲）

关于肺之志，悲和忧虽然略有不同，但其对人体生理活动的影响是大致相同的，过度悲哀或过度忧伤，伤肺，导致肺气的宣降运动失调。

（四）在液为涕

鼻涕由肺津所化，由肺气的宣发运动布散于鼻窍。若寒邪袭肺，肺失宣肃，肺津被寒邪所凝而不化，则鼻流清涕。

（五）与秋气相通应

肺与秋同属于五行之金。时令至秋，暑去而凉生，草木皆凋。人体肺脏主清肃下行，为阳中之阴，同气相求，故与秋气相应。

细目四　脾

要点一　生理功能

（一）主运化

脾主运化，是指脾具有把饮食水谷转化为水谷精微（即谷精）和津液（即水精），并把水谷精微和津液吸收、转输到全身的生理功能。

1. **运化水谷**　是指脾气促进食物的消化、吸收并转输其精微（谷精）的功能。中医学认为食物的消化必须经脾气的推动，运化、转化为精微。若脾气的运化功能减退，称为脾失健运，也必然影响食物的消化和水谷精微的吸收而出现腹胀、便溏、食欲不振以至倦怠、消瘦等精气血生化不足的病变。

2. **运化水液**　是指脾气的吸收、转输津液调节水液代谢的功能。一是将胃和小肠消化吸收的津液，以及大肠吸收的水液，由肾气的蒸化作用回吸收的水液，经脾气的转输作用上输于肺，再由肺气的宣发肃降运动输布于全身。二是在水液的代谢过程中起枢转作用。脾气运化水液的功能失常，必然导致水液在体内停聚而产生水湿痰饮等病理产物，甚至导致水肿。

（二）主统血

脾主统血，指脾气具有统摄、控制血液在脉中正常运行而不逸出脉外的功能。脾不统血属虚性出血，常见出血色淡质稀，出血的部位偏于人体下部。如便血、尿血、崩漏等。

要点二　与形、窍、志、液、时的系统联系

1. **在体合肉，主四肢**　脾在体合肉，是指脾气的运化功能与肌肉的壮实及其功能发挥有着密切的联系。脾胃的运化功能失常，肌肉得不到水谷精微及津液的营养和滋润，必致瘦削，软弱无力，甚至痿废不用。

人体的四肢，需要脾胃运化的水谷精微及津液的营养和滋润，以维持正常的生理活动，故称“脾主四肢”。脾气健运，则四肢活动轻劲有力；若脾失健运，转输无力，可见倦怠无力，甚或痿废不用。

2. **在窍为口，其华在唇**　脾开窍于口，是指人的食欲、口味与脾气的运化功能密切相关。脾的经脉“连舌本，散舌下”，舌又主司味觉，所以，食欲和口味都可反映脾的运化功能是否正常。若脾失健运，湿浊内生，则见食欲不振，口味异常，如口淡乏味、口腻、口甜等。

脾气健旺，气血充足，则口唇红润光泽；脾失健运，则气血衰少，口唇淡白不泽。因此，脾其华在唇。

3. **在志为思**　思为脾志，故有“思出于心，而脾应之”之说。思虑太过，最易妨碍脾气的运化功能，致使脾胃之气结滞，脾气不能升清，胃气不能降浊，因而出现不思饮食、脘腹胀闷、头目眩晕等症。

4. **在液为涎**　涎为口津，即唾液中较清稀的部分，由脾所主，故说“脾在液为涎”。可助谷食的咀嚼和消化，故有“涎出于脾而溢于胃”之说。在正常情况下，涎液化生适量，上行于口而不溢于口外。若脾胃不和，或脾气不摄，则导致涎液化生异常增多，可见口涎自出。

5. **与长夏之气相通应**　长夏之季，气候炎热，雨水较多，天气下迫，地气上腾，湿为热蒸，酝酿生化，万物华实，合于土生万物之象，而人体的脾主运化，化生精气血津液，以奉生身，故脾与长夏，同气相求而相通应。

细目五　肝

要点一　生理功能

(一)主疏泄

肝主疏泄,是指肝气具有疏通、畅达全身气机的作用。表现在以下几个方面:

1. **促进血液与津液的运行输布**　肝气疏泄,气机调畅,使全身脏腑经络之气的运行畅达有序。若气机郁结,则血行障碍,血运不畅,血液瘀滞停积而为瘀血,或为癥积,或为肿块,在女子可出现经行不畅、经迟、痛经、经闭等。

气能行津,气行则津布,故说肝气的疏泄作用能促进津液的输布,使之无聚湿成水生痰化饮之患。若肝气疏泄功能失常,气机郁结,亦会导致津液的输布障碍,形成水湿痰饮等病理产物,出现水肿、痰核等。

2. **促进脾胃运化和胆汁的分泌排泄**　肝气疏泄,调畅气机,有助于脾胃之气的升降,从而促进脾胃的运化功能。另外,食物的消化吸收还要借助于胆汁的分泌和排泄,然而胆汁的分泌和排泄受肝气疏泄的影响。

若肝病以影响脾土为主,多称为"肝脾不调"或"肝脾不和",导致脾失健运,食谷不化,可出现胸胁胀满、腹胀腹痛等症。若肝病以影响胃土为主,多称为"肝气犯胃"或"肝胃不和",导致胃失受纳和降,可出现胸胁脘腹胀满或疼痛、纳呆等症;导致胃气不降,可出现嗳气、恶心、呕吐、泛酸等症。若肝病影响胆腑,胆汁排泄失常而出现郁滞,则见腹痛腹胀、饮食不化等症,重者可见高热、腹部绞痛;胆汁郁滞日久,则易生结石,治疗则当疏肝理气以促进胆汁的分泌排泄。

3. **调畅情志**　肝气疏泄,能调畅气机,使人心情舒畅,既无亢奋,也无抑郁。若肝气疏泄失职,肝气郁结,可见心情抑郁不乐,悲忧善虑;若肝气郁而化火,或大怒伤肝,肝气上逆,常见烦躁易怒,亢奋激动。

4. **促进男子排精与女子行经**　肝疏泄正常,女子月经来潮、男子精液的排泄就正常。肝失疏泄,则排精不畅而致精瘀;月经周期紊乱,经行不畅,甚或痛经。治疗此类病证,常以疏肝为第一要法。由于肝气的疏泄功能对女子的生殖功能尤为重要,故有"女子以肝为先天"之说。

(二)主藏血

肝藏血,是指肝脏具有贮藏血液、调节血量和防止出血的功能。

1. **贮藏血液**　肝贮藏血液,为"血海",其意义有:

(1)涵养肝气:肝贮藏充足的血液,化生和涵养肝气,使之冲和畅达,发挥其正常的疏泄功能,防止疏泄太过而亢逆。血属阴,抑制肝阳偏亢,使肝气疏泄正常,气血和调。

(2)濡养肝及筋目:肝贮藏充足的血液,濡养筋、眼目及肝本脏。

(3)为经血之源:肝贮藏充足的血液,为女子月经来潮的重要保证。

2. **调节血量**　肝贮藏充足的血液,可根据生理需求调节人体各部位动静血量的分配。

3. **防止出血**　肝主藏血,在肝内贮存一定的血量,可以制约肝气,同时亦有防止出血的作用。肝藏血失职,引起各种出血,称为肝不藏血。

要点二　与形、窍、志、液、时的系统联系

1. **在体合筋,其华在爪**　筋,即筋膜,包括肌腱和韧带,附着于骨而聚于关节。筋依赖肝血的濡养,才能运动灵活而有力,能耐受疲劳,并能较快地解除疲劳,故称肝为"罢极之本"。如果肝血亏虚,筋脉得不到很好的濡养,则筋的运动能力就会减退。

爪,即爪甲,"爪为筋之余"亦赖肝血的濡养,因而肝血充足,则爪甲坚韧,红润光泽;肝血不足,则爪甲痿软而薄,枯而色夭,甚则变形、脆裂。

2. **在窍为目**　目为视觉器官,具有视物功能,故又称"精明"。肝的经脉上连目系,肝血充足,肝气调和,目才能正常发挥其视物辨色的功能。若肝血不足,则会导致两目干涩、视物不清、目眩、目眶疼痛等症。

3. **在志为怒**　怒是人在情绪激动时的一种情志变化,为肝所主。大怒或郁怒不解,可引起肝气郁结,气机不畅,精血津液运行输布障碍,痰饮瘀血及癥瘕积聚内生;又可致肝气上逆,血随气逆,发为出血或中风昏厥。

4. **在液为泪** 肝开窍于目,泪从目出。在正常情况下,泪液的分泌,是濡润而不外溢。如肝血不足,泪液分泌减少,常见两目干涩;如风火赤眼,肝经湿热,可见目眵增多,迎风流泪等。

5. **与春气相通应** 肝与春气相通应,是因为春季为一年之始,阳气始生,自然界生机勃发,一派欣欣向荣的景象。人体之肝主疏泄,恶抑郁而喜条达,为"阴中之少阳",故与春气相通应。

细目六 肾

要点一 生理功能

(一)主藏精

肾藏精,指肾具有贮存、封藏精的生理功能。

精,是构成人体和维持人体生命活动的最基本物质,是生命之源,是脏腑形体官窍功能活动的物质基础。

精,就其来源而言,有先天、后天之分:先天之精来源于父母的生殖之精,是禀受于父母的生命遗传物质,与生俱来,藏于肾中。出生之前,是形成生命(胚胎)的重要物质,是生命的构成本原;出生之后,则是人体生长发育和生殖的物质基础。后天之精来源于脾胃化生的水谷之精。人出生后,机体由脾胃的运化作用从饮食物中摄取的营养物质,称为"后天之精"。

肾藏精的生理效应如下:

1. **主生长发育和生殖** 肾藏精,精化气,肾精足则肾气充,促进人体的生长发育,使具有促进和维持生殖功能的物质"天癸"开始成熟和旺盛。人体的天癸,是肾精及肾气充盈到一定程度而产生的一种精微物质,具有促进人体生殖器官的发育成熟和维持人体生殖功能的作用。天癸至,女子月经来潮,男子出现排精现象,说明生殖器官已经成熟,具备了生殖能力。

若肾精及肾气不足可见小儿生长发育不良,出现五迟(站迟、语迟、行迟、发迟、齿迟)、五软(头软、项软、手足软、肌肉软、口软);在成人则表现为早衰。

2. **为脏腑之本**

(1)肾阳为一身阳气之本,"五脏之阳气,非此不能发",能推动和激发脏腑经络的各种功能,温煦全身脏腑形体官窍,进而促进精血津液的化生和运行输布,推动机体的新陈代谢,并激发精血津液化生为气,即促进"有形化无形"的气化过程。若肾阳虚衰,温煦、推动等功能减退,则脏腑功能减退,机体的新陈代谢减缓,产热不足,精神不振,发为虚寒性病证。

(2)肾阴为一身阴气之源,"五脏之阴气,非此不能滋",能调控脏腑的各种功能,凉润全身脏腑形体官窍,调控机体的气化过程,减缓精血津液的化生及运行输布,并使气凝聚成形而为精血津液,所谓"无形化有形"。若肾阴不足,抑制、凉润等功能减退,则致脏腑功能虚性亢奋,新陈代谢相对加快,产热相对增多,精神虚性躁动,发为虚热性病证。

(3)主生髓化血:肾藏精,精能生髓,精髓化生血液。肾精充足而精髓盈满,则血液生化有源。肾精亏虚日久可导致血虚,临床上常用补肾填精益髓之法治疗。

(4)主抵御外邪:肾精具有保卫机体、抵御外邪,而使人免于疾病的作用。精充则生命力强,卫外固密,适应能力强,邪不易侵。反之,精亏则生命力弱,卫外不固,适应能力弱,邪易侵犯而致病。肾精这种抵御外邪的能力属正气范畴,与"正气存内,邪不可干""邪之所凑,其气必虚"的意义相同。

(二)主水

肾主水,是指肾气具有主司和调节全身水液代谢的功能。

1. **肾气对参与水液代谢的脏腑有调节作用** 肾气及肾阴肾阳对水液代谢过程中各脏腑之气的功能,尤其是脾肺之气的运化和输布水液的功能,具有促进和调节作用。

2. **肾气的生尿和排尿作用** 尿的生成和排泄是水液代谢的一个重要环节。水液代谢过程中,各脏腑形体官窍代谢后产生的浊液(废水),通过三焦水道下输于肾或膀胱,在肾气的蒸化作用下,分为清浊两部分。清者回吸收,由脾气的转输作用通过三焦水道上腾于肺,重新参与水液代谢;浊者则化为尿液,在肾与膀胱之气的推动作用下排出体外。

(三)主纳气

肾主纳气,是指肾气有摄纳肺所吸入的自

然界清气，保持吸气的深度，防止呼吸表浅的作用。肾的纳气功能，实际上是肾气的封藏作用在呼吸运动中的具体体现。肺吸入的清气必须下达于肾，实际上是强调肺的呼吸在肾气的封藏作用下维持一定的深度，有利于清浊气体的内外交换。若肾精亏虚，肾气衰减，摄纳无力，肺吸入之清气不能下纳于肾，则会出现呼吸表浅，或呼多吸少，动则气喘等病理表现，称为“肾不纳气”。

要点二　与形、窍、志、液、时的系统联系

1. **在体合骨，生髓，其华在发**　骨的生长发育，有赖于骨髓的充盈及其所提供的营养。肾精充足，骨髓生化有源，骨骼得到髓的滋养，才能坚固有力；若肾精不足，骨髓生化无源，骨骼生长缓慢，便会出现小儿囟门迟闭，骨软无力，骨骼失养；老年人骨质脆弱，易于骨折等。

髓分骨髓、脊髓和脑髓，皆由肾精化生。肾精不足，髓海空虚，脑失所养，则见“脑转耳鸣，胫酸眩冒，目无所见，懈怠安卧”(《灵枢·海论》)。

齿与骨同出一源，亦由肾精充养，故称“齿为骨之余”。牙齿松动、脱落及小儿齿迟等，多与肾精不足有关。

发的生长，赖血以养，故称“发为血之余”。但发的生机根源于肾，肾藏精，精化血，精血旺盛，则毛发粗壮而润泽。青壮年精血旺盛，发长而润泽；老年人精血衰少，发白而脱落，皆属常理。但临床所见的未老先衰，年少而头发枯萎，早脱早白等，则与肾精不足有关，应考虑从肾论治。

2. **在窍为耳及二阴**　耳的听觉功能灵敏与否，与肾精、肾气的盛衰密切相关。肾精及肾气充盈，髓海得养，才能听觉灵敏，分辨力高；反之，若肾精及肾气虚衰，则髓海失养，出现听力减退，或见耳鸣，甚则耳聋。

二阴，指前阴和后阴。前阴是指排尿和生殖的器官；后阴是指排泄粪便的通道。尿液的生成及排泄依赖于肾气的蒸化和固摄作用。肾气之蒸化及固摄作用失常，则可见尿频、遗尿、尿失禁、尿少或尿闭等小便异常的病症。粪便的排泄，亦与肾气的推动和固摄作用有关。若肾气不足，则推动无力而致气虚便秘，或固摄无权而致大便失禁，久泄滑脱。

3. **在志为恐**　恐，是一种恐惧、害怕的情志活动。恐使肾气不得上行布散，反而下走，所以说“恐伤肾”“恐则气下”。

4. **在液为唾**　唾，是唾液中较稠厚的部分，多出于舌下，有润泽口腔、滋润食物及滋养肾精的功能。唾由肾精化生，由舌下之金津、玉液二穴分泌而出。

5. **与冬气相通应**　冬季是一年中气候最寒冷的季节，自然界万物，则静谧闭藏以度冬时。人体中肾为水脏，有润下之性，藏精而为封藏之本。同气相求，故以肾应冬。

细目七　胆

要点　胆的生理功能

1. **贮藏和排泄胆汁**　胆汁由肝之余气凝聚而成。胆汁生成后，进入胆腑，由胆腑浓缩并贮藏。贮藏于胆腑的胆汁，在肝气的疏泄作用下排泄而注入肠中，以促进饮食水谷的消化和吸收。若肝胆的功能失常，胆汁的分泌排泄受阻，就会影响脾胃的受纳、腐熟和运化，而出现厌食、腹胀、腹泻等。

2. **主决断**　胆主决断，指胆具有判断事物、作出决定的作用。胆气虚怯之人，在受到不良精神刺激时，则易于出现胆怯易惊、善恐、失眠、多梦等精神情志异常的病变。

细目八　胃

要点　胃的生理功能

1. **主受纳水谷**　胃主受纳水谷，指胃气具有接受和容纳饮食水谷的作用。胃受纳水谷，是饮食物消化吸收的基础。胃受纳水谷的功能正常，就能保证进食功能。

2. **主腐熟水谷** 胃主腐熟水谷，指胃气将饮食物初步消化，并形成食糜的作用。容纳于胃中的饮食物，经过胃气的磨化和腐熟作用后，成为食糜下传于小肠而进一步消化。精微物质由脾气进一步吸收转输而营养全身。

胃气的受纳、腐熟水谷功能，必须与脾气的运化功能相互配合，纳运协调才能将水谷化为精微，进而化生精气血津液，供养全身。

细目九 小 肠

要点 小肠的生理功能

1. **主受盛化物** 一是小肠接受由胃腑下传的食糜而盛纳之，即受盛作用；二是指食糜在小肠内必须停留一定的时间，由脾气与小肠的共同作用对其进一步消化，化为精微和糟粕两部分，即化物作用。小肠受盛化物功能失调，表现为腹胀、腹泻、便溏等。

2. **主泌别清浊** 泌别清浊，是指小肠在对食糜进一步消化的过程中，分为清浊两部分。清者，即水谷精微和津液，由小肠吸收，经脾气的转输作用输布全身；浊者，即食物残渣和部分水液，经胃和小肠之气的作用通过阑门传送到大肠。

3. **小肠主液** 小肠主液，指小肠在吸收谷精的同时吸收大量的津液。小肠吸收的津液与谷精合为水谷之精，由脾气转输到全身，其中部分津液经三焦下渗膀胱，成为尿液生成之源。临床上，以“利小便所以实大便”的方法治疗泄泻，就是“小肠主液”理论的具体应用。

细目十 大 肠

要点 大肠的生理功能

1. **主传导糟粕** 大肠接受由小肠下传的食物残渣，吸收其中多余的水液，形成粪便。大肠之气的运动，将粪便传送至大肠末端，并经肛门有节制地排出体外，故大肠有“传导之官”之称。

2. **大肠主津** 大肠接受由小肠下传的含有大量水液的食物残渣，将其中的水液吸收，使之形成粪便，即所谓燥化作用。大肠吸收水液，参与体内的水液代谢，故说“大肠主津”。

细目十一 膀 胱

要点 膀胱的生理功能

1. **贮存尿液** 人体的津液通过肺、脾、肾等脏的作用，布散全身，发挥其滋养濡润机体的作用。其代谢后的浊液（废水）则下归于肾或膀胱，经肾气的蒸化作用，升清降浊——清者回流体内，重新参与水液代谢；浊者变成尿液，由膀胱贮存。

2. **排泄尿液** 膀胱中尿液的按时排泄，由肾气及膀胱之气的激发和固摄作用调节。肾气与膀胱之气的作用协调，则膀胱开合有度，尿液可及时地排出体外。

细目十二 三 焦

要点 三焦的生理功能

1. **三焦通行诸气** 三焦是诸气上下运行之通路。肾藏先天之精化生的元气，自下而上运行至胸中，布散于全身；胸中气海中的宗气，自上而下到达脐下，以资先天元气，合为一身之气，皆以三焦为通路。

2. **三焦运行水液** 三焦是全身水液上下输布运行的通道。全身水液的输布和排泄，是由肺、脾、肾等脏的协同作用而完成的，但必须以三焦为通道，才能升降出入运行。

细目十三　脑

要点　脑的生理功能

1. **主宰生命活动**　“脑为元神之府”(《本草纲目》),是生命的枢机,主宰人体的生命活动。人在出生之前,随形具而生之神,即为元神。元神藏于脑中,为生命之主宰。元神存则生命在,元神败则生命逝。得神则生,失神则死。

2. **主司精神活动**　人的精神活动,包括思维、意识和情志活动等,都是客观外界事物反映于脑的结果。脑为精神活动的枢纽,脑主精神活动的功能正常,则精神饱满,意识清楚,思维灵敏,记忆力强,语言清晰,情志正常。否则,便出现意识思维及情志方面的异常。

3. **主司感觉运动**　眼、耳、口、鼻、舌等五脏外窍,皆位于头面,与脑相通。脑主元神,神能驭气,散动觉之气于筋而达百节,令之运动,故脑能统领肢体运动。髓海充盈,主感觉运动功能正常,则视物精明,听力正常,嗅觉灵敏,感觉无碍,运动如常,轻劲多力;若髓海不足,主感觉运动功能失常,不论虚实,都会出现听觉失聪,视物不明,嗅觉不灵,感觉障碍,运动不能,懈怠安卧。

细目十四　女　子　胞

要点一　女子胞的生理功能

1. **主持月经**　月经,又称月信、月事、月水,是女子胞(又称“胞宫”)发育成熟后周期性出血的生理现象。月经的产生,是脏腑经脉气血及天癸作用于胞宫的结果,所以胞宫有主持月经的作用。

2. **孕育胎儿**　胞宫是女性孕育胎儿的器官。女子在发育成熟后,月经应时来潮,经后便要排卵,因而有受孕生殖的能力。此时,两性交媾,两精相合,就构成了胎孕。

要点二　女子胞与脏腑经脉的关系

1. **与脏腑的关系**　女子以血为本,经水为血液所化,而血液来源于脏腑。脏腑之中,心主血,肝藏血,脾统血,脾与胃同为气血生化之源,肾藏精而化血,肺主气、朝百脉而输精微,它们分司血的生化、统摄、调节等重要作用。

2. **与经脉的关系**　女子胞与冲、任、督、带及十二经脉,均有密切关系。其中,以冲、任、督、带脉为主。十二经脉的气血通过冲脉、任脉、督脉灌注于胞宫,而为经血之源、胎孕之本。

细目十五　脏腑之间的关系

要点一　脏与脏之间的关系

(一)心与肺

主要表现在血液运行与呼吸吐纳之间的协同调节关系。心主一身之血,肺主一身之气,两者相互协调,保证气血的正常运行,维持机体各脏腑组织的生理功能。肺气虚弱,行血无力或肺失宣肃,肺气壅塞,可影响心的行血功能,易致心血瘀阻;反之,心气不足,心阳不振,血行不畅,也可影响肺的呼吸功能,导致胸闷、咳喘等症。

(二)心与脾

主要表现在血液生成方面的相互为用及血液运行方面的相互协同。

1. 心主一身之血,心血供养脾以维持其正常的运化功能。水谷精微通过脾的转输升清作用,上输于心肺,贯注于心脉而化赤为血。劳神思虑过度,既耗心血,又损脾气,亦可形成心脾两虚之证。

2. 血液在脉中正常运行,既有赖于心气的推动以维持通畅而不迟缓,又依靠脾气的统摄以使血行脉中而不逸出。心气不足,行血无力,或脾气虚损,统摄无权,均可导致血行失常的病理状态,或见气虚血瘀,或见气虚失摄的出血。

(三)心与肝

主要表现在行血与藏血以及精神调节两个

方面。

1. 心主行血，为一身血液运行的枢纽；肝藏血，贮藏血液、调节血量。两者相互配合，共同维持血液的正常运行。心血瘀阻可累及肝，肝血瘀阻可累及心，最终导致心肝血瘀的病理变化。

2. 心藏神，主宰意识、思维、情感等精神活动。肝主疏泄，调畅气机，维护情志的舒畅。心肝两脏，相互为用，共同维持正常的精神活动。心神不安与肝气郁结，心火亢盛与肝火亢逆，可两者并存或相互引动。

（四）心与肾

心与肾在生理上的联系，主要表现为"心肾相交"。

1. **水火既济**　心位居上，故心火（阳）必须下降于肾，使肾水不寒；肾位居下，故肾水（阴）必须上济于心，使心火不亢。肾无心火之温煦则水寒，心无肾阴之滋润则火炽。心与肾之间的水火升降互济，维持了两脏之间生理功能的协调平衡。

2. **精神互用**　心藏神，肾藏精。精能化气生神，为气、神之源；神能控精驭气，为精、气之主。故积精可以全神，神清可以控精。

3. **君相安位**　心为君火，肾为相火（命火）。君火在上，如日照当空，为一身之主宰；相火在下，系阳气之根，为神明之基础。命火秘藏，则心阳充足；心阳充盛，则相火亦旺。君火相火，各安其位，则心肾上下交济。

心与肾之间的水火、阴阳、精神的动态平衡失调，称为心肾不交。主要表现为水不济火，肾阴虚于下而心火亢于上的阴虚火旺，或肾阳虚与心阳虚互为因果的心肾阳虚、水湿泛滥，或肾精与心神失调的精亏神逸的病理变化。

（五）肺与脾

主要表现在气的生成与水液代谢两个方面。

1. 肺主呼吸，吸入自然界的清气；脾主运化，化生水谷之精并进而化为谷气。清气与谷气在肺中汇为宗气，宗气与元气再合为一身之气。肺气虚累及脾（子病犯母），脾气虚影响肺（母病及子），终致肺脾两虚之候。

2. 就肺脾而言，肺气宣降以行水，使水液正常地输布与排泄；脾气运化，散精于肺，使水液正常地生成与输布。脾失健运，水液不化，聚湿生痰，为饮为肿，影响及肺则失其宣降而痰嗽喘咳，故有"脾为生痰之源，肺为贮痰之器"之说。

（六）肺与肝

主要体现在人体气机升降的调节方面。如肝郁化火，或肝气上逆，肝火上炎，可耗伤肺阴，使肺气不得肃降，而出现咳嗽、胸痛、咯血等肝火犯肺证，五行学说称为"木火刑金"或"木旺侮金"。另一方面，肺失清肃，燥热内盛，也可伤及肝阴，致肝阳亢逆，而出现头痛、易怒、胁肋胀痛等肺病及肝之候。

（七）肺与肾

主要表现在水液代谢、呼吸运动及阴阳互资三个方面。

1. **水液代谢**　肺主行水，为水之上源；肾主水液代谢，为主水之脏。肺气宣发肃降而行水的功能，有赖于肾气及肾阴肾阳的促进；肾气所蒸化及升降的水液，有赖于肺气的肃降运动使之下归于肾或膀胱。

2. **呼吸运动**　肺主气而司呼吸，肾藏精而主纳气。人体的呼吸运动，虽由肺所主，但亦需肾的纳气功能协助。肺气久虚，肃降失司，与肾气不足，摄纳无权，往往互为影响，以致出现气短喘促，呼吸表浅，呼多吸少等肾不纳气的病理变化。

3. **阴阳互资**　肺肾阴阳，相互资生。金为水之母，肺阴充足，下输于肾，使肾阴充盈；肾阴为诸阴之本，肾阴充盛，上滋于肺，使肺阴充足。老年久病痰饮喘咳，多属肺肾阳虚。

（八）肝与脾

主要表现为疏泄与运化、藏血与统血的相互协调关系。

1. **饮食物消化**　肝主疏泄，调畅气机，协调脾胃升降，并疏利胆汁，输于肠道，促进脾胃对饮食物的消化及对精微的吸收和转输；脾气健旺，运化正常，水谷精微充足，气血生化有源，肝体得以濡养而使肝气冲和条达，有利于疏泄功能的发挥。若肝失疏泄，气机郁滞，易致脾失健运，形成精神抑郁，胸闷太息，纳呆腹胀，肠鸣泄泻等肝脾不调之候。脾失健运，也可影响肝失疏泄，导致"土壅木郁"之证。

2. **血液运行**　肝主藏血，调节血量；脾主生血，统摄血液。脾气健旺，生血有源，统血有权，使肝有所藏；肝血充足，藏泻有度，血量得以正常调节，气血才能运行无阻。脾气虚弱，则血液生化无源而血虚，或统摄无权而出血，均可导致肝血不足。

(九)肝与肾

肝与肾的关系,有“肝肾同源”或“乙癸同源”之称。表现在精血同源、藏泄互用以及阴阳互资互制等方面。

1. **精血同源** 肝藏血,肾藏精,精血皆由水谷之精化生和充养,且能相互资生,故曰同源互化。肝血不足与肾精亏损多可相互影响,以致出现头昏目眩、耳聋耳鸣、腰膝酸软等肝肾精血两亏的病变。

2. **藏泄互用** 肝主疏泄,肾主封藏,二者之间存在着相互为用、相互制约的关系。若肝肾藏泄失调,女子可见月经周期失常,经量过多或闭经等;男子可见阳痿、遗精、滑泄或阳强不泄等症。

3. **阴阳互资互制** 肾阴不足可累及肝阴;肝肾阴虚,阴不制阳,水不涵木,又易致肝阳上亢,可见眩晕、中风等。肾阳虚衰可累及肝阳;肝肾阳虚,阳不制阴,阴寒内盛,可见下焦虚寒,肝脉寒滞,少腹冷痛,阳痿精冷,宫寒不孕等。

(十)脾与肾

主要表现为先后天的互促互助,以及水液代谢的相关性。

1. **先后天相互资生** 脾主运化水谷精微,化生气血,为后天之本;肾藏先天之精,是生命之本原,为先天之本。脾的运化水谷,有赖于肾气及肾阴肾阳的资助和促进,始能健旺;肾所藏先天之精及其化生的元气,亦赖脾气运化的水谷之精及其化生的谷气的不断充养和培育,方能充盛。

2. **水液代谢** 脾气运化水液的功能,须赖肾气的蒸化及肾阳温煦作用的支持;肾主水液的输布代谢,又须赖脾气及脾阳的协助,即所谓“土能制水”。脾肾两脏共同主司水液代谢的协调平衡。病理上,脾气、脾阳失运,水湿内生,经久不愈,可发展至肾水泛滥;肾气、肾阳虚衰,蒸化失司,水湿内蕴,也可影响脾气、脾阳的运化,最终均可导致尿少浮肿,腹胀便溏,畏寒肢冷,腰膝酸软等脾肾两虚、水湿内停之证。

要点二 腑与腑之间的关系

1. **六腑生理功能的相互联系** 饮食物从口摄入以后,经过六腑的共同作用,从消化吸收乃至糟粕的下传排出,必须不断地由上而下递次传送。六腑中的内容物不能停滞不动,其受纳、消化、传导、排泄的过程,是一个虚实、空满不断更替的过程。

2. **六腑病理变化的相互影响** 六腑病变,多表现为传化不通,故在治疗上又有“六腑以通为补”之说。这里所谓“补”,不是用补益药物补脏腑之虚,而是指用通泄药物使六腑以通为顺。

要点三 脏与腑之间的关系

脏腑表里配合关系的依据:一是经脉络属。即属脏的经脉络于所合之腑,属腑的经脉络于所合之脏。二是生理配合。六腑传化水谷的功能,受五脏之气的支持和调节才能完成。三是病理相关。如肺热壅盛,失于肃降,可致大肠传导失职而大便秘结。反之亦然。因此,在治疗上,相应的就有脏病治腑、腑病治脏、脏腑同治诸法。

1. **心与小肠** 生理上心主血脉,心阳之温煦,心血之濡养,有助于小肠的化物功能;小肠主化物,泌别清浊,吸收水谷精微和水液,其中浓厚部分经脾气转输于心,化血以养其心脉。

病理上心经实火,可移热于小肠,引起尿少、尿赤涩刺痛、尿血等小肠实热之象。反之,小肠有热,亦可循经脉上熏于心,可见心烦、舌赤糜烂等。

2. **肺与大肠** 生理上,主要体现在肺气肃降与大肠传导之间的相互为用关系。

病理上肺气壅塞,失于肃降,气不下行,津不下达,可引起腑气不通,肠燥便秘。大肠实热,传导不畅,腑气阻滞,也可影响到肺的宣降,出现胸满咳喘等。

3. **脾与胃** 脾胃同为气血生化之源、后天之本,在饮食物的受纳、消化及水谷精微的吸收、转输等生理过程中起主要作用。脾与胃的关系,体现为水谷纳运相得、气机升降相因、燥湿相济三方面。

4. **肝与胆** 肝胆同居右胁下,胆附于肝叶之间,足厥阴经属肝络胆,足少阳经属胆络肝,两者构成表里相合关系。肝与胆的关系,主要表现在同司疏泄、共主勇怯等方面。

5. **肾与膀胱** 肾为水脏,膀胱为水腑,足少阴经属肾络膀胱,足太阳经属膀胱络肾,两者构成表里相合关系。肾与膀胱的生理关系,主要表现在共主小便方面。

要点四 五脏与奇恒之腑之间的关系

1. **五脏与脑** 脑的生理病理统归于心而分属于五脏。心是君主之官、五脏六腑之大主,神明之所出,故将人的意识、思维及情志活动统归于心,称“心藏神”。但又把神分为神、魂、魄、意、志五种不同的表现,分别由心、肝、肺、脾、肾五脏主司,即所谓“五神脏”。如《素问·宣明五气》说:“心藏神,肺藏魄,肝藏魂,脾藏意,肾藏志。”脑的功能与五脏密切相关,五脏之精充盈,五脏之气畅达,才能化养五神并发挥其生理功能。

2. **五脏与女子胞** 女子以血为本,经水为血液所化,月经的来潮和周期,以及孕育胎儿,均离不开气血的充盈和血液的正常运行。而心主血,肝藏血,脾胃为气血生化之源又主统血;肾藏精,关乎天癸,且精能化血;肺主气,朝百脉而输精微。诸脏分司血的生化、统摄与调节等,故脏腑安和,血脉流畅,血海充盈,则经候如期,胎孕乃成。五脏之中,女子胞与心、肝、脾、肾的关系尤为密切。

第五单元　气 血 津 液

细目一　气

要点一　气的生成

（一）人体之气的生成之源

人体之气来源于先天之精所化生的先天之气（即元气）、水谷之精所化生的水谷之气和自然界的清气，后两者又合称为后天之气（即宗气），三者结合而成一身之气，《黄帝内经》称为"人气"。

（二）相关脏腑功能

1. **肾为生气之根**　肾藏先天之精，并受后天之精的充养。

2. **脾胃为生气之源**　脾主运化，胃主受纳，共同完成对饮食水谷的消化和水谷精微的吸收。

3. **肺为生气之主**　肺主气，主司宗气的生成，在气的生成过程中占有重要地位。

要点二　气的分类

（一）人身之气

人身之气，即一身之气，是构成人体各脏腑组织，并运行于全身的精微物质。它是由先天之精所化生之气、水谷之精所化生之气及吸入的自然界清气三者相融合而生成。人身之气推动和调控着各脏腑经络形体官窍的生理活动，推动和调控着血、津液、精的运行、输布和代谢，维系着人体的生命进程。一身之气分布于人体内部的不同部位，则有着各自的运动形式和功能特点，因而也就有了不同的名称。

（二）元气、宗气、营气、卫气

1. **元气**　元气是人体生命活动的原动力。元气主要由肾藏的先天之精所化生，通过三焦而流行于全身。元气的生理功能，一是推动和调节人体的生长发育和生殖功能，二是推动和调控各脏腑、经络、形体、官窍的生理活动。

2. **宗气**　宗气是由谷气与自然界清气相结合而积聚于胸中的气。宗气在胸中积聚之处，称为"气海"，又名为膻中。宗气聚于胸中，通过上出息道（呼吸道），贯注心脉及沿三焦下行的方式布散全身。宗气的生理功能主要有行呼吸、行血气和资先天三个方面。

3. **营气**　营气是行于脉中而具有营养作用的气。因其富有营养，在脉中营运不休，故称之为营气。由于营气在脉中，是血液的重要组成部分，故常常将"营血"并称。营气的生理功能有化生血液和营养全身两个方面。

4. **卫气**　卫气是行于脉外而具有保卫作用的气。因其有卫护人体、避免外邪入侵的作用，故称为卫气。卫气由水谷精微中慓悍滑利部分所化生。卫气有防御外邪、温养全身和调控腠理的生理功能。

要点三　气的运动与变化

（一）气机

1. **气机的概念**　气的运动称气机。人体之气是不断运动着的活力很强的精微物质，它流行全身，内至五脏六腑，外达筋骨皮毛，发挥其生理功能，推动和激发人体的各种生理活动。

2. **气运动的基本形式**　气的运动形式，因气的种类与功能的不同而有所不同，但总的来说，可以归纳为升、降、出、入四种基本形式。

3. **气运动的意义**　气机的升降出入，对于人体的生命活动至关重要。如先天之气、水谷之气和吸入的清气，都必须经过升降出入才能布散全身，发挥其生理功能。而精、血、津液也必须通过气的运动才能在体内不断地运行流动，以濡养全身。人体脏腑、经络、形体、官窍的生理活动必须依靠气的运动才得以完成，脏腑、经络、形体、官窍之间的相互联系和协调也必须通过气的运动才得以实现。

4. **气运动失常的表现形式**　气的升降出入运动出现异常变化，称为"气机失调"。气机失调有多种表现。例如：气的运行受阻而不畅通时,称“气机不畅”;受阻较甚,局部阻滞不通时,称“气滞”;气的上升太过或下降不及时,称“气逆”;气的上升不及或下降太过时,称“气陷”;气的外出太过而不能内守时,称“气脱”;气不能外达而郁结闭塞于内时,称“气闭”。

(二)气化

气的运动称为气机,升、降、出、入是气运动的基本形式,气的运动而产生的各种变化称为气化。体内精微物质的化生及输布,精微物质之间、精微物质与能量之间的互相转化,以及废物的排泄等都属气化。气化的形式多种多样。《素问·阴阳应象大论》说:“味归形,形归气;气归精,精归化;精食气,形食味;化生精,气生形……精化为气。”就是对气化过程的简要概括。体内精气血津液的代谢及其相互转化是气化的基本形式。如精的生成,精化为气,精化为髓,髓充骨而造血或汇脑而化神;精与血同源互化;气的生成与代谢,包括化为能量、热量,以及生血、化精、化神,并分化为脏腑之气和经络之气。如此等等,皆属气化的具体体现。气化过程的有序进行,是脏腑生理活动相互协调的结果。

要点四　气的功能

(一)推动作用

气的推动作用是指阳气的激发、兴奋、促进等作用。主要体现于:①激发和促进人体的生长发育及生殖功能;②激发和促进各脏腑经络的生理功能;③激发和促进精血津液的生成及运行输布;④激发和兴奋精神活动。

(二)温煦作用

气的温煦作用是指阳气的促进产热,消除寒冷,使人体温暖的作用。其生理意义:①温煦机体,维持相对恒定的体温;②温煦各脏腑、经络、形体、官窍,助其进行正常的生理活动;③温煦精血津液,助其正常施泄、循行、输布,即所谓“得温而行,得寒而凝”。

(三)防御作用

气既能护卫肌表,防御外邪入侵,同时也可以祛除侵入人体内的病邪。因此,气的防御作用十分重要。

(四)固摄作用

固摄作用,是指气对于体内血、津液、精等液态物质的固护、统摄和控制作用,从而防止这些物质无故流失,保证它们在体内发挥正常的生理功能。主要表现在:①统摄血液,使其在脉中正常运行,防止其逸出脉外;②固摄汗液、尿液、唾液、胃液、肠液,控制其分泌量、排泄量,使之有度而规律地排泄,防止其过多排出及无故流失;③固摄精液,防止其妄加排泄。

(五)中介作用

人体内部各个脏腑组织器官都是相对独立的,但是在它们之间充满着气这一物质。气充斥于人体各个脏腑组织器官之间,成为它们相互之间联系的中介。

细目二　血

要点一　血的生成

(一)化生之源

血液由水谷之精化生的营气和津液所化生。肾精也是化生血液的基本物质。

(二)相关脏腑功能

1. **脾胃**　营气和津液化生血液,两者都是由脾胃运化转输的水谷精微所产生的。因此,脾胃是血液生化之源。

2. **心肺**　脾胃运化水谷精微所化生的营气和津液,由脾向上升输于心肺,与肺吸入的清气相结合,贯注心脉,在心气的作用下变化而成为红色血液。

3. **肾**　肾藏精,精生髓,精髓是化生血液的基本物质之一。肾中精气充足,则血液化生有源,同时肾精充足,肾气充沛,也可以促进脾胃的运化功能,有助于血液的化生。

要点二　血的运行

(一)影响血液运行的因素

1. 气的推动和温煦作用。

2. 血运行于脉中,而不致逸出脉外,需要一定的控摄,即固摄作用。气的推动与固摄作用之间、温煦与凉润作用之间的协调平衡是保证血液正常运行的主要因素。

3. 脉道的通畅无阻也是保证血液正常运行的重要因素。

4. 血液的质量,包括清浊及黏稠状态。若血液中痰浊较多,或血液黏稠,可致血行不畅而瘀滞。

此外,尚需考虑病邪的影响。阳邪侵人,或内生火热;阴邪侵袭,或寒从中生等影响血的运行。

（二）相关脏腑功能

血液的正常运行,与心气的推动、肺气的宣发肃降、肝气的疏泄密切相关。脾气的统摄及肝的藏血是固摄控制血液运行的重要因素。

要点三　血的功能

1. **濡养**　血含有人体所需的丰富的营养物质。血在脉中循行,内至五脏六腑,外达皮肉筋骨,不断地对全身各脏腑组织器官起着濡养和滋润作用,以维持各脏腑组织器官发挥生理功能,保证了人体生命活动的正常进行。

2. **化神**　血是机体精神活动的主要物质基础,人体的精神活动必须得到血液的营养。血液的充盛,是精神情志活动充沛而舒畅的基础。

细目三　津　液

要点一　津液的生成、输布与排泄

1. **津液的生成**　津液来源于饮食水谷,通过脾胃的运化及有关脏腑的生理功能而生成。胃主受纳腐熟,“游溢精气”而吸收饮食水谷的部分精微。小肠主液,将水谷精微和水液大量吸收。大肠主津,在传导过程中吸收食物残渣中的水液,化生为津液。其中质清稀布散于体表、肌肉和孔窍,并能渗注于血脉,有滋润作用的,称为津;质稠厚,灌注于骨节、脏腑、脑、髓,起濡养作用的为液。

2. **津液的输布**　津液的输布主要是依靠脾、肺、肾、肝和三焦等脏腑生理功能的协调配合来完成的。

脾对津液的输布作用,肺主宣发肃降,通调水道,肾为水脏,对津液输布代谢起着主宰作用。肝主疏泄,调畅气机,气行则水行,保持了水道的畅通,促进了津液输布的通畅。三焦为水液和诸气运行的通路。

3. **津液的排泄**　津液的排泄主要通过排出尿液和汗液来完成。除此之外,呼气和粪便也将带走一些水分。因此,津液的排泄主要与肾、肺、脾的生理功能有关。由于尿液是津液排泄的最主要途径,因此肾脏的生理功能在津液排泄中的地位最为重要。

要点二　津液的功能

1. **滋润濡养**　津液是液态物质,有着较强的滋润作用。津液中含有营养物质,又有着丰富的濡养作用。滋润和濡养二者作用之间相辅相成,难以分割。

2. **充养血脉**　津液入脉,成为血液的重要组成部分。津液在营气的作用下,渗注于脉中,化生为血液,以循环全身发挥滋润、濡养作用。

另外,津液的代谢对调节机体内外环境的阴阳相对平衡起着十分重要的作用。

细目四　气与血的关系

要点一　气为血之帅

1. **气能生血**　气能生血,指血液的化生离不开气作为动力。血液的化生以营气、津液和肾精作为物质基础,在这些物质本身的生成以及转化为血液的过程中,每一个环节都离不开相应脏腑之气的推动和激发作用,这是血液生成的动力。临床上治疗血虚的病变,常常以补气药配合补血药使用,就是源于气能生血的理论。

2. **气能行血**　气能行血,指血液的运行离不开气的推动作用。血液的运行有赖于心气、肺气的推动及肝气的疏泄调畅,临床上在治疗血液运行失常时,常常配合补气、行气、降气、升提的药物,就是气能行血理论的实际应用。

3. **气能摄血**　气能摄血,指气能固摄血液循行于脉中的作用。主要体现在脾气统血的生理功能之中,治疗出血病变,可用健脾补气,益气以摄血。临床中发生大出血的危重证候时,用大剂补气药物以摄血,也是这一理论的应用。

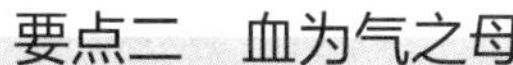

要点二　血为气之母

1. **血能养气**　血能养气，指气的充盛及其功能发挥离不开血液的濡养。一旦失去血的供养，这些部位即可出现气虚衰少或气的功能丧失的病变。血虚的患者往往兼有气虚的表现，其道理即在于此。

2. **血能载气**　血能载气是指气存于血中，依附于血而不致散失，赖血之运载而运行全身。血液虚少的患者，常见气虚病变。大失血的患者，气亦随之大量丧失，导致气的涣散不收，漂浮无根的气脱病变，称为“气随血脱”。

细目五　气与津液的关系

要点一　气能生津、行津和摄津

1. **气能生津**　气是津液生成的动力，津液的生成依赖于气的推动作用。脾胃等脏腑之气充盛，则化生津液的力量增强，人体津液充足。脾胃等脏腑之气虚亏，化生津液力量减弱，可导致津液不足的病变，治疗时往往采取补气生津的法则。

2. **气能行津**　气是津液在体内正常输布运行的动力，津液的输布、排泄等代谢活动离不开气的推动和升降出入的运动。气虚推动作用减弱，气化无力进行，或气机郁滞不畅，气化受阻，都可以引起津液的输布、排泄障碍，并形成痰、饮、水、湿等病理产物，病理上称为“气不行水”，也可称为“气不化水”。

3. **气能摄津**　气的固摄作用可以防止体内津液无故地大量流失，气通过对津液排泄的控制，维持着体内津液量的相对恒定。当气虚，固摄力量减弱，出现多汗、自汗、多尿、遗尿、小便失禁等病理现象，临床上往往采取补气方法以控制津液的过多外泄。

要点二　津能化气、载气

1. **津能化气**　由饮食水谷化生的津液，通过脾脏的升清散精，上输于肺，再经肺之宣降，通调水道，下输于肾和膀胱。津液滋润濡养各脏腑，使脏腑功能健全，脏腑之气充足。津液亏耗不足，也会引起气的衰少。

2. **津能载气**　津液是气运行的载体之一。在血脉之外，气的运行必须依附于津液，否则也会使气漂浮失散而无所归，故说津能载气。因此，津液的丢失，必定导致气的损耗，例如暑热病证，不仅伤津耗液，而且气亦随汗液外泄，出现少气懒言、体倦乏力的气虚表现。而当大汗、大吐、大泻等津液大量丢失时，气亦随之大量外脱，称为“气随津脱”。

第六单元 经　络

细目一 经络学说

要点一 经络的基本概念

经络，是经脉和络脉的总称，是运行全身气血，联络脏腑、形体、官窍，沟通上下内外，感应传导信息的通路系统，是人体结构的重要组成部分。经脉是经络系统中的主干，是气血运行和信息传导的主要通道；络脉是经脉的分支，网络全身。

要点二 经络系统的组成

人体的经络系统由经脉和络脉组成。

1. 经脉 是经络系统的主干，由十二经脉、奇经八脉和十二经脉的附属部分组成。

（1）十二经脉：又称“十二正经”，包括手三阴经、足三阴经、手三阳经、足三阳经，是气血运行的主要通道。

（2）奇经八脉：是十二经脉以外的重要经脉，包括督脉、任脉、冲脉、带脉、阴维脉、阳维脉、阴跷脉、阳跷脉，有统率、联络和调节十二经脉的作用。

（3）十二经脉的附属部分：包括十二经别、十二经筋、十二皮部三部分。

2. 络脉 包括十五络脉、浮络和孙络三部分。

（1）十五络脉：又称“十五别络”，是十二经脉及任脉、督脉各分出一支别络，加脾之大络，共十五支，有加强十二经脉表里两经在体表的联系和渗灌气血的作用。

（2）浮络：是浮现于体表的络脉。

（3）孙络：是最细小的络脉。

细目二 十二经脉

要点一 十二经脉的走向交接规律

1. 十二经脉的走向规律 手三阴经起于胸中，走向手指端；手三阳经起于手指端，走向头面部；足三阳经起于头面部，走向足趾端；足三阴经起于足趾端，走向腹部和胸部。《灵枢·逆顺肥瘦》说：“手之三阴，从脏走手；手之三阳，从手走头；足之三阳，从头走足；足之三阴，从足走腹。”

2. 十二经脉的交接规律

（1）相为表里的阴经与阳经在四肢末端交接：手太阴肺经和手阳明大肠经在示指端交接，手少阴心经和手太阳小肠经在小指端交接，手厥阴心包经和手少阳三焦经在环指端交接，足阳明胃经和足太阴脾经在足大趾端交接，足太阳膀胱经和足少阴肾经在足小趾端交接，足少阳胆经和足厥阴肝经在足大趾爪甲后交接。

（2）同名手足阳经在头面部交接：手阳明大肠经与足阳明胃经交接于鼻翼旁，手太阳小肠经与足太阳膀胱经交接于目内眦，手少阳三焦经与足少阳胆经交接于目外眦。

（3）同名手足阴经在胸部交接：足太阴脾经与手少阴心经交接于心中；足少阴肾经与手厥阴心包经交接于胸中；足厥阴肝经与手太阴肺经交接于肺中。

要点二 十二经脉的分布规律

1. 头面部的分布 由于手足阳经交会于头面部，故称头为“诸阳之会”。阳经在头面部的分布特点：阳明经主要行于面部，其中足阳明经行于额部；少阳经主要行于侧头部；手太阳经主要行于面颊部，足太阳经行于头顶和头后部。

2. 四肢部的分布 十二经脉在四肢的分布特点：阴经行于内侧面，阳经行于外侧面。上肢内侧为太阴在前，厥阴在中，少阴在后；上肢外侧为阳明在前，少阳在中，太阳在后；下肢内侧，内踝尖上8寸以下为厥阴在前、太阴在中、少阴在后，内踝尖上8寸以上则太阴在前、厥阴在中、少阴在后；下肢外侧为阳明在前，少阳在中，太阳在后。

3. **躯干部的分布**　十二经脉在躯干部的分布特点：手三阴经均从胸部行于腋下；手三阳经行于肩部和肩胛部；足三阳经则阳明经行于前（胸腹面），太阳经行于后（背面），少阳经行于侧面；足三阴经均行于腹胸面。循行于腹胸面的经脉，自内向外依次为足少阴肾经、足阳明胃经、足太阴脾经和足厥阴肝经。

要点三　十二经脉的表里关系

手足阴经与阳经通过各自的经别和别络相互沟通，组成6对表里相合关系。相为表里的两条经脉在四肢末端交接，分别循行于四肢内、外侧面相对应的位置，分别属络于相为表里的脏与腑，还有经别和别络的表里沟通，形成脏腑经脉表里相合的关系。

要点四　十二经脉的流注次序

十二经脉是气血运行的主要通道，它们首尾相贯、依次衔接，因而脉中气血的运行也是循经脉依次传注的。气血由中焦水谷精微化生后，上注于肺，自手太阴肺经开始逐经依次流注，经由手阳明大肠经、足阳明胃经、足太阴脾经、手少阴心经、手太阳小肠经、足太阳膀胱经、足少阴肾经、手厥阴心包经、手少阳三焦经、足少阳胆经，最后注入足厥阴肝经，再流注复达于手太阴肺经，形成了“阴阳相贯，如环无端”的十二经脉气血流注系统。

细目三　奇经八脉

要点一　奇经八脉的主要特点

奇经八脉是督脉、任脉、冲脉、带脉、阴跷脉、阳跷脉、阴维脉、阳维脉的总称。其是与正经相对而言的，分布不如十二经脉那样有规律；与五脏六腑没有直接的属络联系，相互之间也没有表里关系；除督脉、任脉外，均无本经专属腧穴。奇经八脉别道奇行，对十二经脉有联络、统率、调节的作用。

要点二　督脉的循行部位及基本功能

1. **循行部位**　督脉起于胞中，下出会阴，沿脊柱里面上行，至项后风府穴处进入颅内，络脑，并由项沿头部正中线，经头顶、额部、鼻部、上唇，到上唇系带处。分支：从脊柱里面分出，络肾。分支：从小腹内分出，直上贯脐中央，上贯心，到喉部，向上到下颌部，环绕口唇，再向上到两眼下部的中央。

2. **基本功能**

（1）调节阳经气血，为“阳脉之海”：督脉行于背部正中，背为阳，其脉与手足三阳经交会于大椎穴；督脉又与阳维脉会合于头部，故能蓄溢、调节全身阳经之气血，总督一身之阳经。

（2）与脑、髓和肾的功能有关：督脉循行于脊柱后面，入颅络脑，分支属肾，肾能藏精生髓，脑为髓海，故督脉与脑、髓和肾的功能活动有密切的联系。《素问·骨空论》说：“督脉为病，脊强反折。”说明督脉病变可引起脊髓与脑的病变。督脉属肾，故与肾的功能也有密切关系。肾藏精主生殖，精冷不孕等生殖系统疾病与督脉有关。

要点三　任脉的循行部位及基本功能

1. **循行部位**　任脉起于胞中，下出会阴，经阴阜，沿腹部和胸部正中线上行，至咽喉，上行至下颌部，环绕口唇，沿面颊，分行至目眶下。分支：由胞中别出，与冲脉相并，行于脊柱前。

2. **基本功能**

（1）调节阴经气血，为“阴脉之海”：任脉循行于腹面正中线，与足三阴经交会于关元、气海，而足三阴经上接手三阴经，任脉又与阴维脉交会于廉泉、天突，故能总任阴脉之间的相互联系，对阴经气血有调节作用。

（2）任主胞胎：任脉起于胞中，与女子月经来潮及妊养生殖功能有关，故为生养之本，有“任主胞胎”之说。

要点四　冲脉的循行部位及基本功能

1. **循行部位**　冲脉起于胞中，下出会阴，从气街部起与足少阴经相并，夹脐上行，散布于胸中，再向上行，经喉，环绕口唇，到目眶下。分支：从少腹输注于肾下，浅出气街，沿大腿内侧进入腘窝，再沿胫骨内缘下行到足底。分支：从内踝后分出，向前斜入足背，进入大趾。分支：

从胞中分出,向后与督脉相通,上行于脊柱内。

2. **基本功能**

(1)调节十二经气血,为“十二经脉之海”:冲脉上行于头,下至于足,后行于背,前布于胸腹,贯穿全身,通受十二经之气血,为总领诸经气血之要冲。当脏腑经络气血有余时,冲脉能加以涵蓄和贮存,而在脏腑经络气血不足时,冲脉则给予补充灌注,以维持人体各组织器官正常生理活动的需要。由于冲脉能调节十二经脉气血,故又称其为“十二经脉之海”或“五脏六腑之海”。

(2)调节月经及孕育,为“血海”:冲脉起于胞中,具有调节妇女月经的功能,与人体生殖功能有密切的联系,如《素问·上古天真论》说:“太冲脉盛,月事以时下,故有子。”“太冲脉”即冲脉,故亦称其为“血海”(《灵枢·海论》)。冲脉起于胞中,分布广泛,又为“十二经脉之海”。

要点五　带脉的循行部位及基本功能

1. **循行部位**　带脉起于季肋,斜向下行到带脉穴,绕身一周,并于带脉穴处再向前下方沿髂骨上缘斜行到少腹。

2. **基本功能**

(1)约束纵行诸经:十二正经与奇经中的其余七脉均为上下纵行,唯有带脉环腰一周,有总束诸脉的作用。

(2)主司带下:因带脉有病时常见妇人带下,故有“带脉主司带下”之说。

细目四　经络的生理功能

要点一　沟通联系作用

经络沟通联系的作用加强了脏腑与体表、脏腑与官窍、脏腑与脏腑之间,以及经脉与经脉之间的联系。

要点二　运行气血作用

经脉作为运行气血的主要通道具有运输气血的作用,络脉作为经脉的分支具有布散和渗灌经脉气血到脏腑、形体、官窍及经络自身的作用。

要点三　感应传导作用

感应传导,是指经络系统具有感应及传导针灸或其他刺激信息的作用。如刺激经穴引起的感应及传导,通常称为“得气”,即局部有酸、麻、胀的感觉及沿经脉走向的传导,就是经络感应传导作用的体现。

要点四　调节功能平衡

经络系统通过其沟通联系、运输渗灌气血作用及经气感受和负载信息的作用,对各脏腑、形体、官窍的功能活动进行调节,使人体复杂的生理功能相互协调,维持阴阳动态平衡状态。

细目五　经络学说的应用

要点一　阐释病理变化及其传变

1. **外邪由表传里的途径**　由于经络内属于脏腑,外布于肌表,因此,当体表受到病邪侵袭时,可通过经络由表及里,由浅入深,逐次向里传变而波及脏腑。

2. **体内病变反映于外的途径**　由于内在脏腑与外在形体、官窍之间通过经络密切相连,故脏腑病变可通过经络的传导反映于外。

3. **脏腑病变相互传变的途径**　由于脏腑之间有经脉相互联系,所以一脏腑的病变可以通过经络传到另一脏腑。

要点二　指导疾病的诊断

1. **循经诊断**　根据疾病表现的症状和体征,结合经络循行部位及其属络脏腑进行诊断。

2. **分经诊断**　根据病变所在部位,详细区分疾病所属经脉进行诊断。

要点三　指导疾病的治疗

1. 指导针灸推拿治疗。

2. 指导药物治疗。

第七单元　病　因

细目一　外感病因

要点一　六淫致病的共同特点

1. **外感性**　六淫致病，其侵犯途径多从肌表、口鼻而入，或两者同时受邪。如风寒湿邪易犯人肌表，温热燥邪易自口鼻而入。由于六淫病邪均自外界侵犯人体，故称外感致病因素，所致疾病即称为“外感病”。

2. **季节性**　六淫致病常有明显的季节性。如春季多风病，夏季多暑病，长夏多湿病，秋季多燥病，冬季多寒病。六淫致病与时令气候变化密切相关，故又称为“时令病”。由于气候异常变化的相对性，故夏季也可见寒病，冬季也可有热病。

3. **地域性**　六淫致病与生活、工作的区域环境密切相关。如西北多燥病、东北多寒病、江南多湿热为病；久居潮湿环境多湿病；长期高温环境作业者，多燥热或火邪为病等。

4. **相兼性**　六淫邪气既可单独伤人致病，又可两种以上同时侵犯人体而为病。如风热感冒、暑湿感冒、湿热泄泻、风寒湿痹等。《素问·痹论》说：“风寒湿三气杂至，合而为痹也。其风气胜者为行痹，寒气胜者为痛痹，湿气胜者为著痹也。”

要点二　六淫各自的性质与致病特点

（一）风邪的性质和致病特点

1. **风为阳邪，轻扬开泄，易袭阳位**　风邪善动不居，具有轻扬、升发、向上、向外的特性，故属于阳邪。其性开泄，指其易使腠理宣泄开张而有汗出。故风邪侵袭，常伤及人体的上部（头、面）、阳经和肌表，使皮毛腠理开泄，出现头痛、汗出、恶风等症。

2. **风性善行而数变**　“善行”，指风性善动不居，游移不定。故其致病具有病位游移、行无定处的特征。“数变”，指风邪致病变幻无常，发病迅速。如风疹块（荨麻疹）就表现为皮肤瘙痒时作，疹块发无定处，此起彼伏，时隐时现等特征。

3. **风性主动**　“主动”，指风邪致病具有动摇不定的特征。如风邪入侵，常见颜面肌肉抽掣，或眩晕、震颤、抽搐、颈项强直、角弓反张、两目上视等。因金刃外伤，复受风毒之邪而出现四肢抽搐、角弓反张等症，也属于风性主动的临床表现。

4. **风为百病之长**　一是指风邪常兼他邪合而伤人，为外邪致病的先导。二是指风邪袭人致病最多。古人甚至将风邪作为外感致病因素的总称。

（二）寒邪的性质和致病特点

1. **寒为阴邪，易伤阳气**　寒为阴邪，感受寒邪，最易损伤人体阳气。如外寒侵袭肌表，卫阳被遏，可见恶寒、发热、无汗、鼻塞、流清涕等症；寒邪直中脾胃，脾阳受损，可见脘腹冷痛、呕吐、腹泻等症；若心肾阳虚，寒邪直中少阴，则可见恶寒蜷卧、手足厥冷、下利清谷、小便清长、精神萎靡、脉微细等症。

2. **寒性凝滞主痛**　即指寒邪侵人，易使气血津液凝结、经脉阻滞之意。阴寒之邪侵犯，阳气受损，失其温煦，易使经脉气血运行不畅，甚或凝结阻滞不通，不通则痛。故疼痛是寒邪致病的重要临床表现。

3. **寒性收引**　即指寒邪侵袭人体，可使气机收敛，腠理、经络、筋脉收缩而挛急。如寒邪侵及肌表，毛窍腠理闭塞，卫阳被郁不得宣泄，可见恶寒、发热、无汗等；寒客血脉，则气血凝滞，血脉挛缩，可见头身疼痛、脉紧；寒客经络关节，则经脉收缩拘急，甚则挛急作痛、屈伸不利，或冷厥不仁等。

（三）湿邪的性质和致病特点

1. **湿为阴邪，易损伤阳气，阻遏气机**　湿为重浊有质之邪，与水同类，属阴邪，故湿邪侵入，易伤阳气。

2. **湿性重浊** "重"指湿邪致病,出现以沉重感为特征的临床表现,如头身困重、四肢酸楚沉重等。若湿邪外袭肌表,困遏清阳,则头重如束布帛,湿邪阻滞经络关节,阳气不得布达,则可见肌肤不仁、关节疼痛重着等,称为"湿痹"或"著痹"。"浊",即秽浊不清,指湿邪为患,易呈现分泌物和排泄物秽浊不清的现象。

3. **湿性黏滞** 一是症状的黏滞性。湿病症状多表现为黏滞而不爽,如排泄物和分泌物多滞涩不畅,痢疾的大便排泄不爽,淋证的小便滞涩不畅,以及口黏、口甘和舌苔厚滑黏腻等。二是病程的缠绵性。因湿性黏滞,易阻气机,气不行则湿不化,胶着难解,故湿邪为病,起病隐缓,病程较长,反复发作,或缠绵难愈。如湿温、湿疹、湿痹(著痹)等,皆因其湿难除而不易速愈,或反复发作。

4. **湿性趋下,易袭阴位** 湿邪为重浊有质之邪,类水属阴而有趋下之势,人体下部亦属阴,同类相求,故湿邪为病,多易伤及人体下部。如水肿、湿疹等病以下肢较为多见。

(四)燥邪的性质和致病特点

1. **燥性干涩,易伤津液** 燥邪为干涩之病邪,侵犯人体,最易损伤津液,出现各种干燥、涩滞的症状,如口鼻干燥,咽干口渴,皮肤干涩,甚则皲裂,毛发不荣,小便短少,大便干结等。

2. **燥易伤肺** 肺为娇脏,喜清润而恶燥。燥邪多从口鼻而入,故最易损伤肺津,从而影响肺气之宣降,甚或燥伤肺络,出现干咳少痰,或痰黏难咳,或痰中带血,甚则喘息胸痛等。由于肺与大肠相表里,肺津耗伤,大肠失润,传导失司,可现大便干涩不畅等症。

(五)火热之邪的性质和致病特点

1. **火热为阳邪,其性燔灼趋上** 火热之性燔灼、升腾,故为阳邪。阳邪侵人,致人体阳气病理性偏亢,"阳胜则热",故发为实热性病证,临床多见高热、恶热、烦渴、汗出、脉洪数等症。火性趋上,火热之邪易侵害人体上部,故火热病证,多发生在人体上部,尤以头面部为多见。如目赤肿痛、咽喉肿痛、口舌生疮糜烂、牙龈肿痛、耳内肿痛或流脓等。

2. **火热易扰心神** 火热与心相通应,故火热之邪入于营血,尤易影响心神,轻者心神不宁而心烦、失眠;重者可扰乱心神,出现狂躁不安,或神昏、谵语等症。

3. **火热易伤津耗气** 火热一方面迫津外泄,使气随津泄而致津亏气耗。另一方面则直接消灼煎熬津液,耗伤人体的阴气,即所谓热盛伤阴。故火热之邪致病,临床表现除热象显著外,往往伴有口渴喜冷饮,咽干舌燥,小便短赤,大便秘结等津伤阴亏的征象。

4. **火热易生风动血** "生风",是指火热之邪侵犯人体,燔灼肝经,耗劫津液,筋脉失养失润,易引起肝风内动的病证。由于此肝风为热甚引起,故又称"热极生风"。临床表现为高热神昏、四肢抽搐、两目上视、角弓反张等。"动血",指火热入于血脉,易迫血妄行。

5. **火邪易致疮痈** 火邪入于血分,可聚于局部,腐蚀血肉,发为痈肿疮疡。临床常以疮疡局部红肿热痛为特征。

(六)暑邪的性质和致病特点

1. **暑为阳邪,其性炎热** 暑为盛夏火热之气所化,火热属阳,故暑邪为阳邪。暑邪伤人多表现为一系列阳热症状,如高热、心烦、面赤、脉洪大等。

2. **暑性升散,扰神伤津耗气** 暑为阳邪,易上扰心神,或侵犯头目,出现心胸烦闷不宁、头昏、目眩、面赤等。暑邪侵犯人体,还可致腠理开泄而多汗。汗出过多,不仅伤津,而且耗气,故临床除见口渴喜饮、尿赤短少等津伤之症外,往往可见气短、乏力,甚则气津耗伤太过,清窍失养而突然昏倒、不省人事。

3. **暑多夹湿** 暑季炎热,多雨潮湿,故暑邪致病,多夹湿邪为患。其临床表现除发热、烦渴等暑热症状外,常兼见四肢困倦、胸闷呕恶、大便溏泄不爽等湿滞症状。

要点三　疠气

疠气是一类具有强烈致病性和传染性的外感病邪。在中医文献记载中,又有"疫气""疫毒""戾气""异气""毒气""乖戾之气"等名称。

(一)疠气的性质和致病特点

1. **传染性强,易于流行** 疫疠邪气具有强烈的传染性和流行性,具有很强的致病性,它可通过口鼻等多种途径在人群中传播,从而造成流行。

2. **发病急骤,病情危重** 疫疠邪气的毒力比一般的六淫之邪更强,热毒更甚,并常兼夹湿毒、毒雾、瘴气等秽浊之气侵犯人体,故比六淫发病更急,且来势凶猛,病情危笃,死亡率高。

3. **一气一病,症状相似** 因为一种疫疠邪气引起一种疫病,故致病后症状相似。《素问·刺法论》说:“五疫之至,皆相染易,无问大小,病状相似。”

(二)影响疠气产生的因素

疠气的产生多与气候因素、环境因素、预防措施不当和社会因素有关。

细目二 七情内伤

要点 七情内伤致病的特点

(一)直接伤及内脏

七情是机体对内外环境变化所产生的复杂心理反应,以内脏精气为物质基础。因此,七情过激致病,可直接伤及内脏。

1. **七情首先影响心神** 七情过激伤人发病,首先作用于心神,产生异常的心理反应和精神状态。喜乐过度,可致精神涣散,神志失常;大怒发作,可致精神冲动,失去理智;过于恐惧,可致神气散失,神不守舍。

2. **七情损伤相应之脏** 即五脏所主七种情志损伤相应之脏。心在志为喜为惊,过喜或过惊则伤心;肝在志为怒,过怒则伤肝;脾在志为思,过度思虑则伤脾;肺在志为悲为忧,过悲则伤肺;肾在志为恐,过恐则伤肾。

3. **数情交织,多伤心肝脾** 心藏神,肝藏血,脾运化水谷为气血生化之源,血是神的物质基础,所以情志内伤,最易损伤心肝脾三脏。

4. **易损潜病之脏腑** 潜病,是指已经存在但无明显临床表现的病证。潜病之脏腑,是指潜病所在的脏腑。潜病之脏腑正气已虚,是情志易伤之所,故七情内伤易于损伤潜病之脏腑。如曾患胸痹、飧泄、头痛等病证的患者,若遭遇情志刺激,最易导致潜病发作或反复发作。

(二)影响脏腑气机

脏腑之气的升降出入运动,受心神的调控。故情志致病首伤心神,随之影响脏腑气机,导致脏腑气机升降失常而出现相应的临床表现。如《素问·举痛论》说:“……百病生于气也,怒则气上,喜则气缓,悲则气消,恐则气下……惊则气乱……思则气结。”

(三)多发为情志病证

情志病包括:①因情志刺激而发的病证,如郁证、癫、狂等;②因情志刺激而诱发的病证,如胸痹、真心痛、眩晕(高血压)等身心疾病;③其他原因所致但具有情志异常表现的病证,如消渴、恶性肿瘤、慢性肝胆疾病等,大都有异常的情志表现,并且病情也随其情绪变化而有相应的变化。

(四)七情变化影响病情

一是有利于疾病康复。情绪积极乐观,七情反应适当,当怒则怒,当悲则悲,怒而不过,悲而不消沉,有利于病情的好转乃至痊愈。二是诱发疾病发作或加重病情。情绪消沉,悲观失望,或七情异常波动,可诱发疾病发作或使病情加重或恶化。

细目三 饮食失宜

要点 饮食不节、不洁、偏嗜

(一)饮食不节

1. **过饥** 过饥是指摄食不足,如饥而不得食,或有意识限制饮食,或因脾胃功能虚弱而纳少,或因七情强烈波动而不思饮食,或不能按时饮食等。长期摄食不足,营养缺乏,气血生化减少。

2. **过饱** 过饱是指饮食超量,或暴饮暴食,或中气虚弱而强食,以致脾胃难于消化转输而致病。轻者表现为饮食积滞不化,“积食”内停,可见脘腹胀满疼痛、嗳腐吞酸、呕吐、泄泻、厌食、纳呆等;甚者,可因脾胃久伤或营养过剩,而发展为消渴、肥胖、痔疮、心脉痹阻等病证。

(二)饮食不洁

饮食不洁指进食不洁净的食物而导致疾病的发生。多是由于缺乏良好的卫生习惯,进食陈腐变质,或被疫毒、寄生虫等污染的食物所造成。饮食不洁而致的病变以胃肠病为主。

(三)饮食偏嗜

1. **寒热偏嗜** 过分偏嗜寒热饮食,可导致人体阴阳失调而发生某些病变。如偏食生冷寒凉之品,久则易于耗伤脾胃阳气,导致寒湿内生;若偏嗜辛温燥热饮食,又可使肠胃积热,或酿成痔疮等;若嗜酒成癖,久易聚湿、生痰、化热而致病,甚至变生癥积。

2. **五味偏嗜** 五味,指酸、苦、甘、辛、咸,它们各有不同的作用,不可偏废。且五味与五脏,又各有一定的亲和性。既可引起本脏功能失调,也可因脏气偏盛,以致脏腑之间平衡关系失调而出现他脏的病理改变。

3. **食类偏嗜** 专食某种或某类食品,或厌恶某类食物而不食,或膳食中缺乏某些食物等,久之也可成为导致某些疾病发生的原因。如瘿瘤、佝偻、夜盲等。如过食肥甘厚味,易致肥胖、眩晕、中风、胸痹、消渴等病变。

4. **嗜酒成癖** 酒性辛热,少用可和血通脉,祛寒壮神。若嗜酒成癖,伤及肝脾,久易聚湿、生痰、化热而致病,甚则变生癥积。

细目四 劳逸失度

要点 过劳与过逸

1. **劳力过度** 劳力过度,又称"形劳"。指较长时间的过度用力,劳伤形体而积劳成疾,或者是病后体虚,勉强劳作而致病。"劳则气耗",《素问·宣明五气》说:"久立伤骨,久行伤筋。"

2. **劳神过度** 劳神过度,又称"心劳"。指长期用脑过度,思虑劳神而积劳成疾。用神过度,长思久虑,则易耗伤心血,损伤脾气,以致心神失养,神志不宁而心悸、健忘、失眠、多梦,脾失健运而纳少、腹胀、便溏、消瘦等。

3. **房劳过度** 房劳过度,又称"肾劳"。指房事太过,耗伤肾精、肾气而致病。房劳过度也是导致早衰的重要原因。

4. **过度安逸** 包括体力过逸和脑力过逸等。人体每天需要适当的活动,气血才能流畅,阳气才得以振奋。若较长时间少动安闲,或者卧床过久,或者长期用脑过少等,可导致脏腑经络及精气血神失调而出现各种病理变化。

细目五 痰 饮

要点 痰饮的形成与致病特点

(一)痰饮的形成

痰饮的形成,多因外感六淫,或七情内伤,或饮食不节等,以致脏腑功能失调,气化不利,水液代谢障碍,津液停聚。由于肺、脾、肾、肝及三焦等对水液代谢起着重要作用,故痰饮的形成多与肺、脾、肾、肝及三焦的功能失常密切相关。

(二)痰饮的致病特点

1. **阻滞气血运行** 痰饮之邪,可随气流行,或停滞于经脉,或留滞于脏腑,阻滞气机,妨碍血行。若痰饮留滞于脏腑,使脏腑气机升降失常。如痰饮阻肺,肺气失于宣降,则见胸闷气喘、咳嗽吐痰等;痰饮停胃,胃气失于和降,则见恶心呕吐等;痰浊痹阻心脉,血气运行不畅,可见胸闷心痛等。

2. **影响水液代谢** 痰饮本为水液代谢失常的病理产物,痰饮形成之后,可作为一种继发性致病因素反过来作用于人体,进一步影响肺、脾、肾等脏腑的功能活动,影响水液代谢。如痰湿困脾,脾气不升,可致水湿不运。

3. **易于蒙蔽心神** 痰浊为病,随气上逆,尤易蒙蔽清窍,使心神活动失常,出现头晕目眩、精神不振等症,若痰浊上犯,与风、火相合,蒙蔽心窍,扰乱神明,以至出现神昏谵妄,或引起癫、狂、痫等疾病。

4. **致病广泛,变幻多端** 痰饮随气流行,内而五脏六腑,外而四肢百骸、肌肤腠理,可停滞而致多种疾病。由于其致病面广,发病部位不一,且又易于兼邪致病,因而在临床上形成的病证繁多,症状表现十分复杂,故有"百病多由痰作祟"之说。

细目六　瘀　　血

要点一　瘀血的形成与致病特点

（一）瘀血的形成

凡是影响血液正常运行，引起血液运行不畅，或致血离经脉而瘀积的内外因素，均可导致瘀血。

1. **血出致瘀**　各种外伤，如跌打损伤、金刃所伤、手术创伤等，致血脉损伤而出血；或其他原因，如脾不统血、肝不藏血、热灼脉络而致出血；以及妇女经行不畅、流产等，所出之血未能排出或及时消散，留积于体内则成瘀血。

2. **血行不畅致瘀**　凡是影响血液正常运行，使血液运行不畅的因素，均可致瘀血，如气滞致瘀、因虚致瘀（气虚而推动无力、阳虚而脉道失于温通、阴虚而脉道失于柔润、津液亏虚而无以充养血脉等）、血寒致瘀（寒邪入于血脉则血液凝涩而运行不畅）、血热致瘀（火热邪气入舍于血，血热互结，煎灼血中津液，血液黏稠而不畅）等。

（二）瘀血的致病特点

1. **易于阻滞气机**　血为气之母，血能载气，因而瘀血一旦形成，必然影响和加重气机郁滞，所谓“血瘀必兼气滞”。而气为血之帅，气机郁滞，又可引起局部或全身的血液运行不畅。

2. **影响血脉运行**　瘀血为血液运行失常的病理产物，但瘀血形成之后，无论其瘀滞于脉内，还是留积于脉外，均可影响脏腑的功能，导致局部或全身的血液运行失常。

3. **影响新血生成**　瘀血乃病理性产物，已失去对机体的濡养滋润作用。瘀血阻滞体内，尤其是瘀血日久不散，就会严重影响气血的运行，脏腑失于濡养，功能失常，势必影响新血的生成。

4. **病位固定，病证繁多**　瘀血一旦停滞于某脏腑组织，多难以及时消散，故其致病又具有病位相对固定的特征，如局部刺痛、固定不移，或癥积肿块形成而久不消散等，并因瘀阻部位不同，发生多种病变。

要点二　瘀血的症状特点

瘀血致病，症状错综繁多，主要病症特点大致归纳如下。

1. **疼痛**　一般表现为刺痛，痛处固定不移、拒按，夜间痛势尤甚。

2. **肿块**　瘀血积于皮下或体内则可见肿块，肿块部位多固定不移。若在体表则可见局部青紫、肿胀隆起，即所谓血肿；若在体腔内则扪之质硬、坚固难移，即所谓癥积。

3. **出血**　部分瘀血为病者可见出血之象，通常出血量少而不畅，血色紫暗，或夹有血块。

4. **色紫暗**　一是面色紫暗，口唇、爪甲青紫等；二是舌质紫暗，或舌有瘀斑、瘀点等。

5. **其他**　可表现为肌肤甲错及脉象上的某些异常，如涩脉或结代脉等。

细目七　结　　石

要点　结石的形成与致病特点

1. 结石的形成

（1）饮食不当：饮食偏嗜、喜食肥甘厚味，空腹食入过多的未熟柿子、黑枣等，以及某些地域的水中含有过量的矿物质及杂质等，都是促使结石形成的原因。

（2）情志内伤：若情志不遂，肝气疏泄失职，胆气不利，可形成肝胆结石。

（3）服药不当：长期过量服用某些药物，是形成肾或膀胱结石的原因之一。

（4）体质差异：体质差异导致对某些物质的代谢异常，从而易于在体内形成结石。

2. 结石的致病特点

结石为病，由于致病因素、形成部位不同，临床表现差异很大。但总体而言，气机不畅为各种结石的基本病机，疼痛是各种结石的共同症状。

（1）多发于肝、胆、肾、膀胱等脏腑。

（2）病程较长，病情轻重不一。

（3）阻滞气机，损伤脉络。

第八单元　发　病

细目一　发病的基本原理

要点一　正气不足是疾病发生的内在因素

（一）正气的防御作用

1. **抵御外邪**　正气强盛，抗邪有力，则病邪难以入侵，故不发病。

2. **祛除病邪**　邪气侵入后，若正气强盛，可在抗争中祛除病邪。

3. **修复调节**　对邪气侵入而导致的机体阴阳失调、脏腑组织损伤、精血津液亏耗及生理功能失常，正气有自行调节、修复、补充的作用，可使疾病向愈。

4. **维持脏腑经络功能的协调**　脏腑经络之气的运行不息，推动和调节各脏腑经络的功能。

（二）正气在发病中的作用

中医发病学说很重视人体的正气，认为正气的强弱对于疾病的发生、发展及其转归起着主导作用。

1. **正虚感邪而发病**　正气不足，抗邪无力，外邪乘虚而入，疾病因之发生。

2. **正虚生“邪”而发病**　正气不足，脏腑经络的功能失常，精血津液的代谢运行失常，可导致内生五“邪”而发病，或导致痰饮、瘀血、结石等病理产物的产生而引起新的病变。

3. **正气的强弱可决定发病的证候性质**

邪气袭人，若正气充盛，邪正相搏剧烈，多表现为实证；若正气虚衰，不能敌邪，邪气深入内脏，多发为重证和危证。

要点二　邪气是发病的重要条件

（一）邪气的侵害作用

1. **导致生理功能失常**　邪气侵入、发病，可导致机体的阴阳失调，精气血津液的代谢及功能障碍，以及脏腑经络的功能失调等。

2. **造成脏腑组织的形质损害**　邪气作用于人体，可对机体的皮肉筋骨、脏腑器官造成不同程度的损伤，或致精气血津液等物质的亏耗。

3. **改变体质类型**　邪气侵入，还能改变个体的体质特征，进而影响其对疾病的易罹倾向。

（二）邪气在发病中的作用

1. **邪气是导致发病的原因**　疾病是邪气作用于人体而引起邪正相搏的结果，没有邪气的侵袭，机体一般不会发病。

2. **影响发病的性质、类型和特点**　不同的邪气作用于人体，表现出不同的发病特点、证候类型。

3. **影响病情和病位**　邪气的性质，感邪的轻重，皆与发病时病情的轻重有关。

4. **某些情况下在发病中起主导作用**　在邪气的毒力和致病力特别强而正气虽盛但也难以抗御的情况下，邪气对疾病的发生起着决定性的作用。

细目二　影响发病的主要因素

要点一　环境与发病

环境，指与人类生存密切相关的自然环境与社会环境而言，主要包括气候变化、地域因素、生活工作环境等。

要点二　体质与发病

中医学的发病观认为，正气在发病过程中具有主导作用，而作为反映正气盛衰特点的体质，往往会影响疾病的发生、发展和变化。体质在发病中的作用，具体表现为可决定发病倾向

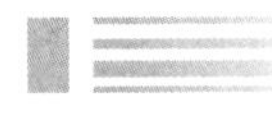

和对某种病邪的易感性，甚至可决定某些疾病发生的证候类型。

要点三　精神状态与发病

精神状态能影响内环境的协调平衡，故能影响发病。精神状态好，情志舒畅，气机通畅，气血调和，脏腑功能旺盛，则正气强盛，邪气难以入侵，或虽受邪也易祛除。

第九单元 病 机

细目一 邪正盛衰

邪正盛衰，是指在疾病过程中，机体的抗病能力与致病邪气之间相互斗争中所发生的盛衰变化。《素问·通评虚实论》说："邪气盛则实，精气夺则虚。"

要点 邪正盛衰与虚实变化

1. 虚实病机

（1）实：指邪气盛，是以邪气亢盛为矛盾主要方面的一种病理状态。即邪气虽然亢盛，但正气的抗病能力未衰，与邪抗争激烈，临床上出现一系列病理性反应比较剧烈的、有余的证候，称为实证。

实证常见于外感六淫和疫疠邪气致病的初期和中期，多见于体质比较壮实的患者或由于湿、痰、水饮、食积、气滞、瘀血等引起的内伤病证。临床上，外感病实证常见壮热、狂躁、声高气粗、腹痛拒按、二便不通、脉实有力、舌苔厚腻等；而内伤病实证则表现为痰涎壅盛、食积不化、水湿泛滥、气滞血瘀等各种病变。

（2）虚：指正气不足，是以正气虚损为矛盾主要方面的一种病理状态。机体正气虚弱，防御能力和调节能力低下，抗邪气无力，或邪气已退，正气不足，故难以出现邪正斗争剧烈的病理反应，临床上表现一系列虚弱、衰退和不足的证候，称为虚证。

虚证多见于素体虚弱，精气不充；或外感病的后期，以及各种慢性病证日久，耗伤人体的精血津液，正气化生无源；或因暴病吐利、大汗、亡血等使正气随津血而脱失，以致正气虚弱，阴阳偏衰。临床上，虚证常见神疲体倦、面色无华、气短、自汗、盗汗，或五心烦热，或畏寒肢冷、脉虚无力等表现。

2. 虚实错杂 是指在疾病过程中，邪盛和正虚同时存在的病理状态。①虚中夹实：是指病理变化以正虚为主，又兼有实邪为患的病理状态；②实中夹虚：指病理变化以邪实为主，又兼有正气虚损的病理状态。

3. 虚实转化 指在疾病过程中，由于邪气伤正，或正虚而邪气积聚，发生病机性质由实转虚或因虚致实的变化。

4. 虚实真假 指在某些特殊情况下，疾病的临床表现可见与其病机的虚实本质不符的假象。

（1）真实假虚：是指病机的本质为"实"，但表现出"虚"的临床假象。一般是由于邪气亢盛，结聚体内，阻滞经络，气血不能外达所致，故真实假虚又称为"大实有羸状"。

（2）真虚假实：是指病机的本质为"虚"，但表现出"实"的临床假象。一般是由于正气虚弱，脏腑经络之气不足，推动、激发功能减退所致，故真虚假实又称为"至虚有盛候"。

细目二 阴阳失调

阴阳失调，即阴阳之间失去平衡协调的简称，指机体的阴阳双方失去相对的平衡协调而出现的一系列病理变化。

要点一 阴阳偏胜

阴阳偏胜，指人体阴阳二气中某一方的病理性亢盛状态，属"邪气盛则实"的实性病机。

1. 阳偏胜 阳偏胜，即阳盛，指机体在疾病过程中所出现的一种阳气病理性偏盛、功能亢奋、机体反应性增强、热量过剩的病理状态。一般地说，其病机特点多表现为阳盛而阴未虚的实热证。阳气的病理性亢盛，则以热、动、燥为其特点。

2. 阴偏胜 阴偏胜，即阴盛，是指机体在疾病过程中所出现的一种阴气病理性偏盛、功能抑制、热量耗伤过多的病理状态。一般地说，其病机特点多表现为阴盛而阳未虚的实寒证。阴气的病理性亢盛，以寒、静、湿为其特点。

要点二　阴阳偏衰

阴阳偏衰，是指人体阴阳二气中某一方虚衰不足的病理状态，属“精气夺则虚”的虚性病机。

1. **阳偏衰**　阳偏衰即阳虚，是指机体阳气虚损，温煦、推动、兴奋等作用减退，出现功能减退或衰弱，代谢减缓，产热不足的病理状态。一般地说，其病机特点多表现为机体阳气不足，阳不制阴，阴气相对偏亢的虚寒证。

2. **阴偏衰**　阴偏衰即阴虚，是指机体阴气不足，凉润、宁静、抑制等功能减退，出现代谢相对增快，功能虚性亢奋，产热相对增多的病理状态。一般地说，其病机特点多表现为阴气不足，阴不制阳，阳气相对偏盛的虚热证。

要点三　阴阳互损

阴阳互损，是指在阴或阳任何一方虚损的前提下，病变发展影响相对的一方，形成阴阳两虚的病机。在阴虚的基础上，继而导致阳虚，称为阴损及阳；在阳虚的基础上，继而导致阴虚，称为阳损及阴。阴阳互损是阴阳的互根互用关系失调而出现的病理变化。

要点四　阴阳格拒

阴阳格拒，是在阴阳偏胜基础上由阴阳双方相互排斥而出现寒热真假病变的一类病机，包括阴盛格阳和阳盛格阴两方面。阴阳相互格拒的机理，在于阴阳双方的对立排斥，即阴或阳的一方偏盛至极，壅遏于内，将另一方排斥格拒于外，迫使阴阳之间不相维系，从而出现内真寒外假热或内真热外假寒的复杂病变。

要点五　阴阳转化

阴阳转化发生的条件为“极”或“重”，包括由阴转阳和由阳转阴两方面。

1. **由阴转阳**　由阴转阳，指阴偏盛的寒证转化为阳偏盛的热证的病机过程。临床表现为由寒化热的病性转化。如太阳病初起为表寒证，继而出现阳明里证，症见壮热，不恶寒，心烦口渴，大汗出，脉数，则表示病变已从表入里，从阳化热。

2. **由阳转阴**　由阳转阴，指阳偏盛的热证转化为阴偏盛的寒证的病机过程。临床表现为由热化寒的病性转化。如某些外感疾病初期出现热邪亢盛之象，属阳证；由于邪热炽盛，或失治误治，突然出现面色苍白、四肢厥冷、冷汗淋漓、脉微欲绝等亡阳危象，属阴证。

要点六　阴阳亡失

1. **亡阳**　亡阳，是指机体的阳气发生突然大量脱失，而致全身功能严重衰竭的一种病理状态。

一般地说，亡阳多由于邪气太盛，正不敌邪，阳气突然脱失所致；也可因汗出过多，吐泻无度，津液过耗，气随津泄，阳气外脱；或由于素体阳虚，劳伤过度，阳气消耗过多所致；亦可因慢性疾病，长期大量耗散阳气，终至阳气亏损殆尽，而出现亡阳。

阳气暴脱，多见冷汗淋漓、心悸气喘、面色苍白、四肢逆冷、畏寒蜷卧、精神萎靡、脉微欲绝等生命垂危的临床征象。

2. **亡阴**　亡阴，是指由于机体阴气发生突然大量消耗或丢失，而致全身功能严重衰竭的一种病理状态。

一般地说，亡阴多由于热邪炽盛，或邪热久留，大量煎灼津液，或逼迫津液大量外泄而为汗，以致阴气随之大量消耗而突然脱失。也可由于长期大量耗损津液和阴气，日久导致亡阴者。

阴气脱失，多见手足虽温而大汗不止、烦躁不安、心悸气喘、体倦无力、脉数疾躁动等危重征象。

细目三　气的失常

要点一　气虚

气虚，指一身之气不足及其功能低下的病理状态。

气虚的形成多因先天禀赋不足，或后天失养，或肺脾肾的功能失调而致气的生成不足。也可因劳倦内伤、久病不复等，使气过多消耗而致。气虚常见精神委顿、倦怠乏力、眩晕、自汗、易于感冒、面色白、舌淡、脉虚等临床表现。

要点二 气机失调

1. **气滞** 气滞,是指机体局部气的流通不畅,郁滞不通的病理状态。

气滞主要由于情志抑郁,或痰湿、食积、热郁、瘀血等的阻滞,影响到气的流通;或因脏腑功能失调,可形成局部的气机不畅或郁滞,从而导致某些脏腑、经络的功能障碍。气滞一般属于邪实为患,亦有因气虚推动无力而滞者。

2. **气逆** 气逆,指气升之太过,或降之不及,以脏腑之气逆上为特征的一种病理状态。

气逆多由情志所伤,或因饮食不当,或因外邪侵犯,或因痰浊壅阻所致,亦有因虚而气机上逆者。气逆最常见于肺、胃和肝等脏腑。

3. **气陷** 气陷,指气的上升不足或下降太过,以气虚升举无力而下陷为特征的一种病理状态。

气陷多由气虚发展而来,与脾气的关系最为密切。若素体虚弱,或病久耗伤,致脾气虚损,清阳不升,或中气下陷,则形成气虚下陷的病变。

4. **气闭** 气闭,即气机闭阻,外出严重障碍,以致清窍闭塞,出现昏厥的一种病理状态。

气闭,多由情志刺激,或外邪、痰浊等闭塞气机,使气不得外出而闭塞清窍所致。

气闭的临床所见,有因触冒秽浊之气所致的闭厥,突然精神刺激所致的气厥,剧痛所致的痛厥,痰闭气道之痰厥等等。

5. **气脱** 气脱,即气不内守,大量向外亡失,以致生命功能突然衰竭的一种病理状态。

气脱多由于正不敌邪,或慢性疾病,正气长期消耗而衰竭,以致气不内守而外脱;或因大出血、大汗等气随血脱或气随津泄而致气脱,从而出现生命功能突然衰竭的病理状态。气脱可见面色苍白、汗出不止、目闭口开、全身瘫软、手撒、二便失禁、脉微欲绝或虚大无根等临床表现。

细目四 血的失常

要点一 血虚

血虚,指血液不足,血的濡养功能减退的病理状态。

失血过多,新血不能生成补充;或因脾胃虚弱,饮食营养不足,血液生化乏源;或因血液的化生功能障碍;或因久病不愈,慢性消耗等因素而致营血暗耗等,均可导致血虚。脾胃为气血生化之源;肾主骨生髓,输精于肝,皆可化生血液,故血虚的成因与脾胃、肾的关系较为密切。常见面色淡白或萎黄、唇舌爪甲色淡无华、神疲乏力、头目眩晕、心悸不宁、脉细等临床表现。

要点二 血行失常

1. **血瘀** 血瘀,指血液的循行迟缓,流行不畅,甚则血液停滞的病理状态。

2. **出血** 出血,指血液逸出血脉的病理状态。逸出血脉的血液,称为离经之血。若此离经之血不能及时消散或排出,蓄积于体内,则称为瘀血。

3. **血热** 血热,即热入血脉之中,使血行加速,脉络扩张,或迫血妄行而致出血的病理状态。血热多由于热入血分所致。另外,情志郁结,五志过极化火,内火炽盛郁于血分,或阴虚火旺,亦致血热。血热病变,除见一般的热性症状外,由于血行加速,脉络扩张,可见面红目赤,肤色发红,舌色红绛,经脉异常搏动等临床表现。

4. **血寒** 血寒,指血脉受寒,血流滞缓,乃至停止不行的病理状态。多因外感寒邪侵犯血分,或阳气失于温煦所致。临床表现常以血脉瘀滞而引起局部疼痛为特征,伴见手足、爪甲、皮肤及舌色青紫等症状。

细目五 气与血关系失调

要点一 气滞血瘀

气滞血瘀,指因气的运行郁滞不畅,导致血液运行障碍,出现血瘀的病理状态。

气滞血瘀多因情志内伤,抑郁不遂,气机阻滞,而致血瘀,与肝失疏泄密切相关。临床上多见胸胁胀满疼痛，瘕聚、癥积等病证。

要点二 气虚血瘀

气虚血瘀，指因气对血的推动无力而致血行不畅，甚至瘀阻不行的病理状态。

气虚血瘀，较多见于心气不足，运血无力而致的惊悸怔忡、喘促、水肿及气虚血滞的肢体瘫痪、痿废。气虚和气滞可与血瘀并存，三者相互影响。

要点三 气不摄血

气不摄血，指由于气虚不足，统摄血液的生理功能减弱，血不循经，逸出脉外，而导致各种出血的病理状态。

由于脾主统血，所以气不摄血的病变，主要表现为中气不足，气不摄血的咯血、吐血、紫斑、便血、尿血、崩漏等症，同时兼见面色不华、疲乏倦怠、脉虚无力、舌淡等气虚的表现。因脾主四肢肌肉，脾气主升，所以脾不统血的病机，易见肌衄及便血、尿血、崩漏等。

要点四 气随血脱

气随血脱，是指在大量出血的同时，气也随着血液的流失而急剧散脱，从而形成气血并脱的危重病理状态。

各种大失血皆可导致气随血脱，较常见的有外伤失血，呕血和便血，或妇女崩中，产后大出血等因素。血为气之载体，血脱则气失去依附，故气亦随之散脱而亡失。症见精神萎靡、眩晕或晕厥、冷汗淋漓、四末不温，或有抽搐，或见口干，脉芤或微细。

要点五 气血两虚

气血两虚，即气虚和血虚同时存在的病理状态。

气血两虚，多因久病消耗，气血两伤所致；或先有失血，气随血耗；或先因气虚，血化障碍而日渐衰少，从而形成气血两虚。“气主呴之”，“血主濡之”。临床上主要表现为肌体失养及感觉运动失常的病理征象，如面色淡白或萎黄、少气懒言、疲乏无力、形体瘦怯、心悸失眠、肌肤干燥、肢体麻木，甚至感觉障碍、肢体痿废不用等。

细目六 津液代谢失常

要点一 津液不足

津液不足，指津液在数量上的亏少，进而导致内则脏腑，外而孔窍、皮毛，失于濡润、滋养，而产生一系列干燥枯涩的病理状态。

津液不足的形成：一是热邪伤津，如外感燥热之邪，灼伤津液；或邪热内生，如阳亢生热、五志化火等耗伤津液。二是丢失过多，如吐泻、大汗、多尿及大面积烧伤等，均可损失大量津液。三是生成不足，如体虚久病，脏腑功能减退，可见津液生成不足。另外，慢性疾病耗伤津液，亦致津液亏耗。

伤津主要是丧失水分。临床上，伤津常见于吐、泻之后。呕吐、泄泻或吐泻交作，损失大量津液者，可出现目陷、螺瘪、尿少、口干舌燥、皮肤干涩而失去弹性；甚则见目眶深陷、啼哭无泪、小便全无、精神委顿、转筋等症。

如热病后期或久病伤阴耗液，所见到的形瘦骨立，大肉尽脱，肌肤毛发枯槁，或手足震颤、肌肉瞤动、唇裂、舌光红无苔或少苔，则属于脱液的临床表现。

要点二 津液输布、排泄障碍

1. **湿浊困阻** 多由脾气虚衰，运化功能减退，津液不能转输布散，聚为湿浊。湿性重浊黏滞，易于阻遏中焦气机，而见胸闷、脘痞、呕恶、腹胀、便溏、苔腻等症。

2. **痰饮凝聚** 多因脾、肺等脏腑功能失调，津液停而为饮，饮凝成痰。痰随气升降，无处不到，病及脏腑经络，滞留于机体的不同部位而有多种的病理变化和多变的临床表现。饮停之部位比较局限，如停于胸胁的“悬饮”，饮留于肺的“支饮”，停于肠间的为“痰饮”，留于四肢的为“溢饮”。

3. **水液潴留** 多由肺、脾、肾、肝等脏腑功能失调，气不行津，津液代谢障碍，潴留于肌肤或体内，发为水肿或腹水。

细目七　津液与气血关系失调

要点一　水停气阻

水停气阻，指津液代谢障碍，水湿痰饮停留导致气机阻滞的病理状态。其临床表现因水液停蓄的部位不同而异，如水饮阻肺，肺气壅滞，宣降失职，可见胸满咳嗽、喘促不能平卧等临床表现。

要点二　气随津脱

气随津脱，主要指津液大量丢失，气失其依附而随津液外泄出现暴脱亡失的病理状态。多由高热伤津，或大汗伤津，或严重吐泻耗伤津液等所致。

要点三　津枯血燥

津枯血燥，指津液亏损，导致血燥虚热内生或血燥生风的病理变化。多因高热伤津，或烧伤导致津液耗损，或阴虚痨热，津液暗耗，而致津枯血燥。

要点四　津亏血瘀

津亏血瘀，主要指津液耗损导致血行瘀滞不畅的病理状态。高热、烧伤，或吐泻、大汗出等因素，致使津液大量亏耗，则血量减少，血液循行滞涩不畅，从而发生血瘀之病变。临床表现，除见原有津液不足的表现外，出现舌质紫绛，或有瘀点、瘀斑，或见斑疹显露等临床表现。

要点五　血瘀水停

血瘀水停，指因血脉瘀阻导致津液输布障碍而水液停聚的病理状态。血瘀则津液环流不利；另外，血瘀必致气滞，也导致津停为水，故血瘀常伴水停。如心气亏虚，运血无力，血脉瘀阻，除见心悸、气喘、口唇爪甲青紫、舌有瘀点或瘀斑，甚则胁下痞块等临床表现外，亦见下肢、面目浮肿，即属此候。

细目八　内 生 五 邪

内生五邪，是指在疾病的发展过程中，由于脏腑经络及精气血津液的功能失常而产生的化风、化寒、化湿、化燥、化火等病理变化。因病起于内，又与风、寒、湿、燥、火外邪所致病证的临床征象类似，故分别称为“内风”“内寒”“内湿”“内燥”和“内火”，统称为内生五邪。

要点一　风气内动

1. **肝阳化风**　肝阳化风，多由于情志所伤，肝气郁结，郁久化火而亢逆，或暴怒伤肝，肝气亢逆，或操劳过度，耗伤肝肾之阴，阴虚不能制阳，水亏不得涵木，肝阳升而无制，亢逆之阳化风，形成风气内动。除肝阳上亢表现外，伴见筋惕肉瞤、肢麻震颤、眩晕欲仆，甚则口眼㖞斜、半身不遂。严重者，则因血随气升而发猝然厥仆。

2. **热极生风**　热极生风，又称热甚动风。多见于热性病的极期，由于火热亢盛，化而为风，并因邪热煎灼津液，伤及营血，燔灼肝经，而出现痉厥、抽搐、鼻翼扇动、目睛上吊等临床表现，常伴有高热、神昏、谵语等。

3. **阴虚风动**　阴虚风动，多见于热病后期，津液和阴气大量亏损，或由于久病耗伤，津液及阴气亏虚对筋脉失之滋润，又不能制阳而致阳气相对亢盛，因而产生筋挛肉瞤、手足蠕动等动风症状，并见低热起伏、舌光少津、脉细如丝等阴竭表现。

4. **血虚生风**　血虚生风，多由于生血不足或失血过多，或久病耗伤营血，肝血不足，筋脉失养，或血不荣络，则虚风内动。临床见肢体麻木不仁，筋肉跳动、甚则手足拘挛不伸等症。

此外，尚有血燥生风。多由久病耗血，或年老精亏血少，或长期营养缺乏，生血不足，或瘀血内结，新血生化障碍所致。其病机是血少津枯，失润化燥，肌肤失于濡养，经脉气血失于和调，于是血燥而化风。临床可见皮肤干燥或肌肤甲错，并有皮肤瘙痒或落屑等症状。

要点二　寒从中生

寒从中生，又称“内寒”，是指机体阳气虚衰，温煦气化功能减退，虚寒内生，或阴寒之气弥漫的病理状态。

一般表现为阳热不足，温煦失职，虚寒内生，可见面色苍白，畏寒喜热，四末不温，舌质淡胖，苔白滑润，脉沉迟弱或筋脉拘挛，肢节痹痛等症。内寒的病机主要与脾肾阳虚有关。

要点三　湿浊内生

湿浊内生，又称“内湿”，是指由于脾气的运化水液功能障碍而引起湿浊蓄积停滞的病理状态。由于内生之湿多因脾虚，因此，脾的运化失职是湿浊内生的关键。

要点四　津伤化燥

津伤化燥，又称“内燥”。是指机体津液不足，人体各组织器官和孔窍失其濡润而出现干燥枯涩的病理状态。因久病伤津耗液，或大汗、大吐、大下，或亡血失精导致津液亏少，以及热性病过程中的热盛伤津等所致。由于津液亏少，不足以内溉脏腑，外润腠理孔窍，从而燥“邪”便由内而生，故临床多见干燥不润等病变。内燥病变可发生于各脏腑组织，以肺、胃及大肠为多见。

要点五　火热内生

火热内生，又称“内火”或“内热”，是指由于阳盛有余，或阴虚阳亢，或由于气血郁滞，或由于病邪郁结而产生的火热内扰，功能亢奋的病理状态。

1. **阳盛化火**　人身之阳气在正常的情况下，有温煦脏腑经络等作用，称为“少火”。在病理情况下，阳气过盛，功能亢奋，以致伤阴耗津。导致阳气过亢则称为“壮火”，又称为“气有余便是火”。

2. **邪郁化火**　一是外感六淫病邪，在疾病过程中，皆可郁滞而从阳化热化火，如寒郁化热、湿郁化火等。二是体内的病理性代谢产物（如痰、瘀血、结石等）和食积、虫积等，亦能郁而化火。

3. **五志过极化火**　又称为“五志之火”。多指由于情志刺激，影响了脏腑精气阴阳的协调平衡，造成气机郁结或亢逆。气郁日久则可化热，气逆自可化火，因之火热内生。如情志内伤，抑郁不畅，则常能导致肝郁气滞，气郁化火，发为肝火；而大怒伤肝，肝气亢逆化火，亦可发为肝火。

4. **阴虚火旺**　此属虚火。多由于津液亏虚，阴气大伤，阴虚不能制阳，阳气相对亢盛，阳亢化热化火，虚热虚火内生。一般说来，阴虚内热多见全身性的虚热征象，如五心烦热、骨蒸潮热、面部烘热、消瘦、盗汗、咽干口燥、舌红少苔、脉细数无力等；阴虚火旺，多见集中于机体某一部位的火热征象，如虚火上炎所致的牙痛、齿衄、咽痛、升火颧红等。内生火热，主要有心火、肝火、相火（肾火）及胃火等证，其临床表现则随其发病机理和病位的差异而各有不同。

细目九　疾病传变

要点一　病位传变

（一）表里出入

1. **表病入里**　即表邪入里。指外邪侵袭人体，首先停留于机体的肌肤卫表层次，而后内传入里，病及脏腑的病理传变过程。

2. **里病出表**　指病邪原本位于脏腑等在里的层次，而后由于正邪斗争，病邪由里透达于外的病理传变过程。

（二）外感病传变

1. **六经传变**　六经指三阴、三阳，实即十二经脉。六经传变是指疾病的病位在六经之间的相对转移。

六经传变的基本形式是先太阳、阳明、少阳，而后太阴、少阴、厥阴的六个层次，说明阳气由盛而衰，疾病由轻到重的发展过程。反之，由阴出阳，则说明正气由衰而盛，疾病由重到轻的好转过程。

2. **三焦传变**　指病变部位循上、中、下三焦而发生传移变化。三焦传变是温病的主要传变形式。温热病邪，多自口鼻而入，首先侵犯上焦肺卫。病邪深入，则从上焦传入中焦脾胃，再入下焦肝肾。这是疾病由浅入深，由轻而重的一般发展过程，故称为顺传。如果病邪从肺卫直接传入心包，病情发展恶化，超越了一般传变规律，则称为逆传。

3. **卫气营血传变**　指温热病过程中，病变部位在卫、气、营、血四个阶段的传移变化。卫分是温病的初期阶段，病位在肺卫；气分为温病的中期，病位在胃、肠、脾及肺、胆；营分是温病的严重阶段，病位在心包及心；血分属温病的晚期，病位在肝、肾及心。

(三)内伤病传变

1. **脏与脏传变** 指病位传变发生于五脏之间,这是内伤病最主要的病位传变形式。

2. **脏与腑传变** 指病位传变发生于脏与腑之间,或脏病及腑,或腑病及脏。其传变形式是按脏腑之间表里关系而传。由于心与小肠、肝与胆、脾与胃、肺与大肠、肾与膀胱等表里相合脏腑之间,有经脉直接属络,从而使病气得以相互移易。

3. **腑与腑传变** 指病变部位在六腑之间发生传移变化。若其中某一腑发生病变,则势必影响及另一腑,导致其功能失常。

4. **形脏内外传变** 包括病邪通过形体而内传相关之脏腑,及脏腑病变影响形体。

要点二 病性转化

(一)寒热转化

1. **由寒化热** 指病证的性质本来属寒,继而又转变成热性的病理过程。

由寒化热有两种形式:一是实寒证转为实热证,以寒邪化热入里为常见。二是虚寒证转化为虚热证。

2. **由热转寒** 指病证的性质本来属热,继而转变成为寒性的病理过程。

由热转寒,有三种形式:一是实热证转化为虚寒证,一般因伤阳所致。二是实热证转化为实寒证。三是虚热证转化为虚寒证。

(二)虚实转化

1. **由实转虚** 指疾病或病证本来是以邪气盛为矛盾主要方面的实性病变,继而转化为以正气虚损为矛盾主要方面的虚性病变的过程。

2. **因虚致实** 指病证本来是以正气亏损为矛盾主要方面的虚性病变,转变为邪气盛较突出的病变过程。

因虚致实的机理,多由于脏腑功能减退,气化不行,以致全身气血津液等代谢障碍,从而产生气滞、水饮、痰浊、瘀血等病理变化;或因正虚病证,复感外邪,邪盛则实。

第十单元　养生与防治原则

细目一　养　　生

要点　养生的基本原则

1. **顺应自然**　了解和把握自然界各种变化的规律和特点，保持与自然的统一，即“天人合一”。

2. **形神共养**　注意将调养形体与调摄精神活动相结合，使“形与神俱”，即保持形神合一。

3. **保精护肾**　肾为先天之本，保养肾精，使精气充足、体健神旺，从而延年益寿。

4. **调养脾胃**　脾胃为后天之本，气血生化之源。调养脾胃，使其升降协调、纳运相因，有利于精气充盛，脏腑功能强盛，形健神旺。

细目二　治　未　病

要点一　未病先防

（一）扶助机体正气

1. **顺应自然**　《素问·四气调神大论》说：“春夏养阳，秋冬养阴，以从其根。”这里的“从其根”即遵循四时变化规律。中医学倡导顺应自然的衣着饮食调配，起居有常，动静合宜等。

2. **养性调神**　调神，或曰养性，要做好养性调神，一是要注意避免来自内外环境的不良刺激，二是要提高人体自身心理的调摄能力。

3. **饮食有节**　一是提倡饮食的定时定量，不可过饥过饱。二是注意饮食卫生，不吃不洁、腐败变质的食物或自死、疫死的家畜，防止得肠胃疾病、寄生虫病或食物中毒。三是克服饮食偏嗜。

4. **起居有常**　指生活起居要有一定的规律。要顺应四时和昼夜的变化，安排适宜的作息时间，以达到增进健康和预防疾病的目的。还要注意劳逸适度，弛张结合。若劳逸失度则有损健康，过劳则耗伤气血，过逸又可致气血阻滞，均可引起疾病的发生。

5. **形体锻炼**　经常进行形体锻炼，可使机体气机调畅，血脉流通，关节活利，筋骨肌肉壮实，体魄强健，才能增强体质，提高抗病力，减少疾病的发生，促进健康长寿，而且对某些慢性病有一定的治疗作用。形体锻炼的要点有三：一是运动量要适度，要因人而异，做到“形劳而不倦”；二是要循序渐进，运动量由小到大；三是要持之以恒。

（二）防止病邪侵害

1. **避其邪气**　邪气是导致疾病发生的重要条件，故未病先防除了养生以增强正气，提高抗病能力之外，还要注意避免病邪的侵害。

2. **药物预防**　事先服食某些药物，可提高机体的免疫功能，能有效地防止病邪的侵袭，从而起到预防疾病的作用。这在预防疫疠邪气的流行方面尤有意义。如用板蓝根、大青叶预防流感、腮腺炎，用茵陈、贯众预防肝炎等，都是用之有效，简便易行的方法。

要点二　既病防变

（一）早期诊治

在疾病的过程中，由于邪正斗争的消长，疾病的发展，可能会出现由浅入深，由轻到重，由单纯到复杂的发展变化。早期诊治预后好，原因就在于疾病的初期，病位较浅，病情多轻，正气未衰，病较易治，因而传变较少。

（二）防止传变

1. **阻截病传途径**　疾病一般都有其一定的传变规律和途径。如伤寒病的六经传变，病初多在肌表的太阳经，病变发展则易往他经传变，因此，太阳病阶段就是伤寒病早期诊治的关键,在此阶段的正确有效的治疗,是防止伤寒病病势发展的最好措施。邪气侵犯人体后,根据其传变规律,早期诊治,阻截其病传途径,可以防止疾病的深入与恶化。

2. **先安未受邪之地** 先安未受邪之地,可以五行的生克乘侮规律、五脏的整体规律、经络相传规律等为指导。如脏腑有病,可由病变性质差异,而有母病及子、子病犯母、相乘、相侮等传变。因此,根据不同病变的传变规律,实施预见性治疗,当可控制其病理传变。

要点三 愈后防复

愈后防复指在疾病初愈、缓解或痊愈时,要注意从整体上调理阴阳,维持并巩固阴阳平衡的状态,预防疾病复发及病情反复。患者初愈后,要根据具体情况,扶助正气、消除宿根、避免诱因,防病复发。

细目三 治 则

要点一 正治与反治

(一)正治

正治,是指采用与疾病的证候性质相反的方药以治疗的一种治疗原则。由于采用的方药与疾病证候性质相逆,如热证用寒药,故又称“逆治”。正治适用于疾病的征象与其本质相一致的病证。

1. **寒者热之** 寒性病证出现寒象,用温热方药来治疗,即以热药治寒证。如表寒证用辛温解表方药,里寒证用辛热温里的方药等。

2. **热者寒之** 热性病证出现热象,用寒凉方药来治疗,即以寒药治热证。如表热证用辛凉解表方药,里热证用苦寒清里的方药等。

3. **虚则补之** 虚损性病证出现虚象,用具有补益作用的方药来治疗,即以补益药治虚证。如阳虚用温阳的方药,阴虚用滋阴方药,气虚用益气的方药,血虚用补血的方药等。

4. **实则泻之** 实性病证出现实象,用攻逐邪实的方药来治疗,即以攻邪泻实药治实证。如食滞用消食导滞的方药,水饮内停用逐水的方药,瘀血用活血化瘀的方药,湿盛用祛湿的方药等。

(二)反治

反治,指顺从病证的外在假象性质而治的一种治疗原则。由于采用的方药性质与病证中假象的性质相同,故又称为“从治”。反治适用于疾病的征象与其本质不完全吻合的病证。

1. **热因热用** 即以热治热,指用热性药物来治疗具有假热征象的病证。适用于阴盛格阳的真寒假热证。如格阳证,由于阴寒充塞于内,逼迫阳气浮越于外,故可见身反不恶寒,面赤如妆等假热之象,但由于阴寒内盛是病本,故同时也见下利清谷、四肢厥逆、脉微欲绝、舌淡苔白等内真寒的表现。因此,当用温热方药以治其本。

2. **寒因寒用** 即以寒治寒,指用寒性药物来治疗具有假寒征象的病证。适用于阳盛格阴的真热假寒证。如热厥证,由于里热盛极,阳气郁阻于内,不能外达于肢体起温煦作用,并格阴于外而见手足厥冷,脉沉伏之假寒之象。但细究之,患者手足虽冷,但躯干部却壮热而欲掀衣揭被,或见恶热、烦渴饮冷、小便短赤、舌红绛、苔黄等里真热的征象。这是阳热内盛,深伏于里所致。其外在寒象是假,里热盛极才是病之本质,故须用寒凉药清其里热。

3. **塞因塞用** 即以补开塞,指用补益药物来治疗具有闭塞不通症状的虚证。适用于因体质虚弱,脏腑精气功能减退而出现闭塞症状的真虚假实证。如血虚而致经闭者,由于血源不足,故当补益气血而充其源,则无须用通药而经自来。

4. **通因通用** 即以通治通,指用通利的药物来治疗具有通泻症状的实证。适用于因实邪内阻出现通泄症状的真实假虚证。如食滞内停,阻滞胃肠,致腹痛泄泻,泻下物臭如败卵时,不仅不能止泄,相反当消食而导滞攻下,推荡积滞,使食积去而泄自止。

要点二 治标与治本

1. **缓则治本** 缓则治其本,多用在病情缓和,病势迁延,暂无急重病状的情况下。此时必须着眼于疾病本质的治疗。

2. **急则治标** 病证急重时的标本取舍原则是标病急重,则当先治、急治其标。标急的情况多出现在疾病过程中出现的急重甚或危重症状，或卒病而病情非常严重时。

3. **标本兼治**　当标本并重或标本均不太急时，当标本兼治。如脾气虚衰运化失职，水湿内停，此时脾气虚衰是本，水湿内停为标，治可补脾与祛湿同用。

要点三　扶正与祛邪

（一）扶正祛邪的概念

扶正，即扶助正气，增强体质，提高机体的抗邪及康复能力。适用于各种虚证，即所谓“虚则补之”。

祛邪，即祛除邪气，消解病邪的侵袭和损害、抑制亢奋有余的病理反应。适用于各种实证，即所谓“实则泻之”。

（二）扶正祛邪的运用

扶正祛邪的运用原则：①攻补应用合理，即扶正用于虚证，祛邪用于实证；②把握先后主次：对虚实错杂证，应根据虚实的主次与缓急，决定扶正祛邪运用的先后与主次；③扶正不留邪，祛邪不伤正。具体运用如下：

1. 单独运用

（1）扶正：适用于虚证或真虚假实证。

（2）祛邪：适用于实证或真实假虚证。

2. 同时运用

（1）扶正兼祛邪：扶正为主，辅以祛邪。适用于以正虚为主的虚实夹杂证。

（2）祛邪兼扶正：祛邪为主，辅以扶正。适用于以邪实为主的虚实夹杂证。

3. 先后运用

（1）先扶正后祛邪：先补后攻。适用于正虚为主，机体不能耐受攻伐者。

（2）先祛邪后扶正：先攻后补。适用于以下两种情况：一是邪盛为主，兼扶正反会助邪；二是正虚不甚，邪势方张，正气尚能耐攻者。

要点四　调整阴阳

（一）损其有余

损其有余，即“实则泻之”，适用于人体阴阳中任何一方偏胜有余的实证。

1. **泻其阳胜**　“阳胜则热”的实热证，宜用寒凉药物以泻其偏胜之阳热，此即“热者寒之”之意。“阳胜则阴病”，阳胜易致阴气亏减，此时不宜单纯地清其阳热，而须兼顾阴气的不足，即清热的同时，配以滋阴之品，即祛邪为主兼以扶正。

2. **损其阴胜**　“阴胜则寒”的实寒证，宜用温热药物以消解其偏胜之阴寒，此即“寒者热之”之意。“阴胜则阳病”，阴胜易致阳气不足，此时不宜单纯的温散其寒，还须兼顾阳气的不足，即在散寒的同时，配以扶阳之品，同样是祛邪为主兼以扶正之法。

（二）补其不足

1. **阴阳互制之调补阴阳**　阴虚不足以制阳而致阳气相对偏亢的虚热证时，治宜滋阴以抑阳，即唐代王冰所谓“壮水之主，以制阳光”（《素问·至真要大论》注语），《素问·阴阳应象大论》称之为“阳病治阴”。

2. **阴阳互济之调补阴阳**　对于阴阳偏衰的虚热及虚寒证的治疗，明代张介宾还提出了阴中求阳与阳中求阴的治法。

3. **阴阳并补**　对阴阳两虚则可采用阴阳并补之法治疗。但须分清主次而用。

4. **回阳救阴**　此法适用于阴阳亡失者。亡阳者，当回阳以固脱；亡阴者，当救阴以固脱。由于亡阳与亡阴实际上都是一身之气的突然大量脱失，故治疗时都要兼以峻剂补气，常用人参等药。

要点五　调和脏腑

调和脏腑指在治疗脏腑病变时，既要考虑一脏一腑之阴阳气血失调，更要注意从整体入手调和各脏腑之间的关系，使之重新恢复平衡状态。

（一）顺应脏腑生理特性

脏腑的阴阳五行属性、气机升降出入规律、四时通应及喜恶在志等有所不同，故调和脏腑须顺应脏腑之特性而治。五脏藏精气而不泻，六腑传化物而不藏，故有“实则泻腑，虚则补脏”之说。

（二）调和脏腑阴阳气血

脏腑阴阳气血是人体生命活动的根本，脏腑的阴阳气血失调是脏腑病变的基础。因此，根据脏腑病机变化调理脏腑阴阳气血是调和脏腑的基本原则。

（三）调和脏腑相互关系

1. 根据五行生克规律调和脏腑

（1）根据五行相生规律确立治则治法：临床上运用五行相生规律治疗疾病的基本原则是补母和泻子，即“虚则补其母，实则泻其子”。

（2）根据五行相克规律确立治则治法：临床上运用五行相克规律治疗疾病的基本原则是

抑强和扶弱。

2. **根据脏腑相合关系调理** 人体的脏与腑,生理上彼此协调,病机上相互影响、相互传变。因此,治疗脏腑病变,除直接治疗本脏本腑外,还可以根据脏腑相合理论,或脏病治腑,或腑病治脏,或脏腑同治。

要点六 调理精气血津液

精、气、血、津液是脏腑、经络功能活动的物质基础,生理上各有不同功用,彼此相互为用。因此,调理精气血津液是针对精气血津液失调而设的治疗原则。

1. **调精** 包括补精、固精、疏精等法。

2. **调气** 包括气虚宜补、气滞宜疏、气陷宜升、气逆宜降、气脱则固、气闭则开等法。

3. **调血** 包括血虚则补、血瘀则行、血寒则温、血热则凉、出血则止等法。

4. **调津液** 包括滋养津液、祛除水湿痰饮等法。

5. **调理气血津液关系**

(1)调理气与血的关系:包括气病治血、血病治气。

(2)调理气与津液的关系:气虚而致津液化生不足者,宜补气生津;气不行津而成水湿痰饮者,宜补气、行气以行津;气不摄津而致体内津液丢失者,宜补气以摄津。津停而致气阻者,在治水湿痰饮的同时,应辅以行气导滞;气随津脱者,宜补气以固脱,辅以补津。

(3)调理气与精的关系:气滞可致精阻而排精障碍,治宜疏利精气;精亏不化气可致气虚,气虚不化精可致精亏,治宜补气填精并用。

(4)调理精血津液的关系:"精血同源",故血虚者在补血的同时可填精补髓,精亏者在填精补髓的同时也可补血。"津血同源",津血同病而见津血亏少或津枯血燥,治当补血养津或养血润燥。

要点七 三因制宜

(一)因时制宜

根据时令气候节律特点,来制订适宜的治疗原则,称为"因时制宜"。正如《素问·六元正纪大论》所说:"用寒远寒,用凉远凉,用温远温,用热远热,食宜同法。"

(二)因地制宜

根据不同的地域环境特点,来制订适宜的治疗原则,称为"因地制宜"。不同的地域,地势有高下,气候有寒热湿燥、水土性质各异,因地制宜就是考虑这些差异而实施治疗。

(三)因人制宜

根据患者的年龄、性别、体质、生活习惯等不同特点,来制订适宜的治疗原则,称为"因人制宜"。

1. **年龄** 年龄不同,则生理功能、病理反应各异,治宜区别对待。如小儿生机旺盛,发病则易寒易热,易虚易实,治疗小儿疾病,药量宜轻,疗程多宜短,忌用峻剂。青壮年病发则由于邪正相争剧烈而多表现为实证,可侧重于攻邪泻实,药量亦可稍重。而老年人病多表现为虚证,或虚中夹实,多用补虚之法,或攻补兼施,用药量应比青壮年少,中病即止。

2. **性别** 男女性别不同,各有其生理、病理特点,治疗用药亦当有别。妇女病理上有经、带、胎、产诸疾及乳房、胞宫之病,从而采用适宜的治法。男子病理上精气易亏而有精室疾患及男性功能障碍等特有病证,宜在调肾基础上结合具体病机而治。

3. **体质** 因先天禀赋与后天生活环境的不同,个体体质存在着差异,一方面不同体质有着不同的病邪易感性;另一方面,患病之后,由于机体的体质差异与反应性不同,病证就有寒热虚实之别或"从化"的倾向。因而治法方药也应有所不同:偏阳盛或阴虚之体,当慎用温热之剂;偏阴盛或阳虚之体,则当慎用寒凉之品;体质壮实者,攻伐之药量可稍重;体质偏弱者,则应采用补益之剂。

第二部分 内 经

《素问·上古天真论》

要点一 养生原则及意义

【原文】上古之人，其知道者，法于阴阳，和于术数，食饮有节，起居有常，不妄作劳，故能形与神俱，而尽终其天年，度百岁乃去。今时之人不然也，以酒为浆，以妄为常，醉以入房，以欲竭其精，以耗散其真，不知持满，不时御神，务快其心，逆于生乐，起居无节，故半百而衰也。(《素问·上古天真论》)

【按语】本段通过对比的方法，强调养生的重要性，并阐述了养生的基本原则与方法。养生原则包括两方面：一是对外顺应自然规律，适应自然环境的变化，避免邪气的侵袭，如"法于阴阳"；二是保持健康的生活方式，如通过调摄情志、饮食起居、劳逸等，使精神守持于内，真气调达和顺，从而突出保养真气、倡导"形与神俱"的健康观。养生方法有五项：一是法于阴阳，如顺应四时昼夜变化调摄身体；二是和于术数，恰当使用修身养性之术，如导引、按跷等；三是食饮有节，注意饮食调养；四是起居有常，使生活有规律；五是不妄作劳，主张劳作适度。

要点二 人生长壮老的规律，肾气与生长、发育、生殖的关系

【原文】帝曰：人年老而无子者，材力尽邪？将天数然也？岐伯曰：女子七岁，肾气盛，齿更发长；二七而天癸至，任脉通，太冲脉盛，月事以时下，故有子；三七，肾气平均，故真牙生而长极；四七，筋骨坚，发长极，身体盛壮；五七，阳明脉衰，面始焦，发始堕；六七，三阳脉衰于上，面皆焦，发始白；七七，任脉虚，太冲脉衰少，天癸竭，地道不通，故形坏而无子也。丈夫八岁，肾气实，发长齿更；二八，肾气盛，天癸至，精气溢泻，阴阳和，故能有子；三八，肾气平均，筋骨劲强，故真牙生而长极；四八，筋骨隆盛，肌肉满壮；五八，肾气衰，发堕齿槁；六八，阳气衰竭于上，面焦，发鬓颁白；七八，肝气衰，筋不能动，天癸竭，精少，肾脏衰，形体皆极；八八，则齿发去。肾者主水，受五脏六腑之精而藏之，故五脏盛，乃能泻。今五脏皆衰，筋骨解堕，天癸尽矣。故发鬓白，身体重，行步不正，而无子耳。(《素问·上古天真论》)

【按语】本段以男八女七为阶段，阐释人的生殖功能盛衰过程，提出肾气自然盛衰规律是决定生殖功能盛衰与机体生长发育的主导因素。先天之精由父母遗传而来，藏于肾，精化为气，乃为先天之真气，即本段之肾气，它又受后天五脏六腑之精滋养。经文论及人体发育与生殖功能的变化，从二七、二八至七七、八八，由盛转衰，以"肾者主水"作结，表明肾气的盛衰起着主导作用，此为后世肾主生殖、主生长发育的理论奠定了基础，也为从肾气盛衰探讨衰老原理，从生殖功能状况推断衰老进度，采取节欲保精等养生方法以防衰缓老提供了重要依据。

《素问·生气通天论》

要点 阳气的重要性、阳气失常所致病证及病机变化

1. 阳气的重要性

【原文】阳气者，若天与日，失其所则折寿而不彰，故天运当以日光明。是故阳因而上，卫外者也。(《素问·生气通天论》)

【按语】本段论述阳气对于人体生命活动的重要性。经文根据"天人相应"的思想，应用取象比类的方法，从生理、病理两个方面论述人身阳气的重要作用。人身阳气就像自然界中的太阳一样，运转不息，向上布散，温养人体、护

卫肌表、抵抗外邪。倘若人身阳气运行失常，功能衰退，失去护卫肌表、抵抗外邪的作用，便会经常受到外邪侵袭，轻者折损寿命，重者造成死亡。这些认识为后世重阳学派的创立与发展提供了理论依据。

2. 阳气卫外失常所致病证及特点

【原文】因于寒，欲如运枢，起居如惊，神气乃浮。因于暑，汗，烦则喘喝，静则多言，体若燔炭，汗出而散。因于湿，首如裹，湿热不攘，大筋软短，小筋弛长。软短为拘，弛长为痿。因于气，为肿。四维相代，阳气乃竭。(《素问·生气通天论》)

【按语】阳失卫外，外邪侵犯，寒、暑、湿、气(风)四种邪气有各自的致病特点，发生不同的病证。寒主收引，故寒邪外束，阳气被郁，症见发热体若燔炭，并伴恶寒、无汗、脉浮紧等。此邪在表，若有汗出，则热随汗泄。暑为阳邪，其性炎热，暑邪外袭，易迫津外出，扰动心肺，故汗多心烦、喘喝有声；暑热内扰神明，神识昏乱，则见神昏、谵语。湿为阴邪，其性重浊，易困遏清阳，阻滞气机。感受湿邪，清阳之气受阻，不能上达头面，则见头重而胀，甚至昏蒙，如以物包裹之状。湿邪中人，郁而化热，湿热交并，阻滞筋脉，气血不能通达濡润，致使筋失所养，或为短缩而拘急，或为松弛而萎缓不用，从而表现为肢体运动障碍之类病证。风邪外袭，肺肾功能失调，行水、主水功能失司，出现头面甚或全身水肿，《素问·水热穴论》称之为风水。

3. 阳气功能失常的病机变化

【原文】阳气者，烦劳则张，精绝，辟积于夏，使人煎厥。目盲不可以视，耳闭不可以听，溃溃乎若坏都，汩汩乎不可止。阳气者，大怒则形气绝，而血菀于上，使人薄厥。有伤于筋，纵，其若不容，汗出偏沮，使人偏枯。汗出见湿，乃生痤疿。高梁之变，足生大丁，受如持虚。劳汗当风，寒薄为皶，郁乃痤。(《素问·生气通天论》)

【按语】本段论述各种原因导致阳气运行失常所产生的病变。影响阳气正常运行的因素有六淫侵袭(寒、暑、湿、风)、七情过激(大怒)、烦劳过度(烦劳)、饮食不节(膏粱之变)等，所致病变既有外感，亦有内伤，更有痤、疿、疔、皶等皮肤疾病，说明阳气失常致病的广泛性，以及病机变化的多样性，如煎厥的阳亢阴竭、薄厥的阳气逆乱、偏枯的阳气偏阻、疔疮的阳热蓄积、痤疿的阳气郁遏等。

《素问·阴阳应象大论》

要点一　阴阳的基本概念、属性特征

1. 基本概念

【原文】阴阳者，天地之道也，万物之纲纪，变化之父母，生杀之本始，神明之府也，治病必求于本。故积阳为天，积阴为地。阴静阳躁，阳生阴长，阳杀阴藏。阳化气，阴成形。寒极生热，热极生寒。寒气生浊，热气生清。清气在下，则生飧泄；浊气在上，则生䐜胀。此阴阳反作，病之逆从也。(《素问·阴阳应象大论》)

【按语】阴阳是自然界事物运动变化的根本规律。阴性静、重浊而下降，阳性动、清轻而上升；阳主化气，阴主成形；阴阳两者相依相召、互根互用、相互转化。阴阳之气的相互作用，决定了自然万物的发生、发展以至消亡，也是形成自然气象、气候、物候变化的根本原因。人依赖于自然而生存，人的生命活动遵循自然阴阳运动的基本规律，因此，人之疾病发生的根本原因就在于“阴阳反作”，治疗疾病必须抓住阴阳这个根本。

“治病必求于本”之“本”指阴阳。中医学以调节阴阳为治疗总纲和基本原则，故《素问·至真要大论》云：“谨察阴阳所在而调之，以平为期。”需要指出的是，疾病的具体治法也有“治病求本”，但它是针对疾病主要矛盾而制定的原则，与此不同。

2. 属性特征

【原文】故清阳为天，浊阴为地。地气上为云，天气下为雨；雨出地气，云出天气。故清阳出上窍，浊阴出下窍；清阳发腠理，浊阴走五脏；清阳实四肢，浊阴归六腑。(《素问·阴阳应象大论》)

【按语】清阳向上向外升发、浊阴向下向内沉降，这是自然界与人共有的规律，文中“清阳”“浊阴”的含义也不相同。“清阳出上窍，浊阴出下窍”，此清阳即饮食所化之精微，其轻清部分上升布散于头面七窍，以成发声、视觉、嗅觉、味觉、听觉等功能；其糟粕重浊沉降，由前后二阴排出。"清阳发腠理,浊阴走五脏",此清阳指卫气,浊阴指精血津液。饮食所化之精微,其轻清部分外行于腠理肌表,其浓稠部分内注于五脏。"清阳实四肢,浊阴归六腑",此清阳即饮食物化生的精气,充养于四肢,其代谢后的糟粕,由六腑排出。文中提出的人之清阳向上向外升发、浊阴向下向内沉降的特性,为中医治疗学中多种治疗方法的形成奠定了理论基础。如治疗耳目失聪的益气升提法、治疗邪在肌腠的解表法、治疗手足厥逆的温阳法、治疗肠胃积滞的攻下法、治疗五脏精气虚损的补益法、治疗水肿的利水逐水法等,均是在此理论的启发下发展而成的。

要点二 六淫致病的特点

【原文】风胜则动,热胜则肿,燥胜则干,寒胜则浮,湿胜则濡泻。(《素问·阴阳应象大论》)

【按语】经文所述"风胜则动,热胜则肿,燥胜则干,寒胜则浮,湿胜则濡泻"是六淫致病的基本特点,对中医临床辨证有一定的指导作用,而且丰富了"六气化病"的病机学说。首先提出不同邪气致病显示相应病象,然后根据病象探求病因病机,提出病因辨证的观点,这对临床分析病机及确立治法都具有重要意义。

要点三 因势利导治则

【原文】病之始起也,可刺而已;其盛,可待衰而已。故因其轻而扬之,因其重而减之,因其衰而彰之。形不足者,温之以气;精不足者,补之以味。其高者,因而越之;其下者,引而竭之;中满者,泻之于内;其有邪者,渍形以为汗;其在皮者,汗而发之;其慓悍者,按而收之;其实者,散而泻之。审其阴阳,以别柔刚,阳病治阴,阴病治阳。定其血气,各守其乡,血实宜决之,气虚宜掣引之。(《素问·阴阳应象大论》)

【按语】因势利导是《内经》治则之一,其本义是顺应事物发展的自然趋势而加以疏利引导。其在《内经》中内容有三:

(1)根据邪正斗争之盛衰趋势择时治疗。如某些周期性发作性疾病,应在发病前治疗,如"其盛,可待衰而已"。

(2)根据邪气性质及所在部位治疗。如"因其轻而扬之,因其重而减之""其高者,因而越之""其下者,引而竭之""中满者,泻之于内""其有邪者,渍形以为汗""其在皮者,汗而发之",即根据邪气性质及其所在的部位加以引导,使邪气从最简捷的途径、以最快的速度排出。

(3)根据正气作用的生理趋势加以引导,协助其使逆乱的阴阳气血恢复生理状态,如"气虚宜掣引之"。

《素问·六节藏象论》

要点 藏象学说的基本内容

【原文】心者,生之本,神之变也,其华在面,其充在血脉,为阳中之太阳,通于夏气。肺者,气之本,魄之处也,其华在毛,其充在皮,为阳中之太阴,通于秋气。肾者,主蛰,封藏之本,精之处也,其华在发,其充在骨,为阴中之少阴,通于冬气。肝者,罢极之本,魂之居也,其华在爪,其充在筋,以生血气,其味酸,其色苍,此为阳中之少阳,通于春气。脾、胃、大肠、小肠、三焦、膀胱者,仓廪之本,营之居也,名曰器,能化糟粕,转味而入出者也,其华在唇四白,其充在肌,其味甘,其色黄,此至阴之类,通于土气。凡十一脏取决于胆也。(《素问·六节藏象论》)

【按语】本段从五脏功能所主,外应于四时,内藏精舍神,并联系五体等,论五脏在生命活动中的核心地位。其中心为生之本、肺为气之本、肾为封藏之本、肝为罢极之本、脾为仓廪之本的论述,体现了中医五脏概念的核心内涵。依据本段,藏象的基本内容主要有三个方面:①五脏的主要生理功能及与体表组织的通应关系;②五脏的阴阳属性;③五脏与四时的通应关系。

本段所论五脏的阴阳属性,取决于两个因素:一是五脏所在的位置,膈上属阳,膈下属阴,故心、肺为阳,肝、脾、肾为阴。二是五脏的五行属性及与四时的通应关系。心属火,其气通于夏,故为太阳;肺属金,其气通于秋,故为少阴;肾属水,其气通于冬,故为太阴;肝属木,其气通于春,故为少阳;脾属土,应于长夏,称为至阴,其中"至"为到达之意。

原文所述五脏的阴阳属性,经《新校正》引

《针灸甲乙经》《黄帝内经太素》勘校,又有《灵枢·阴阳系日月》内证,多数学者倾向于校后之论:心为阳中之太阳,肺为阳中之少阴,肾为阴中之太阴,肝为阴中之少阳,脾为至阴。

《素问·脉要精微论》

要点一 诊脉的最佳时间

【原文】诊法常以平旦,阴气未动,阳气未散,饮食未进,经脉未盛,络脉调匀,气血未乱,故乃可诊有过之脉。(《素问·脉要精微论》)

【按语】本段论述"诊法常以平旦"的缘由。"诊法常以平旦",为医者诊断疾病确定了最佳时间,即清晨时分诊脉最为合适,但临床上不可能都在此时诊病,故对此句经文应灵活看待,掌握其精神实质。诊脉要在经脉气血平静稳定、未受周围环境干扰(如未进食、未运动等)的情况下进行,此时获得的脉象能最真实地反映病变的基本情况。

要点二 脉象与主病

【原文】夫脉者,血之府也,长则气治,短则气病,数则烦心,大则病进,上盛则气高,下盛则气胀,代则气衰,细则气少,涩则心痛,浑浑革至如涌泉,病进而色弊,绵绵其去如弦绝,死。(《素问·脉要精微论》)

【按语】本段明确提出脉诊的原理,即脉为气血藏聚流通之处,脉象可反映气血的盛衰变化;列举了十一种脉象及其主病。

长脉脉体超越本位,表示气血充盈,运行正常。短脉为脉体短小,不及本位,提示气血病变,如短而细小为气血两虚,短而艰涩为气滞血瘀。大脉脉体宽大,无论虚实,均提示病情在进一步发展。虚证见大脉是虚劳深重之兆;实证见大脉是邪正交争激烈之象。数脉谓脉来急速,一息六至以上。数脉多有心烦症状,因数脉主热,虚热可见五心烦热,实热可见躁烦不安。"上盛则气高,下盛则气胀",上、下指寸口脉的近腕部、远腕部。上部脉盛提示邪壅于上,故有气逆、喘满;下部脉盛提示邪滞于下,故为腹部胀满。代脉是脉来缓慢而有歇止的脉象,提示脏气衰败。细脉指脉来细小如丝线,提示气血皆少,无力鼓动、充盈脉管。涩脉指脉来艰涩如轻刀刮竹,提示气血运行不畅。常有涩脉而伴心痛之症,是胸阳不振,心血瘀阻之象。"浑浑革至如涌泉"指脉来滚滚而急,如涌泉般,提示邪盛正衰,病情危急。"绵绵其去如弦绝",乃五脏真气衰竭,阴阳将要分离之脉。提示在诊脉时,一要注意脉动的频率快慢,如"数则烦心";二要注意脉动的节律齐差,如"代则气衰";三要注意脉象的体态,如上、下、长、短几种脉象是对脉位的论述,浑浑、绵绵、大脉是论脉势,细脉论脉体的狭,涩脉论脉中气血运行的流利程度。本段所列举的脉诊要点,对脉诊的应用起到了提纲挈领的作用。

《素问·玉机真脏论》

要点 五实证、五虚证的传变与转归

【原文】黄帝曰:余闻虚实以决死生,愿闻其情。岐伯曰:五实死,五虚死。帝曰:愿闻五实五虚。岐伯曰:脉盛,皮热,腹胀,前后不通,闷瞀,此谓五实。脉细,皮寒,气少,泄利前后,饮食不入,此谓五虚。帝曰:其时有生者,何也。岐伯曰:浆粥入胃,泄注止,则虚者活;身汗得后利,则实者活。(《素问·玉机真脏论》)

【按语】五实证,即"脉盛,皮热,腹胀,前后不通,闷瞀"五种实证,其病变机理为邪气盛于心则脉盛、盛于肺则皮热、盛于脾则腹胀、盛于肾则二便不通、盛于肝则闷瞀。五虚证,即"脉细,皮寒,气少,泄利前后,饮食不入"五种虚证,其病变机理为心气虚则脉细、肺气虚则皮寒、肝气虚则气少乏力、肾气虚则二便不禁、脾气虚则不欲饮食。从病邪传变与疾病预后转归关系分析:五实证是因邪气盛于五脏,不得外泄而出,邪无出路而形成的闭证,预后凶险;五虚证因五脏精气俱夺,又因"饮食不入"使精气无源,"泄利前后"加剧耗损,致使五脏精气有出无入,故而预后不良。

临床见此五实证、五虚证,通常可以判断其预后险恶,但在临证时,如能及时采取有效方法，使实证邪有出路，则正气可得以安定，五实证就会出现好的转机，如经文中所云“身汗得后利，则实者活”。同样，五虚证的转机出现在“浆粥入胃，泄注止，则虚者活”之上，提示正气衰竭之证，若胃气尚能来复，肾关得以固守，精气停止耗损，并得到水谷之气的补益，则死证仍有回春的希望。经文的这一论述，为临床实证治疗重在使邪气有出路、虚证治疗重在恢复胃气和防止精气妄泄等法则的确立提供了理论基础。

《素问·脏气法时论》

要点 五脏所苦的治则

【原文】肝苦急，急食甘以缓之。

心苦缓，急食酸以收之。

脾苦湿，急食苦以燥之。

肺苦气上逆，急食苦以泄之。

肾苦燥，急食辛以润之，开腠理，致津液，通气也。（《素问·脏气法时论》）

【按语】本段是《内经》苦欲补泻理论中的五脏所苦的治则。五脏所苦，即五脏的性能、病变特点。苦，即病证、病理状态，由于多种因素导致自身收、散、升、降等特性被违逆或者功能降低，其表现形式或太过，或不及。因此，治疗上以顺其性为补，逆其性为泻，运用五味的特异作用，对五脏施以补泻。肝为刚脏，在志为怒，过怒则气急而肝伤；肝藏血，主筋，肝病多致筋脉拘急、痉挛。甘味性缓，可缓急止痛，以柔制刚，缓解肝之急。心在志为喜，过喜则气缓，心气涣散不收。酸味主收，故以酸收敛心气。脾主运化水湿，脾病则湿不化，外湿亦通于脾，湿胜易困脾。苦能燥湿，故以苦味治之。肺气以降为顺，肺病多气逆，发为咳喘。苦味能泄，故用苦味降逆以通泄肺气。肾为水脏，以燥为苦。辛能发散，化气行津，且入肺能通调水道，下输膀胱，故肾燥以辛药润之。

《素问·热论》

要点 热病治疗大法与饮食宜忌

【原文】帝曰：治之奈何？岐伯曰：治之各通其脏脉，病日衰已矣。其未满三日者，可汗而已；其满三日者，可泄而已。帝曰：热病已愈，时有所遗者，何也？岐伯曰：诸遗者，热甚而强食之，故有所遗也。若此者，皆病已衰，而热有所藏，因其谷气相薄，两热相合，故有所遗也。帝曰：善。治遗奈何？岐伯曰：视其虚实，调其逆从，可使必已矣。帝曰：病热当何禁之？岐伯曰：病热少愈，食肉则复，多食则遗，此其禁也。（《素问·热论》）

【按语】热病的治疗大法是“各通其脏脉”，以“通”字强调外感热病以祛邪的思想，给邪以出路。“其未满三日者”说明邪仍在三阳之表，采用汗法，以疏通在表被郁之阳，祛其表邪；“其满三日者”，邪热壅积于三阴之里，施行泄法，以泄其里热，祛除里邪。至于外感热病的饮食宜忌，主要是禁多食、肉食，以防热遗与病复发。

《素问·咳论》

要点 “五脏六腑皆令人咳”的病机

【原文】黄帝问曰：肺之令人咳，何也？岐伯对曰：五脏六腑皆令人咳，非独肺也。帝曰：愿闻其状。岐伯曰：皮毛者，肺之合也，皮毛先受邪气，邪气以从其合也。其寒饮食入胃，从肺脉上至于肺，则肺寒，肺寒则外内合邪，因而客之，则为肺咳。五脏各以其时受病，非其时，各传以与之。（《素问·咳论》）

【按语】咳嗽是肺的病变，但本段又提出“五脏六腑皆令人咳，非独肺也”和“五脏各以其时受病，非其时，各传以与之”的理论，从整体观的高度阐明五脏六腑病变皆能影响肺气的宣降而致咳,对临床辨证有一定的指导意义。关于咳证成因,本段指出一是外感邪气、内伤饮冷的“外内合邪”导致肺咳,二是各季节之淫气,乘主时之五脏,进而传与肺,导致咳。

《素问·举痛论》

要点一　研究医学的思维方法及疼痛的病因病机

【原文】黄帝问曰:余闻善言天者,必有验于人;善言古者,必有合于今;善言人者,必有厌于己。如此,则道不惑而要数极,所谓明也。今余问于夫子,令言而可知,视而可见,扪而可得,令验于己,而发蒙解惑,可得而闻乎?岐伯再拜稽首对曰:何道之问也?帝曰:愿闻人之五脏卒痛,何气使然?岐伯对曰:经脉流行不止,环周不休,寒气入经而稽迟,泣而不行,客于脉外则血少,客于脉中则气不通,故卒然而痛。(《素问·举痛论》)

【按语】《内经》提出“善言天者,必有验于人;善言古者,必有合于今;善言人者,必有厌于己”的观点,这是研究世界万物的重要思维方法,研究中医学亦是如此。人与自然息息相关,欲探究人的生命活动,必须联系自然环境对人体的影响;鉴古可以知今,故研究古代历史必须联系现代;以人为镜可以明得失,故谈论人必联系自己。经文强调理论须与实践相结合,在疾病的诊断中,要求医生既精通望、闻、问、切四诊的理论,又要有临证运用的实际经验,才能作出正确的诊断。

关于疼痛的病因病机,本段认为由于寒邪客于经脉内外,使气血留滞不行,脉涩不通而痛者,为实痛;由于血脉凝涩,运行的气血虚少,使组织失养,不荣则痛者,为虚痛。引起疼痛的因素虽多,然以寒邪为主因;其病机亦有“不通则痛”和“不荣则痛”的虚实之分。原文“客于脉外则血少,客于脉中则气不通”概括了虚痛与实痛的病机。本节关于疼痛病因病机的认识,对痛证的辨证具有现实指导意义。

要点二　“百病生于气”的发病学观点

【原文】余知百病生于气也。怒则气上,喜则气缓,悲则气消,恐则气下,寒则气收,炅则气泄,惊则气乱,劳则气耗,思则气结,九气不同,何病之生?岐伯曰:怒则气逆,甚则呕血及飧泄,故气上矣。喜则气和志达,荣卫通利,故气缓矣。悲则心系急,肺布叶举,而上焦不通,荣卫不散,热气在中,故气消矣。恐则精却,却则上焦闭,闭则气还,还则下焦胀,故气不行矣。寒则腠理闭,气不行,故气收矣。炅则腠理开,荣卫通,汗大泄,故气泄。惊则心无所倚,神无所归,虑无所定,故气乱矣。劳则喘息汗出,外内皆越,故气耗矣。思则心有所存,神有所归,正气留而不行,故气结矣。(《素问·举痛论》)

【按语】本段提出“百病生于气”的论断,认为气机逆乱是产生各种疾病的基本病机,并论述情志、劳倦、寒热导致气机失常的病变机理。

(1)情志过激所致的气机病变:大怒伤肝,肝气上逆,血随气升而呕血,肝木乘脾而飧泄,故“怒则气上”。过喜则伤心,导致心气滞缓乏力,心神涣散不收,故“喜则气缓”。悲生于心而成于肺,过度悲哀则心系紧急,肺叶张举,致使上焦闭塞,营卫之气不能布达于外,郁而为热,热聚胸中,耗损气血,故“悲则气消”。大恐伤肾,肾伤则精气不升,水火不交,上下不通,肾气下陷而为病,故“恐则气下”。惊伤心肝,神魂散乱,以致心无所主,神无所附,思虑不定,脏气紊乱为病,故“惊则气乱”。思虑过度,精神高度集中,气结于心、滞于脾,故“思则气结”。

(2)劳倦过度所致的气机病变:劳力太过,气血外张,上逆则为喘息,外泄则为汗出,内外皆越而正气亏耗,故“劳则气耗”。

(3)寒热失调所致的气机病变:寒性收引,寒束则腠理闭塞,卫气不能外达肌肤而收敛于内,故“寒则气收”。热性开泄,热迫则腠理开放荣卫外达而大汗出,气随汗泄,故“炅则气泄”。

《素问·痹论》

要点 行痹、痛痹、着痹的成因

【原文】黄帝问曰：痹之安生？岐伯对曰：风寒湿三气杂至合而为痹也。其风气胜者为行痹，寒气胜者为痛痹，湿气胜者为着痹也。（《素问·痹论》）

【按语】从疾病的表现分析，痹证是由风、寒、湿三气杂至而成的。可以进一步推断，痹证的发生是风、寒、湿三邪杂合侵犯人体，与人体内在的逆乱营卫之气相结合，导致机体经络阻滞、营卫之气凝涩、脏腑气血运行不畅。其中，行痹是感受痹邪以风为主，临床以酸痛、游走无定处为特点的痹证，亦称风痹；痛痹是感受痹邪以寒为主，临床以疼痛剧烈、痛有定处为特点的痹证，亦称寒痹；着痹是感受痹邪以湿为主，临床以痛处重滞固定，或顽麻不仁为特点的痹证，亦称湿痹。

《素问·刺禁论》

要点 五脏气机输布规律

【原文】肝生于左，肺藏于右，心部于表，肾治于里，脾为之使，胃为之市。（《素问·刺禁论》）

【按语】经文从五脏配属五行方位的角度认识五脏气机输布运行规律。古人对方位的表述是人体面南而立，则左东木春肝，右西金秋肺，上南火夏心，下北水冬肾，中央土长夏脾。肝主春，其气升，位居东方，所以“肝生于左”。肺主秋，其气降，位居西方，所以“肺藏于右”。心为阳中之太阳，布阳于表；肾为阴中之太阴，主阴于里，所以“心部于表，肾治于里”。脾土旺于四季，转输气机，且主运化水谷，以营四肢，所以“脾为之使”。胃受纳、腐熟水谷，饮食不能久藏，故“为之市”。后人从“脾为之使，胃为之市”一句阐发，认为脾胃为气机输布的“转枢”，有制约各脏气机过度升降、维持其调和状态的作用。

《素问·至真要大论》

要点 病机十九条、病机的概念及其意义

1. 病机十九条

【原文】帝曰：愿闻病机何如？岐伯曰：诸风掉眩，皆属于肝。诸寒收引，皆属于肾。诸气膹郁，皆属于肺。诸湿肿满，皆属于脾。诸热瞀瘛，皆属于火。诸痛痒疮，皆属于心。诸厥固泄，皆属于下。诸痿喘呕，皆属于上。诸禁鼓慄，如丧神守，皆属于火。诸痉项强，皆属于湿。诸逆冲上，皆属于火。诸胀腹大，皆属于热。诸躁狂越，皆属于火。诸暴强直，皆属于风。诸病有声，鼓之如鼓，皆属于热。诸病胕肿，疼酸惊骇，皆属于火。诸转反戾，水液浑浊，皆属于热。诸病水液，澄澈清冷，皆属于寒。诸呕吐酸，暴注下迫，皆属于热。（《素问·至真要大论》）

【按语】本段所论即“病机十九条”。它从病象入手，按五脏六气的特性、特点进行病因、病位、病性的归类分析，以推求病证的本质属性，即病机，从而为进行正确的防治提供可靠依据。“病机十九条”分析病机的方法有以下几种：

（1）定位：即辨别疾病的病位所在。病机十九条首先提出五脏的病机，提示定位应以五脏为中心，其次亦可进行上下、六经、营卫气血等辨别。

（2）求因：即根据疾病的症状特点探求致病之因，主要是辨别六淫之邪的性质。

（3）辨性：即辨别疾病的寒热虚实。本段指出辨寒热的方法，同时后文要求“盛者责之，虚者责之”。

（4）同中求异，异中求同：病机十九条许多条文的证机之间存在着复杂的交叉关系，提示证机之间的关系存在多向性，因此要善于同中求异、异中求同。

六气病机尚缺燥的病机，金人刘完素在《素问玄机原病式》中补充了“诸涩枯涸，干劲

皴揭,皆属于燥”一条,使六淫病机趋于完整。病机十九条的意义,在于示范临床审机求属的方法,后世则发展为辨证求本。因此,学习病机十九条,应着重领会其分析证候、探求病机的方法,在具体运用时要防止将条文绝对化。

2. **病机的概念及其意义**

【原文】夫百病之生也,皆生于风寒暑湿燥火,以之化之变也。经言盛者泻之,虚者补之。余锡以方士,而方士用之尚未能十全,余欲令要道必行,桴鼓相应,犹拔刺雪污,工巧神圣,可得闻乎?岐伯曰:审察病机,无失气宜,此之谓也。

故《大要》曰:谨守病机,各司其属,有者求之,无者求之,盛者责之,虚者责之,必先五胜,疏其血气,令其调达,而致和平。(《素问·至真要大论》)

【按语】明代张介宾曰:“机者,要也,变也,病变所由出也。”病机的内容包括疾病发生的原因、部位、性质及其发展演变。经文指出,一般医生虽然掌握了六气致病的特点,并了解“盛者泻之,虚者补之”的治疗大法,却不能取得满意的临床疗效,其根本原因在于未能全面掌握疾病的病机,充分说明准确审察病机是提高临床疗效的关键。

明代张介宾对“有者求之,无者求之,盛者责之,虚者责之”多有阐述,认为病机十九条的精神实质在于探讨疾病病机的“有无盛虚”,即从邪正两个方面、阴阳两个方面去分析病机,才能正确理解病机的具体内容,对于临床灵活运用十九条病机理论颇有启发。

《灵枢·本神》

要点　五脏藏五神及五脏虚实证候

【原文】肝藏血,血舍魂,肝气虚则恐,实则怒。脾藏营,营舍意,脾气虚则四肢不用,五脏不安,实则腹胀,经溲不利。心藏脉,脉舍神,心气虚则悲,实则笑不休。肺藏气,气舍魄,肺气虚则鼻塞不利、少气,实则喘喝,胸盈仰息。肾藏精,精舍志,肾气虚则厥,实则胀,五脏不安。(《灵枢·本神》)

【按语】《内经》将人的精神活动概括为神、魂、魄、意、志五种,以心总统之,而分属于五脏,即《素问·三部九候论》所说“神脏五”,王冰注曰“五神脏”。五神脏理论将人的精神活动归属于五脏,通过五脏分主及五脏间的阴阳五行制化调节,阐发精神活动的机制与规律,为神志疾病的诊断与防治奠定了理论基础。本段论述的五脏虚实病证,其具体病机需结合脏腑气血阴阳盛衰和致病因素的影响加以分析。其中脾、肾两脏病变可致“五脏不安”,突出了脾为后天之本、肾为先天之本的临床意义。

《灵枢·百病始生》

要点　“三部之气”的病因分类

【原文】三部之气各不同,或起于阴,或起于阳,请言其方。喜怒不节则伤脏,脏伤则病起于阴也,清湿袭虚,则病起于下,风雨袭虚,则病起于上,是谓三部。至于其淫泆,不可胜数。(《灵枢·百病始生》)

【按语】根据邪气的来源、损伤部位不同,经文将病因分为“三部之气”:源于天之风雨寒暑等六淫邪气,始伤人体的上部;源于地之寒湿之邪,始伤人体的下部;源于人体自身的喜怒不节等情志因素,则直接伤人脏腑。将外邪及其所致疾病按上下分列,在临床中有实际意义。虽同属外邪,清湿却与伤上的风雨所致疾病不同,风雨引发外感热病,清湿袭人既可发为肢体关节病,如《素问·阴阳应象大论》所言“地之湿气,感则害皮肉筋脉”,为“足悗”“着痹”等,也可伤及体内脏腑,为“胀”、为“积”等。后世医家亦重视上下两部邪气的区别,金代张从正《儒门事亲》将邪分而为三,曰天邪、地邪、人邪,指出所致疾病各有特点,祛邪途径亦不同。

第三部分 伤 寒 论

第一单元 太阳病辨证论治

细目一 太阳病本证

要点一 中风表虚证

桂枝汤证

【原文】太阳中风，阳浮而阴弱。阳浮者，热自发，阴弱者，汗自出。啬啬恶寒，淅淅恶风，翕翕发热，鼻鸣干呕者，桂枝汤主之。(12)

【释义】本条论述太阳中风表虚证治。"阳浮而阴弱"，既指脉象浮缓，又言病机营卫不调，即卫阳浮盛、营阴失守。风寒之邪侵袭人体，体表营卫之气受邪，卫气奋起抗邪，趋向于外，与邪相争则见发热、脉浮，故曰"阳浮者，热自发"；卫气受邪，失于固密，营阴不能内守，泄漏于外，则见汗出，故曰"阴弱者，汗自出"；卫气为风寒所袭，失其"温分肉"之职，加之汗出肌疏，故见恶风恶寒。太阳中风为表证，其热不似阳明里热发于内，其热势不高，故曰"翕翕发热"。太阳中风证表气不和，每每影响里气，致里气不调，肺气不利，则见鼻鸣；肺胃同主肃降，肺气不利，胃气因而上逆，可见干呕等症。

桂枝汤方中，桂枝辛温，温经通阳，疏风散寒；芍药酸苦微寒，敛阴和营。两者等量相配，一辛一酸，一散一敛，一开一合，于解表中寓敛汗养阴之意，和营中有调卫散邪之功，调和营卫。因脾胃为营卫生化之本，故又用生姜、大枣益脾和胃。生姜辛散止呕，助桂枝以调卫。大枣味甘，补中和胃，助芍药以和营。姜、枣合用，亦有调和营卫之功。炙甘草补中气且调和诸药，与桂枝、生姜等辛味相合，辛甘化阳，可增强温阳之力；与芍药之酸味相配，酸甘化阴，能增强益阴之功。

【原文】太阳病，初服桂枝汤，反烦不解者，先刺风池、风府，却与桂枝汤则愈。(24)

【释义】本条论述太阳中风邪郁较重者可针药并用。太阳中风表虚证，治以桂枝汤解肌祛风，为正治之法，当遍身微汗而解。然初服桂枝汤后，病非但不解，反增烦闷不舒，应当仔细辨析是药不对证，还是疾病发生传变。若发生传变，烦闷因于里热者，则当见壮热口渴、舌红脉数等；烦闷因于里寒者，自有恶寒身蜷、脉微肢厥等。然条文中未曾提及上述变化，而仍治以桂枝汤解表，可知不是传变，也并非药不对证。反烦不解，乃太阳中风，邪气较重，服桂枝汤后正气得药力相助，欲祛邪外出，但力尚不足，正邪相争激烈，经气郁滞，阳郁不宣所致。除增烦闷外，其他证候如发热、汗出、恶风、头痛、脉浮缓等应均在。仍需解表，治宜先刺风池、风府，以疏通经脉，泄除风邪，再服桂枝汤解肌祛风，调和营卫。针药并施，两效相加，则祛邪之力倍增，可促使疾病尽快痊愈。此正合《素问·评热病论》"表里刺之，饮之服汤"之法。

【原文】病常自汗出者，此为荣气和，荣气和者，外不谐，以卫气不共荣气谐和故尔。以荣行脉中，卫行脉外，复发其汗，荣卫和则愈，宜桂枝汤。(53)

【释义】本条论述病常自汗出的证治。本条冠以"病"字，既包括外感也包括杂病。然患者只有自汗出，而无恶寒、头痛、发热等症，则知非为外感，而是杂病之自汗。究其病机，当为营卫不和所致，从文中"荣气和""外不谐""以卫气不共荣气谐和故尔"等可知。卫在脉外，而敷布于表，司固外开阖之权；营在脉中，调和于五脏，洒陈于六腑。卫营运行不休，密切配合，功能协调，即为营卫调和。若卫气不能正常司行其开阖之权，而致营不内守流泄于外，则曰"卫气不共荣气谐和"，以致自汗出。治宜"复发其汗"，用桂枝汤，因其具有调和营卫之功，可通过发汗之法，达到止汗之目的，故曰："荣卫和则愈，宜桂枝汤。"所谓"复发其汗"，指本有"自汗出"，又用桂枝汤缓发其汗，使营卫恢复协调，则自汗必愈。从"病常自汗出"到"复发其汗"，提示自汗与发汗有根本的区别，诚如徐灵胎《伤寒论类方·桂枝汤类》云："自汗乃营卫相离，发汗使营卫相合,自汗伤正,发汗祛邪。复发者,因其自汗而更发之,则荣卫和而自汗反止矣。”可谓要言不烦,深得仲景之心法。

【原文】病人脏无他病,时发热自汗出而不愈者,此卫气不和也。先其时发汗则愈,宜桂枝汤。(54)

【释义】本条论述时发热自汗出的证治。本条紧承 53 条而来,亦属杂病范畴。“病人”泛指已病之人;“脏无他病”指无脏腑病变,里气调和。“时发热自汗出而不愈”者,则无关于脏腑乃营卫不和所致。正常情况下,营卫谐和,阴阳制约。若“卫气不和”,必然开阖失常,固密无权,营阴因而无以内守而外泄,故时发热自汗出。其与外感风寒汗出的鉴别要点在于外感风寒之自汗,发热自汗无休止,且伴见脉浮、头痛、鼻塞、流涕等;杂病营卫不和,发热自汗时作时休,多无上述伴见症。“先其时发汗”指在发热汗出之先,予桂枝汤取微汗。一是在病将发作之前服药,可调和营卫于失调之先,有截断扭转之意;二是可防止汗出“如水流漓”之意。本条辨证的眼目有二:一为“脏无他病”,二为“卫气不和”。论治的要点在于“先其时发汗”,予以桂枝汤治疗。

要点二　伤寒表实证

1. 麻黄汤证

【原文】太阳病,头痛,发热,身疼,腰痛,骨节疼痛,恶风,无汗而喘者,麻黄汤主之。(35)

【释义】本条论太阳伤寒表实证治。外邪袭表,正邪交争,表闭阳郁,不得宣泄,故发热;寒邪束表,卫阳被遏,失其温煦之职,故恶风。寒为阴邪,寒性收引,营阴闭郁故无汗。头项腰脊为太阳经脉循行之处,寒邪侵袭太阳经脉,经气运行不畅,故见头痛,身疼,腰痛,骨节疼痛。肺主气,外合皮毛,毛窍闭塞,肺失宣降,肺气不利,故气喘。由于其喘与毛窍闭塞相关,故言“无汗而喘”。因其病机是风寒束表,卫阳被遏,营阴郁滞,经气不利,肺气失宣,故治以麻黄汤发汗解表、宣肺平喘。

麻黄汤由麻黄、桂枝、杏仁、炙甘草组成。方中麻黄为主药,微苦辛温,发汗解表,宣肺平喘。桂枝辛甘温,解肌祛风,助麻黄发汗。杏仁宣肺降气,助麻黄平喘。炙甘草甘微温,一者调和诸药,二者可缓麻、桂之性,防过汗伤正。全方为辛温发汗之峻剂。

【原文】太阳与阳明合病,喘而胸满者,不可下,宜麻黄汤。(36)

【释义】本条论述太阳阳明合病,喘而胸满的证治。合病,即两经或两经以上证候同时出现。本条云“太阳与阳明合病”,表明发热、恶寒、无汗、身痛等太阳伤寒表证症状与便秘不通等阳明里结证症状同时并见。然其中证候之孰轻孰重,孰主孰次,又当仔细分析。条文明确揭示“喘而胸满”,而对阳明病则戒之以“不可下”,说明病证以太阳伤寒为主,而阳明病次之。肺主宣降,肺气上逆则喘,肺气壅滞则胸满,皆因风寒袭表,不唯皮毛受邪,且内合于肺使然。二阳合病,虽有阳明之某种征象,如不大便,而病机重心在太阳之表,故宜麻黄汤外散其风寒。风寒得祛,则不唯发热、恶寒等症可愈,喘息亦可随之平复。表气得宣之际,肺气肃降而使里气自和,而阳明之证或不药可愈。设表解里未和者,微和胃气,当可作为其后续之治法。《医宗金鉴》谓:“太阳阳明合病,不利不呕者,是里气实不受邪也。若喘而胸满,是表邪盛,气壅于胸肺间也。邪在高分之表,非结胸也,故不可下,以麻黄汤发表通肺,喘满自愈矣。”

2. 葛根汤证

【原文】太阳病,项背强几几,无汗,恶风,葛根汤主之。(31)

【释义】本条论述太阳伤寒兼经输不利的证治。太阳病无汗恶风,为太阳伤寒表实证,又兼见项背拘急不舒,活动不能自如,此为风寒袭表,邪客太阳经输,经气不利,气血运行不畅,经脉失养所致。治以葛根汤,发汗解表,升津舒经。

葛根汤由桂枝汤减轻桂、芍用量,加葛根、麻黄而成。方中葛根为主药,功擅解肌退热,且能升津液、舒经脉,以疗项背拘急;能入脾胃,升发清阳而止泻利。桂枝汤减少桂、芍而加麻黄者,一则欲其调和营卫,以利太阳经气运行;再则欲其发汗解表,以治恶风无汗之表实,而又不致峻汗以顾护阴津。本方既能发汗升津,又无麻黄汤过汗之虞,且方中芍药、生姜、大枣、炙甘草又可补养阴血,助津液升发之源。本方服药后不必啜粥,只需温覆取微汗出。余遵桂枝汤调护之法。

【原文】太阳与阳明合病者,必自下利,葛根汤主之。(32)

【释义】本条论述太阳阳明合病自下利的证治。所谓太阳与阳明合病,意指太阳表证与阳明里证同时出现。但从"葛根汤主之"一语，以方测证，仍以太阳表证为主，且为表实无汗之证，故发热、恶风寒、头痛、无汗、脉浮或浮紧等为必具之脉症。又有下利清稀，间或伴有肠鸣腹胀等涉阳明胃肠的里证。"必自下利"，"必"当"假设"讲，即上述太阳伤寒证，如果同时出现下利，则病涉阳明胃肠，故称太阳阳明合病。究其机理，乃风寒束表，内迫阳明，导致大肠传导功能失常，而非邪气内传胃肠蓄热所致。"下利"前冠一"自"字，是说下利由于风寒内迫肠道而自然发生，既非误治，亦非里虚、里热等所致。既属风寒表证下利，则多为水粪杂下，而无臭秽及肛门灼热感，更无口渴、心烦、脉数、舌红等热象。病虽涉太阳阳明两经，然其病机重心在于表寒束闭，故治之以辛温发汗，解除寒闭，更佐以升清止利以治其标，方选葛根汤。其主药葛根，既能辛散解表，又能升津止利，故本方适用于风寒邪气内迫阳明，致使大肠传导过速的下利。

3. 大青龙汤证

【原文】太阳中风，脉浮紧，发热恶寒，身疼痛，不汗出而烦躁者，大青龙汤主之。若脉微弱，汗出恶风者，不可服之。服之则厥逆，筋惕肉瞤，此为逆也。(38)

【释义】本条论太阳伤寒兼里热证的证治及大青龙汤的禁忌。"太阳中风"是病因概念，系指风寒之邪伤人肌表，非太阳中风证。发热恶寒、身痛、脉浮紧是典型的伤寒表实证，应予麻黄汤治疗。然"烦躁"一症又与麻黄汤证有别。从"不汗出而烦躁"分析，"不汗出"，既为症状，又成为"烦躁"之因。由于寒邪闭表，阳郁不得宣泄，郁而生热，热邪上扰故"烦躁"。大青龙汤证为表寒里热、表里俱实之证，大青龙汤为发汗峻剂。若表里俱虚者，不得与之。原文言"脉微弱"示里虚，"汗出恶风"又为表虚，表里俱虚，则为大青龙汤之禁例。若误服，则亡阳损阴，四肢筋脉失于温养，出现手足逆冷、筋肉跳动等变证，从而产生"厥逆，筋惕肉瞤"之变证。大青龙汤证为风寒束表，卫阳被遏，营阴郁滞，内有郁热所致，证属表寒里热，表里俱实，故宜表里两解，重在解表，兼以清热。

大青龙汤由麻黄汤重用麻黄，另加石膏、生姜、大枣组成。方中麻黄用量较麻黄汤多一倍，为发汗峻剂，意在外散风寒，开郁闭之表；加石膏，清郁闭之里；用炙甘草，加生姜、大枣，和中以滋汗源。麻黄、石膏相配，既相反相成，相互制约，又各行其道，为寒温并用、表里双解之剂。

4. 小青龙汤证

【原文】伤寒表不解，心下有水气，干呕，发热而咳，或渴，或利，或噎，或小便不利、少腹满，或喘者，小青龙汤主之。(40)

【释义】本条论太阳伤寒兼水饮内停的证治。"伤寒表不解"，除条中所载发热外，应见恶寒、无汗、脉浮紧等。"心下有水气"，是水饮停蓄于心下胃脘部。此处内近肺胃，水饮扰胃，胃气上逆则呕；水寒射肺，肺气失宣则咳。自"或渴"以后，皆为或然症。由于水饮之邪变动不居，可随三焦气机升降出入，或壅于上，或积于中，或滞于下，故其症状也多有变化。水停为患，一般不渴，但饮停不化，津液不滋，也可口渴，但多渴喜热饮，或饮量不多；水走肠间，清浊不分则下利；水寒滞气，气机不利，故小便不利，甚则少腹胀满；水寒射肺，肺气上逆则喘。诸或然症，并非必然出现，但病机关键为水饮内停。本证为外有表寒，内有水饮，故以小青龙汤发汗蠲饮，表里同治。

小青龙汤由麻黄汤、桂枝汤合方去杏仁、生姜、大枣，加干姜、细辛、半夏、五味子而成。方中麻黄发汗、平喘、利水，配桂枝则增强通阳宣散之力；芍药与桂枝配伍，调和营卫；干姜大辛、大热，合细辛性温，散寒温肺，化痰涤饮；五味子味酸性温，敛肺止咳；半夏味辛性温，降逆止呕，燥湿祛痰；炙甘草调和诸药。

要点三 太阳病里证

1. 太阳蓄水证（五苓散证）

【原文】太阳病，发汗后，大汗出，胃中干，烦躁不得眠，欲得饮水者，少少与饮之，令胃气和则愈。若脉浮，小便不利，微热消渴者，五苓散主之。(71)

中风发热，六七日不解而烦，有表里证，渴欲饮水，水入则吐者，名曰水逆，五苓散主之。(74)

【释义】71条论太阳蓄水证的病因、证治及其和胃津不足证的鉴别。太阳病发汗为正治之法，如果汗不如法，或汗之太过，有可能出现两种变化。其一，患者出现烦躁不得眠，口干渴想喝水，为发汗虽使表邪得解，但因汗出太过，损伤胃津，胃中津液一时不足。胃不和则寐不安，津不足自欲饮水以润其燥。对此只需"少少与饮之”，即少量地多次给水，至胃津恢复，胃气调和，可不药而愈。其二，患者表现为脉浮、微热，为汗不如法，表邪不解；口渴多饮、小便不利为太阳表邪循经入腑，膀胱气化失司，水道失调，水蓄于内，不能化为津液上承所致，称为太阳蓄水证。74条论蓄水重证的临床特点和治疗。太阳表证虽然经过六七日，然表证不解而又见烦热和渴欲饮水，是外有表邪，内有蓄水之证，故云“有表里证”。“水入则吐”为水蓄下焦，下窍不利，水邪上逆，遂使胃气亦随之上逆所致，仲景名为“水逆”。太阳蓄水证是因太阳表邪不解，随经入腑，致使水蓄膀胱，气化不利，证属表里同病，而以里之膀胱气化不利为主要病机。治宜通阳化气利水，兼以解表。方用五苓散。

五苓散用猪苓、茯苓、泽泻淡渗利水，用白术健脾燥湿，用桂枝解表邪，兼通阳化气，促进气化，共成外疏内利、表里两解之剂。

2. 太阳蓄血证(桃核承气汤证)

【原文】太阳病不解，热结膀胱，其人如狂，血自下，下者愈。其外不解者，尚未可攻，当先解其外；外解已，但少腹急结者，乃可攻之，宜桃核承气汤。(106)

【释义】本条论太阳蓄血轻证的证治及治禁。太阳病发热、恶寒、头痛等表证没有解除。邪气已经化热入里，与血结于下焦膀胱。血热结于下焦，气血凝滞，故见少腹疼痛、胀满、拘急不舒；热在血分，瘀热上扰心神，故见躁动如狂。如果血热初结，病证尚浅，或可有瘀血自下，邪热随血而去，病证自愈的机转。如不能自愈，应遵循先表后里的原则，先行解表，待表证解除后，只见如狂和少腹急结者，可用桃核承气汤泄热化瘀。

桃核承气汤由桃仁、桂枝、大黄、芒硝、炙甘草五药组成。方中桃仁活血化瘀为主药；桂枝温通经脉，辛散血结，助桃仁活血；大黄苦寒清泄热邪，祛瘀生新；芒硝咸寒，软坚散结；炙甘草调和诸药。诸药合用为泄热逐瘀轻剂。

细目二　太阳病变证

要点一　热证

1. 麻黄杏仁甘草石膏汤证

【原文】发汗后，不可更行桂枝汤，汗出而喘，无大热者，可与麻黄杏仁甘草石膏汤。(63)

【释义】本条论邪热壅肺的证治。太阳病，汗后，若表证未去，宜再用桂枝汤解表。然本条指出汗后不可再用桂枝汤，是因下文云“汗出而喘，无大热者”。肺主气而司呼吸，邪热壅肺，宣降失司，故见喘逆；肺合皮毛，热壅于肺，热迫津泄，则有汗出。其“无大热者”，是谓表无大热，而里热壅盛，并非热势不甚。此证尚可伴有咳嗽、口渴、苔黄、脉数等。麻黄汤证与本证皆有喘，麻黄汤证之重点在表，因皮毛为肺之合，伤寒表实而致肺气上逆，故无汗而喘；本证重点在肺，肺热壅盛，则蒸迫津液而外泄，故汗出而喘。因本证不在太阳之表，而是汗后外邪入里化热，热壅于肺，故治当清宣肺热，用麻杏甘石汤。

麻黄杏仁甘草石膏汤为麻黄汤去桂枝加石膏，是变辛温发表之法而为辛凉宣透之方。方中麻黄辛温宣肺定喘，石膏辛寒直清里热。麻黄配石膏，清宣肺中郁热而定喘逆，而且石膏用量倍于麻黄，故可借石膏辛凉之性，以制麻黄辛温发散之力，又能外透肌表，使邪无复留。杏仁宣肺降气而治咳喘，协同麻黄更增平喘之效。甘草和中缓急，调和诸药。四药相伍，宣肺清热、降逆平喘。

2. 葛根黄芩黄连汤证

【原文】太阳病，桂枝证，医反下之，利遂不止，脉促者，表未解也；喘而汗出者，葛根黄芩黄连汤主之。(34)

【释义】本条论里热夹表下利的证治。太阳病，桂枝证，当用汗解，若用攻下，是属误治。“利遂不止”，乃误下后损伤胃肠，邪气内陷所致。“脉促”，即脉数而急促，反映人体阳气盛，有抗邪达表之势，表邪未能全部内陷，故曰“表未解”。既有表邪未解，又有里热下利，故可称之为里热夹表邪的下利，即“协热下利”。肠热上攻，表热内迫，肺气不利，故喘；里热迫津外泄，故汗出。下利既然是由热邪下迫所致，则具备大便臭秽、肛门灼热、小便短黄等热证特征。治用葛根黄芩黄连汤清热止利，兼以解表。

葛根黄芩黄连汤为表里双解之剂。方用葛根轻清升发，升津止利，又可透邪；黄芩、黄连苦寒清热，厚肠胃，坚阴止利；炙甘草甘缓和中，调和诸药。四药配伍，清热止利，坚阴厚肠，兼以透表。故无论有无表证，均可用之。

要点二　心阳虚证

1. 桂枝甘草汤证

【原文】发汗过多，其人叉手自冒心，心下悸，欲得按者，桂枝甘草汤主之。(64)

【释义】本条论述发汗过多，损伤心阳而致心悸的证治。发汗之法，原为祛除表邪而设，即使表证用汗法，亦贵在适度。发汗不及，则邪不能外解；发汗过多，则损阴伤阳。汗为心液，由阳气蒸化而成，过汗则心阳随汗外泄，心阳受损，尤其心阳素虚者更易出现。心阳一虚，心脏失去阳气的鼓动，则空虚无主，故见心中悸动不安。因阳虚而悸，虚则喜实，内不足者求助于外，故患者两手交叉，以手按其心胸部，以求稍安。本证除心悸外，常伴见胸闷、短气、乏力等心阳气虚之表现。纵观本证，以心阳不足为主要病机，故宜桂枝甘草汤温通心阳。

桂枝甘草汤由桂枝、炙甘草两味药物组成。桂枝辛甘性温，入心经，通阳气；炙甘草甘温，益气补中。两药相配，有辛甘温通心阳之功，心阳复则悸动愈。本方为温通心阳之祖方，药味虽少，但用量较大，且取顿服之法，意在急复心阳而愈悸动。临床治疗心阳虚证，常以本方为基础加味，以适应病情变化。

2. 桂枝加桂汤证

【原文】烧针令其汗，针处被寒，核起而赤者，必发奔豚。气从少腹上冲心者，灸其核上各一壮，与桂枝加桂汤，更加桂二两也。(117)

【释义】本条论述心阳虚奔豚的证治。用烧针强令发汗，汗出则腠理开，外寒从针处内入，则致气血凝涩，卫阳郁结，故局部出现“核起而赤”；强责发汗，损伤心阳，不能温暖下焦，阳虚阴乘，下焦水寒之气乘虚上犯心胸，发为奔豚之证。由于本条所述之证系内外为患，外为寒闭阳郁而见“核起而赤”，治疗当先灸针刺部位之赤核各一壮，助阳气以散寒邪；内为心阳虚致下焦水寒之气上冲而发为奔豚，再服用桂枝加桂汤，以平冲降逆，温通心阳。

桂枝加桂汤由桂枝汤重用桂枝而成，重用之桂枝通心阳而平冲逆，配以甘草，更佐姜、枣辛甘合化，温通心阳，强壮君火，以镇下焦水寒之气而降冲逆，即方后注所言“能泄奔豚气”；芍药缓急，破阴结，利小便，祛水气。诸药合用，共奏温通心阳、平冲降逆之功。

要点三　水气证

茯苓桂枝白术甘草汤证

【原文】伤寒，若吐、若下后，心下逆满，气上冲胸，起则头眩，脉沉紧。发汗则动经，身为振振摇者，茯苓桂枝白术甘草汤主之。(67)

【释义】本条论述脾虚水气上冲的证治及治疗禁忌。条文中“茯苓桂枝白术甘草汤主之”当接在“脉沉紧”之后，属倒装文法。太阳病伤寒表证，应以辛温解表之法治疗。若误用吐下之法，则可损伤脾之阳气。脾阳损伤，水失运化而水饮内生，脾阳虚不能制水而水饮上逆。水停心下，气机不利，则心下逆满；水饮上冲于胸，则症见气上冲胸。清阳之气为水饮阻滞，失于上达，或水气上蒙清阳，症可见头晕目眩。沉脉主水主里，紧脉主寒，脾阳虚鼓动无力，水寒之气阻滞气机，故脉沉而紧。本证为脾阳虚水气上冲之证，当温阳健脾、利水降冲，方用茯苓桂枝白术甘草汤。禁用发汗、吐下之法。若医者不知温阳健脾利水之法，而据脉紧而误认为表寒甚而发其汗，则可导致阳气更伤。阳虚不能温养经脉，水饮浸渍筋肉，则出现筋肉动惕，身体振颤动摇之症状。

茯苓桂枝白术甘草汤由茯苓、桂枝、白术、炙甘草组成。方中茯苓淡渗利水健脾，是为主药；桂枝温阳降冲，配茯苓温阳化气、利水降冲，配炙甘草辛甘合化而通阳健脾；白术配茯苓健脾燥湿利水，配炙甘草健脾益气。本方温能化气，甘能补脾，燥能祛湿，淡能利水，诸药共奏温阳健脾、利水化饮之功。

要点四　脾虚证

小建中汤证

【原文】伤寒二三日，心中悸而烦者，小建中汤主之。(102)

【释义】本条论述伤寒里虚，心中悸而烦的证治。伤寒二三日，尚为新病，当见发热、恶寒、无汗等症，未经误治即见心悸而烦，说明其人里气先虚，心脾不足、气血双亏，复被邪扰。里虚邪扰，气血不足，心无所主则悸，邪扰神志，神志不宁则烦。治此证不可攻邪，但需建中补虚，益气血生化之源，正气充盛，则邪气自退，烦悸自止。故治宜小建中汤建中补虚，调补气血，安内攘外。

小建中汤由桂枝汤倍用芍药加饴糖组成。

方中重用饴糖甘温补中,配以甘草、大枣补益脾胃,安奠中州,中气得复则气血生化有源;倍用芍药配甘草、大枣酸甘化阴,以养血和营,缓急止痛;桂枝、生姜温通心脾阳气,与甘草相合,辛甘化阳以温阳养心。诸药协同,建中补虚而气血阴阳双补,具平衡阴阳、协调营卫、缓急止痛等多种作用。中气健则邪自解,实有安内攘外之功。

要点五　肾阳虚证

真武汤证

【原文】太阳病发汗,汗出不解,其人仍发热,心下悸,头眩,身瞤动,振振欲擗地者,真武汤主之。(82)

【释义】本条论述肾阳虚水泛的证治。太阳病本应微汗而愈,若表证不因汗解,究其因,或为汗不得法,过汗伤阳,或为素体阳虚,汗后阳损更甚。“其人仍发热”,指发汗后热不除。太阳病,热在肌表,汗后热当随汗外散,汗后热不除者,非属表邪闭郁,因太阳少阴相表里,发汗常会伤及少阴,肾阳被伤,虚阳外越,所以其人仍发热。少阴肾阳不足,不能化气行水,可见水气泛溢。水气上凌于心则心下悸,上干清阳则头眩;阳虚不能温养筋脉肌肉,水气浸渍肌肉筋脉,则身体筋肉跳动,振颤不稳而欲倒地。证属阳虚水泛,故治以真武汤温肾阳,利水气。

真武汤由炮附子、白术、生姜、茯苓、芍药组成。方中炮附子辛热,温补肾阳,使水有所主;白术甘温,健脾燥湿,使水有所制;生姜辛温,宣发肺气,使水有所散;茯苓淡渗,走膀胱,佐白术健脾,是于制水中有利水之用;芍药活血脉,利小便,是于制水之中有利水之法,且芍药有敛阴和营之用,可制姜、附的刚燥之性。全方从三脏二腑着眼,尤以芍药利肌里腠间水气为妙,既能活血以利水,又能开痹以泄络,如此,三焦上下脏腑之水、肌腠表里内外之水皆可一役而去。

要点六　阴阳两虚证

炙甘草汤证

【原文】伤寒,脉结代,心动悸,炙甘草汤主之。(177)

【释义】本条论述心阴阳两虚的证治。本条冠以“伤寒”,当知本病成因为外感病,若病在太阳,当见发热恶寒、脉浮等表证。今不见发热恶寒,脉不浮而结代,并见心动悸,说明病始为太阳而渐内累于心,今外邪已罢,仅存里虚之证。心主血脉,赖阳气以温煦、阴血以滋养,心阴阳气血不足,则心失所养,故见心动悸;心阳虚鼓动无力,心阴虚脉道不充,心之阴阳俱不足,故脉结代。治宜炙甘草汤补阴阳,调气血以复脉。

炙甘草汤由炙甘草、生姜、人参、生地黄、桂枝、阿胶、麦冬、麻子仁、大枣和清酒组成。方中重用炙甘草补中益气,以充气血生化之源,合人参、大枣补中气,滋化源,气足血生,以复脉之本;生地黄、麦冬、阿胶、麻子仁养心阴,补心血,以充血脉;然阴无阳则无以化,故用桂枝、生姜宣阳化阴,且桂枝、炙甘草相合辛甘化阳,以温通心阳;加清酒振奋阳气,温通血脉。诸药合用,阳生阴长,阴阳并补,共奏通阳复脉、滋阴养血之功。

要点七　热实结胸证

小陷胸汤证

【原文】小结胸病,正在心下,按之则痛,脉浮滑者,小陷胸汤主之。(138)

【释义】本条论小结胸病的证治。本病与大结胸类似,多为伤寒表邪入里,或表证误下,邪热内陷与痰相结而成。小结胸病变范围比较局限,正在心下,提示痞硬胀满仅在心下胃脘部。按之则痛,不按不痛,临证虽也有不按也痛者,但疼痛程度较轻,绝不会出现石硬拒按、手不可近的状况,说明邪热较轻,结聚不深。脉浮主热,也示病位较浅;脉滑主痰,也主热。脉浮滑既是小结胸病的主脉,也提示小结胸病的主要病机是痰热相结。由于痰热互结于心下,本证临床除有正在心下、按之则痛的证候特征外,还可伴有胸膈满闷、咳吐黄痰、恶心呕吐等痰热在上气逆不降的症状,治疗宜清热涤痰开结。方用小陷胸汤。

小陷胸汤由黄连、半夏、瓜蒌三味药组成。黄连苦寒,清泄心下之热结;半夏辛温,化痰涤饮,消痞散结;瓜蒌甘寒滑润,既能助黄连清热泻火,又能助半夏化痰开结,同时还有润便导下的作用。三药合用,使本方具有辛开苦降、清热涤痰开结的功效。

要点八　痞证

1. 半夏泻心汤证

【原文】伤寒五六日,呕而发热者,柴胡汤证具,而以他药下之,柴胡证仍在者,复与柴胡汤。此虽已下之,不为逆。必蒸蒸而振,却发热

汗出而解。若心下满而硬痛者，此为结胸也，大陷胸汤主之。但满而不痛者，此为痞，柴胡不中与之，宜半夏泻心汤。(149)

【释义】本条论柴胡证误下后的三种转归及治疗。伤寒，病本在表，经五六日，邪气有内传之机，症见"呕而发热"，说明邪传少阳。少阳属胆与三焦，凡阳经为病，必见发热。邪在胆，逆在胃，胃气上逆则作呕，故发热而呕是少阳主症，即"柴胡汤证具"。病在少阳，治宜和解，而医误行泻下，从而发生以下三种转归：①柴胡证仍在，说明其人正气较盛，未因误下而引邪内陷形成坏病，故曰"此虽已下之，不为逆"，可复与柴胡汤。但误下毕竟正气受挫，服柴胡汤后，正气得药力之助而奋起抗邪，可出现"蒸蒸而振，却发热汗出而解"的战汗。②变为大陷胸汤证，若其人素有水饮内停，少阳病误下后，邪热内陷，与水饮结于胸膈，则成心下满而硬痛的结胸证，当以大陷胸汤泄热逐水破结。③成为半夏泻心汤证，若其人内无痰水实邪，误下后损伤脾胃之气，少阳邪热乘机内陷，致寒热错杂于中，脾胃升降失常，气机痞塞，形成满而不痛的痞证。此之痞满在于心下，不在胸胁，是中焦气机痞塞，非为少阳半表半里之邪不解，故不能再用柴胡汤，可用半夏泻心汤和中降逆消痞。"但满而不痛"，是痞证的辨证眼目。由于本条之心下痞是由寒热之邪痞塞中焦，脾胃升降失和所致，故当兼见恶心、呕吐等胃气不降之症，及肠鸣、下利等脾气不升之症。《金匮要略·呕吐哕下利病脉证治》谓："呕而肠鸣，心下痞者，半夏泻心汤主之。"该条文是对本条痞证的补充，也是将半夏泻心汤证列为呕利痞的主要依据。

半夏泻心汤由半夏、干姜、黄连、黄芩、人参、甘草、大枣七味药组成。本证以呕吐为主症，故方以半夏为君，并以之为名，和胃降逆止呕，合干姜之辛温，温中散寒，消痞结。黄连、黄芩苦寒泄降，清热和胃，泄其满。佐以人参、甘草、大枣甘温调补，补脾胃之虚以复其升降之职。全方寒温并用，辛开苦降，攻补兼施，阴阳并调，是为和解之剂。本方取去滓再煎之法，意在使药性和合，作用协调，并行不悖，而利于和解。

2. 旋覆代赭汤证

【原文】伤寒发汗，若吐若下，解后心下痞硬，噫气不除者，旋覆代赭汤主之。(161)

【释义】本条论述胃虚痰阻气逆致痞的证治。伤寒发汗，乃正治之法，或吐或下，则为误治。所谓解后，是指表邪已解，但脾胃气伤，脾胃运化腐熟功能失常，痰饮内生，阻于心下，胃气不和，气机痞塞，故心下痞硬。胃气已虚，兼之土虚木乘，肝胃气逆，则噫气不除。治宜旋覆代赭汤和胃化痰、镇肝降逆。

旋覆代赭汤由旋覆花、人参、生姜、代赭石、炙甘草、半夏、大枣七味药组成。方中旋覆花苦辛而咸，主下气消痰，降气行水；代赭石苦寒入肝，镇肝降逆。两者相合，下气消痰，镇肝胃之虚逆，为本方之主药。半夏与较大剂量的生姜为伍，和胃降逆化痰；人参、甘草、大枣补中益气，扶脾胃之虚。诸药配合，除痰下气，而消痞止噫。本方也取去滓再煎之法，意与半夏泻心汤相同。

第二单元　阳明病辨证论治

细目一　阳明病本证

要点一　阳明病热证

白虎加人参汤证

【原文】服桂枝汤,大汗出后,大烦渴不解,脉洪大者,白虎加人参汤主之。(26)

伤寒若吐若下后,七八日不解,热结在里,表里俱热,时时恶风,大渴,舌上干燥而烦,欲饮水数升者,白虎加人参汤主之。(168)

伤寒,无大热,口燥渴,心烦,背微恶寒者,白虎加人参汤主之。(169)

伤寒脉浮,发热无汗,其表不解,不可与白虎汤。渴欲饮水,无表证者,白虎加人参汤主之。(170)

【释义】此四条论胃热弥漫,津气两伤的证治。本证为邪入阳明化热,进而耗伤气阴所致。热结在里,表里俱热,是阳明胃热炽盛,里热外蒸,邪热弥漫周身,充斥内外的表现。"大汗出"是里热逼迫津液外泄所致。"大烦渴不解""舌上干燥而烦,欲饮水数升""口燥渴",口干舌燥,渴欲饮水是里热伤津,津伤则引水自救,故见口渴。热盛耗气,气伤则不能将水化为津液,故饮水数升而口渴不解。"脉洪大"是里热炽盛,气血鼓动之征。"背微恶寒"和"时时恶风"是汗出肌疏,津气两伤,不胜风袭所致。证为胃热弥漫、津气两伤,治用白虎加人参汤清热、益气、生津。

白虎加人参汤由知母、石膏、炙甘草、人参、粳米组成。用白虎汤辛寒清热,用人参益气生津。

要点二　阳明病实证

1. 调胃承气汤证

【原文】阳明病,不吐不下,心烦者,可与调胃承气汤。(207)

太阳病三日,发汗不解,蒸蒸发热者,属胃也,调胃承气汤主之。(248)

伤寒吐后,腹胀满者,与调胃承气汤。(249)

【释义】此三条论述阳明燥热证的证治。太阳病或汗或吐后,邪气传入阳明化热成燥;或阳明经表受邪,邪气循经入里化热成燥而形成本证。因阳明燥热上扰心神,故心烦;里热炽盛,故蒸蒸发热;燥实内结,腑气不通,故腹胀满。综合以上三条,调胃承气汤证当见心烦、蒸蒸发热、腹胀满,其病机当是邪热与阳明糟粕初结,里热炽盛为主,腑气不畅为辅。治以调胃承气汤泄热和胃,润燥软坚。

调胃承气汤由甘草、芒硝、大黄组成。大黄苦寒,攻积导滞,荡涤肠胃,推陈致新,泄热祛实。芒硝咸苦寒,润燥软坚,泄热导滞。硝黄合用,清胃热,润胃燥,泄热通便。妙在甘草一味,甘缓和中,既可缓硝黄峻下之力,使之作用于胃,又可护胃和中,使燥热邪气去而不损中州正气。

2. 小承气汤证

【原文】阳明病,其人多汗,以津液外出,胃中燥,大便必硬,硬则谵语,小承气汤主之。若一服谵语止者,更莫复服。(213)

阳明病,谵语发潮热,脉滑而疾者,小承气汤主之。(214上)

太阳病,若吐、若下、若发汗后,微烦,小便数,大便因硬者,与小承气汤,和之愈。(250)

【释义】此三条论阳明燥结证的证治。太阳病汗、吐、下后,津液受伤,邪气入里,从阳明燥化;或是阳明病,其人多汗,伤津化燥成实而形成本证。多汗是里热迫津外泄的表现。汗出太多,津液耗伤,邪气化燥成实,燥实结滞,故大便结硬。心烦、谵语为阳明燥热秽浊之气循经上扰心神所致。阳明燥热逼迫津液偏渗,从小便数多一症,可知津液不能还入胃肠,大便必然硬结。阳明之气旺于日晡所,当阳明燥热内盛时,每于日晡前后正邪斗争激烈,而见发潮热。以上诸症颇类似大承气汤证,但因其脉滑而疾而不是脉沉实，犹恐燥实敛结程度尚浅，故不敢贸然投用大承气汤，而试投小承气汤治之。由于证为里热燥结、气滞胃肠所致，属里热腑实证，故治宜通便导滞、行气除满。

小承气汤由大黄、厚朴、枳实组成。大黄苦寒，泄热祛实、推陈致新。厚朴苦辛而温，行气除满。枳实苦而微寒，理气消痞。三药合用，共成通便导滞之剂。本方不用芒硝而用枳、朴，泄热之力较调胃承气汤为弱，但通腑之力较调胃承气汤为强。其所用枳、朴之量较大承气汤为小，又无芒硝，故泄热及通腑之力皆逊于大承气汤，因此名曰小承气汤。

3. 大承气汤证

【原文】阳明病，下之，心中懊憹而烦，胃中有燥屎者，可攻……若有燥屎者，宜大承气汤。(238)

病人不大便五六日，绕脐痛，烦躁，发作有时者，此有燥屎，故使不大便也。(239)

阳明病，谵语，有潮热，反不能食者，胃中必有燥屎五六枚也；若能食者，但硬耳。宜大承气汤下之。(215)

大下后，六七日不大便，烦不解，腹满痛者，此有燥屎也。所以然者，本有宿食故也，宜大承气汤。(241)

病人小便不利，大便乍难乍易，时有微热，喘冒不能卧者，有燥屎也，宜大承气汤。(242)

伤寒，若吐若下后不解，不大便五六日，上至十余日，日晡所发潮热，不恶寒，独语如见鬼状。若剧者，发则不识人，循衣摸床，惕而不安，微喘直视，脉弦者生，涩者死。微者，但发热谵语者，大承气汤主之。若一服利，则止后服。(212)

阳明病，脉迟，虽汗出不恶寒者，其身必重，短气，腹满而喘，有潮热者，此外欲解，可攻里也。手足濈然汗出者，此大便已硬也，大承气汤主之。若汗多，微发热恶寒者，外未解也，其热不潮，未可与承气汤。若腹大满不通者，可与小承气汤，微和胃气，勿令至大泄下。(208)

【释义】以上数条论阳明燥热实邪内结的证治。伤寒吐、下后，津液被伤，邪气传入阳明化燥化热；或阳明经脉受邪，邪气循经入里化燥化热；或素有食积内停，邪气与食积结合，化燥化热，皆可形成本证。综合上述条文，大承气汤证的主症和病机：①日晡所发潮热，提示阳明之热和阳明糟粕相结，热邪已经内收内敛，致使其他时间发热并不明显，而阳明阳气旺于日晡所，此时正邪斗争激烈，发热则会明显增高，每日如此，故称发潮热。②阳明经别上通于心，阳明燥热循经上扰心神，使心主神志和心主言的功能失常，轻则致谵语、烦躁、烦不解、心中懊憹，重则热盛神昏而见独语如见鬼状、不识人；津竭正衰，心神失养还可导致循衣摸床、惕而不安的危象。③身重是阳热壅滞经脉所致；微喘、喘冒不能卧，是阳明燥热耗伤肺气，肺虚气逆并有燥热迫肺的表现；腹胀满、绕脐痛、腹满痛，为燥热实邪阻滞阳明，腑气壅遏，当见腹满疼痛而拒按。④燥热实邪阻结，则大便难、大便硬、不大便、有燥屎；燥热下迫，则大便乍易。⑤邪热伤津，津液不足，则小便不利；实热壅滞，腑气闭阻，则不能食。本证属阳明燥热内盛，腑气壅滞，是阳明腑实证中病情最重者。治以大承气汤攻下实热，荡涤燥结。

大承气汤由大黄、厚朴、枳实、芒硝组成。大黄攻积导滞，荡涤肠胃，推陈致新，泄热祛实。芒硝润燥软坚，泄热导滞。枳实理气消痞。厚朴利气消满。诸药共成攻下实热、荡涤燥结之峻剂。

4. 麻子仁丸证

【原文】趺阳脉浮而涩，浮则胃气强，涩则小便数，浮涩相搏，大便则硬，其脾为约，麻子仁丸主之。(247)

【释义】本条论述脾约证的证治。趺阳脉位于足阳明胃经的冲阳穴处，扪之可候脾胃之气的盛衰。趺阳脉浮，主胃有热，胃热则逼迫津液偏渗，故小便数，小便数多则脾阴伤，故趺阳脉见涩象。浮涩并见，反映了胃热盛脾阴虚的状态，即胃强脾弱。水液入胃，散布精气，上输于脾，脾得转输，为胃行其津液，则胃肠不燥。脾输布津液的功能为胃热所约束，津液不能还入肠道，而偏渗于膀胱，故大便硬。脾约之证与承气汤证不同，其临床特点是大便干结，甚则干如羊屎，但不更衣十余日无所苦，同时无潮热、谵语、腹满痛等症，当以麻子仁丸泄热润肠，缓通大便。

麻子仁丸由小承气汤加麻子仁、芍药、杏仁、蜂蜜组成。方中重用麻子仁，甘平润肠通便，为君；芍药补益脾阴，杏仁降气润肠，为臣；小承气汤泄下通便、行气导滞，为佐；蜂蜜味甘，润肠通便，为使。诸药合而为丸，为润肠滋燥、缓通大便之良方。麻子仁丸虽为缓通大便之剂，但方中毕竟含小承气汤药物，故虚人不宜久服，孕妇亦当慎用。由于病证有轻重、体质有不同,麻子仁丸应从小量起服,逐渐加量,以大便通畅为准,即"以知为度"之意。

5. 阳明病中风中寒证(吴茱萸汤证)

【原文】食谷欲呕,属阳明也,吴茱萸汤主之。得汤反剧者,属上焦也。(243)

【释义】本条论述阳明中寒欲呕证治及与上焦热呕的鉴别。食谷欲呕,病位有中焦、上焦之分,证有寒热之别。据 190 条"阳明病,若能食,名中风;不能食,名中寒"之说,本证当为阳明寒呕。胃阳虚衰,受纳腐熟无权,或寒饮内停,浊阴上逆,则见食谷欲呕。还可伴有不能食,食难用饱,呕吐清涎冷沫,或呕吐物无酸腐气味,舌淡苔白,脉缓弱等症。此皆可用吴茱萸汤温胃散寒,降逆止呕。但也有上焦有热、胃气上逆致食谷欲呕者,此时若用吴茱萸汤之辛温,以热助热,必拒而不纳,反使呕逆加剧。呕吐一症,寒热之别迥异,临证当参合他脉症细致辨析。

本方由吴茱萸、人参、生姜、大枣组成。方中吴茱萸为主药,主入肝,兼入胃脾,具有温肝暖胃、降逆止呕的功效;重用生姜之辛温,可以温胃化饮、降逆止呕;配以人参之甘温、大枣之甘平,补虚以和中。全方具有温中补虚、散寒降逆的功效。凡脾胃虚寒,或肝胃虚寒、浊阴上逆等证,皆可用之。

细目二　阳明病变证

要点　湿热发黄证

茵陈蒿汤证

【原文】阳明病,发热汗出者,此为热越,不能发黄也。但头汗出,身无汗,剂颈而还,小便不利,渴引水浆者,此为瘀热在里,身必发黄,茵陈蒿汤主之。(236)

伤寒七八日,身黄如橘子色,小便不利,腹微满者,茵陈蒿汤主之。(260)

阳明病,无汗,小便不利,心中懊侬者,身必发黄。(199)

【释义】此三条论述湿热发黄的证治。236 条所言阳明病发热汗出,是邪热得以向外发散,湿不得与热邪相结,故不能发黄。若发热仅伴有头汗出,颈以下无汗,说明热不能随汗而畅泄;又见小便不利,说明湿不得下行,湿热二邪相合于内,熏蒸肝胆,疏泄失常,胆汁外溢,故见发黄,其黄色鲜明如橘子色。湿热交阻,气化不利,津液不布,更因热伤津液,故见渴引水浆。湿热蕴结中焦,气机阻滞,可见腹满;湿热邪气上扰心神,故心中懊侬。本证病机为湿热蕴结,并兼有腑气壅滞,故治用茵陈蒿汤,清利湿热,通腑退黄。

茵陈蒿汤由茵陈、栀子、大黄组成。方中茵陈为主药,苦寒清热利湿,并有疏利肝胆、退黄的作用。栀子苦寒,清泄三焦而利小便。大黄苦寒,泄热行瘀,兼有利胆退黄的作用。三药合用,使大小便通利,湿热尽去,且取效甚捷。

第三单元　少阳病辨证论治

细目一　少阳病本证

要点　少阳病本证

小柴胡汤证

【原文】伤寒五六日，中风，往来寒热，胸胁苦满，嘿嘿不欲饮食，心烦喜呕，或胸中烦而不呕，或渴，或腹中痛，或胁下痞硬，或心下悸，小便不利，或不渴，身有微热，或咳者，小柴胡汤主之。(96)

【释义】本条论少阳病的主症与治法方药。太阳病伤寒或中风，过了五六日，出现往来寒热、胸胁苦满、嘿嘿不欲饮食、心烦喜呕等症，这说明太阳表证已罢，邪入少阳。少阳为半表半里，少阳受邪，枢机不利，正邪纷争，进退于表里之间，正胜则发热，邪胜则恶寒，邪正交争，互有胜负，呈现寒去热来，寒热交替，休作有时的特点，故称为往来寒热。足少阳之脉，下胸中，贯膈，络肝属胆，循胁里，邪犯少阳，经气不利，故见胸胁苦满。肝胆气郁，疏泄失职，故神情默默而寡言；胆热内郁，影响脾胃，脾失健运则不欲饮食。胆火内郁，上扰心神则心烦；胆热犯胃，胃失和降则喜呕。以上四症充分反映少阳病胆热内郁、枢机不利、脾胃失和的病机特点，治当和解少阳、畅达气机，使邪去病解，方用小柴胡汤。少阳手足两经，络属胆与三焦，少阳之位，在表里之间，邪犯少阳，胆火内郁，三焦不利，内外失和，故其病变可及表里内外、上中下三焦，出现或然之症。如邪郁胸胁，未犯胃腑，则胸中烦而不呕；邪热伤津则口渴；少阳胆腑气郁较甚，经气郁结较重，则胁下痞硬；邪犯少阳，三焦不利，气化失职，水气内停，水停心下则心下悸，水停下焦则小便不利；表邪未解，津液未伤则不渴，身有微热；寒饮犯肺，肺气上逆则咳。以上诸症，总以胆热内郁、枢机不利、三焦失畅、脾胃失和为主要病机，故仍当以小柴胡汤加减化裁治之。

小柴胡汤为和解少阳之主方。方中柴胡气质轻清，味苦微寒，可疏解少阳，使少阳邪热外解；黄芩苦寒，气味较重，清泄邪热，可使少阳胆腑邪热内消。柴、芩合用，外透内泄，可以疏解少阳半表半里之邪。按剂量分析，柴胡重于黄芩，其外透之力强于内泄之功。半夏、生姜调和胃气，降逆止呕。人参、炙甘草、大枣益气和中，扶正祛邪，使中土健旺，不受木邪之害。方中既有柴、芩苦寒清降，又有姜、夏辛开散邪，复有参、枣、草之甘补调中。药共七味，寒温并用，升降协调，攻补兼施，有和解少阳、疏利三焦、调达上下、宣通内外、和畅气机之作用，故为和解之良方。本方用去滓再煎之法，乃因方中药性有寒温之差，味有苦、辛、甘之异，功用又有祛邪扶正之别，去滓再煎可使诸药气味醇和，有利于透邪外达，而无敛邪之弊。

【原文】伤寒中风，有柴胡证，但见一证便是，不必悉具。凡柴胡汤病证而下之，若柴胡证不罢者，复与柴胡汤，必蒸蒸而振，却复发热汗出而解。(101)

【释义】本条论述小柴胡汤的运用原则及误下后的证治与机转。此条可分两段理解。自“伤寒中风”至“不必悉具”为第一段，阐述小柴胡汤的运用原则。“伤寒中风”，即不论伤寒还是中风；“有柴胡证”，指口苦、咽干、目眩、往来寒热、胸胁苦满、默默不欲饮食、心烦喜呕诸症；“但见一证便是，不必悉具”，言临床凡见到柴胡证的一部分主症，只要能反映少阳病枢机不利、胆火上炎的病机特点，确认为少阳病，即可应用和解之法，投以小柴胡汤，而不必待其主症全部具备再行其方。本条明确指出灵活运用小柴胡汤的原则与方法。论中有“呕而发热者”“胸满胁痛者”“胸胁满不去者”“续得寒热发作有时者”均与小柴胡汤治疗，便是典型例证。

自“凡柴胡汤病证而下之”至“却复发热汗出而解”为第二段，论误下后复服柴胡汤的机转。凡柴胡证，当用和解之法，不可攻下。若用之,当属误治,此时有两种可能:一是邪气内陷,产生变证;二是误下之后,正气尚旺,邪气未陷,柴胡证仍在,可再用柴胡汤。然而服汤之后,可出现蒸蒸而振战,遂发热汗出而解。这种病解的机转,称作"战汗"。产生战汗的原因,在于误下之后,证虽未变,但正气受挫,抗邪乏力,当此之时,服药后正气借药力之助,奋起抗邪,邪正交争剧烈则作战,正胜邪却则作汗而解。

细目二　少阳病兼变证

要点　少阳病兼变证

1. 柴胡桂枝汤证

【原文】伤寒六七日,发热微恶寒,支节烦疼,微呕,心下支结,外证未去者,柴胡桂枝汤主之。(146)

【释义】本条论述少阳兼太阳表证的证治。伤寒六七日,多为太阳病邪解除之期,若不解,则有传变之机。若见发热微恶寒、肢节烦疼,知太阳病未罢,即外证未去之意;微呕、心下支结,为少阳枢机不利,胆热犯胃之征。此乃太阳病邪未解,而又并入少阳,形成太阳少阳并病。然恶寒为微,仅四肢关节疼痛,而无头身疼痛,说明太阳病较轻;微呕、心下支结,较心烦喜呕、胸胁苦满而言,足证少阳病亦不重。此太阳少阳并病而证候俱轻,治以太少两解之法,以小柴胡汤、桂枝汤各取半量,合为柴胡桂枝汤。"外证未去者",强调使用柴胡桂枝汤的前提是表里同病。

柴胡桂枝汤由小柴胡汤与桂枝汤合方组成。方用小柴胡汤原方之半量和解少阳枢机,扶正达邪,以治微呕、心下支结;取桂枝汤原方之半量解肌祛风,调和营卫,解太阳未尽之表邪,以治发热微恶寒、肢节烦疼。此属太阳少阳并病之轻证,故投以小柴胡汤、桂枝汤原方各二分之一,是为太少表里双解之轻剂。

2. 大柴胡汤证

【原文】太阳病,过经十余日,反二三下之,后四五日,柴胡证仍在者,先与小柴胡。呕不止,心下急,郁郁微烦者,为未解也,与大柴胡汤,下之则愈。(103)

伤寒发热,汗出不解,心中痞硬,呕吐而下利者,大柴胡汤主之。(165)

【释义】103 条论述少阳病兼阳明里实的证治。太阳表证已罢,邪已传入少阳,谓之"过经"。病入少阳,当以和解为主,汗、吐、下之法均属禁忌。今反二三下之,是为误治,误治可能产生变证。但"后四五日,柴胡证仍在",表明邪气并未因下而内陷,邪仍在少阳,故先与小柴胡汤以和解少阳。服小柴胡汤后,如枢机运转,病即可愈。但服后病未好转,而反加重,由喜呕变为"呕不止",此乃邪热不解,内并阳明,热壅于胃,胃气上逆所致;由胸胁苦满变为"心下急",是邪入阳明,胃热结聚,气机阻滞所致;由心烦而变为"郁郁微烦",是气机郁遏,里热渐甚。呕不止、心下急、郁郁微烦说明邪由少阳误治,化燥成实,兼入阳明。少阳证不解,则不可下,而阳明里实,又不得不下,遂用大柴胡汤和解与通下并行,双解少阳、阳明之邪。

165 条补述少阳兼阳明里实另一证型的治法。伤寒表证之发热,多能随汗出热退而病解。今"汗出不解",并伴有心中痞硬、呕吐而下利等,是邪入少阳更兼阳明里实之证。阳明邪热内盛,迫津外泄,故汗出而热不退。"心中痞硬"即心下胃脘部痞满而硬痛,为邪入少阳、胆热内郁、枢机不利兼阳明里实、腑气壅滞之故。少阳胆热内郁,上犯于胃则呕吐,下迫于肠则下利;然少阳胆热兼阳明燥实内结,故其下利必以臭秽不爽、肛门灼热为特点。此证虽下利,但燥热里实不去,故治当和解少阳与通下里实并施,方用大柴胡汤。

大柴胡汤为小柴胡汤与小承气汤合方加减而成。方中柴胡、黄芩疏利少阳,清泄郁热;芍药缓急止痛;半夏、生姜降逆止呕;枳实、大黄利气消痞,通下热结;大枣和中。诸药配合,共奏和解少阳、通下里实之功,实为少阳、阳明双解之剂。

第四单元　太阴病辨证论治

细目　太阴腹痛证

要点　太阴腹痛证

桂枝加芍药汤证

【原文】本太阳病，医反下之，因尔腹满时痛者，属太阴也，桂枝加芍药汤主之。(279)

【释义】本条论太阳病误下邪陷太阴的证治。太阳病当用汗法，禁用攻下，今不当下而误下，故曰“反”。误下伤脾，脾伤运化失职，气机壅滞则腹满；血脉不和，太阴经络不通则腹痛；因病位在脾，故曰“属太阴也”。然此虽属太阴，却与太阴病本证不同，彼为脾阳不足、寒湿内盛所致，故除见腹满时痛外，更见食不下、呕吐、下利等，当用理中汤治疗；而本证仅见腹满时痛，余症不显，为脾伤气滞络瘀所致，故治以通阳益脾、活络止痛，方用桂枝加芍药汤。

桂枝加芍药汤由桂枝汤倍用芍药组成，虽只有一味药量不同，功效却有很大差别。本方用桂枝配合甘草辛甘化阳，通阳益脾；生姜与大枣合用亦能辛甘合化，补脾和胃；重用芍药取其双重作用，一者与甘草配伍，缓急止痛，二者活血和络，经络通则满痛止，故用于腹满时痛十分恰当。

第五单元　少阴病辨证论治

细目一　少阴病本证

要点一　少阴寒化证

1. 四逆汤证

【原文】少阴病，脉沉者，急温之，宜四逆汤。(323)

【释义】本条论述少阴盛阳衰的证治。条文以脉代证，提示少阴病施治宜早，切勿拖延。仅言脉沉，尚未至脉微或脉微欲绝，说明虽已显示少阴不足，但阳虚并不太甚，尚未出现典型的少阴里虚寒证(厥逆、吐利等)。此时强调"急温"是因为病入少阴，涉及根本，阳亡迅速，死证太多。故少阴之治，贵在及早。当脉沉显示阳虚征兆时，即当急温，以防亡阳之变。一旦延误施治，则吐利、厥逆诸症接踵而至，治亦晚矣。本条体现了中医"治未病"的预防治疗学思想，值得重视。

四逆汤由干姜、附子、炙甘草组成。方中附子温肾回阳，干姜温中散寒，两药合用，增强回阳之力，炙甘草温补调中，三药相须为用，为回阳救逆之代表方。

2. 通脉四逆汤证

【原文】少阴病，下利清谷，里寒外热，手足厥逆，脉微欲绝，身反不恶寒，其人面色赤，或腹痛，或干呕，或咽痛，或利止脉不出者，通脉四逆汤主之。(317)

【释义】本条论述少阴病阴盛格阳证的证治。本条所论之下利清谷，为脾肾阳衰水谷不化的特有表现；手足厥逆，为心肾阳衰失于温煦所致；脉微，为阳虚鼓动无力。以上三症为少阴寒化证典型脉症。在此基础上，若见脉微欲绝，则提示此证非一般性少阴寒化证，而是真阳衰竭之危候。阳气极虚，阴寒内盛，病生格拒之变，阴盛格阳，虚阳外浮，则身反不恶寒；虚阳上浮则面色赤，特点为嫩红色，且游移不定，与属热属实的阳明病"面合色赤"及二阳并病的"面色缘缘正赤"而不游移截然不同。本证为阴盛格阳证，论中所云"里寒外热"实指内真寒外假热。由于阴阳格拒证势危重，复杂多变，故除主症外，又多有或然症：阴寒凝结，脾络不通则腹痛；阴寒犯胃，胃失和降，胃气上逆则干呕；虚阳上浮，扰及咽部则咽痛；阳气欲绝，下利至甚，无物可下，阴液将竭则利止脉不出。此证较四逆汤证危重，如进一步发展则会阴阳离决，已非四逆汤所能胜任，需大力回阳，急驱内寒，故用通脉四逆汤破阴回阳，通达内外。

本方即四逆汤加大生附子、干姜用量而成。重用附子，倍用干姜，以大辛大热之药急驱内寒，破阴回阳，通达脉气，故名为通脉四逆汤。面赤，加葱白宣通上下阳气，破除阴阳格拒；腹痛，加芍药缓急和络止痛；干呕，加生姜温胃降逆止呕；咽痛，加桔梗利咽开结止痛；利止脉不出，加人参大补气阴，固脱复脉。方后强调"病皆与方相应者，乃服之"，意在示人处方选药必须契合病机，随证加减。

3. 真武汤证

【原文】少阴病，二三日不已，至四五日，腹痛，小便不利，四肢沉重疼痛，自下利者，此为有水气，其人或咳，或小便利，或下利，或呕者，真武汤主之。(316)

【释义】本条论少阴阳虚水泛的证治。少阴病二三日不已，至四五日，邪气渐深，肾阳日亏，阳虚寒盛，水气不化，泛溢为患。水气浸渍肌肉，则四肢沉重疼痛；浸渍胃肠则腹痛下利；水气内停，阳虚气化不行则小便不利。水饮随气机升降，变动不居，上逆犯肺，肺气不利则咳；水气犯胃，胃气上逆则呕。肾主二便，肾阳亏虚，失于固摄则下利加重，不能制水则小便清长。本证属肾阳虚衰，水气泛滥，故用真武汤温阳化气行水。

真武汤由茯苓、芍药、白术、生姜、炮附子组成。炮附子壮肾阳，补命火，使水有所主；白术燥湿健脾，使水有所制；生姜宣散，佐附子助阳、消水；茯苓淡渗，佐白术健脾利水；芍药活血脉，利小便，又可敛阴和营制姜、附刚燥之性，使之温经散寒而不伤阴。诸药合之，共奏温阳利水之效。

要点二 少阴热化证

1. 黄连阿胶汤证

【原文】少阴病，得之二三日以上，心中烦，不得卧，黄连阿胶汤主之。(303)

【释义】本条论少阴阴虚火旺，心肾不交的证治。由于素体少阴阴虚阳亢，外邪从阳化热，肾阴不足，不能上济心火，心火亢盛，心肾不交，则见心中烦，不得卧。还应当伴见口燥咽干、舌红少苔、脉细数等。治用黄连阿胶汤滋阴清火，交通心肾。

黄连阿胶汤由黄连、黄芩、芍药、鸡子黄、阿胶组成。黄连、黄芩清心火，以除炎上之热；阿胶、鸡子黄滋肾阴、养心血，以补阴涵阳；芍药与芩、连相配，酸苦涌泄以清火，与阿胶、鸡子黄相配，酸甘化阴以滋液。诸药共成滋阴清火、交通心肾之剂。

2. 猪苓汤证

【原文】少阴病，下利六七日，咳而呕渴，心烦不得眠者，猪苓汤主之。(319)

若脉浮，发热，渴欲饮水，小便不利者，猪苓汤主之。(223)

【释义】此二条论阴虚水热互结的证治。本证成因有二，一是素体少阴阴虚阳盛，邪从热化，热与水结；二是阳明经热误下伤阴，邪热和水结于下焦。邪气来路虽不同，但均致阴虚水热互结证。肾阴虚于下，心火亢于上，心肾不交，火水未济，则可见心烦、不得眠。水热互结，津液不化，又有阴虚津乏，则见口渴；水热互结，气化不利，症见小便短赤频数、尿道涩痛、小便不利。水热互结，水邪偏渗大肠，或可见下利；水邪上逆犯肺，肺气上逆，或可见咳；水邪上逆犯胃，胃气上逆，或可见呕吐。证属阴虚水热互结，治用猪苓汤育阴清热利水。

猪苓汤由猪苓、茯苓、泽泻、阿胶、滑石组成。猪苓、茯苓、泽泻淡渗利水，阿胶滋阴，滑石清热利窍，共成育阴清热利尿之剂。

细目二 少阴病兼变证

要点一 兼表证

麻黄细辛附子汤证

【原文】少阴病，始得之，反发热，脉沉者，麻黄细辛附子汤主之。(301)

【释义】本条论少阴寒化兼表的证治。少阴寒化不应发热，今始得之即出现发热，故谓之“反发热”，乃少阴阳虚复感外邪所致。因证兼太阳之表，除发热外，当有无汗恶寒、头痛等症。然太阳病发热，其脉当浮，今脉不浮而沉，知非纯为太阳表证。脉沉主里为少阴里虚寒之征象，323条“少阴病，脉沉者，急温之”可证。本证为少阴寒化兼太阳表证，法当表里双解，用麻黄细辛附子汤温阳解表。

麻黄细辛附子汤由麻黄、附子、细辛三味药组成。方中麻黄发汗解表；附子温经扶阳；细辛辛温雄烈，通达内外，外助麻黄解表，内合附子温阳。三药合用，共奏温经解表之效。

要点二 少阴阳郁证

四逆散证

【原文】少阴病，四逆，其人或咳，或悸，或小便不利，或腹中痛，或泄利下重者，四逆散主之。(318)

【释义】本条论阳郁厥逆的证治。本条只提“四逆”主症，他症皆称或然症，知“四逆”是本证的辨证指征。少阴寒化证，阳虚不温四肢，易见四逆，证属虚寒。而本证的“四逆”是肝郁气滞，阳气内郁不达四肢而致，证属实属郁。症同而病机不同，故特提“四逆”以示虚、实之别。因阳气郁遏，气机不畅，故可见诸多或然症。若兼肺寒气逆，则为咳；心阳不足，则为悸；气化不行，则小便不利；阳虚中寒，则腹中痛；兼中寒气滞，则泄利下重。总之，本证病机为阳郁，非阳虚，故治不用回阳救逆的四逆汤，而用宣通阳气、疏达郁滞的四逆散。

四逆散由柴胡、枳实、芍药、甘草组成。方中柴胡疏肝解郁，透达阳气；芍药苦泄破结，通络止痛；枳实导滞行气；甘草调和诸药。诸药共奏疏畅气机、透达郁阳之功。若咳，加干姜、五味子温肺敛气；心悸，加桂枝温壮心阳；小便不利，加茯苓淡渗利湿；腹中痛，加附子温阳止痛；泄利下重，加薤白通阳行滞。

细目三　咽痛证

要点　甘草汤证、桔梗汤证

【原文】*少阴病二三日，咽痛者，可与甘草汤，不差，与桔梗汤。*(311)

【释义】本条论述少阴客热咽痛的证治。外感邪热客于少阴经脉，经气不利故致咽痛。病之初起，邪热轻浅，仅见咽喉轻微红肿疼痛，用甘草汤清热解毒而止咽痛。若服甘草汤而咽痛不除，是肺气不宣而客热不解，用桔梗汤清热解毒，开肺利咽。

甘草汤，用生甘草一味，凉而泻火，清热解毒，消痈肿而利咽喉。桔梗汤在甘草汤基础上加桔梗辛开苦泄，宣肺散结，利咽止痛，两药相伍，为治疗实热咽痛之基础方。

第六单元　厥阴病辨证论治

细目　厥阴病本证

要点一　寒热错杂证

乌梅丸证

【原文】伤寒脉微而厥，至七八日肤冷，其人躁无暂安时者，此为脏厥，非蛔厥也。蛔厥者，其人当吐蛔，今病者静，而复时烦者，此为脏寒，蛔上入其膈，故烦，须臾复止，得食而呕，又烦者，蛔闻食臭出，其人常自吐蛔。蛔厥者，乌梅丸主之。又主久利。(338)

【释义】本条论脏厥与蛔厥的鉴别及蛔厥的证治，可分为三段理解。第一段为“伤寒脉微而厥”至“非蛔厥也”，论脏厥的脉症，厥乃阳气衰微之象。病经七八日，患者周身肌肤皆冷，加之躁扰不宁，病情十分危险，预后不良。脏厥属阳衰阴盛、脏气衰败之证，与蛔厥的病机及证候都有所不同。第二段为“蛔厥者”至“乌梅丸主之”，论蛔厥的症状表现及治疗。蛔厥因蛔虫内扰所致，有时作时止的特点，且常有吐出蛔虫的病史，故曰“今病者静，而复时烦”“其人当吐蛔”。因患者脾虚肠寒，蛔虫不安其位，内扰上窜，产生剧烈疼痛，而使患者烦躁不宁。若蛔虫内伏不扰，则疼痛、烦躁消失，故称“须臾复止”。若患者进食，则可引起蛔虫扰动，不仅疼痛又生而烦躁，且可致胃失和降而发生呕吐，蛔虫有可能随之吐出。蛔厥与脏厥均可出现手足厥冷，不同的是蛔厥无周身肌肤冷，且时静时烦、时作时止，与进食有关；脏厥周身肌肤寒冷，且“其人躁无暂安时”。蛔厥的治疗当清上温下、安蛔止痛，方用乌梅丸。第三段为“又主久利”。下利发病日久，多气血两虚，且易致阴阳紊乱，寒热错杂。乌梅丸并非治疗蛔虫病的专方，也可以用于此类慢性发作性疾病。

乌梅丸由乌梅、细辛、干姜、黄连、当归、炮附子、蜀椒、桂枝、人参、黄柏组成。方中重用乌梅，并用醋渍，更增其酸性，为安蛔止痛之主药；用苦寒之黄连、黄柏，以清上热；用辛热之细辛、干姜、炮附子、蜀椒、桂枝，取其辛以伏蛔，温以祛下寒；用人参、当归益气养血；米饭、蜂蜜和胃缓急。全方酸苦辛甘并投，寒温攻补兼用，为清上温下、安蛔止痛之要方，亦可治寒热错杂、虚实互见之“久利”，实为厥阴病寒热错杂证之主方。

要点二　厥阴病寒证

1. 当归四逆汤证

【原文】手足厥寒，脉细欲绝者，当归四逆汤主之。(351)

【释义】本条论血虚寒厥的证治。脉细欲绝，即脉细如发如丝，主肝血虚少，脉道不充，血脉不利，因此，手足厥寒当是肝血不足，四末失养，复感寒邪，寒凝经脉所致。既可以称其为血虚寒厥证，又可以称其为血虚经寒证。治以当归四逆汤养血通脉，温经散寒。由于患者血虚寒凝的部位不同，也可出现相应的临床表现：若寒滞经脉，留于关节，则四肢关节疼痛，或身痛腰痛；若寒凝胞宫，则见月经后期，经期腹痛，经血量少色暗；若寒凝腹中，则脘腹冷痛。症状虽异，病机则一，故皆可选用当归四逆汤为主方治疗。

当归四逆汤即桂枝汤去生姜，倍用大枣，加当归、细辛、通草而成。当归补肝养血，又能行血，为本方君药；配桂枝温经通阳，芍药和营养血，细辛温散血中之寒邪，通草通行血脉，大枣、甘草益脾养营。诸药相合，养血通脉，温经散寒。

2. 吴茱萸汤证

【原文】干呕，吐涎沫，头痛者，吴茱萸汤主之。(378)

【释义】本条论肝寒犯胃，浊阴上逆的证治。厥阴肝寒犯胃，胃失和降则干呕。肝寒犯胃，胃寒饮停，泛溢于口，则吐清涎冷沫。厥阴肝经与督脉会于颠顶，阴寒循经上攻，故见头痛以颠顶为甚。证属肝寒犯胃，浊阴上逆，治以吴茱萸汤暖肝、温胃、降浊。

吴茱萸汤由吴茱萸、生姜、人参、大枣组成。吴茱萸暖肝胃，散阴寒，下气降浊，为方中主药；重用生姜温胃化饮，降逆止呕；配人参、大枣补虚和中。诸药共成温中祛寒、降逆和胃的良方。

要点三　厥阴热证

白头翁汤证

【原文】热利下重者，白头翁汤主之。(371)

下利，欲饮水者，以有热故也，白头翁汤主之。(373)

【释义】此二条论述厥阴热利的证治。“热利”指热性下利；“下重”即里急后重，表现为腹痛急迫欲下，而肛门重坠难出。两症由于肝热下迫大肠，湿热内蕴，气滞壅塞，秽浊郁滞，欲出不得所致。由于湿热之邪郁遏不解，损伤肠道络脉，化腐成脓，则便中往往夹有红白黏液或脓血。这种热利多属痢疾。因证属肝经湿热下迫大肠，故常伴有身热、渴欲饮水、舌红、苔黄腻等热象，治宜白头翁汤清热燥湿、凉肝止利。

白头翁汤由白头翁、秦皮、黄连、黄柏组成。方中白头翁味苦性寒，善清肠热而治毒痢，又能疏肝凉血，是治疗热毒赤痢之要药。秦皮味苦性寒，能清肝胆及大肠湿热，与白头翁配伍清热解毒，凉血止痢。佐以黄连、黄柏清热燥湿，坚阴厚肠。四药相合，共奏清热燥湿、凉肝解毒、坚阴止利之功。

第七单元　霍乱病辨证论治

细目　霍乱病辨治

要点　霍乱病辨治

理中丸证

【原文】霍乱，头痛发热，身疼痛，热多欲饮水者，五苓散主之；寒多不用水者，理中丸主之。(386)

【释义】本条论霍乱病表里寒热不同的证治。既言霍乱，必有猝然吐利，若又见头痛、发热、身疼痛等症，是属霍乱兼表证；若吐利兼见脉浮发热、头痛身疼、小便不利、渴欲饮水，是病证偏表，然表邪内外相干，胃肠功能逆乱，故发吐利。唯其吐利，清浊不分，三焦水道不利，津液运行失常，既不能上承于口，又不能下输膀胱，但浸渍胃肠，故常兼见口渴、小便不利，宜用五苓散外疏内利、表里双解。若吐利甚而寒多不渴，说明病证属里属阴。此乃中焦阳虚、寒湿内阻、清气不升、浊气上逆，其证当伴见腹中冷痛、喜温喜按、舌淡苔白、脉缓弱等。因其表里同病，但以里虚寒证为急，故以理中汤(丸)温中散寒、健脾燥湿。

理中丸用人参、炙甘草健脾益气，干姜温中散寒，白术健脾燥湿。脾阳得运，寒湿可去，则中州升降调和而吐利自止。本方为太阴病虚寒下利的主方，因具有温运中阳、调理中焦的功效，故取名“理中”，此方又名人参汤。理中丸为一方二法，既可制成丸剂，亦可煎汤服用。病情缓而需久服者用丸剂，病势急而丸不济事者用汤剂。服药后腹中由冷而转热感者，说明有效，可续服；若腹中未热，说明效不明显或无效，多为病重药轻之故，当增加丸药的服用量，由一丸加至三四丸，或改用汤剂。为增强药物疗效，服药后约一顿饭的时间，可喝些热粥，并温覆取暖，以助药力。

理中丸方后记载随证加减法有 8 种：①脐上悸动者，是肾虚水气上冲之象，去白术之壅补，加桂枝以温肾降冲、通阳化气。②吐多者，是胃寒饮停而气逆，故去白术之补土壅塞，加生姜以温胃化饮、下气止呕。③下利严重者，是脾气下陷、脾阳失运，故还需用白术健脾燥湿以止利。④心下悸者，是水邪凌心，可加茯苓淡渗利水、宁心安神。⑤渴欲饮水者，乃脾不散精、水津不布，宜重用白术健脾益气，以运水化津。⑥腹中痛者，是中气虚弱，故重用人参至四两半。⑦里寒甚，表现为腹中冷痛者，重用干姜温中祛寒。⑧腹满者，因寒凝气滞，故去白术之壅塞，加附子以辛温通阳、散寒除满。

第八单元 阴阳易差后劳复病辨证论治

细目 差后劳复证

要点 差后劳复证

1. 理中丸证

【原文】大病差后，喜唾，久不了了，胸上有寒，当以丸药温之，宜理中丸。(396)

【释义】本条论述大病瘥后，肺脾虚寒喜唾的证治。大病瘥后，病虽已除，但时时泛吐涎沫，久不能愈。《素问·宣明五气》言“脾为涎”，涎乃脾之液，喜唾乃脾阳虚致涎液不收所致。足太阴脾与手太阴肺经脉相连，脾寒易致肺寒，肺寒则水气不降，聚而为饮。脾肺虚寒，津液不化而泛溢，故见多唾，且久不得愈，即所谓“久不了了”。“胸上有寒”，是对本证脾肺虚寒喜唾病机的概括。既属脾肺虚寒，温摄失司，必伴见口淡不渴，畏寒怯冷，小便清长，舌淡胖、苔白滑，脉缓弱等虚寒征象，治当温脾暖肺、散寒化饮，宜理中丸。因病久势缓，故予丸剂缓图；若病重者，亦可改丸为汤剂。肺脾得温，阳气健运，津液得化，多唾之证自愈。

2. 竹叶石膏汤证

【原文】伤寒解后，虚羸少气，气逆欲吐，竹叶石膏汤主之。(397)

【释义】本条论病后余热未清，气阴两伤的证治。伤寒热病解后，气液两伤，余热未尽。因津液损伤，不能滋养形骸，故见身体虚弱消瘦；中气不足，所以少气不足以息；加之未尽之余热内扰，胃失和降，故气逆欲吐。此条述证过简，临证还可见发热、口渴、心烦、少寐、舌红少苔、脉虚数等脉证。治宜清热和胃，益气生津。方用竹叶石膏汤。

竹叶石膏汤由竹叶、石膏、半夏、麦冬、人参、甘草、粳米组成。方中竹叶、石膏甘寒清热除烦；人参、麦冬益气生津、滋液润燥；甘草、粳米补中益气养胃；半夏既能和胃降逆止呕，又能防止补药之滞，用意尤妙。诸药相合，既清余热，又益气阴，更有和胃降逆之功，故为清热滋阴和胃之佳方。

第四部分　金匮要略

第一单元　脏腑经络先后病脉证

细目一　已病防传，虚实异治

要点

【原文】问曰：上工治未病，何也？师曰：夫治未病者，见肝之病，知肝传脾，当先实脾。四季脾旺不受邪，即勿补之。中工不晓相传，见肝之病，不解实脾，惟治肝也。

夫肝之病，补用酸，助用焦苦，益用甘味之药调之。酸入肝，焦苦入心，甘入脾。脾能伤肾，肾气微弱，则水不行；水不行，则心火气盛，则伤肺；肺被伤，则金气不行；金气不行，则肝气盛，则肝自愈。此治肝补脾之要妙也。肝虚则用此法，实则不在用之。

经曰：虚虚实实，补不足，损有余，是其义也。余脏准此。(1)

【释义】本条论述已病防传和虚实异治的治未病法则。

人体是脏腑相关的有机整体，一脏有病，可影响他脏，即条文所举"肝传脾"之例，故"上工"除治已病之脏腑外，还应注意调治未病之脏腑，以防疾病传变，即"当先实脾"，此为治未病的含义之一。若忽视已病防传治则，则会使病情更加复杂，影响疗效。

第二段以肝病为例论述脏腑病证虚实异治的治则。"补用酸，助用焦苦，益用甘味之药调之"是肝虚证的治法，不适用于肝实证。若虚证误用泻法，使正气更虚，谓之"虚虚"；实证误用补法，使病邪更盛，谓之"实实"，两者均为误治。第一段中的"四季脾旺不受邪，即勿补之"也体现了视病证虚实而治的治则，若脾气充盛、不易受邪，则不需补益。

细目二　发病与预防

要点

【原文】夫人禀五常，因风气而生长，风气虽能生万物，亦能害万物，如水能浮舟，亦能覆舟。若五脏元真通畅，人即安和，客气邪风，中人多死。千般疢难，不越三条：一者，经络受邪，入脏腑，为内所因也；二者，四肢九窍，血脉相传，壅塞不通，为外皮肤所中也；三者，房室、金刃、虫兽所伤。以此详之，病由都尽。

若人能养慎，不令邪风干忤经络，适中经络，未流传脏腑，即医治之；四肢才觉重滞，即导引、吐纳、针灸、膏摩，勿令九窍闭塞；更能无犯王法，禽兽灾伤；房室勿令竭乏，服食节其冷热苦酸辛甘，不遗形体有衰，病则无由入其腠理。腠者，是三焦通会元真之处，为血气所注；理者，是皮肤脏腑之文理也。(2)

【释义】本条论述内伤杂病的发病机理、致病途径、预防措施和早期治疗原则。

人与自然之间存在着辩证共生关系，疾病的发生、传变与病位，除与外界邪气性质相关外，更与人体元真状态有关。如果能达到"五脏元真通畅"的状态，人就不易受邪发病。人体发病主要有三种途径：一是邪中经络，正气未能抗邪于外，以致邪入脏腑；二是邪中四肢九窍，但正气尚可抗邪，则邪留皮肤而致血脉壅塞，但不会内传；三是房室、金刃、虫兽等因素直接损伤人体。

因此，疾病的预防要内养正气、外慎邪气。具体措施包括避免触冒邪气、虫兽、外伤及触犯王法；节制房事，勿竭乏元真之气；饮食有节，避免寒热过极与五味偏嗜伤及五脏。以此达到形体不衰的目的，使邪气失去由经络、皮肤等表浅部位通过腠理、三焦、气血等途径内伤脏腑元真的机会。

本条还以四肢出现重滞感为例，阐述有病早治的治疗策略：当出现邪中于经络、四肢等表浅部位的症状后,应尽快采用导引、吐纳、针灸、膏摩等方法,使九窍通畅,截断邪气内传脏腑、由浅入深、由轻变重的发展过程。

本条与第一条是对广义"治未病"未病先防、有病早治、已病防传三方面策略的全面、具体阐释。

第二单元　痉湿暍病脉证治

细目一　柔痉证治

要点　瓜蒌桂枝汤证

【原文】太阳病，其证备，身体强，几几然，脉反沉迟，此为痉，瓜蒌桂枝汤主之。(11)

瓜蒌桂枝汤方：

栝楼根二两　桂枝三两　芍药三两　甘草二两　生姜三两　大枣十二枚

上六味，以水九升，煮取三升，分温三服，取微汗。汗不出，食顷，啜热粥发之。

【释义】本条论述柔痉证治。

病因病机：风寒(以风邪为主)邪气阻滞经脉，营卫运行不利，加之素体津液不足，不能濡润筋脉，两者相互影响，从而形成此证。

证候：一是太阳中风，证见身热，恶风汗出，头项强痛，身体强，几几然；二是脉反沉迟，太阳病汗出恶风，脉象当见浮缓，今反沉迟，提示素有津液不足，不能濡养筋脉。

辨证：太阳中风，津亏失濡。

治法：疏散风邪，调和营卫，滋液柔筋。

方药：瓜蒌桂枝汤。栝楼根即天花粉，甘凉生津滋液，柔润筋脉，合桂枝汤疏散风邪，调和营卫。

细目二　湿病证治

要点一　麻黄杏仁薏苡甘草汤证

【原文】病者一身尽疼，发热，日晡所剧者，名风湿。此病伤于汗出当风，或久伤取冷所致也，可与麻黄杏仁薏苡甘草汤。(21)

麻黄杏仁薏苡甘草汤方：

麻黄(去节)半两(汤泡)　甘草一两(炙)　薏苡仁半两　杏仁十个(去皮尖，炒)

上锉麻豆大，每服四钱匕，水盏半，煮八分，去滓，温服。有微汗，避风。

【释义】本条论述风湿在表的成因和证治。

病因病机：本条指出风湿病发病原因，即汗出当风，或久伤取冷。汗出之时，腠理疏松，风邪乘隙侵入，或经常贪凉受冷，湿从外侵，风湿相合侵犯人体，郁阻经脉，不通则痛而发此证。

证候："伤于汗出当风"或"久伤取冷"，肌腠受邪，风湿在表，经脉痹阻，故一身尽疼、发热。日晡属阳明，风为阳邪，风与湿合，有化热化燥之势，故发热日晡所剧。

辨证：风湿相搏，滞于肌表。

治法：轻清宣化，解表祛湿。

方药：麻黄杏仁薏苡甘草汤。麻黄配伍炙甘草、薏苡仁，发汗而不致太过，以达微汗之目的；杏仁宣肺利气；薏苡仁、炙甘草健脾祛湿除痹。

要点二　防己黄芪汤证

【原文】风湿，脉浮，身重，汗出，恶风者，防己黄芪汤主之。(22)

防己黄芪汤方：

防己一两　甘草半两(炒)　白术七钱半　黄芪一两一分(去芦)

上锉麻豆大，每抄五钱匕，生姜四片，大枣一枚，水盏半，煎八分，去滓，温服，良久再服。喘者，加麻黄半两；胃中不和者，加芍药三分；气上冲者，加桂枝三分；下有陈寒者，加细辛三分。服后当如虫行皮中，从腰下如冰，后坐被上，又以一被绕腰以下，温令微汗，瘥。

【释义】本条论述风湿兼气虚的证治。

病因病机：患者素体虚弱肌表疏松，卫阳不固，又外感风湿之邪，出现气虚不固之象，脉浮、汗出、恶风；风性疏泄，风易行而湿黏滞，汗出湿不解，经络不和而身重。

证候：一是表虚，见汗出、恶风、脉浮；二是湿性重着而身体沉重。

辨证:风湿在表,气虚不固。

治法:健脾益气,祛风除湿。

方药:防己黄芪汤。黄芪益气固表,防己、白术祛风除湿,甘草、生姜、大枣调和营卫。

兼见气喘者加麻黄以宣肺平喘,兼胃中不和者加芍药以柔肝和胃,兼气上冲者加桂枝以平冲逆,兼腰冷肢凉、陈寒凝滞者加细辛以散寒通阳。“服后当如虫行皮中”,是卫阳振奋、风湿欲解之征。

第三单元　百合狐蜮阴阳毒病脉证治

细目一　百合病脉证与病机

要点

【原文】论曰：百合病者，百脉一宗，悉致其病也。意欲食复不能食，常默默，欲卧不能卧，欲行不能行，饮食或有美时，或有不用闻食臭时，如寒无寒，如热无热，口苦，小便赤，诸药不能治，得药则剧吐利，如有神灵者，身形如和，其脉微数。

每溺时头痛者，六十日乃愈；若溺时头不痛，淅然者，四十日愈；若溺快然，但头眩者，二十日愈。其证或未病而预见，或病四五日而出，或病二十日，或一月微见者，各随证治之。(1)

【释义】本条论述百合病病因病机、脉症、预后及治则。

“百脉一宗”言其病机。人体之脉同出一源，由心肺所统，心肺受累则症状百出。百合病临床表现主要有三方面：一是神志症状，表现为“默默”抑郁状和“如有神灵”般的非自主行为；二是饮食起居行为与感觉失调，即“意欲食复不能食”“欲卧不能卧，欲行不能行，饮食或有美时，或有不用闻食臭时，如寒无寒，如热无热”；三是阴虚内热证，如口苦、小便赤、脉微数。因患者神病但形似无病，即“身形如和”，故临床易误诊误治而发生吐利反应。

肺通调水道，外合皮毛，下输膀胱，膀胱经从颠入络脑，故根据小便时有无头痛、是否寒战推断病情轻重及病程。百合病既可发于热病之后伤及心肺，也可因情志不遂、郁久化火伤阴所致，临床不拘泥于病因，应审机论治，即“随证治之”。

细目二　百合病正治法

要点　百合地黄汤证

【原文】百合病，不经吐、下、发汗，病形如初者，百合地黄汤主之。(5)

百合地黄汤方：

百合七枚(擘)　生地黄汁一升

上以水洗百合，渍一宿，当白沫出，去其水，更以泉水二升，煎取一升，去滓，内地黄汁，煎取一升五合，分温再服。中病，勿更服。大便当如漆。

【释义】本条论述百合病正治法。

病因病机：百合病未经汗、吐、下误治，病情如初，或虽经失治、误治而主证未变，病机仍为心肺阴虚内热。

证候：神志症状、饮食起居行为与感觉失调症状，以及口苦、小便赤、脉微数等阴虚内热症状。

辨证：心肺阴虚内热。

治法：养心润肺，益阴清热。

方药：百合地黄汤。百合甘凉，清心润肺安神；生地黄汁甘寒而润，滋肾水、益心阴、清血热；泉水利小便而下热气。

细目三　狐蜮病证治

要点　甘草泻心汤证

【原文】狐蜮之为病，状如伤寒，默默欲眠，目不得闭，卧起不安，蚀于喉为蜮，蚀于阴为狐，不欲饮食，恶闻食臭，其面目乍赤、乍黑、乍白。蚀于上部则声喝一作嗄，甘草泻心汤主之。(10)

甘草泻心汤方：

甘草四两　黄芩　人参　干姜各三两　黄连一两　大枣十二枚　半夏半升

上七味，水一斗，煮取六升，去滓，再煎，温服一升,日三服。

【释义】本条论述狐蜮病临床表现及内服方。

病因病机:湿热内蕴于脾胃、困扰心神,时而熏蒸于上部眼目、咽喉,时而下注于前后二阴。

证候:以咽喉、二阴溃烂为主症,兼见声音嘶哑、发热恶寒、精神困顿却躁动失眠、厌食,可见面部皮肤及巩膜发生颜色变化。

辨证:湿热化生虫毒。

治法:清热燥湿,和中解毒。

方药:甘草泻心汤。重用甘平之生甘草,配以苦寒之黄芩、黄连清热解毒,辛温之半夏、辛苦之干姜宣化内湿,人参、大枣扶正和胃。

细目四　狐蜮病酿脓证治

要点　赤小豆当归散证

【原文】病者脉数,无热,微烦,默默但欲卧,汗出,初得之三四日,目赤如鸠眼;七八日,目四眦一本此有黄字黑。若能食者,脓已成也,赤小豆当归散主之。(13)

赤小豆当归散方:

赤小豆三升(浸令芽出,曝干)　当归三两

上二味,杵为散,浆水服方寸匕,日三服。

【释义】本条论述狐蜮病酿脓证治。

病因病机:湿热内蕴扰心,内热而表和。湿热循肝经上侵于目,蓄热不解,湿毒不化,热盛肉腐,酿成痈脓,瘀血内积。因病位局限于目,对脾胃影响反而减轻。

证候:以目赤后出现目四眦黑为辨证要点,兼见纳佳、脉数、嗜卧、心烦、自汗。

辨证:狐蜮病日久,湿热蓄毒腐败气血,蕴酿成脓。

治法:清热渗湿,活血排脓。

方药:赤小豆当归散。赤小豆渗湿清热、解毒排脓;当归祛瘀生新;浆水清凉解毒。

第四单元　中风历节病脉证并治

细目一　风湿历节证治

要点　桂枝芍药知母汤证

【原文】诸肢节疼痛，身体魁羸，脚肿如脱，头眩短气，温温欲吐，桂枝芍药知母汤主之。(8)

桂枝芍药知母汤方：

桂枝四两　芍药三两　甘草二两　麻黄二两　生姜五两　白术五两　知母四两　防风四两　附子二枚(炮)

上九味，以水七升，煮取二升，温服七合，日三服。

【释义】本条论述历节病风湿偏胜的证治。

病因病机：本证由于风湿之邪合而流注于筋骨，搏结于关节，气血痹阻不畅而致诸肢节疼痛而肿大；风湿相搏，病久不解，正虚邪盛，营卫气血耗损，而日渐化热伤阴。

证候：诸肢节疼痛，身体魁羸，脚肿如脱，头眩短气，温温欲吐。

辨证：风湿历节(风寒湿邪外袭，痹阻筋脉关节，日渐化热伤阴)。

治法：祛风除湿，温经散寒，佐以滋阴清热。

方药：桂枝芍药知母汤。桂枝、麻黄、防风辛温发散，祛风除湿；附子大辛大热，散寒除湿，通经止痛；白术、甘草、生姜除湿健脾和中；芍药、知母养阴清热；芍药配甘草，酸甘化阴，缓急止痛。

桂枝芍药知母汤多用于感受风湿，化热伤阴之痹证。本证病程日久，本虚标实，其辨证特点为身体消瘦，关节疼痛、肿大或变形等。治疗上祛风散寒化湿与温阳扶正并用。临证时根据证候复杂情况，可扶正祛邪同用或寒温药物并投。

细目二　寒湿历节证治

要点　乌头汤证

【原文】病历节，不可屈伸，疼痛，乌头汤主之。(10)

乌头汤方：治脚气疼痛，不可屈伸。

麻黄　芍药　黄芪各三两　甘草三两(炙)　川乌五枚(㕮咀，以蜜二升，煎取一升，即出乌头)

上五味，㕮咀四味，以水三升，煮取一升，去滓，内蜜煎中，更煎之，服七合。不知，尽服之。

【释义】本条论述历节病寒湿偏胜的证治。

病因病机：寒湿留于关节，经脉痹阻不通，气血运行不畅。

证候：身体多处关节疼痛、肿大，甚至屈伸不利，日久则见关节变形。

辨证：寒湿历节。

治法：温经散寒，除湿止痛。

方药：乌头汤。乌头温经散寒，除湿止痛，通阳行痹；麻黄祛风发汗，以散寒湿；芍药、甘草酸甘柔筋，缓急止痛；黄芪温分肉，益气固卫行湿，既可助麻黄、乌头温经散寒，又可防麻黄过汗伤阳；白蜜甘缓，解乌头毒性，并缓诸药之燥。

乌头辛热而毒性较强，临床常用治沉寒痼冷病证，对于寒湿历节、阴寒腹痛有很好的疗效。乌头的用量及煎服法，一般应注意以下几点：一要斟酌用量，临床使用乌头时，要因人而异，视患者体质强弱而决定用量，并宜从小量开始，逐渐加量；二要煎药得当，即乌头要先煎、久煎或与蜜同煎，待其麻味去后，方可加入其他药同煎；三要配伍恰当，若非特殊情况或有充分的把握，不要与“十八反”所载的反药同用，而选择与干姜、生姜、甘草、蜂蜜等药相伍，既可缓解乌头燥烈之性,也可加强其蠲痹止痛之功。尤其是与蜜同煎,蜜既能制乌头毒性,又能延长药效。服药后唇、舌、肢体麻木,甚至昏眩吐泻,但脉搏、呼吸、神志等方面无较大变化,则为"瞑眩"反应,是有效之征;如服后出现呼吸、心跳加快,脉搏有间歇,甚至昏迷,则为中毒反应,急当抢救。

第五单元　血痹虚劳病脉证并治

细目一　血痹重症证治

要点　黄芪桂枝五物汤证

【原文】血痹，阴阳俱微，寸口关上微，尺中小紧，外证身体不仁，如风痹状，黄芪桂枝五物汤主之。(2)

黄芪桂枝五物汤方：

黄芪三两　芍药三两　桂枝三两　生姜六两　大枣十二枚

上五味，以水六升，煮取二升，温服七合，日三服。

【释义】本条论述血痹病重症的证治。

病因病机：本证由于患者素体营卫气血不足，感受风邪，血行凝滞，痹阻局部肌肤而致。

证候：外证身体不仁，肌肤不觉痛痒，严重者亦有酸痛感。

辨证：气虚血痹。

治法：益气行痹。

方药：黄芪桂枝五物汤。本方即桂枝汤去甘草，倍生姜，加黄芪组成。黄芪甘温益气；桂枝温通经脉；倍生姜以助桂枝走表散邪；芍药和营理血；生姜、大枣调和营卫。

细目二　虚劳失精证治

要点　桂枝加龙骨牡蛎汤证

【原文】夫失精家，少腹弦急，阴头寒，目眩(一作目眶痛)，发落，脉极虚芤迟，为清谷、亡血、失精。脉得诸芤动微紧，男子失精，女子梦交，桂枝加龙骨牡蛎汤主之。(8)

桂枝加龙骨牡蛎汤方：

桂枝　芍药　生姜各三两　甘草二两　大枣十二枚　龙骨　牡蛎各三两

上七味，以水七升，煮取三升，分温三服。

【释义】本条论述虚劳失精致阴阳失调的证治。

病因病机：本证由于久患遗精，阴精耗损太甚，肾阴亏虚，阴损及阳，阴阳两虚，阳气虚弱，失于固摄而致。

证候：经常梦遗滑精或梦交，兼有头昏、目眩、发落、少腹弦急不舒、外阴寒冷。

辨证：阴阳两虚。

治法：调补阴阳，固精止遗。

方药：桂枝加龙骨牡蛎汤，即桂枝汤加龙骨、牡蛎。桂枝汤调和阴阳；龙骨、牡蛎潜镇固涩、宁心安神、交通心肾。

细目三　虚劳腰痛证治

要点　肾气丸证

【原文】虚劳腰痛，少腹拘急，小便不利者，八味肾气丸主之。(15)

肾气丸方：

干地黄八两　薯蓣　山茱萸各四两　泽泻　茯苓　牡丹皮各三两　桂枝　附子(炮)各一两

上八味，末之，炼蜜和丸，梧子大，酒下十五丸，加至二十五丸，日再服。

【释义】本条论述肾气不足虚劳腰痛的证治。

病因病机：本证由于肾气不足，不能温养腰府及影响膀胱的气化功能而致。

证候：一是腰痛；二是气化失常而见少腹拘急、小便不利。

辨证：肾气不足。

治法：温补肾气。

方药:八味肾气丸。干地黄、山药、山茱萸与泽泻、牡丹皮、茯苓三补三泻,滋补肾阴,加桂枝、附子温阳化气。

细目四　虚劳不寐证治

要点　酸枣仁汤证

【原文】虚劳虚烦不得眠,酸枣仁汤主之。(17)

酸枣仁汤方:

酸枣仁二升　甘草一两　知母二两　茯苓二两　芎䓖二两

上五味,以水八升,煮酸枣仁,得六升,内诸药,煮取三升,分温三服。

【释义】本条论述虚劳病心肝血虚失眠的证治。

病因病机:本证由于肝之阴血亏虚,血不养心,心血不足,阴虚内热,心神不安而致。

证候:一见肝心阴血不足引起的失眠或心悸、眩晕、口干等;二见阴虚内热并常伴潮热、惊悸、盗汗、口疮、眩晕、舌红、脉细数等。

辨证:心肝阴血不足。

治法:养阴清热,安神宁心。

方药:酸枣仁汤。酸枣仁甘酸性平,养肝阴,益心血,主治失眠,并与甘草为伍,酸甘化阴,以增强养阴之效;茯苓安神宁心;川芎味辛以调肝气;知母苦寒以清虚热。全方补肝养血,安神宁心。

第六单元　肺痿肺痈咳嗽上气病脉证治

细目一　虚热肺痿证治

要点　麦门冬汤证

【原文】大逆上气，咽喉不利，止逆下气者，麦门冬汤主之。(10)

麦门冬汤方：

麦门冬七升　半夏一升　人参二两　甘草二两　粳米三合　大枣十二枚

上六味，以水一斗二升，煮取六升，温服一升，日三夜一服。

【释义】本条论述虚热肺痿的证治。

病因病机：本证由于肺胃津液耗损，虚火上炎，以致肺胃之气俱逆而致。

证候：肺胃气逆当见咳喘、呃逆；津伤虚热熏灼，故咽喉干燥不适，痰黏咳咯不爽；此外，当有口干欲得凉润、舌红少苔、脉象虚数等症。

辨证：肺胃津亏，虚火上炎。

治法：养阴清热，止逆下气。

方药：麦门冬汤。重用麦冬滋阴润肺，清降虚火；半夏下气化痰，虽性温，但用量较轻，且与大量清润药物相伍，则不嫌其燥；人参、甘草、大枣、粳米益气养胃，生津润燥。

细目二　虚寒肺痿证治

要点　甘草干姜汤证

【原文】肺痿吐涎沫而不咳者，其人不渴，必遗尿，小便数，所以然者，以上虚不能制下故也。此为肺中冷，必眩，多涎唾，甘草干姜汤以温之。若服汤已渴者，属消渴。(5)

甘草干姜汤方：

甘草四两(炙)　干姜二两(炮)

上㕮咀，以水三升，煮取一升五合，去滓，分温再服。

【释义】本条论述虚寒肺痿的证治。

病因病机：本证由于上焦阳虚，肺中虚冷而致痿。上焦阳虚者，多因中焦虚寒，土不生金所致。阳虚不能化气，气虚不能输布津液，津液停聚而频吐涎沫；上焦虚冷，通调失常，不能制约下焦而遗尿或小便频数；肺气虚寒，清阳不能上升而见头眩。

证候：频嗽涎沫，咳轻而口不渴，咳则遗尿或小便频数，头眩。

辨证：上焦阳虚，肺中虚冷。

治法：温肺复气。

方药：甘草干姜汤。炙甘草甘温，补中益气；干姜辛温，温复脾肺之阳。两者辛甘合化，益气温阳，培土生金，则虚寒肺痿可愈。

细目三　肺痈邪实壅滞证治

要点　葶苈大枣泻肺汤证

【原文】肺痈，喘不得卧，葶苈大枣泻肺汤主之。(11)

葶苈大枣泻肺汤方：

葶苈(熬令黄色，捣丸如弹子大)　大枣十二枚

上先以水三升，煮枣取二升，去枣，内葶苈，煮取一升，顿服。

肺痈胸满胀，一身面目浮肿，鼻塞清涕出，不闻香臭酸辛，咳逆上气，喘鸣迫塞，葶苈大枣泻肺汤主之。

【释义】本条论述肺痈实证喘满的治法。

病因病机：风热之邪，壅滞于肺，肺气不利，通调失常，津液不能正常输布，故见喘咳不能平卧，属于邪实气闭于肺的实证。

证候:喘咳,喘鸣迫塞。

辨证:邪实气闭。

治法:泻肺逐邪。

方药:葶苈大枣泻肺汤。葶苈子苦寒,能开泄肺气,具有泻下逐痰之功,治实证有捷效。恐其峻利而伤及正气,故佐以大枣之甘温安中而缓和药性,祛邪而不伤正。

细目四　咳嗽上气寒饮郁肺证治

要点　射干麻黄汤证

【原文】咳而上气,喉中水鸡声,射干麻黄汤主之。(6)

射干麻黄汤方:

射干十三枚一法三两　麻黄四两　生姜四两　细辛　紫菀　款冬花各三两　五味子半升　大枣七枚　半夏(大者,洗)八枚一法半升

上九味,以水一斗二升,先煮麻黄两沸,去上沫,内诸药,煮取三升,分温三服。

【释义】本条论述咳嗽上气病之寒饮郁肺证治。

病因病机:寒饮郁肺,肺气失宣,痰涎阻塞,气道不利。

证候:除咳嗽气喘、喉中痰鸣外,兼见胸膈满闷、痰白质稀、苔白滑或白腻、脉浮弦或浮紧。

辨证:寒饮郁肺。

治法:散寒宣肺,降逆化痰。

方药:射干麻黄汤。射干消痰开结以利咽喉;麻黄发散风寒,宣肺平喘;半夏、生姜、细辛散寒蠲饮;五味子收敛肺气,与麻、辛、姜、夏之辛散药相伍,以复肺气之宣肃;紫菀、款冬花温肺化痰止咳;大枣扶正安中。

第七单元　胸痹心痛短气病脉证治

细目一　胸痹病机

要点

【原文】师曰：夫脉当取太过不及，阳微阴弦，即胸痹而痛，所以然者，责其极虚也。今阳虚知在上焦，所以胸痹、心痛者，以其阴弦故也。(1)

【释义】本条以阳微阴弦的病理来阐释胸痹心痛的病机。

阳微指寸脉微；阴弦指尺脉弦。微脉见于寸口，可知上焦的阳气虚衰；弦脉见于尺部，可知下焦的阴寒痰浊壅盛。上虚则阴寒痰浊自下乘之，阻闭胸阳，故见胸痹心痛。由于上焦阳虚，水气痰饮等阴邪便乘虚而居于阳位，故导致胸中闭塞，阳气不通，不通则痛，故云“所以然者，责其极虚也”。

细目二　胸痹主证证治

要点　瓜蒌薤白白酒汤证

【原文】胸痹之病，喘息咳唾，胸背痛，短气，寸口脉沉而迟，关上小紧数，瓜蒌薤白白酒汤主之。(3)

瓜蒌薤白白酒汤方：

瓜蒌实一枚(捣)　薤白半升　白酒七升

上三味，同煮，取二升，分温再服。

【释义】本条论述胸痹病的典型证候和主治方剂。

病因病机：寸口沉取而迟，是上焦阳虚，胸阳不振之象；关上出现小紧，是中焦(胃)有停饮，阴寒内盛之征。上焦阳虚，则痰饮上乘，以致阴邪停聚于胸中，故有此种脉象。病机皆由“阳微阴弦”，阳虚邪闭而成。阳虚邪闭，胸背之气痹而不通，故胸背痛而短气；胸背之气痹而不通，则肺气不能宣降，故喘息咳唾。

证候：“喘息咳唾，胸背痛，短气”是胸痹病的主证，而其中“胸背痛，短气”是辨证的关键。

辨证：上焦阳虚，痰饮上乘，胸阳痹阻不通。

治法：化痰散结，宣痹通阳。

方药：瓜蒌薤白白酒汤。瓜蒌涤痰宽胸；薤白通阳散结；白酒辛温通阳，调达气血，轻扬善行以助药势。

细目三　胸痹急症证治

要点　薏苡附子散证

【原文】胸痹缓急者，薏苡附子散主之。(7)

薏苡附子散方：

薏苡仁十五两　大附子十枚(炮)

上二味，杵为散，服方寸匕，日三服。

【释义】本条论述胸痹急症的治法。

病因病机：本证由于阳气衰微，阴寒痰湿壅盛所致。阳气不伸，胸阳闭塞，可见胸中痛剧；阳气不达四肢，见四肢逆冷。

证候：胸中痛剧，四肢逆冷，尚可见舌淡苔白而滑，脉象沉伏，或涩，或微细而迟，或紧细而急。

辨证：阳气衰微，阴寒痰湿凝滞胸中。

治法：温阳化湿，开痹以缓急。

方药：薏苡附子散。重用炮附子通阳散寒，温经止痛；薏苡仁除湿宣痹，缓解拘挛。因病情急迫，两药相合为散，取其药力迅速而收速效。此方有缓解血脉拘急和扶阳抑阴的效果。

细目四　心痛重症证治

要点　乌头赤石脂丸证

【原文】心痛彻背，背痛彻心，乌头赤石脂丸主之。(9)

乌头赤石脂丸方：

蜀椒一两(一法二分)　乌头一分(炮)　附子半两(炮)(一法一分)　干姜一两(一法一分)　赤石脂一两(一法二分)

上五味，末之，蜜丸如梧子大，先食服一丸，日三服。不知，稍加服。

【释义】本条论述心痛重症证治。

病因病机：阳气衰微，阴寒痼结，经脉凝滞不通，故见心痛彻背，背痛彻心，痛无休止，四肢厥冷，脉来沉紧。

证候：心痛彻背，背痛彻心。

辨证：阴寒痼结，寒凝气痹。

治法：温阳散寒，峻逐阴邪。

方药：乌头赤石脂丸。方中乌、附、椒、姜为大辛大热之品，协同配伍，逐寒止痛之力极强，并用赤石脂温涩调中，收敛阳气。

第八单元　腹满寒疝宿食病脉证治

细目一　脾虚寒盛证治

要点　大建中汤证

【原文】心胸中大寒痛，呕不能饮食，腹中寒，上冲皮起，出见有头足，上下痛而不可触近，大建中汤主之。(14)

大建中汤方：

蜀椒二合(去汗)　干姜四两　人参二两

上三味，以水四升，煮取二升，去滓，内胶饴一升，微火煎取一升半，分温再服；如一炊顷，可饮粥二升，后更服，当一日食糜，温覆之。

【释义】本条论述脾虚寒盛的腹满痛证治。

病因病机：脾胃阳衰，中焦寒甚，阴寒之气肆行于腹中而致腹满痛。

证候：心胸中大寒痛，呕不能饮食，腹中寒，上冲皮起，出见有头足，上下痛而不可触近。

辨证：脾胃阳衰，中焦寒甚。

治法：温补建中，散寒止痛。

方药：大建中汤。方中蜀椒、干姜温中散寒，与人参、饴糖之温补脾胃合用，大建中气，使中阳得运，则阴寒自散，诸症悉愈。

细目二　寒实内结证治

要点　大黄附子汤证

【原文】胁下偏痛，发热，其脉紧弦，此寒也，以温药下之，宜大黄附子汤。(15)

大黄附子汤方：

大黄三两　附子三枚(炮)　细辛二两

上三味，以水五升，煮取二升，分温三服；若强人，煮取二升半，分温三服。服后如人行四五里，进一服。

【释义】本条论述寒实内结腹满的证治。

病因病机：寒实内结，不通则痛，而见胁下偏痛。

证候：胁腹疼痛，大便不通，脉象紧弦。此外，可伴有恶寒肢冷、舌苔黏腻等。

辨证：寒实内结。

治法：温阳散寒，通便止痛。

方药：大黄附子汤。方中大黄泻下通便以祛里实，附子、细辛温经散寒，并能止痛，苦寒之性得辛温之制，而为温下之法。

第九单元　五脏风寒积聚病脉证并治

细目一　肾着证治

要点　甘姜苓术汤证

【原文】肾着之病，其人身体重，腰中冷，如坐水中，形如水状，反不渴，小便自利，饮食如故，病属下焦，身劳汗出，衣一作表里冷湿，久久得之，腰以下冷痛，腹重如带五千钱，甘姜苓术汤主之。(16)

甘草干姜茯苓白术汤方：

甘草　白术各二两　干姜　茯苓各四两

上四味，以水五升，煮取三升，分温三服，腰中即温。

【释义】本条论述肾着的病因与证治。

病因病机：湿冷衣物长期贴身，致使寒湿侵袭腰部，阳气痹阻。虽尚未影响肾脏功能，但腰为肾之外府，故名肾着。

证候：腰痛、腰冷、腰重，或身体沉重。无口渴、小便不利、纳少纳呆等脾肾症状。

辨证：寒湿痹着腰部。

治法：温中健脾，散寒除湿。

方药：甘姜苓术汤。重用干姜，配甘草以温中散寒；重用茯苓，配白术以健脾祛湿。

细目二　肝着证治

要点　旋覆花汤证

【原文】肝着，其人常欲蹈其胸上，先未苦时，但欲饮热，旋覆花汤主之。臣亿等校诸本旋覆花汤方，皆同。(7)

旋覆花汤方：

旋覆花三两　葱十四茎　新绛少许

上三味，以水三升，煮取一升，顿服之。

【释义】本条论述肝着证治。

病因病机：病位初在气分，若得热饮则可使气机通利，痛苦减轻。迨至病成，渐及血分，经脉瘀滞，虽得揉按或热饮亦无益。

证候：胸胁痞闷不舒，甚或胀痛、刺痛，喜叩击、揉按，善太息。

辨证：肝脏受邪而疏泄失常，经脉气血郁滞，着而不行。

治法：行气活血，通阳散结。

方药：旋覆花汤。旋覆花下气而善通肝络；新绛活血行瘀；葱白通阳散结。

第十单元　痰饮咳嗽病脉证并治

细目一　痰饮病治则

要点

【原文】病痰饮者，当以温药和之。(15)

【释义】本条论述痰饮病的治疗大法。

此处所谓痰饮为广义痰饮。肺、脾、肾三脏阳气虚弱，气化不利，水液停聚而成饮。饮为阴邪，遇寒则聚，遇阳则行，得温则化。因此，治疗痰饮需借助"温药"以振奋阳气、开发腠理、通调水道。阳气振奋，既可温化饮邪，又可绝痰饮滋生之源；开发腠理、通调水道是给饮邪以出路，使其能从表、从下、从前后分消而去。"和之"指温药不可过用，因专补碍邪、过燥伤正，故应以和为原则，调和人体阳气，实为治本之法。

细目二　饮停心下证治

要点　苓桂术甘汤证

【原文】心下有痰饮，胸胁支满，目眩，苓桂术甘汤主之。(16)

苓桂术甘汤方：

茯苓四两　桂枝三两　白术三两　甘草二两

上四味，以水六升，煮取三升，分温三服，小便则利。

夫短气，有微饮，当从小便去之，苓桂术甘汤主之(方见上)；肾气丸亦主之(方见脚气中)。

【释义】本条论述饮停心下的证治。

病因病机：心下即胃之所在，胃中有停饮，故胸胁支撑胀满；饮阻于中，清阳不升，故头目眩晕。

证候：胸胁支满，目眩，或伴有小便不利。

辨证：脾阳不足，痰饮内停。

治法：温阳蠲饮，健脾利水。

方药：苓桂术甘汤。方中茯苓淡渗利水，桂枝辛温通阳，振奋阳气以消饮邪，两药相合可温阳化饮；白术健脾燥湿，甘草和中益气，两药相伍能补土制水。

细目三　饮逆致呕兼眩悸证治

要点　小半夏加茯苓汤证

【原文】卒呕吐，心下痞，膈间有水，眩悸者，小半夏加茯苓汤主之。(30)

小半夏加茯苓汤方：

半夏一升　生姜半斤　茯苓三两一法四两

上三味，以水七升，煮取一升五合，分温再服。

【释义】本条论述饮邪致呕兼眩悸证治。

病因病机：偶犯外邪，停聚于膈间的饮邪随胃气上逆，饮阻气滞，清阳不升，水气凌心。

证候：突然剧烈呕吐，病势急迫，兼见胃脘痞闷、头眩、心悸。

辨证：饮邪上逆。

治法：蠲饮降逆，宁心镇悸。

方药：小半夏加茯苓汤。本方在小半夏汤基础上加茯苓，方中半夏辛温，涤痰化饮，降逆止呕；生姜辛散，温中降逆，消散寒饮，又能抑制半夏之悍性；茯苓淡渗利水，宁心镇悸。

细目四　痰饮冒眩证治

要点　泽泻汤证

【原文】心下有支饮,其人苦冒眩,泽泻汤主之。(25)

泽泻汤方:

泽泻五两　白术二两

上二味,以水二升,煮取一升,分温再服。

【释义】本条论述痰饮冒眩证治。

病因病机:饮停于中,升降受阻,浊阴不能下行,清阳不能上达。

证候:上脘支撑胀满,头昏如冒,目眩懒睁。

辨证:脾虚饮泛,蒙蔽清阳。

治法:健脾化饮,降逆止眩。

方药:泽泻汤。重用泽泻五两,重在利水蠲饮,导浊阴下行;白术健脾制水,培土以断生饮之源。

第十一单元　消渴小便不利淋病脉证并治

细目　消渴证治

要点　白虎加人参汤证

【原文】渴欲饮水，口干舌燥者，白虎加人参汤主之。(方见中暍中)(12)

白虎加人参汤方：

知母六两　石膏一斤(碎)　甘草二两　粳米六合　人参三两

上五味，以水一斗，煮米熟汤成，去滓，温服一升，日三服。

【释义】本条论述肺胃热盛、气津两伤的消渴证治。

病因病机：肺胃热盛而伤及津液，热能伤津，亦能耗气，气虚不能化津，津亏无以上承，则口干舌燥、渴欲饮水，可见舌红苔黄而燥，脉大而细数。

证候：口干舌燥，渴欲饮水，可见舌红，苔黄而燥，脉大而细数。

辨证：肺胃热盛，气津两伤。

治法：清热止渴，益气生津。

方药：白虎加人参汤。方中生石膏、知母清热止渴，人参、甘草、粳米益气生津，使邪热得清，气复津生，消渴乃止。

第十二单元　水气病脉证并治

细目一　风水夹热证治

要点　越婢汤证

【原文】风水恶风，一身悉肿，脉浮不渴，续自汗出，无大热，越婢汤主之。(23)

越婢汤方：

麻黄六两　石膏半斤　生姜三两　大枣十五枚　甘草二两

上五味，以水六升，先煮麻黄，去上沫，内诸药，煮取三升，分温三服。恶风者加附子一枚炮，风水加术四两《古今录验》。

【释义】本条论述风水夹热证治。

病因病机：风水为病，初病在表，水为风激，泛溢于肌表，且有化热趋势。风性开泄，加之热迫津泄，热随汗出，但并未尽去。

证候：周身浮肿，以面目先肿或面目及腰以上肿甚为特征，恶风，低热或中度发热，口渴，自汗出，脉浮。

辨证：风水夹热。

治法：散邪清热，发越水气。

方药：越婢汤。方中麻黄配生姜发越宣散；重用辛寒之石膏，清解郁热；大枣、甘草益气和中以助药力。方后注“恶风者加附子”中的“恶风”指因此方发散太过，损伤卫阳，致恶风加重或不解，故加用附子以温经助阳；“加术”指水湿过盛者，宜加白术与麻黄相配，并行表里之湿以达微汗之效。

细目二　脾虚气滞证治

要点　枳术汤证

【原文】心下坚，大如盘，边如旋盘，水饮所作，枳术汤主之。(32)

枳术汤方：

枳实七枚　白术二两

上二味，以水五升，煮取三升，分温三服，腹中软，即当散也。

【释义】本条论述气分病脾虚气滞证治。

病因病机：脾虚气滞，失于健运转输，致水饮与气痞结于心下。

证候：心下坚块漫大如盘，上脘胀闷或疼痛。

辨证：脾虚气滞。

治法：行气散结，健脾化饮。

方药：枳术汤。方中枳实苦泄，行气散结消痞；白术苦温，健脾燥湿化饮。

第十三单元 黄疸病脉证并治

细目一 湿热并重证治

要点 茵陈蒿汤证

【原文】谷疸之为病，寒热不食，食即头眩，心胸不安，久久发黄，为谷疸，茵陈蒿汤主之。(13)

茵陈蒿汤方：

茵陈蒿六两 栀子十四枚 大黄二两

上三味，以水一斗，先煮茵陈，减六升，内二味，煮取三升，去滓，分温三服。小便当利，尿如皂角汁状，色正赤，一宿腹减，黄从小便去也。

【释义】本条论述黄疸湿热并重的证治。

病因病机：本证由湿热内蕴脾胃所致。湿热交蒸，营卫不和则生寒热；湿热内蕴，脾胃升降失常则不欲饮食，若勉强进食，反而增湿助热；湿热上冲，则见头目眩晕、心胸不安；湿热郁蒸日久累及血分则形成黄疸。

证候：寒热不食，食即头眩，心胸不安，身黄如橘子色，腹微满，小便不利。

辨证：湿热俱盛。

治法：清利湿热退黄。

方药：茵陈蒿汤。方中茵陈清热利湿退黄，为治疗黄疸的要药；栀子清热除烦，利湿退黄。两药合用，使湿热从小便而去。大黄活血化瘀，泻热退黄，通利大便。三味合用，清热利湿，行瘀退黄，使湿热、瘀热从大小便排泄。

细目二 湿重于热证治

要点 茵陈五苓散证

【原文】黄疸病，茵陈五苓散主之。(18)

茵陈五苓散方：

茵陈蒿末十分 五苓散五分

上二物和，先食饮方寸匕，日三服。

【释义】本条论述湿重于热的黄疸证治。

病因病机：湿热黄疸，湿多热少。

证候：全身发黄，黄色不甚鲜明，食少脘痞，身重便溏，小便不利，苔腻淡黄。

辨证：湿重于热。

治法：利湿清热退黄。

方药：茵陈五苓散。方中茵陈清热利湿退黄，五苓散化气利水除湿。

第十四单元　妇人妊娠病脉证并治

细目一　胎与癥的鉴别及癥病证治

要点　桂枝茯苓丸证

【原文】妇人宿有癥病，经断未及三月，而得漏下不止，胎动在脐上者，为癥痼害。妊娠六月动者，前三月经水利时，胎也。下血者，后断三月，衃也。所以血不止者，其癥不去故也，当下其癥，桂枝茯苓丸主之。(2)

桂枝茯苓丸方：

桂枝　茯苓　牡丹(去心)　桃仁(去皮尖，熬)　芍药各等分

上五味，末之，炼蜜和丸，如兔屎大，每日食前服一丸。不知，加至三丸。

【释义】本条论述胎与癥的鉴别及癥病漏下的治法。

病因病机：素有癥病为患，导致血瘀气滞，经水异常，渐至停经；瘀血内阻，血不归经，则漏下不止。

证候：妇人小腹包块疼痛拒按，下血色晦暗而有瘀块，舌质紫暗，脉沉涩。

辨证：瘀血阻滞，寒痰(湿)凝滞。

治法：祛瘀消癥。

方药：桂枝茯苓丸。方中桂枝、芍药通调血脉；桃仁、牡丹皮活血化瘀消癥；血不利易为水，茯苓利水以和血脉。炼蜜和丸，调和药性，起渐消缓散之功。

细目二　腹痛肝脾失调证治

要点　当归芍药散证

【原文】妇人怀妊，腹中㽲痛，当归芍药散主之。(5)

当归芍药散方：

当归三两　芍药一斤　茯苓四两　白术四两　泽泻半斤　芎䓖半斤(一作三两)

上六味，杵为散，取方寸匕，酒和，日三服。

【释义】本条论述肝脾不和腹痛的证治。

病因病机：本证由于肝虚气郁则血滞，脾虚气弱则湿停，肝病及脾，肝脾失调而致。

证候：腹中绵绵而痛或拘急而痛，体倦，浮肿，白带量多，小便不利，泄泻等。

辨证：肝脾失调，气郁血滞湿阻。

治法：养血疏肝，健脾利湿。

方药：当归芍药散。方中重用芍药养血柔肝，缓急止痛，辅以当归养血活血，川芎行血中之气；茯苓、白术健脾除湿；泽泻用量亦重，意在渗湿于下。

第十五单元　妇人杂病脉证并治

细目一　月经病冲任虚寒夹瘀证治

要点　温经汤证

【原文】问曰:妇人年五十所,病下利,数十日不止,暮即发热,少腹里急,腹满,手掌烦热,唇口干燥,何也?师曰:此病属带下。何以故?曾经半产,瘀血在少腹不去。何以知之?其证唇口干燥,故知之,当以温经汤主之。(9)

温经汤方:

吴茱萸三两　当归　芎䓖　芍药各二两　人参　桂枝　阿胶　牡丹皮(去心)　生姜　甘草各二两　半夏半升　麦门冬一升(去心)

上十二味,以水一斗,煮取三升,分温三服。亦主妇人少腹寒,久不受胎;兼取崩中去血,或月水来过多,及至期不来。

【释义】本条论述妇人冲任虚寒夹有瘀血而致崩漏的证治。

病因病机:妇人年五十所,七七之期任脉虚,太冲脉衰,经水当止。今下血数十日不止,乃属崩漏之疾。据条文"曾经半产,瘀血在少腹不去"结合年龄可知,证属冲任虚寒瘀血内阻。由于冲任虚损,气血运行不畅,瘀血阻滞,胞宫失养,故致崩漏下血,见少腹里急、腹满,或伴有刺痛、拒按等症。下血数十日不止,耗损阴血,阴血不足,虚热内生,则见暮即发热、手掌烦热等症。瘀血不去则新血不生,津液失于上润,故见唇口干燥。

证候:少腹里急,腹满或疼痛拒按,崩漏不止,或月经后期、量少,甚或闭经,经期腹痛等,并兼有气血不足的症状。

辨证:冲任虚寒,瘀血内停。

治法:温养血脉。

方药:温经汤。方中吴茱萸、生姜、桂枝温经散寒,通利血脉;阿胶、川芎、当归、芍药、牡丹皮养血和血行瘀;人参、甘草益气补虚;半夏降逆和中;麦冬养阴以制半夏辛燥而清虚热。

细目二　梅核气气滞痰凝证治

要点　半夏厚朴汤证

【原文】妇人咽中如有炙脔,半夏厚朴汤主之。(5)

半夏厚朴汤方:

半夏一升　厚朴三两　茯苓四两　生姜五两　干苏叶二两

上五味,以水七升,煮取四升,分温四服,日三夜一服。

【释义】本条论述咽中气滞痰凝的证治。

病因病机:本病多由于七情郁结,气机不畅,气滞痰凝阻于咽喉所致。

证候:自觉咽中阻塞不适,如有异物感,吞之不下,咯之不出,饮食无碍。

辨证:气滞痰凝。

治法:开结化痰,顺气降逆。

方药:半夏厚朴汤。方中半夏、厚朴、生姜辛以散结,苦以降逆;佐茯苓渗利下气化痰;紫苏叶芳香入肺,以宣气解郁。

细目三　脏躁证治

要点　甘麦大枣汤证

【原文】妇人脏躁,喜悲伤欲哭,象如神灵所作,数欠伸,甘麦大枣汤主之。(6)

甘草小麦大枣汤方:

甘草三两　小麦一升　大枣十枚

上三味,以水六升,煮取三升,温分三服。亦补脾气。

【释义】本条论述脏躁证治。

病因病机:本证多因情志不舒或思虑过度,肝郁化火,伤阴耗液,心脾两伤,心神失养所致。

证候:情志失常,无故悲伤欲哭,频作伸欠,神疲乏力。

辨证:心脾两虚,心神失养。

治法:补益心脾,宁心安神。

方药:甘麦大枣汤。小麦养心安神;甘草、大枣甘润补中,补益心脾。

第五部分 温 病 学

第一单元 温热类温病

温热类温病指病因为温热性病邪，兼湿邪不明显的温病，主要包括风温病、春温病、暑温病、秋燥病等，具有起病急、传变快、易化燥伤阴的特点，治疗以清泄热邪为基础，还要时时顾护阴液。本单元以风温病、春温病、暑温病作为温热类温病之代表，进行详细论述。

细目一 主要温热类温病的传变规律

要点一 风温病的传变规律

风温病是感受风热病邪引起的，多发生于冬春季节的急性外感热病。风温病初起以发热、微恶风寒、口微渴、咳嗽等肺卫表热证为主要表现，属于新感温病。发于冬季者，称为冬温。

如肺卫表热证不解，则其发展可以有两种情况：第一种是传入气分，病位可在肺、胃、大肠等。邪热犯于肺者，可致肺热咳喘，或痰热壅肺证；邪热犯于胃肠者，可出现阳明热盛证或阳明热结证，其中肺卫之热传于气分者，称为顺传。第二种是传入心包，出现神昏谵语、舌謇肢厥等临床表现，是肺卫之邪直接传入营分，称为逆传，此即叶天士所说“温邪上受，首先犯肺，逆传心包”。风温病后期，多见肺胃阴伤证。总的来说，风温病以肺为病变中心，以热伤肺胃之阴为主要病理损伤。

西医学中的大叶性肺炎、病毒性肺炎，或冬春季节的上呼吸道感染、流行性感冒、急性支气管炎等呼吸系统感染性疾病可参考风温病辨治。

要点二 春温病的传变规律

春温病是发生于春季的急性外感热病。传统认为其病因是冬季的寒邪潜伏于体内，郁久化热形成温热病邪，曾名“伏寒化温病邪”。春温病发病之初就有明显的里热证表现，如发热、烦渴、舌红苔黄，严重者可见神昏、痉厥、斑疹，属于伏邪温病，这是春温病与风温病的鉴别点。

因感邪轻重、体质强弱的差异，春温病初期有发于气分和发于营分的不同。发于气分者，邪气虽盛，而正气亦强，病情相对较轻，若病情进一步发展，亦可深入营分、血分；发于营分者，邪热炽盛，营阴亏损，病情较重，可出现伤阴、闭窍、动风、动血等危重症。春温病初期虽以里热证为主，也可有短暂的卫表证表现。新感引动伏邪，称为“新感引发”；无卫表证表现者，称为“伏邪自发”。春温病后期，邪少虚多，主要损耗肝肾阴液，或致虚风内动，与风温病后期主要损伤肺胃阴液不同。春温病恢复期可见余邪留伏阴分，阴液被伤，表现为夜热早凉。

西医学中发生于春季的流行性脑脊髓膜炎、病毒性脑炎、重症流感等外感病可参考春温病辨治。

要点三 暑温病的传变规律

暑温病是感受暑热病邪引起的，发生于夏暑季节的急性外感热病。暑温病初起即见壮热、烦渴、多汗、脉洪大等阳明气分热证表现，即叶天士所说“夏暑发自阳明”。

暑热内炽阳明，极易伤津耗气，甚则导致津气两脱。暑热之邪内陷心营，炼液为痰，可闭阻心包，见神昏谵语；暑热之邪引动肝风，可致痉厥；暑热之邪燔灼营血，可致出血、发斑。暑温病后期，邪热渐退，正虚邪恋，或见暑伤心肾证，或余邪夹痰瘀滞络而出现各种后遗症。暑热之邪易夹湿，因此，暑温病中亦可见暑湿犯肺、暑湿困阻中焦、暑湿弥漫三焦、暑湿伤气等证候。

西医学中发生于夏季的流行性乙型脑炎、登革热、钩端螺旋体病、流行性感冒等疾病可参考暑温病辨治。

细目二　温热类温病主要证治

要点一　卫分证治

温热类温病的卫分证以发热、微恶寒、口微渴为主要见症,可伴有头痛、无汗或少汗、咳嗽、舌边尖红、苔薄白、脉浮数等。此肺卫证主要见于风温病和秋燥病,以疏表透邪为基本治法,以风温病初起银翘散证治为代表。

邪袭肺卫

病机:风温病初起,风热病邪袭于肺卫。

证候表现:发热,微恶寒,头痛,无汗或少汗,咳嗽,口微渴,或咽喉肿痛,舌边尖红,苔薄白,脉浮数。

治法:辛凉解表,宣肺泄热。

方药:银翘散、桑菊饮。

银翘散(辛凉平剂)

金银花　连翘　桔梗　薄荷　竹叶　甘草　荆芥穗　淡豆豉　牛蒡子　鲜芦根

桑菊饮(辛凉轻剂)

杏仁　连翘　薄荷　桑叶　菊花　桔梗　芦根　生甘草

银翘散和桑菊饮都适用于风热犯于肺卫证,但清解之力有轻重之别。银翘散中有辛散透表之荆芥穗、淡豆豉,疏表祛邪力大,且金银花、连翘用量较大,再配竹叶,全方清热力亦强,故称为辛凉平剂。桑菊饮中无荆、豉,解表力较银翘散逊,且桑、菊清热之力亦无银、翘强,故称为辛凉轻剂;方中杏仁宣降肺气,止咳作用优于银翘散。两方均为轻清之剂,不宜久煎。

银翘散适用于风热袭表,卫气闭郁较重,即恶寒、无汗或少汗、头痛等表证明显者;桑菊饮适用于风热袭表,表证较轻,咳嗽较明显者。临床应用时,口渴甚可加天花粉、沙参;咽肿、项肿可加马勃、玄参;咳嗽甚除加杏仁、桔梗外,还可加前胡、紫菀等;有痰可加川贝母、瓜蒌。

要点二　气分证治

气分证温邪较盛,正气亦不衰,正邪相争剧烈,多处于温病的中期和极期,见发热、不恶寒、口渴、苔黄、脉数有力等。气分证可由风温病、秋燥病卫分之邪由表入里传变而致;而春温病属于伏邪温病,暑温病"夏暑发自阳明",故初起即可见到气分证。

1. 肺热腑实

病机:痰热阻肺,肠腑热结。

证候表现:发热,痰涎壅盛,喘促,便秘,苔黄腻或黄滑,脉右寸实大。

治法:宣肺化痰,通腑泄热。

方药:宣白承气汤。

生石膏　生大黄　杏仁粉　瓜蒌皮

此为肺与大肠同病,痰热壅阻,肺气不降,则腑气难以下行;肠腑热结,腑气不通,则肺热无从外泄。故当肺与肠同治。宣白承气汤取麻杏甘石汤、承气汤合用之意,宣肺通腑,脏腑同治。肺系感染性疾病适当应用肺肠同治法,可提高泄热清肺的疗效,同时也提示,治疗此类疾病时要注意了解大便情况,如大便不通,在清解肺热的同时有必要通利大便,使邪热快速外解。

肺热炽盛,可加桑白皮、黄芩、鱼腥草;痰涎壅盛,加贝母、葶苈子等。

2. 燥热伤肺

病机:燥热壅肺,津液受损。

证候表现:发热,干咳无痰或少痰,气逆而喘,胸胁满闷,鼻咽干燥,心烦口渴,乏力,苔薄白干燥或薄黄干燥,舌边尖红赤。

治法:辛凉甘润,清肺润燥。

方药:清燥救肺汤。

生石膏　桑叶　甘草　人参　胡麻仁　阿胶　麦冬　杏仁　枇杷叶

本证为燥热病邪犯肺,致肺气郁闭,肺津受损,进而肺气上逆而致干咳少痰、痰黏难咳。燥热病邪与风热病邪都以肺为病变中心,但前者主要产生于秋季,更易致津液干燥,故治疗在清泄燥热的同时,要注意清润养阴,避免过用苦燥之品。

卫分之邪未尽,加连翘、牛蒡子;痰多,加贝母、瓜蒌;痰中带血,加白茅根、仙鹤草、侧柏叶;津伤重,加沙参等。

要点三　营分证治

营分证指热邪深入,劫灼营阴,扰乱心神而产生的病变,比气分证更深一层,病情较重。营分证多由气分邪热深入营分而致;或卫分证不解,邪热直接内陷营分;或体内热邪郁伏,暗耗营阴所致。心主血属营,营气通于心,营分的病变会影响到心神，可出现心烦不寐，甚或谵语等明显神志异常的表现；营和血都行于脉中，热窜血络则出现斑疹隐隐的表现。

热灼营阴

病机：营热阴伤，扰神窜络。

证候表现：身热夜甚，心烦不寐，甚或时有谵语，斑疹隐隐，咽燥口干反不甚渴，舌质红绛，苔薄或无苔，脉细数。

本证纯属营分，见舌质红绛，苔薄或无苔。若邪热初入营分而气分热未解，则多兼有黄白苔。

治法：清营解毒，透热养阴。

方药：清营汤。

犀角（现用水牛角代） 生地黄 玄参 竹叶心 麦冬 丹参 黄连 金银花 连翘

本方为温病营分证主方，其中生地黄、玄参、麦冬甘寒清热养阴，水牛角、黄连清营热解毒，丹参化瘀以防瘀热互结，金银花、连翘、竹叶心轻清透热，配入清营养阴解毒之品中，清解并外透营热，体现了叶天士“入营犹可透热转气”的营分证治疗特色。

若营热兼有表证，微恶风寒、咽痛，可加薄荷、蝉蜕、牛蒡子等疏散表邪；若兼神昏谵语、舌謇肢厥，可加安宫牛黄丸或紫雪丹。

要点四 热陷心包证治

热陷心包证亦称心包证，其发生或由风温病肺卫证误治、失治，加之平素心阴心气不足，致邪热与痰相结，未传气分而径入心包，即“逆传心包”；或气分证、营分证发展的过程中，邪热炽盛，炼液成痰，痰热闭窍，扰乱神明。本证是温病的危急重症。

热陷心包

病机：痰热内陷，闭阻心包。

证候表现：身灼热，神昏谵语，或昏愦不语，舌謇肢厥，舌色纯绛鲜泽，脉细数。

心包证属营分病变范畴，与热灼营分证不同的是，本证神志异常严重，表现为神昏谵语或昏愦不语；营分证神志异常较轻，仅表现为心烦不寐，或时有谵语，此外尚有营阴受损和血络受伤之表现。

治法：清心凉营，豁痰开窍。

方药：清宫汤送服安宫牛黄丸，或送服紫雪丹、至宝丹。

清宫汤

玄参心 莲子心 竹叶卷心 连翘心 犀角尖（现用水牛角尖代） 连心麦冬

安宫牛黄丸

市售成药，组成略。

紫雪丹

市售成药，组成略。

至宝丹

市售成药，组成略。

安宫牛黄丸、紫雪丹、至宝丹皆为凉开剂，有开窍醒神之功，又称为温病“三宝”，临证宜区别使用。安宫牛黄丸最凉，长于清热解毒，适用于高热神昏者；紫雪丹重镇药多，长于止痉息风、泄热通便，适用于高热惊厥、便秘者；至宝丹长于芳香辟秽，适用于痰浊蒙蔽心窍，神昏谵语者。

若热闭心包兼腑实，安宫牛黄丸可配以攻下药，如牛黄承气汤（安宫牛黄丸合生大黄末）；若病情突然逆转，正气外脱，称为内闭外脱，“三宝”应与固脱救逆之品同用，其中津气外脱者合生脉散，阳气暴脱者合参附汤。

要点五 热盛动风证治

温病过程中，邪热炽盛，热陷厥阴，引动肝风，属于实证动风，多出现在温病极期高热时，是温病危急重症。

热盛动风

病机：邪热亢盛，深入厥阴，肝风内动。

证候表现：高热不退，头痛头胀，心中躁扰，甚则神昏，手足抽搐，颈项强直，甚或角弓反张，舌干红绛，脉弦数。

治法：清热凉肝，息风止痉。

方药：羚角钩藤汤。

羚羊角 桑叶 菊花 钩藤 生地黄 白芍 竹茹 川贝母 茯神 甘草

羚角钩藤汤是治疗热盛动风的基本方，有息风止痉、清热增液舒筋的功效，温病治疗中多与其他药物配合使用。如抽搐兼见壮热、烦渴、舌红、脉洪大有力，为阳明气分热盛，引动肝风，当配以生石膏、知母清泄气分热；若兼见身热夜甚、舌质红绛，为心营热盛，引动肝风，当配以清营汤；若兼腑实便秘，当配以大黄、芒硝通下泄热；若有窍道出血，或斑疹外发，当配以水牛角、牡丹皮、紫草等凉血消斑；若有神昏狂躁，邪热内陷心包，当与“三宝”同用。

要点六　血分证治

血分证指热邪深入血分,引起耗血、动血的证候。血分证可由卫、气分之邪不解,深入血分而致,也可由营分之热发展而来,亦可由伏气温病发于血分而致。血分证一般病情危重,发展迅速,多见于温病的极期、后期,出血重者可见正气骤然外脱。

热盛迫血

病机:血分热毒炽盛,动血耗血,瘀热互结。

证候表现:灼热夜甚,躁扰不安,甚或昏狂谵妄,斑疹密布,色深红或紫黑,或吐血、衄血、便血、尿血,舌质深绛,脉数。

血分证以血热妄行之出血(窍道出血、斑疹)为主要临床特点,这是与营分证的不同之处。

治法:凉血散血,清热解毒。

方药:犀角地黄汤。

犀角(现用水牛角代)　生地黄　白芍　牡丹皮

本方清热凉血、滋养阴血、消散瘀血,清、养、散三法合用,凉血而不伤血,止血而不留瘀。其中生地黄用量应大,既凉血又养阴,同时起散血的作用。全方体现了叶天士入血"则恐耗血动血,直须凉血散血"的血分证治疗大则。临证运用,应根据出血部位配伍凉血止血之品,如吐血加侧柏叶、白茅根,衄血加白茅根、焦栀子、黄芩,便血加槐花、地榆,尿血加小蓟、琥珀、白茅根等。病情重,见高热、出血发斑等气血两燔之重症,可用清瘟败毒饮。

要点七　真阴耗竭证治

温邪久羁不退,耗伤肝肾之阴血,呈现邪少虚多之势,属温病后期下焦证候。

真阴耗竭

病机:温病日久,真阴耗伤,邪少虚多。

证候表现:低热不退,手足心热甚于手足背,口干咽燥,齿黑,或心悸,或神疲多眠,耳聋,舌干绛或枯萎,或紫晦而干,脉虚软或结代。

治法:滋补肝肾,润养阴液。

方药:加减复脉汤。

炙甘草　干地黄　麦冬　阿胶　麻仁　白芍

本方由《伤寒论》炙甘草汤去参、桂、姜、枣,加白芍而来,是温病后期邪入下焦、肝肾阴伤之主方。方中多滋润之品,邪少虚多时才可使用,邪热尚盛、正邪交争剧烈时不可用,以免敛邪助热。

本方去麻仁,加龙骨、牡蛎,名救逆汤,治温病误汗,损伤心气心阴,致心中动悸,汗出不止,若脉虚大欲散者,再加人参补元气固脱;大便溏薄,去麻仁,加牡蛎(名一甲复脉汤)滋阴固摄;虚风内动,手足蠕动,加生牡蛎、生鳖甲(名二甲复脉汤)以防痉厥。

要点八　虚风内动证治

虚风内动证是因肾阴耗竭导致的动风证,属于虚证动风。吴鞠通所言"热邪深入,或在少阴,或在厥阴,均宜复脉"即温病后期的厥、少同病证。本证与热盛动风证的区别,在动风表现上,虚证动风多为四末、口角的蠕动或颤动,徐缓无力,实证动风多为躯干、四肢抽搐有力,牙关紧闭;在发生的时间上,虚证动风多出现在温病后期,由热久伤阴,水不涵木,筋脉失养而致,实证动风多发生在温病的中期或极期,邪正抗争剧烈,由邪热炽盛,燔灼筋脉而致。

阴虚动风

病机:温病后期,水不涵木,虚风内动。

证候表现:低热,手足蠕动或瘛疭,心悸或心中憺憺大动,甚则心痛,形消神倦,咽干齿黑,舌干绛,脉虚细无力。

治法:滋养阴血,柔肝息风。

方药:三甲复脉汤、大定风珠。

三甲复脉汤

炙甘草　干地黄　白芍　麦冬　阿胶　麻仁　生牡蛎　生鳖甲　生龟甲

本方为加减复脉汤加生牡蛎、生鳖甲、生龟甲而成,治疗温病后期阴虚动风证,症见手足蠕动或瘛疭,心中憺憺大动,甚则心痛。

大定风珠

炙甘草　干地黄　白芍　麦冬　阿胶　麻仁　生牡蛎　生鳖甲　生龟甲　五味子　鸡子黄

本方为三甲复脉汤加五味子、鸡子黄而成。五味子酸敛,以防厥脱之变;鸡子黄为血肉有情之品,填阴增液息风。全方用于肝肾阴竭,阴阳时时欲脱之证。

本着阴阳互生之义,纯补阴方中,必要时当加补气固脱药物。如肺气将绝,喘息气促,加人参;阴阳两脱,自汗不止,加人参、龙骨、浮小麦;

阴气大伤，心悸不已，加人参、茯苓、炒酸枣仁、浮小麦等。

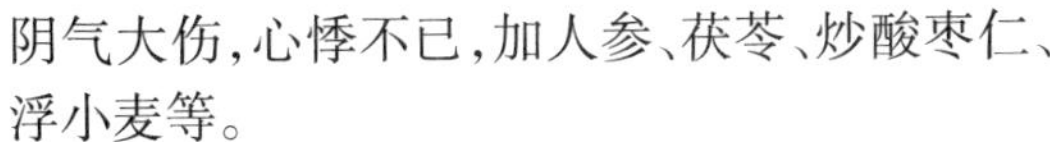

要点九 后期正虚邪恋证治

温病后期，肝肾阴液被伤，余邪尚未尽退，处于正虚邪恋阶段，治疗既要扶助正气，又要清除余邪，当慎用性味猛烈或滋腻厚重的药物，以免伤正，闭门留寇。阴虚火炽证、邪留阴分证是温病后期具有代表性的正虚邪恋证候。

1. 阴虚火炽

病机：温病后期，肾阴耗伤，心火仍炽，心肾不能互济。

证候表现：身热，心烦不得卧，口燥咽干，舌红，苔黄或薄黑而干，脉细数。

治法：泻心火，育肾阴。

方药：黄连阿胶汤。

黄连　黄芩　炒白芍　阿胶　鸡子黄

本方甘、苦、酸同用，上泻心火，下滋肾水，攻补兼施，泻南补北。正如吴鞠通《温病条辨》所说："名黄连阿胶汤者，取一刚以御外侮，一柔以护内主之义也。"

若心火亢盛，加莲子心、栀子、淡竹叶；若津伤口渴较甚，可加麦冬、生地黄、知母；若兼有气短乏力，脉散大，可加生脉散。

2. 邪留阴分

病机：温病后期，阴液亏损，余邪留伏阴分。

证候表现：夜热早凉，热退无汗，能食形瘦，舌红少苔，脉沉细略数。

治法：滋阴透邪。

方药：青蒿鳖甲汤。

青蒿　鳖甲　生地黄　知母　牡丹皮

本方养阴透邪，亦属攻补兼施方。青蒿、鳖甲一以透热，一以养阴，为全方之君。正如吴鞠通所说："青蒿不能直入阴分，有鳖甲领之入也；鳖甲不能独出阳分，有青蒿领之出也。"若兼肺阴虚，可加沙参、麦冬、川贝母；若兼胃阴虚，可加玉竹、石斛、山药；若虚热明显，五心烦热，可加地骨皮、白薇、胡黄连。

真阴耗竭证、阴虚动风证、阴虚火炽证、邪留阴分证都属温病后期的证候，吴鞠通提出的"壮火尚盛者，不得用定风珠、复脉；邪少虚多者，不得用黄连阿胶汤；阴虚欲痉者，不得用青蒿鳖甲汤"即对以上四方证的鉴别。

第二单元 湿热类温病

湿热类温病为湿热性质的温邪所致，主要包括湿温病、伏暑病等，多见以脾胃为中心而弥漫全身的湿热症状，起病较缓、传变较慢、病势缠绵，证候有湿与热之偏重，病位有上、中、下焦之分，其中湿热邪气的转归有化燥伤阴、化寒伤阳之不同。此类温病的治疗以清化湿热为基本原则，注重分解湿热、因势利导以祛邪、顾护阴阳以扶正。本单元以湿温病、伏暑病作为湿热类温病之代表，进行详细论述。

细目一 主要湿热类温病的传变规律

要点一 湿温病的传变规律

湿温病是感受湿热病邪引起的急性外感热病，全年可见，但多发生于雨湿较盛、气候炎热的长夏。湿温病初起以湿遏卫气为主要病机，见身热不扬、恶寒少汗、身重肢倦、胸闷脘痞、苔腻脉缓等症。

湿温病起病较缓，传变亦较慢，因湿为阴邪，化热较慢，往往初起湿象偏重。湿温病初起见湿遏卫气证，或可见湿阻膜原证。随着卫分之邪内传或膜原之邪渐趋于脾胃，而出现气分湿热证。气分湿热证按湿与热的多少可分为湿重于热、热重于湿、湿热并重三种类型。中气虚者，中阳不足，热从湿化，病变偏于太阴脾，多呈现湿重于热证；中气实者，中阳偏旺，湿从热化，病变偏于阳明胃，多呈现热重于湿证；介于两者之间，湿与热互结者，证属湿热并重。湿热病邪弥漫，蒙上流下，上壅咽喉、头目，可致喉痹、头目不清；犯于肝胆，可出现黄疸；阻于肠道，则大便不通；蕴结膀胱，则小便不通等。本病若进入气分恢复阶段，余邪未尽，脾胃功能未复，治以轻清芳化，清涤余湿。

湿温病以脾胃为病变中心，其病邪是湿与热两种性质不同的邪气相合而成，故湿温病的转归有别于温热类温病。一种转归是湿从热化，日久化燥化火深入营血，可以伤阴、闭窍、动风、动血；另一种转归是热从湿化，耗伤脾肾之阳，导致“湿胜阳微”之阴寒证。

西医学中发生于夏秋季节的伤寒、副伤寒、沙门菌感染、钩端螺旋体病、流行性乙型脑炎、某些肠道病毒感染性疾病、流行性感冒，以及其他属于湿热性质的疾病可参考湿温病辨治。

要点二 伏暑病的传变规律

伏暑病是夏季感受暑邪，伏藏于体内，于秋冬季节发病的急性外感热病。本病以暑湿邪气伏藏为多见，初起即可见高热、烦渴、脘痞、苔腻等暑湿郁蒸气分证，属于伏邪温病。

伏暑病初起多见表里同病。夏月感受暑湿病邪，郁而未发，至深秋或冬月，由时令之邪引发，出现暑湿郁蒸气分兼表证，为卫气同病；素体阴虚内热重者，初起见营血分兼表证，为卫营同病。随着病情进一步发展，恶寒、无汗之表证去，暑湿邪气郁蒸气分者，可出现暑湿郁阻少阳、弥漫三焦、阻滞肠道等证；暑湿化燥化火入营血者，或出现内闭包络证，或出现瘀热蕴结下焦证等。本病后期，不论气分湿热证，还是营血分阴伤证，皆气阴大伤，甚则出现肾气大伤、下元亏损之险证。

西医学中发生于秋冬季节的重型流感、流行性出血热、散发性脑炎，以及其他一些具有湿热性质的疾病可参考伏暑病辨治。

细目二 湿热类温病主要证治

要点一 湿温病初发证治

湿温病初发，外内合邪为病，常见卫气同病，呈湿重热轻证候。

湿遏卫气

病机：湿温病初起，卫气同病，湿重热轻。

证候表现：身热不扬，午后热显，恶寒，无汗或少汗，头重如裹，身重肢倦，胸闷脘痞，面淡黄，口不渴，苔白腻，脉濡缓。

身热不扬是湿温病湿重于热的典型发热类型，由湿热病邪郁阻卫气，热为湿遏，热势不能外达所致，多伴有汗出热不解；湿热蕴蒸，导致胸脘痞闷、身重纳呆、舌苔白腻、脉濡缓等症状。本证发热恶寒，无汗或少汗，类似伤寒太阳表证，但胸闷脘痞、苔白腻、脉濡缓等湿邪表现突出。胸闷脘痞类似伤食积滞里证，但无苔垢浊、嗳腐食臭；午后热显似阴虚发热，但无颧红、五心烦热及舌红少苔，以上可作为证候鉴别依据。

治法：芳香化湿，宣通气机。

方药：三仁汤、藿朴夏苓汤。

三仁汤

杏仁　滑石　通草　豆蔻　竹叶　厚朴　生薏苡仁　半夏

藿朴夏苓汤

藿香　半夏　赤茯苓　杏仁　薏苡仁　豆蔻　猪苓　泽泻　淡豆豉　厚朴

两方都有杏仁、豆蔻、薏苡仁，均有开上、畅中、渗下的作用。三仁汤中有滑石、竹叶泄湿中之热，宜用于湿渐化热者；藿朴夏苓汤中有藿香、淡豆豉透表，猪苓、赤茯苓、泽泻渗利，宜用于表证明显且湿盛者。湿温病初起禁用辛温发汗、苦寒攻下、滋养阴液药，误用的不良后果如吴鞠通所说："汗之则神昏耳聋，甚则目瞑不欲言；下之则洞泄；润之则病深不解。"

若湿象较甚，可加苍术、石菖蒲、佩兰；若热象较甚，可加连翘、金银花、黄芩。

要点二　湿困中焦证治

湿困中焦证属于湿温病气分证，多由湿遏卫气证发展而来。湿温病气分证有湿与热偏重的不同，此证为湿重于热证。

湿重热轻，困阻中焦

病机：湿邪阻于中焦，脾胃升降失司。

证候表现：身热不扬，胸闷脘痞，腹胀，恶心呕吐，口不渴，或渴不欲饮，或渴喜热饮，大便溏泄，小便浑浊，苔白腻，脉濡缓。

本证为湿温病气分证，湿邪遏阻中焦，湿重于热，病变偏于脾。身热不扬、口不渴、小便浑浊、苔白腻、脉濡缓，均为湿邪偏重表现；胸闷脘痞、腹胀、恶心呕吐，为湿困中焦脾胃的表现。

治法：芳香宣化，燥湿运脾。

方药：雷氏芳香化浊法合三仁汤。

雷氏芳香化浊法

藿香　佩兰　半夏　陈皮　厚朴　大腹皮　荷叶

三仁汤（见湿遏卫气证治）

雷氏芳香化浊法芳化、温燥药多，功在畅脾气、化湿浊。

若湿浊重，胸腹满闷，苔白厚浊腻明显，可加用茯苓、薏苡仁等淡渗利湿药，利小便以加强利湿；若湿邪蒙蔽于上，见神志如蒙、头昏胀，可配合苏合香丸开窍（苏合香丸，市售成药，组成略）；若湿已化热，口微渴，小便黄赤，可加竹叶、栀子、黄芩、滑石、生甘草；若胸闷脘痞较甚，可加枳壳、郁金、紫苏梗。

要点三　湿阻膜原证治

湿阻膜原证为湿热秽浊郁伏膜原，阻遏气机所致，可见于湿温病初起，也可由湿遏卫气证转化而来。膜原位置特殊，清代温病学家薛生白说："膜原者，外通肌肉，内近胃腑，即三焦之门户，实一身之半表半里也。"湿阻膜原证亦归属于中焦证。

邪阻膜原，湿浊偏盛

病机：湿热秽浊郁伏膜原，阻遏气机。

证候表现：寒热往来，寒甚热微，身痛有汗，手足沉重，呕逆胀满，舌苔白厚腻浊如积粉，脉缓。

膜原为一身之半表半里，湿热秽浊郁伏膜原，阻滞表里气机，阳气被阻遏，故寒热往来，寒甚热微；舌苔白厚腻浊如积粉为湿浊内盛之象，也是湿阻膜原证的特征性舌象。

治法：疏利透达膜原湿热。

方药：雷氏宣透膜原法。

槟榔　厚朴　草果　黄芩　甘草　藿香　半夏　生姜

湿阻膜原证湿浊重，非一般燥湿药所能为功，当疏利透达膜原湿浊。雷氏宣透膜原法由明末医家吴又可的达原饮化裁而来，槟榔、厚朴、草果为核心药物，辛开行气，芳香辟秽，直达膜原；辅以藿香、半夏、生姜燥湿化浊；佐以黄芩、甘草泄热、和中。本方性温燥，不可过用。

若秽浊内盛，可加苍术、石菖蒲、佩兰；若太阳不开，腰背项痛，可加羌活；若阳明腑实，大便秘结，可加大黄；若少阳不利，胁痛、口苦，可加柴胡。

要点四　湿热中阻证治

湿热中阻证可由湿困中焦证发展而来,为湿热并重证。

湿热并重,困阻中焦

病机:湿热交蒸,郁阻中焦,脾胃升降失司。

证候表现:发热,汗出不解,口渴不欲多饮,脘痞呕恶,心中烦闷,便溏色黄,小便短赤,苔黄腻,脉滑或濡数。

湿热并重困阻中焦证与湿重热轻困阻中焦证,病位都在中焦,皆有脘痞、呕恶、便溏等脾胃升降失常表现,但湿与热的轻重不同。前者湿热并重,热象已显,见发热汗出不解、小便短赤、苔黄滑腻、脉濡数等;后者湿重于热,湿象明显,见身热不扬、口不渴、小便浑浊、苔白腻、脉濡缓等。

治法:辛开苦降,燥湿泄热。

方药:王氏连朴饮。

黄连　厚朴　石菖蒲　半夏　淡豆豉　栀子　芦根

黄连、栀子为苦寒药,与朴、夏辛苦温药相伍,寒温并用,苦辛并进,分解中焦湿热,调整脾胃升降,即辛开苦降之意;石菖蒲、淡豆豉、芦根芳香、宣透、淡渗,与辛苦温燥之品共用,湿热两解。

若呕吐重,加姜汁、竹茹;若身发白痦,加薏苡仁、竹叶;若兼食滞,加茵陈、麦芽;若津伤口渴,小便短赤,加白茅根。

要点五　湿热蕴毒证治

温病出现局部红肿热痛,甚则溃烂,或发斑疹,称为温毒类温病。湿热蕴毒为气分湿热之邪蕴结壅滞成毒,导致咽喉肿痛或身黄,可参考温毒类温病辨治。

湿热蕴毒

病机:湿热交蒸,充斥气分,蕴酿成毒。

证候表现:发热口渴,咽喉肿痛,小便黄赤,或身目发黄,脘腹胀满,肢酸倦怠,苔黄腻,脉滑数。

本证为湿热交蒸,弥漫上下,蕴结成毒所致。身目发黄、咽喉肿痛分别为湿热犯于肝胆和湿热蕴毒上壅咽喉之征;脘腹胀满、肢酸倦怠说明中焦湿热为患。

治法:清热化湿,解毒利咽。

方药:甘露消毒丹。

滑石　茵陈　黄芩　石菖蒲　川贝母　木通　藿香　射干　连翘　薄荷　豆蔻

本方又名普济解毒丹,清代著名温病学家王孟英称其为“治湿温时疫之主方”,该方煎剂在现代临床有广泛应用。

心烦热,加栀子、黄连;口渴重,加天花粉、芦根;咽喉肿痛甚或化脓,加金银花、板蓝根、白僵蚕;黄疸明显,可加大黄、栀子。

要点六　湿热酿痰蒙蔽心包证治

湿温病气分湿热日久不解,酿蒸痰浊,蒙蔽心包,出现神志异常,为湿热酿痰蒙蔽心包证。本证临床特点为神志似清似昧,或时清时昧,即使清醒也表情淡漠,反应迟钝,严重时谵语乱言,亦是温病的危重症。

湿热酿痰,蒙蔽心包

病机:气分湿热久郁,酿成痰浊,蒙蔽心包。

证候表现:身热不退,朝轻暮重,神志昏蒙,似清似昧或时清时昧,时或谵语,舌苔黄腻,脉濡滑数。

治法:清热化湿,豁痰开窍。

方药:菖蒲郁金汤送服苏合香丸或至宝丹。

菖蒲郁金汤

鲜石菖蒲　郁金　炒栀子　连翘　木通　鲜竹叶　牡丹皮　竹沥　灯心草　玉枢丹

苏合香丸

市售成药,组成略。

至宝丹

市售成药,组成略。

菖蒲郁金汤中石菖蒲、郁金、竹沥、玉枢丹芳香辟秽化痰,连翘、鲜竹叶、炒栀子、牡丹皮清热透湿,木通、灯心草导湿热下行,共成湿热酿痰蒙蔽心包证的基础方;若增强豁痰开窍力量,需配合苏合香丸或至宝丹。若湿浊偏盛,如苔白腻、脉濡缓,配苏合香丸;若热象明显,如苔黄腻、脉濡滑数,配至宝丹。苏合香丸以辛香药为主体,祛湿化痰、开闭通窍力强,属于温开剂。

如见神昏谵语,或昏愦不语,身体灼热,舌苔渐化燥,舌质红绛,舌謇肢厥,说明湿热已化燥,成痰热而内陷心包,病变由气分入营分,当治以清心凉营、豁痰开窍。

要点七　暑湿郁阻少阳证治

暑湿病邪由暑热邪气夹湿邪而成,其导致的证候可见于夏暑季节的暑温病,亦可见于秋冬季节的伏暑病,属于湿热性质证候。“少阳”

指足少阳胆和手少阳三焦，是人体表里之枢和气机、水液运行的通道。暑湿郁阻少阳可见表里不和、三焦不利的表现。

暑湿郁阻少阳

病机：暑湿郁蒸少阳气分，气机郁阻，热重湿轻。

证候表现：寒热似疟，身热午后甚，入暮尤剧，天明得汗诸症稍减，但胸腹灼热不除，口渴心烦，脘痞呕恶，舌红，苔黄白而腻，脉弦数。

暑湿郁阻少阳证是气分湿热证中的一类证候，因邪在少阳，枢机不利，故寒热似疟；脘痞呕恶、苔黄白而腻为湿阻中焦，胃气上逆之象；口渴心烦、舌红脉数为暑热内郁之象。

治法：清泄少阳，分消湿热。

方药：蒿芩清胆汤。

青蒿　黄芩　竹茹　半夏　枳壳　陈皮　赤茯苓　碧玉散

若心烦重，为热邪扰心，加栀子、淡豆豉；恶心呕吐明显，为痰热犯胃，加黄连、紫苏叶、生姜；若湿邪较重，加豆蔻、薏苡仁、通草；黄疸，可加茵陈、苦参、栀子、金钱草等。

要点八　暑湿夹滞阻结肠道证治

暑湿属湿热性病邪，易侵犯胃肠道，若与肠中糟粕搏结，则郁滞肠腑，邪热与有形之邪相合可导致身热稽留、脘腹胀满、胃失和降、肠道失司等表现，常见于夏秋季节暑温病或伏暑病。

暑湿夹滞，阻结肠道

病机：暑湿邪气与肠中积滞胶结，郁蒸气分，阻滞气机。

证候表现：身热稽留，胸腹灼热，恶心呕吐，脘腹痞胀，大便溏而不爽，色黄如酱，苔黄垢腻，脉滑数。

暑湿与肠中积滞相互胶结，郁蒸胃肠，则身热稽留，胸腹灼热；肠道气机阻滞，传导失司，则致大便溏而不爽，色黄如酱，多伴有恶心呕吐、脘腹痞胀等症状；苔黄垢腻、脉滑数为湿热积滞之象。

治法：导滞通下，清热化湿。

方药：枳实导滞汤。

枳实　生大黄　山楂　槟榔　厚朴　黄连　神曲　连翘　紫草　木通　生甘草

本证需与肠热下利、热结肠腑鉴别。肠热下利多见泻下稀便臭秽，伴肛门灼热，苔黄燥；热结肠腑可见下利臭秽稀水，伴腹部胀满硬痛，苔焦燥起刺。两者均无本证湿邪阻滞的便溏而不爽、苔黄腻特征，可资鉴别。

如脘腹胀满，气机阻滞较甚，加陈皮、木香、大腹皮等；如呕逆较甚，胃气不和，加半夏、生姜、紫苏叶等。

要点九　暑湿弥漫三焦证治

暑湿邪气属于湿热性质的邪气，其暑热邪气偏盛，可蒸腾湿邪弥漫于上下表里。

暑湿弥漫三焦

病机：气分暑湿郁蒸，弥漫于上、中、下三焦。

证候表现：身热，汗出，口渴，面赤，耳聋，眩晕，胸闷喘咳，痰中带血，脘痞腹胀，下利稀水，小便短赤，舌红赤，苔黄滑，脉滑数。

暑湿弥漫三焦，蒸郁上焦可见面赤、耳聋、目昏；暑湿犯肺，肺气不利，见胸闷咳嗽，甚则咳血；蒸郁中焦可见脘痞腹胀，恶心呕吐，不甚渴饮；蒸郁下焦可见小便短赤，下利清水。

治法：清暑化湿，宣通三焦。

方药：三石汤。

滑石　石膏　寒水石　杏仁　竹茹　金银花　金汁　通草

上焦证重而咳嗽胸闷明显，加瓜蒌、贝母、大豆黄卷等；中焦证重而脘痞腹胀明显，甚至出现呕恶，加豆蔻、半夏、厚朴等；下焦证重而见小便短少或不畅，加猪苓、茯苓、泽泻等。

要点十　余湿留恋证治

湿温病恢复期，邪气渐退，余湿未尽，脾胃功能未完全恢复，需清除余邪，活跃中焦气机，以恢复脾胃功能。

后期余湿留恋

病机：湿温病气分证后期，余湿未尽，脾气不舒，胃气未醒。

证候表现：身热已退，或有低热，脘中微闷，知饥不食，苔薄腻，脉濡缓。

治法：轻清芳化，清涤余湿。

方药：薛氏五叶芦根汤。

藿香叶　鲜荷叶　枇杷叶　佩兰叶　薄荷叶　芦根　冬瓜子

湿温病恢复期，正虚邪恋，忌用重剂。薛生白说："此湿热已解，余邪蒙蔽清阳，胃气不舒，宜用极轻清之品，以宣上焦阳气。若投味重之剂，是与病情不相涉矣。"

若脾虚湿重，困倦乏力，可加苍术、茯苓；若恶心呕吐，可加豆蔻、紫苏梗；若便溏，食欲不振，可加白扁豆、炒薏苡仁、炒麦芽。

第三单元　温毒类温病

细目　温毒类温病主要证治

温毒类温病是温病的一种特殊类型，由温毒病邪引起，包括大头瘟、烂喉痧等疾病，多发生于冬春两季。温毒病邪具有六淫病邪的性质，又具有攻冲走窜、蕴结壅滞之特性，所以温毒类温病除具有一般外感热病的临床表现外，还具有局部红肿热痛，甚则溃烂，或发斑疹之特点。

现代临床中的颜面丹毒、腮腺炎、猩红热等疾病可参考温毒类温病辨治。

要点一　大头瘟毒壅肺胃证治

大头瘟是感受风热时毒引起的急性外感热病，初起即见卫气同病，继则肺胃热毒炽盛。本病以头面红肿疼痛，甚则溃烂等为特征。毒盛肺胃证为大头瘟气分热毒炽盛、化火攻冲头面的证候。

毒盛肺胃

病机：肺胃热毒炽盛，攻冲头面。

证候表现：壮热口渴，烦躁不安，头面焮肿疼痛，咽喉疼痛加剧，舌红苔黄，脉数有力。

治法：清热解毒，疏风消肿。

方药：普济消毒饮。

黄芩　黄连　玄参　板蓝根　马勃　牛蒡子　薄荷　连翘　僵蚕　桔梗　升麻　柴胡　陈皮　生甘草

本方是清热解毒、疏散头面风热时毒之要方。吴鞠通《温病条辨》说："温毒咽痛喉肿，耳前耳后肿，颊肿，面正赤，或喉不痛，但外肿，甚则耳聋，俗名大头温、虾蟆温者，普济消毒饮去柴胡、升麻主之。初起一二日，再去芩连，三四日加之佳。""其方之妙，妙在以凉膈散为主，而加入清气之马勃、僵蚕、银花，得轻可去实之妙；再加元参、牛蒡、板蓝根，败毒而利肺气，补肾水以上济邪火……此方皆系轻药，总走上焦，开天气、肃肺气。"可供临床参考。

若邪毒偏盛，头面红肿较甚，可加夏枯草、菊花；若头面肿胀紫赤，加牡丹皮、桃仁、紫草；若兼腑实便秘，可加大黄、芒硝。

要点二　烂喉痧毒燔气营（血）证治

烂喉痧是感受温热时毒引起的急性外感热病，以咽喉肿痛糜烂、肌肤丹痧密布为临床特征，又名疫喉痧、时喉痧，属于传染病，与乙类传染病中的猩红热极为相似。温热时毒从口鼻而入，直犯肺胃。咽喉为肺胃之门户，肺主皮毛，胃主肌肉，正如何廉臣所说："疫痧时气，吸从口鼻，并入肺经气分则烂喉，并入胃经血分则发痧。"毒燔气营（血）证为疫毒之邪深入营血分，气营（血）同病的危重证候。

毒燔气营（血）

病机：烂喉痧邪毒化火，燔灼气营（血）。

证候表现：壮热，烦躁口渴，咽喉肿痛糜烂，甚则气道不通，肌肤丹痧紫赤密布，红晕融合成片，舌绛干燥起芒刺，状如杨梅，脉细数。

治法：气营（血）两清，解毒救阴。

方药：凉营清气汤。

犀角（现用水牛角代）　鲜石斛　黑栀子　牡丹皮　鲜生地黄　薄荷叶　黄连　赤芍　玄参　生石膏　生甘草　连翘　竹叶　白茅根　芦根　金汁

痰多加竹沥水，或珠黄散（珍珠、西牛黄）内服或吹于患处；咽喉肿痛腐烂，加服六神丸。本证危重，易内陷出现热闭心包之神昏谵语、热盛动风之痉厥，甚则出现内闭外脱等变证。

第六部分 中 药 学

第一单元 药 性 理 论

中药药性又称中药性能。中药的性能是中药作用的基本性质和特征的高度概括。药性理论是中药理论的核心，主要包括四气、五味、升降浮沉、归经、有毒无毒等。

细目一 四 气

要点一 四气所表示药物的作用

一般来讲，寒凉药分别具有清热泻火、凉血解毒、滋阴除蒸、泄热通便、清热利尿、清化热痰、清心开窍、凉肝息风等作用；而温热药则分别具有温里散寒、暖肝散结、补火助阳、温阳利水、温经通络、引火归原、回阳救逆等作用。

要点二 四气对临床用药的指导意义

1.《素问·至真要大论》"寒者热之，热者寒之"、《神农本草经·序录》"治寒以热药，治热以寒药"提出了运用四气理论指导临床用药的基本原则。具体来说，温热药多用治中寒腹痛、寒疝作痛、阳痿不举、宫冷不孕、阴寒水肿、风寒痹证、血寒经闭、虚阳上越、亡阳虚脱等一系列阴寒证；而寒凉药则主要用于实热烦渴、温毒发斑、血热吐衄、火毒疮疡、热结便秘、热淋涩痛、黄疸水肿、痰热喘咳、高热神昏、热极生风等一系列阳热证。

2. 由于寒与凉、热与温之间具有程度上的差异，因而在用药时也要注意。如当用热药而用温药，当用寒药而用凉药，则病重药轻，达不到治愈疾病的目的；反之，当用温药而用热药则反伤其阴，当用凉药反用寒药则易伤其阳。

3. 至于表寒里热、上热下寒、寒热中阻而致的寒热错杂的复杂病证，则当寒热药并用，使寒热并除。若为寒热错杂、阴阳格拒的复杂病证，又当采用寒热并用佐治之法治之，即张介宾"以热治寒，而寒拒热，则反佐以寒药而入之；以寒治热，而热拒寒，则反佐以热药而入之"之谓也。

细目二 五 味

要点 五味所表示药物的作用

辛："能散能行"，即具有发散、行气行血的作用。一般来讲，解表药、行气药、活血药多具有辛味。因此辛味药多用治表证及气血阻滞之证。如紫苏叶发散风寒、木香行气除胀、川芎活血化瘀等。

甘："能补、能和、能缓"，即具有补益、和中、调和药性和缓急止痛的作用。一般来讲，滋养补虚、调和药性及制止疼痛的药物多具有甘味。甘味药多用治正气虚弱、身体诸痛及调和药性、中毒解救等几个方面。如人参大补元气、熟地滋补精血、饴糖缓急止痛、甘草调和药性并解药食中毒等。

酸："能收、能涩"，即具有收敛、固涩的作用。一般固表止汗、敛肺止咳、涩肠止泻、固精缩尿、固崩止带的药物多具有酸味。酸味药多用治体虚多汗、肺虚久咳、久泻肠滑、遗精滑精、遗尿尿频、崩带不止等证。如五味子固表止汗、乌梅敛肺止咳等。

苦："能泄、能燥、能坚"，即具有清泄火热、泄降气逆、通利大便、燥湿、坚阴（泻火存阴）等作用。一般来讲，清热泻火、下气平喘、降逆止呕、通利大便、清热燥湿、苦温燥湿、泻火存阴的药物多具有苦味。苦味药多用治热证、火证、喘咳、呕恶、便秘、湿证、阴虚火旺等证。如黄芩、栀子清热泻火，杏仁、葶苈子降气平喘，半夏降逆止呕，大黄泄热通便，龙胆、黄连清热燥湿，苍术、厚朴苦温燥湿，知母、黄柏泻火存阴等。

咸:“能下、能软”，即具有泻下通便、软坚散结的作用。一般来讲，泻下或润下通便及软化坚硬、消散结块的药物多具有咸味。咸味药多用治大便燥结、痰核、瘿瘤、癥瘕、痞块等证。如芒硝泄热通便，海藻、牡蛎消散瘿瘤，鳖甲软坚消癥等。

淡:“能渗、能利”，即具有渗湿利小便的作用，故有些利水渗湿的药物具有淡味。淡味药多用治水肿、脚气、小便不利之证。如薏苡仁、通草、灯心草、茯苓、猪苓、泽泻等。由于《神农本草经》未提淡味，后世医家主张“淡附于甘”，故只言五味，不称六味。

涩：与酸味药的作用相似，多用治虚汗、泄泻、尿频、遗精、滑精、出血等证。如莲子固精止带，禹余粮涩肠止泻，海螵蛸收涩止血等。

细目三　升降浮沉

要点一　影响升降浮沉的因素

影响药物升降浮沉的因素主要与四气五味及药物质地轻重有密切关系，并受到炮制和配伍的影响。

1. **药物的升降浮沉与四气五味有关**　一般来讲，凡味属辛、甘，气属温、热的药物，大都是升浮药，如麻黄、升麻、黄芪等；凡味属苦、酸、咸，性属寒、凉的药物，大都是沉降药，如大黄、芒硝、山楂等。

2. **药物的升降浮沉与药物的质地轻重有关**　一般来讲，花、叶、皮、枝等质轻的药物大多为升浮药，如紫苏叶、菊花、蝉蜕等；而种子、果实、矿物、贝壳及质重者大多都是沉降药，如苏子、枳实、牡蛎、赭石等。除上述一般规律外，某些药具有特殊性，如旋覆花虽然是花，但功能降气消痰、止呕止噫，药性沉降而不升浮；苍耳子虽然是果实，但功能通窍发汗、散风除湿，药性升浮而不沉降，故有“诸花皆升，旋覆独降；诸子皆降，苍耳独升”之说。

3. **药物的升降浮沉与炮制、配伍的影响有关**　药物的炮制可以影响转变其升降浮沉的性能。如有些药物酒制则升，姜炒则散，醋炒收敛，盐炒下行。如大黄，属于沉降药，峻下热结，泄热通便，经酒炒后，大黄则可清上焦火热，可治目赤头痛。故李时珍说:“升者引之以咸寒，则沉而直达下焦，沉者引之以酒，则浮而上至颠顶。”又药物的升降浮沉通过配伍也可发生转化，如升浮药升麻配当归、肉苁蓉等咸温润下药同用，虽有升降合用之意，终成润下之剂，即少量升浮药配大量沉降药也随之下降；又如牛膝引血下行为沉降药，与桃仁、红花及桔梗、柴胡、枳壳等升达清阳、开胸行气药同用，也随之上升，主治胸中瘀血证，即少量沉降药与大队升浮药同用则随之上升的例证。

要点二　升浮与沉降的不同作用

升降浮沉代表不同的药性，标示药物不同的作用趋向。

一般升浮药，性主温热，味属辛、甘、淡，质地多为轻清至虚之品，作用趋向多主上升、向外。就其代表药物的具体功效而言，分别具有疏散解表、宣毒透疹、解毒消疮、宣肺止咳、温里散寒、暖肝散结、温通经脉、通痹散结、行气开郁、活血消癥、开窍醒神、升阳举陷、涌吐等作用。

一般沉降药，性主寒凉，味属酸、苦、咸，质地多为重浊坚实之品，作用趋向多主下行、向内。就其代表药物的具体功效而言，分别具有清热泻火、泻下通便、利水渗湿、重镇安神、平肝潜阳、息风止痉、降逆平喘、止呕、止呃、消积导滞、固表止汗、敛肺止咳、涩肠止泻、固崩止带、涩精止遗、收敛止血、收湿敛疮等作用。

要点三　升浮沉降对临床用药的指导意义

药物具有升降浮沉的性能，可以调整脏腑气机的紊乱，使之恢复正常的生理功能，或作用于机体的不同部位，因势利导，驱邪外出，从而达到治愈疾病的目的。具体而言：

1. 病变部位在上、在表者，宜升浮不宜沉降。如外感风热则应选用薄荷、菊花等升浮药来疏散。

2. 病变部位在下、在里者，宜沉降不宜升浮。如热结肠燥、大便秘结者，则应选用大黄、芒硝等沉降药来泄热通便。

3. 病势上逆者，宜降不宜升，如肝阳上亢、头晕目眩，则应选用赭石、石决明等沉降药来平肝潜阳。

4. 病势下陷者，宜升不宜降，如气虚下陷久泻脱肛，则应用黄芪、升麻、柴胡等升浮药来升阳举陷。

总之，必须针对疾病发生部位有在上、在下、在表、在里的区别，病势有上逆、下陷的区别，根据药物升降浮沉的不同特性，恰当选用药物。这是临床用药必须遵循的重要原则。

细目四 归 经

要点一 归经的理论基础和依据

中药归经理论是在中医基本理论指导下，以脏腑经络学说为基础，以药物所治疗的具体病证为依据，经过长期临床实践总结出来的用药理论。

要点二 归经理论对临床用药的指导意义

1. 掌握归经便于临床辨证用药。

2. 掌握归经理论有助于区别功效相似的药物。

3. 运用归经理论指导临床用药，还要依据脏腑经络相关学说，注意脏腑病变的相互影响，恰当选择用药。

细目五 毒 性

要点一 毒性的含义

1. **古代毒性的概念** 古代药物毒性的含义较广，既认为毒药是药物的总称、毒性是药物的偏性，又认为毒性是药物毒副作用大小的标志。而后世本草书籍在其药物性味下标明“有毒”“大毒”“小毒”等，则大都指药物的毒副作用的大小。

2. **现代药物毒性的概念** 一般系指药物对机体所产生的不良影响及损害性。包括急性毒性、亚急性毒性、亚慢性毒性、慢性毒性和特殊毒性如致癌、致突变、致畸胎、成瘾等。所谓毒药一般系指对机体发生化学或物理作用，能损害机体引起功能障碍、疾病甚至死亡的物质。

要点二 正确对待中药的毒性

正确对待中药的毒性，是安全用药的保证，这里包含如何总体评价中药的毒性、如何正确看待文献记载及如何正确看待临床报告。

1. **正确总体评价中药毒性** 目前中药品种已达 12 800 多种，而见中毒报告的有 100 余种，其中许多还是临床很少使用的剧毒药。大多数中药品种是安全的，这是中药一大优势，尤其与西药（化学合成药）造成众多药源性疾病的危害相比，中药安全低毒的优势就更加突出。

2. **正确对待本草文献记载** 历代本草对药物毒性多有记载，这是前人的经验总结，值得借鉴。但由于受历史条件的限制，也出现了不少缺漏和错误的地方，如《本草纲目》认为马钱子无毒，《中国药学大辞典》认为黄丹、桃仁无毒等，说明对于药物毒性的认识，随着临床经验的积累、社会的发展，有一个不断修改、逐步认识的过程。相信文献，不能尽信文献，实事求是，才是科学态度。

3. **重视中药中毒的临床报道** 自新中国成立以来，出现了大量中药中毒报告，仅单味药引起中毒就达上百种之多，其中植物药 90 多种，如关木通、苍耳子、苦楝皮等，动物药及矿物药各 10 多种，如斑蝥、蟾蜍、鱼胆。由此可见，文献中认为大毒、剧毒的固然有中毒致死的，小毒、微毒甚至无毒的同样也有中毒病例发生，故临床应用有毒中草药要慎重，就算是“无毒”的，也不可掉以轻心。认真总结经验，既要尊重文献记载，更要重视临床经验，相互借鉴，才能全面、深刻、准确地理解掌握中药的毒性，对保证安全用药是十分必要的。

4. **加强对有毒中药的使用管理** 此处所称的有毒中药，系指列入国务院《医疗用毒性药品管理办法》的中药品种，即砒石、砒霜、水银、生马钱子、生川乌、生草乌、生白附子、生附子、生半夏、生南星、生巴豆、斑蝥、青娘虫、红娘虫、生甘遂、生狼毒、生藤黄、生千金子、生天仙子、闹羊花、雪上一枝蒿、红升丹、白降丹、蟾酥、洋金花、红粉、轻粉、雄黄。

要点三　引起中药中毒的主要原因

引起中药中毒的主要原因有剂量过大、误服伪品、炮制不当、制剂服法不当、配伍不当。此外,药不对证、自行服药、乳母用药及个体差异也是引起中毒的原因。

要点四　掌握药物毒性强弱对指导临床用药的意义

1. 在应用毒药时要针对体质的强弱、疾病部位的深浅,恰当选择药物并确定剂量,中病即止,不可过服,以防止过量和蓄积中毒。同时要注意配伍禁忌,凡两药合用能产生剧烈毒副作用的禁止同用,并严格执行毒药的炮制标准,以降低毒性。相关部门要抓好药品鉴别,防止伪品混用,注意保管好剧毒中药,从不同的环节努力,确保用药安全,以避免中毒的发生。

2. 根据中医“以毒攻毒”的原则,在保证用药安全的前提下,也可采用某些毒药治疗某些疾病。如用雄黄治疗疔疮恶肿,水银治疗疥癣梅毒,砒霜治疗白血病等,让有毒中药更好地为临床服务。

3. 掌握药物的毒性及其中毒后的临床表现,便于诊断中毒原因,以便及时采取合理、有效的抢救治疗手段,对于搞好中药中毒抢救工作具有十分重要的意义。

第二单元　中药的配伍与用药禁忌

细目一　中药的配伍

要点一　配伍的意义

中药配伍既照顾到复杂病情，又增加了疗效，扩大治疗范围，减少了毒副作用。因此，掌握中药配伍规律对指导临床用药意义重大。

要点二　配伍的内容

《神农本草经·序录》将各种药物的配伍关系归纳为“有单行者，有相须者，有相使者，有相畏者，有相恶者，有相反者，有相杀者，凡此七情，合和视之”。这“七情”之中除单行外，都是谈药物配伍关系，兹分述如下：

1. **单行**　单行就是单用一味药来治疗某种病情单一的疾病。对于病情比较单纯的病证，往往选择一种针对性较强的药物即可达到治疗目的。如古方独参汤，即单用一味人参，治疗大失血所引起元气虚脱的危重病证。

2. **相须**　相须就是两种功效类似的药物配合应用，可以增强原有药物的功效。如麻黄配桂枝，能增强发汗解表、祛风散寒的作用。它构成了复方用药的配伍核心，是中药配伍应用的主要形式之一。

3. **相使**　相使就是以一种药物为主，另一种药物为辅，两药合用，辅药可以提高主药的功效。如黄芪配茯苓治脾虚水肿，黄芪为健脾益气、利尿消肿的主药，茯苓淡渗利湿，可增强黄芪益气利尿的作用。这是功效不同的中药相使配伍的例证，可见相使配伍药不必同类。一主一辅，相辅相成，辅药能提高主药的疗效，就是相使的配伍。

4. **相畏**　相畏就是一种药物的毒副作用能被另一种药物所抑制。如半夏畏生姜，即生姜可以抑制半夏的毒副作用。

5. **相杀**　相杀就是一种药物能够消除另一种药物的毒副作用。

6. **相恶**　相恶就是一种药物能破坏另一种药物的功效。如人参恶莱菔子，莱菔子能削弱人参的补气作用。

7. **相反**　相反就是两种药物同用能产生剧烈的毒副作用。如甘草反甘遂，贝母反乌头等，详见用药禁忌“十八反”“十九畏”中若干药物。

上述药物七情，除单行外，其余六项均是对药物基本配伍关系的论述。其中相须、相使表示增效，临床用药要充分利用；相畏、相杀表示减毒，应用毒烈药时须考虑选用；相恶表示减效，用药时应加以注意；相反表示增毒，原则上应绝对禁止。

细目二　中药的用药禁忌

中药的用药禁忌主要包括配伍禁忌、证候禁忌、妊娠禁忌和服药时的饮食禁忌四个方面。

要点一　配伍禁忌

《蜀本草》谓《神农本草经》载药365种，相反者18种，相恶者60种。《新修本草》承袭了18种反药的数目。《经史证类备急本草》载反药24种。金元时期将反药概括为“十八反”“十九畏”，累计37种反药，并编成歌诀，便于诵读。

“十八反”：“十八反”歌诀最早见于张子和《儒门事亲》，其云：“本草明言十八反，半蒌贝蔹及攻乌；藻戟遂芫俱战草，诸参辛芍叛藜芦。”共载相反中药18种，即乌头反贝母、瓜蒌、半夏、白及、白蔹;甘草反甘遂、大戟、海藻、芫花;藜芦反人参、丹参、玄参、沙参、细辛、芍药。

"十九畏":"十九畏"歌诀首见于明代刘纯《医经小学》,其云:"硫黄原是火中精,朴硝一见便相争;水银莫与砒霜见,狼毒最怕密陀僧;巴豆性烈最为上,偏与牵牛不顺情;丁香莫与郁金见,牙硝难合京三棱;川乌草乌不顺犀,人参最怕五灵脂;官桂善能调冷气,若逢石脂便相欺;大凡修合看顺逆,炮爁炙煿莫相依。"指出了 19 种相畏(反)的药物:硫黄畏朴硝,水银畏砒霜,狼毒畏密陀僧,巴豆畏牵牛,丁香畏郁金,川乌、草乌畏犀角,牙硝畏三棱,官桂畏赤石脂,人参畏五灵脂。

要点二　妊娠用药禁忌

根据药物对于胎元损害程度的不同,一般可分为慎用与禁用二大类。慎用的药物包括通经祛瘀、行气破滞及辛热滑利之品,如桃仁、红花、牛膝、大黄、枳实、附子、肉桂、干姜、木通、冬葵子、瞿麦等;而禁用的药物是指毒性较强或药性猛烈的药物,如巴豆、牵牛子、大戟、商陆、麝香、三棱、莪术、水蛭、斑蝥、雄黄、砒霜等。

要点三　证候用药禁忌

其内容详见各论中每味中药的"使用注意"部分。

要点四　服药时的饮食禁忌

在服药期间,一般应忌食生冷、油腻、腥膻、有刺激性的食物。此外,根据病情的不同,饮食禁忌也有区别。如热性病,应忌食辛辣、油腻、煎炸食物;寒性病,应忌食生冷食物、清凉饮料等;胸痹患者应忌食肥肉、脂肪、动物内脏及忌烟、酒等;肝阳上亢头晕目眩、烦躁易怒等应忌食胡椒、辣椒、大蒜、白酒等辛热助阳之品。

第三单元　中药的剂量与用法

细目一　剂　　量

要点　确定剂量的因素

一般来讲，确定中药的剂量，应考虑如下几方面的因素：

1. **药物性质与剂量的关系**　剧毒药或作用峻烈的药物，应严格控制剂量，开始时用量宜轻，逐渐加量，一旦病情好转后，应当立即减量或停服，中病即止，防止过量或蓄积中毒。此外，花、叶、皮、枝等量轻质松及性味浓厚、作用较强的药物用量宜小；矿物、介壳质重沉坠及性味淡薄、作用温和的药物用量宜大；鲜品药材含水分较多，用量宜大（一般为干品的4倍）；干品药材用量当小；过于苦寒的药物也不要久服过量，免伤脾胃；再如羚羊角、麝香、牛黄、猴枣、鹿茸、珍珠等贵重药材，在保证药效的前提下应尽量减少用量。

2. **剂型、配伍与剂量的关系**　在一般情况下，同样的药物入汤剂比入丸散剂的用量要大些；单味药使用比复方中应用剂量要大些；在复方配伍使用时，主要药物比辅助药物用量要大些。

3. **年龄、体质、病情与剂量的关系**　由于年龄、体质的不同，对药物耐受程度不同，则药物用量也就有了差别。一般老年、小儿、妇女产后及体质虚弱的患者，都要减少用量，成人及平素体质壮实的患者用量宜重。一般5岁以下的小儿用成人药量的1/4，5岁以上的儿童按成人用量减半服用。病情轻重、病势缓急、病程长短与药物剂量也有密切关系。一般病情轻、病势缓、病程长者用量宜小，病情重、病势急、病程短者用量宜大。

4. **季节变化与剂量的关系**　夏季发汗解表药及辛温大热药不宜多用，冬季发汗解表药及辛热大热药可以多用；夏季苦寒降火药用量宜重，冬季苦寒降火药则用量宜轻。

细目二　用　　法

要点一　特殊煎法

某些药物因其质地不同，煎法比较特殊，处方上需加以注明，归纳起来包括先煎、后下、包煎、另煎、溶化、泡服、冲服、煎汤代水等不同煎煮法。

1. **先煎**　先煎主要指一些有效成分难溶于水的一些金石、矿物、介壳类药物，应打碎先煎，煮沸20~30min，再下其他药物同煎，以使有效成分充分析出。如磁石、赭石、生铁落、生石膏、寒水石、紫石英、龙骨、牡蛎、海蛤壳、瓦楞子、珍珠母、石决明、紫贝齿、龟甲、鳖甲等。此外，附子、乌头等毒副作用较强的药物，宜先煎45~60min后再下他药，久煎可以降低毒性，做到安全用药。

2. **后下**　后下主要指一些气味芳香的药物，久煎则其有效成分易于挥发而降低药效，须在其他药物煎沸5~10min后放入，如薄荷、青蒿、香薷、木香、砂仁、沉香、豆蔻、草豆蔻等。此外，有些药物虽不属芳香药，但久煎也能破坏其有效成分，如钩藤、大黄、番泻叶等，亦属后下之列。

3. **包煎**　包煎主要指那些黏性强、粉末状及带有绒毛的药物，宜先用纱布袋装好，再与其他药物同煎，以防止药液混浊，或刺激咽喉引起咳嗽，或沉于锅底加热时引起焦化或煳化。如蛤粉、滑石、青黛、旋覆花、车前子、蒲黄、灶心土等。

4. **另煎** 另煎又称另炖，主要是指某些贵重药材，为了更好地煎出有效成分，还应单独煎煮2~3h，煎液可以另服，也可与其他煎液混合服用。如人参、西洋参、羚羊角等。

5. **溶化** 溶化又称烊化，主要是指某些胶类药物及黏性大而易溶的药物，为避免入煎粘锅或黏附其他药物影响煎煮，可单用水或黄酒将此类药加热溶化即烊化后，用煎好的药液冲服，也可将此类药放入其他药物煎好的药液中加热烊化后服用，如阿胶、鹿角胶、龟甲胶、鳖甲胶及蜂蜜、饴糖等。

6. **泡服** 泡服又称焗服，主要是指某些有效成分易溶于水或久煎容易破坏药效的药物，可以用少量开水或复方中其他药物滚烫的煎出液趁热浸泡，加盖闷润，减少挥发，半小时后去渣即可服用，如藏红花、番泻叶、胖大海等。

7. **冲服** 冲服主要指某些贵重药，用量较轻，为防止散失，常需要研成细末制成散剂用温开水或复方其他药物煎液冲服，如牛黄、珍珠、羚羊角、猴枣、马宝、西洋参、鹿茸、人参、蛤蚧等；某些药物，根据病情需要，为提高药效，也常研成散剂冲服，如用于止血的三七、花蕊石、白及、紫珠草、血余炭、棕榈炭，用于息风止痉的蜈蚣、全蝎、僵蚕、地龙，和用于制酸止痛的海螵蛸、瓦楞子、海蛤壳、延胡索等；某些药物高温容易破坏药效或有效成分难溶于水，也只能做散剂冲服，如雷丸、鹤草芽、朱砂等。此外，还有一些液体药物，如竹沥汁、姜汁、藕汁、荸荠汁、鲜地黄汁等也须冲服。

8. **煎汤代水** 煎汤代水主要指某些药物为了防止与其他药物同煎使煎液混浊，难以服用，宜先煎后取其上清液代水再煎煮其他药物，如灶心土等。此外，某些药物质轻用量多，体积大，吸水量大，如玉米须、丝瓜络、金钱草等，也须煎汤代水用。

要点二 服药法

(一)服药时间

汤剂一般每日1剂，煎2次分服，两次间隔时间为4~6h。临床用药时可根据病情增减，如急性病、热性病可一日2剂。至于饭前还是饭后服则主要决定于病变部位和性质。一般来讲，病在胸膈以上者，如眩晕、头痛、目疾、咽痛等，宜饭后服；如病在胸腹以下，如胃、肝、肾等疾患，则宜饭前服。某些对胃肠有刺激性的药物宜饭后服；补益药多滋腻碍胃，宜空腹服；治疟药宜在疟疾发作前的2h服用；安神药宜睡前服；慢性病定时服；急性病、呕吐、惊厥及石淋、咽喉病须煎汤代茶饮者，均可不定时服。

(二)服药方法

1. **汤剂** 一般宜温服。但解表药要偏热服，服后还须盖好衣被，或进热粥，以助汗出；寒证用热药宜热服，热证用寒药宜冷服，以防格拒于外。

2. **丸剂** 颗粒较小者，可直接用温开水送服；大蜜丸者，可以分成小粒吞服；若水丸质硬者，可用开水溶化后服。

3. **散剂、粉剂** 可用蜂蜜加以调和送服，或装入胶囊中吞服，避免直接吞服而刺激咽喉。

4. **膏剂** 宜用开水冲服，避免直接倒入口中吞咽，以免粘喉引起呕吐。

5. **颗粒剂、糖浆剂** 颗粒剂宜用开水冲服；糖浆剂可以直接吞服。

此外，危重患者宜少量频服；呕吐患者可以浓煎药汁，少量频服；对于神志不清或因其他原因不能口服时，可采用鼻饲给药法。在应用发汗、泻下、清热药时，若药力较强，要注意患者个体差异，一般得汗、泻下、热降即可停药，适可而止，不必尽剂，以免汗、下、清热太过，损伤人体的正气。

第四单元 解 表 药

细目一 概 述

要点一 解表药的性能特点

本类药物大多辛散轻扬，主入肺、膀胱经，偏行肌表，能促进机体发汗，使表邪由汗出而解，从而达到治愈表证、防止疾病传变的目的。

要点二 解表药的功效

本类药物具有发散表邪的作用，部分解表药兼能利水消肿、止咳平喘、透疹、止痛、消疮等。

要点三 解表药的适应范围

解表药主要用治恶寒发热、头身疼痛、无汗或有汗不畅、脉浮之外感表证。部分解表药尚可用于水肿、咳喘、麻疹、风疹、风湿痹痛、疮疡初起等兼有表证者。

要点四 解表药的使用注意事项

1. 使用发汗力较强的解表药时，用量不宜过大，以免发汗太过，耗伤阳气，损及津液，造成“亡阳”“伤阴”的弊端。

2. 汗为津液，血汗同源，故表虚自汗、阴虚盗汗以及疮疡日久、淋证、失血患者，虽有表证，也应慎用解表药。

3. 使用解表药还应注意因时因地而异。如春夏腠理疏松，容易出汗，解表药用量宜轻；冬季腠理致密，不易汗出，解表药用量宜重。北方严寒地区用药宜重；南方炎热地区用药宜轻。

4. 解表药多为辛散轻扬之品，入汤剂不宜久煎，以免有效成分挥发而降低药效。

要点五 解表药的分类

本类药物按药性、功效及主治病证不同分为两类：发散风寒药，又称辛温解表药；发散风热药，又称辛凉解表药。

要点六 各类解表药的性能特点

发散风寒药：性味多属辛、温，辛以发散，温可祛寒。

发散风热药：性味多辛、苦而偏寒凉，辛以发散，凉可祛热。

要点七 各类解表药的功效

发散风寒药：有发散肌表风寒邪气的作用。部分发散风寒药分别兼有祛风止痒、止痛、止咳平喘、利水消肿、消疮等功效。

发散风热药：以发散风热为主要作用，发汗解表作用较发散风寒药缓和。部分发散风热药分别兼有清头目、利咽喉、透疹、止痒、止咳的作用。

要点八 各类解表药的适应范围

发散风寒药：主要用于风寒表证，症见恶寒发热，无汗或汗出不畅，头身疼痛，鼻塞流涕，口不渴，舌苔薄白，脉浮紧等。部分药物又可用治风疹瘙痒、风湿痹证、咳喘以及水肿、疮疡初起等兼有风寒表证者。

发散风热药：主要适用于风热感冒以及温病初起邪在卫分，症见发热，微恶风寒，咽干口渴，头痛目赤，舌边尖红，苔薄黄，脉浮数等。部分药物又可用治风热所致目赤多泪、咽喉肿痛、麻疹不透、风疹瘙痒以及风热咳嗽等。

细目二 发散风寒药

麻黄

【功效】发汗解表，宣肺平喘，利水消肿，散寒通滞。

【应用】①风寒感冒。为发汗解表之要药。②咳嗽气喘。治肺气壅遏所致喘咳的要药。③风水水肿。④风寒痹证，阴疽，痰核。

【性能特点】长于宣肺气,开腠理,透毛窍而发汗解表,力强效速,故素有"发散第一药"之称,主归肺经,开宣肺气,使之肃降如常,咳喘自止,宣肺又可通调水道,水利而肿消。三种功效均与肺有关,故又有"麻黄为肺经专药"之称。

【用法用量】煎服,2~10g。发汗解表宜生用,止咳平喘多炙用。

【使用注意】本品发汗宣肺力强,凡表虚自汗、阴虚盗汗及肺肾虚喘者均当慎用。

桂枝

【功效】发汗解肌,温通经脉,助阳化气。

【应用】①风寒感冒。对外感风寒,不论表实无汗、表虚有汗,均可使用本品。②寒凝血滞诸痛证。③痰饮、蓄水证。④心悸。

【性能特点】辛散温通,助卫实表,发汗解肌;温通经脉,散寒止痛,用于治疗寒凝血滞诸证;温助心阳,通血脉,止悸动,平冲逆;助膀胱气化,能行水湿痰饮之邪。

【用法用量】煎服,3~10g。

【使用注意】本品辛温助热,易伤阴动血,凡外感热病、阴虚火旺、血热妄行等证,均当忌用。孕妇及月经过多者慎用。

【鉴别用药】麻黄与桂枝均能发散风寒,可用治风寒表证及风寒湿痹证。不同点:麻黄发汗力强,风寒表实无汗者宜用;桂枝发汗力弱,又能助阳,风寒表实无汗及表虚有汗者均可使用。麻黄又可宣肺平喘、利水消肿、散寒通滞,可用治咳嗽气喘,风水水肿,阴疽,痰核。桂枝又可温通经脉、助阳化气,可用治寒凝血滞诸痛证,痰饮、蓄水证,心悸。

紫苏

【功效】解表散寒,行气宽中,解鱼蟹毒。

【应用】①风寒感冒。风寒表证而兼气滞胸闷,用之尤为适宜。②脾胃气滞,胸闷呕吐。③食鱼蟹中毒而致腹痛吐泻者。

【用法用量】煎服,5~10g,不宜久煎。

生姜

【功效】解表散寒,温中止呕,温肺止咳。

【应用】①风寒感冒。②脾胃寒证。③胃寒呕吐。④肺寒咳嗽。

【用法用量】煎服,3~10g,或捣汁服。

【使用注意】本品助火伤阴,故热盛及阴虚内热者忌服。

香薷

【功效】发汗解表,化湿和中,利水消肿。

【应用】①风寒感冒。②水肿脚气。

【用法用量】煎服,3~10g。用于发表,量不宜过大,且不宜久煎;用于利水消肿,量宜稍大,且须浓煎。

【使用注意】本品辛温发汗之力较强,表虚有汗及暑热证当忌用。

荆芥

【功效】祛风解表,透疹消疮,止血。

【应用】①外感表证。外感表证均可广泛使用。②麻疹不透,风疹瘙痒。③疮疡初起兼有表证。④吐衄下血。炒炭有止血作用。

【性能特点】辛香透散,微温不燥,性较平和,善散风邪引发的外感表证、麻疹不透、风疹瘙痒。

【用法用量】煎服,5~10g,不宜久煎。发表透疹消疮宜生用,止血宜炒用。荆芥穗更长于祛风。

防风

【功效】祛风解表,胜湿止痛,止痉。

【应用】①外感表证。为治风通用之品。②风疹瘙痒。③风湿痹痛。④破伤风证。⑤脾虚湿盛,清阳不升所致的泄泻。

【性能特点】辛甘微温,主入肝、脾、膀胱经,其性升散,长于驱散风邪,且药力和缓,素有"风药中润剂"之称。

【使用注意】本品药性偏温,阴血亏虚、热病动风者不宜使用。

【用法用量】煎服,5~10g。

【鉴别用药】荆芥与防风均味辛性微温、温而不燥,均长于发表散风,对于外感表证,无论是风寒感冒,恶寒发热、头痛无汗,还是风热感冒,发热、微恶风寒、头痛、咽痛等,两者均可使用。同时,两者也都可用于风疹瘙痒。不同点:荆芥质轻透散,发汗之力较防风为强,风寒感冒、风热感冒均常选用;又能透疹、消疮、止血。防风质松而润,祛风之力较强,为"风药之润剂""治风之通用药",又能胜湿、止痛、止痉,可用于外感风湿,头痛如裹、身重肢痛等证。

羌活

【功效】解表散寒,祛风胜湿,止痛。

【应用】①风寒感冒。②风寒湿痹。尤以上半身疼痛更为适宜。

【用法用量】煎服,3~10g。

【使用注意】本品辛香温燥之性较烈,故阴血亏虚者慎用。用量过多,易致呕吐,脾胃虚弱者不宜服。

白芷

【功效】解表散寒，祛风止痛，通鼻窍，燥湿止带，消肿排脓。

【应用】①风寒感冒。②头痛，牙痛，风湿痹痛。③鼻渊。④带下证。⑤疮痈肿毒。

【用法用量】煎服，3~10g。外用适量。

【使用注意】本品辛温香燥，阴虚血热者忌服。

细辛

【功效】解表散寒，祛风止痛，通窍，温肺化饮。

【应用】①风寒感冒。②头痛，牙痛，风湿痹痛。③鼻渊。④肺寒咳喘。

【性能特点】辛温，芳香透达，通彻表里上下，散寒力强。入心、肺、肾经，外散风寒而解表邪，内化寒饮而止喘咳，辛散透达而宣通诸窍，散寒通经而止痛，又有"治少阴头痛如神"之称。

【用法用量】煎服，1~3g；散剂每次服0.5~1g。

【使用注意】阴虚阳亢头痛、肺燥伤阴干咳者忌用。不宜与藜芦同用。

藁本

【功效】祛风散寒，除湿止痛。

【应用】①风寒表证，颠顶疼痛。②风寒湿痹。

【用法用量】煎服，3~10g。

【使用注意】本品辛温香燥，凡阴血亏虚、肝阳上亢、火热内盛之头痛者忌服。

苍耳子

【功效】散风寒，通鼻窍，除湿止痛，止痒。

【应用】①风寒感冒。②鼻渊。③风湿痹痛。④风疹瘙痒，疥癣麻风。

【用法用量】煎服，3~10g。或入丸散。

【使用注意】血虚头痛不宜服用。过量服用易致中毒。

辛夷

【功效】发散风寒，通鼻窍。

【应用】①风寒感冒。②鼻塞，鼻渊。

【用法用量】煎服，3~10g；本品有毛，易刺激咽喉，入汤剂宜用纱布包煎。

【使用注意】鼻病因于阴虚火旺者忌服。

细目三　发散风热药

薄荷

【功效】疏散风热，清利头目，利咽透疹，疏肝行气。

【应用】①风热感冒，温病初起。②风热头痛，目赤多泪，咽喉肿痛。③麻疹不透，风疹瘙痒。④肝郁气滞，胸闷胁痛。⑤夏令感受暑湿秽浊之气，脘腹胀痛，呕吐泄泻。

【性能特点】辛凉，入肺、肝经，轻浮上升，芳香通窍，善疏散上焦风热，清头目，利咽喉，透疹毒，疏肝理气，芳香辟秽，逐除恶气。

【用法用量】煎服，3~6g，宜后下。薄荷叶长于发汗解表，薄荷梗偏于行气和中。

【使用注意】本品芳香辛散，发汗耗气，故体虚多汗者不宜使用。

牛蒡子

【功效】疏散风热，宣肺利咽，解毒透疹，消肿疗疮。

【应用】①风热感冒，温病初起。②麻疹不透，风热疹痒。③痈肿疮毒，丹毒，痄腮喉痹。

【用法用量】煎服，6~12g。炒用可使其苦寒及滑肠之性略减。

【使用注意】本品性寒，滑肠通便，气虚便溏者慎用。

蝉蜕

【功效】疏散风热，利咽开音，透疹，明目退翳，息风止痉。

【应用】①风热感冒，温病初起，咽痛音哑。②麻疹不透，风疹瘙痒。③目赤翳障。④急慢惊风，破伤风证。⑤小儿夜啼不安。

【用法用量】煎服，3~6g，或单味研末冲服。一般病证用量宜小，止痉则需大量。

桑叶

【功效】疏散风热，清肺润燥，清肝明目，凉血止血。

【应用】①风热感冒，温病初起。②肺热咳嗽，燥热咳嗽。③目赤昏花。④血热妄行之咳血、吐血、衄血。

【用法用量】煎服，5~10g；或入丸散。外用煎水洗眼。桑叶蜜制能增强润肺止咳的作用，故肺燥咳嗽多用蜜制桑叶。

菊花

【功效】疏散风热,平肝明目,清热解毒。

【应用】①风热感冒,温病初起。②肝阳眩晕,肝风实证。③目赤昏花。④疮痈肿毒。

【用法用量】煎服,5~10g。疏散风热宜用黄菊花,平肝、清肝明目宜用白菊花。

【鉴别用药】桑叶与菊花均能疏散风热、清肝明目,可用于风热感冒及温病初起,发热、微恶风寒、头痛;风热上攻或肝火上炎所致的目赤肿痛;以及肝肾精血不足,目暗昏花等证。不同点:桑叶疏散风热之力较强,又能清肺润燥、凉血止血,可用治肺热咳嗽,燥热咳嗽,血热妄行之咳血、吐血、衄血;菊花清肝明目之力较强,又能平抑肝阳、清热解毒,可用治肝阳眩晕、疮痈肿毒。

蔓荆子

【功效】疏散风热,清利头目,祛风止痛。

【应用】①风热感冒,头昏头痛。②目赤肿痛。③风湿痹痛。

【用法用量】煎服,5~10g。

柴胡

【功效】疏散退热,疏肝解郁,升阳举陷。

【应用】①表证发热及少阳证。为治少阳证之要药。②肝郁气滞。为疏肝解郁要药。③气虚下陷,脏器脱垂。

【性能特点】味辛苦,芳香疏散,可升可散,长于疏解半表半里之邪,又能升举清阳之气,为治疗少阳证要药。入肝经,善于疏肝理气而解郁结,为治肝气郁结之要药。

【用法用量】煎服,3~10g。解表退热宜生用,且用量宜稍重;疏肝解郁宜醋炙,升阳可生用或酒炙,其用量均宜稍轻。

升麻

【功效】解表透疹,清热解毒,升举阳气。

【应用】①外感表证。②麻疹不透。③齿痛口疮,咽喉肿痛,温毒发斑。④气虚下陷,脏器脱垂,崩漏下血。

【性能特点】轻浮上行,既能升散,又能清泄,尤善于清阳明热毒,善引清阳之气上升,能升举阳气,为升阳举陷之要药。

【用法用量】煎服,3~10g。发表透疹、清热解毒宜生用,升阳举陷宜炙用。

【使用注意】麻疹已透、阴虚火旺以及阴虚阳亢者,均当忌用。

葛根

【功效】解肌退热,透疹,生津止渴,升阳止泻。

【应用】①表证发热,项背强痛。②麻疹不透。③热病口渴,阴虚消渴。能鼓舞脾胃清阳之气上升。④热泄热痢,脾虚泄泻。

【性能特点】味甘辛凉,趋向升浮。在外轻扬升散,能解肌退热,透发麻疹,可通过缓解外邪、升清气使津液上承以濡养筋脉,甘凉清热之中,又能鼓舞脾胃清阳之气上升,有生津止渴、升阳止泻之功。

【用法用量】煎服,10~15g。解肌退热、透疹、生津宜生用,升阳止泻宜煨用。

【鉴别用药】柴胡与葛根均能发表、升阳,可用治风热感冒、发热、头痛,以及清阳不升,气虚下陷,脏器脱垂等证。不同点:柴胡主升肝胆之气,长于疏散少阳半表半里之邪退热,疏肝解郁,为治疗少阳证的要药。又常用于伤寒邪在少阳,寒热往来、胸胁苦满、口苦咽干、目眩;感冒发热;肝郁气滞,胸胁胀痛、月经不调、痛经等证。葛根主升脾胃清阳之气而达到生津止渴、止泻之功,常用于热病烦渴,阴虚消渴;热泻热痢,脾虚泄泻。又能透疹,常用治麻疹初起,透发不畅。同时,葛根解肌退热,对于外感表证,发热恶寒、头痛无汗、项背强痛,无论风寒表证、风热表证,均可使用。

第五单元 清 热 药

细目一 概 述

要点一 清热药的性能特点

本类药物药性寒凉，沉降入里。

要点二 清热药的功效

本类药物具有清热泻火、凉血、解毒、燥湿及清虚热等不同作用，使里热得以清解。

要点三 清热药的适应范围

清热药主要用治温热病高热烦渴、湿热泻痢、温毒发斑、痈肿疮毒及阴虚发热等里热证。

清热泻火药：功能清气分热，主治气分实热证。

清热燥湿药：性偏苦燥清泄，功能清热燥湿，主治湿热泻痢、黄疸等证。

清热凉血药：主入血分，功能清血分热，主治血分实热证。

清热解毒药：功能清热解毒，主治热毒炽盛之痈肿疮疡等证。

清虚热药：功能清虚热、退骨蒸，主治热邪伤阴、阴虚发热。

要点四 清热药的使用注意事项

1. 本类药物性多寒凉，易伤脾胃，故脾胃气虚，食少便溏者慎用。

2. 苦寒药物易化燥伤阴，热证伤阴或阴虚患者慎用。

3. 清热药禁用于阴盛格阳或真寒假热之证。

要点五 清热药的分类

本类药物按药性、功效及主治病证不同分为清热泻火药、清热燥湿药、清热解毒药、清热凉血药和清虚热药五类。

要点六 各类清热药的性能特点

清热泻火药：性味多苦、寒或甘、寒，清热力较强。

清热燥湿药：性味苦、寒，清热之中，燥湿力强。

清热解毒药：性质寒凉，清热之中更长于解毒。

清热凉血药：性味多为苦、寒或咸、寒，偏入血分以清热，多归心、肝经。

清虚热药：药性寒凉，主入阴分。

要点七 各类清热药的功效

清热泻火药：以清泄气分邪热为主。

清热燥湿药：以清热燥湿为主。

清热解毒药：以清解火热毒邪为主。

清热凉血药：有清解营分、血分热邪的作用。

清虚热药：有清虚热、退骨蒸的作用。

要点八 各类清热药的适应范围

清热泻火药：适用于热病邪入气分而见高热、口渴、汗出、烦躁甚或神昏谵语、舌红苔黄、脉洪数实者。此外，因各药归经的差异，还分别适用于肺热、胃热、心火、肝火等引起的脏腑火热证。

清热燥湿药：主要用于湿热证。因其苦降泄热力大，故本类药物多能清热泻火，可用治脏腑火热证。因湿热所侵机体部位的不同，临床症状各有所异。如湿温或暑温夹湿，湿热壅结，气机不畅，则症见身热不扬、胸脘痞闷、小便短赤、舌苔黄腻；若湿热蕴结脾胃，升降失常，则症见脘腹胀满、呕吐、泻痢；若湿热壅滞大肠，传导失职，则症见泄泻、痢疾、痔疮肿痛；若湿热蕴蒸肝胆，则症见黄疸尿赤、胁肋胀痛、耳肿流脓；若湿热下注，则症见带下色黄，或热淋灼痛；若湿热流注关节，则症见关节红肿热痛；若湿热浸淫肌肤，则可见湿疹、湿疮。上述湿热为患诸病证均属本类药物主治范围。

清热解毒药：主要适用于痈肿疮毒、丹毒、温毒发斑、痄腮、咽喉肿痛、热毒下痢、虫蛇咬伤、癌肿、水火烫伤以及其他急性热病等。

清热凉血药：主要用于营分、血分等实热证，如温热病热入营分，热灼营阴，心神被扰，症见舌绛、身热夜甚、心烦不寐、脉细数，甚则神昏谵语、斑疹隐隐；若热陷心包，则神昏谵语、言謇肢厥、舌质红绛；若热盛迫血，心神被扰，症见舌色深绛、吐血衄血、尿血便血、斑疹紫暗、躁扰不安甚或神昏癫狂等。亦可用于其他疾病引起的血热出血证。

清虚热药：主要用于肝肾阴虚，虚火内扰所致的骨蒸潮热、午后发热、手足心热、虚烦不寐、盗汗遗精、舌红少苔、脉细而数，以及温热病后期，邪热未尽，伤阴劫液，而致夜热早凉、热退无汗、舌质红绛、脉象细数等虚热证。

细目二　清热泻火药

石膏

【功效】生用：清热泻火，除烦止渴；煅用：敛疮生肌，收湿，止血。

【应用】①温热病气分实热证。为清泻肺胃气分实热之要药。②肺热喘咳证。善清肺经实热。③胃火牙痛、头痛、消渴证。④溃疡不敛、湿疹瘙痒、水火烫伤、外伤出血。火煅外用。

【性能特点】味辛甘，性大寒，寒能清热泻火，辛寒解肌透热，甘寒清泻胃火，除烦止渴，为清泻肺胃二经气分实热之要药。入肺、胃经，善于清泄肺经实热和胃火炽盛，治疗邪热壅肺、胃火亢盛、头痛牙痛、内热消渴。煅石膏性寒，味甘辛，外用有收湿、生肌、敛疮、止血之功。

【用法用量】生石膏煎服，15~60g，宜先煎。煅石膏适量外用，研末撒敷患处。

【使用注意】脾胃虚寒及阴虚内热者忌用。

知母

【功效】清热泻火，滋阴润燥。

【应用】①热病烦渴。②肺热燥咳。③骨蒸潮热。④内热消渴。⑤肠燥便秘。

【性能特点】味苦，性寒，善清肺胃气分实热，能清热泻火除烦；甘寒质润，可滋阴润燥。本品以清润为特点，既能清肺、胃、肾之火，又能滋肺、胃、肾之阴。

【用法用量】煎服，6~12g。

【使用注意】本品性寒质润，有滑肠作用，故脾虚便溏者不宜用。

【鉴别用药】石膏与知母均能清热泻火，可用治温热病气分热盛及肺热咳嗽等证。不同点：石膏泻火之中长于清解，重在清泻肺胃实火，肺热喘咳、胃火头痛牙痛多用石膏；知母泻火之中长于清润，肺热燥咳、内热骨蒸、消渴多选知母。

芦根

【功效】清热泻火，生津止渴，除烦，止呕，利尿。

【应用】①热病烦渴。②胃热呕哕。③肺热咳嗽，肺痈吐脓。④热淋涩痛。

【用法用量】煎服，15~30g，鲜品加倍，或捣汁用。

【使用注意】脾胃虚寒者忌服。

天花粉

【功效】清热泻火，生津止渴，消肿排脓。

【应用】①热病烦渴。②肺热燥咳。③内热消渴。④疮疡肿毒。

【用法用量】煎服，10~15g。

【使用注意】不宜与乌头类药材同用。孕妇慎用。

淡竹叶

【功效】清热泻火，除烦，利尿。

【应用】①热病烦渴。②口疮尿赤、热淋涩痛。

【用法用量】煎服，6~10g。

栀子

【功效】泻火除烦，清热利湿，凉血解毒。焦栀子凉血止血。

【应用】①热病心烦。能清泻三焦火邪，泻心火而除烦。②湿热黄疸。③血淋涩痛。④血热吐衄。⑤目赤肿痛。⑥火毒疮疡。

【性能特点】味苦，性寒清降，能清泻三焦火邪，泻心火而除烦，为治热病心烦、躁扰不宁之要药。能泻火解毒，还能入血分，可清热凉血以止血。本品苦能燥湿，寒能清热，善于清利下焦肝胆湿热，治肝胆湿热之黄疸及膀胱湿热之淋证。

【用法用量】煎服，6~10g。外用生品适量，研末调敷。

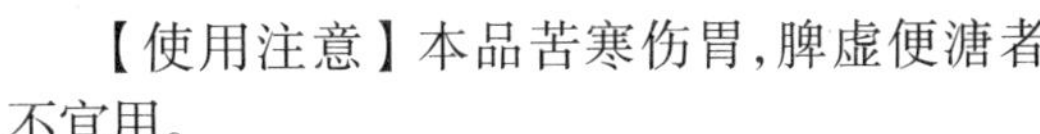

【使用注意】本品苦寒伤胃,脾虚便溏者不宜用。

夏枯草

【功效】清热泻火,明目,散结消肿。

【应用】①目赤肿痛、头痛眩晕、目珠夜痛。②瘰疬、瘿瘤。③乳痈肿痛。

【用法用量】煎服,9~15g。或熬膏服。

【使用注意】脾胃虚弱者慎用。

决明子

【功效】清热明目,润肠通便。

【应用】①目赤肿痛、羞明多泪、目暗不明。②头痛、眩晕。③肠燥便秘。

【用法用量】煎服,9~15g。用于润肠通便,不宜久煎。

【使用注意】气虚便溏者不宜用。

细目三　清热燥湿药

黄芩

【功效】清热燥湿,泻火解毒,止血,安胎。

【应用】①湿温,暑湿,胸闷呕恶,湿热痞满,黄疸泻痢。尤长于清中上焦湿热。②肺热咳嗽,高热烦渴。善清泻肺火及上焦实热。③血热吐衄。④痈肿疮毒。⑤胎动不安。

【用法用量】煎服,3~10g。清热多生用,安胎多炒用,清上焦热宜酒炙用,止血宜炒炭用。

【使用注意】本品苦寒伤胃,脾胃虚寒者不宜使用。

黄连

【功效】清热燥湿,泻火解毒。

【应用】①湿热痞满,呕吐吞酸。尤长于清中焦湿热。②湿热泻痢。为治泻痢要药。③高热神昏,心烦不寐,血热吐衄。尤善清泻心经实火。④痈肿疖疮,目赤牙痛。⑤消渴。⑥外治湿疹、湿疮、耳道流脓。

【性能特点】大苦大寒,清热燥湿力强,长于清泄中焦脾胃、大肠湿热,尤为治湿热泻痢要药;并善清心除烦,清泄胃火;善疗疔毒。

【用法用量】煎服,2~5g。外用适量。

【使用注意】本品大苦大寒,过服久服易伤脾胃,脾胃虚寒者忌用;苦寒易伤阴津,阴虚津伤者慎用。

黄柏

【功效】清热燥湿,泻火除蒸,解毒疗疮。

【应用】①湿热带下、热淋。长于清泻下焦湿热。②湿热泻痢、黄疸。善除大肠湿热以治泻痢。③湿热脚气、痿证。④骨蒸劳热,盗汗,遗精。⑤疮疡肿毒,湿疹瘙痒。

【用法用量】煎服,3~12g。外用适量。

【使用注意】本品苦寒伤胃,脾胃虚寒者忌用。

【鉴别用药】黄芩、黄连与黄柏三药性味皆苦寒,而黄连为苦寒之最。三药均能清热燥湿、泻火解毒,可用治湿热内盛或热毒炽盛之证,常相须为用。不同点:黄芩偏泻上焦肺火,肺热咳嗽者多用;黄连偏泻中焦胃火,并长于泻心火,中焦湿热、痞满呕逆及心火亢盛、高热心烦者多用;黄柏偏泻下焦相火、除骨蒸,湿热下注诸证及骨蒸劳热者多用。

龙胆草

【功效】清热燥湿,泻肝胆火。

【应用】①湿热黄疸,阴肿阴痒,带下,湿疹瘙痒。②肝火头痛,目赤耳聋,胁痛口苦。③惊风抽搐。

【用法用量】煎服,3~6g。

【使用注意】脾胃虚寒者不宜用,阴虚津伤者慎用。

苦参

【功效】清热燥湿,杀虫,利尿。

【应用】①湿热泻痢、便血、黄疸。②湿热带下、阴肿阴痒、湿疹湿疮、皮肤瘙痒、疥癣。③湿热小便不利。

【用法用量】煎服,5~10g。外用适量。

【使用注意】脾胃虚寒者忌用。不宜与藜芦同用。

白鲜皮

【功效】清热燥湿,祛风解毒。

【应用】①湿热疮毒、湿疹、疥癣。②湿热黄疸,风湿热痹。

【用法用量】煎服,5~10g。外用适量。

【使用注意】脾胃虚寒者慎用。

细目四 清热解毒药

金银花

【功效】清热解毒,疏散风热。

【应用】①痈肿疔疮。为治一切内痈外痈之要药。②外感风热,温病初起。③热毒血痢。④咽喉肿痛、小儿热疮及痱子。

【用法用量】煎服,6~15g。疏散风热、清泄里热以生品为佳;炒炭宜用于热毒血痢;露剂多用于暑热烦渴。

【使用注意】脾胃虚寒及气虚疮疡脓清者忌用。

连翘

【功效】清热解毒,消肿散结,疏散风热,清心利尿。

【应用】①痈肿疮毒,瘰疬痰核。有"疮家圣药"之称。②风热外感,温病初起。③热淋涩痛。

【性能特点】味苦,性寒,长于清心火,解疮毒,又能消散痈肿结聚,故有"疮家圣药"之称。本品升浮宣散,透营达表,外可疏散风热,内可清热解毒,常用于治疗外感风热及温病发热,又能清心利尿。

【用法用量】煎服,6~15g。

【使用注意】脾胃虚寒及气虚脓清者不宜用。

【鉴别用药】连翘与金银花均归心、肺经,均能清热解毒、疏散风热,既能透热达表,又能清里热而解毒,对外感风热、温病初起、热毒疮疡等证常相须为用。不同点:连翘清心解毒之力强,并善于消痈散结,为疮家圣药,亦治瘰疬痰核,兼有清心利尿,用治热淋涩痛;而金银花疏散表热之效优,且炒炭后善于凉血止痢,用治热毒血痢。

穿心莲

【功效】清热解毒,凉血,消肿,燥湿。

【应用】①外感风热,温病初起。②肺热咳喘,肺痈吐脓,咽喉肿痛。③湿热泻痢,热淋涩痛,湿疹瘙痒。④痈肿疮毒,蛇虫咬伤。

【用法用量】煎服,6~9g。煎剂易致呕吐,故多作丸、散、片剂。外用适量。

【使用注意】不宜多服久服。脾胃虚寒者不宜用。

大青叶

【功效】清热解毒,凉血消斑。

【应用】①热入营血,温毒发斑。②喉痹口疮,痄腮丹毒。

【用法用量】煎服,9~15g,鲜品30~60g。外用适量。

【使用注意】脾胃虚寒者忌用。

板蓝根

【功效】清热解毒,凉血,利咽。

【应用】①外感发热,温病初起,咽喉肿痛。②温毒发斑,痄腮,丹毒,痈肿疮毒。

【用法用量】煎服,9~15g。

【使用注意】体虚而无实火热毒者忌服,脾胃虚寒者慎用。

青黛

【功效】清热解毒,凉血消斑,清肝泻火,定惊。

【应用】①温毒发斑,血热吐衄。②咽痛口疮,火毒疮疡。③咳嗽胸痛,痰中带血。④暑热惊痫,惊风抽搐。

【用法用量】内服1~3g,本品难溶于水,一般作散剂冲服,或入丸剂服用。外用适量。

【使用注意】胃寒者慎用。

贯众

【功效】清热解毒,凉血止血,杀虫。

【应用】①风热感冒,温毒发斑。②血热出血。尤善治崩漏下血。③虫疾。驱杀绦虫、钩虫、蛲虫、蛔虫等多种肠道寄生虫。④烧烫伤及妇人带下等。

【用法用量】煎服,5~10g。杀虫及清热解毒宜生用,止血宜炒炭用。外用适量。

【使用注意】本品有小毒,用量不宜过大。服用本品时忌油腻。脾胃虚寒者及孕妇慎用。

蒲公英

【功效】清热解毒,消肿散结,利湿通淋。

【应用】①痈肿疔毒,乳痈内痈。为治疗乳痈之要药。②热淋涩痛,湿热黄疸。

【用法用量】煎服,10~15g。外用鲜品适量,捣敷或煎汤熏洗患处。

【使用注意】用量过大,可致缓泻。

紫花地丁

【功效】清热解毒,凉血消肿。

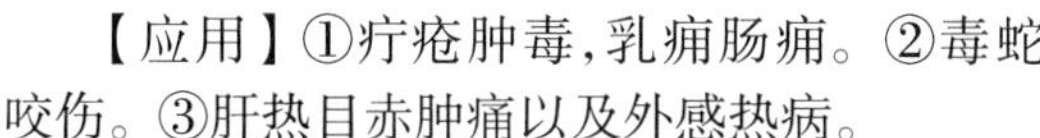

【应用】①疔疮肿毒，乳痈肠痈。②毒蛇咬伤。③肝热目赤肿痛以及外感热病。

【用法用量】煎服，15~30g。外用鲜品适量，捣烂敷患处。

【使用注意】体质虚寒者忌服。

野菊花

【功效】清热解毒，泻火平肝。

【应用】①痈疽疔疖，咽喉肿痛。②目赤肿痛，头痛眩晕。③湿疹、湿疮、风疹痒痛等。

【用法用量】煎服，9~15g。外用适量。

重楼

【功效】清热解毒，消肿止痛，凉肝定惊。

【应用】①痈肿疔疮，咽喉肿痛，毒蛇咬伤。②惊风抽搐。③跌打损伤。

【用法用量】煎服，3~9g。外用适量，捣敷或研末调涂患处。

【使用注意】体虚、无实火热毒者、孕妇及患阴证疮疡者均忌服。

土茯苓

【功效】解毒，除湿，通利关节。

【应用】①杨梅毒疮，肢体拘挛。为治梅毒的要药。②淋浊带下，湿疹瘙痒。③痈肿疮毒。

【用法用量】煎服，15~60g。外用适量。

【使用注意】肝肾阴虚者慎服。服药时忌茶。

鱼腥草

【功效】清热解毒，消痈排脓，利尿通淋。

【应用】①肺痈吐脓，肺热咳嗽。②热毒疮毒。③湿热淋证，湿热泻痢。

【用法用量】煎服，15~25g；鲜品用量加倍，水煎或捣汁服。外用适量，捣敷或煎汤熏洗患处。

【使用注意】本品含挥发油，不宜久煎。虚寒证及阴性疮疡忌服。

大血藤

【功效】清热解毒，活血，祛风，止痛。

【应用】①肠痈腹痛，热毒疮疡。②跌打损伤，经闭痛经。③风湿痹痛。

【用法用量】煎服，9~15g。外用适量。

【使用注意】孕妇慎用。

败酱草

【功效】清热解毒，消痈排脓，祛瘀止痛。

【应用】①肠痈肺痈，痈肿疮毒。②产后瘀阻腹痛。③肝热目赤肿痛及赤白痢疾。

【用法用量】煎服，6~15g。外用适量。

【使用注意】脾胃虚弱，食少泄泻者忌服。

射干

【功效】清热解毒，消痰，利咽。

【应用】①咽喉肿痛。为治咽喉肿痛常用之品。②痰盛咳喘。

【用法用量】煎服，3~10g。

【使用注意】本品苦寒，脾虚便溏者不宜使用。孕妇慎用。

山豆根

【功效】清热解毒，利咽消肿。

【应用】①咽喉肿痛。为治疗咽喉肿痛的要药。②牙龈肿痛。③湿热黄疸，肺热咳嗽，痈肿疮毒。

【用法用量】煎服，3~6g。外用适量。

【使用注意】本品有毒，过量服用易引起呕吐、腹泻、胸闷、心悸等副作用，故用量不宜过大。脾胃虚寒者慎用。

马勃

【功效】清热解毒，利咽，止血。

【应用】①咽喉肿痛，咳嗽失音。②吐血衄血，外伤出血。

【用法用量】煎服，2~6g，宜包煎；或入丸、散。外用适量，研末撒，或调敷患处，或作吹药。

【使用注意】风寒伏肺咳嗽失音者忌服。

白头翁

【功效】清热解毒，凉血止痢。

【应用】①热毒血痢。尤善于清胃肠湿热及血分热毒。②疮痈肿毒。③阴痒带下。

【用法用量】煎服，9~15g。外用适量。

【使用注意】虚寒泻痢忌服。

马齿苋

【功效】清热解毒，凉血止血，止痢。

【应用】①热毒血痢。②热毒疮疡。③崩漏，便血。④湿热淋证、带下。

【用法用量】煎服，9~15g。外用适量，捣敷患处。

【使用注意】脾胃虚寒，肠滑作泻者忌服。

地锦草

【功效】清热解毒，凉血止血，利湿退黄。

【应用】①热泻热痢。②血热出血。③湿热黄疸。④疮疡痈肿，蛇虫咬伤。

【用法用量】煎服，9~20g；鲜品，30~60g。

外用适量。

鸦胆子

【功效】清热解毒,止痢,截疟;外用腐蚀赘疣。

【应用】①热毒血痢,冷积久痢。②各型疟疾。③鸡眼赘疣。

【用法用量】内服,0.5~2g,以干龙眼肉包裹或装入胶囊包裹吞服,亦可压去油制成丸剂、片剂服,不宜入煎剂。外用适量。

【使用注意】本品有毒,对胃肠道及肝肾均有损害,内服需严格控制剂量,不宜多用久服。外用注意用胶布保护好周围正常皮肤,以防止对正常皮肤的刺激。孕妇及小儿慎用。胃肠出血及肝肾病患者,应忌用或慎用。

半边莲

【功效】清热解毒,利水消肿。

【应用】①疮痈肿毒,蛇虫咬伤。②腹胀水肿。③湿疮湿疹。

【用法用量】煎服,9~15g,鲜品 30~60g。外用适量。

【使用注意】虚证水肿忌用。

白花蛇舌草

【功效】清热解毒,散结消肿,利湿通淋。

【应用】①痈肿疮毒,咽喉肿痛,毒蛇咬伤,各种癌症。②热淋涩痛。③湿热黄疸。

【用法用量】煎服,15~60g。外用适量。

【使用注意】阴疽及脾胃虚寒者忌用。

细目五　清热凉血药

生地黄

【功效】清热凉血,养阴生津。

【应用】①热入营血,舌绛烦渴,斑疹吐衄。为清热、凉血、止血之要药。②阴虚内热,骨蒸劳热。③津伤口渴,内热消渴,肠燥便秘。

【性能特点】甘寒质润,苦寒清热,入营血分,为清热凉血、养阴生津之要药。

【用法用量】煎服,10~15g,鲜品用量加倍,或以鲜品捣汁入药。

【使用注意】脾胃虚寒,食少便溏者不宜服用。

玄参

【功效】清热凉血,泻火解毒,滋阴。

【应用】①温邪入营,内陷心包,温毒发斑。②热病伤阴,津伤便秘,骨蒸劳嗽。③目赤咽痛,瘰疬,白喉,痈肿疮毒。

【用法用量】煎服,9~15g。

【使用注意】脾胃虚寒,食少便溏者不宜服用。不宜与藜芦同用。

【鉴别用药】玄参与生地黄均能清热凉血、养阴生津,用治热入营血、热病伤阴、阴虚内热、久病伤阴之骨蒸潮热、内热消渴及阴虚肠燥便秘等证,二药常相须为用。不同点:玄参泻火解毒力较强,故咽喉肿痛、痰火瘰疬多用;生地黄清热凉血力较大,故血热出血、内热消渴多用。

牡丹皮

【功效】清热凉血,活血祛瘀。

【应用】①温毒发斑,血热吐衄。②温病伤阴,阴虚发热,夜热早凉、无汗骨蒸。③血滞经闭、痛经、跌打伤痛。④痈肿疮毒。善于散瘀消痈。

【用法用量】煎服,6~12g。清热凉血宜生用,活血祛瘀宜酒炙用。

【使用注意】血虚有寒、月经过多及孕妇不宜用。

赤芍

【功效】清热凉血,散瘀止痛。

【应用】①温毒发斑,血热吐衄。②目赤肿痛,痈肿疮疡。③肝郁胁痛,经闭痛经,癥瘕腹痛,跌打损伤。

【用法用量】煎服,6~12g。

【使用注意】血寒经闭不宜用。孕妇慎用。不宜与藜芦同用。

【鉴别用药】牡丹皮与赤芍均味苦性微寒、归肝经,均能清热凉血、活血化瘀,同治热入营血之斑疹吐衄、血滞经闭、痛经、癥瘕腹痛、痈疮肿毒及跌打瘀肿等证。不同点:牡丹皮兼辛味,并入心肾经,善透阴分伏热而退虚热,又治热病后期之阴虚发热、久病阴伤之无汗骨蒸;赤芍苦泄而专入肝经,又善清泄肝火止痛,治肝郁化火之胸胁疼痛及肝火目赤肿痛。

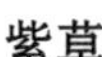

紫草

【功效】清热凉血,活血,解毒透疹。

【应用】①温病血热毒盛,斑疹紫黑,麻疹不透。②疮疡,湿疹,水火烫伤。

【用法用量】煎服,5~10g。外用适量,熬膏或用植物油浸泡涂搽。

【使用注意】本品性寒而滑利,脾虚便溏者忌服。

水牛角

【功效】清热凉血,解毒,定惊。

【应用】①温病高热,神昏谵语,惊风,癫狂。②血热妄行斑疹、吐衄。③痈肿疮疡,咽喉肿痛。

【用法用量】镑片或粗粉煎服,15~30g,宜先煎 3h 以上。水牛角浓缩粉冲服,每次 1.5~3g,每日 2 次。

【使用注意】脾胃虚寒者忌用。

细目六 清虚热药

青蒿

【功效】清透虚热,凉血除蒸,解暑,截疟。

【应用】①温邪伤阴,夜热早凉。②阴虚发热,劳热骨蒸。③暑热外感,发热口渴。④疟疾寒热。尤善除疟疾寒热。

【性能特点】苦寒清热,辛香透散,善入阴分,长于清透阴分伏热,为清虚热要药。辛香发散而性寒,善解暑热。并善截疟,除寒热,为治疟疾寒热之要药。还能清肝胆之热,利胆退黄。

【用法用量】煎服,6~12g,不宜久煎;或鲜用绞汁服。

【使用注意】脾胃虚弱,肠滑泄泻者忌服。

白薇

【功效】清热凉血,利尿通淋,解毒疗疮。

【应用】①阴虚发热,产后虚热。②热淋,血淋。③疮痈肿毒,毒蛇咬伤,咽喉肿痛。④阴虚外感。

【用法用量】煎服,5~10g。

【使用注意】脾胃虚寒、食少便溏者不宜服用。

地骨皮

【功效】凉血除蒸,清肺降火,生津止渴。

【应用】①阴虚发热,盗汗骨蒸。②肺热咳嗽。③血热出血。④内热消渴。

【用法用量】煎服,9~15g。

【使用注意】外感风寒发热及脾虚便溏者不宜用。

银柴胡

【功效】清虚热,除疳热。

【应用】①阴虚发热。②疳积发热。

【用法用量】煎服,3~10g。

【使用注意】外感风寒、血虚无热者忌用。

胡黄连

【功效】退虚热,除疳热,清湿热。

【应用】①骨蒸潮热。②小儿疳热。③湿热泻痢。④痔疮肿痛。

【用法用量】煎服,3~10g。

【使用注意】脾胃虚寒者慎用。

第六单元　泻　下　药

细目一　概　　述

要点一　泻下药的性能特点

本类药为沉降之品，主归大肠经。

要点二　泻下药的功效

本类药主要具有泻下通便作用，以排除胃肠积滞和燥屎等。或能清热泻火，使实热壅滞之邪通过泻下而清解，起到“上病治下”“釜底抽薪”的作用；或能逐水退肿，使水湿停饮随大小便排除，达到祛除停饮、消退水肿的目的。部分药还兼有解毒、活血祛瘀等作用。

要点三　泻下药的适应范围

泻下药主要适用于大便秘结、胃肠积滞、实热内结及水肿停饮等里实证。部分药还可用于疮痈肿毒及瘀血证。

要点四　泻下药的使用注意事项

1. 泻下药中的攻下药、峻下逐水药，因其作用峻猛，或具有毒性，易伤正气及脾胃，故年老体虚、脾胃虚弱者当慎用。

2. 妇女胎前产后及月经期应当忌用。

3. 应用作用较强的泻下药时，当奏效即止，切勿过剂，以免损伤胃气。

4. 应用作用峻猛而有毒性的泻下药时，一定要严格炮制法度，控制用量，避免中毒现象发生，确保用药安全。

要点五　泻下药的分类

本类药物按药性、功效及主治病证不同分为攻下药、润下药、峻下逐水药三类。

要点六　各类泻下药的性能特点

攻下药：本类药大多苦、寒沉降，主入胃、大肠经。

润下药：本类药物多为植物种子和种仁，富含油脂，味甘质润，多入脾、大肠经。

峻下逐水药：本类药物大多苦、寒有毒，药力峻猛。

要点七　各类泻下药的功效

攻下药：本类药既有较强的攻下通便作用，又有清热泻火之效。

润下药：本类药物能润滑大肠，促使排便而不致峻泻。

峻下逐水药：本类药物服用后能引起剧烈腹泻，有的兼能利尿，能使体内潴留的水饮通过二便排出体外，消除肿胀。

要点八　各类泻下药的适应范围

攻下药：主要适用于大便秘结、燥屎坚结及实热积滞之证。又可用于热病高热神昏，谵语发狂；火热上炎所致的头痛、目赤、咽喉肿痛、牙龈肿痛以及火热炽盛所致的吐血、衄血、咳血等上部出血证。上述病证，无论有无便秘，应用本类药物，以清除实热或导热下行，起到“釜底抽薪”的作用。此外，对痢疾初起，下利后重，或饮食积滞、泻而不畅之证，可适当配用本类药物，以攻逐积滞，消除病因。对肠道寄生虫病，本类药与驱虫药同用，可促进虫体的排出。

润下药：适用于年老津枯、产后血虚、热病伤津及失血等所致的肠燥津枯便秘。

峻下逐水药：适用于全身水肿、大腹胀满以及停饮等正气未衰之证。

细目二　攻　下　药

大黄

【功效】泻下攻积，清热泻火，凉血解毒，逐瘀通经，利湿退黄。

【应用】①积滞便秘。为治疗积滞便秘之

要药,实热便秘尤为适宜。②血热吐衄,目赤咽肿。③热毒疮疡,烧烫伤。内服外用均可。④瘀血诸证。⑤湿热痢疾、黄疸、淋证。

【性能特点】苦寒沉降,主归脾、胃、大肠、肝、心包经,荡涤肠胃,走而不守,有"将军"之称,为治热结便秘之要药,通便泄热以泻火、凉血、解毒、利湿,治目赤咽肿、血热吐衄、热毒疮肿、湿热黄疸和淋证,并善活血逐瘀,又为治瘀血诸证之佳品。

【用法用量】煎服,3~15g。入汤剂应后下,或用开水泡服。外用适量。

【使用注意】本品为峻烈攻下之品,易伤正气,如非实证,不宜妄用。本品苦寒,易伤胃气,脾胃虚弱者慎用。其性沉降,且善活血祛瘀,故妇女怀孕、月经期、哺乳期应忌用。

芒硝

【功效】泻下攻积,润燥软坚,清热消肿。

【应用】①积滞便秘。②咽痛、口疮、目赤及痈疮肿痛。外用有清热消肿作用。

【性能特点】味咸苦性寒,主归胃、大肠经,咸能软坚,一能软化燥屎、泻下通便,用治实热大便燥结;二能软化坚块,外敷治乳痈初起及其他疮肿。苦寒清热消肿,为外科、五官科常用之品,用于咽喉肿痛、口舌生疮、目赤肿痛、痔疮肿痛等火热证。

【用法用量】6~12g,冲入药汁内或开水溶化后服。外用适量。

【使用注意】孕妇及哺乳期妇女慎用。不宜与硫黄、三棱同用。

【鉴别用药】大黄与芒硝二药均为泻下药,皆有泻下攻积之功,可用治积滞便秘。大黄味苦泻下力强,有荡涤肠胃之功,为治热结便秘之主药;芒硝味咸,可软坚泻下,善除燥屎坚结。不同点:大黄又有清热泻火、凉血解毒、逐瘀通经作用,可用治血热吐衄,目赤咽肿,热毒疮疡,烧烫伤,瘀血诸证,及湿热痢疾、黄疸、淋证;芒硝又有清热消肿作用,可用治咽痛、口疮、目赤及痈疮肿痛。

番泻叶

【功效】泻下通便,行水消胀。

【应用】①热结便秘。②腹水肿胀。

【用法用量】后下或开水泡服,2~6g。

【使用注意】妇女哺乳期、月经期及孕妇忌用。

芦荟

【功效】泻下通便,清肝,杀虫。

【应用】①热结便秘。②烦躁惊痫。③小儿疳积。④癣疮。

【用法用量】入丸散服,每次2~5g。外用适量。

【使用注意】脾胃虚弱,食少便溏及孕妇忌用。

细目三 润 下 药

火麻仁

【功效】润肠通便。

【应用】老人、产妇及体弱津血不足的肠燥便秘。

【用法用量】煎服,10~15g,打碎入煎。

郁李仁

【功效】润肠通便,利水消肿。

【应用】①肠燥便秘。②水肿胀满及脚气浮肿。

【用法用量】煎服,6~10g,打碎入煎。

【使用注意】孕妇慎用。

细目四 峻下逐水药

甘遂

【功效】泻水逐饮,消肿散结。

【应用】①水肿、鼓胀、胸胁停饮。善行经隧之水湿。②风痰癫痫。③疮痈肿毒。外用。

【用法用量】入丸散服,每次0.5~1.5g。外用适量,生用。内服醋制用,以减低毒性。

【使用注意】虚弱者及孕妇禁用。不宜与甘草同用。

京大戟

【功效】泻水逐饮,消肿散结。

【应用】①水肿、鼓胀、胸胁停饮。②痈肿疮毒,瘰疬痰核。

【用法用量】煎服,1.5~3g;入丸散服,每次1g。外用适量,生用。内服醋制用,以减低毒性。

【使用注意】虚弱者及孕妇禁用。不宜与甘草同用。

芫花

【功效】泻水逐饮,祛痰止咳,外用杀虫疗疮。

【应用】①胸胁停饮、水肿、鼓胀。②咳嗽痰喘。③头疮、白秃、顽癣及痈肿。

【用法用量】煎服,1.5~3g;入丸散服,每次 0.6g。外用适量。内服醋制用,以降低毒性。

【使用注意】虚弱者及孕妇禁用。不宜与甘草同用。

牵牛子

【功效】泻下逐水,去积杀虫。

【应用】①水肿,鼓胀。②痰饮喘咳。③虫积腹痛。

【用法用量】煎服,3~6g。入丸散服,每次 1.5~3g。本品炒用药性减缓。

【使用注意】孕妇禁用。不宜与巴豆、巴豆霜同用。

巴豆霜

【功效】峻下冷积,逐水退肿,祛痰利咽,外用蚀疮。

【应用】①寒积便秘。②腹水、鼓胀。③喉痹痰阻。④痈肿脓成未溃,疥癣恶疮。外用有蚀腐肉、疗疮毒作用。

【用法用量】入丸散服,每次 0.1~0.3g。外用适量。

【使用注意】孕妇及体弱者禁用。不宜与牵牛子同用。

第七单元　祛风湿药

细目一　概　　述

要点一　祛风湿药的性能特点

祛风湿药多为辛散苦燥之品，其性或温或凉。

要点二　祛风湿药的功效

祛风湿药具有祛除肌肉、经络、筋骨风湿作用，有的还分别兼有散寒或清热、舒筋、通络、止痛、解表，以及补肝肾、强筋骨等作用。

要点三　祛风湿药的适应范围

祛风湿药主要适用于风湿痹痛、筋脉拘挛、麻木不仁、腰膝酸痛、下肢痿弱，或热痹关节红肿；并治痹证兼肝肾不足、外感夹湿表证、头风头痛等。

要点四　祛风湿药的使用注意事项

1. 痹证多属慢性疾患，需较长时间治疗，为服用方便，本类药可制成酒剂或丸剂常服。

2. 本类药中部分药物辛温香燥，易耗伤阴血，故阴亏血虚者应慎用。

要点五　祛风湿药的分类

本类药物按药性、功效及主治病证不同分为祛风寒湿药、祛风湿热药、祛风湿强筋骨药三类。

要点六　各类祛风湿药的性能特点

祛风寒湿药：多为辛、苦、温之品，入肝、脾、肾经。

祛风湿热药：多为辛、苦、寒之品，入肝、脾、肾经。

祛风湿强筋骨药：主入肝、肾经。

要点七　各类祛风湿药的功效

祛风寒湿药：有较好的祛风、除湿、散寒、止痛、通经络等作用，尤以止痛为其特点。

祛风湿热药：具有祛风除湿、通络止痛、清热消肿等作用。

祛风湿强筋骨药：具有祛风除湿、补肝肾、强筋骨等作用。

要点八　各类祛风湿药的适应范围

祛风寒湿药：主要适用于风寒湿痹，肢体关节疼痛，痛有定处，遇寒加重，筋脉拘挛，屈伸不利等。

祛风湿热药：主要适用于风湿热痹，关节红肿热痛等证。

祛风湿强筋骨药：主要适用于风湿日久，肝肾虚损，腰膝酸软，脚弱无力等。

细目二　祛风寒湿药

独活

【功效】祛风湿，止痹痛，解表。

【应用】①风寒湿痹，腰膝酸痛。为治风湿痹痛主药，无论新久均可应用。尤以腰膝、腿足关节疼痛属下部寒湿者为宜。②风寒夹湿表证。③少阴头痛，皮肤湿痒。善治少阴头痛。

【性能特点】辛散苦燥，气香温通，祛风散寒燥湿止痛力佳，凡风寒湿杂至所致痹证，无论新久，均可应用。主入肾经，性善下行，尤以下半身寒湿痹痛为宜；入膀胱经，又可外散肌表风寒湿邪，用于外感风寒夹湿之证。

【用法用量】煎服，3~10g。外用适量。

【使用注意】本品辛温苦燥，易伤气耗血，无风寒湿邪或气血虚者慎用。

【鉴别用药】独活与羌活均善祛风散寒、胜湿止痛、发表，同治风寒湿痹、风寒表证、表证夹湿及头风头痛等证。不同点：独活药力较缓，主散在里之伏风及寒湿而通利关节止痛，善治腰以下风寒湿痹及少阴伏风头痛；羌活则作用强烈，主散肌表游风及寒湿而通利关节止痛，善治上半身风寒湿痹、太阳经（后脑）头痛及项背强痛。

威灵仙

【功效】祛风湿，通经络。

【应用】风寒湿痹，肢体拘挛，瘫痪麻木。

【用法用量】煎服，6~10g。外用适量。

【使用注意】本品辛散走窜，气血虚弱者慎服。

川乌

【功效】祛风湿，散寒止痛。

【应用】①风寒湿痹。有明显的止痛作用。②心腹冷痛，寒疝腹痛。③跌打损伤，麻醉止痛。多外用。

【性能特点】辛热苦燥，药性雄悍，既可散在表之风邪，又逐在里之寒湿，温通经络而止痛，为治寒湿痹证日久、关节疼痛不可屈伸、中风手足不仁之要药。性热归心、肝、肾、脾经，温里散寒止痛之功著，亦为阴寒内盛之心腹冷痛、寒疝疼痛常用药。

【用法用量】煎服，1.5~3g；宜先煎、久煎。外用适量。

【使用注意】孕妇禁用。不宜与贝母类、半夏、白及、白蔹、天花粉、瓜蒌类同用。内服一般应炮制用，生品内服宜慎。酒浸、酒煎服易致中毒，应慎用。

蕲蛇

【功效】祛风，通络，止痉。

【应用】①风湿顽痹，中风半身不遂。为截风要药。②小儿惊风，破伤风。③麻风，疥癣。④瘰疬，梅毒，恶疮。

【用法用量】煎服，3~9g；研末服，一次1~1.5g，一日2~3次；或酒浸、熬膏、入丸散服。

【使用注意】血虚生风者慎服。

乌梢蛇

【功效】祛风，通络，止痉。

【应用】①风湿顽痹，中风半身不遂。②小儿惊风，破伤风。③麻风，疥癣。④瘰疬，恶疮。

【用法用量】煎服，6~12g；研末服，每次2~3g；或入丸剂、酒浸服。外用适量。

【使用注意】血虚生风者慎用。

木瓜

【功效】祛风湿，舒筋活络，和胃化湿。

【应用】①风湿痹痛。尤为治湿痹、筋脉拘挛要药。②脚气水肿。③吐泻转筋。④消化不良、津伤口渴。

【用法用量】煎服，6~9g。

【使用注意】内有郁热，小便短赤者忌服。

海风藤

【功效】祛风湿，通络止痛。

【应用】①风湿痹痛。②跌打损伤。

【用法用量】煎服，6~12g。外用适量。

细目三　祛风湿热药

秦艽

【功效】祛风湿，通络止痛，退虚热，清湿热。

【应用】①风湿痹证。为风药中之润剂，无论寒热新久均可应用。②中风不遂。善“活血荣筋”。③骨蒸潮热，疳积发热。④湿热黄疸。

【性能特点】辛散苦泄，归胃、肝、胆经，质润性平，为“风药中之润剂”，凡风湿痹痛、筋脉拘挛、骨节酸痛，无论寒热新久均可配伍应用。性平偏寒，尤宜于热痹。且能舒筋活络，用于中风半身不遂等。又善退虚热，除骨蒸，清湿热，常用于虚热证及湿热黄疸。

【用法用量】煎服，3~10g。

防己

【功效】祛风湿，止痛，利水消肿。

【应用】①风湿痹证。热痹尤宜。②水肿，小便不利，脚气。③湿疹疮毒。④高血压。

【用法用量】煎服，5~10g。

【使用注意】本品大苦大寒，易伤胃气，胃纳不佳及阴虚体弱者慎服。

豨莶草

【功效】祛风湿，利关节，解毒，降血压。

【应用】①风湿痹痛，中风半身不遂。生用性寒，宜于风湿热痹。②风疹，湿疮，疮痈。

【用法用量】9~12g。治风寒湿痹宜制用，治热痹、肿毒、湿疹宜生用。

雷公藤

【功效】祛风除湿，活血通络，消肿止痛，杀虫解毒。

【应用】①风湿顽痹。为治风湿顽痹要

药。②麻风、顽癣、湿疹、疥疮、皮炎、皮疹。

【用法用量】煎汤，1~3g，先煎。外用适量。

【使用注意】本品毒剧，内服宜慎。内脏有器质性病变及白细胞减少者慎服。孕妇禁用。外敷不可超过半小时，否则会起疱。

细目四 祛风湿强筋骨药

五加皮

【功效】祛风湿，补肝肾，强筋骨，利水。

【应用】①风湿痹证。为强壮性祛风湿药。②筋骨痿软，小儿行迟，体虚乏力。③水肿、脚气浮肿。

【用法用量】煎服，5~10g；或酒浸、入丸散服。

桑寄生

【功效】祛风湿，补肝肾，强筋骨，安胎。

【应用】①风湿痹证。②崩漏经多，妊娠漏血，胎动不安。

【用法用量】煎服，9~15g。

狗脊

【功效】祛风湿，补肝肾，强腰膝。

【应用】①风湿痹证。对肝肾不足，兼有风寒湿邪之腰痛脊强，不能俯仰者最为适宜。②腰膝酸软，下肢无力。③遗尿，白带过多。④金疮出血。狗脊的绒毛有止血作用。

第八单元　化　湿　药

细目一　概　述

要点一　化湿药的性能特点

化湿药多辛香温燥，主入脾、胃经。

要点二　化湿药的功效

化湿药具有化湿醒脾或燥湿运脾作用，兼可解暑发表。

要点三　化湿药的适应范围

化湿药主要用于脾为湿困，运化失职所致脘腹痞满、呕吐泛酸、大便溏泄、食少倦怠、舌苔白腻，或湿热困脾之口甘多涎，以及湿温等。兼治阴寒闭暑等。

要点四　化湿药的使用注意事项

1. 本类药物多辛香温燥，易耗气伤阴，故阴虚、血燥、气虚者慎用。

2. 其气芳香，大多含挥发油，故入汤剂不宜久煎，以免降低疗效。

细目二　具 体 药 物

广藿香

【功效】化湿，解暑，发表，止呕。

【应用】①湿滞中焦证。为芳香化湿浊要药。②呕吐。③暑湿、湿温。

【用法用量】煎服，3~10g，鲜品加倍。

佩兰

【功效】化湿，解暑。

【应用】①湿阻中焦。用治脾经湿热，口中甜腻、多涎、口臭等的脾瘅证。②暑湿、湿温。

【用法用量】煎服，3~10g，鲜品加倍。

苍术

【功效】燥湿健脾，祛风散寒，发表，明目。

【应用】①湿阻中焦证。②风寒湿痹。③风寒夹湿表证。④夜盲症及眼目昏涩。

【性能特点】辛香发散，苦温燥湿，主入脾、胃经，为燥湿健脾要药。湿邪为病，不论表里上下，皆可配伍应用，主治湿阻中焦证、痰饮、水肿等，尤宜于寒湿中阻者。又能祛肌表风寒湿邪，治风湿痹证、外感风寒夹湿证，尚能入肝健脾明目，治夜盲症及眼目昏涩。

【用法用量】煎服，3~9g。

【使用注意】阴虚内热、气虚多汗者忌用。

厚朴

【功效】燥湿消痰，下气除满。

【应用】①湿阻中焦，脘腹胀满。为消除胀满的要药。②食积气滞，腹胀便秘。③痰饮咳喘。

【性能特点】味苦辛性温，主入脾、胃、大肠经，长于燥湿、行气，为消除胀满要药，善治湿阻中焦及胃肠气滞之脘腹胀满。味苦降泄，入肺经，能燥湿消痰下气平喘，用治痰饮喘咳。

【用法用量】煎服，3~10g；或入丸散。

【使用注意】本品辛苦温燥，易耗气伤津，故气虚津亏者及孕妇当慎用。

【鉴别用药】苍术与厚朴均能燥湿，同治湿阻中焦诸症。不同点：苍术兼健脾，湿阻兼脾虚食少便溏者多用，为治湿阻中焦之要药；厚朴兼行气，湿阻兼气滞胀满者宜之，并治脾胃气滞，为消除胀满的要药。苍术又能祛风湿而除痹，善治风湿痹痛；厚朴又能消积，善治食积胀满或大便秘结。苍术兼发表、明目，又治表证夹湿、夜盲及目昏眼涩；厚朴善平喘，又治痰饮喘咳。

砂仁

【功效】化湿行气，温中止泻，安胎。

【应用】①湿阻中焦证及脾胃气滞证。②脾胃虚寒吐泻证。③气滞妊娠恶阻及胎动不安。

【性能特点】辛香温散，主入脾、胃经，长于“醒脾调胃，快气调中”，善治湿浊中阻证，又能温中行气，尤宜于中焦寒湿气滞者。温中而止呕、止泻，用于脾胃虚寒之呕吐、泄泻。尚能理气安胎，用于妊娠恶阻、胎动不安。

【用法用量】煎服，3~6g。入汤剂宜打碎后下。

豆蔻

【功效】化湿行气，温中止呕。

【应用】①湿阻中焦及脾胃气滞证。②呕吐。

【用法用量】煎服，3~6g。入汤剂宜打碎后下。

第九单元　利水渗湿药

细目一　概　　述

要点一　利水渗湿药的性能特点

利水渗湿药味多甘淡，主归膀胱、小肠、肾、脾经，作用趋向偏于下行。

要点二　利水渗湿药的功效

利水渗湿药具有利水渗湿、利尿通淋、利湿退黄等功效。

要点三　利水渗湿药的适应范围

利水渗湿药主要用于小便不利、水肿、泄泻、痰饮、淋证、黄疸、湿疮、带下、湿温等水湿所致的各种病证。

要点四　利水渗湿药的使用注意事项

1. 本类药易耗伤津液，阴亏津伤、肾虚遗精尿少者应慎用或忌用。

2. 个别药物有较强的通利作用，孕妇应慎用。

要点五　利水渗湿药的分类

本类药物按药性、功效及主治病证不同分为三类：利水消肿药、利尿通淋药、利湿退黄药。

要点六　各类利水渗湿药的性能特点

利水消肿药：性味多甘、淡、平或微寒。

利尿通淋药：性味多苦、寒，或甘、淡而寒。苦能降泄，寒能清热，善走下焦。

利湿退黄药：性味多苦、寒，主入脾、胃、肝、胆经。苦、寒能清泄湿热。

要点七　各类利水渗湿药的功效

利水消肿药：具有利水消肿作用。

利尿通淋药：具有利尿通淋作用。

利湿退黄药：具有利湿退黄作用。

要点八　各类利水渗湿药的适应范围

利水消肿药：主要适用于水湿内停之水肿、小便不利，以及泄泻、痰饮等证。

利尿通淋药：主要适用于小便短赤、热淋、血淋、石淋及膏淋等证。

利湿退黄药：主要适用于湿热黄疸、目黄、身黄、小便黄。部分药物还可用于湿疮痈肿等证。

细目二　利水消肿药

茯苓

【功效】利水渗湿，健脾，宁心。

【应用】①水肿。药性平和，为利水消肿之要药，可用治寒热虚实各种水肿。②痰饮。③脾虚泄泻。④心悸，失眠。

【性能特点】甘淡而平，淡渗甘补，药性平和，既可祛邪，又可扶正，利水而不伤正气，为利水消肿之要药，可用于寒热虚实各种水肿；入脾经，又善渗湿健脾，治痰饮及脾虚湿盛诸证，有标本兼顾之功；尚能宁心安神，为治心悸失眠之良药。

【用法用量】煎服，10~15g。

薏苡仁

【功效】利水渗湿，健脾止泻，除痹，排脓，解毒散结。

【应用】①水肿，小便不利，脚气。②脾虚泄泻。尤宜治脾虚湿盛之泄泻。③湿痹拘挛。④肺痈，肠痈。⑤赘疣，癌肿。

【用法用量】煎服，9~30g。清利湿热宜生用，健脾止泻宜炒用。

【使用注意】孕妇慎用。

【鉴别用药】茯苓与薏苡仁均能利水渗湿、健脾，同治水肿、小便不利及脾虚诸证。不同点：茯苓性平，药力较强，凡水湿停滞及脾虚诸证无论寒热咸宜。薏苡仁生用微寒，利水力虽不及茯苓，但兼清热，凡水湿停滞轻证或兼热者宜用；炒用寒性减而长于健脾止泻，治脾虚泄泻多用。茯苓又能宁心安神,治心脾两虚或水气凌心之心悸、失眠;薏苡仁生用又能清热除痹、排脓、解毒散结,治湿热痹痛或湿痹拘挛、肺痈、肠痈等。

猪苓

【功效】利水渗湿。

【应用】水肿,小便不利,泄泻。

【用法用量】煎服,6~12g。

泽泻

【功效】利水渗湿,泄热,化浊降脂。

【应用】①水肿,小便不利,泄泻。②淋证,遗精。既能清膀胱之热,又能泄肾经之虚火,以下焦湿热者尤为适宜。③高脂血症。

【性能特点】甘淡性寒,性降泄,利水渗湿作用较强,又善泄下焦、膀胱之湿热,常用于水湿内停之水肿、小便不利、痰饮、泄泻及下焦湿热之淋浊、带下等证。又能泄热,在滋肾阴药中加本品,可泻肾之相火,以保真阴。

【用法用量】煎服,6~10g。

香加皮

【功效】利水消肿,祛风湿,强筋骨。

【应用】①水肿,小便不利。②风湿痹证。

【用法用量】煎服,3~6g。浸酒或入丸散,酌量。

【使用注意】本品有毒,内服不宜过量。

细目三 利尿通淋药

车前子

【功效】利尿通淋,渗湿止泻,明目,祛痰。

【应用】①淋证,水肿。②泄泻。能利水湿、分清浊而止泻,即利小便以实大便。③目赤肿痛,目暗昏花,翳障。④痰热咳嗽。

【用法用量】煎服,9~15g。宜包煎。

【使用注意】肾虚精滑者慎用。

滑石

【功效】利尿通淋,清热解暑;外用祛湿敛疮。

【应用】①热淋,石淋,尿热涩痛。②暑湿,湿温。③湿疮,湿疹,痱子。

【用法用量】煎服,10~20g。宜包煎。外用适量。

【使用注意】脾虚、热病伤津及孕妇忌用。

【鉴别用药】车前子与滑石均善清热利尿通淋,同治湿热淋痛、小便不利、水肿兼热及暑湿泄泻。不同点:车前子长于渗湿止泻,又善清肝明目、清肺化痰,又治肝热目赤涩痛、肺热咳嗽;滑石长于清解暑热,又能祛湿敛疮,又治暑热烦渴、湿温胸闷、湿疹及痱子。

木通

【功效】利尿通淋,清心除烦,通经下乳。

【应用】①热淋涩痛,水肿。②口舌生疮,心烦尿赤。③经闭乳少。④湿热痹痛。

【性能特点】苦寒清降而通利,在下则善泄膀胱、小肠湿热,在上能清心经之实火,为治湿热淋证及心火上炎之口疮、移热小肠之心烦尿赤之要药。且入血分而通血脉,通经下乳,为治经闭乳少要药,又通经络,为湿热痹痛所常用。

【用法用量】煎服,3~6g。

【使用注意】孕妇慎用。

通草

【功效】清热利尿,通气下乳。

【应用】①淋证,水肿。②产后乳汁不下。

【用法用量】煎服,3~5g。

【使用注意】孕妇慎用。

瞿麦

【功效】利尿通淋,活血通经。

【应用】①淋证。②闭经,月经不调。

【用法用量】煎服,9~15g。

【使用注意】孕妇慎用。

萹蓄

【功效】利尿通淋,杀虫止痒。

【应用】①热淋,血淋。②虫证,湿疹,阴痒。

【用法用量】煎服,9~15g,鲜品加倍。外用适量。

地肤子

【功效】清热利湿,祛风止痒。

【应用】①淋证。②阴痒带下,风疹,湿疹。

【用法用量】煎服,9~15g。外用适量。

海金沙

【功效】清利湿热,通淋止痛。

【应用】淋证。尤善止尿道疼痛,为治诸淋涩痛之要药。

【用法用量】煎服,6~15g。包煎。

石韦

【功效】利尿通淋,清肺止咳,凉血止血。

【应用】①淋证。血淋尤宜。②肺热咳喘。③血热出血。

【用法用量】煎服,6~12g。

萆薢

【功效】利湿去浊,祛风除痹。

【应用】①膏淋,白浊。为治膏淋要药。②风湿痹痛。善治腰膝痹痛,筋脉屈伸不利。

【用法用量】煎服,9~15g。

【使用注意】肾阴亏虚、遗精滑精者慎用。

细目四　利湿退黄药

茵陈

【功效】清利湿热,利胆退黄。

【应用】①黄疸。为治黄疸之要药。②湿疹瘙痒。

【性能特点】苦泄寒清,善清利脾胃肝胆湿热,使之从小便而出,退黄疸效佳,为治黄疸之要药,无论湿热郁蒸之阳黄,或寒湿郁滞之阴黄均可用之,尤以湿热黄疸最宜。又能清香芳化湿浊,可用于皮肤湿疮瘙痒。

【用法用量】煎服,6~15g。外用适量,煎汤熏洗。

【使用注意】蓄血发黄者及血虚萎黄者慎用。

金钱草

【功效】利湿退黄,利尿通淋,解毒消肿。

【应用】①湿热黄疸。②石淋,热淋。善消结石,尤宜于治疗石淋。③痈肿疔疮,毒蛇咬伤。

【用法用量】煎服,15~60g,鲜品加倍。外用适量。

虎杖

【功效】利湿退黄,清热解毒,散瘀止痛,化痰止咳。

【应用】①湿热黄疸,淋浊,带下。②水火烫伤,痈肿疮毒,毒蛇咬伤。③经闭,癥瘕,跌打损伤。④肺热咳嗽。⑤热结便秘。

【用法用量】煎服,9~15g。外用适量。

【使用注意】孕妇慎用。

第十单元 温 里 药

细目一 概 述

要点一 温里药的性能特点

本类药多味辛性温热。

要点二 温里药的功效

温里药具有温里散寒、温经止痛作用，个别药物尚能助阳、回阳。

要点三 温里药的适应范围

本类药主要适用于里寒证，个别药物还可用治虚寒证、亡阳证。

要点四 温里药的性能特点使用注意事项

1. 本类药多辛热燥烈，易耗阴动火，故天气炎热时或素体火旺者应减少用量。

2. 热伏于里、热深厥深、真热假寒证禁用。

3. 凡实热证、阴虚火旺、津血亏虚者忌用。

4. 孕妇慎用。

细目二 具 体 药 物

附子

【功效】回阳救逆，补火助阳，散寒止痛。

【应用】①亡阳证。为“回阳救逆第一品药”。②阳虚证。③寒痹证。尤善治寒痹痛剧者。

【性能特点】辛、甘，大热，归心、脾、肾经，走而不守。上助心阳以通脉，中温脾阳以散寒，下补肾阳以益火，既为治亡阳证之要药，又善治肾、脾、心阳虚诸证，为“回阳救逆第一品药”。且性温燥走窜，内走脏腑，外通肢节，亦为散阴寒、祛风湿、止疼痛之佳品。

【用法用量】煎服，3~15g；本品有毒，宜先煎 0.5~1h，至口尝无麻辣感为度。

【使用注意】孕妇及阴虚阳亢者忌用。不宜与半夏、瓜蒌、瓜蒌子、瓜蒌皮、天花粉、川贝母、浙贝母、平贝母、伊贝母、湖北贝母、白蔹、白及同用。生品外用，内服须炮制。若内服过量，或炮制、煎煮方法不当，可引起中毒。

干姜

【功效】温中散寒，回阳通脉，温肺化饮。

【应用】①腹痛，呕吐，泄泻。为温暖中焦之主药。②亡阳证。③寒饮喘咳。

【性能特点】辛热，守而不走。主入中焦脾胃，长于温脾胃之阳，祛脾胃之寒，为温中散寒之要药，脾胃实寒、虚寒证均可应用。又入心、肾经，回阳之力虽弱，但常与附子配伍，可助回阳救逆之力，又可减附子之毒，故云“附子无姜不热”。兼入肺经，上能温肺散寒以化痰饮，中能温脾运水以消痰，亦为治寒饮喘咳之良药。

【用法用量】煎服，3~10g。

【使用注意】本品辛热燥烈，阴虚内热、血热妄行者忌用。孕妇慎用。

【鉴别用药】附子与干姜均善回阳、散寒止痛，同治亡阳欲脱、脾肾阳虚、外寒直中、寒湿痹痛等。不同点：附子有毒力强，为回阳救逆第一要药，故为治亡阳证之首选药；又善补火助阳，治命门火衰阳痿、宫冷、遗尿、尿频，以及阳虚水肿、外感、自汗、胸痹痛等。干姜则无毒、力弱兼通脉，治亡阳须配附子方效；又长于温脾阳，善治脾阳不足之脘腹冷痛、吐泻；还能温肺化饮，治寒饮咳喘。

生姜与干姜均能温中散寒，温肺止咳，同治胃寒呕吐、冷痛及肺寒咳喘。不同点：干姜温里散寒力强，偏于温肺散寒而化饮；生姜长于温胃止呕，尤善治胃寒呕吐。干姜又能回阳通脉，又可治亡阳证；生姜又能发汗解表，又可治风寒表证。

肉桂

【功效】补火助阳,散寒止痛,温通经脉,引火归原。

【应用】①阳痿,宫冷。为治命门火衰之要药。②腹痛,寒疝。善去痼冷沉寒。③腰痛,胸痹,阴疽,闭经,痛经。④虚阳上浮诸症。⑤气血虚衰证。

【性能特点】辛甘大热,为补火助阳之要药,善补命门之火,有益阳消阴、引火归原之功,多用于肾阳不足、命门火衰及虚阳上浮证。其性热,温通辛散,散寒止痛力强,善治脾胃寒证、脾肾阳虚及胸阳不振所致心腹冷痛。又入血分,能温通血脉,促进血行,用治寒凝血瘀之月经不调、痛经、闭经、产后瘀阻腹痛等。还常与补气血药同用,有鼓舞气血生长之效。

【用法用量】煎服,1~5g,宜后下或焗服;研末冲服,每次1~2g。

【使用注意】阴虚火旺、里有实热、血热妄行出血及孕妇忌用。不宜与赤石脂同用。

【鉴别用药】附子与肉桂既善补火助阳,治肾阳虚衰或脾肾阳虚所致的诸证;又善散寒止痛,治寒邪直中、寒湿痹痛、胸痹冷痛等证。不同点:附子有毒力强,又善回阳救逆,治亡阳欲脱及阳虚自汗、阳虚外感等。肉桂则无毒、力缓,虽不能回阳救逆,但长于引火归原、益阳消阴,治下元虚衰、虚阳上浮所致诸证;又入血分,善温经通脉,治经寒血滞痛经、经闭,以及寒疝腹痛、阴疽流注等。

桂枝与肉桂均能散寒止痛、温通经脉,同治寒凝血滞之胸痹、闭经、痛经及风寒湿痹。但肉桂长于温里寒,常用治里寒证;桂枝长于散表寒,多用于风寒表证。不同点:肉桂又能补火助阳、引火归原,可治肾阳不足、命门火衰之阳痿、宫冷,下元虚衰、虚阳上浮之虚喘、心悸;桂枝又能助阳化气,可治痰饮、蓄水证。

吴茱萸

【功效】散寒止痛,降逆止呕,助阳止泻。

【应用】①寒凝疼痛。为治肝寒气滞诸痛之主药。②胃寒呕吐。③虚寒泄泻。

【性能特点】辛散苦降,性热燥烈,主归肝经,既散肝经之寒邪,又疏肝气之郁滞,为治肝寒气滞诸痛之主药,常用于寒疝腹痛、厥阴头痛、寒凝痛经及寒湿脚气肿痛等证。因其温燥而降气,兼归脾、胃、肾经,能温脾燥湿散寒,降逆止呕,助阳止泻,善治脾胃寒证或肝胃不和之呕吐吞酸和虚寒泄泻。

【用法用量】煎服,2~5g。外用适量。

【使用注意】本品辛热燥烈,易损气动火,故不宜多服久服。阴虚有热者忌用。孕妇慎用。

高良姜

【功效】散寒止痛,温中止呕。

【应用】①胃寒冷痛。②胃寒呕吐。

【用法用量】煎服,3~6g。

小茴香

【功效】祛寒止痛,理气和胃。

【应用】①寒疝腹痛,睾丸偏坠胀痛,少腹冷痛,痛经。②中焦虚寒气滞证。

【用法用量】煎服,3~6g。外用适量。

【使用注意】阴虚火旺者慎用。

丁香

【功效】温中降逆,散寒止痛,温肾助阳。

【应用】①胃寒呕吐、呃逆。为治胃寒呕逆之要药。②脘腹冷痛。③阳痿,宫冷。

【用法用量】煎服,1~3g。外用适量。

【使用注意】热证及阴虚内热者忌用。不宜与郁金同用。

第十一单元 理 气 药

细目一 概 述

要点一 理气药的性能特点

本类药味多辛苦芳香，性多温，主归脾、胃、肝、肺经，善于行散或泄降。

要点二 理气药的功效

理气药能理气健脾，疏肝解郁，理气宽胸，行气止痛，破气散结。

要点三 理气药的适应范围

本类药主要适用于脾胃气滞之脘腹胀痛、嗳气吞酸、恶心呕吐、腹泻或便秘等；肝气郁滞之胁肋胀痛、抑郁不乐、疝气疼痛、乳房胀痛、月经不调等；肺气壅滞之胸闷胸痛、咳嗽气喘等证。

要点四 理气药的使用注意事项

本类药性多辛温香燥，易耗气伤阴，故气阴不足者慎用。

细目二 具 体 药 物

陈皮

【功效】理气健脾，燥湿化痰。

【应用】①脾胃气滞证。②呕吐、呃逆证。③湿痰、寒痰咳嗽。为治痰之要药。

【性能特点】辛苦温燥，主归脾、肺经，作用温和，长于行脾胃之气，故凡脾胃气滞证皆可选用，为理气健脾之佳品，因其又能燥湿，尤适用于湿阻气滞之证。既能燥湿化痰，又能温化寒痰，常用治湿痰、寒痰。故《本草纲目》曰其“治百病，总取其理气燥湿之功”。

【用法用量】煎服，3~10g。

青皮

【功效】疏肝破气，消积化滞。

【应用】①肝郁气滞证。②气滞脘腹疼痛。③食积腹痛。④癥瘕积聚，久疟痞块。

【用法用量】煎服，3~10g。醋炙疏肝止痛力强。

【鉴别用药】陈皮与青皮均能行气消积化滞，同治食积停滞、脘腹胀痛及呕吐食少等证。不同点：陈皮质轻力缓，温和不峻，作用偏于中、上二焦，主理脾肺气滞，又燥湿化痰，治咳嗽痰多、胸闷不畅及湿浊中阻之胸闷腹胀和肝气乘脾、腹痛泄泻。青皮质重沉降，下行力猛，作用偏于中、下二焦，主疏肝破气，又善散结止痛，治肝郁胸胁胀痛、乳房胀痛或结块、乳痈、疝气肿痛、癥瘕积聚、久疟癖块。

枳实

【功效】破气消积，化痰散痞。

【应用】①胃肠积滞，湿热泻痢。②胸痹、结胸。③气滞胸胁疼痛。④产后腹痛。⑤常与黄芪、升麻等配伍治疗脾气虚、中气下陷之胃扩张、胃下垂、子宫脱垂、脱肛等脏器下垂病证。

【性能特点】辛散苦降，性微寒，行气作用力强，为破气消积除痞之要药，适用于肠胃气滞之脘腹痞满证。凡饮食积滞、热蕴大肠、湿热积滞等各种原因导致的气机不畅、胸腹痞满胀痛、便秘或泻痢后重等均可用之。又兼化痰浊，性微寒，用于痰气交阻或痰热互结之胸痹、结胸。

【用法用量】煎服，3~10g。炒后性平和。

【使用注意】孕妇慎用。

木香

【功效】行气止痛，健脾消食。

【应用】①脾胃气滞证。既为行气止痛之要药，又为健脾消食之佳品。②泻痢里急后重。③腹痛胁痛，黄疸，疝气疼痛。④气滞血瘀之胸痹。

【性能特点】辛行苦泄温通,长于通畅气滞,用于多种气滞疼痛证。主入脾、胃经,尤善于通行脾胃气滞,止痛作用好,为治疗脾胃气滞、脘腹胀痛的要药;亦善于通行大肠气滞而除泻痢后重;又可疏利肝胆,用于湿阻气滞致肝胆失疏之胁痛、黄疸。

【用法用量】煎服,3~6g。生用行气力强;煨用行气力缓而实肠止泻,用于泄泻腹痛。

沉香

【功效】行气止痛,温中止呕,纳气平喘。

【应用】①胸腹胀痛。善散胸腹阴寒,行气以止痛。②胃寒呕吐。善温胃降气而止呕。③虚喘证。

【用法用量】煎服,1~5g,宜后下;或磨汁冲服。

檀香

【功效】行气温中,开胃止痛。

【应用】胸腹寒凝气滞。

【用法用量】煎服,2~5g,宜后下。

【使用注意】阴虚火旺、实热吐衄者慎用。

川楝子

【功效】疏肝泄热,行气止痛,杀虫。

【应用】①肝郁化火所致诸痛证。②虫积腹痛。③头癣、秃疮。

【性能特点】苦降寒清,主入肝经,既善疏肝气、止疼痛,又善清肝火、泻郁热,故治肝郁气滞、肝胃失和、疝气腹痛等证以肝郁有热者最为适宜。其有小毒,能杀虫疗癣,可用治虫积腹痛及头癣。

【用法用量】煎服,5~10g。外用适量。炒用寒性减低。

【使用注意】本品有毒,不宜过量或持续服用,以免中毒。又因性寒,脾胃虚寒者慎用。

乌药

【功效】行气止痛,温肾散寒。

【应用】①寒凝气滞之胸腹诸痛证。②尿频,遗尿。

【用法用量】煎服,6~10g。

香附

【功效】疏肝解郁,调经止痛,理气宽中。

【应用】①肝郁气滞胁痛、腹痛。②经闭痛经,乳房胀痛。③气滞腹痛。

【用法用量】煎服,6~10g。醋炙止痛力增强。

薤白

【功效】通阳散结,行气导滞。

【应用】①胸痹证。为治胸痹之要药。②脘腹痞满胀痛,泻痢里急后重。

【用法用量】煎服,5~10g。

大腹皮

【功效】行气宽中,行水消肿。

【应用】①胃肠气滞,脘腹胀闷,大便不爽。②水肿胀满,脚气浮肿,小便不利。

【用法用量】煎服,5~10g。

第十二单元　消　食　药

细目一　概　　述

要点一　消食药的性能特点

本类药多味甘性平，主归脾、胃经。

要点二　消食药的功效

消食药具有消食化积、健脾开胃、和中作用。

要点三　消食药的适应范围

本类药主要适用于食积不化所致的脘腹胀满、嗳腐吞酸、恶心呕吐、不思饮食、大便失常及脾胃虚弱、消化不良等证。

要点四　消食药的使用注意事项

气虚无积滞者慎用。

细目二　具 体 药 物

山楂

【功效】消食健胃，行气散瘀，化浊降脂。

【应用】①肉食积滞证。能治各种饮食积滞，尤为消化油腻肉食积滞之要药。②泻痢腹痛，疝气痛。③瘀阻胸腹痛，痛经。④高脂血症，冠心病，高血压，细菌性痢疾。

【用法用量】煎服，9~12g。生、炒山楂多用于消食散瘀，焦山楂、山楂炭多用于止泻痢。

【使用注意】脾胃虚弱而无积滞者或胃酸分泌过多者均慎用。

神曲

【功效】消食和胃。

【应用】饮食积滞证。

【用法用量】煎服，6~15g。消食宜炒焦用。

麦芽

【功效】行气消食，健脾开胃，回乳消胀。

【应用】①米面薯芋食滞证。②断乳、乳房胀痛。③肝气郁滞或肝胃不和之胁痛、脘腹痛等。

【用法用量】煎服，10~15g。生麦芽功偏消食健胃，炒麦芽多用于回乳消胀。

【使用注意】哺乳期妇女不宜使用。

谷芽

【功效】消食和中，健脾开胃。

【应用】①米面薯芋食积。②脾虚食少，消化不良。

【用法用量】煎服，9~15g。生用长于和中，炒用偏于消食。

莱菔子

【功效】消食除胀，降气化痰。

【应用】①食积气滞证。尤善行气消胀。②咳喘痰多，胸闷食少。

【用法用量】煎服，5~12g。生用吐风痰，炒用消食下气化痰。

【使用注意】本品辛散耗气，故气虚及无食积、痰滞者慎用。前人有“人参恶莱菔子”之说，主张不宜与人参同用。

【鉴别用药】莱菔子、山楂二药的共同功效为消食化积，主治食积证。不同点：山楂长于消积化滞，主治肉食积滞；而莱菔子尤善消食行气除胀，主治食积气滞证。

鸡内金

【功效】健胃消食，涩精止遗，通淋化石。

【应用】①饮食积滞，小儿疳积。广泛用于米面薯芋乳肉等各种食积证。②肾虚遗精、遗尿。③砂石淋证，胆结石。

【用法用量】煎服，3~10g；研末服，每次1.5~3g。研末服效果比煎剂好。

【使用注意】脾虚无积滞者慎用。

第十三单元 驱 虫 药

细目一 概 述

要点一 驱虫药的性能特点

驱虫药入脾、胃、大肠经，部分药物具有一定的毒性，对人体寄生虫，特别是肠道寄生虫有杀灭、麻痹或促排作用。

要点二 驱虫药的功效

驱虫药具有杀灭或驱虫作用。

要点三 驱虫药的适应范围

驱虫药主要适用于肠道寄生虫病，如蛔虫病、蛲虫病、绦虫病、钩虫病等。

要点四 驱虫药的使用注意事项

1. 驱虫药一般应在空腹时服用，以使药物充分作用于虫体，而保证疗效。

2. 部分驱虫药有毒性，应用时应严格控制剂量，以免中毒。

3. 在发热或腹痛较剧时，宜先清热或止痛，待症状缓解后再使用驱虫药。

4. 孕妇及老弱患者应慎用。

细目二 具体药物

使君子

【功效】杀虫，消积。

【应用】①蛔虫病，蛲虫病。为驱蛔要药。②小儿疳疾。

【用法用量】煎服，9~12g，捣碎。取仁炒香嚼服，6~9g。小儿每岁1~1.5粒，一日总量不超过20粒，空腹服用，每日1次，连用3天。

【使用注意】本品大量服用可致呃逆、眩晕、呕吐等反应，故不宜超量服。若与热茶同服，可引起呃逆，故服药时忌饮茶。

苦楝皮

【功效】杀虫，疗癣。

【应用】①蛔虫病，钩虫病，蛲虫病。②疥癣，湿疮。

【用法用量】煎服，3~6g。外用适量。

【使用注意】本品有毒，不宜过量或持续久服。孕妇、脾胃虚寒及肝肾功能不全者慎用。有效成分难溶于水，须文火久煎。

槟榔

【功效】杀虫，消积，行气，利水，截疟。

【应用】①多种肠道寄生虫病。以泻下驱除虫体为其优点。②食积气滞，泻痢后重。③水肿，脚气肿痛。④疟疾。

【用法用量】煎服，3~10g。驱绦虫、姜片虫30~60g。生用力佳，炒用力缓。

【使用注意】脾虚便溏或气虚下陷者忌用。孕妇慎用。

南瓜子

【功效】杀虫。

【应用】①绦虫病。②血吸虫病。

【用法用量】研粉，60~120g，冷开水调服。

第十四单元 止 血 药

细目一 概 述

要点一 止血药的性能特点

本类药虽性味各异，但均入血分，归心、肝、脾经。

要点二 止血药的功效

止血药均能止血，分别具有凉血止血、化瘀止血、收涩止血及温经止血作用。

要点三 止血药的适应范围

本类药主要适用于咳血、吐血、衄血、便血、尿血、崩漏、紫癜及创伤出血等。

要点四 止血药的使用注意事项

1. 出血过多而致气虚欲脱者，如单用止血药，则缓不济急，应急予大补元气之药，以挽救气脱危候。

2. “止血不留瘀”是运用止血药必须始终注意的问题。而凉血止血药和收敛止血药，易凉遏恋邪，有止血留瘀之弊，故出血兼有瘀滞者不宜单独使用。应酌加活血化瘀药，不能单纯止血，以免留瘀。

要点五 止血药的分类

止血药根据寒、温、散、敛的不同，分为凉血止血药、温经止血药、化瘀止血药、收敛止血药四类。

要点六 各类止血药的性能特点

凉血止血药：性属寒凉，味多甘、苦，善入血分而清泄血分之热。

化瘀止血药：既能止血，又能化瘀，具有止血而不留瘀的特点。

收敛止血药：大多味涩，或为炭类，或质黏。因性善收涩，故有留瘀恋邪之弊。

温经止血药：性属温热，主入脾经，能温内脏，益脾阳，固冲脉而统摄血液。

要点七 各类止血药的功效

凉血止血药：有凉血止血之功。

化瘀止血药：以化瘀止血为主，有的兼能消肿、止痛。

收敛止血药：有收敛止血作用。

温经止血药：有温经止血作用。

要点八 各类止血药的适应范围

凉血止血药：主要用于血热妄行引起的各种出血病证。

化瘀止血药：主要用于瘀血内阻，血不循经之出血病证，以及跌打损伤、经闭、瘀滞心腹疼痛等。

收敛止血药：广泛用于各种出血病证。

温经止血药：主要用于脾不统血、冲脉失固之虚寒性出血病证。

细目二 凉血止血药

小蓟

【功效】凉血止血，散瘀解毒消痈。

【应用】①血热出血。尤善治尿血、血淋。②热毒疮痈。

【用法用量】5~12g，鲜品可用30~60g。外用鲜品适量，捣敷患处。

地榆

【功效】凉血止血，解毒敛疮。

【应用】①血热出血。尤宜于下焦之下血。②烫伤、湿疹、疮疡痈肿。为治水火烫伤之要药。

【性能特点】味苦沉降，微寒清热，酸涩收

敛,主入血分。既能凉血热以治本,又能涩血行以治标,为凉血止血之要药,尤宜于便血、痔血、血痢、崩漏等下焦血热出血。又能解毒敛疮,用于水火烫伤、湿疹、痈肿疮毒,尤为治水火烫伤之要药。

【用法用量】煎服,9~15g;或入丸、散。外用适量。止血多炒炭用,解毒敛疮多生用。

槐花

【功效】凉血止血,清肝泻火。

【应用】①血热出血。对下部血热所致的痔血、便血等最为适宜。②目赤头痛。

【用法用量】煎服,5~10g。外用适量。止血多炒炭用,清热泻火宜生用。

【使用注意】本品虚寒性出血或有瘀者慎用。对于大面积烧烫伤患者,地榆制剂外涂宜慎,以防其所含鞣质被大量吸收而引起中毒性肝炎。

【鉴别用药】地榆、槐花二药的共同功效为凉血止血,主治血热妄行之出血诸证,因其性下行,故以治下部出血证为宜。不同点:地榆凉血之中兼能收涩,凡下部之血热出血,诸如便血、痔血、崩漏、血痢等皆宜;槐花无收涩之性,其止血功在大肠,故以治便血、痔血为佳。

侧柏叶

【功效】凉血止血,化痰止咳,生发乌发。

【应用】①血热出血。为治各种出血病证之要药,尤以血热者为宜。②肺热咳嗽。③脱发、须发早白。

【用法用量】煎服,6~12g。外用适量。止血多炒炭用,化痰止咳宜生用。

白茅根

【功效】凉血止血,清热利尿,清肺胃热。

【应用】①血热出血。②水肿、热淋、黄疸。③胃热呕吐、肺热咳喘。

【用法用量】煎服,9~30g,鲜品加倍,以鲜品为佳,可捣汁服。多生用,止血亦可炒炭用。

【鉴别用药】白茅根、芦根二药的共同功效为清肺胃热而利尿,主治肺热咳嗽、胃热呕吐和热淋涩痛。不同点:白茅根偏入血分,以凉血止血见长;而芦根偏入气分,以清热生津为优。

苎麻根

【功效】凉血止血,安胎,清热解毒。

【应用】①血热出血。②胎动不安,胎漏下血。③热毒痈肿。

【用法用量】煎服,10~30g。外用适量,煎汤外洗,或鲜品捣敷。

细目三　化瘀止血药

三七

【功效】散瘀止血,活血定痛。

【应用】①出血。功善止血,又能化瘀生新,有止血不留瘀、化瘀不伤正的特点,尤以有瘀滞者为宜。②跌打损伤,瘀血肿痛。为伤科之要药。③虚损劳伤。有补虚强壮的作用。

【性能特点】味甘微苦,温通入血,具有止血而不留瘀、化瘀而不伤正的特点。凡体内外各种出血皆可运用,对出血兼夹瘀滞者最宜。又善化瘀,通利血脉,以止痛著称,可用于多种瘀血证,尤以治跌打伤痛、胸腹刺痛为佳,内服外敷,皆有捷效。

【用法用量】多研末吞服,1~3g;煎服,3~9g;亦入丸散。外用适量,研末外掺或调敷。

【使用注意】孕妇慎用。阴虚血热之出血不宜单用。

茜草

【功效】凉血,祛瘀,止血。

【应用】①出血。尤适于血热夹瘀的出血证。②血瘀经闭,跌打损伤,风湿痹痛。尤为妇科调经要药。

【用法用量】煎服,6~10g。亦入丸散。止血炒炭用,活血通经生用或酒炒用。

【使用注意】孕妇慎用。

蒲黄

【功效】止血,化瘀,利尿通淋。

【应用】①出血。有止血不留瘀的特点,对出血证无论属寒属热、有无瘀滞,均可应用,但以属实夹瘀者尤宜。②瘀血痛证。③血淋尿血。

【用法用量】煎服,5~10g,宜包煎。外用适量,研末外掺或调敷。止血多炒用,化瘀、利尿多生用。

【使用注意】生蒲黄有收缩子宫作用,故孕妇慎用。

降香

【功效】化瘀止血,理气止痛。

【应用】①出血。②胸胁疼痛、跌损瘀痛。

③呕吐腹痛。

【用法用量】煎服，9~15g，宜后下。外用适量，研末外敷。

【使用注意】血热妄行及阴虚火旺而无瘀滞之出血忌用，孕妇忌用。

细目四　收敛止血药

白及

【功效】收敛止血，消肿生肌。

【应用】①出血。为收敛止血之要药，尤多用于肺胃出血之证。②痈肿疮疡、手足皲裂、水火烫伤。

【性能特点】质极黏腻，性极收涩，为收敛止血之要药，适用于体内外出血。因其主入肺、胃经，故咯血、吐血等肺胃出血尤为多用。其味苦气寒，能消散血热之痈肿；质黏味涩，能收敛疮口而生肌，为外疡消肿生肌之要药，适用于疮疡肿毒、水火烫伤、皮肤皲裂等。

【用法用量】煎服，6~15g；研末吞服，每次3~6g；外用适量。

【使用注意】不宜与乌头类药材同用。

仙鹤草

【功效】收敛止血，止痢，截疟，补虚，解毒。

【应用】①出血。广泛用于全身各部的出血之证，无论寒热虚实，皆可应用。②腹泻、痢疾。③疟疾寒热。④脱力劳伤。⑤疮疖痈肿、阴痒带下。

【用法用量】煎服，6~12g；外用适量。

血余炭

【功效】收敛止血，化瘀，利尿。

【应用】①出血。②小便不利。

【用法用量】煎服，5~10g；外用适量。

棕榈炭

【功效】收敛止血。

【应用】出血。尤多用于崩漏。

【用法用量】煎服，3~9g。

【使用注意】出血兼有瘀滞、湿热下利初起者慎用。

细目五　温经止血药

炮姜

【功效】温经止血，温中止痛。

【应用】①出血。主治脾胃虚寒，脾不统血之出血病证。②腹痛、腹泻。善暖脾胃，用于虚寒性腹痛、腹泻。

【用法用量】煎服，3~9g。

【鉴别用药】生姜、干姜与炮姜三药的共同功效为温中散寒，主治脾胃寒证。不同点：生姜长于散表寒，又为呕家之圣药；干姜偏于祛里寒，为温中散寒之要药；炮姜善走血分，长于温经止血。

艾叶

【功效】温经止血，散寒止痛，调经，安胎；外用：祛湿止痒。

【应用】①出血。为温经止血之要药。用于虚寒性出血病证，尤宜于崩漏。②月经不调、痛经。为治妇科下焦虚寒或寒客胞宫之要药。③胎动不安。为妇科安胎之要药。④皮肤瘙痒。

【性能特点】辛温气香，入三阴经而直走下焦，能温经脉而止血，散寒凝而止痛，暖胞宫而助孕。适用于下元虚冷、冲任不固所致的崩漏下血、月经过多，下焦虚寒或寒客胞宫之少腹冷痛、经寒不调、宫冷不孕等。外用祛湿杀虫止痒，适用于湿疹、阴痒、疥癣等瘙痒性皮肤病。

【用法用量】煎服，3~9g；外用适量。温经止血宜炒炭用，余生用。

第十五单元　活血化瘀药

细目一　概　　述

要点一　活血化瘀药的性能特点

本类药味多辛、苦、温，主入心、肝二经，入血分。

要点二　活血化瘀药的功效

本类药物善活血化瘀，并通过活血化瘀作用而产生多种不同的功效，包括活血止痛、活血调经、活血消肿、活血疗伤、活血消痈、破血消癥等。

要点三　活血化瘀药的适应范围

本类药主要适用于血液运行不畅、瘀血阻滞血脉所引起的多种疾病，主治范围很广，遍及内、外、妇、儿、伤等各科。如内科的胸、腹、头痛，痛如针刺，痛有定处，体内的癥瘕积聚，中风不遂，肢体麻木以及关节痹痛日久；伤科的跌仆损伤，瘀肿疼痛；外科的疮疡肿痛；妇科的月经不调、经闭、痛经、产后腹痛等。

要点四　活血化瘀药的使用注意

本类药物行散力强，易耗血动血，不宜用于妇女月经过多以及其他出血证无瘀血现象者；对于孕妇尤当慎用或忌用。

要点五　活血化瘀药的分类

本类药物按其作用特点和临床应用的侧重点，分为活血止痛药、活血调经药、活血疗伤药及破血消癥药四类。

要点六　各类活血化瘀药的性能特点

活血止痛药：多具辛味，辛散善行，既入血分，又入气分，活血每兼行气。

活血调经药：大多辛散苦泄，主归肝经血分，尤善通畅血脉而调经水。

活血疗伤药：味多辛、苦、咸，主归肝、肾经。

破血消癥药：味多辛、苦，虫类药居多，兼有咸味，入归肝经血分。药性峻猛，走而不守。

要点七　各类活血化瘀药的功效

活血止痛药：有良好的活血止痛作用。

活血调经药：有活血散瘀之功，尤善通畅血脉而调经水。

活血疗伤药：有活血化瘀、消肿止痛、续筋接骨、止血、生肌敛疮等作用。

破血消癥药：有破血逐瘀、消癥散积作用。

要点八　各类活血化瘀药的适应范围

活血止痛药：主要适用于气血瘀滞所致的各种痛证，如头痛、胸胁痛、心腹痛、痛经、产后腹痛、肢体疼痛、跌打损伤之瘀痛等，也可用于其他瘀血病证。

活血调经药：主治血行不畅所致的月经不调、痛经、经闭及产后瘀滞腹痛。亦常用于瘀血痛证、癥瘕、跌打损伤、疮痈肿毒。

活血疗伤药：主要适用于跌打损伤、瘀肿疼痛、骨折筋损、金疮出血等伤科疾患。

破血消癥药：主要适用于瘀血时间长、程度重的癥瘕积聚，以及血瘀经闭、瘀肿疼痛、偏瘫等证。

细目二　活血止痛药

川芎

【功效】活血行气，祛风止痛。

【应用】①血瘀气滞痛证。为“血中之气药”。②头痛，风湿痹痛。为治头痛要药。

【性能特点】辛散温通，辛以行气、活血、祛风，温以散寒。能“上行头目，下调经水，中开郁结，旁通络脉”，为血中之气药，故有活血行气之效，广泛用于全身寒凝气滞血瘀诸证。

其性升散，又能祛风止痛，尤为头痛之要药，无论风寒、风热、风湿、血瘀、血虚头痛均可随证配用。其祛风活血而利关节，亦为风湿痹痛常用药。

【用法用量】煎服，3~10g。

【使用注意】阴虚阳亢之头痛，阴虚火旺、多汗、热盛及无瘀之出血证不宜使用。孕妇慎用。

延胡索

【功效】活血，行气，止痛。

【应用】气血瘀滞之痛证。为活血行气止痛之良药。

【性能特点】辛散苦泄温通，既入血分以活血祛瘀，又入气分以行气消滞，盖气滞则痛，血瘀亦痛，故为活血行气止痛良药。《本草纲目》谓其："能行血中气滞，气中血滞，故专治一身上下诸痛。"各种痛证均可配伍应用，尤宜于寒凝气滞血瘀者。醋制后疗效更佳。

【用法用量】煎服，3~10g；研末吞服，每次1.5~3g。醋制可增强止痛作用。

郁金

【功效】活血止痛，行气解郁，清心凉血，利胆退黄。

【应用】①气滞血瘀之胸、胁、腹痛。②热病神昏，癫痫痰闭。③热迫血行之吐血、衄血、倒经、尿血、血淋。④湿热黄疸、胆石症。

【用法用量】煎服，3~10g。

【使用注意】不宜与丁香、母丁香同用。

乳香

【功效】活血定痛，消肿生肌。

【应用】①跌打损伤、疮疡痈肿。②气滞血瘀之痛证。

【用法用量】煎汤或入丸、散，3~5g，宜炒去油用。外用适量，研末外敷。

【使用注意】孕妇及胃弱者慎用。

没药

【功效】散瘀定痛，消肿生肌。

【应用】与乳香相似。常与乳香相须为用，治疗跌打损伤，瘀滞疼痛，痈疽肿痛，疮疡溃后久不收口，以及一切瘀滞痛证。

【用法用量】煎服，3~5g，炮制去油，多入丸散用。外用适量。

【使用注意】同乳香。

五灵脂

【功效】活血止痛，化瘀止血。

【应用】①瘀血阻滞之痛证。为治疗瘀滞疼痛之要药。②瘀滞出血证。

【用法用量】煎服，3~10g，包煎。外用适量。活血止痛宜生用，化瘀止血宜炒用。

【使用注意】血虚无瘀及孕妇慎用。不宜与人参同用。

细目三　活血调经药

丹参

【功效】活血祛瘀，通经止痛，凉血消痈，清心除烦。

【应用】①月经不调，闭经痛经，产后瘀滞腹痛。能祛瘀生新而不伤正。②血瘀胸痹心痛，脘腹疼痛，癥瘕积聚，跌打损伤及风湿痹证。③疮痈肿毒。④热病烦躁神昏及心悸失眠。

【性能特点】苦微寒，入心肝血分。苦降下行，微寒以除血热，故有活血祛瘀以调经、止痛之功，凉血清心以消痈、除烦之力。治热壅血瘀之月经不调、胸痹心痛、疮痈肿毒及热病烦躁不安等。古有"一味丹参饮，功同四物汤"之说，实为祛瘀生新之义，纯虚无瘀者，则非所宜。

【用法用量】煎服，10~15g。活血化瘀宜酒炙用。

【使用注意】不宜与藜芦同用。

【鉴别用药】川芎与丹参均能活血行瘀止痛，同治妇科月经不调、经闭、痛经、癥瘕、产后瘀阻，内科胸痹、心痛、脘腹痛，外科痈肿疮毒，伤科跌打损伤等血滞证。不同点：丹参微寒，又善凉血，故宜于血瘀血热之妇、内、外、伤科诸证，并治肝脾肿大、风湿热痹；还能清心，无论外感或内伤之血热心烦不眠均可应用。川芎性温味辛，又能行气散风寒，故宜于血瘀有寒或又兼气滞之妇、内、外、伤科诸证，并治肝郁气滞胁痛、各种头痛、风寒湿痹等。

红花

【功效】活血通经，散瘀止痛。

【应用】①血滞经闭、痛经、产后瘀滞腹痛。②癥瘕积聚。③胸痹心痛、血瘀腹痛、胁痛。④跌打损伤、瘀滞肿痛。⑤瘀滞斑疹色暗。

【用法用量】煎服，3~10g。外用适量。

【使用注意】孕妇及有出血倾向者慎用。

桃仁

【功效】活血祛瘀,润肠通便,止咳平喘。

【应用】①瘀血阻滞病证。②肺痈,肠痈。③肠燥便秘。④咳嗽气喘。

【用法用量】煎服,5~10g,捣碎用。

【使用注意】孕妇及便溏者慎用。

【鉴别用药】红花与桃仁均具活血化瘀之功,同治妇科血滞经闭、痛经、癥瘕积聚、产后瘀阻腹痛,内科胸痛、心痛,以及伤科跌打瘀痛。不同点:桃仁性平,甘苦润降,破瘀生新为长;又能润肠通便,治肠痈、肺痈、肠燥便秘;还能止咳平喘,治咳嗽气喘。红花性温,辛散温通,又能化斑消肿,治痈肿疮毒、脱疽、斑疹。

益母草

【功效】活血调经,利尿消肿,清热解毒。

【应用】①血滞经闭、痛经、经行不畅、产后恶露不尽、瘀滞腹痛。为妇产科要药。②水肿,小便不利。尤宜用于水瘀互阻的水肿。③跌打损伤,疮痈肿毒,皮肤瘾疹。

【用法用量】煎服,9~30g;鲜品12~40g;或熬膏,入丸剂。外用适量,捣敷或煎汤外洗。

【使用注意】孕妇慎用。

泽兰

【功效】活血调经,祛瘀消痈,利水消肿。

【应用】①血滞经闭、痛经、产后瘀滞腹痛。②跌打损伤,瘀肿疼痛,疮痈肿毒。③水肿,小便不利。

【用法用量】煎服,6~12g。外用适量。

【使用注意】血虚及无瘀滞者慎用。

牛膝

【功效】逐瘀通经,补肝肾,强筋骨,利尿通淋,引血下行。

【应用】①瘀血阻滞之经闭、痛经、经行腹痛、胞衣不下及跌仆伤痛。②腰膝酸痛、下肢痿软。③淋证、水肿、小便不利。④阴虚阳亢之头痛、眩晕,胃火上炎之齿痛、口舌生疮,气火上逆,迫血妄行之吐血、衄血。

【性能特点】味苦泄降,“走而能补,性善下行”。其活血化瘀,长于治疗妇科经产诸疾及跌打损伤等证;活血以通利关节,味甘酸以补肝肾、强筋骨,故可治痹证日久及肝肾不足腰膝酸痛,筋骨无力;性滑利窍,利尿通淋而治淋证、水肿;引血下行,而善治下焦瘀血证;导热下泄,引血下行,以降上亢之阳、上炎之火、上逆之血。

【用法用量】煎服,5~12g。活血通经、利水通淋、引火(血)下行宜生用,补肝肾、强筋骨宜酒炙用。

【使用注意】本品为动血之品,性专下行,孕妇、月经过多者慎用。中气下陷、脾虚泄泻,下元不固、多梦遗精者慎用。

鸡血藤

【功效】活血补血,调经止痛,舒筋活络。

【应用】①月经不调,痛经,经闭。②风湿痹痛,手足麻木,肢体瘫痪,血虚萎黄。

【用法用量】煎服,9~15g;或浸酒服,或熬膏服。

细目四　活血疗伤药

土鳖虫

【功效】破血逐瘀,续筋接骨。

【应用】①跌打损伤,筋伤骨折,瘀肿疼痛。②血瘀经闭,产后瘀滞腹痛,癥瘕痞块。

【用法用量】煎服,3~10g。

【使用注意】孕妇禁用。

马钱子

【功效】散结消肿,通络止痛。

【应用】①跌打损伤,骨折肿痛。为伤科疗伤止痛之佳品。②痈疽疮毒,咽喉肿痛。③风湿顽痹,麻木瘫痪。善能搜筋骨间风湿,止痛力强。

【用法用量】0.3~0.6g,炮制后入丸散用。外用适量,研末调涂。

【使用注意】内服不宜生用及多服久服。本品所含有毒成分能被皮肤吸收,故外用亦不宜大面积涂敷。孕妇禁用,体虚者忌用。运动员慎用。

自然铜

【功效】散瘀止痛,续筋接骨。

【应用】跌打损伤,骨折筋断,瘀肿疼痛。长于促进骨折的愈合。

【用法用量】3~9g。入丸散服,若入煎剂宜先煎。外用适量。

【使用注意】不宜久服。孕妇慎用。

苏木

【功效】活血,祛瘀,消肿止痛。

【应用】①跌打损伤，骨折筋伤，瘀滞肿痛。②血滞经闭，产后瘀阻腹痛，痛经，心腹疼痛，痈疽肿痛。

【用法用量】煎服，3~9g。外用适量，研末撒敷。

【使用注意】月经过多和孕妇慎用。

骨碎补

【功效】疗伤止痛，补肾强骨。外用消风祛斑。

【应用】①跌打损伤或创伤，筋骨损伤，瘀滞肿痛。②肾虚腰痛脚弱、耳鸣耳聋、牙痛、久泻。③外治斑秃、白癜风。

【用法用量】煎服，3~9g。外用适量，研末调敷或鲜品捣敷，亦可浸酒擦患处。

【使用注意】孕妇及阴虚火旺、血虚风燥者慎用。

细目五 破血消癥药

莪术

【功效】行气破血，消积止痛。

【应用】①气滞血瘀所致癥瘕积聚、经闭及心腹瘀痛。②食积脘腹胀痛。③跌打损伤，瘀肿疼痛。

【用法用量】煎服，6~9g。外用适量。醋制后可加强祛瘀止痛作用。

【使用注意】孕妇及月经过多者禁用。

三棱

【功效】破血行气，消积止痛。

【应用】与莪术基本相同，常相须为用。然三棱偏于破血，莪术偏于破气。

【用法用量】煎服，5~10g。醋制后可加强祛瘀止痛作用。

【使用注意】孕妇及月经过多者禁用。不宜与芒硝、玄明粉同用。

水蛭

【功效】破血通经，逐瘀消癥。

【应用】①血瘀经闭，癥瘕积聚。②中风偏瘫，跌打损伤，心腹疼痛。

【用法用量】煎服，1~3g。研末服，0.3~0.5g。以入丸、散或研末服为宜。或用活水蛭放于瘀肿部位吸血消肿。

【使用注意】孕妇及月经过多者禁用。

穿山甲

【功效】活血消癥，搜风通络，通经下乳，消肿排脓。

【应用】①血滞癥瘕，经闭。②风湿痹痛，中风瘫痪。③产后乳汁不下。④痈肿疮毒，瘰疬。

【用法用量】煎服，5~10g，一般炮制后用。

【使用注意】孕妇慎用。痈肿已溃者忌用。

斑蝥

【功效】破血逐瘀，散结消癥，攻毒蚀疮。

【应用】①癥瘕，经闭。②痈疽恶疮，顽癣，瘰疬，痈疽不溃，恶疮死肌。③面瘫，风湿痹痛。

【用法用量】炮制后多入丸散用，0.03~0.06g。外用适量，研末或浸酒醋，或制油膏涂敷患处，不宜大面积用。

【使用注意】本品有大毒，内服宜慎，应严格掌握剂量。外用对皮肤、黏膜有很强的刺激作用，能引起皮肤发红、灼热、起疱，甚至腐烂，故不宜久服和大面积使用。体弱者忌用。孕妇禁用。

第十六单元　化痰止咳平喘药

细目一　概　　述

要点一　化痰止咳平喘药的性能特点

本类药或辛或苦，或温或凉，多入肺经，辛开苦降，温以散寒，凉可清热。

要点二　化痰止咳平喘药的功效

本类药具有宣降肺气、化痰止咳、降气平喘之功。

要点三　化痰止咳平喘药的适应范围

化痰药主治痰证。痰的病证甚多，如痰阻于肺之咳喘痰多，痰蒙心窍之昏厥、癫痫，痰蒙清阳之眩晕，痰扰心神之睡眠不安，肝风夹痰之中风、惊厥，痰阻经络之肢体麻木、半身不遂、口眼㖞斜，痰火互结之瘰疬、瘿瘤，痰凝肌肉、流注骨节之阴疽流注等。止咳平喘药用于外感、内伤所致的各种咳嗽和喘息。

要点四　化痰止咳平喘药的使用注意事项

1. 刺激性较强的化痰药，不宜用于咳嗽兼有出血倾向者，以免加重出血。

2. 麻疹初起兼有表证之咳嗽，应以疏解清宣为主，不可单用止咳药，忌用温燥及具有收敛之性的止咳药，以免影响麻疹透发。

要点五　化痰止咳平喘药的分类

本类药物根据药性、功能及临床应用的不同，分为温化寒痰药、清化热痰药、止咳平喘药三类。

要点六　各类化痰止咳平喘药的性能特点

温化寒痰药：味多辛、苦，性多温燥，主归肺、脾、肝经。

清化热痰药：性多寒凉，部分药物质润，兼能润燥。部分药物味咸，兼能软坚散结。

止咳平喘药：主入肺经，味或辛或苦或甘，性或温或寒，由于药物性味不同，质地润燥有异，其止咳平喘的机理也各不相同。

要点七　各类化痰止咳平喘药的功效

温化寒痰药：有温肺祛寒、燥湿化痰作用，有的兼能消肿止痛。

清化热痰药：有清化热痰之功，兼能润燥化痰、软坚散结。

止咳平喘药：有宣肺止咳、清肺止咳、润肺止咳、降肺止咳、敛肺止咳及化痰止咳之功。

要点八　各类化痰止咳平喘药的适应范围

温化寒痰药：主要适用于寒痰、湿痰证，如咳嗽气喘、痰多色白，以及由寒痰、湿痰所致的眩晕、肢体麻木、阴疽流注等。

清化热痰药：主要适用于热痰、燥痰证，如咳嗽气喘、痰黄质稠，或干咳少痰、痰稠难咯、唇舌干燥，以及痰热癫痫、中风惊厥、瘿瘤、痰火瘰疬等。

止咳平喘药：主要适用于外感或内伤所致的咳喘、痰多，或痰饮喘息。

细目二　温化寒痰药

半夏

【功效】燥湿化痰，降逆止呕，消痞散结。外用消肿止痛。

【应用】①湿痰证，寒痰证。为燥湿化痰、温化寒痰之要药，尤善治脏腑之湿痰。②呕吐。为止呕要药，尤宜于痰饮或胃寒呕吐。③心下痞，胸痹，结胸，梅核气。④瘿瘤，痰核，痈疽肿毒及毒蛇咬伤。

【性能特点】辛散温燥而沉降，入脾则使湿去脾健痰无生源，入肺则肺得宣化而痰无留所，为治湿痰、寒痰要药。入胃则使气降而呕逆自止，常用于痰饮或胃寒呕吐。辛者散结气，开痞气，治心下痞、胸痹、梅核气等。有毒之品，以毒攻毒，外用消肿止痛，用治痈疽肿毒、瘰疬痰核。

【用法用量】煎服，3~9g，一般宜制过用。炮制品中有姜半夏、法半夏等，其中姜半夏长于降逆止呕，法半夏长于燥湿且温性较弱，半夏曲则有化痰消食之功，竹沥半夏能清化热痰，主治热痰、风痰之证。外用适量。

【使用注意】不宜与川乌类药材同用。生品内服宜慎。其性温燥，阴虚燥咳、血证、热痰、燥痰应慎用。

天南星

【功效】燥湿化痰，祛风止痉。外用散结消肿。

【应用】①顽痰咳嗽，湿痰、寒痰证。②风痰眩晕，中风，癫痫，惊风，破伤风。善祛风痰而止痉厥。③外用治痈疽肿痛，痰核瘰疬，蛇虫咬伤。外用。

【用法用量】煎服，3~9g，多制用。外用生品适量，研末以醋或酒调敷患处。

【使用注意】阴虚燥痰及孕妇慎用。

【鉴别用药】半夏与天南星均能燥湿化痰，为治寒痰、湿痰要药；生品外用消肿止痛，治痈疽肿毒、瘰疬痰核等证。不同点：半夏主归脾、胃经，善除脾胃湿痰；天南星主归肝经，温燥之性强于半夏，善治顽痰并祛经络风痰。半夏又能降逆止呕、消痞散结，治呕吐、胸脘痞闷、梅核气、结胸等证。天南星又能祛风止痉，治中风口眼㖞斜、破伤风等证。

白附子

【功效】祛风痰，定惊搐，解毒散结，止痛。

【应用】①中风痰壅，口眼㖞斜，惊风癫痫，破伤风。②痰厥头痛、眩晕。尤擅治头面部诸疾。③瘰疬痰核，毒蛇咬伤。

【用法用量】煎服，3~6g，宜炮制后用。外用生品适量捣烂，熬膏或研末以酒调敷患处。

【使用注意】本品辛温燥烈，阴虚血虚动风或热盛动风者不宜使用；孕妇慎用。生品一般不内服。

芥子

【功效】温肺豁痰利气，散结通络止痛。

【应用】①寒痰喘咳，悬饮。②阴疽流注，肢体麻木，关节肿痛。善散“皮里膜外之痰”。③冷哮日久。于夏令外敷肺俞等穴。

【用法用量】煎服，3~9g。外用适量，研末调敷，或作发疱用。

【使用注意】本品辛温走散，耗气伤阴，久咳肺虚及阴虚火旺者忌用。消化道溃疡、出血者及皮肤过敏者忌用。用量不宜过大。

皂荚

【功效】祛痰开窍，散结消肿。

【应用】①顽痰阻肺，咳喘痰多。②中风，痰厥，癫痫，喉痹痰盛。③疮肿未溃，皮癣，便秘。

【用法用量】多入丸散用，1~1.5g。外用适量，研末吹鼻取嚏或研末调敷患处。

【使用注意】内服剂量不宜过大，以免引起呕吐、腹泻。辛散走窜之性强，非顽疾证实体壮者慎用。孕妇、气虚阴亏及有出血倾向者忌用。

旋覆花

【功效】降气，消痰，行水，止呕。

【应用】①咳喘痰多，痰饮蓄结，胸膈痞满。②噫气，呕吐。善降胃气而止呕噫。③气血不和之胸胁痛。

【性能特点】辛散温通，味咸软坚，化胶结之痰；味苦泄降，功善下气。入肺经，降肺气化痰而止喘咳，治痰饮壅肺之喘咳痰多；入胃经，降胃气而止呕哕，治胃气上逆之呕吐、噫气，为治肺胃气逆之要药。

【用法用量】煎服，3~9g，包煎。

【使用注意】阴虚劳嗽，津伤燥咳者慎用。

白前

【功效】降气，消痰，止咳。

【应用】咳嗽痰多，气喘。长于祛痰，降肺气以平咳喘。

【用法用量】煎服，3~10g。

细目三　清化热痰药

川贝母

【功效】清热润肺，化痰止咳，散结消痈。

【应用】①虚劳咳嗽，肺热燥咳。②瘰疬、乳痈、肺痈。

【性能特点】苦泄甘润,微寒清热,入肺、心经,为清泄润肺之品。既能清肺化痰,又能润肺止咳,为肺热燥咳及虚劳咳嗽之要药。又开郁散结消痈,治痰火、热毒壅结之疮肿瘰疬。

【用法用量】煎服,3~10g;研粉冲服,一次1~2g。

【使用注意】不宜与川乌类药材同用。

浙贝母

【功效】清热化痰止咳,解毒散结消痈。

【应用】①风热、痰热咳嗽。②瘰疬,瘿瘤,乳痈疮毒,肺痈。

【用法用量】煎服,5~10g。

【使用注意】同川贝母。

【鉴别用药】川贝母与浙贝母均能清热化痰、散结消痈,同治肺热咳嗽、瘰疬、乳痈等证。不同点:川贝母味甘偏润,又能润肺止咳,又可治虚劳咳嗽、肺燥咳嗽;浙贝母苦寒降泄,功专清热散结,善治风热、肺热咳嗽及瘰疬、瘿瘤、乳痈等证。

瓜蒌

【功效】清热涤痰,宽胸散结,润燥滑肠。

【应用】①痰热咳喘。②胸痹,结胸。③肺痈,肠痈,乳痈。④肠燥便秘。

【用法用量】煎服,全瓜蒌 9~15g,瓜蒌皮6~10g,瓜蒌子 9~15g,打碎入煎。

【使用注意】本品甘寒而滑,脾虚便溏者及寒痰、湿痰证忌用。不宜与川乌类药材同用。

【鉴别用药】瓜蒌皮与瓜蒌子均能清肺化痰,同治肺热咳嗽、痰黄质稠。不同点:瓜蒌皮偏于清热化痰,又能理气宽胸,可治胸痹、结胸;瓜蒌子重在润燥化痰,又能润肠通便,可治肺燥咳嗽、肠燥便秘。

竹茹

【功效】清热化痰,除烦,止呕。

【应用】①痰热、肺热咳嗽,痰热心烦不寐。②中风痰迷,舌强不语。③胃热呕吐,妊娠恶阻。④吐血、衄血等血热出血证。

【用法用量】煎服,5~10g。生用清化痰热,姜汁炙用止呕。

竹沥

【功效】清热豁痰,定惊利窍。

【应用】①痰热咳喘。最宜于痰稠难咯,顽痰胶结者。②中风痰迷,惊痫癫狂。

【用法用量】内服,30~50mL,冲服。本品不能久藏,但可熬膏瓶贮,称竹沥膏;近年用安瓿瓶密封装置,可以久藏。

【使用注意】寒痰及便溏者忌用。

天竺黄

【功效】清热豁痰,凉心定惊。

【应用】①小儿惊风,中风癫痫,热病神昏。②痰热咳喘。

【用法用量】煎服,3~9g。

【鉴别用药】竹茹、竹沥与天竺黄均能清热化痰,同治痰热咳喘;其中竹沥、天竺黄又可定惊,主治热病或痰热所致的惊风、癫痫,中风昏迷、喉间痰鸣。不同点:竹茹长于清心除烦,止呕,又能凉血止血,可治痰热扰心的心烦失眠、胃热呕吐、血热出血;竹沥性寒滑利,清热涤痰力强,多用于大人惊痫中风,肺热顽痰胶结难咯;天竺黄尤善清心定惊,常用治小儿惊风,热病神昏。

前胡

【功效】降气化痰,散风清热。

【应用】①痰热咳喘。②风热咳嗽。

【用法用量】煎服,3~10g。

桔梗

【功效】宣肺,祛痰,利咽,排脓。

【应用】①咳嗽痰多,胸闷不畅。无论寒热皆可应用。②咽喉肿痛,音哑失音。③肺痈吐脓。④癃闭、便秘,又能载药上行。

【性能特点】苦泄辛散,性平不偏,性善上行,为肺经专药。善开宣肺气,祛痰,治咳嗽痰多,无论外感内伤、属寒属热皆可应用。又宣肺以利咽,治咽痛音哑;宣肺以排脓,治肺痈吐脓;宣肺以通利二便,治癃闭、便秘。借其升浮之力,常为诸药舟楫以载之上行。

【用法用量】煎服,3~10g。

【使用注意】本品性升散,凡气机上逆,呕吐、呛咳、眩晕、阴虚火旺咳血等不宜用,胃、十二指肠溃疡者慎服。用量过大易致恶心呕吐。

胖大海

【功效】清热润肺,利咽开音,润肠通便。

【应用】①肺热声哑,咽喉疼痛,肺热燥咳,干咳少痰。②燥热便秘,头痛目赤。

【用法用量】2~3 枚,沸水泡服或煎服。

海藻

【功效】消痰软坚散结,利水消肿。

【应用】①瘿瘤、瘰疬、睾丸肿痛。②痰饮水肿。

【用法用量】煎服,6~12g。

【使用注意】不宜与甘草同用。

昆布

【功效】消痰软坚散结,利水消肿。

【应用】同海藻,常与海藻相须而用。

【用法用量】煎服,6~12g。

黄药子

【功效】化痰散结消瘿,清热凉血解毒。

【应用】①瘿瘤。现常用于治疗多种甲状腺肿大。②疮疡肿毒,咽喉肿痛,毒蛇咬伤。③吐血、衄血、咳血、咳嗽、气喘、百日咳。

【用法用量】煎服,4.5~9g;研末服,1~2g。外用适量,鲜品捣敷,或研末调敷,或磨汁涂。

【使用注意】本品有毒,不宜过量。如多服、久服可引起吐泻、腹痛等消化道反应,并对肝肾有一定损害,故脾胃虚弱及肝肾功能损害者慎用。

细目四　止咳平喘药

苦杏仁

【功效】降气止咳平喘,润肠通便。

【应用】①咳嗽气喘。为治咳喘之要药,无论新久、寒热,皆可配伍用之。②肠燥便秘。

【性能特点】苦微温而润降,质润多脂,并有小毒,入肺与大肠经。上能降肺气以止咳喘,下能润肠燥以通大便,善治多种咳喘与肠燥便秘。

【用法用量】煎服,5~10g,宜打碎入煎,生品入煎剂宜后下;或入丸、散。

【使用注意】阴虚咳喘及大便溏泄者慎用。本品有小毒,用量不宜过大。婴儿慎用。

紫苏子

【功效】降气化痰,止咳平喘,润肠通便。

【应用】①咳喘痰多。②肠燥便秘。

【用法用量】煎服,3~10g,煮粥食或入丸、散。

【使用注意】脾虚便溏者慎用。

【鉴别用药】苦杏仁与紫苏子均能止咳平喘、润肠通便,同治咳喘气逆、肠燥便秘。不同点:苦杏仁味苦,具小毒,又能宣肺,为治咳喘要药,治各种咳喘;苏子善于降气消痰,既治咳喘痰壅气逆,又治上盛下虚之久咳痰喘。

百部

【功效】润肺下气止咳,杀虫灭虱。

【应用】①新久咳嗽,百日咳,肺痨咳嗽。无论外感、内伤、暴咳、久嗽,皆可用之。②蛲虫病、阴道滴虫、头虱及疥癣等。

【用法用量】煎服,3~9g。外用适量,水煎或酒浸。久咳虚嗽宜蜜炙用。

紫菀

【功效】润肺下气,消痰止咳。

【应用】咳嗽有痰。无论外感内伤、寒热虚实,皆可应用。

【用法用量】煎服,5~10g。外感暴咳宜生用,肺虚久咳宜蜜炙用。

款冬花

【功效】润肺下气,止咳化痰。

【应用】咳喘。无论寒热虚实,皆可随证配伍,尤宜于寒咳。

【用法用量】煎服,5~10g。外感暴咳宜生用,肺虚久咳宜炙用。

枇杷叶

【功效】清肺止咳,降逆止呕。

【应用】①肺热咳嗽,气逆喘急。②胃热呕吐,哕逆,烦热口渴。

【用法用量】煎服,6~10g。止咳宜蜜炙用,止呕宜生用。

桑白皮

【功效】泻肺平喘,利水消肿。

【应用】①肺热咳喘。能清泻肺火。②水肿。

【用法用量】煎服,6~12g。泻肺利水、平肝清火宜生用,肺虚咳嗽宜蜜炙用。

葶苈子

【功效】泻肺平喘,行水消肿。

【应用】①痰涎壅盛,喘息不得平卧。②水肿、悬饮、胸腹积水、小便不利。

【性能特点】苦降辛散,大寒清热,入肺、膀胱经。善泻肺中水饮及痰火而止咳平喘,治痰涎壅盛,喘息不得平卧;又泻肺气壅闭而通调水道,行水消肿,为治胸腹积水之常用药。唯其药力颇强,用之宜慎。

【用法用量】煎服,3~10g,包煎。炒用缓其寒性,不易伤脾胃。

【鉴别用药】桑白皮与葶苈子均能泻肺平喘、利水消肿,同治咳嗽喘满、水肿、小便不利等

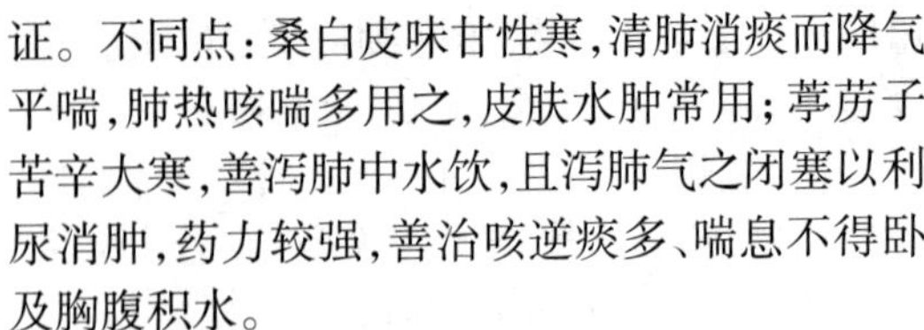

证。不同点:桑白皮味甘性寒,清肺消痰而降气平喘,肺热咳喘多用之,皮肤水肿常用;葶苈子苦辛大寒,善泻肺中水饮,且泻肺气之闭塞以利尿消肿,药力较强,善治咳逆痰多、喘息不得卧及胸腹积水。

白果

【功效】敛肺定喘,止带缩尿。

【应用】①哮喘咳嗽。②带下,白浊,尿频,遗尿。

【用法用量】煎服,5~10g,捣碎。

【使用注意】本品有毒,不可多用,小儿尤当注意。忌生食。过食白果可致中毒,出现腹痛、吐泻、发热、发绀以及昏迷、抽搐,严重者可因呼吸麻痹而死亡。

第十七单元　安　神　药

细目一　概　　述

要点一　安神药的性能特点

本类药主入心、肝经。

要点二　安神药的功效

本类药物具有重镇安神、养心安神作用，某些药物还兼有清热解毒、平肝潜阳、纳气平喘、敛汗、润肠、祛痰等作用。

要点三　安神药的适应范围

安神药主要适用于心神不宁的心悸怔忡，失眠多梦；亦可作为治疗惊风、癫狂等病证的辅助药物。部分安神药又可用治热毒疮肿、肝阳眩晕、自汗盗汗、肠燥便秘、痰多咳喘等证。

要点四　安神药的使用注意事项

1. 本类药物多属对症治标之品，特别是矿石类重镇安神药及有毒药物，只宜暂用，不可久服，应中病即止。

2. 矿石类安神药，如作丸散剂服时，须配伍养胃健脾之品，以免伤胃耗气。

要点五　安神药的分类

本类药物按药性、功效及主治病证不同可分为重镇安神药和养心安神药两类。

要点六　各类安神药的性能特点

重镇安神药：多为矿石、化石、介类药物，具有质重沉降之性。

养心安神药：多为植物类种子、种仁，具有甘润滋养之性。

要点七　各类安神药的功效

重镇安神药：有镇心安神、平惊定志、平肝潜阳等作用。

养心安神药：有滋养心肝、益阴补血、交通心肾等作用。

要点八　各类安神药的适应范围

重镇安神药：主要用于心火炽盛、痰火扰心、肝郁化火及惊吓等引起的心神不宁、心悸失眠及惊痫、肝阳眩晕等证。

养心安神药：主要用于阴血不足、心脾两虚、心肾不交等导致的心悸怔忡、虚烦不眠、健忘多梦、遗精、盗汗等证。

细目二　重镇安神药

朱砂

【功效】清心镇惊，安神解毒。

【应用】①心神不宁，心悸，失眠。为镇心、清火、安神定志之药。②惊风，癫痫。③疮疡肿毒，咽喉肿痛，口舌生疮。

【性能特点】味甘性微寒，质重，寒能降火，重可镇怯，专归心经，既能清心经实火，又能镇惊安神，为清心、镇惊安神之要药。

【用法用量】内服，多入丸、散服，每次0.1~0.5g，不宜入煎剂。外用适量。

【使用注意】本品有毒，内服不可过量或持续服用。孕妇及肝功能不全者禁用。忌火煅。

磁石

【功效】镇惊安神，平肝潜阳，聪耳明目，纳气平喘。

【应用】①心神不宁，惊悸，失眠及癫痫。②头晕目眩。③耳鸣耳聋，视物昏花。④肾虚气喘。

【用法用量】煎服，9~30g，宜打碎先煎。

【使用注意】因吞服后不易消化，如入丸散，不可多服，脾胃虚弱者慎用。

【鉴别用药】朱砂与磁石二药，质重性寒，

入心经,均能镇心安神,可用治心神不宁、惊悸、失眠、癫痫。不同点:朱砂味甘,有毒,长于镇心、清心而安神,善治心火亢盛之心神不安。磁石味咸,无毒,归肝、肾经,益肾阴,潜肝阳,主治肾虚肝旺、肝火扰心之心神不宁。朱砂还能清热解毒,可用治疮疡肿毒、咽喉肿痛、口舌生疮。磁石又可平肝潜阳,聪耳明目,纳气平喘,可用治肝阳上亢之头晕目眩、耳鸣耳聋、视物昏花、肾虚气喘等证。

琥珀

【功效】镇惊安神,活血散瘀,利尿通淋。

【应用】①心神不宁,心悸失眠,惊风,癫痫。②痛经经闭,心腹刺痛,癥瘕积聚。③淋证,癃闭。④疮痈肿毒。

【用法用量】研末冲服,或入丸散,每次1.5~3g。不入煎剂。外用适量。

细目三　养心安神药

酸枣仁

【功效】养心益肝,安神,敛汗,生津止渴。

【应用】①心悸失眠。为养心安神要药。②自汗,盗汗。③津伤口渴咽干。

【性能特点】味甘,入心、肝经,能养心阴、益肝血而宁心安神,为养心安神之要药。味甘酸,酸能敛,有敛阴生津止渴和收敛止汗之效。

【用法用量】煎服,10~15g。本品炒后质脆易碎,便于煎出有效成分,可增强疗效。

柏子仁

【功效】养心安神,润肠通便,止汗。

【应用】①心悸失眠。②肠燥便秘。③阴虚盗汗,小儿惊痫。

【用法用量】煎服,10~20g。大便溏者宜用柏子仁霜代替柏子仁。

【使用注意】便溏及多痰者慎用。

【鉴别用药】柏子仁与酸枣仁均能养心安神,可用治阴血不足、心神失养所致的心悸怔忡、失眠、健忘等证,常相须为用。不同点:酸枣仁安神作用较强,又可收敛止汗、生津止渴,用治体虚自汗、盗汗,伤津口渴咽干。柏子仁质润多脂,又可润肠通便,用治肠燥便秘。

合欢皮

【功效】解郁安神,活血消肿。

【应用】①心神不宁,忿怒忧郁,烦躁失眠。为悦心安神要药。②跌打骨折,血瘀肿痛。③肺痈,疮痈肿毒。

【用法用量】煎服,6~12g。外用适量。

【使用注意】孕妇慎用。

远志

【功效】安神益智,交通心肾,祛痰消肿。

【应用】①失眠多梦,心悸怔忡,健忘。②癫痫,惊狂。③咳嗽痰多。④痈疽疮毒,乳房肿痛,喉痹。

【用法用量】煎服,3~10g。外用适量。化痰止咳宜炙用。

【使用注意】凡实热或痰火内盛者,以及有胃溃疡或胃炎者慎用。

第十八单元　平肝息风药

细目一　概　　述

要点一　平肝息风药的性能特点

平肝息风药皆入肝经，多为介类、昆虫等动物药及矿石类药物。

要点二　平肝息风药的功效

平肝息风药主要具有平肝潜阳、息风止痉功效。部分药物兼有镇惊安神、清肝明目、降逆、凉血等作用，某些息风止痉药兼有祛风通络之功。

要点三　平肝息风药的适应范围

平肝息风药主要适用于肝阳上亢、肝风内动的病证。部分药物又可用治心神不宁、目赤肿痛、呕吐、呃逆、喘息、血热出血以及风中经络之口眼㖞斜、痹痛等证。

要点四　平肝息风药的使用注意事项

1. 本类药物有性偏寒凉或性偏温燥之不同，故当使用时注意。

2. 脾虚慢惊者，不宜用寒凉之品。

3. 阴虚血亏者，当忌温燥之品。

要点五　平肝息风药的分类

本类药物按药性、功效及主治病证不同可分为平肝息风药和息风止痉药两类。

要点六　各类平肝息风药的性能特点

平抑肝阳药：多为质重之介类或矿石类药物。

息风止痉药：主入肝经。

要点七　各类平肝息风药的功效

平抑肝阳药：有平抑肝阳或平肝潜阳之功效。

息风止痉药：以息肝风、止痉抽为主要功效。部分兼有平肝潜阳、清泻肝火、祛外风作用。

要点八　各类平肝息风药的适应范围

平抑肝阳药：主要用于肝阳上亢之头晕目眩、头痛、耳鸣和肝火上攻之面红、口苦、目赤肿痛、烦躁易怒、头痛头昏等症。亦用治肝阳化风痉挛抽搐及肝阳上扰烦躁不眠者。

息风止痉药：主要用于温热病热极动风、肝阳化风、血虚生风等所致眩晕欲仆、项强肢颤、痉挛抽搐等症，以及风阳夹痰、痰热上扰之癫痫、惊风抽搐，或风毒侵袭引动内风之破伤风、痉挛抽搐、角弓反张等症。部分息风止痉药，亦可用治肝阳眩晕和肝火上攻之目赤、头痛或风邪中经络之口眼㖞斜、肢麻痉挛、头痛、痹证等。

细目二　平抑肝阳药

石决明

【功效】平肝潜阳，清肝明目。

【应用】①肝阳上亢，头晕目眩。为凉肝、镇肝之要药。②目赤，翳障，视物昏花。③胃酸过多之胃脘痛，外伤出血。煅用有收敛、制酸、止痛、止血等作用。

【性能特点】咸寒质重，专入肝经，长于潜降肝阳，清肝泄热，兼益肝阴，为平肝凉肝之要药。且长于清肝火，有明目退翳之功，为治目疾常用药，不论虚实，均可应用。

【用法用量】煎服，6~20g，先煎。平肝、清肝宜生用，外用点眼宜煅用、水飞。

【使用注意】本品咸寒，易伤脾胃，故脾胃虚寒，食少便溏者慎用。

【鉴别用药】石决明与决明子均能清肝明目、平抑肝阳，可用治目赤肿痛、翳障等偏于肝热者，及肝阳上亢，头晕目眩。不同点：石决明凉肝镇肝、滋养肝阴，故无论实证、虚证之目疾均可应用。煅石决明还可收敛、制酸、止痛、止血,可用治胃酸过多之胃脘痛,外伤出血。决明子又可润肠通便,可用治肠燥便秘。

珍珠母

【功效】平肝潜阳,安神,定惊明目,燥湿收敛。

【应用】①肝阳上亢,头晕目眩。②惊悸失眠,心神不宁。③目赤翳障,视物昏花。④湿疮瘙痒,溃疡久不收口,口疮。

【用法用量】煎服,10~25g,先煎。外用适量。

【使用注意】本品属镇降之品,故脾胃虚寒者,孕妇慎用。

牡蛎

【功效】重镇安神,潜阳补阴,软坚散结,收敛固涩,制酸止痛。

【应用】①心神不安,惊悸失眠。②肝阳上亢,头晕目眩。③痰核,瘰疬,瘿瘤,癥瘕积聚。④滑脱诸证。⑤胃痛泛酸。

【用法用量】煎服,9~30g,先煎。外用适量。收敛固涩宜煅用,其他宜生用。

【鉴别用药】龙骨与牡蛎均能重镇安神、平肝潜阳、收敛固涩,可用治心神不安、惊悸失眠、阴虚阳亢、头晕目眩及各种滑脱证。不同点:龙骨长于镇惊安神,且收敛固涩力优于牡蛎;龙骨外用又可收湿、敛疮、生肌,常用治湿疮痒疹,疮疡久溃不敛。牡蛎又可补阴、软坚散结、制酸止痛,常用治热病日久,灼烁真阴,虚风内动,四肢抽搐之症,及痰核、瘰疬、瘿瘤、癥瘕积聚、胃痛泛酸。

赭石

【功效】平肝潜阳,重镇降逆,凉血止血。

【应用】①肝阳上亢,头晕目眩。②呕吐,呃逆,噫气等证。为重镇降逆要药。③气逆喘息。④血热吐衄,崩漏。

【性能特点】味苦性寒,质重沉降,长于镇潜肝阳、清降肝火,为重镇潜阳常用之品。质重性降,为重镇降逆之要药,尤善降上逆之胃气。

【用法用量】煎服,9~30g,先煎。外用适量。降逆、平肝宜生用,止血宜煅用。

【使用注意】孕妇慎用。因含微量砷,故不宜长期服用。

蒺藜

【功效】平肝解郁,活血祛风,明目,止痒。

【应用】①肝阳上亢,头晕目眩。②胸胁胀痛,乳闭胀痛。③风热上攻,目赤翳障。④风疹瘙痒,白癜风。

【用法用量】煎服,6~10g;或入丸、散。外用适量。

【使用注意】孕妇慎用。

罗布麻

【功效】平抑肝阳,清热,利尿。

【应用】①头晕目眩。②水肿,小便不利。

【用法用量】煎服或开水泡服,6~12g。肝阳眩晕宜用叶片,治疗水肿多用根。

细目三　息风止痉药

羚羊角

【功效】平肝息风,清肝明目,散血解毒,解热,镇痛。

【应用】①肝风内动,惊痫抽搐。为治惊痫抽搐之要药。②肝阳上亢,头晕目眩。③肝火上炎,目赤头痛。④温热病壮热神昏,热毒发斑。⑤风湿热痹,肺热咳喘,百日咳。

【用法用量】煎服,1~3g,宜单煎2h以上。磨汁或研粉服,每次0.3~0.6g。

【使用注意】本品性寒,脾虚慢惊者忌用。

牛黄

【功效】化痰开窍,凉肝息风,清热解毒。

【应用】①热病神昏。能清心,祛痰,开窍醒神。②小儿惊风,癫痫。③口舌生疮,咽喉肿痛,牙痛,痈疽疔毒。

【用法用量】入丸、散剂,每次0.15~0.35g。外用适量,研末敷患处。

【使用注意】非实热证不宜用。孕妇慎用。

【鉴别用药】羚羊角与牛黄均归心、肝经,均能清肝热、息风止痉,可用治温热病壮热神昏及肝风惊厥抽搐。不同点:羚羊角性寒,又可平肝潜阳、明目、散血、解热、镇痛,常用治肝阳上亢之头晕目眩,肝火上炎之目赤头痛及热毒发斑、风湿热痹、肺热咳喘、百日咳等证。牛黄性凉,又可化痰开窍、清热解毒,常用治热入心包或痰蒙清窍之癫痫和口舌生疮、咽喉肿痛、牙痛、痈疽疔毒等证。

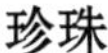

珍珠

【功效】安神定惊，明目消翳，解毒生肌，润肤养颜。

【应用】①心神不宁，心悸失眠。②惊风，癫痫。③目赤翳障，视物不清。④口内诸疮，疮疡肿毒，溃久不敛。⑤皮肤色斑。

【用法用量】内服，入丸、散用，0.1~0.3g。外用适量。

钩藤

【功效】清热平肝，息风定惊。

【应用】①头痛，眩晕。②肝风内动，惊痫抽搐。

【用法用量】煎服，3~12g，后下。

天麻

【功效】息风止痉，平抑肝阳，祛风通络。

【应用】①肝风内动，惊痫抽搐。治各种病因之肝风内动，惊痫抽搐，不论寒热虚实，皆可配伍应用。②眩晕，头痛。为治眩晕、头痛之要药。③肢体麻木，手足不遂，风湿痹痛。

【性能特点】主入肝经，功擅息风止痉，且味甘质润，药性平和，故治疗肝风内动，惊痫抽搐，不论寒热虚实，皆可配伍应用。本品既息肝风，又平肝阳，善治多种原因之眩晕、头痛，为止眩晕之良药。

【用法用量】煎服，3~10g。

【鉴别用药】钩藤、天麻均能平肝息风，可用治肝风内动之惊痫抽搐，肝阳上亢之头痛、眩晕。不同点：钩藤长于清热息风，用治小儿高热惊风轻证为宜；天麻甘平质润，清热之力不及钩藤，但肝风内动、惊痫抽搐之证，不论寒热虚实皆可配伍应用。钩藤又可清热透邪，常用治风热外感、头痛、目赤及斑疹透发不畅之证；天麻又可祛风通络，多用治肢体麻木、手足不遂、风湿痹痛。

地龙

【功效】清热定惊，通络，平喘，利尿。

【应用】①高热惊痫，癫狂。②气虚血滞，半身不遂。③痹证。尤适用于热痹。④肺热哮喘。⑤小便不利，尿闭不通。

【用法用量】煎服，5~10g。

全蝎

【功效】息风镇痉，攻毒散结，通络止痛。

【应用】①痉挛抽搐。为治痉挛抽搐之要药。②疮疡肿毒，瘰疬结核。③风湿顽痹。④顽固性偏正头痛。

【性能特点】专入肝经，性善走窜，既平息肝风，又搜风通络，有良好的息风止痉之功，为治痉挛抽搐之要药。本品为虫类药，善于搜风，通络止痛，可用于治疗顽痹和顽固性偏正头痛。

【用法用量】煎服，3~6g。外用适量。

【使用注意】本品有毒，用量不宜过大。孕妇禁用。

蜈蚣

【功效】息风镇痉，攻毒散结，通络止痛。

【应用】①痉挛抽搐。为息风要药。②疮疡肿毒，瘰疬结核。③风湿顽痹。④顽固性头痛。

【用法用量】煎服，3~5g。外用适量。

【使用注意】本品有毒，用量不宜过大。孕妇禁用。

僵蚕

【功效】息风止痉，祛风定惊，化痰散结。

【应用】①惊痫抽搐。对惊风、癫痫而夹痰热者尤为适宜。②风中经络，口眼㖞斜。③风热头痛，目赤，咽痛，风疹瘙痒。④痰核，瘰疬。

【用法用量】煎服，5~10g。散风热宜生用，其他多制用。

第十九单元　开　窍　药

细目一　概　述

要点一　开窍药的性能特点

开窍药味辛，其气芳香，善于走窜，皆入心经。

要点二　开窍药的功效

开窍药主要有通关开窍、启闭回苏、醒脑复神的功效。部分开窍药以其辛香行散之性，尚兼活血、行气、止痛、辟秽、解毒等功效。

要点三　开窍药的适应范围

开窍药主要适用于温病热陷心包、痰浊蒙蔽清窍之神昏谵语，以及惊风、癫痫、中风等猝然昏厥、痉挛抽搐等症。又可用治湿浊中阻，胸脘冷痛满闷；血瘀、气滞疼痛，经闭癥瘕；湿阻中焦，食少腹胀；及目赤咽肿、痈疽疔疮等证。

要点四　开窍药的使用注意事项

1. 开窍药辛香走窜，为救急、治标之品，且能耗伤正气，故只宜暂服，不可久用。

2. 因开窍药性质辛香，有效成分易于挥发，内服多不宜入煎剂，只入丸剂、散剂服用。

细目二　具 体 药 物

麝香

【功效】开窍醒神，活血通经，消肿止痛。

【应用】①闭证神昏。为醒神回苏之要药，可用于各种原因所致之闭证神昏，无论寒闭、热闭，用之皆效。②疮疡肿毒，瘰疬痰核，咽喉肿痛。③血瘀经闭，癥瘕，心腹暴痛，头痛，跌打损伤，风寒湿痹等证。

【性能特点】辛香温通，走窜之性甚烈，有极强的开窍通闭之功，可用于各种原因所致的闭证神昏，为醒神回苏之要药。无论寒闭、热闭，用之皆效，尤宜于寒闭神昏。本品辛香，开通走窜，可行血中之瘀滞，开经络之壅遏，且开心脉，祛瘀滞，为治心腹暴痛之佳品。走窜可力达胞宫，有活血通经、催生下胎之效。

【用法用量】入丸散，每次0.03~0.1g。不宜入煎剂。外用适量。

【使用注意】孕妇禁用。

冰片

【功效】开窍醒神，清热止痛。

【应用】①闭证神昏。②目赤肿痛，喉痹口疮。③疮疡肿痛，疮溃不敛，水火烫伤。

【性能特点】味辛气香，有开窍醒神之功效，功似麝香但力较弱，二者常相须为用。性偏寒凉，为凉开之品，宜用于热病神昏。本品入心经，止心痛，用治冠心病心绞痛。苦寒清热，有良好的泻火解毒、清热止痛之功，为五官科常用药。

【用法用量】入丸散，每次0.15~0.3g。不宜入煎剂。外用适量，研粉点敷患处。

【使用注意】孕妇慎用。

苏合香

【功效】开窍醒神，辟秽，止痛，温通散寒。

【应用】①寒闭神昏。②胸腹冷痛，满闷。③冻疮。

【用法用量】入丸散，0.3~1g。不入煎剂。外用适量。

石菖蒲

【功效】开窍豁痰，醒神益志，化湿开胃。

【应用】①痰蒙清窍，神志昏迷。②湿阻中焦，脘腹痞满，胀闷疼痛。③噤口痢。能行胃肠之气。④健忘，失眠，耳鸣，耳聋。

【用法用量】煎服，3~10g，鲜品加倍。

第二十单元　补　虚　药

细目一　概　　述

要点一　补虚药的性能特点

根据"甘能补"的理论，补虚药大多具有甘味。

要点二　补虚药的功效

补虚药具有补虚作用。具体地讲，补虚药的补虚作用又有补气、补阳、补血与补阴的不同，此外，有的补虚药还分别兼有祛寒、润燥、生津、清热、收涩等功效。

要点三　补虚药的适应范围

补虚药主要适用于人体正气虚弱、精微物质亏耗引起的精神萎靡、体倦乏力、面色淡白或萎黄、心悸气短、脉象虚弱等。具体地讲，补虚药分别主治气虚证、阳虚证、血虚证和阴虚证。

要点四　补虚药的使用注意事项

1. 用补虚药要防止不当补而误补。邪实而正不虚者，误用补虚药有"误补益疾"之弊。

2. 应避免当补而补之不当。如不分气血，不别阴阳，不辨脏腑，不明寒热，盲目使用补虚药，不仅不能收到预期的疗效，而且还可能导致不良后果。

3. 补虚药用于扶正祛邪，不仅要分清主次，处理好祛邪与扶正的关系，而且应避免使用可能妨碍祛邪的补虚药，使其祛邪而不伤正、补虚而不留邪。

4. 应注意补而兼行，使补而不滞。部分补虚药药性滋腻，不容易消化，过用或用于脾运不健者可能妨碍脾胃运化，应掌握好用药分寸，或适当配伍健脾消食药顾护脾胃。同时，补气还应辅以行气、除湿、化痰，补血还应辅以行血。

5. 补虚药如作汤剂，一般宜适当久煎，使药味尽出。虚弱证一般病程较长，补虚药宜采用蜜丸、煎膏（膏滋）、口服液等便于保存、服用并可增效的剂型。

要点五　补虚药的分类

补虚药按药性、功效及主治病证不同分为补气药、补阳药、补血药和补阴药四类。

要点六　各类补虚药的性能特点

补气药：性味以甘、温或甘、平为主。其中，少数兼能清火、燥湿者，可有苦味。能清火者，药性偏寒。大多数药主要归脾、肺经，少数药兼能补心气而归心经。

补阳药：味多甘、辛、咸，药性多温热，主入肾经。

补血药：甘温质润，主入心、肝血分。

补阴药：性味以甘、寒为主，能清热者，可有苦味。其中能补肺、胃之阴者，主要归肺、胃经；能滋养肝、肾之阴者，主要归肝、肾经；少数药能养心阴，归心经。

要点七　各类补虚药的功效

补气药：具有补气的功效，能补益脏气以纠正人体脏气虚衰的病理偏向。补气又包括补脾气、补肺气、补心气、补元气等。某些药物还兼有养阴、生津、养血等不同功效。

补阳药：补阳药补肾助阳，能补助一身之元阳。

补血药：具有补血作用。

补阴药：具有补阴作用，并多兼润燥和清热之效。

要点八　各类补虚药的适应范围

补气药：主要用于各种气虚证。脾气虚，症见食欲不振，脘腹虚胀，大便溏薄，体倦神疲，面色萎黄，消瘦或一身虚浮，甚或脏器下垂，血失统摄等。肺气虚，症见气少不足以息，动则益甚，咳嗽无力，声音低怯，甚或喘促，体倦神疲，易出虚汗等。心气虚，症见心悸怔忡，胸闷气短，活动后加剧等。元气虚极欲脱，可见气息短促，脉微欲绝。某些药物还可用治阴虚津亏证或血虚证,尤宜于气阴(津)两伤或气血俱虚之证。

补阳药:主要用于肾阳不足,畏寒肢冷,腰膝酸软,性欲淡漠,阳痿早泄,精寒不育或宫冷不孕,尿频遗尿;脾肾阳虚,脘腹冷痛,或阳虚水泛之水肿;肝肾不足,精血亏虚之眩晕耳鸣,须发早白,筋骨痿软,或小儿发育不良,囟门不合,齿迟行迟;肺肾两虚,肾不纳气之虚喘;以及肾阳亏虚,下元虚冷,崩漏带下等证。

补血药:主要用于各种血虚证。症见面色苍白或萎黄,唇爪苍白,眩晕耳鸣,心悸怔忡,失眠健忘,或月经愆期,量少色淡,甚则闭经,舌淡脉细等。

补阴药:主治肺阴虚、胃(脾)阴虚、肝阴虚、肾阴虚、心阴虚证。

细目二 补气药

人参

【功效】大补元气,复脉固脱,补脾益肺,生津养血,安神益智。

【应用】①元气虚脱证。为拯危救脱要药,用于因大汗、大泻、大失血或大病、久病所致元气虚极欲脱,气短神疲,脉微欲绝的重危证候。②肺脾心肾气虚证。为补肺要药,又为补脾要药。③热病气虚津伤口渴及消渴证。④失眠、健忘。

【性能特点】甘温入脾经,补脾调中,鼓舞脾气,助生化之源,为补脾气之要药。人参归肺经,补五脏,尤善补肺气,亦为补肺气之要药。人参益心气,定智,补血,具气血双补之效。人参甘温,大补元气,益气固脱,挽救危候,故能回阳气于垂绝,祛虚邪于俄顷,为治疗元气虚脱、虚劳内伤的要药。

【用法用量】煎服,3~19g,挽救虚脱可用15~30g,宜文火另煎分次对服。野山参研末吞服,每次2g,日服2次。

【使用注意】不宜与藜芦、五灵脂同用。

西洋参

【功效】补气养阴,清热生津。

【应用】①气阴两伤证。②肺气虚及肺阴虚证。③热病气虚津伤口渴及消渴。

【用法用量】另煎兑服,3~6g。

【使用注意】不宜与藜芦同用。

党参

【功效】补脾肺气,补血,生津,扶正祛邪。

【应用】①脾肺气虚证。②气血两虚证。③气津两伤证。

【用法用量】煎服,9~30g。

【使用注意】不宜与藜芦同用。

【鉴别用药】人参与党参均能补脾气、补肺气,益气生津,益气生血,扶正祛邪,可用治脾气虚、肺气虚、气血两虚、津伤口渴、消渴及气虚邪实之证。不同点:人参善大补元气,复脉固脱,益气助阳,安神增智,为拯危救脱要药,常用治元气虚脱证或心气虚衰,心悸怔忡,胸闷气短,脉虚,及肾不纳气的短气虚喘,肾虚阳痿,失眠、健忘;党参作用缓和,药力薄弱,又可补血,常用于治疗脾肺气虚、气津两伤、气血两虚之轻症和慢性疾病患者。

太子参

【功效】补气健脾,生津润肺。

【应用】脾肺气阴两虚证。属补气药中的清补之品。

【用法用量】煎服,9~30g。

【使用注意】脾寒滑肠久泄者忌用。

黄芪

【功效】健脾补中,升阳举陷,固表止汗,利尿,生津养血,托毒生肌,行滞通痹。

【应用】①脾气虚证。为补中益气要药。②肺气虚证。③气虚自汗证。④气血亏虚,疮疡难溃难腐,或溃久难敛。⑤痹证,中风后遗症。

【性能特点】味甘能补,性温能升。甘温,益气升阳,能补气生血,又能补气行滞。入肺经,补肺气,益卫气,固表而止汗;入脾经,温养脾胃而生肌,补益气血而托毒,健脾而利水消肿。故黄芪为补气升阳之要药。

【用法用量】煎服,10~30g。蜜炙可增强其补中益气作用。

【使用注意】表实邪盛,疮痈初起者忌用。

【鉴别用药】人参与黄芪均能补脾肺之气,可用治脾气虚、肺气虚之证。不同点:人参又可大补元气、生津、安神益智、扶正祛邪,常用治元气虚脱证及心气虚衰心悸怔忡、胸闷气短、脉虚,肾不纳气的短气虚喘,肾虚阳痿,热病气虚津伤口渴及消渴证,失眠,健忘,气虚外感或里实热结而邪实正虚等证。而黄芪又可补气升阳、益卫固表、托疮生肌、利水退肿，常用治脾虚气陷，表虚自汗，浮肿尿少，及气血亏虚、疮疡难溃难腐或溃久难敛，痹证，中风后遗症等。

白术

【功效】健脾益气，燥湿利尿，止汗，安胎。

【应用】①脾气虚证。被前人誉之为“补气健脾第一要药”。②气虚自汗。③脾虚胎动不安。

【用法用量】煎服，6~12g。炒用可增强补气健脾止泻作用。

【使用注意】本品性偏温燥，热病伤津及阴虚燥渴者不宜用。

【鉴别用药】白术与苍术，古时统称为“术”，后世逐渐分别入药。二药共同功效是健脾燥湿，同可用治湿阻中焦、脾失健运之证。然白术以健脾益气为主，宜用于脾虚湿困而偏于虚证者；苍术以苦温燥湿为主，宜用于湿浊内阻而偏于实证者。不同点：白术又可利尿、止汗、安胎，常用治脾虚水肿，及脾肺气虚，卫气不固，表虚自汗，易感风邪，脾虚胎动不安等证。苍术又可发汗解表、祛风湿及明目，常用治风寒夹湿表证、风湿痹证、夜盲症及眼目昏涩等证。

山药

【功效】补脾养胃，生津益肺，补肾涩精。

【应用】①脾虚证。②肺虚证。③肾虚证。④消渴气阴两虚证。

【用法用量】煎服，15~30g。麸炒可增强补脾止泻作用。

【使用注意】湿盛中满者忌用。

白扁豆

【功效】补脾和中，化湿。

【应用】①脾气虚证。②暑湿吐泻。

【用法用量】煎服，9~15g。炒后可使健脾止泻作用增强。

【使用注意】阴寒内盛者忌用。

甘草

【功效】补脾益气，祛痰止咳，缓急止痛，清热解毒，调和诸药。

【应用】①心气不足，脉结代，心动悸。②脾气虚证。③咳喘。④脘腹、四肢挛急疼痛。⑤热毒疮疡、咽喉肿痛、药物及食物中毒。⑥在许多方剂中可发挥调和药性的作用。

【性能特点】甘平，炙用温而补中，入脾经益气健脾，可治脘腹挛急作痛；入心经，补益心气，以鼓动血脉，有益气通脉之效；入肺经，补益肺气，润肺止咳，且无论外感内伤，寒热虚实，新病久咳，皆可选用；生用性凉，清热解毒，利咽消肿。甘草甘平，药性和缓，能升能降，能浮能沉，与各类药物同用，有缓和药性、调和百药之功，故有“国老”之称。

【用法用量】煎服，2~10g。生用性微寒，可清热解毒；蜜炙药性微温，并可增强补益心脾之气和润肺止咳作用。

【使用注意】不宜与京大戟、芫花、甘遂同用。本品有助湿壅气之弊，湿盛胀满、水肿者不宜用。大剂量久服可导致水钠潴留，引起浮肿。

大枣

【功效】补中益气，养血安神。

【应用】①脾虚证。②脏躁及失眠证。③本品与部分药性峻烈或有毒的药物同用，有保护胃气、缓和其毒烈药性之效。

【用法用量】劈破煎服，6~15g。

饴糖

【功效】补益中气，缓急止痛，润肺止咳。

【应用】①中虚脘腹疼痛。②肺燥咳嗽。

【用法用量】入汤剂须烊化冲服，每次30~60g。

【使用注意】本品有助湿壅中之弊，湿阻中满者不宜服。

细目三 补 阳 药

鹿茸

【功效】壮肾阳，益精血，强筋骨，调冲任，托疮毒。

【应用】①肾阳虚衰，精血不足证。②肾虚骨弱，腰膝无力或小儿五迟。③妇女冲任虚寒，崩漏带下。④疮疡久溃不敛，阴疽疮肿内陷不起。

【用法用量】1~2g，研末吞服，或入丸散。

【使用注意】服用本品宜从小量开始，缓缓增加，不可骤用大量，以免阳升风动，头晕目赤，或伤阴动血。凡发热者均当忌服。

淫羊藿

【功效】补肾壮阳，祛风除湿。

【应用】①肾阳虚衰，阳痿尿频，腰膝无

力。②风寒湿痹、肢体麻木。

【用法用量】煎服,6~10g。

【使用注意】阴虚火旺者不宜服。

巴戟天

【功效】补肾助阳,祛风除湿。

【应用】①肾阳虚阳痿、宫冷不孕、小便频数。②风湿腰膝疼痛及肾虚腰膝酸软无力。

【用法用量】煎服,3~10g。

【使用注意】阴虚火旺及有热者不宜服。

仙茅

【功效】温肾壮阳,祛寒除湿。

【应用】①肾阳不足,命门火衰之阳痿精冷、小便频数。②腰膝冷痛,筋骨痿软无力。

【用法用量】煎服,3~10g;或酒浸服,亦入丸散。

【使用注意】阴虚火旺者忌服。燥烈有毒,不宜久服。

杜仲

【功效】补肝肾,强筋骨,安胎。

【应用】①肾虚腰痛及各种腰痛。②胎动不安或习惯性堕胎。③高血压。

【性能特点】甘温,入肝、肾经,有补益肝肾、调理冲任、固经安胎之功;味甘能补,性温助阳,有补火助阳之效;又能补肝肾,强筋骨,壮腰膝,为治疗腰膝酸痛、足胫痿软之要药。

【用法用量】煎服,6~10g。

【使用注意】炒用破坏其胶质,有利于有效成分煎出,故比生用效果好。本品为温补之品,阴虚火旺者慎用。

续断

【功效】补肝肾,强筋骨,续折伤,止崩漏。

【应用】①阳痿不举,遗精遗尿。②腰膝酸痛,寒湿痹痛。③崩漏下血,胎动不安。④跌打损伤,筋伤骨折。

【用法用量】煎服,9~15g。外用适量,研末敷。崩漏下血宜炒用。

【使用注意】风湿热痹者忌服。

【鉴别用药】杜仲与续断均能补肝肾、强筋骨、安胎,可用治肝肾不足,腰膝酸痛,胎动不安,及肾虚阳痿,精冷不固,尿频。不同点:杜仲善补肾,常用治肾虚腰痛、风湿腰痛冷重;续断又可止血活血,疗伤续折,常用治崩漏下血、跌打损伤、筋伤骨折等。

肉苁蓉

【功效】补肾助阳,润肠通便。

【应用】①肾阳亏虚,精血不足之阳痿早泄、宫冷不孕、腰膝酸痛、痿软无力。②肠燥津枯便秘。

【用法用量】煎服,10~15g。

【使用注意】本品能助阳、滑肠,故阴虚火旺及大便泄泻者不宜服。

锁阳

【功效】补肾阳,益精血,润肠通便。

【应用】①肾阳亏虚,精血不足之阳痿、不孕、下肢痿软、筋骨无力等。②血虚津亏肠燥便秘。

【用法用量】煎服,6~10g。

【使用注意】阴虚阳亢、脾虚泄泻、实热便秘者均忌服。

补骨脂

【功效】补肾壮阳,固精缩尿,温脾止泻,纳气平喘。外用消风祛斑。

【应用】①肾虚阳痿、腰膝冷痛。②肾虚遗精、遗尿、尿频。③脾肾阳虚五更泄泻。④肾不纳气,虚寒喘咳。⑤白癜风,斑秃。

【用法用量】煎服,6~10g。外用20%~30%酊剂涂患处。

【使用注意】本品性质温燥,能伤阴助火,故阴虚火旺及大便秘结者忌服。

益智仁

【功效】暖肾固精缩尿,温脾止泻摄唾。

【应用】①下元虚寒遗精、遗尿、小便频数。②脾胃虚寒,腹痛吐泻及口涎自流。

【用法用量】煎服,3~10g。

【使用注意】阴虚火旺,因热遗泄、尿频者忌用。

菟丝子

【功效】补肾益精,养肝明目,止泻安胎。外用消风祛斑。

【应用】①肾虚腰痛、阳痿遗精、尿频及宫冷不孕。为平补阴阳之品。②肝肾不足,目暗不明。③脾肾阳虚,便溏泄泻。④肾虚胎动不安。⑤肾虚消渴。⑥白癜风。

【性能特点】甘温入肾,有益肾壮阳、固精缩尿之效;入肝、肾经,可益肾养肝,使精血上注而明目,固冲任而安胎止血;入脾经,能温肾补脾而止虚泄。既补肾阳,又补肾阴,为阴阳俱补之品,凡肾气不足之证,皆可用之。

【用法用量】煎服,10~20g。

【使用注意】本品为平补之药,但偏补阳,

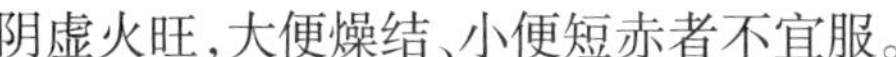

阴虚火旺，大便燥结、小便短赤者不宜服。

沙苑子

【功效】补肾固精，养肝明目。

【应用】①肾虚腰痛、阳痿遗精、遗尿尿频、白带过多。②目暗不明、头昏目花。

【用法用量】煎服，9~15g。

【使用注意】本品为温补固涩之品，阴虚火旺及小便不利者忌服。

蛤蚧

【功效】补肺益肾，纳气平喘，助阳益精。

【应用】①肺虚咳嗽，肾虚作喘，虚劳喘咳。为治多种虚证喘咳之佳品。②肾虚阳痿。

【用法用量】外入丸散或酒剂，3~6g。

【使用注意】风寒或实热咳喘忌服。

冬虫夏草

【功效】补肾益肺，止血化痰。

【应用】①阳痿遗精，腰膝酸痛。②久咳虚喘，劳嗽痰血。③病后体虚不复或自汗畏寒。

【用法用量】煎服，3~9g。也可入丸散。

【使用注意】有表邪者不宜用。

细目四 补 血 药

当归

【功效】补血调经，活血止痛，润肠通便。

【应用】①血虚诸证。为补血之圣药。②血虚血瘀之月经不调、经闭、痛经等。③虚寒性腹痛、跌打损伤、痈疽疮疡、风寒痹痛等。④血虚肠燥便秘。

【性能特点】甘温，养血补虚，为补血圣药。入心、肝经，可用于心肝血虚；既甘温补血，又辛散活血，兼能散寒止痛，可用于血虚、血瘀、血寒诸证；油润补血，又能用于体弱者血虚便秘。

【用法用量】煎服，6~12g。

【使用注意】湿盛中满、大便泄泻者忌服。

熟地黄

【功效】补血养阴，填精益髓。

【应用】①血虚诸证。为养血补虚之要药。②肝肾阴虚诸证。为补肾阴之要药。

【性能特点】甘微温，为养血补血、调经固崩要药。可用于心肝血虚，面色萎黄，眩晕耳鸣。入肾经，质润滋腻，有极好的滋补肾阴之效；入肝肾经，能补血滋阴，生精填髓，还可用于肝肾不足、精血亏虚之证。

【用法用量】煎服，9~15g。

【使用注意】本品性质黏腻，较生地黄更甚，有碍消化，凡气滞痰多、脘腹胀痛、食少便溏者忌服。重用久服宜与陈皮、砂仁等同用，防止黏腻碍胃。

【鉴别用药】生地黄与熟地黄均能养阴，可用治阴虚潮热，津伤口渴，消渴证。不同点：生地黄又可清热、凉血、止血，常用治热入营血，舌绛烦渴，斑疹吐衄，及温病后期，余热未尽之夜热早凉、舌红、脉数者；熟地黄又可养血、填精益髓，常用治血虚萎黄，眩晕，心悸，失眠，及月经不调，崩中漏下，或精髓亏虚之腰膝酸软、遗精、盗汗、耳鸣、耳聋、须发早白及消渴者。

白芍

【功效】养血敛阴，柔肝止痛，平抑肝阳，止汗。

【应用】①肝血亏虚及血虚月经不调。②肝脾不和之胸胁脘腹疼痛或四肢挛急疼痛。③肝阳上亢之头痛眩晕。④外感风寒、营卫不和之汗出恶风，阴虚盗汗。

【用法用量】煎服，6~15g，大剂量15~30g。

【使用注意】阳衰虚寒之证不宜用。不宜与藜芦同用。

阿胶

【功效】补血，滋阴，润肺，止血。

【应用】①血虚诸证。为补血要药。②出血。为止血要药。③肺热阴虚，燥咳痰少，咽喉干燥，痰中带血。④热病伤阴之心烦失眠，及阴虚风动，手足瘛疭等。

【用法用量】入汤剂，3~9g，宜烊化冲服。

【使用注意】本品黏腻，有碍消化，脾胃虚弱者慎用。

何首乌

【功效】制用可补益精血。生用可解毒，截疟，润肠通便。

【应用】①精血亏虚、头晕眼花、须发早白、腰膝酸软、遗精、崩漏。②久疟、痈疽、瘰疬、肠燥便秘等。

【用法用量】煎服，制何首乌6~12g，生何首乌3~6g。

【使用注意】大便溏泄及湿痰较重者不

宜用。

龙眼肉

【功效】补益心脾,养血安神。

【应用】思虑过度,劳伤心脾,而致惊悸怔忡,失眠健忘,食少体倦,以及脾虚气弱,便血崩漏等。

【用法用量】煎服,9~15g。

【使用注意】湿盛中满或有停饮、痰、火者忌服。

细目五 补 阴 药

北沙参

【功效】养阴清肺,益胃生津。

【应用】①肺阴虚证。②胃阴虚证。

【用法用量】煎服,5~12g。

【使用注意】不宜与藜芦同用。

南沙参

【功效】养阴清肺,清胃生津,益气,化痰。

【应用】①肺阴虚证。②胃阴虚证。

【用法用量】煎服,9~15g。

【使用注意】不宜与藜芦同用。

【鉴别用药】北沙参与南沙参均能养阴清肺、益胃生津,可用治阴虚肺燥有热之干咳少痰、咳血或咽干音哑,胃阴虚有热之口干多饮、饥不欲食、大便干结、舌苔光剥或舌红少津及胃痛、胃胀、干呕等证。不同点:北沙参清养肺胃作用稍强,常用治肺胃阴虚有热之证。而南沙参又可补气化痰,常用治气阴两伤及燥痰咳嗽者或胃阴脾气俱虚者。

百合

【功效】养阴润肺,清心安神。

【应用】①肺阴虚证。②阴虚有热之失眠心悸及百合病心肺阴虚内热证。

【用法用量】煎服,6~12g。蜜炙可增强润肺作用。

【使用注意】脾肾虚寒、便溏者忌用。

麦冬

【功效】养阴生津,润肺清心。

【应用】①胃阴虚证。②肺阴虚证。③心阴虚证。略具除烦安神作用。

【用法用量】煎服,6~12g。

【使用注意】肺胃有痰饮、湿浊者忌用。

天冬

【功效】养阴润燥,清肺生津。

【应用】①肺阴虚证。②肾阴虚证。③热病伤津之食欲不振、口渴及肠燥便秘等证。

【用法用量】煎服,6~12g。

【使用注意】本品甘寒,滋腻之性较强,脾虚泄泻、痰湿内盛者忌用。

【鉴别用药】麦冬与天冬既能滋肺阴、润肺燥、清肺热,又可养胃阴、清胃热、生津止渴、润肠通便。常用治肺阴虚、胃阴虚及热病伤津之肠燥便秘。不同点:麦冬微寒,清火与滋润之力虽稍弱,但滋腻性亦较小;天冬苦寒之性较甚,清火与润燥之力强于麦冬。麦冬又可清心除烦、宁心安神,常用治心阴不足及心热亢旺之心烦、失眠多梦、健忘、心悸怔忡等症。天冬又可滋肾阴、降虚火,常用治肾阴亏虚之眩晕、耳鸣、腰膝酸痛,阴虚火旺之骨蒸潮热,内热消渴等证。

石斛

【功效】益胃生津,滋阴清热。

【应用】①胃阴虚及热病伤津证。②肾阴虚证。

【用法用量】煎服,6~12g,鲜品可用15~30g。

【使用注意】脾胃虚寒、便溏者忌用。

玉竹

【功效】养阴润燥,生津止渴。

【应用】①阴虚肺燥有热的干咳少痰、咳血、声音嘶哑等症。②阴虚之体感受风温及冬温咳嗽、咽干痰结等。③胃阴虚证。④热伤心阴之烦热多汗、惊悸等证。

【用法用量】煎服,6~12g。

【使用注意】痰湿、便溏者忌用。

黄精

【功效】补气养阴,健脾,润肺,益肾。

【应用】①阴虚肺燥,干咳少痰,及肺肾阴虚的劳咳久咳。②脾虚阴伤证。③肾精亏虚。

【性能特点】甘平,入肺、肾经,既补肺阴,又益肾阴,长于滋阴益精,润肺止咳;甘寒质润,能补诸虚,填精髓,既可治病后虚羸、精血亏虚、眩晕心悸,又可治阴虚内热、多饮消渴;入脾经,尤善平补气阴,既补脾气,又补脾阴,善治脾胃气虚及脾胃阴虚。

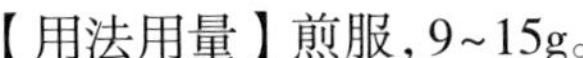

【用法用量】煎服，9~15g。

【使用注意】痰湿、便溏、气滞者忌用。

枸杞子

【功效】滋补肝肾，益精明目。

【应用】肝肾阴虚及早衰证。为平补肾精肝血之品。

【用法用量】煎服，6~12g。

【使用注意】便溏者忌用。

墨旱莲

【功效】滋补肝肾，凉血止血。

【应用】①肝肾阴虚证。②阴虚血热的失血证。

【用法用量】煎服，6~12g。

【使用注意】脾胃虚寒者忌用。

女贞子

【功效】滋补肝肾，乌须明目。

【应用】肝肾阴虚证。

【用法用量】煎服，6~12g。因主要成分齐墩果酸不易溶于水，故以入丸剂为佳。本品以黄酒拌后蒸制，可增强滋补肝肾作用，并使苦寒之性减弱，避免滑肠。

【使用注意】脾胃虚寒、泄泻者忌用。

龟甲

【功效】滋阴潜阳，益肾健骨，养血补心，止血。

【应用】①阴虚阳亢、阴虚内热、阴虚风动。②肾虚筋骨痿弱。③阴血亏虚之惊悸、失眠、健忘。④阴虚血热，冲任不固之崩漏、月经过多。

【用法用量】煎服，9~24g，先煎。本品经砂炒醋淬后，有效成分更容易煎出，并可去其腥气，便于制剂。

【使用注意】胃有虚寒者忌用。

鳖甲

【功效】滋阴潜阳，退热除蒸，软坚散结。

【应用】①阴虚发热，阴虚阳亢，阴虚风动。②癥瘕积聚。长于软坚散结。

【用法用量】煎服，9~24g，先煎。本品经砂炒醋淬后，有效成分更容易煎出，并可去其腥气，易于粉碎，方便制剂。

【使用注意】脾胃虚寒者忌用。

【鉴别用药】龟甲与鳖甲均能滋阴潜阳、退虚热，可用治肾阴不足，虚火亢旺之骨蒸潮热、盗汗、遗精，及肝阴不足，肝阳上亢之头痛、眩晕等症。但龟甲长于滋肾，鳖甲长于退虚热。不同点：龟甲又可健骨、补血、养心，常用治肝肾不足，筋骨痿弱，腰膝酸软，妇女崩漏，月经过多，及心血不足，失眠健忘等证；鳖甲又可软坚散结，常用治腹内癥瘕积聚，疟疾日久不愈，胁下痞硬成块。

第二十一单元　收　涩　药

细目一　概　述

要点一　收涩药的性能特点

收涩药味多酸涩，性温或平，主入肺、脾、肾、大肠经，有敛耗散、固滑脱之功，即陈藏器所谓“涩可固脱”、李时珍所谓“脱则散而不收，故用酸涩温平之药，以敛其耗散”之意。

要点二　收涩药的功效

收涩药分别具有固表止汗、敛肺止咳、涩肠止泻、固精缩尿、收敛止血、止带等作用。

要点三　收涩药的适应范围

收涩药主要适用于久病体虚、正气不固、脏腑功能衰退所致的自汗、盗汗、久咳虚喘、久泻、久痢、遗精、滑精、遗尿、尿频、崩带不止等滑脱不禁的病证。

要点四　收涩药的使用注意事项

1. 本类药物性涩敛邪，故凡表邪未解，湿热内蕴所致之泻痢、带下，血热出血，以及郁热未清者，均不宜用，误用有“闭门留寇”之弊。

2. 某些收涩药除收涩作用之外，兼有清湿热、解毒等功效，则又当分别对待。

要点五　收涩药的分类

本类药物根据其药性和临床应用的不同，可分为固表止汗药、敛肺涩肠药、固精缩尿止带药三类。

要点六　各类收涩药的性能特点

固表止汗药：本类药物性味多为甘、平，性收敛，多入肺、心二经。

敛肺涩肠药：本类药物酸涩收敛，主入肺经或大肠经。

固精缩尿止带药：本类药物酸涩收敛，主入肾、膀胱经。某些药物性甘温。

要点七　各类收涩药的功效

固表止汗药：有固表、止汗之功。

敛肺涩肠药：有敛肺止咳喘、涩肠止泻痢作用。

固精缩尿止带药：有固精、缩尿、止带作用。某些药物还兼有补肾之功。

要点八　各类收涩药的适应范围

固表止汗药：主要用于气虚肌表不固，腠理疏松，津液外泄而自汗；阴虚不能制阳，阳热迫津外泄而盗汗。

敛肺涩肠药：主要用于肺虚喘咳，久治不愈，或肺肾两虚，摄纳无权的虚喘证；大肠虚寒不能固摄或脾肾虚寒所致的久泻、久痢。

固精缩尿止带药：主要用于肾虚不固所致的遗精、滑精、遗尿、尿频以及带下清稀等证。

细目二　固表止汗药

麻黄根

【功效】固表止汗。

【应用】气虚自汗，阴虚盗汗。为敛肺固表止汗之要药。

【用法用量】煎服，3~9g。外用适量。

【使用注意】有表邪者忌用。

浮小麦

【功效】固表止汗，益气，除热。

【应用】①自汗，盗汗。②骨蒸劳热。

【用法用量】煎服，6~12g。

【使用注意】表邪汗出者忌用。

细目三 敛肺涩肠药

五味子

【功效】收敛固涩,益气生津,补肾宁心。

【应用】①肺虚久咳,肺肾两虚喘咳。为治疗久咳虚喘之要药。②自汗,盗汗。③肾虚精关不固遗精、滑精。④脾肾虚寒久泻不止。⑤津伤口渴,消渴。⑥心悸,失眠,多梦。

【用法用量】煎服,2~6g。

【使用注意】凡表邪未解、内有实热、咳嗽初起、麻疹初期者均不宜用。

乌梅

【功效】敛肺止咳,涩肠止泻,安蛔止痛,生津止渴,消疮毒,炒炭固冲止漏。

【应用】①肺虚久咳。②久泻,久痢。③蛔厥腹痛,呕吐。④虚热消渴。⑤胬肉外突,头疮。⑥崩漏不止,便血。

【用法用量】煎服,6~12g。外用适量,捣烂或炒炭研末外敷。止泻止血宜炒炭用。

【使用注意】外有表邪或内有实热积滞者均不宜服。

【鉴别用药】五味子、乌梅均能敛肺、涩肠、生津,可用治肺虚久咳、久泻、虚热消渴。不同点:五味子又可止汗、益气、补肾涩精、宁心安神,常用治自汗、盗汗,热伤气阴、汗多口渴者,肺肾两虚喘咳,遗精,滑精,及心悸,失眠,多梦等;乌梅又可安蛔止痛、炒炭止血,常用于蛔厥腹痛、呕吐、崩漏不止、便血等。

五倍子

【功效】敛肺降火,止咳止汗,涩肠止泻,固精止遗,收敛止血,收湿敛疮。

【应用】①久咳及肺热咳嗽、咳血。②自汗,盗汗。③久泻,久痢。④肾虚精关不固之遗精、滑精。⑤崩漏,便血痔血。⑥湿疮流水、溃疡不敛、疮疖肿毒、肛脱不收、子宫下垂等。

【用法用量】煎服,3~6g。外用适量,研末外敷或煎汤熏洗。

【使用注意】湿热泻痢者忌用。

罂粟壳

【功效】涩肠止泻,敛肺止咳,止痛。

【应用】①久泻,久痢。为涩肠止泻之圣药。②肺虚久咳。③胃痛,腹痛,筋骨疼痛。有良好的止痛作用。

【用法用量】煎服,3~6。止咳宜蜜炙用,止泻止痛宜醋炒用。

【使用注意】本品过量或持续服用易成瘾。咳嗽或泻痢初起邪实者忌用。

诃子

【功效】涩肠止泻,敛肺止咳,利咽开音。

【应用】①久泻,久痢。②久咳,失音。为治失音之要药。

【用法用量】煎服,3~10g。涩肠止泻宜煨用,敛肺清热、利咽开音宜生用。

【使用注意】凡外有表邪、内有湿热积滞者忌用。

肉豆蔻

【功效】涩肠止泻,温中行气。

【应用】①虚泻,冷痢。为治疗虚寒性泻痢之要药。②胃寒胀痛,食少呕吐。

【用法用量】煎服,3~10g。内服须煨熟去油用。

【使用注意】湿热泻痢者忌用。

赤石脂

【功效】涩肠止泻,收敛止血,敛疮生肌。

【应用】①久泻,久痢。②崩漏,便血。③疮疡久溃。

【用法用量】煎服,9~12g。先煎。外用适量,研细末撒患处或调敷。

【使用注意】湿热积滞泻痢者忌服。孕妇慎用。不宜与肉桂同用。

细目四 固精缩尿止带药

山茱萸

【功效】补益肝肾,收敛固涩。

【应用】①腰膝酸软,头晕耳鸣,阳痿。为平补阴阳之要药。②遗精滑精,遗尿尿频。为固精止遗之要药。③崩漏,月经过多。④大汗不止,体虚欲脱。为防止元气虚脱之要药。

⑤消渴证。

【用法用量】煎服,6~12g,急救固脱 20~30g。

【使用注意】素有湿热而致小便淋涩者不宜用。

覆盆子

【功效】固精缩尿,益肝肾明目。

【应用】①遗精滑精,遗尿尿频。②肝肾不足,目暗不明。

【用法用量】煎服,6~12g。

桑螵蛸

【功效】固精缩尿,补肾助阳。

【应用】①肾虚不固之遗精滑精、遗尿尿频、白浊。②肾虚阳痿。

【用法用量】煎服,5~10g。

【使用注意】本品助阳固涩,故阴虚多火、膀胱有热而小便频数者忌用。

金樱子

【功效】固精缩尿止带,涩肠止泻。

【应用】①遗精滑精,遗尿尿频,带下。②脾虚久泻、久痢。③崩漏,脱肛,子宫脱垂等。

【用法用量】煎服,6~12g。

海螵蛸

【功效】固精止带,收敛止血,制酸止痛,收湿敛疮。

【应用】①遗精,带下。②崩漏,吐血,便血及外伤出血。③胃痛吐酸。④湿疮,湿疹,溃疡不敛等。

【用法用量】煎服,5~10g。散剂酌减。外用适量。

莲子

【功效】固精止带,补脾止泻,益肾养心。

【应用】①遗精滑精。②带下。③脾虚泄泻。④心悸,失眠。

【用法用量】煎服,6~15g,去心打碎用。

芡实

【功效】益肾固精,健脾止泻,除湿止带。

【应用】①肾虚不固之腰膝酸软、遗精滑精者。②脾虚湿盛,久泻不愈者。③带下。

【用法用量】煎服,9~15g。

【鉴别用药】莲子与芡实均能益肾固精、补脾止泻、止带,可用治肾虚遗精、遗尿,脾虚食少、泄泻,脾肾两虚之带下等。不同点:莲子又可养心安神、交通心肾,常用于心肾不交之虚烦、心悸、失眠者;芡实又可除湿止带,常用治虚实带下证。

第二十二单元　涌　吐　药

细目一　概　　述

要点一　涌吐药的性能特点

涌吐药味多酸、苦、辛，归胃经。

要点二　涌吐药的功效

涌吐药具有涌吐毒物、宿食、痰涎的作用。

要点三　涌吐药的适应范围

涌吐药主要用于误食毒物，停留胃中，未被吸收；或宿食停滞不化，尚未入肠，胃脘胀痛；或痰涎壅盛，阻于胸膈或咽喉，呼吸急促；或痰浊上涌，蒙蔽清窍，癫痫发狂等。

要点四　涌吐药的使用注意事项

1. 涌吐药作用强烈，且多具毒性，易伤胃损正，故仅适用于形证俱实者。

2. 宜采用“小量渐增”的使用方法，切忌骤用大量；同时要注意“中病即止”，只可暂投，不可连服或久服，谨防中毒或涌吐太过，导致不良反应。

3. 若用药后不吐或未达到必要的呕吐程度，可饮热开水以助药力，或用翎毛探喉以助涌吐。

4. 若用药后呕吐不止，应立即停药，并积极采取措施，及时抢救。吐后应适当休息，不宜马上进食。待胃肠功能恢复后，再进流质或易消化的食物，以养胃气，忌食油腻辛辣及不易消化之物。

5. 凡年老体弱、小儿、妇女胎前产后以及素体失血、头晕、心悸、劳嗽喘咳者，均当忌用。

细目二　具 体 药 物

常山

【功效】涌吐痰涎，截疟。

【应用】①胸中痰饮证。②疟疾。为治疟之要药。

【用法用量】煎服，5~9g；入丸、散酌减。涌吐可生用，截疟宜酒制用。治疟宜在疟病发作前半天或2h服用，并配伍陈皮、半夏等减轻其致吐的副作用。

【使用注意】本品有毒，且能催吐，故用量不宜过大，体虚及孕妇不宜用。

甜瓜蒂

【功效】涌吐痰食，祛湿退黄。

【应用】①风痰、宿食停滞及食物中毒诸证。②湿热黄疸。

【用法用量】煎服，2.5~5g；入丸散服，每次0.3~1g；外用适量，研末吹鼻，待鼻中流出黄水即可停药。

【使用注意】体虚、吐血、咳血、胃弱、孕妇及上部无实邪者忌用。

第二十三单元　攻毒杀虫止痒药

细目一　概　述

要点一　攻毒杀虫止痒药的性能特点

本类药以外用为主，兼可内服。

要点二　攻毒杀虫止痒药的功效

本类药物以攻毒疗疮、杀虫止痒为主要作用。

要点三　攻毒杀虫止痒药的适应范围

攻毒杀虫止痒药主要适用于某些外科、皮肤科及五官科病证，如疮痈疔毒、疥癣、湿疹、聤耳、梅毒及虫蛇咬伤、癌肿等。

要点四　攻毒杀虫止痒药的使用注意事项

1. 本类药物的外用方法因病因药而异，如研末外撒，或煎汤洗渍及热敷、浴泡、含漱，或用油脂及水调敷，或制成软膏涂抹，或制成药捻、栓剂用等。

2. 本类药物内服使用时，宜作丸散剂应用，使其缓慢溶解吸收，且便于掌握剂量。

3. 本类药物多具不同程度的毒性，所谓"攻毒"即有以毒制毒之意，无论外用或内服，均应严格掌握剂量及用法，不可过量或持续使用，以防发生毒副反应。

4. 制剂时应严格遵守炮制和制剂法度，以减低毒性而确保用药安全。

细目二　具体药物

雄黄

【功效】解毒，杀虫，祛痰截疟。

【应用】①痈肿疔疮，湿疹疥癣，蛇虫咬伤。②癫痫，小儿喘满咳嗽，疟疾。

【用法用量】外用适量，研末敷、香油调搽或烟熏。内服，0.05~0.1g，入丸散用。

【使用注意】本品有毒，内服宜慎，不可久服。外用不宜大面积涂搽及长期持续使用。孕妇禁用。忌火煅。

硫黄

【功效】外用解毒杀虫疗疮；内服补火助阳通便。

【应用】①外用治疥癣、湿疹、阴疽疮疡。尤为治疗疥疮的要药。②内服治阳痿、虚喘冷哮、虚寒便秘。

【用法用量】外用适量，研末敷或加油调敷患处。内服，1.5~3g，炮制后入丸散服。

【使用注意】阴虚火旺及孕妇忌服。不宜与芒硝、玄明粉同用。

白矾

【功效】外用解毒杀虫，燥湿止痒；内服止血，止泻，祛风痰。

【应用】①外用治湿疹瘙痒、疮疡疥癣。②内服治便血、吐衄、崩漏、久泻久痢、痰厥、癫狂痫证、湿热黄疸。

【用法用量】外用适量，研末撒布、调敷或化水洗患处。内服，0.6~1.5g，入丸散服。

蛇床子

【功效】杀虫止痒，燥湿，温肾壮阳。

【应用】①阴部湿痒，湿疹，疥癣。②寒湿带下，湿痹腰痛。③肾虚阳痿，宫冷不孕。

【用法用量】外用适量，多煎汤熏洗或研末调敷。内服，3~10g。

【使用注意】阴虚火旺或下焦有湿热者不宜内服。

大蒜

【功效】解毒杀虫，消肿，止痢。

【应用】①用于痈肿疔毒，疥癣。②痢疾，泄泻，肺痨，顿咳。③钩虫病，蛲虫病。

【用法用量】外用适量，捣敷、切片擦或隔蒜灸。内服，9~15g，或生食，或制成糖浆服。

【使用注意】外用可引起皮肤发红、灼热甚至起泡，故不可敷之过久。阴虚火旺及有目、舌、喉、口齿诸疾者不宜服用。孕妇忌灌肠用。

第七部分 方剂学

第一单元 概 述

细目一 方剂与治法

要点一 方剂与治法的关系

临床过程中,在辨证的基础上确定治法,在治法的指导下选用适宜的药物组成方剂。方剂组成后,它的功用、主治必须与治法相一致。概而言之,治法是组方的依据,方剂是治法的体现,即“方从法出”,“法随证立”。

要点二 常用治法

治法是针对临床证候所采取的治疗大法。证候的复杂性决定了治法的多样性,清代程钟龄将诸多治法概括为汗、吐、下、和、清、温、消、补“八法”。

1. **汗法** 是通过发汗解表、宣肺散邪的方法,使在表的六淫之邪随发散而解的一种治法。适用于外感表证,以及疹出不透、疮疡初起、水肿、泄泻、咳嗽、疟疾等而有表证者。

2. **吐法** 是通过涌吐的方法,使停留在咽喉、胸膈、胃脘的痰涎、宿食及毒物等从口中吐出的一种治法。适用于中风痰壅,宿食壅阻胃脘,毒物尚在胃中,痰涎壅盛之癫狂、喉痹,以及干霍乱吐泻不得等证。

3. **下法** 是通过荡涤肠胃、通泻大便的方法,使停留在肠胃的有形积滞从大便排出的一种治法。适用于燥屎内结、冷积不化、瘀血内停、宿食不消、结痰停饮及虫积等证。

4. **和法** 是通过和解与调和的方法,使半表半里之邪,或脏腑、阴阳失和之证得以解除的一种治法。其中,和解之法适用于邪犯少阳,证属半表半里者;调和之法适用于肝脾不和、寒热错杂、表里同病等。此外,尚有和营卫、和胃气等,亦属和法范畴。

5. **清法** 是通过清热、泻火、凉血等方法,使在里之热邪得以解除的一种治法。适用于里热证。

6. **温法** 是通过温里祛寒的方法,使在里之寒邪得以消散的一种治法。适用于里寒证。

7. **消法** 是通过消食导滞、行气活血、化痰利水及驱虫等方法,使气、血、痰、食、水、虫等所结成的有形之邪渐消缓散的一种治法。适用于饮食停滞、气滞血瘀、癥瘕积聚、水湿内停、痰饮不化、疳积虫积等病证。

8. **补法** 是通过补益人体气血阴阳,以主治各种虚弱证候的一种治法。适用于各种虚证。

细目二 方剂的组成与变化

要点一 方剂配伍的目的

方剂配伍的目的是通过合理组织药物,调其偏性,制其毒性,增强或改变原有功能,消除或缓解其对人体的不良因素,发挥其相辅或相反相成的综合作用,使各具特性的群药组合成一个新的有机整体。方剂配伍的总体目的不外增效、减毒两个方面。

要点二 方剂的组方原则

1. **君药** 是针对主证或主病起主要治疗作用的药物。其药力居方中之首,用量较作为臣、佐药应用时要大,是不可缺少的药物。

2. **臣药** 有两种意义:一是辅助君药加强治疗主证或主病的药物,二是针对兼证或兼病起主要治疗作用的药物。它的药力小于君药。

3. **佐药** 有三种意义:一是佐助,即协助君臣药以加强治疗作用,或直接治疗次要症状。二是佐制,即用以消除或减缓君臣药的毒性与烈性的药物。三是反佐,即根据病情需要,用与君药性味相反而又能起相成作用的药物。佐药的药力小于臣药,一般用量较轻。

4. **使药** 有两种意义:一是引经药,即能引方中诸药直达病所的药物。二是调和药,即具有调和诸药作用的药物。使药的药力较小,用量亦轻。

要点三 方剂的变化形式

1. **药味加减的变化** 方剂中药味的增减,必然使方中药物间的配伍关系发生变化,从而导致方剂的功效相应发生变化。

2. **药量加减的变化** 当方剂的组成药物相同而用量不相同时,则具体药物在方中的药力和地位发生变化,从而改变了方剂的功用与主治。

3. **剂型的变化** 对方剂的功效有一定的影响,同一方剂的剂型不同,功效也有所差异。

细目三 常用剂型

要点 常用剂型的特点及临床意义

1. **汤剂** 特点是吸收快、能迅速发挥药效,便于随证加减,适用于病证较重或病情不稳定的患者。李杲说:“汤者荡也,去大病用之。”汤剂的不足之处是服用量大,某些药的有效成分不易煎出或易挥发散失,不适于大生产,亦不便于携带。

2. **丸剂** 与汤剂相比,吸收较慢,药效持久,节省药材,便于携带与服用。李杲说:“丸者缓也,舒缓而治之也。”适用于慢性、虚弱性疾病,如六味地黄丸等。但也有些丸剂药性比较峻急,多为芳香类药物与毒剧药物,不宜作汤剂煎服,如安宫牛黄丸、舟车丸等。常用的丸剂有蜜丸、水丸、糊丸、微丸、滴丸等。

3. **散剂** 根据用途,分内服和外用两类。散剂的特点是制备方法简便、吸收较快、节省药材、性质较稳定、不易变质、便于服用与携带。李杲说:“散者散也,去急病用之。”外用散剂一般作为外敷,掺撒疮面或患病部位;亦有作点眼、吹喉等用。

4. **膏剂** 有内服和外用两种,内服有流浸膏、浸膏、煎膏三种,外用分软膏、硬膏两种。其中流浸膏与浸膏多数用作调配其他制剂使用,如合剂、糖浆剂、颗粒剂、片剂等。

5. **酒剂** 又称药酒,是将药物用白酒或黄酒浸泡,或加温隔水炖煮,去渣取液供内服或外用。酒有活血通络、易于发散和助长药效的特性,故常于祛风通络和补益方剂中使用,如风湿药酒、参茸药酒、五加皮酒等。外用酒剂可祛风活血,止痛消肿。

6. **丹剂** 丹剂并非一种固定的剂型,内服丹剂有丸剂,也有散剂,每以药品贵重或药效显著而名之曰丹,如至宝丹、活络丹等。外用丹剂亦称丹药,是以某些矿物类药经高温烧炼制成的不同结晶形状的制品。常研粉涂撒疮面,亦可制成药条、药线和外用膏剂,主要用于外科的疮疡、痈疽、瘿瘤等病。

第二单元 解 表 剂

细目一 概 述

要点一 解表剂的适用范围

解表剂适用于六淫外邪侵袭人体肌表、肺卫所致的表证。凡风寒外感或温病初起，以及麻疹、疮疡、水肿、痢疾等病初起，症见恶寒、发热、头疼、身痛、苔薄白、脉浮等，均为解表剂的适用范围。

要点二 解表剂的应用注意事项

不宜久煎。一般宜温服，或增衣被，或辅之以热粥，取微汗，汗后避风寒；汗出病瘥，即停服。注意忌食生冷、油腻之品。若外邪已入里，或麻疹已透，或疮疡已溃，或虚证水肿，均不宜使用。

细目二 辛 温 解 表

要点一 麻黄汤（《伤寒论》）

【组成】麻黄三两　桂枝二两　杏仁七十个　甘草（炙）一两

【用法】水煎服，温覆取微汗。

【功用】发汗解表，宣肺平喘。

【主治】外感风寒表实证。恶寒发热，头身疼痛，无汗而喘，舌苔薄白，脉浮紧。

【组方原理】本证由风寒束表，肺气失宣所致。治宜发汗解表，宣肺平喘。方中麻黄辛温，既开腠理、透毛窍，发汗以祛在表之风寒；又开宣肺气，宣散肺经风寒而平喘，为君药。臣以辛温而甘之桂枝解肌发表，通达营卫，既助麻黄发汗散寒之力，又可温通营卫之郁。麻黄、桂枝相须为用，可使风寒去而营卫和。肺主宣降，肺气郁闭，宣降失常，故又佐以杏仁利肺平喘，与麻黄相伍，一宣一降，以复肺气宣降之权而平喘，又使邪气去而肺气和。使以炙甘草，既调和药性，又缓麻、桂峻烈之性，使汗出而不致耗伤正气。四药相伍，麻、桂相须，腠开营畅，麻、杏相使，宣降得宜，使风寒得散，肺气得宣，诸症可愈。

要点二 桂枝汤（《伤寒论》）

【组成】桂枝三两　芍药三两　甘草（炙）二两　生姜三两　大枣十二枚

【用法】上五味，㕮咀，以水七升，微火煮取三升，适寒温，服一升。服已须臾，啜热稀粥一升余，以助药力。温覆令一时许，遍身漐漐微似有汗者益佳，不可令如水流漓，病必不除。若一服汗出病瘥，停后服，不必尽剂；若不汗，更服，依前法；又不汗，后服小促其间，半日许令三服尽。若病重者，一日一夜服，周时观之，服一剂尽，病证犹在者，更作服；若汗不出，乃服至二三剂。禁生冷、黏滑、肉、面、五辛、酒酪、臭恶等物。

【功用】解肌发表，调和营卫。

【主治】外感风寒表虚证。恶风发热，汗出头痛，鼻鸣干呕，苔白不渴，脉浮缓或浮弱。

【组方原理】本方证由外感风寒，卫强营弱，营卫失和所致。治宜解肌发表，调和营卫。方以桂枝为君药，助卫阳，通经络，发汗解表而散卫中之邪气。臣以芍药，益阴敛营，敛固外泄之营阴。桂、芍等量相伍，则发汗不伤阴，敛阴不留邪，散中有收，汗中寓补，针对卫强营弱之机。生姜散寒祛邪，兼能和胃止呕；大枣益血生津，并可补脾益气。二药合用，调和营卫，又调补脾胃，共为佐药。佐使以炙甘草，调和药性，合桂枝辛甘化阳以实卫，合芍药酸甘化阴以和营。本方为滋阴和阳、调和营卫、解肌发汗之总方。

【附方】桂枝加桂汤主治太阳病发汗太过，耗损心阳，肾寒之气凌心之奔豚，故用桂枝汤再加桂枝二两以增温通心阳、平冲降逆之力；桂枝加芍药汤主治太阳病误下伤中，邪陷太阴，土虚木乘之腹痛，故用桂枝汤通阳温脾，倍芍药以柔肝缓急止痛。

【鉴别】麻黄汤与桂枝汤同为辛温解表剂，均可用治外感风寒表证。麻黄汤中麻黄、桂枝并用，佐以杏仁，发汗散寒力强，又能宣肺平喘，为辛温发汗之重剂，主治外感风寒所致恶寒发热、无汗而喘之表实证；桂枝汤中桂枝、芍药并用，佐以生姜、大枣，发汗解表之力逊于麻黄汤，但有调和营卫之功，为辛温解表之和剂，主治外感风寒所致恶风发热而自汗出之表虚证。

要点三　九味羌活汤（张元素方，录自《此事难知》）

【组成】羌活、防风、苍术各一两半　细辛五分　川芎、白芷、生地黄、黄芩、甘草各一两

【用法】水煎服。

【功用】发汗祛湿，兼清里热。

【主治】外感风寒湿邪，内有蕴热证。恶寒发热，无汗，头痛项强，肢体酸楚疼痛，口苦微渴，舌苔白或微黄，脉浮。

【组方原理】本方证由外感风寒湿邪，内有蕴热所致。治宜疏风散寒，祛湿解表，兼清里热。方中羌活解表散寒、祛风胜湿，兼治太阳经头痛而为君药。防风、苍术发汗祛湿，助羌活解表祛邪，同为臣药。细辛、川芎、白芷祛风散寒，止头身痛；生地黄、黄芩清泄里热，并防诸辛温燥烈之品伤津之弊，共为佐药。甘草调和药性，为使药。方中细辛善止少阴头痛，白芷善解阳明头痛，川芎长于止少阳、厥阴头痛，体现分经论治的用药特点。

【常用加减】若湿邪较轻，肢体酸楚不甚者，可去苍术以减温燥之性；如肢体关节痛剧者，加独活、威灵仙、姜黄等以加强宣痹止痛之力。

要点四　小青龙汤（《伤寒论》）

【组成】麻黄、芍药、细辛、干姜、甘草（炙）、桂枝各三两　半夏半升　五味子半升

【用法】水煎服。

【功用】解表散寒，温肺化饮。

【主治】外寒内饮证。恶寒发热，头身疼痛，无汗，喘咳，痰涎清稀而量多，胸痞，或干呕，或不得平卧，或身体疼重，头面四肢浮肿，舌苔白滑，脉浮。

【组方原理】本方证由外感风寒，内停水饮所致。治宜解表散寒与温化寒饮并举。方中麻黄、桂枝相须为君药，发汗散寒以解表邪，且麻黄又能宣肺而平喘，桂枝温阳以化饮。干姜、细辛为臣药，温肺化饮，兼助麻、桂解表祛邪。佐药用五味子敛肺止咳，芍药和营养血。二药与辛散之品相配，有散有收，既可增强止咳平喘之力，又可制约诸药辛散太过，防止温燥药伤津。半夏燥湿化痰，和胃降逆，与干姜、细辛相伍，一温一散一燥，可使寒饮速消，亦为佐药。炙甘草为佐使药，益气和中，又能调和药性。本方配伍散中有收，开中有合，使之散不伤正，收不留邪。

【常用加减】兼有热象而出现烦躁者，加生石膏、黄芩以清郁热；兼喉中痰鸣，加杏仁、射干、款冬花以化痰降气平喘；鼻塞、清涕多者，加辛夷、苍耳子以宣通鼻窍；兼水肿者，加茯苓、猪苓以利水消肿。

要点五　香苏散（《太平惠民和剂局方》）

【组成】香附子、紫苏叶各四两　甘草（炙）一两　陈皮二两

【用法】为散。

【功用】疏散风寒，理气和中。

【主治】外感风寒，内有气滞证。恶寒身热，头痛无汗，胸脘痞闷，不思饮食，舌苔薄白，脉浮。

【组方原理】本方证由外感风寒，内伤气滞所致。治当疏散风寒，理气化滞。方以紫苏叶发表散寒，理气宽中，为君药。香附善疏肝理气，通调三焦气机，为臣药。二药气味芳香辛散，兼有辟秽之用。佐以陈皮理气醒脾以行气滞，燥湿和胃以除痞闷。炙甘草和中健脾，调和诸药，为使药。

【常用加减】气滞闷痛较甚者，加大腹皮、青皮；胃脘痞闷者，加木香、砂仁；不思饮食、湿甚苔腻者，加砂仁、苍术。

要点六　止嗽散（《医学心悟》）

【组成】桔梗、荆芥、紫菀、百部、白前各二斤　甘草（炙）十二两　陈皮一斤

【用法】作汤剂，水煎服。

【功用】宣利肺气，疏风止咳。

【主治】风邪犯肺之咳嗽证。咳嗽咽痒，咳痰不爽，或微恶风发热，舌苔薄白，脉浮缓。

【组方原理】本证为外感风邪咳嗽，或因

治不如法,表解不彻而咳仍不止者。治宜重在宣肺止咳,兼以解表。方中紫菀、百部甘苦而微温,专入肺经,为止咳化痰要药,对于新久咳嗽皆宜,故共用为君。桔梗苦辛而性平,善于宣肺止咳;白前辛苦微温,长于降气化痰。两者协同,一宣一降,以复肺气之宣降,合君药则止咳化痰之力尤佳,共为臣药。荆芥辛而微温,疏风解表,以祛在表之余邪;陈皮行气化痰,二者共为佐药。甘草合桔梗以利咽止咳,兼能调和诸药,为佐使之用。诸药配伍,肺气得宣,外邪得散,则咳痰咽痒得瘥。

细目三 辛凉解表

要点一 银翘散(《温病条辨》)

【组成】连翘、银花各一两 苦桔梗、薄荷、牛蒡子各六钱 竹叶、芥穗各四钱 淡豆豉、生甘草各五钱

【用法】为散。鲜苇根汤煎,勿过煎,温服。

【功用】辛凉透表,清热解毒。

【主治】温病初起。发热,微恶风寒,无汗或有汗不畅,头痛口渴,咳嗽咽痛,舌尖红,苔薄白或薄黄,脉浮数。

【组方原理】本方证为外感风热,卫气被郁,肺失清肃所致。治宜疏风透表,清热解毒。方中重用金银花、连翘为君药,既疏散风热、清热解毒,又可辟秽化浊。薄荷、牛蒡子辛凉,疏散风热,清利头目,并可解毒利咽;荆芥穗、淡豆豉辛温发散,辛而不烈、温而不燥,配入辛凉解表方中,可增辛散透表之力。四药共用以加强解表散邪之力,同为臣药。芦根清热生津,竹叶清上焦热,桔梗开宣肺气、止咳利咽,皆为佐药。生甘草清热解毒,调和药性,合桔梗又止咳利咽,为佐使药。全方辛凉之中配伍少量辛温之品,疏散风邪与清热解毒相伍。全方药性平和,故称为"辛凉平剂"。

【常用加减】渴甚者,为伤津较甚,加天花粉生津止渴;项肿咽痛者,系热毒较甚,加马勃、玄参清热解毒,利咽消肿;胸膈闷者,加藿香、郁金芳香化湿,辟秽祛浊。

要点二 桑菊饮(《温病条辨》)

【组成】桑叶二钱五分 菊花一钱 杏仁二钱 连翘一钱五分 薄荷八分 苦桔梗二钱 生甘草八分 苇根二钱

【用法】水煎温服。

【功用】疏风清热,宣肺止咳。

【主治】风温初起,邪客肺络证。但咳,身热不甚,口微渴,脉浮数。

【组方原理】本证系风温初起之轻证。治当从"辛凉微苦"立法,即疏风清热,宣肺止咳。方中桑叶甘苦性凉,善走肺络,疏散风热,又清宣肺热而止咳嗽;菊花辛甘性寒,疏散风热,又清利头目而肃肺。二药相须,直走上焦,协同为用,以疏散肺中风热见长,共为君药。杏仁苦降,肃降肺气;桔梗辛散,开宣肺气,相须为用,一宣一降,以复肺之宣降功能而止咳,共为臣药。薄荷辛凉解表,助君药疏散风热之力;连翘透邪解毒;芦根清热生津,共为佐药。甘草调和诸药为使。诸药相伍,使上焦风热得以疏散,肺气得以宣降,则表证解,咳嗽止。

【常用加减】原著指出:"二三日不解,气粗似喘,燥在气分者,加石膏、知母;舌绛,暮热,甚燥,邪初入营,加元参二钱,犀角一钱;在血分者,去薄荷、芦根,加麦冬、细生地、玉竹、丹皮各二钱;肺热甚,加黄芩;渴者,加花粉。"

【鉴别】银翘散与桑菊饮中均有连翘、桔梗、甘草、薄荷、芦根五药,功能辛凉解表而治温病初起。但银翘散用银花配伍荆芥、豆豉、牛蒡子、竹叶,解表清热之力强,为"辛凉平剂";桑菊饮用桑叶、菊花配伍杏仁,肃肺止咳之力大,而解表清热之力逊,故为"辛凉轻剂"。

要点三 麻黄杏仁甘草石膏汤(《伤寒论》)

【组成】麻黄四两 杏仁五十个 甘草(炙)二两 石膏半斤

【用法】水煎服。

【功用】辛凉疏表,清肺平喘。

【主治】外感风邪,邪热壅肺证。身热不解,咳逆气急,甚则鼻扇,口渴,有汗或无汗,舌苔薄白或黄,脉浮而数者。

【组方原理】本方证由风邪化热,壅遏于肺,肺失宣降而致。治宜辛凉宣肺,清热平喘。方中麻黄宣肺平喘,解表散邪。石膏清泄肺胃之热以生津。二药相伍,既宣散肺中风热,又清

解肺中郁热,共为君药。石膏倍于麻黄,使全方不悖辛凉之旨。麻黄得石膏,宣肺平喘而不助热;石膏得麻黄,清解肺热而不凉遏。杏仁降利肺气以平喘咳,与麻黄相配则宣降相因,与石膏相伍则清肃协同,为臣药。炙甘草既能益气和中,又防石膏寒凉伤中,更能调和于寒温宣降之间,为佐使药。四药合用,共奏辛凉宣肺、清热平喘之功。

【常用加减】如肺热甚,壮热汗出者,宜加重石膏用量,并酌加桑白皮、黄芩、知母以清泄肺热;表邪偏重,无汗而恶寒,石膏用量宜减轻,酌加薄荷、紫苏叶、桑叶等以助解表宣肺之力。

要点四 柴葛解肌汤(《伤寒六书》)

【组成】干葛 柴胡 黄芩 芍药 羌活 白芷 桔梗 甘草(注:原书无用量)

【用法】加生姜三片、大枣两个,《杀车槌法》加石膏末一钱,水煎服。

【功用】解肌清热。

【主治】外感风寒,郁而化热证。恶寒渐轻,身热增盛,无汗头痛,目疼鼻干,心烦不眠,咽干耳聋,眼眶痛,舌苔薄黄,脉浮微洪。

【组方原理】本方证因外邪郁而化热,传入阳明、少阳,属三阳合病。治宜辛凉解肌,兼清里热。方中葛根、白芷、石膏善于清透阳明之邪热,柴胡、黄芩长于透解少阳之邪热,羌活发散太阳之风寒,如此则三阳并治。桔梗宣肺解表;芍药(白芍)、大枣敛阴养血,防止辛散太过伤阴;生姜发散风寒,合大枣调和营卫。甘草调和诸药。

细目四 扶正解表

要点一 人参败毒散(《太平惠民和剂局方》)

【组成】柴胡、前胡、川芎、枳壳、羌活、独活、茯苓、桔梗、人参、甘草各三十两

【用法】上为末,每服二钱,加生姜、薄荷少许,水煎服。

【功用】散寒祛湿,益气解表。

【主治】气虚外感风寒湿证。憎寒壮热,头项强痛,肢体酸痛,无汗,鼻塞声重,咳嗽有痰,胸膈痞满,舌淡苔白,脉浮而按之无力。

【组方原理】本方证系正气素虚,风寒湿邪袭于肌表所致。治当散寒祛湿,益气解表。方中羌活、独活发散风寒、除湿止痛,羌活长于祛上部风寒湿邪,独活长于祛下部风寒湿邪,合用通治一身风寒湿邪,为君药。川芎活血祛风行气,柴胡解肌透邪行气,助君药解表逐邪,又可加强止痛之力,共为臣药。桔梗宣肺利膈,枳壳理气宽中,二药相伍,一升一降,畅通胸膈气机;前胡化痰止咳;茯苓渗湿消痰,俱为佐药。生姜、薄荷为引,助解表之力;甘草调和药性,益气和中,共为佐使之品。方中人参为佐,益气扶正,鼓邪外出,并寓防邪复入之义。喻嘉言用本方治外邪陷里而成之痢疾,意即疏散表邪,表气疏通,里滞亦除,其痢自止,故称此为“逆流挽舟”法。

【常用加减】若正气未虚,而表寒较甚者,去人参,加荆芥、防风以祛风散寒;气虚明显者,可重用人参,或加黄芪以益气补虚;湿滞肌表经络,肢体酸楚疼痛甚者,可酌加威灵仙、桑枝、秦艽、防己等祛风除湿、通络止痛;咳嗽重者,加杏仁、白前止咳化痰;痢疾之腹痛、便脓血、里急后重甚者,可加白芍、木香以行气和血止痛。

要点二 参苏饮(《太平惠民和剂局方》)

【组成】陈皮、枳壳、桔梗、甘草(炙)、木香各半两 半夏、紫苏叶、干葛、前胡、人参、茯苓各三分

【用法】加生姜七片,大枣一枚,水煎温服。

【功用】益气解表,理气化痰。

【主治】气虚外感,内有痰湿证。恶寒发热,无汗,头痛鼻塞,咳嗽痰白,胸脘满闷,倦怠无力,气短懒言,苔白脉弱。

【组方原理】本证由素体气虚,内有痰湿,又外感风寒而致。治当益气解表,理气化痰。方中紫苏叶辛温,发散表邪,宣肺宽中,故为君药。臣以葛根助君药发散风寒,解肌舒筋。佐以半夏、前胡、桔梗化痰止咳;陈皮、木香、枳壳理气宽胸;脾为生湿生痰之源,茯苓健脾渗湿以治生痰之源。化痰与理气兼顾,既寓“治痰先治气”之意,又使升降复常,有助于表邪之宣散、肺气之开阖。更佐入人参益气扶正,既助解表,又使表药祛邪不伤正。炙甘草合茯苓、

人参益气健脾，兼和诸药，为佐使。煎服时，少加生姜、大枣，可助发表、益脾。诸药相合，散补同用，燥行合法，散不伤正，补不留邪，使邪去正安，气顺痰消。

【鉴别】参苏饮与人参败毒散皆佐入人参、茯苓、甘草，治气虚外感风寒之证。然人参败毒散以羌活、独活、川芎、柴胡等祛邪为主，以治风寒夹湿之表证；而参苏饮以苏叶、葛根配半夏、陈皮等，治外感表邪而内有痰湿之证。

要点三　麻黄细辛附子汤（《伤寒论》）

【组成】麻黄二两　附子一枚　细辛二两

【用法】水煎服。

【功用】助阳解表。

【主治】素体阳虚，外感风寒证。发热，恶寒甚，神疲欲寐，脉微细。

【组方原理】本方证为素体阳虚，外感风寒所致。治宜助阳与解表合用。方以麻黄发汗散寒，附子温肾助阳，共为君药。二药相伍，既能鼓邪外出，又无过汗亡阳之虞。细辛温经散寒，外可助麻黄解表，内可助附子温里，为臣药。三药并用，为治表里俱寒、太少两感之剂。

【常用加减】阳气虚弱者，宜加人参、黄芪以合附子助阳益气；兼咳喘有痰者，宜加半夏、杏仁以化痰止咳平喘。

第三单元 泻 下 剂

细目一 概 述

要点一 泻下剂的适用范围

泻下剂适用于热结、寒结、燥结、水结等里实证,亦可用于体质虚弱而兼里实者。

要点二 泻下剂的应用注意事项

应用泻下剂,必待表邪已解,里实已成。若里实较急重,应峻攻急下;较缓者,宜轻下、缓下。泻下剂多峻烈,孕妇、产后、月经期及年老体弱、病后伤津或亡血者,应慎用或禁用。泻下剂易伤正气,应得效即止。

细目二 寒 下

要点 大承气汤(《伤寒论》)

【组成】大黄四两 厚朴半斤 枳实五枚 芒硝三合

【用法】水煎,先煎厚朴、枳实,后下大黄,芒硝冲服。

【功用】峻下热结。

【主治】

1. 阳明腑实证。大便不通,频转矢气,脘腹痞满,腹痛拒按,按之则硬,潮热谵语,手足濈然汗出,舌苔焦黑燥裂,甚则起芒刺,脉沉实。

2. 热结旁流证。下利清水,色纯青,其气臭秽,脐腹疼痛,按之坚硬有块,口舌干燥,脉滑实。

3. 里热结实证之热厥、痉病或发狂。

【组方原理】本方之阳明腑实证系由伤寒之邪内传阳明之腑,入里化热,或温热之邪入胃肠,热盛灼津,邪热与肠中燥屎互结成实所致。治宜峻下热结,即"釜底抽薪,急下存阴"之法。方中大黄苦寒通降,泄热通便,荡涤肠胃实热积滞,为君药;芒硝咸寒,软坚润燥,泄热通便,助大黄以除燥结,为臣药;厚朴下气除满,枳实行气消痞,共为佐药,合而用之,既消痞除满,又行气通便。全方泻下与行气并重,泻下以利行气,行气以助泻下,使胃肠气机畅通,为峻下热结之最佳配伍。

【鉴别】小承气汤、调胃承气汤皆为大承气汤类方。大承气汤硝、黄并用,大黄后下,且加枳、朴,攻下之力颇峻,为"峻下剂",主治痞、满、燥、实四症俱全之阳明热结重证;小承气汤不用芒硝,且三味同煎,枳、朴用量亦减,攻下之力较轻,称为"轻下剂",主治痞、满、实之阳明热结轻证;调胃承气汤不用枳、朴,后纳芒硝,大黄与甘草同煎,泻下之力较大承气汤缓和,称为"缓下剂",主治阳明燥热内结,燥、实而无痞、满之证。

细目三 温 下

要点一 大黄附子汤(《金匮要略》)

【组成】大黄三两 附子(炮)三枚 细辛二两

【用法】水煎服。

【功用】温里散寒,通便止痛。

【主治】寒积里实证。腹痛便秘,胁下偏痛,发热,畏寒肢冷,舌苔白腻,脉弦紧。

【组方原理】本方所治之寒积里实证为里寒积滞内结,阳气不运所致。治宜温里散寒,通便止痛。方中重用附子温里助阳,散寒止痛,为君药。里已成实,虽用温药以祛其寒,同时亦需配伍泻下之品以通其结，故以大黄通导大便，荡涤肠道积滞，为臣药。大黄性虽寒凉，与大辛大热之附子相伍，其寒性去而走泄之性存，为“去性存用”之制。附子、大黄并用，前者散寒助阳，后者通积导滞，是温下法的常用配伍。佐以细辛，辛温宣通，既散寒结以止痛，又助附子温里祛寒。三药并用，苦寒辛热合法，相反相成，共奏温里散寒，攻下寒积之效。

要点二 温脾汤（《备急千金要方》卷十三）

【组成】大黄五两 当归、干姜各三两 附子、人参、芒硝、甘草各二两

【用法】水煎服。

【功用】攻下冷积，温补脾阳。

【主治】阳虚寒积证。腹痛便秘，脐下绞结，绕脐不止，手足不温，苔白不渴，脉沉弦而迟。

【组方原理】本方证由脾阳不足，阴盛寒积所致。治宜攻积与温阳并举。方中附子温壮脾阳，温散寒凝；大黄泻下攻积，与大热之附子相伍，则寒性去而泻下之功犹存，共为君药。芒硝软坚散结，助大黄泻下攻积；干姜温中助阳，助附子温中祛寒，均为臣药。人参、当归益气养血，使下不伤正，共为佐药。甘草补脾益气，调和诸药，为佐使药。诸药相合，使积滞行，寒邪去，脾阳复，则诸症得除。

【鉴别】

1. 温脾汤与大黄附子汤均治冷积里实之腹痛便秘，均以大黄配伍附子为主。但大黄附子汤主治中气未虚、寒实积滞之腹痛便秘；而温脾汤主治脾阳不足，冷积阻滞，虚中夹实之便秘腹痛。

2.《备急千金要方》卷十五之温脾汤较卷十三少芒硝、当归，大黄用四两，且附子用量大于干姜，该方主治久痢赤白，虽有寒积，但其证大便自利，故只用大黄，并减其用量，同时重用附子，意在温阳为主；而卷十三之温脾汤主证以寒积为主，故芒硝、大黄并用，且干姜用量大于附子。

细目四 润 下

要点一 麻子仁丸（脾约丸）（《伤寒论》）

【组成】麻子仁二升 芍药半斤 枳实半斤 大黄一斤 厚朴一尺 杏仁一升

【用法】炼蜜为丸。

【功用】润肠泄热，行气通便。

【主治】脾约证。肠胃燥热，津液不足，大便干结，小便频数。

【组方原理】本方证由肠胃燥热，津液不足，肠失濡润所致。治宜润肠泄热，行气通便。方中麻子仁滋脾润肠而通便，为君药。大黄泄热通便；杏仁降气润肠；芍药养阴和里，共为臣药。枳实下气破结，厚朴行气除满。二者相伍，破结除满，以加强降泄通便之功，共为佐药。蜂蜜为使药，润肠通便，又调和诸药。

要点二 济川煎（《景岳全书》）

【组成】当归三至五钱 牛膝二钱 肉苁蓉二至三钱 泽泻一钱半 升麻五分至七分或一钱 枳壳一钱

【用法】水煎服。

【功用】温肾益精，润肠通便。

【主治】肾虚精亏之大便秘结。大便秘结，小便清长，腰膝酸软，头目眩晕，舌淡苔白，脉沉迟。

【组方原理】本方证由肾虚开阖失司所致。治宜补肾益精，润肠通便。方中肉苁蓉为君药，温肾益精，润肠通便。当归养血润肠；牛膝补肾益精，引药下行，共为臣药。枳壳宽肠下气以助通便，升麻轻宣升阳。两药相伍，使清阳升，浊阴降，且有欲降先升之妙。泽泻甘淡渗利，分泄肾浊，伍枳壳，使浊阴降而大便自通，以上共为佐药。全方欲降先升，寓通于补。

【鉴别】麻子仁丸与济川煎均治津液不足之便秘。但麻子仁丸证为肠胃燥热所致，以麻子仁、芍药、杏仁等润肠药与小承气汤合方，重在润肠泄热，行气通便，主治肠胃燥热，津液不足之便秘；而济川煎证为肾虚津亏而成，以肉苁蓉、当归等温肾益精、养血润肠之品配伍升麻、泽泻等升清降浊药，重在补肾益精，养血润肠，主治肾虚津亏之便秘。

细目五　逐　水

要点　十枣汤(《伤寒论》)

【组成】芫花、甘遂、大戟各等分

【用法】三味等分,各别捣为散。以水一升半,先煮大枣肥者十枚,取八合去滓,纳药末。强人服一钱匕,羸人服半钱,温服之,平旦服。若下少病不除者,明日更服,加半钱。得快下利后,糜粥自养。

【功用】攻逐水饮。

【主治】

1. 悬饮。咳唾胸胁引痛,心下痞硬胀满,干呕短气,头痛目眩,胸背掣痛不得息,舌苔滑,脉沉弦。

2. 实水。一身悉肿,尤以身半以下为重,腹胀喘满,二便不利。

【组方原理】本方证由水饮壅盛于里,停于胸胁,或水饮泛溢肢体所致。治宜攻逐水饮。方中甘遂善行经隧水湿,为君药。大戟善泻脏腑水湿,芫花善消胸胁伏饮痰癖,为臣药。三药峻烈,各有专攻,合而用之,攻逐水饮功效甚强。以肥大枣十枚为佐药,煎汤送服,既可益气护胃,培土制水,使下不伤正,又可缓和诸药毒峻之性。四药合用,共成峻下逐水之剂。

【使用注意】本方药性峻猛,孕妇禁用,年老体弱者慎用。宜清晨空腹时服用,并从小量开始,或据病情增减用量。若服后虽泻不爽,水饮未尽,次日可渐加量再服,总以快利为度;若体虚邪实又非攻不可者,可与健脾补益之剂交替使用;若服药得快利后,当食糜粥以保养脾胃。

细目六　攻补兼施

要点　黄龙汤(《伤寒六书》)

【组成】大黄　芒硝　枳实　厚朴　当归　人参　甘草(注:原书无用量)

【用法】加桔梗一撮、生姜三片、大枣两枚水煎,芒硝冲服。

【功用】攻下热结,补气养血。

【主治】阳明腑实,气血不足证。自利清水,色纯青,或大便秘结,脘腹胀满,腹痛拒按,身热口渴,神疲少气,谵语,甚则循衣摸床,撮空理线,神昏肢厥,舌苔焦黑,脉虚。

【组方原理】本方证因邪热与燥屎内结,腑气不通,气血不足所致。治当泄热通便,补气养血。方中大黄、芒硝、枳实、厚朴(类大承气)攻下热结,荡涤肠胃实热积滞,急下存阴。人参、当归益气补血,使攻不伤正。桔梗开肺气以利大肠,与大黄配伍,上宣下通,以降为主。姜、枣、草补益脾胃,甘草又能调和诸药。综合全方,共成攻下热结、补气养血、攻补兼施之剂。

第四单元　和　解　剂

细目一　概　述

要点一　和解剂的适用范围

和解剂除和解少阳以治少阳病证外，还包括调和肝脾以治肝郁脾虚、肝脾不和证；调和肠胃以治肠胃不和证；调和表里以治表里不和证。

要点二　和解剂的应用注意事项

和解剂以祛邪为主，纯虚不宜用，以防其伤正；因本类方剂兼顾正气，故纯属实者亦不可选，以免贻误病情。

细目二　和 解 少 阳

要点一　小柴胡汤（《伤寒论》）

【组成】柴胡半斤　黄芩三两　人参三两　甘草（炙）三两　半夏半升　生姜三两　大枣十二枚

【用法】去滓再煎，温服。

【功用】和解少阳。

【主治】

1. 伤寒少阳证。往来寒热，胸胁苦满，嘿嘿不欲饮食，心烦喜呕，口苦，咽干，目眩，舌苔薄白，脉弦。

2. 热入血室证。妇人伤寒，经水适断，寒热发作有时。

3. 黄疸、疟疾以及内伤杂病而见少阳证者。

【组方原理】本方证由邪入少阳，经气不利，郁而化热，胆热犯胃，胃失和降所致；或妇人经水适断，邪热乘虚传入血室，热与血结，少阳经气不利。邪在表里之间，治宜和解之法。方中柴胡透泄少阳之邪，又疏散气机之郁滞，为君药。黄芩清泄少阳之热，为臣药。柴胡与黄芩相伍，一散一清，共解少阳之邪。佐以半夏、生姜和胃降逆止呕；又佐人参、大枣益气健脾，一者取其扶正以祛邪，一者取其益气以御邪内传。生姜、大枣合用，又可调和脾胃，兼顾表里。炙甘草助人参、大枣扶正，且能调和诸药，为使药。诸药合用，以和解少阳为主，兼和胃气。使邪气得解，枢机得利，胃气调和，则诸症自除。

本方为和解少阳之代表方。原方“去滓再煎”，使药性更为醇和。服本方后有得汗而愈者，或见先寒战后发热而汗出之“战汗”现象，均属正胜邪却之征。

【常用加减】若胸中烦而不呕，为热聚于胸，去半夏、人参，加瓜蒌清热理气宽胸；渴者，是热伤津液，去半夏，加天花粉生津止渴；腹中痛，是肝气乘脾，宜去黄芩，加芍药柔肝缓急止痛；胁下痞硬，是气滞痰凝，去大枣，加牡蛎软坚散结；心下悸，小便不利，是水气凌心，宜去黄芩，加茯苓利水宁心；不渴，外有微热，是表邪仍在，宜去人参，加桂枝以解表；咳者，是素有肺寒留饮，宜去人参、大枣、生姜，加五味子、干姜温肺止咳。

要点二　蒿芩清胆汤（《重订通俗伤寒论》）

【组成】青蒿脑钱半至二钱　淡竹茹三钱　仙半夏钱半　赤茯苓三钱　青子芩钱半至三钱　生枳壳钱半　陈广皮钱半　碧玉散（滑石、甘草、青黛）三钱（包）

【用法】水煎服。

【功用】清胆利湿，和胃化痰。

【主治】少阳湿热证。寒热如疟，寒轻热重，口苦膈闷，吐酸苦水，或呕黄涎而黏，甚则干呕呃逆，胸胁胀痛，小便黄少，舌红苔白腻，间现杂色，脉数而右滑左弦。

【组方原理】本方证为少阳胆热偏重，兼有湿热痰浊内阻之候。治宜清胆利湿，和胃化痰。方中青蒿之嫩芽苦寒芳香,既清透少阳邪热,又辟秽化湿;黄芩善清胆热,并能燥湿。两药相合,既清少阳之热,又祛少阳之湿,共为君药。竹茹善清胆胃之热,化痰止呕;赤茯苓清热利湿,健脾和胃,二者为臣药。枳壳行气宽中,除痰消痞;半夏燥湿化痰,和胃降逆;陈皮理气化痰,宽胸畅膈,共为佐药。碧玉散清热利湿,导邪从小便而去,用为佐使药。综观全方,可使胆热清,痰湿化,气机畅,胃气和,则诸症悉除。

【鉴别】蒿芩清胆汤与小柴胡汤均能和解少阳,用于邪在少阳,往来寒热,胸胁不适者。但小柴胡汤和解中兼有益气扶正之功,适宜于邪踞少阳,胆胃不和者;蒿芩清胆汤和解之中兼具清热利湿、理气化痰之效,适宜于少阳胆热偏重,兼有湿热痰浊者。

要点三 达原饮(《瘟疫论》)

【组成】槟榔二钱 厚朴一钱 草果仁五分 知母一钱 芍药一钱 黄芩一钱 甘草五分

【用法】水煎服。

【功用】开达膜原,辟秽化浊。

【主治】瘟疫或疟疾,邪伏膜原证。憎寒壮热,或一日三次,或一日一次,发无定时,胸闷呕恶,头痛烦躁,脉数,舌边深红,舌苔垢腻,或苔白厚如积粉。

【组方原理】本方是为瘟疫秽浊毒邪伏于膜原而设。治宜开达膜原,辟秽化浊。方中槟榔为君药,破滞气,消痰癖。厚朴芳香化浊,理气祛湿;草果辛香化浊,辟秽止呕,共为臣药。以上三药气味辛烈,可直达膜原,逐邪外出。凡温疫毒邪,最易化火伤阴,故用芍药(白芍)、知母清热滋阴,并可防诸辛燥药之耗散阴津;黄芩苦寒,清热燥湿,共为佐药。配以甘草生用为使,既能清热解毒,又可调和诸药。诸药相伍,苦温芳化与苦寒清热之中少佐酸甘,透达膜原而不伤阴,可使秽浊得化,热毒得清,则邪气溃散,速离膜原,故以"达原饮"名之。为治瘟疫秽浊毒邪伏于膜原证之主方。

细目三 调和肝脾

要点一 四逆散(《伤寒论》)

【组成】甘草(炙)、枳实、柴胡、芍药各十分

【用法】水煎服。

【功用】透邪解郁,疏肝理脾。

【主治】

1. 阳郁厥逆证。手足不温,或腹痛,或泄利下重,脉弦。

2. 肝脾不和证。胁肋胀闷,脘腹疼痛,脉弦。

【组方原理】本方证之阳郁厥逆,缘于外邪入里,气机郁滞,阳气内郁,阴阳气不相顺接所致。此"四逆必不甚冷,或指头微温"。治宜透邪解郁,调畅气机。方中柴胡升发阳气,疏肝解郁,透邪外出,为君药。芍药(白芍)敛阴养血柔肝,为臣药。白芍与柴胡合用,以补养肝血,条达肝气,可使柴胡升散而不伤阴血。佐以枳实理气解郁,泄热破结。枳实与柴胡相伍,一升一降,疏畅气机,并奏升清降浊之效;与白芍相配,理气和血,使气血调和。使以甘草,和中健脾,调和诸药,与白芍相伍,酸甘化阴,缓急止痛。本方亦有疏肝理脾之效,主治肝脾不和之证。

【常用加减】若咳者,加五味子、干姜以温肺散寒止咳;悸者,加桂枝以温心阳;小便不利者,加茯苓以利小便;腹中痛者,加炮附子以散里寒;泄利下重者,加薤白以通阳散结;气郁甚者,加香附、郁金以理气解郁;有热者,加栀子以清内热。

要点二 逍遥散(《太平惠民和剂局方》)

【组成】甘草(炙)半两 当归、白茯苓、白芍药、白术、柴胡各一两

【用法】加薄荷少许、烧生姜一块,水煎服。

【功用】疏肝解郁,养血健脾。

【主治】肝郁血虚脾弱证。两胁作痛,头痛目眩,口燥咽干,神疲食少,或月经不调,乳房胀痛,脉弦而虚。

【组方原理】本方证由肝郁血虚,脾失健运所致。治宜疏肝解郁,养血健脾。方中柴胡疏肝解郁,条达肝气,为君药。当归养血和血,兼可理气;白芍养血敛阴,柔肝缓急;归、芍与柴胡同用,补肝体而和肝用,共为臣药。白术、茯苓、甘草健脾益气,实土以御木侮,且使营血

生化有源；薄荷少许，疏散透热；烧生姜辛散和中，共为佐药。柴胡为肝经引经药，甘草尚能调和诸药，兼使药之用。全方气血兼顾，肝脾同调，为调肝养血之名方。

【附方】加味逍遥散，逍遥散加牡丹皮、栀子，牡丹皮以清血中之伏火，炒栀子善清肝热，并导热下行。用治肝郁血虚有热之月经不调，以及经期吐衄等。黑逍遥散，逍遥散加熟地黄以滋补精血，主治逍遥散证而血虚较甚者。

【鉴别】逍遥散与四逆散均具疏肝理气之功。但四逆散专于疏泄肝郁，主治阳郁厥逆或肝脾不和之证。逍遥散除疏肝解郁外，又有养血健脾之功，主治肝郁血虚脾弱证。

要点三 痛泻要方（《丹溪心法》）

【组成】白术三两 白芍药二两 陈皮一两五钱 防风一两

【用法】水煎服。

【功用】补脾柔肝，祛湿止泻。

【主治】脾虚肝旺之痛泻。肠鸣腹痛，大便泄泻，泻必腹痛，泻后痛缓，舌苔薄白，脉两关不调，左弦而右缓。

【组方原理】本方证由土虚木乘，肝脾不和所致。治宜补脾柔肝，祛湿止泻。方中白术补脾燥湿以治土虚，为君药。白芍柔肝缓急止痛，与白术相配，于土中泻木，为臣药。陈皮理气燥湿，醒脾和胃，为佐药。配伍少量防风，与白术、白芍相伍，辛香以疏肝脾，且有燥湿以助止泻之功，又为脾经引经药，为佐使之用。四药相合，补脾胜湿而止泻，柔肝理气而止痛，使脾健肝柔，痛泻自止。

【鉴别】逍遥散与痛泻要方均可治肝郁脾虚之证。但痛泻要方以治脾为主，兼事柔肝，主治脾虚肝旺之痛泻。逍遥散以疏肝为主，又有健脾养血之功，主治肝郁血虚脾弱证。

细目四 调和肠胃

要点 半夏泻心汤（《伤寒论》）

【组成】半夏半升 黄芩、干姜、人参各三两 黄连一两 大枣十二枚 甘草（炙）三两

【用法】水煎服。

【功用】寒热平调，消痞散结。

【主治】寒热错杂之痞证。心下痞，但满而不痛，或呕吐，肠鸣下利，舌苔腻而微黄。

【组方原理】本方证系小柴胡汤证误用攻下，损伤中阳，少阳热邪乘虚入内，升降失常，寒热互结于心下所致。治宜寒热平调，散结消痞。方中以半夏为君药，散结除痞，降逆止呕。臣以干姜温中散寒，黄芩、黄连泄热开痞。以上四味相伍，具有寒热平调、辛开苦降之效。人参、大枣甘温益气，以补脾虚，为佐药。使以甘草补脾和中而调诸药。全方寒热互用以和其阴阳，苦辛并进以调其升降，补泻兼施以顾其虚实，体现寒热并用、辛开苦降、补泻兼施的配伍特点。

【附方】生姜泻心汤即半夏泻心汤减干姜二两，加生姜四两而成，意在和胃而降逆，宣散水气而消痞满，配合辛开苦降、补益脾胃之品，适于水热互结于中焦，脾胃升降失常之痞证。甘草泻心汤，即半夏泻心汤加重炙甘草用量而成，重在调中补虚，适于胃气虚弱、寒热错杂之痞证。

第五单元　清　热　剂

细目一　概　　述

要点一　清热剂的适用范围

清热剂适用于里热证。凡温热疫毒邪气入侵气分、营血、脏腑，或五志过极，脏腑阳气偏胜，生热化火而致里热证，见身热、恶热、口渴喜冷饮、小便黄赤、舌红苔黄、脉数等症状者，均为清热剂的适用范围。

要点二　清热剂的应用注意事项

清热剂须在表证已解，里热炽盛，或里热尚未结实的情况下应用。热邪伤阴者忌用苦寒药。假热而真寒之象，不可误用寒凉。对于热邪炽盛，服清热剂入口即吐者，可于清热剂中少佐温热药，或采用凉药热服法，此即反佐法。

细目二　清 气 分 热

要点一　白虎汤（《伤寒论》）

【组成】石膏一斤　知母六两　甘草（炙）二两　粳米六合

【用法】以水煮，米熟汤成，温服。

【功用】清热生津。

【主治】阳明、气分热盛证。壮热面赤，烦渴引饮，汗出恶热，脉洪大有力。

【组方原理】本方证乃伤寒化热内传阳明之经，或温邪传入气分之热盛证。治当清热生津。方中重用石膏为君药，清阳明、气分大热，又止渴除烦。臣以知母，既助石膏清肺胃之热，又滋阴润燥救已伤之阴津。君臣相须为用，为阳明、气分大热之最佳配伍。粳米、炙甘草益胃生津，亦可防石膏大寒伤中之弊，均为佐药。炙甘草兼以调和诸药，为使药。四药相伍，共奏清热生津、止渴除烦之效。

【常用加减】若胃热津伤明显而见烦渴引饮，甚或消渴者，加天花粉、芦根、麦冬，以增强清热生津之力；胃热化燥成实而兼见大便秘结者，加大黄、芒硝以泄热攻积；气血两燔，引动肝风而见神昏谵语、抽搐者，加羚羊角、水牛角以凉肝息风。

【附方】白虎加人参汤，即本方加人参，主治气分热盛，气津两伤，兼见背微恶寒，或饮不解渴，或脉浮大而芤，及暑病见有身大热，属气津两伤者；白虎加桂枝汤，本方加桂枝，主治温疟，症见其脉如平、身无寒但热、骨节疼烦、时呕，以及风湿热痹，见壮热、气粗烦躁、关节肿痛、口渴、苔白、脉弦数；白虎加苍术汤，本方加苍术，主治湿温病，症见身热胸痞、汗多、舌红苔黄腻，以及风湿热痹，身大热、关节肿痛等。

要点二　竹叶石膏汤（《伤寒论》）

【组成】竹叶二把　石膏一斤　半夏半升　麦冬一升　人参二两　甘草（炙）二两　粳米半升

【用法】水煎服。

【功用】清热生津，益气和胃。

【主治】伤寒、温病、暑病，余热未清，气津两伤证。身热多汗，心胸烦闷，气逆欲呕，口干喜饮，或虚烦不寐，舌红苔少，脉虚数。

【组方原理】本方证乃热病后期，余热未清，气津两伤，胃气不和所致。治当清热生津，益气和胃。方中石膏清热除烦，为君药。麦冬养阴生津清热，为臣药。佐以人参益气生津，半夏降逆止呕。半夏性温而燥，然倍用麦冬，则燥性去而降逆之用存。竹叶清热除烦，为佐药。甘草、粳米和中养胃，为佐使药。诸药相伍，共奏清热生津、益气和胃之效。本方清而不寒，补而不滞。

【鉴别】竹叶石膏汤与白虎汤均治气分热

证。然白虎汤所治为正实邪盛之证，而竹叶石膏汤所治则为余热未清而气津两伤之证，为清泻之剂。因热邪已减，增气阴两伤之证，故于白虎汤中去知母，加人参、麦冬、竹叶、半夏。方中既有石膏、竹叶之清热除烦；又有人参、麦冬之两补气阴，合为清补两顾之剂。

细目三 清营凉血

要点一 清营汤（《温病条辨》）

【组成】犀角三钱（已禁用，现多用多倍剂量水牛角代） 生地黄五钱 元参三钱 竹叶心一钱 麦冬三钱 丹参二钱 黄连一钱五分 银花三钱 连翘（带心）二钱

【用法】水煎服。

【功用】清营解毒，透热养阴。

【主治】邪热入营证。身热夜甚，神烦少寐，时有谵语，目常喜开或喜闭，口渴或不渴，斑疹隐隐，舌绛而干，脉数或细数。

【组方原理】本方证乃邪热内传营分，耗伤营阴所致。治宜清营解毒为主，辅以透热养阴。方用犀角（水牛角代）清解营分之热毒为君药。生地黄凉血滋阴，麦冬清热养阴生津，玄参滋阴降火解毒。三药即为增液汤，养阴生津，清营凉血解毒，共为臣药。金银花、连翘清热解毒，芳香透散，使营分热邪透转气分而解，宗“入营犹可透热转气”之说；黄连清心解毒；竹叶心专清心热；丹参清热凉血，并能散瘀以防血与热结，共为佐药。诸药相伍，共奏清营解毒、透热养阴之效。本方以清营解毒为主，养阴生津与透热转气为辅。

要点二 犀角地黄汤（芍药地黄汤）（《小品方》，录自《外台秘要》）

【组成】犀角屑一两（已禁用，现多用多倍剂量水牛角代） 地黄半斤 芍药三分 丹皮一两

【用法】水煎服。水牛角镑片，先煎，余药后下。

【功用】清热解毒，凉血散瘀。

【主治】

1. 热入血分证。身热谵语，斑色紫黑，舌绛起刺，脉细数；或喜忘如狂；或漱水不欲咽，大便色黑易解等。

2. 热伤血络证。斑色紫黑、吐血、衄血、便血、尿血等，舌红绛，脉数。

【组方原理】本方证由热毒深入血分，耗血动血所致。治当清热解毒，凉血散瘀。方中君药犀角（水牛角代）清热凉血，清心解毒。生地黄凉血滋阴生津，既助犀角清热凉血，又能养血，为臣药。牡丹皮、芍药（赤芍）凉血散瘀为佐药，二药合用，使止血不留瘀。诸药配伍，共奏清热解毒、凉血散瘀之效。本方凉血与散瘀并用，使热清血宁而无耗血动血之虑，凉血止血而无冰伏留瘀之弊。

【鉴别】犀角地黄汤与清营汤均可治疗热入营血证。但犀角地黄汤于清热解毒之中配伍泄热散瘀药，寓凉血散血之意，用治热入血分而见耗血、动血之证。清营汤则是在清营解毒养阴中伍以轻清宣透之品，寓有“透热转气”之意，适于热邪初入营分尚未动血之证。

细目四 清热解毒

要点一 黄连解毒汤（《肘后备急方》，名见《外台秘要》引崔氏方）

【组成】黄连三两 黄芩、黄柏各二两 栀子十四枚

【用法】水煎服。

【功用】泻火解毒。

【主治】三焦火毒证。大热烦躁，口燥咽干，错语不眠；或热病吐血、衄血；或热甚发斑；或身热下利；或湿热黄疸；或外科痈肿疔毒，小便黄赤，舌红苔黄，脉数有力。

【组方原理】本方证由火毒充斥三焦所致。治宜泻火解毒，苦寒直折。方中君药黄连尤善泻心及中焦之火。臣以黄芩清泻上焦之火；黄柏清泻下焦之火。更配栀子通泻三焦之火，且可导热下行，为佐使之用。诸药相伍，共奏泻火解毒之效。

【常用加减】若兼大便秘结者，加大黄，以

通腑泻火;火毒发斑,斑色紫黑或吐血、衄血者,可合犀角地黄汤,以清热凉血;湿热疫毒发黄者,加水牛角、茵陈、大黄,以凉血解毒、利胆退黄;疔疮肿毒者,加蒲公英、金银花、连翘,以增强清热解毒之力。

要点二 凉膈散(《太平惠民和剂局方》)

【组成】川大黄、朴硝、甘草(爁)各二十两 山栀子仁、薄荷叶、黄芩各十两 连翘二斤半

【用法】加白蜜、竹叶少许,水煎服。

【功用】泻火通便,清上泻下。

【主治】上中二焦火热证。烦躁口渴,面热头昏,舌肿目赤,口舌生疮,咽痛鼻衄,或睡卧不宁,谵语狂妄,便秘溲赤,或大便不畅,舌红苔黄,脉滑数。

【组方原理】本方证由脏腑郁热,聚于胸膈所致。治宜泻火通便,清上泻下。方中重用连翘清热解毒,祛上焦之热,为君药。黄芩清胸膈郁热;山栀子通泻三焦,引火下行;大黄、芒硝泻火通便,"以泻代清",共为臣药。薄荷、竹叶轻清疏散,兼有"火郁发之"之义;白蜜少许,润燥生津,共为佐药。使以甘草调和药性。诸药相伍,共奏泻火通便、清上泻下之效。全方清上与泻下并行,所谓"以泻代清"之法。

要点三 普济消毒饮(《东垣试效方》)

【组成】黄芩、黄连各半两 人参三钱 橘红、玄参、生甘草各二钱 连翘、板蓝根、马勃、鼠黏子各一钱 白僵蚕(炒)、升麻各七分 柴胡、桔梗各二钱

【用法】水煎服。

【功用】清热解毒,疏风散邪。

【主治】大头瘟。恶寒发热,头面红肿焮痛,目不能开,咽喉不利,舌燥口渴,舌红苔黄,脉浮数有力。

【组方原理】本方证由风热疫毒之邪,壅于上焦,攻冲头面所致。治宜疏散上焦风热,清解上焦疫毒。方中重用黄连、黄芩清泻心肺热毒,为君药。牛蒡子(鼠黏子)、连翘、僵蚕辛凉疏散上焦头面风热,为臣药。玄参、马勃、板蓝根增强清热解毒之力,橘红理气消壅,人参扶正祛邪,桔梗、甘草清利咽喉,共为佐药。升麻、柴胡疏散风热,既引药上行,又有"火郁发之"之意,为佐使药。诸药配伍,共奏清热解毒、疏散风热之效。

本方出自《东垣试效方》,方中有人参,但其论述中有薄荷而无人参。后世《普济方》《医方集解》等从其论,用薄荷而不用人参,薄荷之用意在疏散上焦之热,且清利咽喉。

细目五 清脏腑热

要点一 导赤散(《小儿药证直诀》)

【组成】生地黄、木通、生甘草梢各等分

【用法】入竹叶水煎。

【功用】清心利水养阴。

【主治】心经火热证。心胸烦热,口渴面赤,意欲饮冷,以及口舌生疮;或心热移于小肠,小溲赤涩刺痛,舌红,脉数。

【组方原理】本方证由心经火热或心热下移小肠所致。治当清心利水养阴。方中木通入心、小肠经,降火利水;生地黄入心、肾经,清热养阴以制心经火热。二药合用,清心养阴而不恋邪,利水通淋而不伤阴,共为君药。竹叶清心除烦,淡渗利水,导心经火热下行,为臣药。生甘草梢泻火解毒,可直达茎中而止痛,防木通、生地黄之寒凉伤胃,并能调和诸药,为佐使药。四药配伍,共奏清心利水养阴之功。

要点二 龙胆泻肝汤(《医方集解》)

【组成】龙胆(酒炒) 黄芩(炒) 栀子(酒炒) 泽泻 木通 车前子 当归(酒炒) 柴胡 生甘草 生地黄(酒炒)(注:原书无用量)

【用法】水煎服。

【功用】清泻肝胆实火,清利肝经湿热。

【主治】

1. 肝胆实火上炎证。头痛目赤,胁痛口苦,耳聋,耳肿,舌红苔黄,脉弦数有力。

2. 肝经湿热下注证。阴肿,阴痒,阴汗,小便淋浊,妇女带下黄臭等,舌红苔黄腻,脉弦数有力。

【组方原理】本方证由肝胆实火上炎,或湿热循经下注所致。治当清泻肝胆实火,清利肝经湿热。方用龙胆大苦大寒,上清肝胆实火,

下利肝经湿热，两擅其功，为君药。黄芩、栀子清上导下，增君药泻火除湿之力；泽泻、木通、车前子导湿热下行，使邪有出路，共为臣药。生地黄、当归滋阴养血，防苦燥渗利伤阴；柴胡疏畅肝胆之气，并引诸药入肝胆，伍生地黄、当归以适肝体阴用阳之性，俱为佐药。甘草调和诸药，为使药。诸药相伍，共奏清泻肝胆实火、清利肝经湿热之效。

要点三　左金丸（《丹溪心法》）

【组成】黄连六两　吴茱萸一两

【用法】为丸。

【功用】清肝泻火，降逆止呕。

【主治】肝火犯胃证。胁肋疼痛，嘈杂吞酸，呕吐口苦，舌红苔黄，脉弦数。

【组方原理】本方证由肝郁化火，横逆犯胃而成。治当清肝泻火为主，兼以降逆止呕。方中重用黄连为君药，清泻肝火，肝火得清自不横逆犯胃；又善清泻胃火，一药两得。少佐辛热之吴茱萸，一则辛散以疏泄肝郁；二则佐制黄连苦寒之性，使泻火而无凉遏之弊；三则取其下气之用，助黄连和胃降逆；四则可引黄连入肝经，为佐使药。二药配伍，共奏清肝泻火、降逆止呕之功。

【鉴别】左金丸与龙胆泻肝汤均可用治肝经实火，胁痛口苦之症，均有清肝泻火的作用。左金丸有降逆和胃之功而无清利湿热的作用，且泻火作用较弱，主要用于肝火犯胃之呕吐吞酸等；龙胆泻肝汤有清利湿热之功而无和胃降逆的作用，且泻火之力较强，主要用于肝经实火上攻之目赤耳聋，或湿热下注之淋浊阴痒等。

要点四　清胃散（《脾胃论》）

【组成】生地黄、当归身各三分　牡丹皮半钱　黄连六分　升麻一钱

【用法】水煎服。

【功用】清胃凉血。

【主治】胃火牙痛。牙痛牵引头疼，面颊发热，其齿喜冷恶热，或牙宣出血，或牙龈红肿溃烂，或唇舌颊腮肿痛，口气热臭，口干舌燥，舌红苔黄，脉滑数。

【组方原理】本方证为阳明胃中积热，循经上攻所致。治当清胃凉血。方中黄连直清胃腑之火，为君药。升麻清热解毒，有“火郁发之”之意。黄连得升麻，则泻火而无凉遏之弊；升麻得黄连，则散火而无升焰之虞。生地黄凉血滋阴；牡丹皮凉血清热，皆为臣药。当归引血归经，又养血活血，以助消肿止痛，为佐药。升麻兼以引经为使药。诸药配伍，共奏清胃凉血之功。

【常用加减】若口渴饮冷，加重石膏用量，再加玄参、天花粉以清热生津；若兼大便秘结，加大黄以泄热通便，导火下行；若齿衄，加牛膝导热引血下行。

要点五　玉女煎（《景岳全书》）

【组成】生石膏三至五钱　熟地三至五钱或一两　麦冬二钱　知母、牛膝各钱半

【用法】水煎服。

【功用】清胃热，滋肾阴。

【主治】胃热阴虚证。头痛，牙痛，齿松牙衄，烦热干渴，舌红苔黄而干。亦治消渴，消谷善饥等。

【组方原理】本方证乃阴虚胃热，相因为病。治宜清胃热，滋肾阴。方中石膏清阳明有余之热，为君药。熟地黄滋补肾水之不足，为臣药。君臣配伍，清胃热而滋肾阴。知母滋阴清热，既助石膏清阳明有余之热，又助熟地黄滋养肾阴；麦冬滋阴养液，配熟地黄滋少阴肾水不足，而兼清胃热，共为佐药。牛膝引血下行，且能滋补肝肾，用为佐使药。诸药配伍，共奏清胃热、滋肾阴之效。本方清胃与滋肾并进，虚实兼治，但以治实为主。

【鉴别】清胃散与玉女煎同治胃热牙痛，但清胃散重在清胃火，以黄连配升麻升散解毒，兼用生地黄、牡丹皮等凉血散瘀之品。功善清胃凉血，主治胃火炽盛之牙痛、牙宣等症。玉女煎以清胃热为主，而兼滋肾阴，石膏为君，配熟地黄、知母、麦冬等滋肾阴之品，并用牛膝引热下行，属清润兼降之剂。功善清胃热、滋肾阴，主治胃经有热而肾水不足之牙痛、牙宣等症。

要点六　泻白散（《小儿药证直诀》）

【组成】地骨皮、桑白皮（炒）各一两　甘草（炙）一钱

【用法】为末，加粳米一撮。

【功用】泻肺清热，止咳平喘。

【主治】肺热喘咳证。气喘，咳嗽，皮肤蒸热，日晡尤甚，舌红苔黄，脉细数。

【组方原理】本方证为肺有“伏火”郁热。治宜泻肺清热，止咳平喘。方中桑白皮清泻肺热，下气平喘，为君药。地骨皮甘寒入肺，助君

药清降肺中伏火,为臣药。君臣相配,清泻肺中伏火郁热。粳米、炙甘草养胃和中、培土生金,共为佐使药。四药配伍,共奏泻肺清热、止咳平喘之功。本方清中有润,泻中有补,对小儿"稚阴"之体具标本兼顾之功。

【鉴别】泻白散与麻杏甘石汤均有泻肺清热、止咳平喘之功。泻白散证属火热郁伏于肺所致,故以甘寒清润之桑白皮与地骨皮为主,意在清泻肺中伏火郁热,为清泻之剂;麻杏甘石汤证属外邪入里化热,壅遏于肺所致,以麻黄伍石膏,重在宣肺平喘、清泻肺热,为辛凉之剂。

要点七　白头翁汤(《伤寒论》)

【组成】白头翁二两　黄柏三两　黄连三两　秦皮三两

【用法】水煎服。

【功用】清热解毒,凉血止痢。

【主治】热毒痢疾。下痢脓血,赤多白少,腹痛,里急后重,肛门灼热,渴欲饮水,舌红苔黄,脉弦数。

【组方原理】本证因热毒深陷血分,下迫大肠所致。治宜清热解毒,凉血止痢。方用苦寒而入"阳明血分"之白头翁为君,清热解毒,凉血止痢。黄连泻火解毒,燥湿厚肠,为治痢要药;黄柏清下焦湿热,二者助君药清热解毒、燥湿止痢而为臣。秦皮苦寒性涩,清热解毒而兼以收涩止痢,用为佐使。四药合用,苦寒之中寓凉血之力,清燥之内存收涩之义,共奏清热解毒、凉血止痢之功。

要点八　芍药汤(《素问病机气宜保命集》)

【组成】芍药一两　当归、黄连各半两　槟榔、木香、甘草(炙)各二钱　大黄三钱　黄芩半两　官桂二钱半

【用法】水煎服。

【功用】清热燥湿,调和气血。

【主治】湿热痢疾。腹痛,便脓血,赤白相兼,里急后重,肛门灼热,小便短赤,舌苔黄腻,脉弦数。

【组方原理】本方证由湿热壅滞肠中,气血失调所致。治宜清热燥湿,调和气血。黄连、黄芩燥湿清热,合而清肠中湿热,为君药。重用芍药养血和营,柔肝缓急;配以当归养血活血,即"行血则便脓自愈"。木香、槟榔行气导滞,乃"调气则后重自除"。四药相配,调和气血,共为臣药。佐入大黄泄热导滞,兼破瘀活血,属"通因通用"之法。少佐肉桂,取其辛热之性,既防苦寒药伤中及冰伏湿遏,又助归、芍以行血。使以甘草调和诸药,与芍药相配,更能缓急止痛。诸药合用,共奏清热燥湿、调和气血之效。本方清热燥湿与攻下积滞合用,柔肝理脾与调气和血并施。

【鉴别】白头翁汤与芍药汤同为治痢之方。但白头翁汤主治热毒血痢,乃热毒深陷血分,功能清热解毒、凉血止痢,使热毒解、痢止而后重自除;芍药汤治下痢赤白,属湿热痢,而兼气血失调证,治以清热燥湿与调和气血并进,且取"通因通用"之法,使"行血则便脓自愈,调气则后重自除"。

细目六　清　虚　热

要点一　青蒿鳖甲汤(《温病条辨》)

【组成】青蒿二钱　鳖甲五钱　细生地四钱　知母二钱　丹皮三钱

【用法】水煎服。

【功用】养阴透热。

【主治】热病后期,邪伏阴分证。夜热早凉,热退无汗,舌红苔少,脉细数。

【组方原理】本方证为温病后期,邪热未尽,深伏阴分,阴液已伤所致。治宜养阴与透邪兼顾。方中鳖甲咸寒,直入阴分,滋阴退热;青蒿苦辛芳香,清热透络,引邪外出,共为君药。二药配伍,吴瑭称"此有先入后出之妙,青蒿不能直入阴分,有鳖甲领之入也;鳖甲不能独出阳分,有青蒿领之出也"。生地黄滋阴凉血,知母滋阴降火,共助鳖甲以养阴退虚热,为臣药。牡丹皮泻血中伏火,为佐药。诸药配伍,共奏养阴透热之功。

要点二　当归六黄汤(《兰室秘藏》)

【组成】当归、生地黄、黄芩、黄柏、黄连、熟地黄各等分　黄芪加一倍

【用法】水煎服。

【功用】滋阴泻火,固表止汗。

【主治】阴虚火旺之盗汗。发热盗汗，面赤心烦，口干唇燥，大便干结，小便黄赤，舌红苔黄，脉数。

【组方原理】本方证由阴虚火扰所致。治宜滋阴泻火，固表止汗。方中生地黄、熟地黄、当归滋阴养血，使阴血充则水能制火，共为君药。臣以黄连清泻心火，合黄芩、黄柏泻火以除烦，清热以坚阴。倍用黄芪既益气实卫以固表，又可合熟地黄、当归以益气养血，亦为臣药。诸药配伍，共奏滋阴泻火、固表止汗之功。本方养血育阴与泻火除热并进，标本兼顾；益气固表与育阴泻火相配，育阴泻火为本，益气固表为标。

第六单元　祛　暑　剂

细目一　概　述

要点一　祛暑剂的适用范围

祛暑剂适用于夏月感受暑邪之病，症见恶寒发热，吐泻腹痛，或身热面赤，烦渴喜饮，体倦汗多，小便不利，脉数等。

要点二　祛暑剂的应用注意事项

当辨暑病的性质属阴属阳。暑多夹湿，祛暑剂每多配伍祛湿药，应用本类方剂时须注意暑与湿的主次轻重。

细目二　祛暑解表

要点　香薷散（《太平惠民和剂局方》）

【组成】香薷一斤　白扁豆、厚朴各半斤

【用法】水煎或加酒少量同煎。

【功用】祛暑解表，化湿和中。

【主治】阴暑。恶寒发热，头重身痛，无汗，腹痛吐泻，胸脘痞闷，舌苔白腻，脉浮。

【组方原理】本方证乃夏月乘凉饮冷，外感风寒，内伤于湿所致。治当祛暑解表，化湿和中。方中香薷辛香，为夏月祛暑解表之要药，重用为君药。厚朴行气除满，燥湿化滞为臣药。白扁豆健脾和中，渗湿消暑为佐药。入酒少许意在温通经脉，助药力通达全身。

【常用加减】若兼内热者，加黄连以清热泻火；湿盛于里者，加茯苓、甘草以健脾利湿；胸闷、腹胀、腹痛甚者，加砂仁、藿香、枳壳以行气醒脾。

细目三　祛暑利湿

要点　六一散（《黄帝素问宣明论方》）

【组成】滑石六两　甘草一两

【用法】包煎，或温开水调下。

【功用】清暑利湿。

【主治】暑湿证。身热烦渴，小便不利，或泄泻。

【组方原理】本方证乃暑热夹湿所致。治宜清暑利湿。方中滑石为君药，清解暑热而除烦止渴，渗利小便使暑湿之邪从下而泄。甘草生用为臣药，清热泻火，益气和中，与滑石配伍，可防滑石寒滑伤胃，亦可甘寒生津，使小便利而津液不伤。本方药性平和，清热而不留湿，利水而不伤阴。

【附方】益元散，本方加辰砂三钱；功用：清暑利湿，镇惊安神；主治：暑湿证，烦渴多汗，心悸怔忡，失眠多梦，小便不利。碧玉散，本方加青黛；功用：祛暑利湿，清热解毒；主治：暑湿证兼肝胆郁热，目赤咽痛，或口舌生疮。鸡苏散，本方加薄荷叶末一分；功用：清暑利湿，辛凉解表；主治：暑湿证兼微恶风寒，头痛头胀，咳嗽不爽。

细目四　清暑益气

要点　清暑益气汤（《温热经纬》）

【组成】西洋参　石斛　麦冬　黄连　竹叶　荷梗　知母　甘草　粳米　西瓜翠衣（注：原书无用量）

【用法】水煎服。

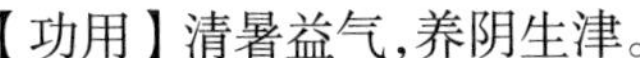

【功用】清暑益气，养阴生津。

【主治】暑热气津两伤证。身热汗多，口渴心烦，小便短赤，体倦少气，精神不振，脉虚数。

【组方原理】本方证由暑热耗伤气津所致。治当清热解暑，养阴生津。方中西洋参益气生津，养阴清热；西瓜翠衣清热解暑，生津止渴，共为君药。荷梗助西瓜翠衣清热解暑；石斛、麦冬助西洋参养阴生津，且石斛兼能清热，麦冬兼能清心除烦，共为臣药。黄连泻火以助清热之力，知母泻火滋阴，竹叶清热除烦，均为佐药。甘草、粳米益胃和中，用为佐使药。诸药合用，具有清暑益气、养阴生津之功。

【鉴别】清暑益气汤与竹叶石膏汤皆可治暑热耗伤气津之证，症见身热汗多、口渴心烦、脉虚数等。但竹叶石膏汤以石膏与麦冬为主，功善清热泻火养阴，辅以人参、半夏调和脾胃，重在清解余热，兼以益气生津和胃。清暑益气汤以西瓜翠衣、西洋参、石斛、麦冬为主，功善清暑益气养阴，重在清暑养阴生津。

第七单元　温　里　剂

细目一　概　　述

要点一　温里剂的适用范围

温里剂适用于里寒证。凡外寒传经入里或寒邪直中三阴，或素体阳虚，或误治，或过食寒凉伤阳，皆可形成里寒证。症见畏寒肢凉，脘腹疼痛，口淡不渴，甚则四肢厥逆，恶寒蜷卧，舌质淡，脉沉迟等，均为温里剂之适用范围。

要点二　温里剂的应用注意事项

真热假寒证禁用。温热药易伤阴血，素体阴虚或失血之人应慎用。若阴寒太盛，或真寒假热，服药即吐者，可反佐少量寒凉药物，或热药冷服，避免格拒。

细目二　温 中 祛 寒

要点一　理中丸(《伤寒论》)

【组成】人参、干姜、甘草(炙)、白术各三两

【用法】为丸。

【功用】温中祛寒，补气健脾。

【主治】

1. 脾胃虚寒证。脘腹疼痛，喜温喜按，恶心呕吐，不欲饮食，大便稀溏，畏寒肢冷，口不渴，舌淡苔白，脉沉细或沉迟无力。

2. 阳虚失血证。便血、衄血或崩漏等，血色暗淡或清稀。

3. 胸痹、小儿慢惊、病后喜唾涎沫、霍乱等属中焦虚寒者。

【组方原理】本方证或因素体脾胃虚弱，或因寒凉伤及脾胃，或因外寒直中中焦所致。治当温中祛寒，补气健脾。方以干姜为君药，温阳散寒。人参为臣药，补益脾气。佐以白术燥湿运脾，与干姜相配，一温一燥，可使脾阳强，湿浊化，运化复常。佐使炙甘草，助人参、白术补脾益气；与干姜相配，辛甘化阳，以增强散寒之力；又可调和诸药。全方一温一补一燥，温补并用，以温为主，温中寓补，兼以燥湿。本方在《金匮要略》中作汤剂，名“人参汤”，主治胸痹之证。

胸痹、阳虚失血、小儿慢惊、病后涎唾等病证多属中阳不足者，应用本方温中散寒，补气健脾，是治病求本，异病同治之理。

【附方】附子理中丸，理中丸加附子；功用：温阳祛寒，补气健脾；主治：脾胃沉寒痼冷，或脾肾虚寒证，症见脘腹冷痛，手足厥寒，呕吐下利，或霍乱吐利转筋等。桂枝人参汤，理中丸加桂枝；功用：温阳健脾，解表散寒；主治：脾胃虚寒，复感风寒表邪者。

要点二　小建中汤(《伤寒论》)

【组成】桂枝三两　甘草(炙)二两　大枣十二枚　芍药六两　生姜三两　胶饴一升

【用法】水煎取汁，兑入饴糖，文火加热熔化。

【功用】温中补虚，和里缓急。

【主治】中焦虚寒，肝脾失调，阴阳不和证。脘腹拘急疼痛，时轻时重，喜温喜按，神疲乏力；或心中悸动，虚烦不宁；或四肢酸楚，手足烦热，咽干口燥，舌淡苔白，脉细弦。

【组方原理】本方证由中焦虚寒，肝脾失调，阴阳不和所致。病机虽多，但以中焦虚寒，肝脾失和为要。治宜温补中焦为主，兼以调和肝脾，滋阴和阳。方中重用甘温质润之饴糖，温中补虚，缓急止痛，一药两擅其功而为君药。臣以桂枝温阳气，祛寒气；饴糖与桂枝相伍，辛甘化阳，温中益气，使中气健旺，不受肝木之侮。臣以芍药，滋养营阴；与饴糖相伍，酸甘化阴而缓急止痛；与桂枝相配，调和营卫，燮理阴阳。

佐以生姜，助桂枝温胃散寒；大枣助饴糖补益脾虚。姜、枣合用，又可调营卫，和阴阳。佐使炙甘草，益气补虚，配芍药缓急止痛，又调和诸药。本方重在温补中焦，建立中气，故名“建中”。

【附方】黄芪建中汤，本方加黄芪一两半；功用：温中补气，和里缓急；主治气虚明显者，症见脘腹拘急疼痛，喜温喜按，形体羸瘦，面色无华，心悸气短，自汗盗汗等。当归建中汤，本方加当归四两；功用：温补气血，缓急止痛；主治血虚甚者，或产后虚羸不足，腹中疞痛不已，吸吸少气，或小腹拘急挛痛引腰背，不能饮食者。

【鉴别】小建中汤与理中丸同为温中祛寒之剂。小建中汤以甘温补脾柔肝为主，兼以调和阴阳，主治中焦虚寒，肝脾失和，腹痛拘急，兼有阴阳失调之证。理中丸则纯用温补，温中祛寒，补气健脾，主治中焦脾胃虚寒证，腹痛隐隐等。

要点三 吴茱萸汤（《伤寒论》）

【组成】吴茱萸一升 人参三两 生姜六两 大枣十二枚

【用法】水煎服。

【功用】温中补虚，降逆止呕。

【主治】

1. 胃寒呕吐证。食谷欲呕，或兼胃脘疼痛，吞酸嘈杂，舌淡，脉沉弦而迟。

2. 肝寒上逆证。干呕吐涎沫，头痛，颠顶痛甚，舌淡，脉沉弦。

3. 肾寒上逆证。呕吐下利，手足厥冷，烦躁欲死，舌淡，脉沉细。

【组方原理】本方主治有三证，病机则同属虚寒之邪上逆犯胃所致。治当温中补虚，降逆止呕。方中吴茱萸上可温胃寒，下可暖肝肾，又能降逆止呕，一药三擅其功而为君药。重用生姜为臣药，温胃散寒，降逆止呕。佐以人参，补益脾胃之虚；佐使以大枣，益气补脾，调和诸药。四药相伍，共奏温中补虚、降逆止呕之功。全方肝、肾、胃同治，温、降、补并施。

【鉴别】

1. 理中丸与吴茱萸汤均可治中焦虚寒证。但理中丸温中祛寒，补气健脾，为治脾胃虚寒，腹痛吐利之基础方。吴茱萸汤以温胃降逆为主，兼补中虚，为治胃寒呕吐、肝寒及肾寒上逆之经典方。

2. 吴茱萸汤与左金丸皆治肝木犯胃之呕吐。但吴茱萸汤所治为肝寒上犯于胃而致胃脘疼痛，吞酸嘈杂，呕吐涎沫等。左金丸所治则为肝火犯胃之嘈杂吞酸，呕吐口苦等。

要点四 大建中汤（《金匮要略》）

【组成】蜀椒二合 干姜四两 人参二两

【用法】水煎服，饴糖冲服。

【功用】温中补虚，缓急止痛。

【主治】中阳虚衰，阴寒内盛之脘腹疼痛。心胸中大寒痛，呕不能食，腹中寒，上冲皮起，出见有头足，上下痛而不可触近，舌苔白滑，脉细沉紧，甚则肢厥脉伏。

【组方原理】本证之腹痛由中阳虚衰，阴寒内盛所致。治宜温中以散阴寒，补虚缓急止痛，标本兼顾。方中蜀椒味辛性热，温脾胃，助命火，散寒止痛。伍以辛热之干姜温脾暖胃，令蜀椒散寒之力倍增；以甘温之饴糖温中补虚，缓急止痛，增强蜀椒止痛之功。复以人参补脾益气，补虚助阳，合饴糖重建中脏，缓急止痛，又使中气旺则邪不可干。四药配伍，纯用辛甘，温补兼施，以温为主，共奏补虚缓急、散寒止痛之效。

细目三 回 阳 救 逆

要点 四逆汤（《伤寒论》）

【组成】甘草（炙）二两 干姜一两半 附子（生用）一枚

【用法】水煎服。

【功用】回阳救逆。

【主治】心肾阳衰之寒厥证。四肢厥逆，神衰欲寐，面色苍白，恶寒蜷卧，腹痛下利，呕吐不渴，甚则冷汗淋漓，舌淡苔白滑，脉微欲绝，以及误汗亡阳者。

【组方原理】本方证系阴寒内盛，阳气衰微所致。治宜大辛大热之品，速回阳气，破散阴寒，以挽垂危之急。方以大辛大热之生附子为君药，温壮元阳，破散阴寒，以救助心肾阳气。附子生用能迅达周身内外，是“回阳救逆第一品药”。臣以辛热之干姜，散寒助阳通脉。君臣相须为用,使阳气复,阴寒散,血脉通,为回阳救逆的最佳配伍。佐使炙甘草,一则有益气补虚之效;二则缓干姜、生附子峻烈之性,使其破阴回阳而无暴散虚阳之虞;三则调和药性,使药力持久。

【附方】通脉四逆汤,本方加重干姜、附子用量;功用:回阳复脉;主治:四逆汤证更见“身反不恶寒,其人面色赤,或腹痛,或干呕,或咽痛,或利止脉不出”等。四逆加人参汤,本方加人参;功用:回阳救逆,益气固脱;主治:四逆汤证利止而余症仍在,甚见气短、气促者。白通汤,本方去甘草,减干姜用量,再加葱白;功用:破阴回阳,宣通上下;主治:少阴病阴盛戴阳证,症见手足厥逆,下利,脉微,面赤者。

【鉴别】四逆汤与参附汤均有回阳救逆之功,然四逆汤以生附子配干姜,重在温壮元阳,破散阴寒,以回阳救逆;参附汤则重用人参配炮附子,意为峻补阳气以救暴脱之剂。

细目四　温经散寒

要点一　当归四逆汤(《伤寒论》)

【组成】当归、桂枝、芍药、细辛各三两　甘草(炙)、通草各二两　大枣二十五枚

【用法】水煎服。

【功用】温经散寒,养血通脉。

【主治】血虚寒厥证。手足厥寒,口不渴,舌淡苔白,脉沉细或细而欲绝。或腰、股、腿、足、肩臂疼痛兼见畏寒肢冷者。

【组方原理】本方证由素体营血虚弱,感受寒邪,血行不畅所致。治当温经补血,散寒通脉。方由桂枝汤去生姜,倍大枣,加当归、通草、细辛变化而来。桂枝温经散寒,温通血脉;细辛通达表里,温散寒凝,共为君药。当归养血和血,芍药(白芍)滋养阴血,共为臣药。君臣相伍,一则散寒通脉,一则温补营血。佐入通草,通行经脉。重用大枣与甘草相伍,补中健脾而益气血,又防燥烈之品伤及阴血。全方温、补、通三者并用,温中有补,补中兼行,扶正祛邪,标本兼顾。

【常用加减】若腰、股、腿、足疼痛,属血虚寒凝者,加川断、牛膝、鸡血藤、木瓜等活血通经,除痹止痛;内有胃寒,呕吐腹痛者,加吴茱萸、生姜温胃散寒,降逆止呕;妇女血虚寒凝,经期腹痛,及男子寒疝,睾丸掣痛,牵引少腹冷痛,肢冷脉弦者,加乌药、茴香、良姜、香附等温行厥阴,理气止痛。

要点二　暖肝煎(《景岳全书》)

【组成】当归二三钱　枸杞子三钱　茯苓二钱　小茴香二钱　肉桂一二钱　乌药二钱　沉香(或木香亦可)一钱

【用法】加生姜,水煎服。

【功用】温补肝肾,行气止痛。

【主治】肝肾不足,寒滞肝脉证。睾丸冷痛,或小腹疼痛,疝气痛,畏寒喜暖,舌淡苔白,脉沉迟。

【组方原理】本证系由肝肾不足,寒客肝脉,气机郁滞所致。治宜补肝肾,散寒凝,行气滞。方中肉桂辛甘性热,温肾暖肝,祛寒止痛;小茴香味辛性温,暖肝散寒,理气止痛。二药合用,温肾暖肝散寒。当归辛甘性温,养血补肝;枸杞子味甘性平,补肝益肾,二药补肝肾之不足治其本;乌药、沉香辛温散寒,行气止痛,以去阴寒冷痛之标。茯苓甘淡渗湿健脾;生姜辛温散寒和胃,扶脾暖胃,顾护后天。综观全方,辛散甘温合法,纳行散于温补,肝肾兼顾,使下元虚寒得温,寒凝气滞得散,则睾丸冷痛、少腹疼痛、疝气痛诸症可愈。

【鉴别】暖肝煎与一贯煎均可治疗疝气,均含当归、枸杞子。但暖肝煎所治之疝乃因肝肾阴寒,气机阻滞所致,方中以肉桂、小茴香为君配伍枸杞、乌药等,重在温肾暖肝,行气散寒止痛。一贯煎所治之疝乃因肝肾阴虚,肝气郁滞所致,方中以生地黄为君配伍当归、沙参、川楝子等,重在滋补肝肾,行气止痛。

第八单元　表里双解剂

细目一　概　　述

要点一　表里双解剂的适用范围

表里双解剂适用于表证未解，又见里证，或原有宿疾，复感表邪，出现表证与里证并见的证候。

要点二　表里双解剂的应用注意事项

表里双解剂之使用，首先是有邪气在表，而里证又急之证候；其次，要辨别表证与里证的寒、热、虚、实属性，并据表证与里证的轻重主次，权衡表药与里药之配伍比例，以免太过或不及之弊。

细目二　解表清里

要点　葛根黄芩黄连汤（《伤寒论》）

【组成】葛根半斤　甘草（炙）二两　黄芩三两　黄连三两

【用法】上四味，以水八升，先煮葛根，减二升，纳诸药，煮取二升，去滓，分温再服。

【功用】解表清里。

【主治】表证未解，邪热入里证。身热，下利臭秽，胸脘烦热，口干作渴，或喘而汗出，舌红苔黄，脉数或促。

【组方原理】外感表证，邪在太阳，法当解表，倘误用攻下，伤及正气，脾气不升，以致表邪内陷阳明而现“协热下利”。治宜外解肌表之邪，内清胃肠之热。方中重用葛根为君，甘辛而凉，主入阳明经，外解肌表之邪，内清阳明之热，又升发脾胃清阳而止泻升津，使表解里和。臣以黄芩、黄连苦寒清热，厚肠止利。甘草甘缓和中，调和诸药，为佐使药。四药合用，辛凉升散与苦寒清降共施，以成清热升阳止利之法，外疏内清，表里同治，使表解里和，身热下利自愈。

细目三　解表攻里

要点　大柴胡汤（《伤寒论》）

【组成】柴胡半斤　黄芩三两　芍药三两　半夏半升　枳实四枚　大黄二两　大枣十二枚　生姜五两

【用法】水煎服。

【功用】和解少阳，内泻热结。

【主治】少阳阳明合病。往来寒热，胸胁苦满，呕不止，郁郁微烦，心下痞硬，或心下急痛，大便不解或协热下利，舌苔黄，脉弦数有力。

【组方原理】本方所治少阳与阳明合病，乃因少阳之邪内传阳明，化热成实而致。治当和解少阳为主，辅以内泻阳明热结。本方以和解少阳的小柴胡汤与轻下阳明热结的小承气汤合方加减而成。少阳之邪气未解，故取柴胡与黄芩相伍，和解清热，以解少阳之邪。柴胡善疏少阳之邪，黄芩清泄少阳郁热。里实已成，大黄配枳实，泄热通腑，行气破结，内泻阳明热结。芍药缓急止痛，与大黄相配可治腹中实痛，合枳实能调和气血，以除心下满痛；半夏和胃降逆，辛开散结；配伍大量生姜，既增止呕之功，又解半夏之毒。大枣和中益气，与生姜相配，调脾胃、和营卫，并调和诸药。诸药相伍，和下并用，主以和解少阳，辅以内泻热结，佐以缓急降逆。使少阳与阳明之邪得以分解。

【鉴别】大柴胡汤与小柴胡汤均有柴胡、黄芩、半夏、生姜、大枣，具和解少阳之功。小柴胡汤专治少阳病，大柴胡汤则治少阳阳明合病。

但大柴胡汤症见呕不止，故加量生姜以增强止呕之力，且生姜协柴胡尚有散邪之功。大柴胡汤中减去小柴胡汤之人参、甘草，乃因少阳之邪渐次传里，阳明实热已结，且见“呕不止”，故不用人参、甘草，以减甘壅致满之弊；加大黄、枳实，意在泄热除结以轻下阳明之实，伍芍药旨在加强缓急止痛之功。

第九单元　补　益　剂

细目一　概　　述

要点一　补益剂的适用范围及配伍规律

补益剂适用于各种虚证，包括气虚、血虚、气血两虚、阴虚、阳虚、阴阳两虚等。

气虚重者应适当补血，血虚重者应适当补气。若血虚急证与大失血而致血虚者，尤当着重补气。补阴方中常佐以温阳之品，补阳方中每配补阴之味。五脏之虚除直接补其虚外，亦可采取“虚则补其母”的治法。补益之药常少佐行气活血之品，以使其补而不滞。

要点二　补益剂的应用注意事项

应注意辨别虚实真假。补益剂多为滋腻之品，易碍胃气，故应酌加健胃消导之品。

细目二　补　　气

要点一　四君子汤（《太平惠民和剂局方》）

【组成】人参、白术、茯苓、甘草（炙）各等分

【用法】水煎服。

【功用】益气健脾。

【主治】脾胃气虚证。面色萎白，语声低微，气短乏力，食少便溏，舌淡苔白，脉虚弱。

【组方原理】本方证由脾胃气虚，运化乏力所致。治宜补益脾胃之气。本方以人参为君药，甘温益气，健补脾胃。臣以白术，既补脾胃之气，又运脾燥湿。佐以茯苓健脾利湿，又使参、术补而不滞。炙甘草补脾益气，兼调和诸药，为佐使药。四药皆为甘温和缓之品，而呈君子中和之性，故以“君子”为名。

【附方】异功散，本方加陈皮，功兼行气化滞，适用于脾胃气虚兼气滞证；六君子汤，本方加半夏、陈皮，功兼和胃燥湿，适于脾胃气虚兼痰湿证；香砂六君子汤，本方加半夏、陈皮、木香、砂仁，功善益气和胃、行气化痰，适于脾胃气虚、痰阻气滞证。

要点二　参苓白术散（《太平惠民和剂局方》）

【组成】莲子肉、薏苡仁、缩砂仁、桔梗各一斤　白扁豆一斤半　白茯苓、人参、甘草（炒）、白术、山药各二斤

【用法】上末，枣汤调下。

【功用】益气健脾，渗湿止泻。

【主治】脾虚湿盛证。饮食不化，胸脘痞闷，肠鸣泄泻，四肢乏力，形体消瘦，面色萎黄，舌淡苔白腻，脉虚缓。

【组方原理】本方证由脾虚湿盛所致。治宜补益脾胃，渗湿止泻。方中人参、白术、茯苓益气健脾渗湿，为君药。臣以山药、莲子肉助君药以健脾益气，兼能止泻；白扁豆、薏苡仁助白术、茯苓以健脾渗湿。佐以砂仁醒脾和胃，行气化湿；桔梗宣肺利气，以通调水道，又能载药上行。炒甘草健脾和中，调和诸药，为佐使药。本方兼能补益肺气，培土生金，故亦可用于肺损虚劳证。

【鉴别】参苓白术散与四君子汤均具益气健脾之功，但四君子汤补气健脾之功专，为治脾胃气虚之基础方；参苓白术散则补气健脾与祛湿止泻并重，为治脾虚夹湿之主方。

要点三　补中益气汤（《内外伤辨惑论》）

【组成】黄芪（病甚、劳役热甚者一钱）、甘草（炙）各五分　人参三分　当归二分　橘皮二分或三分　升麻二分或三分　柴胡二分或三分　白术三分

【用法】水煎服。

【功用】补中益气，升阳举陷。

【主治】

1. 脾胃气虚证。饮食减少,体倦肢软,少气懒言,面色㿠白,大便稀薄,脉虚软。

2. 气虚下陷证。脱肛,子宫脱垂,久泻,久痢,崩漏等,气短乏力,舌淡,脉虚。

3. 气虚发热证。身热,自汗,渴喜热饮,气短乏力,舌淡,脉虚大无力。

【组方原理】本方证由饮食劳倦,损伤脾胃,清阳下陷所致。治宜补益脾胃中气,升阳举陷。方中重用黄芪补中益气,升阳固表,为君药。臣以人参、炙甘草、白术补气健脾,以增黄芪补益中气之功。当归养血和营,使血有所归;陈皮理气和胃,使补而不滞;以少量升麻、柴胡升阳举陷,助君药升提下陷之中气,共为佐药。炙甘草调和诸药,为使药。全方补气与升提并用,使气虚者补之,气陷者升之,甘温而能除热,亦可治气虚发热。

要点四 生脉散(《医学启源》)

【组成】人参五分 麦门冬五分 五味子七粒

【用法】水煎服。

【功用】益气生津,敛阴止汗。

【主治】

1. 温热、暑热,耗气伤阴证。汗多神疲,体倦乏力,气短懒言,咽干口渴,舌干红少苔,脉虚数。

2. 久咳伤肺,气阴两虚证。干咳少痰,短气自汗,口干舌燥,脉虚细。

【组方原理】本方证由感受暑热之邪,或温热病后期,伤气耗津所致。治宜补气养阴生津。方用人参为君药,大补元气,并能止渴生津。臣以麦冬养阴,清热生津,且润肺止咳。五味子配人参补固正气,伍麦冬收敛阴津,为佐药。三药一补一润一敛,共奏益气养阴、生津止渴、敛阴止汗之功。全方补正气以鼓动血脉,滋阴津以充养血脉,气阴生而脉气复。

【鉴别】生脉散与竹叶石膏汤均可治热病后期,气阴两伤之证。但竹叶石膏汤清热之力较强,兼以益气养阴,降逆和胃,适用于热病后期,余热未尽,气阴两伤证。生脉散重在益气养阴,生津止渴,敛阴止汗,适用于热病后期,气阴两伤之重证。

要点五 玉屏风散(《医方类聚》)

【组成】防风一两 黄芪、白术各二两

【用法】研末,枣汤送服。

【功用】益气固表止汗。

【主治】表虚自汗。汗出恶风,面色㿠白,舌淡苔薄白,脉浮虚。亦治虚人腠理不固,易感风邪。

【组方原理】本方证由卫气虚弱,不能固表所致。治宜益气实卫,固表止汗。本方以黄芪为君药,内可大补脾肺之气,外可固表止汗。臣以白术益气健脾,助黄芪补气固表之力。佐以防风走表而祛风邪,且"黄芪得防风而功愈大",相畏而相激也。三药补中寓散,散不伤正,补不留邪。

【鉴别】玉屏风散与桂枝汤均治表虚自汗。然桂枝汤之自汗,由外感风寒,营卫不和所致,虽云表虚,但为表实。玉屏风散之自汗,是因卫气虚弱,腠理不固所致。二者均见汗出恶风,但桂枝汤证亦有发热、鼻鸣、身痛等外感表证。

细目三 补 血

要点一 四物汤(《仙授理伤续断秘方》)

【组成】当归、川芎、白芍、熟干地黄各等分

【用法】水煎服。

【功用】补血调血。

【主治】营血虚滞证。头晕目眩,心悸失眠,面色无华,妇人月经不调,量少或经闭不行,脐腹作痛,甚或瘕块硬结,舌淡,口唇、爪甲色淡,脉细弦或细涩。

【组方原理】本方证由营血亏虚,血行不畅所致。治宜补血和血。方中熟地黄滋补营血为君药。当归补血和血为臣药。白芍养血敛阴,柔肝和营,为佐药。川芎活血行气,祛瘀止痛,使补而不滞,为使药。四药重在滋补,且补中寓行,使补血而不滞血,行血而不伤血。

【常用加减】血热重者,易熟地黄为生地黄,用量宜重;血瘀重者,易白芍为赤芍;血虚重者,可加鹿角胶、阿胶,或适当加人参、黄芪。

【附方】胶艾汤,本方加阿胶、艾叶、甘草,

侧重养血止血，兼以调经安胎，既可用于冲任虚损，血虚有寒之月经过多、产后下血不止，又可用治妊娠胎漏下血。桃红四物汤，本方加桃仁、红花，偏重活血化瘀，适用于血虚血瘀之月经不调、痛经。圣愈汤，本方加参、芪以补气摄血，适用于气血两虚而血失所统之月经先期量多。

要点二 当归补血汤（《内外伤辨惑论》）

【组成】黄芪一两 当归二钱

【用法】水煎服。

【功用】补气生血。

【主治】血虚阳浮发热证。肌热面赤，烦渴欲饮，脉洪大而虚，重按无力。亦治妇人经期、产后血虚发热头痛；或疮疡溃后，久不愈合者。

【组方原理】本方证由劳倦内伤，血虚气弱，阳气浮越所致。治宜补气生血。方中重用黄芪（五倍于当归）为君药，一为大补脾肺之气，使气旺血生，即“有形之血不能速生，无形之气所当急固”；二则固护肌表，摄纳浮阳。臣以少量当归养血和营，则阳生阴长，气旺血生，虚热自退。

要点三 归脾汤（《正体类要》）

【组成】白术、当归、茯神、黄芪、远志、龙眼肉、酸枣仁各一钱 人参一钱 木香五分 甘草（炙）三分

【用法】加生姜、大枣，水煎服。

【功用】益气补血，健脾养心。

【主治】

1. 心脾气血两虚证。心悸怔忡，健忘失眠，盗汗，体倦食少，面色萎黄，舌淡，苔薄白，脉细弱。

2. 脾不统血证。便血，皮下紫癜，妇女崩漏，月经超前，量多色淡，或淋沥不止，舌淡，脉细弱。

【组方原理】本方证因思虑过度，劳伤心脾，气血亏虚所致。治宜健脾养心，益气补血。方中黄芪补脾益气；龙眼肉补脾气，养心血，共为君药。人参、白术补脾益气，助黄芪补脾益气之力；当归补血养心，酸枣仁宁心安神，二药助龙眼肉补心血、安神志，均为臣药。佐以茯神养心安神；远志宁神益智；更佐木香，理气醒脾，使补而不滞。炙甘草补益心脾，调和诸药，为佐使药。姜、枣调和脾胃。全方心脾同治，以补脾为主；气血双补，以补气为重。

【常用加减】若崩漏下血偏寒者，可加炮姜炭、艾叶炭以温经止血；偏热者酌加生地黄炭、地榆炭以凉血止血。

细目四 气血双补

要点 炙甘草汤（复脉汤）（《伤寒论》）

【组成】甘草（炙）四两 生姜三两 桂枝三两 人参二两 生地黄一斤 阿胶二两 麦门冬半升 麻仁半升 大枣三十枚

【用法】水煎，阿胶烊化，冲服。

【功用】滋阴养血，益气温阳，复脉定悸。

【主治】

1. 阴血不足，阳气虚弱证。脉结代，心动悸，虚羸少气，舌光少苔，或质干而瘦小。

2. 虚劳肺痿。干咳无痰，或咳吐涎沫，量少，形瘦短气，虚烦不眠，自汗盗汗，咽干舌燥，大便干结，脉虚数。

【组方原理】本方原治“伤寒脉结代、心动悸”，至于虚劳肺痿，亦为气血阴阳皆亏所致。治宜补养阴阳气血。方中重用生地黄为君药，滋阴养血。臣以炙甘草益气养心；麦冬滋养心阴；桂枝温通心阳。三药与生地黄相伍，可收气血阴阳并补之效。佐以人参补中益气；阿胶滋阴养血；麻仁滋阴润燥；大枣益气养血；生姜合桂枝以温通阳气，配大枣益脾胃，调阴阳，和气血。加酒可温通血脉，以行药势。全方滋而不腻，温而不燥，刚柔相济，相得益彰。

【常用加减】若气虚偏重，可加黄芪；血虚偏重，加熟地黄、当归；阳虚者易桂枝为肉桂，甚者可加鹿角胶、熟附子。

【附方】加减复脉汤由炙甘草汤化裁而成。因温病后期，热灼阴伤，故去益气温阳之人参、大枣、桂枝、生姜，加养血敛阴之白芍，变阴阳气血并补之剂为滋阴养液之方。

【鉴别】炙甘草汤与生脉散均有补肺气、养肺阴之功，可治疗肺气阴两虚之久咳不已。但炙甘草汤益气养阴作用较强，敛肺止咳之力不足，重在治本，偏于温补；而生脉散益气养阴之力虽不及本方，但伍用收敛之五味子，故止咳之功较著，偏于清补。

细目五　补　　阴

要点一　六味地黄丸(地黄丸)(《小儿药证直诀》)

【组成】熟地黄八钱　山萸肉、干山药各四钱　泽泻、牡丹皮、茯苓各三钱

【用法】为丸。

【功用】滋补肝肾。

【主治】肝肾阴虚证。腰膝酸软，头晕目眩，耳鸣耳聋，盗汗，遗精，消渴，骨蒸潮热，手足心热，口燥咽干，牙齿动摇，足跟作痛，小便淋沥，以及小儿囟门不合，舌红少苔，脉沉细数。

【组方原理】本方证由阴精不足，虚热内扰所致。治宜滋补阴精为主，兼以清降虚火。即“壮水之主，以制阳光”。方中重用熟地黄为君药，填精益髓，滋阴补肾。臣以山萸肉，补养肝肾，并能涩精；山药既养脾阴，又固肾精。三药所谓“三阴并补”，但以滋补肾阴为主。泽泻利湿泄浊，并防熟地黄之滋腻；牡丹皮清泻相火，并制山萸肉之温涩；茯苓健脾渗湿，配山药补脾而助健运，共为佐药。此三药所谓“三泻”，泻湿浊而降相火。全方三补配三泻，以三补为主，但以补肾阴为重；三泻利湿降火，伍于大队滋补药中可使补而不滞。

【附方】都气丸，本方加五味子酸收敛肺，适于肾不纳气之虚喘；知柏地黄丸，本方加知母、黄柏清虚火，适于阴虚火旺之骨蒸潮热、遗精盗汗；杞菊地黄丸，本方加枸杞、菊花养肝明目，适于肝肾阴虚之两目昏花、视物模糊；麦味地黄丸，本方加麦冬、五味子润肺止咳，适于肺肾阴虚之喘嗽。

要点二　大补阴丸(大补丸(《丹溪心法》)

【组成】熟地黄、龟板各六两　黄柏、知母各四两

【用法】为末，猪脊髓适量蒸熟，捣泥，炼蜜为丸。

【功用】滋阴降火。

【主治】阴虚火旺证。骨蒸潮热，盗汗遗精，咳嗽咯血，心烦易怒，足膝疼热，舌红少苔，尺脉数而有力。

【组方原理】本方证由肝肾阴虚，相火亢盛所致。治宜大补真阴以治本，降火以治标。方用熟地黄滋补真阴，填精益髓；龟甲滋阴潜阳，补肾健骨。二药补阴固本，滋水制火，共为君药。黄柏降相火，知母泻火滋阴。二药相须为用，善清降阴虚之火，为臣药。猪脊髓补髓养阴，蜂蜜补中润燥，共增滋补真阴之效，为佐药。全方培本清源，补泻兼施，但以滋阴培本为主，降火清源为辅。

【常用加减】若阴虚较重者，加天冬、玄参；遗精者加金樱子、山萸肉、沙苑子；盗汗多者，加煅龙骨、煅牡蛎。

【鉴别】六味地黄丸与大补阴丸均属滋阴降火之剂。但六味地黄丸以滋补肾阴为主，降火之功稍逊，适于阴虚而虚火较轻者；而大补阴丸滋阴与降火并重，适于阴虚火旺俱甚者。

要点三　一贯煎(《续名医类案》)

【组成】北沙参　麦冬　当归身　生地黄　枸杞子　川楝子(注：原书无用量)

【用法】水煎服。

【功用】滋阴疏肝。

【主治】肝肾阴虚，肝气郁滞证。胸脘胁痛，吞酸吐苦，咽干口燥，舌红少津，脉细弱或虚弦。亦治疝气瘕聚。

【组方原理】本方证由肝肾阴血亏虚而肝气不疏所致。治宜重用滋养肝肾，兼以条达肝气。方中重用生地黄为君药，滋养肝肾阴血，涵养肝木。臣以枸杞补养肝肾；当归补血养肝，且补中有行；沙参、麦冬养肺阴以清金制木，养胃阴以培土荣木。少佐川楝子疏肝泄热，理气止痛，顺其条达之性。全方在大队滋阴药中少佐理气之品，使行气而不伤阴，滋阴而不滞气。

【鉴别】一贯煎与逍遥散均能疏肝理气，可治肝郁气滞之胁痛。但逍遥散疏肝养血健脾的作用较强，主治肝郁血虚之胁痛，并伴有神疲食少等脾虚症状；一贯煎滋养肝肾的作用较强，主治阴虚气滞之胁痛，且见吞酸吐苦等肝气犯胃症状者。

细目六 补 阳

要点 肾气丸(《金匮要略》)

【组成】干地黄八两 山药、山茱萸各四两 泽泻、茯苓、牡丹皮各三两 桂枝、附子各一两

【用法】蜜丸。

【功用】补肾助阳化气。

【主治】肾阳气不足证。腰痛脚软,身半以下常有冷感,少腹拘急,小便不利,或小便反多,入夜尤甚,阳痿早泄,舌淡而胖,脉虚弱,尺部沉细,以及痰饮,水肿,消渴,脚气,转胞等。

【组方原理】本方证皆由肾精不足,肾阳虚弱,气化失常所致。治宜滋养肾精,温补肾气。方用干地黄(今用熟地黄)为君药,滋补肾阴,益精填髓。山茱萸补肝肾,涩精气;山药健脾气,固肾精;附子、桂枝温肾助阳,鼓舞肾气,于"阴中求阳",共为臣药。佐以茯苓健脾益肾,泽泻、牡丹皮降相火而制浮阳,且茯苓、泽泻均有渗湿泄浊之功。全方"纳桂、附于滋阴剂中十倍之一,意不在补火,而在微微生火,即生肾气也"。

【常用加减】现多将干地黄易为熟地黄,桂枝改为肉桂。若用于肾阳虚衰,阳事痿弱者,宜加淫羊藿、巴戟天壮阳起痿。

【附方】加味肾气丸与十补丸均系肾气丸加味化裁而成。加味肾气丸由肾气丸加车前子、牛膝,但方中熟地黄等补肾之品用量锐减,而附子之量倍增,重在温阳利水,补肾之力较轻,适用于阳虚水肿而肾虚不著者;十补丸非但加入鹿茸、五味子,且更增附子之量,遂易温补肾气之方而为补肾阳、益精血之剂,适用于肾阳虚损、精血不足之证。

细目七 阴阳双补

要点 地黄饮子(地黄饮)(《圣济总录》)

【组成】熟干地黄、巴戟天、山茱萸、石斛、肉苁蓉、附子、五味子、官桂、白茯苓、麦门冬、菖蒲、远志各半两

【用法】加姜、枣、薄荷水煎。

【功用】滋肾阴,补肾阳,开窍化痰。

【主治】下元虚衰,痰浊上泛之喑痱证。舌强不能言,足废不能用,口干不欲饮,足冷面赤,脉沉细弱。

【组方原理】本方证之"喑痱"由下元虚衰,阴阳两亏,虚阳上浮,痰阻清窍所致。治宜补养下元,摄纳浮阳,佐以开窍化痰之法。方用熟地黄、山茱萸滋补肾阴,肉苁蓉、巴戟天温壮肾阳,共为君药。臣以附子、肉桂以助温养下元,摄纳浮阳,引火归原;石斛、麦冬、五味子滋养肺肾,壮水以济火。佐以石菖蒲、远志、茯苓,开窍化痰,交通心肾;少佐薄荷解郁开窍。姜、枣和中调药,为佐使药。全方标本兼治,阴阳并补,上下同治,而以治本治下为主。

第十单元 固 涩 剂

细目一 概 述

要点一 固涩剂的适用范围

固涩剂适用于气、血、精、津液耗散滑脱之证，症见自汗、盗汗、久咳不止、久泻久痢、遗精滑泄、小便失禁，以及崩漏带下等。

要点二 固涩剂的应用注意事项

固涩剂多适宜于正虚无邪者，凡外邪未去，里实尚存者，均应慎用，以免"闭门留寇"，转生他变。

细目二 固表止汗

要点 牡蛎散(《太平惠民和剂局方》)

【组成】黄芪、麻黄根、牡蛎各一两

【用法】为粗散，加小麦，水煎服。

【功用】敛阴止汗，益气固表。

【主治】自汗、盗汗证。自汗，夜卧更甚，心悸惊惕，短气烦倦，舌淡红，脉细弱。

【组方原理】本方证由表虚卫外不固，心阳不潜所致。治宜敛阴止汗，益气固表。方中煅牡蛎敛阴潜阳，固涩止汗，为君药。黄芪益气实卫，固表止汗，为臣药。麻黄根收敛止汗，为佐药。小麦入心经，养气阴，退虚热，为佐使药。诸药合用，共奏敛阴止汗、益气固表之功。

【鉴别】牡蛎散与玉屏风散均具固表止汗之功。但牡蛎散固表敛汗之力较强，主治卫气不固，心阳不潜之自汗、盗汗，属标本兼治之法；玉屏风散健脾益气之力较大，主治表虚自汗或体虚易感风邪者，属治本之法。

细目三 涩肠固脱

要点一 真人养脏汤(《太平惠民和剂局方》)

【组成】人参、当归、白术各六钱　肉豆蔻半两　肉桂、甘草(炙)各八钱　白芍药一两六钱　木香一两四钱　诃子一两二钱　罂粟壳三两六钱

【用法】汤剂。

【功用】涩肠固脱，温补脾肾。

【主治】久泻久痢，脾肾虚寒证。泻痢无度，滑脱不禁，甚至脱肛坠下，脐腹疼痛，喜温喜按，倦怠食少，舌淡苔白，脉迟细。

【组方原理】本方证之久泻久痢，因脾肾虚寒，关门不固所致。治当涩肠固脱治标为主，温补脾肾治本为辅。方中重用罂粟壳涩肠固脱，为君药。肉豆蔻温中涩肠；诃子涩肠止泻，共为臣药。肉桂温肾暖脾；人参、白术补气健脾；当归、白芍养血和血；木香理气醒脾，又补而不滞，共为佐药。甘草补脾和中，调和诸药，为佐使药。诸药相合，共奏涩肠固脱、温补脾肾之功。

【鉴别】真人养脏汤与芍药汤均可治痢疾。但真人养脏汤涩肠固脱之力较强，重在治标，适宜于脾肾虚寒，关门不固之泻痢无度；芍药汤偏于清热燥湿，调和气血，适宜于湿热壅滞肠中，气血失和之湿热痢疾。

要点二 四神丸(《内科摘要》)

【组成】肉豆蔻二两　补骨脂四两　五味子二两　吴茱萸一两

【用法】为末。另取生姜、大枣五十枚共煮，取枣肉为丸。

【功用】温肾暖脾，涩肠止泻。

【主治】脾肾阳虚之肾泄证。五更泄泻，

不思饮食,食不消化,或久泻不愈,腹痛喜温,腰酸肢冷,神疲乏力,舌淡,苔薄白,脉沉迟无力。

【组方原理】五更泄多由命门火衰,火不暖土所致。治宜温肾暖脾,固涩止泻。方中重用补骨脂补命门之火,以温养脾土,为君药。肉豆蔻温中涩肠,既助君药温肾暖脾,又涩肠止泻,为臣药。吴茱萸温脾暖胃以散阴寒;五味子固肾涩肠,合吴茱萸以助君臣药温涩止泻之力,共为佐药。重用姜、枣意在温补脾胃。诸药配伍,火旺土强,肾泄自愈。

【鉴别】四神丸、理中丸与痛泻要方均可治疗泄泻。但四神丸以补骨脂配伍肉豆蔻为主,偏于温肾,兼以涩肠止泻,主治脾肾阳虚,命门火衰所致的五更泄。理中丸以干姜配伍人参为主,重在温中祛寒,并补益脾胃,主治中焦虚寒所致的脘腹疼痛等。痛泻要方以白术配伍芍药为主,重在补脾,兼以抑肝,主治脾虚肝旺之痛泻。

细目四 涩 精 止 遗

要点一 缩泉丸(《魏氏家藏方》)

【组成】天台乌药、益智仁各等分

【用法】上为末,酒煎山药末为糊,丸桐子大,每服七十丸,盐、酒或米饮下。

【功用】温肾祛寒,缩尿止遗。

【主治】膀胱虚寒证。小便频数,或遗尿不禁,舌淡,脉沉弱。

【组方原理】本证为肾气虚弱,膀胱虚寒所致。治宜温肾祛寒,缩尿止遗。方中益智仁温肾固精,缩小便,为君药。乌药行气散寒,能除膀胱肾间冷气,以止小便频数,为臣药。君臣相配,收散有序,涩而不滞。山药健脾补肾,固涩精气,为佐药。三药合用,温肾祛寒,温中兼补,涩中寓行,使膀胱约束有权,而缩尿止遗。

要点二 桑螵蛸散(《本草衍义》)

【组成】桑螵蛸、远志、菖蒲、龙骨、人参、茯神、当归、龟甲各一两

【用法】研末,睡前以人参汤调下。

【功用】涩精止遗,调补心肾。

【主治】心肾两虚之遗精、遗尿。小便频数,或尿如米泔色,或遗尿,或遗精,心神恍惚,健忘,舌淡苔白,脉细弱。

【组方原理】本方证由心肾两虚,水火不交所致。方中桑螵蛸补肾涩精止遗,为君药。龙骨涩精止遗,镇心安神;龟甲滋阴潜阳,补益心肾,共为臣药。佐以人参大补元气,当归补养营血,二者合用气血双补。茯神宁心安神,使心气下达于肾;远志安神定志,通肾气上达于心;菖蒲开心窍,益心智。三药合用以交通心肾,共为佐药。诸药合用,共奏涩精止遗、调补心肾之功。

【鉴别】缩泉丸与桑螵蛸散均能治疗小便频数或遗尿,有固涩止遗之功。但缩泉丸以益智仁配伍乌药,重在温肾祛寒,用于下元虚冷而致者;桑螵蛸散则以桑螵蛸配伍龟板、龙骨、茯神、远志等,偏于调补心肾,适用于心肾两虚所致者。

细目五 固 崩 止 带

要点一 固冲汤(《医学衷中参西录》)

【组成】白术一两 生黄芪六钱 龙骨、牡蛎、萸肉各八钱 生杭芍、海螵蛸各四钱 茜草三钱 棕边炭二钱 五倍子五分

【用法】水煎服。

【功用】固冲摄血,益气健脾。

【主治】脾肾亏虚,冲脉不固之崩漏。血崩或月经过多,或漏下不止,色淡质稀,头晕肢冷,心悸气短,神疲乏力,腰膝酸软,舌淡,脉微弱。

【组方原理】本方证由肾虚不固,脾虚不摄所致。治当固冲摄血为主,辅以健脾益气。方中山萸肉既补益肝肾,又收敛固涩,重用为君药。煅龙骨、煅牡蛎助君药固涩滑脱;白术、黄芪补气健脾,以复统血之权,共为臣药。生白芍补益肝肾,养血敛阴;棕榈炭、五倍子收敛止血;海螵蛸、茜草止血化瘀,使血止而无留瘀之弊,共为佐药。综合全方,共奏固崩止血之效。

要点二 固经丸(《丹溪心法》)

【组成】黄芩、白芍、龟板(炙)各一两

黄柏三钱　椿根皮七钱半　香附二钱半

【用法】水泛丸。

【功用】固经止血,滋阴清热。

【主治】阴虚血热之崩漏。月经过多,或崩中漏下,血色深红或紫黑稠黏,手足心热,腰膝酸软,舌红,脉弦数。

【组方原理】本方证由阴虚血热,损伤冲任,迫血妄行所致。治宜固经止血,滋阴清热之法。方中重用龟甲滋养肝肾,潜阳制火。白芍敛阴益血以养肝,与龟甲合用肝肾并补,共为君药。黄芩清热泻火以止血;黄柏泻火坚阴,既助黄芩清热,又助龟甲降火,共为臣药。椿根皮固涩止血,香附理气调经,共为佐药。诸药合用,共奏滋阴清热、固经止血之功。

【鉴别】固经丸与固冲汤均有固涩止血之功,可用于治疗月经过多,崩漏下血。但固经丸用于阴虚火旺,迫血妄行之崩漏;固冲汤用于脾肾两虚,冲任不固之血崩。

要点三　易黄汤(《傅青主女科》)

【组成】山药(炒)、芡实(炒)各一两　黄柏(盐炒)二钱　车前子(酒炒)一钱　白果十枚

【用法】水煎服。

【功用】补益脾肾,清热祛湿,收涩止带。

【主治】脾肾虚弱,湿热带下。带下黏稠量多,色如浓茶汁,其气臭秽,舌红,苔黄腻。

【组方原理】本方为脾肾两虚,湿热带下而设。方中重用炒山药、炒芡实,补脾益肾,固精止带,共为君药。白果收涩止带,为臣药。黄柏清热燥湿,车前子清热利湿,共为佐药。五药合用,共奏补益脾肾、清热祛湿、收涩止带之功。

第十一单元　安　神　剂

细目一　概　述

要点一　安神剂的适用范围

安神剂适用于神志不安证，多表现为惊狂易怒，烦躁不安，心悸健忘，虚烦失眠等。

要点二　安神剂的应用注意事项

重镇安神剂多由金石、贝壳类药物组方，不宜久服。某些安神药，如朱砂等，有一定的毒性，不宜久服、多服。

细目二　重镇安神

要点　朱砂安神丸(《内外伤辨惑论》)

【组成】朱砂(另研，水飞为衣)五钱　黄连六钱　炙甘草五钱半　生地黄一钱半　当归二钱半

【用法】炼蜜为丸。

【功用】镇心安神，清热养血。

【主治】心火亢盛，阴血不足证。失眠多梦，惊悸怔忡，心烦神乱，或胸中懊侬，舌尖红，脉细数。

【组方原理】本方证由心火亢盛，灼伤阴血，扰及心神所致。治宜镇心安神，清热养血。方中朱砂长于重镇安神，清泻心火，为君药。黄连助君药清心泻火以除烦热，为臣药。生地黄滋阴清热，当归补养心血，俱为佐药。甘草调药和中，防朱砂质重碍胃，为佐使药。本方镇清并举，泻中兼养，使心火得降，阴血得充。

细目三　滋养安神

要点一　酸枣仁汤(《金匮要略》)

【组成】酸枣仁二升　甘草一两　知母二两　茯苓二两　川芎二两

【用法】水煎服。

【功用】养血安神，清热除烦。

【主治】肝血不足，虚热内扰证。虚烦失眠，心悸不安，头目眩晕，咽干口燥，舌红，脉弦细。

【组方原理】本方证由肝血不足，阴虚内热所致。治宜养血安神，清热除烦。方中重用酸枣仁补肝养血，宁心安神，为君药。茯苓宁心安神；知母滋阴润燥，清热除烦，为臣药。川芎伍酸枣仁，辛散与酸收并用，具养血调肝之妙，为佐药。甘草和中缓急，调和诸药，为佐使药。综合全方，共奏养血安神、清热除烦之功。

要点二　天王补心丹(《校注妇人良方》)

【组成】人参、茯苓、玄参、丹参、桔梗、远志各五钱　当归、五味子、麦门冬、天门冬、柏子仁、酸枣仁各一两　生地黄四两

【用法】为丸，朱砂水飞为衣，温水或桂圆肉煎汤送服。

【功用】滋阴清热，养血安神。

【主治】阴虚血少，神志不安证。心悸怔忡，虚烦失眠，神疲健忘，或梦遗，手足心热，口舌生疮，舌红少苔，脉细数。

【组方原理】本方证由心肾两亏，阴虚血少，虚火内扰所致。治宜滋阴清热，养血安神。方中重用生地黄，滋阴养血，壮水以制虚火，为君药。天冬、麦冬滋阴清热，当归补血润燥，酸枣仁、柏子仁养心安神，共为臣药。玄参滋阴降火；茯苓、远志养心安神；人参补气生血，安神益智；五味子敛心气，安心神；丹参养心活血，使补而不滞；朱砂镇心安神，共为佐药。桔梗载药上行，为使药。诸药相伍，共奏滋阴清热、养血安神之功。

第十二单元　开　窍　剂

细目一　概　述

要点一　开窍剂的适用范围

开窍剂适用于窍闭神昏之证。本证可分为热闭和寒闭两种。热闭多见高热，神昏，谵语，甚或痉厥等；寒闭多见突然昏倒，牙关紧闭，不省人事等。

要点二　开窍剂的应用注意事项

首先应辨别闭证和脱证，其次辨清闭证之寒热属性。对于阳明腑实证而见神昏谵语者，只宜寒下，不宜用开窍剂，但兼有邪陷心包之证，可开窍与寒下并用。开窍剂多辛香走窜，不宜久服。

细目二　凉　开

要点一　安宫牛黄丸（《温病条辨》）

【组成】牛黄、郁金、犀角、黄连、朱砂各一两　梅片、麝香各二钱五分　真珠五钱　山栀、雄黄、黄芩各一两（注：犀角已禁用，现用多倍剂量水牛角代）

【用法】炼蜜为丸，金箔为衣，蜡护。脉虚者人参汤下，脉实者银花、薄荷汤下。

【功用】清热解毒，开窍醒神。

【主治】邪热内陷心包证。高热烦躁，神昏谵语，言謇肢厥，舌红或绛，脉数有力。亦治中风昏迷，小儿惊厥，属邪热内闭者。

【组方原理】本方证由温热之邪内陷心包，痰热蒙蔽心窍所致。治宜清热解毒，开窍醒神。方中牛黄清心解毒，豁痰开窍；麝香通达十二经，为开窍醒神之要药。二药清心开窍，芳香辟秽，共为君药。犀角（水牛角代）清心凉血解毒；冰片善通诸窍，兼散郁火；珍珠清心肝之热，又能镇惊坠痰，共为臣药。黄连、黄芩、栀子清热泻火解毒；郁金行气解郁；雄黄劫痰解毒；朱砂镇心安神，兼能凉心；金箔镇心安神，共为佐药。蜂蜜和胃调中为使药。诸药合用，共奏清热解毒、豁痰开窍之功。

要点二　至宝丹（《灵苑方》引郑感方，录自《苏沈良方》）

【组成】生乌犀、生玳瑁、琥珀、朱砂、雄黄各一两　牛黄、龙脑、麝香各一分　安息香一两半　金银箔各五十片（注：犀角已禁用，现用多倍剂量水牛角代）

【用法】为丸，人参汤下。

【功用】化浊开窍，清热解毒。

【主治】热闭心包证。神昏谵语，身热烦躁，舌红苔黄垢腻，脉滑数。亦治中风、中暑、小儿惊厥属于痰热内闭者。

【组方原理】本方证由温热秽浊之邪内闭心包所致。治宜清解热毒，芳香开窍，豁痰化浊。方中犀角（水牛角代）清心凉血解毒；麝香通达十二经，芳香开窍，为君药。安息香、龙脑辛香开窍，清热辟秽；玳瑁镇心安神，清热解毒，息风定惊；牛黄豁痰开窍，以上四药共为臣药。佐以朱砂重镇安神，清泻心火；琥珀镇惊安神；雄黄豁痰解毒；金箔、银箔镇心安神定惊。诸药相合，共奏清热开窍、化浊解毒之功。

【鉴别】至宝丹与安宫牛黄丸、紫雪皆为凉开之常用方，有清热开窍的作用，合称“凉开三宝”。相比而言，“安宫牛黄丸最凉，紫雪次之，至宝又次之”。安宫牛黄丸长于清热解毒，适于痰热偏盛而神昏较重者；紫雪长于息风止痉，适于热闭神昏而见痉厥抽搐者；至宝丹长于芳香开窍，化浊辟秽，适于痰浊偏盛而热邪略轻者。

细目三 温 开

要点 苏合香丸(《广济方》,录自《外台秘要》)

【组成】白术、光明砂、麝香、诃黎勒皮、香附子、沉香、青木香、丁子香、安息香、白檀香、荜茇、犀角各一两 熏陆香、苏合香、龙脑香各半两(注:犀角已禁用,现用多倍剂量水牛角代)

【用法】白蜜和丸。

【功用】芳香开窍,行气止痛。

【主治】寒闭证。突然昏倒,牙关紧闭,不省人事,苔白,脉迟。亦治心腹猝痛,甚则昏厥,属寒凝气滞者。

【组方原理】本方证由寒邪、秽浊或气郁闭阻清窍所致。治宜芳香开窍,行气止痛。方中苏合香、安息香、麝香、冰片开窍醒神,辟秽祛痰,通络散瘀,以上四药共为君药。香附、木香、沉香、白檀香、熏陆香(乳香)、丁香、荜茇芳香辛散温通,散寒止痛,行气解郁,均为臣药。犀角(水牛角代)清心解毒,朱砂重镇安神,以助醒神之功。白术补气健脾,燥湿化浊;诃子温涩敛气化痰。二药合用,既补气,又敛气,可防辛散太过耗气伤正,均为佐药。诸药合用,共奏芳香开窍、行气止痛之功。

第十三单元 理 气 剂

细目一 概 述

要点一 理气剂的适用范围

理气剂适用于气滞或气逆证。气滞以脾胃气滞和肝气郁滞为多见，主要表现为胃脘、胁肋疼痛，或疝气痛，或月经不调，或痛经等症。气逆以肺胃气逆为主，主要表现为咳喘、呕吐、嗳气、呃逆等症。

要点二 理气剂的应用注意事项

注意辨别气滞与气逆。理气剂多辛燥伤津耗气，勿使过剂。年老体弱、阴虚火旺、孕妇或素有崩漏吐衄者，更应慎之。

细目二 行 气

要点一 越鞠丸（《丹溪心法》）

【组成】香附、川芎、苍术、栀子、神曲各等分

【用法】水丸。

【功用】行气解郁。

【主治】六郁证。胸膈痞闷，脘腹胀痛，嗳腐吞酸，恶心呕吐，饮食不消。

【组方原理】本方所治气、血、痰、火、湿、食六郁之证，乃由情志失常，或饮食失节、寒温不适所致。六郁之中以气郁为主，故治宜行气解郁为要，使气行则血行，气行则痰、火、湿、食诸郁自解。方中香附治气郁，川芎治血郁，栀子治火郁，苍术治湿郁，神曲治食郁。因痰郁由气滞湿聚而成，若气行湿化，则痰郁得解，故不另用治痰之品。

【常用加减】若气郁明显者，加厚朴、枳实，以行气解郁；若血瘀明显者，加当归、丹参，以活血散瘀止痛；若火热内盛者，加黄连、黄芩，以清热泻火；若饮食积滞明显者，加麦芽、莱菔子，以消食和胃；若湿盛者，加白术、茯苓，以健脾渗湿；若痰盛者，加半夏、陈皮，以降逆化痰。

要点二 枳实薤白桂枝汤（《金匮要略》）

【组成】枳实四枚 厚朴四两 薤白半升 桂枝一两 瓜蒌一枚

【用法】水煎服。

【功用】通阳散结，祛痰下气。

【主治】胸阳不振，痰气互结之胸痹。胸满而痛，甚或胸痛彻背，喘息咳唾，短气，气从胁下冲逆，上攻心胸，舌苔白腻，脉沉弦或紧。

【组方原理】本方证因胸阳不振，痰浊中阻，气结于胸所致。治宜通阳散结，祛痰下气。方中瓜蒌涤痰散结，开胸通痹；薤白通阳散结，化痰散寒，乃治疗胸痹之要药，共为君药。枳实下气破结，消痞除满；厚朴燥湿化痰，下气除满，二者同用，共助君药宽胸散结、下气除满、通阳化痰之效，均为臣药。桂枝通阳散寒，降逆平冲，为佐药。诸药相合，行气通阳，祛痰散结。

要点三 半夏厚朴汤（《金匮要略》）

【组成】半夏一升 厚朴三两 茯苓四两 生姜五两 苏叶二两

【用法】水煎服。

【功用】行气散结，降逆化痰。

【主治】痰气互结之梅核气。咽中如有物阻，咯吐不出，吞咽不下，胸膈满闷，或咳或呕，舌苔白润或白滑，脉弦缓或弦滑。

【组方原理】本方证由七情郁结，痰气交阻所致。治宜行气散结，降逆化痰。方中半夏化痰散结，降逆和胃，为君药。厚朴行气开郁，下气除满，为臣药。两者相配，痰气并治。生姜降逆消痰，助半夏化痰散结，和胃止呕，并解半夏之毒；茯苓渗湿健脾，则痰无由生，共为佐药。紫苏叶芳香疏散，开郁散结，并能引药上行，为使药。合而成方，共奏散结行滞、降逆化

痰之效。

要点四 天台乌药散(《圣济总录》)

【组成】乌药、木香、茴香、青橘皮、高良姜各半两 槟榔二个 楝实十个 巴豆(同楝实二味用麸一升炒,候麸黑色,拣去巴豆并麸不用)七十粒

【用法】为散。

【功用】行气疏肝,散寒止痛。

【主治】肝经寒凝气滞证。小肠疝气,少腹痛引睾丸,舌淡苔白,脉沉弦。亦治妇女痛经、瘕聚。

【组方原理】本方证由寒凝肝脉,气机阻滞所致。治宜行气疏肝,散寒止痛。方中乌药疏肝行气,散寒止痛,为君药。青皮疏肝行气,木香理气止痛;茴香暖肝散寒,良姜散寒止痛。四药合用,增君药行气散寒之力,俱为臣药。槟榔下气导滞,能直达下焦而破坚;川楝子理气止痛,虽其性苦寒,但与辛热之巴豆同炒,则寒性减,而行气散结之力增,为佐药。诸药相配,共奏行气疏肝、散寒止痛之功。

细目三 降 气

要点一 苏子降气汤(《太平惠民和剂局方》)

【组成】紫苏子、半夏各二两半 川当归一两半 甘草二两 前胡、厚朴各一两 肉桂一两半

【用法】加姜、枣、紫苏叶,水煎服。

【功用】降气平喘,祛痰止咳。

【主治】上实下虚喘咳证。咳喘痰多,胸膈满闷,喘咳短气,呼多吸少,或腰疼脚弱,肢体倦怠,或肢体浮肿,舌苔白滑或白腻,脉弦滑。

【组方原理】本方证由肺气壅实,肾阳不足所致。治以降气平喘,祛痰止咳为重,兼顾下元。方中紫苏子降气平喘,祛痰止咳,为君药。半夏燥湿化痰降逆,厚朴下气宽胸除满,前胡下气祛痰止咳,三药助紫苏子降气祛痰平喘之功,共为臣药。君臣相配,以治上实。肉桂温补下元,纳气平喘;当归既治咳逆上气,又养血润燥,同肉桂以温补下虚;略加生姜、紫苏叶以散寒宣肺,共为佐药。甘草、大枣和中调药,为使药。诸药相合,治上顾下,标本兼治。

要点二 定喘汤(《摄生众妙方》)

【组成】白果二十一枚 麻黄三钱 苏子二钱 甘草一钱 款冬花三钱 杏仁一钱五分 桑白皮三钱 黄芩一钱五分 法制半夏三钱

【用法】水煎服。

【功用】宣降肺气,清热化痰。

【主治】风寒外束,痰热内蕴之喘证。咳喘痰多气急,痰稠色黄,或微恶风寒,舌苔黄腻,脉滑数。

【组方原理】本方证因素有痰热,复感风寒,肺失宣降所致。治宜宣肺降气,止咳平喘,清热祛痰。方用麻黄宣肺平喘、疏散风寒,白果敛肺定喘。白果伍麻黄,一散一收,既可增平喘之功,又可防麻黄耗散肺气,共为君药。紫苏子、杏仁、半夏、款冬花降气平喘、止咳祛痰,均为臣药。桑白皮、黄芩清泄肺热、止咳平喘,为佐药。甘草调和诸药,为使药。诸药配伍,外散风寒,内清痰热,降肺气而平哮喘。

要点三 旋覆代赭汤(《伤寒论》)

【组成】旋覆花三两 人参二两 生姜五两 代赭石一两 炙甘草三两 半夏半升 大枣十二枚

【用法】水煎服。

【功用】降逆化痰,益气和胃。

【主治】胃虚痰阻气逆证。心下痞硬,噫气不除,或反胃呃逆,甚或呕吐,舌苔白腻,脉缓或滑。

【组方原理】本方证由胃气虚弱,痰浊内阻所致。治宜降逆化痰,益气补虚。方中重用旋覆花下气消痰,降逆止噫,为君药。代赭石质重沉降,善镇冲逆;半夏祛痰散结,降逆和胃;生姜用量独重,和胃降逆以止呕,宣散水气以祛痰,共为臣药。人参、大枣、炙甘草益气补脾养胃,为佐药。炙甘草调和诸药,为使药。诸药相合,共奏降逆化痰、益气和胃之功。

【鉴别】旋覆代赭汤与吴茱萸汤均治胃虚气逆之呕吐。但旋覆代赭汤重在降逆,主治胃气虚弱,痰浊内阻之心下痞硬,噫气不除;吴茱萸汤重在温中降逆,主治中焦虚寒,胃气失和之呕吐。

要点四 橘皮竹茹汤(《金匮要略》)

【组成】橘皮二升 竹茹二升 大枣三十

枚　生姜半斤　甘草五两　人参一两

【用法】水煎服。

【功用】降逆止呃,益气清热。

【主治】胃虚有热之呃逆。呃逆或干呕,虚烦少气,口干,舌红嫩,脉虚数。

【组方原理】本方证由胃虚有热,气逆不降所致。治以清补降逆。方中橘皮行气和胃以止呃,竹茹清热安胃以止呕,皆重用为君药。人参益气补虚,与橘皮合用,行中有补;生姜和胃止呕,共为臣药。甘草、大枣补脾和中,调和诸药,为佐使药。诸药合用,共奏降逆止呃、益气清热之功。

第十四单元 理 血 剂

细目一 概 述

要点一 理血剂的适用范围及配伍规律

理血剂适用于血瘀证及出血证。凡下焦蓄血证，或瘀血内停之胸腹胁肋诸痛，妇女经闭、痛经或产后恶露不行，外伤瘀肿、痈肿初起等，以及吐血、衄血、咳血、便血、尿血、崩漏等各种出血证，均为理血剂的适用范围。

活血祛瘀剂常配伍理气药，使气行则血行；或配伍养血补血药，使祛瘀血不伤血。止血剂常配伍活血药，使止血不留瘀；上部出血，多配沉降药；下部出血，多配升提药，以增强止血之力。

要点二 理血剂的应用注意事项

辨清瘀血或出血的原因，分清标本缓急。逐瘀需防伤正，止血慎防留瘀。至于瘀血内阻，血不循经之出血，法当祛瘀为先。活血祛瘀剂其性破泄，易于动血、伤胎，凡妇女经期、月经过多及孕妇当慎用或忌用。

细目二 活 血 祛 瘀

要点一 桃核承气汤(《伤寒论》)

【组成】桃仁五十个 大黄四两 桂枝二两 甘草(炙)二两 芒硝二两

【用法】水煎，芒硝冲服。

【功用】逐瘀泄热。

【主治】下焦蓄血证。少腹急结，小便自利，其人如狂，甚则烦躁谵语，至夜发热；以及血瘀经闭，痛经，脉沉实而涩者。

【组方原理】本方证属瘀热互结下焦，治当因势利导，逐瘀泄热。本方由调胃承气汤减芒硝之量，再加桃仁、桂枝而成。方中桃仁活血破瘀，大黄下瘀泄热。二药瘀热并治，共为君药。芒硝泄热软坚，助大黄下瘀泄热；桂枝通行血脉，既助桃仁活血祛瘀，又防硝、黄寒凉凝血之弊，共为臣药。炙甘草护胃安中，并缓诸药之峻烈，为佐使药。诸药合用，共奏破血下瘀泻热之功。

要点二 血府逐瘀汤(《医林改错》)

【组成】桃仁四钱 红花、当归、生地黄各三钱 川芎一钱半 赤芍二钱 牛膝三钱 桔梗一钱半 柴胡一钱 枳壳、甘草各二钱

【用法】水煎服。

【功用】活血化瘀，行气止痛。

【主治】胸中血瘀证。胸痛，头痛，日久不愈，痛如针刺而有定处，或呃逆日久不止，或饮水即呛，干呕，或内热瞀闷，或心悸怔忡，失眠多梦，急躁易怒，入暮潮热，唇暗或两目暗黑，舌质暗红，或舌有瘀斑、瘀点，脉涩或弦紧。

【组方原理】本方证由瘀血内阻胸部，气机郁滞所致。治宜活血化瘀，兼以行气止痛。方中桃仁破血行滞而润燥，红花活血祛瘀以止痛，共为君药。赤芍、川芎助君药活血祛瘀；牛膝活血祛瘀止痛，引血下行，共为臣药。佐以生地黄、当归养血活血；桔梗、枳壳，一升一降，宽胸行气；柴胡疏肝解郁，与桔梗、枳壳同用，使气行则血行。桔梗并能载药上行，甘草调和诸药，均为使药。全方活血与行气相伍，祛瘀与养血同施，升降兼顾。

【附方】通窍活血汤，由赤芍、川芎、桃仁、红花、麝香、老葱、生姜、红枣、黄酒组成，辛香温通作用较好，重在活血通窍，主治瘀阻头面之头痛等；膈下逐瘀汤，由五灵脂、当归、川芎、桃仁、牡丹皮、赤芍、延胡索、甘草、红花、香附、乌药、枳壳组成，行气止痛作用较好，擅治瘀阻膈下之腹痛、胁痛；少腹逐瘀汤，由延胡索、没药、当归、川芎、赤芍、蒲黄、五灵脂、干姜、肉桂、小茴香组

成,偏于温经散寒止痛,用治寒凝血瘀之少腹疼痛、痛经、月经不调最宜;身痛逐瘀汤,由川芎、桃仁、红花、甘草、没药、当归、五灵脂、香附、牛膝、地龙、秦艽、羌活组成,长于活血通络,宣痹止痛,用于瘀阻脉络之痹痛。

要点三　补阳还五汤(《医林改错》)

【组成】黄芪四两　当归尾二钱　赤芍一钱半　地龙、川芎、红花、桃仁各一钱

【用法】水煎服。

【功用】补气活血通络。

【主治】中风之气虚血瘀证。半身不遂,口眼㖞斜,语言謇涩,口角流涎,小便频数或遗尿失禁,舌暗淡,苔白,脉缓无力。

【组方原理】本方证由正气亏虚,脉络瘀阻所致,以气虚为本,血瘀为标。治当以补气为主,活血通络为辅。原方重用生黄芪四两,补益元气,意在气旺则血行,瘀去而络通,为君药。臣以当归尾活血通络而不伤血。佐以赤芍、川芎、桃仁、红花活血祛瘀;地龙通经活络,以行药力。重用补气药,少佐活血药,为本方配伍特点。

要点四　复元活血汤(《医学发明》)

【组成】柴胡半两　瓜蒌根、当归各三钱　红花、甘草、山甲(代)各二钱　大黄一两　桃仁五十个

【用法】为粗末,加黄酒,水煎服。

【功用】活血祛瘀,疏肝通络。

【主治】跌打损伤,瘀血阻滞证。胁肋瘀肿,痛不可忍。

【组方原理】本方证由跌打损伤,瘀血留于胁肋所致。治当活血祛瘀,兼以疏肝行气通络。方中重用酒制大黄,荡涤留瘀败血,导瘀下行;柴胡疏肝行气,引诸药入肝经,共为君药。臣以桃仁、红花活血祛瘀,消肿止痛;穿山甲(代)破瘀通络,消肿散结。佐以当归补血活血,使祛瘀而不伤血;瓜蒌根入血分而消瘀散结,又清热润燥。甘草缓急止痛,调和诸药,为佐使药。加酒煎服,增活血通络之力。

【鉴别】血府逐瘀汤与复元活血汤同具活血化瘀止痛之功,主治血瘀证。但血府逐瘀汤证为瘀血停于胸部,除重用活血化瘀药外,且配伍柴胡、枳壳、桔梗、牛膝等行气引血之品,活血化瘀与行气止痛之力均较强。复元活血汤证属瘀血留于胁肋,方中配伍大黄、穿山甲(代)等,活血破瘀之力较强,兼以疏肝通络。

要点五　温经汤(《金匮要略》)

【组成】吴茱萸三两　当归、芍药、川芎、人参、桂枝、阿胶、牡丹皮、生姜、甘草各二两　半夏半升　麦冬一升

【用法】水煎,阿胶烊化冲服。

【功用】温经散寒,养血祛瘀。

【主治】冲任虚寒,瘀血阻滞证。漏下不止,血色暗而有块,淋沥不畅,或月经超前或延后,或逾期不止,或一月再行,或经停不至,而见少腹里急,腹满,傍晚发热,手心烦热,唇口干燥,舌质暗红,脉细而涩。亦治妇人宫冷,久不受孕。

【组方原理】本方证属虚、寒、瘀、热错杂,以冲任虚寒,瘀血阻滞为主。治当温经散寒,祛瘀养血,兼清虚热。方中吴茱萸、桂枝温经散寒,通利血脉,为君药。臣以当归、川芎活血祛瘀,养血调经;牡丹皮活血散瘀,又清血分虚热。阿胶、芍药(白芍)、麦冬养血调肝,滋阴润燥,且清虚热,并制吴茱萸、桂枝之温燥;人参、甘草益气健脾,以资生化之源;半夏、生姜辛开散结,通降胃气,以助祛瘀调经,以上均为佐药。甘草调和诸药,为使药。

要点六　生化汤(《傅青主女科》)

【组成】全当归八钱　川芎三钱　桃仁十四枚　干姜五分　甘草(炙)五分

【用法】水煎,或加黄酒同煎。

【功用】养血祛瘀,温经止痛。

【主治】血虚寒凝,瘀血阻滞证。产后恶露不行,小腹冷痛。

【组方原理】本方证由产后血虚寒凝,瘀血内阻所致。治宜活血养血,温经止痛。方中重用全当归补血活血、化瘀生新,为君药。臣以川芎活血行气,桃仁活血祛瘀。炮姜温经散寒止痛,黄酒温通血脉以助药力,共为佐药。炙甘草和中缓急,调和诸药,为使药。原方另用童便同煎,乃取其益阴化瘀、引败血下行之意。

【鉴别】温经汤与生化汤同为温经散寒、养血散瘀之剂。温经汤温养散瘀之力较强,温清消补并用,主治冲任虚寒、瘀血阻滞之证。生化汤长于化瘀生新,温养之力不及温经汤,主治妇人产后血虚寒凝、瘀血内阻之证。

要点七　失笑散(《太平惠民和剂局方》)

【组成】五灵脂、蒲黄各二钱

【用法】为细末,用黄酒或醋冲服。

【功用】活血祛瘀,散结止痛。

【主治】瘀血停滞证。心腹刺痛,或产后恶露不行,或月经不调,少腹急痛等。

【组方原理】本方证由瘀血内停,脉络阻滞,血行不畅所致。治宜活血祛瘀止痛。方中五灵脂、蒲黄相须为用,活血祛瘀,散结止痛。以黄酒或醋冲服,意在行血脉,助药势,化瘀血,并祛五灵脂之腥气。二药合用,药简力专,共奏祛瘀止痛、推陈出新之功,使瘀血除,脉络通。

【鉴别】失笑散与金铃子散均有活血止痛之功。但失笑散长于化瘀散结止痛,主治瘀血内停、脉道阻滞之心腹刺痛。金铃子散功专疏肝泄热,活血行气止痛,主治肝郁化火、气滞血瘀之心腹胁肋诸痛。

要点八　桂枝茯苓丸(《金匮要略》)

【组成】桂枝、茯苓、丹皮、桃仁、芍药各等分

【用法】炼蜜和丸。

【功用】活血化瘀,缓消癥块。

【主治】瘀阻胞宫证。妇人素有癥块,妊娠漏下不止,或胎动不安,血色紫黑晦暗,腹痛拒按,或经闭腹痛,或产后恶露不尽而腹痛拒按,舌质紫暗或有瘀点,脉沉涩。

【组方原理】本方证由瘀血留结胞宫所致。治宜活血化瘀,缓消癥块。方中桂枝通利血脉以行瘀滞,为君药。桃仁活血化瘀,助君药化瘀消癥,为臣药。牡丹皮散血行瘀,兼清瘀热;芍药益阴养血,使祛瘀不伤正;茯苓利湿以助消癥,健脾益胃以扶正气,共为佐药。白蜜甘缓补中,可收渐消缓散之效,兼调和诸药,为佐使药。诸药合用,共奏活血化瘀、缓消癥块之功。

细目三　止　血

要点一　十灰散(《十药神书》)

【组成】大蓟、小蓟、荷叶、侧柏叶、茅根、茜根、山栀、大黄、牡丹皮、棕榈皮各等分

【用法】烧灰研末,纸包,碗盖于地上一夕。用白藕捣汁或萝卜汁磨京墨调服。

【功用】凉血止血。

【主治】血热妄行之出血证。呕血、吐血、咯血、嗽血、衄血等,血色鲜红,来势急暴,舌红,脉数。

【组方原理】本方证因火热炽盛,气火上冲,损伤血络,迫血妄行所致。治宜清降凉血止血,佐以收涩之法。方中大蓟、小蓟凉血止血,兼能祛瘀,为君药。臣以白茅根、荷叶、侧柏叶凉血止血。佐以大黄、栀子清热泻火,导热下行;棕榈皮收敛止血;茜草、牡丹皮配大黄既凉血止血,又活血以行留瘀。诸药烧炭可增收涩止血之力。以藕汁或萝卜汁磨京墨调服,亦在加强凉血止血之效。全方集凉血、止血、清降、祛瘀诸法,为止血之良剂。

要点二　咳血方(《丹溪心法》)

【组成】青黛(水飞)　瓜蒌仁　海粉　山栀子(炒黑)　诃子(注:原书无用量)

【用法】为丸。

【功用】清肝宁肺,凉血止血。

【主治】肝火犯肺之咳血证。咳嗽痰稠带血,咯吐不爽,心烦易怒,胸胁作痛,咽干口苦,颊赤便秘,舌红苔黄,脉弦数。

【组方原理】本方证由肝火犯肺所致。治当清肝泻火。方中青黛清肝泻火,凉血止血;山栀子清热凉血,泻火除烦,炒黑可入血分而止血。两药合用,澄本清源,共为君药。瓜蒌仁清热化痰,润肺止咳;海粉清肺降火,软坚化痰,共为臣药。佐以诃子清降敛肺,化痰止咳。诸药合用,使木不刑金,肺复宣降,痰化咳平,其血自止。

要点三　小蓟饮子(《重订严氏济生方》)

【组成】生地四两　小蓟、滑石、木通、蒲黄、藕节、淡竹叶、当归、山栀子、甘草各半两

【用法】水煎服。

【功用】凉血止血,利水通淋。

【主治】热结下焦之血淋、尿血。尿中带血,小便频数,赤涩热痛,舌红,脉数。

【组方原理】本方证因下焦瘀热,损伤膀

胱血络，气化失司所致。治宜凉血止血，利水通淋。方中生地黄凉血止血，养阴清热为君药。小蓟凉血止血，蒲黄、藕节助君药凉血止血，并能消瘀，共为臣药。滑石、竹叶、木通清热利水通淋；栀子清泻三焦之火，导热从下而出；当归养血和血，引血归经，且防诸药寒凉滞血之弊，合而为佐药。使以甘草缓急止痛，和中调药。诸药合用，共奏凉血止血、利水通淋之功。

【鉴别】导赤散与小蓟饮子均具清热利水通淋之功。导赤散上清心火，下利小便，用治心火上炎或心火下移小肠之尿赤涩痛。小蓟饮子由导赤散加味而成，善能凉血止血，利水通淋，用治热结下焦，损伤膀胱血络之血淋、尿血。

要点四　槐花散（《普济本事方》）

【组成】槐花（炒）、柏叶（杵，焙）、荆芥穗、枳壳（麸炒）各等分

【用法】上为细末，用清米饮调下二钱，空心食前服。

【功用】清肠止血，疏风行气。

【主治】肠风、脏毒下血。便前出血，或便后出血，或粪中带血，以及痔疮出血，血色鲜红或晦暗，舌红苔黄，脉数。

【组方原理】本方证因风热或湿热邪毒，壅遏肠道血分，损伤脉络，血渗外溢所致。治宜清肠凉血，疏风行气。方中槐花善清大肠湿热，凉血止血，为君药。臣以侧柏叶清热止血。荆芥穗炒用，入血分而止血；枳壳行气宽肠，共为佐药。诸药合用，寓行气于止血之中，寄疏风于清肠之内。

要点五　黄土汤（《金匮要略》）

【组成】甘草、干地黄、白术、附子、阿胶、黄芩各三两　灶心黄土半斤

【用法】先将灶心土水煎过滤取汤，再煎余药，阿胶烊化冲服。

【功用】温阳健脾，养血止血。

【主治】阳虚便血。大便下血，先便后血，以及吐血、衄血、妇人崩漏，血色暗淡，四肢不温，面色萎黄，舌淡苔白，脉沉细无力。

【组方原理】本方证由脾阳不足，统摄无权所致。治宜温阳止血，健脾养血。方中灶心黄土（即伏龙肝）温中收涩止血，用以为君药。臣以白术、附子温阳健脾以复统血之权。生地黄、阿胶滋阴养血止血；与黄芩合用，又能制约术、附温燥之性；而生地黄、阿胶得术、附则滋而不腻，避呆滞碍脾之弊，均为佐药。甘草补气和中，调和诸药，为使药。全方寒热并用，刚柔相济，标本兼顾。

【鉴别】黄土汤与归脾汤均可用治脾不统血之便血、崩漏。黄土汤温阳健脾而摄血，适于脾阳不足、统摄无权之出血证；归脾汤补气健脾与养心安神并重，适于脾气不足、气不摄血之出血证，亦治心脾气血两虚之神志不宁证。

第十五单元　治　风　剂

细目一　概　　述

要点一　治风剂的适用范围

治风剂适用于外风侵袭及肝风内动引起的风病。外风证，症见头痛，恶风，肌肤瘙痒，肢体麻木，筋骨挛痛，关节屈伸不利，或口眼㖞斜，甚则角弓反张，及破伤风等；内风证，症见眩晕，震颤，四肢抽搐，甚则猝然昏倒，口角㖞斜，半身不遂等。

要点二　治风剂的应用注意事项

当辨别风病属内、属外。应分清病邪的兼夹以及病情的虚实。外风与内风常相互影响，应分清主次，全面兼顾。

细目二　疏散外风

要点一　川芎茶调散（《太平惠民和剂局方》）

【组成】川芎、荆芥各四两　白芷、羌活、甘草各二两　细辛一两　防风一两半　薄荷叶八两

【用法】为细末，饭后清茶调服。

【功用】疏风止痛。

【主治】外感风邪头痛。偏正头痛，或颠顶作痛，目眩鼻塞，或恶风发热，舌苔薄白，脉浮。

【组方原理】本方为外感风邪头痛而设。方中川芎善祛风止痛，为治头痛要药，尤善治少阳、厥阴经头痛，为君药。羌活善治太阳经头痛；白芷善治阳明头痛，均为臣药。薄荷重用八两辛凉散风，荆芥、防风疏散风邪，细辛祛风止痛，共为佐药。甘草调药和中，使升散不致耗气；清茶上清头目，可监制风药之辛燥，均为使药。诸药合用，共奏疏风止痛之效。

【鉴别】九味羌活汤与川芎茶调散均有祛风散邪之功。但九味羌活汤以发汗解表，祛风寒湿邪为主，兼清里热，主治外感风寒湿邪表证，兼有里热之证。川芎茶调散长于发散头面部位之风邪，具疏风止痛、清利头目之功，主治外感风邪之偏正头痛。

要点二　大秦艽汤（《素问病机气宜保命集》）

【组成】秦艽三两　川芎、独活、当归、白芍药、石膏、甘草各二两　羌活、防风、白芷、黄芩、白术、白茯苓、生地黄、熟地黄各一两　细辛半两

【用法】水煎服。

【功用】疏风清热，养血活血。

【主治】风邪初中经络证。口眼㖞斜，舌强不能言语，手足不能运动，或恶寒发热，苔白或黄，脉浮数或弦细。

【组方原理】本方证由风邪乘虚入中经络，气血痹阻所致。治宜疏风清热，活血通络，兼补养气血之法。方中秦艽祛风清热，通经活络为君药。羌活、防风散太阳之风，白芷散阳明之风，独活、细辛搜少阴之风，俱为臣药。佐入当归、川芎、白芍、生地黄、熟地黄以养血柔筋，活血通络；白术、茯苓、甘草益气健脾，以资生气血；石膏、黄芩清风阳所化之热。甘草调和诸药，为使药。诸药配合，共奏疏风清热、养血通络之功。

【鉴别】大秦艽汤与地黄饮子均可治舌强不能言语，肢体痿废不用之病症。但大秦艽汤重用诸祛风药祛风通络，佐以补益气血之品，主治正气亏虚，风邪初中经络证。地黄饮子则滋肾阴、补肾阳，佐以化痰开窍，主治下元虚衰，虚阳上浮，痰阻清窍之喑痱证。

要点三　牵正散（《杨氏家藏方》）

【组成】白附子、白僵蚕、全蝎各等分

【用法】为细末，温酒送服。

【功用】祛风化痰,通络止痉。

【主治】风中经络,口眼㖞斜。

【组方原理】本方证由风痰阻于头面经络所致。治宜祛风痰,通经络,止痉挛。方中白附子善祛头面之风痰,为君药。全蝎、僵蚕搜风通络,祛风止痉,共为臣药。用热酒调服,可宣通血脉,助药势以直达病所,以为佐使。三药合而用之,则风邪散、痰浊化,经络通。

要点四　小活络丹(活络丹)(《太平惠民和剂局方》)

【组成】川乌、草乌、天南星、地龙各六两　乳香、没药各二两二钱

【用法】蜜丸,用陈酒或温水送服。

【功用】祛风除湿,化痰通络,活血止痛。

【主治】风寒湿痹。肢体筋脉疼痛,麻木拘挛,关节屈伸不利,疼痛游走不定。亦治中风手足不仁,日久不愈,经络中有湿痰瘀血,而见腰腿沉重,或腿臂间作痛。

【组方原理】本方证由风寒湿邪与痰瘀痹阻经络,气血不畅所致。治宜祛风散寒,除湿化痰,活血通络。方中制川乌、制草乌祛风除湿,温通经络,并长于止痛,共为君药。天南星祛风燥湿化痰,以除经络中的风湿顽痰,为臣药。乳香、没药行气活血,通络止痛;地龙性善走窜,功专通经活络,为佐药。陈酒以助药势,引药直达病所,为使药。诸药合用,使外邪得去,经络气血宣通而诸症自愈。

要点五　消风散(《外科正宗》)

【组成】荆芥、防风、牛蒡子、蝉蜕、苍术、苦参、石膏、知母、当归、生地、胡麻各一钱　木通、生甘草各五分

【用法】水煎服。

【功用】疏风除湿,清热养血。

【主治】风疹、湿疹。皮肤瘙痒,疹出色红,或遍身云片斑点,抓破后渗出津水,苔白或黄,脉浮数。

【组方原理】本方证因风湿或风热浸淫血脉,郁于肌腠所致。荆芥、防风、牛蒡子、蝉蜕疏风止痒,共为君药。苍术散风祛湿,苦参清热燥湿,木通渗利湿热,石膏、知母清热泻火,均为臣药。当归、生地黄、胡麻养血活血,滋阴润燥,寓"治风先治血,血行风自灭"之意,为佐药。生甘草清热解毒,调和诸药,为使药。合而用之,共奏疏风养血、清热除湿之功。

细目三　平息内风

要点一　羚角钩藤汤(《通俗伤寒论》)

【组成】羚羊角片(先煎)一钱半　双钩藤(后入)三钱　霜桑叶二钱　滁菊花三钱　鲜生地五钱　生白芍三钱　京川贝四钱　淡竹茹(与羚羊角先煎代水)五钱　茯神木三钱　生甘草八分

【用法】水煎服。

【功用】凉肝息风,增液舒筋。

【主治】肝热生风证。高热不退,烦闷躁扰,手足抽搐,发为痉厥,甚则神昏,舌绛而干,或舌焦起刺,脉弦而数。

【组方原理】本方证由温热病邪传入厥阴,肝经热盛,热极动风所致。治宜清热凉肝,息风止痉之法。方中羚羊角凉肝息风,钩藤清热平肝,息风止痉,共为君药。桑叶疏散肝热,菊花平肝息风,助君药以清热息风,共为臣药。鲜生地黄、生白芍、生甘草酸甘化阴,增液缓急;邪热易灼津为痰,故用川贝母、竹茹清热化痰;茯神木平肝宁心安神,以上共为佐药。生甘草又能调和诸药,兼以为使药。诸药合用,共奏清热凉肝、息风止痉之功。

【鉴别】紫雪与羚角钩藤汤均有清热凉肝、息风解痉之功。紫雪重在清热开窍醒神,兼以凉肝息风,主治热闭心包,引动肝风之高热烦躁,神昏谵语,痉厥等。羚角钩藤汤以凉肝息风为主,兼以增液化痰,舒筋通络,主治肝热生风之高热不退,烦躁抽搐,发为痉厥,甚则神昏等。

要点二　镇肝熄风汤(《医学衷中参西录》)

【组成】怀牛膝、生赭石各一两　生龙骨、生牡蛎、生龟板、生杭芍、玄参、天冬各五钱　川楝子、生麦芽、茵陈各二钱　甘草钱半

【用法】水煎服。

【功用】镇肝息风,滋阴潜阳。

【主治】类中风。头目眩晕,目胀耳鸣,脑部热痛,面色如醉,心中烦热,或时常噫气,或肢体渐觉不利,口眼渐形㖞斜;甚或眩晕颠仆,昏不知人,移时始醒,或醒后不能复原,脉弦长有力。

【组方原理】本方证由肝肾阴亏，肝阳上亢，肝风内动，气血逆乱所致。方中重用怀牛膝引血下行以治标，补益肝肾以治本，为君药。代赭石、龙骨、牡蛎降逆潜阳，镇肝息风，为臣药。佐以龟甲、玄参、天冬、白芍滋养阴液，以制阳亢；茵陈、川楝子、生麦芽清泻肝阳，条达肝气，以利肝阳之平降。使以甘草调和诸药，合麦芽和胃调中，防金石药碍胃。全方重用潜镇清降，配伍滋阴疏肝之品，标本兼治，而以治标为主。

要点三 天麻钩藤饮(《中医内科杂病证治新义》)

【组成】天麻 钩藤(后下) 石决明(先煎) 山栀 黄芩 川牛膝 杜仲 益母草 桑寄生 夜交藤 朱茯神(注：原书无用量)

【用法】水煎服。

【功用】平肝息风，清热活血，补益肝肾。

【主治】肝阳偏亢，肝风上扰证。头痛，眩晕，失眠多梦，舌红苔黄，脉弦。

【组方原理】本方证由肝肾阴虚，肝阳偏亢，火热上扰所致。治宜平肝息风为主，辅以清热活血，补益肝肾。方中天麻平肝阳，息肝风，善治眩晕；钩藤清肝热，息风止痉，共为君药。石决明平肝潜阳，山栀、黄芩清热泻火，使肝经之热不致上扰，为臣药。益母草活血利水；川牛膝引血下行，以利肝阳之平降；杜仲、桑寄生补益肝肾；夜交藤、朱茯神安神定志，俱为佐药。诸药配伍，共奏平肝息风、清热活血、补益肝肾之功。

【鉴别】镇肝熄风汤与天麻钩藤饮均具平肝息风之功。但镇肝熄风汤镇潜降逆之力较强，兼能条达肝气，多用于肝阳上亢，肝风内动，气血逆乱之类中风证。天麻钩藤饮镇潜平肝息风之力较缓，但兼有清热活血安神之效，适于肝阳偏亢，肝风上扰之眩晕、头痛等。

要点四 大定风珠(《温病条辨》)

【组成】生白芍六钱 阿胶三钱 生龟板四钱 干地黄六钱 麻仁二钱 五味子二钱 生牡蛎四钱 麦冬六钱 炙甘草四钱 鸡子黄二枚 鳖甲(生)四钱

【用法】水煎，入阿胶烊化，再入鸡子黄。

【功用】滋阴息风。

【主治】阴虚风动证。手足瘛疭，形消神倦，舌绛少苔，脉气虚弱，时时欲脱者。

【组方原理】本证因温病迁延日久，邪热灼伤真阴，或因误汗、妄攻，重伤阴液，水不涵木，虚风内动所致。治宜滋阴养液以补欲竭之真阴，平肝潜阳以息内动之虚风。鸡子黄、阿胶均为血肉有情之品，滋阴养血为君药。重用生白芍、干地黄、麦冬滋水涵木，柔肝濡筋，为臣药。阴虚则阳浮，故以龟甲、鳖甲、牡蛎等介类潜镇之品，滋阴潜阳，重镇息风；麻仁养阴润燥；五味子味酸善收，与滋阴药相伍则收敛真阴，配白芍、甘草能酸甘化阴。以上诸药协助君臣药加强滋阴息风之功，均为佐药。炙甘草调和诸药，兼为使药。本方为治疗温病后期，真阴大亏，虚风内动证之常用方。本方系由《温病条辨》加减复脉汤(炙甘草、干地黄、生白芍、阿胶、麦冬、麻仁)加味而成。由于温病时久，邪热灼伤真阴，虚风内动，故加鸡子黄、五味子、龟甲、鳖甲、牡蛎等滋阴潜阳之品，从而由滋阴润燥之方衍化为滋阴息风之剂。

第十六单元 治 燥 剂

细目一 概 述

要点一 治燥剂的适用范围

治燥剂适用于燥邪侵袭人体肌表、肺卫，或脏腑津液亏耗所致的燥证。凡秋季外感温燥或凉燥之邪，以及脏腑津液亏耗所致的干咳少痰，口干咽燥，大便干燥，皮肤干燥甚或开裂等，均为治燥剂的适用范围。

要点二 治燥剂的应用注意事项

应分清外燥和内燥。燥邪最易化热伤津耗气，常佐清热泻火或生津益气之品，而辛香耗津、苦寒化燥之品，则非燥病所宜。

细目二 轻宣外燥

要点一 杏苏散(《温病条辨》)

【组成】苏叶　杏仁　桔梗　枳壳　前胡　半夏　茯苓　陈皮　甘草　生姜　大枣（注：原书无用量）

【用法】水煎服。

【功用】轻宣凉燥，理肺化痰。

【主治】外感凉燥证。头微痛，恶寒无汗，咳嗽痰稀，鼻塞咽干，苔白，脉弦。

【组方原理】本方证为凉燥犯表，肺失宣降所致。治宜轻宣凉燥，理肺化痰。方中紫苏叶辛温不燥，发表散邪，开宣肺气；杏仁苦温而润，宣利肺气，润燥止咳，共为君药。前胡降气化痰，疏风散邪；桔梗、枳壳一升一降，理肺化痰，同为臣药。半夏、陈皮燥湿化痰，理气行滞；茯苓渗湿健脾，以杜生痰之源；生姜、大枣调和营卫，滋脾行津，俱为佐药。甘草调和诸药，合桔梗宣肺利咽，功兼佐使药。诸药合用，共奏轻宣凉燥、理肺化痰之功。

要点二 桑杏汤(《温病条辨》)

【组成】桑叶一钱　杏仁一钱五分　沙参二钱　象贝、香豉、栀皮、梨皮各一钱

【用法】水煎服。

【功用】清宣温燥，润肺止咳。

【主治】外感温燥证。头痛，身热不甚，微恶风寒，口渴，咽干鼻燥，干咳无痰或痰少而黏，舌红，苔薄白而干，脉浮数而右脉大。

【组方原理】本方证由温燥外袭，津液受灼所致。治宜清宣燥热，润肺止咳。方中桑叶清宣燥热；杏仁宣利肺气，润燥止咳，共为君药。淡豆豉辛凉透散，象贝母清化热痰，沙参养阴生津，同为臣药。栀子皮质轻，清泄肺热；梨皮清热润燥，止咳化痰，俱为佐药。诸药合用，使燥热除而肺津复，宣降有权，则诸症自愈。

【鉴别】桑杏汤与桑菊饮均可用于外感咳嗽。但桑菊饮为辛凉解表之法，侧重于疏散风热，主治风温初起，津伤不甚之证；桑杏汤辛凉与甘润合法，主治外感温燥，津伤程度相对较甚者。

要点三 清燥救肺汤(《医门法律》)

【组成】桑叶三钱　石膏二钱五分　甘草一钱　人参七分　胡麻仁一钱　真阿胶八分　麦门冬一钱二分　杏仁七分　枇杷叶一片

【用法】水煎服。

【功用】清燥润肺。

【主治】温燥伤肺证。身热头痛，干咳无痰，气逆而喘，咽喉干燥，口渴鼻燥，胸满胁痛，舌干少苔，脉虚大而数。

【组方原理】本方证为温燥伤肺之重证。治当清肺润燥，养阴益气。方中重用桑叶轻宣燥热，透邪外出，为君药。臣以石膏清泄肺热；麦冬养阴润肺。君臣相伍，宣中有清，清中有润，祛邪不伤肺气，清热不碍宣散，滋阴而不留邪。人参、甘草益气生津，培土生金；胡麻仁、

阿胶养阴润肺；用少量杏仁、枇杷叶降利肺气，俱为佐药。甘草调和诸药，兼作使药。全方宣、清、润、补、降五法并用，则肺金之燥热得以清宣，肺气之上逆得以肃降。

【鉴别】清燥救肺汤与桑杏汤均可轻宣温燥，养阴润肺，用于温燥伤肺之证。但桑杏汤辛凉甘润合法，长于清宣燥热，润肺止咳，适宜于外感温燥，邪伤肺卫，肺津受灼之轻证；清燥救肺汤宣、清、润、补、降五法并用，长于清燥润肺，养阴益气，适宜于外感温燥，燥热伤肺，气阴两伤之重证。

细目三 滋阴润燥

要点一 增液汤（《温病条辨》）

【组成】玄参一两 麦冬、细生地各八钱

【用法】水煎服。

【功用】增液润燥。

【主治】阳明温病，津亏便秘证。大便秘结，口渴，舌干红，脉细数或沉而无力者。

【组方原理】本方所治大便秘结为热病耗津，无水而舟停。治当增水行舟，润燥通便。方中重用玄参滋阴润燥，壮水制火，启肾水以润肠燥，为君药。生地黄、麦冬清热养阴，壮水生津，以增玄参滋阴润燥之力，同为臣药。三药合用，大补阴液，增水行舟，然非重用不为功。

【常用加减】若津亏而燥热较甚，服增液汤大便不下者，可加生大黄、芒硝以清热泻下；若胃阴不足，舌质光绛，口干唇燥者，可加沙参、石斛、玉竹以养阴生津。

要点二 麦门冬汤（《金匮要略》）

【组成】麦门冬七升 半夏一升 人参三两 甘草二两 粳米三合 大枣十二枚

【用法】水煎服。

【功用】清养肺胃，降逆和中。

【主治】

1. 虚热肺痿。咳嗽气喘，咽喉不利，咳唾涎沫，口干咽燥，舌红少苔，脉虚数。

2. 胃阴不足证。呕吐，呃逆，舌红少苔，脉虚数。

【组方原理】本方证由肺胃阴亏，虚火上炎，气机上逆所致。治宜润肺益胃，降逆下气。方中重用麦冬甘寒清润，既养肺胃之阴，又清肺胃虚热，为君药。臣以半夏降逆下气，化其痰涎。半夏虽温燥，但与大剂麦冬相配，则燥性减而降逆之用存，且能开胃行津以润肺，又使麦冬滋而不腻。人参益气生津以补肺胃之气；粳米、大枣、甘草益气养胃，“培土生金”，共为佐药。甘草并能润肺利咽，调和诸药，为使药。本方甘润之中佐以辛温，滋补之中辅以降逆，滋而不腻，温而不燥，肺胃并治，培土生金。

【鉴别】

1. 麦门冬汤与炙甘草汤均可治疗肺痿。但炙甘草汤功在滋养阴血，益气温阳，为气血阴阳俱补之剂，用治气血阴阳俱虚之虚劳肺痿。麦门冬汤功在清养肺胃，培土生金，降逆下气，属滋阴润燥之剂，用治肺胃阴虚，气火上逆之虚热肺痿。

2. 麦门冬汤与清燥救肺汤均有润肺止咳之功。但麦门冬汤证为肺胃阴虚，气火上逆，重在滋阴润肺，培土生金，兼以降气化痰，主治虚热肺痿证。清燥救肺汤证为外感温燥，耗气伤阴，重在清宣燥热，兼以益气养阴，主治温燥伤肺重证。

要点三 百合固金汤（《慎斋遗书》）

【组成】生地、熟地、当归身各三钱 麦冬、百合、贝母各一钱半 白芍一钱 桔梗八分 甘草一钱 玄参八分

【用法】水煎服。

【功用】滋养肺肾，止咳化痰。

【主治】肺肾阴亏，虚火上炎证。咳嗽气喘，痰中带血，咽喉燥痛，头晕目眩，午后潮热，舌红少苔，脉细数。

【组方原理】本方证由肺肾阴虚，虚火上炎所致。治宜滋养肺肾之阴，清热化痰止咳。方中生、熟二地为君药，滋补肾阴亦养肺阴，熟地黄兼能补血，生地黄兼能凉血。臣以百合、麦冬滋养肺阴，润肺止咳；玄参咸寒滋肾，且降虚火。佐以贝母清热润肺，化痰止咳；桔梗载药上行，并利咽喉；当归、白芍补血敛肺止咳。佐使以甘草，调和诸药，且与桔梗为伍以利咽。诸药相合，肺肾同治，金水相生。

【鉴别】百合固金汤与咳血方均可治咳嗽，痰中带血等症。但百合固金汤主治肺肾阴亏，虚火上炎之咳嗽痰血证，偏于滋肾养肺，并

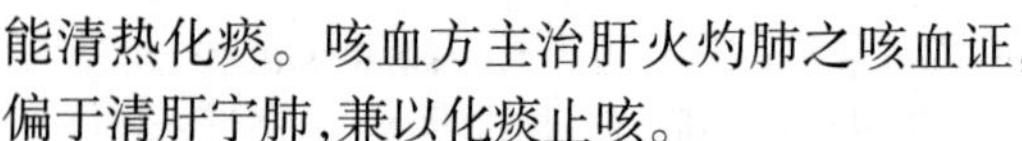

能清热化痰。咳血方主治肝火灼肺之咳血证,偏于清肝宁肺,兼以化痰止咳。

要点四　养阴清肺汤(《重楼玉钥》)

【组成】大生地二钱　麦冬一钱二分　生甘草五分　元参钱半　贝母八分　丹皮八分　薄荷五分　炒白芍八分

【用法】水煎服。

【功用】养阴清肺,解毒利咽。

【主治】白喉之阴虚燥热证。喉间起白如腐,不易拭去,咽喉肿痛,初期或发热或不发热,鼻干唇燥,或咳或不咳,呼吸有声,似喘非喘,脉数无力或细数。

【组方原理】本方证之白喉为素体肺肾阴虚,复感燥气疫毒所致。治宜养阴清肺,兼散疫毒。方中重用生地黄滋阴壮水,清热凉血,为君药。麦冬养阴润肺清热,玄参滋阴解毒利咽,同为臣药。牡丹皮散瘀消肿,白芍和营泄热,贝母润肺散结,薄荷散邪利咽,俱为佐药。生甘草清热解毒,调和诸药,为使药。本方扶正与攻毒同用,邪正并治,标本兼顾。

第十七单元 祛 湿 剂

细目一 概 述

要点一 祛湿剂的适用范围

祛湿剂适用于湿邪所致的多种病证，据其成因可分为外湿与内湿两类。外湿者，乃外感湿邪侵袭人体肌肉、经络、筋骨、关节所致，症见恶寒发热，头痛身重，肢节酸痛，或面目浮肿等；内湿者，由脏腑功能失调，湿浊内生而致，症见胸脘痞满，呕恶泄泻，水肿黄疸，癃闭淋浊等。

要点二 祛湿剂的应用注意事项

水湿之生与肺脾肾三脏功能失调密切相关，且湿邪重浊腻滞，易阻气机，故应用祛湿剂须酌情配伍宣降肺气、健脾助运、温肾化气之药以求其本，并注重调理气机，使气化则湿亦化。祛湿剂多由芳香温燥或甘淡渗利之药组成，易伤阴津，有碍胎元，故素体阴虚津亏，病后体弱以及孕妇水肿等慎用。

细目二 燥 湿 和 胃

要点一 平胃散（《简要济众方》）

【组成】苍术四两 厚朴三两 陈橘皮二两 甘草（炙）一两

【用法】为散，姜、枣煎汤送下。

【功用】燥湿运脾，行气和胃。

【主治】湿滞脾胃证。脘腹胀满，不思饮食，口淡无味，恶心呕吐，嗳气吞酸，肢体沉重，怠惰嗜卧，常多自利，舌苔白腻而厚，脉缓。

【组方原理】本方证由湿困中焦，脾失健运，胃失和降，气机不畅所致。治宜燥湿运脾，行气和胃。方中苍术燥湿运脾，为君药。厚朴燥湿行气，为臣药。二药配伍，燥湿之功相得益彰，并使气行则湿化。陈皮理气和胃、燥湿醒脾，甘草补脾和中、调和诸药，为佐使药。煎煮时少加生姜、大枣以助调和脾胃。诸药合用，湿去脾健，胃气平和，则诸症可除。

【常用加减】若湿从热化，口苦，舌苔黄腻者，加黄连、黄芩；若湿从寒化，脘腹冷痛，手足不温者，加干姜、草豆蔻；若泄泻较甚者，加茯苓、泽泻。

【附方】不换金正气散较平胃散多藿香、半夏二味，故燥湿和胃、降逆止呕之力益著，兼可解表，用于湿邪中阻，兼有表寒之证。柴平汤即小柴胡汤与平胃散合方，功在和解少阳，燥湿化痰，用于治疗素多痰湿，复感外邪，寒多热少之湿疟。

要点二 藿香正气散（《太平惠民和剂局方》）

【组成】大腹皮、白芷、紫苏、茯苓各一两 半夏曲、白术、陈皮、厚朴（姜汁炙）、苦桔梗各二两 藿香三两 甘草（炙）二两半

【用法】为细末，姜、枣煎汤送服。

【功用】解表化湿，理气和中。

【主治】外感风寒，内伤湿滞证。霍乱吐泻，恶寒发热，头痛，胸膈满闷，脘腹疼痛，舌苔白腻，脉浮或濡缓。以及山岚瘴疟等。

【组方原理】本方证由风寒犯表，湿浊中阻，脾胃失和所致。治宜解表化湿，理气和中。方中藿香外散风寒，内化湿滞，辟秽止呕，为治霍乱吐泻之要药，故重用为君药。白术、茯苓健脾运湿以止泻；半夏曲、陈皮理气燥湿，和胃降逆以止呕，同为臣药。紫苏叶、白芷辛温发散，助藿香外散风寒；紫苏叶尚可醒脾宽中，行气止呕，白芷兼能燥湿化浊；大腹皮、厚朴行气化湿，寓气行湿化之义；桔梗宣肺利膈，既益解表，又助化湿，俱为佐药。甘草调和药性，用为使药。煎加姜、枣，内调脾胃，外和营卫。感受山岚瘴气以

及水土不服,症见呕吐腹泻,舌苔白腻者,亦可以本方散寒祛湿,辟秽化浊,和中悦脾而治之。

细目三 清热祛湿

要点一 茵陈蒿汤(《伤寒论》)

【组成】茵陈六两 栀子十四枚 大黄二两

【用法】水煎服。

【功用】清热利湿退黄。

【主治】湿热黄疸。一身面目俱黄,黄色鲜明,身热,无汗或但头汗出,口渴欲饮,恶心呕吐,腹微满,小便短赤,大便不爽或秘结,舌红苔黄腻,脉沉数或滑数有力。

【组方原理】本方证乃湿热内蕴,熏蒸肝胆,胆汁外溢,发为阳黄。治宜清热利湿退黄。方中重用茵陈蒿为君药,清利脾胃肝胆湿热,为治黄疸要药。栀子泄热降火,清利三焦湿热,合茵陈蒿使湿热从小便而去,为臣药。大黄泄热逐瘀,通利大便,伍茵陈蒿令湿热瘀滞由大便而去,为佐药。诸药合用,湿热瘀滞由前后分消,邪有去路,则黄疸渐去,腹满自消。

【常用加减】若湿重于热而身热口渴不甚,食少便溏者,加茯苓、泽泻以利水渗湿;若热重于湿而舌红苔黄燥者,加龙胆、虎杖以清热祛湿;若肝气郁滞而胁痛明显者,加柴胡、川楝子以疏肝理气。

要点二 八正散(《太平惠民和剂局方》)

【组成】车前子、瞿麦、萹蓄、滑石、山栀子仁、甘草(炙)、木通、大黄(面裹煨)各一斤

【用法】为散。每服二钱,水一盏,入灯心,煎至七分,温服。

【功用】清热泻火,利水通淋。

【主治】湿热淋证。尿频尿急,尿时涩痛,淋漓不畅,尿色浑赤,甚则癃闭不通,小腹急满,口燥咽干,舌苔黄腻,脉滑数。

【组方原理】本方证由湿热蕴于膀胱,水道不利所致。治宜清热泻火,利水通淋。方中滑石、木通清热利水通淋,共为君药。萹蓄、瞿麦、车前子助滑石、木通利水通淋,同为臣药。山栀子仁清热泻火,除三焦湿热;大黄荡涤邪热,通利肠腑,合诸药令湿热由二便分消,俱为佐药。甘草调和诸药,兼以缓急止茎中痛,为佐使药。煎药时加灯心草以增利水通淋之效。诸药合用,共奏清热泻火、利水通淋之功。

【鉴别】八正散与小蓟饮子同具清热通淋之功,均可治疗淋证。八正散集大队寒凉降泄、清利湿热之品,故专于清热利水通淋,主治热淋;小蓟饮子则以凉血止血药与利水通淋之品为伍,故宜于膀胱有热,灼伤血络之血淋。

要点三 三仁汤(《温病条辨》)

【组成】杏仁五钱 飞滑石六钱 白通草二钱 白蔻仁二钱 竹叶二钱 厚朴二钱 生薏苡仁六钱 半夏五钱

【用法】水煎服。

【功用】宣畅气机,清利湿热。

【主治】湿温初起或暑温夹湿之湿重于热证。头痛恶寒,身重疼痛,面色淡黄,胸闷不饥,午后身热,苔白不渴,脉弦细而濡。

【组方原理】本方为湿温初起,湿重于热,湿热内蕴,气机失畅之证而设。治宜宣畅气机,利湿清热之法。方中滑石长于清热利湿,为君药。杏仁宣利上焦肺气以通利水道,白蔻仁畅达中焦气机以助祛湿,薏苡仁渗利下焦湿热以健脾。三仁并用,宣上畅中渗下,同为臣药。通草、竹叶渗利下焦湿热,半夏、厚朴理气和胃化湿,俱为佐药。原方以甘澜水煎服药,意在益脾胃而不滞邪。

要点四 甘露消毒丹(《医效秘传》)

【组成】飞滑石十五两 淡黄芩十两 绵茵陈十一两 石菖蒲六两 川贝母、木通各五两 藿香、连翘、白蔻仁、薄荷、射干各四两

【用法】每服三钱,开水调下,或神曲糊丸,开水化服亦可。

【功用】利湿化浊,清热解毒。

【主治】湿温时疫,湿热并重证。发热口渴,胸闷腹胀,肢酸倦怠,颐咽肿痛,或身目发黄,小便短赤,或泄泻淋浊,舌苔白腻或黄腻或干黄,脉濡数或滑数。

【组方原理】本方证由湿热疫毒充斥气分,弥漫三焦,湿热并重所致。治宜利湿化浊,清热解毒。方中重用滑石、茵陈、黄芩清热祛湿、泻火解毒,为君药。白豆蔻、石菖蒲、藿香行气化湿、悦脾和中,令气行湿化,助君药祛湿之力;连翘、薄荷、射干、贝母清热解毒、透邪

散结、消肿利咽，助君药解毒之功；木通清热通淋，助君药导湿热从小便而去。诸药相伍，共奏利湿化浊、清热解毒之功。

【鉴别】甘露消毒丹与三仁汤均有清热利湿之功，治疗湿温邪留气分之证。三仁汤以滑石配伍三仁、通草、竹叶清利湿热，重在化湿理气，兼以清热，宜于湿重热轻之湿温初起或暑温夹湿证；甘露消毒丹重用滑石、茵陈、黄芩为君，配伍连翘、射干、贝母散结消肿，利湿化浊与清热解毒并举，适宜于湿热并重之疫毒充斥气分证。

要点五　连朴饮(《霍乱论》)

【组成】制厚朴二钱　川连、石菖蒲、制半夏各一钱　香豉、焦栀各三钱　芦根二两

【用法】水煎服。

【功用】清热化湿，理气和中。

【主治】湿热霍乱。上吐下泻，胸脘痞闷，心烦溺赤，舌苔黄腻，脉濡数。

【组方原理】本方原为湿热内蕴，脾胃升降失调，清浊相干以致霍乱吐泻而设。治宜清热化湿，理气和中。方中芦根用量独重，清热止呕除烦，为君药。黄连清热燥湿，姜制以增和胃止呕之功；厚朴宣畅气机，化湿除满，同为臣药。半夏降逆和胃，栀子清热利湿，石菖蒲化湿醒脾，淡豆豉合栀子清宣郁热而除烦，俱为佐药。诸药相伍，清热化湿、理气和中，湿热去，脾胃和，则吐泻诸症可除。

要点六　二妙散(《丹溪心法》)

【组成】黄柏(炒)　苍术(炒)(注：原书无用量)

【用法】上为末，沸汤入姜汁调服。

【功用】清热燥湿。

【主治】湿热下注证。筋骨疼痛，或两足痿软，或足膝红肿疼痛，或湿热带下，或下部湿疮，小便短赤，舌苔黄腻者。

【组方原理】本方证由湿热注于下焦所致。治宜清热燥湿。方中黄柏擅清下焦湿热，为君药。苍术长于燥湿健脾助运，为臣药。再入姜汁少许调和诸药，借其辛散以助祛湿，亦防黄柏苦寒伤中。

【附方】三妙丸即二妙散加牛膝以补肝肾，强筋骨，引药下行，故专治下焦湿热之两脚麻木，痿软无力。四妙丸乃三妙丸再加薏苡仁以渗湿健脾，舒筋缓急，故适宜于湿热下注之痿证。

细目四　利 水 渗 湿

要点一　五苓散(《伤寒论》)

【组成】猪苓十八铢　泽泻一两六铢　白术十八铢　茯苓十八铢　桂枝半两

【用法】为散，以白饮和服，日三服，多饮暖水，汗出愈。

【功用】利水渗湿，温阳化气。

【主治】

1. 蓄水证。小便不利，头痛微热，烦渴欲饮，甚则水入即吐，舌苔白，脉浮。

2. 痰饮。脐下动悸，吐涎沫而头眩，或短气而咳者。

3. 水湿内停证。水肿，泄泻，小便不利，以及霍乱吐泻等。

【组方原理】本方原治外有表证，膀胱气化不利之“蓄水证”。治以淡渗利湿，温阳化气，解表散邪。方中重用泽泻，利水渗湿，为君药。茯苓、猪苓助君药渗利水湿，为臣药。白术补气健脾燥湿，合茯苓健脾制水之效益彰；桂枝温阳化气以助利水，兼以解表，俱为佐药。诸药配伍，利水渗湿之效颇佳。

【附方】四苓散，即五苓散减去桂枝，重在健脾渗湿，适宜于脾失健运，湿胜泄泻；春泽汤乃五苓散减桂枝，加人参而成，故益气补脾之功较胜，适宜于水湿停蓄而兼神疲乏力、口渴、泄泻等脾虚征象者；胃苓汤系五苓散与平胃散合方，有燥湿和中、行气利水之效，适宜于水湿内盛、气机阻滞之水肿、泄泻、腹胀、舌苔厚腻者；茵陈五苓散为五苓散与倍量茵陈相合而成，具利湿清热退黄之功，适宜于黄疸之湿重热轻证。

要点二　猪苓汤(《伤寒论》)

【组成】猪苓、茯苓、泽泻、阿胶、滑石各一两

【用法】先煮四味，纳阿胶烊消。

【功用】利水渗湿，清热养阴。

【主治】水热互结伤阴证。小便不利，发

热,口渴欲饮,或心烦不寐,或咳嗽,或呕恶,或下利,舌红苔白或微黄,脉细数。

【组方原理】本方证由水热结于下焦,热伤阴津所致。治宜利水渗湿,清热养阴。方中猪苓淡渗利水,为君药。泽泻、茯苓助君药利水渗湿,泽泻兼可泻热,茯苓长于健脾,同为臣药。滑石清热利水,阿胶滋阴止血,俱为佐药。诸药相合,则水湿去,邪热清,阴津复,诸症可痊。

【鉴别】猪苓汤与五苓散均含泽泻、猪苓、茯苓三药,为利水渗湿的常用方剂,皆可用于小便不利、身热口渴之证。五苓散证由水湿内盛,膀胱气化不利而致,故配伍桂枝温阳化气兼解太阳未尽之邪,白术健脾燥湿,共成温阳化气利水之剂;猪苓汤证乃因邪气入里化热,水热互结,灼伤阴津而成里热阴虚,水湿停蓄之证,故配伍滑石清热利湿,阿胶滋阴润燥,共成利水清热养阴之方。

要点三　防己黄芪汤(《金匮要略》)

【组成】防己一两　甘草(炒)半两　白术七钱半　黄芪一两一分

【用法】加姜、枣,水煎服。

【功用】益气祛风,健脾利水。

【主治】气虚受风,水湿内停证。汗出恶风,身重微肿,或肢节疼痛,小便不利,舌淡苔白,脉浮。亦治风水表虚证。

【组方原理】本方证由肺脾气虚,风湿外袭,或脾虚失运,水湿内停,复感风邪所致。治宜祛风胜湿,益气固表,健脾利水。方中防己祛风利水以止痛,黄芪益气补虚而固表。二药合用,祛风除湿而不伤正,益气固表而不恋邪,共为君药。白术补气健脾祛湿,助君药祛湿行水,益气固表,为臣药。煎加生姜、大枣以助祛风湿,和营卫,调脾胃,为佐药。甘草和中调药,为佐使药。诸药相伍,表里同治,邪正兼顾。

【鉴别】防己黄芪汤与玉屏风散均有益气固表健脾之功,可治肺卫气虚,自汗恶风之证。防己黄芪汤中又配入祛风利水的防己,宜用于风湿表虚,身重浮肿者;玉屏风散中配防风,宜用于表虚易感风邪或自汗之疾。

细目五　温化寒湿

要点一　苓桂术甘汤(《金匮要略》)

【组成】茯苓四两　桂枝三两　白术二两　甘草(炙)二两

【用法】水煎服。

【功用】温阳化饮,健脾利水。

【主治】中阳不足,痰饮内停证。胸胁支满,目眩心悸,短气而咳,舌苔白滑,脉弦滑或沉紧。

【组方原理】本方证由脾阳不足,健运失职,水津停滞,聚而成饮所致。“病痰饮者,当以温药和之”,治宜温阳化饮,健脾利水。方中茯苓健脾利水,渗湿化饮,为君药。桂枝温阳化气,为臣药。白术健脾燥湿,配茯苓彰健脾化饮之效,为佐药。炙甘草合桂枝辛甘化阳,以温补中阳;合白术益气健脾,以崇土制水;兼调和诸药,为佐使药。四药合用,中阳振奋,脾运复常,则痰饮渐消。

要点二　真武汤(《伤寒论》)

【组成】茯苓三两　芍药三两　白术二两　生姜三两　附子(炮)一枚

【用法】水煎服。

【功用】温阳利水。

【主治】

1. 阳虚水泛证。肢体浮肿或沉重,腰以下为甚,畏寒肢冷,腹痛泄泻,小便不利,或心悸头眩,舌淡胖,苔白滑,脉沉细。

2. 太阳病发汗太过,阳虚水泛证。汗出不解,其人仍发热,心下悸,头眩,身体动,振振欲擗地。

【组方原理】本方证由脾肾阳虚,气不化水,水湿泛溢所致。治宜温肾助阳,健脾利水。方中附子温肾暖脾,化气行水,为君药。茯苓、白术补气健脾,利水渗湿,同为臣药。生姜配附子温阳散寒,伍苓、术辛散水气,又能和胃止呕;芍药(白芍)之用有三,柔肝缓急以止腹痛,敛阴舒筋以解筋肉瞤动,利小便以行水气,俱为佐药。全方泻中有补,标本兼顾,共奏温阳利水之效。

【常用加减】若水寒射肺而咳者,加干姜、细辛、五味子以温肺化饮,敛肺止咳;脾肾阳衰而下利甚者,去芍药,加干姜以温中祛寒;水寒犯胃而呕者，加半夏、吴茱萸以温胃降逆止呕。

【附方】附子汤为真武汤中生姜易人参，均主治阳虚湿胜证。然附子汤重用附、术，配伍人参，重在温补脾阳而祛寒湿，适宜于阳虚寒湿内盛的身体骨节疼痛；真武汤中附子与茯苓配伍，佐以白术、生姜，故重在温阳而散水气，适宜于阳虚水泛的水肿。

要点三 实脾散（《重订严氏济生方》）

【组成】厚朴、白术、木瓜、木香、草果仁、大腹子、附子、白茯苓、干姜各一两　甘草（炙）半两

【用法】加生姜五片、大枣一枚，水煎服。

【功用】温阳健脾，行气利水。

【主治】阳虚水肿。身半以下肿甚，手足不温，口中不渴，胸腹胀满，大便溏薄，舌苔白腻，脉沉迟。

【组方原理】本方证由脾肾阳虚，水湿内停，阻滞气机，泛溢肌肤所致。治宜温阳健脾，行气利水。方中附子、干姜温肾暖脾，扶阳抑阴，共为君药。茯苓、白术健脾渗湿，利水消肿，同为臣药。木瓜除湿和中，厚朴、木香、大腹子行气利水，草果温中燥湿，俱为佐药。甘草调和药性，为使药。煎时加生姜温散水气，大枣益脾和中。

【鉴别】真武汤与实脾散中均含附子、茯苓、白术等药，具有温补脾肾、利水渗湿之功，可治阳虚水肿。真武汤以附子为君，佐以芍药、生姜，故偏于温肾，并善散水消肿，兼可敛阴缓急，宜于阳虚水肿，伴有腹痛，四肢沉重疼痛，或身动者；实脾散以附子、干姜共为君药，故温脾之力胜于真武汤，且配入木香、厚朴、槟榔等行气除满之品，宜于脾肾阳虚水肿兼有胸腹胀满者。

细目六 祛 湿 化 浊

要点一 萆薢分清饮（《杨氏家藏方》）

【组成】益智、川萆薢、石菖蒲、乌药各等分

【用法】为细末。水一盏半，入盐一捻同煎。

【功用】温肾利湿，分清化浊。

【主治】虚寒白浊。小便频数，浑浊不清，白如米泔，凝如膏糊，舌淡苔白，脉沉。

【组方原理】本方证由下元虚冷，湿浊下注，清浊不分所致。治宜温暖下元，利湿化浊。方中萆薢利湿分清化浊，为治小便浑浊之要药，为君药。益智仁温暖脾肾，固精缩尿，为臣药。石菖蒲芳香化浊，温肠暖胃；乌药温暖下元，行气散寒，俱为佐药。入盐煎服，取其咸以入肾，引药直达下焦，用以为使药。诸药相合，共奏温肾利湿、分清化浊之功。

【鉴别】萆薢分清饮与桑螵蛸散皆可治肾虚膀胱失约之小便频数，白如米泔。萆薢分清饮利湿分清之功胜，宜于肾虚湿浊下注而致者；桑螵蛸散固肾涩精之效佳，兼可宁心安神，宜于心肾两虚，心神失宁而致者。

要点二 完带汤（《傅青主女科》）

【组成】炒白术一两　炒山药一两　人参二钱　酒炒白芍五钱　酒炒车前子三钱　苍术三钱甘草一钱　陈皮五分　黑芥穗五分　柴胡六分

【用法】水煎服。

【功用】补脾疏肝，化湿止带。

【主治】脾虚肝郁，湿浊下注之带下证。带下色白，清稀无臭，倦怠便溏，舌淡苔白，脉缓或濡弱。

【组方原理】本证乃由脾虚肝郁，带脉失约，湿浊下注所致。治宜益气健脾，疏肝解郁，化湿止带。方中白术健脾而化湿浊，山药补肾以固带脉，二者相合，补脾肾，祛湿浊，约带脉，则带下可止，共为君药。人参补中益气，助君药补脾之力；苍术燥湿运脾，车前子利湿泄浊，以增君药祛湿之能；白芍柔肝理脾，使肝木条达而脾土自强，共为臣药。辅以陈皮理气和中，使君药补而不滞，又可令气行而湿化；柴胡、芥穗之升发疏散，得白术可升发脾胃清阳，配白芍可疏达肝气以适肝性，均为佐药。甘草和中调药，为使药。诸药相配，扶土抑木，肝脾同治，补中寓散，升清除湿，使脾气健运，肝气条达，清阳得升，湿浊得化，则带下自止。

【鉴别】易黄汤与完带汤均治带下。但完带汤所治带下，乃因脾虚肝郁，湿浊下注所致，症见带下色白，清稀如涕，伴有肢体倦怠、舌淡苔白，脉缓等；易黄汤所治带下，乃因脾肾虚弱，水湿内停，蕴而生热所致，症见带下色如浓茶汁，黏稠量多，其气臭秽，伴有舌红苔黄腻等。

细目七 祛风胜湿

要点一 羌活胜湿汤(《脾胃论》)

【组成】羌活、独活各一钱 藁本、防风、甘草(炙)各五分 蔓荆子三分 川芎二分

【用法】水煎服。

【功用】祛风胜湿止痛。

【主治】风湿犯表。头痛身重,肩背、腰脊疼痛,难以转侧,苔白,脉浮。

【组方原理】本方证由外感风湿,邪客肌表经络,太阳经气不畅所致。治宜祛风胜湿,通络止痛。方中羌活善祛上部风湿,独活善祛下部风湿,合用发散一身上下之风湿,通利关节而止痹痛,共为君药。防风祛风胜湿,通痹止痛;川芎祛风散邪,活血行气,同为臣药。藁本、蔓荆子善达头面,疏风胜湿,俱为佐药。甘草缓诸药之辛散,并调和诸药,以为佐使药。方中虽集大队辛温升散之品,但量轻力缓,意在微发其汗,使在表之风湿随汗而解。

【鉴别】羌活胜湿汤与九味羌活汤均具祛风胜湿止痛之功,用于外感风寒湿证。九味羌活汤解表发汗之功较著,兼清里热,宜于风寒湿邪在表且内有蕴热之证;羌活胜湿汤善祛一身上下之风湿,而发汗散寒之力逊之,宜于风湿客于肌表经络之证。

要点二 独活寄生汤(《备急千金要方》)

【组成】独活三两 桑寄生、杜仲、牛膝、细辛、秦艽、茯苓、肉桂心、防风、川芎、人参、甘草、当归、芍药、干地黄各二两

【用法】水煎服。

【功用】祛风湿,止痹痛,益肝肾,补气血。

【主治】痹证日久,肝肾两虚,气血不足证。腰膝疼痛、痿软,肢节屈伸不利,或麻木不仁,畏寒喜温,心悸气短,舌淡苔白,脉细弱。

【组方原理】本方证由风寒湿痹日久不愈,累及肝肾,耗伤气血所致。治宜祛风散寒胜湿,补益肝肾气血。方中独活祛风散寒胜湿,善治腰膝腿足之痛,为君药。细辛祛风散寒止痛,秦艽祛风胜湿舒筋,桂心温经散寒通脉,防风祛一身风湿,同为臣药。桑寄生、杜仲、牛膝益肝肾,祛风湿,强筋骨;地黄、当归、芍药、川芎养血和血;人参、茯苓、甘草益气健脾,俱为佐药。芍药与甘草相合,有缓急舒筋之功;当归、川芎、牛膝、桂心相伍,有活血通脉之效。甘草调和诸药,兼作使药。本方以祛风寒湿邪为主,辅以补肝肾、益气血之品,邪正兼顾。

【常用加减】若寒邪偏盛者,酌加附子、干姜以温阳散寒;湿邪偏盛者,去地黄,酌加苍术、防己、薏苡仁以祛湿消肿;疼痛较剧者,可酌加白花蛇、制川乌、制草乌、红花等以助搜风通络,活血止痛。

第十八单元 祛 痰 剂

细目一 概 述

要点一 祛痰剂的适用范围及配伍规律

祛痰剂适用于痰浊留滞于脏腑、经络、肢体而导致的痰病,临床可见于咳喘,头痛,眩晕,胸痹,呕吐,中风,痰厥,癫狂,惊痫,以及痰核、瘰疬等多种疾病。

本类方剂常配伍温里祛寒、清热降火、健脾燥湿、滋阴润肺、疏风散邪或平肝息风,以及疏通经络、软坚散结之品;并酌伍理肺、运脾、温肾等药以治生痰之源;注重配伍调理气机之药使气顺痰消。

要点二 祛痰剂的应用注意事项

辨明痰证寒、热、燥、湿之属性。阴虚燥咳,痰中带血者,慎用辛温燥烈之品以防加重出血。表邪未解或痰多者,慎用滋润之品以防壅滞留邪。

细目二 燥湿化痰

要点一 二陈汤(《太平惠民和剂局方》)

【组成】半夏、橘红各五两　白茯苓三两　甘草(炙)一两半

【用法】加生姜七片、乌梅一个,同煎。

【功用】燥湿化痰,理气和中。

【主治】湿痰证。咳嗽痰多,色白易咯,胸膈痞闷,不欲饮食,恶心呕吐,或头眩心悸,肢体困倦,舌苔白滑,脉滑。

【组方原理】本方证由脾失健运,湿聚成痰,壅滞气机所致。治宜燥湿化痰,健脾助运,理气和胃。方中半夏燥湿化痰,和胃止呕,为君药。橘红理气行滞,使气顺痰消,并助半夏燥湿和胃,为臣药。茯苓渗湿健脾,治生痰之源,为佐药。炙甘草和中健脾,调和诸药,为使药。煎煮时加生姜,降逆化痰,制半夏之毒;入乌梅收敛肺气,合半夏、橘红散中有收,使痰化而正气无损。

【附方】导痰汤(《传信适用方》引皇甫坦方)为二陈汤去乌梅、甘草,改白茯苓为赤茯苓,加天南星、枳实而成,燥湿行气化痰作用较二陈汤为著,适用于痰湿较甚,痰阻气滞及顽痰胶固的痰厥眩晕,咳喘痞胀等;涤痰汤在导痰汤基础上加石菖蒲、竹茹、人参、甘草,改赤茯苓为茯苓,较之导痰汤又多开窍扶正之力,宜于痰湿壅盛,痰迷心窍所致中风、舌强不能言等。

要点二 温胆汤(《三因极一病证方论》)

【组成】半夏、竹茹、枳实各二两　陈皮三两　甘草(炙)一两　茯苓一两半

【用法】加姜枣煎服。

【功用】理气化痰,清胆和胃。

【主治】胆胃不和,痰热内扰证。胆怯易惊,虚烦不眠,口苦吐涎,或呕吐呃逆,或惊悸不宁,或癫痫,舌苔腻,脉弦滑或略数。

【组方原理】本方证由痰热内扰,胆胃不和所致。治宜理气化痰,清胆和胃。方中半夏燥湿化痰,降逆和胃,为君药。竹茹清热化痰,除烦止呕,为臣药。枳实破气消痰,散结除痞;陈皮理气和胃,燥湿化痰;茯苓健脾渗湿,杜生痰之源,俱为佐药。炙甘草调和诸药,为使药。煎加生姜、大枣调和脾胃。诸药合用,共奏清胆和胃、理气化痰、除烦止呕之效。

【附方】黄连温胆汤在温胆汤中加入黄连,故清心泻火之效较温胆汤为优,宜于痰热内扰且热邪较甚者。十味温胆汤乃温胆汤减竹茹,加人参、熟地黄、五味子、酸枣仁、远志而成,故化痰和胃之中兼能益气养血,宁心安神,宜于痰浊内扰,气血不足之心胆虚怯,神志不宁者。

【鉴别】温胆汤与蒿芩清胆汤皆以二陈汤

加竹茹、枳实(枳壳)燥湿化痰,清胆和胃,可治疗痰热内蕴,胆胃失和之证。温胆汤重在燥湿化痰,清热力微,宜于痰浊内扰,胆胃失和而热象不显者;蒿芩清胆汤又增青蒿、黄芩、滑石、青黛等药,清热之力较著,兼可透邪,宜于少阳胆热较甚,兼有湿热痰浊者。

细目三 清热化痰

要点一 清气化痰丸(《医方考》)

【组成】陈皮、杏仁、枳实、黄芩、瓜蒌仁、茯苓各一两 胆南星、制半夏各一两半

【用法】姜汁为丸。

【功用】清热化痰,理气止咳。

【主治】热痰咳嗽。咳嗽痰黄,黏稠难咯,胸膈痞闷,甚则气急呕恶,舌质红,苔黄腻,脉滑数。

【组方原理】本方证由痰热壅结于肺所致。治宜清热化痰,理气止咳。方中胆南星清热豁痰,为君药。瓜蒌仁清热化痰,黄芩清泻肺火,半夏化痰散结,降逆止呕,同为臣药。枳实行气消痞,陈皮理气化痰,茯苓健脾渗湿,杏仁降气止咳,俱为佐药。以生姜汁为丸,以制半夏之毒,并增祛痰降逆之效。诸药相合,共奏清热化痰、理气止咳之效。

要点二 小陷胸汤(《伤寒论》)

【组成】黄连一两 半夏半升 瓜蒌实一枚

【用法】先煮瓜蒌,后内诸药。

【功用】清热化痰,宽胸散结。

【主治】痰热互结之小结胸证。胸脘痞闷,按之则痛,或咳痰黄稠,口苦,舌苔黄腻,脉滑数。

【组方原理】本方为伤寒表证误下,邪热内陷,痰热结于心下之小结胸证而设。治宜清热化痰,宽胸散结。方中瓜蒌实清热涤痰,宽胸散结,为君药。黄连泄热降火,为臣药。半夏祛痰降逆,开结消痞,为佐药。半夏与黄连相伍,辛开苦降,清热化痰,开郁散结。

【常用加减】痰阻气滞而胸脘胀闷者,加枳实、郁金、柴胡以疏肝行气;痰热甚而痰黄稠者,加胆南星、浙贝母以加强化痰之力。

细目四 润燥化痰

要点 贝母瓜蒌散(《医学心悟》)

【组成】贝母一钱五分 瓜蒌一钱 花粉、茯苓、橘红、桔梗各八分

【用法】水煎服。

【功用】润肺清热,理气化痰。

【主治】燥痰咳嗽。咳嗽痰少,咳痰不爽,涩而难出,咽干口燥哽痛,或上气喘促,苔白而干。

【组方原理】本方证由燥热伤肺,灼津成痰,肺失清肃所致。治宜润肺清热,理气化痰。方中贝母清热化痰,润肺止咳,为君药。瓜蒌清热化痰,宽胸散结,为臣药。天花粉清热润肺,茯苓健脾渗湿,橘红理气燥湿化痰,桔梗宣肺化痰止咳,俱为佐药。诸药相伍,使肺得清润而燥痰自化,宣降有权而咳逆自平。

细目五 温化寒痰

要点 三子养亲汤(《皆效方》,录自《杂病广要》)

【组成】白芥子 苏子 莱菔子

【用法】上药微炒,击碎。看何证多,则以所主者为君,余次之。每剂不过三钱,别生绢袋盛之,煮饮代茶,不宜煎太过。

【功用】化痰消食,降气平喘。

【主治】痰壅食滞气逆证。咳嗽喘逆,痰多胸痞,食少难消,舌苔白腻,脉滑。

【组方原理】本方证由痰食壅滞,气机不畅,肺失肃降所致。治宜化痰消食,降逆下气,止咳平喘。方中白芥子温肺化痰,利气散结;紫苏子降气化痰,止咳平喘;莱菔子消食导滞,下气祛痰。临证可视痰壅、气逆、食滞之轻重酌定君药。

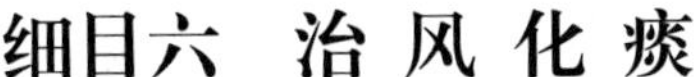

细目六 治风化痰

要点 半夏白术天麻汤(《医学心悟》)

【组成】半夏一钱五分 天麻、茯苓、橘红各一钱 白术三钱 甘草五分

【用法】加姜、枣煎服。

【功用】化痰息风,健脾祛湿。

【主治】风痰上扰证。眩晕,头痛,胸膈痞满,痰多,呕恶,舌苔白腻,脉弦滑。

【组方原理】本方证由湿痰内盛,肝风夹痰上扰清空所致。治宜化痰息风,健脾祛湿。方中半夏燥湿化痰,天麻平肝息风,二者为治风痰眩晕头痛之要药,共为君药。白术健脾燥湿,茯苓健脾渗湿以治生痰之本,为臣药。橘红理气化痰为佐药。甘草调和诸药,为使药。煎加生姜、大枣以调和脾胃。

【鉴别】半夏白术天麻汤与天麻钩藤饮均有平肝息风之功。半夏白术天麻汤兼可燥湿化痰,理气和中,故宜于肝风夹痰上扰清空之证;天麻钩藤饮长于清热平肝潜阳,故宜于肝阳上亢,肝风内动之证。

第十九单元 消 食 剂

细目一 概 述

要点一 消食剂的适用范围

消食剂适用于食积内停之证，常见脘腹胀满、嗳腐吞酸、恶食呕逆、腹痛泄泻等症。

要点二 消食剂的应用注意事项

食积每致伤中、阻气、生湿、化热之变，治疗时需合理遣药配伍组方。不宜长期或过量服用，纯虚无实者禁用。

细目二 消 食 化 滞

要点一 保和丸（《丹溪心法》）

【组成】山楂六两 神曲二两 半夏、茯苓各三两 陈皮、连翘、莱菔子各一两

【用法】炊饼为丸。

【功用】消食和胃。

【主治】食积证。脘腹痞满胀痛，嗳腐吞酸，恶食呕恶，或大便泄泻，舌苔厚腻微黄，脉滑。

【组方原理】本方证乃饮食过量，脾运不及，停滞为积，胃气失和所致。治宜消食化滞，理气和胃。方中重用山楂，消食化滞，尤擅消肉食油腻之积，为君药。神曲消食健脾，尤善化酒食陈腐之积；莱菔子下气消食，长于消谷面之积，同为臣药。君臣配伍，相辅相成，可消一切饮食积滞。半夏和胃降逆，陈皮理气和中，茯苓健脾渗湿，连翘清热散结，俱为佐药。诸药相合，使食积化，胃气和，诸症自解。

要点二 枳实导滞丸（《内外伤辨惑论》）

【组成】大黄一两 枳实、神曲各五钱 茯苓、黄芩、黄连、白术各三钱 泽泻二钱

【用法】汤浸蒸饼为丸。

【功用】消食导滞，清热祛湿。

【主治】湿热食积证。脘腹胀痛，下痢泄泻，或大便秘结，小便黄赤，舌苔黄腻，脉沉有力。

【组方原理】本方证由食积停滞，生湿化热，或素有湿热又与食积互结，阻于肠胃所致。治宜消食导滞，清热利湿。方中大黄攻积泄热，为君药。枳实行气消积导滞，神曲消食化滞和胃，同为臣药。黄芩、黄连清热燥湿止痢，茯苓、泽泻利水渗湿止泻，白术益气健脾燥湿，俱为佐药。诸药相伍，使积化食消，湿除热清，则诸症自解。

细目三 健 脾 消 食

要点 健脾丸（《证治准绳》）

【组成】白术二两半 木香、黄连、甘草各七钱半 白茯苓二两 人参一两五钱 神曲、陈皮、砂仁、麦芽、山楂、山药、肉豆蔻（煨去油）各一两

【用法】蒸饼为丸。

【功用】健脾和胃，消食止泻。

【主治】脾虚食积证。食少难消，脘腹痞闷，大便溏薄，倦怠乏力，舌苔腻而微黄，脉虚弱。

【组方原理】本方证由脾胃虚弱，食积内停所致。治宜健脾助运，消食和胃。方中人参、白术、茯苓健脾化湿止泻，共为君药。山楂、神曲、麦芽消食化滞和胃，为臣药。肉豆蔻、山药益气健脾止泻，木香、砂仁、陈皮理气醒脾和胃，

黄连清热燥湿,俱为佐药。甘草补中益气,调和诸药,为佐使药。诸药相伍,补气健脾与消食行气同用,共成消补兼施之剂。

【鉴别】健脾丸与参苓白术散均含人参、白术、山药、茯苓、砂仁、甘草等药,皆具益气健脾、渗湿止泻之功,可治疗脾虚夹湿之证。健脾丸因配入山楂、神曲、麦芽、黄连等药,兼具消食化滞、清热燥湿之功,宜于脾虚食积内停,生湿蕴热之证;参苓白术散因配入莲子、扁豆、薏苡仁、桔梗等药,功擅渗湿止泻,兼可保肺,宜于脾虚生湿,下渗肠道之泄泻,亦治肺脾气虚之痰湿咳嗽。

第二十单元　驱　虫　剂

要点　乌梅丸(《伤寒论》)

【组成】乌梅三百枚　细辛六两　干姜十两　黄连十六两　当归四两　附子六两　蜀椒四两　桂枝六两　人参六两　黄柏六两

【用法】炼蜜为丸。

【功用】温脏安蛔。

【主治】蛔厥证。腹痛时作,手足厥冷,时静时烦,时发时止,得食而呕,常自吐蛔。兼治久利。

【组方原理】本方证之蛔厥由寒热错杂,寒重热轻,蛔虫内扰所致。治宜寒热并调,温脏安蛔。因“蛔得酸则静,得辛则伏,得苦则下”,故方中重用乌梅,酸以安蛔,并以苦酒(醋)渍之,为君药。细辛、花椒辛可伏蛔,温脏祛寒;黄连、黄柏苦以下蛔,清泄内热,同为臣药。附子、干姜、桂枝合细辛、花椒,温里祛寒之功益增,以利蛔虫安伏肠内;人参、当归补养气血,俱为佐药。以蜜为丸,调和诸药。至于久利、久泻,属寒热错杂,正气虚弱者,本方集酸收涩肠、温中补虚、清热燥湿诸法,亦切中病机,可谓异病同治之用。

第二十一单元 治痈疡剂

细目一 概述

要点一 治痈疡剂的适用范围

治痈疡剂适用于痈疽疮疡证，具体适用范围包括体表的红肿热痛、化脓溃疡等局部症状明显的痈疡，如痈、疽、疖、疔等；内在脏腑的痈肿，如肺痈、肠痈等；因热毒炽盛、气血凝滞、痰湿瘀阻等引起的痈疡，表现为局部肿块、疼痛、发热等。

要点二 治痈疡剂的应用注意事项

治痈疡剂的使用，首先当辨别病证的阴阳表里虚实。痈疡脓已成，不宜固执内消一法，应促其速溃，不致疮毒内攻。若毒邪炽盛，则须侧重清热解毒以增祛邪之力；若脓成难溃，又应配透脓溃坚之品。痈疡后期，疮疡虽溃，毒邪未尽时，切勿过早应用补法，以免留邪为患。

细目二 散结消痈

要点一 仙方活命饮(《校注妇人良方》)

【组成】白芷、贝母、防风、赤芍药、当归尾、甘草、炒皂角刺、炙穿山甲(代)、天花粉、乳香、没药各一钱　金银花、陈皮各三钱

【用法】水煎服，或水酒各半煎服。

【功用】清热解毒，消肿溃坚，活血止痛。

【主治】痈疡肿毒初起。局部红肿焮痛，或身热凛寒，苔薄白或黄，脉数有力。

【组方原理】本方主治痈疡肿毒初起之证，乃为热毒壅聚，气滞血瘀痰结而成。治宜清热解毒为主，伍以理气活血、化痰散结、消肿溃坚之法。方中金银花芳香透达，轻清气浮，善清热解毒，消肿疗疮，乃“疮疡圣药”，故重用为君药。然单用清热解毒，则气滞血瘀难消，肿结不散，又以当归尾、赤芍、乳香、没药、陈皮行气活血通络，消肿止痛，气行则营卫畅通，营卫畅通则邪无滞留，使瘀去肿散痛止，共为臣药。白芷、防风疏风散表，以助散结消肿；气机阻滞每致液聚成痰，故配用贝母、天花粉清热化痰排脓，可使脓未成即消；穿山甲(代)、皂角刺通行经络，透脓溃坚，可使脓成即溃，均为佐药。甘草助清热解毒，并和中调药，为佐使药。煎药加酒者，借其通行周身，助药力直达病所，使邪尽散。诸药合用，消清并举，清解之中寓活血祛瘀之法，佐辛透散结之品，共奏清热解毒，消肿溃坚，活血止痛之功，使脓“未成者即散，已成者即溃”(《校注妇人良方》)，罗美称“此疡门开手攻毒之第一方也”(《古今名医方论》)，全面地体现了外科阳证疮疡内治消法的基本配伍法则。

要点二 阳和汤(《外科证治全生集》)

【组成】熟地黄一两　麻黄五分　鹿角胶三钱　白芥子二钱　肉桂一钱　生甘草一钱　炮姜炭五分

【用法】水煎服。

【功用】温阳补血，散寒通滞。

【主治】阴疽。如贴骨疽、脱疽、流注、痰核、鹤膝风等。患处漫肿无头，皮色不变，酸痛无热，口中不渴，舌淡苔白，脉沉细或迟细。

【组方原理】本证系由素体阳虚，营血不足，寒邪乘虚而入里，寒凝痰滞，痹阻于肌肉、筋骨、血脉而成。治宜温阳补血，散寒通滞。方中重用熟地黄，温补营血，填精益髓；鹿角胶温肾助阳，补益精血。两者合用，温阳补血，以治其本，共为君药。肉桂、姜炭药性辛热，均入血分，温阳散寒，温通血脉，共为臣药。白芥子辛温，可达皮里膜外，温化寒痰，通络散结；少量麻黄，辛温达表，宣通毛窍，开腠理，散寒凝，合为佐药。方中鹿角胶、熟地黄得姜、桂、芥、麻之宣通，则补而不滞；麻、芥、姜、桂得熟地黄、鹿角

胶之滋补,则温散而不伤正。生甘草为使,解毒并调诸药。全方配伍,补而不滞,温补营血药与辛散温行药相伍,滋补之中寓温散之法,则宣化寒凝而通经脉,补养精血而扶阳气,用于阴疽,犹如离照当空,阴霾自散,化阴凝而布阳气,使筋骨、肌肉、血脉、皮里膜外凝聚之阴邪,皆得尽去,故名"阳和汤"。

【鉴别】阳和汤与仙方活命饮均治疮疡。阳和汤主要用于治疗阴证疮疡,适用于阳虚血弱,寒凝痰滞,痹阻于肌肉血脉、筋骨关节等部位的阴疽,其特点是局部皮色不变、漫肿无头、疼痛无热、脉沉细。仙方活命饮主要用于治疗阳证疮疡,适用于风热邪毒壅聚肌肤,气滞血瘀所致的阳证痈疡初起,其特点是体质壮实、局部红肿热痛、脉数有力。

要点三　苇茎汤(《外台秘要》引《古今录验方》)

【组成】苇茎二升(以水二斗,煮取五升,去滓)　薏苡仁半升　瓜瓣半升　桃仁三十枚

【用法】上四味㕮咀,纳苇汁中,煮取二升,服一升,再服,当吐如脓。

【功用】清肺化痰,逐瘀排脓。

【主治】痰瘀互结,热毒壅滞之肺痈证。身有微热,咳嗽痰多,甚则咳吐腥臭脓血,胸中隐隐作痛,舌红,苔黄腻,脉滑数。

【组方原理】本方所治之肺痈,乃因热毒壅肺、痰瘀互结而致。治宜清热化痰,逐瘀排脓。本方重用苇茎为君药,其性甘寒轻浮,善清肺热,其茎"中空,专于利窍,善治肺痈,吐脓血臭痰"(《本经逢原》),为治肺痈之要药。臣以瓜瓣(冬瓜仁)清热化痰,利湿排脓,能清上彻下,肃降肺气,与君药配伍,则清肺宣壅、涤痰排脓;薏苡仁甘淡微寒,上清肺热而排脓,下利肠胃而渗湿,亦为臣药。佐以桃仁活血祛瘀以助消痈,且能润燥滑肠而通下,使痰瘀之邪从下而解。四药配伍,药性平和,清化于上,降渗于下,凉而不寒,共奏清热化痰,逐瘀排脓之效。

要点四　大黄牡丹汤(《金匮要略》)

【组成】大黄四两　丹皮一两　桃仁五十个　瓜子半升　芒硝三合

【用法】水煎,芒硝溶服。

【功用】泄热破瘀,散结消肿。

【主治】湿热瘀滞之肠痈初起。右下腹疼痛拒按,或右足屈而不伸,伸则痛甚,甚则局部肿痞,或时时发热,自汗恶寒,舌苔薄腻而黄,脉滑数。

【组方原理】本方所治肠痈初起,乃因湿热郁蒸,气血凝聚,邪结肠中而致。治宜泄热破瘀,散结消痈。方中大黄苦寒攻下,泻肠中湿热郁结,祛肠中稽留之瘀血;桃仁苦平入血分,性善破血,与大黄相配,破瘀泄热。芒硝咸寒,泄热导滞,软坚散结,助大黄以荡涤实热;牡丹皮辛苦微寒,凉血散瘀消肿。以冬瓜子清肠中湿热,排脓散结消痈。诸药配伍,下消之中寓清利之能,以通为用,热清瘀祛,肠痈得消。

要点五　四妙勇安汤(《验方新编》)

【组成】金银花、玄参各三两　当归二两　甘草一两

【用法】水煎服,一连十剂,永无后患,药味不可少,减则不效,并忌抓擦为要。

【功用】清热解毒,活血止痛。

【主治】热毒炽盛之脱疽。患肢暗红微肿灼热,疼痛剧烈,久则溃烂腐臭,甚则脚趾节节脱落,延及足背,烦热口渴,舌红,脉数。

【组方原理】本证系火毒内郁,血行不畅,瘀阻经脉所致。治宜重剂清热解毒为主,兼以活血养血,通脉止痛。方中金银花味甘性寒,尤善清热解毒而治痈疽,故重用为君。玄参长于清热凉血,泻火解毒,并能散结软坚,与君药合用,既清气分之邪热,又解血分之热毒,则清热解毒之力尤著;当归性味甘辛而温润,养血活血,既可行气血、化瘀通脉而止痛,又合玄参养血滋阴而生新,共为臣药。甘草生用,既助金银花清热解毒,合当归、玄参养阴生津,又能调和诸药,为之佐使。四药配伍,药简量大而力专,清热解毒之中寓活血养血之法,气血兼顾,通脉止痛,则诸证自愈。

第八部分　中医诊断学

第一单元　绪　　论

细目一　中医诊断的基本原理

要点一　司外揣内

外，指因疾病而表现出的“症”，包括症状、体征；内，指脏等内在的状态和病理本质。司外揣内指通过诊察其外部的征象，便有可能测知内在的变化情况。

要点二　见微知著

微，指微小、局部的变化；著，指明显的整体的情况。见微知著，是指机体的某些局部的、微小的变化，常包含着整体的生理、病理信息，局部的细微变化常可反映出整体的状况，通过这些微小的变化，可以测知整体的情况。

要点三　以常衡变

常，指健康的、生理的状态；变，指异常的、病理的状态。以常衡变，是指在认识正常的基础上，辨别、发现太过、不及的异常变化。

要点四　因发知受

发，指人在疾病中出现的证候表现；受，指感受的邪气和机体的反应状态。因发知受是根据机体在疾病中所反映的证候特征，确定是否感受外邪，感受何种邪气。

细目二　中医诊断的基本原则

要点一　整体审察

整体审察的含义，一方面是在通过诊法收集患者的临床资料时，必须从整体上进行多方面考虑，而不能只看到局部的征象。另一方面是在对病情资料进行分析时，要求注重整体性，综合判断。

要点二　四诊合参

四诊合参，是指四诊并重，诸法参用，综合考虑所收集的病情资料，有利于得出准确的诊断。

要点三　病证结合

由于“病”与“证”对疾病本质反映的侧重面有所不同，故中医学强调要“辨病”与“辨证”相结合，有利于对疾病本质的全面认识。

要点四　动静统一

疾病具有贯穿始终相对固定的基本病理，其发展演变有其相对的稳定性，是其“静”的一面；在疾病的不同阶段，又有其不同的证候变化，是其“动”的一面。在明确疾病诊断的同时，要注意观察证候的变化，把握病情发展的趋势，及时调整治疗的法则和方案。

第二单元　望　诊

望诊，是医生运用视觉对人体外部情况进行有目的的观察，以了解健康状况，测知病情的方法。

细目一　望　神

要点一　得神、少神、失神、假神的临床表现、相关鉴别及临床意义

（一）得神

得神即有神，是精充气足神旺的表现。

1. **临床表现**　神志清楚，语言清晰，目光明亮，精彩内含；面色荣润含蓄，表情丰富自然，反应灵敏，动作灵活，体态自如；呼吸平稳，肌肉不削。

2. **临床意义**　提示精气充盛，体健神旺，为健康的表现，或虽病而精气未衰，病轻易治，预后良好。

（二）少神

少神又称为神气不足，是指精气不足，神气不旺的表现。介于得神与失神之间。

1. **临床表现**　精神不振，两目乏神，面色少华，肌肉松软，倦怠乏力，少气懒言，动作迟缓等。

2. **临床意义**　提示正气不足，精气轻度损伤，脏腑功能减弱。常见于虚证患者，或病后恢复期患者。

（三）失神

失神即无神，是精亏神衰或邪盛神乱的表现。

1. **精亏神衰**

（1）临床表现：精神萎靡，意识模糊，反应迟钝，面色无华、晦暗暴露，目无光彩，眼球呆滞，呼吸微弱或喘促无力，肉削著骨，动作艰难等。

（2）临床意义：提示脏腑精气亏虚已极，正气大伤，功能活动衰竭。多见于慢性久病重病之人，预后不良。

2. **邪盛神乱**

（1）临床表现：神昏谵语，躁扰不宁，循衣摸床，撮空理线；或猝然昏倒，双手握固，牙关紧闭等。多因邪气亢盛，热扰神明，邪陷心包；或肝风夹痰，蒙蔽清窍，阻闭经络所致。

（2）临床意义：提示气血功能严重障碍，气血津液失调，多见于急性病患者，亦属病重。

（四）假神

假神是指久病、重病患者，精气本已极度衰竭，而突然一时间出现某些神气暂时“好转”的虚假表现，是脏腑精气极度衰竭的表现。

1. **临床表现**　如久病、重病患者，本已神昏或精神极度萎靡，突然神志清楚，想见亲人，言语不休，但精神烦躁不安；或原本目无光彩，突然目光转亮，但却浮光外露，目睛直视；或久病面色晦暗无华，突然两颧泛红如妆等；或原本身体沉重难移，忽思起床活动，但并不能自己转动；或久病脾胃功能衰竭，本无食欲，而突然欲进饮食等。

2. **临床意义**　提示脏腑精气耗竭殆尽，正气将绝，阴不敛阳，虚阳外越，阴阳即将离决，属病危。常见于临终之前，为死亡的预兆。故古人比喻为回光返照、残灯复明。

得神、少神、失神、假神的鉴别见表 8-2-1-1。

表 8-2-1-1　得神、少神、失神、假神鉴别表

项目	得神	少神	失神	假神
目光	两目灵活 明亮有神	两目晦滞 目光乏神	两目晦暗 瞳神呆滞	原本目光晦暗 突然浮光暴露
神情	神志清晰 表情自然	精神不振 思维迟钝	精神萎靡 意识模糊	本已神昏 突然神识似清
面色	面色红润 含蓄不露	面色少华 色淡不荣	面色无华 晦暗暴露	本为面色晦暗 突然颧红如妆
体态	肌肉不削 反应灵敏	肌肉松软 动作迟缓	形体羸瘦 反应迟钝	久病卧床不起 忽思活动
语言	语言清晰 对答如常	声低懒言	低微断续 言语失伦	本不言语 突然言语不休
饮食	饮食如常	食欲减退	毫无食欲	久不能食 突然索食

要点二　神乱的临床表现及意义

神乱是指神志错乱失常。临床常表现为焦虑恐惧、狂躁不安、淡漠痴呆和猝然昏倒等，多见于癫、狂、痴、痫、脏躁等患者。

1. **焦虑恐惧**　焦虑恐惧是指患者时时恐惧，焦虑不安，心悸不宁，不敢独处的症状。多由心胆气虚，心神失养所致，常见于卑惵、脏躁等患者。

2. **狂躁不安**　狂躁不安是指患者毫无理智，躁动不宁，胡言乱语，少寐多梦，甚者打人毁物，不避亲疏的症状。多由痰火扰乱心神所致，常见于狂病等。

3. **淡漠痴呆**　淡漠痴呆是指患者表情淡漠，神志痴呆，喃喃自语，哭笑无常，悲观失望的症状。多由痰浊蒙蔽心神，或先天禀赋不足所致，常见于癫病、痴呆等。

4. **猝然昏倒**　猝然昏倒是指患者突然昏倒，口吐白沫，目睛上视，四肢抽搐，移时苏醒，醒后如常的症状。多由于脏气失调，肝风夹痰上逆，蒙蔽清窍所致，属痫病。

细目二　望　面　色

要点一　常色的分类、临床表现及意义

常色指健康人面部皮肤的色泽，表示人体精神气血津液的充盈。

我国正常人的面色应是红黄隐隐，明润含蓄，是有神气、有胃气的表现。所谓有神气，即光明润泽；所谓有胃气，即隐约微黄，含蓄不露。由于时间、气候、环境等变化，常色又有主色、客色之分。

1. **主色**　主色为人生来就有终生基本不变的基本面色，属于个体特征。但由于种族、禀赋的原因，主色也有偏白、偏黑、偏红、偏黄、偏青的差异。

2. **客色**　客色指因外界因素（如季节、昼夜、阴晴气候等）的不同，或生活条件的差异，而微有相应变化的面色。如春应稍青，夏应稍红，长夏应稍黄，秋应稍白，冬应稍黑等。

主色和客色都是正常生理的现象。此外，如饮酒、运动、七情等一时的影响，或因职业、工作关系少见阳光，或久经日晒，以及风土、种族等而有所变化，也不是病色，诊断时必须注意。

要点二　病色的分类、临床表现及意义

病色是指人体在疾病状态时面部显示的色泽。病色是以晦暗（即面部皮肤枯槁发暗而无光泽）、暴露（即某种面色异常明显地显露于外）为特点。

一般情况下,面部颜色的显露程度与光泽的有无,受疾病轻重等不同情况的直接影响。一般而言,新病、轻病、阳证,面色多显露但尚有光泽;久病、重病、阴证,面色则多暴露而晦暗。观察病色的关键在于分辨面色的善、恶。

1. **善色** 善色指患者面色虽有异常,但仍光明润泽。说明病变尚轻,脏腑精气未衰,胃气尚能上荣于面。其病易治,预后较好。

2. **恶色** 恶色指患者面色异常,且枯槁晦暗。说明病变深重,脏腑精气已衰,胃气不能上荣于面。其病难治,预后较差。

要点三 五色主病的具体临床表现及意义

病色大致可分为赤、白、黄、青、黑五种,分别见于不同脏腑和不同性质的疾病。

(一)赤色

赤色主热证,亦可见于戴阳证。

1. 满面通红者,多属外感发热,或脏腑火热炽盛的实热证。

2. 两颧潮红者,多属阴虚阳亢的虚热证。

3. 久病重病面色苍白,颧颊部嫩红如妆,游移不定者,属戴阳证。因脏腑精气衰竭殆尽,阴阳虚极,阴不敛阳,虚阳浮越所致,属病重。

(二)白色

白色主虚证(包括血虚、气虚、阳虚)、寒证、失血证、夺气。

1. 面色淡白无华,舌、唇色淡者,多属血虚证或失血证。

2. 面色白者,多属阳虚证;面色白而虚浮者,多属阳虚水泛。

3. 面色苍白(白中透青)者,多属阳气暴脱之亡阳证;或阴寒凝滞,血行不畅之实寒证;或大失血之人。

(三)黄色

黄色主脾虚、湿证。

1. 面色淡黄,枯槁无华,称"萎黄"。常见于脾胃气虚,气血不足者。

2. 面黄虚浮,称为"黄胖"。多是脾气虚衰,湿邪内阻所致。

3. 若面目一身俱黄,称为"黄疸"。黄而鲜明如橘子色者,属"阳黄",为湿热熏蒸之故;黄而晦暗如烟熏者,属"阴黄",为寒湿郁阻之故。

(四)青色

青色主寒证、气滞、血瘀、疼痛和惊风。

1. 面色淡青或青黑者,属寒盛、痛剧。

2. 突然面色青灰,口唇青紫,肢凉脉微,多为心阳暴脱,心血瘀阻之象。

3. 久病面色与口唇青紫,多属心气、心阳虚衰,血行瘀阻,或肺气闭塞,呼吸不利。

4. 面色青黄(苍黄),多见于肝郁脾虚。

5. 小儿眉间、鼻柱、唇周色青者,多属惊风或惊风先兆。

(五)黑色

黑色主肾虚、寒证、水饮、血瘀、剧痛。

1. 面黑暗淡者,多属肾阳虚。

2. 面黑干焦者,多属肾阴虚。

3. 眼眶周围色黑者,多属肾虚水饮或寒湿带下。

4. 面色黧黑、肌肤甲错者,多由瘀血日久所致。

细目三 望 头 面

要点一 望头部病变的临床表现及意义

(一)望头颅

1. **头大** 小儿头颅均匀增大,颅缝开裂,面部较小,智力低下者,多为先天不足,肾精亏损,水液停聚于颅脑所致。

2. **头小** 小儿头颅狭小,头顶尖圆,颅缝早闭,智力低下者,多因先天肾精不足,颅骨发育不良所致。

3. **方颅** 小儿前额左右突出,头顶平坦,颅呈方形者,是肾精不足或脾胃虚弱,颅骨发育不良的表现,可见于佝偻病、先天性梅毒等患儿。

4. **头摇** 患者头摇不能自主,不论成人或小儿,多为肝风内动之兆,或为老年气血虚衰,脑神失养所致。

(二)望囟门

1. **囟陷** 即小儿囟门下陷,多属虚证。可见于吐泻伤津,或气血不足,或先天肾精不足,脑髓失充。

2. **囟填** 即囟门高突,多属实热证。可见于温病火邪上攻者,或脑髓有病,或颅内水液停聚。

3. **解颅** 即囟门迟闭,骨缝不合,属肾气不足,或发育不良的表现。常见于小儿佝偻病。

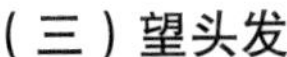

（三）望头发

1. **发黄**　指发黄干枯，稀疏易落。多属精血不足，可见于慢性虚损患者或大病之后精血未复。

（1）小儿头发稀疏黄软，生长迟缓，甚至久不生发，或枕后发稀，或头发稀疏不匀者，多因先天不足，肾精亏损而致。

（2）小儿发结如穗，枯黄无泽，伴见面黄肌瘦，多为疳积病。

2. **发白**　指青少年白发。发白伴有耳鸣、腰酸者属肾虚；伴有失眠健忘症状者为劳神伤血所致；但亦有因先天禀赋不足所致者。

3. **脱发**　突然片状脱发，脱落处显露圆形或椭圆形光亮头皮而无自觉症状，称为斑秃，多为血虚受风所致。

（1）青壮年头发稀疏易落，有眩晕、健忘、腰膝酸软等表现者，多为肾虚。

（2）头发已脱，头皮瘙痒，多屑多脂者，多为血热生风所致。

要点二　望面部病变的临床表现及意义

（一）面肿

面部浮肿，按之凹陷者，为水肿病，属全身水肿的一部分。

1. 颜面浮肿，发病迅速者，为阳水，多为外感风邪，肺失宣降所致。

2. 颜面浮肿，兼见面色白，发病缓慢者属阴水，多由脾肾阳虚，水湿泛滥所致。

3. 颜面浮肿，兼见面唇青紫，心悸气喘，不能平卧者，多属心肾阳虚，血行瘀滞，水气凌心所致。

（二）腮肿

1. **痄腮**　指一侧或两侧腮部以耳垂为中心肿起，边缘不清，局部灼热疼痛的症状。为外感温毒之邪所致，多见于儿童，属传染病。

2. **发颐**　指颧下颌上耳前发红肿起，伴有寒热、疼痛的症状。为阳明热毒上攻所致。

（三）口眼㖞斜

1. **口僻**　单见口眼㖞斜，肌肤不仁，面部肌肉患侧偏缓，健侧紧急，患侧目不能合，口不能闭，不能皱眉鼓腮，饮食言语皆不利者，为风邪中络所致。

2. **中风**　若口角㖞斜兼半身不遂者，多为肝阳化风，风痰阻闭经络。

（四）面脱

面削颧耸，称面脱。指面部肌肉消瘦，两颧高耸，眼窝、颊部凹陷。因气血虚衰，脏腑精气耗竭所致，多见于慢性病的危重阶段。

（五）特殊面容

1. **惊恐貌**　指患者面部呈现恐惧的症状。多见于小儿惊风、客忤及癫病、瘿气等病。若遇声、光、风刺激，或见水、闻水声时出现者，可能为狂犬病。

2. **苦笑貌**　指患者面部呈现无可奈何的苦笑样症状，由面部肌肉痉挛所致，乃破伤风的特殊征象。

细目四　望　五　官

要点一　望目部病变的临床表现及意义

（一）五轮学说的内容

目内眦及外眦的血络属心，称为“血轮”；黑睛属肝，称为“风轮”；白睛属肺，称为“气轮”；瞳仁属肾，称为“水轮”；眼胞属脾，称为“肉轮”。

（二）望目色

1. **目赤肿痛**　多属实热证。如白睛色红为肺火或外感风热；两眦赤痛为心火；睑缘赤烂为脾有湿热；全目赤肿为肝经风热上攻。

2. **白睛发黄**　为黄疸的主要标志。多由湿热或寒湿内蕴，肝胆疏泄失常，胆汁外溢所致。

3. **目眦淡白**　属血虚、失血。由血少不能上荣于目所致。

4. **目胞色黑晦暗**　多属肾虚。

5. **黑睛灰白混浊**　称为目生翳。多因邪毒侵袭，或肝胆实火上攻，或湿热熏蒸，或阴虚火炎等，使黑睛受伤而成。

（三）望目形

1. **目胞浮肿**　为水肿的常见表现。

2. **眼窝凹陷**　多为伤津耗液或气血不足，可见于吐泻伤津或气血虚衰的患者；若久病重病眼球深陷，伴形瘦如柴，则为脏腑精气竭绝，正气衰竭，属病危。

3. **眼球突出**　眼球突出兼喘满上气者，属肺胀，为痰浊阻肺、肺气不宣、呼吸不利所致。

若眼球突出兼颈前微肿,急躁易怒者,称为瘿病,因肝郁化火、痰气壅结所致。

4. **胞睑红肿** 睑缘肿起结节如麦粒,红肿较轻者,称为针眼;胞睑漫肿,红肿较重者,称为眼丹,皆为风热邪毒或脾胃蕴热上攻于目所致。

(四)望目态

1. **瞳孔缩小** 可见于川乌、草乌、毒蕈、有机磷杀虫药及吗啡、氯丙嗪等药物中毒。

2. **瞳孔散大** 可见于颅脑损伤(如头部外伤)、出血中风等,提示病情危重;若两侧瞳孔完全散大,对光反射消失,则是临床死亡的指征之一;也可见于青风内障或颠茄类药物中毒等。

3. **目睛凝视** 指患者两眼固定,不能转动。固定前视者,称瞪目直视;固定上视者,称戴眼反折;固定侧视者,称横目斜视。多属肝风内动所致。

4. **睡眠露睛** 指患者昏昏欲睡,睡后胞睑未闭而睛珠外露。多属脾气虚弱,气血不足,胞睑失养所致。常见于吐泻伤津和慢脾风的患儿。

5. **胞睑下垂** 又称睑废,指胞睑无力张开而上睑下垂者。双睑下垂者,多为先天不足,脾肾亏虚;单睑下垂者,多因脾气虚衰,脉络失养,肌肉松弛所致,也可见于外伤所致。

要点二 望口与唇病变的临床表现及意义

(一)望口

1. **口之形色**

(1)口角流涎:小儿见之多属脾虚湿盛;成人见之多为中风口㖞不能收摄。

(2)口疮:唇内和口腔黏膜出现灰白色小溃疡,周围红晕,局部疼痛。多由心、脾二经积热上熏所致。

(3)口糜:口腔黏膜糜烂成片,口气臭秽,多由湿热内郁,上蒸口腔而成。

(4)鹅口疮:小儿口腔、舌上出现片状白屑,状如鹅口者,多因感受邪毒,心脾积热,上熏口舌所致。

2. **口之动态**

(1)口张:口开而不闭,属虚证。若状如鱼口,但出不入,则为肺气将绝。

(2)口噤:口闭而难开,牙关紧急,属实证,多因筋脉拘急所致,可见于中风、痫病、惊风、破伤风等。

(3)口撮:上下口唇紧聚,不能吸吮,可见于小儿脐风。

(4)口僻:口角向一侧㖞斜,见于风邪中络,或中风的中经络。

(5)口振:战栗鼓颔,口唇振摇,常见于疟疾初起。

(6)口动:口频繁开合,不能自禁,是胃气虚弱的表现;若口角掣动不止,是热极生风或脾虚生风之象。

(二)察唇

1. **唇之色泽**

(1)唇色红润:此为正常人的表现,说明胃气充足,气血调匀。

(2)唇色淡白:多属血虚或失血。

(3)唇色深红:多属热盛。

(4)口唇赤肿而干:多为热极。

(5)口唇呈樱桃红色者:多见于煤气中毒。

(6)口唇青紫:多属阳气虚衰,血行瘀滞。

(7)口唇青黑:多属寒盛、痛极。

2. **唇之形态**

(1)口唇干裂:为津液损伤,多属燥热伤津或阴虚液亏。

(2)口唇糜烂:多为脾胃积热上蒸。

(3)唇边生疮,红肿疼痛:为心脾积热。

要点三 望齿与龈病变的临床表现及意义

(一)察牙齿

1. **牙齿色泽**

(1)牙齿洁白润泽:是津液内充、肾气充足的表现。

(2)牙齿干燥:为胃阴已伤。

(3)牙齿光燥如石:是阳明热盛,津液大伤。

(4)牙齿燥如枯骨:是肾阴枯涸,精不上荣,见于温热病的晚期。

(5)牙齿枯黄脱落:见于久病者,多为骨绝。

2. **牙齿动态**

(1)牙关紧闭:多属风痰阻络或热极生风。

(2)咬牙啮齿:为热盛动风。

(3)睡中啮齿:多因胃热或虫积所致,也可见于正常人。

(二)望牙龈

1. **牙龈色泽**

(1)牙龈淡红而润泽:是胃气充足、气血

调匀的表现。

（2）牙龈淡白：多是血虚或失血。

（3）牙龈红肿疼痛：多是胃火亢盛。

2. 牙龈形态

（1）牙宣：龈肉萎缩，牙根暴露，牙齿松动，多属肾虚或胃阴不足，也可见于气血不足者。

（2）牙疳：牙龈溃烂，流腐臭血水，多因外感疫疠之邪，积毒上攻所致。

要点四　望咽喉病变的临床表现及意义

（一）咽喉色泽

1. **咽部深红，肿痛明显**　属实热证，多因风热邪毒或肺胃热毒壅盛所致。

2. **咽部嫩红，肿痛不显**　属阴虚证，多由肾水亏少、阴虚火旺所致。

3. **咽喉淡红漫肿**　多属痰湿凝聚所致。

（二）咽喉形态

1. **乳蛾**　一侧或两侧喉核红肿肥大，形如乳头或蚕蛾，表面或有脓点，咽痛不适。属肺胃热盛，邪客喉核，或虚火上炎，气血瘀滞所致。

2. **喉痈**　咽喉部红肿高突，疼痛剧烈，吞咽困难。多因脏腑蕴热，复感外邪，热毒客于咽喉所致。

3. **咽喉溃烂**　溃烂成片或凹陷者，为肺胃热毒壅盛；若腐烂分散浅表者，为肺胃之热尚轻；若溃腐日久，周围淡红或苍白者，多属虚证。

4. **伪膜**　咽部溃烂处上覆白腐，形如白膜者。如伪膜松厚，容易拭去，去后不复生，此属肺胃热浊上壅于咽，证较轻；如伪膜坚韧，不易剥离，重剥则出血，或剥去随即复生，此属重证，多是白喉，又称“疫喉”，因肺胃热毒伤阴而成，属烈性传染病。

细目五　望　躯　体

要点　望颈项病变的临床表现及意义

（一）瘿瘤

瘿瘤指颈部结喉处有肿块突起，或大或小，或单侧或双侧，可随吞咽而上下移动。多因肝郁气结，血瘀痰凝；或水土失调，痰气搏结所致。

（二）瘰疬

瘰疬指颈侧颌下有肿块如豆，累累如串珠。多由肺肾阴虚，虚火内灼，炼液为痰，结于颈部，或外感风火时毒，夹痰结于颈部所致。

（三）项强

项强指项部拘紧或强硬。

1. 项部拘急牵引不舒，兼有恶寒、发热，是风寒侵袭太阳经脉，经气不利所致。

2. 项部强硬，不能前俯，兼壮热、神昏、抽搐者，多属温病火邪上攻，或脑髓有病。

3. 项强不适，兼头晕者，多属阴虚阳亢，或经气不利所致。

4. 睡眠之后，项强而痛，并无他苦者，为落枕，多因睡姿不当，项部经络气滞所致。

（四）项软

项软指颈项软弱，抬头无力。小儿项软，多因先天不足，肾精亏损。后天失养，发育不良，可见于佝偻病患儿。久病、重病颈项软弱，头垂不抬，眼窝深陷，多为脏腑精气衰竭之象，属病危。

（五）颈脉怒张

颈脉怒张指颈部脉管明显胀大，平卧时更甚。多见于心血瘀阻、肺气壅滞及心肾阳衰、水气凌心的患者。

细目六　望　皮　肤

要点一　皮肤色泽、形态异常的临床表现及意义

（一）皮肤色泽异常的临床表现及意义

1. **皮肤发黄**　面目、皮肤、爪甲俱黄者，为黄疸。其黄色鲜明如橘皮色者，属阳黄；因湿热蕴蒸，胆汁外溢肌肤而成。黄色晦暗如烟熏色者，属阴黄；因寒湿阻遏，胆汁外溢肌肤所致。

2. **皮肤发赤**　皮肤突然鲜红成片，色如涂丹，边缘清楚，灼热肿胀者，为丹毒。发于头面者，名抱头火丹；发于小腿足部者，名流火；发于全身游走不定者，名赤游丹。发于上部者，多由风热化火所致；发于下部者，多因湿热化火而成；亦有因外伤染毒而引起者。

3. **皮肤发黑**　皮肤黄中显黑，黑而晦暗，多为黑疸，由劳损伤肾所致；周身皮肤发黑，亦

可见于肾阳虚衰患者。

4. **皮肤白斑** 四肢、面部等处出现白斑，大小不等，界限清楚，病程缓慢者，为白驳风或白癜风；多因风湿侵袭，气血失和，血不荣肤所致。

(二)皮肤形态异常的临床表现及意义

1. **皮肤干枯** 皮肤干枯无华，甚至皲裂、脱屑；多因阴津耗伤，营血亏虚，肌肤失养，或因外邪侵袭，气血滞涩所致。

2. **肌肤甲错** 皮肤干枯粗糙，状若鱼鳞的症状；多因血瘀日久，肌肤失养所致。

要点二 皮肤病症的临床表现及意义

(一)斑疹

斑和疹都是全身性疾病表现于皮肤的症状。

1. **斑** 指皮肤黏膜出现深红色或青紫色片状斑块，平摊于皮肤，摸之不碍手，压之不褪色的症状。可由外感温热邪毒，热毒窜络，内迫营血，或脾虚血失统摄，或阳衰寒凝血瘀，或外伤血溢肌肤所致。

2. **疹** 指皮肤出现红色或紫红色、粟粒状疹点，高出皮肤，抚之碍手，压之褪色的症状。常见于麻疹、风疹、瘾疹等病，也可见于温热病中。多因外感风热时邪，或过敏，或热入营血所致。

在外感病中，若斑疹色红，先从胸腹出现，然后延及四肢，斑疹发后热退神清者，是邪气透泄的佳兆，是轻证、顺证；若布点稠密，色现深红或紫黑，并且斑疹先从四肢出现，然后内延胸腹，同时大热不退，神志昏迷，为正不胜邪，邪气内陷，是重证、逆证。

(二)水疱

1. **白㾦** 又称白疹。指皮肤上出现的一种白色小疱疹。其特点是晶莹如粟，高出皮肤，擦破流水，多发于颈胸部，四肢偶见，面部不发。白㾦的出现，多因外感湿热之邪，郁于肌表，汗出不彻而发，见于湿温病。白㾦有晶㾦、枯㾦之分。色白，点细，形如粟，明亮滋润像水晶的，称晶㾦，是顺证；若㾦色干枯，则称为枯㾦，是津液枯竭，为逆证。

2. **水痘** 指小儿皮肤出现粉红色斑丘疹，很快变成椭圆形小水疱，晶莹明亮，浆液稀薄，皮薄易破，分批出现，大小不等，兼有轻度恶寒发热表现者，称为水痘。因外感时邪，内蕴湿热所致，属儿科常见的传染病。

3. **湿疹** 指周身皮肤出现红斑，迅速形成丘疹、水疱，破后渗液，出现红色湿润之糜烂面者。多因湿热蕴结，复感风邪，郁于肌肤而发。

4. **热气疮** 口角、唇边、鼻旁、外阴等皮肤黏膜交界处出现成簇粟米大小的水疱，灼热痒痛。多因外感风热，或肺胃蕴热上熏，或肝经湿热下注所致。

(三)疮疡

1. **痈** 指患部红肿高大，根盘紧束，伴有焮热疼痛，并能形成脓疡的疾病。具有未脓易消，已脓易溃，疮口易敛的特点，属阳证。多由湿热火毒内蕴，气血瘀滞所致。

2. **疽** 指患部漫肿无头，肤色不变，疼痛不已的疾病。具有难消、难溃、难敛，溃后易伤筋骨的特点，属阴证。多由气血亏虚，阴寒凝滞所致。

3. **疔** 指患部初起如粟如米，根脚坚硬较深，麻木或发痒，顶白而痛的疾病。多发于颜面和手足。因竹木刺伤，或感受疫毒、火毒等邪所致。

4. **疖** 指患部形小而圆，红肿热痛不甚，根浅、脓出即愈的疾病。因外感火热毒邪或湿热蕴结所致。

细目七 望排出物

要点 望痰及呕吐物的临床表现及意义

(一)望痰

1. 痰黄黏稠，坚而成块者，属热痰。因热邪煎熬津液之故。

2. 痰白而清稀，或有灰黑点者，属寒痰。因寒伤阳气，气不化津，湿聚为痰之故。

3. 痰白滑而量多，易咳出者，属湿痰。因脾虚不运，水湿不化，聚而成痰之故。

4. 痰少而黏，难于咳出者，属燥痰。因燥邪伤肺，或肺阴虚津亏所致。

5. 痰中带血，色鲜红者，为热伤肺络。多因肺阴亏虚，或肝火犯肺，或痰热壅肺所致。

6. 咳吐脓血腥臭痰，属肺痈。因热毒蕴

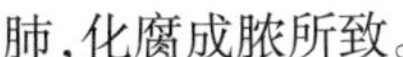

肺,化腐成脓所致。

（二）望呕吐物

1. 呕吐物清稀无臭,多因胃阳不足,难以腐熟水谷,或寒邪犯胃,损伤胃阳,导致水饮内停,胃失和降所致。

2. 呕吐物秽浊酸臭,多因邪热犯胃,胃失和降所致。

3. 呕吐物酸腐,夹杂不化食物,多属伤食,因暴饮暴食,损伤脾胃,宿食不化,胃气上逆所致。

4. 呕吐黄绿苦水,多为肝胆湿热或郁热。

5. 吐血色暗红或紫暗有块,夹杂食物残渣,多属胃有积热,或肝火犯胃,或胃腑素有瘀血所致。

6. 呕吐清水,伴胃脘冷痛,为寒呕,因胃阳不足,腐熟无力,或寒邪犯胃,损伤胃阳,水饮内停,胃失和降所致。

7. 呕吐清水痰涎,伴胃脘振水声,为痰饮,因饮停胃腑,胃气失降所致。

细目八　望小儿指纹

要点一　望小儿指纹的方法及临床表现

（一）望小儿指纹的方法

诊察小儿指纹时,可抱小儿面向光亮,医生用左手拇指和食指握住小儿食指末端,再以右手拇指的侧缘在小儿食指掌侧前缘从指尖向指根部轻推几次,用力要适中,使络脉显露,便于观察。

（二）小儿指纹的临床表现

小儿正常食指指纹在掌侧前缘,纹色浅红,红黄相间,络脉隐隐显露于风关之内,粗细适中。年幼儿络脉显露而较长;年长儿络脉不显而略短。皮肤薄嫩者,络脉较显而易见;皮肤较厚者,络脉常模糊不显。

要点二　小儿指纹异常的临床表现及意义

（一）浮沉分表里

指纹浮而显露,为病邪在表,多见于外感表证。

指纹沉隐不显,为病邪在里,多见于内伤里证。

（二）红紫辨寒热

指纹色鲜红,主外感风寒表证。

指纹紫红,主热证。

指纹色青,主疼痛、惊风。

指纹淡白,主脾虚、疳积。

指纹色紫黑,为血络郁闭,多属病危之象。

（三）淡滞定虚实

指纹浅淡而纤细者,多属虚证。

指纹浓滞而增粗者,多属实证。

（四）三关测轻重

指纹显于风关,是邪气入络,邪浅病轻,可见于外感初起。

指纹达于气关,是邪气入经,邪深病重。

指纹达于命关,是邪入脏腑,病情严重。

指纹直达指端,称为“透关射甲”,提示病情凶险,预后不良。

第三单元 舌 诊

舌诊是观察患者舌质和舌苔的变化以诊察疾病的方法，是望诊的重要内容，是中医诊法的特色之一。

细目一 舌诊原理

要点 舌诊原理

（一）舌与脏腑、经络的联系

舌由肌肉、血脉和经络所构成，三者都与脏腑存在着密切的联系。

1. 舌可反映心、神的病变

（1）舌为心之苗窍，手少阴心经之别系舌本。因心主血脉，而舌的脉络丰富，心血上荣于舌，故人体气血运行的情况，可反映在舌质的颜色上。

（2）心主神明，舌体的运动又受心神的支配，因而舌体运动是否灵活自如，语言是否清晰，与神志密切相关，故舌可反映心、神的病变。

2. 舌可反映脾胃的功能状态 舌为脾之外候，足太阴脾经连舌本、散舌下，舌居口中，司味觉。舌苔是禀胃气而生，与脾胃运化功能相应，故舌可反映脾胃的功能状态；脾胃为后天之本、气血的生化之源，故舌象亦是全身营养和代谢功能的反映，代表了全身气血津液的盛衰。

3. 舌可反映其他脏腑的病变

（1）肝藏血、主筋，足厥阴肝经络舌本。

（2）肾藏精，足少阴肾经循喉咙、夹舌本。

（3）足太阳膀胱经经筋结于舌本。

（4）肺系上达咽喉，与舌根相连。

（5）其他脏腑组织，由经络沟通，也直接、间接与舌产生联系，因此，脏腑的病变亦必然通过经络气血的变化而反映于舌。

（二）舌面脏腑分候

1. 以五脏划分，舌尖属心、肺，舌边属肝（胆），舌中属脾（胃），舌根属肾。

2. 以胃经划分，舌尖属上脘，舌中属中脘，舌根属下脘。

3. 以三焦划分，舌尖属上焦（心、肺），舌中属中焦（脾），舌根属下焦（肝、肾）。

（三）舌与气血、津液的联系

1. 舌与气血 舌为血脉丰富的肌性器官，有赖气血的濡养和津液的滋润。舌体的形质和舌色与气血的盈亏和运行状态有关。

2. 舌与津液 舌苔和舌体的润燥与津液的多少有关。舌下肉阜部有金津、玉液，中医认为唾为肾液，涎为脾液，为津液的一部分，其生成、输布离不开脏腑功能，尤其与肾、脾胃等脏腑密切相关，所以通过观察舌体的润燥，可以判断体内津液的盈亏及病邪性质的寒热。

细目二 正常舌象

要点一 正常舌象的特点

（一）舌诊的内容

舌诊主要分望舌质和望舌苔两方面。

1. 舌质，又称舌体，是舌的肌肉脉络组织。

2. 舌苔，是舌面上附着的一层苔状物。

（二）正常舌象的主要特征

正常舌象的主要特征为：舌色淡红鲜明，舌质滋润，舌体大小适中、柔软灵活，舌苔均匀薄白而润。简称“淡红舌，薄白苔”。

正常舌象受体内外环境的影响，可以产生生理性变异，如受年龄因素的影响，儿童的舌质多淡嫩，舌苔偏少易剥，老年人的舌色多暗红；受女性生理特点的影响，在月经期可以出现蕈状乳头充血而舌质偏红，或舌尖边部有明显的红刺，月经过后可以恢复正常；受禀赋、体质因素的影响，舌象可以出现一些差异，如裂纹舌、齿痕舌、地图舌等，均有属于先天性者；受气候、环境因素的影响，夏天舌苔多厚，秋天舌苔偏干燥，冬季舌常湿润等。

要点二　正常舌象的临床意义

正常舌象说明胃气旺盛，气血津液充盈，脏腑功能正常。

细目三　望　舌　质

要点一　舌色异常的表现特征及临床意义

舌色是指舌质的颜色。

（一）淡红舌

1. **表现特征**　淡红舌指舌体颜色淡红润泽、白中透红的表现。

2. **临床意义**　淡红舌为气血调和的征象，多见于健康人，或病之轻者。

淡红舌为心血充足，胃气旺盛的生理状态。若外感病初起，病情轻浅，尚未伤及气血及内脏，舌色仍可保持正常。

（二）淡白舌

1. **表现特征**　淡白舌指舌色较健康人的淡红色浅淡，白色偏多，红色偏少，甚至全无血色者（枯白舌）的表现。

2. **临床意义**　淡白舌主气血两虚、阳虚。枯白舌主亡血夺气。

气血两亏，血不荣舌，或阳气不足，推动血液运行无力，致使血液不能上荣于舌，故舌色浅淡。亡血夺气，病情危重，舌无血气充养，则显枯白无华。

（1）淡白湿润，舌体胖嫩：多为阳虚水湿内停。

（2）淡白光莹，舌体瘦薄：属气血两亏。

（三）红舌

1. **表现特征**　舌色较淡红色为深，甚至呈鲜红色的表现。红舌可见于整个舌体，亦可只见于舌尖。

2. **临床意义**　红舌主实热、阴虚。血得热则行，热盛则气血沸涌，舌体脉络充盈；或阴液亏虚，虚火上炎，故舌色鲜红。

（1）舌色稍红，或舌边尖略红：多属外感风热表证初期。

（2）舌色鲜红而起芒刺，或兼黄厚苔：多属实热证。

（3）舌尖红：多为心火上炎。

（4）舌两边红：多为肝经有热。

（5）舌体小，舌鲜红而少苔，或有裂纹，或光红无苔：属虚热证。

（四）绛舌

1. **表现特征**　绛舌指舌色较红色更深，或略带暗红色的表现。

2. **临床意义**　绛舌主里热亢盛、阴虚火旺。

绛舌多由红舌进一步发展而来。其形成是因热入营血，耗伤营阴，血液浓缩，或虚火上炎，舌体脉络充盈。

（1）舌绛有苔，或伴有红点、芒刺：多属温病热入营血，或脏腑内热炽盛。

（2）舌绛少苔或无苔，或有裂纹：多属久病阴虚火旺，或热病后期阴液耗损。

（五）紫舌

1. **表现特征**　全舌呈现紫色，或局部出现青紫斑点的表现。舌淡而泛现青紫者，为淡紫舌；舌红而泛现紫色者，为紫红舌；舌绛而泛现紫色者，为绛紫舌；舌体局部出现青紫色斑点者，为紫斑或紫点舌。

2. **临床意义**　紫舌主气血瘀滞。

（1）全舌青紫：多是全身性血行瘀滞。

（2）舌有紫色斑点：多属瘀血阻滞于某局部。

（3）舌色淡红中泛现青紫：多因肺气壅滞，或肝郁血瘀，或气虚无力推动血液运行，亦可见于先天性心脏病，或某些药物、食物中毒。

（4）舌淡紫而湿润：多因阴寒内盛，或阳气虚衰而致寒凝血瘀。

（5）舌紫红或绛紫而干枯少津：为热盛伤津，气血壅滞。

要点二　舌形异常的表现特征及临床意义

舌形是指舌体的形状。

（一）老舌

1. **表现特征**　舌质纹理粗糙或皱缩，坚敛苍老，舌色较暗者，为苍老舌。

2. **临床意义** 多见于实证。实邪亢盛,充斥体内,而正气未衰,邪正交争,邪气壅滞于上,故舌质苍老。

(二)嫩舌

1. **表现特征** 舌质纹理细腻,浮胖娇嫩,舌色浅淡者,为娇嫩舌。

2. **临床意义** 多见于虚证。气血不足,舌体脉络不充,或阳气亏虚,运血无力,寒湿内生,故舌嫩色淡白。

(三)胖舌

1. **表现特征** 舌体较正常舌大而厚,伸舌满口者,称为胖大舌;舌体肿大,盈口满嘴,甚者不能闭口,伸出则难以缩回者,称为肿胀舌。

2. **临床意义** 多主水湿内停、痰湿热毒上泛。

(1)舌淡胖大:多为脾肾阳虚,水湿内停。

(2)舌红胖大:多属脾胃湿热或痰热内蕴。

(3)舌红绛肿胀:多见于心脾热盛,热毒上壅。

(4)先天性舌血管瘤:可呈现青紫肿胀舌。

(四)瘦舌

1. **表现特征** 舌体比正常舌瘦小而薄者,称为瘦薄舌。

2. **临床意义** 多主气血两虚、阴虚火旺。

(1)舌体瘦薄而色淡:多是气血两虚。

(2)舌体瘦薄而色红绛,舌干少苔或无苔:多见于阴虚火旺,津液耗伤。

(五)点、刺舌

1. **表现特征** 点、刺相似,多见于舌的边尖部分。

(1)点是指突起于舌面的红色、白色或黑色星点。大者为星,称红星舌;小者为点,称红点舌。

(2)刺是指舌乳头突起如刺,摸之棘手的红色或黄黑色点刺,称为芒刺舌。

2. **临床意义** 点、刺舌提示脏腑热极,或血分热盛。

点、刺是由蕈状乳头增生,数目增多,充血肿大而形成。一般点、刺越多,邪热越盛。

(1)舌红而起芒刺:多为气分热盛。

(2)舌红而点刺色鲜红:多为血热内盛,或阴虚火旺。

(3)舌红而点刺色绛紫:多为热入营血而气血壅滞。

根据点刺出现的部位,可区分热在何脏:①舌尖生点刺:多为心火亢盛。②舌边有点刺:多属肝胆火盛。③舌中生点刺:多为胃肠热盛。

(六)裂纹舌

1. **表现特征** 裂纹舌指舌面出现多少不等、深浅不一、各种形态明显的裂沟,有深如刀割剪碎的,有横直皱纹而短小的,有纵形、横形、“井”字形、“爻”字形,以及辐射状、脑回状、鹅卵石状等。

2. **临床意义** 裂纹舌统属阴血亏损,不能荣润舌面所致。

(1)舌红绛而有裂纹:多是热盛伤津,或阴液虚损。

(2)舌淡白而有裂纹:多为血虚不润。

(3)舌淡白胖嫩,边有齿痕而又有裂纹:属脾虚湿侵。

(4)健康人舌面上出现裂纹、裂沟,裂纹中一般有舌苔覆盖,且无不适感觉者,为先天性舌裂,应与病理性裂纹舌相鉴别。

(七)齿痕舌

1. **表现特征** 齿痕舌指舌体边缘见牙齿压迫的痕迹。

2. **临床意义** 齿痕舌多主脾虚、水湿内停证。齿痕舌多因舌体胖大而受齿缘压迫所致,故常与胖大舌同见。

(1)舌淡胖大,润而有齿痕:多属寒湿壅盛,或阳虚水湿内停。

(2)舌淡红而有齿痕:多是脾虚或气虚。

(3)舌红肿胀而有齿痕:为内有湿热痰浊壅滞。

(4)舌淡红而嫩,舌体不大而边有轻微齿痕:可为先天性齿痕;如病中见之提示病情较轻,多见于小儿或气血不足者。

要点三 舌态异常的表现特征及临床意义

舌态是指舌体的动态。

(一)痿软舌

1. **表现特征** 痿软舌指舌体软弱,无力屈伸,痿废不灵的表现。

2. **临床意义** 痿软舌多见于伤阴,或气血俱虚。

痿软舌多因气血亏虚,阴液亏损,舌肌筋脉失养而废弛,致使舌体痿软。

(1)舌淡白而痿软:多是气血俱虚。

(2)久病舌绛少苔或无苔而痿软:多见于

外感病后期，热极伤阴，或内伤杂病，阴虚火旺。

（二）强硬舌

1. **表现特征**　强硬舌指舌体板硬强直，运动不灵活的表现。

2. **临床意义**　强硬舌多见于热入心包，或高热伤津，或风痰阻络。

外感热病，热入心包，扰乱心神，使舌无主宰；高热伤津，筋脉失养，使舌体失其灵活与柔和；肝风夹痰，风痰阻滞舌体脉络，以致舌体强硬失和。

（1）舌红绛少津而强硬：多因邪热炽盛。

（2）舌胖大兼厚腻苔而强硬：多见于风痰阻络。

（3）舌强语言謇涩，伴肢体麻木、眩晕：多为中风先兆。

（三）歪斜舌

1. **表现特征**　歪斜舌指伸舌时舌体偏向一侧，或左或右。

2. **临床意义**　歪斜舌多见于中风、喑痱或中风先兆。

多因肝风内动，夹痰或夹瘀，痰瘀阻滞一侧经络，受阻侧舌肌弛缓，收缩无力，而健侧舌肌如常所致。

（四）颤动舌

1. **表现特征**　颤动舌指舌体震颤抖动，不能自主的表现。轻者仅伸舌时颤动，重者不伸舌时亦抖颤难宁。

2. **临床意义**　颤动舌为肝风内动的表现，可因热盛、阳亢、阴亏、血虚等所致。

气血两虚，使筋脉失于濡养而无力平稳伸展舌体；或因热极阴亏而动风、肝阳化风等导致舌抖颤难安。

（1）久病舌淡白而颤动：多属血虚动风。

（2）新病舌绛而颤动：多属热极生风。

（3）舌红少津而颤动：多属阴虚动风、肝阳化风。

（4）酒毒内蕴，亦可见舌体颤动。

（五）吐弄舌

1. **表现特征**　舌伸于口外，不立即回缩者，为“吐舌”；舌微露出口，立即收回，或舐口唇上下左右，掉动不停者，叫作“弄舌”。

2. **临床意义**　吐弄舌两者皆因心、脾二经有热所致。心热则动风，脾热则津耗，以致筋脉紧缩不舒，频频动摇。

（1）吐舌：可见于疫毒攻心或正气已绝。

（2）弄舌：多见于热甚动风先兆。

（3）吐弄舌：可见于小儿智力发育不全。

（六）短缩舌

1. **表现特征**　指舌体卷短、紧缩，不能伸长，甚至伸舌难于抵齿的表现。

2. **临床意义**　多属危重证候的表现。

（1）舌短缩，色淡白或青紫而湿润：多属寒凝筋脉或气血俱虚。

（2）舌短缩，体胖而苔滑腻：多属痰浊内蕴。

（3）舌短缩，色红绛而干：多属热盛伤津。

要点四　舌下络脉异常的表现特征及临床意义

舌下络脉是指位于舌下舌系带两侧的大络脉。正常的舌下络脉，是由细到粗，颜色呈暗红色，少有纡曲。舌下络脉的变化可反映气血的运行情况。

望舌下络脉，主要观察其长度、形态、色泽、粗细、舌下小血络等情况。

（1）舌下络脉粗胀，或呈青紫、绛、绛紫、紫黑色，或舌下细小络脉呈暗红色或紫色网络，或舌下络脉曲张如紫色珠子大小不等的结节改变，均为血瘀的征象。可因气滞、寒凝、热郁、痰湿、气虚、阳虚等所致，需结合其他症状进行分析。

（2）舌下络脉短而细，周围小络脉不明显，舌色偏淡者，多属气血不足。

细目四　望　舌　苔

要点一　望苔质的内容及临床意义

苔质，是指舌苔的质地、形态。主要观察舌苔的厚薄、润燥、腐腻、剥落、偏全、真假等方面的改变。

（一）薄、厚苔

1. **表现特征**　苔质的厚薄以“见底”和“不见底”为标准，即透过舌苔能隐隐见到舌体的为“薄苔”，不能见到舌体则为“厚苔”。

2. **临床意义**　苔的厚薄主要反映邪正的

盛衰和邪气之深浅。

(1)薄苔:本是胃气所生,属正常舌苔;若有病见之,亦属疾病轻浅,正气未伤,邪气不盛。故薄苔主外感表证,或内伤轻病。

(2)厚苔:是胃气夹湿等邪气熏蒸所致,故厚苔主邪盛入里,或内有痰浊、食积等。

3. 舌苔厚薄变化的临床意义

(1)舌苔由薄转厚,提示邪气渐盛,或表邪入里,为病进。

(2)舌苔由厚转薄,提示正气胜邪,内邪消散外达,为病退。

(3)舌苔的厚薄变化,一般是渐变的过程,如果薄苔突然增厚,提示邪气极盛,迅速入里。

(4)舌苔骤然消退,舌上无新生舌苔,为正不胜邪,或胃气暴绝。

(二)润、燥苔

1. 表现特征

(1)润苔:舌苔润泽有津,干湿适中。

(2)滑苔:舌面水分过多,伸舌欲滴,扪之湿而滑。

(3)燥苔:舌苔干燥,扪之无津,甚则舌苔干裂。

(4)糙苔:苔质粗糙如砂石,扪之糙手,津液全无。

2. 临床意义 舌苔的润燥主要反映体内津液的盈亏和输布情况。

(1)润苔:是正常的舌苔表现。疾病过程中见润苔,提示体内津液未伤,多见于风寒表证、湿证初起、食滞、瘀血等。

(2)滑苔:多因水湿之邪内聚,主寒证、主湿证、主痰饮。外感寒邪、湿邪,或脾阳不振,寒湿、痰饮内生,均可出现滑苔。

(3)燥苔:提示体内津液已伤。如高热、大汗、吐泻或过服温燥药物等,导致津液不足,舌苔失于濡润而干燥。亦有因痰饮、瘀血内阻,阳气被遏,不能上蒸津液濡润舌苔而见燥苔者,属津液输布障碍。

(4)糙苔:可由燥苔进一步发展而成。多见于热盛伤津之重证。若苔质粗糙而不干者,多为秽浊之邪盘踞中焦。

3. 舌苔润燥变化的临床意义

(1)舌苔由润变燥:表示热重津伤,或津失输布。

(2)舌苔由燥变润:主热退津复,或饮邪始化。

但在特殊情况下也有湿邪苔反燥而热邪苔反润者,如湿邪传入气分,气不化津,则舌苔反燥;热邪传入血分,阳邪入阴,蒸动阴气,则舌苔反润,均宜四诊合参。

(三)腻苔

1. 表现特征 指苔质颗粒细腻致密,揩之不去,刮之不脱,如涂有油腻之状,中间厚边周薄者。

2. 临床意义 多由湿浊内蕴,阳气被遏,湿浊、痰饮停聚于舌面所致。

(1)舌苔白腻不燥,伴胸闷:多为脾虚湿困。

(2)舌苔白腻而滑:为痰浊、寒湿内阻。

(3)舌苔黏腻而厚,口中发甜:为脾胃湿热。

(4)舌苔黄腻而厚:为痰热、湿热、暑湿等邪内蕴。

(四)腐苔

1. 表现特征 指苔质颗粒疏松,粗大而厚,形如豆腐渣堆积舌面,揩之可去者。若舌上黏厚一层,有如疮脓,则称“脓腐苔”。

2. 临床意义 腐苔,主痰浊、食积;脓腐苔主内痈。腐苔的形成,多因阳热有余,蒸腾胃中秽浊邪气上泛,聚集于舌面而成。

(1)腐苔:多见于食积胃肠,或痰浊内蕴。

(2)脓腐苔:多见于内痈,或邪毒内结,是邪盛病重的表现。

(3)病中腐苔渐退,续生薄白新苔:为正气胜邪之象,是病邪消散。

(4)病中腐苔脱落,不能续生新苔:为病久胃气衰败,属于无根苔。

(五)剥落苔

1. 表现特征 剥落苔指舌面本有苔,疾病过程中舌苔全部或部分脱落,脱落处光滑无苔。根据舌苔剥脱的部位和范围大小,可分为以下几种:

(1)光剥苔:舌苔全部剥脱,以致舌面光洁如镜(又称为光滑舌或镜面舌)。

(2)花剥苔:舌苔剥落不全,剥脱处光滑无苔,余处斑斑驳驳地残存舌苔。

(3)地图舌:舌苔不规则地大片脱落,边缘凸起,舌苔界限清楚,形似地图。

(4)类剥舌:剥脱处并不光滑,仍有新生苔质颗粒。

(5)前剥苔:舌前半部分舌苔剥脱。

（6）中剥苔：舌中部分舌苔剥脱。

（7）根剥苔：舌根部分舌苔剥脱。

2. **临床意义**　观苔之剥落，可了解胃气胃阴之存亡及邪正的盛衰，从而判断疾病预后。

（1）舌红苔剥：多为阴虚。

（2）舌淡苔剥或类剥：多为血虚或气血两虚。

（3）镜面舌而舌色红绛：为胃阴枯竭，胃乏生气。

（4）舌色白如镜，甚至毫无血色：主营血大虚，阳气虚衰。

（5）舌苔部分脱落，未剥处仍有腻苔者：为正气亏虚，痰浊未化。

（6）动态观察舌苔之剥脱。舌苔从全到剥：是胃的气阴不足，正气渐衰的表现。舌苔剥脱后，复生薄白之苔：为邪去正胜，胃气渐复之佳兆。

（六）偏、全苔

1. 表现特征

（1）偏苔：舌苔仅布于前、后、左、右之某一局部。

（2）全苔：舌苔遍布舌面。

2. 临床意义

（1）偏苔：常提示舌所分候的脏腑有邪气停聚。如舌苔偏于舌尖部，是邪气入里未深，而胃气已先伤；舌苔偏于舌中、舌根部，是外邪虽退，但胃滞依然；舌苔仅见于舌中，常是痰饮、食浊停聚中焦。

（2）全苔：主邪气散漫。多为痰湿阻滞之征。

（七）真、假苔

1. 表现特征

（1）真苔：指舌苔紧贴舌面，似从舌体上生出，乃胃气所生，又称为有根苔。

（2）假苔：指舌苔浮涂舌上，不像从舌上长出来者，又称为无根苔。

判断舌苔之真假，以有根、无根作为标准。

2. **临床意义**　舌苔之真假，对于辨别疾病的轻重与预后有重要意义。

（1）真苔：真苔是脾胃之气熏蒸食浊等邪气上聚于舌面而成。病之初期、中期，舌见真苔且厚，为正气尚盛，病邪深重；久病见真苔，说明胃气尚存。

（2）假苔：假苔乃胃气告匮，不能续生新苔，而旧苔仅浮于舌面，并逐渐脱离舌面。假苔无论厚薄，若脱落后舌面光滑，无生苔迹象，提示脾、胃、肾之气不能上潮，正气已衰竭。

要点二　望苔色的内容及临床意义

苔色，指舌苔的颜色。主要有白、黄、灰黑苔。

（一）白苔

一般常见于表证、寒证、湿证。但在特殊情况下，白苔也主热证。

1. **薄白苔**　正常舌象，或见于表证初期，或是里证病轻，或是阳虚内寒。

2. **苔薄白而滑**　多为外感寒湿，或脾肾阳虚，水湿内停。

3. **苔薄白而干**　多见于外感风热或凉燥。

4. **苔白厚腻**　多为湿浊内停，或为痰饮、食积。

5. **苔白如积粉，扪之不燥（积粉苔）**　常见于瘟疫或内痈等病，系秽浊时邪与热毒相结而成。

6. **苔白燥裂如砂石，扪之粗糙（糙裂苔）**　提示燥热伤津，阴液亏损。

（二）黄苔

一般主里证、热证。因热邪熏灼所致。淡黄热轻，深黄热重，焦黄为热结。

外感病苔由白转黄，或黄白相兼，为外感表证处于入里化热的阶段。

1. **薄黄苔**　提示热势轻浅，多见于外感风热表证或风寒化热。

2. **苔淡黄而滑润多津（黄滑苔）**　多是阳虚寒湿之体，痰饮聚久化热，或为气血亏虚，复感湿热之邪。

3. **苔黄而干燥，甚至干裂**　多见于邪热伤津，燥结腑实之证。

4. **苔黄而腻**　主湿热或痰热内蕴，或食积化腐。

（三）灰黑苔

苔色浅黑，为灰苔；苔色深黑，为黑苔。灰苔与黑苔只是颜色深浅之别，故常并称为灰黑苔。

灰黑苔主阴寒内盛，或里热炽盛。

1. **苔灰黑而湿润**　主阳虚寒湿内盛，或痰饮内停。

2. **苔灰黑而干燥**　主热极津伤。

3. **苔黑褐色或如有霉斑（霉酱苔）**　多见于胃肠素有湿浊、宿食，积久化热，或湿热夹痰。

细目五 舌质舌苔的综合分析及临床意义

要点一 舌质舌苔的综合分析

舌体颜色、形态主要反映脏腑、气血、津液的情况。舌苔的变化主要与感受病邪和病证的性质有关。所以，观察舌体可以了解脏腑虚实、气血津液的盛衰；察舌苔重在辨病邪性质、邪正消长及胃气的存亡。

(一)舌苔或舌质单方面异常

一般无论病之久暂，舌苔或舌质单方面异常意味着病情尚属单纯。如淡红舌而伴有干、厚、腻、滑、剥等苔质变化，或苔色出现黄、灰、黑等异常时，主要提示病邪性质、病程长短、病位深浅、病邪盛衰和消长等方面的情况，正气尚未明显损伤，故临床治疗时应以祛邪为主。舌苔薄白而出现舌质老嫩、舌体胖瘦或出现舌色红绛、淡白、青紫等变化时，主要反映脏腑功能强弱，或气血、津液的盈亏及运行的畅滞，或为病邪损及营血的程度等，临床治疗应着重于调整阴阳，调和气血，扶正祛邪。

(二)舌质和舌苔均出现异常

1. **舌苔和舌质变化一致** 提示病机相同，所主病证一致，说明病变比较单纯。例如，舌质红，舌苔黄而干燥，主实热证；舌体红绛而有裂纹，舌苔焦黄干燥，多主热极津伤；青紫舌与白腻苔并见，提示气血瘀阻、痰湿内阻等病理特征。

2. **舌苔和舌质变化不一致** 多提示病因病机复杂，应对二者的病因病机及相互关系进行综合分析。如淡白舌黄腻苔者，其舌淡白多主虚寒，而苔黄腻又常为湿热之征，舌色和苔色虽有寒热之别，但是舌质主要反映正气，舌苔主要反映病邪，所以脾胃虚寒而感受湿热之邪可见上述之舌象，表明本虚标实、寒热夹杂的病变特征。又如红绛舌白滑腻苔，舌色红绛属内热盛，而白滑腻苔又常见于寒湿内阻，苔和舌亦反映了寒、热两种病证，分析其成因可能是由于外感热病，营分有热，故舌色红绛，但气分有湿则苔白滑而腻；又有素体阴虚火旺，复感寒湿之邪或痰食停积，亦可见红绛舌白滑腻苔。所以，当舌苔和舌体变化不一致时，往往提示体内存在两种或两种以上的病理变化，病情一般比较复杂，临床诊疗中要注意处理好多方面的标本缓急关系。

(三)舌象的动态分析

无论外感与内伤病，在疾病发展过程中，都有一个发生、发展、变化的动态过程，舌象亦随之相应变化。因此，观察舌象的动态改变，可以了解疾病的进退、顺逆。

1. 外感病中舌苔由薄变厚，表明邪由表入里；舌苔由白转黄，为病邪化热的征象。

2. 舌色转红，舌苔干燥为邪热充斥，气营两燔。

3. 舌苔剥落，舌质红绛为热入营血，气阴俱伤。

4. 在内伤杂病的发展过程中，舌象亦会产生一定的变化规律，如中风患者舌色淡红，舌苔薄白，表示病情较轻，预后良好，如舌色由淡红转红，转暗红、红绛、紫暗，舌苔黄腻或焦黑，或舌下络脉怒张，表明风痰化热，瘀血阻滞。反之，舌色由暗红、紫暗转为淡红，舌苔渐化，多提示病情趋向稳定好转。

要点二 舌诊的临床意义

舌象变化能较客观地反映病情，故对临床辨证、立法、处方、用药及判断疾病转归、分析病情预后，都有十分重要的意义。

1. **判断邪正盛衰** 邪正的盛衰能明显地在舌上反映出来，如气血充盛则舌色淡红而润；气血不足则舌色淡白；气滞血瘀则舌色青紫或舌下络脉怒张。津液充足则舌质舌苔滋润；津液不足则舌干苔燥。舌苔有根，表明胃气旺盛；舌苔无根或光剥无苔，表明胃气衰败等。

2. **区别病邪性质** 不同的病邪致病，舌象特征亦各异。如外感风寒，苔多薄白；外感风热，苔多薄黄。寒湿为病，舌淡而苔白滑；痰饮、湿浊、食滞或外感秽浊之气，均可见舌苔厚腻；燥热为病，则舌红苔燥；瘀血内阻，舌紫暗或有瘀点等。故风、寒、热、燥、湿、痰、瘀、食等诸种病因，大多可从舌象上加以辨别。

3. **辨别病位浅深** 病邪轻、浅多见舌苔变化，而病情深、重可见舌苔、舌质同时变化。以外感温热病而言，其病位可划分为卫、气、营、血四个层次。邪在卫分，则舌苔薄白；邪入气分，

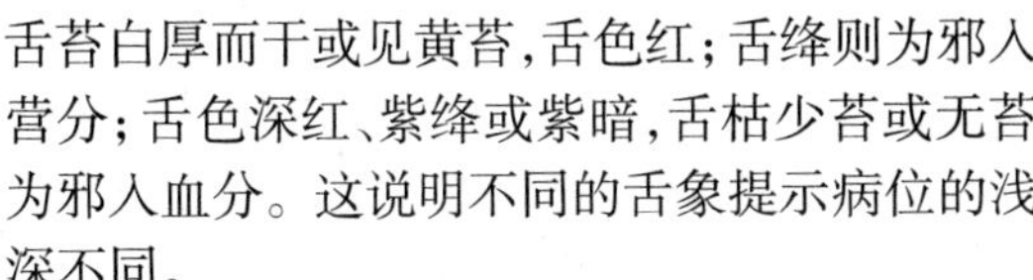

舌苔白厚而干或见黄苔，舌色红；舌绛则为邪入营分；舌色深红、紫绛或紫暗，舌枯少苔或无苔为邪入血分。这说明不同的舌象提示病位的浅深不同。

4. **分析病势进退**　病情发展的进退趋势，可从舌象上反映出来。从舌苔上看，舌苔由白转黄，由黄转焦黑色，苔质由润转燥，提示热邪由轻变重、由表入里、津液耗损；反之，苔由厚变薄，由黄转白，由燥变润，为邪热渐退，津液复生，病情向好的趋势转变。若舌苔突然剥落，舌面光滑无苔，是邪盛正衰，胃气、胃阴暴绝的征象；薄苔突然增厚，是病邪急剧入里的表现。从舌质观察，舌色淡红转红、绛，甚至转为绛紫，或舌上起刺，是邪热深入营血，有伤阴、血瘀之势；舌色由淡红转为淡白、淡紫，或舌胖嫩湿润，则为阳气受伤，阴寒渐盛，病邪由表入里，由轻转重，由单纯变复杂，病势在进展。

5. **推测病情预后**　舌荣有神，舌面薄苔，舌态正常者为邪气未盛，正气未伤之象，预后较好。舌质枯晦，舌苔无根，舌态异常者为正气亏损，胃气衰败，病情多凶险。

第四单元 问　诊

问诊是医生通过对患者或陪诊者进行有目的的询问，以了解患者健康状态，诊察病情的方法，是四诊的重要内容之一。

细目一　问诊的内容

要点　“十问歌”

一问寒热二问汗，三问头身四问便，
五问饮食六问胸，七聋八渴俱当辨，
九问旧病十问因，再兼服药参机变，
妇人尤必问经期，迟速闭崩皆可见，
再添片语告儿科，天花麻疹全占验。

在临床实际运用时，要根据患者的具体病情，灵活而有主次地进行询问，不能千篇一律地机械套问。

细目二　问　寒　热

要点一　问寒热的含义

“寒”指患者自觉怕冷的感觉。临床上有恶风、恶寒和畏寒之分。患者遇风觉冷，避之可缓者，谓之恶风；患者自觉怕冷，多加衣被或近火取暖仍不能缓解者，谓之恶寒；患者自觉怕冷，多加衣被或近火取暖能够缓解者，谓之畏寒。

“热”指发热，包括患者体温升高，或体温正常而患者自觉全身或局部（如手心或足心）发热。

寒与热的产生，主要取决于病邪的性质和机体阴阳的盛衰两个方面。邪气致病者，由于寒为阴邪，其性清冷，故寒邪致病，怕冷症状突出；热为阳邪，其性炎热，故热邪致病，发热症状明显。机体阴阳失调时，阳盛则热，阴盛则寒，阴虚则热，阳虚则寒。

要点二　寒热症状的常见类型、临床表现及意义

（一）恶寒发热的临床表现及意义

恶寒发热，是指患者恶寒的同时，伴有体温升高，是表证的特征性症状。恶寒发热产生的原因是外邪袭表，影响卫阳“温分肉”的功能所致。肌表失煦则恶寒；正气奋起抗邪，则阳气趋向于表，又因寒邪外束，玄府闭塞，阳气不得宣发，则郁而发热。

根据恶寒发热的轻重不同和有关兼症，又可分为以下三种类型：

1. **恶寒重发热轻**　是风寒表证的特征。因寒为阴邪，束表伤阳，故恶寒明显。

2. **发热轻而恶风**　是伤风表证的特征。因风性开泄，使玄府开张，故自汗恶风。

3. **发热重恶寒轻**　是风热表证的特征。因热为阳邪，易致阳盛，故发热明显。

表证寒热的轻重，除与感受外邪的性质有关外，还与感邪轻重关系密切。一般而言：病邪轻者，则恶寒发热俱轻；病邪重者，则恶寒发热俱重。

（二）但寒不热的临床表现及意义

但寒不热是指患者只感寒冷而不发热的症状，是里寒证的特征。临床常有新病恶寒、久病畏寒之分。

1. **新病恶寒**　指患者突然感觉怕冷，且体温不高的症状。常伴有四肢不温，或脘腹、肢体冷痛，或呕吐泄泻，或咳喘痰鸣，脉沉紧等症。主要见于里实寒证。多因感受寒邪较重，寒邪直中脏腑、经络，郁遏阳气，机体失于温煦所致。

2. **久病畏寒**　指患者经常怕冷，四肢凉，得温可缓的症状。常兼有面色㿠白，舌淡胖嫩，脉弱等症。主要见于里虚寒证。因阳气虚衰，形体失于温煦所致。

（三）但热不寒的临床表现及意义

但热不寒是指患者只发热而无怕冷感觉的症状，是里热证的特征。根据发热的轻重、时间特点等，可有壮热、潮热、微热之别。

1. **壮热**　即患者身发高热，持续不退（体温超过39℃以上），属里实热证。可兼有满面通红、口渴饮冷、大汗出、脉洪大等症，是风寒之邪入里化热，或风热内传，正盛邪实，邪正剧争，里热亢盛，蒸达于外的表现。多见于伤寒阳明经证和温病气分阶段。

2. **潮热**　即患者定时发热或定时热甚，有一定的规律，如潮汐之有定时。

（1）阳明潮热：其特点是热势较高，日晡热甚，兼见腹胀、便秘等，属阳明腑实证。因热结于阳明胃与大肠，日晡（申时，即下午3~5时）为阳明经气当旺之时，阳明气盛而又加之有实热，故日晡热甚，亦称为日晡潮热。

（2）阴虚潮热：午后或夜间潮热，其特点是午后和夜间有低热，兼见颧红、盗汗、五心烦热等。有热自骨内向外透发的感觉者，称为骨蒸发热，多属阴虚火旺所致。由于阴液亏虚，不能制阳，机体阳气偏亢，午后卫阳渐入于里，夜间卫阳行于里，使体内偏亢的阳气更加亢盛，故见发热。

（3）湿温潮热：午后发热明显，其特点是身热不扬，肌肤初扪之不觉很热，扪之稍久即觉灼手，此属湿温，为湿郁热蒸之象。

（4）瘀血潮热：午后和夜间有低热，可兼见肌肤甲错，舌有瘀点瘀斑者，属瘀血积久，郁而化热。

3. **微热**　指发热不高，体温一般在37~38℃，或仅自觉发热的症状。常见于某些内伤病和温热病的后期。按病机有气虚发热、血虚发热、阴虚发热、气郁发热和气阴两虚导致的小儿夏季发热。

（1）气虚发热：长期微热，劳累则甚，兼见有少气自汗、倦怠乏力等症。

（2）阴虚发热：长期低热，兼颧红、五心烦热等症。

（3）气郁发热：每因情志不舒而时有微热，兼胸闷、急躁易怒等症。

（4）小儿夏季热：小儿在夏季气候炎热时长期发热不已，兼见烦躁、口渴、无汗、多尿等症，至秋凉时不治自愈，是由于小儿气阴不足，不能适应夏令炎热气候所致。

（四）寒热往来的临床表现及意义

寒热往来是指患者自觉恶寒与发热交替发作的症状，是正邪相争，互为进退的病理反应，为半表半里证的特征。在临床上有以下两种类型：

1. **寒热往来无定时**　患者自觉时冷时热，一日多次发作而无时间规律的症状，多见于少阳病。兼见口苦、咽干、目眩、胸胁苦满、不欲饮食、脉弦等症，是外感病邪由表入里而尚未达于里，邪气停于半表半里之间的阶段。因邪正交争于半表半里之间，邪胜则恶寒，正胜则发热，故恶寒与发热交替发作。

2. **寒热往来有定时**　患者恶寒战栗与高热交替发作，发有定时，每日发作一次，或二三日发作一次的症状，兼见头痛剧烈、口渴、多汗等症，常见于疟疾。是因疟邪侵入人体，潜伏于半表半里的膜原部位，疟邪内入与阴争则恶寒战栗，外出与阳争则身发壮热，故寒战与壮热交替出现。

细目三　问　汗

要点　异常汗出的常见类型、临床表现及意义

1. **自汗的临床表现及意义**　自汗指清醒时经常汗出，活动后尤甚的症状。兼见畏寒、神疲、乏力等症，多见于气虚证和阳虚证。因阳虚（卫阳不足）不能固密肌表，玄府不密，津液外泄，故自汗出。活动时机体阳气耗伤，津随阳气外泄，故汗出更为明显。

2. **盗汗的临床表现及意义**　盗汗指睡时汗出，醒则汗止的症状。兼见潮热、颧红等症，多见于阴虚证。因阴虚阳亢而生内热，入睡时卫阳入里，不能固密肌表，虚热蒸津外泄，故睡眠时汗出较多；醒时卫阳复出于表，内热减轻而肌表得以固密，故醒则汗止。

3. **绝汗的临床表现及意义**　绝汗指在病情危重的情况下，出现大汗不止的症状，常是亡阳或亡阴的表现。若患者冷汗淋漓，兼见面色苍白、四肢厥冷、脉微欲绝者，属亡阳证，是阳气暴脱于外，不能固密津液，津无所依而随阳气外泄之象；若汗热而黏腻如油，兼见躁扰烦渴、脉细数或疾者，属亡阴证，为内热逼涸竭之阴外泄之象。

4. **战汗的临床表现及意义** 战汗指患者先恶寒战栗,表情痛苦,几经挣扎而后汗出的症状。战汗者多属邪盛正衰,邪伏不去。一旦正气来复,邪正剧争,则发战汗。见于温病或伤寒病邪正相争剧烈之时,是疾病发展的转折点。如汗出后热退脉缓,则是邪去正安、疾病好转的表现;如汗出后仍身发高热,脉来急疾,则是邪盛正衰、疾病恶化的表现。故战汗为疾病好转或恶化的转折点。

5. **黄汗的临床表现及意义** 黄汗指汗出沾衣,色如黄柏汁的症状。多因风湿热邪交蒸所致。

6. **头汗的临床表现及意义** 头汗指患者仅头部或头颈部出汗较多,又称为"但头汗出"。多因上焦热盛,或中焦湿热蕴结,或病危虚阳上越所致。

7. **手足心汗的临床表现及意义** 手足心汗指患者手足心汗出较多的症状。可因阴虚内热,或阳明燥热内结,或脾胃湿热内盛所致。

8. **半身汗的临床表现及意义** 半身汗是指患者仅一侧身体汗出的症状,或左侧,或右侧,或上半身,或下半身。经常无汗出的半侧是病变的部位,可见于中风、痿证、截瘫等患者。多因风痰、痰瘀、风湿等阻滞经络,营卫不能周流,气血失和所致。

9. **心胸汗的临床表现及意义** 心胸汗指心胸部易出汗或汗出过多的症状。多见于虚证。伴心悸、失眠、腹胀、便溏者,多为心脾两虚;伴心悸、心烦、失眠、腰膝酸软者,多为心肾不交。

细目四 问 疼 痛

要点一 疼痛的性质及其临床意义

不同病因、病机所致的疼痛,其性质、特点、表现各异,故询问疼痛的性质、特点,有助于辨析疼痛的病因与病机。常见疼痛的性质如下:

1. **胀痛** 胀痛指疼痛带有胀满的症状,是气滞作痛的特点。如胸胁脘腹等处胀痛,时发时止,多属肺、肝、胃肠气滞之证;但头目胀痛,多因肝阳上亢或肝火上炎所致。

2. **刺痛** 刺痛指疼痛如针刺之状,是瘀血致痛的特征之一。以头部、胸胁、脘腹等处较为常见。

3. **冷痛** 冷痛指疼痛伴有冷感而喜暖的症状,是寒证疼痛的特点。常见于腰脊、脘腹及四肢关节等处。因寒邪侵入,阻滞脏腑、组织、经络所致者,属实寒证;因阳气不足,脏腑、组织、经络失于温煦所致者,属虚寒证。

4. **灼痛** 灼痛指疼痛伴有灼热感而喜凉的症状,是热证疼痛的特点。常见于咽喉、口舌、胁肋、脘腹、关节等处。因火邪窜络,阳热熏灼所致者,属实热证;为阴虚火旺所致者,属虚热证。

5. **重痛** 重痛指疼痛伴有沉重感的症状,多因湿邪困阻气机所致。常见于头部、四肢及腰部。但头部重痛,亦可因肝阳上亢,气血上壅所致。

6. **酸痛** 酸痛指疼痛伴有酸楚不适感的症状,多因风湿侵袭,气血运行不畅,或肾虚、气血不足,组织失养所致。常见于四肢、腰背的关节、肌肉处。

7. **绞痛** 绞痛指疼痛剧烈如刀绞一般而难以忍受的症状,多因瘀血、气滞、结石、虫积等有形实邪阻闭气机,或寒邪凝滞气机所致。如心脉痹阻引起的真心痛,结石阻塞尿路引起的腰腹痛,寒邪内侵胃肠所致的脘腹痛等,往往都具有绞痛的特点。

8. **空痛** 空痛指疼痛带有空虚感的症状,是虚证疼痛的特点。常见于头部、腹部,多因阴精不足,或气血亏虚,组织器官失养所致。

9. **隐痛** 隐痛指痛势较缓,尚可忍耐,但绵绵不休的症状,是虚证疼痛的特点。常见于头部、脘腹、胁肋、腰背等部位,多因精血亏虚,或阳气不足,机体失养所致。

10. **走窜痛** 走窜痛指疼痛的部位游走不定,或走窜攻冲作痛的症状,或为气滞所致,或见于行痹。若胸胁脘腹疼痛而走窜不定者,称为窜痛,多因肝郁气滞所致;若肢体关节疼痛而游走不定者,称为游走痛,多见于痹证的行痹。

11. **固定痛** 固定痛指疼痛部位固定不移的症状。若胸胁脘腹等处固定作痛,多是瘀血为患;若四肢关节固定作痛,多因寒湿、湿热阻滞,或热壅血瘀所致。

12. **掣痛** 掣痛指抽掣牵引作痛,由一处连及他处的症状,也称引痛、彻痛。多因筋脉失养,或筋脉阻滞不通所致。

一般而言,新病疼痛,痛势剧烈,持续不解,或痛而拒按,多属实证;久病疼痛,痛势较轻,时痛时止,或痛而喜按,多属虚证。

要点二　疼痛的部位及其临床意义

（一）头痛

头痛指头的某一部位或整个头部疼痛的症状。

根据头痛部位的不同，可辨识病在何经。

1. 前额部连眉棱骨痛，属阳明经头痛。

2. 侧头部痛，痛在两侧太阳穴附近为甚者，属少阳经头痛。

3. 后头部连项痛，属太阳经头痛。

4. 颠顶痛，属厥阴经头痛。

头痛有虚实的不同。凡外感风、寒、暑、湿、燥、火及瘀血、痰浊、郁火等阻滞或上扰脑窍所致者，多属实证；凡气血阴精亏虚，不能上荣于头，脑窍空虚所致者，多属虚证。

（二）胸痛

胸痛指胸的某一部位疼痛的症状。胸痛多与心肺病变有关。

1. 左胸心前区憋闷作痛，时痛时止者，多因痰、瘀等邪气阻滞心脉所致。

2. 胸背彻痛剧烈，面色青灰，手足青冷者，多因心脉急骤闭塞不通所致，可见于厥心痛或真心痛等病。

3. 胸痛，壮热面赤，喘促鼻扇者，多因热邪壅肺，脉络不利所致，可见于肺热病等。

4. 胸痛，颧赤盗汗，午后潮热，咳痰带血者，多因肺阴亏虚，虚火灼络所致，可见于肺痨等病。

5. 胸痛，壮热，咳吐脓血腥臭痰者，多因痰热阻肺，腐肉成脓所致，可见于肺痈等病。

（三）胁痛

胁痛指胁的一侧或两侧疼痛的症状。胁痛多与肝胆病变有关。

肝郁气滞、肝胆湿热、肝胆火盛、肝阴亏虚及饮停胸胁等，均可导致胁痛。

（四）胃脘痛

胃脘痛指上腹部、剑突下，胃之所在部位疼痛的症状。胃失和降，气机不畅，则会导致胃脘痛。

1. 实证多在进食后疼痛加剧，虚证多在进食后疼痛缓解。

2. 胃脘突然剧痛暴作，出现压痛及反跳痛者，多因胃穿孔所致。

3. 胃脘疼痛失去规律，痛无休止而明显消瘦者，应考虑胃癌的可能。

（五）腹痛

腹痛指剑突下至耻骨毛际以上的腹部疼痛（胃脘所在部位除外）。

腹有大腹、小腹和少腹之分。大腹疼痛多属脾胃之病变；小腹疼痛多属膀胱、大小肠及胞宫的病变；少腹疼痛多属肝经的病变。

1. 腹部持续性疼痛，阵发性加剧，伴腹胀、呕吐、便闭者，多见于肠痹或肠结，因肠道麻痹、梗阻、扭转或套叠，气机闭塞不通所致。

2. 全腹痛，有压痛及反跳痛者，多因腹部脏器穿孔或热毒弥漫所致。

3. 脐外侧及下腹部突然剧烈绞痛，向大腿内侧及阴部放射，尿血者，多系结石所致。

4. 妇女小腹及少腹部疼痛，常见于痛经、异位妊娠破裂等病。

（六）腰痛

腰痛指腰部两侧，或腰脊正中疼痛的症状。

1. 腰部经常酸软而痛，多因肾虚所致。

2. 腰部冷痛沉重，阴雨天加重，多因寒湿所致。

3. 腰部刺痛，或痛连下肢者，多因瘀血阻络或腰椎病变所致。

4. 腰部突然剧痛，向少腹部放射，尿血者，多因结石阻滞所致。

（七）四肢痛

四肢痛指四肢的肌肉、筋脉和关节等部位疼痛的症状。

多因风、寒、湿邪侵袭，或风湿郁而化热，或痰瘀、郁热阻滞气血运行所致。

独见足跟痛或胫膝酸痛者，多因肾虚所致。

细目五　问头身胸腹

要点　头晕、胸闷、心悸、胁胀、脘痞、腹胀的临床表现及意义

（一）头晕的临床表现及意义

头晕是指患者自觉头脑眩晕，轻者闭目自止，重者感觉自身或眼前景物旋转，不能站立的症状。

1. 头晕胀痛，口苦易怒，脉弦数者，多因肝火上炎、肝阳上亢，脑神被扰所致。

2. 头晕面白，神疲乏力，舌淡，脉弱者，多

因气血亏虚。

3. 头晕且重，如物裹缠，痰多苔腻者，多因痰湿内阻。

4. 头晕耳鸣，腰酸遗精者，多因肾虚精亏。

5. 若外伤后头晕刺痛者，多属瘀血阻络。

（二）胸闷的临床表现及意义

胸闷是指患者自觉胸部痞塞满闷的症状。胸闷与心、肺等脏气机不畅，肺失宣降，肺气壅滞有关。

1. 胸闷，心悸气短者，多属心气不足，或心阳不足。

2. 胸闷，咳喘痰多者，多属痰饮停肺。

3. 胸闷，壮热，鼻翼扇动者，多因热邪或痰热壅肺。

4. 胸闷气喘，畏寒肢冷者，多因寒邪客肺。

5. 胸闷气喘，少气不足以息者，多因肺气虚或肺肾气虚所致。

（三）心悸的临床表现及意义

心悸是指患者自觉心跳不安的症状。

心悸有惊悸与怔忡之分：因惊恐而心悸，或心悸易惊，恐惧不安者，称为惊悸。无明显外界诱因，心跳剧烈，上至心胸，下至脐腹，悸动不安者，称为怔忡。

形成心悸的原因主要有：心胆气虚，突受惊吓；胆郁痰扰，心神不安；心阳气不足，鼓动乏力；心阴血亏虚，心神失养；心脉痹阻，血行不畅；脾肾阳虚，水气凌心等。

（四）胁胀的临床表现及意义

胁胀是指患者自觉一侧或两侧胁部胀满不舒的症状。多属肝胆及其经脉的病变。

1. 胁肋胀痛，太息易怒，脉弦者，多因肝气郁结所致。

2. 胁肋胀痛，身目发黄，口苦，苔黄腻，多因肝胆湿热所致。

（五）脘痞的临床表现及意义

脘痞是指患者自觉胃脘胀闷不舒的症状。多与脾胃病变有关。

1. 脘痞，饥不欲食，干呕，舌红少苔，多因胃阴亏虚。

2. 脘痞，食少，便溏，多因脾胃气虚。

3. 脘痞，嗳腐吞酸，多因食积胃脘。

4. 脘痞，纳呆，呕恶，苔腻，多因湿邪困脾。

5. 脘痞，胃脘有振水声，多为饮邪停胃。

（六）腹胀的临床表现及意义

腹胀是指患者自觉腹部胀满，痞塞不适，甚则如物支撑的症状。多为气机不畅，虚则气不运，实则气郁滞。

1. 食后腹胀，多属脾虚不运。

2. 腹胀、冷痛，呕吐清水，多属脾胃阳虚。

3. 腹胀，身热面赤，便秘，腹部硬痛拒按，多属热结阳明之阳明腑实证。

4. 腹胀，食欲不振，嗳腐吞酸，或兼腹痛拒按，多为食积胃肠。

5. 腹胀，嗳气太息，情志不舒则加重，多属肝气犯胃。

6. 腹胀，呃逆呕吐，腹部按之有水声，多属饮留胃肠。

7. 小儿腹大，面黄肌瘦，不欲进食，发结如穗，多为疳积。

细目六　问　睡　眠

要点　失眠、嗜睡的临床表现及意义

（一）失眠的临床表现及意义

失眠指患者经常不易入睡，或睡而易醒，不能再睡，或睡而不酣，时易惊醒，甚至彻夜不眠的症状。

失眠是阳不入阴，神不守舍的病理表现。常因心失所养或心神不安而致。病因病机有虚实之分：由营血亏虚，心神失养；或心虚胆怯，神魂不安；或阴虚火旺，内扰心神所致者，属虚证。由火邪、痰热内扰心神，使心神不宁，或食滞内停而致者，属实证。

（二）嗜睡的临床表现及意义

嗜睡指患者神疲困倦，睡意很浓，经常不自主地入睡的症状。嗜睡常因机体阴阳平衡失调，阳虚阴盛所致。

1. 困倦嗜睡，伴头目昏沉，胸闷脘痞，肢体困重者，乃痰湿困脾，清阳不升所致。

2. 饭后嗜睡，兼神疲倦怠，食少纳呆者，多由脾气虚弱，清阳不升所致。

3. 大病之后，精神疲乏而嗜睡，是正气未复的表现。

4. 精神极度疲惫，神志朦胧，困倦欲睡，肢冷脉微者，系心肾阳衰，阴寒内盛所致。

细目七　问饮食口味

要点一　口渴与饮水异常的临床表现及意义

询问患者口渴与饮水的情况，可以了解患者津液的盛衰和输布是否障碍，以及病性的寒热虚实。口渴饮水的多少直接反映体内津伤的程度。

（一）口不渴

口不渴指口不渴，饮水也不多，为津液未伤。多见于寒证、湿证及无明显燥热的病证。

（二）口渴多饮

口渴多饮指口干，欲饮水，饮水量多的症状。临床可见以下多种表现：

1. 口渴咽干，鼻干唇燥，发于秋季者，多因燥邪伤津。

2. 大渴喜冷饮，兼壮热面赤，汗出，脉洪数者，属里热炽盛，津液大伤，多见于里实热证。

3. 口渴多饮，伴小便量多，多食易饥，体渐消瘦者，为消渴。

4. 大量汗出或发汗太过，剧烈吐泻，利尿太过，导致体内津液大量消耗，亦可见口渴多饮。

（三）渴不多饮

渴不多饮指有口干口渴的感觉，但不欲饮水，或饮水不多的症状。多因轻度伤津或津液输布障碍所致。

1. 口干微渴，兼发热者，多见于外感温热病初期，津伤较轻。

2. 口渴而饮水不多，兼身热夜甚，心烦不寐，舌红绛者，属温病营分证。

3. 口渴不多饮，兼见五心烦热，颧红盗汗，舌红少苔，脉细数者，属阴虚证。

4. 渴不多饮，兼身热不扬，头身困重，苔黄腻者，属湿热证。

5. 渴喜热饮，饮水不多，或饮后即吐者，多为痰饮内停。

6. 口干，但欲漱水而不欲咽，兼舌质青紫，脉涩者，为血瘀证。

要点二　食欲与食量异常的临床表现及意义

询问患者的食欲和食量情况，可以了解脾胃功能的强弱、判断疾病的轻重和估计预后的好坏。

（一）食欲减退

食欲减退指患者进食的欲望减退，甚至不思进食的症状。

1. 食欲减退，兼见面色萎黄，食后腹胀，疲乏无力者，多属脾胃虚弱。

2. 纳呆少食，兼见脘闷腹胀，头身困重，便溏，苔腻者，多属湿邪困脾。

（二）厌食

厌食指患者厌恶食物，或恶闻食味的症状。

1. 厌食，兼脘腹胀满，嗳气酸腐，舌苔厚腻者，多属食滞胃脘。

2. 厌食油腻之物，兼脘腹痞闷，呕恶，便溏，肢体困重者，多属湿热蕴脾。

3. 厌食油腻厚味，伴胁肋胀痛灼热，口苦泛呕，身目发黄者，为肝胆湿热。

妇女在妊娠早期，若有择食或厌食反应，多为妊娠后冲脉之气上逆，影响胃之和降所致，属生理现象。但严重者，反复出现恶心呕吐，厌食，甚至食入即吐，则属病态，称为妊娠恶阻。

（三）消谷善饥

消谷善饥指患者食欲过于旺盛，进食量多，食后不久即感饥饿的症状。

1. 消谷善饥，兼多饮多尿，形体消瘦者，多见于消渴病。

2. 消谷善饥，兼大便溏泄者，多属胃强脾弱。

（四）饥不欲食

饥不欲食指患者虽然有饥饿感，但不想进食或进食不多。

饥不欲食，兼脘痞，胃中有嘈杂、灼热感，舌红少苔，脉细数者，是因胃阴不足，虚火内扰所致。

（五）偏嗜食物或异物

偏嗜食物或异物指嗜食生米、泥土，兼见腹胀腹痛、面色萎黄。多见于小儿虫积。妇女妊娠期间，偏食酸辣等食物，为生理现象。

（六）食量变化

食量变化主要指进食量的改变。疾病过程中，食欲渐复，食量渐增，是胃气渐复，疾病向愈之征；若食欲渐退，食量渐减，是脾胃功能渐衰之兆,提示疾病逐渐加重。若危重患者,本来毫无食欲,突然索食,食量大增,称为"除中",是假神的表现之一,因胃气败绝所致。

要点三　口味异常的临床表现及意义

口味异常是指患者口中的异常味觉。询问患者口味的异常变化,可诊察内在脏腑的疾病。

1. **口淡**　口淡是指患者味觉减退,口中乏味,甚至无味的症状。多见于脾胃虚弱证。

2. **口甜**　口甜是指患者自觉口中有甜味的症状。多见于脾胃湿热或脾虚之证。

3. **口黏腻**　口黏腻是指患者自觉口中黏腻不爽的症状。常见于痰热内盛、湿热蕴脾及食积化热之证。

4. **口酸**　口酸是指患者自觉口中有酸味,或泛酸。多因肝胃郁热或饮食停滞所致。

5. **口苦**　口苦是指患者自觉口中有苦味的症状。多见于心火上炎或肝胆火热之证。

6. **口涩**　口涩是指患者自觉口有涩味,如食生柿子的症状。多为燥热伤津或脏腑热盛所致。

7. **口咸**　口咸是指患者自觉口中有咸味的症状。多见于肾病或寒水上泛等病证。

细目八　问　二　便

要点一　大便异常的临床表现及意义

(一)便次异常

1. **便秘**　指大便燥结,排出困难,便次减少,甚则多日不便。

便秘因热邪内结或寒邪凝滞大肠所致者,为实证;因阴血、津液亏虚,肠道失润,或气虚、阳虚,肠道传导无力所致者,为虚证。

2. **泄泻**　指大便次数增多,粪质稀薄不成形,甚至呈水样的症状。

泄泻因寒湿、湿热、食积或肝郁气滞所致者,为实证;因脾虚、肾阳虚所致者,为虚证。

(二)便质异常

除便秘便燥、泄泻便稀外,常见的便质异常有:

1. **完谷不化**　即大便中含有较多未消化食物的症状,多见于脾肾阳虚或食滞胃肠的泄泻。

2. **溏结不调**　即大便时干时稀的症状。多因肝郁脾虚所致。若大便先干后溏,多属脾虚。

3. **脓血便**　即大便中含有脓血黏液。多见于痢疾或肠癌,常因湿热疫毒等邪,阻滞肠道,肠络受损所致。

4. **便血**　指血从肛门排出体外,或大便带血,或便血相混,或便后滴血,或全为血便。多因脾胃虚弱,气不摄血,或瘀阻胃络、大肠湿热、大肠风燥等所致。

(1)便黑如柏油,或便血紫暗,其来较远,为远血,多见于胃脘等部位出血。

(2)便血鲜红,血附在大便表面,或于排便前后滴出者,为近血,多见于内痔、肛裂等。

(三)排便感异常

1. **肛门灼热**　指排便时肛门有灼热感的症状。多因大肠湿热所致。

2. **里急后重**　指腹痛窘迫,时时欲便,肛门重坠,便出不爽的症状。多因湿热内阻,肠道气滞所致,常见于湿热痢疾。

3. **排便不爽**　指排便不通畅,有滞涩难尽之感的症状。多因湿热蕴结,肠道气机不畅;或肝气犯脾,肠道气滞;或因食滞胃肠等所致。

4. **滑泻失禁**　指大便不能控制,滑出不禁,甚则便出而不自知的症状。多因脾肾虚衰,肛门失约所致。见于久病年老体衰,或久泻不愈的患者。

5. **肛门重坠**　指肛门有下坠之感的症状。常于劳累或排便后加重。多属脾虚中气下陷或大肠湿热,常见于久泻或久痢不愈的患者。

要点二　小便异常的临床表现及意义

(一)尿次异常

1. **小便频数**　指排尿次数增多,时欲小便的症状。

(1)小便短赤,频数急迫者,为淋证,是湿热蕴结下焦,膀胱气化不利所致。

(2)小便澄清,频数量多,夜间明显者,是因肾阳虚或肾气不固,膀胱失约所致。

2. **癃闭**　小便不畅,点滴而出为"癃";小便不通,点滴不出为"闭"。一般统称为"癃闭"。

癃闭有虚实的不同。因湿热蕴结,或瘀血、结石阻塞,多属实证;因老年气虚,肾阳不足,膀胱气化不利者,多属虚证。

（二）尿量异常

1. **尿量增多** 指尿次、尿量皆明显超过正常量次的症状。

（1）小便清长量多，属虚寒证。

（2）多饮多尿而形体消瘦者，属消渴病，是肾阴亏虚，开多阖少所致。

2. **尿量减少** 指尿次、尿量皆明显少于正常量次的症状。

（1）小便短赤量少，多属实热证，或汗、吐、下后伤津所致。

（2）尿少浮肿，是肺、脾、肾三脏功能失常，气化不利，水湿内停所致。

（三）排尿感异常

1. **尿道涩痛** 即排尿不畅，且伴有急迫、疼痛、灼热感，见于淋证。多因湿热蕴结、热灼津伤、结石或瘀血阻塞等所致。

2. **余沥不尽** 即排尿后小便点滴不尽，多因老年人肾阳亏虚，肾气不固所致。

3. **小便失禁** 患者神志清醒时，小便不能随意控制而自遗。多属肾气不固，膀胱失约所致。

4. **遗尿** 即睡时不自主排尿，多属肾气不足，膀胱失约。

细目九 问 经 带

要点一 月经异常的临床表现及意义

（一）经期异常

1. **月经先期** 指月经周期提前7天以上，并连续3个月经周期以上的症状。多因脾气亏虚，肾气不足，冲任不固；或因阳盛血热，肝郁化热，阴虚火旺，热扰冲任，血海不宁所致。

2. **月经后期** 指月经周期延后7天以上，并连续3个月经周期以上的症状。因营血亏损，肾精不足，或因阳气虚衰，生血不足，使血海空虚所致者，属虚证；因气滞或寒凝血瘀，痰湿阻滞，冲任受阻所致者，属实证。

3. **月经先后不定期** 指经期不定，月经或提前或延后7天以上，并连续3个月经周期以上的症状。多因肝气郁滞，或脾肾虚损，使冲任气血失调，血海蓄溢失常所致。

（二）经量异常

1. **月经过多** 指月经周期、经期基本正常，但经量较常量明显增多。多因热伤冲任，迫血妄行；或气虚，冲任不固；或瘀阻胞络，络伤血溢等所致。

2. **月经过少** 月经周期基本正常，但经量较常量明显减少，甚至点滴即净。属虚者，多因精血亏少，血海失充所致；属实者，常因寒凝、血瘀、痰湿阻滞，冲任气血不畅所致。

3. **崩漏** 非行经期间，阴道内大量出血，或持续下血，淋漓不止者，称为崩漏。一般来势急，出血量多者，称为崩，或称崩中；来势缓，出血量少者，称为漏，或称漏下。

崩与漏在病势上虽有缓急之分，但发病机理基本相同，在疾病演变的过程中，又常互相转化，交替出现，故统称为崩漏。其形成多因热伤冲任，迫血妄行；或脾肾气虚，冲任不固；或瘀阻冲任，血不归经所致。

（三）经色、经质异常

1. 经色淡红质稀，多属气虚或血少不荣。

2. 经色深红质稠，多属血热内炽。

3. 经色紫暗，夹有血块，多属血瘀。

（四）痛经

痛经是指正值经期或行经前后，出现周期性小腹疼痛，或痛引腰骶，甚至剧痛难忍的症状。

1. 经前或经期小腹胀痛或刺痛，多属气滞或血瘀。

2. 小腹冷痛，得温痛减者，多属寒凝或阳虚。

3. 经期或经后小腹隐痛，多属气血两虚，或肾精不足，胞脉失养所致。

（五）闭经

闭经指女子年逾16周岁月经尚未来潮，或已行经，未受孕或不在哺乳期而停经达6个月以上的症状。多因肝肾不足，气血亏虚，阴虚血燥，血海空虚；或因痨虫侵及胞宫，或气滞血瘀，阳虚寒凝，痰湿阻滞胞脉，冲任不通所致。

要点二 带下异常的临床表现及意义

1. **白带** 白带是指带下色白量多，质稀如涕，淋漓不绝的症状，多属脾肾阳虚，寒湿下注所致。

2. **黄带** 黄带是指带下色黄，质黏，气味臭秽的症状，多属湿热下注或湿毒蕴结所致。

3. **赤白带** 赤白带是指白带中混有血液，赤白杂见的症状，多属肝经郁热，或湿毒蕴结所致。

第五单元 闻 诊

闻诊是通过听声音和嗅气味来诊察疾病的方法。听声音包括诊察患者的声音、呼吸、语言、咳嗽、心音、呕吐、呃逆、嗳气、太息、喷嚏、呵欠、肠鸣等各种响声。嗅气味包括嗅病体发出的异常气味、排出物的气味及病室的气味。

细目一 听 声 音

要点一 声音异常的临床表现及意义

（一）发声

发声指语声的高低清浊。

1. 疾病状态下，语声高亢洪亮有力，声音连续者，多属阳证、实证、热证。

2. 语声低微细弱，声音断续懒言者，多属阴证、虚证、寒证。

3. 语声沉闷而不清晰或似有鼻音者，称为声重，多属外感风寒，或湿浊阻滞，以致肺气不宣，鼻窍不通所致。

（二）音哑与失音

语声嘶哑者为音哑，语而无声者为失音或称为“喑”。前者病轻，后者病重。

1. 新病音哑或失音者，多属实证，多因外感风寒或风热袭肺，或痰湿壅肺，肺失清肃，邪闭清窍所致，即所谓“金实不鸣”。

2. 久病音哑或失音者，多属虚证，多因各种原因导致阴虚火旺，或肺气不足，津亏肺损，声音难出，即所谓“金破不鸣”。

3. 暴怒喊叫或持续高声宣讲，咽喉失润所致音哑或失音者，亦属气阴耗伤。

4. 久病重病，突见语声嘶哑，多是脏气将绝之危象。

5. 妇女妊娠末期出现音哑或失音者，称为妊娠失音（子喑），系因胎儿渐长，压迫肾之络脉，使肾精不能上荣于咽喉所致。

（三）鼻鼾

鼻鼾指熟睡或昏迷时鼻喉发出的一种声响，是气道不利所发出的异常呼吸声。

熟睡鼾声若无其他明显症状，多因慢性鼻病，或睡姿不当所致，体胖者、老年人较常见。

若昏睡不醒或神志昏迷而鼾声不绝者，多属高热神昏，或中风入脏之危候。

（四）惊呼

惊呼指患者突然发出的惊叫声。其声尖锐，表情惊恐者，多为剧痛或惊恐所致。小儿阵发惊呼，多为受惊。成人发出惊呼，除惊恐外，多属剧痛，或精神失常。

（五）喷嚏

喷嚏指肺气上逆于鼻而发出的声响。应注意喷嚏的次数及有无兼症。偶发喷嚏，不属病态。

1. 若新病喷嚏，兼有恶寒发热、鼻流清涕等症状，多因外感风寒，刺激鼻道，属表寒证。

2. 久病阳虚之人，突然出现喷嚏，多为阳气回复，病有好转的趋势。

（六）太息

太息又称叹息，指情志抑郁，胸闷不畅时发出的长吁或短叹声。

要点二 语言异常的临床表现及意义

（一）谵语

谵语指神识不清，语无伦次，声高有力的症状。多属邪热内扰神明所致，属实证，故《伤寒论》谓“实则谵语”。见于外感热病，温邪内入心包或阳明实热证、痰热扰乱心神等。

（二）郑声

郑声指神识不清，语言重复，时断时续，语声低弱模糊的症状。多因久病脏气衰竭，心神散乱所致，属虚证，故《伤寒论》谓“虚则郑声”。见于多种疾病的晚期、危重阶段。

（三）独语

独语指自言自语，喃喃不休，见人语止，首尾不续的症状。多因心气不足，神失所养，或气郁痰阻，蒙蔽心神所致，属阴证。常见于癫病、郁病。

（四）错语

错语指患者神志清楚而语言时有错乱，语后自知言错的症状。证有虚实之分，虚证多因心气不足，神失所养所致，多见于久病体虚或老年脏气衰微之人；实证多为痰浊、瘀血、气郁阻碍心窍所致。

（五）狂言

狂言指精神错乱，语无伦次，狂躁妄言的症状。《素问·脉要精微论》说："衣被不敛，言语善恶，不避亲疏者，此神明之乱也。"多因情志不遂，气郁化火，痰火互结，内扰神明所致。多属阳证、实证，常见于狂病、伤寒蓄血证。

（六）语謇

语謇指神志清楚、思维正常，但语言不流利，或吐字不清。因习惯而成者，不属病态。病中言语謇涩，每与舌强并见者，多因风痰阻络所致，为中风之先兆或后遗症。

要点三　呼吸异常的临床表现及意义

（一）喘

喘，指呼吸困难、短促急迫，甚至张口抬肩，鼻翼扇动，难以平卧。其发病多与肺肾等脏腑有关。喘有虚实之分。

1. 发作急骤，呼吸深长，息粗声高，唯以呼出为快者，为实喘。多为风寒袭肺或痰热壅肺，痰饮停肺，肺失宣肃，肺气上逆所致。

2. 发病缓慢，呼吸短浅，急促难续，息微声低，唯以深吸为快，动则喘甚者，为虚喘。多为肺气不足、肺肾亏虚，气失摄纳，或心阳气虚所致。

（二）哮

哮，指呼吸急促似喘，喉间有哮鸣音的症状。多因痰饮内伏，复感外邪所诱发，或因久居寒湿之地，或过食酸咸生冷或闻刺激性气味等诱发。

喘不兼哮，但哮必兼喘。喘以气息急迫、呼吸困难为主，哮以喉间哮鸣声为特征。临床上哮与喘常同时出现，所以常并称为哮喘。

（三）短气

短气，指呼吸气急而短促，气短不足以息，数而不相接续，似喘而不抬肩，喉中无痰鸣音。短气有虚实之别。

1. 虚证短气，兼有形瘦神疲，声低息微等，多因体质衰弱或元气虚损所致。

2. 实证短气，常兼有呼吸声粗，或胸部窒闷，或胸腹胀满等，多因痰饮、胃肠积滞、气滞或瘀阻所致。

（四）少气

少气，又称气微。指呼吸微弱而声低，气少不足以息，言语无力的症状。主诸虚劳损，多因久病体虚或肺肾气虚所致。

要点四　咳嗽的临床表现及意义

（一）临床表现

咳嗽指肺气向上冲击喉间而发出的一种"咳—咳"声音。古人将其分为三种，有声无痰谓之咳，有痰无声谓之嗽，有痰有声谓之咳嗽。多因六淫外邪袭肺、有害气体刺激、痰饮停肺、气阴亏虚等而致肺失清肃宣降，肺气上逆所致。临床上首先应分辨咳声和痰的色、量、质的变化，其次参考时间、病史及兼症等，以鉴别病证的寒热虚实性质。

（二）临床意义

1. 咳声重浊沉闷，多属实证，多因寒痰湿浊停聚于肺，肺失肃降所致。

2. 咳声轻清低微，多属虚证，多因久病肺气虚损，失于宣降所致。

3. 咳声不扬，痰稠色黄，不易咳出，多属热证，多因热邪犯肺，肺津被灼所致。

4. 咳有痰声，痰多易咳，多属痰浊阻肺所致。

5. 干咳无痰或少痰，多属燥邪犯肺或阴虚肺燥所致。

6. 咳声短促，呈阵发性、痉挛性，连续不断，咳后有鸡鸣样回声，并反复发作者，称为顿咳（百日咳），多因风邪与痰热搏结所致，常见于小儿。

7. 咳声如犬吠，伴有声音嘶哑，吸气困难，喉中有白膜生长，擦破流血，随之复生，是时行疫毒攻喉所致，多见于白喉。

要点五　呕吐、呃逆、嗳气、肠鸣的临床表现及意义

（一）呕吐

呕吐指饮食物、痰涎从胃中上涌，由口中吐出的症状。是胃失和降，胃气上逆的表现。前

人以有声有物为呕吐,有物无声为吐,有声无物为干呕。但临床上难以截然分开,一般统称为呕吐。根据呕吐声音的强弱和吐势的缓急,可判断证候的寒热虚实等。

1. 吐势徐缓,声音微弱,呕吐物清稀者,多属虚寒证。常因脾胃阳虚,脾失健运,胃失和降,胃气上逆所致。

2. 吐势较猛,声音壮厉,呕吐出黏稠黄水,或酸或苦者,多属实热证。常因邪热犯胃,胃失和降,胃气上逆所致。

3. 呕吐呈喷射状者,多为热扰神明,或因头颅外伤,颅内有瘀血、肿瘤等,使颅内压力增高所致。

4. 呕吐酸腐味的食糜,多属伤食,多因暴饮暴食,或过食肥甘厚味,以致食滞胃脘,胃失和降,胃气上逆所致。

5. 共同进餐者皆发吐泻,多为食物中毒。朝食暮吐、暮食朝吐者,为胃反,多属脾胃阳虚证。

6. 口干欲饮,饮后则吐者,称为水逆,因饮邪停胃,胃气上逆所致。

(二)呃逆

呃逆指从咽喉发出的一种不由自主的冲击声,声短而频,呃呃作响的症状。俗称"打呃",唐代以前称"哕",是胃气上逆的表现。临床上根据呃声的高低强弱,间歇时间的长短不同,来判断病证的虚实寒热性质。

1. 呃声频作,高亢而短,其声有力者,多属实证;呃声低沉,声弱无力,多属虚证。

2. 新病呃逆,其声有力,多属寒邪或热邪客于胃;久病、重病呃逆不止,声低气怯无力者,属胃气衰败之危候。

3. 突发呃逆,呃声不高不低,无其他病史及兼症者,多属饮食刺激,或偶感风寒,一时胃气上逆动膈所致,一般为时短暂,不治自愈。

(三)嗳气

嗳气指胃中气体上出咽喉所发出的一种声长而缓的症状。古称"噫"。是胃气上逆的一种表现。饱食之后,或饮汽水后,偶有嗳气,无其他兼症者,是饮食入胃排挤胃中气体上出所致,不属病态。临床根据嗳声和气味的不同,可判断虚实寒热。

1. 嗳气酸腐,兼脘腹胀满者,多因宿食内停,属于实证。

2. 嗳气频作而响亮,嗳气后脘腹胀减,嗳气发作因情志变化而增减者,多为肝气犯胃,属于实证。

3. 嗳气频作,兼脘腹冷痛,得温症减者,多为寒邪犯胃,或为胃阳亏虚。

4. 嗳声低沉断续,无酸腐气味,兼见纳呆食少者,为脾胃虚弱,属虚证。多见于老年人或体虚之人。

(四)肠鸣

肠鸣又称腹鸣,是气体或液体通过肠道而产生的一种气过水声或沸泡音。在正常情况下,肠鸣声低弱而和缓,一般难以直接闻及,肠鸣声高时,患者或旁人可以直接听到。借助听诊器诊察肠鸣音,在脐部听得较为清楚,4~5次/分,若超过10次/分则为肠鸣频繁,持续3~5分钟才听到1次者为肠鸣稀少。

肠鸣发生的频率、强度、音调等与胃肠功能、进食情况、感邪性质等有关。当肠道传导失常或阻塞不通时,则肠鸣声高亢而频急,或肠鸣音减少,甚至完全消失。

1. 肠鸣增多

(1)当患者动摇身体,或推抚脘部时,脘腹部鸣响如囊裹浆,辘辘有声者,称为振水声,若是饮水过后出现多属正常,若非饮水而常见此声者,多为水饮留聚于胃。

(2)鸣响在脘腹,如饥肠辘辘,得温得食则减,饥寒则重者,为中气不足,胃肠虚寒。

(3)肠鸣高亢而频急,脘腹痞满,大便泄泻者,多为感受风寒湿邪以致胃肠气机紊乱所致。

(4)肠鸣阵作,伴有腹痛欲泻,泻后痛减,胸胁满闷不舒者,为肝脾不调。

2. 肠鸣稀少 肠鸣稀少主要显示肠道传导功能障碍。可因实热蕴结肠胃,肠道气机受阻;肝脾不调,气机郁滞,肠道腑气欠通;脾肺气虚,肠道虚弱,传导无力;阴寒凝滞,气机闭阻,肠道不通等所致。

3. 肠鸣完全消失 肠鸣完全消失,腹胀满痛者,多属肠道气滞不通之重症,可见于肠痹或肠结等病。

细目二　嗅　气　味

要点　口气、病室气味异常的临床表现及意义

（一）口气

口气指从口中散发出的异常气味。正常人呼吸或讲话时，口中无异常气味散出。若口中散发臭气者，称为口臭，多与口腔不洁、龋齿、便秘或消化不良有关。

1. 口气酸臭，并伴食欲不振，脘腹胀满者，多属食积胃肠。

2. 口气臭秽者，多属胃热。

3. 口气腐臭，或兼咳吐脓血者，多是内有溃腐脓疡。

4. 口气臭秽难闻，牙龈腐烂者，为牙疳。

（二）病室气味

病室气味由病体本身或排出物、分泌物散发而形成。气味从病体发展到充斥病室，说明病情重笃。临床上通过嗅病室气味，可作为推断病情及诊断特殊疾病的参考。

1. 病室臭气触人，多为瘟疫类疾病。

2. 病室有血腥味，病者多患失血。

3. 病室散有腐臭气，病者多患溃腐疮疡。

4. 病室尸臭，多为脏腑衰败，病情重笃。

5. 病室尿臊气，多见于水肿病晚期。

6. 病室有烂苹果样气味（酮体气味），多见于消渴。

7. 病室有蒜臭气味，多见于有机磷杀虫药中毒。

第六单元　脉　诊

脉诊又称切脉，是医生用手指对患者身体某些特定部位的动脉进行切按，体验脉动应指的形象，以了解健康或病情，辨别病证的一种诊察方法。

细目一　诊脉概说

要点一　寸口诊法的部位、原理及寸口分候脏腑

（一）寸口诊法的部位

寸口又称气口或脉口。寸口诊法是指单独切按桡骨茎突内侧一段桡动脉的搏动，根据其脉动形象，推测人体生理、病理状况的一种诊察方法。寸口脉分为寸、关、尺三部。通常以腕后高骨（桡骨茎突）为标记，其内侧的部位关前（腕侧）为寸，关后（肘侧）为尺。两手各有寸、关、尺三部，共六部脉。寸关尺三部又可施行浮、中、沉三候。

（二）寸口诊法的原理

1. **寸口部为“脉之大会”**　寸口脉属手太阴肺经之脉，气血循环流注起始于手太阴肺经，营卫气血遍布周身，循环五十度又终止于肺经，复会于寸口，为十二经脉的始终。脉气流注肺而总会聚于寸口，故全身各脏腑生理功能的盛衰，营卫气血的盈亏，均可从寸口部的脉象上反映出来。

2. **寸口部脉气最明显**　寸口部是手太阴肺经“经穴”（经渠）和“输穴”（太渊）的所在处，为手太阴肺经经气流注和经气渐旺，以至达到最旺盛的特殊反应点，故前人有“脉会太渊”之说，其脉象变化最有代表性。

3. **可反映宗气的盛衰**　肺、脾同属太阴经，脉气相通，手太阴肺经起于中焦，而中焦为脾胃所居之处，脾将通过胃所受纳腐熟的食物之精微上输于肺，肺朝百脉而将营气与呼吸之气布散至全身，脉气变化见于寸口，故寸口脉动与宗气一致。

4. **寸口处为桡动脉**　该动脉所在桡骨茎突处，其行径较为固定，解剖位置亦较浅表，毗邻组织比较分明，方便易行，便于诊察，脉搏强弱易于分辨。另外，诊寸口脉沿用已久，在长期医疗实践中，积累了丰富的经验，所以说寸口部为诊脉的理想部位。

（三）寸口分候脏腑

左寸候心，右寸候肺，并统括胸以上及头部的疾病；左关候肝胆，右关候脾胃，统括膈以下、脐以上部位的疾病；两尺候肾，并包括脐以下至足部的疾病。

要点二　诊脉方法

（一）患者体位

诊脉时患者应取正坐位或仰卧位，前臂自然向前平展，与心脏置于同一水平，手腕伸直，手掌向上，手指自然放松，在腕关节下面垫一松软的脉枕，使寸口部位充分伸展，局部气血畅通，便于诊察脉象。

（二）医生指法

诊脉指法主要包括有选指、布指、运指三部分。

1. **选指**　医生用左手或右手的食指、中指和无名指三个手指的指目诊察，指目是指尖和指腹交界棱起之处，是手指触觉较灵敏的部位。诊脉者的手指指端要平齐，即三指平齐，手指略呈弓形，与受诊者体表约呈45°为宜，这样的角度可以使指目紧贴于脉搏搏动处。

2. **布指**　中指定关，医生先以中指按在掌后高骨内侧动脉处，然后示指按在关前（腕侧）定寸，无名指按在关后（肘侧）定尺。布指的疏密要与患者手臂长短与医生手指的粗细相适应，如患者的手臂长或医者手指较细者，布指宜疏，反之宜密。定寸时可选取太渊穴所在位置（腕横纹上），定尺时可考虑按寸到关的距离确定关到尺的长度，以明确尺的位置。寸、关、尺

不是一个点，而是一段脉管的诊察范围。

3. **运指**　医生运用指力的轻重、挪移及布指变化以体察脉象。常用的指法有举、按、寻、循、总按和单按等，注意诊察患者的脉位（浮沉、长短）、脉次（至数与均匀度）、脉形（大小、软硬、紧张度等）、脉势（强弱与流利度等）及左右手寸关尺各部的表现。

常用的具体指法：

（1）举：是指医生用较轻的指力，按在寸口脉搏跳动部位，以体察脉搏的方法。亦称"轻取"或"浮取"。

（2）按：是指医生用较重的指力，甚至按到筋骨体察脉象的方法。此法又称"重取"或"沉取"。

（3）寻：寻是指切脉时指力从轻到重，或从重到轻，左右推寻，调节最适当指力的方法。在寸口三部细细寻找脉动最明显的部位，统称寻法，以捕获最丰富的脉象信息，亦称"寻"，是中取之意。

（4）总按：总按即三指同时用力诊脉的方法。从总体上辨别寸、关、尺三部和左右两手脉象的形态、脉位、脉力等。总按时一般指力均匀，但亦有三指用力不一致的情况。

（5）单按：用一个手指诊察一部脉象的方法。主要用于分别了解寸、关、尺各部脉象的形态特征。

首先应先用总按的方法，从总体上辨别脉象的形态、脉位的浮沉，然后再使用单按手法等辨别左右手寸、关、尺各部脉象的形态特征。

（三）平息

医生在诊脉时注意调匀呼吸，即所谓"平息"。一方面医生保持呼吸调匀，清心宁神，可以用自己的呼吸计算患者的脉搏至数；另一方面，平息有利于医生思想集中，可以仔细地辨别脉象。

（四）切脉时间

一般每次诊脉每手应不少于 1 分钟，两手以 3 分钟左右为宜。

诊脉时需注意每次诊脉的时间，至少应在 50 动，一则有利于仔细辨别脉象变化，再则切脉时初按和久按的指感有可能不同，对临床辨证有一定的意义，所以切脉的时间要适当长些。

（五）小儿脉诊法

小儿寸口部位甚短，一般用"一指（拇指或食指）定关法"，不必细分寸、关、尺三部。

具体操作方法是：用左手握住小儿的手，对 3 岁以下的小儿，可用右手大拇指按于小儿掌后高骨部脉上，不分三部，以定至数为主；对 3~5 岁的小儿，则以高骨中线为关，以一指向两侧转动以寻查三部；6~8 岁的小儿，则可挪动拇指诊三部；9~15 岁，可以次第下指，依寸、关、尺三部诊脉；15 岁以上，可按成人三部脉法进行辨析。

要点三　脉象要素

（一）脉位

脉位指脉动显现部位的浅深。脉位表浅为浮脉；脉位深沉为沉脉。

（二）至数

至数指脉搏的频率。正常成人一息脉来 4~5 至为平脉，一息五至以上为数脉，一息不足四至为迟脉。

（三）脉长

脉长指脉动应指的轴向范围长短，即脉动范围超越寸、关、尺三部，称为长脉；应指不及三部，但见关部或寸、关部者，均称为短脉。

（四）脉宽

脉宽指脉动应指的径向范围大小，即指下感觉到脉道的粗细。脉道宽大者为大脉，脉道狭小者为细脉。

（五）脉力

脉力指脉搏的强弱。脉搏应指有力为实脉，脉搏应指无力为虚脉。

（六）脉律

脉律指脉动节律的均匀度。其包括两个方面：一是脉动节律是否均匀，有无停歇；二是停歇的至数、时间是否规则。

（七）流利度

流利度指脉搏来往的流利通畅程度。脉来流利圆滑者，为滑脉；来势艰难，不流利者，为涩脉。

（八）紧张度

紧张度指脉管的紧急或弛缓程度。脉的紧张度主要体现在脉长、张力和指下搏动变化情况。脉紧张度高，如弦脉、紧脉；脉弛缓者，如缓脉。

细目二　正常脉象

要点一　正常脉象的特点

正常脉象的主要特点是：寸、关、尺三部有脉，一息四五至，相当于72~80次/分；成年人不浮不沉，不大不小，从容和缓，节律一致，尺部沉取有一定力量，并随生理活动、气候、季节和环境不同而有相应变化。故将正常脉象的特点概括为"有胃""有神""有根"。

要点二　胃、神、根的含义

1. **胃**　胃也称胃气。脉之胃气主要反映脾胃运化功能的盛衰和营养状况的优劣。脉有胃气的特点是徐和、从容、软滑的感觉。

2. **神**　脉搏有力是有神的标志，故有胃即有神。脉之有神是指：脉象有力柔和，节律整齐。

3. **根**　脉之有根关系到肾。脉之有根主要表现在尺脉有力、沉取不绝两个方面。

总之，胃、神、根是从不同侧面强调了正常脉象所必备的条件，三者相互补充而不能截然分开。

细目三　常见病脉

要点一　常见病脉的脉象特征及鉴别

(一)常见病脉的脉象特征

1. **浮脉**　轻取即得，重按稍减而不空，举之有余，按之不足。其脉象特征是脉管的搏动在皮下较浅表的部位，即位于皮下浅层。

2. **散脉**　浮散无根，稍按则无，至数不齐。其脉象特征是浮取散漫，中取似无，沉取不应，并常伴有脉动不规则，时快时慢而不匀(但无明显歇止)，或脉力往来不一致。

3. **芤脉**　浮大中空，如按葱管。其脉象特征是应指浮大而软，按之上下或两边实而中间空。说明芤脉位偏浮、形大、势软而中空。

4. **革脉**　浮而搏指，中空外坚，如按鼓皮。其脉象特征是浮取感觉脉管搏动的范围较大而且较硬，有搏指感，但重按则乏力，有豁然而空之感，因而恰似以指按压鼓皮上的外坚中空之状。

5. **沉脉**　轻取不应，重按始得，举之不足，按之有余。其脉象特征是脉管搏动的部位在皮肉之下靠近筋骨之处，因此用轻指力按触不能察觉，用中等指力按触搏动也不明显，只有用重指力按到筋骨间才能感觉到脉搏明显的跳动。

6. **伏脉**　重按推筋着骨始得，甚则暂时伏而不显。其脉象特征是脉管搏动的部位比沉脉更深，隐伏于筋下，附着于骨上。因此，诊脉时浮取、中取均不见，需用重指力直接按至骨上，然后推动筋肉才能触到脉动，甚至伏而不见。

7. **牢脉**　沉取实大弦长，坚牢不移。其脉象特征是脉位沉长，脉势实大而弦。牢脉轻取、中取均不应，沉取始得，但搏动有力，势大形长，为沉、弦、大、实、长五种脉象的复合脉。

8. **迟脉**　脉来迟慢，一息不足四至(相当于每分钟脉搏在60次以下)。其脉象特征是脉管搏动的频率小于正常脉率。

9. **缓脉**　其义有二，一是脉来和缓，一息四至(每分钟60~70次)，应指均匀，脉有胃气的一种表现，称为平缓，多见于正常人；二是脉来怠缓无力，弛纵不鼓的病脉。

10. **数脉**　脉来急促，一息五至以上而不满七至(每分钟90~120次)。其脉象特征是脉率较正常为快，比疾脉慢。

11. **疾脉**　脉来急疾，一息七八至(每分钟120次以上)。其脉象特征是脉率比数脉更快。

12. **虚脉**　三部脉举之无力，按之空豁，应指松软。亦是无力脉象的总称。其脉象特征是脉搏搏动力量软弱，寸、关、尺三部，浮、中、沉三候均无力。

13. **短脉**　应指不及三部，但见关部或寸部者，均称为短脉。

14. **实脉**　三部脉充实有力，其势来去皆盛。亦为有力脉象的总称。其脉象特征是脉搏搏动力量强，寸、关、尺三部，浮、中、沉三候均有力量，脉管宽大。

15. **长脉**　首尾端直，超过本位。其脉象特征是脉搏的搏动范围显示较长，超过寸、关、尺三部。

16. **洪脉**　脉体宽大而浮，充实有力，来盛去衰，状若波涛汹涌。其脉象特征主要表现在脉搏显现的部位、形态和气势三个方面。脉体宽大，搏动部位浅表，指下有力。

17. **大脉**　脉体宽大，但无脉来汹涌之势。其脉象特征是寸口三部皆脉大而和缓、从容。

18. **细脉**　脉细如线，但应指明显。其脉象特征是脉道狭小，指下寻之往来如线，但按之不绝，应指明显。

19. **濡脉**　浮细无力而软。其脉象特征是位浮、形细、势软。其脉管搏动的部位在浅层，形细而软，如絮浮水，轻取即得，重按不显。

20. **弱脉**　沉细无力而软。其脉象特征是位沉、形细、势软。由于脉管细小且不充盈，其搏动部位在皮肉之下靠近筋骨处，指下感到细而无力。

21. **微脉**　极细极软，按之欲绝，若有若无。其脉象特征是脉形极细小，脉势极软弱，以致轻取不见，重按起落不明显，似有似无。

22. **滑脉**　往来流利，应指圆滑，如盘走珠。其脉象特征是脉搏形态应指圆滑，如同圆珠流畅地由尺部向寸部滚动，浮、中、沉取皆可感到。

23. **动脉**　脉形如豆，滑数有力，厥厥动摇，关部尤显。其脉象特征是具有短、滑、数三种脉象的特点，其脉搏搏动部位在关部明显，应指如豆粒动摇。

24. **涩脉**　形细而行迟，往来艰涩不畅，脉势不匀。其脉象特征是脉形较细，脉势滞涩不畅，如“轻刀刮竹”；至数较缓而不匀，脉力大小亦不均，呈三五不调之状。

25. **弦脉**　端直以长，如按琴弦。其脉象特征是脉形端直而形长，脉势较强，脉道较硬，切脉时有挺然指下、直起直落的感觉。

26. **紧脉**　绷急弹指，状如牵绳转索。其脉象特征是脉势紧张有力，坚搏抗指，脉管的紧张度、力度均比弦脉高，其指感比弦脉更加绷急有力，且有旋转绞动或左右弹指的感觉，但脉体较弦脉柔软。

27. **结脉**　脉来缓慢，时有中止，止无定数。其脉象特征是脉来迟缓，脉律不齐，有不规则的歇止。

28. **代脉**　脉来一止，止有定数，良久方还。其脉象特征是脉律不齐，表现为有规则的歇止，歇止的时间较长，脉势较软弱。

29. **促脉**　脉来数而时有一止，止无定数。其脉象特征是脉率较快且有不规则的歇止。

（二）脉象鉴别

1. **比类法鉴别**　见表8-6-3-1~表8-6-3-7。

（1）归类：或称分纲，即将29种脉象进行归类、分纲，就能提纲挈领，执简驭繁。如浮脉类有浮、洪、濡、散、芤、革，沉脉类有沉、伏、弱、牢，迟脉类有迟、缓、涩、结，数脉类有数、疾、促、动，虚脉类有虚、细、微、代、短，实脉类有实、滑、弦、紧、长、大。

（2）辨异：在了解同类脉象相似特征的基础上，再将不同之处进行比较而予以区别，这就是脉象的辨异。

表8-6-3-1　相似脉部位比较表

脉位	脉名与脉象特征
脉位表浅	浮脉：举之有余，重按稍减而不空，脉形不大不小
	芤脉：浮大中空，如按葱管
	濡脉：浮细而无力
	革脉：浮而搏指，中空外坚，如按鼓皮
	散脉：浮而无根，至数不齐，脉力不匀
脉位在皮下深层	沉脉：轻取不应，重按始得
	伏脉：脉位更深更沉，须推筋着骨始得，甚则暂时伏而不见
	牢脉：沉取实大弦长，坚牢不移
	弱脉：弱脉沉而软小无力

表 8-6-3-2　相似脉至数比较表

至数	脉名与脉象特征
脉率快于正常脉象	数脉：一息五至以上，不足七至
	疾脉：一息七八至
	促脉：不仅脉率每息在五至以上，而且有不规则的歇止
脉率慢于正常脉象	迟脉：一息不足四至
	缓脉：缓脉虽为一息四至，但脉来怠缓无力
	结脉：结脉不仅脉率不及四至，而且有不规则的歇止

表 8-6-3-3　相似脉节律比较表

节律不整	脉名与脉象特征
有间歇的不整脉象	促脉：数而时止，止无定数
	结脉：缓而时止，止无定数
	代脉：脉来一止，止有定数，良久方还
无间歇的不整脉象	涩脉：脉律不齐，三五不调，往来艰涩，形态不匀
	散脉：脉律不齐，浮散无根

表 8-6-3-4　相似脉脉宽比较表

脉象宽细	脉名与脉象特征
具有细的特征的脉象	细脉：脉细如线，应指明显
	濡脉：脉浮细而软，轻取即得
	弱脉：脉沉细而软，重按乃得
	微脉：脉极细极软，似有似无
具有宽的特征的脉象	洪脉：脉体宽大，充实有力，来盛去衰
	实脉：三部脉充实有力，其势来去皆盛

表 8-6-3-5　相似脉脉长比较表

脉象长短	脉名与脉象特征
具有长的特征的脉象	长脉：脉动应指超逾三部
	弦脉：端直以长，如按琴弦
	牢脉：长而沉实弦
具有短的特征的脉象	短脉：短脉指脉动应指不及三部
	动脉：动脉以短而滑数为特征

表 8-6-3-6　相似脉脉紧张度比较表

脉体紧张度	脉名与脉象特征
脉体较硬	弦脉：脉长而坚硬，如按琴弦 紧脉：紧张有力，如按绳索 革脉：浮大搏指，中空外坚，如按鼓皮
脉体柔软	濡脉：脉浮细而软 弱脉：脉沉而软小无力 缓脉：脉来怠缓无力，弛纵不鼓

表 8-6-3-7　相似脉脉流利度比较表

流利度	脉名与脉象特征
脉来流利	数脉：频率快，一息五至以上而不满七至 滑脉：往来流利圆滑，如珠走盘 动脉：动则短而滑数，厥厥动摇
脉来艰涩	涩脉：形细而行迟，往来艰涩不畅，脉势不匀，如轻刀刮竹

2. **对举法鉴别**　对举法就是把两种相反的脉象对比而加以鉴别的方法。如分别进行浮与沉、迟与数、虚与实、滑与涩、洪与细、长与短、弦与紧、紧与缓、散与牢的鉴别比较。（表 8-6-3-8）

要点二　常见病脉的临床意义

1. **浮脉**　一般见于表证，亦见于虚阳浮越证。

2. **散脉**　多见于元气离散，脏腑精气衰败，尤其是心、肾之气将绝的危重病证。

3. **芤脉**　常见于大量失血、伤阴等病证。

4. **革脉**　多见于亡血、失精、半产、漏下等病证。

5. **沉脉**　多见于里证。有力为里实；无力为里虚。亦可见于健康者。

6. **伏脉**　常见于邪闭、厥证和痛极的患者。

7. **牢脉**　多见于阴寒内盛、疝气、癥积等病证。

8. **迟脉**　多见于寒证，迟而有力为实寒；迟而无力为虚寒。亦见于邪热结聚之实热证。

9. **缓脉**　多见于湿病、脾胃虚弱，亦可见于健康者。

10. **数脉**　多见于热证，亦见于里虚证。

11. **疾脉**　多见于阳极阴竭，元气欲脱之证。

12. **虚脉**　见于虚证，多为气血两虚。

13. **短脉**　多见于气虚或气郁。

14. **实脉**　见于实证。亦见于健康者。

15. **长脉**　常见于阳证、热证、实证，亦可见于平人。

16. **洪脉**　多见于阳明气分热盛。

17. **大脉**　多见于健康者，或为病进。

18. **细脉**　多见于虚证或湿证。

19. **濡脉**　多见于虚证或湿困。

20. **弱脉**　多见于阳气虚衰，气血俱虚。

21. **微脉**　多见于气血大虚，阳气衰微。

22. **滑脉**　多见于痰湿、食积和实热等病证。亦是青壮年的常脉，或妇女的孕脉。

23. **动脉**　常见于惊恐、疼痛等症。

24. **涩脉**　多见于气滞、血瘀、痰食内停、精伤、血少。

25. **弦脉**　多见于肝胆病、疼痛、痰饮等，或为胃气衰败者。亦见于老年健康者。

26. **紧脉**　见于实寒证、疼痛和食积等。

27. **结脉**　多见于阴盛气结、寒痰血瘀，亦可见于气血虚衰。

28. **代脉**　见于脏气衰微、疼痛、惊恐、跌仆损伤等病证。

29. **促脉**　多见于阳盛实热、气血痰食停滞，亦见于脏气衰败。

表 8-6-3-8　脉象鉴别表

脉纲	共同特点	相类脉		
		脉名	脉象	主病
浮脉类	轻取即得	浮	举之有余,按之不足	表证,亦见于虚阳浮越证
		洪	脉体阔大,充实有力,来盛去衰	热盛
		濡	浮细无力而软	虚证,湿证
		散	浮取散漫而无根,伴至数或脉力不匀	元气离散,脏气将绝
		芤	浮大中空,如按葱管	失血,伤阴之际
		革	浮而搏指,中空外坚	亡血、失精、半产、崩漏
沉脉类	重按始得	沉	轻取不应,重按始得	里证
		伏	重按推至筋骨始得	邪闭、厥证、痛极
		弱	沉细无力而软	阳气虚衰,气血俱虚
		牢	沉按实大弦长	阴寒内积、疝气、癥积
迟脉类	一息不足四至	迟	一息不足四至	寒证,亦见于邪热结聚
		缓	一息四至,脉来怠缓	湿病,脾胃虚弱,亦见于平人
		涩	往来艰涩,迟滞不畅	精伤、血少、气滞、血瘀、痰食内停
		结	迟而时有一止,止无定数	阴盛气结,寒痰瘀血,气血虚衰
数脉类	一息五至以上	数	一息五至以上,不足七至	热证,亦主里虚证
		疾	脉来急疾,一息七八至	阳极阴竭,元气欲脱
		促	数而时有一止,止无定数	阳热亢盛,瘀滞、痰食停积,脏气衰败
		动	脉短如豆,滑数有力	疼痛,惊恐
虚脉类	应指无力	虚	举按无力,应指松软	气血两虚
		细	脉细如线,应指明显	虚证,湿证
		微	极细极软,似有似无	气血大虚,阳气暴脱
		代	迟而中止,止有定数	脏气衰微,疼痛,惊恐,跌仆损伤
		短	首尾俱短,不及本部有力	主气郁,无力主气损
实脉类	应指有力	实	举按充实而有力	实证,亦见于平人
		滑	往来流利,应指圆滑	痰湿、食积、实热,亦见于青壮年或孕妇
		弦	端直以长,如按琴弦	肝胆病、疼痛、痰饮等,亦见于老年健康者
		紧	绷急弹指,状如转索	实寒证、疼痛、宿食
		长	首尾端直,超过本位	阳证、热证、实证,亦见于平人
		大	脉体宽大,无汹涌之势	健康者,亦见于病进

细目四　相　兼　脉

要点　常见相兼脉的表现及临床意义

相兼脉指两种或两种以上的单因素脉相兼出现，复合构成的脉象。临床常见的相兼脉及其临床意义如下：

1. **浮紧脉**　多见于外感寒邪之表寒证，或风寒痹病疼痛。

2. **浮缓脉**　多见于风邪伤卫、营卫不和的太阳中风证。

3. **浮数脉**　多见于风热袭表的表热证。

4. **浮滑脉**　多见于表证夹痰，常见于素体多痰湿而又感受外邪者。

5. **沉迟脉**　多见于里寒证。

6. **沉弦脉**　多见于肝郁气滞，或水饮内停。

7. **沉涩脉**　多见于血瘀，尤常见于阳虚而寒凝血瘀者。

8. **沉缓脉**　多见于脾虚，水湿停留。

9. **沉细数脉**　多见于阴虚内热或血虚。

10. **弦紧脉**　多见于寒证、痛证，常见于寒滞肝脉，或肝郁气滞等所致的疼痛等。

11. **弦数脉**　多见于肝郁化火或肝胆湿热、肝阳上亢。

12. **弦滑数脉**　多见于肝火夹痰，肝胆湿热或肝阳上扰，痰火内蕴等病证。

13. **弦细脉**　多见于肝肾阴虚或血虚肝郁，或肝郁脾虚等证。

14. **滑数脉**　多见于痰热（火）、湿热或食积内热。

15. **洪数脉**　多见于阳明经证、气分热盛，多见于外感热病。

第七单元　八 纲 辨 证

八纲：指表、里、寒、热、虚、实、阴、阳八个纲领。

根据病情资料，运用八纲进行分析综合，从而辨别疾病现阶段病变部位的浅深、病情性质的寒热、邪正斗争的盛衰和病证类别的阴阳，以作为辨证纲领的方法，称为八纲辨证。

细目一　八纲基本证

要点一　表里证的临床表现及鉴别要点

表证指六淫、疫疠等邪气，经皮毛、口鼻侵入机体的初期阶段，正气抗邪于肌表，以新起恶寒发热为主要表现的证。

里证指病变部位在内，脏腑、气血、骨髓等受病，以脏腑受损或功能失调症状为主要表现的证。

（一）表证与里证的临床表现

1. **表证**　新起恶风寒，或恶寒发热，头身疼痛，喷嚏，鼻塞，流涕，咽喉痒痛，微有咳嗽、气喘，舌淡红，苔薄，脉浮。

表证是正气抗邪于外的表现，一般以新起恶寒，或恶寒发热并见，脉浮，脏腑的症状不明显为共同特征。多见于外感病初期，具有起病急、病位浅、病程短的特点。

2. **里证**　里证的范围极为广泛，其临床表现多种多样，概而言之，凡非表证（及半表半里证）的特定证，一般都属里证的范畴，即所谓"非表即里"。其证特征是无新起恶寒发热并见，以脏腑症状为主要表现。

里证可见于外感疾病的中、后期阶段，或为内伤疾病。不同的里证，可表现为不同的证候，故很难用几个症状或体征全面概括，但其基本特征是一般病情较重，病位较深，病程较长。

（二）表证与里证的鉴别要点

表证和里证的辨别，主要审察寒热症状，脏腑症状是否突出，舌象、脉象等的变化。

1. 外感病中，发热恶寒同时并见者属表证；但热不寒或但寒不热者属里证；寒热往来者属半表半里证。

2. 表证以头身疼痛、鼻塞、喷嚏等为常见症状，脏腑症状不明显；里证以脏腑症状如咳喘、心悸、腹痛、呕泻之类的表现为主症，鼻塞、头身痛等非其常见症状；半表半里证则有胸胁苦满等特有表现。

3. 表证及半表半里证的舌象变化不明显，里证舌象多有变化；表证多见浮脉，里证多见沉脉或其他多种脉象。

4. 辨表里证尚应参考起病的缓急、病情的轻重、病程的长短等。

要点二　寒热证、寒热真假的临床表现及鉴别要点

寒证指感受寒邪，或阳虚阴盛，导致机体功能活动受抑制而表现的具有"冷、凉症状"特点的证。

热证指感受热邪，或脏腑阳气亢盛，或阴虚阳亢，导致机体功能活动亢进而表现的具有"温、热症状"特点的证。

当病情发展到寒极或热极的时候，有时会出现一些与其寒、热病理本质相反的"假象"，具体来说，有真热假寒证和真寒假热证两种情况。

真热假寒证，指疾病的本质为热证，却出现某些"寒象"的证，又称"热极似寒"。是由于邪热内盛，阳气郁闭于内而不能布达于外所致，而且邪热越盛，厥冷的程度可能越重，即所谓"热深厥亦深"。

真寒假热证，指疾病的本质为寒证，却出现某些"热象"的证，又称"寒极似热"。是由于阳气虚衰，阴寒内盛，逼迫虚阳浮越于上、格拒于外所致。

（一）寒证、热证、寒热真假

1. **寒证**　恶寒，畏寒，肢冷蜷卧，冷痛，喜暖，口淡不渴，痰、涎、涕清稀，小便清长，大便稀溏，面色白，舌淡，苔白而润，脉紧或迟等。

2. **热证**　发热，恶热喜冷，口渴欲饮，面赤，烦躁不宁，痰、涕黄稠，小便短黄，大便干结，舌红，苔黄燥少津，脉数等。

3. **真热假寒证**　如里热炽盛之人，除出现胸腹灼热、神昏谵语、口臭息粗、渴喜冷饮、小便短黄、舌红苔黄而干、脉有力等里实热证的典型表现外，有时会伴随出现四肢厥冷、脉沉迟等症。这些"寒象"与寒证的表现有所不同，如虽四肢厥冷，但胸腹灼热，不欲近衣被；虽脉沉迟，但按之有力。

4. **真寒假热证**　如阳气虚衰，阴寒内盛之人，除出现四肢厥冷、小便色清、大便质溏甚至下利清谷、舌淡苔白、脉来无力等里虚寒证的典型表现外，尚可出现自觉发热、面色红、神志躁扰不宁、口渴、咽痛、脉浮大或数等症。这些"热象"与热证的表现有所不同，如虽自觉发热，但触之胸腹无灼热，且欲加衣被；虽面色红，但为两颧浮红，时隐时现；虽神志躁扰不宁，但自感疲乏无力；虽口渴，却欲热饮，且饮水不多；虽咽喉疼痛，但不红肿；脉虽浮大或数，但按之无力。

（二）寒证、热证的鉴别要点

1. **寒证与热证的鉴别**　应对疾病的全部表现进行综合观察，尤其应以寒热的喜恶、口渴与否、面色的赤白、四肢的温凉、二便、舌象、脉象等作为鉴别要点（表 8-7-1-1）。

表 8-7-1-1　寒证与热证的鉴别

鉴别点	寒证	热证
寒热喜恶	恶寒喜温	恶热喜凉
口渴	不渴	渴喜冷饮
面色	白	红
四肢	冷	热
大便	稀溏	干结
小便	清长	短黄
舌象	舌淡苔白润	舌红苔黄燥
脉象	迟或紧	数

2. **寒热真假的鉴别**　一般情况下"假象"容易出现在疾病的后期及危重期。辨证时应以表现于内部、中心的症状作为判断的主要依据，外部、四肢的症状可能为"假象"。"假象"和"真象"表现不同，如"假热"之面赤，是面色㿠白而仅在颧颊上浅红娇嫩，时隐时现，而里热炽盛的面赤却是满面通红；"假寒"常表现为四肢厥冷伴随胸腹部灼热，揭衣蹬被，而阴寒内盛者则往往身体蜷卧，欲加衣被。

要点三　虚实证、虚实真假的临床表现及鉴别要点

虚证指人体阴阳、气血、津液、精髓等正气亏虚，而邪气不著，表现为"不足、松弛、衰退"特征的证。

实证指人体感受外邪，或疾病过程中阴阳气血失调，体内病理产物蓄积，以邪气盛、正气不虚为基本病理，表现为有余、亢盛、停聚特征的证。

当患者的正气虚损严重，或病邪极其盛实时，有时会出现一些与其虚、实病理本质相反的"假象"。具体来说，有真实假虚证和真虚假实证两种情况。

真实假虚证，指疾病的本质为实证，却出现某些"虚羸"的现象，即所谓"大实有羸状"。是由于火热、痰食、湿热、瘀血等邪气或病理产物大积大聚，以致经脉阻滞，气血不能畅达。其病变的本质属实。

真虚假实证,指疾病的本质为虚证,却出现某些"盛实"的现象,即所谓"至虚有盛候"。是由于脏腑虚衰、气血不足、运化无力、气机不畅所致。其病变的本质属虚。

(一)虚证、实证、虚实真假

1. **虚证** 一般久病、势缓者多虚证,耗损过多者多虚证,体质素弱者多虚证。由于各种虚证的表现极不一致,各脏腑虚证的表现更是各不相同,所以很难用几个症状全面概括。

2. **实证** 一般新起、暴病者多实证,病情急剧者多实证,体质壮实者多实证。由于感受邪气的性质及致病特点的差异,以及病邪侵袭、停积部位的不同,实证的表现各不相同,同样难以全面概括。

3. **真实假虚证** 实邪内盛之人,出现神情默默、身体倦怠、懒言、脉象沉细等貌似"虚羸"的表现,虽默默不语但语时声高气粗,虽倦怠乏力却动之觉舒,虽脉象沉细却按之有力,还可能伴随疼痛拒按、舌质苍老、舌苔厚腻等表现。

4. **真虚假实证** 正气亏虚较为严重之人,出现腹胀腹痛、二便闭塞、脉弦等貌似"盛实"的表现,但腹虽胀满而有时缓解,腹虽痛而按之痛减,脉虽弦但重按无力,还可能伴随神疲乏力、面色无华、舌质娇嫩等表现。

(二)虚证、实证的鉴别要点

1. **虚证与实证的鉴别** 主要可从病程、体质、症状、舌脉等方面加以鉴别(表8-7-1-2)。

表8-7-1-2 虚证与实证的鉴别

鉴别点	虚证	实证
病程	较长(久病)	较短(新病)
体质	多虚弱	多壮实
精神	多萎靡	多兴奋
声息	声低息微	声高气粗
疼痛	喜按	拒按
胸腹胀满	按之不痛,胀满时减	按之疼痛,胀满不减
发热	多为潮热、微热	多为高热
恶寒	畏寒,添衣近火得温则减	恶寒,添衣近火得温不减
舌象	舌质嫩,苔少或无苔	舌质老,苔厚腻
脉象	无力	有力

2. **虚实真假的鉴别** 要注意围绕虚、实证的表现特点及鉴别要点综合分析从而分清虚实的真假。在辨别时应注意:脉象的有力无力、有神无神、浮候如何、沉候如何,尤以沉取之象为真谛;舌质的胖嫩与苍老,舌苔的厚腻与否;言语发声的响亮与低怯;患者体质的强弱,发病的原因,病证的新久,以及治疗经过等。

要点四 阴阳证的临床表现及鉴别要点

阴、阳是归类病证类别的两个纲领。

阴、阳分别代表事物相互对立的两个方面。病证的性质及临床表现,一般都可用阴阳进行概括或归类(表8-7-1-3)。

表证与里证、寒证与热证、虚证与实证反映了病变过程中三对既对立又统一的矛盾现象。为了对病情进行更高层面或总的归纳,可以用阴证与阳证概括其他六类证,即表证、热证、实证属阳,里证、寒证、虚证属阴。阴、阳两纲可以统领其他六纲而成为八纲中的总纲。

阴证与阳证的划分不是绝对的,是相对而言的。因此,临床上在对具体病证归类时会存在阴中有阳、阳中有阴的情况。

表 8-7-1-3　阴证与阳证的鉴别

四诊	阴证	阳证
问	恶寒畏冷，喜温，食少乏味，不渴或喜热饮，小便清长或短少，大便溏泄气腥	身热，恶热，喜凉，恶食，心烦，口干渴引饮，小便短赤涩痛，大便干硬，或秘结不通，或有奇臭
望	面色苍白或暗淡，身重蜷卧，倦怠无力，精神萎靡，舌淡胖嫩，舌苔润滑	面色潮红或通红，狂躁不安，口唇燥裂，舌红绛，苔黄燥或黑而生芒刺
闻	语声低微，静而少言，呼吸怯弱，气短	语声壮厉，烦而多言，呼吸气粗，喘促痰鸣
切	腹痛喜按，肢凉，脉沉、细、迟、无力等	腹痛拒按，肌肤灼热，脉浮、洪、数、大、滑、有力等

细目二　八纲证间的关系

八纲证间的关系，主要可归纳为证的相兼、证的错杂、证的转化三个方面。

要点一　证的相兼

广义的证的相兼，是指多种证同时存在。本处所指为狭义的证的相兼，即在疾病某一阶段，出现不相对立的两纲或两纲以上的证同时存在的情况。

临床常见的八纲相兼证有表实寒证、表实热证、里实寒证、里实热证、里虚寒证、里虚热证，其临床表现一般多是相关纲领证临床表现的叠加。如恶寒重发热轻、头身疼痛、无汗、脉浮紧等，可辨为表实寒证；出现形体消瘦，五心烦热，潮热盗汗，口干咽燥，颧红，舌红少津，脉细数等，可辨为里虚热证。

“表虚证”有两种说法：一是指外感风邪所致有汗出的表证（相对于外感风寒所致无汗出的“表实证”而言）；二是指肺（脾）气虚所致的卫表不固证，但实际上该证属于（阳）气虚弱之证。

要点二　证的错杂

证候错杂指疾病的某一阶段，同时存在八纲中对立两纲的证。

（一）表里同病

表里同病指在同一患者身上，既有表证，又有里证的情况。它的形成可概括为以下三种情况。

1. 发病即同时出现表证与里证的表现。
2. 先有表证未罢，又及于里。
3. 先有内伤病未愈而又感外邪。

临床上常见的 6 种情况为：表里俱寒、表里俱热、表寒里热、表热里寒、表里俱实及表实里虚。

（二）寒热错杂

寒热错杂指在同一患者身上，既有寒证，又有热证的情况。它的形成可概括为以下三种情况。

1. 先有热证，复感寒邪；或先有寒证，复感热邪。
2. 先有外感寒证，寒郁而化热，虽已入里，但表寒未解。
3. 机体阴阳失调，出现寒热错杂。

结合病位，可将其概括为表里的寒热错杂与上下的寒热错杂。表里的寒热错杂包括表寒里热与表热里寒；上下的寒热错杂包括上热下寒与上寒下热。

（三）虚实夹杂

虚实夹杂指在同一患者身上，既有虚证，又有实证的情况。它的形成可概括为以下两种情况。

1. 先有实证，邪气太盛，损伤正气，以致正气亦虚，而出现虚证。
2. 先有正气不足的虚证，无力祛除病邪，以致病邪积聚；或复感外邪，又同时出现实证。

结合病位，可将其概括为三种情况，即以虚证为主的虚中夹实，以实证为主的实中夹虚，以及虚证、实证难分轻重的虚实并重。

要点三　证的转化

证的转化指疾病在其发展变化过程中，八纲中相互对立的证在一定条件下可以相互转化。证的转化包括表里出入、寒热转化、虚实转化。

(一)表里出入

表里出入是指病邪由表入里,或由里出表。一般而言,由表入里多提示病情转重,由里出表多预示病情减轻。掌握病势的表里出入变化,对于预测疾病的发展与转归,调整治疗策略具有重要意义。

1. **表邪入里** 指先出现表证,因表邪不解,内传入里,致使表证消失而出现里证。

2. **里邪出表** 指某些里证因治疗及时、护理得当,机体抵抗力增强,驱邪外出,从而表现出病邪向外透达的症状或体征。

(二)寒热转化

寒证或热证在一定条件下相互转化,形成相反的证。寒证化热提示阳气旺盛,热证转寒提示阳气衰惫。

1. **寒证化热** 指原为寒证,后出现热证,而寒证随之消失。

寒证化热常见于外感寒邪未及时发散,而机体阳气偏盛,阳热内郁到一定程度,寒邪化热,形成热证;或是寒湿之邪郁遏,而机体阳气不衰,由寒而化热,形成热证;或因使用温燥之品太过,亦可使寒证转化为热证。如寒湿痹病,初为关节冷痛、重着、麻木,病程日久,或过服温燥药物,而变成患处红肿灼痛;哮病因寒引发,痰白稀薄,久之见痰黄而稠,舌红苔黄;痰湿凝聚的阴疽冷疮,其形漫肿无头、皮色不变,以后转为红肿热痛而成脓等,均属寒证转化为热证。

2. **热证转寒** 指原为热证,后出现寒证,而热证随之消失。

热证转寒常见于邪热毒气严重的情况之下,或因失治、误治,以致邪气过盛,耗伤正气,正不胜邪,功能衰败,阳气耗散,故而转为虚寒证,甚至出现亡阳。如疫毒痢初期,高热烦渴,舌红脉数,泻利不止,因治疗不及时,若急骤出现四肢厥冷、冷汗淋漓、面色苍白、脉微,或病程日久,进而表现出畏冷肢凉,面白舌淡,皆是由热证转化为寒证。

(三)虚实转化

虚实转化指疾病的虚实性质发生相反的转变。提示邪与正之间的盛衰关系出现了本质性的变化。实证转虚为疾病的一般规律;虚证转实常常是因虚致实,形成本虚标实的错杂证。

1. **实证转虚** 指原为实证,后发展为虚证。

实证转虚,是邪正斗争的趋势,或是正气胜邪而向愈,或是正不胜邪而迁延,故病情日久,或失治误治,正气伤而不足以御邪,皆可形成实证转化为虚证。如本为咳嗽吐痰、息粗而喘、苔腻脉滑,久之见气短而喘、声低懒言、面白、舌淡、脉弱;或初期见高热、口渴、汗多、脉洪数,后期见神疲嗜睡、食少、咽干、舌嫩红无苔、脉细数等,均是邪虽去而正已伤,由实证转化为虚证。

2. **因虚致实** 指正气不足,脏腑功能衰退,组织失却濡润充养,或气机运化无力,以致气血阻滞,病理产物蓄积,邪实上升为矛盾的主要方面,而表现以实为主的证。

虚证转化为实证,是指在虚证基础上转化为以实证为主要矛盾的证,其本质是本虚标实。如心阳气虚日久,温煦无能,推运无力,则可血行迟缓而成瘀,在原有心悸、气短、脉弱等心气虚证的基础上,而后出现心胸绞痛、唇舌紫暗、脉涩等症,即心血瘀阻证,血瘀之实相较心气之虚更为突出,可视作虚证转实。

第八单元 病性辨证

细目一 阴阳虚损辨证

阴阳虚损辨证是根据阴阳的生理与病理特点，对四诊所收集的各种病情资料进行分析、归纳，辨别疾病当前病理本质是否存在阴阳虚损证候的辨证方法。

要点一 阳虚证、阴虚证的临床表现

（一）阳虚证

阳虚证是指人体阳气亏损，其温养、推动、气化等功能减退，以畏寒肢冷为主要表现的虚寒证。

1. **临床表现** 畏寒，肢冷，口淡不渴，或喜热饮，或自汗，小便清长或尿少浮肿，大便稀薄，面色㿠白，舌淡胖嫩，苔白滑，脉沉迟无力，可兼有神疲、乏力、气短等气虚表现。

2. **辨证要点** 畏寒肢冷，小便清长，面色㿠白，常与气虚症状共见。

（二）阴虚证

阴虚证是指人体阴液亏少，其滋润、濡养等功能减退，或阴不制阳，阳气偏亢，以口咽干燥、五心烦热、潮热盗汗等为主要表现的虚热证。

1. **临床表现** 形体消瘦，口燥咽干，两颧潮红，五心烦热，潮热盗汗，小便短黄，大便干结，舌红少津、少苔，脉细数等。

2. **辨证要点** 口咽干燥、五心烦热、潮热盗汗、两颧潮红、舌红少苔、脉细数等为主要表现。

要点二 亡阳证、亡阴证的临床表现及鉴别要点

（一）亡阳证

亡阴证是指人体阴液严重耗损而欲竭，以汗出如油、身热烦渴、面赤唇焦、脉细数疾为主要表现的危重证。

1. **临床表现** 冷汗淋漓，汗稀质清，面色苍白，手足厥冷，肌肤不温，神情淡漠，呼吸气弱，舌质淡润，脉微欲绝等。

2. **辨证要点** 四肢厥冷、面色苍白、冷汗淋漓、气息微弱、脉微欲绝等为主要表现。

（二）亡阴证

亡阴证是指人体阴液严重耗损而欲竭，以汗出如油、身热烦渴、面赤唇焦、脉细数疾为主要表现的危重证。

1. **临床表现** 汗出如油，热而黏手，身热肢温，虚烦躁扰，呼吸气急，口渴饮冷，小便极少，皮肤皱瘪，目眶凹陷，面赤颧红，唇舌干焦，脉细数疾，按之无力。

2. **辨证要点** 以汗出如油、身热口渴、面赤唇焦、脉细数疾为主要表现。

（三）亡阳证与亡阴证的鉴别

亡阳证与亡阴证均出现于疾病的危重阶段，且极易导致死亡，故需及时准确地辨识、治疗（表 8-8-1-1）。

表 8-8-1-1 亡阳证和亡阴证的鉴别

证名	临床表现							
	汗液	寒热	四肢	面色	气息	渴饮	唇舌	脉象
亡阳证	稀冷如水	身冷畏寒	厥冷	苍白	微弱	不渴或欲热饮	淡白	脉微欲绝
亡阴证	黏热如油	身热恶热	温热	面赤颧红	急促	口渴饮冷	干红	细数疾无力

细目二　气病辨证

要点　气病类证的临床表现及鉴别要点（表8-8-2-1）

（一）气虚证

气虚证是指机体元气不足，脏腑组织功能减退，以神疲乏力、少气懒言、脉虚等为主要表现的证。

1. **临床表现**　神疲乏力，少气懒言，声低息微，头晕目眩，自汗，动则诸症加剧，舌质淡嫩，脉虚。

2. **辨证要点**　以神疲乏力、少气懒言、脉虚、动则诸症加剧为主要表现。

（二）气陷证

气陷证是指气虚升举无力而反下陷，以自觉气坠，或内脏下垂为主要表现的证。

1. **临床表现**　头晕眼花，神疲气短，腹部坠胀，或久泻久痢，或见内脏下垂、脱肛、阴挺等，舌质淡嫩，脉虚。

2. **辨证要点**　以气坠、脏器下垂与气虚症状共见等为主要表现。

（三）气不固证

气不固证是指气虚失其固摄之职，以自汗，或二便、经血、精液、胎元等不固为主要表现的证。

1. **临床表现**　气短，疲乏，面白，舌淡嫩，脉虚；或自汗不止；或流涎不止；或遗尿，余溺不尽，小便失禁；或大便滑脱失禁；或各种出血；或妇女月经过多，崩漏；或滑胎，小产；或男子遗精，滑精，早泄等。

2. **辨证要点**　以自汗，或出血，或二便失禁，或津液、精液、胎元等不固与气虚症状共见等为主要表现。

（四）气脱证

气脱证是指元气亏虚已极而欲脱，以气息微弱、汗出不止、脉微等为主要表现的危重证。

1. **临床表现**　呼吸微弱，汗出不止，口开目合，手撒身软，神识蒙眬，面色苍白，口唇青紫，二便失禁，舌质淡白，舌苔白润，脉微。

2. **辨证要点**　以气息微弱、汗出不止、脉微与气虚症状共见等为主要表现。

（五）气滞证

气滞证是指人体某一部位，或某一脏腑、经络的气机阻滞，运行不畅，以胀闷、疼痛、脉弦为主要表现的证。

1. **临床表现**　胸胁、脘腹等处胀闷疼痛，症状时轻时重，部位不固定，随情绪波动而变化，或随嗳气、矢气、太息等减轻，脉象多弦，舌象无明显变化。

2. **辨证要点**　以胀闷、胀痛、窜痛、脉弦为主要表现。

（六）气逆证

气逆证是指气机升降失常，逆而向上，以咳喘、呕恶、头痛眩晕等为主要表现的证。

1. **临床表现**　咳嗽，喘促；或呃逆，嗳气，恶心，呕吐；或头痛，眩晕，甚至昏厥，呕血。

2. **辨证要点**　以咳喘、呕吐呃逆、头痛眩晕与气滞症状共见等为主要表现。

（七）气闭证

气闭证是指邪气阻闭神机或脏器、官窍，以致气机逆乱，闭塞不通，以突发神昏晕厥、绞痛等为主要表现的证。

1. **临床表现**　突发神昏、晕厥，或脏器绞痛，或二便闭塞，呼吸气粗、声高，脉沉实有力。

2. **辨证要点**　以突发神昏晕厥，或脏器绞痛，或二便闭塞为主要表现。

表8-8-2-1　气病类证的鉴别

证型	性质	病机	临床表现
气虚证	虚证	元气不足，脏腑组织功能减退	神疲乏力，少气懒言，动则诸症加剧，舌质淡嫩，脉虚
气陷证	虚证	气虚升举无力	气坠、脏器下垂与气虚症状共见，舌质淡嫩，脉虚

续表

证型	性质	病机	临床表现
气不固证	虚证	气虚失其固摄之职	自汗,或出血,或二便失禁,或津液、精液、胎元等不固与气虚症状共见,舌质淡嫩,脉虚
气脱证	虚证	元气亏虚已极而欲脱	气息微弱,汗出不止,脉微与气虚症状共见,舌质淡白,舌苔白润,脉微
气滞证	实证	气机阻滞,运行不畅	胀闷,胀痛,窜痛,脉弦,舌象无明显变化
气逆证	多为实证	气机升降失常,逆而向上	咳喘,呕吐呃逆,头痛眩晕与气滞症状共见
气闭证	实证	气机逆乱,闭塞不通	突发神昏晕厥,或脏器绞痛,或二便闭塞,脉沉实有力

细目三 血病辨证

要点 血病类证的临床表现及鉴别要点(表 8-8-3-1)

(一)血虚证

血虚证是指血液亏虚,不能濡养脏腑、经络、组织,以面、睑、唇、甲、舌淡白,脉细为主要表现的证。

1. **临床表现** 面色淡白或萎黄,眼睑、口唇、爪甲色淡,头晕眼花,心悸,失眠多梦,健忘,肢体麻木,妇女经血量少色淡、愆期,甚或闭经,舌淡苔白,脉细无力。

2. **辨证要点** 以面、睑、唇、甲、舌淡白,脉细等为主要表现。

(二)血脱证

血脱证是指突然大量出血或长期反复出血,致使血液亡脱,以面色苍白、心悸、脉微或芤为主要表现的证。

1. **临床表现** 面色苍白,头晕,眼花,心悸,舌淡或枯白,脉微或芤,且与血虚症状共见。

2. **辨证要点** 有血液严重耗失的病史,以面色苍白、心悸、脉微或芤等为主要表现。

(三)血瘀证

血瘀证是指瘀血内阻,以疼痛、肿块、出血、瘀血色脉征为主要表现的证。

1. **临床表现** 有疼痛、肿块、出血、瘀血色脉征等表现。其疼痛特点为痛如针刺,痛处拒按,固定不移,常在夜间痛甚。肿块在体表者,色呈青紫;在腹内者,触之坚硬,推之不移。出血的特点是出血反复不止,色紫暗或夹有血块。瘀血色脉征主要有面色黧黑,或唇甲青紫,或肌肤甲错,或皮肤出现丝状红缕,或皮下紫斑,或腹露青筋,舌质紫暗、紫斑、紫点,或舌下络脉曲张,脉涩或结、代等。

2. **辨证要点** 疼痛、肿块、出血与肤色、舌色青紫等表现共见。

(四)血热证

血热证是指火热炽盛,热迫血分,以出血与实热症状为主要表现的证。

1. **临床表现** 咳血、吐血、衄血、尿血、便血、崩漏,女子月经量多或月经先期,血色鲜红,质地黏稠,舌红绛,脉弦数。

2. **辨证要点** 以出血与实热症状共见为主要表现。

(五)血寒证

血寒证是指寒邪客于血脉,凝滞气机,血行不畅,以拘急冷痛、形寒、肤色紫暗为主要表现的实寒证。

1. **临床表现** 手足或局部冷痛、肤色紫暗发凉,形寒肢冷,得温则减;或少腹拘急冷痛;或痛经,或月经愆期,经色紫暗,夹有血块;舌淡紫,苔白润或滑,脉沉迟或弦紧或涩。

2. **辨证要点** 以拘急冷痛、形寒、肤色紫暗、妇女痛经或月经愆期与实寒症状共见为主要表现。

表 8-8-3-1 血病类证的鉴别

证型	性质	病机	临床表现
血虚证	虚证	血液亏虚,不能濡养全身	面、睑、唇、甲、舌淡白,脉细
血脱证	虚证	大量出血,血液亡脱	有血液严重耗失的病史,面色苍白、心悸、脉微
血瘀证	实证	瘀血内阻	疼痛、肿块、出血与肤色、舌色青紫
血热证	实证	元气亏虚已极而欲脱	咳血、吐血、衄血、尿血、便血、崩漏,女子月经量多或月经先期,血色鲜红,质地黏稠,舌红绛,脉弦数
血寒证	实证	寒邪客于血脉,凝滞气机,血行不畅	拘急冷痛、形寒、肤色紫暗、妇女痛经或月经愆期与实寒症状共见

细目四 气血同病辨证

气与血在生理上具有相互依存、相互资生、相互为用的关系,在病理上则相互影响。因此,气血同病辨证是根据气与血关系的特点,分析辨认气血病证的辨证方法。

临床常见的气血同病证型有气血两虚证、气虚血瘀证、气不摄血证、气随血脱证和气滞血瘀证。二者互为因果,兼并为患。

要点 气血同病类证的临床表现及鉴别要点(表 8-8-4-1)

(一)气血两虚证

气血两虚证是指气血不能互相化生,以气虚和血虚症状相兼为主要表现的证。

1. **临床表现** 神疲乏力,少气懒言,自汗,面色淡白或萎黄,口唇、眼睑、爪甲颜色淡白,头晕目眩,心悸失眠,形体消瘦,肢体麻木,月经量少色淡,愆期甚或闭经,舌质淡白,脉弱或虚。

2. **辨证要点** 以气虚证与血虚证的症状共见为主要表现。

(二)气虚血瘀证

气虚血瘀证是指由于气虚运血无力而致血行瘀滞,以气虚和血瘀症状相兼为主要表现的证。

1. **临床表现** 面色淡白或面色暗滞,倦怠乏力,少气懒言,胸胁或其他部位疼痛如刺,痛处固定不移、拒按,舌淡暗或淡紫或有紫斑、紫点,脉涩。

2. **辨证要点** 以气虚证与血瘀证的症状共见为主要表现。

(三)气不摄血证

气不摄血证是指气虚不能统摄血液而致出血,以气虚及出血症状为主要表现的证。

1. **临床表现** 鼻衄、齿衄、皮下紫斑、吐血、便血、尿血、月经过多、崩漏等各种出血,面色淡白无华,神疲乏力,少气懒言,心悸失眠,舌淡白,脉弱。

2. **辨证要点** 以出血与气虚证的症状共见为主要表现。

(四)气随血脱证

气随血脱证是指大量失血时引发气随之暴脱,以大出血及气脱症状为主要表现的证。

1. **临床表现** 大量出血时,突然面色苍白,气少息微,大汗淋漓,手足厥冷,甚至晕厥,舌淡,脉微或芤或散。

2. **辨证要点** 以大量失血,随即出现气少息微、大汗淋漓、脉微等为主要表现。

(五)气滞血瘀证

气滞血瘀证是指由于气滞导致血行瘀阻,或血瘀导致气行阻滞,出现以气滞和血瘀症状相兼为主要表现的证。

1. **临床表现** 局部(胸胁、脘腹)胀闷、走窜疼痛,甚或刺痛,疼痛固定、拒按;或有肿块坚硬,局部青紫肿胀;或有情志抑郁,急躁易怒;或有面色紫暗,皮肤青筋暴露;妇女可见经行不畅,经色紫暗或夹血块,经闭或痛经;舌质紫暗或有紫斑、紫点,脉弦或涩。

2. **辨证要点** 以气滞证与血瘀证的症状共见为主要表现。

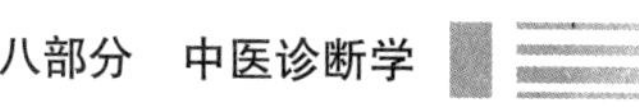

表 8-8-4-1　气血同病类证的鉴别

证型	性质	病机	临床表现
气血两虚证	虚证	气血不能互相化生	神疲乏力，少气懒言，自汗，面色淡白或萎黄，口唇、眼睑、爪甲颜色淡白，头晕目眩，心悸失眠，形体消瘦，肢体麻木，月经量少色淡，期甚或闭经，舌质淡白，脉弱或虚
气虚血瘀证	虚证	气虚运血无力而致血行瘀滞	面色淡白或面色暗滞，倦怠乏力，少气懒言，胸胁或其他部位疼痛如刺，痛处固定不移、拒按，舌淡暗或淡紫或有紫斑、紫点，脉涩
气不摄血证	虚证	气虚不能统摄血液而致出血	各种出血，面色淡白无华，神疲乏力，少气懒言，心悸失眠，舌淡白，脉弱
气随血脱证	虚证	大量失血时引发气随之暴脱	大量出血时，突然面色苍白，气少息微，大汗淋漓，手足冷，甚至晕厥，舌淡，脉微或芤或散。
气滞血瘀证	实证	气滞导致血行瘀阻，或血瘀导致气行阻滞	局部（胸胁、脘腹）胀闷、走窜疼痛，甚或刺痛，疼痛固定、拒按；或有肿块坚硬，局部青紫肿胀；或有情志抑郁，急躁易怒；或有面色紫暗，皮肤青筋暴露；妇女可见经行不畅，经色紫暗或夹血块，经闭或痛经；舌质紫暗或有紫斑、紫点，脉弦或涩

细目五　辨津液类证

要点　痰证、饮证、水停证、津液亏虚证的临床表现、证候鉴别与临床意义

（一）痰证

痰证是指痰浊停聚或流窜于脏腑、组织之间，临床以痰多、胸闷、呕恶、眩晕、体胖、包块等为主要表现的证。

1. **临床表现**　咳嗽痰多，痰质黏稠，胸脘痞闷，恶心纳呆，呕吐痰涎，头晕目眩，形体肥胖，或神昏而喉间痰鸣，或神志错乱而为癫、狂、痴、痫，或肢体麻木、半身不遂，或某些部位出现圆滑柔韧的包块等，舌苔腻，脉滑。

2. **辨证要点**　以咳吐痰多、胸闷、呕恶、眩晕、体胖、局部圆韧包块、苔腻、脉滑等为主要表现。

（二）饮证

饮证是指饮邪停聚于腔隙或胃肠，以胸闷脘痞、呕吐清水、咳吐清稀痰涎、肋间饱满等为主要表现的证。

1. **临床表现**　脘腹痞胀，水声辘辘，泛吐清水；肋间饱满，支撑胀痛；胸闷，心悸，息促不得卧；身体、肢节疼重；咳嗽痰多，质稀色白，甚则喉间哮鸣；头目眩晕；舌苔白滑，脉弦或滑。

2. **辨证要点**　以胸闷脘痞、呕吐清水、咳吐清稀痰涎、肋间饱满、苔滑、脉弦等为主要表现。

（三）水停证

水停证是指体内水液停聚，以肢体浮肿、小便不利，或腹大胀满、舌质淡胖等为主要表现的证。

1. **临床表现**　头面、肢体，甚或全身浮肿，按之凹陷不起，或为腹水而见腹部膨隆、叩之音浊，小便短少不利，周身困重，舌淡胖，苔白滑，脉濡或缓。

2. **辨证要点**　以肢体浮肿、小便不利、腹胀如鼓、周身困重、舌胖苔滑等为主要表现。

3. **阳水与阴水的鉴别**　见表 8-8-5-1。

表 8-8-5-1　阳水与阴水的鉴别

类型	病因	病位	性质	发病特点	临床表现
阳水	外感风邪、疮毒、水湿	肺、脾	实证	起病较快，病程较短	肿多从头面开始，由上而下，继及全身，肿处皮肤绷急光亮，按之凹陷即起，证见表、实、热证

续表

类型	病因	病位	性质	发病特点	临床表现
阴水	饮食劳倦、禀赋不足、久病体虚	脾、肾	虚实夹杂	起病较慢,病程较长	肿多由下而上,继及全身,肿处皮肤松弛,按之凹陷不易恢复,甚则按之如泥,证见里、虚、寒证

(四)津液亏虚证

津液亏虚证是指机体津液亏少,形体、脏腑、官窍失却滋润濡养和充盈,以口渴欲饮、尿少便干、官窍及皮肤干燥等为主要表现的证。

1. **临床表现** 口、鼻、唇、舌、咽喉、皮肤干燥,或皮肤枯瘪而缺乏弹性,眼球深陷,口渴欲饮,小便短少而黄,大便干结难解,舌红少津,脉细数无力等。

2. **辨证要点** 以口渴,尿少,便干,口、鼻、唇、舌、皮肤干燥等为主要表现。

痰证、饮证、水停证的鉴别见表8-8-5-2。

表8-8-5-2 痰证、饮证、水停证的鉴别

证型	主症	临床表现	舌象	脉象
痰证	痰多、胸闷、呕恶、眩晕、体胖、包块	咳嗽痰多,痰质黏稠,胸脘痞闷,恶心纳呆,呕吐痰涎,头晕目眩,形体肥胖或神昏而喉间痰鸣,或神志错乱而为癫、狂、痴、痫,或肢体麻木、半身不遂,或某些部位出现圆滑柔韧的包块	舌苔腻	脉滑
饮证	胸闷脘痞、呕吐清水、咳吐清稀痰涎、肋间饱满	脘腹痞胀,水声辘辘,泛吐清水;肋间饱满,支撑胀痛;胸闷,心悸,息促不得卧;身体、肢节疼重;咳嗽痰多,质稀色白,甚则喉间哮鸣;头目眩晕	舌苔白滑	脉弦或滑
水停证	肢体浮肿、小便不利或腹大胀满、舌质淡胖	头面、肢体,甚或全身浮肿,按之凹陷不起,或为腹水而见腹部膨隆、叩之音浊,小便短少不利,周身困重	舌淡胖,苔白滑	脉濡或缓

痰证、饮证、水停证、津液亏虚证的鉴别要点见表8-8-5-3。

表8-8-5-3 痰证、饮证、水停证、津液亏虚证的鉴别要点

证型	主症	临床表现	舌象	脉象
痰证	痰多、胸闷、呕恶、眩晕、体胖、包块	咳嗽痰多,痰质黏稠,胸脘痞闷,恶心纳呆,呕吐痰涎,头晕目眩,形体肥胖或神昏而喉间痰鸣,或神志错乱而为癫、狂、痴、痫,或肢体麻木、半身不遂,或某些部位出现圆滑柔韧的包块	舌苔腻	脉滑
饮证	胸闷脘痞、呕吐清水、咳吐清稀痰涎、肋间饱满	脘腹痞胀,水声辘辘,泛吐清水;肋间饱满,支撑胀痛;胸闷,心悸,息促不得卧;身体、肢节疼重;咳嗽痰多,质稀色白,甚则喉间哮鸣;头目眩晕	舌苔白滑	脉弦或滑
水停证	肢体浮肿、小便不利,或腹大胀满、舌质淡胖	头面、肢体,甚或全身浮肿,按之凹陷不起,或为腹水而见腹部膨隆、叩之音浊,小便短少不利,周身困重	舌淡胖,苔白滑	脉濡或缓
津液亏虚证	口渴,尿少,便干,口、鼻、唇、舌、皮肤干燥	口、鼻、唇、舌、咽喉、皮肤干燥,或皮肤枯瘪而缺乏弹性,眼球深陷,口渴欲饮,小便短少而黄,大便干结难解	舌红少津	脉细数无力

第九单元　脏腑辨证

脏腑辨证是根据脏腑的生理功能及病理特点，对四诊所收集的各种病情资料进行分析、归纳，辨别疾病所在的脏腑部位及病性的一种辨证方法。

细目一　心与小肠病辨证

要点一　心与小肠病各证的临床表现

（一）心血虚证

心血虚证是指血液亏虚，心失濡养，以心悸、失眠、多梦及血虚症状为主要表现的证。

1. **临床表现**　心悸，失眠，多梦，健忘，头晕眼花，面色淡白或萎黄，唇舌色淡，脉细无力。

2. **辨证要点**　以心悸、失眠、多梦与血虚症状共见为主要表现。

（二）心阴虚证

心阴虚证是指阴液亏损，心失滋养，或阴不制阳，虚热内扰，以心悸、心烦、失眠及阴虚症状为主要表现的证。

1. **临床表现**　心悸，心烦，失眠，多梦，口燥咽干，形体消瘦，两颧潮红，或手足心热，潮热盗汗，舌红少苔乏津，脉细数。

2. **辨证要点**　心悸、心烦、失眠与虚热症状共见为主要表现。

（三）心气虚证

心气虚证是指心气不足，鼓动无力，以心悸怔忡及气虚症状为主要表现的证。

1. **临床表现**　心悸怔忡，气短胸闷，精神疲倦，或有自汗，动则诸症加剧，面色淡白，舌淡，脉虚。

2. **辨证要点**　以心悸怔忡与气虚症状共见为主要表现。

（四）心阳虚证

心阳虚证是指心阳虚衰，温运失司，虚寒内生，以心悸怔忡，或心胸疼痛及阳虚症状为主要表现的证。

1. **临床表现**　心悸怔忡，胸闷气短，或心胸疼痛，畏寒肢冷，自汗，神疲乏力，面色㿠白，或面唇青紫，舌质淡胖或紫暗，苔白滑，脉弱或结、代或迟。

2. **辨证要点**　以心悸怔忡，或心胸疼痛与阳虚症状共见为主要表现。

（五）心阳虚脱证

心阳虚脱证是指心阳衰极，阳气欲脱，以心悸、胸痛、冷汗肢厥、脉微欲绝为主要表现的证。

1. **临床表现**　在心阳虚症状的基础上，突然冷汗淋漓，四肢厥冷，面色苍白，呼吸微弱，或心悸，心胸剧痛，神志模糊或昏迷，唇舌青紫，脉微欲绝。

2. **辨证要点**　以心悸胸痛、神志模糊或昏迷与亡阳症状共见为主要表现。

（六）心火亢盛证

心火亢盛证是指心火内炽，扰神迫血，火热上炎或下移，以心烦失眠、舌赤生疮、吐衄、尿赤及火热症状为主要表现的证。

1. **临床表现**　心烦失眠，或狂躁谵语，神识不清；或舌上生疮，溃烂疼痛；或吐血，衄血；或小便短赤，灼热涩痛；伴见发热口渴，便秘尿黄，面红舌赤，苔黄脉数。

2. **辨证要点**　以心烦失眠、舌赤生疮、吐衄、尿赤与实热症状共见为主要表现。

（七）心脉痹阻证

心脉痹阻证是指瘀血、痰浊、阴寒、气滞等因素阻痹心脉，以心悸怔忡、心胸憋闷疼痛为主要表现的证。

1. **临床表现**　心悸怔忡，心胸憋闷疼痛，痛引肩背内臂，时作时止；或以刺痛为主，舌质晦暗，或有青紫斑点，脉细、涩、结、代；或以心胸憋闷为主，体胖痰多，身重困倦，舌苔白腻，脉沉滑或沉涩；或以遇寒痛剧为主，得温痛减，形寒肢冷，舌淡苔白，脉沉迟或沉紧；或以胀痛为主，与情志变化有关，喜太息，舌淡红，脉弦。

2. **辨证要点**　以心悸怔忡、心胸憋闷疼痛与血瘀、痰阻、寒凝或气滞症状共见为主要表现。

(八)痰蒙心神证

痰蒙心神证是指痰浊内盛,蒙蔽心神,以神志抑郁、错乱、痴呆、昏迷及痰浊症状为主要表现的证。痰蒙心神证又称痰迷心窍证。

1. **临床表现** 神情痴呆,意识模糊,甚则昏不知人;或精神抑郁,表情淡漠,喃喃独语,举止失常;或突然昏仆,不省人事,口吐涎沫,喉有痰声,并见面色晦暗、胸闷呕恶、舌苔白腻、脉滑等症。

2. **辨证要点** 以神志抑郁、错乱、痴呆、昏迷与痰浊症状共见为主要表现。

(九)痰火扰神证

痰火扰神证是指火热痰浊交结,扰乱心神,以狂躁、神昏及痰热症状为主要表现的证。痰火扰神证又称痰火扰心(闭窍)证。

1. **临床表现** 烦躁不宁,失眠多梦,甚或神昏谵语,胸闷气粗,咳吐黄痰,喉间痰鸣,发热口渴,面红目赤;或狂躁妄动,打人毁物,不避亲疏,胡言乱语,哭笑无常;舌红,苔黄腻,脉滑数。

2. **辨证要点** 以烦躁不宁、失眠多梦、狂躁、神昏谵语与痰热症状共见为主要表现。

(十)瘀阻脑络证

瘀阻脑络证是指瘀血阻滞脑络,以头痛、头晕及血瘀症状为主要表现的证。

1. **临床表现** 头晕不已,头痛如刺,痛处固定,经久不愈,健忘,失眠,心悸,或头部外伤后昏不知人,面色晦暗,舌质紫暗或有紫斑、紫点,脉细涩。

2. **辨证要点** 以头痛、头晕与血瘀症状共见为主要表现。

(十一)小肠实热证

小肠实热证是指心火下移小肠,热迫膀胱,气化失司,以小便赤涩疼痛、心烦、舌疮及实热症状为主要表现的证。

1. **临床表现** 小便短赤,灼热涩痛,尿血,心烦口渴,口舌生疮,脐腹胀痛,舌红,苔黄,脉数。

2. **辨证要点** 以小便赤涩疼痛、心烦、舌疮与实热症状共见为主要表现。

要点二 心与小肠病各证的鉴别要点

(一)心血虚证与心阴虚证的鉴别

心血虚证与心阴虚证均可见心悸、失眠、多梦等症。

1. **心血虚证** 心血虚证以面色淡白、唇舌色淡等“色白”之血虚表现为特征。

2. **心阴虚证** 心阴虚证以口燥咽干、形体消瘦、两颧潮红、手足心热、潮热盗汗等“色红”及阴虚内热之象为特征。

(二)心气虚证、心阳虚证和心阳虚脱证的鉴别

心气虚证、心阳虚证和心阳虚脱证有密切联系,可以出现在疾病过程中的轻重不同阶段。

1. **心气虚证** 心气虚证以心悸怔忡为主症,同时出现心脏及全身功能活动衰弱的症状,如气短、胸闷、神疲、自汗等,且动则诸症加剧。

2. **心阳虚证** 心阳虚证是在心气虚证的基础上出现虚寒症状,以畏寒肢冷为特征,且心悸加重,或出现心胸疼痛、面唇青紫等表现。

3. **心阳虚脱证** 心阳虚脱证是在心阳虚的基础上出现亡阳症状,以冷汗肢厥,或心胸剧痛、神志模糊或昏迷为特征。

(三)痰蒙心神证与痰火扰神证的鉴别

痰蒙心神证与痰火扰神证均可由情志所伤引起,皆与痰有关,均可出现神志、意识的异常。

1. **痰蒙心神证** 痰蒙心神证为痰浊蒙蔽心神,其症以意识模糊、抑郁、错乱、痴呆为主,兼见苔腻、脉滑等痰浊内盛的症状,无明显火热证表现。

2. **痰火扰神证** 痰火扰神证则既有痰又有火,其症以狂躁、谵语等动而多躁的表现为主,除了苔腻、脉滑等痰浊内盛的表现以外,还兼见舌红苔黄、脉数等火热症状。

细目二 肺与大肠病辨证

要点一 肺与大肠病各证的临床表现

(一)肺气虚证

肺气虚证是指肺气虚弱,宣肃、卫外功能减退,以咳嗽、气喘、自汗、易于感冒及气虚症状为主要表现的证。

1. **临床表现** 咳喘无力,咳痰清稀,少气懒言,语声低怯,动则尤甚,神疲体倦,面色淡白,自汗,恶风,易于感冒,舌淡苔白,脉弱。

2. **辨证要点** 以咳、喘、痰稀与气虚症状共见为主要表现。

（二）肺阴虚证

肺阴虚证是指肺阴亏虚，虚热内生，肺失滋润，清肃失司，以干咳无痰，或痰少而黏及阴虚症状为主要表现的证。

1. **临床表现**　干咳无痰，或痰少而黏，不易咳出，或痰中带血，声音嘶哑，形体消瘦，口干咽燥，五心烦热，潮热盗汗，两颧潮红，舌红少津，脉细数。

2. **辨证要点**　以干咳无痰、痰少而黏与阴虚症状共见为主要表现。

（三）风寒犯肺证

风寒犯肺证是指由于风寒侵袭，肺卫失宣，以咳嗽及风寒表证症状为主要表现的证。

1. **临床表现**　咳嗽，痰稀色白，恶寒发热，鼻塞，流清涕，头身疼痛，无汗，苔薄白，脉浮紧。

2. **辨证要点**　以咳嗽、痰稀色白与风寒表证的症状共见为主要表现。

（四）风热犯肺证

风热犯肺证是指由于风热侵犯，肺卫失宣，以咳嗽及风热表证症状为主要表现的证。

1. **临床表现**　咳嗽，痰稠色黄，发热微恶风寒，鼻塞，流浊涕，口干微渴，咽喉肿痛，舌尖红，苔薄黄，脉浮数。

2. **辨证要点**　以咳嗽、痰黄稠与风热表证的症状共见为主要表现。

（五）燥邪犯肺证

燥邪犯肺证是指燥邪侵犯，肺失清润，肺卫失宣，以干咳无痰或痰少而黏、口鼻干燥症状为主要表现的证。

1. **临床表现**　干咳无痰或痰少而黏，难以咳出，甚则胸痛，痰中带血，或咯血，口、唇、舌、鼻、咽干燥，或见鼻衄，发热恶风寒，少汗或无汗，苔薄干，脉浮数或浮紧。

2. **辨证要点**　以干咳无痰，或痰少而黏与燥淫证的症状共见为主要表现。

（六）肺热炽盛证

肺热炽盛证是指热邪壅肺，肺失清肃，以咳嗽、气喘及里实热症状为主要表现的证。肺热炽盛证又称热邪壅肺证。

1. **临床表现**　咳嗽，气喘，胸痛，气息灼热，咽喉红肿疼痛，发热，口渴，大便秘结，小便短赤，舌红苔黄，脉数。

2. **辨证要点**　以咳嗽、气喘、胸痛与里实热症状共见为主要表现。

（七）痰热壅肺证

痰热壅肺证是指痰热交结，壅滞于肺，肺失清肃，以咳喘、痰黄稠及痰热症状为主要表现的证。

1. **临床表现**　咳嗽，气喘息粗，胸闷，或喉中痰鸣，咳痰黄稠量多，或咳吐脓血腥臭痰，胸痛，发热，口渴，小便短赤，大便秘结，舌红苔黄腻，脉滑数。

2. **辨证要点**　以咳嗽、气喘息粗与痰热症状共见为主要表现。

（八）寒痰阻肺证

寒痰阻肺证是指寒痰交阻于肺，肺失宣降，以咳嗽气喘、痰多色白及寒证症状为主要表现的证。寒痰阻肺证又名寒饮停肺证、痰浊阻肺证。

1. **临床表现**　咳嗽气喘，痰多色白，或喉中哮鸣，胸闷，形寒肢冷，舌淡苔白腻或白滑，脉濡缓或滑。

2. **辨证要点**　以咳嗽、气喘与寒痰症状共见为主要表现。

（九）饮停胸胁证

饮停胸胁证是指水饮停于胸胁，阻滞气机，以胸廓饱满、胸胁胀闷或痛及饮停症状为主要表现的证，即属痰饮病之“悬饮”。

1. **临床表现**　胸廓饱满，胸胁部胀闷或痛，呼吸、咳嗽或转侧时牵引作痛，或伴头晕目眩，舌苔白滑，脉沉弦。

2. **辨证要点**　以胸廓饱满、胸胁胀闷或痛与饮停症状共见为主要表现。

（十）风水搏肺证

风水搏肺证是指由于风邪袭肺，宣降失常，通调水道失职，水湿泛溢肌肤，以突起头面浮肿及卫表症状为主要表现的证。

1. **临床表现**　浮肿始自眼睑、头面，继及全身，上半身肿甚，来势迅速，皮薄光亮，小便短少，或见恶寒重发热轻，无汗，苔薄白，脉浮紧；或见发热重恶寒轻，咽喉肿痛，苔薄黄，脉浮数。

2. **辨证要点**　以骤起面、睑浮肿与卫表症状共见为主要表现。

（十一）大肠湿热证

大肠湿热证是指湿热壅阻肠道气机，大肠传导失常，以腹痛、泄泻及湿热症状为主要表现的证。大肠湿热证又称肠道湿热证。

1. **临床表现**　腹痛，腹泻，肛门灼热，或暴注下泻，色黄味臭；或下痢赤白脓血，里急后重，口渴，小便短赤，或伴恶寒发热，或但热不寒；舌红苔黄腻,脉滑数或濡数。

2. **辨证要点** 以腹痛、泄泻与湿热症状共见为主要表现。

(十二)肠热腑实证

肠热腑实证是指邪热入里,与肠中糟粕相搏,以腹满硬痛、便秘及里热炽盛症状为主要表现的证。肠热腑实证即六经辨证中的阳明腑实证。

1. **临床表现** 腹部硬满疼痛、拒按,大便秘结,或热结旁流,气味恶臭,壮热,或日晡潮热,汗出口渴,甚则神昏谵语、狂乱,小便短黄,舌质红,苔黄厚而燥,或焦黑燥裂起刺,脉沉数有力,或沉迟有力。

2. **辨证要点** 多因邪热炽盛,汗出过多;或误用汗剂,津液外泄,致使肠中干燥,里热更甚,燥屎内结而成。

(十三)肠燥津亏证

肠燥津亏证是指津液亏损,肠失濡润,传导失职,以大便燥结难下及津亏症状为主要表现的证。肠燥津亏证又名大肠津亏证。

1. **临床表现** 大便干燥,状如羊屎,数日一行,腹胀作痛,或见左少腹包块,口干,或口臭,或头晕,舌红少津,苔黄燥,脉细涩。

2. **辨证要点** 以大便燥结难下与津亏症状共见为主要表现。

(十四)肠虚滑泻证

肠虚滑泻证是指大肠阳气虚衰不能固摄,以大便滑脱不禁及阳虚症状为主要表现的证。肠虚滑泻证又称大肠虚寒证。

1. **临床表现** 下利无度,或大便失禁,甚则脱肛,腹痛隐隐,喜温喜按,畏寒神疲,舌淡苔白滑,脉弱。

2. **辨证要点** 以大便失禁与阳虚症状共见为主要表现。

(十五)虫积肠道证

虫积肠道证是指蛔虫等寄居肠道,阻滞气机,噬耗营养,以腹痛、面黄体瘦、大便排虫及气滞症状为主要表现的证。

1. **临床表现** 胃脘嘈杂,时作腹痛,或嗜食异物,大便排虫,或突发腹痛,按之有条索状物,甚至剧痛,呕吐蛔虫,面黄体瘦,睡中龂齿,鼻痒,或面部出现白斑,唇内有白色粟粒样凸起颗粒,白睛见蓝斑。

2. **辨证要点** 以腹痛、面黄体瘦、大便排虫或与气滞症状共见为主要表现。

要点二　肺与大肠病各证的鉴别要点

(一)风寒犯肺证与风寒表证的鉴别

1. **风寒犯肺证** 风寒犯肺证病位在肺卫,偏重于肺,症状以咳嗽为主,或兼见表证。

2. **风寒表证** 风寒表证病位主要在表,症状以恶寒发热为主,或兼有咳嗽,一般咳嗽较轻。

(二)风热犯肺证与风热表证的鉴别

1. **风热犯肺证** 风热犯肺证病位在肺卫,主要在肺,症状以咳嗽为主,或兼见表证。

2. **风热表证** 风热表证病位主要在表,症状以发热恶寒为主,或兼有咳嗽,一般咳嗽较轻。

(三)肺热炽盛证与风热犯肺证的鉴别

肺热炽盛证与风热犯肺证均属肺热实证,症状以咳嗽为主,伴见发热。

1. **肺热炽盛证** 肺热炽盛证咳喘并重,发热明显,兼有里实热证。

2. **风热犯肺证** 风热犯肺证咳喘、发热尚轻,兼有表证。

(四)肠热腑实证与肠燥津亏证的鉴别

肠热腑实证与肠燥津亏证均可见大便秘结。

1. **肠热腑实证** 肠热腑实证属燥热内结肠道,燥屎内结,腑气不通而见便秘,腹部硬满疼痛、拒按,兼有里热炽盛的症状。

2. **肠燥津亏证** 肠燥津亏证为大肠阴津亏虚,肠失濡润,传导失职而致便秘,伴见津亏失润的症状,无腹胀、满、坚、实之征。

细目三　脾与胃病辨证

要点一　脾与胃病各证的临床表现

(一)脾气虚证

脾气虚证是指脾气不足,运化失职,以纳少、腹胀、便溏及气虚症状为主要表现的证。

1. **临床表现** 不欲食或纳少,腹胀,食后胀甚,便溏,神疲乏力,少气懒言,肢体倦怠,或浮肿,或消瘦,或肥胖,面色萎黄,舌淡苔白,脉缓或弱。

2. **辨证要点** 以纳少、腹胀、便溏与气虚症状共见为主要表现。

（二）脾虚气陷证

脾虚气陷证是指脾气虚弱，升举无力而反下陷，以眩晕、泄泻、脘腹重坠、内脏下垂及气虚症状为主要表现的证。脾虚气陷证又名中气下陷证。

1. **临床表现**　眩晕，久泻，脘腹重坠作胀，食后益甚，或小便浑浊如米泔，或便意频数，肛门重坠，甚或内脏下垂，或脱肛，神疲乏力，气短懒言，面白无华，纳少，舌淡苔白，脉缓或弱。

2. **辨证要点**　以眩晕、泄泻、脘腹重坠、内脏下垂与气虚症状共见为主要表现。

（三）脾阳虚证

脾阳虚证是指脾阳虚衰，失于温运，阴寒内生，以纳少、腹胀、腹痛、便溏及阳虚症状为主要表现的证。

1. **临床表现**　腹痛绵绵，喜温喜按，纳少，腹胀，大便清稀或完谷不化，畏寒肢冷，或肢体浮肿，或白带清稀量多，或小便短少，舌质淡胖或有齿痕，舌苔白滑，脉沉迟无力。

2. **辨证要点**　以腹胀、腹痛、大便清稀与阳虚症状共见为主要表现。

（四）脾不统血证

脾不统血证是指脾气虚弱，统血失常，血溢脉外，以各种出血及脾气虚症状为主要表现的证。

1. **临床表现**　各种出血，如呕血、便血、尿血、肌衄、鼻衄、齿衄，妇女月经过多、崩漏等，伴见食少，便溏，神疲乏力，气短懒言，面色萎黄，舌淡苔白，脉细弱。

2. **辨证要点**　以各种出血与脾气虚症状共见为主要表现。

（五）湿热蕴脾证

湿热蕴脾证是指湿热内蕴，脾失健运，以腹胀、纳呆、便溏及湿热症状为主要表现的证。

1. **临床表现**　脘腹胀闷，纳呆，恶心欲呕，口苦口黏，渴不多饮，便溏不爽，小便短黄，肢体困重，或身热不扬，汗出热不解，或见面目发黄、色鲜明，或皮肤瘙痒，舌质红，苔黄腻，脉濡数。

2. **辨证要点**　以腹胀、纳呆、便溏与湿热症状共见为主要表现。

（六）寒湿困脾证

寒湿困脾证是指寒湿内盛，困阻脾阳，运化失职，以脘腹痞闷、纳呆、便溏、身重与寒湿症状为主要表现的证。

1. **临床表现**　脘腹痞闷，腹痛便溏，口腻纳呆，泛恶欲呕，头身困重，面色晦黄，或身目发黄，黄色晦暗如烟熏，或妇女白带量多，或肢体浮肿，小便短少，舌淡胖，苔白腻，脉濡缓或沉细。

2. **辨证要点**　以脘腹痞闷、纳呆、腹胀、便溏、身重与寒湿症状共见为主要表现。

（七）胃气虚证

胃气虚证是指胃气虚弱，胃失和降，以纳少、胃脘痞满、隐痛及气虚症状为主要表现的证。

1. **临床表现**　纳少，胃脘痞满，隐痛喜按，嗳气，面色萎黄，神疲乏力，少气懒言，舌质淡，苔薄白，脉弱。

2. **辨证要点**　以胃脘痞满、隐痛喜按、纳少与气虚症状共见为主要表现。

（八）胃阳虚证

胃阳虚证是指胃阳不足，胃失温养，以胃脘冷痛及阳虚症状为主要表现的证。

1. **临床表现**　胃脘冷痛，绵绵不已，喜温喜按，食后缓解，泛吐清水或夹有不消化食物，纳少脘痞，口淡不渴，倦怠乏力，畏寒肢冷，舌淡胖嫩，脉沉迟无力。

2. **辨证要点**　以胃脘冷痛与阳虚症状共见为主要表现。

（九）胃阴虚证

胃阴虚证是指胃阴亏虚，胃失濡润、和降，以胃脘隐隐灼痛、饥不欲食及阴虚症状为主要表现的证。

1. **临床表现**　胃脘隐隐灼痛，嘈杂不舒，饥不欲食，干呕，呃逆，口燥咽干，大便干结，小便短少，舌红少苔，脉细数。

2. **辨证要点**　以胃脘隐隐灼痛、饥不欲食与阴虚症状共见为主要表现。

（十）寒滞胃脘证

寒滞胃脘证是指寒邪犯胃，阻滞气机，以胃脘冷痛、恶心呕吐及实寒症状为主要表现的证。

1. **临床表现**　胃脘冷痛剧烈，得温痛减，遇寒加重，恶心呕吐，吐后痛缓，或口泛清水，口淡不渴，恶寒肢冷，面白或青，舌淡苔白润，脉弦紧或沉紧。

2. **辨证要点**　以胃脘冷痛、恶心呕吐与实寒症状共见为主要表现。

（十一）胃热炽盛证

胃热炽盛证是指火热壅滞于胃，胃失和降，

以胃脘灼痛、消谷善饥及实热症状为主要表现的证。

1. **临床表现** 胃脘灼痛、拒按,消谷善饥,口气臭秽,齿龈红肿疼痛,甚则化脓、溃烂,或见齿衄,渴喜冷饮,大便秘结,小便短黄,舌红苔黄,脉滑数。

2. **辨证要点** 以胃脘灼痛、消谷善饥与实热症状共见为主要表现。

(十二)食滞胃脘证

食滞胃脘证是指饮食停积胃脘,以胃脘胀满疼痛、拒按、嗳腐吞酸、泻下臭秽及气滞症状为主要表现的证。

1. **临床表现** 胃脘胀满疼痛、拒按,厌恶食物,嗳腐吞酸,或呕吐酸馊食物,吐后胀痛得减,或腹胀腹痛,泻下不爽,肠鸣,矢气臭如败卵,大便酸腐臭秽,舌苔厚腻,脉滑。

2. **辨证要点** 以胃脘胀满疼痛、嗳腐吞酸,或呕吐酸馊食物,或泻下酸腐臭秽与气滞症状共见为主要表现。

要点二 脾与胃病各证的鉴别要点

(一)脾阳虚证与脾气虚证的鉴别

脾阳虚证与脾气虚证均以纳少、腹胀、便溏为主症,皆可见全身功能活动减退的表现。

1. **脾阳虚证** 脾阳虚证多因脾气虚病久失治发展而成,故尚可见畏寒肢冷、腹痛绵绵、喜温喜按及脉沉迟无力等虚寒表现和白带清稀量多、舌胖或有齿痕、苔白滑等水湿内盛的症状。

2. **脾气虚证** 脾气虚证以脾气亏虚,失于健运为主要病机,以食少、腹胀、便溏,兼神疲乏力等气虚表现为特征。

(二)寒湿困脾证与湿热蕴脾证的鉴别

寒湿困脾证与湿热蕴脾证均为湿邪困脾,气机阻滞,可见脘腹胀闷、纳呆、便溏不爽、肢体困重、苔腻、脉濡等症状。

1. **寒湿困脾证** 寒湿困脾证为寒邪与湿邪困阻脾阳,除了湿邪困脾的症状之外,尚可见身目发黄、黄色晦暗如烟熏、舌淡苔白等症状。

2. **湿热蕴脾证** 湿热蕴脾证为热邪与湿邪困阻中焦,除了湿邪困脾的症状之外,尚可见面目发黄、黄色鲜明、口苦、身热不扬、舌红苔黄等热象。

(三)脾气虚证、脾阳虚证与胃气虚证、胃阳虚证的鉴别

脾气虚证、脾阳虚证与胃气虚证、胃阳虚证四证均有食少、脘腹隐痛及气虚或阳虚的症状。

1. **脾气虚证、脾阳虚证** 脾气虚证、脾阳虚证以脾失运化为主,胀或痛的部位在大腹,腹胀腹痛、便溏、水肿等症状突出。

2. **胃气虚证、胃阳虚证** 胃气虚证、胃阳虚证以受纳、腐熟功能减弱,胃失和降为主,胀或痛的部位在胃脘,脘痞隐痛、嗳气等症状明显。

(四)胃阴虚证与胃热炽盛证的鉴别

胃阴虚证与胃热炽盛证均属胃的热证,可见脘痛、口渴、脉数等症。

1. **胃阴虚证** 胃阴虚证为虚热证,常见嘈杂、饥不欲食、舌红少苔、脉细等症。

2. **胃热炽盛证** 胃热炽盛证为实热证,常见消谷善饥、口臭、牙龈肿痛、齿衄、脉滑等症。

细目四 肝与胆病辨证

要点一 肝与胆病各证的临床表现

(一)肝血虚证

肝血虚证是指肝血不足,机体失养,以眩晕、视力减退、肢体麻木及血虚症状为主要表现的证。

1. **临床表现** 头晕目眩,视力减退或夜盲,爪甲不荣,肢体麻木,失眠多梦,妇女月经量少、色淡,甚则闭经,面唇淡白,舌淡,脉细。

2. **辨证要点** 以眩晕、视力减退、肢体麻木与血虚症状共见为主要表现。

(二)肝阴虚证

肝阴虚证是指肝阴不足,虚热内生,以眩晕、目涩、胁痛及虚热症状为主要表现的证。

1. **临床表现** 头晕眼花,两目干涩,视物不清,胁肋隐隐灼痛,口燥咽干,五心烦热,两颧潮红,潮热盗汗,舌红少苔,脉弦细数。

2. **辨证要点** 以眩晕、目涩、胁肋隐痛与阴虚症状共见为主要表现。

(三)肝郁气滞证

肝郁气滞证是指肝失疏泄,气机郁滞,以情志抑郁,胸胁、少腹胀痛及气滞症状为主要表现的证。肝郁气滞证又名肝气郁结证。

1. **临床表现** 胸胁、少腹胀满疼痛，走窜不定，情志抑郁，善太息，妇女可见乳房胀痛、月经不调、痛经、闭经，苔薄白，脉弦。

2. **辨证要点** 以情志抑郁，胸胁、少腹胀痛，脉弦与气滞症状共见为主要表现。

（四）肝火炽盛证

肝火炽盛证是指火热炽盛，内扰于肝，气火上逆，以头痛、胁痛、烦躁、耳鸣及实热症状为主要表现的证。肝火炽盛证又名肝火上炎证。

1. **临床表现** 头目胀痛，眩晕，面红目赤，口苦口干，急躁易怒，失眠多梦，耳鸣耳聋，或耳痛流脓，或胁肋灼痛，或吐血、衄血，大便秘结，小便短黄，舌红苔黄，脉弦数。

2. **辨证要点** 以头目胀痛、胁痛、烦躁、耳鸣等与实热症状共见为主要表现。

（五）肝阳上亢证

肝阳上亢证是指肝肾阴亏，阴不制阳，阳亢于上，以眩晕耳鸣、头目胀痛、头重脚轻、腰膝酸软等上实下虚症状为主要表现的证。

1. **临床表现** 眩晕耳鸣，头目胀痛，面红目赤，急躁易怒，失眠多梦，腰膝酸软，头重脚轻，舌红少津，脉弦或弦细数。

2. **辨证要点** 以头目胀痛、眩晕耳鸣、急躁易怒、头重脚轻、腰膝酸软等上实下虚症状共见为主要表现。

（六）肝风内动证

肝风内动证是指因阳亢、火热、阴虚、血亏等所致，出现以眩晕、麻木、抽搐、震颤等“动摇”症状为主要表现的一类证。肝风内动证属内风证。

根据病因病机、证候表现的不同，临床常见有肝阳化风、热极生风、阴虚动风、血虚生风四证。

1. **肝阳化风证** 肝阳化风证是指阴虚阳亢，肝阳升发无制，引动肝风，以眩晕头痛、肢麻震颤、㖞僻不遂为主要表现的证。

（1）临床表现：眩晕欲仆，头摇而痛，言语謇涩，手足震颤，肢体麻木，步履不正；或猝然昏倒，不省人事，口眼㖞斜，半身不遂，喉中痰鸣；舌红苔腻，脉弦。

（2）辨证要点：以眩晕欲仆、肢麻震颤、口眼㖞斜、半身不遂等为主要表现。

2. **热极生风证** 热极生风证是指邪热亢盛，燔灼筋脉，引动肝风，以高热、神昏、抽搐与实热症状为主要表现的证。

（1）临床表现：高热神昏，躁动谵语，颈项强直，四肢抽搐，角弓反张，牙关紧闭，舌质红绛，苔黄燥，脉弦数。

（2）辨证要点：以高热、神昏、抽搐与实热症状共见为主要表现。

3. **阴虚动风证** 阴虚动风证是指肝阴亏虚，筋脉失养，虚风内动，以手足震颤或蠕动及虚热症状为主要表现的证。

（1）临床表现：手足震颤或蠕动，眩晕耳鸣，两目干涩，视物模糊，五心烦热，潮热盗汗，舌红少苔，脉弦细数。

（2）辨证要点：以手足震颤或蠕动与阴虚症状共见为主要表现。

4. **血虚生风证** 血虚生风是证指血液亏虚，筋脉失养，虚风内动，以手足颤动、肢体麻木及血虚症状为主要表现的证。

（1）临床表现：手足震颤，头晕眼花，夜盲，失眠多梦，肢体麻木，肌肉瞤动，皮肤瘙痒，爪甲不荣，面唇淡白，舌淡苔白，脉细或弱。

（2）辨证要点：手足颤动、肢体麻木与血虚症状共见为主要表现。

（七）寒凝肝脉证

寒凝肝脉证是指寒邪侵袭，凝滞肝经，以少腹、前阴、颠顶冷痛及实寒症状为主要表现的证。

1. **临床表现** 少腹冷痛，阴囊收缩，睾丸抽痛，或颠顶冷痛，遇寒痛甚，得温痛减，恶寒肢冷，舌苔白，脉沉弦或沉紧。

2. **辨证要点** 以少腹、前阴、颠顶冷痛与实寒症状共见为主要表现。

（八）胆郁痰扰证

胆郁痰扰证是指痰热内扰，胆气不宁，以胆怯易惊、心烦失眠及痰热症状为主要表现的证。

1. **临床表现** 惊悸失眠，胆怯易惊，烦躁不安，犹豫不决，口苦呕恶，胸胁闷胀，眩晕耳鸣，舌红苔黄腻，脉弦数。

2. **辨证要点** 以惊悸失眠、胆怯易惊与痰热症状共见为主要表现。

要点二 肝与胆病各证的鉴别要点

（一）肝血虚证与肝阴虚证的鉴别

肝血虚证与肝阴虚证均有头晕目眩、视力减退等头目失养的症状。

1. **肝血虚证** 肝血虚证为血虚，常见爪甲不荣、肢体麻木、经少闭经、舌淡、脉细，且无热象。

2. **肝阴虚证** 肝阴虚证为阴虚，虚热表现明显，常见胁肋灼痛、眼干涩、潮热、颧红、五心烦热等症。

（二）肝阳上亢证与肝火炽盛证的鉴别

肝阳上亢证与肝火炽盛证在病机与症状上都有相似之处，均有阳热亢逆的病理变化，故皆有头面部的阳热症状，如头晕胀痛、面红目赤、耳聋耳鸣等，并伴见急躁易怒、失眠多梦等神志不安的症状。

1. **肝阳上亢证** 肝火炽盛证是肝经火盛，气火上逆，病程较短，病势较急，属实证，故以口苦口渴、便干尿黄、耳痛流脓、两胁灼痛、舌红苔黄、脉弦数为特点。

2. **肝火炽盛证** 肝阳上亢证是肝肾阴虚，肝阳偏亢，病程较长，病势略缓，属上实下虚，虚实夹杂证，故以腰膝酸软、头重脚轻、舌红少津、脉弦细数为特点。

（三）肝阳化风证与热极生风证、阴虚动风证、血虚生风证的鉴别

1. **肝阳化风证** 肝阳化风证有轻重之分，轻者以眩晕欲仆、头痛肢颤、语言謇涩、步履不正，甚者突然昏倒、舌强语謇、口眼㖞斜、半身不遂、喉中痰鸣等为辨证要点。

2. **热极生风证** 热极生风证以高热神昏、手足抽搐、颈项强直、两目上视及实热症状共见为辨证要点。

3. **阴虚动风证** 阴虚动风证是以手足蠕动与阴虚症状共见为辨证要点。

4. **血虚生风证** 血虚生风证是以手足震颤、肌肉瞤动、肢体麻木与血虚症状共见为辨证要点。

细目五 肾与膀胱病辨证

要点一 肾与膀胱病各证候的临床表现

（一）肾阳虚证

肾阳虚证是指肾阳亏虚，机体失其温煦，以腰膝酸冷、性欲减退、夜尿多及阳虚症状为主要表现的证。

1. **临床表现** 腰膝酸软冷痛，畏寒肢冷，下肢尤甚，面色㿠白或黧黑，神疲乏力；或见性欲冷淡，男子阳痿不育、滑精、早泄，女子宫寒不孕、白带清稀量多；或尿频清长，夜尿多；舌淡苔白，脉沉细无力，尺部尤甚。

2. **辨证要点** 以腰膝冷痛、性欲减退、夜尿多与虚寒症状共见为主要表现。

（二）肾虚水泛证

肾虚水泛证是指肾的阳气亏虚，气化无权，水液泛溢，以浮肿腰以下为甚、尿少及肾阳虚症状为主要表现的证。

1. **临床表现** 全身浮肿，腰以下为甚，按之没指，小便短少，腰膝酸软冷痛，畏寒肢冷，腹部胀满；或心悸气短，咳喘痰鸣，舌淡胖苔白滑，脉沉迟无力。

2. **辨证要点** 以浮肿腰以下为甚、小便短少与肾阳虚症状共见为主要表现。

（三）肾阴虚证

肾阴虚证是指肾阴亏损，失于滋养，虚热内扰，以腰酸而痛、遗精、经少、头晕耳鸣及阴虚症状为主要表现的证。

1. **临床表现** 腰膝酸软而痛，眩晕耳鸣，失眠多梦，形体消瘦，潮热盗汗，五心烦热，咽干颧红；或见性欲偏亢，男子阳强易举，遗精早泄，女子经少、经闭，或见崩漏；舌红少苔或无苔，脉细数。

2. **辨证要点** 以腰酸耳鸣、男子遗精、女子月经失调与阴虚症状共见为主要表现。

（四）肾精不足证

肾精不足证是指肾精亏损，脑与骨、髓失充，以生长发育迟缓、生育功能低下、成人早衰等为主要表现的证。

1. **临床表现** 小儿发育迟缓，身材矮小，囟门迟闭，骨骼痿软，智力低下；性欲减退，男子精少不育，女子经闭不孕；发脱齿摇，耳聋，耳鸣如蝉，腰膝酸软，足痿无力，健忘恍惚，神情呆钝，动作迟钝；舌淡苔白，脉弱。

2. **辨证要点** 以小儿生长发育迟缓、成人生育功能低下、早衰为主要表现。

（五）肾气不固证

肾气不固证是指肾气亏虚，失于封藏、固摄，以腰膝酸软，小便、精液、经带、胎气不固及肾虚症状为主要表现的证。

1. **临床表现** 腰膝酸软，神疲乏力，耳鸣耳聋；小便频数清长，夜尿频多，或遗尿，或尿后余沥不尽，或尿失禁；男子滑精、早泄，女子月经淋漓不尽、带下清稀量多，或胎动易滑；舌质淡，舌苔白，脉弱。

2. **辨证要点** 以腰膝酸软、小便频数清长、滑精、滑胎、带下量多清稀与肾气虚症状共见为主要表现。

（六）肾不纳气证

肾不纳气证是指肾气亏虚，纳气无权，以久病咳喘，呼多吸少，动则尤甚及肾虚症状为主要表现的证。肾不纳气证又称肺肾气虚证。

1. **临床表现** 久病咳喘，呼多吸少，气不接续，动则喘甚，腰膝酸软，或自汗神疲，声音低怯，舌淡苔白，脉沉弱；或喘息加剧，冷汗淋漓，肢冷面青，脉浮大无根；或气短息促，颧红心烦，口燥咽干，舌红少苔，脉细数。

2. **辨证要点** 以久病咳喘，呼多吸少，动则尤甚与肾气虚症状共见为主要表现。

（七）膀胱湿热证

膀胱湿热证是指湿热侵袭，蕴结膀胱，以小便频急、涩滞灼痛及湿热症状为主要表现的证。

1. **临床表现** 尿频，尿急，尿道涩滞灼痛，小便短黄或浑浊，或尿血，或尿中见砂石，小腹胀痛，或腰、腹掣痛，或伴发热，舌红苔黄腻，脉滑数。

2. **辨证要点** 以尿频、尿急、尿道涩滞灼痛、尿短黄与湿热症状共见为主要表现。

要点二 肾与膀胱病各证候的鉴别要点

（一）肾阳虚证与肾虚水泛证的鉴别

肾阳虚证与肾虚水泛证均为虚寒证。

1. **肾阳虚证** 肾阳虚证偏重于温煦、固摄、生殖、气化功能衰退。

2. **肾虚水泛证** 肾虚水泛证偏重于气化无权，水邪泛滥，以浮肿、尿少为主症。

（二）肾阴虚证与肾精不足证的鉴别

肾阴虚证和肾精不足证皆属肾的虚证，均可见腰膝酸软、头晕耳鸣等症。

1. **肾阴虚证** 肾阴虚证有阴液不足，虚热内扰的表现，性欲偏亢，遗精，经少。

2. **肾精不足证** 肾精不足证主要为脑、骨、髓失充，生长发育迟缓，早衰，生育功能低下，无虚热表现。

细目六 辨脏腑兼病证

要点一 脏腑兼病各证的临床表现

（一）心肾不交证

心肾不交证是指心肾水火既济失调，以心烦、失眠、耳鸣、腰膝酸软等为主要表现的证。

1. **临床表现** 心烦，心悸，失眠，多梦，头晕，耳鸣，腰膝酸软，梦遗，口燥咽干，五心烦热，潮热盗汗，便结尿黄，舌红少苔，脉细数；或阳痿，腰膝冷痛，脉沉细无力等。

2. **辨证要点** 以心烦、失眠、腰膝酸软、耳鸣、梦遗与虚热或虚寒症状共见为主要表现。

（二）心肾阳虚证

心肾阳虚证是指心与肾的阳气虚衰，温煦失职，以心悸、腰膝酸冷、浮肿及阳虚症状等为主要表现的证。其浮肿明显者，可称为水气凌心证。

1. **临床表现** 心悸怔忡，腰膝酸冷，肢体浮肿，小便不利，形寒肢冷，神疲乏力，精神萎靡或嗜睡，唇甲青紫，舌胖淡暗或青紫，苔白滑，脉弱。

2. **辨证要点** 以心悸怔忡、腰膝酸冷、肢体浮肿与虚寒症状共见为主要表现。

（三）心肺气虚证

心肺气虚证是指心肺两脏气虚，功能减退，以心悸、咳嗽、气喘及气虚症状为主要表现的证。

1. **临床表现** 心悸胸闷，咳嗽，气喘，气短，动则尤甚，咳痰清稀，神疲乏力，声低懒言，自汗，面色淡白，舌淡苔白，甚者口唇青紫，脉弱或结、代。

2. **辨证要点** 以心悸、胸闷、咳嗽、气喘与气虚症状共见为主要表现。

（四）心脾两虚证

心脾两虚证是指脾气亏虚，心血不足，以心悸怔忡、失眠多梦、食少、腹胀、便溏及气血两虚症状为主要表现的证。

1. **临床表现** 心悸怔忡，失眠多梦，食欲不振，腹胀便溏，面色萎黄，眩晕耳鸣，神疲乏力，或见各种慢性出血，血色淡，舌淡嫩，脉弱。

2. **辨证要点** 以心悸怔忡、失眠多梦、食少便溏、慢性出血与气血两虚症状共见为主要表现。

(五)心肝血虚证

心肝血虚证是指血液亏少，心肝失养，以心悸、多梦、眩晕、爪甲不荣、肢麻及血虚症状为主要表现的证。

1. **临床表现** 心悸怔忡，失眠多梦，健忘，眩晕，视物模糊，雀盲，爪甲不荣，肢体麻木，甚则震颤、拘挛，面白无华，妇女月经量少色淡，甚则闭经，舌淡苔白，脉细。

2. **辨证要点** 以心悸、失眠、眩晕、爪甲不荣、肢麻等与血虚症状共见为主要表现。

(六)脾肺气虚证

脾肺气虚证是指脾肺两脏气虚，以咳嗽、气喘、食少、腹胀、便溏及气虚症状为主要表现的证。

1. **临床表现** 久咳不止，气短而喘，咳声低微，咳痰清稀，食欲不振，腹胀便溏，面白无华，神疲乏力，声低懒言，或见面浮肢肿，舌淡苔白滑，脉弱。

2. **辨证要点** 以咳嗽气喘、痰液清稀、食少便溏与气虚症状共见为主要表现。

(七)肺肾阴虚证

肺肾阴虚证是指肺肾阴液亏虚，虚热内扰，以干咳、少痰、腰酸、遗精及阴虚症状为主要表现的证。

1. **临床表现** 咳嗽痰少，或痰中带血，或声音嘶哑，腰膝酸软，形体消瘦，口燥咽干，骨蒸潮热，盗汗，颧红，男子遗精，女子经少或崩漏，舌红少苔，脉细数。

2. **辨证要点** 以干咳少痰、腰酸、遗精与虚热症状共见为主要表现。

(八)肝火犯肺证

肝火犯肺证是指肝火炽盛，上逆犯肺，肺失清肃，以胸胁灼痛、急躁易怒、咳嗽阵作或咳血及实热症状为主要表现的证。

1. **临床表现** 胸胁灼痛，急躁易怒，头胀头晕，咳嗽阵作，痰黄黏稠，甚则咳血，烦热口苦，面红目赤，舌红苔薄黄，脉弦数。

2. **辨证要点** 以胸胁灼痛、急躁易怒、咳嗽阵作或咳血与实热症状共见为主要表现。

(九)肝胃不和证

肝胃不和证是指肝气郁结，横逆犯胃，胃失和降，以脘胁胀痛、嗳气、吞酸、情绪抑郁及气滞症状为主要表现的证。

1. **临床表现** 胃脘、胁肋胀痛或窜痛，胃脘痞满，呃逆，嗳气，吞酸嘈杂，饮食减少，情绪抑郁，善太息，或烦躁易怒，舌淡红，苔薄白或薄黄，脉弦。

2. **辨证要点** 以脘胁胀痛、嗳气、吞酸、情志抑郁与气滞症状共见为主要表现。

(十)肝郁脾虚证

肝郁脾虚证是指肝失疏泄，脾失健运，以胸胁胀痛、腹胀、便溏、情志抑郁症状为主要表现的证。

1. **临床表现** 胸胁胀满窜痛，腹胀纳呆，腹痛欲泻，泻后痛减，或便溏不爽，肠鸣矢气，兼见善太息，情志抑郁，或急躁易怒，舌苔白，脉弦或缓。

2. **辨证要点** 以胸胁胀痛、腹胀、便溏与情志抑郁症状共见为主要表现。

(十一)肝胆湿热证

肝胆湿热证是指湿热内蕴肝胆，肝胆疏泄失常，以身目发黄、胁肋胀痛及湿热症状为主要表现的证。以阴痒、带下黄臭及湿热症状为主要表现者，称为肝经湿热(下注)证。

1. **临床表现** 胁肋胀痛，纳呆腹胀，泛恶欲呕，口苦厌油，身目发黄，大便不调，小便短黄；或寒热往来，舌红，苔黄腻，脉弦滑数；或阴部潮湿、瘙痒、湿疹，阴器肿痛，带下黄臭等。

2. **辨证要点** 肝胆湿热以胁肋胀痛、身目发黄等与湿热症状共见为主要表现；肝经湿热以阴部瘙痒、带下黄臭等与湿热症状共见为主要表现。

(十二)肝肾阴虚证

肝肾阴虚证是指肝肾两脏阴液亏虚，虚热内扰，以腰酸胁痛、两目干涩、眩晕、耳鸣、遗精及阴虚症状为主要表现的证。

1. **临床表现** 头晕目眩，胸胁隐痛，两目干涩，耳鸣健忘，腰膝酸软，失眠多梦，口燥咽干，五心烦热，或低热颧红，男子遗精，女子月经量少，舌红少苔，脉细数。

2. **辨证要点** 以胸胁隐痛、腰膝酸软、眩晕耳鸣、两目干涩与虚热症状共见为主要表现。

(十三)脾肾阳虚证

脾肾阳虚证是指脾肾阳气亏虚，温化失职，虚寒内生，以久泻久痢、浮肿、腰腹冷痛及阳虚症状为主要表现的证。

1. **临床表现**　腰膝、下腹冷痛，久泻久痢，或五更泄泻，完谷不化，便质清冷，或全身浮肿，小便不利，形寒肢冷，面色㿠白，舌淡胖，苔白滑，脉沉迟无力。

2. **辨证要点**　以腰腹冷痛、久泻久痢、五更泄泻与虚寒症状共见为主要表现。

要点二　脏腑兼病各证的鉴别要点

（一）心脾两虚证与心肝血虚证的鉴别

心脾两虚证与心肝血虚证均有心血不足，心神失养的表现，均可见心悸、失眠多梦等症。

1. **心脾两虚证**　心脾两虚证兼脾虚失运，血不归经的表现，常见食少、腹胀、便溏、慢性出血等症。

2. **心肝血虚证**　心肝血虚证兼肝血不足，两目、爪甲、筋脉失于濡养，或有血虚生风的表现，常见眩晕、肢麻、视物模糊、爪甲不荣等症。

（二）心肺气虚证和脾肺气虚证的鉴别

心肺气虚证和脾肺气虚证均有肺气亏虚，宣降失常的表现，均可见咳嗽气喘、气短、咳痰清稀等症状。

1. **心肺气虚证**　心肺气虚证兼见心气不足的表现，常见心悸怔忡、胸闷等症状。

2. **脾肺气虚证**　兼见脾虚失运的表现，常见食少、腹胀、便溏等症状。

（三）肝胃不和证和肝郁脾虚证的鉴别

肝胃不和证和肝郁脾虚证均有肝郁气滞的表现，均可见胸胁胀满疼痛、善太息，情志抑郁或烦躁易怒。

1. **肝胃不和证**　肝胃不和证兼胃失和降的表现，常见胃脘胀痛、痞满、嗳气、呃逆等症。

2. **肝郁脾虚证**　肝郁脾虚证兼脾失健运的表现，常见食少、腹胀、便溏等症。

（四）脾肾阳虚证和心肾阳虚证的鉴别

脾肾阳虚证和心肾阳虚证均有肾阳虚衰，水湿内停的表现，均可见形寒肢冷、腰膝酸软、浮肿、小便不利、舌淡胖、苔白滑等症状。

1. **脾肾阳虚证**　脾肾阳虚证兼脾阳亏虚，运化无权的表现，常见久泻久痢、便质清冷等症状。

2. **心肾阳虚证**　心肾阳虚证兼心阳虚衰，血行不畅的表现，常见心悸怔忡、唇甲紫暗等症状。

（五）肝胆湿热证和湿热蕴脾证的鉴别

肝胆湿热证和湿热蕴脾证均有湿热内阻的表现，均可见发热、纳呆、恶心、黄疸、苔黄腻等症状。

1. **肝胆湿热证**　肝胆湿热证的病位在肝、胆，故胁肋胀痛明显，或见阴痒等肝经湿热症状。

2. **湿热蕴脾证**　湿热蕴脾证的病位在脾，常见脾失健运的表现，如腹胀、便溏不爽等症状，而无胁肋胀痛。

第十单元　其他辨证方法概要

细目一　辨六经病证

六经辨证是《伤寒论》辨证论治的纲领。由东汉张仲景在《素问・热论》的基础上，根据伤寒病的证候特点和传变规律而总结出来的一种辨证方法。

六经，指太阳、阳明、少阳、太阴、少阴和厥阴。六经辨证，就是以六经所系经络、脏腑的生理病理为基础，将外感病过程中所出现的各种证候，综合归纳为太阳病证、阳明病证、少阳病证、太阴病证、少阴病证和厥阴病证六类证候，用来阐述外感病不同阶段的病理特点，并指导临床治疗。

要点一　太阳病证的概念、临床表现、辨证要点

太阳病证指六淫之邪侵犯人体肌表，正邪抗争，营卫失和，以恶风寒、脉浮、头痛等为主要表现的证候。

（一）太阳经证

1. **太阳中风证**　指以风邪为主的风寒之邪侵袭太阳经脉，卫强营弱，以发热、恶风、汗出、脉浮缓等为主要表现的证候。

临床表现：发热，恶风，头痛，自汗出，脉浮缓，或见鼻鸣，干呕。

辨证要点：本证以恶风、汗出、脉浮缓为辨证依据。

2. **太阳伤寒证**　指以寒邪为主的风寒之邪侵犯太阳经脉，卫阳被遏，以恶寒、发热、无汗、头身疼痛、脉浮紧等为主要表现的证候。

临床表现：恶寒，发热，头项强痛，肢体疼痛，无汗而喘，脉浮紧。

辨证要点：本证以恶寒、无汗、头身痛、脉浮紧为辨证依据。

（二）太阳腑证

1. **太阳蓄水证**　指太阳经证不解，邪与水结，膀胱气化不利，水液停蓄，以发热恶寒、小便不利等为主要表现的证候。

临床表现：发热恶寒，小腹满，小便不利，口渴，或水入即吐，脉浮或浮数。

辨证要点：本证以太阳经证与小便不利、小腹满并见为辨证依据。

2. **太阳蓄血证**　指太阳经证不解，邪热传里，与瘀血相结于少腹，以少腹急结或硬满、大便色黑等为主要表现的证候。

临床表现：少腹急结或硬满，小便自利，如狂或发狂，善忘，大便色黑如漆，脉沉涩或沉结。

辨证要点：本证以少腹急结、小便自利、大便色黑等为辨证依据。

要点二　阳明病证的概念、临床表现、辨证要点

阳明病证指伤寒病发展过程中，阳热亢盛，胃肠燥热所表现的证候。主要病机是“胃家实”，属里实热证，为邪正斗争的极期阶段。阳明病证又可分为阳明经证和阳明腑证。

1. **阳明经证**　阳明经证指邪热亢盛，充斥阳明之经，弥漫全身，肠中尚无燥屎内结，以高热、汗出、口渴、脉洪等为主要表现的证候。

临床表现：身大热，汗出，口渴引饮，心烦躁扰，面赤，气粗，苔黄燥，脉洪大。

辨证要点：本证以大热、大汗、大渴、脉洪大为辨证要点。

2. **阳明腑证**　阳明腑证指邪热内盛，与肠中糟粕相搏，燥屎内结，以潮热汗出、腹满痛、便秘、脉沉实等为主要表现的证候。

临床表现：日晡潮热，手足濈然汗出，脐腹胀满疼痛、拒按，大便秘结，甚则神昏谵语，狂乱不得眠，舌苔黄厚干燥，或起芒刺，甚至苔焦黑燥裂，脉沉实或滑数。

辨证要点：本证以潮热汗出、腹满痛、便秘、脉沉实等为辨证要点。

要点三　少阳病证的概念、临床表现、辨证要点

少阳病证指邪犯少阳胆腑，枢机不运，经气不利，以寒热往来、胸胁苦满等为主要表现的

证候。

临床表现：寒热往来，口苦，咽干，目眩，胸胁苦满，默默不欲饮食，心烦欲呕，脉弦。

辨证要点：本证以寒热往来、胸胁苦满、口苦、咽干、目眩、脉弦等为辨证依据。

要点四 太阴病证的概念、临床表现、辨证要点

指脾阳虚弱，寒湿内生，以腹满而痛、不欲食、腹泻等为主要表现的虚寒证候。

临床表现：腹满而吐，食不下，泄泻，口不渴，时腹自痛，四肢欠温，脉沉缓或弱。

辨证要点：本证以腹满时痛、腹泻等虚寒表现为辨证要点。

要点五 少阴病证的概念、临床表现、辨证要点

1. **少阴寒化证** 少阴寒化证指心肾阳气虚衰，阴寒独盛，病性从阴化寒，以畏寒肢凉、下利清谷等为主要表现的虚寒证候。

临床表现：无热恶寒，但欲寐，四肢厥冷，下利清谷，呕不能食，或食入即吐，或身热反不恶寒，甚至面赤，脉微细，甚或欲绝。

辨证要点：本证以畏寒肢厥、下利清谷、脉微细等为辨证依据。

2. **少阴热化证** 少阴热化证指心肾阴虚阳亢，病性从阳化热，以心烦不寐、舌尖红、脉细数等为主要表现的虚热证候。

临床表现：心烦不得眠，口燥咽干或咽痛，舌尖红少苔，脉细数。

辨证要点：本证以心烦不得眠以及阴虚证候为辨证依据。

要点六 厥阴病证的概念、临床表现、辨证要点

厥阴病证指伤寒病发展传变的较后阶段，表现为阴阳对峙、寒热交错、厥热胜复的证候。

临床表现：消渴，气上撞心，心中疼热，饥而不欲食，食则吐蛔。

辨证要点：本证以消渴、气上撞心、心中疼热、饥而不欲食为辨证依据。

要点七 六经病证的传变

1. **传经** 病邪自外侵入，逐渐向里发展，或正气来复，由里出表，由某一经病证转变为另一经病证，称为“传经”。其中若按伤寒六经的顺序相传者，即太阳病证→阳明病证→少阳病证→太阴病证→少阴病证→厥阴病证，称为“循经传”；若是隔一经或两经以上相传者，称为“越经传”；若相互表里的两经相传者，称为“表里传”，如太阳病传少阴病等。

2. **直中** 伤寒病初起不从阳经传入，病邪直入于三阴者，称为“直中”。

3. **合病** 伤寒病不经过传变，两经或三经同时出现的病证，称为“合病”。如太阳阳明合病、太阳太阴合病等。

4. **并病** 伤寒病凡一经病证未罢，又见他经病证者，称为“并病”。如太阳少阴并病、太阴少阴并病等。

细目二 辨卫气营血病证

卫气营血辨证，是清代叶天士在《温热论》中所创立的一种适用于外感温热病的辨证方法。即将外感温热病发展过程中，不同病理阶段所反映的证候，分为卫分证、气分证、营分证、血分证四类，用以说明病位的浅深、病情的轻重和传变的规律，并指导临床治疗。

要点一 卫分证的概念、临床表现、辨证要点

卫分证指温热病邪侵袭肌表，卫气功能失调，肺失宣降，以发热、微恶风寒、脉浮数等为主要表现的表热证候。

临床表现：发热，微恶风寒，头痛，口干微渴，舌边尖红，苔薄黄，脉浮数，或有咳嗽、咽喉肿痛。

辨证要点：本证以发热而微恶风寒、舌边尖红、脉浮数等为辨证要点。

要点二 气分证的概念、临床表现、辨证要点

气分证指温热病邪内传脏腑，正盛邪炽，阳热亢盛所表现的里实热证候。根据邪热侵犯肺、胸膈、胃肠、胆等脏腑的不同，兼有不同的表现。

临床表现：发热不恶寒，口渴，汗出，心烦，尿赤，舌红，苔黄，脉数有力；或兼咳喘胸痛，咳痰黄稠；或兼心烦懊侬，坐卧不安；或兼潮热，腹胀痛、拒按；或时有谵语、狂乱，大便秘结或下

秽臭稀水,苔黄燥,甚则焦黑起刺,脉沉实;或见口苦,胁痛,心烦,干呕,脉弦数等。

辨证要点:气分证以发热不恶寒、舌红苔黄、脉数有力为辨证要点。

要点三　营分证的概念、临床表现、辨证要点

营分证指温热病邪内陷,营阴受损,心神被扰,以身热夜甚、心烦不寐、斑疹隐隐、舌绛等为主要表现的证候。

临床表现:身热夜甚,口不甚渴或不渴,心烦不寐,甚或神昏谵语,斑疹隐隐,舌质红绛,无苔,脉细数。

辨证要点:本证以身热夜甚、心烦不寐、舌绛、脉细数等为辨证要点。

要点四　血分证的概念、临床表现、辨证要点

血分证指温热病邪深入血分,耗血、伤阴,动血、动风所表现的一类证。根据病理及受损脏腑的不同,血分证可分为血分实热证和血分虚热证。

1. **血分实热证**　血分实热证是指温热病邪深入血分,闭扰心神,迫血妄行,或燔灼肝经,以身热夜甚、躁扰神昏、舌质深绛、脉弦数为主要表现的证。多为血分证的前期阶段。

证候表现:身热夜甚,躁扰不宁,甚者神昏谵语,舌质深绛,脉弦数;或见斑疹显露、色紫黑,或吐血、衄血、便血、尿血;或见四肢抽搐,颈项强直,角弓反张,目睛上视,牙关紧闭。

辨证要点:本证以身热夜甚、躁扰神昏、舌质深绛、脉弦数与出血或动风症状共见为辨证要点。

2. **血分虚热证**　血分虚热证是指血热久羁,耗伤肝肾之阴,并见机体失养,或虚风内动,以低热持续不退、形体干瘦,或手足蠕动、瘛疭等为主要表现的证。多为血分证的后期阶段。

证候表现:持续低热,暮热早凉,五心烦热,或见口干咽燥,形体干瘦,神疲耳聋,舌干少苔,脉虚细,或见手足蠕动、瘛疭等。

辨证要点:本证以低热持续不退与形体干瘦,或手足蠕动、瘛疭等症状共见为辨证要点。

要点五　卫气营血病证的传变

顺传:指病变多从卫分开始,依次传入气分、营分、血分,反映了温病由浅入深的演变规律。

逆传:指邪入卫分后,不经过气分阶段而直接深入营、血分。实际上,“逆传”只是顺传规律中的一种特殊类型,病情更加急剧、重笃。

第十一单元　中医思维的综合应用

中医诊断的过程包括采集病情资料和作出病、证等结论两个基本环节，中医思维贯穿始终。通过望、闻、问、切四诊合参采集病情资料，分析病因、病机、病性、病位，是中医诊断思维在临床中的具体体现。

细目　中医思维的综合应用

辨症、辨证、辨病、辨人、辨机体现了中医诊断思维的综合应用，概括为“五辨”。

要点　中医思维的综合应用

（一）辨症

症，包括症状和体征，是中医诊断疾病的依据。

1. **症的有无**　四诊合参是保证四诊信息可靠性的前提，因此症状采集应全面、规范和准确。

2. **症的轻重**　在诊断中，对症的轻重的判断是把握疾病主要矛盾和矛盾主要方面的重要依据，也是疗效评价的重要依据。

3. **症的真假**　由于疾病的复杂性，临床所表现的症状或体征存在真假的现象，因此在四诊信息采集过程中，应注意对症的真假的判断。

4. **症的偏全**　全面采集四诊信息可确保诊断的完整性和正确性，因此在诊断过程中应重视对兼症的收集。

（二）辨证

辨证是中医临床的核心环节，以整体思维为基础。

1. **证的有无**　证是立法的重要依据。证的确立需要通过对患者的症状、体征或相关因素的综合分析后判断。

2. **证的轻重**　证有轻重之分，在临床中，除了对证的轻重进行定性描述外，还要借鉴证素辨证的方法逐步实现定量描述。

3. **证的缓急**　证有急缓，在诊断中应避免机械的辨证分型，明确证的缓急，把握“急则治其标，缓则治其本”的治疗原则。

4. **证的兼杂**　证有相兼错杂，主次关系亦不同，临床中多以相兼证为主。

5. **证的演变**　证是动态变化的，同样的证，其形成及转归可能不同。

6. **证的真假**　临床中，患者自述的“假象”症状可能与疾病本质相反，即“真虚假实”“真实假虚”，因此证的真假需仔细鉴别。

（三）辨病

辨病是中医诊断的重要内容，是对疾病发展全过程的概括。

1. **病有中西**　中医、西医的病名有本质的区别，不可把传统的中医病名和西医病名完全等同起来。中医的病证结合是中医的病和中医的证的结合。

2. **病有因果**　疾病的发生有因果关系，这取决于邪正双方斗争的结果。

3. **病有善恶**　在诊断的过程中，应通过观察一些细微的变化，判断患者的病情或预后，即辨病的善恶。

4. **病有新久**　新病、久病有所不同，同一疾病不同阶段的基本病理特点、病机不同，因此治疗立法原则亦不同。

（四）辨人

中医学的研究对象更多注重整体的人，强调因人制宜。

1. **性别差异**　某些疾病的发生与性别有关，因此临床中应考虑患者的性别特点，避免误诊。

2. **年龄差异**　儿童与成人不同，青壮年与老年不同，不同年龄阶段的生理、病理特点存在差异。

3. **体质差异**　在诊断的过程中，应了解患者的体质,不同的体质和疾病的发生、发展有着内在的联系,且病后的演变趋势亦存在一定规律。

4. 习惯差异 疾病与习惯也有较大的关系,因此辨人中还包含了解患者的生活习惯。

5. 体型差异 体型是辨人的重要内容。体型不同,对疾病的发生、证候的特征、预后转归的影响亦不同。

(五)辨机

疾病的发生发展是一个动态变化的过程,因此在诊断的过程中要了解病证形成的机理,也要辨识先机。

1. 病证之机 症是辨病和辨证的依据,根据证候辨病证之机,是病证诊断的依据。在诊断时,完整采集和疾病发生发展相关的因素,如生活习惯、居住环境等,分析这些因素与疾病之间的内在联系,进而找出是否有阴阳失调、气血逆乱、脏腑功能失调等病理变化。

2. 动态先机 以整体观念为指导,充分考虑疾病的动态变化,把握疾病发展的趋势,也是中医诊断的重要内容。参考五行的生克乘侮,六经及三焦、卫气营血的传变规律、运气学说理论等,可以把握疾病的先机,实现未病先防、既病防变、既变防传、瘥后防复。

第九部分　诊断学基础

第一单元　常见症状

细目一　发　热

要点一　发热病因

(一) 感染性发热

各种病原体,如病毒、细菌、支原体、立克次体、螺旋体、真菌、寄生虫等均可引起感染性发热。

(二) 非感染性发热

1. **无菌性坏死物质的吸收**　①机械性、物理性或化学性损害,如大手术、内出血、大面积烧伤等。②因血管栓塞或血栓形成而引起心肌、肺、脾等脏器的梗死或肢体坏死等。③组织坏死与细胞破坏,如癌、白血病、淋巴瘤、溶血反应等。

2. **抗原 - 抗体反应**　如风湿热、血清病、药物热、结缔组织病等。

3. **内分泌与代谢障碍**　如甲状腺功能亢进症、严重脱水等。

4. **皮肤散热减少**　如广泛性皮炎、鱼鳞癣以及慢性心力衰竭等。

5. **体温调节中枢功能失常**　如中暑、镇静催眠药中毒、脑出血、脑外伤等。

6. **自主神经功能紊乱**　可影响正常的体温调节过程,使产热大于散热所致,多为低热,属功能性发热。

要点二　发热临床表现

(一) 发热的临床分度

临床根据体温升高情况,以口腔温度为标准,将发热分为下列几种。

1. **低热**　37.3~38.0℃。
2. **中等度热**　38.1~39.0℃。
3. **高热**　39.1~41.0℃。
4. **超高热**　41.0℃以上。

(二) 热型

1. **稽留热**　体温持续在 39℃以上,达数日或数周,24 小时波动范围不超过 1℃。见于肺炎链球菌肺炎、伤寒和斑疹伤寒的高热期。

2. **弛张热**　体温在 39℃以上,但波动幅度大,24 小时内体温差达 2℃以上,最低时仍高于正常水平。见于败血症、风湿热、重症肺结核、化脓性炎症等。

3. **间歇热**　高热期与无热期交替出现,体温波动幅度可达数度,无热期(间歇期)可持续一日至数日,如此反复发作。见于疟疾、急性肾盂肾炎等。

4. **回归热**　体温骤升至 39℃以上,持续数日后又骤降至正常水平,高热期与无热期各持续若干日后即有规律地交替一次。见于回归热、霍奇金病等。

5. **波状热**　体温逐渐升高达 39℃或以上,数天后逐渐下降至正常水平,数天后再逐渐升高,如此反复多次。见于布鲁菌病。

6. **不规则热**　发热无一定规律,见于结核病、风湿热、支气管肺炎、渗出性胸膜炎等。

要点三　发热伴随症状

1. **伴寒战**　见于肺炎链球菌肺炎、败血症、急性胆囊炎、急性肾盂肾炎、疟疾等。

2. **伴头痛、呕吐或昏迷**　见于乙型脑炎、流行性脑脊髓膜炎、脑型疟疾、脑出血、蛛网膜下腔出血、中毒性痢疾等。

3. **伴关节痛**　常见于结核病、结缔组织病等。

4. **伴淋巴结及肝脾肿大**　可见于血液病、恶性肿瘤、布鲁菌病、黑热病、传染性单核细胞增多症等。

5. **伴尿频、尿急、尿痛**　提示尿路感染。

6. **伴咳嗽、咳痰、胸痛**　常见于支气管炎、肺炎、胸膜炎、肺结核等。

7. **伴恶心、呕吐、腹痛、腹泻**　见于急性胃肠炎、细菌性痢疾等。

8. **伴皮肤黏膜出血**　见于流行性出血热、钩端螺旋体病、急性白血病、急性再生障碍性贫血、败血症、重型麻疹及病毒性肝炎等。

9. **伴结膜充血** 见于流行性出血热、斑疹伤寒、钩端螺旋体病等。

10. **伴口唇单纯疱疹** 常见于肺炎链球菌肺炎、流行性脑脊髓膜炎、间日疟、流行性感冒等。

要点四 发热问诊要点

1. **发热特点** 如起病的缓急,患病的时间与季节,发热的病程、程度、频度、病因与诱因,体温变化的规律等。

2. **诊治经过** 曾经患过的疾病,患病以来所做过的检查及结果,使用过的药物名称、剂量、疗效等。

3. **患病以来的一般情况** 如精神状态、食欲、体重改变、睡眠及大小便情况。

4. **流行病学资料** 对传染病的诊断十分重要。如蚊虫叮咬可引起流行性乙型脑炎、疟疾等;有牲畜接触史者,可患布鲁菌病;中毒性菌痢、食物中毒患者,发病前多有进食不洁饮食史;疟疾、乙型或丙型病毒性肝炎、艾滋病等可通过应用血制品、分娩及性交等传播;钩端螺旋体病、血吸虫病都有疫水接触史。

5. **其他** 服药史、预防接种史、过敏史、外伤手术史、流产或分娩史、居住地及职业特点等都可对相关疾病的诊断提供重要线索。

6. **伴随症状及体征** 发热的伴随症状及体征对发热病因的诊断具有重要意义。

要点五 发热检查要点

1. **体格检查** 对发热患者要进行全面而细致的体格检查。重点检查生命体征、面容、意识状态、皮肤黏膜、淋巴结、心、肺、肝、脾和神经系统。注意有无意识障碍、皮疹,出血点、局部或全身浅表淋巴结肿大及肝脾肿大等。

2. **实验室及其他检查**

(1)血常规检查:白细胞计数与分类有助感染性疾病的鉴别诊断,如白细胞增多,多考虑细菌性感染、白血病等。

(2)尿常规检查:血尿、白细胞尿可提示尿路感染,必要时做清洁中段尿细菌培养。

(3)粪便常规检查:可提示有无消化道感染。

(4)病原体检查:可作为感染性疾病确诊的最重要的手段。尽量采集血、尿、粪便、痰液、脓液、穿刺液等标本进行培养,阳性结果还需做药敏试验以选择敏感抗生素治疗。

(5)免疫学检查:自身抗体检查有助于诊断免疫、风湿性疾病,如系统性红斑狼疮、类风湿性关节炎等。

(6)影像学检查:胸部 X 线检查和 CT 有助于诊断肺炎、肺结核、肺肿瘤等;超声检查有助于诊断肝、胆、胰、肾等脏器病变。

细目二 头 痛

要点一 头痛病因

1. **颅内病变** 见于脑出血、蛛网膜下腔出血、脑肿瘤、颅脑外伤、流行性脑脊髓膜炎、偏头痛等。

2. **颅外病变** 见于颈椎病,三叉神经痛,眼、耳、鼻和齿等疾病所致的头痛。

3. **全身性疾病** 见于各种感染发热、高血压、中毒、中暑、月经期及绝经期头痛等。

4. **神经症** 见于神经衰弱及癔症性头痛等。

要点二 头痛问诊要点

1. **病史** 询问患者有无头颅外伤史、感染、发热、中毒、高血压、青光眼、鼻窦炎、偏头痛、脑炎、脑膜炎、颅脑肿瘤、使用药物史及精神疾病史等。

2. **头痛的特点**

(1)头痛的病因及诱因:眼疲劳引起的头痛发生在用眼过度;紧张性头痛多因过度紧张、劳累而诱发或加重;女性偏头痛在月经期容易发作;感染或中毒可引发头痛,并且随病情变化而减轻或加重;高血压头痛多在血压未得到控制时出现或加重;头颅外伤头痛发生在受伤后;颅脑病变头痛可发生在典型症状或诊断明确前,常与病变过程伴随。

(2)头痛的部位:大脑半球病变所致疼痛多位于病变的同侧,以额部为多,并向颞部放射;小脑幕以下病变引起的头痛多位于后枕部;青光眼引起的头痛多位于眼的周围或眼上部。

(3)头痛的性质:三叉神经痛表现为颜面

部发作性电击样疼痛；舌咽神经痛的特点是咽后部发作性疼痛并向耳及枕部放射；血管性头痛为搏动样疼痛。

（4）头痛的时间：鼻窦炎引起的头痛时间多为上午重下午轻；紧张性头痛多在下午或傍晚出现；颅内占位性头痛在早上起床时较明显；丛集性头痛常在夜间发生；药物引起的头痛一般出现在用药后 15~30 分钟，持续时间与药物半衰期有关。

3. **伴随症状**

（1）伴发热：体温升高与头痛同时出现见于脑炎、脑膜炎等感染；先头痛后出现发热见于脑出血、脑外伤等。

（2）伴呕吐：见于脑膜炎、脑炎、脑肿瘤等引起的颅内压升高；头痛在呕吐后减轻可见于偏头痛。

（3）伴意识障碍：见于脑炎、脑膜炎、脑出血、蛛网膜下腔出血、脑肿瘤、脑外伤、一氧化碳中毒等。

（4）伴眩晕：见于小脑肿瘤、椎－基底动脉供血不足等。

（5）伴脑膜刺激征：见于脑膜炎、蛛网膜下腔出血。

要点三 头痛检查要点

1. **体格检查** 检查体温、脉搏、呼吸、血压等生命体征，是否有发热、体温过低、呼吸急促、血压升高等；对头痛病因未明者，应做头部、口腔、眼（包括眼底）、耳、鼻、颈部等头颈部检查；重点检查神经系统，注意有无病理反射及脑膜刺激征等颅脑疾病体征。

2. **实验室及其他检查**

（1）血常规检查、血生化检查、血气分析、血培养检查以及脑脊液检查有助于病因诊断。

（2）影像学检查，如头颈部 X 线、CT、MRI 检查，以及脑血管造影等，对颅脑外伤、颅内血肿、肿瘤、颈椎病等可提供诊断依据。

（3）脑电图检查，有助于癫痫、颅内占位性病变的诊断。

细目三 胸 痛

要点一 胸痛病因

1. **胸壁疾病** 见于皮肤及皮下组织病变、肌肉病变、肋骨病变、肋间神经病变。

2. **呼吸系统疾病** 见于支气管及肺部病变、胸膜病变。

3. **心血管疾病** 见于心绞痛、心肌梗死、急性心包炎、肥厚型心肌病、血管病变、心脏神经症。

4. **其他原因** 食管疾病、纵隔疾病、腹部疾病等。

要点二 胸痛问诊要点

1. **发病年龄** 青壮年应注意结核性胸膜炎、自发性气胸、心肌炎、心肌病等，40 岁以上者应多考虑心绞痛、心肌梗死及肺癌等。

2. **胸痛的部位** 胸壁疾病所致的胸痛常固定于病变部位，局部常有压痛。带状疱疹沿一侧肋间神经分布伴剧痛。非化脓性肋软骨炎多侵犯第 1、2 肋软骨。心绞痛与急性心肌梗死的疼痛常位于胸骨后或心前区，常牵涉至左肩背、左臂内侧达无名指及小指。食管、膈和纵隔肿瘤的疼痛多位于胸骨后。

3. **胸痛的性质** 带状疱疹呈阵发性的灼痛或刺痛。肌痛常呈酸痛。骨痛呈刺痛。食管炎常呈灼痛或灼热感。心绞痛常呈压榨样痛，可伴有窒息感。心肌梗死则疼痛更为剧烈，并有恐惧、濒死感。干性结核性胸膜炎常呈尖锐刺痛。肺梗死为突然剧烈刺痛或绞痛，常伴有呼吸困难与发绀。

4. **胸痛持续时间** 平滑肌痉挛或血管狭窄缺血所致的疼痛为阵发性，如心绞痛发作时间短暂，常为数分钟，不超过 15 分钟，而心肌梗死疼痛持续时间长且不易缓解。炎症、肿瘤、栓塞或梗死所致的疼痛呈持续性。

5. **胸痛的诱因与缓解因素** 心绞痛常因劳累、体力活动或精神紧张而诱发，含服硝酸甘油可迅速缓解，而对心肌梗死的胸痛则无效。心脏神经症的胸痛在体力活动后反而减轻。胸膜炎、自发性气胸的胸痛则可因深呼吸与咳嗽而加剧。胸壁疾病所致的胸痛常于局部压迫或因胸廓活动时加剧。食管疾病的胸骨后疼痛常于吞咽食物时出现或加剧。反流性食管炎的胸骨后烧灼痛，在服用抗酸剂后减轻或消失。

6. **伴随症状** 胸痛伴咳嗽、咳痰见于急慢性支气管炎、肺炎、支气管扩张、肺脓肿等;伴咯血见于肺结核、肺炎、肺脓肿、肺梗死或支气管肺癌;伴呼吸困难见于肺炎链球菌肺炎、自发性气胸、渗出性胸膜炎、心绞痛、心肌梗死、急性心包炎、主动脉夹层等;伴吞咽困难提示食管疾病;伴面色苍白、大汗、血压下降或休克应首先考虑急性心肌梗死、夹层动脉瘤或大块肺栓塞等严重疾病。

要点三 胸痛检查要点

1. **体格检查** 检查体温、脉搏、呼吸、血压等生命体征,注意胸腹部有无阳性体征。

2. **实验室检查**

(1)血常规及血沉检查对鉴别感染与非感染、器质性与功能性疼痛有帮助。

(2)肌酸激酶(CK)及其同工酶、乳酸脱氢酶(LDH)及其同工酶、肌红蛋白、肌钙蛋白I和T的测定,有助于急性心肌梗死的诊断。

(3)心电图检查对诊断心绞痛与心肌梗死有重要价值。

(4)胸部X线检查可发现与胸痛有关的肋骨、脊椎、胸骨、纵隔、主动脉、心、肺与胸膜的病变。

细目四 腹　　痛

要点一 腹痛病因

1. **腹部疾病** 见于腹膜炎、腹腔脏器炎症、空腔脏器梗阻或痉挛、脏器扭转或破裂、腹膜粘连或脏器包膜牵张、化学性刺激、肿瘤压迫与浸润等。

2. **胸腔疾病的牵涉痛** 如急性心肌梗死、肺炎、肺梗死、胸膜炎等,疼痛可牵涉腹部,类似急腹症。

3. **全身性疾病** 如尿毒症、铅中毒等。

4. **其他原因** 如荨麻疹、过敏性紫癜等。

要点二 腹痛问诊要点

1. **腹痛的病因、诱因及发病缓急** 暴饮暴食后出现的急性腹痛多为急性胰腺炎、急性胃扩张;进食油腻食物后突发腹痛多见于急性胆囊炎、胆石症;腹部外伤后突发腹痛有休克者应考虑肝、脾破裂;反复发作的饥饿性腹痛伴反酸、嗳气者多为十二指肠溃疡。

2. **腹痛部位** 右上腹痛多为肝、胆疾患;右下腹痛多见于急性阑尾炎;脐周疼痛多为小肠病变;左下腹痛多为降结肠、乙状结肠病变;中上腹痛多为胃、十二指肠或胰腺病变;下腹痛多见于膀胱炎、盆腔炎症及异位妊娠破裂等;全腹痛见于弥漫性腹膜炎。

3. **腹痛的性质与程度** 消化性溃疡常有慢性、周期性、节律性中上腹隐痛或灼痛,如突然呈剧烈的刀割样、烧灼样持续性疼痛,可能并发急性穿孔;幽门梗阻者为胀痛,于呕吐后减轻或缓解;胆石症、泌尿道结石及肠梗阻时呈剧烈绞痛;剑突下钻顶样痛是胆道蛔虫梗阻的特征;肝癌疼痛多呈进行性锐痛;慢性肝炎与淤血性肝肿大多为持续性胀痛;肝或脾破裂、异位妊娠破裂可出现腹部剧烈绞痛或持续性疼痛;持续性、广泛性剧烈腹痛伴腹肌紧张或板状腹,提示为急性弥漫性腹膜炎。

4. **腹痛与体位的关系** 胃黏膜脱垂患者左侧卧位时疼痛减轻;胰腺癌患者卧位时疼痛明显,前倾位或俯卧位疼痛减轻;反流性食管炎患者腹痛在立位时减轻。

5. **腹痛的伴随症状** 伴寒战、高热提示急性炎症;伴黄疸提示肝、胆、胰腺疾病,急性溶血等;伴血尿多见于尿路结石;伴休克常见于急性腹腔内脏器出血、急性胃肠穿孔、急性心肌梗死、中毒性菌痢等;伴呕吐、腹胀、停止排便排气提示胃肠梗阻。

6. **腹痛与年龄、性别、职业的关系** 儿童要多考虑肠道蛔虫症及肠套叠;青壮年则以消化性溃疡、急性阑尾炎多见;中老年人则应警惕恶性肿瘤的可能;育龄妇女要考虑卵巢囊肿蒂扭转、异位妊娠破裂等;有长期铅接触史要考虑铅中毒。

7. **既往病史** 询问相关病史如酗酒史、停经史、消化性溃疡病史等对腹痛的诊断有帮助。

要点三 腹痛检查要点

1. **体格检查** 检查体温、脉搏、呼吸、血压等生命体征。急性腹痛患者应注意心、肺、皮肤检查,应注意心肌梗死、下叶肺炎、带状疱疹等疾病。腹部检查是重点,应注意腹部压痛部位及有无反跳痛，触及腹部肿块时应鉴别所属脏器和组织。直肠检查对诊断直肠与盆腔内炎性包块、血肿、脓肿、肿瘤、结肠套叠等有重要帮助。

2. 实验室及其他检查

（1）血常规检查可区别急性腹痛为炎症性或非炎症性；血沉增快的慢性腹痛须注意腹腔结核、局灶性结肠炎、淋巴瘤、癌瘤、结缔组织病的可能。

（2）尿常规检查异常，提示腹痛与泌尿系统疾病有关。

（3）大便常规检查发现蛔虫卵有助于蛔虫性肠梗阻、胆道蛔虫病的诊断；血便提示结肠癌、痔疮等，粪便隐血试验阳性提示活动性消化性溃疡、肠结核、胃癌、结肠癌等。细菌性痢疾粪便培养可检出痢疾杆菌。

（4）血清或尿淀粉酶明显升高，对诊断急性胰腺炎有确诊意义。

（5）超声检查能发现肝脾肿大、肝内占位性病变、胰腺炎症与肿瘤、胆道炎症与结石、腹内包块及其性质、部分尿路结石，以及确定异位妊娠等。

（6）腹部X线检查可协助消化道和泌尿系统疾病的诊断。

细目五 咳嗽与咳痰

要点一 咳嗽病因

1. **呼吸道疾病** 如急慢性咽炎、扁桃体炎、喉炎、急慢性支气管炎、肺炎、肺结核、肺癌、支气管扩张症、气道异物等。

2. **胸膜疾病** 如胸膜炎、自发性气胸等。

3. **心血管疾病** 如二尖瓣狭窄或其他原因所致的肺淤血与肺水肿、肺栓塞等。

4. **中枢神经因素** 如脑炎、脑膜炎、脑出血、脑肿瘤等。

5. **其他原因** 如胃食管反流病、服用血管紧张素转化酶抑制剂等。

要点二 咳嗽与咳痰问诊要点

（一）发病年龄与性别

婴幼儿呛咳要考虑是否有异物吸入；青壮年长期咳嗽须考虑肺结核或支气管扩张；对40岁以上长期吸烟的男性患者，则须考虑慢性支气管炎、肺气肿或肺癌；对青年女性患者则须注意支气管内膜结核等。

（二）咳嗽的性质

1. **干性咳嗽** 常见于急性咽喉炎、急性支气管炎初期、胸膜炎、轻症肺结核、肺癌等。

2. **湿性咳嗽** 常见于慢性支气管炎、支气管扩张症、肺炎、肺脓肿、空洞性肺结核等。

（三）咳嗽的时间与节律

1. **突然发生的咳嗽** 常见于吸入刺激性气体、气管与支气管异物等。

2. **阵发性咳嗽** 见于支气管异物、支气管哮喘、支气管淋巴结结核、支气管肺癌、百日咳等。

3. **长期慢性咳嗽** 见于慢性支气管炎、支气管扩张、慢性肺脓肿、空洞性肺结核等。

4. **晨起或夜间平卧时（即改变体位时）加剧并伴咳痰** 常见于慢性支气管炎、支气管扩张和肺脓肿等。

5. **夜间咳嗽** 见于左心衰竭、肺结核等。

（四）咳嗽的音色

1. **声音嘶哑的咳嗽** 多见于声带炎、喉炎、喉癌，以及肺癌、扩张的左心房或主动脉瘤压迫喉返神经。

2. **犬吠样咳嗽** 多见于急性喉炎或气道异物。

3. **咳嗽带有鸡鸣样吼声** 常见于百日咳。

4. **金属调的咳嗽** 可由纵隔肿瘤或支气管肺癌等直接压迫气管所致。

（五）痰的性质与量

痰的性质可分为黏液性、浆液性、脓性、黏液脓性、浆液血性、血性等。急性呼吸道炎症时痰量较少；支气管扩张症与肺脓肿患者痰量多时，痰可出现分层现象：上层为泡沫，中层为浆液或浆液脓性，下层为坏死性物质。痰有恶臭气味者，提示有厌氧菌感染。黄绿色痰提示铜绿假单胞菌感染。肺炎链球菌肺炎咳吐铁锈色痰，肺水肿时痰呈粉红色泡沫状。

（六）伴随症状

1. **伴发热** 多见于呼吸道感染、胸膜炎、肺结核等。

2. **伴胸痛** 见于累及胸膜的疾病，如肺炎、胸膜炎、支气管肺癌、自发性气胸等。

3. **伴哮喘** 见于支气管哮喘、喘息型慢性支气管炎、心源性哮喘等。

4. **伴呼吸困难** 见于喉头水肿、喉肿瘤、慢性阻塞性肺疾病、重症肺炎以及重症肺结核、大量胸腔积液、气胸、肺淤血、肺水肿等。

5. **伴咯血** 常见于肺结核、支气管扩张症、肺脓肿、支气管肺癌及风湿性二尖瓣狭窄等。

要点三 咳嗽与咳痰检查要点

1. **体格检查** 重点进行胸部肺脏与心脏的检查,如听诊两下肺散在湿啰音,常见于急性或慢性支气管炎;局限性持久性肺下部湿啰音,见于支气管扩张症。心脏听诊心尖区隆隆样舒张中晚期杂音,提示二尖瓣狭窄。同时注意局部淋巴结检查和咽喉、颈部等的检查。如有锁骨上窝淋巴结肿大要考虑支气管肺癌;气管向患侧移位多见于肺不张、慢性胸膜炎等,气管向健侧移位见于大量胸腔积液、气胸等。

2. **实验室及其他检查**

(1)血常规及血清学检查:白细胞计数增加和中性粒细胞比例升高,提示细菌感染性疾病;嗜酸性粒细胞增多,血清总 IgE 或特异性 IgE 升高,支持过敏性疾病如支气管哮喘等。

(2)痰细菌学检查(涂片、培养),对肺炎、肺结核等的诊断有重要帮助,痰中发现癌细胞,能明确支气管肺癌的诊断。

(3)胸部 X 线检查,能确定肺部病变的部位与范围,有时还可以确定病变的性质。

细目六 咯　　血

要点一 咯血病因

1. **支气管疾病** 常见于支气管扩张症、支气管肺癌、支气管内膜结核和慢性支气管炎等。

2. **肺部疾病** 常见于肺结核、肺炎链球菌肺炎、肺脓肿、肺梗死等。

3. **心血管疾病** 如二尖瓣狭窄、先天性心脏病所致的肺动脉高压等。

4. **其他** 血液病如血小板减少性紫癜、白血病等;某些急性传染病如肺出血型钩端螺旋体病、流行性出血热等。

要点二 咯血问诊要点

1. **病史** 了解患者的年龄,居住地,有无心、肺、血液系统疾病,有无结核病接触史等。中年以上,咯血痰或小量咯血,特别是有多年吸烟史,除考虑慢性支气管炎外,应高度注意支气管肺癌的可能。

2. **咯血的量及其性状** 大量咯血常见于空洞性肺结核、支气管扩张和肺脓肿;中等量咯血可见于二尖瓣狭窄;其他原因所致的咯血量较少,或仅为痰中带血。咯粉红色泡沫痰见于急性左心衰竭。多次反复少量咯血,要警惕支气管肺癌。

3. **伴随症状** 伴发热、胸痛、咳嗽、咳痰,首先须考虑肺炎、肺结核、肺脓肿等;伴有呛咳、杵状指须考虑支气管肺癌;伴皮肤黏膜出血应考虑钩端螺旋体病、流行性出血热、血液病等。

要点三 咯血检查要点

1. **体格检查** 注意观察有无黄疸、贫血、全身皮肤黏膜出血、杵状指(趾),心、肺检查有无异常体征,肝、脾与淋巴结有无肿大,有无体重减轻等。

2. **实验室及其他检查**

(1)血液常规检查,出凝血功能检查,必要时做骨髓检查,可明确出血性疾病的诊断。

(2)胸部 X 线平片检查,必要时做 CT 检查,对胸肺疾病或心脏病的诊断有重要意义。

(3)纤维支气管镜检查对原因未明的咯血提供诊断依据。对部分考虑呼吸系统疾病所致的咯血但胸部 X 线与 CT 检查又呈阴性结果,特别是咯血量较大者,可考虑行支气管动脉造影检查。

细目七 呼 吸 困 难

要点一 呼吸困难病因

1. **呼吸系统疾病** 常见于呼吸道疾病,如急性喉炎、喉头水肿、喉部肿瘤、气道异物、气管与支气管的炎症或肿瘤等;肺部疾病,如支气管哮喘、肺炎、肺结核、喘息性慢性支气管炎、阻塞性肺气肿、肺心病、肺性脑病、弥漫性肺间质纤维化、肺癌、肺栓塞等;胸膜、胸壁疾病,如气胸、胸腔积液、胸部外伤、肋骨骨折等。

2. **循环系统疾病**　见于各种原因所致的急慢性左心衰竭、心脏压塞等。

3. **全身中毒**　如一氧化碳中毒、亚硝酸盐中毒、使用镇静剂或麻醉剂过量、糖尿病酮症酸中毒及尿毒症等。

4. **血液系统疾病**　如重度贫血、高铁血红蛋白血症等。

5. **神经、精神及肌肉病变**　如脑炎、脑膜炎、脑外伤、脑出血、脑肿瘤、急性感染性多发性神经炎、癔症、重症肌无力、药物导致的呼吸肌麻痹等。

6. **腹部病变**　如急性弥漫性腹膜炎、腹腔巨大肿瘤、大量腹水、麻痹性肠梗阻等。

要点二　呼吸困难临床表现

(一) 肺源性呼吸困难

1. **吸气性呼吸困难**　表现为胸骨上窝、锁骨上窝、肋间隙在吸气时明显凹陷,称为"三凹征"。见于急性喉炎、喉水肿、喉痉挛、白喉、喉癌、气管异物、支气管肿瘤或气管受压等。

2. **呼气性呼气困难**　表现为呼气费力,呼气时间延长,伴有广泛哮鸣音。常见于支气管哮喘、喘息性慢性支气管炎、慢性阻塞性肺气肿等。

3. **混合性呼吸困难**　表现为吸气与呼气均感费力,呼吸频率浅而快。见于重症肺炎、重症肺结核、大面积肺不张、大块肺梗死、大量胸腔积液和气胸等。

(二) 心源性呼吸困难

1. **劳力性呼吸困难**　在体力活动时出现或加重,休息时减轻或缓解。

2. **端坐呼吸**　表现为平卧位时加重,端坐位时减轻。

3. **夜间阵发性呼吸困难**　左心衰竭时出现,多在夜间入睡后感到气闷而被憋醒。发作时,患者被迫坐起喘气和咳嗽,轻者数十分钟后症状消失,重者表现为面色青紫,大汗,呼吸有哮鸣音,咳浆液性粉红色泡沫痰,查体示两肺底湿啰音,心率增快,可出现奔马律。

(三) 中毒性呼吸困难

1. **代谢性酸中毒**　血中酸性代谢产物增多,强烈刺激呼吸中枢,出现深大而规则的呼吸,可伴有鼾声,称库斯莫尔呼吸或酸中毒大呼吸。见于尿毒症、糖尿病酮症酸中毒等。

2. **药物及中毒**　如吗啡、巴比妥类、有机磷杀虫药等药物过量或中毒。

(四) 中枢性呼吸困难

重症颅脑疾病,呼吸中枢因受增高的颅内压和供血减少的刺激,使呼吸变慢而深,并常伴有呼吸节律的异常。见于脑出血、颅内压增高、颅脑外伤等。

(五) 精神或心理性呼吸困难

其特点是呼吸非常频速和表浅,并常因换气过度而发生呼吸性碱中毒,经暗示疗法,分散其注意力,或在睡眠中,可使呼吸困难减轻或消失。见于癔症、抑郁症患者。

要点三　呼吸困难问诊要点

1. **呼吸困难发生的缓急**　突然发生的呼吸困难多见于过敏性哮喘、急性左心衰竭、肺梗死等;缓慢发生的呼吸困难多见于慢性阻塞性肺疾病、慢性心功能不全、重度贫血等。

2. **发生的病因及诱因**　包括有无引起呼吸困难的基础病因和直接诱因,如心肺疾病、代谢性疾病病史等,还应询问有无药物、毒物摄入史及头痛、意识障碍、颅脑外伤史。

3. **呼吸困难的特点**　注意询问是吸气性、呼气性呼吸困难,还是混合性呼吸困难;呼吸困难与活动、体位的关系。

4. **伴随症状**　伴发热,见于肺炎、肺脓肿、肺结核、胸膜炎、急性心包炎等;伴咳嗽、咳痰,见于慢性支气管炎、肺炎、肺脓肿等;呼吸困难伴粉红色泡沫痰见于急性左心衰竭;伴哮鸣音,多见于支气管哮喘、心源性哮喘等;伴胸痛,见于肺炎链球菌肺炎、肺梗死、气胸、支气管肺癌、急性心包炎、急性心肌梗死等;伴昏迷,见于脑出血、脑膜炎、尿毒症、糖尿病酮症酸中毒、肺性脑病、急性中毒等。

要点四　呼吸困难检查要点

1. **体格检查**　注意检查体温、脉搏、呼吸、血压等生命体征,观察呼吸频率、节律和深度的变化。重点检查胸部肺脏和心脏,如有无桶状胸、语颤增强与减弱、病理性呼吸音、干湿性啰音等肺部体征;有无心律失常、心界扩大、心前区震颤、心脏杂音、奔马律等心脏体征。此外,注意有无肝脾肿大、腹部包块、腹水、水肿、杵状指(趾)等,对引起呼吸困难的原发疾病有诊断帮助。

2. **实验室及其他检查**

(1)血、尿、痰等常规检查:如血红蛋白、红细胞计数可诊断贫血,白细胞计数对感染性疾病有诊断价值,血糖、血尿素氮及肌酐测定对糖尿病酮症酸中毒、尿毒症有诊断价值,B型心钠素(BNP)的测定有助于急性心功能不全的诊断。

(2)可做血气分析以了解患者酸碱平衡状态及缺氧程度。

(3)X线胸片或CT检查,可观察气管、大支气管腔有无变窄或阻塞等。

(4)肺功能检查有助于了解呼吸困难的类型及程度。

(5)有指征时做纤维支气管内镜、超声心动图、心电图检查。

细目八　发　　绀

要点一　发绀病因与临床表现

血液中还原血红蛋白增多引起的发绀可分为以下三种类型。

(一)中心性发绀

特点是全身性发绀,但皮肤温暖。主要由心、肺疾病导致 SaO_2 降低所致。可将其分为以下两种。

1. **肺性发绀**　见于呼吸道(喉、气管、支气管)阻塞、肺部疾病(肺炎、肺气肿、肺淤血等)和胸膜疾病(胸腔积液、气胸)等。

2. **心性混血性发绀**　见于存在动静脉异常通路的先天性心脏病,如法洛四联症等。

(二)周围性发绀

发绀常见于肢体末梢,如肢端、耳垂或耳尖,且皮肤冰冷。主要因周围循环血流障碍所致。可将其分为以下两种。

1. **淤血性周围性发绀**　见于右心衰竭、缩窄性心包炎、局部静脉病变等。

2. **缺血性周围性发绀**　见于重症休克、血栓闭塞性脉管炎、雷诺病等。

(三)混合性发绀

中心性与周围性发绀并存,见于心力衰竭、急性高原反应等。

广义的发绀也包括由于异常血红蛋白衍生物所致的皮肤青紫现象。如高铁血红蛋白血症,见于食用含大量硝酸盐的变质蔬菜或腌菜后。

要点二　发绀问诊要点

1. **发病年龄与起病时间**　新生儿发绀最常见于心肺病变,如肺不张或先天性心血管病(法洛四联症);青少年时期发绀提示先天性心脏病、严重风心病;成人和老年人的发绀多因肺部疾病引起。

2. **发绀部位及特点**　如为全身性发绀,应询问有无心悸、气急、胸痛、咳嗽、晕厥、尿少等心肺疾病症状。周围性发绀应注意肢端与下垂部位,有无局部肿胀、疼痛、肢凉、受寒情况。

3. **询问药物或化学物质摄入史**　如无心肺疾病表现,发病又较急,则应询问有无摄取相关药物、化学物品、变质蔬菜和在持久便秘情况下过多食蛋类与硫化物病史。

4. **伴随症状及体征**　伴呼吸困难,常见于急性呼吸道梗阻、气胸、各种原因所致的心力衰竭及肺疾患;伴杵状指(趾),主要见于发绀型先天性心脏病及慢性阻塞性肺疾病;伴意识障碍,常见于某些药物或化学物质急性中毒、休克等。

细目九　心　　悸

要点一　心悸病因

1. **器质性心脏病**　可见于高血压性心脏病、先天性心脏病(动脉导管未闭、室间隔缺损等)、心瓣膜病(主动脉瓣关闭不全、二尖瓣关闭不全等)、冠心病等。

2. **心律失常**　见于心动过速、心动过缓、过早搏动、心房颤动等。

3. **其他**　可见于高热或甲状腺功能亢进症、贫血、低血糖症等,饮食或药物影响,心脏神经症,围绝经期综合征等。

要点二　心悸问诊要点

1. **病史**　有无器质性心脏病、内分泌疾病、贫血、低血糖症、嗜铬细胞瘤等病史。

2. **诱因** 有无饮浓茶、咖啡及烟酒等嗜好，有无精神刺激因素，有无使用肾上腺素、麻黄碱、氨茶碱、咖啡因等药物。

3. **伴随症状** 伴心前区疼痛，见于冠心病（如心绞痛、心肌梗死）、心肌炎、心包炎，亦可见于心脏神经症等；伴晕厥或抽搐，见于Ⅱ度房室传导阻滞、心室颤动、阵发性室性心动过速、病态窦房结综合征等；伴发热，见于急性传染病、风湿热、心肌炎、心包炎、感染性心内膜炎等；伴面色、唇甲苍白，可见于贫血；伴呼吸困难，见于急性心肌梗死、心包炎、心肌炎、心力衰竭、重度贫血等；伴消瘦、多汗、突眼、甲状腺肿大，见于甲状腺功能亢进症；伴焦虑抑郁、失眠多梦，可见于心脏神经症、围绝经期综合征等。

细目十 水 肿

要点一 水肿病因

（一）全身性水肿

1. **心源性水肿** 常见于右心衰竭、慢性缩窄性心包炎等。

2. **肾源性水肿** 见于各种肾炎、肾病综合征等。

3. **肝源性水肿** 见于各种病因引起的肝硬化、重症肝炎等。

4. **营养不良性水肿** 见于低蛋白血症和维生素 B_1 缺乏。

5. **其他** 如内分泌疾病、结缔组织疾病、妊娠高血压综合征等。

（二）局部性水肿

如血栓性静脉炎、丝虫病、局部炎症、创伤或过敏等。

要点二 水肿问诊要点

1. 水肿的开始部位及蔓延情况、全身性或局部性、是否凹陷、与体位变化及活动的关系。

2. 有无心、肝、肾、内分泌及过敏性疾病病史及其相关症状。

3. 水肿与药物、饮食、月经及妊娠的关系。

4. 伴随表现。伴颈静脉怒张、肝颈静脉回流征阳性，见于心源性水肿；伴高血压、蛋白尿、管型尿等，见于肾源性水肿；伴肝掌、蜘蛛痣、腹壁静脉曲张、脾肿大等，见于肝源性水肿。

细目十一 恶心与呕吐

要点一 恶心与呕吐病因

（一）反射性呕吐

1. **消化系统疾病** 是引起反射性呕吐最常见的病因。常见于急慢性胃炎、急性食物中毒、消化性溃疡、胃癌、幽门梗阻、急性肠炎、急性阑尾炎、肠梗阻、急慢性胆囊炎、胆石症、急性胰腺炎、急性腹膜炎等。

2. **其他系统疾病** 如肺炎、胸膜炎、急性心肌梗死、急性肾炎等。

（二）中枢性呕吐

1. **中枢神经系统疾病** 如高血压脑病、脑梗死、脑出血、脑炎、脑膜炎、脑脓肿、脑寄生虫、偏头痛等。

2. **全身性疾病** 如感染、甲状腺危象、糖尿病酮症酸中毒、尿毒症、休克、缺氧、中暑等。

3. **药物反应与中毒** 如洋地黄、吗啡等药物反应；中毒常见于有机磷杀虫药中毒、毒蕈中毒、酒精中毒、食物中毒等。

4. **精神因素** 如胃神经症、癔症等。

（三）前庭障碍性呕吐

常见于迷路炎、梅尼埃病、晕动病等。

要点二 恶心与呕吐问诊要点

（一）呕吐与进食的关系

进食后出现的呕吐多见于胃源性呕吐。如餐后骤起而集体发病见于集体食物中毒。

（二）呕吐发生的时间

晨间呕吐发生在育龄女性应考虑早孕反应。服药后出现呕吐应考虑药物反应。乘飞机、车、船发生呕吐常提示晕动病。餐后 6 小时以上呕吐多见于幽门梗阻。

（三）呕吐的特点

有恶心先兆，呕吐后感轻松者多见于胃源性呕吐。喷射状呕吐多见于颅内高压，常无恶心先兆,吐后不感轻松。无恶心,呕吐不费力,全身状态较好者多见于神经性呕吐。

(四)呕吐物的性质

呕吐物呈咖啡色,见于上消化道出血。呕吐隔餐或隔日食物,并含腐酵气味,见于幽门梗阻。呕吐物含胆汁者多见于十二指肠乳头以下的十二指肠或空肠梗阻。呕吐物有粪臭者提示低位肠梗阻。呕吐物中有蛔虫者见于胆道蛔虫、肠道蛔虫。

(五)伴随症状

1. **伴发热** 见于全身或中枢神经系统感染、急性细菌性食物中毒。

2. **伴剧烈头痛** 见于颅内高压、偏头痛、青光眼。

3. **伴眩晕及眼球震颤** 见于梅尼埃病等。

4. **伴腹泻** 见于急性胃肠炎、急性中毒、霍乱等。

5. **伴腹痛** 见于急性胰腺炎、急性阑尾炎及肠梗阻等。

6. **伴黄疸** 见于急性肝炎、胆道梗阻、急性溶血。

7. **伴贫血、水肿、蛋白尿** 见于肾功能衰竭。

细目十二 呕血与黑便

要点一 呕血与黑便病因

1. **食管疾病** 见于食管炎、食管癌、食管贲门黏膜撕裂、食管异物、食管裂孔疝等。

2. **胃及十二指肠疾病** 最常见的原因是消化性溃疡。非甾体抗炎药及应激所致的胃黏膜病变也较常见。其他病因有胃癌、急慢性胃炎、十二指肠炎等。

3. **肝、胆、胰的疾病** 肝硬化门静脉高压引起的食管与胃底静脉曲张破裂是引起上消化道出血的常见病因。胆道感染、胆石症、胆道肿瘤可引起胆道出血。胰腺癌、急性重症胰腺炎也可引起上消化道出血。

4. **全身性疾病** 如白血病、再生障碍性贫血、血小板减少性紫癜、过敏性紫癜、弥散性血管内凝血、肾综合征出血热、钩端螺旋体病、尿毒症、肺心病等。

引起上消化道出血的前四位病因是:消化性溃疡、食管与胃底静脉曲张破裂、急性胃黏膜病变及胃癌。

要点二 呕血与黑便临床表现

幽门以上的出血常表现为呕血和黑便,出血量大,呕吐物呈鲜红色或暗红色,常混有血块;出血量少,呕吐物呈咖啡色或棕褐色,或只有黑便。幽门以下的出血常无呕血,只表现为黑便。上消化道大出血时,可出现头昏、心悸、乏力、口渴、出冷汗、心率加快、血压下降等循环衰竭的表现。

要点三 呕血与黑便问诊要点

(一)是否为上消化道出血

呕血应与咯血及口、鼻、咽喉部位的出血相鉴别,见表9-1-12-1。黑便应与进食动物血、铁剂、铋剂等造成的黑便相鉴别。

表9-1-12-1 咯血与呕血的鉴别

鉴别点	咯血	呕血
病史	肺结核、支气管扩张症、肺癌、二尖瓣狭窄等	消化性溃疡、肝硬化等
出血前症状	喉部痒感、胸闷、咳嗽等	上腹不适、恶心、呕吐等
出血方式	咯出	呕出,可为喷射状
出血颜色	鲜红色	棕黑色或暗红色,有时鲜红色
血内混有物	泡沫和/或痰	食物残渣、胃液
黑便	无(如咽下血液时可有)	有,可在呕血停止后仍持续数日
酸碱反应	碱性	酸性

(二)估计出血量

出血量达5mL以上可出现大便隐血试验阳性,达60mL以上可出现黑便,胃内蓄积血量达300mL可出现呕血。出血量一次达400mL

以上可出现头昏、眼花、口干、乏力、皮肤苍白、心悸不安、出冷汗,甚至昏倒。出血量达800~1000mL以上可出现周围循环衰竭。评估出血量还应参考呕血及便血量、血压及脉搏情况、贫血程度等。

(三)诱因

如饮食不节、饮酒及服用某些药物、严重创伤等。

(四)既往病史

重点询问有无消化性溃疡、肝炎、肝硬化及长期服药史。

(五)伴随症状

1. **伴慢性、周期性、节律性上腹痛**　见于消化性溃疡。

2. **伴蜘蛛痣、肝掌、黄疸、腹壁静脉曲张、腹水、脾肿大**　见于肝硬化门静脉高压。

3. **伴皮肤黏膜出血**　见于血液病及急性传染病。

4. **伴右上腹痛、黄疸、寒战及高热**　见于急性梗阻性化脓性胆管炎。

要点四　呕血与黑便检查要点

1. **体格检查**　进行系统全面的体格检查。注意体温、脉搏、呼吸、血压等生命体征,重点检查有无肝病面容、黄疸、皮肤黏膜出血、蜘蛛痣、肝掌,腹部有无腹壁静脉曲张、上腹压痛、肝脾肿大及腹水等。

2. **实验室及其他检查**

(1)粪便检查:外观呈柏油样便、隐血试验阳性均可提示上消化道出血。

(2)血常规检查:红细胞计数、血红蛋白及血细胞比容测定有助于估计出血量。

(3)肝功能检查:异常应考虑肝硬化、急性重型肝炎等疾病。

(4)止血、凝血功能检查:有助诊断血液系统疾病、感染性疾病、尿毒症等。

(5)上消化道内镜检查:是当前诊断上消化道出血的首选方法,可明确出血部位和病因,并可在直视下止血和活检。

(6)腹部超声波、CT检查:有助于肝、胆、胰等疾病的诊断和鉴别诊断。

细目十三　腹　　泻

要点一　腹泻病因

(一)急性腹泻

1. **急性肠道疾病**　常见于各种病原微生物及寄生虫引起的急性肠道感染、细菌性食物中毒、克罗恩病、溃疡性结肠炎急性发作、急性出血性坏死性肠炎等。

2. **急性中毒**　见于毒蕈、鱼胆、河豚、砷、有机磷杀虫药等中毒。

3. **全身性疾病**　见于伤寒、副伤寒、败血症等感染性疾病,过敏性紫癜、甲状腺危象及某些药物副作用等。

(二)慢性腹泻

1. **消化系统疾病**　可见于慢性萎缩性胃炎、肠易激综合征、慢性细菌性痢疾、慢性阿米巴痢疾、肠结核、溃疡性结肠炎、克罗恩病、肠道肿瘤、肝硬化、慢性胆囊炎、慢性胰腺炎、胰腺癌等。

2. **全身性疾病**　见于甲状腺功能亢进症、肾上腺皮质功能减退、糖尿病、药物性腹泻、神经功能紊乱等。

要点二　腹泻问诊要点

(一)起病情况

腹泻起病急缓。发病季节,夏秋季多见于急性肠道感染。是否有诱因,如不洁饮食史、药物及食物过敏史等。

(二)粪便性状

水样便见于急性胃肠炎;米泔样便见于霍乱;黏液脓血便见于细菌性痢疾;果酱样便见于阿米巴痢疾等。

(三)伴随症状

1. **伴发热**　常见于急性肠道感染、细菌性食物中毒、肠道恶性肿瘤等。

2. **伴里急后重**　见于细菌性痢疾、直肠炎、直肠癌等。

3. **伴腹痛**　感染性腹泻腹痛明显,病变在小肠时脐周痛,病变在结肠时下腹部痛。

4. **腹泻与便秘交替出现**　可见于肠结核、结肠癌等。

5. **伴明显消瘦**　见于胃肠道肿瘤、肠结核、吸收不良综合征等。

6. **伴皮疹或皮下出血** 见于伤寒、副伤寒、过敏性紫癜、败血症等。

7. **伴腹部肿块** 见于克罗恩病、胃肠道肿瘤、肠结核、血吸虫性肉芽肿等。

8. **伴重度失水** 见于细菌性食物中毒、霍乱、尿毒症等。

细目十四 黄 疸

要点一 黄疸病因及临床表现

(一)溶血性黄疸

1. **病因** 常见于先天性溶血性贫血,如遗传性球形红细胞增多症、蚕豆病等;后天获得性溶血性贫血,如误输异型血、新生儿溶血、败血症、疟疾、毒蛇咬伤、阵发性睡眠性血红蛋白尿等。

2. **临床表现** 黄疸较轻,呈浅柠檬色,不伴皮肤瘙痒。急性溶血时,起病急骤,出现寒战、高热、头痛、腰痛、呕吐,严重者出现周围循环衰竭及急性肾功能不全。慢性溶血常有贫血、黄疸、脾大三大特征。实验室检查以非结合胆红素增多为主,结合胆红素一般正常。尿胆原增多,尿胆红素阴性。贫血,网织红细胞增多。

(二)肝细胞性黄疸

1. **病因** 常见于病毒性肝炎、中毒性肝炎、肝硬化、肝癌、败血症、伤寒等。

2. **临床表现** 黄疸呈浅黄至深黄。有乏力、食欲下降、恶心呕吐甚至出血等肝功能受损的症状及肝脏肿大等体征。实验室检查示血清结合及非结合胆红素均增多。尿中尿胆原增多,尿胆红素阳性。转氨酶升高。

(三)胆汁淤积性黄疸

1. **病因** 见于肝外梗阻,如胆道结石、胆管癌、胰头癌、胆道蛔虫等;肝内胆汁淤积,如毛细胆管型病毒性肝炎、原发性胆汁性肝硬化等。

2. **临床表现** 黄疸深而色泽暗,伴皮肤瘙痒及心动过缓。尿色深,粪便颜色变浅或呈白陶土色。实验室检查示血清结合胆红素明显增多。尿胆原减少或阴性,尿胆红素阳性。血清碱性磷酸酶升高。

要点二 黄疸问诊要点

1. **年龄与性别** 新生儿黄疸常见于生理性黄疸、新生儿溶血性黄疸、新生儿败血症及先天性胆道闭锁等。儿童与青少年时期出现的黄疸要考虑先天性与遗传性疾病。病毒性肝炎多见于儿童及青年人。中年以后胆道结石、肝硬化、原发性肝癌较为常见。老年人应多考虑肿瘤。胆石症、原发性胆汁性肝硬化多见于女性;而原发性肝癌、胰腺癌多见于成年男性。

2. **原因与诱因** 输血早期出现黄疸见于误输异型血,之后出现的黄疸见于输血引起的病毒性肝炎。询问有无食鲜蚕豆及毒蕈史,有无服氯丙嗪、异烟肼等药物及接触锑剂、氟烷等毒物。

3. **既往史** 有无溶血家族史、病毒性肝炎及肝硬化病史,有无胆道结石史、酗酒史、血吸虫病史等。

4. **伴随症状** 黄疸伴有右上腹绞痛,多见于胆石症;伴有上腹部钻顶样疼痛,见于胆道蛔虫症;伴有乏力、食欲不振、厌油腻、肝区疼痛,见于病毒性肝炎;伴有进行性消瘦,多考虑肝癌、胰头癌、胆总管癌等;伴有腹痛、发热,见于急性胆囊炎、胆管炎等。

要点三 黄疸检查要点

1. **排除食物或药物所导致的黄染** 过多食用胡萝卜、南瓜、橘子等食物,或服米帕林、呋喃类等药物,可引起皮肤黄染。

2. **体格检查** 注意巩膜、黏膜和皮肤黄疸的分布,以及贫血面容,注意有无肝掌、蜘蛛痣。重点是腹部检查,注意有无腹壁静脉曲张、肝脾大、质地、压痛、结节等情况,胆囊有无肿大、压痛及墨菲征是否阳性,是否有移动性浊音。

3. **实验室及其他检查** 血清胆红素升高可确诊黄疸。溶血性黄疸应进行相应的溶血性贫血的实验室检查;肝细胞性黄疸应重点检查肝功能、肝炎病毒、甲胎蛋白等指标;胆汁淤积性黄疸应进一步检查血清碱性磷酸酶、γ-谷氨酰转移酶有无升高。确定梗阻部位及可能的原因需选择腹部肝、胆、胰、脾的超声、X线、CT、经十二指肠镜逆行胰胆管造影(ERCP)、经皮肝穿刺胆管造影等检查。

细目十五　尿频、尿急、尿痛

要点一　尿频、尿急、尿痛问诊要点

1. **排尿情况**　注意每日排尿次数、每次排尿量、全日尿量，是否伴尿急、尿痛及排尿困难，尿液有无颜色改变等。

2. **既往史**　有无泌尿系统感染、结核病、尿道结石、盆腔炎、糖尿病、神经系统受损等病史。对疑有性传播性疾病导致下尿路感染者，应询问患者及其配偶有无不洁性交史。

3. **伴随症状及体征**

（1）伴发热：见于肾盂肾炎、肾结核、急性盆腔炎、急性阑尾炎等。

（2）伴烦渴、多饮、多尿：见于糖尿病、尿崩症、精神性多尿、甲状旁腺亢进症、原发性醛固酮增多症等。

（3）伴脓尿：见于肾盂肾炎、膀胱炎及肾结核。

（4）伴血尿：见于急性膀胱炎、膀胱肿瘤、泌尿系统结石、结核等。泌尿系统肿瘤常为无痛性血尿。

（5）伴尿线细、进行性排尿困难：见于前列腺增生症。

（6）伴尿流突然中断：见膀胱结石堵住出口或后尿道结石嵌顿。

（7）伴尿失禁：见于神经源性膀胱，常同时伴有下肢感觉和运动障碍。

要点二　尿频、尿急、尿痛检查要点

1. **体格检查**　重点是泌尿系统相关的体格检查。注意上尿路的体表投影处是否有压痛点、耻骨上区是否有压痛、肾区是否有叩击痛等。其他如睾丸、附睾、前列腺、盆腔及附件的检查也非常必要。

2. **实验室及其他检查**　常规进行血常规检查、尿液检查、尿细菌培养、前列腺液检查等。如尿频伴多饮多尿者，需选择血糖、胰岛素、醛固酮、抗利尿激素等内分泌实验室检查。还可选择泌尿系统超声波、腹部平片、静脉肾盂造影、膀胱镜等检查进一步明确诊断。

细目十六　皮肤黏膜出血

要点一　皮肤黏膜出血病因

（一）毛细血管壁功能异常

1. **先天性**　如遗传性出血性毛细血管扩张症、血管性假性血友病等。

2. **获得性**　如过敏性紫癜、单纯性紫癜、药物中毒、严重感染、维生素 C 缺乏症等。

（二）血小板数量与功能异常

1. **血小板减少**　①生成减少：如再生障碍性贫血、急性白血病、感染或放化疗后的骨髓抑制等。②破坏增多：如特发性血小板减少性紫癜、脾功能亢进等。③消耗过多：如弥散性血管内凝血、血栓性血小板减少性紫癜、溶血性尿毒综合征等。

2. **血小板增多**　原发性血小板增多症、慢性粒细胞白血病、脾切除术后等。

3. **血小板功能异常**　如血小板无力症，继发于感染、药物、尿毒症、肝病等。

（三）凝血功能障碍

1. **先天性**　如血友病、凝血酶原缺乏症、纤维蛋白缺乏症等。

2. **获得性**　见于严重肝功能不全、尿毒症、维生素 K 缺乏症等。

3. **抗凝血物质增多或纤溶亢进**　常见于中毒（如蛇毒）、抗凝药过量、原发或继发纤溶亢进。

要点二　皮肤黏膜出血临床表现

各种出血性疾病都可出现皮肤黏膜出血，根据出血的部位、程度、范围的不同临床可表现为：瘀点、紫癜、瘀斑及血肿和血疱等。还可出现牙龈出血、鼻出血、血尿、便血、月经过多等症状，严重者可发生内脏出血。

1. **血小板疾病的出血**　特点为女性多见，家族史罕见，多见皮肤紫癜、瘀斑和内脏出血，可同时出现出血点、鼻出血、牙龈出血、月经过多、血尿及黑便等，可见血肿及手术或外伤后渗血不止。

2. **血管壁功能异常引起的出血**　多见于女性，家族史少见，以皮肤黏膜的瘀点、紫癜为

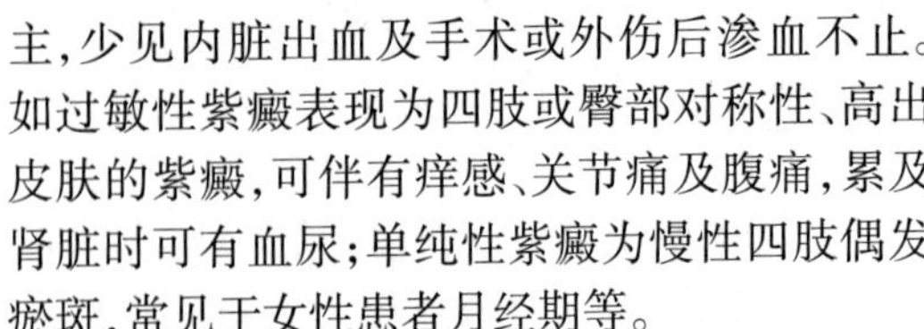

主，少见内脏出血及手术或外伤后渗血不止。如过敏性紫癜表现为四肢或臀部对称性、高出皮肤的紫癜，可伴有痒感、关节痛及腹痛，累及肾脏时可有血尿；单纯性紫癜为慢性四肢偶发瘀斑，常见于女性患者月经期等。

3. **凝血功能障碍引起的出血** 男性及家族性多见，常表现有软组织血肿、关节腔出血、内脏出血及手术或外伤后出血不止，皮肤紫癜较罕见。

要点三 皮肤黏膜出血问诊要点

1. **病史** 发病年龄、性别、家族史、过敏史、外伤史、感染史、中毒史及肝肾病史。

2. **主要症状** 出血病程、部位、范围、特点、诱因等。

3. **伴随症状** 伴关节痛、腹痛见于过敏性紫癜；伴关节腔出血或关节畸形见于血友病。

细目十七 关节痛

要点一 关节痛问诊要点

1. **发病年龄及性别** 结核性关节炎、风湿性关节炎、关节型过敏性紫癜、白血病多发于儿童和青少年。结缔组织病常见于女性。强直性脊柱炎好发于20～30岁男性。骨关节炎多发生于50岁以上中老年人。痛风性关节炎好发于中老年男性等。

2. **关节痛的特点**

（1）关节痛的部位：化脓性关节炎多发于大关节和单关节；结核性关节炎最常发生于脊柱，其次为髋、膝关节；类风湿关节炎常累及双手腕关节、掌指关节、近端指间关节，呈对称性疼痛；风湿性关节炎常累及膝、踝、肩和髋等四肢大关节，呈游走性疼痛；骨关节炎多累及负重关节或活动频繁的关节；痛风性关节炎则多引起第一跖趾关节红、肿、热、痛。

（2）关节痛的性质与程度：急性外伤、化脓性关节炎及痛风起病急，疼痛剧烈，呈烧灼样、切割样疼痛或跳痛。骨关节恶性肿瘤，初发病时为间歇性轻痛，继而呈持续性剧痛；良性肿瘤多表现为间歇性隐痛。

（3）关节痛的持续时间：急性外伤性关节痛、化脓性关节炎发病急，病程较短。反复发作的慢性关节痛，病程较长。

（4）诱因、加重与缓解因素：急性或慢性外伤性关节痛均有明确的外伤史。慢性外伤性关节炎常反复发作，常因活动过多、过度负重和天气寒冷等刺激诱发，药物及物理治疗后缓解。痛风性关节炎常在饮酒、劳累或高嘌呤饮食后急性发作。

3. **伴随症状及体征** ①伴高热畏寒、局部红肿灼热：见于化脓性关节炎。②伴低热、乏力、盗汗、消瘦：见于结核性关节炎。③伴心肌炎、舞蹈症：见于风湿性关节炎。④伴皮肤紫癜、腹痛、腹泻、血尿、蛋白尿：见于关节型过敏性紫癜。⑤伴晨僵和关节畸形：见于类风湿关节炎。⑥伴皮肤红斑、光过敏、口腔溃疡、脱发和多器官损害：见于系统性红斑狼疮。

要点二 关节痛检查要点

1. **体格检查** 重点系统地检查各关节，注意病变是单关节还是多关节，是否对称。关节局部皮肤有无发红、皮温升高，有无肿胀、压痛、波动感及变形，肌肉有无萎缩，并测定各关节运动范围。

2. **实验室及其他检查**

（1）血常规检查：白细胞升高可能为感染性关节炎或风湿性关节炎。

（2）血沉、C反应蛋白升高：有助于诊断炎症性关节炎，如化脓性关节炎、结核性关节炎、风湿性关节炎、结缔组织病等。

（3）相关免疫指标检测：抗链球菌溶血素“O”（ASO）滴度升高，多考虑风湿性关节炎；抗核抗体检查阳性，对结缔组织病有鉴别诊断价值。

（4）血尿酸升高：有助于痛风性关节炎的诊断。

（5）X线检查：对慢性关节病变的诊断有重要意义。

细目十八 眩 晕

要点一 眩晕病因

1. **系统性眩晕** 由前庭疾病引起。

（1）前庭周围性眩晕：常见于梅尼埃病、良性发作位置性眩晕、药物源性眩晕、前庭神经元炎、迷路炎等。

（2）前庭中枢性眩晕：常见于脑血管病变、颅内肿瘤、颅内感染、外伤性眩晕、多发性硬化等。

2. **非系统性眩晕** 前庭系统以外的全身或局部病变引起的眩晕。常出现头晕眼花、站立不稳，无眼球震颤，通常不伴恶心、呕吐。见于高血压、低血压、严重心律失常、中重度贫血、低血糖、眼部疾病的屈光不正等。

要点二 眩晕问诊要点

1. **发作特点和持续时间** 急性起病，发作短暂，反复发作、持续数日至数周的眩晕，应考虑梅尼埃病。急性、单次发作性眩晕，见于短暂性脑缺血所致。急性发生、慢性进展的眩晕，多见于头颈部外伤。慢性进展性眩晕，应考虑颅内占位性病变。

2. **诱因及有关病史** 注意询问眩晕是否与转颈、仰头、起卧、翻身有固定的关系，询问有无头颈部外伤、耳部疾病、眼部疾病、心血管病、血液病等病史。

3. **伴随症状及体征**

（1）伴耳鸣、听力减退，见于梅尼埃病、内耳药物中毒等；不伴有耳鸣、听力减退者，见于良性发作性位置性眩晕、前庭神经元炎、脑干或颅后窝肿瘤等。

（2）伴恶心、呕吐，多见于周围性眩晕。

（3）伴站立不稳或左右摇摆者，多见于周围性眩晕；眩晕伴有站立不稳或向一侧运动者，多考虑中枢性眩晕。

细目十九 晕 厥

要点一 晕厥病因

1. **神经反射性晕厥** 主要见于血管迷走神经性晕厥、颈动脉窦性晕厥、情景性晕厥等。

2. **直立性低血压性晕厥** 可见于原发性自主神经调节失常综合征、继发性自主神经调节失常综合征、药物和酒精的诱发、大量利尿及失血等血容量不足引发的晕厥等。

3. **心源性晕厥** 见于心律失常性晕厥、器质性心脏病或心肺疾患所致的晕厥。

4. **脑血管性晕厥** 见于脑动脉缺血综合征、短暂脑缺血发作等。

5. **心理性假性晕厥** 见于焦虑、癔症、惊恐和极度沮丧患者。

要点二 晕厥问诊要点

1. **年龄、性别** 儿童和青年人发生晕厥，多为神经介导性晕厥和心理性晕厥。神经反射性晕厥是中年人发生晕厥的主要病因。老年人和中年人多发生情境性晕厥及直立性低血压性晕厥。血管迷走神经性晕厥以女性多见，排尿晕厥患者则全部见于男性。

2. **发作的诱因** 血管迷走神经性晕厥多在情感刺激、疼痛、失血、医疗器械检查等情况下诱发。心源性晕厥多为劳累后诱发。

3. **发作与体位关系** 直立性低血压晕厥发生于从卧位或久蹲位突然转为直立位时；血管迷走神经性晕厥多在站立位或坐位发生。

4. **既往病史及用药史** 注意询问有无心脏病、神经系统病、内分泌及代谢性疾病的病史等，有无服用神经节阻滞剂、镇静剂、扩血管剂及洋地黄类等药物史。

5. **伴随症状及体征**

（1）伴面色苍白、血压下降、脉搏缓弱：可见于血管迷走神经性晕厥。

（2）伴呼吸困难、发绀：可见于心源性晕厥。

（3）伴黑矇、复视、面部或肢体麻木、无力：可见于脑血管性晕厥。

细目二十　抽　　搐

要点一　抽搐病因

(一)颅脑疾病

1. **感染性疾病**　如各种脑炎及脑膜炎、脑脓肿、脑寄生虫病等。

2. **非感染性疾病**　见于脑外伤、脑肿瘤、脑血管性疾病、癫痫、先天性脑发育不全、脑积水、结节性硬化、多发性硬化等。

(二)全身性疾病

1. **感染性疾病**　如中毒性肺炎、中毒性菌痢、败血症、狂犬病、破伤风、小儿高热惊厥等。

2. **非感染性疾病**　见于缺氧、中毒、代谢性疾病、心血管疾病、物理损伤、癔症性抽搐等。

要点二　抽搐临床表现

1. **全身性抽搐**　如癫痫大发作,表现为突然出现尖叫、倒地,意识丧失,全身骨骼肌强直,呼吸暂停,发绀,眼球上窜,常伴大小便失禁。

2. **癔症性抽搐**　在情绪激动或被暗示下,突然发作,徐徐倒下,常伴有呻吟、哭泣、自语等精神症状,无大小便失禁及外伤。

3. **局限性抽搐**　表现为单侧肢体某一部分如手指、足趾、某一肢体或一侧口角和眼睑的局限性抽搐,常无意识障碍。

要点三　抽搐问诊要点

(一)发作情况

有无诱因及先兆,有无意识丧失及大小便失禁,发作时肢体抽动次序及分布。

(二)病史、发病年龄

有无产伤史、产后窒息史、癫痫史、颅脑疾病史、长期服药史,有无心、肺、肝、肾及内分泌疾病史,既往有无抽搐史等。

(三)伴随症状

1. **伴高热**　见于颅内与全身感染性疾病、小儿高热惊厥等。

2. **伴高血压**　见于高血压脑病、高血压脑出血、妊娠高血压综合征、颅内高压等。

3. **伴脑膜刺激征**　见于各种脑膜炎及蛛网膜下腔出血。

4. **伴瞳孔散大、意识丧失、大小便失禁**　见于癫痫大发作。

5. **不伴意识丧失**　见于破伤风、狂犬病、低钙抽搐、癔症性抽搐等。

6. **伴肢体偏瘫者**　见于急性脑血管病及颅内占位性病变。

细目二十一　意识障碍

要点一　意识障碍病因

(一)颅脑疾病

1. **感染性疾病**　见于各种脑炎、脑膜炎、脑脓肿、脑寄生虫感染等。

2. **非感染性疾病**　见于颅内肿瘤、脑血管疾病、颅脑外伤、癫痫等。

(二)全身性疾病

1. **感染性疾病**　如伤寒、中毒性菌痢、重症肝炎、流行性出血热、钩端螺旋体病、中毒性肺炎、败血症等。

2. **非感染性疾病**　见于心血管疾病、内分泌与代谢性疾病、急性中毒、物理性损伤、电解质及酸碱平衡紊乱等。

要点二　意识障碍临床表现

(一)嗜睡

嗜睡是最轻的意识障碍,表现为持续性睡眠。轻刺激可被唤醒,醒后能回答简单的问题或做一些简单的活动。刺激停止后,又迅速入睡。

(二)昏睡

昏睡是一种比嗜睡重的意识障碍。患者处于熟睡状态,不易唤醒。虽在强刺激下(如压迫眶上神经)可被唤醒,但不能回答问题或答非所问,而且很快又再入睡。

(三)昏迷

意识丧失,任何强大的刺激都不能唤醒。昏迷是最严重的意识障碍。按程度不同可分为以下两种。

1. **浅昏迷**　意识大部分丧失，强刺激也不能唤醒，但对疼痛刺激有痛苦表情及躲避反应，角膜反射、瞳孔对光反射、吞咽反射、眼球运动等都存在。

2. **深昏迷**　意识全部丧失，对疼痛等各种刺激均无反应，角膜反射、瞳孔对光反射、眼球运动均消失，可出现病理反射。

（四）意识模糊

意识模糊是一种常见的轻度意识障碍，意识障碍程度较嗜睡重。具有简单的精神活动，但定向力（即对时间、空间、人物的判断能力）有障碍。

（五）谵妄

谵妄是一种以兴奋性增高为主的急性高级神经中枢活动失调状态。表现为意识模糊，定向力障碍，伴错觉、幻觉、躁动不安、谵语。常见于急性感染的高热期、急性酒精中毒、肝性脑病等。

要点三　意识障碍问诊要点

1. **既往史**　询问有无高血压、心脏病、肝脏病、肾脏病、糖尿病、甲状腺功能亢进症、颅脑外伤、肿瘤、癫痫等史，有无手术、外伤、中毒及药物过敏史等。

2. **发病诱因**　询问糖尿病患者降糖药或胰岛素的用量、肝脏病患者应用镇静剂等情况，有无在高温或烈日下工作等诱因。

3. **伴随症状**　伴发热，先发热后有意识障碍，见于脑膜炎、脑炎、败血症等，先有意识障碍后发热，见于脑出血、蛛网膜下腔出血、脑肿瘤、脑外伤等；伴呼吸缓慢、瞳孔缩小，见于吗啡、巴比妥类、有机磷杀虫剂等中毒等；伴瞳孔散大，见于脑疝、脑外伤、颠茄类及酒精中毒、癫痫、低血糖昏迷等；伴高血压，见于高血压脑病、尿毒症等；伴心动过缓，见于颅内高压、房室传导阻滞等；伴脑膜刺激征，见于各种脑膜炎、蛛网膜下腔出血等。

要点四　意识障碍检查要点

1. **体格检查**　注意体温、脉搏、呼吸、血压等生命体征及皮肤黏膜的变化，观察瞳孔有无散大或缩小，呼气是否带有氨味或“肝臭”味。重点检查神经系统，注意有无神经系统定位体征、脑膜刺激征及病理反射等。

2. **实验室及其他检查**

（1）血常规检查，血电解质、血糖、血酮体、血乳酸、血尿素氮、肌酐、血氨等生化检查，血气分析，甲状腺功能检查等，有助于感染及代谢紊乱所致意识障碍的诊断。

（2）颅脑CT或MRI检查，有助于了解颅内弥漫性或局灶性病变情况。

（3）脑电图检查，对癫痫、颅内占位性病变、颅内炎症等有一定的辅助诊断价值。

第二单元　问　诊

细目　问诊的方法及内容

要点一　问诊的方法

问诊时首先要关心体贴患者，营造宽松和谐的气氛。医师应避免暗示性或诱导性提问。问诊的过程中，医师应边提问边思考，随时分析、归纳患者所陈述的各种症状之间的内在联系，分清主次，去伪存真，采集全面、准确的病史。

要点二　问诊的内容

（一）一般项目

包括姓名、性别、年龄、民族、婚姻、住址、工作单位、职业、入院日期、记录日期、病史陈述者及其可靠性。

（二）主诉

主诉是迫使患者就医的最明显、最主要的症状或体征及持续时间，也就是本次就诊的最主要原因。

（三）现病史

现病史为问诊的最重要内容，争取做到全面而详细的询问。

1. **起病情况与患病时间**　包括病因或诱因。

2. **主要症状的特点**　此为诊断疾病的主要依据，应详细询问。其特点包括主要症状的部位、性质、持续时间、程度、缓解或加重的因素。

3. **病情的发展与演变**　症状的变化或新症状的出现，都是病情的发展与演变的表现。

4. **伴随症状**　常是鉴别诊断的重要依据。

5. **诊治经过**　应询问既往的重要诊断和检查、主要治疗措施及用药情况，以便为制订本次诊断和治疗方案时参考。

6. **一般情况**　病后的精神、体力状态、食欲及食量、睡眠、大小便、体重变化等情况也应详细询问。

（四）既往史

包括患者既往的健康状况和过去曾经患过的疾病(包括各种传染病)、外伤手术、预防接种、过敏史等，尤其是与现病有密切关系的疾病的病史。

（五）个人史

包括出生地及居住地区，职业和工作条件，习惯与嗜好，冶游史等。

（六）婚姻史

婚姻史包括未婚或已婚，结婚年龄，配偶的健康状况，性生活情况，夫妻关系等。

（七）月经史及生育史

月经史包括月经初潮年龄，月经周期和经期天数，经血的量和颜色，经期症状，有无痛经与白带异常，末次月经日期，闭经日期，绝经年龄。记录格式如下：

$$\text{初潮年龄}\ \frac{\text{行经期(天)}}{\text{月经周期(天)}}\ \text{末次月经时间或闭经年龄}$$

生育史包括妊娠与生育次数，人工或自然流产的次数，有无死产、手术产、产褥热及计划生育状况等。

（八）家族史

包括双亲与兄弟姐妹及子女的健康状况，特别应询问有无患同样疾病者，有无与遗传有关的疾病以及传染病。

要点三　问诊的技巧

1. 问诊的医生要举止端庄，态度和蔼，应主动创造一种宽松和谐的环境，解除患者的不安心情。注意保护患者隐私。

2. 问诊一般从礼节性的交谈开始，可先作自我介绍，讲明自己的职责。使用恰当的言语或体语表示愿意为解除患者的病痛和满足他的要求尽自己所能，这样的举措会很快缩短医患之间的距离，改善互不了解的生疏局面，有助于

建立良好的医患关系，使病史采集能顺利地进行下去。

3. 问诊时，尽可能让患者充分地陈述和强调他认为重要的情况和感受，切不可生硬地打断患者的叙述，只有患者的亲身感受和病情变化的实际过程才能为诊断提供客观的依据。

第三单元 体格检查

细目一 基本检查法

要点一 视诊

视诊是医生用视觉来观察患者全身或局部表现的检查方法。在体格检查中,视诊适用范围广,使用器械少,得到的体征最多,常能提供重要的诊断资料和线索。

要点二 触诊

1. **浅部触诊** 用于检查体表浅在病变,如关节、软组织、浅部的动脉与静脉、神经、阴囊和精索等。

2. **深部触诊** 主要用于腹部检查,具体有以下 4 种。

(1)深部滑行触诊:用于检查腹腔深部的包块和脏器。

(2)双手触诊:用于肝、脾、肾、子宫和腹腔肿物的检查。

(3)深压触诊:用于探测腹部深在病变部位或确定腹部压痛点。

(4)冲击触诊:用于大量腹水而肝脾难以触及时。

要点三 叩诊

(一)叩诊方法

1. **间接叩诊法** 临床最常用,如心脏、肺脏、肝脏、腹部等正常脏器及病变部位的叩诊检查。

2. **直接叩诊法** 用于胸部或腹部面积较广泛病变的性质判定,如大量气胸、大量胸腔积液或腹水等。

(二)叩诊音

临床常见的叩诊音有以下 5 种。

1. **清音** 是正常的肺部叩诊音。

2. **过清音** 肺气肿时的特征性叩诊音。

3. **鼓音** 正常情况下,存在于左下胸的胃泡区及腹部。病理情况下,见于肺空洞、气胸或气腹等。

4. **浊音** 叩击被少量含气组织覆盖的实质脏器时产生的声音,如被肺覆盖的心脏或肝脏部分。病理情况下,见于肺组织含气减少,如肺部炎症、少量胸腔或腹腔积液等。

5. **实音(绝对浊音)** 是不含气组织(如骨骼、心脏、肝脏)的正常叩诊音。病理状态下,见于大量胸腔积液、肺实变等。

要点四 听诊

听诊的注意事项如下。

1. 环境安静,温度适宜。

2. 患者取坐位或卧位,必要时,嘱患者变换体位进行听诊。

3. 充分暴露检查部位,切忌隔衣听诊。

要点五 嗅诊

常见异常气味的临床意义如下。

1. **呼气味** 伴浓烈的酒味见于酒精中毒;刺激性蒜味见于有机磷农药中毒;烂苹果味见于糖尿病酮症酸中毒;氨味见于尿毒症;腥臭味见于肝性脑病。

2. **痰液** 血腥味痰见于大咯血患者;恶臭味痰见于支气管扩张症或肺脓肿。

3. **呕吐物** 粪臭味见于肠梗阻;酒味见于饮酒和醉酒;浓烈的酸味见于幽门梗阻。

4. **粪便** 腥臭味见于细菌性痢疾;肝腥味见于阿米巴痢疾。

细目二　一般检查

要点一　全身状态检查

（一）体温

1. 体温的测量方法及正常范围　①口测法：将消毒后的口表水银端斜放于舌下，紧闭口唇，5 分钟后读数。正常值为 36.3~37.2℃。该法测量结果较准确，但不能用于婴幼儿及神志不清者。②肛测法：患者屈膝侧卧，将肛表水银端涂布润滑剂后，徐徐插入肛门，深达肛表的 1/2，5 分钟后读数。正常值为 36.5~37.7℃。该法测值稳定，多用于婴幼儿及神志不清者。③腋测法：将体温计水银端置于患者的干燥腋窝深处，嘱其夹紧，10 分钟后读数。正常值为 36~37℃。该法简便、安全。

生理情况下，体温有一定的波动，早晨略低，下午稍高，但 24 小时内波动幅度一般不超过 1℃；运动或进食后体温稍高；老年人体温略低；月经期前或妊娠期妇女体温略高。

体温高于正常称为发热，见于感染、创伤、恶性肿瘤、抗原 - 抗体反应等；体温低于正常称为体温过低，见于大量失血、休克、甲状腺功能减退症等。

2. 体温测量误差的常见原因　①测量前未将体温计的汞柱甩到 36℃以下。②消瘦、病情危重或神志不清的患者使用腋测法时，未能将体温计夹紧。③体温计附近存在冷热物品。

（二）脉搏

多检查桡动脉，也可触摸肱动脉、颈动脉等。

1. 脉率　正常成人在安静状态下脉率为 60~100 次 / 分。儿童较快，婴幼儿可达 130 次 / 分。发热、疼痛、贫血、甲状腺功能亢进症、心力衰竭、休克、心肌炎等脉率增快；颅内高压、伤寒、病态窦房结综合征、Ⅱ度以上窦房或房室传导阻滞，或服用洋地黄类、钙通道阻滞剂、β 受体拮抗剂等药时，脉率减慢。

2. 节律　正常人脉搏节律规整。心房颤动时，节律不规则，并且强弱不一。

（三）血压

1. 血压水平的定义和分类（表 9-3-2-1）

表 9-3-2-1　成人血压水平的定义和分类

类别	收缩压 /mmHg	舒张压 /mmHg
正常血压	<120	<80
正常高值	120~139	80~89
1 级高血压（轻度）	140~159	90~99
2 级高血压（中度）	160~179	100~109
3 级高血压（重度）	≥180	≥110
单纯收缩期高血压	≥140	<90

注：收缩压与舒张压水平不在一个级别层面时，按其中较高级别分类。

2. 血压变异的临床意义　①高血压：收缩压≥140mmHg 和 / 或舒张压≥90mmHg，称为高血压。大多见于原发性高血压；继发性高血压可见于肾脏疾病、肾上腺皮质或髓质肿瘤、肢端肥大症、甲亢、妊娠高血压综合征等。②低血压：血压低于 90/60mmHg 时，称为低血压。常见于休克、急性心肌梗死、心力衰竭、心包填塞、肾上腺皮质功能减退症等。③脉压增大和减小：脉压 >40mmHg 称为脉压增大，见于主动脉瓣关闭不全、动脉导管未闭、动静脉瘘、高热、甲亢、严重贫血、老年主动脉硬化等。脉压 <30mmHg 称为脉压减小，见于主动脉瓣狭窄、心力衰竭、休克、心包积液、缩窄性心包炎等。④上、下肢血压差异常：双上肢血压差大于 10mmHg 见于多发性大动脉炎、血栓闭塞性脉管炎、先天性动脉畸形等。下肢血压等于或低于上肢血压，见于主动脉缩窄、胸腹主动脉型大动脉炎等。

（四）发育与体型

发育正常与否，通常以年龄与体格成长状态（身高、体重、性征）、智力之间的关系来判断。发育正常时，年龄与体格成长状态、智力是相符的。发育成熟前如有脑垂体前叶功能亢进，可致体格异常高大,称为巨人症;反之,垂体功能减退时,体格异常矮小,称为脑垂体性侏儒症。

体型是身体各部发育的外观表现,包括骨骼、肌肉的成长与脂肪分布的状态等。临床上把正常人的体型分为匀称型、矮胖型、瘦长型 3 种。

(五)营养状态

1. **判断方法** 根据被检者的皮肤、毛发、皮下脂肪及肌肉发育情况进行判断。最简便而迅速的方法是观察皮下脂肪充实的程度,方法是观察前臂屈侧或上臂背侧下 1/3 处脂肪的分布。

2. **分级** 分为良好、中等、不良 3 个等级。①良好:皮肤黏膜红润、有光泽、弹性良好,皮下脂肪丰满而有弹性,肌肉结实,指甲、毛发润泽,肋间隙及锁骨上窝深浅适中,肩胛部和腹部肌肉丰满。②不良:皮肤黏膜干燥、弹性降低,皮下脂肪菲薄,肌肉松弛无力,指甲粗糙无光泽,毛发稀疏,肋间隙、锁骨上窝凹陷,肩胛骨、髂骨突出。③中等:介于良好与不良之间。

3. **标准体重** 标准体重(kg)= 身高(cm)-105。

4. **常见的营养异常** ①营养不良:体重减轻至不足标准体重的 90% 时称为消瘦,极度消瘦者称为恶病质症状之一。营养不良常见于胃肠功能不良或术后,肝脏、胆囊、胰腺病变,或结核病、糖尿病、甲状腺功能亢进症、癌症等。②营养过度:体内中性脂肪积聚过多,导致体重增加,超过标准体重的 20% 者称为肥胖。肥胖分为单纯性肥胖(常有一定的遗传倾向)和继发性肥胖(多由内分泌疾病引起,如肾上腺皮质功能亢进症等)两类。

(六)意识状态

意识是大脑功能活动的综合表现,即对环境的知觉状态。正常人的意识清晰,定向力正常,反应敏锐精确,思维和情感活动正常,语言流畅、准确,表达能力良好,凡能影响大脑功能活动的疾病均可引起程度不等的意识改变,称为意识障碍。

判断意识状态多采用问诊,通过交谈了解患者的思维、反应、情感、计算及定向力等方面的情况;对较为严重者,进行痛觉试验、瞳孔对光反射等检查,以确定患者意识障碍的程度。意识障碍可分为嗜睡、意识模糊、昏睡、昏迷。

(七)面容与表情

1. **急性病容** 面色潮红,兴奋不安,口唇干燥,呼吸急促,表情痛苦,有时鼻翼扇动,口唇疱疹。见于肺炎链球菌肺炎、疟疾、流行性脑脊髓膜炎等急性感染性疾病。

2. **慢性病容** 面容憔悴,面色晦暗或苍白无华,双目无神,表情淡漠等。见于肝硬化、重症肺结核、恶性肿瘤等慢性消耗性疾病。

3. **甲状腺功能亢进面容** 眼裂增大,眼球突出,目光闪烁,呈惊恐貌,兴奋不安,烦躁易怒。见于甲状腺功能亢进症。

4. **黏液性水肿面容** 面色苍白,睑厚面宽,颜面浮肿,目光呆滞,反应迟钝,眉毛、头发稀疏,舌色淡、胖大。见于甲状腺功能减退症。

5. **二尖瓣面容** 面色晦暗,双颊紫红,口唇轻度发绀。见于风湿性心瓣膜病二尖瓣狭窄。

6. **伤寒面容** 表情淡漠,反应迟钝,呈无欲状态。见于伤寒。

7. **苦笑面容** 发作时牙关紧闭,面肌痉挛,呈苦笑状。见于破伤风。

8. **满月面容** 面圆如满月,皮肤发红,常伴痤疮和小须。见于库欣综合征及长期应用肾上腺皮质激素者。

9. **肢端肥大症面容** 头颅增大,脸面变长,下颌增大,向前突出,眉弓及两颧隆起,唇舌肥厚,耳鼻增大。见于肢端肥大症。

10. **肝病面容** 可见面颊瘦削,面色灰褐,额部、鼻背、双颊有褐色色素沉着。见于慢性肝炎、肝硬化等。

11. **肾病面容** 表现为面色苍白,眼睑、颜面浮肿。见于慢性肾炎、慢性肾盂肾炎、慢性肾功能衰竭。

12. **面具面容** 面部呆板、无表情,似面具样。见于帕金森病、脑炎等。

13. **贫血面容** 面色苍白,口唇色淡,表情疲惫。见于各种原因所致的贫血。

(八)体位

1. **自动体位** 活动自如,不受限制,见于正常人、轻病或疾病早期。

2. **被动体位** 不能随意调整或变换体位,需别人帮助才能改变体位。见于极度衰弱或意识丧失者。

3. **强迫体位** 患者为减轻疾病所致的痛苦而被迫采取的某些特殊体位。①强迫仰卧位:患者仰卧,双腿蜷曲,借以减轻腹部肌肉的紧张,见于急性腹膜炎等。②强迫俯卧位:通过俯卧位减轻脊背肌肉的紧张程度,见于脊柱疾病。③强迫侧卧位：患者侧卧于患侧，以减轻疼痛，且有利于健侧代偿呼吸，见于一侧大量胸腔积液。④强迫坐位（端坐呼吸）：以减轻心肺的负担，减轻喘憋症状，见于心、肺功能不全者。⑤辗转体位：患者坐卧不安，辗转反侧，见于胆绞痛、肾绞痛、肠绞痛等。⑥角弓反张位：患者颈及脊背肌肉强直，以致头向后仰，胸腹前凸，背过伸，躯干呈反弓形，见于破伤风及小儿脑膜炎。⑦强迫蹲位：活动中因呼吸困难和心悸而采取蹲位以缓解症状。见于发绀型先天性心脏病。

（九）步态

1. **偏瘫步态**　见于脑血管病后遗症。

2. **剪刀步态**　见于双侧锥体束损害及脑性瘫痪等。

3. **醉酒步态**　见于小脑病变、酒精中毒等。

4. **慌张步态**　见于震颤麻痹。

5. **蹒跚步态（鸭步）**　见于佝偻病、大骨节病、进行性肌营养不良或先天性双髋关节脱位等。

6. **跨阈步态**　见于腓总神经麻痹出现的足下垂患者。

7. **间歇性跛行**　见于闭塞性动脉硬化、高血压动脉硬化等。

8. **共济失调步态**　见于小脑或脊髓后索病变，如脊髓痨。

要点二　皮肤检查

（一）皮肤弹性

皮肤弹性与年龄、营养状态、皮下脂肪及组织间隙所含液量有关。长期消耗性疾病或严重脱水者皮肤弹性减弱。

（二）皮肤颜色

1. **发红**　因毛细血管扩张充血、血流加速及增多所致。病理情况见于发热性疾病、阿托品中毒等；一氧化碳中毒者的皮肤、黏膜呈樱桃红色；皮肤持久性发红见于库欣综合征、真性红细胞增多症。

2. **苍白**　多因贫血、末梢毛细血管痉挛或充盈不足引起。常见于贫血、寒冷刺激、休克、虚脱等；只有肢端苍白者，见于雷诺病、血栓闭塞性脉管炎。

3. **黄染**　①因胆红素浓度增高引起的黄疸，轻微时仅见于巩膜及软腭黏膜，较明显时见于全身皮肤。见于各种原因的黄疸。②过多食用胡萝卜、南瓜、橘子等，血中的胡萝卜素含量增加，也可使皮肤黄染，但发黄部位多在手掌、足底部，一般不发生于巩膜和口腔黏膜。③长期服用米帕林、呋喃类药物也可使皮肤发黄，严重者可表现为巩膜黄染，但黄染以角膜缘周围最明显，离角膜缘越远，黄染越浅。

4. **发绀**　皮肤黏膜呈青紫色，见于各种原因的缺氧，以舌、口唇、耳郭、指端容易见到。

5. **色素沉着**　全身性色素沉着多见于慢性肾上腺皮质功能减退症，有时也见于肝硬化、肝癌晚期等。使用某些药物如砷剂、抗癌药等，也可引起不同程度的皮肤色素沉着。妇女在妊娠期，面部、额部可发生棕褐色对称性色素斑片，称为妊娠斑。老年人全身或面部也可发生散在的色素斑，称老年斑。

6. **色素脱失**　局部色素脱失见于白癜风、黏膜白斑，全身色素脱失见于白化病。

（三）湿度与出汗

皮肤的湿度与汗腺的分泌功能有关。出汗增多见于风湿热、结核病、甲亢、佝偻病等。盗汗（夜间睡后出汗）见于肺结核活动期。冷汗（手脚皮肤发凉、大汗淋漓）见于休克与虚脱。无汗时皮肤异常干燥，见于维生素A缺乏症、黏液性水肿、硬皮病和脱水等。

（四）皮疹

检查时应注意皮疹出现与消失的时间、发展顺序、分布部位、形状及大小、颜色、压之是否退色、平坦或隆起、有无瘙痒和脱屑等。常见的皮疹如下。

1. **斑疹**　局部皮肤发红，一般不高出皮肤，见于麻疹初起、斑疹伤寒、丹毒、风湿性多形性红斑等。

2. **玫瑰疹**　鲜红色圆形斑疹，直径2~3mm，由病灶周围的血管扩张所形成，压之退色，松开时又复现，多出现于胸腹部。对伤寒或副伤寒具有诊断意义。

3. **丘疹**　直径小于1cm，皮疹局部发红并凸出皮肤表面，见于药物疹、麻疹及湿疹等。

4. **斑丘疹**　在丘疹周围有发红的皮肤底盘称为斑丘疹，见于风疹、猩红热、湿疹及药物疹等。

5. **荨麻疹（风团块）**　是一种边缘清楚的红色或苍白色的瘙痒性皮肤损害，出现快，消退快，消退后不留痕迹，见于食物或药物过敏。

(五) 皮下出血

皮肤或黏膜下出血直径小于2mm者称为瘀点;皮下出血直径在3~5mm者称为紫癜;皮下出血直径大于5mm者称为瘀斑;片状出血并伴有皮肤显著隆起者称为血肿。皮肤黏膜出血常见于造血系统疾病、重症感染、某些血管损害的疾病以及某些毒物或药物中毒等。小的出血点需与皮疹或小红痣相鉴别,皮疹压之退色,出血点压之不退色,小红痣加压虽不退色,但触诊时可稍高出平面,并且表面发亮。

(六) 蜘蛛痣

蜘蛛痣是体内雌激素增多导致皮肤小动脉末端分支扩张所形成的血管痣,检查时用棉签杆等压迫蜘蛛痣的中心,周围辐射状的小血管随之消退,解除压迫后又复现,则证明为蜘蛛痣。多出现在上腔静脉分布区,如面、颈、手背、上臂、前胸和肩部等处。常见于慢性肝炎、肝硬化患者,也可见于妊娠妇女。慢性肝病患者的手掌大、小鱼际处常发红,加压后退色,称为肝掌。肝掌的发生机制与蜘蛛痣相同。

(七) 皮下结节

位于关节附近或长骨隆起部位的圆形硬质小结,无压痛,多为风湿小结。

(八) 水肿

全身性水肿常见于肾炎和肾病综合征、心力衰竭、肝硬化失代偿期及营养不良等;局限性水肿见于局部炎症、外伤、过敏、血栓形成等;黏液性水肿见于甲状腺功能减退症;象皮肿见于丝虫病。后两者均为非凹陷性水肿。

(九) 皮下气肿

外观如同水肿,指压可凹陷,去掉压力后迅速恢复原形,按压时有握雪感,见于肺部外伤或产气杆菌感染。

要点三　淋巴结检查

(一) 浅表淋巴结的检查顺序及注意事项

正常浅表淋巴结直径多为0.2~0.5cm,质地柔软,表面光滑,与邻近组织无粘连,不易触及,可移动,无压痛。浅表淋巴结的检查顺序是:耳前、耳后、乳突区、枕骨下区、颌下、颏下、颈后三角、颈前三角、锁骨上窝、腋窝、滑车上、腹股沟、腘窝。发现有淋巴结肿大时,应记录其数目、大小、质地、移动度,表面是否光滑,有无粘连,局部皮肤有无红肿、压痛和波动,是否有瘢痕、溃疡和瘘管等,同时应注意寻找引起淋巴结肿大的病灶。

(二) 浅表淋巴结肿大的临床意义

1. **局限性淋巴结肿大**　①非特异性淋巴结炎:肿大的淋巴结表面光滑,有触痛,无粘连,质地不硬。②淋巴结结核:常发生在颈部血管周围,多发性,质地较硬,大小不等,可互相粘连或与邻近组织、皮肤粘连,移动性稍差;破溃后形成瘘管,愈合后可形成瘢痕。③恶性肿瘤转移:肿大的淋巴结质硬或有橡皮样感,一般无触痛,表面可光滑或有结节感,与周围组织粘连而不易推动。左锁骨上窝淋巴结肿大,多为腹腔脏器癌肿转移;右锁骨上窝淋巴结肿大,多为胸腔脏器癌肿转移;鼻咽癌易转移到颈部淋巴结;乳腺癌常转移至同侧腋下淋巴结。

2. **全身性淋巴结肿大**　见于传染性单核细胞增多症、白血病、淋巴瘤、系统性红斑狼疮等。

细目三　头部检查

要点一　头颅及颜面检查

1. **头颅大小与形态**　小颅见于先天性痴呆症;方颅见于小儿佝偻病、先天性梅毒;巨颅见于脑积水。

2. **头颅运动**　正常人头部活动自如。头部活动受限见于颈椎病;头部不随意颤动见于震颤麻痹(帕金森病);与颈动脉搏动节律一致的点头运动见于严重的主动脉瓣关闭不全。

3. **颜面**　为头颅前面未被头发遮盖的部分。面部有很多神经和血管分布,肌群很多,是构成表情的基础。许多全身性疾病在颜面上有特征性改变,颜面检查对某些疾病的诊断具有重要意义,如肢端肥大症面容、贫血面容、二尖瓣面容等。

要点二　头部器官检查

(一) 眼

1. **眼睑**　①上睑下垂:双上眼睑下垂见于重症肌无力、先天性上眼睑下垂;单侧上眼睑下垂见于动眼神经麻痹。②眼睑水肿:多见于肾炎、慢性肝病、贫血、营养不良、血管神经性水肿等。③眼睑闭合不全：双侧眼睑闭合不全常见于甲亢；单侧眼睑闭合不全见于面神经麻痹。

2. **结膜**　检查时注意结膜的颜色，有无充血、水肿、乳头增生、滤泡和异物、瘢痕形成等。结膜发红、水肿、血管充盈，见于结膜炎、角膜炎、沙眼早期；结膜苍白见于贫血；结膜发黄见于黄疸；睑结膜有滤泡见于沙眼；结膜有散在出血点见于亚急性感染性心内膜炎；结膜下片状出血见于外伤及出血性疾病，亦可见于高血压、动脉硬化；球结膜透明而隆起为球结膜下水肿，见于脑水肿或输液过多。

3. **巩膜**　显性黄疸时，可在巩膜看到均匀的黄染。

4. **角膜**　检查角膜时用斜照光更易观察其透明度。检查时应注意角膜的透明度，有无白斑、云翳、溃疡、角膜软化和血管增生等。角膜边缘出现灰白色混浊环，称为老年环，是类脂质沉淀所致，多见于老年人或早老症。角膜边缘出现黄色或棕褐色环，外缘清晰，内缘模糊，是铜代谢障碍的体征，称为凯－弗环（角膜色素环），见于肝豆状核变性。

5. **瞳孔**　正常瞳孔的直径为2~5mm，两侧等大等圆。检查时应注意大小、形态、双侧是否相同、对光反射和调节反射是否正常。①瞳孔大小改变：病理情况下，瞳孔缩小见于虹膜炎、有机磷农药中毒、毒蕈中毒及吗啡、氯丙嗪、毛果芸香碱等药物的影响；瞳孔扩大见于外伤、青光眼绝对期、视神经萎缩、完全失明、濒死状态、颈交感神经刺激和阿托品、可卡因等药物的影响；双侧瞳孔大小不等，常见于脑外伤、脑肿瘤、脑疝及中枢神经梅毒等。②瞳孔对光反射迟钝或消失，见于昏迷患者。③调节反射与聚合反射消失：见于动眼神经损害。

6. **眼球**　检查时注意眼球的外形和运动。①眼球突出：双侧突出见于甲亢，单侧突出见于局部炎症或眶内占位性病变。②眼球凹陷：双侧凹陷见于重度脱水，单侧凹陷见于Horner综合征或眶尖骨折。③眼球运动：受动眼神经（Ⅲ）、滑车神经（Ⅳ）和展神经（Ⅵ）支配，这些神经麻痹时，会引起眼球运动障碍，并伴有复视。双侧眼球出现一系列快速水平或垂直的往返运动，称为眼球震颤。自发的眼球震颤见于耳源性眩晕及小脑疾患等。

（二）耳

1. **外耳**　外耳道有脓性分泌物、耳痛及全身症状，见于中耳炎；外耳道有血液或脑脊液流出，多为颅底骨折。

2. **乳突**　乳突压痛、耳郭后皮肤红肿见于乳突炎，多因化脓性中耳炎引流不畅时蔓延到乳突所致。

（三）鼻

1. **鼻的外形**　鼻梁部皮肤出现红色斑块，病损处高出皮面且向两侧面颊扩展为蝶形红斑，见于系统性红斑狼疮；鼻部皮肤发红并有小脓疱或小丘疹见于痤疮；鼻尖及鼻翼皮肤发红，并有毛细血管扩张、组织肥厚，见于酒糟鼻；鞍鼻见于鼻骨骨折、鼻骨发育不全和先天性梅毒；蛙状鼻见于肥大鼻息肉患者。

2. **鼻翼扇动**　见于肺炎链球菌肺炎、支气管哮喘、心源性哮喘等。

3. **鼻窦**　包括上颌窦、额窦、筛窦和蝶窦4对。鼻窦炎时鼻窦区有压痛。

4. **鼻出血**　单侧鼻出血见于局部血管损伤；双侧鼻出血见于高热、血液病、高血压、肝脏疾病等。

（四）口腔

1. **口唇**　正常人的口唇红润、光泽。口唇苍白见于贫血、主动脉瓣关闭不全或虚脱。唇色深红见于急性发热性疾病。口唇单纯疱疹常伴发于肺炎链球菌肺炎、感冒、流行性脑脊髓膜炎、疟疾等。口唇干燥并有皲裂见于重度脱水患者。口角糜烂见于核黄素缺乏。口唇发绀见于先天性心脏病、慢性阻塞性肺疾病、心力衰竭、休克等。

2. **口腔黏膜**　正常人的口腔黏膜光洁呈粉红色。出现蓝黑色色素沉着见于肾上腺皮质功能减退。在平对上颌第二磨牙处的颊黏膜出现直径约1mm的灰白色小点，外有红色晕圈，为麻疹黏膜斑，是麻疹的早期（发疹前24~48小时）特征。黏膜下出现出血点或瘀斑见于出血性疾病或维生素C缺乏。口腔黏膜溃疡见于慢性复发性口疮。乳白色薄膜覆盖于口腔黏膜、口角等处，为鹅口疮（白色念珠菌感染），多见于体弱重症者，或长期使用广谱抗生素者。

3. **牙齿及牙龈**　检查牙齿要注意有无龋齿、缺齿、义齿、残根，以及牙齿的颜色、形状。牙齿呈黄褐色为斑釉牙，见于长期饮用含氟量高的水或服用四环素等药物后。切牙切缘凹陷呈月牙形伴牙间隙过宽，见于先天性梅毒。单纯性牙间隙过宽，见于肢端肥大症。

正常人的牙龈呈粉红色并与牙颈部紧密贴合。齿龈水肿及流脓见于慢性牙周炎。牙龈萎缩见于牙周病。牙龈出血可见于牙石、牙周炎、血液系统疾病及坏血病等。齿龈的游离缘出现灰黑色点线为铅线,见于慢性铅中毒。在铋、汞、砷中毒时,也可出现类似黑褐色点线状的色素沉着。

4. **舌** 正常人的舌质淡红,湿润柔软,活动自如,无震颤。舌面干燥见于脱水、大出血、高热;地图舌见于核黄素缺乏者;草莓舌见于猩红热或长期发热患者;牛肉舌见于糙皮病(烟酸缺乏);镜面舌见于缺铁性贫血、恶性贫血及慢性萎缩性胃炎;舌震颤见于甲状腺功能亢进症;舌伸出后偏向患侧,见于舌下神经麻痹。

5. **咽部及扁桃体** 急性咽炎可见咽部充血红肿。咽部充血,表面粗糙,有淋巴滤泡呈簇状增生,见于慢性咽炎。扁桃体发炎时,腺体红肿、增大。扁桃体肿大分三度:不超过咽腭弓者为Ⅰ度;超过咽腭弓者为Ⅱ度;达到或超过咽后壁中线者为Ⅲ度。化脓性扁桃体炎时,扁桃体上可见脓性分泌物,或形成苔片状假膜,容易与扁桃体剥离;如果在扁桃体所形成的假膜不易剥离,若强行剥离则易引起出血,见于白喉。

6. **喉** 急性失音多见于急性喉炎;慢性失音见于喉结核、喉癌;喉返神经受损时可出现声音嘶哑或失音。突发的窒息性呼吸困难应考虑喉头水肿。

(五)腮腺

腮腺位于耳屏、下颌角与颧弓所构成的三角区内。腮腺导管开口于平对上颌第二磨牙牙冠相对的颊黏膜上。正常的腮腺腺体软薄,不能触清其轮廓。腮腺肿大时可出现以耳垂为中心的隆起,并可触及包块。一侧或双侧腮腺肿大,触诊边缘不清,有轻压痛,腮腺导管口红肿,见于流行性腮腺炎。腮腺导管有脓性分泌物见于化脓性腮腺炎。腮腺肿瘤也可致腮腺肿大。

细目四 颈部检查

要点一 颈部姿势与运动

正常的颈部转动自如。斜颈见于先天性颈肌痉挛、外伤、瘢痕挛缩等;颈部活动受限见于炎症、颈肌扭伤、颈椎骨质增生、颈椎结核及肿瘤等。

要点二 颈部包块与颈部血管

1. **颈部包块** 颈部发现包块须注意是肿大淋巴结还是囊肿,或是甲状腺肿大等。

2. **颈静脉** 正常人立位或坐位时颈静脉常不显露,平卧时可稍见充盈,充盈的水平仅限于锁骨上缘至下颌角下缘距离的下 1/3 以内。若取 30°~45° 的半卧位时静脉充盈度超过正常水平,或立位与坐位时可见明显的静脉充盈称为颈静脉怒张,提示静脉压增高,见于右心衰竭、缩窄性心包炎、心包积液或上腔静脉梗阻。三尖瓣关闭不全时可见颈静脉搏动。

3. **颈动脉** 安静状态下出现颈动脉明显搏动,见于主动脉瓣关闭不全、高血压、甲亢及严重贫血等。

要点三 甲状腺检查

(一)检查方法

视诊注意观察甲状腺有无肿大,是否对称。检查时可让患者头后仰、双手放于枕后再观察,并嘱其做吞咽动作,可将甲状腺与颈前其他包块相鉴别。除视诊外,还应进行触诊检查以明确甲状腺的大小、轮廓和性质,注意甲状腺的肿大程度、硬度,是否对称、光滑,有无结节、压痛及震颤,有无粘连及血管杂音。触诊包括甲状腺峡部和甲状腺侧叶的检查。

(二)甲状腺肿大的分度

不能看出肿大但能触及者为Ⅰ度;既可看出肿大又能触及,但在胸锁乳突肌以内者为Ⅱ度;肿大超出胸锁乳突肌外缘为Ⅲ度。

(三)甲状腺肿大的临床意义

1. **单纯性甲状腺肿** 缺碘为主要的原因。甲状腺呈对称性肿大,质地柔软,多为弥漫性,也可为结节性,没有甲亢的表现。

2. **甲状腺功能亢进症** 甲状腺对称性或非对称性肿大,质地多柔软,可触及震颤并听到连续性血管杂音。

3. **甲状腺肿瘤** 甲状腺癌常呈不对称性肿大,表面凹凸不平,呈结节性,质地坚硬而固定,与周围组织发生粘连波及喉返神经时,可引起声音嘶哑。甲状腺腺瘤呈圆形或椭圆形肿大,多为单发,质地坚韧,无压痛。

4. **慢性淋巴细胞性甲状腺炎** 多为对称

性、弥漫性肿大，也可呈结节性肿大，与四周无粘连而边界清楚，表面光滑，质地坚韧而有弹性。

要点四　气管检查

正常人的气管位于颈前正中部。检查时让患者取坐位或仰卧位，使颈部处于自然正中位置，医师将右手示指与环指分别置于两侧胸锁关节上，将中指置于气管之上，观察中指是否在示指与环指的正中间，如不在正中表示气管有偏移。根据气管的偏移方向可以判断病变的性质。大量胸腔积液、气胸、纵隔肿瘤以及单侧甲状腺肿大可将气管推向健侧；肺不张、胸膜粘连可将气管拉向患侧。

细目五　胸廓、胸壁与乳房检查

要点一　胸部体表标志及分区

（一）骨骼标志

1. **胸骨角**　与第2肋软骨相连接，以此作为标记来计数前胸壁上的肋骨和肋间隙。气管分叉位于胸骨角的水平。

2. **肩胛下角**　直立位、两手自然下垂时，肩胛下角平第7肋骨或第7肋间隙，或相当于第8胸椎水平。

3. **第7颈椎棘突**　为背部颈、胸交界部的骨性标志，其下即为第1胸椎棘突。

（二）胸部体表标志线

1. 前正中线。
2. 锁骨中线（左、右）。
3. 腋前线（左、右）。
4. 腋后线（左、右）。
5. 腋中线（左、右）。
6. 肩胛线（左、右）。
7. 后正中线。

（三）胸部分区

1. 腋窝（左、右）。
2. 胸骨上窝。
3. 锁骨上窝（左、右）。
4. 锁骨下窝（左、右）。
5. 肩胛上区（左、右）。
6. 肩胛区（左、右）。
7. 肩胛间区（左、右）。
8. 肩胛下区（左、右）。

要点二　胸廓检查

（一）正常胸廓

正常成人胸廓前后径较横径（左右径）短，前后径与横径之比约为1∶1.5，小儿和老年人前后径略小于或等于横径。

（二）异常胸廓

1. **桶状胸**　胸廓前后径增大，与横径几乎相等，外观呈圆桶形，见于肺气肿、支气管哮喘发作时，亦见于部分老年人及矮胖体型者。

2. **扁平胸**　胸廓扁平，前后径常不到横径的一半，见于瘦长体型者，以及肺结核等慢性消耗性疾病。

3. **鸡胸**　为佝偻病所致的胸部病变，多见于儿童，胸骨特别是胸骨下部显著前凸，两侧肋骨凹陷，形似鸡胸而得名，见于佝偻病。

4. **漏斗胸**　胸骨下端剑突处内陷，有时连同依附的肋软骨一起内陷而形似漏斗，见于佝偻病、胸骨下部长期受压者。

5. **胸廓一侧或局限性变形**　胸廓一侧膨隆多见于大量胸腔积液、气胸等；一侧平坦或下陷见于肺不张、肺纤维化、广泛性胸膜增厚和粘连等；胸廓局限性隆起见于心脏明显增大、大量心包积液、肋骨骨折等。

6. **脊柱畸形引起的胸廓改变**　常见于脊柱结核、强直性脊柱炎、胸椎疾患等。

要点三　胸壁检查

1. **胸壁静脉**　正常胸壁无明显静脉可见。上腔静脉或下腔静脉回流受阻建立侧支循环时，胸壁静脉可充盈或曲张。上腔静脉受阻时，胸壁静脉的血流方向自上向下；下腔静脉受阻时，胸壁静脉的血流方向自下向上。

2. **胸壁压痛**　用手指轻压或轻叩胸壁，正常人无疼痛的感觉。胸壁炎症、肿瘤浸润、肋软骨炎、肋间神经痛、带状疱疹、肋骨骨折等，可有局部压痛。白血病时，常有胸骨压痛或叩击痛。

要点四　乳房检查

1. **视诊**　注意两侧乳房的大小、对称性、外表、乳头状态及有无溢液等。乳房外表发红、肿胀并伴疼痛、发热者,见于急性乳腺炎。乳房皮肤表皮水肿隆起,毛囊及毛囊孔明显下陷,皮肤呈“橘皮样”,多为浅表淋巴管被乳癌堵塞后局部皮肤出现淋巴性水肿所致;近期发生的乳头内陷或位置偏移可能为癌变;乳头有血性分泌物见于乳管内乳头状瘤、乳腺癌。

2. **触诊** 被检者采取坐位,先两臂下垂,然后双臂高举超过头部或双手叉腰再进行检查。按外上、外下、内下、内上、中央(乳头、乳晕)的顺序滑动触诊,然后检查腋窝及锁骨上、下窝等处淋巴结。

急性乳腺炎时乳房红、肿、热、痛,常局限于一侧乳房的某一象限,触诊有明显压痛的硬块,患侧腋窝淋巴结肿大、压痛。

乳房肿块见于乳腺癌、乳房纤维腺瘤等。恶性肿瘤以乳腺癌最多,常见于中年以上的妇女,肿块质硬,形状不规则,表面凹凸不平,边界不清,压痛不明显,晚期与皮肤及深部组织粘连而固定,易向腋窝等处淋巴结转移。

细目六 肺和胸膜检查

要点一 视诊

(一)呼吸类型

成年女性以胸式呼吸为主,儿童及成年男性以腹式呼吸为主。肺炎、重症肺结核、胸膜炎、肋骨骨折、肋间肌麻痹等胸部疾患,胸式呼吸减弱而腹式呼吸增强。腹膜炎、腹水、巨大卵巢囊肿、肝脾重度肿大、胃肠胀气等腹部疾病及妊娠晚期,腹式呼吸减弱而胸式呼吸增强。

(二)呼吸频率、深度及节律

平静状态下,正常成人的呼吸频率为12~20次/分,呼吸与脉搏之比为1:4。

1. **呼吸频率** 呼吸频率超过20次/分,为呼吸过速,病理情况下,见于发热、疼痛、贫血、甲状腺功能亢进症、心力衰竭、肺炎等。呼吸频率低于12次/分,称为呼吸频率过缓,见于深睡眠、颅内高压、黏液性水肿、吗啡及巴比妥中毒等。

2. **呼吸深度** 严重代谢性酸中毒时,呼吸深而大称为库斯莫尔呼吸,又称酸中毒大呼吸,见于尿毒症、糖尿病酮症酸中毒等。呼吸浅快可见于肺气肿、胸膜炎、胸腔积液、气胸、呼吸肌麻痹、大量腹水、肥胖、鼓肠等,呼吸浅慢见于颅内高压、麻醉剂或镇静剂过量等。

3. **呼吸节律** 正常人呼吸节律匀齐,呼吸与脉搏之比为1:4。常见的呼吸节律异常有:①潮式呼吸(Cheyne-Stokes呼吸):见于脑炎、脑膜炎、颅内压升高、脑干损伤等。②间停呼吸(Biot呼吸):见于颅内压升高、药物(如阿片类)诱发的呼吸抑制及脑损伤,常为临终前的危急征象。

(三)呼吸运动

正常时,两侧呼吸运动对称。双侧呼吸运动减弱见于阻塞性肺气肿;双侧呼吸运动增强见于剧烈运动以及高热、甲状腺功能亢进症、代谢性酸中毒等。一侧呼吸运动减弱或消失见于患侧大量胸腔积液、气胸、胸膜肥厚、大面积肺实变、肺不张等。

要点二 触诊

(一)触觉语颤(语音震颤)

正常情况下,前胸上部语颤较下部强;后胸下部语颤较上部强;右上胸语颤较左上胸强。

1. **语颤增强** 见于以下几种情况。①肺实变:如肺炎链球菌肺炎、肺梗死、肺结核、肺脓肿及肺癌等。②压迫性肺不张:胸腔积液上方受压而萎瘪的肺组织及受肿瘤压迫的肺组织。③较浅而大的肺空洞:见于肺结核、肺脓肿、肺肿瘤等。

2. **语颤减弱或消失** 见于以下几种情况。①肺泡内含气量增多:如肺气肿及支气管哮喘发作时。②支气管阻塞:如阻塞性肺不张、气管内分泌物增多。③胸壁距肺组织距离加大:如胸腔积液、气胸、胸膜高度增厚及粘连、胸壁水肿或皮下气肿等。④体质衰弱者,大量胸腔积液、严重气胸时,语颤可消失。

(二)胸膜摩擦感

急性胸膜炎时,两层胸膜因有纤维蛋白沉着而变得粗糙,呼吸时壁层和脏层胸膜相互摩擦而产生震动,引起胸膜摩擦感。以腋中线第5~7肋间隙最易触及。

要点三 叩诊

(一)肺部正常叩诊音

肺部正常叩诊音为清音。

（二）肺界叩诊

1. **肺下界** 正常成人的右肺下界在右侧锁骨中线、腋中线、肩胛线，分别为第6、8、10肋间。左肺下界除在左锁骨中线上变动较大（因有胃泡鼓音区）外，其余与右侧大致相同。病理情况下，肺下界下移见于肺气肿；肺下界上移见于肺不张、肺萎缩，以及腹水、鼓肠、肝脾肿大、腹腔肿瘤。下叶肺实变、胸腔积液、胸膜增厚时，肺下界不易叩出。

2. **肺下界移动度** 正常成人两侧肺下界的移动度为6~8cm。肺下界移动度减小见于阻塞性肺气肿、肺不张、肺炎及各种原因所致的腹压增高；胸腔大量积液、积气或广泛胸膜增厚及粘连时，肺下界移动度难以叩出。

（三）肺部异常叩诊音

1. **浊音或实音** 见于以下几种情况。①肺组织含气量减少或消失：如肺炎、肺结核、肺梗死、肺不张、肺水肿、肺硬化等。②肺内实质性病变：如肺肿瘤、肺包囊虫病、未穿破的肺脓肿等。③胸膜腔病变：如胸腔积液、胸膜增厚及粘连等。④胸壁疾病：如胸壁水肿、肿瘤等。

2. **鼓音** 见于气胸及直径大于4cm的浅表肺空洞，如空洞性肺结核、肺脓肿或肺肿瘤空洞。

3. **过清音** 见于肺气肿、支气管哮喘发作时。

要点四 听诊

（一）正常呼吸音

1. **支气管呼吸音** 指气流在声门及气管、支气管内形成的湍流和摩擦所产生的声音。正常人在喉部、胸骨上窝、背部第6颈椎至第2胸椎附近可听到支气管呼吸音，肺部其他部位听到支气管呼吸音则为病理现象。

2. **肺泡呼吸音** 指气流进出肺泡所产生的声音，正常人在肺部任何区域都可听到。

3. 支气管肺泡呼吸音（混合呼吸音） 正常人在胸骨角附近、肩胛间区的第3、4胸椎水平及右肺尖可以听到。

（二）病理性呼吸音

1. **病理性肺泡呼吸音** ①肺泡呼吸音减弱或消失：见于呼吸运动障碍（如全身衰弱、呼吸肌瘫痪、腹压过高、胸膜炎、肋骨骨折、肋间神经痛等）、呼吸道阻塞（如支气管炎、支气管哮喘、喉或大支气管肿瘤等）、肺顺应性降低（如肺气肿、肺淤血、肺间质炎症等）、胸腔内肿物（如肺癌、肺囊肿等）、胸膜疾患（如胸腔积液、气胸、胸膜增厚及粘连等）。②肺泡呼吸音增强：双侧增强见于运动、发热、甲状腺功能亢进症、贫血、代谢性酸中毒时；肺脏或胸腔病变使一侧或一部分肺的呼吸功能减弱或丧失，则健侧或无病变部分的肺泡呼吸音可出现代偿性增强。③呼气延长：见于阻塞性肺气肿、支气管哮喘发作时。

2. **病理性支气管呼吸音** 在正常肺泡呼吸音部位听到支气管呼吸音，也称管状呼吸音。常见于以下几种情况。①肺组织实变。②肺内大空洞。③压迫性肺不张。

3. **病理性支气管肺泡呼吸音** 正常肺泡呼吸音分布区域听到的支气管肺泡呼吸音。常见于肺实变区，且与正常肺组织掺杂存在，或肺实变部位较深并被正常肺组织所遮盖。

（三）啰音

1. **干啰音** 气流通过狭窄支气管时发生湍流，或气流通过有黏稠分泌物的管腔时冲击黏稠分泌物引起的震动所致。

听诊特点：①吸气和呼气都可听到，但呼气时更加清楚；②性质多变且部位不定；③几种不同性质的干啰音可同时存在。

临床意义：干啰音是支气管病变的表现。两肺干啰音见于急慢性支气管炎、支气管哮喘、支气管肺炎、心源性哮喘等；局限性干啰音见于支气管局部结核、肿瘤、异物或黏稠分泌物附着；局部而持久的干啰音见于肺癌早期或支气管内膜结核。

2. **湿啰音（水泡音）** 气流通过气道、肺泡或空洞内的稀薄液体（渗出物、黏液、血液、漏出液、分泌液）时形成水泡并立即破裂时所产生的声音。

听诊特点：①吸气和呼气都可听到，以吸气末时多而清楚。②部位较恒定，性质不易改变。③大、中、小湿啰音可同时存在。

临床意义：湿啰音是肺与支气管病变的表现。两肺散在分布的湿啰音，常见于支气管炎、支气管肺炎、血行播散型肺结核、肺水肿；两肺底分布的湿啰音，多见于肺淤血、肺水肿及支气管肺炎；一侧或局限性分布的湿啰音，见于肺炎、肺结核（多在肺上部）、支气管扩张症（多在肺下部）、肺脓肿、肺癌及肺出血等。

3. **捻发音** 是一种微小湿啰音。生理情况下见于老年人、深睡或长期卧床者，深吸气时可在肺底听到,数次深呼吸或咳嗽后可消失,无特殊临床意义;持续存在的捻发音,见于肺炎早期、肺结核早期、肺淤血、纤维性肺泡炎等。

(四)胸膜摩擦音

胸膜摩擦音是干性胸膜炎的重要体征,见于结核性胸膜炎、化脓性胸膜炎、尿毒症胸膜炎等。一般吸气、呼气均可听到,但屏住呼吸时消失,借此可与心包摩擦音区别。胸膜摩擦音在胸膜任何部位都可听到,以胸廓下侧沿腋中线处最清楚。

(五)听觉语音

听觉语音减弱见于过度衰弱、支气管阻塞、阻塞性肺疾病、胸腔积液、气胸、胸膜增厚或水肿。听觉语音增强见于肺实变、肺空洞及压迫性肺不张。

要点五　常见呼吸系统病变的体征

常见呼吸系统病变的体征见表9-3-6-1。

表9-3-6-1　肺与胸膜常见病的体征

体征	视诊		触诊		叩诊	听诊	
	胸廓	呼吸动度	气管位置	语颤		呼吸音	听觉语音
肺实变	对称	患侧减弱	居中	患侧增强	浊音或实音	呼吸音消失,可闻及病理性支气管呼吸音	患侧增强
阻塞性肺气肿	桶状	减弱	居中	减弱	过清音,肺下界下降,移动度减少	减弱,呼气延长	减弱
气胸	患侧饱满	患侧减弱或消失	推向健侧	患侧减弱或消失	鼓音	减弱或消失	减弱或消失
胸腔积液	患侧饱满	患侧减弱	推向健侧	患侧减弱或消失	浊音或实音	减弱或消失	减弱或消失

细目七　心脏、血管检查

要点一　视诊

(一)心前区隆起

1. 某些先天性心脏病,如法洛四联症、肺动脉瓣狭窄等。

2. 慢性风湿性心脏病伴右心室增大者。

(二)心尖搏动

1. **正常成人心尖搏动**　位于左侧第5肋间隙、锁骨中线内侧0.5~1.0cm处,搏动范围的直径约为2.0~2.5cm。

2. **心尖搏动位置改变**　①生理因素:卧位时心尖搏动可稍上移;左侧卧位时,心尖搏动可向左移2~3cm;右侧卧位时可向右移1.0~2.5cm。小儿及妊娠时心脏常呈横位,心尖搏动可向上外方移位;瘦长体型者,心脏呈垂直位,心尖搏动可向下、向内移至第6肋间隙。②病理因素:左心室增大时,心尖搏动向左下移位;右心室增大时,心尖搏动向左移位;肺不张、粘连性胸膜炎时,心尖搏动移向患侧;胸腔积液、气胸时,心尖搏动移向健侧;大量腹水、肠胀气、腹腔巨大肿瘤或妊娠等,心尖搏动位置向上外移位。

3. **心尖搏动强度及范围改变**　甲状腺功能亢进症、重症贫血、发热等疾病时,心尖搏动增强;心包积液、左侧气胸或胸腔积液、肺气肿等,心尖搏动减弱甚或消失;负性心尖搏动见于粘连性心包炎。

要点二　触诊

1. 左心室肥大时,心尖搏动呈抬举性。

2. 震颤(又称为猫喘)是器质性心血管疾病的体征。震颤出现的时期、部位和临床意义见表9-3-7-1。

表 9-3-7-1 心脏常见震颤的临床意义

时期	部位	临床意义
收缩期	胸骨右缘第 2 肋间	主动脉瓣狭窄
	胸骨左缘第 2 肋间	肺动脉瓣狭窄
	胸骨左缘第 3、4 肋间	室间隔缺损
舒张期	心尖部	二尖瓣狭窄
连续性	胸骨左缘第 2 肋间及其附近	动脉导管未闭

3. 心包摩擦感是干性心包炎的体征，见于结核性、化脓性心包炎，也可见于风湿热、急性心肌梗死、尿毒症、系统性红斑狼疮等引起的心包炎。通常在胸骨左缘第 3、4 肋间最易触及，心脏收缩期和舒张期均可触及，以收缩期较为明显。坐位稍前倾或深呼气末更易触及。

要点三 叩诊

（一）叩诊方法

采用间接叩诊法，沿肋间隙从外向内、自下而上叩诊，板指与肋间隙平行并紧贴胸壁。叩诊心脏左界时，从心尖搏动外 2~3cm 处由外向内进行叩诊。如心尖搏动不明显，则自第 6 肋间隙左锁骨中线外的清音区开始，然后按肋间隙逐一上移，至第 2 肋间隙为止；叩诊心脏右界时，自肝浊音界的上一肋间隙开始，逐一叩诊至第 2 肋间隙。

（二）心浊音界改变的临床意义

1. **心脏与血管本身病变** ①左心室增大：心浊音界向左下扩大，使心界呈靴形，见于主动脉瓣关闭不全、高血压性心脏病。②右心室增大：右心室显著增大时，心界向左、右两侧扩大，以向左增大较为显著。常见于二尖瓣狭窄、肺心病。③左心房增大或合并肺动脉段扩大：心腰部饱满或膨出，心脏浊音区呈梨形，见于二尖瓣狭窄。④左、右心室增大：心界向两侧扩大，称为普大型心脏，见于扩张型心肌病等。⑤心包积液：坐位时心浊音界呈三角烧瓶形，卧位时心底部浊音界增宽。

2. **心外因素** 大量胸腔积液、积气时，心浊音界向健侧移位；胸膜增厚及粘连、肺不张，则使心界移向患侧；肺气肿时心浊音界变窄狭长。

要点四 听诊

（一）心脏瓣膜听诊区

1. **二尖瓣区** 位于左侧第 5 肋间隙，锁骨中线内侧心尖搏动最强处，又称心尖区。

2. **主动脉瓣区** ①主动脉瓣区：位于胸骨右缘第 2 肋间隙，主动脉瓣狭窄时的收缩期杂音在此区最响。②主动脉瓣第二听诊区：位于胸骨左缘第 3、4 肋间隙，主动脉瓣关闭不全时的舒张期杂音在此区最响。

3. **肺动脉瓣区** 在胸骨左缘第 2 肋间隙。

4. **三尖瓣区** 在胸骨体下端近剑突偏右或偏左处。

（二）听诊内容

1. **心率** 正常成人的心率为 60~100 次 / 分。心率超过 100 次 / 分为心动过速，临床意义同脉率增快；心率低于 60 次 / 分为心动过缓，临床意义同脉率减慢。

2. **心律** 正常人的心律基本是规则的。窦性心律不齐常见于健康青少年及儿童，表现为吸气时心率增快，呼气时心率减慢。期前收缩见于情绪激动、酗酒、饮浓茶以及各种心脏病、心脏手术、心导管检查、低血钾等。心房颤动（房颤）多见于二尖瓣狭窄、冠心病、甲状腺功能亢进症，具有以下听诊特点：①心律绝对不规则；②第一心音强弱不等；③脉搏短绌。

3. **心音**

（1）正常心音：正常心音有 4 个。按其在心动周期中出现的顺序，依次命名为第一心音（S_1）、第二心音（S_2）、第三心音（S_3）及第四心音（S_4）。通常听到的是 S_1 和 S_2，在儿童和部分青少年中有时可听到 S_3，一般听不到 S_4。第一、第二心音的区别见表 9-3-7-2。

表 9-3-7-2　第一、第二心音的区别

区别点	第一心音	第二心音
声音特点	音强,调低,时限较长	音弱,调高,时限较短
最强部位	心尖部	心底部
与心尖搏动及动脉搏动的关系	与心尖搏动和动脉搏动同时出现	心尖搏动之后出现
与心动周期的关系	S_1 和 S_2 之间的间隔(收缩期)较短	S_2 到下一心动周期 S_1 的间隔(舒张期)较长

(2)心音改变及其临床意义

S_1 与 S_2 同时增强:见于胸壁较薄、情绪激动、甲亢、发热、贫血等。S_1 与 S_2 同时减弱:见于肥胖、胸壁水肿、左侧胸腔积液、肺气肿、心包积液、缩窄性心包炎、甲状腺功能减退症、心肌炎、心肌病、心肌梗死、心力衰竭等。

S_1 增强:见于发热、甲亢、二尖瓣狭窄等。S_1 减弱:见于心肌炎、心肌病、心肌梗死、二尖瓣关闭不全等。

A_2 增强:见于高血压、主动脉粥样硬化等。A_2 减弱:见于低血压、主动脉瓣狭窄和关闭不全。

P_2 增强:见于肺动脉高压、二尖瓣狭窄、左心衰竭、室间隔缺损、动脉导管未闭、肺心病。P_2 减弱:见于肺动脉瓣狭窄或关闭不全。

钟摆律或胎心律见于心肌有严重病变时,如大面积急性心肌梗死、重症心肌炎等。

S_2 分裂临床上较常见,以肺动脉瓣区较为明显。见于右心室排血时间延长,肺动脉瓣关闭明显延迟(如完全性右束支传导阻滞、肺动脉瓣狭窄),或左心室射血时间缩短,主动脉关闭时间提前(如二尖瓣关闭不全、室间隔缺损等)。

4. **额外心音**　在正常心音之外的附加心音。

(1)舒张早期奔马律:是病理性 S_3,又称 S_3 奔马律或室性奔马律。在心尖部容易听到,提示心脏有严重的器质性病变,见于各种原因的心力衰竭、急性心肌梗死、重症心肌炎等。

(2)开瓣音(二尖瓣开放拍击音):见于二尖瓣狭窄而瓣膜弹性尚好时,是二尖瓣分离术适应证的重要参考条件。

5. **心脏杂音**

(1)杂音产生的机制:①血流加速,见于剧烈运动后、发热、贫血、甲状腺功能亢进症等。②瓣膜口、大血管通道狭窄,如二尖瓣狭窄、主动脉瓣狭窄、肺动脉瓣狭窄等。③瓣膜关闭不全,如二尖瓣关闭不全、主动脉瓣关闭不全等。④异常通道,如室间隔缺损、动脉导管未闭及动静脉瘘等。⑤心腔内漂浮物,如心内膜炎时赘生物产生的杂音等。⑥大血管腔瘤样扩张,如动脉瘤。

(2)杂音的特性:①最响的部位。一般来说,杂音最响的部位,就是病变所在的部位。②出现的时期。按杂音出现的时期不同,将杂音分为收缩期杂音、舒张期杂音、连续性杂音、双期杂音。舒张期杂音及连续性杂音均为病理性,收缩期杂音多为功能性。③杂音的性质。分为吹风样、隆隆样(或雷鸣样)、叹气样、机器样及乐音样等,进一步分为粗糙、柔和。④收缩期杂音强度。采用 Levine 6 级分级法。1 级杂音很弱,所占时间很短,须仔细听诊才能听到。2 级较易听到,杂音柔和。3 级为中等响亮的杂音。4 级为响亮的杂音,常伴有震颤。5 级为很响亮的杂音,震耳,但听诊器如离开胸壁则听不到,伴有震颤。6 级杂音极响亮,听诊器稍离胸壁时亦可听到,有强烈的震颤。⑤杂音强度的表示法。6 作分母,杂音级别作分子。4 级杂音记为“4/6 级收缩期杂音”。一般而言,3/6 级和以上的收缩期杂音多为器质性。但应注意,杂音的强度不一定与病变的严重程度成正比。病变较重时,杂音可能较弱;相反,病变较轻时也可能听到较强的杂音。⑥传导方向。二尖瓣关闭不全的收缩期杂音在心尖部最响,并向左腋下及左肩胛下角处传导;主动脉瓣关闭不全的舒张期杂音在主动脉瓣第二听诊区最响,并向胸骨下端或心尖部传导;主动脉瓣狭窄的收缩期杂音以主动脉瓣区最响,可向上传至右侧胸骨上窝及颈部;肺动脉瓣关闭不全的舒张期杂音在肺动脉瓣区最响,可传至胸骨左缘第 3 肋间。⑦较局限的杂音。二尖瓣狭窄的舒张期杂音常局限于心尖部;肺动脉瓣狭窄的收缩期杂音常局限于胸骨左缘第 2 肋间;室间隔缺损的收缩期杂音常局限于胸骨左缘第 3、4

肋间。⑧与体位的关系。体位改变可使某些杂音减弱或增强，有助于病变部位的诊断。例如，左侧卧位可使二尖瓣狭窄的舒张中晚期隆隆样杂音更明显；前倾坐位可使主动脉瓣关闭不全的舒张期杂音更易于听到；仰卧位则使肺动脉瓣、二尖瓣、三尖瓣关闭不全的杂音更明显。⑨与呼吸的关系。深吸气时可使右心（三尖瓣、肺动脉瓣）的杂音增强；深呼气时可使左心（二尖瓣、主动脉瓣）的杂音增强。⑩与运动的关系。运动后心率加快，增加循环血流量及流速，在一定的心率范围内可使杂音增强，如运动可使二尖瓣狭窄的舒张中晚期杂音增强。

（3）各瓣膜区杂音的临床意义：①二尖瓣区收缩期杂音。见于二尖瓣关闭不全、二尖瓣脱垂、冠心病乳头肌功能不全等，杂音为吹风样，较粗糙，响亮，多在 3/6 级以上，可占全收缩期；左心室扩张引起的二尖瓣相对关闭不全（如高血压心脏病、扩张型心肌病等），杂音为 3/6 级以下柔和的吹风样，传导不明显；运动、发热、贫血、妊娠、甲亢等产生的杂音一般为 2/6 级以下，性质柔和，较局限，病因去除后杂音消失。②二尖瓣区舒张期杂音。器质性病变见于二尖瓣狭窄，为心尖部舒张中晚期隆隆样杂音，呈递增型，音调较低而局限，左侧卧位呼气末时较清楚，常伴有 S_1 亢进、二尖瓣开放拍击音及舒张期震颤，P_2 亢进及分裂；主动脉瓣关闭不全所致的相对性二尖瓣狭窄杂音，称为奥 - 弗杂音（Austin-Flint 杂音），性质柔和，不伴有 S_1 亢进、开瓣音，无震颤。③主动脉瓣区收缩期杂音。见于各种病因的主动脉瓣狭窄，杂音为喷射性，响亮而粗糙，呈递增 - 递减型，沿大血管向颈部传导，常伴有收缩期震颤；主动脉粥样硬化、高血压性心脏病等引起的相对性主动脉瓣狭窄，杂音柔和，常有 A_2 增强。④主动脉瓣区舒张期杂音。器质性者常见于风湿性主动脉瓣关闭不全、主动脉粥样硬化、梅毒，为叹气样，递减型，可传至胸骨下端左侧或心尖部，前倾坐位，在主动脉瓣第二听诊区深呼气末最易听到，伴有 A_2 减弱及周围血管征。⑤肺动脉瓣区收缩期杂音。见于肺动脉瓣狭窄，多为先天性，杂音粗糙，呈喷射性，强度在 3/6 级以上，常伴收缩期震颤；二尖瓣狭窄、房间隔缺损等引起的相对性肺动脉瓣狭窄，杂音时限较短，较柔和，伴 P_2 增强亢进。⑥肺动脉瓣区舒张期杂音。器质性极少，多由相对性肺动脉瓣关闭不全所引起，常见于二尖瓣狭窄、肺心病等，伴明显的肺动脉高压，杂音为叹气样，柔和，递减型，卧位吸气末增强，常伴 P_2 亢进，称为格 - 斯杂音（Graham-Steell 杂音）。⑦三尖瓣区收缩期杂音。器质性者极少见，多为右心室扩大导致的相对性三尖瓣关闭不全，见于二尖瓣狭窄、肺心病等，杂音柔和，在 3/6 级以下。⑧胸骨左缘第 3、4 肋间听到响亮而粗糙的收缩期杂音，或伴收缩期震颤，见于室间隔缺损或肥厚型梗阻性心肌病。⑨连续性杂音。是一种连续、粗糙、类似机器转动的声音，在胸骨左缘第 2 肋间隙及其附近听到，见于动脉导管未闭。

器质性与功能性收缩期杂音的鉴别见表 9-3-7-3。

表 9-3-7-3　器质性与功能性收缩期杂音的鉴别

鉴别点	器质性	功能性
部位	任何瓣膜听诊区	肺动脉瓣区和 / 或心尖部
持续时间	长，常占全收缩期，可遮盖 S_1	短，不遮盖 S_1
性质	吹风样，粗糙	吹风样，柔和
传导	较广而远	比较局限
强度	常在 3/6 级或以上	一般在 2/6 级或以下
心脏大小	有心房和 / 或心室增大	正常

6. **心包摩擦音**　在胸骨左缘第 3、4 肋间隙较易听到，患者坐位稍前倾，深呼气后屏住呼吸时易于听到，见于急性心包炎。

要点五　血管检查

1. **毛细血管搏动征**　用手指轻压患者指甲床末端，或以干净玻片轻压患者的口唇黏膜，如见到红白交替的、与患者心搏一致的节律性微血管搏动现象,称为毛细血管搏动征。

2. **水冲脉** 脉搏骤起骤降,急促而有力。检查者用手紧握患者的手腕掌面,将患者的前臂高举过头,则水冲脉更易触知。

3. **交替脉** 为一种节律正常而强弱交替的脉搏,为左心室衰竭的重要体征,见于高血压性心脏病、急性心肌梗死或主动脉瓣关闭不全等。

4. **重搏脉** 见于伤寒、肥厚型梗阻性心肌病等。

5. **奇脉** 指吸气时脉搏明显减弱或消失的现象,又称为吸停脉。常见于心包积液和缩窄性心包炎,是心包填塞的重要体征之一。

6. **无脉** 即脉搏消失,见于严重休克及多发性大动脉炎。

7. **枪击音与杜氏双重杂音** 将听诊器体件放在肱动脉等外周较大动脉的表面,可听到与心跳一致的"嗒——嗒——"音,称为枪击音。如再稍加压力,则可听到收缩期与舒张期双重杂音,即杜氏双重杂音。

8. **其他血管杂音** ①在甲亢患者肿大的甲状腺上可听到血管杂音,常为连续性,收缩期较强。②主动脉瘤时,在相应部位可听到收缩期杂音。③动-静脉瘘时,在病变部位可听到连续性杂音。④肾动脉狭窄时,可在腰背部及腹部听到收缩期杂音。

9. **周围血管征** 包括头部随脉搏呈节律性点头运动、颈动脉搏动明显、毛细血管搏动征、水冲脉、枪击音与杜氏双重杂音,均由脉压增大所致,常见于主动脉瓣关闭不全、发热、贫血及甲亢等。

要点六 常见循环系统病变的体征

常见循环系统病变的体征见表9-3-7-4。

表9-3-7-4 常见循环系统病变的体征

病变	视诊	触诊	叩诊	听诊
二尖瓣狭窄	二尖瓣面容,心尖搏动略向左移	心尖搏动向左移,心尖部触及舒张期震颤	心浊音界早期稍向左,以后向右扩大,心腰部膨出,呈梨形	心尖部 S_1 亢进,较局限的递增型舒张中晚期隆隆样杂音,可伴开瓣音,P_2 亢进、分裂,肺动脉瓣区 Graham-Steell 杂音
二尖瓣关闭不全	心尖搏动向左下移位	心尖搏动向左下移位,常呈抬举性	心浊音界向左下扩大	心尖部 S_1 减弱,心尖部有3/6级或以上较粗糙的吹风样全收缩期杂音,范围广泛,常向左腋下及左肩胛下角传导,并可掩盖 S_1
主动脉瓣狭窄	心尖搏动向左下移位	心尖搏动向左下移位,呈抬举性,主动脉瓣区收缩期震颤	心浊音界向左下扩大	主动脉瓣区高调、粗糙的递增-递减型收缩期杂音,向颈部传导,心尖部 S_1 减弱,A_2 减弱
主动脉瓣关闭不全	颜面较苍白,颈动脉搏动明显,心尖搏动向左下移位且范围较广,可见点头运动	心尖搏动向左下移位并呈抬举性,周围血管征阳性	心浊音界向左下扩大,心脏呈靴形	主动脉瓣第二听诊区叹气样递减型舒张期杂音,可向心尖部传导;心尖部 S_1 减弱,A_2 减弱或消失,可闻及 Austin-Flint 杂音
右心衰竭	颈静脉怒张,口唇发绀,浮肿	肝脏肿大、压痛,肝-颈静脉回流征阳性,下肢或腰骶部凹陷性水肿	心界扩大,可有胸腔积液或腹水体征	心率增快,颌突下或胸骨左缘第4、5肋间可闻及右室舒张早期奔马律

细目八　腹部检查

要点一　视诊

（一）腹部外形

正常的腹部平坦。腹部明显膨隆或凹陷见于以下几种情况。

1. **全腹膨隆**　①腹内积气：见于各种原因所致的肠梗阻或肠麻痹。积气在肠道外腹腔内者，称为气腹，见于胃肠穿孔或治疗性人工气腹。②腹水：当腹腔内大量积液时，在仰卧位腹部外形呈宽而扁状，称为蛙腹。常见于肝硬化门静脉高压症、右心衰竭、缩窄性心包炎、肾病综合征、结核性腹膜炎、腹膜转移癌等。结核性腹膜炎症、肿瘤浸润时，腹形常呈尖凸状，也称为尖腹。③腹腔巨大肿块：以巨大卵巢囊肿最常见，腹部呈球形膨隆而以囊肿部位较明显。

2. **局部膨隆**　常见于腹部炎性包块、胃肠胀气、脏器肿大、腹内肿瘤、腹壁肿瘤和疝等。左上腹膨隆见于脾肿大、巨结肠或结肠脾曲肿瘤；上腹中部膨隆见于肝左叶肿大、胃扩张、胃癌、胰腺囊肿或肿瘤；右上腹膨隆见于肝肿大（淤血、脓肿、肿瘤）、胆囊肿大及结肠肝曲肿瘤；腰部膨隆见于大量肾盂积水或积脓、多囊肾、巨大肾上腺瘤；左下腹部膨隆见于降结肠肿瘤、干结粪块；下腹部膨隆多见于妊娠、子宫肌瘤、卵巢囊肿、尿潴留等；右下腹膨隆见于阑尾周围脓肿、回盲部结核或肿瘤等。

3. **全腹凹陷**　见于严重脱水、明显消瘦及恶病质等，严重者呈舟状腹。

（二）腹壁静脉

正常时腹壁静脉一般不显露。当门静脉高压或上、下腔静脉回流受阻导致侧支循环形成时，腹壁静脉呈现扩张、迂曲状态，称为腹壁静脉曲张。①门脉高压时，腹壁曲张的静脉以脐为中心向周围伸展，脐以上腹壁静脉血流方向从下向上，脐以下腹壁静脉血流方向自上向下。②上腔静脉梗阻时，胸腹壁静脉血流方向自上向下，流入下腔静脉。③下腔静脉梗阻时，腹壁浅静脉血流方向向上，进入上腔静脉。

（三）胃肠型和蠕动波

正常人的腹部一般看不到蠕动波及胃型和肠型，有时在腹壁菲薄或松弛的老年人、极度消瘦者或经产妇可能见到。

幽门梗阻时，可见到胃蠕动波自左肋缘下向右缓慢推进（正蠕动波），有时可见到逆蠕动波及胃型；脐部出现肠蠕动波见于小肠梗阻，严重梗阻时，脐部可见横行排列呈多层梯形的肠型和较大的肠蠕动波；结肠梗阻时，宽大的肠型多出现于腹壁周边，同时盲肠多张大呈球形。

（四）腹纹

肥胖者和高度水肿者可见腹壁白色纵形腹纹；经产妇的银白色条纹称为妊娠纹；肾上腺皮质功能亢进患者的腹部、腰部及臀部都可出现紫红色纵形条纹，称紫纹。

（五）脐

正常的脐与腹壁相平或稍凹陷。脐深陷见于腹壁肥胖者；脐稍突出见于少年和腹壁菲薄者；脐明显突出见于大量腹水；腹腔压力增加时，腹腔内容物经脐部向外膨出而形成脐疝；脐部发炎、溃烂见于化脓性或结核性感染；脐部溃疡使局部坚硬、固定而突出，多为癌肿。

（六）疝

腹腔内容物易经腹壁或骨盆壁的间隙或薄弱部分向体表突出而形成疝。手术瘢痕愈合不良处可有切口疝；股疝位于腹股沟韧带中部，多见于女性；腹股沟疝则发生于髂窝部偏内侧，男性腹股沟斜疝可下降至阴囊，该疝在直立位或咳嗽用力时明显，平卧位时可缩小或消失，如有嵌顿，则可引起急性腹痛。

要点二　触诊

（一）触诊的方法及注意事项

被检者采取仰卧位，两手平放于躯干两侧，两腿并拢屈曲，使腹壁肌肉放松，做缓慢的腹式呼吸运动。医生站在其右侧，面向被检者，以便观察其有无疼痛等表情。检查时手应温暖，动作应轻柔；触诊时可与被检者交谈，转移其注意力，使腹肌放松。检查顺序：从健康部位开始，逐渐移向病变区域，一般常规体检先从左下腹开始，循逆时针方向，由下而上，先左后右，由浅入深，将腹部各区进行仔细触诊，左右对比。

（二）触诊的内容

包括腹壁紧张度、有无压痛和反跳痛、腹部包块、液波震颤及肝脾等腹内脏器的情况。

1. **腹壁紧张度**　正常人的腹壁柔软，无抵抗。在某些病理情况下可使全腹或局部紧张度增加、减弱或消失。

(1)腹壁紧张度增加(腹肌紧张):①弥漫性腹肌紧张多见于胃肠道穿孔或实质脏器破裂所致的急性弥漫性腹膜炎,此时腹壁常强直,硬如木板,故称为板状腹。②局限性腹肌紧张多系局限性腹膜炎所致,如右下腹腹壁紧张多见于急性阑尾炎,右上腹腹壁紧张多见于急性胆囊炎;腹膜慢性炎症时,触诊如揉面团一样,称为揉面感,常见于结核性腹膜炎、癌性腹膜炎。

(2)腹壁紧张度减低或消失:全腹紧张度减低见于慢性消耗性疾病或刚放出大量腹水者,也可见于身体瘦弱的老年人和经产妇;全腹紧张度消失见于脊髓损伤所致的腹肌瘫痪和重症肌无力等。

2. 压痛及反跳痛

(1)压痛:①广泛性压痛见于弥漫性腹膜炎。②局限性压痛见于局限性腹膜炎或局部脏器的病变。明确而固定的压痛点是诊断某些疾病的重要依据。如麦氏(Mc Burney)点(右髂前上棘与脐连线中外1/3交界处)压痛多考虑急性阑尾炎;胆囊点(右腹直肌外缘与肋弓交界处)压痛考虑胆囊病变。

(2)反跳痛:反跳痛表示炎症已波及腹膜壁层,腹肌紧张伴压痛、反跳痛称为腹膜刺激征,是急性腹膜炎的可靠体征。

3. 腹部包块 腹腔脏器的肿大、异位、肿瘤、囊肿或脓肿、炎性组织粘连或肿大的淋巴结等均可形成包块。如触到包块要鉴别其来源于何种脏器;是炎症性还是非炎症性;是实质性还是囊性;是良性还是恶性;在腹腔内还是在腹壁上。还须注意包块的部位、大小、形态、质地、压痛、搏动、移动度、与邻近器官的关系等。

4. 液波震颤 检查时患者仰卧,医师用手掌面贴于患者的腹壁一侧,以另一手并拢屈曲的四指指端并迅速叩击腹壁另一侧,如腹腔内有大量游离液体时,贴于腹壁的手掌就可感到液波的冲击,称为液波震颤。

5. 腹内脏器触诊

(1)肝脏。①检查方法:采用单手或双手触诊法,分别在右侧锁骨中线延长线和前正中线上触诊肝脏右叶和左叶。检查时患者取仰卧位,双腿稍屈曲,使腹壁松弛,医生位于患者的右侧检查。②正常肝脏:正常成人的肝脏一般触不到,但腹壁松弛的消瘦者于深吸气时可触及肝下缘,多在肋弓下1cm以内,剑突下如能触及肝左叶,多在3cm以内。2岁以下小儿的肝脏相对较大,易触及。正常的肝脏质地柔软,边缘较薄,表面光滑,无压痛和叩击痛。③触诊的注意事项:触及肝脏时,应详细描述其大小、质地、表面光滑度及边缘情况、有无压痛及搏动等。④肝脏大小变化的临床意义:弥漫性肝肿大见于肝炎、脂肪肝、肝淤血、早期肝硬化、白血病、血吸虫病等;局限性肝肿大见于肝脓肿、肝囊肿(包括肝包虫病)、肝肿瘤等;肝脏缩小见于急性和亚急性重型肝炎、晚期肝硬化。⑤肝脏质地分级:分为质软、质韧(中等硬度)和质硬3级。正常的肝脏质地柔软,如触口唇;急性肝炎及脂肪肝时,质地稍韧;慢性肝炎质韧,如触鼻尖;肝硬化质硬,肝癌质地最硬,如触前额。⑥肝脏常见病的表现:急性肝炎时肝脏轻度肿大,质稍韧,表面光滑,边缘钝,有压痛;慢性肝炎时肝脏肿大较明显,质韧或稍硬,压痛较轻;肝硬化早期肝常肿大,晚期则缩小变硬,表面呈结节状,边缘较薄,无压痛;肝癌时肝脏进行性肿大,质坚硬如石,表面呈大小不等的结节状或巨块状,高低不平,边缘不整,压痛明显;脂肪肝所致的肝肿大,质软或稍韧,表面光滑,无压痛;肝淤血时肝脏明显肿大,质韧,表面光滑,边缘圆钝,有压痛;右心衰竭引起肝淤血肿大时,压迫肝脏,颈静脉怒张更明显,称为肝颈静脉回流征阳性。

(2)胆囊。①胆囊点:右侧腹直肌外缘与肋弓交界处即为胆囊点。②胆囊触痛的检查方法:医生将左手掌平放在被检者的右肋,拇指放在胆囊点,用中等压力按压腹壁,然后嘱被检者缓慢深呼吸,如果深吸气时被检者因疼痛而突然屏气,则称胆囊触痛征(墨菲征)阳性,见于急性胆囊炎。③临床意义:正常时胆囊不能触及。急性胆囊炎引起胆囊肿大时墨菲征阳性;胰头癌压迫胆总管导致胆囊肿大时无压痛,但有逐渐加深的黄疸,称库瓦西耶征阳性;胆囊肿大,有实性感者,见于胆囊结石或胆囊癌。

(3)脾脏:正常时脾脏不能触及。内脏下垂、左侧大量胸腔积液或积气时,脾向下移而可触及。除此之外,若能触及脾脏,则提示脾肿大。①检查方法:仰卧位或右侧卧位,右下肢伸直,左下肢屈髋、屈膝进行检查。②注意事项:触及脾脏后应注意其大小、质地、表面形态、有无压痛及摩擦感等。③脾肿大分度:深吸气时脾脏下缘在肋下不超过2cm者为轻度肿大;超过 2cm 但在脐水平线以上为中度肿大；超过脐水平线或前正中线为高度肿大，又称巨脾。中度以上脾肿大时，其右缘常可触及脾切迹，这一特征可与左肋下其他包块相区别。④脾肿大的测量方法用三线记录法（单位：cm），ab 线测量左锁骨中线与左肋缘交点（a 点）至脾下缘（b 点）之间的距离；ac 线是测量 a 点至脾脏最远端（c 点）之间的距离；de 线是测量脾右缘（d 点）与前正中线之间的距离；如脾脏高度增大，向右越过前正中线，则测量脾右缘至前正中线的最大距离，以"+"表示；未超过前正中线，则测量脾右缘与前正中线的最短距离，以"-"表示。⑤脾肿大的临床意义：轻度脾肿大见于慢性肝炎、粟粒性肺结核、伤寒、感染性心内膜炎、败血症和急性疟疾等，一般质地较柔软；中度脾肿大见于肝硬化、慢性溶血性黄疸、慢性淋巴细胞性白血病、系统性红斑狼疮、疟疾后遗症及淋巴瘤等，一般质地较硬；高度脾肿大，表面光滑者见于慢性粒细胞性白血病、慢性疟疾和骨髓纤维化症等，表面不平而有结节者见于淋巴瘤等；脾脓肿、脾梗死和脾周围炎时，可触到摩擦感且压痛明显。

（4）肾脏：肾脏触诊常用双手触诊法。患者可取仰卧位或立位。医师位于患者的右侧，将左手掌放在其右后腰部向上托（触诊左肾时，左手绕过患者前方托住左后腰部），右手掌平放于被检侧季肋部，以微弯的手指指端放在肋弓下方，随患者呼气，右手逐渐深压向后腹壁，与在后腰部向上托起的左手试图接近，双手夹触肾。如未触及肾脏，应让患者深吸气，此时随吸气下移的肾脏可能滑入双手之间而被触知。如能触及肾脏大部分，则可将其在两手间夹住，同时患者常有类似恶心或酸痛的不适感。有时只能触及光滑、圆钝的肾下极，它常从触诊的手中滑出。

触及肾脏时应注意其大小、形状、质地、表面状态、敏感性和移动度等。正常的肾脏表面光滑而圆钝，质地结实而富有弹性，有浮沉感。正常人的肾脏一般不能触及，身材瘦长者有时可触及右肾下极。肾脏代偿性增大、肾下垂及游走肾常被触及。肾脏肿大见于肾盂积水或积脓、肾肿瘤及多囊肾等。肾盂积水或积脓时，其质地柔软，富有弹性，有波动感；肾肿瘤则质地坚硬，表面凹凸不平；多囊肾时，不规则增大的肾脏有囊性感。

肾脏和尿路疾病，尤其是炎性疾病时，可在一些部位出现压痛点。①季肋点：在第 10 肋骨前端。②上输尿管点：在脐水平线上，腹直肌外缘。③中输尿管点：在两侧髂前上棘水平线上，腹直肌外缘，相当于输尿管第 2 狭窄处（入骨盆腔处）。④肋脊点：在背部脊柱与第 12 肋所成的夹角顶点，又称肋脊角。⑤肋腰点：在第 12 肋与腰肌外缘的夹角顶点，又称肋腰点。季肋点压痛亦提示肾脏病变。输尿管有结石、化脓性或结核性炎症时，在上或中输尿管点出现压痛。肋脊点和肋腰点是肾脏炎症性疾病（如肾盂肾炎、肾结核或肾脓肿等）常出现压痛的部位。如炎症深隐于肾实质内，可无压痛而仅有叩击痛。

6. **正常腹部可触到的结构**　腹主动脉、腰椎椎体与骶骨岬、横结肠、乙状结肠、盲肠等。

7. **膀胱触诊**　用单手滑行触诊法。正常的膀胱排空时不能查到。当膀胱积尿而充盈时，在下腹正中部可触到圆形、表面光滑的囊状物，排尿后包块消失，此点可与腹部其他包块相鉴别。尿潴留常见于尿道梗阻、脊髓病、昏迷、腰椎或骶椎麻醉及手术后患者。导尿后肿块消失即可确诊尿潴留。

要点三　叩诊

1. **肝脏叩诊**　体型对肝脏位置有一定的影响，匀称型者正常肝上界在右锁骨中线上第 5 肋间，下界位于右季肋下缘。右锁骨中线上，肝浊音区上下径之间的距离为 9~11cm；在右腋中线上，肝上界在第 7 肋间，下界相当于第 10 肋骨水平；在右肩胛线上，肝上界为第 10 肋间，下界不易叩出。体型瘦长者肝上下界均可低一个肋间，体型矮胖者则可高一个肋间。

病理情况下，肝浊音界向上移位见于右肺不张、右肺纤维化、气腹及鼓肠等；肝浊音界向下移位见于肺气肿、右侧张力性气胸等。肝浊音界扩大见于肝炎、肝脓肿、肝淤血、肝癌和多囊肝等；肝浊音界缩小见于急性重型肝炎、晚期肝硬化和胃肠胀气等；肝浊音界消失代之以鼓音者，是急性胃肠穿孔的一个重要体征，亦可见于人工气腹等。

肝区叩击痛阳性对肝炎、肝脓肿有一定的诊断意义。

2. **胃泡鼓音区**　胃泡鼓音区上界为膈及肺下缘，下界为肋弓，左界为脾脏，右界为肝左缘。胃泡鼓音区明显扩大见于幽门梗阻；明显缩小见于胸腔积液、心包积液、脾肿大及肝左叶肿大；鼓音消失见于急性胃扩张或溺水者。

3. **脾脏叩诊** 脾浊音区宜采用轻叩法，在左腋中线自上而下进行叩诊。正常时脾浊音区在该线上第9~11肋间，宽4~7cm，前方不超过腋前线。脾浊音区缩小或消失见于左侧气胸、胃扩张及鼓肠等；脾浊音区扩大见于脾肿大。

4. **膀胱叩诊** 膀胱空虚时，因小肠位于耻骨上方遮盖膀胱，故叩诊呈鼓音，叩不出膀胱的轮廓。膀胱充盈时，耻骨上方叩出圆形浊音区。妊娠的子宫、卵巢囊肿或子宫肌瘤等，该区叩诊也呈浊音，应予鉴别。腹水时，耻骨上方叩诊可呈浊音区，但此区的弧形上缘凹向脐部，而膀胱胀大的浊音区弧形上缘凸向脐部。排尿或导尿后复查，如为浊音区转为鼓音，即为尿潴留而致的膀胱胀大。

5. **腹水的检查** 当腹腔内有较多的游离液体（在1000mL以上）时，如患者仰卧位，液体因重力作用多积聚于腹腔低处，含气的肠管漂浮其上，故叩诊腹中部呈鼓音，腹部两侧呈浊音；在患者侧卧位时，液体随之流动，叩诊上侧腹部转为鼓音，下侧腹部呈浊音。这种因体位不同而出现浊音区变动的现象，为移动性浊音阳性。

要点四 听诊

1. **肠鸣音（肠蠕动音）** 正常肠鸣音每分钟4~5次，在脐部或右下腹部听诊最清楚。肠鸣音超过每分钟10次，但音调不特别高亢，称为肠鸣音活跃，见于服泻药后、急性肠炎或胃肠道大出血等；如肠鸣音次数多，且呈响亮、高亢的金属音，称肠鸣音亢进，见于机械性肠梗阻；肠鸣音明显少于正常，或3~5分钟以上才听到1次，称肠鸣音减弱或稀少，见于老年性便秘、电解质紊乱（低血钾）及胃肠动力低下等；如持续听诊3~5分钟未闻及肠鸣音，称肠鸣音消失或静腹，见于急性腹膜炎或各种原因所致的麻痹性肠梗阻。

2. **振水音** 患者仰卧，医生用耳凑近患者的上腹部，或将听诊器体件放于此处，然后用稍弯曲的手指以冲击触诊法连续迅速冲击患者上腹部，如听到胃内液体与气体相撞击的声音为振水音。正常人餐后或饮入多量液体时，振水音阳性。若空腹或餐后6~8小时以上仍有此音，则提示胃内有液体潴留，见于胃扩张、幽门梗阻及胃液分泌过多等。

3. **血管杂音** 上腹部的两侧出现收缩期血管杂音常提示肾动脉狭窄；左叶肝癌压迫肝动脉或腹主动脉时，可在包块部位闻及吹风样血管杂音；脐部收缩期血管杂音提示腹主动脉瘤或腹主动脉狭窄；肝硬化门脉高压侧支循环形成时，在脐周可闻及连续性的嗡鸣音。

要点五 腹部常见病变的体征

腹部常见病变的体征见表9-3-8-1。

表9-3-8-1 腹部常见病变的体征

病变	视诊	触诊	叩诊	听诊
肝硬化	肝病面容、蜘蛛痣及肝掌，晚期患者黄疸，腹部膨隆，呈蛙腹状，腹壁静脉曲张	早期肝肿大，质地偏硬；晚期肝脏缩小，脾大，腹水	早期肝浊音区轻度扩大，晚期肝浊音区缩小，移动性浊音阳性	肠鸣音正常
幽门梗阻	脱水、消瘦，上腹部可见胃蠕动波、胃型及逆蠕动波	上腹部紧张度增加	上腹部浊音或实音	可出现振水音
急性腹膜炎	急性病容，强迫仰卧位，腹式呼吸消失，肠麻痹时腹部膨隆	出现典型的腹膜刺激征——腹壁紧张、压痛及反跳痛	鼓肠或有气腹时，肝浊音区缩小或消失，移动性浊音阳性	肠鸣音减弱或消失
急性阑尾炎	急性病容，腹式呼吸减弱	麦氏点压痛或反跳痛，结肠充气试验阳性	右下腹部可有叩击痛	肠鸣音无明显变化
急性胆囊炎	急性病容，右上腹部稍膨隆，腹式呼吸减弱	右肋下胆囊区腹壁紧张，墨菲征阳性	右肋下胆囊区有叩击痛	肠鸣音无明显变化

续表

病变	视诊	触诊	叩诊	听诊
急性胰腺炎	急性病容，出血坏死型可见脐周皮肤青紫	上腹或左上腹压痛，重者腹膜刺激征阳性	可出现移动性浊音	肠鸣音减弱或消失
肠梗阻	急性病容，腹式呼吸减弱或消失，可见肠型及蠕动波	腹壁紧张，压痛，绞窄性肠梗阻有压痛性包块及反跳痛	腹部鼓音明显	机械性肠梗阻早期肠鸣音亢进呈金属调；麻痹性肠梗阻时肠鸣音减弱或消失

细目九　肛门、直肠检查

要点　肛门、直肠检查的体位与触诊

（一）体位

肛门、直肠检查时应根据病情和需要，让患者采取不同的体位，常见的检查体位如下。

1. **膝胸位（肘膝位）**　适用于前列腺、精囊及内镜检查。

2. **左侧卧位**　适用于病重、年老体弱或女性患者。

3. **仰卧位或截石位**　适用于病重、体弱患者及女性盆腔器官检查、膀胱直肠窝检查。也是直肠肛管手术的常用体位。

4. **蹲位**　适用于检查内痔、脱肛及直肠息肉等。

5. **弯腰前俯位**　是肛门视诊时最常用的体位。

（二）触诊

肛门或直肠触诊通常称为直肠指诊。对肛门、直肠的疾病的诊断有重要价值。患者体位可根据具体病情及要求采取膝胸位、左侧卧位或仰卧位等。

触诊时，先检查肛门及括约肌的紧张度，再查肛管及直肠的内壁。触诊直肠内壁时，注意有无压痛及黏膜是否光滑，有无肿块及搏动感。正常肛管和直肠内壁柔软、光滑，无触痛和包块。若有剧烈触痛见于肛裂及感染；触痛伴波动感，提示肛门、直肠周围脓肿；触及柔软光滑、有弹性的包块，为直肠息肉；触及坚硬、凹凸不平的包块，应考虑直肠癌。指诊后指套带有黏液、脓液或血时，说明存在炎症并有组织破坏。

细目十　脊柱与四肢检查

要点一　脊柱检查

（一）脊柱弯曲度

1. **检查方法**　患者取立位或坐位，先从侧面观察脊柱有无过度的前凸与后凸；然后从后面用手指沿脊椎棘突用力从上向下划压，划压后的皮肤出现一条红色充血线，观察脊柱有无侧弯。

2. **临床意义**　①脊柱后凸：多发生于胸段，见于佝偻病、脊柱结核、强直性脊柱炎、脊柱退行性变等。②脊柱前凸：多发生于腰段，见于大量腹水、腹腔巨大肿瘤、髋关节结核及髋关节后脱位等。③脊柱侧凸：姿势性侧凸多见于儿童发育期坐立位姿势不良、椎间盘突出症、脊髓灰质炎等；器质性侧凸时，改变体位不能使侧凸得到纠正，见于佝偻病、脊椎损伤、胸膜肥厚等。

（二）脊柱活动度

1. **检查方法**　检查颈段活动时，固定被检查者的双肩，让其做颈部的前屈、后伸、侧弯、旋转等动作；检查腰段活动时，固定被检查者的骨盆，让其做腰部的前屈、后伸、侧弯、旋转等动作。若已有外伤性骨折或关节脱位时，应避免做脊柱运动，以防损伤脊髓。

2. **临床意义**　脊柱活动受限常见于局部软组织损伤、骨质增生、骨质破坏、脊椎骨折或脱位、腰椎间盘突出。

（三）脊柱压痛与叩击痛

1. **检查方法**　①检查脊柱压痛时，患者取坐位，身体稍向前倾，医生用右手拇指自上而下逐个按压脊椎棘突及椎旁肌肉。②脊柱叩击痛检查：患者取坐位，医生用手指或用叩诊锤直接叩击各个脊椎棘突，了解患者是否有叩击痛，此为直接叩诊法；或患者取坐位，医生将左手掌置于患者头顶部，右手半握拳，以小鱼际肌部位叩击左手背，了解患者的脊柱是否有疼痛，此为间接叩诊法。

2. **临床意义** 正常人的脊柱无压痛与叩击痛，若某一部位有压痛与叩击痛，提示该处有病变，如脊椎结核、脊椎骨折、脊椎肿瘤、椎间盘突出等。

要点二 四肢与关节检查

（一）形态异常

1. **匙状甲（反甲）** 常见于缺铁性贫血，偶见于风湿热。

2. **杵状指（趾）** 常见于支气管扩张症、支气管肺癌、慢性肺脓肿、脓胸以及发绀型先天性心脏病、亚急性感染性心内膜炎等。

3. **指关节变形** 以类风湿关节炎引起的梭形关节最为常见。

4. **膝内翻、膝外翻** 膝内翻为 O 形腿，膝外翻为 X 形腿。常见于佝偻病及大骨节病。

5. **膝关节变形** 常见于风湿性关节炎活动期、结核性关节炎。

6. **足内翻、足外翻** 多见于先天畸形、脊髓灰质炎后遗症等。

7. **肢端肥大症** 见于腺垂体功能亢进、生长激素分泌过多引起的肢端肥大症。

8. **下肢静脉曲张** 多见于小腿，因下肢浅静脉血液回流受阻或静脉瓣功能不全所致。表现为下肢静脉如蚯蚓状怒张、弯曲，久立位更明显，严重时有小腿肿胀感，局部皮肤颜色暗紫红色或有色素沉着，甚至形成溃疡。常见于从事站立性工作者或栓塞性静脉炎患者。

（二）运动功能

关节活动障碍见于相应部位的骨折、脱位、炎症、肿瘤、退行性变等。

细目十一 神经系统检查

要点一 脑神经检查

1. **视神经**

（1）视神经检查包括视力、视野和眼底检查。

（2）视野反映黄斑中央凹以外的视网膜及视觉通路的功能，视觉通路的任何部位受到损害，都可引起视野缺损。

（3）眼底检查需要用检眼镜，观察视盘、视网膜、视网膜血管、黄斑有无异常。视盘水肿常见于颅内肿瘤、视神经受压迫等，如颅内出血、脑膜炎、脑炎等引起的颅内压升高。视网膜出血常见于高血压、出血性疾病等。视网膜有渗出物可见于高血压、慢性肾炎、妊娠高血压综合征等。原发性视神经萎缩见于球后视神经炎或肿瘤。

2. **动眼神经** 位于中脑，支配上直肌、下直肌、内直肌、下斜肌、上睑提肌、瞳孔括约肌和睫状肌。

动眼神经麻痹可表现为上睑下垂；眼球转向外下方，有外斜视和复视；眼球不能向上、向下、向内转动；瞳孔扩大；对光反射、调节反射、集合反射消失。常见于颅底肿瘤、结核性脑膜炎、脑出血合并脑疝等。

3. **三叉神经** 位于脑桥，主要支配面部感觉和咀嚼运动。

三叉神经刺激性病变时，可出现三叉神经痛，常表现为突然发作的一侧面部剧痛，可在眶上孔、上颌孔和颏孔三处有压痛点，且按压时可诱发疼痛。

4. **面神经**

（1）面神经主要支配面部表情肌和分管舌前 2/3 味觉。面神经核位于脑桥，分上、下两部分：上部受双侧大脑皮质运动区支配，下部仅受对侧大脑皮质运动区支配。

（2）中枢性与周围性面神经麻痹的鉴别方法，见表 9-3-11-1。

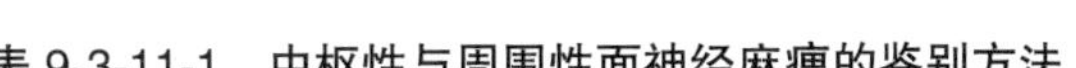

表 9-3-11-1　中枢性与周围性面神经麻痹的鉴别方法

鉴别点	中枢性面神经麻痹	周围性面神经麻痹
病因	核上组织(包括皮质、皮质脑干纤维、内囊、脑桥等)受损	面神经核或面神经受损
临床表现	病灶对侧颜面下部肌肉麻痹,可见鼻唇沟变浅,露齿时口角下垂(或口角歪向病灶侧),不能吹口哨和鼓腮等	病灶同侧全部面肌瘫痪,从上到下表现为不能皱额、皱眉、闭目,角膜反射消失,鼻唇沟变浅,不能露齿、鼓腮、吹口哨,口角下垂(或口角歪向病灶对侧)
临床意义	多见于脑血管病变、脑肿瘤和脑炎等	多见于受寒、耳部或脑膜感染、神经纤维瘤引起的周围型面神经麻痹,还可出现舌前 2/3 味觉障碍等

要点二　感觉功能的检查

(一) 感觉功能的检查内容

1. **浅感觉**　包括痛觉、触觉、温度觉。

2. **深感觉**　包括运动觉、位置觉、振动觉。

3. **复合感觉(皮质感觉)**　包括定位觉、两点辨别觉、立体觉和图形觉。

(二) 感觉障碍的表现形式

有疼痛、感觉减退、感觉异常、感觉过敏、感觉过度和感觉分离。

(三) 感觉障碍的类型

1. **末梢型**　表现为肢体远端对称性完全性感觉缺失,呈手套状、袜子状分布,也可有感觉异常、感觉过度和疼痛等。多见于多发性神经炎。

2. **神经根型**　感觉障碍的范围与某种神经根的节段分布一致,呈节段型或带状,在躯干呈横轴走向,在四肢呈纵轴走向。疼痛较剧烈,常伴有放射痛或麻木感,因脊神经后根损伤所致。见于椎间盘突出症、颈椎病和神经根炎等。

3. **脊髓型**　根据脊髓受损程度分为,①脊髓横贯型:为脊髓完全被横断,其特点为病变平面以上完全正常,病变平面以下各种感觉均缺失,并伴有截瘫或四肢瘫,排尿排便障碍。多见于急性脊髓炎、脊髓外伤等。②脊髓半横贯型:脊髓仅一半被横断,又称布朗 - 塞卡尔综合征,其特点为病变同侧损伤平面以下深感觉丧失及痉挛性瘫痪,对侧痛、温觉丧失。见于脊髓外肿瘤和脊髓外伤等。

4. **内囊型**　表现为病灶对侧半身感觉障碍、偏瘫、同向偏盲,称为三偏征,常见于脑血管疾病。

5. **脑干型**　特点是同侧面部感觉缺失和对侧躯干及肢体感觉缺失,见于炎症、肿瘤和血管病变。

6. **皮质型**　特点为上肢或下肢感觉障碍,并有复合感觉障碍,见于大脑皮层感觉区损害。

要点三　运动功能检查

(一) 随意运动

1. **肌力分级**　分为 6 级。

0 级:无肢体活动,也无肌肉收缩,为完全性瘫痪。

1 级:可见肌肉收缩,但无肢体活动。

2 级:肢体能在床面上做水平移动,但不能抬起。

3 级:肢体能抬离床面,但不能抵抗阻力。

4 级:能做抵抗阻力的动作,但较正常差。

5 级:正常肌力。

其中,0 级为全瘫,1~4 级为不完全瘫痪(轻瘫),5 级为正常肌力。

2. **瘫痪的表现形式**　①单瘫:单一肢体瘫痪,多见于脊髓灰质炎。②偏瘫:为一侧肢体(上、下肢)瘫痪,常伴有同侧脑神经损害,多见于颅内病变或脑卒中。③交叉性偏瘫:为一侧偏瘫及对侧脑神经损害,见于脑干病变。④截瘫:为双下肢瘫痪,是脊髓横贯性损伤,见于脊髓外伤、炎症等。

(二) 被动运动

正常时肌肉有一定的张力。张力降低或缺失见于周围神经、脊髓灰质前角及小脑病变。折刀样张力升高见于锥体束损害,铅管样肌张力升高及齿轮样肌张力升高见于锥体外系损害,如帕金森病。

(三) 不自主运动

1. **震颤**　静止性震颤见于帕金森病;动作性震颤见于小脑病变;扑翼样震颤主要见于肝性脑病。

2. **舞蹈症**　多见于儿童脑风湿病变。

3. **手足搐搦**　见于低钙血症和碱中毒。

(四)共济运动

1. **检查方法** 指鼻试验、对指试验、轮替动作、跟-膝-胫试验等。

2. **临床意义** 正常人的动作协调、稳准，如动作笨拙和不协调时称为共济失调。按病损部位分为小脑性、感觉性及前庭性共济失调。

要点四 中枢性与周围性瘫痪的鉴别方法

中枢性与周围性瘫痪的鉴别方法见表 9-3-11-2。

表 9-3-11-2 中枢性与周围性瘫痪的鉴别方法

鉴别点	中枢性瘫痪	周围性瘫痪
瘫痪分布	范围较广，单瘫、偏瘫、截瘫	范围较局限，以肌群为主
肌张力	增强	降低
肌萎缩	不明显	明显
生理反射	深反射亢进	深、浅反射减弱或消失
病理反射	有	无
肌束颤动	无	可有

要点五 神经反射检查

(一)浅反射

1. **角膜反射** 直接角膜反射存在，间接角膜反射消失，为受刺激对侧的面神经瘫痪；直接角膜反射消失，间接角膜反射存在，为受刺激侧的面神经瘫痪；直接、间接角膜反射均消失，为受刺激侧三叉神经病变；深昏迷患者角膜反射也消失。

2. **腹壁反射** 上部腹壁反射消失，病变在胸髓 7~8 节；中部腹壁反射消失，病变在胸髓 9~10 节；下部腹壁反射消失，病变在胸髓 11~12 节；一侧腹壁反射消失，多见于同侧锥体束病损；上、中、下腹壁反射均消失，见于昏迷或急腹症患者；肥胖、老年人、经产妇也可见腹壁反射消失。

3. **提睾反射** 一侧反射减弱或消失见于锥体束损害，或腹股沟疝、阴囊水肿、睾丸炎等；双侧反射消失见于腰髓 1~2 节病损。

(二)深反射

1. **检查内容** 肱二头肌反射、肱三头肌反射、桡骨骨膜反射、膝反射、踝反射、肌阵挛(髌阵挛、踝阵挛)。

2. **临床意义** ①深反射减弱或消失多为器质性病变，是相应脊髓节段或所属的脊神经的病变，常见于末梢神经炎、神经根炎、脊髓灰质炎、脑或脊髓休克状态等。②深反射亢进见于锥体束的病变，如急性脑血管病、急性脊髓炎休克期过后等。

(三)病理反射

1. **检查内容** 巴宾斯基(Babinski)征、奥本海姆(Oppenheim)征、戈登(Gordon)征、查多克(Chaddock)征、霍夫曼(Hoffmann)征。

2. **临床意义** 锥体束病变时，大脑失去对脑干和脊髓的抑制功能而出现的低级反射现象称为病理反射。1 岁半以内的婴幼儿由于锥体束尚未发育完善，可以出现上述反射现象。成人出现则为病理反射。

(四)脑膜刺激征

1. **检查内容** 颈强直、克尼格(Kernig)征、布鲁津斯基(Brudzinski)征。

2. **临床意义** 脑膜刺激征阳性见于各种脑膜炎、蛛网膜下腔出血等。颈强直也可见于颈椎病、颈部肌肉病变。克尼格征也可见于坐骨神经痛、腰骶神经根炎等。

(五)拉塞格征

为坐骨神经根受刺激的表现，又称坐骨神经受刺激征。阳性见于腰椎间盘突出症、坐骨神经痛、腰骶神经根炎等。

第四单元 实验室检查

细目一 血液的一般检查

要点一 红细胞的检测

(一) 参考值

血红蛋白(Hb):男性130~175g/L,女性115~150g/L。

红细胞(RBC):男性(4.3~5.8)×10^{12}/L,女性(3.8~5.1)×10^{12}/L。

(二) 临床意义

血红蛋白测定与红细胞计数的临床意义基本相同。

1. 红细胞及血红蛋白减少

贫血的诊断标准:男性Hb<130g/L,女性Hb<115g/L,孕妇Hb<110g/L。

(1)生理性减少:见于妊娠中、后期,6个月至2岁的婴幼儿,老年人。

(2)病理性减少:见于各种病因的贫血。①红细胞生成减少:造血原料不足,如缺铁性贫血、巨幼细胞贫血;造血功能障碍,如再生障碍性贫血、白血病;一些慢性疾病,如慢性感染、恶性肿瘤、慢性肾病等。②红细胞破坏过多:见于各种原因引起的溶血性贫血,如异常血红蛋白病、珠蛋白生成障碍性贫血、阵发性睡眠性血红蛋白尿、免疫性溶血性贫血、脾功能亢进等。③红细胞丢失过多:见于急性失血性贫血,月经过多、钩虫病等引起的慢性失血。

2. 红细胞及血红蛋白增多

判定标准:成年男性Hb>180g/L,RBC>6.5×10^{12}/L;成年女性Hb>170g/L,RBC>6.0×10^{12}/L。

(1)相对性增多:见于严重腹泻、频繁呕吐、大量出汗、大面积烧伤、糖尿病酮症酸中毒、尿崩症等引起的血液浓缩。

(2)绝对性增多:①继发性,生理性见于新生儿及高原生活者;病理性见于阻塞性肺气肿、肺源性心脏病、发绀型先天性心脏病等。②原发性,见于真性红细胞增多症。

3. 红细胞形态异常的临床意义

(1)大小改变:①小红细胞,见于缺铁性贫血。②大红细胞,见于溶血性贫血、急性失血性贫血、巨幼细胞贫血。③巨红细胞,见于叶酸或维生素B_{12}缺乏引起的巨幼细胞贫血。④红细胞大小不均,反映骨髓中红细胞系增生旺盛,见于增生性贫血,如溶血性贫血、失血性贫血、巨幼细胞贫血,尤其以巨幼细胞贫血更为显著。

(2)形态改变:①球形红细胞,主要见于遗传性球形红细胞增多症。②椭圆形红细胞,主要见于遗传性椭圆形红细胞增多症。③靶形红细胞,常见于珠蛋白生成障碍性贫血、异常血红蛋白病。④口形红细胞,主要见于遗传性口形红细胞增多症,少量可见于弥散性血管内凝血(DIC)及乙醇中毒。⑤镰形红细胞,见于镰形细胞性贫血。⑥泪滴形红细胞,见于骨髓纤维化,也可见于珠蛋白生成障碍性贫血、溶血性贫血等。

要点二 白细胞计数及分类计数

(一) 参考值

1. 白细胞总数 成人(3.5~9.5)×10^9/L。

2. 分类计数(表9-4-1-1)

表9-4-1-1 5种白细胞的正常百分数和绝对值

细胞类型	百分数(%)	绝对值(×10^9/L)
杆状核(中性粒细胞)	1~5	0.04~0.5
分叶核(中性粒细胞)	50~70	2.0~7.0
嗜酸性粒细胞	0.5~5.0	0.05~0.5

续表

细胞类型	百分数(%)	绝对值($\times 10^9$/L)
嗜碱性粒细胞	0~1	0~0.1
淋巴细胞	20~40	0.8~4.0
单核细胞	3~8	0.12~0.8

(二)临床意义

成人白细胞数 $>9.5\times 10^9$/L 称为白细胞增多,$<3.5\times 10^9$/L 称为白细胞减少。白细胞总数的增减主要受中性粒细胞数量的影响。

1. 中性粒细胞

(1)增多:生理性增多见于新生儿、妊娠后期、分娩、剧烈运动或劳动后。病理性增多见于:①急性感染,化脓性感染最为常见,如流行性脑脊髓膜炎、肺炎链球菌肺炎、急性阑尾炎等;②急性大出血及溶血;③严重组织损伤,如大手术后、大面积烧伤、急性心肌梗死等;④急性中毒,如代谢性酸中毒(尿毒症、糖尿病酮症酸中毒)、化学药物中毒(安眠药中毒)、有机磷杀虫药中毒等;⑤恶性肿瘤及白血病。

(2)减少:中性粒细胞绝对值 $<1.5\times 10^9$/L 称为粒细胞减少症,$<0.5\times 10^9$/L 称为粒细胞缺乏症。病理性减少见于:①感染,病毒性感染如流行性感冒、病毒性肝炎、麻疹、风疹、水痘等最为常见,某些革兰氏阴性杆菌感染如伤寒及副伤寒等,某些原虫感染如恙虫病、疟疾等;②血液病,如再生障碍性贫血、粒细胞缺乏症等;③自身免疫性疾病,如系统性红斑狼疮等;④脾功能亢进,如肝硬化等;⑤药物及理化因素损伤,物理因素如 X 线、γ 射线、放射性核素等,化学物质如苯、铅、汞等,化学药物如氯霉素、磺胺类药、抗肿瘤药、降糖药及抗甲状腺药物等。

(3)中性粒细胞的核象变化:①核左移,周围血中杆状核粒细胞增多并超过 5%,并出现晚幼粒、中幼粒、早幼粒等细胞,常见于感染,特别是急性化脓性感染,也可见于急性大出血、急性溶血反应、急性中毒等;②核右移,正常人血中的中性粒细胞以 3 叶者为主,若 5 叶者超过 3% 时称为核右移。常伴有白细胞总数减少,为骨髓造血功能减退或缺乏造血物质所致,主要见于巨幼细胞贫血、恶性贫血。

2. 嗜酸性粒细胞

(1)增多:①变态反应性疾病,如支气管哮喘、血管神经性水肿、荨麻疹、药物过敏、血清病等;②寄生虫病,如血吸虫病、蛔虫病、钩虫病等;③血液病,如慢性粒细胞白血病、淋巴瘤、多发性骨髓瘤等。

(2)减少:见于伤寒、副伤寒、严重烧伤、大手术、休克、库欣综合征等。

3. 嗜碱性粒细胞 增多见于慢性粒细胞性白血病、嗜碱性粒细胞白血病、转移癌、骨髓纤维化等。减少一般无临床意义。

4. 淋巴细胞

(1)增多:①感染性疾病,主要为病毒感染,如麻疹、风疹、水痘、流行性腮腺炎、传染性单核细胞增多症、病毒性肝炎、流行性出血热等,某些杆菌感染如结核病、百日咳、布鲁菌病等;②某些血液病,急性和慢性淋巴细胞白血病、淋巴瘤等。淋巴细胞相对比例增高,但绝对值不增高,见于再生障碍性贫血、粒细胞缺乏症。

(2)减少:主要见于接触放射线,应用肾上腺皮质激素、烷化剂,免疫缺陷性疾病等。

5. 单核细胞 增多见于:①某些感染,如感染性心内膜炎、活动性结核病、疟疾、急性感染的恢复期等;②某些血液病,如单核细胞白血病、粒细胞缺乏症恢复期、恶性组织细胞病、淋巴瘤、骨髓增生异常综合征等。减少一般无临床意义。

要点三　血小板检测

(一)参考值

$(125\sim350)\times 10^9$/L。

(二)临床意义

血小板 $>350\times 10^9$/L 称为血小板增多,$<125\times 10^9$/L 称为血小板减少。

1. 增多 ①反应性增多:见于急性大出血及溶血之后、脾切除术后等。②原发性增多:见于原发性血小板增多症、真性红细胞增多症、慢性粒细胞性白血病、骨髓纤维化早期等。

2. 减少 ①生成障碍:见于再生障碍性贫血、急性白血病、放射性损伤、骨髓纤维化晚期等。②破坏或消耗增多:见于原发性血小板减少性紫癜、脾功能亢进、系统性红斑狼疮、淋巴瘤等。

要点四　网织红细胞计数

（一）参考值

百分数 0.005~0.015（0.5%~1.5%），绝对值（24~84）×10^9/L。

（二）临床意义

网织红细胞计数反映骨髓造血的功能状态，对贫血的鉴别诊断及指导治疗有重要意义。

1. **增多**　表示骨髓红细胞系增生旺盛。①明显增多：见于溶血性贫血和急性失血性贫血。②贫血治疗的疗效判断指标：缺铁性贫血及巨幼细胞贫血的患者，治疗前网织红细胞轻度增多，给予铁剂或叶酸治疗后可迅速增高。

2. **减少**　表示骨髓造血功能减低，见于再生障碍性贫血、骨髓病性贫血（如急性白血病）。

要点五　红细胞沉降率的测定

（一）参考值

成年男性 0~15mm/h；成年女性 0~20mm/h。

（二）临床意义

1. **生理性增快**　见于妇女月经期、妊娠3个月以上、60岁以上高龄者。

2. **病理性增快**　①各种炎症：细菌性急性炎症、结核病和风湿热活动期。②组织损伤及坏死：急性心肌梗死血沉增快。③恶性肿瘤：恶性肿瘤血沉增快，良性肿瘤血沉多正常。④各种原因导致的高球蛋白血症：如慢性肾炎、多发性骨髓瘤、肝硬化、感染性心内膜炎、系统性红斑狼疮等。⑤贫血和高胆固醇血症时血沉可增快。

细目二　骨 髓 检 查

要点一　骨髓细胞学检查的临床意义

1. **诊断造血系统疾病**　①对各型白血病、恶性组织细胞病、巨幼细胞性贫血、再生障碍性贫血、多发性骨髓瘤、典型的缺铁性贫血、原发性血小板减少性紫癜等，具有明确诊断的作用。②对增生性贫血、粒细胞缺乏症、骨髓增生异常综合征、骨髓增殖性疾病等有辅助诊断价值。

2. **诊断其他非造血系统疾病**　①感染性疾病：如疟疾、感染性心内膜炎、伤寒等。②某些骨髓转移癌（瘤）。③某些代谢疾病等。

3. **鉴别诊断**　如不明原因的发热，肝、脾、淋巴结肿大，骨痛或关节痛等的鉴别诊断。

要点二　骨髓增生程度分级

骨髓内有核细胞的多少反映骨髓的增生情况，一般以成熟红细胞和有核细胞的比例判断骨髓增生的程度。骨髓增生程度的分级，见表9-4-2-1。

表 9-4-2-1　骨髓增生程度的分级

增生程度	成熟红细胞：有核细胞	有核细胞（%）	常见的原因
极度活跃	1：1	>50	各种白血病
明显活跃	10：1	10~50	白血病、增生性贫血
活跃	20：1	1~10	正常骨髓、某些贫血
减低	50：1	0.5~1	慢性再生障碍性贫血、粒细胞减少或缺乏症
极度减低	200：1	<0.5	急性再生障碍性贫血

细目三　血型鉴定与交叉配血试验

要点一　ABO 血型系统的临床意义

ABO 血型系统在临床输血上有重要意义。输血前必须准确鉴定供血者与受血者的血型，选择同型人的血液，并经过交叉配血试验，证明完全相配时才可输用。为防止输血反应，必须坚持同型输血。血型不合或不同亚型之间输血都可能引起输血反应，危及生命。非同型患者输入 O 型血仍有可能发生溶血反应,O 型血并非“万能血”。另外,在器官移植上,如果供者与受者 ABO 血型系统不和,也会加大排异反应,增加移植的失败率。

要点二 交叉配血试验

1. **试验内容** 包括主试验和副试验。①主试验:受血者血清加供血者红细胞悬液。②副试验:供血者血清加受血者红细胞悬液。两者合称为交叉配血试验。

2. **试验结果** ①主、副试验均无凝集反应(配血完全相适合),可输血。②当主试验有凝集,其血绝对不可输用。③若主试验无凝集,副试验出现凝集时,如病情紧急又无同型血可用而凝集又较弱时,可输少量(不超过 200mL)。

3. **临床意义** 进行交叉配血试验可以检出 ABO 血型系统的不规则抗原,发现 ABO 血型系统以外的配血不合,防止因血型鉴定错误导致的输血事故。

细目四 血栓与止血检查

要点一 毛细血管抵抗力试验

1. **检查方法** 通过给手臂局部加压(标准压力),维持 8 分钟,然后观察直径 5cm 圆圈内新的出血点。

2. **参考值** 新出血点数量:成年女性和儿童<10 个,成年男性<5 个。超过为阳性,提示毛细血管脆性增加。

3. **临床意义** 毛细血管脆性增加见于:①毛细血管壁异常:如遗传性出血性毛细血管扩张症、过敏性紫癜、单纯性紫癜及维生素 C 缺乏症;中毒性损害,如败血症、感染性心内膜炎、尿毒症、砷中毒。②血小板量与质异常:如原发性或继发性血小板减少性紫癜、血小板无力症。③血管性血友病等。

要点二 出血时间测定

1. **参考值** 6.9±2.1 分钟(测定器法),超过 9 分钟为异常。

2. **临床意义** 出血时间(BT)延长见于:①血小板显著减少:如原发性或继发性血小板减少性紫癜。②血小板功能异常:如血小板无力症、巨大血小板综合征。③毛细血管壁异常:如遗传性出血性毛细血管扩张症、维生素 C 缺乏症。④某些凝血因子严重缺乏:如血管性血友病、DIC。

要点三 活化部分凝血活酶时间测定

活化部分凝血活酶原时间(APTT)是反映内源性凝血系统各凝血因子总的凝血状况的筛选试验。

1. **参考值** 32~43 秒(手工法),较正常对照延长 10 秒以上为异常。

2. **临床意义**

(1)APTT 延长:①血浆Ⅷ、Ⅸ、Ⅺ因子缺乏:如重症 A、B 型血友病和遗传性因子Ⅺ缺乏症。②凝血酶原严重减少:如先天性凝血酶原缺乏症。③纤维蛋白原严重减少:如先天性纤维蛋白缺乏症。④纤溶亢进:DIC 后期继发纤溶亢进。⑤ APTT 又是监测肝素治疗的首选指标。

(2)APTT 缩短:见于血栓性疾病和血栓前状态,如 DIC 早期、脑血栓形成、心肌梗死等,但灵敏度、特异度差。

要点四 血浆凝血酶原时间测定

1. **参考值** 正常为 11~13 秒,超过正常对照值 3 秒以上为异常。

2. **临床意义**

(1)延长:①先天性凝血因子异常,如因子Ⅱ、Ⅴ、Ⅶ、Ⅹ减少及纤维蛋白原缺乏;②后天性凝血因子异常,如严重肝病、维生素 K 缺乏、DIC 后期及使用抗凝药物。

(2)缩短:主要见于血液高凝状态时,如 DIC 早期、脑血栓形成、心肌梗死等。

要点五 D- 二聚体测定

1. **参考值** 胶乳凝集法:阴性。ELISA 法:0~0.256mg/L。

2. **临床意义** 本试验为鉴别原发与继发纤溶症的重要指标。①继发纤溶症:为阳性或增高,见于 DIC、恶性肿瘤、各种栓塞性疾病及心、肝、肾疾病等。D– 二聚体增高对诊断肺栓塞、肺梗死有重要意义。②原发纤溶症:为阴性或不升高。

要点六　DIC检查法

1. **检查项目**　①血小板计数。②血浆纤维蛋白原测定。③3P试验或血浆纤维蛋白原降解产物测定或D-二聚体测定。④血浆凝血酶原时间测定。⑤纤溶酶原含量及活性测定。⑥抗凝血酶Ⅲ活性测定。⑦血浆凝血因子Ⅷ：C活性测定。⑧血浆内皮素-1测定。

2. **诊断标准**　DIC的实验诊断标准：同时有3项以上异常者。

细目五　排泄物、分泌物及体液检查

要点一　尿液的一般性状检查

（一）尿量

正常成人1000~2000mL/24h。

1. **多尿**　尿量>2500mL/24h。病理性多尿见于糖尿病、尿崩症、有浓缩功能障碍的肾脏疾病（如慢性肾炎、慢性肾盂肾炎等）及精神性多尿等。

2. **少尿或无尿**　尿量<400mL/24h或<17mL/h为少尿；尿量<100mL/24h为无尿。见于以下几种情况：①肾前性少尿：休克、脱水、心力衰竭等所致的肾血流量减少。②肾性少尿：急性肾炎、慢性肾炎急性发作、急性肾衰竭少尿期、慢性肾衰竭终末期等。③肾后性少尿：尿道结石、狭窄、肿瘤等引起的尿道梗阻。

（二）外观（颜色和透明度）

正常新鲜尿液清澈透明，呈黄色或淡黄色。

1. **血尿**　见于泌尿系统炎症、结石、肿瘤、结核等；也可见于血液系统疾病，如血小板减少性紫癜、血友病等。

2. **血红蛋白尿**　呈浓茶色或酱油色，镜检无红细胞，但隐血试验为阳性。见于蚕豆病、阵发性睡眠性血红蛋白尿、恶性疟疾和血型不合的输血反应等。

3. **胆红素尿**　见于肝细胞性黄疸和阻塞性黄疸。

4. **乳糜尿**　见于丝虫病。

5. **脓尿和菌尿**　见于泌尿系统感染，如肾盂肾炎、膀胱炎等。

（三）酸碱反应

正常新鲜尿液呈弱酸性至中性反应，pH为5.0~7.0。

1. **尿pH降低**　见于多食肉类、蛋白质食物、代谢性酸中毒、发热、痛风等。

2. **尿pH升高**　见于多食蔬菜、服用碱性药物、代谢性碱中毒等。

（四）比重

正常人在普通膳食的情况下，尿比重为1.015~1.025。

1. **升高**　见于急性肾炎、糖尿病、肾病综合征及肾前性少尿等。

2. **降低**　见于慢性肾炎、慢性肾衰竭、尿崩症等。

要点二　尿液的化学检查

（一）蛋白尿

尿蛋白定性试验阳性或定量试验>150mg/24h称为蛋白尿。

1. **生理性蛋白尿**　见于剧烈运动、寒冷、精神紧张等，为暂时性，尿中蛋白含量少。

2. **病理性蛋白尿**　①肾小球性蛋白尿：见于肾小球肾炎、肾病综合征等。②肾小管性蛋白尿：见于肾盂肾炎、间质性肾炎等。③混合性蛋白尿：见于肾小球肾炎或肾盂肾炎后期、糖尿病、系统性红斑狼疮等。④溢出性蛋白尿：见于多发性骨髓瘤、巨球蛋白血症、严重骨骼肌创伤、急性血管内溶血等。

（二）尿糖

尿糖定性试验为阳性，称为糖尿。

1. **暂时性糖尿**　见于强烈精神刺激、全身麻醉、颅脑外伤、急性脑血管病及食糖过多等。

2. **血糖升高性糖尿**　见于糖尿病、甲状腺功能亢进症、库欣综合征、嗜铬细胞瘤及胰腺炎等。

3. **肾性糖尿**　见于慢性肾炎、肾病综合征等。

（三）尿酮体

正常人尿酮体定性检测为阴性。尿酮体阳性见于糖尿病酮症酸中毒、妊娠剧吐、重症不能进食等。

要点三　尿液的显微镜检查

（一）细胞

1. **上皮细胞**　①扁平上皮细胞：见于正常

成年女性。②大圆上皮细胞:大量出现见于膀胱炎。③尾形上皮细胞:见于肾盂肾炎、输尿管炎。④小圆上皮细胞:提示肾小管病变。

2. **红细胞** 尿沉渣镜检每高倍视野>3个,称镜下血尿。见于急性肾炎、慢性肾炎急性发作、急性膀胱炎、肾结核、肾结石、肾盂肾炎等。

3. **白细胞和脓细胞** 尿沉渣镜检每高倍视野>5个,称镜下脓尿。见于肾盂肾炎、膀胱炎、尿道炎、肾结核等。

(二)管型

1. **透明管型** 偶见于健康人;少量出现见于剧烈运动、高热等;明显增多提示肾实质病变,如肾病综合征、慢性肾炎等。

2. **细胞管型** ①红细胞管型:见于急性肾炎、慢性肾炎急性发作、狼疮性肾炎等。②白细胞管型:见于肾盂肾炎、间质性肾炎。③肾小管上皮细胞管型:见于急性肾小管坏死、慢性肾炎晚期、肾病综合征等。

3. **颗粒管型** ①粗颗粒管型:见于慢性肾炎、肾盂肾炎、药物毒性引起的肾小管损害。②细颗粒管型:见于慢性肾炎、急性肾炎后期。

4. **蜡样管型** 提示肾小管病变严重,见于慢性肾炎晚期、慢性肾衰竭、肾淀粉样变性。

5. **脂肪管型** 见于肾病综合征、慢性肾炎急性发作、中毒性肾病。

要点四 粪便的一般性状检查

(一)量

正常成人每日排便1次,约100~300g。胃肠、胰腺病变或其功能紊乱时,粪便次数及粪量可增多或减少。

(二)颜色及性状

正常成人的粪便为黄褐色圆柱状软便,婴儿的粪便呈金黄色。

1. **水样或粥样稀便** 见于各种感染性或非感染性腹泻,如急性胃肠炎、甲状腺功能亢进症等。

2. **米泔样便** 见于霍乱。

3. **黏液脓样或脓血便** 见于细菌性痢疾、溃疡性结肠炎、直肠癌等。患阿米巴痢疾时,以血为主,呈暗红色果酱样;细菌性痢疾则以黏液脓性便或脓血便为主。

4. **胨状便** 见于肠易激综合征、慢性菌痢。

5. **鲜血便** 多见于肠道下段出血,如痔疮、肛裂、直肠癌等。

6. **柏油样便** 见于各种原因引起的上消化道出血。

7. **灰白色便** 见于阻塞性黄疸。

8. **细条状便** 多见于直肠癌。

9. **绿色粪便** 提示消化不良。

10. **羊粪样便** 多见于老年人及经产妇排便无力者。

(三)气味

①恶臭味:见于慢性肠炎、胰腺疾病、结肠或直肠癌溃烂。②腥臭味:见于阿米巴痢疾。③酸臭味:见于脂肪和碳水化合物消化或吸收不良。

(四)寄生虫体

肉眼可分辨蛔虫、蛲虫、绦虫等较大虫体。

(五)结石

最常见的是应用排石药物或碎石术后排出的胆石。

要点五 粪便的显微镜检查

1. **细胞** ①红细胞:正常粪便中无红细胞,出现红细胞见于下消化道出血、痢疾、溃疡性结肠炎、结肠或直肠癌等。②白细胞:正常粪便中不见或偶见白细胞,大量出现见于细菌性痢疾、溃疡性结肠炎。③巨噬细胞:见于细菌性痢疾、溃疡性结肠炎。

2. **寄生虫** 肠道有寄生虫时可在粪便中找到相应的病原体,如虫体或虫卵、原虫滋养体及其包囊。

3. **食物残渣** ①淀粉颗粒增多:见于慢性胰腺炎。②脂肪小滴增多:见于慢性胰腺炎、胰腺癌。③肌肉纤维增多:提示蛋白质消化不良。

要点六 粪便的化学检查

隐血试验:正常为阴性。阳性见于消化性溃疡活动期、胃癌、钩虫病、消化道炎症、出血性疾病等。消化道癌症呈持续阳性,消化性溃疡呈间断阳性。

要点七 粪便的细菌学检查

肠道致病菌的检测主要通过粪便直接涂片镜检和细菌培养,用于细菌性痢疾、霍乱等的诊断。

要点八 痰液的一般性状检查

1. **痰量** 正常人无痰或仅有少量无色黏液样痰。痰量增多见于肺脓肿、慢性支气管炎、支气管扩张、肺结核等。

2. **颜色** ①黄色痰:见于呼吸道化脓性感染。②黄绿色痰:见于铜绿假单胞菌感染、干酪性肺炎。③红色痰:见于肺癌、肺结核、支气管扩张症。④粉红色泡沫样痰:见于急性肺水肿。⑤铁锈色痰:见于肺炎链球菌肺炎。⑥棕褐色痰:见于阿米巴肺脓肿。

3. **性状** ①黏液性痰:见于支气管炎、肺炎早期及支气管哮喘等。②浆液性痰:见于肺水肿、肺淤血。③脓性痰:见于支气管扩张症、肺脓肿。④血性痰:见于肺结核、支气管扩张症、肺癌等。

要点九 痰液的显微镜检查

主要用于检查癌细胞和细菌。

要点十 浆膜腔积液的分类

浆膜腔包括胸腔、腹腔和心包腔。浆膜腔内液体过多称为浆膜腔积液。根据浆膜腔积液的形成原因及性质不同,可分为漏出液和渗出液。

1. **漏出液** 漏出液为非炎症性积液。形成的原因主要有:①血浆胶体渗透压降低:如肝硬化、肾病综合征、重度营养不良等。②毛细血管内压力升高:如慢性心力衰竭、静脉栓塞等。③淋巴管阻塞:常见于肿瘤压迫或丝虫病引起的淋巴回流受阻。

2. **渗出液** 渗出液为炎性积液。形成的主要原因有:①感染性:如胸膜炎、腹膜炎、心包炎等。②化学因素:如血液、胆汁、胃液、胰液等化学性刺激。③恶性肿瘤。④风湿性疾病及外伤等。

要点十一 渗出液与漏出液鉴别要点

渗出液与漏出液的鉴别见表 9-4-5-1。

表 9-4-5-1 渗出液与漏出液鉴别表

鉴别点	漏出液	渗出液
原因	非炎症所致	炎症、肿瘤、物理或化学性刺激
外观	淡黄,浆液性	不定,可为黄色、脓性、血性、乳糜性等
透明度	透明或微混	多混浊
比重	<1.015	>1.018
凝固	不自凝	能自凝
黏蛋白定性(Rivalta 试验)	阴性	阳性
蛋白质定量	<25g/L	>30g/L
葡萄糖定量	与血糖相近	常低于血糖水平
细胞计数	常 $<100\times10^6$/L	常 $>500\times10^6$/L
细胞分类	以淋巴细胞为主	根据不同的病因,分别以中性粒细胞或淋巴细胞为主,恶性肿瘤患者可找到癌细胞
细菌学检查	阴性	可找到病原菌
乳酸脱氢酶	<200U/L	>200U/L

要点十二 脑脊液检查的适应证和禁忌证

1. **适应证** ①有脑膜刺激症状需明确诊断者。②疑有颅内出血。③疑有中枢神经系统恶性肿瘤。④有剧烈头痛、昏迷、抽搐及瘫痪等表现而原因未明者。⑤中枢神经系统手术前的常规检查。

2. **禁忌证** ①颅内压明显增高或伴显著视乳头水肿者。②有脑疝先兆者。③处于休克、衰竭或濒危状态者。④局部皮肤有炎症。⑤颅后窝有占位性病变者。

要点十三 常见中枢神经系统疾病的脑脊液特点

常见中枢神经系统疾病的脑脊液特点见

表 9-4-5-2。

表 9-4-5-2 常见中枢神经系统疾病的脑脊液特点

机体状况	压力	外观	细胞数及分类	蛋白质定性	蛋白质定量	葡萄糖	氯化物	细菌
正常	侧卧位 70~180mmH$_2$O	无色透明	0~8 × 10^6/L,多为淋巴细胞	(-)	0.2~0.4g/L	2.5~4.5mmol/L	120~130mmol/L	无
化脓性脑膜炎	↑↑↑	混浊脓性,可有脓块	显著增加,以中性粒细胞为主	(+++)以上	↑↑↑	↓↓↓	↓	有致病菌
结核性脑膜炎	↑↑	微浊,毛玻璃样,静置后有薄膜形成	增加,以淋巴细胞为主	(++)	↑↑	↓↓	↓↓↓	抗酸染色可找到结核杆菌
病毒性脑膜炎	↑	清晰或微浊	增加,以淋巴细胞为主	(+)	↑	正常	正常	无
蛛网膜下腔出血	↑	血性为主	增加,以红细胞为主	(+)~(++)	↑	正常	正常	无
脑脓肿(未破裂)	↑↑	无色或黄色微浊	稍增加,以淋巴细胞为主	(+)	↑	正常	正常	有或无
脑肿瘤	↑↑	黄色或无色	正常或稍增加,以淋巴细胞为主	(±)~(+)	↑	正常	正常	无

要点十四 阴道分泌物检查

1. **一般性状检查** 正常阴道分泌物为白色、无特殊气味的稀糊状,pH 为 4.0~4.5。

2. **阴道清洁度检查** 正常为Ⅰ、Ⅱ度。当阴道清洁度为Ⅲ、Ⅳ度时,常可同时发现病原菌,提示存在感染性阴道炎。阴道分泌物清洁度判断见表 9-4-5-3。

表 9-4-5-3 阴道分泌物清洁度判断表

清洁度	杆菌	球菌	上皮细胞	白细胞	临床意义
Ⅰ度	多量	无	满视野	0~5 个 /HP	正常
Ⅱ度	中等	少量	1/2 视野	5~15 个 /HP	基本正常
Ⅲ度	少量	多量	少量	15~30 个 /HP	提示阴道炎
Ⅳ度	无	大量	无	>30 个 /HP	较重的阴道炎

3. **病原学检查** 可直接涂片检查,包括细菌、真菌、滴虫检测等。

要点十五 精液检查

1. **量** 正常情况下,每次射精量为 3~5mL。①精液减少:已数日未射精而精液量少于 1.5mL 者。②无精液症:精液量减少至 1~2 滴,甚至排不出。③精液过多:一次射精的精液量超过 8mL 者。

2. **颜色及透明度** 正常为灰白色或乳白色。①血性精液:呈鲜红色、淡红色或暗红色,见于生殖系统的炎症、结核和肿瘤等。②脓性精液：呈黄色或棕色，见于精囊炎、前列腺炎等。

3. **黏稠度和液化时间**　①精液黏稠度减低：似米汤样，见于先天性精囊缺如、精囊液排出受阻。②精液不能液化：常见于前列腺炎。

要点十六　前列腺液检查

主要用于前列腺炎、结石、肿瘤和前列腺增生等的辅助诊断。

正常人的前列腺液为数滴至2mL，呈淡乳白色，稀薄、半透明的弱酸性液体。前列腺炎时，前列腺液减少，黄色混浊或呈脓性；镜下卵磷脂小体常减少，白细胞增多；细菌培养可以找到致病菌。前列腺癌、结核、结石时，前列腺液常呈不同程度的血性，镜下见大量红细胞。

细目六　肝脏病常用的实验室检查

要点一　蛋白质代谢功能的检查

（一）参考值

血清总蛋白（STP）60~80g/L，白蛋白（A）40~55g/L，球蛋白（G）20~30g/L；A/G为（1.5~2.5）：1。

（二）临床意义

STP<60g/L或A<25g/L称为低蛋白血症；STP>80g/L或G>35g/L，称为高蛋白血症或高球蛋白血症。

1. **血清总蛋白及白蛋白降低**　见于肝脏疾病：①慢性肝病：如慢性肝炎、肝硬化、肝癌等。② A/G比值倒置：表示肝功能严重损害，如重度慢性肝炎、肝硬化。

2. **低蛋白血症**　也可见于肝外疾病：①蛋白质摄入不足或消化吸收不良：如营养不良。②蛋白质丢失过多：如肾病综合征、大面积烧伤、急性大出血等。③消耗增加：见于慢性消耗性疾病，如重症结核、甲状腺功能亢进症、恶性肿瘤等。

3. **血清总蛋白及白蛋白升高**　见于各种原因引起的严重脱水，如腹泻、呕吐、肠梗阻、肠瘘、肾上腺皮质功能减退症等。

4. **血清总蛋白及球蛋白升高**　主要由球蛋白升高引起，其中以y球蛋白升高为主。主要见于：①慢性肝病：如肝硬化、慢性肝炎等。② M球蛋白血症：如多发性骨髓瘤、淋巴瘤、原发性巨球蛋白血症等。③自身免疫性疾病：如系统性红斑狼疮、类风湿关节炎、风湿热等。④慢性炎症与慢性感染：如结核病、疟疾、黑热病等。

要点二　胆红素代谢检查

（一）参考值

1. 血清总胆红素（STB）3.4~17.1μmol/L；结合胆红素（CB）0~6.8μmol/L；非结合胆红素（UCB）1.7~10.2μmol/L。

2. **尿胆红素定性**　阴性。

3. **尿胆原定性**　阴性或弱阳性。

（二）临床意义

1. **鉴别黄疸类型**

（1）溶血性黄疸：STB及UCB升高，以UCB升高为主，见于新生儿黄疸、蚕豆病、珠蛋白生成障碍性贫血等。

（2）肝细胞性黄疸：STB、UCB、CB均升高，见于病毒性肝炎、中毒性肝炎、肝癌、肝硬化等。

（3）阻塞性黄疸：STB及CB升高，以CB升高为主，见于胆石症、胰头癌、肝癌等。

2. **尿胆红素定性试验**　肝细胞性黄疸为阳性，阻塞性黄疸为强阳性；溶血性黄疸为阴性。

3. **尿胆原定性试验**　溶血性黄疸时明显升高，肝细胞黄疸时可升高，发热、心力衰竭、肠梗阻、顽固性便秘等尿胆原也可升高。降低见于阻塞性黄疸，新生儿及长期应用广谱抗生素者。

胆红素代谢检查对黄疸诊断和鉴别诊断具有重要的价值。三种类型黄疸的实验室检查鉴别见表9-4-6-1。

表 9-4-6-1　3 种类型黄疸的实验室检查鉴别表

类型	STB	CB	UCB	CB/STB	尿胆原	尿胆红素
溶血性黄疸	↑↑	轻度↑或正常	↑↑	<20%	(+++)	(-)
肝细胞性黄疸	↑↑	↑↑	↑↑	20%~50%	(+)或(-)	(++)
阻塞性黄疸	↑↑↑	↑↑↑	轻度↑或正常	>50%	(-)	(+++)

要点三　肝脏疾病常用的血清酶检查

肝脏病常用的血清酶及同工酶检查包括：丙氨酸转氨酶(ALT)、天冬氨酸转氨酶(AST)、碱性磷酸酶(ALP)、γ-谷氨酰转肽酶(GGT，γ-GT)、乳酸脱氢酶(LDH)及其同工酶(LDH_1、LDH_2、LDH_3、LDH_4、LDH_5)。

(一)参考值

1. ALT 10~40U/L；AST 10~40U/L；ALT/AST≤1。

2. 成人 ALP 40~110U/L；儿童 ALP<250U/L。

3. GGT 0~50U/L。

4. LDH(连续检测法)104~245U/L；LDH(速率法)95~200U/L。

(二)临床意义

1. **ALT、AST**　ALT 主要分布在肝脏，AST 主要分布在心肌。①急性病毒性肝炎：两者均显著升高，ALT 升高更明显，ALT/AST>1。②慢性病毒性肝炎：两者轻度升高或正常，ALT/AST>1；若 ALT/AST<1，提示慢性肝炎进入活动期。③肝硬化：转氨酶活性取决于肝细胞进行性坏死程度。④非病毒性肝病及肝内、外胆汁淤积：转氨酶轻度升高或正常；酒精性肝病时，ALT 基本正常，AST 显著增高，ALT/AST<1。⑤急性心肌梗死：发病 6~8 小时后 AST 升高，18~24 小时达高峰，4~5 天恢复正常，若再次升高提示梗死范围扩大或有新的梗死发生。

2. **ALP**　ALP 主要分布在肝脏、骨骼、肾、小肠及胎盘中，血清中大部分 ALP 来源于肝脏与骨骼，ALP 经胆汁排入小肠。ALP 升高见于下列几类疾病。①肝胆系统疾病：各种肝内、外胆管阻塞性疾病，如胰头癌、胆道结石，ALP 明显升高；累及肝细胞的疾病，如肝炎、肝硬化，ALP 轻度升高。②骨骼疾病：如纤维性骨炎、骨肉瘤、佝偻病、骨软化症、成骨细胞瘤及骨折恢复期等，ALP 均可升高。

3. **GGT**　血清中的 GGT 主要来自肝胆系统。升高见于：①胆道阻塞：如原发性胆汁性肝硬化、硬化性胆管炎，GGT 明显升高。②肝脏疾病：肝癌 GGT 明显升高，可高达正常的 10 倍以上；急性病毒性肝炎 GGT 中度升高；慢性病毒性肝炎、肝硬化活动期 GGT 可升高；急性和慢性酒精性肝炎、药物性肝炎 GGT 可明显或中度以上升高。

4. **LDH 及其同工酶**　LDH 在心肌、骨骼肌、肾脏和红细胞中的含量较为丰富；LDH_1 和 LDH_2 主要来自心肌，LDH_3 主要来自肺、脾，LDH_4 和 LDH_5 主要来自肝脏、骨骼肌，血清中的 LDH_2 含量最高。①急性心肌梗死：发病后 8~18 小时 LDH 开始升高，24~72 小时达高峰，6~10 天恢复正常；病程中 LDH 持续升高或再次升高，提示梗死面积扩大或再次出现梗死；急性心肌梗死早期 LDH_1 和 LDH_2 均升高，LDH_1 升高更明显，$LDH_1/LDH_2>1$。②肝脏疾病：急性和慢性活动性肝炎、肝癌(尤其是转移性肝癌)，LDH 明显升高；肝细胞损伤时 LDH_5 升高明显，$LDH_5>LDH_4$；阻塞性黄疸时 $LDH_4>LDH_5$。③恶性肿瘤：大多数以 LDH_3、LDH_4 及 LDH_5 升高为主。

要点四　肝炎病毒相关检测

1. **甲型肝炎病毒(HAV)标志物检测**　①HAVAg 阳性：证实 HAV 在体内存在，出现于感染后 10~20 天的粪便中，见于甲肝急性期。②抗 HAV-IgM 阳性：说明机体正在感染 HAV，感染 1 周后产生，是早期诊断甲肝的特异性指标。③抗 HAV-IgA 阳性：是早期诊断甲肝的指标之一，见于甲肝早期、急性期。④抗 HAV-IgG 阳性：是保护性抗体，感染 3 周后出现，且持久存在，是获得免疫力的标志，提示既往感染，可作为流行病学调查的指标。

2. **乙型肝炎病毒(HBV)标志物检测**　①HBsAg 阳性：是 HBV 感染的标志，见于乙型肝炎和 HBV 携带者。②抗 -HBs 阳性：感染后

3~6个月出现,是一种保护性抗体,见于注射过乙肝疫苗和曾经感染过HBV者。③HBeAg阳性:是病毒复制的标志,传染性强,乙型肝炎处于活动期;HBeAg持续阳性,表明肝细胞损害较重,且可转为慢性乙型肝炎或肝硬化。④抗-HBe阳性:多见于HBeAg转阴的患者,表示HBV复制减少,传染性降低,但并非保护性抗体,见于HBV感染的恢复期。⑤HBcAg阳性:提示患者血清中有感染的HBV,病毒复制活跃,传染性强。⑥抗-HBc阳性:是反映肝细胞受到HBV感染的可靠指标。抗HBc-IgG:反映抗-HBc总抗体的情况,为HBV感染的标志,包括正在感染和既往感染。抗HBc-IgM:在感染急性期滴度高,是诊断急性乙型肝炎和判断病毒复制活跃的重要指标,提示患者血液有强传染性。

3. 丙型肝炎病毒(HCV)标志物检测　①抗HCV-IgM阳性:见于急性丙型肝炎。②抗HCV-IgG阳性:表明已有HCV感染,输血后肝炎患者80%~90%出现阳性。③HCV-RNA阳性:见于HCV感染,提示HCV复制活跃,传染性强。

4. 丁型肝炎病毒(HDV)标志物检测　①HDVAg阳性:出现早,持续时间短,HDVAg与HBsAg常同时阳性,表示HDV与HBV同时感染。②抗HDV-IgG阳性:是诊断丁型肝炎的可靠指标。③抗HDV-IgM阳性:出现早,可用于丁型肝炎的早期诊断。④HDV-RNA阳性:可确诊丁型肝炎。

5. 戊型肝炎病毒(HEV)标志物检测　95%的HEV急性期患者抗HEV-IgM阳性,是确诊戊型肝炎较为可靠的指标。

细目七　肾功能检查

要点一　内生肌酐清除率测定

1. 参考值　成人(体表面积以1.73m^{2}计)80~120mL/min。

2. 临床意义　内生肌酐清除率(Ccr)是判断肾小球损害的敏感指标,根据Ccr可将肾功能不全分为4期。①肾衰竭代偿期:Ccr 51~80mL/min。②肾衰竭失代偿期:Ccr 50~20mL/min。③肾衰竭期(尿毒症早期):Ccr 19~10mL/min。④肾衰竭终末期(尿毒症晚期):Ccr<10mL/min。Ccr测定还可指导临床用药:Ccr 30~40mL/min应限制蛋白质的摄入;Ccr<30mL/min,用噻嗪类利尿剂无效,改用袢利尿剂;Ccr ≤ 10mL/min,应做透析治疗。亦用于指导由肾代谢或经肾排出药物的合理使用。

要点二　血清肌酐测定

1. 参考值　全血肌酐(Cr):88~177μmol/L。血清或血浆Cr:男性53~106μmol/L,女性44~97μmol/L。

2. 临床意义　当肾小球滤过功能下降至正常人的1/3时,血Cr才明显升高。因此,血肌酐不是检测肾功能的敏感指标。检测的临床意义如下。①评估肾功能的损害程度。血Cr升高程度与慢性肾功能衰竭程度成正比。肾功能衰竭代偿期,血Cr<178μmol/L;肾功能衰竭失代偿期,血Cr178~445μmol/L;肾功能衰竭期,血Cr>445μmol/L。②鉴别肾前性与肾实质性少尿。肾前性少尿,血Cr升高,一般≤200μmol/L;肾实质性少尿,血Cr升高可达200μmol/L以上。

要点三　血清尿素氮测定

1. 参考值　成人3.2~7.1mmol/L。

2. 临床意义　血清尿素氮(BUN)测定反映肾小球的滤过功能,但不是敏感和特异性指标。BUN升高见于:①肾前性因素:肾血流量减少,如心功能不全、水肿、脱水、休克等;蛋白质分解增加,如急性传染病、上消化道出血、大面积烧伤、大手术后、甲状腺功能亢进症等。②肾性因素:见于严重肾脏疾病引起的慢性肾衰竭,如慢性肾炎、肾盂肾炎、肾结核、肾肿瘤、肾动脉硬化症等。BUN测定对尿毒症的诊断及预后估计有重要意义。③肾后性因素:见于尿路结石、前列腺肥大、泌尿系肿瘤等引起的尿路梗阻。

要点四　昼夜尿比密试验

尿浓缩稀释试验主要反映远曲小管和集合管的重吸收功能。正常人24小时尿量为1000~2000mL,尿最高比重>1.020。①尿量少比重高:见于肾前性少尿,如血容量不足;肾性少尿,如急性肾炎。②夜尿多比重低:见于慢性肾盂肾炎、慢性肾炎等。③尿比重固定在1.010~1.012,称为等张尿,表明肾小管重吸收功能严重受损,浓缩稀释功能丧失,见于慢性肾炎、慢性肾盂肾炎晚期等。

要点五 血尿酸测定

1. **参考值** 男性149~416μmol/L，女性89~357μmol/L。

2. **临床意义** 血清尿酸(UA)升高见于下列疾病。①痛风：血UA明显升高是诊断痛风的重要依据。②肾脏疾病：如急性或慢性肾炎、肾结核等。③妊娠高血压综合征。④白血病和恶性肿瘤。

要点六 血浆二氧化碳结合力测定

1. **参考值** 22~31mmol/L。

2. **临床意义** ①血浆二氧化碳结合力(CO_2CP)下降：见于代谢性酸中毒，如急性或慢性肾衰竭、糖尿病酮症酸中毒、严重腹泻等；呼吸性碱中毒，如支气管哮喘、脑炎、癔症等。②CO_2CP增高：见于代谢性碱中毒，如急性胃炎、幽门梗阻所致的剧烈呕吐；呼吸性酸中毒，如慢性肺源性心脏病、慢性阻塞性肺疾病、广泛肺纤维化等。

细目八 临床常用生化检查

要点一 空腹血糖测定

(一)参考值

以空腹血浆葡萄糖(FPG)检测较为方便，结果可靠。葡萄糖氧化酶法：3.9~6.1mmol/L。

(二)临床意义

FPG>7.0mmol/L称为高糖血症；FPG>9.0mmol/L时尿糖阳性；FPG<3.9mmol/L时为血糖减低；FPG<2.8mmol/L称为低血糖症。

1. **FPG升高** 生理性升高见于餐后1~2小时、高糖饮食、剧烈运动、情绪激动等。病理性增高见于：①各型糖尿病。②内分泌疾病，如甲状腺功能亢进症、巨人症、肢端肥大症、嗜铬细胞瘤、肾上腺皮质功能亢进症等。③应激性因素，如颅脑外伤、急性脑血管病、中枢神经系统感染、心肌梗死等。④肝脏和胰腺疾病，如严重肝损害、坏死性胰腺炎等。⑤其他，如呕吐、脱水、缺氧、麻醉等。

2. **FPG降低** 生理性降低见于饥饿、长时间剧烈运动等。病理性减低见于：①胰岛素分泌过多，如胰岛β细胞增生或肿瘤、胰岛素瘤等。②对抗胰岛素的激素缺乏，如生长激素、肾上腺皮质激素缺乏等。③肝糖原储存缺乏，如重型肝炎、肝硬化、肝癌等严重肝病。④急性酒精中毒。⑤消耗性疾病，如严重营养不良、恶病质等。

要点二 口服葡萄糖耐量试验

(一)适应证

①无糖尿病症状，空腹血糖或随机血糖有异常，但尚未达到糖尿病诊断标准；或有持续性尿糖者。②无糖尿病症状，但有糖尿病家族史者。③有糖尿病症状，但空腹血糖未达到糖尿病诊断标准者。④有分娩巨大胎儿史的妇女。⑤其他：妊娠或甲状腺功能亢进症患者出现糖尿，或原因不明的肾脏病患者等。

(二)方法

采用WHO推荐的口服75g葡萄糖标准(即口服葡萄糖耐量试验，OGTT)，分别检测空腹血糖、服糖后0.5小时、1小时、2小时、3小时的血糖和尿糖。

(三)参考值

①FPG 3.9~6.1mmol/L。②服糖后0.5~1小时血糖达高峰，一般在7.8~9.0mmol/L，峰值<11.1mmol/L。③服糖后2小时血糖(2hPG)<7.8mmol/L。④服糖后3小时血糖恢复至空腹水平。⑤每次尿糖均为阴性。

(四)临床意义

1. **诊断糖尿病** 具备以下一项即可诊断为糖尿病：①FPG≥7.0mmol/L，并具有糖尿病症状。②OGTT 2hPG≥11.1mmol/L。③随机血糖≥11.1mmol/L，且伴有尿糖阳性，有糖尿病症状者。

2. **判断糖耐量异常** FPG<7.0mmol/L，2hPG 7.8~11.1mmol/L，且血糖到达高峰时间延长至1小时后，血糖恢复正常时间延长至2~3小时后，同时伴尿糖阳性者为糖耐量异常，其中1/3最终转为糖尿病。常见于2型糖尿病、肢端肥大症、甲状腺功能亢进症等。

3. **平坦型糖耐量曲线** FPG降低，服糖后血糖上升不明显，2hPG仍处于低水平。常见于胰岛β细胞瘤等。

要点三 血糖化血红蛋白检测

血糖化血红蛋白(GHb)分为3种,其中HbA1c(HbA1与葡萄糖结合)含量最高,占60%~80%,是临床最常检测的部分。GHb不受血糖浓度暂时波动的影响,是糖尿病诊断和监控的重要指标。GHb对高血糖,特别是血糖和尿糖波动较大时有特殊的诊断意义。

1. **参考值** HbA1 5%~8%,HbA1c 4%~6%。

2. **临床意义** GHb水平取决于血糖水平、高血糖持续时间,其生成量与血糖浓度成正比,且反映的是近2~3个月的平均血糖水平。

(1)评价糖尿病的控制程度:GHb升高提示近2~3个月糖尿病控制不良,故GHb水平可作为糖尿病长期控制程度的监控指标。

(2)鉴别诊断:糖尿病性高血糖GHb升高,应激性高血糖GHb则正常。

要点四 血清总胆固醇测定

1. **参考值** ①合适水平:<5.18mmol/L。②边缘水平:5.18~6.19mmol/L。③升高:>6.22mmol/L。

2. **临床意义** ①血清总胆固醇(TC)升高:是动脉粥样硬化的危险因素之一,常见于动脉粥样硬化所致的心、脑血管疾病;还可见于各种高脂蛋白血症、甲状腺功能减退症、糖尿病、肾病综合征、阻塞性黄疸;长期高脂饮食、精神紧张、吸烟、饮酒等。②TC减低:见于严重的肝脏疾病,如急性重型肝炎、肝硬化、甲状腺功能亢进症、严重贫血、营养不良和恶性肿瘤等。

要点五 血清甘油三酯测定

1. **参考值** 0.56~1.70mmol/L。

2. **临床意义** ①血清甘油三酯(TG)增高:见于动脉粥样硬化症、冠心病、原发性高脂血症、肥胖症、糖尿病、肾病综合征、甲状腺功能减退症、痛风、阻塞性黄疸和高脂饮食等。②TG降低:见于甲状腺功能亢进症、肾上腺皮质功能减退症、严重的肝脏疾病等。

要点六 血清脂蛋白测定

1. **高密度脂蛋白–胆固醇(HDL–C)测定的临床意义** ①HDL-C升高:HDL-C具有抗动脉粥样硬化作用,与TG呈负相关,也与冠心病发病呈负相关,故HDL-C水平高的个体患冠心病的危险性小。②HDL-C降低:常见于动脉粥样硬化症、心脑血管疾病、糖尿病、肾病综合征等。

2. **低密度脂蛋白–胆固醇(LDL–C)测定的临床意义** ①LDL-C增高:判断发生冠心病的危险性,LDL-C是动脉粥样硬化的危险因素之一,LDL-C水平升高与冠心病发病呈正相关;还可见于肥胖症、肾病综合征、甲状腺功能减退症、阻塞性黄疸等。②LDL-C降低:见于甲状腺功能亢进症、肝硬化和低脂饮食等。

要点七 血清钾测定

(一)参考值

3.5~5.3mmol/L。

(二)临床意义

1. **高钾血症(血钾>5.3mmol/L)**

(1)排出减少:如急性或慢性肾衰竭少尿期、肾上腺皮质功能减退症。

(2)摄入过多:如高钾饮食、静脉输注大量钾盐、输入大量库存血液。

(3)细胞内钾外移增多:如严重溶血、大面积烧伤、挤压综合征、组织缺氧和代谢性酸中毒等。

2. **低钾血症(血钾<3.5mmol/L)**

(1)摄入不足:如长期低钾饮食、禁食。

(2)丢失过多:如频繁呕吐、腹泻、胃肠引流、肾上腺皮质功能亢进症、醛固酮增多症、长期应用排钾利尿剂。

(3)分布异常:如心功能不全、肾性水肿、大量应用胰岛素、代谢性碱中毒等。

要点八 血清钠测定

(一)参考值

137~147mmol/L。

(二)临床意义

1. **高钠血症(血钠>147mmol/L)**

(1)摄入过多:如输注大量高渗氯化钠溶液。

(2)水分丢失过多:如大量出汗、长期腹泻、呕吐。

(3)抗利尿激素分泌过多:如肾上腺皮质功能亢进症、醛固酮增多症、脑性高钠血症(如脑外伤、急性脑血管病等)。

2. **低钠血症(血钠<137mmol/L)**

(1)胃肠道失钠:如幽门梗阻、严重呕吐、腹泻、胃肠引流。

(2)尿排出过多:如慢性肾衰竭多尿期、大量应用利尿剂、肾上腺皮质功能减退症。

（3）皮肤失钠：如大量出汗、大面积烧伤。

（4）消耗性低钠：如肺结核、肿瘤等慢性消耗性疾病等。

（5）摄入不足：长期低钠饮食、营养不良等。

要点九 血清氯测定

（一）参考值

96~108mmol/L。

（二）临床意义

1. 高氯血症（血清氯 >108mmol/L）

（1）排出减少：如急性或慢性肾衰竭少尿期、尿路梗阻、心力衰竭等。

（2）血液浓缩：如频繁呕吐、反复腹泻、大量出汗。

（3）吸收增加：如肾上腺皮质功能亢进症。

（4）摄入过多：如过量输入生理盐水。

（5）过度换气所致的呼吸性碱中毒等。

2. 低氯血症（血清氯 <96mmol/L）

（1）丢失过多：①严重呕吐、腹泻、胃肠引流。②尿排出过多，如肾上腺皮质功能减退症、慢性肾衰竭、糖尿病、应用利尿剂等。③呼吸性酸中毒。

（2）摄入不足：长期低盐饮食、饥饿等。

要点十 血清钙测定

（一）参考值

2.2~2.7mmol/L。

（二）临床意义

1. 高钙血症（血清钙 >2.7mmol/L）

（1）溶骨作用增强：如甲状旁腺功能亢进症、多发性骨髓瘤等。

（2）吸收增加：如大量应用维生素D。

（3）排出减少：如急性肾衰竭等。

（4）摄入过多：大量饮用高钙牛奶或静脉输入含钙溶液过多。

2. 低钙血症（血清钙 <2.2mmol/L）

（1）成骨作用增强：如甲状旁腺功能减退症。

（2）摄入不足：如长期低钙饮食。

（3）吸收减少或吸收不良：如手足搐搦症、骨质软化症、佝偻病、维生素D缺乏症。

（4）其他疾病：如急性或慢性肾衰竭、代谢性碱中毒、急性坏死性胰腺炎等。

要点十一 血清无机磷测定

（一）参考值

0.85~1.51mmol/L。

（二）临床意义

1. 血清无机磷升高

（1）磷排出减少：如肾衰竭、甲状旁腺功能减退症时肾脏排磷减少。

（2）吸收增加：如维生素D中毒时，小肠磷吸收增加，肾小管对磷的重吸收增加。

（3）磷从细胞内释出：如酸中毒、急性重型肝炎或白血病、淋巴瘤等化疗后。

（4）多发性骨髓瘤及骨折愈合期等血磷升高。

2. 血清无机磷降低

（1）摄入不足：如慢性酒精中毒、长期腹泻、长期静脉营养而未补磷等。

（2）吸收减少和排出增加：如维生素D缺乏，肠道吸收磷减少而肾脏排磷增加。

（3）磷丢失过多：如甲状旁腺功能亢进症时，磷从肾脏排出增多。也见于血液透析、肾小管性酸中毒及应用噻嗪类利尿剂等。

要点十二 血清铁测定

（一）参考值

男性11~30μmol/L，女性9~27μmol/L。

（二）临床意义

1. 血清铁升高

（1）铁利用障碍：如再生障碍性贫血、铁粒幼细胞性贫血、铅中毒等。

（2）铁释放增多：如溶血性贫血、急性肝炎、慢性活动性肝炎等。

（3）铁摄入过多：如反复输血及铁剂治疗过量。

2. 血清铁降低

（1）需铁增加，摄入不足：如生长发育期的婴幼儿、青少年，生育期、妊娠期及哺乳期的妇女。

（2）慢性失血：如消化性溃疡、痔、恶性肿瘤、月经量过多等。

要点十三 血清心肌酶及其同工酶测定

心肌酶包括血清肌酸激酶（CK）及其同工酶（CK-MB）、乳酸脱氢酶（LDH）及其同工酶。

CK及其CK-MB

1. 参考值 男性38~174U/L，女性26~140U/L。

2. 临床意义 CK主要存在于骨骼肌和心肌；CK-MB主要存在于心肌。急性心肌梗死

(AMI)发病后3~8小时CK开始升高,10~36小时达高峰,72~96小时后恢复正常,是AMI早期诊断的敏感指标之一。在AMI病程中,如CK再次升高,提示心肌再梗死;其他如病毒性心肌炎、进行性肌营养不良、骨骼肌损伤、心导管术、电复律以及AMI溶栓后再灌注等,也可引起CK活性升高。CK-MB对AMI早期诊断的灵敏度明显高于CK,且特异性达92%以上,一般在AMI后3~8小时增高,2~3天恢复正常,因此对诊断发病较长时间的AMI有困难。

3. **LDH及其同工酶** (见肝脏疾病常用的实验室检查)。

要点十四　心肌肌钙蛋白T测定

1. **参考值** ①0.02~0.13μg/L;②0.2μg/L为诊断临界值;③>0.5μg/L可诊断AMI。

2. **临床意义** ①诊断AMI:肌钙蛋白T是诊断AMI的确定性标志物。AMI发病后3~6小时开始升高,10~24小时达高峰,10~15天恢复正常。对诊断AMI的特异性优于CK-MB和LDH;对亚急性及非Q波性心肌梗死或CK-MB无法诊断的心梗患者更有诊断价值。②其他:用于判断不稳定型心绞痛是否发生了微小心肌损伤、AMI后溶栓是否出现再灌注,以及预测接受血液透析治疗的患者的心血管事件的发生都有重要价值。

要点十五　心肌肌钙蛋白I测定

1. **参考值** ①<0.2μg/L;②>1.5μg/L为诊断临界值。

2. **临床意义** ①诊断AMI。②用于判断是否有微小心肌损伤,如不稳定型心绞痛、急性心肌炎。

要点十六　血清肌红蛋白测定

1. **参考值** ①ELISA法:50~85μg/L。②>75μg/L为诊断临界值。

2. **临床意义** 肌红蛋白(Mb)存在于心肌和骨骼肌中,因此,测定Mb可用来判断有无心肌或骨骼肌的损伤。AMI发病后0.5~2小时Mb开始升高,5~12小时达高峰,18~30小时恢复正常。因此,对早期诊断AMI明显优于CM-MB和LDH。当骨骼肌损伤、肌营养不良、多发性肌炎、肾功能衰竭及休克时,Mb也可增高。

要点十七　B型心钠素测定

1. **参考值** B型心钠素(BNP)1.5~9.0pmolL,判断值>22pmol/L(100ng/L);NT-pro-BNP<125pg/mL。

2. **临床意义**

(1)心力衰竭的诊断、监测和预后评估:BNP升高对心衰具有极高的诊断价值。临床上,NT-pro-BNP>2000pg/mL,可以确定心衰。治疗有效时BNP水平可明显下降。若BNP水平持续升高或不降,提示心衰未得到纠正或进一步加重。

(2)鉴别呼吸困难:通过测定BNP水平可以准确筛选出非心衰患者(如肺源性)引起的呼吸困难,BNP在心源性呼吸困难升高,肺源性呼吸困难不升高。

(3)指导心力衰竭的治疗:BNP对心室容量敏感,半衰期短,可以用于指导利尿剂及血管扩张剂的临床应用;还可以用于心脏手术患者的术前、术后心功能的评价,帮助临床选择最佳手术时机。

要点十八　血、尿淀粉酶测定

1. **参考值** Somogyi法:血清800~1800U/L,尿液1000~12000U/L。

2. **临床意义** 淀粉酶升高见于:①急性胰腺炎:发病后2~3小时血清淀粉酶(AMS)开始升高,12~24小时达高峰,2~5天后恢复正常。尿AMS于发病后12~24小时开始增高,2~10天后恢复正常。②其他胰腺疾病:如慢性胰腺炎急性发作、胰腺囊肿、胰腺癌、胰腺损伤。③非胰腺疾病:急性胆囊炎、流行性腮腺炎、胃肠穿孔、胆管梗阻等。

要点十九　血气分析的指标

1. **动脉血氧分压(PaO_2)** 正常值为95~100mmHg。PaO_2<60mmHg是诊断呼吸衰竭的主要指标。PaO_2下降,见于各种原因的呼吸衰竭、静脉血分流入动脉血以及吸入氧分压过低等。

2. **动脉血氧饱和度(SaO_2)** 正常值为95%~98%。

3. **动脉血二氧化碳分压($PaCO_2$)** 反映肺泡的通气状况,正常值为35~45mmHg。$PaCO_2$升高,表明肺泡通气不足,见于肺气肿、慢性呼吸衰竭;$PaCO_2$降低,表明肺泡通气过度。

4. **pH** 正常值为7.35~7.45。pH<7.35见于失代偿性酸中毒;pH>7.45见于失代偿性碱中毒。

5. **碳酸氢盐** 有标准碳酸氢盐(SB)和

实际碳酸氢盐(AB)2 个指标。SB 的正常值为 22~27mmol/L,不受呼吸因素的影响。SB 下降:见于代谢性酸中毒和呼吸性碱中毒;SB 升高:见于代谢性碱中毒和呼吸性酸中毒。正常人 SB=AB。SB>AB 见于呼吸性碱中毒和肺代偿后的代谢性酸中毒;SB<AB 见于呼吸性酸中毒和肺代偿后的代谢性碱中毒。

6. **剩余碱(BE)** 正常值为 0±3mmol/L,临床意义同 SB。

7. **二氧化碳结合力**(CO_2-CP) 正常值为 23~31mmol/L,临床意义同 SB。

8. **阴离子间隙**(AG) 指血浆中未测定阴离子与未测定阳离子之差。AG 的正常范围是 8~16mmol/L。AG 升高:见于乳酸酸中毒,糖尿病酮症酸中毒等,也可见于脱水、使用大量含钠盐的药物等。AG>30mmol/L 时,肯定有酸中毒。AG 降低:见于低蛋白血症等。

要点二十 常见酸碱平衡失衡类型及病因

1. **代谢性酸中毒** 常见病因有糖尿病酮症酸中毒、过度饥饿、酒精中毒、长期高热、严重感染、休克、肾衰竭、严重腹泻、肠瘘等。

2. **代谢性碱中毒** 常见病因包括严重呕吐、幽门梗阻等导致的胃酸丢失,大量使用利尿剂,严重低钾、低氯血症,库欣综合征或长期大量使用糖皮质激素等。

3. **呼吸性酸中毒** 常见病因有慢性阻塞性肺疾病、肺心病、肺纤维化、严重支气管哮喘、各种病因导致的呼吸衰竭等。

4. **呼吸性碱中毒** 可见于精神过度紧张时发生的过度换气,使用呼吸兴奋剂或呼吸机导致的过度通气,以及颅脑病变导致的过度换气等。

5. **呼吸性酸中毒合并代谢性碱中毒** 常见于肺心病并发酸碱失衡时,也见于使用碱性药物过量,或使用利尿剂、糖皮质激素不当引起的低血钾、低血氯等。

6. **呼吸性酸中毒合并代谢性酸中毒** 是肺心病并发酸碱失衡时的常见表现,还可见于各种病因的严重缺氧、休克,以及慢性阻塞性肺疾病、肺纤维化合并严重感染时。

7. **呼吸性碱中毒合并代谢性酸中毒** 可见于肺心病并发酸碱平衡紊乱时,或癔症较长时间发作,过度换气同时合并感染发热等。

8. **呼吸性碱中毒合并代谢性碱中毒** 是一种严重的碱中毒。预后极差。可见于肝硬化合并肝肺综合征时。

细目九 临床常用免疫学检查

要点一 血清免疫球蛋白测定

免疫球蛋白(Ig)是一组具有抗体活性的蛋白质,有抗病毒、抗菌、溶菌、抗毒素、抗寄生虫感染以及其他免疫作用。血清中的 Ig 分为 5 类:IgG、IgA、IgM、IgD 和 IgE。

(一)升高

1. **单克隆免疫球蛋白升高** 表现为 5 种 Ig 中仅有某一种升高,见于以下情况:①原发性巨球蛋白血症时,IgM 单独明显升高。②多发性骨髓瘤,可分别见到 IgG、IgA、IgD、IgE 升高,并以此分型。③支气管哮喘、过敏性鼻炎或寄生虫感染时 IgE 升高。

2. **多克隆免疫球蛋白升高** 表现为 IgG、IgA、IgM 均增高,见于各种慢性炎症、慢性肝病、肝癌、淋巴瘤、系统性红斑狼疮、类风湿关节炎等自身免疫性疾病。

(二)降低

见于各类先天性和获得性体液免疫缺陷、联合免疫缺陷以及长期使用免疫抑制剂的患者,血清中 5 种 Ig 均有降低。

要点二 血清补体测定

(一)总补体溶血活性(CH50)

1. **升高** 见于各种急性炎症、组织损伤和某些恶性肿瘤。

2. **降低** 见于各种免疫复合物性疾病,如肾小球肾炎;自身免疫性疾病,如系统性红斑狼疮、类风湿关节炎、强直性脊柱炎以及同种异体移植排斥反应、血清病等;补体大量丢失,如外伤、手术、大失血;补体合成不足,如慢性肝炎、肝硬化等。

(二)补体 C_3

补体 C_3 是补体各成分中含量最高的一种,占总补体含量的 1/2 以上。

1. **升高** 见于急性炎症、某些传染病早期、某些恶性肿瘤及排斥反应等。

2. **降低** 见于大部分急性肾小球肾炎、狼疮性肾炎、系统性红斑狼疮、类风湿关节炎等。

要点三 抗链球菌溶血素"O"测定

1. **参考值** 乳胶凝集法(LAT):<500U。

2. **临床意义** ①抗链球菌溶血素"O"(ASO)升高:见于风湿热、链球菌感染后急性肾小球肾炎、扁桃体炎、感染性心内膜炎等。②曾有溶血性链球菌感染:在感染溶血性链球菌1周后ASO开始升高,4~6周达高峰,可持续数月甚至数年。所以,ASO升高不一定是近期感染链球菌的证据。若动态升高,且C反应蛋白阳性、血沉增快,有利于风湿热的诊断。

要点四 肥达反应检测

肥达反应是检测血清中有无伤寒、副伤寒沙门菌抗体的一种凝集试验。血清抗体效价伤寒"O">1∶80及"H">1∶160对伤寒有诊断意义。①"O"、"H"均升高:提示伤寒可能性大。②"O"不高、"H"升高:可能曾接种过伤寒疫苗或既往感染过。③"O"升高、"H"不高:可能为感染早期或其他沙门菌感染。

要点五 梅毒血清学检查

梅毒螺旋体侵入人体后,在血清中产生非特异性抗体(反应素)及特异性抗体。反应素定性试验敏感性高,用于梅毒的初筛;定性试验阳性时必须进行特异性抗体确诊试验,若阳性可确诊为梅毒。

要点六 艾滋病病毒抗体测定

艾滋病是由人类免疫缺陷病毒(HIV)引起的获得性免疫缺陷综合征。当机体感染HIV3~8周后,体内可检出抗-HIV抗体。HIV抗体阳性是HIV感染的临床诊断依据。若抗-HIV抗体阳性而无临床症状,则为HIV感染者;如有症状则为艾滋病患者。

要点七 蛋白质炎肿瘤标志物检测

1. **血清甲胎蛋白(AFP)增高的临床意义** ①原发性肝癌:AFP是目前诊断原发性肝细胞癌最特异的标志物,血清中AFP>300μg/L可作为诊断阈值。②病毒性肝炎、肝硬化时,AFP可有不同程度的增高,但一般不超过300mg/L。③生殖腺肿瘤、胎儿神经管畸形时,AFP也可升高。

2. **癌胚抗原(CEA)检测的临床意义** ①用于消化器官癌症的诊断:CEA增高见于结肠癌、胃癌、胰腺癌等,但无特异性。②鉴别原发性和转移性肝癌:原发性肝癌CEA增高者不超过9%,而转移性肝癌CEA阳性率高达90%。③其他:肺癌、乳腺癌、膀胱癌、前列腺癌等CEA也可增高。

要点八 糖脂肿瘤标志物检测

1. **癌抗原125(CA125)检测的临床意义** ①卵巢癌患者血清CA125水平明显升高,早期诊断和复发诊断的敏感性可达50%~90%,故CA125对诊断卵巢癌有较大临床价值,尤其对观察治疗效果和判断复发较为灵敏。②其他癌症,如宫颈癌、乳腺癌、胰腺癌、胆道癌、肝癌、胃癌、大肠癌、肺癌等,CA125水平也有不同程度的升高。

2. **糖链抗原199(CA199)检测的临床意义** ①有助于胃肠道恶性肿瘤的诊断,尤其对胰腺癌有较高的敏感度及特异性,胰腺癌早期,当特异性为95%时,敏感性可达80%~90%。连续监测CA199对病情进展、手术疗效、预后评估及复发的早期发现都有重要价值。②CA199对消化道良恶性疾病,如胰腺癌与胰腺炎、胃癌与胃溃疡的鉴别诊断也有一定价值。

3. **癌抗原153(CA153)检测的临床意义** CA153不能用于筛查和早期诊断,主要用于乳腺癌患者的治疗监测和预后判断,乳腺癌患者CA153浓度升高较临床症状出现或影像学检查的发现时间早。其他恶性肿瘤,如转移性卵巢癌、结肠癌、支气管肺癌、原发性肝癌等,CA153也有不同程度的升高。

要点九 抗核抗体检测

(一)抗双链DNA抗体测定

1. **参考值** 健康人阴性。

2. **临床意义** 抗双链DNA(dsDNA)抗体阳性对系统性红斑狼疮(SLE)的特异性较高,但敏感性较低。对SLE合并狼疮性肾炎的诊断具有重要意义。肾炎、血管炎、慢性肝炎、类风湿关节炎、干燥综合征等,该抗体亦可出现阳性。

(二)抗Sm抗体测定

1. **参考值** 健康人阴性。

2. **临床意义** 抗Sm抗体为系统性红斑狼

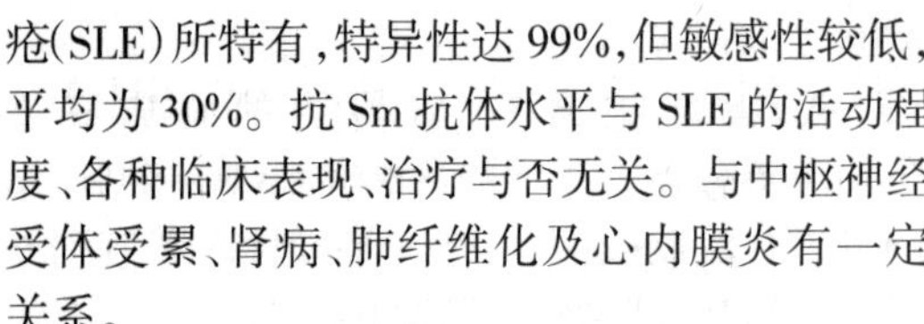

疮(SLE)所特有,特异性达 99%,但敏感性较低,平均为 30%。抗 Sm 抗体水平与 SLE 的活动程度、各种临床表现、治疗与否无关。与中枢神经受体受累、肾病、肺纤维化及心内膜炎有一定关系。

(三)抗核糖核蛋白抗体测定

1. **参考值** 健康人阴性。

2. **临床意义** 抗核糖核蛋白抗体阳性几乎见于所有混合性结缔组织病患者。系统性红斑狼疮患者的阳性率为 30%~40%,并常与抗 Sm 抗体相伴出现。低滴度阳性可见于多种风湿病、进行性全身性硬化症、皮肌炎等。

(四)抗 SSA/RO 抗体测定

1. **参考值** 健康人阴性。

2. **临床意义** 抗 SSA 抗体阳性在干燥综合征中出现率最高(敏感性 88%~96%),还见于类风湿关节炎(3%~10%)、系统性红斑狼疮(24%~60%)。在下列疾病中也有很高的阳性率,如亚急性皮肤性狼疮(70%~90%),新生儿狼疮(90%)、补体 C2/C4 缺乏症(90%)。抗 SSA/Ro 抗体阳性的系统性红斑狼疮年轻患者常对光敏感。

(五)抗 SSB 抗体测定

1. **参考值** 健康人阴性。

2. **临床意义** 抗 SSB 抗体阳性率较高的有:干燥综合征(71%~87%),新生儿狼疮综合征(75%)及其伴有先天性心脏传导阻滞(30%~40%)。阳性率较低的见于:系统性红斑狼疮(9%~35%)、单克隆丙种球蛋白病(15%)等。

要点十 循环免疫复合物测定

循环免疫复合物(CIC)为非特异性诊断指标,阳性见于:①自身免疫性疾病:如系统性红斑狼疮、类风湿关节炎、干燥综合征等。②急性链球菌感染后肾炎、乙型肝炎、感染性心内膜炎、麻风等。

要点十一 C 反应蛋白测定

C 反应蛋白(CRP)是一种急性时相蛋白质,具有免疫调节作用。CRP 是急性时相反应极灵敏的指标。

1. CRP 升高见于各种急性化脓性炎症、菌血症、组织坏死、恶性肿瘤等的早期。

2. CRP 检测可作为细菌感染与非细菌感染、器质性病变与功能性改变的鉴别指标,一般非细菌性感染、功能性改变者 CRP 正常。

第五单元　器 械 检 查

细目一　心电图检查

要点一　心电图各波段的组成和命名

每个心动周期在心电图上可表现为四个波(P 波、QRS 波群、T 波和 U 波)、三个段(PR 段、ST 段和 TP 段)、两个间期(PR 间期和 QT 间期)和一个 J 点(即 QRS 波群终末部与 ST 段起始部的交接点)。

P 波：为心房除极波，反映左、右心房除极过程中的电位和时间变化。

PR 段：是电激动过程在房室交界区以及房室束、室内传导系统所产生的微弱电位变化，一般呈零电位，显示为等电位线(基线)。

PR 间期：自 P 波的起点至 QRS 波群的起点，反映激动从窦房结发出后经心房、房室交界、房室束、束支及普肯耶纤维网传到心室肌所需要的时间。

QRS 波群：为左、右心室除极的波，反映左、右心室除极过程中的电位和时间变化。

ST 段：从 QRS 波群终点至 T 波起点的一段平线，反映心室早期缓慢复极的电位和时间变化。

T 波：为心室复极波，反映心室晚期快速复极的电位和时间变化。

QT 间期：从 QRS 波群的起点至 T 波终点，代表左、右心室除极与复极全过程的时间。

U 波：为 T 波后的一个小波，产生机制未明。

要点二　常用心电图导联

(一) 肢体导联

包括标准导联Ⅰ、Ⅱ、Ⅲ及加压肢体导联。标准导联反映两个肢体之间的电位差。加压肢体导联反映检测部位的电位变化，见表 9-5-1-1。

表 9-5-1-1　常规肢体导联心电图电极位置

导联	Ⅰ	Ⅱ	Ⅲ	aVR	aVL	aVF
正极	L	F	F	R	L	F
负极	R	R	L	另两肢体加接电阻并连接在一起		
导联轴在六轴系统中的方位	0°	+60°	+120°	−150°	−30°	+90°

1. 标准导联

(1) Ⅰ导联：正极接左上肢，负极接右上肢。

(2) Ⅱ导联：正极接左下肢，负极接右上肢。

(3) Ⅲ导联：正极接左下肢，负极接左上肢。

2. 加压肢体导联

(1) 加压右上肢导联(aVR)：探查电极置于右上肢并与心电图机正极相连，左上、下肢加接电阻并连接构成无关电极并与心电图机负极相连。

(2) 加压左上肢导联(aVL)：探查电极置于左上肢并与心电图机正极相连，右上肢与左下肢加接电阻并连接构成无关电极并与心电图机负极相连。

(3) 加压左下肢导联(aVF)：探查电极置于左下肢并与心电图机正极相连，左、右上肢加接电阻并连接构成无关电极并与心电图机负极相连。

(二) 胸导联

胸导联包括 V_1~V_6 导联。将负极与中心电端连接，正极与放置在胸壁一定位置的探查电极相连。探查电极距心脏很近，心电图波形振幅较大。

V_1：胸骨右缘第 4 肋间。

V_2：胸骨左缘第 4 肋间。

V_3：V_2 与 V_4 两点连线的中点。

V_4：左锁骨中线与第 5 肋间相交处。

V_5:左腋前线 V_4 水平处。

V_6:左腋中线 V_4 水平处。

临床上为诊断后壁心肌梗死,常需要加做 V_7~V_9 导联;诊断右心病变需加做 V_{3R}~V_{6R} 导联。

常规胸导联及选用导联电极的位置与作用见表 9-5-1-2。

表 9-5-1-2 常规胸导联及选用导联电极的位置与作用

导联		正极位置	负极位置	主要作用
常规导联	V_1	胸骨右缘第 4 肋间	无干电极	反映右心室处的电位变化
	V_2	胸骨左缘第 4 肋间	无干电极	反映右心室处的电位变化
	V_3	V_2 和 V_4 连线的中点处	无干电极	反映室间隔处的电位变化
	V_4	左锁骨中线与第 5 肋间相交处	无干电极	反映室间隔处的电位变化
	V_5	左腋前线 V_4 水平	无干电极	反映左心室前侧壁处的电位变化
	V_6	左腋中线 V_4 水平	无干电极	反映左心室侧壁处的电位变化
选用导联	V_7	左腋后线 V_4 水平	无干电极	诊断后壁心肌梗死
	V_8	左肩胛骨线 V_4 水平	无干电极	诊断后壁心肌梗死
	V_9	左脊旁线 V_4 水平	无干电极	诊断后壁心肌梗死
	V_{3R}~V_{6R}	右胸与 V_3~V_6 对称处	无干电极	诊断右心病变

要点三 心电图测量方法

(一) 心电图记录纸的组成

1. 横坐标,表示时间。

2. 纵坐标,记录电压。

(二) 心率的计算

1. **心律齐者** 心率(次 / 分)=60/RR(或 PP)间距(s)。也可采用查表法。

2. **心律不齐者** 取 5~10 个心动周期 RR 间距的平均值,算出心率。

(三) 心电图各波段的测量

1. **时间的测量** 一般规定,测量各波时距应自波形起点的内缘起测至波形终点的内缘。

2. **振幅(电压)的测量** 测量正向波形的高度,以基线上缘至波形的顶点之间的垂直距离为准;测量负向波形的深度,以基线的下缘至波形底端的垂直距离为准。

3. **R 峰时间的测量** 指从 QRS 波群起点量到 R 波顶点与等电位线的垂直线之间的距离。有切迹或 R′ 波,则以 R′ 波顶点为准。一般只测 V_1 和 V_5。

4. **间期的测量**

(1) PR 间期:应选择有明显 P 波和 Q 波的导联(一般多选Ⅱ导联),自 P 波的起点量至 QRS 波群的起点。

(2) QT 间期:选择 T 波比较清晰的导联,测量 QRS 波起点到 T 波终点的间距。

5. **ST 段移位的测量** ①ST 段抬高:从等电位线上缘垂直量到 ST 上缘。②ST 段下移:从等电位线下缘垂直量到 ST 段下缘。③ST 段移位:一般应与 TP 段相比较;如由于心动过速等原因而 TP 不明显时,可与 PR 段相比较;亦可以前后两个 QRS 波群起点的连线作为基线与之比较。斜行向上的 ST 段,以 J 点作为判断 ST 段移位的依据;斜行向下的 ST 段,以 J 点后 0.06~0.08 处作为判断 ST 段移位的依据。

要点四 心电轴测定

心电轴是心室除极过程中全部瞬间综合向量形成的总向量。

1. **心电轴的测量方法** 心电轴的测量方法有 3 种,即目测法、振幅法、查表法。目测法是根据Ⅰ、Ⅲ导联 QRS 波群的主波方向进行判断的。如果Ⅰ、Ⅲ导联 QRS 波群的主波方向均向上,则电轴不偏;若Ⅰ导联 QRS 波群的主波方向向上,而Ⅲ导联 QRS 波群的主波方向向下,则心电轴左偏;若Ⅰ导联 QRS 波群的主波方向向下,而Ⅲ导联 QRS 波群的主波方向向上,则为心电轴右偏；如果Ⅰ、Ⅲ导联 QRS 波群的主波方向均向下，则为心电轴极度右偏或不确定电轴。

2. **心电轴的临床意义** 正常心电轴一般在 0°~+90°之间。心电轴在 +30°~+90°，表示电轴不偏。0°~+30°为电轴轻度左偏，0°~-30°为中度左偏，-30°~-90°为电轴显著左偏；+90°~+120°为电轴轻度或中度右偏，+120°~+180°为电轴显著右偏；-90°~-180 为不确定性电轴。心电轴轻度、中度左偏或右偏不一定是病态。左前分支阻滞、左心室肥大、大量腹水、肥胖、妊娠、横位心脏等，可使心电轴显著左偏。左后分支阻滞、右心室肥大、广泛心肌梗死、肺气肿、垂直位心脏等，可使心电轴显著右偏。

要点五 心电图各波段的正常范围及其变化的意义

(一) P 波

正常 P 波在多数导联呈钝圆形，有时可有切迹，但切迹双峰之间的距离 <0.04 秒。窦性 P 波在 aVR 导联倒置，Ⅰ、Ⅱ、aVF、V_4~V_6 导联直立，其余导联（Ⅲ、aVL、V_1、V_2）可直立、低平、双向或倒置。正常 P 波的时间≤0.11s；电压在肢导联 <0.25mV，胸导联 <0.2mV。

P 波在 aVR 导联直立，Ⅱ、Ⅲ、aVF 导联倒置时称为逆行型 P′波，表示激动起源于房室交界区或心房下部。P 波时间 >0.11s，且切迹双峰间的距离≥0.04s，提示左心房肥大；P 波电压在肢导联≥0.25mV、胸导联≥0.2mV，常表示右心房肥大；P 波低平无病理意义。

(二) PR 间期

成年人心率在正常范围时，PR 间期为 0.12~0.20s。PR 间期受年龄和心率的影响，年龄小或心率快时 PR 间期较短，老年人或心动过缓时较长，但一般不超过 0.22s。

PR 间期超过正常最高值者称为 PR 间期延长，见于一度房室传导阻滞。PR 间期 <0.12s，而 P 波形态、方向正常，见于预激综合征；PR 间期 <0.12s，且伴有逆行型 P′波时，见于房室交界区心律。

(三) QRS 波群

1. **时间** 正常成人 QRS 波群时间为 0.06~0.10s，V_1 导联 R 峰时间 <0.03s，V_5 导联 R 峰时间 <0.05s。QRS 波群时间或 R 峰时间延长，见于心室肥大、心室内传导阻滞及预激综合征。

2. **形态与电压** 正常人 V_1、V_2 导联为 rS 型，V_1 的 R/S<1、R_{V1}<1.0mV，如超过此值提示右心室肥大。V_5、V_6 导联呈 qR、qRs、Rs 型，V_5 的 R/S>1、R_{V5}<2.5mV，如超过此值提示左心室肥大。V_3、V_4 导联为过渡区图形，呈 RS 型，R/S 比值接近于 1。正常人的胸导联，自 V_1 至 V_5，R 波逐渐增高至最大，S 波逐渐变小。如果过渡区图形出现于 V_1、V_2 导联，表示心脏有逆钟向转位；如果过渡区图形出现在 V_5、V_6 导联，表示心脏有顺钟向转位。在 aVR 导联，QRS 波群主波向下，R_{aVR}<0.5mV，如超过此值提示右心室肥大。在 aVL 及 aVF 导联，QRS 波群形态不定，R_{aVL}<1.2mV、R_{aVF}<2.0mV，如超过此值提示左心室肥大。

如果 6 个肢体导联中，每个 QRS 波群中向上及向下波电压的绝对值之和都小于 0.5mV 或/和每个胸导联 QRS 波群中向上及向下波电压的绝对值之和都小于 0.8mV，称为低电压，可见于少数正常人，多见于肺气肿、心包积液、全身性水肿、心肌梗死、心肌病、黏液性水肿、缩窄性心包炎等。

Q 波：正常人除 aVR 导联可呈 QS 或 Qr 型外，其他导联 Q 波的振幅不得超过同导联 R 波的 1/4，时间 <0.04s。正常情况下，V_1、V_2 导联不应有 q 波，但可呈 QS 型，V_3 导联极少有 q 波。超过正常范围的 Q 波称为异常 Q 波，常见于心肌梗死。

(四) J 点

QRS 波群的终末与 ST 段起始的交接点称为 J 点。J 点大多在等电位线上，通常随着 ST 段的偏移而发生移位。

(五) ST 段

正常 ST 段多为一等电位线，但在任何导联 ST 段下移不应超过 0.05mV；ST 段抬高在 V_2、V_3 导联男性不超过 0.2mV，女性不超过 0.15mV，其他导联均不应超过 0.1mV。

ST 段下移超过正常范围，见于心肌缺血、心肌损伤、洋地黄作用、心室肥厚及束支传导阻滞等。ST 段上抬超过正常范围且弓背向上见于急性心肌梗死，弓背向下的抬高见于急性心包炎。ST 段上抬亦可见于变异型心绞痛和室壁瘤。

(六) T 波

正常 T 波是一个不对称的宽大而光滑的波，前支较长，后支较短；T 波的方向与 QRS 波群主波方向一致;在 R 波为主的导联中,T 波电压不应低于同导联 R 波的 1/10。

在 QRS 波群主波向上的导联中,T 波低平、双向或倒置见于心肌缺血、心肌损伤、低血钾、低血钙、洋地黄效应、心室肥厚及心室内传导阻滞等。T 波高耸见于急性心肌梗死早期和高血钾。

(七) QT 间期

QT 间期与心率快慢密切相关,心率越快,QT 间期越短,反之越长。QT 间期的正常范围为 0.32~0.44s。QT 间期延长常见于心肌损伤、心肌缺血、心室肥大、心室内传导阻滞、心肌炎、心肌病、低血钙、低血钾、QT 间期延长综合征以及药物(如奎尼丁、胺碘酮)作用等。QT 间期缩短见于高血钙、高血钾、洋地黄效应。

(八) U 波

U 波是 T 波后的一个低平波,波形圆钝,在胸导联上(尤其是 V_3)较清楚。U 波的方向与 T 波方向一致。U 波增高常见于低血钾。

要点六　心房、心室肥大的心电图表现

(一) 心房肥大的心电图表现

1. **左心房肥大**　P 波增宽≥0.12s,常呈双峰型,双峰间距≥0.04s,以Ⅰ、Ⅱ、aVL 导联上最为显著。V_1 导联的 P 波终末部的负向波变深,Ptf ≤ -0.04mm·s。多见于二尖瓣狭窄,故称为"二尖瓣型 P 波"。

2. **右心房肥大**　P 波尖而高耸,其幅度≥0.25mV,心电图中以Ⅱ、Ⅲ、avF 导联表现最为突出,称为"肺型 P 波",常见于慢性肺源性心脏病以及某些先天性心脏病。

(二) 心室肥大的心电图表现

1. **左心室肥大**

(1) QRS 波群电压增高:R_{V5} 或 R_{V6}>2.5mV,$R_{V5}+S_{V1}$>4.0mV(男)或 >3.5mV(女)。

(2) 心电轴左偏。

(3) QRS 波群时间延长到 0.10~0.11s。

(4) ST-T 改变,以 R 波为主的导联中,T 波低平,双向或倒置。

上述指标中,以 QRS 波群高电压为重要,是诊断左心室肥大的基本条件。仅有 QRS 波群电压增高表现而无其他阳性指标者,称为左心室高电压,可见于左心室肥大,也可见于经常体力锻炼者;仅有 V_5 导联或以 R 波为主的导联 ST 段下移 >0.05mV,T 波低平、双向或倒置者,为左心室劳损;同时有 QRS 波群电压增高及 ST-T 改变者,称为左心室肥大伴劳损。

左心室肥大常见于高血压心脏病、二尖瓣关闭不全、主动脉瓣狭窄、主动脉瓣关闭不全、冠心病、心肌病等。

2. **右心室肥大**

(1) V_1 的 R/S>1,V_5 的 R/S<1,aVR 导联以 R 波为主。

(2) $R_{V1}+S_{V5}$>1.05mV(重症 >1.2mV),aVR R/q 或 R/S>1,R_{aVR}>0.5mV。

(3) 心电轴右偏,重症可 >+110°。

(4) 右胸导联 ST 段下移 >0.05mV,T 波低平、双向或倒置。

右心室肥大常见于慢性肺心病、二尖瓣狭窄、先天性心脏病等。

要点七　心肌缺血与心肌梗死的心电图表现

(一) 心肌缺血

1. **稳定型心绞痛**　面对缺血区的导联上出现 ST 段水平型或下斜型下移≥0.1mV,T 波低平、双向或倒置,时间一般小于 15 分钟。

2. **变异型心绞痛**　常于休息或安静时发病,心电图可见暂时性 ST 段抬高,常常伴有 T 波高耸,对应导联 ST 段下移。

3. **慢性冠状动脉供血不足**　在 R 波占优势的导联上,ST 段呈水平型或下斜型压低≥0.05mV,T 波低平、双向或倒置。

(二) 心肌梗死

1. **基本图形**

(1) 缺血型 T 波改变:缺血发生于心内膜面,T 波高而直立;若发生于心外膜面,出现对称性 T 波倒置。

(2) 损伤型 ST 段改变:面向损伤心肌的导联出现 ST 段明显抬高,可形成单相曲线。

(3) 坏死型 Q 波出现:面向坏死区的导联出现异常 Q 波(时限≥0.04s,振幅≥1/4 R)或者呈 QS 波。

2. **心肌梗死的图形演变及分期**

(1) 超急性期:心肌梗死发生数分钟后出现 T 波高耸或 ST 段斜行上移或弓背向上抬高,持续数小时。

(2) 急性期:心肌梗死发生后数小时或数日,可持续 6 小时 ~7 天,ST 段逐渐升高呈弓背型,并可与 T 波融合成单向曲线,此时可出现异

常Q波，继而ST段逐渐下降至等电位线，直立的T波开始倒置，并逐渐加深。在此期坏死型Q波、损伤型ST段抬高及缺血型T波倒置可同时并存。

（3）亚急性期：心肌梗死发生后7~28天，抬高的ST段基本恢复至基线，坏死型Q波持续存在，缺血型T波由倒置较深逐渐变浅。

（4）陈旧期：心肌梗死发生3~6个月之后或更久，ST段和T波不再变化，常遗留下坏死的Q波，常持续存在终生，亦可能逐渐缩小。

3. 心肌梗死的定位诊断　根据坏死图形（异常Q波或QS波）出现于哪些导联而作出定位诊断（表9-5-1-3）。

表9-5-1-3　心肌梗死的心电图定位诊断

部位	特征性ECG改变导联	对应性改变导联
前间壁	V_1~V_3	—
前壁	V_3~V_5	—
侧壁	Ⅰ、aVL、V_5、V_6	—
广泛前壁	V_1~V_6	—
下壁	Ⅱ、Ⅲ、aVF	Ⅰ、aVL
右心室	V_{3R}~V_{5R}	多伴下壁梗死

要点八　常见心律失常的心电图表现

（一）房性期前收缩的心电图表现

1. 提早出现的房性P′波，形态与窦性P波不同。
2. P′R间期≥0.12s。
3. 房性P′波后有正常形态的QRS波群。
4. 代偿间歇不完全。

（二）室性期前收缩的心电图表现

1. 提早出现的宽大畸形的QRS波群，其前无相关的P波或P′波。
2. QRS时限常≥0.12s。
3. T波方向与QRS主波方向相反。
4. 有完全性代偿间歇。

（三）交界性期前收缩的心电图表现

1. 提前出现的QRS波群，形态基本正常。
2. 出现逆行P′波，可在QRS之前（P′R间期<0.12s），或QRS之后（RP′间期<0.20s），或与QRS相重叠。
3. 常有完全性代偿间歇。

（四）阵发性室上性心动过速的心电图表现

1. 连续出现的房性或交界性期前收缩，频率为150~250次/分，节律规则。
2. QRS波群形态基本正常，时间≤0.10s。
3. ST-T无变化，或呈继发性ST段下移和T波倒置。

（五）心房颤动的心电图表现

1. P波消失，代以大小不等、间距不均、形状各异的心房颤动波(f波)，频率为350~600次/分，以V_1导联最明显。
2. RR间距绝对不匀齐，即心室律绝对不规则。
3. QRS波群形态通常正常，当心室率过快时，发生室内差异性传导，QRS波群增宽畸形。

（六）心室颤动的心电图表现

1. QRS-T波群消失，出现形状不一、大小不等、极不规则的心室颤动波。
2. 频率为200~500次/分。

（七）房室传导阻滞的心电图表现

1. **一度房室传导阻滞**　①窦性P波规律出现，其后均伴有QRS波群。②PR间期延长≥0.21s（老年人>0.22s）。

2. **二度Ⅰ型房室传导阻滞**　①P波规律出现，PR间期进行性延长，直至发生心室漏搏（P波后无QRS波群）。②漏搏后PR间期缩短，之后又逐渐延长，直至QRS脱落，周而复始。③QRS波群时间、形态一般正常。

3. **二度Ⅱ型房室传导阻滞**　①窦性P波规律出现，PR间期恒定（正常或延长）。②部分P波后无QRS波群（发生心室漏搏）。③房室传导比例一般为3∶2或4∶3等。

4. 三度房室传导阻滞(完全性房室传导阻滞) ①P 波和 QRS 波群无固定关系,PP 与 RR 间距各有其固定的规律性。②心房率 > 心室率。③QRS 波群形态正常或宽大畸形。

要点九　动态心电图监测适应症

动态心电图可以获得被检者日常生活状态下连续 24 小时甚至更长时间的心电图资料,因此常可检测到常规心电图检查不易发现的一过性异常心电图改变。临床上应用动态心电图监测的适应证如下。

1. 心律失常的定性和定量诊断。
2. 心肌缺血的诊断和评价。
3. 心脏病患者的预后评价。
4. 心肌缺血及心律失常药物疗效的评价。
5. 心脏病患者日常生活能力的评定。
6. 选择安装心脏起搏器的适应证及起搏器的功能评定。
7. 用于医学科学研究和流行病学调查。

要点十　心电图运动负荷试验的适应证和禁忌证

(一)适应证

1. 用于诊断

(1)确定冠心病的诊断。

(2)胸痛的鉴别诊断。

(3)早期检出无临床症状的冠心病。

(4)确定与运动相关的心律失常。

(5)确定运动引起症状的原因。

(6)早期检出不稳定型心绞痛。

2. 用于评价

(1)评价心功能。

(2)冠心病药物(如抗心绞痛药物)的疗效。

(3)外科及介入治疗效果,如 PTCA、CABG。

(4)心肌梗死患者的预后;梗死后患者是否进一步行心导管检查的筛选。

(5)评价窦房结功能。

3. 用于指导康复锻炼

(1)心脏病患者的康复。

(2)非心脏病患者的康复。

4. 用于研究

(1)评价抗心绞痛药物。

(2)评价抗心律失常的药物。

(3)评价各类心血管疾病的运动反应。

5. 用于筛选　如选拔宇航员或运动员体力鉴定等。

(二)禁忌证

1. 绝对禁忌证

(1)急性心肌梗死 5 天内。

(2)药物治疗未控制的不稳定型心绞痛。

(3)引起症状或血流动力学障碍的未控制的心律失常。

(4)有症状的严重主动脉瓣狭窄;未控制的有症状的心力衰竭。

(5)急性肺栓塞。

(6)急性心肌炎或心包炎。

(7)急性主动脉夹层。

2. 相对禁忌证

(1)冠状动脉左主干狭窄。

(2)中度狭窄的心脏瓣膜病。

(3)电解质异常。

(4)严重的高血压(收缩压 >200mmHg 和/或舒张压 >110mmHg)。

(5)梗阻性肥厚型心肌病及其他形式的流出道梗阻。

(6)存在不能充分运动的身心障碍。

(7)高度房室传导阻滞。

细目二　肺功能检查

要点一　肺容积检查

四种基础肺容积包括:潮气容积、补吸气容积、补呼气容积和残气容积。正常成人的潮气容积约为 500mL。

要点二　肺容量检查

肺容量由 2 个或 2 个以上的肺容积组成。四种基础肺容量包括:深吸气量、肺活量、功能残气量和肺总量。

1. 深吸气量(IC)　呼吸肌功能减退、限制性或阻塞性通气功能障碍时 IC 减少。

2. 肺活量(VC)　正常成年男性的 VC 为 (4217 ± 690)mL,女性为 (3105 ± 452)mL。正常人的 VC 不应低于预计值的 80%。VC 减少见于各种疾病引起的限制性通气功能障碍,以及阻塞性通气功能障碍和呼吸肌功能障碍等疾病。

3. **功能残气量(FRC)**　正常成年男性的FRC为(3112±611)mL,女性为(2348±479)mL。FRC增加提示肺充气过度,见于阻塞性肺气肿、支气管哮喘发作等。

4. **肺总量(TLC)**　正常成年男性的TLC为(5766±782)mL,女性为(4353±644)mL。TLC增加见于阻塞性肺气肿等阻塞性通气障碍;TLC减少见于限制性通气功能障碍,如气胸、胸腔积液、肺纤维化等。

要点三　通气功能检查

1. **肺通气量**　包括每分钟静息通气量、肺泡通气量、最大通气量。最大通气量减少见于各种疾病引起的限制性、阻塞性通气功能障碍和呼吸肌功能障碍等。

2. **用力肺活量(FVC)**　正常人的FVC=VC。FVC的检查内容包括第1秒用力呼气容积($FEV_{1.0}$)、最大呼气中期流量。正常人的$FEV_{1.0}$/FVC%为83%,$FEV_{3.0}$/FVC%为99%。当$FEV_{1.0}$/FVC%<70%时,提示有阻塞性通气功能障碍,如肺气肿等。限制性通气功能障碍时,此比值正常,甚至增加。

要点四　换气功能检查

包括气体分布、通气/血流比值以及弥散功能检查。正常人的肺泡通气量每分钟约为4L,肺血流量每分钟约为5L,通气/血流比值为0.8。通气/血流比值>0.8,见于肺动脉栓塞等;通气/血流比值<0.8,见于支气管痉挛与阻塞、肺炎、肺水肿、急性呼吸窘迫综合征(ARDS)等。

细目三　内镜检查

要点一　上消化道内镜检查

上消化道内镜检查,包括食管、胃、十二指肠的检查。

(一)适应证

食管、胃、十二指肠疾病诊断不明者,均可进行上消化道内镜检查。

1. 有咽下困难、胸骨后疼痛、烧灼感、上腹部疼痛、不适、饱胀、反酸等症状原因不明者。

2. 上消化道出血原因不明者。

3. X线钡餐检查不能确诊或不能解释的上消化道病变,特别是黏膜病变和疑有肿瘤者。

4. 药物治疗前后对比,需要随访的病变,如溃疡病、萎缩性胃炎、反流性食管炎等。

5. 需要内镜治疗的患者,如异物取出、镜下止血、食管静脉曲张硬化剂注射及套扎、食管狭窄的扩张治疗、上消化道息肉摘除术等。

(二)禁忌证

1. 神志不清、精神失常、检查不能合作者。

2. 休克、昏迷等危重状态。

3. 严重的心肺疾患,如严重心律失常、心力衰竭、急性心肌梗死、严重呼吸衰竭和支气管哮喘发作。轻症心肺功能不全不属禁忌证,但需在监护下进行。

4. 疑有食管、胃、十二指肠穿孔。

5. 严重的咽喉部疾患、腐蚀性食管炎和胃炎、巨大食管憩室、主动脉瘤及严重颈胸段脊柱畸形等。

6. 急性传染性肝炎或胃肠道传染病一般暂缓检查;慢性乙、丙型肝炎或抗原携带者,AIDS患者应备有特殊的消毒措施。

要点二　下消化道内镜检查

下消化道内镜检查,包括乙状结肠镜、全结肠镜及小肠镜检查。

(一)适应证

1. 有腹泻、便血、下腹部疼痛、贫血、腹部包块等症状、体征原因不明者。

2. X线钡剂灌肠或乙状结肠镜检查有异常者,如狭窄、溃疡、息肉、癌肿、憩室等。

3. 肠道炎性疾病的诊断与随访观察。

4. 结肠癌肿的术前诊断与术后随访、癌前病变的监视、息肉摘除术后的随访等。

5. 需做止血及结肠息肉摘除术等治疗者。

(二)禁忌证

1. 肛门、直肠严重狭窄者。

2. 重症细菌性痢疾、溃疡性结肠炎及憩室炎等。

3. 严重心肺功能不全、精神失常及昏迷者。

4. 急性弥漫性腹膜炎及腹腔器官穿孔者。

5. 妊娠妇女。

要点三　支气管镜检查

支气管镜可用于观察病变、做活检或刷检、

钳取异物、清除异物、进行支气管灌洗或支气管肺泡灌洗等，是诊断、治疗、抢救支气管与肺及胸膜疾病的重要方法。

(一) 适应证

1. 原因不明的咯血或痰中带血者。

2. 原因不明的干咳或局限性哮鸣音者。

3. 同一部位反复发生的肺炎者。

4. 原因不明的肺不张或胸腔积液者。

5. 原因不明的喉返神经麻痹、膈神经麻痹或上腔静脉梗阻者。

6. 临床表现或X线检查疑为肺癌者。

7. X线检查无异常，而痰中找到癌细胞者。

8. 诊断不明的支气管及肺部病变需要做支气管组织活检、刷检或灌洗并进行细胞学或细菌学检查者。

9. 用于治疗，如取出支气管异物，肺化脓症的吸痰或局部用药，手术后痰液潴留的吸痰，肺癌局部瘤体的放疗和化疗，紧急情况下纤维支气管镜引导的气管插管实施等。

(二) 禁忌证

1. 严重心肺功能不全、严重心律失常、频发心绞痛者。

2. 极度衰弱且不能耐受检查者。

3. 出血、凝血机制明显异常者。

4. 主动脉瘤有破裂危险者。

5. 近期有大咯血、哮喘发作、上呼吸道感染或高热者(应暂缓检查)。

6. 对麻醉药物过敏者。

要点四 腹腔镜检查

腹腔镜通过腹壁切口插入内镜对腹腔内病变进行诊断和治疗，能以微小的创伤、很轻的痛苦，在直观下获取诊断依据，使诊断与手术一体化。

(一) 适应证

1. 可用于外科急腹症、慢性腹痛的诊断及处理，腹部肿瘤的诊断与分期、诊断性组织活检等。

2. 在治疗方面，可进行胆囊切除、胆管切开取石、胆管癌切除、脾切除、肝叶切除、胃穿孔缝合修补、胃高位迷走神经切断、阑尾切除、左或右半结肠切除、直肠癌根治术、疝修补术等。

3. 妇科疾病的治疗，如卵巢囊肿剥除、盆腔粘连分解、输卵管通液、子宫肌瘤切除、宫颈息肉切除等。

4. 泌尿外科的精索静脉曲张结扎、盆腔淋巴结清扫、肾切除等手术。

(二) 禁忌证

1. 严重的心、肺、肝、肾功能不全。

2. 盆腔、腹腔巨大肿块。

3. 弥漫性腹膜炎伴肠梗阻。

4. 腹部疝或横膈疝。

5. 严重盆腔粘连。

6. 缺乏经验的手术者。

第六单元 影像学检查

细目一 超声检查

要点一 超声检查的临床应用

1. 检测实质性脏器(如肝、肾、脾、胰腺、子宫及卵巢等)的大小、形态、边界及脏器内部回声等,帮助判断有无病变或病变情况。

2. 检测某些囊性器官(如胆囊、膀胱、胃等)的形态、走向及功能状态。

3. 检测心脏、大血管和外周血管的结构、功能及血流动力学状态,包括对各种先天性和后天性心脏病、血管畸形及闭塞性血管病等的诊断。

4. 鉴别脏器内局灶性病变性质,是实质性还是囊性,还可鉴别部分病变的良、恶性。

5. 检测积液(如胸腔积液、腹腔积液、心包积液、肾盂积液及脓肿等)的存在与否,对积液量的多少作出初步估计。

6. 对一些疾病的治疗后动态随访,如急性胰腺炎、甲状腺肿块、子宫肌瘤等。

7. 介入性诊断与治疗。如超声引导下进行穿刺,或进行某些引流及药物注入治疗等。

要点二 肝脏常见病的声像图表现

1. 脂肪肝的异常声像图

(1)弥漫性脂肪肝:整个肝均匀性增大,表面圆钝,边缘角增大;肝内回声增多增强,前半细而密,呈一片云雾状改变。彩色多普勒超声显示肝内血流的灵敏度降低,尤其对于较深部位的血管,血流信号较正常减少。

(2)局灶性脂肪肝:通常累及部分肝叶或肝段,超声表现为脂肪浸润区部位的高回声区与正常肝组织的相对低回声区,两者分界较清,呈花斑状或不规则的片状。彩色多普勒超声可显示不均匀回声区内无明显彩色血流,或正常肝内血管穿入其中。

2. 肝硬化的异常声像图

(1)直接征象:肝脏萎缩,体积缩小;肝包膜回声增强,呈锯齿样改变;肝内光点弥漫性增粗增强,分布紊乱;肝静脉变细、僵直、迂曲。

(2)间接征象:脾脏增大;可见腹水的无回声暗区;门静脉主干和主支增粗,可见脐静脉重新开放。

3. 肝囊肿的异常声像图 表现为肝内单发或多发类圆形均匀无回声区,周边囊壁菲薄、光滑呈高回声,可有侧壁回声失落,囊肿后方回声增强。

要点三 胆道常见病的声像图表现

1. 胆囊结石的异常声像图 典型的特征如下。①胆囊内见一个或数个强光团、光斑,其后方伴声影或彗星尾。②强光团或光斑可随体位改变而依重力方向移动,也可因结石嵌顿或结石炎性粘连,看不到光团或光斑随体位改变。不典型者如泥沙型结石,表现为胆囊后壁处细小的强回声光点带,后方伴较宽声影;结石填满胆囊时,胆囊无回声区消失,胆囊前半部呈弧形强光带,后方伴较宽声影,若伴有胆囊壁增厚,则出现“胆囊壁弱回声 - 结石强回声 - 声影”三联征。

2. 胆囊炎的异常声像图 急性胆囊炎表现为胆囊增大,胆囊壁明显增厚,呈强回声,其间有弱回声带,重者呈多层弱回声带表现;慢性胆囊炎时胆囊可缩小,胆囊壁增厚、钙化,边缘毛糙,回声增强。

3. 胆管癌的异常声像图

(1)结节型和乳头型:可见扩张的胆管远端有边缘不整的软组织肿块,突入胆管内或阻塞胆管,肿块多呈中等或略低回声,与胆管壁分界不清。

(2)浸润型:表现扩张的胆管远端狭窄或闭塞,呈“V”字形改变。彩色多普勒超声显示肿块周边及内部仅有稀疏细小血流或完全无血流。

要点四　女性生殖系统常见病的声像图表现

1. **子宫肌瘤的异常声像图**　可表现子宫增大,形态不规则,常见于多发者;肌瘤呈圆形低回声,少数为等回声,周边有假性包膜形成的低回声晕;肌层内肌瘤可使子宫内膜变形、移向对侧,黏膜下肌瘤显示内膜增宽、回声增强或显示出瘤体。

2. **卵巢囊肿的异常声像图**　囊肿大小不等,多为单房、薄壁、无分隔;亦可为多囊性。声像图常表现为边缘光滑、壁薄且均一的圆形病变,呈液性无回声或水样密度。

要点五　心脏常见病的声像图表现

1. 二尖瓣狭窄的异常声像图

(1)二维超声心动图表现:①二尖瓣增厚回声增强,以瓣尖为主,有时可见赘生物形成的强光团。②二尖瓣活动僵硬,运动幅度减小。③二尖瓣口面积缩小。④腱索增粗缩短,乳头肌肥大。⑤左心房明显增大,肺动脉高压时则右心室增大,肺动脉增宽。

(2)M型超声心动图表现:①二尖瓣曲线增粗、回声增强。②二尖瓣前叶曲线双峰消失,呈城墙样改变。③二尖瓣前、后叶呈同向运动,后叶曲线套入前叶。④左心房增大。

(3)多普勒超声心动图表现:彩色多普血流量可见二尖瓣口见五彩镶嵌的湍流信号;频谱多普勒可见二尖瓣频谱呈单峰宽带充填形,峰值血流速度增快。

2. 主动脉瓣关闭不全的异常声像图

(1)二维超声心动图表现:在左室长轴及主动脉根部短轴切面上,可见主动脉瓣反射增强,舒张期主动脉瓣闭合不良、左室容量负荷过重的表现。

(2)M型超声心动图表现:①心底部探查,主动脉根部前后径增宽,运动幅度增大,舒张期闭合线呈双线。若闭合线出现扑动现象,是血液反流的有力证据。②左室探查,可见左室容量负荷过重的改变,表现为左心室内径扩大,流出道增宽,室间隔和左室后壁呈反向运动。

(3)多普勒超声心动图表现:舒张期可见五彩反流束自主动脉瓣口流向左室流出道。

要点六　甲状腺常见病的声像图表现

1. 甲状腺肿瘤的异常声像图

(1)良性肿瘤:常表现为单个或多发均质性较高或稍低回声结节,边界清楚,包膜完整,肿瘤周围有时可见"声晕"征。

(2)恶性肿瘤:表现为肿块轮廓不清,形态不规则,包膜不完整,内部回声不均匀,后方可有声衰减,常见坏死、出血、囊变和砂砾样钙化。

2. **甲状腺囊肿的异常声像图**　显示单个或多个边缘光滑均质性无回声区。

3. **甲状旁腺肿瘤的异常声像图**　肿瘤大到6~15mm才能显示,边界清楚、回声均匀,一般难与甲状腺肿瘤鉴别。

要点七　乳腺常见病的声像图表现

1. **乳腺增生的异常声像图**　表现为:①乳腺腺体增厚,结构紊乱,内部回声不均匀,回声光点增粗;②如有乳腺导管囊性扩张或形成囊肿,可见管状或类圆形大小不等的无回声区,边界清晰,后方回声增强。

2. **乳腺癌的异常声像图**　表现为:①肿块形态不规则,纵径(前后径)通常大于横径,与周围正常组织分界不清,边缘可表现为模糊、成角、微分叶或毛刺,无包膜回声;肿块内部多为不均匀的低回声,如有钙化可出现强回声光点,部分有声影;肿块后方回声衰减,侧方声影少见。②多普勒超声显示乳腺肿块有较丰富的高阻血流信号。③部分患者可探及患侧腋窝处回声较低的增大淋巴结。

3. **乳腺纤维腺瘤的异常声像图**　表现为:①圆形或卵圆形,边缘光滑锐利,界限清楚,横径通常大于纵径;有时可见包膜回声;内部为均匀或比较均匀的低回声,肿块后方回声正常或增强,常有侧方声影。②多普勒超声显示病变内通常无彩色血流或血流较少。

细目二　放射检查

要点一　呼吸系统病变的基本X线表现

(一)肺部病变

1. **渗出与实变**　多为肺部炎症所致,X线多表现为密度较高的斑片影,边缘模糊;一个肺叶发生实变时,可见整个肺叶密度增高的大片状阴影。

2. **增殖**　X线表现为密度较高的阴影,边缘较清楚,呈梅花瓣样。

3. **纤维化**　X线呈密度高的索条状影或

网状、蜂窝状影。

4. **钙化**　表现为边缘锐利的高密度影，形态不一，可呈点状、块状或球形。

5. **肿块**　良性肿块X线表现为带有包膜、生长较慢、边缘锐利光滑的球形肿块，一般不发生坏死；恶性肿瘤多无包膜，生长快，呈浸润性，边缘有毛刺或为分叶状，中心可坏死形成空洞。

6. **空洞**　为肺组织坏死液化所致，X线表现有以下几种。①薄壁空洞：常见于肺结核，也可见于肺转移瘤。②厚壁空洞：常见于肺脓肿(空洞内多有液面)、肺癌(洞壁多厚薄不规则)。③虫蚀样空洞：见于干酪样肺炎。

7. **空腔**　X线表现为肺内壁薄而光滑的腔隙。多为肺大泡、含气肺囊肿及囊状支气管扩张等所致。

8. 索条状、网状、蜂窝状影　见于肺纤维化、间质性肺炎、尘肺、间质性肺水肿等。

9. **肺门增大**　见于肺门血管扩张、淋巴结肿大、支气管肿瘤等。

10. **支气管阻塞**　支气管阻塞可引起阻塞性肺不张、阻塞性肺气肿、阻塞性肺炎。①阻塞性肺不张：是支气管完全阻塞的表现。X线可见片状或三角形密度增高影、肺体积缩小，肺门或纵隔移向患侧，膈肌升高，肋间隙变窄。②阻塞性肺气肿：是支气管部分阻塞，肺泡残气量增多所致。X线表现为肺透亮度增加，肺体积增大，纹理稀疏、纤细，肋间隙增宽，膈肌下降、平坦、活动减弱等。③阻塞性肺炎：支气管不完全阻塞导致气道变窄，呼吸阻力增大，通气量减少，痰不易及时排出，局部反复感染，炎症难以消散，X线特征表现为同一部位反复出现的炎症性改变。

(二) 胸膜病变

1. **胸腔积液**　①游离性胸腔积液：当积液达250mL左右时，站立位X线检查可见外侧肋膈角变钝；中等量积液时，患侧胸中、下部呈均匀性致密影，其上缘形成自外上斜向内下的凹面弧形，同侧膈和心缘下部被积液遮蔽；大量积液时，除肺尖外，患侧全胸呈均匀的致密增高阴影，与纵隔连成一片，患侧肋间隙增宽，膈肌下降，气管纵隔移向健侧。②包裹性胸腔积液：X线表现为圆形或半圆形密度均匀影，边缘清晰。包裹性积液局限在叶间裂时称为叶间积液。

2. **气胸及液气胸**　气胸时X线显示胸腔顶部和外侧高度透亮，其中无肺纹理，透亮带内侧可见被压缩的肺边缘。液气胸时，立位检查可见上方为透亮的气体影，下方为密度增高的液体影，且随体位改变而流动。

3. **胸膜肥厚、粘连、钙化**　胸膜轻度增厚时，X线表现为肋膈角变钝或消失，沿胸壁可见密度增高或条状阴影，还可见膈上幕状粘连，膈运动受限。广泛胸膜增厚则呈大片不均匀性密度增高影，患侧肋间隙变窄或胸廓塌陷，纵隔向患侧移位，膈肌升高，活动减弱，严重时可见胸部脊柱向健侧凸起。胸膜钙化的X线表现为斑块状、条状或片状高密度钙化影，切线位观察时，可见其包在肺的外围。

要点二　呼吸系统常见疾病的影像学表现

(一) 慢性支气管炎

早期X线可无异常发现。典型慢支表现为两肺纹理增多、增粗、紊乱，肺纹理伸展至肺野外带。

(二) 支气管扩张症

确诊主要靠胸部CT检查，尤其是高分辨力CT(HRCT)。柱状扩张时可见“轨道征”或“印戒征”；囊状扩张时可见葡萄串样改变；扩张的支气管腔内充满黏液栓时，可见“指状征”。

(三) 肺炎链球菌肺炎(大叶性肺炎)

充血期X线无明显变化，或仅可见肺纹理增粗；实变期肺野出现均匀性密度增高的片状阴影，病变范围呈肺段性或大叶性分布，在大片密实阴影中常可见到透亮的含气支气管影，即支气管充气征。消散期X线可见实变区密度逐渐减退，表现为散在性的斑片状影，大小不等，继而可见到增粗的肺纹理，最后可完全恢复正常。CT在充血期即可见病变区磨玻璃样阴影，边缘模糊。实变期可见呈肺段性或大叶性分布的密实阴影，支气管充气征较X线检查更为清楚。

(四) 支气管肺炎(小叶性肺炎)

常见于两中下肺野的中、内带，X线表现为沿肺纹理分布的、散在密度不均的小斑片状阴影，边界模糊。CT见两中下肺支气管血管束增粗，有大小不等的结节状及片状阴影，边缘模糊。

(五) 间质性肺炎

病变常同时累及两肺，以中、下肺最显著。X线表现为两肺门及两中下肺纹理增粗、模糊，可呈网状，并伴有小点状影，肺门影轻度增大，轮廓模糊，密度增高。病变早期HRCT可见两侧支气管血管束增粗、不规则，伴有磨玻璃样阴影。较重者可有小叶性实变导致的小斑片影,肺门、纵隔淋巴结可增大。

(六)肺脓肿

急性肺脓肿 X 线可见肺内大片致密影,边缘模糊,密度较均匀,可侵及一个肺段或一叶的大部。在致密的实变区中可见含有液面的空洞,内壁不规整。慢性肺脓肿可见空洞壁变薄,周围有较多紊乱的纤维条索状阴影。多房性空洞则显示为多个大小不等的透亮区。CT 较平片能更早、更清楚地显示肺脓肿,因此,有利于早期诊断和指导治疗。

(七)肺结核

1. 原发型肺结核 表现为原发复合征及胸内淋巴结结核。①原发复合征:是由肺内原发灶、淋巴管炎及淋巴结炎三者组成的哑铃状双极现象。②胸内淋巴结结核:表现为肺门和(或)纵隔淋巴结肿大突向肺野。

2. 血行播散型肺结核 ①急性粟粒型肺结核:X 线可见两肺大小、密度、分布都均匀一致的粟粒状阴影,正常肺纹理显示不清。②亚急性与慢性血行播散型肺结核:X 线可见以两上、中肺野为主的大小不一、密度不同、分布不均的多种性质(渗出、增殖、钙化、纤维化、空洞等)的病灶。

3. 继发性肺结核 包括浸润型肺结核(成人最常见)、慢性纤维空洞型肺结核。病变多在肺尖和锁骨下区开始,X 线可见渗出、增殖、播散、纤维和空洞等多种性质的病灶同时存在。慢性纤维空洞型肺结核的 X 线主要表现为两肺上部多发厚壁的慢性纤维病变及空洞,周围有广泛的纤维索条影及散在的新老病灶,常伴有明显的胸膜肥厚,病变的肺因纤维化而萎缩,出现肺不张征象,上叶萎缩使肺门影向上移位,下肺野血管纹理牵引向上及下肺叶的代偿性肺气肿,使膈肌下降、平坦,肺纹理被拉长呈垂柳状。

4. 结核性胸膜炎 多见于儿童与青少年,可单独存在,或与肺结核同时出现。少量积液时 X 线可见患侧肋膈角变钝,大量积液时 X 线可见患侧均匀的密度增高阴影,阴影上方呈外高内低状,积液随体位的变化而改变。后期可引起胸膜肥厚、粘连、钙化。

肺结核 CT 表现与平片相似,但可更早、更细微地显示病变情况,发现平片难以发现的病变,有助于鉴别诊断。

(八)肺肿瘤

肺肿瘤分原发性与转移性两类。原发性肿瘤有良性与恶性之分。良性少见;恶性中 98% 为原发性支气管肺癌,少数为肺肉瘤。

1. 原发性支气管肺癌(肺癌) 按发生部位可分三型。①中心型:早期局限于黏膜内时 X 线无异常发现,引起管腔狭窄时可出现阻塞性肺气肿、阻塞性肺炎、阻塞性肺不张三种肺癌的间接征象;肿瘤同时向腔外生长和/或伴肺门淋巴结转移时形成肺门肿块影,肺门肿块影是肺癌的直接征象。发生于右上叶的肺癌,肺门肿块及右肺上叶不张连在一起可形成横行 S 状下缘。有时肺癌发展迅速,中心可坏死形成内壁不规则的偏心性空洞。CT 可见支气管壁不规则增厚,管腔狭窄;分叶状或不规则的肺门肿块,可同时伴有阻塞性肺炎、肺不张;肺门、纵隔淋巴结肿大等。②周围型:X 线表现为密度增高、轮廓模糊的结节状或球形病灶,逐渐发展可形成分叶状肿块;发生于肺尖的癌称为肺沟癌。HRCT 有利于显示结节或肿块的形态、边缘、周围状况以及内部结构等,可见分叶征、毛刺征、胸膜凹陷征、空泡征或支气管充气征(直径小于 3cm 以下的癌,肿块内见到的小圆形或管状低密度影),同时发现肺门或纵隔淋巴结肿大则更有助于肺癌的诊断。增强 CT 能更早地发现肺门、纵隔淋巴结转移。③细支气管肺泡癌(弥漫性肺癌):表现为两肺广泛的细小结节,边界不清,分布不对称,进一步发展可融合成大片肿块,形成癌性实变。CT 可见两肺不规则分布的 1cm 以下结节,边缘模糊,常伴有肺门、纵隔淋巴结转移;融合后的大片实变影中靠近肺门处可见支气管充气征,实变区密度较低呈毛玻璃样,其中可见到高密度的隐约血管影是其重要特征。

2. 转移性肿瘤 X 线可见两肺中、下肺野外带,出现密度均匀、大小不一、轮廓清楚的棉絮样低密度影。血供丰富的肿瘤发生粟粒状转移时,可见两中、下肺野轮廓光滑,密度均匀的粟粒影。淋巴转移至肺的肿瘤,则主要表现为肺门和(或)纵隔淋巴结肿大。CT 发现肺部转移较平片敏感;HRCT 对淋巴转移的诊断具有优势,可见肺门、纵隔淋巴结肿大、支气管血管束增粗、小叶间隔增厚以及沿两者分布的细小结节影。

要点三　循环系统常见疾病的影像学表现

(一)心脏瓣膜病

1. 单纯二尖瓣狭窄 X 线表现为左心房及右心室增大,左心耳部突出,肺动脉段突出,主动脉结及左心室变小，心脏外形呈梨形。

2. **二尖瓣关闭不全**　典型的X线表现是左心房和左心室明显增大。

3. **主动脉瓣狭窄**　X线可见左心室增大，或伴左心房增大，升主动脉中段局限性扩张，主动脉瓣区可见钙化。

4. **主动脉瓣关闭不全**　左心室明显增大，升主动脉、主动脉弓普遍扩张，心脏呈靴形。

（二）高血压性心脏病

X线表现为左心室扩大，主动脉增宽、延长、迂曲，心脏呈靴形。

（三）慢性肺源性心脏病

X线表现为阻塞性肺气肿征象，右下肺动脉增宽≥15mm，右心室增大等。

（四）心包积液

心包积液在300mL以下者，X线难以发现。中等量积液时，后前位可见心脏形态呈烧瓶形，上腔静脉增宽，心缘搏动减弱或消失等。

要点四　消化系统常见疾病的影像学表现

（一）食管静脉曲张

X线钡剂造影可见：食管中、下段的黏膜皱襞明显增宽、迂曲，呈蚯蚓状或串珠状充盈缺损，管壁边缘呈锯齿状。

（二）食管癌

X线钡剂造影可见：①黏膜皱襞改变：由于肿瘤破坏黏膜层，使正常皱襞消失、中断、破坏，形成表面杂乱的不规则影像。②管腔狭窄。③腔内充盈缺损。④不规则的龛影，早期较浅小，较大者表现为长径与食管长轴一致的长形龛影。⑤受累食管呈局限性僵硬。

（三）消化性溃疡

1. **胃溃疡**　上消化道钡剂造影检查的直接征象是龛影，多见于胃小弯；龛影口周围有一圈黏膜水肿造成的透明带，这种黏膜水肿带是良性溃疡的特征性表现。胃溃疡引起的功能性改变包括：①痉挛性改变。②分泌增加。③胃蠕动增强或减弱。

2. **十二指肠溃疡**　绝大部分发生在球部，溃疡易造成球部变形；球部龛影或球部变形是十二指肠溃疡的直接征象。间接征象有：①激惹征。②幽门痉挛，开放延迟。③胃分泌增多和胃张力及蠕动方面的改变。④球部压痛。

（四）胃癌

上消化道钡剂造影检查可见：①胃内形态不规则的充盈缺损，多见于蕈伞型癌。②胃腔狭窄，胃壁僵硬，多见于浸润型癌。③形状不规则、位于胃轮廓之内的龛影，多见于溃疡型癌。④黏膜皱襞破坏、消失或中断。⑤肿瘤区蠕动消失。CT或MRI检查可直接观察肿瘤侵犯胃壁、周围浸润及远处转移的情况，其影像表现直接反映了胃癌的大体形态，但检查时需用清水或对比剂将胃充分扩张。

（五）溃疡性结肠炎

结肠气钡双重对比造影检查可见：病变肠管结肠袋变浅、消失，黏膜皱襞多紊乱，粗细不一，其中可见溃疡龛影。晚期病例的X线表现为肠管从下向上呈连续性的向心性狭窄，边缘僵直，同时肠管明显缩短，肠腔舒张或收缩受限，形如硬管状。

（六）结肠癌

结肠气钡双重对比造影可见：①肠腔内肿块，形态不规则，黏膜皱襞消失。病变处肠壁僵硬，结肠袋消失。②较大的龛影，形状不规则，边缘不整齐，周围有不同程度的充盈缺损和狭窄，肠壁僵硬，结肠袋消失。③肠管狭窄，肠壁僵硬。

（七）胃肠道穿孔

最多见于胃或十二指肠穿孔，立位X线透视或腹部X线平片可见：两侧膈下有弧形或半月形透亮气体影。若并发急性腹膜炎则可见肠管充气、积液、膨胀，肠壁间隔增宽，在腹部X线平片上可见腹部肌肉与脂肪层分界不清。

（八）肠梗阻

典型的X线表现为：梗阻上段肠管扩张，积气、积液，立位或侧位水平位摄片可见肠管扩张，呈阶梯状气液平，梗阻以下的肠管闭合，无气或仅有少量气体。CT（尤其是螺旋CT）适用于一些危重患者、不能配合检查者以及肥胖者，有助于发现腹腔包裹性或游离性气体、液体及肠坏死，帮助判断梗阻的部位及病因。

（九）原发性肝癌

肝动脉造影可见肿瘤供血的肝动脉扩张，肿瘤内显示病理血管，肝血管受压移位或被肿瘤包绕，可见动静脉瘘等。CT检查可见肝内单发或多发、圆形或类圆形较低密度的肿块影，边界清楚或模糊，周围可见低密度的透亮带；巨块型肝癌中心坏死时可出现更低密度区；对比增强造影全过程呈“快显快出”现象等。MRI检查主要用于小肝癌的鉴别诊断，作用优于CT。

要点五　泌尿系统常见疾病的影像学表现

(一) 泌尿系结石

X线平片可显示的结石称为阳性结石,约占90%。疑为肾或输尿管结石时,首选腹部X线平片检查;必要时,选用CT。

1. **肾结石**　发生于单侧或双侧,可单个或多个,主要位于肾盂或肾盏内。阳性结石X线平片可见圆形、卵圆形或桑椹状致密影,密度高而均匀或浓淡不等或呈分层状。阴性结石平片不能显影,造影可见肾盂内圆形或卵圆形密度减低影或充盈缺损,还可引起肾盂、肾盏积水扩张等。阳性结石需与腹腔内淋巴结钙化、肠内粪石、胆囊或胰腺结石相鉴别,肾结石时腹部侧位片上结石与脊柱影重叠。CT检查表现基本同X线平片。

2. **输尿管结石**　阳性结石X线平片或CT可见输尿管走行区域内米粒大小的高密度影,CT可见结石上方输尿管、肾盂积水扩张;静脉肾盂造影可见造影剂中止在结石处,其上方尿路扩张。

3. **膀胱结石**　多为阳性,X线平片可见耻骨联合上方圆形或卵圆形致密影,边缘光滑或毛糙,密度均匀或不均匀,可呈层状,大小不一。结石可随体位而改变位置,但总是在膀胱最低处。阴性结石排泄性尿路造影可见充盈缺损影。CT可见膀胱内致密影。MRI检查呈非常低的信号。

(二) 肾癌

较大肾癌的X线平片可见肾轮廓局限性外突;尿路造影可见肾盏伸长、狭窄、受压变形,或肾盏封闭、扩张。CT可见肾实质内肿块,密度不定,可略高于周围肾实质,也可低于或接近于周围肾实质,肿块较大时可突向肾外,少数肿块内可有钙化影;增强CT可见肿块早期有明显、不均一的强化,之后表现为相对低密度。

要点六　骨与关节常见疾病的影像学表现

(一) 长骨骨折

X线检查是诊断骨折最常用、最基本的方法,可见骨皮质连续性中断、骨小梁断裂和歪曲,有边缘光滑锐利的线状透亮阴影,即骨折线。根据骨折程度把骨折分为完全性骨折和不完全性骨折。完全性骨折时,骨折线贯穿骨全径;不完全性骨折的骨折线不贯穿骨全径。根据骨折线的形状和走行,将骨折分为横形、斜形和螺旋形。CT不是诊断骨折的常规检查方法,但对解剖结构比较复杂的部位(如骨盆、髋关节、肩关节、脊柱、面部等)骨折的诊断、诊断骨折碎片的数目等较普通X线有优势。MRI显示骨折不如CT,但可清晰显示骨折周围软组织损伤的情况以及骨折断端出血、水肿等。

(二) 脊柱骨折

主要发生在胸椎下段和腰椎上段,以单个椎体损伤多见。多因受到纵轴性暴力冲击而发生椎体压缩性骨折。X线可见骨折椎体压缩呈楔形,前缘骨皮质嵌压。由于断端嵌入,所以不仅不见骨折线,反而可见横形不规则的线状致密影。有时椎体前上方可见分离的骨碎片,上、下椎间隙保持正常。严重时并发脊椎后突成角、侧移,甚至发生椎体错位,压迫脊髓而引起截瘫;常并发棘突间韧带撕裂,使棘突间隙增宽,或并发棘突撕脱骨折,也可发生横突骨折。CT对脊椎骨折的定位、骨折类型、骨折片移位程度以及椎管有无变形、狭窄等的诊断优于普通X线平片。MRI对脊椎骨折及有无椎间盘突出、韧带撕裂等有较高的诊断价值。

(三) 椎间盘突出

青壮年多发,下段腰椎最容易发生。

1. **X线表现**　①椎间隙变窄或前窄后宽。②椎体后缘唇样肥大增生、骨桥形成或游离骨块。③脊柱生理曲度变直或侧弯。Schmorl结节表现为椎体上面或下面的圆形或半圆形凹陷,其边缘有硬化线,常对称见于相邻椎体的上、下面且常累及数个椎体。

2. **CT检查**　根据椎间盘变形的程度,分为椎间盘变性、椎间盘膨出、椎间盘突出3种。以椎间盘突出最为严重,其CT直接征象是:椎间盘后缘变形,有局限性突出,其内可有钙化。间接征象是:①硬膜外脂肪层受压、变形甚至消失,两侧硬膜外间隙不对称。②硬膜囊受压变形和移位。③一侧神经根鞘受压。

3. **MRI检查**　能很好地显示各部位椎间盘突出的图像,是诊断椎间盘突出的最好方法。在矢状面可见突出的椎间盘向后方或侧后方伸出;横断面上突出的椎间盘局限突出于椎体后缘;可见硬膜外脂肪层受压、变形甚至消失和神经根鞘受压图像。

(四) 急性化脓性骨髓炎

1. **X线表现**　①发病后2周内,可见肌间隙模糊或消失,皮下组织与肌间分界模糊等。

②发病 2 周后可见骨改变。开始在干骺端骨松质中出现骨质疏松，进一步出现骨质破坏，破坏区边缘模糊；骨质破坏逐渐向骨干延伸，小的破坏区可融合形成大的破坏区，骨皮质也受到破坏，皮质周围出现骨膜增生，表现为一层密度不高的新生骨，新生骨广泛时可形成包壳；骨皮质供血障碍时可发生骨质坏死，出现沿骨长轴形成的长条形死骨，有时可引起病理性骨折。

2. **CT 表现**　能较清楚地显示软组织感染、骨膜下脓肿以及骨破坏和死骨，尤其有助于发现平片不能显示的小的破坏区和死骨。

3. **MRI 检查**　对显示骨髓腔内改变和软组织感染优于 X 线片和 CT。

（五）慢性化脓性骨髓炎

1. **X 线表现**　可见明显的修复，即在骨破坏周围有骨质增生硬化现象；骨膜的新生骨增厚，并同骨皮质融合，呈分层状，外缘呈花边状；骨干增粗，轮廓不整，骨密度增高，甚至骨髓腔发生闭塞；并可见骨质破坏和死骨。

2. **CT 表现**　与 X 线表现相似，并容易发现 X 线不能显示的死骨。

（六）骨关节结核

多继发于肺结核，儿童和青年多见，发病部位以椎体、骺和干骺端为多，X 线主要表现为骨质疏松和骨质破坏，部分可出现冷脓肿。

1. **长骨结核**　①好发于骺和干骺端。X 线早期可见骨质疏松；在骨松质中可见局限性类圆形、边缘较清楚的骨质破坏区，邻近无明显骨质增生现象；骨质破坏区有时可见碎屑状死骨，密度不高，边缘模糊，称之为“泥沙”状死骨；骨膜反应轻微；病变发展易破坏骺而侵入关节，形成关节结核，但很少向骨干发展。②CT 检查可显示低密度的骨质破坏区，内部可见高密度的小斑片状死骨影，病变周围软组织发生结核性脓肿，密度低于肌肉。

2. **关节结核**　分为继发于骺、干骺端结核的骨型关节结核和结核菌经血行累及关节滑膜的滑膜型结核。①骨型关节结核的 X 线表现较为明显，即在原有病变征象的基础上，又有关节周围软组织肿胀、关节间隙不对称性狭窄或关节骨质破坏等。滑膜型结核以髋关节和膝关节常见，早期 X 线表现为关节囊和关节软组织肿胀，密度增高，关节间隙正常或增宽，周围骨骼骨质疏松；病变进展而侵入关节软骨及软骨下骨质时，X 线可见关节面及邻近骨质模糊及有虫蚀样不规则破坏，这种破坏多在关节边缘，而且上、下两端相对应存在；晚期发生关节间隙变窄甚至消失，关节强直。②CT 检查可见肿胀的关节囊、关节周围软组织和关节囊内积液，骨关节面毛糙，可见虫蚀样骨质缺损；关节周围冷脓肿密度较低，注射对比剂后可见边缘强化。③MRI 检查：滑膜型结核早期可见关节周围软组织肿胀，肌间隙模糊。依据病变组织密度不同而显示不同信号。

3. **脊椎结核**　好发于腰椎，可累及相邻的两个椎体，附件较少受累。①X 线表现：病变椎体骨松质破坏，发生塌陷变形或呈楔形变，椎间隙变窄或消失，严重时椎体互相嵌入融合而难以分辨；病变椎体旁因大量坏死物质流入而形成冷脓肿，表现为病变椎体旁软组织梭形肿胀，边缘清楚；病变部位脊柱后突畸形。②CT 对显示椎体及其附件的骨质破坏、死骨、冷脓肿均优于 X 线片。③MRI 对病变部位、大小、形态和椎管内病变的显示优于 X 线片和 CT。

（七）骨肿瘤

分为原发性和转移性两种，转移性骨肿瘤在恶性骨肿瘤中最为常见。原发性骨肿瘤分为良性与恶性。X 线检查不仅可以发现骨肿瘤，还可帮助鉴别肿瘤的良恶以及是原发还是转移。一般原发性骨肿瘤好发于长骨，转移性骨肿瘤好发于躯干骨与四肢骨近侧的近端。原发性骨肿瘤多为单发，转移性骨肿瘤常为多发。良性骨肿瘤多无骨膜增生；恶性骨肿瘤常有骨膜增生，并且骨膜新生骨可被肿瘤破坏，形成恶性骨肿瘤的特征性 X 线表现“Codman 三角”。

1. **骨巨细胞瘤(破骨细胞瘤)**　多见于 20~40 岁的青壮年，股骨下端、胫骨上端以及桡骨远端多发，良性多见。①X 线片：在长骨干骺端可见到偏侧性的膨胀性骨质破坏透亮区，边界清楚。多数病例破坏区内可见数量不等的骨嵴，将破坏区分隔成大小不一的小房征，称为分房型；少数破坏区无骨嵴，称为溶骨型。当肿瘤边缘出现筛孔状或虫蚀状骨破坏，骨嵴残缺紊乱，环绕骨干出现软组织肿块影时，提示恶性骨巨细胞瘤。②CT 检查：可见骨端的囊性膨胀性骨破坏区，骨壳基本完整，骨破坏与正常骨小梁的交界处多没有骨增生硬化带。骨破坏区内为软组织密度影，无钙化和骨化影。增强扫描示肿瘤组织有较明显的强化，而坏死囊变区无强化。

2. **骨肉瘤**　多见于 11~20 岁的男性，好发于股骨下端、胫骨上端及肱骨上端的干骺端。①X 线主要表现为骨髓腔内不规则的骨破坏和骨增生,骨皮质破坏,不同形式的骨膜增生和骨膜新生骨的再破坏,可见软组织肿块以及其中的云絮状、斑块状肿瘤骨形成等,肿瘤骨存在是诊断骨肉瘤的重要依据。根据X线表现不同,骨肉瘤分为溶骨型、成骨型和混合型三种类型,混合型最多见。溶骨型骨肉瘤以骨质破坏为主要表现,破坏偏于一侧,呈不规则斑片或大片状溶骨性骨质破坏,边界不清;可见骨膜增生被破坏形成的骨膜三角。成骨型骨肉瘤以肿瘤骨形成为主要X线表现,可见大片致密的骨质硬化改变,称为象牙质变;骨膜增生明显;软组织肿块中多有肿瘤骨形成。混合型骨肉瘤兼有以上两者的骨质改变。②CT表现为松质骨的斑片状缺损,骨皮质内表面的侵蚀或全层的虫蚀状、斑片状破坏或大片缺损。骨质增生表现为松质骨内不规则斑片状高密度影和骨皮质增厚。软组织肿块围绕病变骨骼生长或偏于一侧,边缘模糊,与周围正常组织界限不清,其内常见大小不等的坏死囊变区。CT发现肿瘤骨较平片敏感,并能显示肿瘤与邻近结构的关系。③MRI能清楚地显示骨肿瘤与周围正常组织的关系,以及肿瘤在髓腔内的情况等;但对细小、淡薄的骨化或钙化的显示不如CT。一般的典型骨肉瘤X线片即可诊断,而判断骨髓病变则MRI更好。

3. **转移性骨肿瘤** 乳腺癌、甲状腺癌、前列腺癌、肾癌、肺癌及鼻咽癌等癌细胞通过血行可转移至胸椎、腰椎、肋骨、股骨上段,以及髋骨、颅骨和肱骨等处。①根据X线表现的不同将其分为溶骨型、成骨型和混合型三种,以溶骨型最为多见。②CT显示骨转移瘤不仅比普通X线片敏感,而且还能清楚地显示骨外局部软组织肿块的范围、大小、与相邻脏器的关系等。③MRI对骨髓中的肿瘤组织及其周围水肿非常敏感,比CT能更早地发现骨转移瘤,从而为临床诊断、治疗等提供更早而可靠的依据。

(八)颈椎病

X线表现为颈椎生理曲度变直或向后反向成角,椎体前缘唇样骨质增生或后缘骨质增生、后翘,相对关节面致密,椎间隙变窄,椎间孔变小,钩突关节增生、肥大、变尖,前、后纵韧带及项韧带钙化。CT、MRI对颈椎病的诊断优于X线片,尤其对X线片不能确诊的颈椎病,MRI诊断更具有优势。

(九)类风湿关节炎

X线表现为早期手、足小关节多发对称性梭形软组织肿胀,关节间隙可因积液而增宽,出现软骨破坏后关节间隙变窄;发生在关节边缘的关节面骨质侵蚀(边缘性侵蚀)是类风湿关节炎的重要早期征象;进一步发展可见骨性关节面模糊、中断,常有软骨下囊性病灶,呈多发、边缘不清楚的小透亮区(血管翳侵入所致);骨质疏松早期发生在受累关节周围,以后可累及全身骨骼;晚期可见四肢肌肉萎缩,关节半脱位或脱位,指间、掌指间关节半脱位明显,常造成手指向尺侧偏斜畸形。

(十)退行性骨关节病

依靠普通X线片即可诊断。

1. **四肢关节(髋与膝关节)退行性骨关节病的X线表现** 由于关节软骨破坏,使关节间隙变窄,关节面变平,边缘锐利或有骨赘突出。软骨下骨质致密,关节面下方骨内出现圆形或不规整形透明区。晚期还可见关节半脱位和关节内游离骨体,但多不造成关节强直。

2. **脊椎关节病(脊椎小关节和椎间盘退行性变)的X线表现** 脊椎小关节改变包括上下关节突变尖、关节面骨质硬化和关节间隙变窄。椎间盘退行性变表现为椎体边缘出现骨赘,相对之骨赘可连成骨桥;椎间隙前方可见小骨片,但不与椎体相连,为纤维环及邻近软组织骨化后形成;髓核退行性变则出现椎间隙变窄,椎体上、下骨缘硬化。

要点七 中枢神经系统常见疾病的影像学表现

(一)脑血管病

1. **脑出血** 高血压性脑出血是最常见的病因,出血部位多为基底节、丘脑、脑桥和小脑。根据血肿演变分为急性期、吸收期和囊变期。CT、MRI可以确诊。

CT表现:①急性期血肿呈圆形、椭圆形或不规则形均匀密度增高影,边界清楚;周围有环形密度减低影(水肿带);局部脑室受压移位;血液进入脑室或蛛网膜下腔时,可见脑室或蛛网膜下腔内有积血影。②吸收期(发病后3~7天)可见血肿缩小、密度降低,小的血肿可以完全吸收,血肿周围变模糊,水肿带增宽。③发病2个月后进入囊变期,较大的血肿吸收后常留下大小不等的囊腔,同时伴有不同程度的脑萎缩。

2. **蛛网膜下腔出血** CT表现为脑沟、脑池、脑裂内密度增高影,脑沟、脑裂、脑池增大,少数严重病例周围脑组织受压移位。出血一般 7 天左右吸收，此时 CT 检查无异常发现，但 MRI 仍可见高信号出血灶痕迹。

3. **脑梗死**　常见的原因有脑血栓形成、脑栓塞、低血压和高凝状态等。病理上分为缺血性脑梗死、出血性脑梗死、腔隙性脑梗死。

（1）CT 表现：①缺血性脑梗死：发病 12~24 小时之内，CT 无异常所见；少数病例在血管闭塞 6 小时即可显示大范围低密度区，其部位、范围与闭塞血管供血区一致，皮质与髓质同时受累，多呈三角形或扇形，边界不清，密度不均，在等密度区内散在较高密度的斑点影，代表梗死区内脑质的相对无损害区；2~3 周后，病变处的密度越来越低，最后变为等密度而不可见；1~2 个月后可见边界清楚的低密度囊腔。②出血性脑梗死：在密度减低的脑梗死灶内，见到不规则斑点状或片状高密度出血灶影；由于占位，脑室轻度受压，中线轻度移位；2~3 周后，病变处密度逐渐变低。③腔隙性脑梗死：发病 12~24 小时之内，CT 无异常所见；典型者可见小片状密度减低影，边缘模糊，无占位效应。

（2）MRI 表现：MRI 对脑梗死灶发现早、敏感性高，发病后 1 小时即可见局部脑回肿胀，脑沟变浅。

（二）脑肿瘤

影像检查的目的在于确定肿瘤有无，并对其作出定位、定量乃至定性诊断。颅骨 X 线片的诊断价值有限，CT、MRI 是主要的诊断手段。

（三）颅脑外伤

1. **脑挫裂伤**　CT 可见低密度脑水肿区内散在斑点状高密度出血灶，伴有占位效应。有的表现为广泛性脑水肿或脑内血肿。

2. **颅内出血**　包括硬膜外、硬膜下、脑内、脑室和蛛网膜下腔出血等。CT 可见相应部位的高密度影。

细目三　介入诊疗技术

要点一　血管性、非血管性介入技术的临床应用

1. 血管性介入技术的临床应用

（1）经导管血管灌注术：用于血管收缩治疗、化疗药物灌注治疗、动静脉血栓的溶栓治疗、缺血性病变的灌注治疗等。

（2）经导管血管栓塞术：用于治疗血管性病变、止血、治疗肿瘤、血流重分布、内科性器官切除等。

（3）经皮经腔血管成形术：包括球囊血管成形术：可用治疗于动、静脉狭窄或闭塞性病变；血管支架置入术可用于急性血管闭塞、长段血管狭窄或闭塞、伴有溃疡性斑块或严重钙化的病变等治疗。

2. 非血管介入技术的临床应用

（1）经皮穿刺活检。

（2）经皮穿刺消融术：用于肿瘤灭活治疗、囊性病变的硬化治疗、体表静脉畸形的硬化治疗、腹腔神经丛阻滞止痛等。

（3）经皮穿刺引流术。

（4）非血管管腔扩张术：用于治疗人体的气道、消化道、胆道、尿路以及输尿管、鼻泪管等管腔发生狭窄或闭塞性病变。

要点二　常见疾病的介入治疗

1. 心血管系统疾病

（1）冠心病：冠状动脉支架置入（PCI）是介入治疗在冠心病中的广泛应用，通过在狭窄的冠状动脉部位置入支架，改善血流，缓解心绞痛症状。

（2）血管狭窄：如颈动脉狭窄、外周动脉狭窄等，通过介入治疗，可以扩张狭窄的血管，恢复血流通畅，减轻患者的症状。

（3）先天性心脏病：部分先天性心脏病患者可以通过介入治疗进行封堵或修复，如房间隔缺损、室间隔缺损等。

2. 神经系统疾病

（1）脑动脉瘤：可以通过介入治疗进行栓塞或夹闭，防止动脉瘤破裂导致脑出血。

（2）脑血管狭窄：经导管介入技术可以在不开颅的情况下进行脑血管修复，减少手术风险。

3. 肿瘤疾病

（1）肝脏肿瘤：包括经肝动脉化疗栓塞术（TACE）、射频消融、微波治疗等，可以直接作用于肝脏肿瘤组织，达到治疗效果，减少对正常组织的损伤。

（2）肾脏肿瘤：经皮肾穿刺消融术、经肾动脉栓塞术等介入治疗，可以达到局部治疗的效果，保留患者的肾功能。

(3)其他肿瘤:如肺部肿瘤、盆腔肿瘤等,也可以通过介入治疗进行局部药物灌注、栓塞或消融治疗。

4. 消化系统疾病

(1)消化道出血:通过精准血管造影及介入栓塞术,找到出血的血管进行栓塞便能有效止血。

(2)胆道梗阻:经皮肝穿刺胆道引流术(PTCD)可以解除胆道梗阻,缓解黄疸等症状。

(3)食道狭窄:通过球囊扩张或支架置入解除狭窄,恢复患者正常进食。

5. 泌尿、生殖系统疾病

(1)肾囊肿:通过介入方法穿刺囊肿并注入硬化剂,使囊肿萎缩和吸收。

(2)子宫肌瘤:通过栓塞肌瘤供血动脉,使其缺血性坏死、缩小或消失。

6. 其他

(1)大咯血:经导管支气管动脉、肺动脉栓塞治疗咯血,疗效显著。

(2)脊柱病变:如椎间孔狭窄、椎体压缩性骨折等,经皮椎体成形术(PVP)和椎间孔成形术(IPD)等介入手段可以有效缓解患者的疼痛。

细目四　放射性核素检查

要点一　甲状腺吸 ^{131}I 功能测定

(一)参考值

正常情况下,甲状腺吸 ^{131}I 的百分率为 2~3 小时 15%~25%;4~6 小时 20%~30%;24 小时 30%~50%,吸 ^{131}I 高峰出现在 24 小时。

(二)影响因素

1. **地域因素**　甲状腺吸 ^{131}I 率正常值受不同地域中食物及水中含碘多少不同而有差异,但共同的规律是随着时间的增加,吸碘率逐渐增高,吸碘高峰在 24 小时。

2. **年龄、性别**　儿童、青春期少年甲状腺吸 ^{131}I 率较成年人高,女性高于男性,但差异均无显著性。

3. **食物、药物**　含碘食物如海带、紫菜,一些药物如海藻、昆布、胺碘酮等对甲状腺吸碘率有抑制作用。

(三)临床意义

1. **甲状腺吸 ^{131}I 功能测定**　可用于甲状腺功能亢进症、亚急性甲状腺炎、甲状腺功能减低以及地方性甲状腺肿的辅助诊断或鉴别诊断。此项检查对成人身体几乎无害,因此安全可靠。但为了防止射线损伤胎儿,禁用于妊娠及哺乳期妇女。

2. **吸碘率增高**　见于以下情形:①甲状腺功能亢进症,此时不仅有吸 ^{131}I 率增高,而且吸 ^{131}I 高峰前移,但吸 ^{131}I 率的高低与甲状腺功能亢进症病情的严重程度不成正比关系。②地方性缺碘性甲状腺肿,虽然吸 ^{131}I 率增高,但无高峰前移。

3. **吸碘率降低**　见于以下情形:①原发性或继发性甲状腺功能减退症。②亚急性甲状腺炎、慢性淋巴性甲状腺炎。

要点二　血清甲状腺素和促甲状腺激素测定

1. **甲状腺素测定**　主要是测定血液中有活性的四碘甲状腺原氨酸(T_4)和三碘甲状腺原氨酸(T_3)。正常情况下,血液循环中的 T_4 绝大部分与蛋白相结合,只有 0.04% 呈游离状态,称为游离 T_4(FT_4),血液中总的 T_4 含量称为总 T_4(TT_4)。血液中 T_4 均由甲状腺分泌而来,其浓度比 T_3 大 60~80 倍,但生物活性较 T_3 低。血液中 T_3 只有 20% 是甲状腺分泌的,其余 80% 是由 T_4 转化而来。与 T_4 一样,血液循环中绝大部分 T_3 与蛋白结合,只有 0.3%~0.5% 呈游离状态,称为游离 T_3(FT_3)。只有游离的甲状腺素才能在靶细胞中发挥生物效应。因此,测定 FT_3、FT_4 能更准确地反映甲状腺的功能。

2. **甲状腺素测定的临床意义**　TT_3、TT_4 联合测定对甲状腺功能判定有重要意义。FT_3、FT_4 对诊断甲状腺功能亢进症或甲状腺功能减退症更加准确和敏感,其诊断价值依次是 $FT_3>FT_4>TT_3>TT_4$。

3. **血清促甲状腺激素(TSH)测定的临床意义**　TSH 升高见于甲状腺功能减退症;TSH 降低主要见于甲状腺功能亢进症。

第十部分　药　理　学

第一单元　总　　论

细目一　药物效应动力学

要点一　药物作用的基本规律

（一）药物作用及其类型

药物作用是指药物与机体间的初始作用。药理效应（或药物效应）是药物原发作用所引起机体功能或形态的改变。

药物作用可从不同的角度分成不同的类型：兴奋作用和抑制作用；对因治疗和对症治疗；局部作用和全身作用；直接作用和间接作用。

（二）选择性和二重性

1. **选择性**　指多数药物在适当剂量时，只对少数器官或组织发生明显作用，而对其他器官或组织的作用较小或不发生作用的特性。选择性低的药物，作用广泛，临床应用多，不良反应常较多。

2. **二重性**　指药物对机体能产生预防和治疗作用，同时也会产生不良反应。

（三）量效关系

药理效应在一定范围内与剂量的大小或浓度高低呈一定关系，这种剂量与效应的关系即量效关系。药理效应按反应性质可分为质反应和量反应。

1. **剂量**　一般是指药物每天的用量，是决定血药浓度和药物效应的主要因素。常用来描述药物作用的剂量包括：无效量、最小有效量、最大有效量、治疗量、最小中毒量和致死量。

2. **量效曲线**　以药物的效应为纵坐标，剂量为横坐标所作的曲线。量效曲线包含4个特征的变量，即最小有效量、效价强度、效能、斜率。

3. **评价指标**　评价药物效应强度常用半数效应量。包括有半数有效量（ED_{50}）、半数致死量（LD_{50}）。

评价药物安全性的指标有治疗指数（TI）和安全范围。$TI=LD_{50}/ED_{50}$，此数值越大，表示有效剂量与中毒剂量（或致死剂量）间距离越大，越安全。安全范围可选用LD_1/ED_{99}、LD_5/ED_{95}或TD_1/ED_{99}等。治疗指数不适用于药物引起的特异质反应，临床使用受到限制。

要点二　药物的不良反应

药物的不良反应指药物产生的不符合用药目的并对患者不利的反应。

1. **副作用**　药物在治疗剂量时产生与治疗目的无关的作用。这是与治疗作用同时发生的药物固有的作用，一般较轻微，危害不大，可自行恢复。产生副作用的原因主要是由于药物的选择性低。

2. **毒性反应**　药物剂量过大或用药时间过长而引起的机体损害性反应，一般比较严重。剂量过大而立即发生的毒性反应，称为急性毒性；长期使用而逐渐发生的毒性反应，称为慢性毒性。致癌、致畸胎和致突变反应也属于慢性毒性范畴。

3. **变态反应**　变态反应也称过敏反应，这种反应只发生在少数过敏体质的患者，与该药的作用、使用剂量及疗程无关，在远远低于治疗量时也可发生严重反应。临床表现有药热、皮疹、哮喘、溶血性贫血、类风湿关节炎等，严重时还可引起休克。

4. **特异质反应**　少数患者对某些药物特别敏感，其产生的作用性质可能与常人不同。其反应性质与药物的固有药理作用相关，其严重程度与剂量成正比。这是一类先天性遗传异常所致的反应。如红细胞葡萄糖-6-磷酸脱氢酶缺损者服用伯氨喹时可发生严重的溶血性贫血。

5. **其他反应**　其他反应包括后遗效应、继发反应、药物依赖性。

要点三　药物的作用机制

药物作用机制是研究药物在何处起作用及

如何起作用。可分为受体机制和非受体机制。

(一)药物作用的受体机制

受体是存在于细胞膜或细胞内的一种能选择性地与相应的递质、激素、自体活性物质或药物等相结合,并产生特定生理效应的大分子物质。药物与受体结合后要引起效应,必须具有亲和力和内在活性。亲和力是指药物与受体结合的能力,是作用强度的决定因素。内在活性是药物本身内在固有的,与受体结合后可引起受体激动产生效应的能力,是药物最大效应或作用性质的决定因素。

根据作用于受体后的效应,药物可分为:激动药、拮抗药和部分激动药。

1. **激动药** 指既有较强的亲和力,又有较强的内在活性的药物。这些药物与受体结合能产生该受体激动的效应。

2. **拮抗药** 指具有较强的亲和力,而无内在活性的药物。这些药物与受体结合后不能产生该受体激动的效应,却因占据受体而拮抗激动药的效应。拮抗药按其作用性质可分为竞争性拮抗药和非竞争性拮抗药两类。

3. **部分激动药** 指具有激动药和拮抗药双重特性的药物。这类药物的亲和力较强,但内在活性弱,其单独应用时产生较弱的激动效应。若与激动药合用,随着其浓度增大,表现出拮抗激动药的作用,使同浓度激动药的效应下降,必须增大浓度才能达到最大效应。

受体并不是固定不变的,受各种生理和药物因素的影响而发生调节。受体的调节类型有:受体脱敏和受体增敏。

(二)药物作用的非受体机制

不少药物并不与受体直接作用也能引起细胞功能的变化。已知的非受体机制有:影响酶、影响离子通道、影响转运、影响代谢、影响免疫、理化反应、基因治疗等。

要点四 影响药物效应的因素

药物在机体内产生的药理作用是药物与机体相互作用的结果,受药物和机体的多种因素影响。药物代谢动力学差异和药物效应动力学差异均能引起药物反应的个体差异。临床用药时,应熟悉各种因素对药物作用的影响,根据个体的情况,选择合适的药物和剂量,做到用药个体化。

(一)药物因素

1. **剂型的影响** 不同的药物剂型,因给药部位及吸收途径各异、药物溶出速率不同,也影响药物吸收的速度和程度,从而影响药物的起效时间、作用强度、持续时间等。不同剂型的吸收情况取决于剂型释放药物的速度和数量,一般认为,口服剂型吸收情况的顺序为溶液剂>混悬剂>颗粒剂>胶囊剂>片剂>包衣片。

2. **给药途径的影响** 除血管内给药不存在吸收过程外,其他各种非血管内给药途径吸收快慢不同,特点各异。不同给药途径吸收速率的一般规律为吸入给药>腹腔注射>舌下给药>肌内注射>皮下注射>口服>直肠给药>皮肤给药。

(二)机体因素

1. **心理因素** 患者的精神状态会影响药物的疗效。如情绪激动可使血压升高,亦可引起失眠。

2. **年龄和性别的影响**

(1)年龄:①婴儿对影响水盐代谢和酸碱平衡的药物敏感。婴儿血脑屏障未发育健全,新生儿及两岁以下婴儿对吗啡特别敏感,可引起呼吸中枢抑制。②老年人对有些药物反应较敏感,如非甾体抗炎药易致胃肠道出血。老年人对药物的生物转化和排泄能力亦减弱。

(2)性别和体型:女性的脂肪占体重的比率高于男性,而体液总量占体重的比率低于男性,这些因素都可影响药物的分布。女性在月经期、妊娠期、分娩期和哺乳期用药应特别谨慎。

3. **生理与病理状态的影响** 生理状态下,由于机体对药物的敏感性呈现昼夜节律变化。内源性配体浓度的差异说明不同机体对药理学拮抗药反应的差异。病理情况下影响药物作用的因素较多,如肝功能不全、肾功能不全、营养不良等。

4. **遗传因素的影响** 在基本条件相同的情况下,多数患者对药物的反应基本相似,但有少数患者对药物出现极敏感或极不敏感的现象,称为个体差异,有时甚至有质的不同。

5. **种属差异** 不同种族的人群对药物的代谢不尽相同。

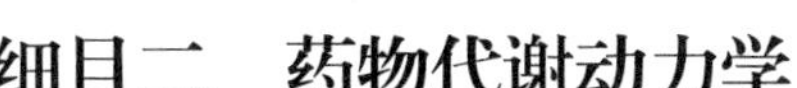

细目二 药物代谢动力学

要点 基本药动学参数

(一)生物利用度(F)

生物利用度指药物活性成分从制剂中释放并被吸收进入血液循环的程度和速度。生物利用度是评价药物制剂质量及药物安全性、有效性的重要指标,易受药物制剂、生理、食物等多方面因素影响。生物利用度可分为绝对生物利用度和相对生物利用度。

(二)表观分布容积(V_d)

表观分布容积指药物在体内达到动态平衡时,体内药物总量按血药浓度分布所需体液的总体积。主要反映药物在体内分布的程度,其大小取决于药物的脂溶性、膜通透性、组织分配系数及药物与血浆蛋白结合率等因素。意义在于:可计算出达到期望血浆药物浓度时的给药剂量;可以推测药物在体内的分布程度和组织中的摄取程度。

(三)半衰期($t_{1/2}$)

半衰期又称消除半衰期,是指药物在体内的量或血药浓度下降一半所需的时间。药物半衰期对临床合理用药的重要意义在于:可反映药物消除的快慢,作为临床制定给药方案的主要依据,有助于设计最佳给药间隔;可预计停药后药物从体内消除的时间;可预计连续给药后达到稳态血药浓度的时间。

(四)清除率(Cl)

清除率是指在单位时间内机体能将相当于多少体积血液中的药物完全清除。

(五)稳态血药浓度(C_{ss})

随着给药次数增加,体内总药量的蓄积率逐渐减慢,直至在给药间隔内消除的药量等于给药剂量,从而达到平衡,这时的血药浓度称为稳态血药浓度(C_{ss}),又称坪值。达到 C_{ss} 的时间仅决定于半衰期,与剂量、给药间隔及给药途径无关。

第二单元　各　论

细目一　外周神经系统药

要点一　拟胆碱药

拟胆碱药是一类作用与乙酰胆碱（ACh）相似或与胆碱能神经兴奋效应相似的药物。按作用方式分为：直接作用于胆碱受体的拟胆碱药和抗胆碱酯酶药。

毛果芸香碱

（一）药理作用

1. **眼**　①缩瞳：激动瞳孔括约肌的M胆碱受体，使瞳孔括约肌收缩，瞳孔缩小。②降低眼内压：通过缩瞳作用，虹膜向中心拉紧，虹膜根部变薄，前房角间隙变大，房水回流通畅，眼内压下降。③调节痉挛：作用于睫状肌上M受体，使远距离物体不能清晰地成像于视网膜上，看近物清楚，看远物模糊，这一作用称为调节痉挛。

2. **腺体**　毛果芸香碱激动腺体的M胆碱受体，使腺体分泌增加，以汗腺和唾液腺最为明显。

（二）临床应用

青光眼、虹膜睫状体炎（与扩瞳药阿托品交替使用）、放疗引起的口腔干燥。

要点二　有机磷酸酯类的毒理与解救药物

有机磷酸酯类的亲电子性的磷原子与胆碱酯酶的酯解部位丝氨酸上的羟基以共价键结合，生成难以水解的磷酰化胆碱酯酶，使胆碱酯酶失去水解ACh的能力，造成ACh在体内大量堆积，引起中毒症状。如中毒时间过久，则磷酰化胆碱酯酶的磷酰化基团上的一个烷氧基断裂，生成更稳定的单烷氧基磷酰化胆碱酯酶，使中毒酶更难以复活。

有机磷酸酯类中毒症状表现广泛而多样，可分为急性毒性和慢性毒性。

（一）急性毒性

急性毒性主要表现在对胆碱能神经突触、胆碱能神经肌肉接头和中枢神经系统的毒性。轻度中毒以M样症状为主，中度中毒者同时有M样和N样症状，严重中毒者M样和N样症状加重，还出现中枢神经系统症状。呼吸中枢麻痹是死亡的主要原因。

（二）慢性毒性

因体内胆碱酯酶活性长期受到抑制而出现慢性中毒症状，如神经衰弱综合征（表现为头晕、失眠等）以及多汗、腹胀、偶有肌束颤动及瞳孔缩小。

急性中毒解救原则：

1. **消除毒物**　立即将患者移离中毒现场。经皮肤中毒者，用温水、肥皂水清洗皮肤。经口中毒者，用1%盐水或1∶5000高锰酸钾或2%~5%碳酸氢钠洗胃，再用硫酸镁导泻。敌百虫中毒时禁用肥皂水及碱性溶液洗胃，因敌百虫在碱性溶液中可生成毒性更强的敌敌畏。对硫磷中毒时忌用高锰酸钾洗胃，否则氧化成对氧磷，毒性更强。

2. **应用解毒药**　①阿托品：及早、足量使用阿托品，以解除体内ACh产生的M样症状。直到M样症状缓解出现阿托品化。②胆碱酯酶复活药：氯解磷定、碘解磷定及双复磷。氯解磷定为临床使用的首选药。

3. **对症治疗**　吸氧、人工呼吸、输液、用升压药及抗惊厥药等。

要点三　抗胆碱药

阿托品

1. **药理作用**　①抑制腺体分泌，拮抗M受体而使腺体分泌减少。唾液腺和汗腺最为敏感。②松弛由胆碱能神经支配的多种内脏平滑肌，对处于过度兴奋或痉挛的平滑肌作用最明显。作用的强弱依次为：胃肠道 > 膀胱 > 胆管、输尿管、支气管 > 子宫。③阻断瞳孔括约肌M受体，扩大瞳孔、升高眼内压和调节麻痹。④对心血管系统的作用，兴奋心脏，大剂量阿托品有明显扩张皮肤血管和解除小血管痉挛的作用，表现为面部潮红（以面颈部明显）与温热，可改善微循环，增加组织的血流灌注量。治疗量时阿托品可阻断副交感神经节后纤维上的 M_1 受体，使部分患者心率短暂性减慢。

2. **临床应用** ①抑制腺体分泌，抑制呼吸道腺体及唾液腺分泌，防止分泌物阻塞呼吸道而发生吸入性肺炎，常用于全身麻醉前给药。也可用于严重盗汗、流涎症和溃疡病的辅助用药。②解除内脏绞痛，松弛痉挛的内脏平滑肌，对各种内脏绞痛，疗效较好。③眼科应用，虹膜睫状体炎、验光配眼镜和检查眼底。④缓慢型心律失常。⑤抗休克，用于治疗暴发型流脑、中毒性菌痢、中毒性肺炎等所致的休克。⑥有机磷酸酯类中毒。

3. **不良反应** ①副作用较多，常见的有口干、皮肤干燥、视力模糊、扩瞳、心悸、高热、眩晕、排尿困难、便秘等，停药后可逐渐消失，无需特殊处理。②中毒反应：剂量过大除副作用症状加重外，可出现烦躁不安、多语、谵妄、幻觉及惊厥等中枢兴奋症状，严重中毒可由兴奋转入抑制，出现昏迷和呼吸麻痹而致死。阿托品中毒解救主要是对症治疗，同时用毛果芸香碱对抗阿托品中毒症状。

要点四 拟肾上腺素药

（一）去甲肾上腺素

1. **药理作用** 对 α 受体具有强大激动作用，但对 α_1、α_2 受体没有选择性，对心脏 β_1 受体作用较弱，对 β_2 受体几乎无影响。

①血管：激动血管的 α_1 受体，主要是使小动脉和小静脉收缩。皮肤、黏膜血管收缩最明显；其次是肾脏、脑、肝、肠系膜、骨骼肌血管。血管收缩，可使外周阻力增加。对冠状血管一般则表现为舒张作用。②心脏：由于血管收缩，外周阻力增加，血压的急剧升高，反射性兴奋迷走神经，使心率减慢。心输出量一般不变或稍降。大剂量可诱发心律失常，但较肾上腺素少见。③血压：升压作用强。小剂量静脉滴注，因对血管收缩作用不剧烈，舒张压升高也不明显，故脉压差变化不大；较大剂量时，因血管剧烈收缩使外周阻力明显增高，脉压差可变小。④其他：对其他平滑肌作用较弱，对机体代谢影响较小。

2. **临床应用** ①休克：主要用于早期神经源性休克。②药物中毒性低血压：中枢抑制药中毒可引起低血压，特别是氯丙嗪中毒时应选用 NA，不宜选用肾上腺素。③上消化道出血：适当稀释后口服，对食管静脉曲张破裂出血或胃出血可产生止血效果。

3. **不良反应** ①局部组织缺血坏死：静脉滴注时浓度过大、时间过长或泄漏出血管外，都可引起局部缺血坏死。②急性肾衰竭：用药时间过长或剂量过大，可因肾脏血管强烈收缩，产生少尿、无尿和肾实质损伤。③停药后的血压下降：长期静脉滴注突然停药，可引起血压骤降，应在逐渐减少滴注剂量和速度后再停药。

（二）肾上腺素

1. **药理作用** 对 α 受体和 β 受体均有激动作用。

（1）心血管系统：①激动心脏 β_1 受体，心肌收缩力增加，传导加速，心率加快，心输出量增加，同时舒张冠状血管，改善心肌供血。剂量过大可引起心律失常。②激动小动脉及毛细血管前括约肌的 α 受体，使皮肤、黏膜、肾和胃肠道等器官的血管平滑肌收缩，以皮肤、黏膜血管收缩最为强烈；激动骨骼肌和肝脏的血管平滑肌上的 β_2 受体，使这些器官血管舒张。能舒张冠状血管。③升高血压：治疗量或慢速静脉滴注时，由于心脏兴奋，心排出量增加，收缩压升高。同时由于骨骼肌血管的扩张，总外周阻力不变或稍降，脉压加大；大剂量或快速静脉滴注时，血管平滑肌的 α 受体激动占主导地位，使皮肤、黏膜以及内脏的血管强烈收缩，肾素释放，使总外周阻力明显升高，脉压差变小。

（2）舒张平滑肌：可激动支气管平滑肌上的 β_2 受体而使支气管平滑肌舒张；抑制肥大细胞释放组胺和其他过敏介质；激动支气管黏膜上的 α 受体，使黏膜血管收缩，毛细血管的通透性降低，有利于消除支气管黏膜水肿。

（3）促进代谢：促使肝糖原分解，血糖升高。降低组织对葡萄糖的摄取和激活甘油三酯酶，加速脂肪分解，使游离脂肪酸升高，可能与兴奋 β 受体有关。

2. **临床应用** ①心脏骤停：可用于溺水、麻醉意外、手术意外、药物中毒、传染病和心脏传导阻滞等引起的心脏骤停。②过敏性休克：为治疗过敏性休克的首选药。③支气管哮喘：因不良反应严重，仅用于急性发作。④与局麻药配伍可延缓局麻药的吸收，延缓麻醉时间和减少中毒。也可用于局部止血。

3. **不良反应** 主要表现为心悸、烦躁、头痛和血压升高等，有诱发脑出血的危险，可引起心律失常，甚至纤颤。

(三)异丙肾上腺素

1. **药理作用** 有很强的β受体激动作用，但对β_1和β_2受体选择性低，无α受体激动作用。

(1)心血管系统：①心脏β_1受体激动作用，使心肌收缩力增强、心率加快和传导加速。②血压：治疗剂量的异丙肾上腺素，收缩压升高，舒张压下降，脉压差明显加大，可增加组织器官的血液灌注量。可扩张冠状血管，增加冠脉流量。

(2)舒张支气管：激动支气管平滑肌的β_2受体，抑制过敏性物质的释放，使支气管平滑肌舒张。

(3)促进代谢：促进糖和脂肪的分解，增加组织耗氧量，升高血糖作用较肾上腺素弱，升高游离脂肪酸作用相似。

2. **临床应用** ①心脏骤停：特别适用于心室自身节律缓慢，高度房室传导阻滞或窦房结功能衰竭并发的心脏骤停。②房室传导阻滞：可治疗二、三度房室传导阻滞。③支气管哮喘：用于控制支气管哮喘的急性发作，舌下或喷雾给药，起效快，作用强。

3. **不良反应** 常见有心悸、头晕、皮肤潮红。支气管哮喘的患者可增加心肌耗氧量，容易诱发心肌梗死、心律失常，严重者还可引发室性心动过速及室颤而导致死亡。禁用于冠心病、心肌炎和甲状腺功能亢进患者。

要点五 抗肾上腺素药

(一)α受体阻断药——酚妥拉明

1. **药理作用**

(1)舒张血管、兴奋心脏：拮抗α_1受体，扩张血管平滑肌，导致血管舒张，血压下降。血压下降，反射性兴奋心脏，同时因拮抗突触前膜α_2受体，使去甲肾上腺素释放增加，心率加快，心输出量增加。

(2)其他：有拟胆碱作用，使胃肠平滑肌张力增加；有拟组胺样作用，使胃酸分泌增加，皮肤潮红等。

2. **临床应用**

(1)外周血管痉挛性疾病：如肢端动脉痉挛性疾病及血栓闭塞性脉管炎。

(2)静脉滴注去甲肾上腺素(NA)药液外漏：当静脉滴注去甲肾上腺素发生外漏时，可用该药做局部浸润注射，防止组织坏死。

(3)急性心肌梗死和顽固性充血性心力衰竭。通过舒张小动脉和小静脉，减轻心脏负荷，降低心室充盈压，改善心肌供血和肺水肿、全身水肿。

(4)抗休克：扩张小动脉和小静脉，解除微循环障碍，并能降低肺循环阻力，防止肺水肿的发生。

(5)肾上腺嗜铬细胞瘤：用于嗜铬细胞瘤的诊断、手术前的准备以及手术过程中由于大量肾上腺素释放，而骤发的高血压危象。

(二)β受体阻断药

1. **β受体拮抗作用** ①阻断心脏β_1受体，使心率减慢，心收缩力减弱，心输出量减少，心肌耗氧量下降。能延缓心房和房室结的传导。②阻断血管β_2受体，引起血管收缩和外周阻力增加。③阻断支气管平滑肌上的β_2受体，使支气管平滑肌收缩，呼吸道阻力增加。可诱发或加重哮喘的急性发作。④抑制交感神经兴奋所引起的脂肪分解。能延缓使用胰岛素后血糖水平的恢复，而掩盖低血糖症状。⑤抑制肾素释放：阻断肾小球旁器细胞的β_1受体，抑制肾素的释放。

2. **应用**

(1)心律失常：对多种原因引起的快速型心律失常有效。

(2)心绞痛和心肌梗死：对心绞痛有良好的疗效。对心肌梗死，长期应用可降低复发和猝死率。

(3)高血压：对高血压有良好的疗效，伴有心率减慢。

(4)其他：甲状腺功能亢进辅助治疗等。噻吗洛尔降低眼内压，可用于青光眼。

3. **不良反应** 一般的不良反应有恶心、呕吐和轻度腹泻等消化道症状，停药后迅速消失。严重的不良反应为心功能不全和诱发或加剧支气管哮喘。长期应用可使受体上调，如突然停药，可引起原病情加重。偶见眼-皮肤黏膜综

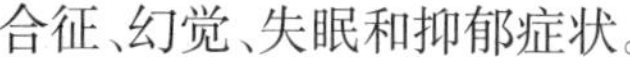

合征、幻觉、失眠和抑郁症状。

要点六 局部麻醉药

局麻药是一类应用于局部神经末梢或神经干周围，能暂时、完全和可逆地阻断神经冲动的产生和传导，并在意识清醒的条件下，使局部痛觉暂时消失，且对各类组织均无损伤的药物。可分酯类和酰胺类。其主要作用是阻断感觉神经冲动的产生和传导，高浓度对任何神经都有阻断作用。局麻药的作用与阻滞细胞膜钠通道有关，致使 Na^+ 不能内流，神经传导受阻而产生局麻作用，且作用是可逆的。

根据使用目的和方法，分为表面麻醉、浸润麻醉、传导麻醉、蛛网膜下腔麻醉、硬膜外麻醉和区域镇痛。

细目二 中枢神经系统药

要点一 全身麻醉药

全身麻醉药，是一类能引起中枢神经系统广泛抑制，导致意识、感觉，特别是痛觉暂时消失的药物，主要用于手术麻醉。

1. **吸入性麻醉药** 一类经呼吸道吸入，通过肺泡毛细血管弥散入血而产生全身麻醉作用的药物。多是化学性质稳定的挥发性液体或气体。

2. **静脉麻醉药** 静脉麻醉药是指经静脉注入而产生全麻作用的药物。

3. **麻醉前给药** 在使用麻醉药之前，为减轻患者的紧张情绪，增强麻醉效果，防止唾液、支气管分泌物所致的吸入性肺炎和防止反射性心律失常而使用的药物。常用的有镇静药、镇痛药、抗胆碱药等。

要点二 镇静催眠药

苯二氮䓬类

（一）作用机制

苯二氮䓬类药物（BZ，地西泮、艾司唑仑等）与 BZ 结合位点结合后，可促进 GABA 与 $GABA_A$ 受体结合，导致氯通道开放频率增加，大量氯离子进入细胞膜内产生超极化，导致神经兴奋性降低。

（二）药理作用及其应用

1. **抗焦虑** 小于镇静剂量即可产生抗焦虑作用，选择性地缓和焦虑、紧张、忧虑、恐惧等症状。对于精神不安引起的失眠也有改善作用。

2. **镇静催眠** 随着剂量的增大，依次出现镇静及催眠作用，能缩短入睡时间，减少觉醒次数，延长睡眠时间。麻醉前给药，减少麻醉药用量，缓解患者对手术的恐惧情绪，增强安全性。本类药较大剂量还可引起暂时性的记忆缺失，使患者忘掉手术中的不良刺激。

3. **抗惊厥和抗癫痫** 大剂量的地西泮等能缓解、消除惊厥或癫痫症状。可用于治疗破伤风、子痫、药物中毒和小儿高热引起惊厥的辅助治疗。地西泮静脉注射，对癫痫持续状态有显著效果，常作为首选药物。

4. **中枢性肌松** 抑制脊髓多突触反射而呈现中枢性肌松作用。可用于缓解中枢神经系统病变引起的肌张力增强，以及关节病变、腰肌劳损等所致的肌肉痉挛。

（三）不良反应

常见不良反应为嗜睡、乏力、头晕、记忆力下降，以及影响技巧性操作如驾驶安全等。连续用药，会发生依赖性，突然停药可出现戒断症状。过量使用可引起急性中毒，过量中毒时的特异拮抗药为氟马西尼。

要点三 抗癫痫药与抗惊厥药

抗癫痫药物作用是抑制病灶的异常放电和遏制异常放电向周围正常脑组织的扩散。按其作用机制可分为两类：一类以作用于神经细胞膜，干扰 Na^+、Ca^{2+} 内流，降低神经细胞膜的兴奋性，如苯妥英钠、苯巴比妥等；另一类是增强 GABA（中枢抑制性递质）介导的抑制性突触的传递功能，提高突触前或突触后抑制，如丙戊酸钠、硝西泮等。

苯妥英钠

（一）药理作用

阻止大脑神经元高频放电向病灶周围正常脑组织的扩散，但不能抑制癫痫病灶的高频放电。作用机制为阻滞神经细胞膜上 Na^+ 通道和 Ca^{2+} 通道，减少 Na^+、Ca^{2+} 内流，稳定细胞膜。

（二）临床应用

1. **癫痫** 是治疗癫痫强直－阵挛性发作（大发作）的首选药，但复杂部分性发作亦有效，对小发作无效。

2. **外周神经痛** 用于三叉神经、舌咽神经和坐骨神经痛等，可使疼痛减轻，发作次数减少或消失。

3. **室性心律失常** 特别是对强心苷中毒所致的室性心律失常有效。

（三）不良反应

一般不良反应发生率高，主要有：局部刺激，口服可致恶心、呕吐、食欲减退等胃肠道反应，宜饭后服用。静脉注射可发生静脉炎。长期使用能引起齿龈增生，多见于儿童和青少年。药量过大可致前庭小脑功能失调，长期应用可导致叶酸缺乏，发生巨幼红细胞性贫血；还可致低血钙症，可致过敏反应。

要点四 抗精神失常药

抗精神病药主要通过阻断中脑－皮质通路和中脑－边缘系统通路的多巴胺受体，呈现抗精神病作用；同时也阻断其他多巴胺通路，导致内分泌紊乱、锥体外系反应等不良反应。

氯丙嗪

（一）药理作用

1. **中枢** ①镇静：用药后，患者表现安定、镇静、感情淡漠对周围事物不感兴趣，在安静环境中易诱导入睡，但易觉醒。对动物有镇静驯化作用。②抗精神病：能使精神分裂症的躁狂、幻觉、妄想等症状逐渐消失，理智恢复，情绪安定，生活自理。但对Ⅱ型精神病和抑郁症无效，甚至使之加重。氯丙嗪可以阻断 D_1 和 D_2 受体，其抗精神病作用主要与拮抗中脑－皮质和中脑－边缘系统通路中突触后的 D_2 受体有关。③镇吐：小剂量直接抑制延脑的催吐化学感受区（CTZ），产生中枢性镇吐作用；大剂量直接抑制呕吐中枢。但对晕动病（晕车、晕船）引起的呕吐无效。④影响体温调节：能抑制下丘脑的体温调节中枢，从而抑制机体的体温调节作用，使体温随环境温度的变化而升降。与物理降温同时应用能降低正常人体温。⑤加强中枢抑制药的作用：与全身麻醉药、镇静催眠药、镇痛药等中枢抑制药合用有协同作用，应减少用量。

2. **自主神经系统** ①阻断α受体：可使肾上腺素的升压作用翻转；能使血管扩张，外周阻力降低而产生降压作用。②阿托品样作用：大剂量氯丙嗪阻断 M 受体，出现口干、心悸、视物模糊、尿潴留及便秘等副作用。

3. **内分泌** 氯丙嗪阻断下丘脑垂体通路的 D_2 受体，使垂体内分泌的调节受到抑制。如抑制催乳素抑制因子的释放，使腺垂体催乳素分泌增加等。

（二）临床应用

1. **精神分裂症** 用于Ⅰ型精神分裂症，必须长期用药。

2. **躁狂症** 可用于治疗躁狂症及伴有兴奋、紧张、妄想、幻觉等症状的精神病。

3. **神经官能症** 小剂量可消除焦虑、紧张等症状。

4. **呕吐** 可治疗多种疾病（如癌症、放射病等）及药物所引起的呕吐，但对晕动性呕吐无效。氯丙嗪还可制止顽固性呃逆。

5. **低温麻醉及人工冬眠** 配合物理降温（如冰浴等），用于低温麻醉。常与其他中枢抑制药合用（如哌替啶、异丙嗪）组成“冬眠合剂”，使患者进入人工冬眠状态，用于严重感染、高热惊厥及甲状腺危象等病症的辅助治疗。

（三）不良反应

1. **一般不良反应** 如嗜睡、困倦、乏力等中枢抑制作用及视物模糊、口干、鼻塞、心悸、便秘及尿潴留等。少数患者注射给药时可出现直立性低血压。

2. **锥体外系反应** 是长期大量使用氯丙嗪治疗精神分裂症时最常见的副作用。主要有：①帕金森综合征。表现为表情呆板、动作迟缓、肌肉震颤、肌张力增高，多见于老年患者。②急性肌张力障碍。③静坐不能。表现为坐立不安、反复徘徊。④迟发性运动障碍。表现为不自主的呆板运动及四肢舞蹈动作，可出现口－舌－颜面的不随意运动。

3. **过敏反应** 常见皮疹、接触性皮炎。少数患者可致肝损害或急性粒细胞缺乏。

4. **内分泌紊乱** 长期用药可致乳房肿大及泌乳、排卵延迟、闭经及生长迟缓等。

5. **惊厥与癫痫** 有惊厥、癫痫病及脑器质性病变的患者用药应谨慎。

要点五 抗帕金森病药和抗阿尔茨海默病药

（一）抗帕金森病药

抗帕金森病药是指能够增强中枢多巴胺能神经功能或降低中枢胆碱能神经功能、缓解帕金森病临床症状的药物。目前临床常用治疗帕金森病的药物有：①拟多巴胺药，如左旋多巴和卡比多巴。②中枢抗胆碱药，如苯海索、苯扎托品及丙环定。③促进中枢多巴胺释放及激动多巴胺受体药，前者如金刚烷胺，后者如溴隐亭。

左旋多巴

1. 药理作用 进入脑组织的左旋多巴，在中枢多巴脱羧酶的作用下转变为多巴胺（DA），补充纹状体中DA的不足。

2. 临床应用

（1）帕金森病（PD）：左旋多巴可用于治疗各种类型的PD，但对吩噻嗪类抗精神病药引起的锥体外系症状无效。常与卡比多巴合用。

（2）肝昏迷：纠正神经功能紊乱，仅为辅助治疗。

3. 不良反应

左旋多巴的不良反应多由左旋多巴在外周生成的DA蓄积所致。

（1）胃肠道反应：治疗早期可出现厌食、恶心、呕吐或上腹部不适，继续使用可产生耐受性，偶见胃溃疡、出血和穿孔。

（2）心血管反应：部分患者早期会出现轻度直立性低血压。因激动β受体，可引起心律失常。

（3）症状波动：长期用药的患者可出现异常不随意运动，还可出现"开关现象"，表现为患者突然出现多动不安（开），而后又出现肌强直性运动不能（关），两种现象交替出现，严重影响患者的正常活动。常见于初期疗效好且持续服药1年以上的患者。

（4）精神障碍：部分患者可出现焦虑、失眠、噩梦、幻觉、妄想、抑郁以及轻度躁狂等。

（二）抗阿尔茨海默病药

阿尔茨海默病（Alzheimer's disease，AD）是一种进行性的认知功能障碍和记忆损伤为主的中枢神经系统退行性病变，主要发生在老年或老年前期。随着老龄化社会的进程加快，AD的发病率逐年上升。目前临床主要使用中枢胆碱酯酶抑制药、N-甲基-D-天门冬氨酸（NMDA）受体抑制剂、神经细胞生长因子、促代谢药等。

多奈哌齐

多奈哌齐是第二代中枢胆碱酯酶抑制药。通过竞争性抑制中枢胆碱酯酶来增加中枢乙酰胆碱含量，对丁酰胆碱酯酶无作用。与第一代药他克林相比，多奈哌齐对中枢胆碱酯酶有更高的选择性和特异性，能改善轻度和中度AD患者认知能力，延缓病情发展。常见不良反应为肝毒性及外周抗胆碱副作用，较他克林轻。

美金刚

美金刚是第一个FDA批准用于治疗AD的药物，属于非竞争性NMDA受体抑制剂。能改善中度至重度AD患者的认知能力和日常生活能力。主要用于治疗中、晚期重度AD，与胆碱酯酶抑制药同时使用效果更好。不良反应主要为轻微眩晕、不安、头重、口干等。

要点六 镇痛药

吗啡

（一）药理作用

1. 中枢神经系统 ①镇痛、镇静：吗啡有强大的镇痛作用，而不影响意识。有明显的镇静作用，可消除由疼痛所引起的焦虑、紧张、恐惧等情绪反应，并可产生欣快感。②抑制呼吸：治疗量吗啡可明显降低呼吸中枢对CO_2的敏感性，使呼吸频率减慢，潮气量减少。呼吸抑制是吗啡急性中毒致死的主要原因。③其他作用：具有缩瞳作用，中毒时可呈针尖样瞳孔。吗啡可引起恶心和呕吐，与兴奋延髓催吐化学感受区有关。直接抑制延髓咳嗽中枢，产生镇咳作用。抑制下丘脑促性腺激素释放激素和促肾上腺皮质激素释放激素释放。

2. 外周作用 ①消化系统：治疗剂量的吗啡兴奋胃肠平滑肌，抑制胆汁、胰液和肠液分泌，同时抑制中枢，减轻便意，引起便秘。吗啡还能兴奋胆道Oddi括约肌，使胆道和胆囊内压增加，诱发或加重胆绞痛，所以胆绞痛时应与阿托品合用。②心血管系统：扩张全身血管，引起直立性低血压。抑制呼吸致CO_2积聚，可使脑血管扩张，颅内压增高。③其他：治疗量吗啡能提高膀胱括约肌张力；也可对抗催产素的作用而延长产程；大剂量吗啡还可收缩支气管，抑制免疫功能。

（二）作用机制

通过激动中枢阿片受体而起镇痛作用。

（三）临床应用

①疼痛：吗啡可用于各种原因引起的疼痛，但仅用于其他镇痛药无效的剧痛，对胆绞痛和肾绞痛需加用解痉药如阿托品等；对神经压迫性疼痛疗效较差。②心源性哮喘：吗啡有镇静作用，可迅速缓解患者的紧张、恐惧和窒息感；

抑制呼吸中枢对 CO_2 的敏感性,使呼吸由浅快变得深慢;扩张外周血管,降低外周阻力,减少回心血量,有利于缓解左心衰竭和消除肺水肿。但伴有休克、昏迷、严重肺部疾患或痰液过多者应禁用。③腹泻:一般以含少量吗啡的阿片酊配成复方制剂用于严重的单纯性腹泻。

(四)不良反应

治疗量的吗啡有时会有恶心、呕吐、呼吸抑制、嗜睡、眩晕、便秘、排尿困难等副作用。具有耐受性及依赖性。急性中毒表现为昏迷、针尖样瞳孔、呼吸高度抑制、血压降低,甚至休克。呼吸麻痹是中毒致死的主要原因。阿片受体阻断药纳洛酮是最常用的抢救药物。

(五)禁忌证

禁用于分娩止痛、哺乳期妇女止痛;支气管哮喘及肺源性心脏病、颅脑损伤的患者禁用。

要点七　解热镇痛抗炎药与抗痛风药

(一)解热镇痛抗炎药

该类药物通过抑制环氧合酶(COX),使前列腺素(PG)合成减少,发挥解热、镇痛共同的药理作用,除苯胺类药物外,大多具有抗炎作用。

1. **解热**　通过抑制下丘脑体温调节中枢处的环氧合酶(COX-2),减少前列腺素(PG)的合成,使发热的体温降至正常。对正常体温几乎没有影响。

2. **镇痛**　作用于外周,通过抑制炎症局部PG的合成,降低痛觉感受器对致痛物质的敏感性而镇痛,对慢性钝痛有较好的效果。

3. **抗炎**　通过抑制PG合成,减轻炎症的红、热、肿、痛等反应,故可明显缓解风湿及类风湿关节炎的症状。

阿司匹林

1. 药理作用及其应用

(1)解热、镇痛:对慢性钝痛特别是伴有炎症者效果好,如头痛、牙痛、神经痛、月经痛和术后创口痛等。

(2)抗炎:作用较强。用于风湿性或类风湿关节炎的治疗,能迅速缓解急性风湿热患者的红、肿、热、痛症状,可用于鉴别诊断。对类风湿关节炎可迅速镇痛,消退关节炎症,减轻及延缓关节损伤的发展进程。

(3)抗血栓形成:小剂量(50~100mg/d)阿司匹林能抑制血小板中COX活性,减少血小板中血栓素(TXA_2)生成,抑制血小板聚集和抗血栓形成,可防治血栓性疾病,小剂量用于预防冠状动脉和脑血管血栓形成。

2. 不良反应

(1)胃肠道反应:最常见。口服对胃黏膜有直接刺激作用,引起恶心、呕吐、上腹部不适等,较大剂量时能兴奋延髓催吐化学感受区引起呕吐。长期服用阿司匹林可致不同程度的胃黏膜损伤和出血,也可使原有溃疡病加重,除了药物对胃肠黏膜的直接刺激外,也与药物抑制对胃黏膜有保护作用的PG的合成有关。

(2)凝血障碍:长期使用者出血性倾向增加,服用维生素K可预防。严重肝损害、低凝血酶原血症、维生素K缺乏和血友病患者禁用,手术前1周的患者应停用。

(3)水杨酸反应:剂量过大(每日5g以上)引起的中毒反应,表现为头痛、眩晕、恶心、呕吐、耳鸣以及视力和听力减退等,严重者可致过度换气、酸碱平衡失调、高热、精神错乱、昏迷,应立即停药,静脉滴注碳酸氢钠以碱化尿液,加速水杨酸盐从尿中排出。

(4)过敏反应:偶见皮疹、荨麻疹、血管神经性水肿和过敏性休克。有些哮喘患者服用阿司匹林后可诱发支气管哮喘,称为“阿司匹林哮喘”。用肾上腺素治疗无效,可试用糖皮质激素。

(5)瑞夷综合征:病毒性感染伴有发热的儿童和青年,服用阿司匹林有发生瑞夷综合征的危险。表现为肝损害和脑病,可致死。

(二)抗痛风药

痛风是体内嘌呤代谢紊乱引起的一种疾病,表现为血液中嘌呤代谢终产物尿酸浓度过高,沉积于关节、结缔组织和肾脏,引起粒细胞局部浸润而产生炎症反应。抗痛风药可通过抑制嘌呤代谢从而减少尿酸生成、促进尿酸排泄或抑制粒细胞浸润而产生作用,迅速终止急性关节炎,减少反复间歇发作,防止关节和肾脏损害。

1. **主要用于急性痛风的药**　有秋水仙碱、非甾体抗炎药。秋水仙碱是治疗急性痛风的经典药物,能迅速控制急性痛风性关节炎。非甾体抗炎药能缓解急性痛风的炎症和疼痛症状,有些药物如保泰松还能促进尿酸排泄。

2. **主要用于慢性痛风的药**　本类药物通过抑制尿酸生成或促进排泄,从而控制慢性痛风的复发性发作。别嘌醇、奥昔嘌醇、巯异嘌呤属抑制尿酸生成药。丙磺舒、乙磺舒、苯溴马隆属促尿酸排泄药，能抑制尿酸在肾小管吸收，降低血中尿酸浓度。

两类药物适当联合应用可提高疗效。

细目三 自体活性物质

要点一 H_1 受体阻断药

第一代 H_1 受体阻断药（苯海拉明、茶苯海明等）中枢抑制作用强，应用受到限制。第二代（西替利嗪、特非那定等）无中枢作用或较弱，作用持久。

（一）药理作用

1. **抗 H_1 受体** 对抗组胺引起的支气管、胃肠道平滑肌收缩。对组胺引起的毛细血管扩张和通透性增加有很强的抑制作用。可部分对抗组胺引起的血管扩张和血压降低。

2. **抑制中枢** 多数药物可通过血脑屏障，对中枢产生抑制，表现有镇静、嗜睡。苯海拉明和异丙嗪最强。

3. **其他** 苯海拉明、异丙嗪具有中枢抗胆碱作用，防晕止吐作用较强。

（二）临床应用

1. **皮肤黏膜变态反应性疾病** 常作为首选，现多用第二代药物。

2. **晕动病和呕吐** 茶苯海明、苯海拉明和异丙嗪可用于晕动病、放射病等引起的呕吐。

3. **镇静** 苯海拉明、异丙嗪可用于紧张不安、失眠。

（三）不良反应

常见中枢抑制现象如镇静、嗜睡、乏力等，以苯海拉明和异丙嗪最明显，驾驶员或高空作业者工作期间不宜使用，阿司咪唑等第二代药物无此反应。

要点二 H_2 受体阻断药

选择性拮抗胃壁细胞上 H_2 受体，抑制胃酸分泌，主要用于胃和十二指肠溃疡，胃肠道出血，胃酸分泌过多症，反流性食管炎等的治疗。

不良反应主要有恶心、呕吐、腹泻和便秘等胃肠反应。少数有粒细胞缺乏和再生障碍性贫血。西咪替丁有抗雄激素作用和药酶抑制作用。

细目四 心血管系统药

要点一 抗高血压药

（一）利尿药——氢氯噻嗪

1. **药理作用** 氢氯噻嗪降压作用温和、持久、平稳。初期降压机制是排钠利尿，使细胞外液及血容量减少；长期应用使体内轻度缺钠，小动脉细胞内低钠，通过 Na^+–Ca^{2+} 交换机制，降低细胞内钙，使血管平滑肌对去甲肾上腺素等加压物质的反应性减弱，并能诱导血管扩张物质的生成。

2. **临床应用** 单独用于轻度高血压或与其他降压药合用治疗各类高血压。联合用药可增强降压作用，并防止其他药物引起的水钠潴留。

3. **不良反应** 该药长期大剂量使用可致低血钾，引起血脂、血糖及尿酸升高，还能增高血浆肾素活性，合用 β 受体拮抗药可避免或减少不良反应。

（二）肾素 – 血管紧张素系统抑制药

作用于该系统的药物主要为 ACEI（血管紧张素转化酶抑制药）和 Ang Ⅱ（血管紧张素Ⅱ）受体拮抗药。

1. **血管紧张素转化酶抑制药** 该类药物的作用特点为：①降压时不伴有反射性心率加快，对心排血量没有明显影响。②可防止或逆转高血压患者的血管壁增厚、心肌肥大和心肌重构。③能增加肾血流量，保护肾脏。④能改善胰岛素抵抗，不引起电解质紊乱和脂质代谢改变。⑤久用不易产生耐受性。

卡托普利

（1）药理作用：卡托普利具有中等强度的降压作用，可降低外周阻力，不伴有反射性心率加快，同时可以增加肾血流量。降压机制主要包括以下几种。①抑制血管紧张素Ⅰ转化酶

(ACE)。②减少醛固酮分泌。③减少缓激肽降解,增强扩张血管效应。

(2)临床应用:用于各型高血压,降压作用与血浆肾素水平相关,对血浆肾素活性高者疗效较好。本类药物也是治疗充血性心力衰竭的基础药物。早期使用卡托普利可降低心梗患者死亡率。

(3)不良反应:主要有咳嗽、血管神经性水肿、皮疹、味觉及嗅觉改变等。

2. **血管紧张素Ⅱ受体拮抗药** 常用药物有氯沙坦、厄贝沙坦等。选择性地与 AT_1 受体结合,拮抗 Ang Ⅱ引起的血管收缩,从而降低血压。长期用药还能抑制心肌肥厚和血管壁增厚。可用于各型高血压,效能与 ACEI 相似,不良反应较 ACEI 少,主要有头晕、高血钾和与剂量相关的直立性低血压。

(三)β 受体拮抗药

常用药物有美托洛尔、普萘洛尔、纳多洛尔、阿替洛尔等。

1. **药理作用** ①阻断心肌 β_1 受体,使心肌收缩力减弱,心率减慢,心输出量减少。②阻断肾小球旁器部位的 β_1 受体,减少肾素分泌,从而抑制肾素血管紧张素系统。③阻断血管运动中枢的 β_1 受体,从而抑制外周交感神经张力而降压。④促进具有扩张血管作用的前列环素生成。

2. **临床应用** 适用于轻、中度高血压,对伴有心输出量偏高或血浆肾素活性增高者以及伴有冠心病、脑血管病变者更适宜。支气管哮喘、严重左心室衰竭及重度房室传导阻滞者禁用。

(四)钙通道阻滞药

该类药物的基本作用是抑制细胞外 Ca^{2+} 的内流,导致血管平滑肌松弛、血管扩张、血压下降。

硝苯地平

1. **药理作用** 硝苯地平能抑制细胞外 Ca^{2+} 的内流,选择性松弛血管平滑肌。降压时伴有反射性心率加快,心输出量增加,血浆肾素活性增高。

2. **临床应用** 用于各型高血压,尤其低肾素性高血压疗效最好。可单用或与利尿药、β 受体拮抗药、ACEI 合用,以增强疗效,减少不良反应。

3. **不良反应** 一般较轻,常见面部潮红、头痛、眩晕、心悸、踝部水肿。踝部水肿系毛细血管前血管扩张所致,非水钠潴留。

要点二 抗心律失常药

(一)I_A 类——奎尼丁

1. **药理作用** 适度阻滞钠通道,使 0 期上升的速率减慢,不同程度抑制心肌细胞膜 K^+、Ca^{2+} 通透性,使心房肌、心室肌和浦肯野纤维的自律性降低,减慢心房肌、心室肌、浦肯野纤维的传导,延长复极过程,且以延长 ERP 更为显著。可使单向阻滞变为双向阻滞,消除折返激动,使异位冲动或折返冲动落入 ERP 中而被消除。此外,可使邻近细胞的 ERP 趋于一致,减少折返的发生。

2. **临床应用** 为广谱抗心律失常药,可用于心房颤动、心房扑动、室上性及室性期前收缩和心动过速的治疗。

3. **不良反应**

(1)胃肠道反应:用药早期常有恶心、呕吐、腹泻等。

(2)心血管反应:抑制心肌收缩力和扩张血管可引起低血压。可引起多种心律失常,如房室和心室内传导阻滞、尖端扭转型室性心动过速,并可出现奎尼丁晕厥,甚至心室颤动而致猝死。当窦房结功能低下时,可引起心动过缓或停搏。

(3)金鸡纳反应:长期用药可引起。轻者出现耳鸣、头痛、视力模糊,重者出现谵妄、精神失常。

(4)过敏反应:偶见血小板、粒细胞减少等。

(二)I_B 类——利多卡因

1. **药理作用**

(1)抑制 4 期 Na^+ 内流,促进 K^+ 外流,从而降低浦肯野纤维的自律性,提高心室肌的阈电位水平,提高其致颤阈。

(2)改变传导速度:当血 K^+ 浓度低于心肌部分除极浓度时,可促进 K^+ 外流,加快传导,消除单向阻滞而中止折返。

(3)相对延长 ERP:缩短心室肌和浦肯野纤维的 APD 和 ERP,但缩短 APD 更显著,相对延长 ERP,有利于消除折返。

2. **临床应用** 窄谱抗心律失常药用于室性心律失常,特别适用于危急病例,是治疗急性心肌梗死引起的室性心律失常的首选药,对强心苷中毒所致者也有效。

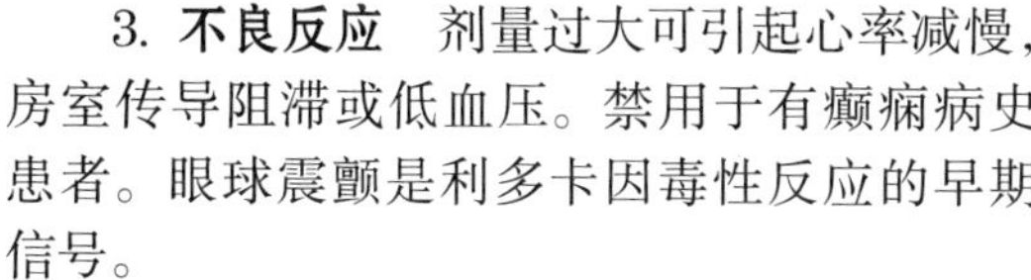

3. **不良反应** 剂量过大可引起心率减慢，房室传导阻滞或低血压。禁用于有癫痫病史患者。眼球震颤是利多卡因毒性反应的早期信号。

（三）I_C 类——普罗帕酮

1. **药理作用** 该药抑制 0 期及 4 期 Na^+ 内流的作用强于奎尼丁，还有较弱的 β 受体拮抗作用和钙通道阻滞作用。

（1）明显抑制 Na^+ 内流，降低浦肯野纤维和心室肌细胞的自律性。

（2）可使心房、心室和浦肯野纤维的传导速度明显减慢。

（3）轻度延长 ERP 和 APD，但对复极过程影响较奎尼丁弱。

（4）轻度抑制心肌收缩力。

2. **临床应用** 适用于室性、室上性心律失常及预激综合征伴心动过速者，是广谱抗心律失常药。

3. **不良反应** 常见不良反应有恶心、呕吐、味觉改变、头晕等，心血管反应有心律失常、房室传导阻滞、心功能不全、低血压等。本药一般不宜与其他抗心律失常药合用，以避免心脏抑制。

（四）Ⅱ类 β 受体拮抗药——普萘洛尔

1. **药理作用** 拮抗心脏的 $β_1$ 受体。对窦房结、心房内传导组织及浦肯野纤维，可减慢 4 相自动除极化速率，降低自律性。减慢 0 相 Na^+ 内流，使 0 相除极化速率降低，减慢房室结及浦肯野纤维的传导速度。延长房室结 ERP。

2. **临床应用** ①室上性心律失常如心房颤动、心房扑动及阵发性室上性心动过速等；②因焦虑、甲状腺功能亢进等引起的窦性心动过速；③室性心律失常特别是对由于运动和情绪激动引起者的疗效显著；④急性心肌梗死患者，长期使用可减少心律失常的发生及再梗死率，从而降低病死率。

（五）Ⅲ类延长动作电位时程药——胺碘酮

1. **药理作用** 阻滞心肌细胞膜钾通道，阻滞钠通道和钙通道，并可轻度非竞争性地拮抗 α 受体和 β 受体，并且具有扩张血管平滑肌作用。

通过抑制 K^+ 外流，抑制复极过程，明显延长房室结、心房肌和浦肯野纤维的 APD 和 ERP。通过阻滞钠、钙通道和拮抗 β 受体，降低窦房结和浦肯野纤维的自律性。减慢传导，阻滞钠、钙通道，减慢房室结和旁路以及浦肯野纤维的传导速度。扩张冠状动脉，改善心肌营养；扩张外周血管，降低心脏做功，减少心肌耗氧量。

2. **临床应用** 广谱抗心律失常药，用于各种室上性和室性心律失常，对心房扑动、心房颤动和室上性心动过速疗效好。

3. **不良反应**

（1）心血管反应：窦性心动过缓、房室传导阻滞及 Q-T 间期延长（发生率高，需定期查心电图），偶致尖端扭转型室性心动过速。静脉注射过快可引起血压下降、心力衰竭。

（2）心血管外反应：因含碘，长期服用可引起甲状腺功能亢进或低下；偶致肺间质纤维化，预后严重；还可引起胃肠道反应及皮肤光过敏症等。

（3）禁忌证：心动过缓、房室传导阻滞、Q-T 间期延长综合征、甲状腺功能障碍及对碘过敏者禁用。

（六）Ⅳ类钙通道阻滞药——维拉帕米

1. **药理作用** 阻滞心肌细胞膜的钙通道，抑制 Ca^{2+} 内流，主要作用于窦房结和房室结。具有降低自律性、减慢传导速度、延长动作电位时程和有效不应期、抑制心肌收缩力、扩张冠脉、扩张外周血管的作用。

2. **临床应用** 阵发性室上性心动过速，是首选药物之一，对冠心病、高血压伴发心律失常者尤其适用；对强心苷中毒引起的室性期前收缩（迟后除极）也有效。

3. **不良反应** 静脉注射过快或剂量过大可引起心动过缓、房室传导阻滞甚至心脏停搏，也可引起血压下降，诱发心力衰竭。

要点三 抗慢性心功能不全药

强心苷类

（一）药理作用

1. **心脏** ①正性肌力作用：强心苷可选择性地作用于心肌。其特点是直接作用于心脏，使心肌收缩力加强，加快心肌收缩速度，收缩更加敏捷。由于正性肌力作用，强心苷可增加衰竭心脏的输出量，对衰竭心脏能降低总耗氧量。作用机制：心肌细胞膜上的 Na^+-K^+-ATP 酶是强心苷的受体，强心苷与受体结合，抑制酶的活性，使心肌细胞内 Na^+ 浓度增加，K^+ 浓度降低，

影响 Na^+-Ca^{2+} 交换,导致 Na^+ 外流增多,Ca^{2+} 内流增加;或 Na^+ 内流减少,Ca^{2+} 外流降低,致使心肌细胞内游离 Ca^{2+} 浓度升高,又进一步促使肌浆网 Ca^{2+} 释放,最终细胞内游离 Ca^{2+} 增多,发挥正性肌力作用。②负性频率:强心苷增加心排出量,反射性降低 CHF 时的交感神经兴奋性,提高迷走神经兴奋性,从而减慢心率。③对心肌电生理的主要影响。

2. **其他** ①影响神经系统的作用:兴奋迷走神经、影响交感神经兴奋性、兴奋中枢神经系统,中毒时可兴奋延髓催吐化学感受区而引起呕吐,可增强交感神经兴奋性导致快速心律失常。②抑制肾素-血管紧张素-醛固酮系统(RAAS):强心苷可使血浆肾素活性降低,减少血管紧张素Ⅱ的生成及醛固酮的分泌,从而产生对心脏的保护作用。③利尿:强心苷通过增加心排出量,使肾血流量增加而对 CHF 患者有明显利尿作用,还可通过抑制肾小管上皮细胞膜 Na^+-K^+-ATP 酶而抑制肾小管对 Na^+ 的重吸收,排 Na^+ 利尿。

(二)临床应用

1. **慢性心功能不全** 对多种原因引起的 CHF 都有治疗作用,但对不同原因所致 CHF 的治疗效果不同:对伴心房颤动且心室率较快者疗效最好;对高血压、心脏瓣膜病、先天性心脏病所致者疗效较好;对继发于甲状腺功能亢进、重度贫血等疾病者,由于心肌能量代谢障碍而疗效较差;对肺源性心脏病、活动性心肌炎等有心肌缺氧和损害者,不仅疗效差,而且易发生强心苷中毒;对机械因素所致者,如缩窄性心包炎、严重二尖瓣狭窄等疗效很差或无效。

2. **某些心律失常** ①心房颤动:通过抑制房室传导,使较多的心房冲动不能下传到心室,从而减慢心室率,改善心室的泵血功能,增加心排出量。②心房扑动:通过缩短心房不应期,引起更频繁的折返激动,使心房扑动转为心房颤动,进而通过治疗心房颤动的机制产生疗效。部分患者停用强心苷后,因骤然减少折返激动,可恢复窦性节律。③阵发性室上性心动过速:通过提高迷走神经兴奋性可使之终止。

(三)不良反应及其预防

强心苷的安全范围小,一般治疗量已接近中毒量的60%。多种因素均可诱发强心苷中毒,如低血钾、低血镁、高血钙、心肌缺血缺氧、肾功能不全等,所以中毒的发生率高。

1. **不良反应** ①胃肠道反应:较常见,是中毒的早期反应,可有厌食、恶心、呕吐、腹泻、腹痛等。②中枢反应:可有眩晕、头痛、失眠、谵妄、幻觉等,偶见惊厥。③视觉障碍:为强心苷中毒的特征,可表现为黄视、绿视及视物模糊。④心脏反应:是中毒最严重的反应,各种心律失常都有可能出现。其中室性期前收缩最多见且发生早,室性心动过速和心室颤动最为严重。

2. **预防** 首先应纠正各种诱发或加重强心苷中毒的因素,如低血 K^+、低血 Mg^{2+}、高血 Ca^{2+} 等。密切观察中毒先兆和心电图变化,如出现一定数目的室性期前收缩、窦性心动过缓及视觉障碍,应及时停用强心苷及各种有排钾作用的药物。监测血药浓度有助于中毒的预防和及早发现。

3. **治疗** 轻度中毒应立即停用强心苷和排钾利尿药等。对于快速型心律失常,如室性期前收缩、室性心动过速,应及时补钾,并可选用苯妥英钠、利多卡因等抗心律失常药。静脉注射地高辛抗体 Fab 片段,可有效地救治强心苷中毒(每 80mg Fab 片段能拮抗 1mg 地高辛)。对于缓慢型心律失常,如房室传导阻滞、窦性心动过缓等可用阿托品治疗。

要点四 抗心绞痛药

(一)硝酸酯类

常用药物有硝酸甘油、硝酸异山梨酯等。

1. **药理作用**

(1)降低心肌耗氧量:①扩张静脉,使回心血量减少,降低心室壁张力,减少心肌耗氧量。②扩张动脉,降低心脏射血阻力,减少心脏做功而降低心肌耗氧量。

(2)改善缺血区心肌供血:①增加心内膜下的血液供应。②选择性扩张心外膜较大的输送血管,该类药物对较大的血管产生舒张后,增加对缺血区的血液灌注。③开放侧支循环。

(3)抑制血小板聚集和黏附,抗血栓形成。

2. **作用机制** 硝酸酯类作为前体药,在血管平滑肌细胞及血管内皮细胞内被催化释放出一氧化氮(NO),而使血管平滑肌松弛。对血管内皮受损的病变,血管仍可产生扩张作用。

3. **临床应用**

(1)稳定型心绞痛的首选药:①预防发作时。②控制急性发作,应舌下含服或气雾吸入,如需多次含服可选用硝酸异山梨酯口服、单硝酸异山梨酯缓释片以及透皮制剂。③发作频繁的重症心绞痛患者，首选硝酸甘油静脉滴注，症状减轻后改为口服。

（2）急性心肌梗死：早期应用可缩小心室容积，降低前壁心肌梗死的病死率，减少心肌梗死并发症的发生。

（3）慢性心功能不全：急性左心衰时采用静脉给药，慢性心功能不全可采用长效制剂，需与强心药物合用。

（4）急性呼吸衰竭及肺动脉高压。

4. 不良反应 常见因血管扩张所继发的搏动性头痛、皮肤潮红、眼内压升高和颅内压增高。剂量过大使血压过度下降，可引起冠脉灌注压过低，且可反射性兴奋交感神经，使心率加快，心肌收缩力增加而加大心肌耗氧量，导致心绞痛加重，合用β受体拮抗药可对抗。

（二）β受体拮抗药

常用药物有普萘洛尔、美托洛尔、阿替洛尔等。

1. 药理作用

（1）降低心肌耗氧量：通过拮抗心脏β_1受体的作用可使心率减慢，并抑制心肌收缩力，降低血压，减少心脏做功，降低心肌耗氧量而发挥抗心绞痛作用。

（2）改善心肌代谢：心肌缺血时，肾上腺素分泌增加，使游离脂肪酸（FFA）增多。FFA代谢消耗大量的氧而加重心肌缺氧。β受体的拮抗作用可抑制脂肪水解酶，使FFA的水平下降，心肌耗氧量降低。

（3）增加缺血区血液供应：β受体拮抗药使非缺血区的血管阻力增高，而缺血区的血管则由于缺氧呈现代偿性扩张状态，促使血液更多地流向缺血区；还能减慢心率而延长心脏的舒张期，增加冠脉的灌注时间，有利于血液向缺血区流动。

（4）促进氧合血红蛋白解离：可增加全身组织包括心脏的供氧。

2. 临床应用 用于稳定型心绞痛和不稳定型心绞痛，对伴有高血压和快速性心律失常者效果更好。对冠脉痉挛所致的变异型心绞痛，因该类药物拮抗β受体后，使α受体作用占优势，使冠脉收缩而加重心肌缺血，不宜应用。

3. 不良反应 与阻断β受体有关。导致心脏抑制，诱发或加重哮喘、停药反跳现象。

（三）钙通道阻滞药

常用药物有硝苯地平、维拉帕米等。

药理作用：通过抑制钙离子内流而舒张血管，对变异性心绞痛疗效最为突出。

1. 降低心肌耗氧量，阻滞Ca^{2+}流入血管平滑肌细胞，使外周血管扩张，外周阻力降低，减轻心脏后负荷；阻滞Ca^{2+}流入心肌细胞，使心肌收缩力减弱，自律性降低，心率减慢；阻滞Ca^{2+}进入神经末梢，抑制递质释放，从而对抗交感神经活性增高所引起的心肌耗氧量增加。上述综合结果使心肌耗氧量降低。

2. 增加心肌血液供应，通过阻滞Ca^{2+}流入血管平滑肌细胞，直接松弛血管平滑肌和刺激血管内皮细胞合成和释放NO，使冠脉舒张，以增加心肌血液供应；也可通过开放侧支循环，增加对缺血区的血液灌注；拮抗心肌缺血时儿茶酚胺诱导的血小板聚集，有利于保持冠脉血流通畅。

3. 保护缺血的心肌细胞 钙通道阻滞药可阻滞Ca^{2+}内流而减轻“钙超载”，起到保护心肌细胞的作用。

要点五 抗动脉粥样硬化药

动脉粥样硬化是一种慢性炎症过程，主要发生在大动脉和中动脉，特别是冠状动脉、脑动脉和主动脉。常用于防治动脉粥样硬化的药物包括调血脂药、抗氧化剂、多烯脂肪酸类及保护动脉内皮药等，其中调血脂药又包括他汀类、胆固醇吸收抑制药、PCSK9抑制药、贝特类及烟酸类。

调血脂药

临床上常用的调血脂药主要通过以下途径改善血脂异常：①降低脂蛋白的生成。②增加血浆脂蛋白的代谢。③增加胆固醇的清除。

1. 他汀类 是3-羟基-3-甲基戊二酰辅酶A（HMG-CoA）还原酶抑制药。临床常用药物有洛伐他汀、普伐他汀、辛伐他汀，以及人工合成的氟伐他汀、阿托伐他汀和瑞舒伐他汀等。

（1）药理作用

1）调血脂作用：HMG-CoA还原酶是合成胆固醇的限速酶。他汀类药物竞争性抑制HMG-CoA还原酶，从而阻断HMG-CoA向甲羟戊酸转化，使肝内胆固醇合成减少。

2）非调脂作用：①改善血管内皮功能。②抑制血管平滑肌细胞增殖和迁移。③延缓巨噬细胞泡沫化。④降低脂蛋白的氧化。⑤抑制血小板的黏附和聚集,阻止血栓形成等。

(2)临床应用:适用于高胆固醇血症和以胆固醇升高为主的混合性高脂血症,既是伴有胆固醇升高的Ⅱ和Ⅲ型高脂血症的首选药,也是糖尿病和肾病性高脂血症的首选药物。

(3)不良反应:他汀类有较好的耐受性和安全性,不良反应较少见,但儿童、孕妇、哺乳期妇女及肝、肾功能异常者不宜使用,原有肝病史者慎用。不良反应主要为肌病,肝毒性,胃肠道反应、皮肤潮红、头痛等暂时性反应。他汀类与大环内酯类抗生素(克拉霉素和红霉素),降血脂药烟酸类或者贝特类联合,会使循环中他汀类药物浓度升高,增加肌病的危险性。

2. **依折麦布** 是第一个胆固醇吸收抑制剂类降脂药,通过抑制小肠黏膜上皮细胞胆固醇吸收而降低TC和LDL。

(1)药理作用:依折麦布是第一个胆固醇吸收抑制剂类降脂药,是一种口服、强效的降脂药物,能附在小肠绒毛的刷状缘,选择性抑制NPC1L1受体而特异地抑制肠道内胆固醇的吸收,从而减少小肠中胆固醇向肝脏转运,降低肝脏胆固醇的储量,继之增加血液中胆固醇的清除。该药既不增加胆汁分泌,也不抑制胆固醇在肝脏的合成(如他汀类)。

(2)临床应用:依折麦布可单独或联合用于以胆固醇升高为主的患者,特别适合作为不能耐受他汀治疗者的替代。

(3)不良反应:该药不良反应少,少数患者偶见肌肉损害,肝脏反应,过敏反应等。

细目五　内脏系统药和血液系统药

要点一　利尿药与脱水药

常用利尿药的分类及其作用机制:

1. **高效利尿药** 主要作用于髓袢升支粗段,抑制Na^+-K^+-$2Cl^-$同向转运体,影响肾脏的稀释功能和浓缩功能,产生强大的利尿作用。常用药物有呋塞米、依他尼酸等。

2. **中效利尿药** 主要作用于远曲小管近端的Na^+-Cl^-同向转运体,减少Na^+、Cl^-的重吸收,影响肾脏的稀释功能而产生利尿作用,利尿效能中等,常用药物有氢氯噻嗪。

3. **低效利尿药** 包括碳酸酐酶抑制药和Na^+-K^+交换抑制药。前者有乙酰唑胺,后者有螺内酯和氨苯蝶啶。乙酰唑胺通过抑制碳酸酐酶,使H^+生成减少,抑制H^+-Na^+交换,Na^+排出增加而产生利尿。螺内酯通过竞争醛固酮受体,抑制Na^+-K^+交换,产生留钾利尿;氨苯蝶啶通过抑制远曲小管和集合管的Na^+通道,使Na^+-K^+交换减少。螺内酯和氨苯蝶啶又称留钾利尿。

(一)高效利尿药——呋塞米

1. 药理作用

(1)利尿:作用强大、迅速而短暂。呋塞米能促进Ca^{2+}、Mg^{2+}排出,减少尿酸排出。

(2)扩张血管:能扩张肾血管,降低肾血管阻力,增加肾血流量,改变肾皮质内血流分布;还能扩张全身小静脉,降低左室充盈压,减轻肺水肿。

2. 临床应用

(1)严重水肿:对各类水肿均有效,主要用于其他利尿药无效的顽固性水肿和严重水肿。

(2)急性肺水肿和脑水肿。

(3)急慢性肾衰竭:可用于急性肾衰竭的早期防治。大剂量可治疗慢性肾衰竭,使尿量增加。但禁用于无尿患者。

(4)加速毒物排出:配合输液,可加速毒物排泄。主要用于经肾排泄的药物中毒抢救,如苯巴比妥、水杨酸类、溴化物等急性中毒。

(5)高钾血症和高钙血症:可增加K^+排出,抑制Ca^{2+}重吸收,降低血钾和血钙。

3. 不良反应

(1)水和电解质紊乱:长期用药,利尿过度可引起低血容量、低血钠、低血钾、低血镁及低氯性碱中毒。以低血钾最为常见,应注意及时补钾。加服留钾利尿药有一定预防作用。当低血镁同时存在时,如不纠正低血镁,即使补充K^+,也不易纠正低血钾。

(2)耳毒性:表现为眩晕、耳鸣、听力下降、暂时性耳聋。应避免与氨基糖苷类抗生素等有耳毒性的药物合用。

(3)胃肠道反应:可致恶心、呕吐、上腹不适及腹泻,大剂量可致胃肠道出血。

(4)高尿酸血症。

(5)过敏反应,偶致骨髓抑制。

（二）中效利尿药——氢氯噻嗪

噻嗪类是临床广泛应用的一类口服利尿药和降压药，毒性小，安全范围较大。

1. 药理作用

（1）利尿：作用温和而持久。由于转运至远曲小管的 Na^+ 增加，促进了 Na^+–K^+ 交换，K^+ 的排出也增加，长期服用可引起低血钾。

（2）抗利尿：噻嗪类药物使尿崩症患者尿量明显减少，口渴症状减轻。

（3）降压：用药初期通过利尿作用减少血容量而降压，后期因排钠较多，降低血管平滑肌对儿茶酚胺等加压物质的敏感性而降压。

2. 临床应用

（1）轻、中度水肿：是治疗各类轻、中度水肿的首选药。对肾性水肿的疗效与肾功能有关，肾功能不良者疗效差；对肝性水肿与螺内酯合用疗效增加，可避免血钾过低诱发肝昏迷。

（2）高血压：轻、中度高血压可单用或与其他降压药合用。

（3）尿崩症：用于肾性尿崩症及加压素无效的垂体性尿崩症。轻症效果好，重症疗效差。

（4）特发性高钙血症和肾结石：使患者尿钙排出显著降低，防止肾钙结石的形成。

3. 不良反应

（1）电解质紊乱：长期用药可引起低血钾、低血镁、低氯性碱中毒及低血钠症。低钾血症较多见，表现为疲倦、软弱、眩晕或轻度胃肠反应，合用留钾利尿药可防治。

（2）代谢异常：致血糖升高、高脂血症和高尿酸血症。

（3）过敏：偶有过敏性皮疹、皮炎、粒细胞减少、血小板减少、溶血性贫血等过敏反应。

（4）加重肾功能不良：可使肾小球滤过率下降，肾功能不良者慎用。

（三）低效利尿药——螺内酯

1. **药理作用** 结构与醛固酮相似，可与醛固酮竞争远曲小管远端和集合管细胞质内的醛固酮受体，拮抗醛固酮的排钾保钠作用，促进 Na^+ 和水的排出。作用特点为：①作用弱，起效慢，维持时间长。②作用的发挥依赖于体内醛固酮的存在，对切除肾上腺的动物无效。

2. **临床应用** 用于醛固酮增多的顽固性水肿，因利尿作用弱，较少单用，常与噻嗪类利尿药合用。

3. **不良反应** 不良反应较少，久用可致高血钾；有性激素样副作用。

要点二 血液系统药

抗凝血药

肝素

（一）药理作用

1. **抗凝** 体内、体外均具有抗凝作用，且作用迅速，能延长凝血酶原时间。机制为：激活 AT–Ⅲ，从而加速 AT–Ⅲ 对凝血因子Ⅱa、Ⅸa、Ⅹa、Ⅺa、Ⅻa 等的灭活。

2. **其他** 能抑制由凝血酶诱导的血小板聚集。可通过调节血脂、保护动脉内皮和抗血管平滑肌细胞增殖等作用而发挥抗 AS 作用。

（二）临床应用

1. 血栓栓塞性疾病。

2. 弥散性血管内凝血（DIC）。

3. 体外抗凝。

（三）不良反应

主要为自发性出血，严重出血需缓慢静脉注射硫酸鱼精蛋白解救。血小板减少症，停药后第 4 天可恢复。此外，可引起过敏反应，出现皮疹、药热等。长期应用可引起脱发、骨质疏松等。

要点三 消化系统药

抗消化性溃疡药

胃酸的分泌受组胺、促胃泌素和乙酰胆碱的控制，这些物质能激动壁细胞膜上的 H_2 受体、促胃泌素受体和 M 受体，通过第二信使激活 H^+–K^+–ATP 酶（质子泵），将 H^+ 从壁细胞内转运到胃腔，K^+ 从胃腔转运到壁细胞内，进行 H^+–K^+ 交换分泌胃酸。促胃泌素受体拮抗药和 H^+ 泵抑制药均能抑制胃酸分泌。另外，前列腺素类也能抑制胃酸分泌。

黏膜保护药主要有前列腺素衍生物、硫糖铝和铋制剂等。

奥美拉唑

1. **药理作用** 特异性地作用于胃黏膜细胞，可逆性地抑制胃壁细胞 H^+–K^+–ATP 酶的功能，对胃酸分泌有强大而持久的抑制作用。能迅速缓解疼痛，减少胃液的总量和胃蛋白酶的分泌量，增强胃血流量，降低幽门螺杆菌数量，有利于溃疡愈合。对阿司匹林、乙醇、应激所致胃黏膜损伤有预防保护作用。

2. **临床应用** 胃、十二指肠溃疡，反流性食管炎、卓－艾综合征等，对其他药无效的消化性溃疡患者也具有良好效果。

3. **不良反应** 主要有头痛、头晕、口干、恶心、腹胀和失眠。长期使用可致胃内细菌过度滋长。

要点四 呼吸系统药

1. **祛痰药** 一是黏液分泌促进药,如氯化铵等,通过刺激胃黏膜,反射性地促进呼吸道分泌。二是降低痰液黏稠度药,如乙酰半胱氨酸、溴己新等,使黏稠度下降,利于排出。

2. **镇咳药** 镇咳药能抑制咳嗽反射,减轻咳嗽频度和强度。按作用部位可分为中枢性镇咳药(可待因、右美沙芬)和外周性镇咳药(那可丁、苯佐那酯)。

3. **平喘药** 平喘药有两类,一类是支气管扩张药:包括β受体激动药(沙丁胺醇、异丙肾上腺素、肾上腺素、麻黄碱等),茶碱类(氨茶碱、胆茶碱),M受体拮抗药等。另一类是抗炎抗过敏平喘药:常用的有糖皮质激素类、肥大细胞膜稳定药(色甘酸二钠)和抗白三烯药(孟鲁司特、扎鲁司特)三大类。

细目六 内分泌系统药

要点一 糖皮质激素类药

(一)药理作用

1. **抗炎** 有很强的抗炎作用,其特点为显著、非特异性,对细菌、病毒等病原微生物无影响。在急性炎症早期,抑制局部血管扩张,降低毛细血管通透性,使血浆渗出减少、白细胞浸润及吞噬作用减弱,改善红、肿、热、痛等症状;对于慢性炎症或急性炎症的后期,能抑制毛细血管和成纤维细胞的增生及肉芽组织的形成,减轻炎症引起的瘢痕和粘连。

糖皮质激素抗炎作用的环节主要有:①抑制磷脂酶A_2,减少具有扩张血管作用的前列腺素类及白三烯类的生成,降低血管通透性。②稳定溶酶体膜,减轻细胞和组织的损伤性反应。③增加血管张力,降低毛细血管通透性。④抑制吞噬细胞功能,抑制巨噬细胞对抗原的反应能力,抑制巨噬细胞的趋化性。⑤抑制炎症细胞功能。⑥抑制炎症后期肉芽组织增生。⑦抑制某些细胞因子及黏附因子的产生。⑧诱导炎症细胞凋亡。

2. **免疫抑制与抗过敏** 糖皮质激素对免疫过程的许多环节都有抑制作用。

3. **抗内毒素** 糖皮质激素能提高机体对细菌内毒素的耐受力,缓和机体对内毒素的反应,减轻细胞损伤,缓解毒血症状。

4. **抗休克** 超大剂量的糖皮质激素常用于严重休克的抢救,对中毒性休克疗效尤好。抗休克的机制与下列因素相关:①降低血管对某些缩血管活性物质(如肾上腺素、去甲肾上腺素)的敏感性,解除小血管痉挛,改善微循环。②稳定溶酶体膜,减少形成心肌抑制因子(MDF)的酶进入血液,从而阻止或减少MDF的产生。

5. **影响血液与造血系统** 糖皮质激素能增强骨髓造血功能,使血液中红细胞和血红蛋白含量增加,大剂量也使血小板和纤维蛋白原增多,缩短凝血时间。也能减少血中单核细胞和嗜酸性粒细胞。

6. **其他作用** ①退热:对严重的中毒性感染,如肝炎、伤寒、脑膜炎、急性血吸虫病、败血症及晚期癌症的发热,常具有迅速而良好的退热作用。②中枢兴奋:用药后患者出现欣快、激动、失眠等,偶可诱发精神失常。大剂量对儿童可致惊厥或癫痫样发作。③促进消化:大剂量糖皮质激素可刺激胃产生胃酸和胃蛋白酶。

(二)临床应用

1. **肾上腺皮质功能不全** 脑垂体前叶功能减退症、肾上腺皮质功能减退症(艾迪生病)、肾上腺危象和肾上腺次全切除术后,给予适当剂量维持正常生理作用。

2. **严重感染** 主要用于中毒性感染或同时伴有休克者,如中毒性菌痢、中毒性肺炎、结核性脑膜炎及败血症等。在应用有效而足量的抗生素治疗感染的同时,可用糖皮质激素作为辅助治疗,有助于患者度过危险期。

3. **休克** 大剂量对各种休克均有一定的疗效,是抢救休克的重要药物,但必须同时采用综合性治疗措施。

4. **防止某些炎症后遗症** 可减轻粘连和瘢痕形成,如角膜炎等。

5. **自身免疫性疾病、过敏性疾病** 应用糖皮质激素可缓解症状,但不能根治。与环孢素等免疫抑制剂合用于异体器官移植手术后的抗排斥反应。过敏性疾病在病情严重或在应用肾上腺素受体激动药和抗组胺药治疗无效时,也可用糖皮质激素治疗,能抑制抗原-抗体反应所致的组织损害和炎症过程。

6. **血液病** 可用于治疗急性淋巴细胞白血病、再生障碍性贫血、粒细胞减少症、血小板减少症和过敏性紫癜等,能改善症状,但停药后易复发。

7. **皮肤病** 局部应用治疗接触性皮炎、湿疹、牛皮癣、肛门瘙痒等,宜用氢化可的松、泼尼松龙或氟轻松;对天疱疮及剥脱性皮炎等较严重的皮肤病仍需全身用药。

(三)不良反应

1. **医源性肾上腺皮质功能亢进症** 长期大量使用糖皮质激素引起物质代谢和水盐代谢紊乱,表现为满月脸、水牛背、向心性肥胖、皮肤变薄、痤疮、多毛、水肿、血钾降低、肌无力、高血压、高血脂、糖尿等,一般不需特殊治疗,停药后可自行消退。在需要时应用降压药、降血糖药、氯化钾。

2. **诱发或加重感染** 由于糖皮质激素抗炎不抗菌,且降低机体的防御功能,细菌易乘虚而入诱发感染或促使体内原有病灶如结核、化脓性病灶等扩散恶化。

3. **消化系统并发症** 可刺激胃酸和胃蛋白酶的分泌,抑制胃液分泌,降低胃肠黏膜对胃酸的抵抗力,可诱发或加重胃、十二指肠溃疡,甚至引起出血或穿孔。

4. **骨质疏松、延缓伤口愈合** 糖皮质激素减少钙、磷在肠道的吸收并增加其排泄,且长期应用抑制骨细胞活力,造成骨质疏松。儿童、绝经期妇女、老年人较多见,严重者引起自发性骨折。同时糖皮质激素抑制蛋白质合成,会导致伤口愈合迟缓。

5. **延缓生长** 抑制生长激素分泌和造成负氮平衡,可影响儿童生长发育;对孕妇偶可引起畸胎。

6. **糖尿病** 长期超生理剂量使用会引起糖代谢紊乱,出现糖耐量受损或类固醇性糖尿病。

7. **肾上腺皮质萎缩和功能不全** 长期应用尤其是连续给药的患者,可引起肾上腺皮质萎缩和功能不全。若此时患者突然停药或减量过快,当遇到严重应激情况如感染、创伤、手术时可发生肾上腺危象,如恶心、呕吐、乏力、低血压、休克等,需及时抢救。因此长期用药需缓慢停药。

8. **反跳现象** 指患者症状基本控制后,突然停药或减量过快,引起原病复发或恶化的现象。

要点二 甲状腺激素及抗甲状腺药

(一)甲状腺激素

1. **药理作用**

(1)维持生长发育:甲状腺激素主要促进蛋白质合成及骨骼、脑的生长发育。

(2)促进代谢:促进糖、脂肪、蛋白质、碳水化合物、水、电解质等代谢。

(3)提高交感-肾上腺系统的敏感性:甲状腺激素能使机体对儿茶酚胺类物质的反应性提高。

2. **临床应用** 主要作为替代疗法用于甲状腺功能减退症:①呆小病,治疗越早越好。治疗应从小剂量开始,逐渐增加剂量,有效者应终身治疗,并随时调整剂量。②黏液性水肿。③单纯性甲状腺肿,缺碘所致者应补碘,原因不明者给予适量甲状腺激素。

3. **不良反应** 过量可引起甲状腺功能亢进的临床症状。轻者体温及基础代谢率均高于正常,表现出多汗、体重减轻、神经过敏、失眠、心悸等;重者则出现呕吐、腹泻、发热、脉搏快而不规则,在老年人和心脏病患者中,可发生心绞痛和心肌梗死。

(二)抗甲状腺药

抗甲状腺药是指能阻碍甲状腺激素合成或改变组织对甲状腺激素反应性的药物,常用药物有硫脲类、碘和碘化物、放射性碘、β肾上腺素受体拮抗药。

硫脲类

硫脲类药物包括甲硫氧嘧啶、丙硫氧嘧啶、甲巯咪唑、卡比马唑。

1. **药理作用** 能抑制在过氧化物酶作用下的酪氨酸的碘化及偶联,从而抑制甲状腺激素的生物合成。硫脲类并不抑制甲状腺激素的释放,也不能拮抗甲状腺激素的作用,所以需待甲状腺内贮存的激素消耗到一定程度才能呈现疗效。丙硫氧嘧啶还能抑制周围组织内 T_4 转化为 T_3 的过程。

2. **临床应用** 临床主要用于甲状腺功能亢进症、甲状腺手术前准备,以减少发生麻醉意外或手术合并症及甲状腺危象的机会。

碘及碘化物

1. **临床应用** 不同剂量的碘化物对甲状腺功能可产生不同的作用。小剂量的碘用于治疗单纯性甲状腺肿,早期患者疗效显著;大剂量碘主要是阻滞甲状腺激素的释放及阻止甲状腺蛋白水解。主要用于甲状腺危象及甲状腺功能亢进手术前准备。

2. **不良反应** 急性过敏反应主要表现为血管神经性水肿,上呼吸道水肿及严重喉头水肿,可导致窒息。一般停药后可消退。慢性碘中毒,表现为口腔及咽喉烧灼感、唾液分泌增多、眼刺激症状等。长期服用碘化物可诱发甲状腺功能亢进。

要点三 胰岛素及口服降血糖药

(一)胰岛素

1. 药理作用

(1)降血糖:胰岛素主要通过两种途径降低血糖:①增加葡萄糖进入细胞,加速葡萄糖的有氧氧化和无氧酵解,促进糖原的合成和贮存,使血糖的去路增加;②抑制糖原分解和糖异生,使血糖来源减少。

(2)对脂肪代谢的影响:胰岛素促进脂肪合成,抑制脂肪分解,故减少游离脂肪酸和酮体的生成,防止酮症酸中毒的发生。

(3)对蛋白质代谢的影响:胰岛素增加氨基酸进入细胞而促进蛋白质合成,并能抑制蛋白质分解,对人体生长过程有促进作用。

(4)钾转运:胰岛素促进K^+进入细胞内,增加细胞内K^+浓度,有利于纠正细胞缺钾症状。

2. **临床应用** ①治疗1型糖尿病的唯一药物。②2型糖尿病经饮食控制或用口服降血糖药未能控制者,以及口服降血糖药有禁忌而不能耐受者。③继发性糖尿病。④糖尿病伴有合并症,如合并高热、严重感染、妊娠、创伤以及手术等。⑤糖尿病急性期或严重并发症。如糖尿病酮症酸中毒或非酮症高渗性昏迷。⑥心律失常,脓毒症。

3. 不良反应

(1)低血糖症:大多由于胰岛素过量或未按时按量进食或运动过多等诱因引起。早期表现为饥饿感、脉搏增快、出汗、心悸、烦躁等症状;严重者可出现共济失调、震颤、昏迷或惊厥、休克,甚至死亡。注意及早发现和摄食,或饮用糖水等。严重者应立即静脉注射50%葡萄糖。必须注意鉴别低血糖昏迷和酮症酸中毒性昏迷及非酮症性糖尿病昏迷。

(2)过敏反应:轻者出现注射部位瘙痒、肿胀、红斑,少数出现荨麻疹、血管神经性水肿,偶见过敏性休克。

(3)胰岛素抵抗:①急性型。在并发感染、创伤、手术、情绪激动等应激状态时,血中抗胰岛素物质增多而导致胰岛素耐受。消除诱因后可恢复。②慢性型:没有并发症却每日需用胰岛素200U以上。

(4)局部反应:皮下注射时,会发生表面发红,久用皮下脂肪萎缩、硬结。

(二)口服降血糖药

常用的有磺酰脲类药、双胍类药、α葡糖苷酶抑制药、胰岛素增敏药及非磺酰脲类胰岛素促分泌药共五类。

磺酰脲类药

常用药物有格列本脲、格列吡嗪、格列齐特等。

1. 药理作用

(1)降血糖:磺酰脲类药物直接作用于胰岛β细胞,刺激内源性胰岛素释放。对胰岛功能完全丧失者或切除胰腺的动物无效。

(2)抗利尿:格列本脲等促进抗利尿激素分泌和增强其作用的结果,可用于尿崩症的治疗。

(3)影响凝血功能:如格列齐特,可使血小板数目减少,黏附力减弱,恢复纤溶酶活力,并降低微血管对活性胺类的敏感性,对预防或减轻糖尿病患者微血管并发症有一定作用。

2. **临床应用** 主要用于胰岛功能尚存的2型糖尿病饮食控制无效者,对产生胰岛素抵抗的患者可用以刺激内源性胰岛素分泌而减少胰岛素的用量。其次是尿崩症,可使患者尿量减少(氯磺丙脲)。

3. **不良反应** 常见不良反应有胃肠不适、恶心、腹泻、皮肤过敏、粒细胞减少和胆汁淤积性黄疸。大剂量可引起中枢神经系统症状,如嗜睡、眩晕、共济失调、精神错乱。可引起持久性低血糖,造成不可逆性的脑损伤。

双胍类：二甲双胍

1. **药理作用** 对正常人血糖无影响，但对糖尿病患者则可使血糖明显降低。其机制可能是：①增加肌肉组织的无氧糖酵解，促进组织对葡萄糖的摄取和利用。②减少肝细胞糖异生，降低葡萄糖在肠道的吸收。③增加胰岛素与其受体结合。④降低血中胰高血糖素水平。

2. **临床应用** 主要用于单用饮食控制无效的轻、中型糖尿病患者，尤其肥胖病例。常与磺酰脲类或胰岛素合用。如单用磺酰脲类无效者，加用该类药物常可有效。二甲双胍能减少糖耐量降低患者糖尿病的发病率。

要点四　性激素类药物与避孕药

（一）雌激素类药

1. **药理作用**

（1）促进女性性征和性器官发育，对未成年女性，促使子宫发育、乳腺腺管增生并使脂肪分布发生变化。对成年女性，保持女性性征并参与月经周期。

（2）抑制排卵和泌乳：较大剂量可作用于下丘脑－垂体系统，抑制促性腺激素释放激素（GnRH）的分泌，发挥抗排卵作用；并能抑制乳汁分泌，但并不减少催乳素分泌。

（3）影响代谢：有轻度水钠潴留作用；能增加骨骼的钙盐沉积，加速骨骺闭合；大剂量能升高血清甘油三酯和磷脂，降低血清胆固醇，也可使糖耐量降低，还有促凝血作用。

2. **临床应用**

（1）围绝经期综合征：应用雌激素替代治疗。减轻绝经症状，并能防止雌激素水平降低所引起的病理性改变。

（2）卵巢功能不全与闭经：用雌激素作替代治疗，以促进外生殖器、子宫及第二性征的发育；与孕激素合用可形成人工月经。

（3）功能性子宫出血：用于因雌激素水平波动引起的不规则出血或雌激素水平低下，子宫内膜创面修复不良引起的出血。可适当配伍孕激素，以调整月经周期。

（4）其他包括：大剂量雌激素可反馈性抑制垂体催乳素的分泌，使乳汁分泌减少而退乳消痛。缓解晚期乳腺癌不宜手术患者的症状。大剂量雌激素类抑制垂体促性腺激素分泌，使睾丸萎缩及雄激素分泌减少，同时又能拮抗雄激素，用于前列腺癌的治疗。与孕激素合用避孕。

3. **不良反应** 常见恶心、呕吐、食欲不振、头晕等，早晨较多见。长期大量应用可致子宫内膜过度增生而引起出血，有子宫出血倾向者及子宫内膜炎患者慎用。

（二）雌激素拮抗药

该类药物竞争性拮抗雌激素受体，抑制或减弱雌激素的作用。主要药物有氯米芬 、他莫昔芬等。此外，该类药对机体的器官具有二重作用，即对生殖系统表现为雌激素拮抗作用，而对骨骼系统及心血管系统则发挥拟雌激素样作用，这对雌激素的替代治疗具有重要意义。

（三）孕激素类药

1. **药理作用** 促进子宫内膜由增殖期转变为分泌期，有利于孕卵着床和胚胎发育。一定剂量的孕激素可抑制垂体前叶分泌黄体生成素（LH），起负反馈作用，抑制排卵，抑制子宫收缩。促使乳腺泡发育。

2. **临床应用**

（1）功能性子宫出血：对黄体功能不足所致子宫内膜不规则成熟与脱落而引起的子宫出血，应用孕激素可使子宫内膜协调一致地转为分泌期，维持正常的月经。

（2）流产：对先兆性流产和习惯性流产均有效；痛经及子宫内膜异位症。

（3）子宫内膜癌、前列腺肥大或癌症。

3. **不良反应** 较少。长期应用可引起子宫内膜萎缩，月经量减少，并易发阴道真菌感染。同时具有雄激素作用，可引起女性胎儿男性化。

细目七　化学治疗药物

要点一　合成抗菌药

（一）喹诺酮类

1. **药理作用** 杀菌剂，对静止期和生长繁殖期细菌均有明显作用。有明显抗菌后效应。第一代抗菌谱窄，主要杀灭革兰阴性菌。第二代抗菌谱扩大，对肠杆菌科细菌均有强大杀灭作用，对革兰阳性菌作用较差。第三代除对革兰阴性菌的作用进一步增强外,对铜绿假单胞菌也有效,抗菌谱扩大到金黄色葡萄球菌、肺炎链球菌等革兰阳性球菌、衣原体、支原体、军团菌及结核分枝杆菌。第四代在第三代的基础上,抗菌谱进一步扩大,对部分厌氧菌、革兰阳性菌和铜绿假单胞菌的抗菌活性明显提高,并具有明显抗菌后效应。

抗菌机制:主要是抑制细菌的DNA回旋酶,从而干扰细菌的DNA复制,最终导致细菌死亡。

2. 耐药性 该类药物之间有交叉耐药性。其耐药机制包括靶酶结构改变、胞质膜通透性降低和主动排出系统加强。

3. 临床应用 目前临床主要应用抗菌活性强、毒性低的第二、第三代产品。适用于敏感的革兰阴性菌、革兰阳性菌引起的呼吸道、泌尿道、肠道、胆道、骨关节及前列腺等感染。

4. 不良反应 均较轻,主要有胃肠道反应,最常见味觉异常、食欲不振、恶心、呕吐、腹痛、腹泻及便秘等,常与剂量有关。儿童用药后易出现软骨损害。其他有神经系统反应、过敏、心脏毒性等。

(二)磺胺类

1. 药理作用 广谱抑菌剂,对大多数革兰阳性菌和革兰阴性菌均有较好的抗菌活性,但对病毒、螺旋体、支原体、立克次体无效,甚至可促进立克次体生长。

作用机制:磺胺类药物通过干扰细菌的叶酸代谢而抑制细菌生长繁殖。对磺胺药敏感的细菌不能直接利用周围环境中的叶酸,只能利用对氨基苯甲酸(PABA)、二氢蝶啶在菌体内二氢叶酸合成酶的催化形成二氢叶酸,再经二氢叶酸还原酶的作用还原成四氢叶酸。后者参与核酸的合成。磺胺药的化学结构与PABA极其相似,通过与PABA竞争性抑制二氢叶酸合成酶,阻碍二氢叶酸的形成,从而影响核酸的合成,最终抑制细菌的生长繁殖。

2. 耐药性 易产生耐药性,应用磺胺时必须注意严格掌握适应证、使用足够的剂量和疗程,或与甲氧苄啶(TMP)合用来增强疗效及延缓耐药性的发生。

3. 临床应用 根据磺胺类药物的药动学特点和临床用途分为治疗全身感染药物、治疗肠道感染药物和外用药物三类。

(1)全身感染:用于流行性脑脊髓炎(磺胺嘧啶)、泌尿系统感染(磺胺异噁唑)、呼吸道感染等全身性敏感菌感染。

(2)肠道感染:选择口服不易吸收,肠道浓度高的药物,如柳氮磺吡啶。用于菌痢、肠炎及肠道手术前准备。

(3)外用:磺胺米隆、磺胺嘧啶银用于烧伤中大面积创伤后感染。

4. 不良反应

(1)泌尿系统损害:某些磺胺药及其乙酰化物肾脏排泄时尿中浓度高,在偏酸性尿中溶解度低,易在尿中析出结晶,刺激肾脏引起蛋白尿、血尿、尿痛、尿少等症状,以SD常见。同服碳酸氢钠碱化尿液和适当增加饮水,可以减少尿液中结晶析出和降低药物浓度而预防肾损害。

(2)其他:过敏反应、血液系统反应、肝损害、恶心、呕吐、头痛、头晕、嗜睡等,一般反应较轻。

要点二 β-内酰胺类抗生素

β-内酰胺类的抗菌机制主要有:①抑制转肽酶活性,阻止黏肽的交叉连接,使细菌细胞壁缺损,水分内渗,菌体肿胀、破裂、死亡。β-内酰胺类抗生素的作用靶点为青霉素结合蛋白(PBPs)。②触发细菌自溶酶活性,促进菌体裂解死亡。

耐药机制:①产生水解酶。耐药菌产生β-内酰胺酶,使该类抗生素中β-内酰胺环水解开环而失活。②缺乏自溶酶,使菌体自溶减少。③与药物结合。耐药菌产生的β-内酰胺酶还可与某些该类抗生素结合,使之停留在胞质膜外而不能到达作用靶位(PBPs)发挥抗菌作用。④改变菌膜通透性,使该类抗生素不能进入菌体内。⑤药物外排。⑥改变PBPs。细菌通过改变PBPs结构或合成新的PBPs,使β-内酰胺类抗生素对PBPs亲和力降低,结合率下降。

(一)青霉素G

青霉素G口服易被胃酸及消化液破坏,吸收量少且不规则;肌内注射易吸收。吸收后因脂溶性低而进入细胞内少,主要分布于细胞外液,能广泛分布于各种组织间液中。炎症时,透入脑脊液和房水的量可提高并达有效浓度。青霉素几乎全部以原形迅速经尿排泄。

1. 药理作用 低浓度抑菌,高浓度杀菌,为繁殖期快速杀菌药。敏感菌包括:①革兰阳性球菌，如溶血性链球菌、肺炎球菌等作用强。②革兰阳性杆菌，如白喉杆菌、炭疽杆菌及革兰阳性厌氧杆菌。③革兰阴性球菌，如脑膜炎奈瑟菌和淋球菌敏感，但易耐药。④螺旋体，如梅毒螺旋体、钩端螺旋体等高度敏感。

2. **临床应用** 对敏感的革兰阳性球菌、阴性球菌，螺旋体感染，可作为首选治疗药。如溶血性链球菌引起的咽炎、扁桃体炎等；草绿色链球菌引起的心内膜炎；肺炎球菌所致的大叶性肺炎、中耳炎等；脑膜炎球菌引起的流行性脑脊髓膜炎；钩端螺旋体病、梅毒、回归热等引起的感染。也可与抗毒素合用，用于治疗破伤风、白喉患者。

3. **不良反应**

（1）过敏表现为药热、药疹、血管神经性水肿，严重的为过敏性休克。

过敏的防治：①详细询问病史，有过敏史者禁用。②皮试，初次使用、用药间隔3日以上、药品批号或厂家改变时均应皮试，阳性者禁用。③注射后观察30分钟。④不在无急救药物（如肾上腺素）和抢救设备的条件下使用。⑤严格掌握适应证，避免滥用和局部用药。⑥避免空腹时注射。⑦避免注射过快。⑧注射液应当新鲜配制，立即使用。

（2）局部刺激：肌内注射可引起局部疼痛、红肿、硬结等。

（3）赫氏反应：青霉素在治疗梅毒、钩端螺旋体病、雅司、鼠咬热或炭疽时，可有症状加剧现象，称赫氏反应或治疗矛盾。表现为全身不适、寒战、发热、咽痛、胁痛、心跳加快等，同时可有病变加重现象，可危及生命。

（4）鞘内注射或大剂量应用，可能会引起青霉素脑病。

（二）头孢菌素类抗生素

与青霉素G比较具有以下特点：①化学结构相似，均有一个β内酰胺环。②理化特性相似，抗菌机制相同。③抗菌谱更广，对多数革兰阴性杆菌也有效。④耐青霉素酶，对产酶的金黄色葡萄球菌有效。⑤过敏反应较少。主要用于对青霉素G治疗无效的感染，如产青霉素酶的金黄色葡萄球菌和革兰阴性杆菌所致的多种严重感染。

1. **药理作用及临床应用** 头孢菌素类抗生素可分为四代，各代药物的作用特点和应用情况如下。

第一代（头孢噻吩、头孢唑啉）：对革兰阳性菌的作用强于第二、第三代，对革兰阴性菌的作用弱于第二、第三代，对肾脏有一定毒性，对铜绿假单胞菌、耐药肠杆菌和厌氧菌无效。口服用于治疗革兰阳性菌所致的轻、中度感染，注射则用于中度和严重的敏感菌感染。

第二代（头孢呋辛、头孢克洛）：对革兰阳性球菌作用相似或弱于第一代，强于第三代，对革兰阴性杆菌作用较第一代强，对肾的毒性较第一代低，对厌氧菌有一定作用。可作为一般革兰阴性菌感染的首选药。

第三代（头孢曲松、头孢唑肟）：对革兰阳性菌的抗菌活性不及第一、第二代，对革兰阴性菌抗菌谱增宽，包括肠杆菌属、铜绿假单胞菌及厌氧菌如脆弱拟杆菌均有较强的作用，对肾基本无毒性，体内分布广，组织穿透力强，可在各组织、体液、体腔中达到有效浓度。口服主要用于革兰阴性菌所致的各系统中度感染；注射用于耐药的革兰阴性菌引起的严重感染，以及以革兰阴性菌为主要致病菌，兼有厌氧菌和革兰阳性菌的混合感染且病情危重者。

第四代（头孢匹罗、头孢吡肟）：对革兰阳性球菌作用增强，对革兰阴性菌作用强大，超过第三代头孢菌素。用于对其他抗生素耐药的细菌引起的各系统严重感染或其他抗生素治疗无效的严重感染。

2. **不良反应** 常见的有皮疹等过敏反应，偶见过敏性休克。5%~10%与青霉素类抗生素有交叉过敏现象。第一代大剂量可出现肾近曲小管坏死，第二代肾毒降低，第三代更低，第四代对肾脏基本无毒。

要点三 大环内酯类与林可霉素类抗生素

大环内酯类抗生素是快速抑菌剂，常用药物有红霉素、阿奇霉素、克拉霉素等。其抑菌机制为：能与细菌核糖体的50S亚基结合，抑制转肽作用和抑制mRNA的位移，从而抑制细菌蛋白质的合成。由于林可霉素、克林霉素在细菌核糖体50S亚基上的结合点与大环内酯类相同或相近，所以合用可发生拮抗而降低抗菌活性。

红霉素

红霉素不耐酸，在酸性溶液中易分解失活，常制成肠溶片及酯化物。可广泛分布至各种组织和体液中，尤其在胆汁和前列腺组织中浓度高。主要在肝脏代谢和从胆汁排泄,可形成肝肠循环。

(一)药理作用

低浓度抑菌,高浓度杀菌。抗菌与青霉素G相似但稍广。对革兰阳性菌有强大的抗菌作用;对革兰阴性菌也有较强作用;对除脆弱拟杆菌和梭杆菌属以外的各种厌氧菌也有相当的抗菌作用;对螺旋体、肺炎支原体及螺杆菌、立克次体、衣原体也有抑制作用。

(二)临床应用

1. 耐青霉素的金黄色葡萄球菌感染及对青霉素过敏者;溶血性链球菌、肺炎球菌等革兰阳性球菌引起的扁桃体炎、猩红热、丹毒。

2. 首选治疗军团菌病、弯曲杆菌所致败血症或肠炎、支原体肺炎、沙眼衣原体所致的婴儿肺炎等。

3. 沙眼衣原体结膜炎、泌尿生殖系统衣原体感染。

4. 厌氧菌所致口腔感染。

(三)不良反应

口服大剂量可出现胃肠道反应,如恶心、呕吐、腹痛和腹泻;静脉注射可发生血栓性静脉炎;口服依托红霉素或琥乙红霉素可引起肝损害,出现氨基转移酶升高、肝肿大及胆汁淤积性黄疸等,一般于停药数日后即可恢复;口服红霉素也可引起伪膜性肠炎。耳毒性,可引起耳鸣、听力减退等。

要点四　氨基糖苷类与多肽类抗生素

氨基糖苷类常用药物有链霉素、卡那霉素、庆大霉素等。

(一)体内过程

氨基糖苷类是强极性化合物,口服难吸收,仅用于肠道感染或肠道术前准备。肌内注射吸收迅速且完全。氨基糖苷类主要分布于细胞外液(但脑脊液中药物浓度低),所以对细胞内细菌感染效果较差。在肾皮质和内耳内、外淋巴液有高浓度积聚,是肾毒性和耳毒性的原因。主要以原形由肾小球滤过排泄,尿中药浓度高,可用于泌尿道感染。肾功能明显减退的患者可延长体内时间,肾功能不良的患者必须调整用药剂量以避免药物的蓄积中毒。

(二)药理作用

快速杀菌药,对静止期细菌有较强作用。抗菌谱较广,主要对各种需氧革兰阴性杆菌有强大的杀菌作用。对MRSA、耐甲氧西林表皮葡萄球菌(MRSE)也有较好的抗菌活性。其杀菌特点是:①杀菌速率和杀菌持续时间与浓度呈正相关。②仅对需氧菌有效,对厌氧菌无效。③存在抗菌后效应。④在碱性环境中抗菌活性增强。⑤链霉素、卡那霉素对结核分枝杆菌有效。

抗菌机制:主要是抑制细菌蛋白质合成,对蛋白质合成的始动、延伸、终止三个阶段均有作用,可造成细菌体内核糖体耗竭及蛋白质合成受阻。此外,还可使细菌细胞膜缺损,膜通透性增加,细胞内重要物质外漏,加速细菌的死亡。

(三)临床应用

本类药物主要用于敏感革兰阴性杆菌所致的全身感染;口服可用于消化道感染、肠道术前准备、肝昏迷用药等;制成外用软膏或眼膏或冲洗液可治疗局部感染。此外,链霉素、卡那霉素可作为结核治疗药物。

(四)不良反应

1. **耳毒性**　由于该类药物在内耳外淋巴液内蓄积,可引起前庭功能障碍和耳蜗神经损害。前庭功能障碍主要表现为眩晕、恶心、呕吐、头晕、视力减退、眼球震颤、共济失调。耳蜗神经损害表现为耳鸣、听力减退甚至耳聋等。该类药物的耳毒性直接与其在内耳淋巴液中较高的药物浓度有关,可损害内耳柯蒂器内、外毛细胞的能量产生及利用,造成毛细胞损伤。

2. **肾毒性**　通常表现为蛋白尿、管型尿、血尿等,严重时可导致无尿、氮质血症和肾衰竭。停药后一般可恢复。老年人及肾功能不良者宜减量使用或慎用。注意应避免与肾毒性药物合用并定期进行肾功能检查,有条件者应做血药浓度监测。肾功能减退患者应慎用或调整给药方案。

3. **变态反应**　可见药热、皮疹、口周发麻、血管神经性水肿等过敏反应。偶可引起过敏性休克,尤其是链霉素,发生率虽较青霉素低,但死亡率高,应引起警惕。

4. **神经肌肉阻滞**　静脉滴注速度过快或浓度过高时,对神经肌肉产生箭毒样拮抗作用,导致呼吸肌麻痹,引发严重后果。抢救时应立即静脉注射新斯的明和钙剂,其他措施同抢救休克。应避免合用肌肉松弛药、全麻药等。

庆大霉素

庆大霉素是该类药物中最常用者。对各种需氧革兰阴性杆菌,包括铜绿假单胞菌作用强大，对结核分枝杆菌无效。主要用于：①革兰阴性杆菌感染，如败血症、脑膜炎等，为首选药物。②铜绿假单胞菌感染，常合用羧苄西林。③细菌性心内膜炎，与青霉素合用。④原因未明的严重感染，常与羧苄西林或头孢菌素合用。⑤口服可用于胃肠道术前消毒，治疗肠道感染、幽门螺杆菌引起的慢性胃炎及消化性溃疡。

万古霉素

万古霉素是一种糖肽类抗生素。

（一）体内过程

口服吸收差，肌内注射可引起局部疼痛和组织坏死，除治疗肠道感染外一般静脉给药。不易透过血脑屏障，可透过胎盘屏障，超过90%的原型药物经肾脏排出体外。

（二）药理作用

抗菌谱窄，作用于部分革兰阳性菌和某些螺旋体，对耐药革兰阳性菌，如金黄色葡萄球菌、草绿色链球菌、肺炎球菌、溶血性链球菌、炭疽杆菌、白喉杆菌有强大抗菌作用。对耐甲氧西林金黄色葡萄球菌（MRSA）和耐青霉素肠球菌及难辨梭状芽孢杆菌有效。与其他抗菌药物无交叉耐药。

（三）临床应用

用于耐药的革兰阳性球菌引起的严重感染，尤其是MRSA和耐青霉素肠球菌。口服治疗伪膜性肠炎和严重肠道感染。

（四）不良反应

毒性较大。不良反应主要有耳毒性，肾毒性，过敏反应等。静脉滴注过快可引起“红人综合征”。

要点五 四环素类

四环素

（一）体内过程

口服时胃肠道吸收不规律，也不完全。口服时可与乳制品、抗酸药、食物或药物中的Ca^{2+}、Mg^{2+}等金属阳离子发生螯合而影响吸收。在体内分布广泛，但脑脊液中浓度较低，能与钙结合沉积于骨和牙齿内。

（二）药理作用

快速抑菌药，有非常广的抗菌谱，包括多数的革兰阳性和阴性菌、支原体、衣原体、立克次体、螺旋体和一些原虫（如阿米巴）等。

（三）临床应用

四环素类是衣原体、支原体、立克次体、布鲁病和霍乱弧菌感染的首选用药和一些螺旋体感染的选择用药，同时也是各种细菌感染的次选药物。

（四）不良反应

1. **局部刺激** 口服常引起恶心、呕吐、上腹部不适、厌食和腹泻等症状。肌内注射可致剧痛及局部坏死。静脉滴注有时可引起静脉炎。

2. **二重感染（菌群交替症）** 正常人体的口腔、鼻咽部、消化道等处有多种微生物寄生，相互拮抗而维持相对平衡的共生状态。长期使用广谱抗生素，使敏感菌受到抑制，而一些不敏感菌如真菌或耐药菌乘机大量繁殖，造成新的感染，称为二重感染，又称菌群交替症，多见于老、幼、体弱、抵抗力低的患者及合用糖皮质激素或抗恶性肿瘤药的患者。常见的二重感染包括：①真菌感染。表现为鹅口疮、肠炎，应立即停药并同时进行真菌治疗。②对四环素耐药的难辨梭菌引起的假膜性肠炎，引起肠壁坏死、体液渗出、剧烈腹泻，甚至脱水或休克等症状，可危及生命，应立即停药并选用万古霉素或甲硝唑治疗。

3. **损害骨骼和牙齿** 四环素类药能与新形成的骨、牙组织中沉积的钙结合，造成牙齿黄染、龋齿或发育不良，还可抑制婴幼儿骨骼的生长。

4. **其他** 四环素类药可损害肝功能或造成肝坏死，特别是在妊娠或肝功能已受损时，可致过敏反应。

要点六 抗真菌药与抗病毒药

（一）抗真菌药

治疗真菌病的药物根据来源不同分为两类：①抗生素类抗真菌药，如两性霉素B、制霉菌素等。②合成抗真菌药，主要是唑类抗真菌药，此外还有丙烯胺类和氟胞嘧啶等。

对于浅部真菌感染，主要治疗药物是制霉菌素或局部应用的咪唑类抗真菌药。深部真菌感染治疗药物主要是两性霉素B、咪康唑、氟康唑及伊曲康唑等唑类抗真菌药物。

两性霉素B

口服、肌内注射均难吸收，临床多采用静脉滴注给药。血浆蛋白结合率约90%，不易通过血脑屏障，主要在肝脏代谢，肾脏排泄，消除缓慢。

1. **药理作用** 两性霉素B是广谱抗真菌药,对各种深部真菌如念珠菌、新隐球菌、荚膜组织胞浆菌及皮炎芽生菌等有强大抑制作用,高浓度有杀菌作用。

两性霉素B可选择性地与真菌细胞膜上麦角固醇结合,在细胞膜上形成孔道,增加细胞膜通透性,导致细胞内核苷酸、氨基酸等重要物质外漏,使真菌死亡。细菌细胞膜不含麦角固醇,所以两性霉素B对细菌无效。

2. **临床应用** 静脉滴注用于治疗深部真菌感染,脑膜炎时还可配合鞘内注射。口服仅用于肠道真菌感染。局部应用可治疗浅部真菌感染。

3. **不良反应** 静脉滴注可出现高热、寒战、头痛、恶心、呕吐,静脉滴注过快出现血压下降、心律失常、眩晕、惊厥;有肾毒性,表现为蛋白尿、管型尿及尿素氮增高;也可出现贫血、血小板及白细胞减少、肝损害等。

(二)抗病毒药

抗病毒药物可在不同阶段阻断病毒的生长繁殖而发挥治疗作用:①阻止病毒吸附于宿主细胞。②阻止病毒进入宿主细胞内或脱壳。③抑制病毒核酸复制,影响DNA合成。④通过增强宿主抗病能力而抑制病毒转录、翻译、装配等过程。由于病毒严格的胞内寄生特性及病毒复制时依赖于宿主细胞的许多功能,导致药物在抗病毒的同时也可能杀伤宿主的正常细胞,由此导致抗病毒药的应用受到一定限制。此外,病毒在不断复制中产生错误而形成变异,也使得抗病毒药物的疗效很差。

根据抗病毒药物的用途不同将其分为广谱抗病毒药物(利巴韦林、干扰素等)、抗人类免疫缺陷病毒药(齐多夫定、奈韦拉平等)和治疗疱疹病毒感染(阿昔活韦、阿糖腺苷等)、流感病毒感染(金刚烷胺等)、抗肝炎病毒药(阿德福韦等)等抗病毒药。

利巴韦林

1. **药理作用** 广谱抗病毒药,对多种DNA、RNA病毒有效,如甲、乙型流感病毒,呼吸道合胞病毒,甲型肝炎病毒等。改变病毒核酸合成所需要的核苷池或干扰病毒mRNA的合成。

2. **临床应用** 用于流感病毒引起的呼吸道感染,以及疱疹病毒性角膜炎、结膜炎、口腔炎、小儿病毒性肺炎等。对急性甲型和丙型肝炎有一定疗效。

3. **不良反应** 大剂量可引起头痛、腹泻、疲劳、胆红素升高;长期应用可致贫血和白细胞减少。

阿昔洛韦

阿昔洛韦是核苷类抗DNA病毒药物。

1. **药理作用** 阿昔洛韦是广谱高效抗病毒药,其中对单纯疱疹病毒(HSV)的作用最强,对乙型肝炎病毒也有一定作用。阿昔洛韦在被感染的细胞内,在病毒腺苷激酶和细胞激酶的催化下,转化为三磷酸无环鸟苷,对病毒DNA多聚酶呈强大的抑制作用,阻止病毒DNA的合成。但阿昔洛韦对RNA病毒无效。

2. **临床应用** 阿昔洛韦是治疗HSV感染的首选药;局部应用治疗HSV引起的皮肤和黏膜感染,如角膜炎、皮肤黏膜感染、带状疱疹病毒感染;口服或静脉注射治疗生殖器疱疹、疱疹病毒脑炎等;对乙型肝炎有明显近期效果。

3. **不良反应** 可见转氨酶升高、皮疹;偶可出现肾功能损害。过敏体质及精神异常者禁用。

奥司他韦

奥司他韦是第一个上市的神经氨酸酶抑制药,可特异性地抑制神经氨酸酶,抑制成熟的流感病毒脱离宿主细胞,从而抑制流感病毒在人体内的传播。奥司他韦是临床使用最多的一类抗病毒药,对甲型流感病毒(如H1N1、H3N2)和乙型流感病毒具有很强的抗病毒作用。由于丙型流感病毒缺少神经氨酸酶,奥司他韦无效。不良反应主要有恶心、呕吐,偶发短暂的神经精神事件。

要点七 抗菌药物的合理应用

(一)合理应用抗菌药物的基本原则

1. 明确病原诊断。
2. 掌握药物特点。
3. 熟悉患者状况。
4. 制订合理方案。
5. 避免局部用药。
6. 严格预防性用药。

(二)抗菌药物的联合应用

临床上对绝大多数的感染性疾病,一般只用一种抗菌药物治疗即可。不必要或不合理地联合应用抗菌药物,不仅会使不良反应及费用增加,耐药菌也更易出现,有时反而会由于药物相互间发生拮抗作用而降低疗效。因此,我们必须了解抗菌药物联合用药的目的、指征及可能出现的结果等，做到合理地联合用药。

(三)联用的目的

提高疗效，降低毒性，扩大抗菌谱，延缓或减少抗药性的产生。

(四)联用的指征

单一药物可有效治疗的感染不需联合用药，仅在下列情况时有指征联合用药：

1. 病原菌尚未查明的严重感染，包括免疫缺陷者的严重感染。

2. 单一抗菌药物不能控制的需氧菌及厌氧菌混合感染，两种或两种以上病原菌感染。

3. 单一抗菌药物不能有效控制的感染性心内膜炎或败血症等重症感染。

4. 需长程治疗，但病原菌易对某些抗菌药物产生耐药性的感染，如结核病、深部真菌病等。

5. 由于药物协同抗菌作用，联合用药时应将毒性大的抗菌药物剂量减少，如两性霉素B与氟胞嘧啶联合治疗隐球菌脑膜炎时，前者的剂量可适当减少，从而减少其毒性反应。联合用药时宜选用具有协同或相加抗菌作用的药物联合，如青霉素类、头孢菌素类等其他β内酰胺类与氨基糖苷类联合，两性霉素B与氟胞嘧啶联合。联合用药通常采用两种药物联合，三种及三种以上药物联合仅适用于个别情况，如结核病的治疗。此外，必须注意联合用药后药物不良反应将增多。

(五)联合用药的效果

抗菌药物根据其作用性质可分为四类：Ⅰ类为繁殖期杀菌剂，如青霉素类及头孢菌素类；Ⅱ类为静止期杀菌剂，如氨基糖苷类、多黏菌素类及喹诺酮类；Ⅲ类为速效抑菌剂，如四环素类、林可霉素类、氯霉素及大环内酯类；Ⅳ类为慢效抑菌剂，如磺胺类。

各类抗菌药联用的可能效果为：Ⅰ类+Ⅱ类=协同，原因是Ⅰ类药物使细菌细胞壁缺损，使Ⅱ类药物易于进入菌体内的作用靶位；Ⅰ类+Ⅲ类=拮抗，原因是Ⅲ类药物可迅速抑制细菌细胞蛋白质合成，使细菌处于静止状态，致使Ⅰ类药物难以发挥其繁殖期杀菌作用；Ⅲ类+Ⅳ类=相加，因两类均为抑菌药，Ⅱ类+Ⅲ类也可获得相加或增强作用；Ⅰ类+Ⅳ类=无关或相加，因Ⅳ类为慢效抑菌药，并不影响Ⅰ类的杀菌活性。如青霉素与SD合用于治疗流行性脑脊髓膜炎时可发生相加作用。

要点八 抗结核病药

(一)异烟肼

异烟肼是治疗结核病的主要药物。

1. **体内过程** 口服吸收快而完全，其穿透力强，可广泛分布于全身组织细胞和体液中，在脑脊液、胸腔积液、腹水、胆汁、关节腔、干酪样病灶及淋巴结中都可达到一定浓度，且易通过血脑屏障。异烟肼大部分在肝脏内代谢成无效的乙酰异烟肼和异烟酸，代谢产物及少量原型药物由肾脏排出。异烟肼在肝内乙酰化速度受遗传基因影响，有明显的种族和个体差异。

2. **药理作用** 异烟肼能选择性作用于结核分枝杆菌，对生长旺盛的活动期结核分枝杆菌有强大的杀灭作用，对静止期结核分枝杆菌有抑制作用。因其穿透性强，能渗透入吞噬细胞，对细胞内外的结核分枝杆菌均有作用，所以称为全效杀菌药。

3. **临床应用** 异烟肼是抗结核病的首选药之一，对早期轻症肺结核或预防用药时可单用，规范化治疗时必须与其他一线抗结核药合用；对急性粟粒性结核和结核性脑膜炎应增大剂量，延长疗程，必要时静脉滴注给药。

4. **不良反应**

(1)神经系统：常见反应为周围神经炎，表现为四肢乏力、反射迟钝、麻木、手指、脚趾疼痛、步态不稳等；过量时可引起中枢神经系统毒性，出现头痛、头晕、惊厥、精神错乱，偶尔可见中毒性脑病或中毒性精神病。

(2)肝脏毒性：异烟肼可损伤肝细胞，引起转氨酶升高、食欲减退、腹胀及黄疸等，严重者可出现肝小叶坏死甚至死亡。

(3)其他：可致过敏反应，如药热、皮疹；偶尔可引起粒细胞缺乏、血小板减少、再生障碍性贫血等；用药期间也可能产生脉管炎及关节炎综合征。

(二)利福平

1. **药理作用** 具有广谱抗菌作用，对繁殖期和静止期的细菌均有作用。对结核分枝杆菌、麻风杆菌和革兰阳性球菌特别是耐药金黄色葡萄球菌有强大的抗菌作用，对革兰阴性菌如大肠埃希菌、变形杆菌、流感杆菌等，以及沙眼衣原体和某些病毒也有抑制作用。低浓度抑菌，高浓度杀菌，且由于穿透力强，对细胞内、外的结核分枝杆菌均有作用。

2. **临床应用** 目前治疗结核病最有效的药物之一,用于治疗各种结核病,单用易产生耐药性,常与其他抗结核药合用。与异烟肼合用于重症患者的初治效果最好,也可用于治疗麻风病和耐药金黄色葡萄球菌及其他敏感细菌所致的感染。局部用药可用于沙眼、急性结膜炎及病毒性角膜炎的治疗。

3. **不良反应** 主要有:①胃肠道反应,常见恶心、呕吐、食欲不振、腹痛、腹泻。②肝脏损害,少数患者出现黄疸、肝肿大。有肝病、嗜酒者及老年患者,或与异烟肼合用时较易发生。③过敏反应,如皮疹、药热、血小板和白细胞减少等多见于间歇疗法,出现过敏反应时需停药。④流感综合征,大剂量间隔使用时偶尔会出现,表现为发热、寒战、头痛、嗜睡、肌肉酸痛等类似感冒样症状。

要点九 抗恶性肿瘤药

(一)抗恶性肿瘤药分类

抗恶性肿瘤药分成细胞毒类抗恶性肿瘤药和非直接细胞毒类抗肿瘤药两大类。

1. 细胞毒类抗恶性肿瘤药

(1)根据药物化学结构与来源分类

1)烷化剂:氮芥类、乙烯亚胺类、甲烷磺酸酯类。

2)抗代谢物:叶酸、嘧啶、嘌呤类。

3)抗肿瘤抗生素:蒽环类抗生素、司链霉素、放线菌类。

4)抗肿瘤植物药:长春碱类、喜树碱、紫杉醇。

5)其他类:铂类配合物和酶等。

(2)根据抗肿瘤作用的生化机制分类

1)干扰核酸生物合成的药物:抗代谢物等。

2)直接影响 DNA 结构与功能的药物:烷化剂、铂类配合物、丝裂霉素、博来霉素类等。

3)干扰转录过程和阻止 RNA 合成的药物:蒽环类抗生素等。

4)干扰蛋白质合成与功能的药物:三尖杉生物碱类、门冬酰胺酶等。

(3)根据药物作用的周期或时相特异性分类

1)细胞周期非特异性药物(cell cycle nonspecific agents, CCNSA):此类药物对恶性肿瘤细胞的作用往往较强,其杀伤作用呈剂量依赖性,在机体能耐受的药物毒性限度内,作用强度随剂量增加而成倍增强。

2)细胞周期特异性药物(cell cycle specific agents, CCSA):对增殖周期中某些时相有抗癌活性,对 G_0 期细胞无影响,如作用于 S 期细胞的抗代谢药、作用于 M 期的长春碱类和作用于 G_2 期、M 期的紫杉醇类等。

2. 非直接细胞毒类抗肿瘤药(分子靶向药)

(1)络氨酸激酶抑制药:伊马替尼、吉非替尼等。

(2)单克隆抗体:曲妥珠单抗、利妥昔单抗等。

(3)靶向蛋白酶体小分子抑制药:硼替佐米。

(二)抗恶性肿瘤药药理作用机制

1. 细胞毒性药机制

(1)干扰核酸生物合成:药物通过阻止核酸合成,进而抑制蛋白质的合成,影响肿瘤细胞的分裂繁殖。5- 氟尿嘧啶可阻止嘧啶类核苷酸形成。氨甲蝶呤可抑制二氢叶酸还原酶。阿糖胞苷可抑制 DNA 多聚酶。

(2)破坏 DNA 结构和功能:药物可直接破坏 DNA 结构(如烷化剂、铂类化合物、丝裂霉素、博来霉素等)、抑制拓扑异构酶活性(如喜树碱、鬼臼毒素等),从而影响 DNA 的复制和修复功能。

(3)干扰转录过程和阻止 RNA 合成:药物能嵌入 DNA 碱基对,干扰转录过程,阻止 mRNA 的形成,如放线菌素 D、蒽环类抗生素等。

(4)干扰蛋白质合成与功能:药物可干扰微管蛋白聚合功能(如长春碱、紫杉醇)、干扰核蛋白体功能(如三尖杉酯碱)或影响氨基酸供应(L- 门冬酰胺酶),影响肿瘤细胞分裂繁殖。

2. **非细胞毒性药作用机制** 这些药物实际上超越了传统的直接细胞毒类抗肿瘤药,如改变激素平衡失调状态的某些激素或其拮抗药;以细胞信号转导分子为靶点的蛋白酪氨酸激酶抑制药、法尼基转移酶抑制药、丝裂原活化蛋白激酶信号转导通路抑制药和细胞周期调控剂;针对某些与增殖相关细胞信号转导受体的单克隆抗体;破坏或抑制新生血管生成,有效地阻止肿瘤生长和转移的新生血管生成抑制药;

减少癌细胞脱落、黏附和基底膜降解的抗转移药；以端粒酶为靶点的抑制药；促进恶性肿瘤细胞向成熟分化的分化诱导剂；通过重新启动并维持肿瘤－免疫循环，恢复机体正常的抗肿瘤免疫反应，从而控制与杀伤肿瘤的免疫治疗药物。

（三）抗恶性肿瘤药的毒性反应

1. 共有毒性

（1）骨髓抑制：除激素类、博来霉素和门冬酰胺酶外，大多数抗肿瘤药物均有不同程度的骨髓抑制。通常先出现白细胞减少，然后出现血小板降低，一般不会引起严重贫血。

（2）消化道毒性：恶心和呕吐是抗恶性肿瘤药物的最常见消化道毒性反应。药物除直接刺激胃肠道外，也可作用于延脑呕吐中枢以及刺激催吐化学感受器引起呕吐。另外也可损害增殖活跃的消化道黏膜组织，容易引起口腔炎、口腔溃疡、舌炎、食管炎等。

（3）脱发：多数抗恶性肿瘤药物都能引起不同程度的脱发，停止化疗后头发仍可再生。

2. 特有毒性

（1）心、肺、肝、泌尿及神经系统的毒性：心脏毒性以阿霉素常见，可引起心肌退行性病变和心肌间质性水肿；博来霉素大剂量长期应用可引起肺纤维化；L－门冬酰胺酶、放线菌素D及环磷酰胺等可引起肝脏的损害；L门冬酰胺酶、顺铂可致肾小管坏死，引起蛋白尿、血尿等，大剂量环磷酰胺可引起膀胱炎；顺铂还有神经毒性等。

（2）过敏反应：多肽类以及蛋白质类抗肿瘤药静脉注射易引起过敏反应。

3. 远期毒性

（1）第二原发恶性肿瘤：很多抗恶性肿瘤药特别是烷化剂具有致突变和致癌，以及免疫抑制作用，在化疗并获得长期生存患者中，部分患者会发生可能与化疗相关的第二原发恶性肿瘤。

（2）引起不育症或致畸胎：烷化剂等抗恶性肿瘤药可影响生殖内分泌系统功能，干扰生殖细胞的产生而引起不育症或致畸胎。男性患者睾丸生殖细胞的数量明显减少，导致男性不育。女性患者可产生永久性卵巢功能障碍，如闭经，孕妇可致流产或畸胎。

（四）耐药性

肿瘤细胞对抗恶性肿瘤药物产生耐药性是化疗失败的重要原因。有些肿瘤细胞对某些抗恶性肿瘤药具有天然耐药性，如G_0期细胞对化疗不敏感，也是恶性肿瘤化疗后易复发的原因。表现最突出、最常见的耐药性是多药耐药性（multidrug resistance，MDR），即肿瘤细胞在接触一种抗恶性肿瘤药后，产生了对多种结构不同、作用机制各异的其他抗恶性肿瘤药的耐药性。

细目八　影响免疫功能药物

要点一　免疫抑制药

免疫抑制药是一类抑制机体免疫功能的药物，可用于抑制对机体不利的免疫反应，临床主要用于器官移植和自身免疫病。大多数免疫抑制药主要作用于免疫反应的感应期，抑制淋巴细胞增殖，也有一些作用于免疫反应的效应期。免疫抑制药可大致分为以下几类：①抑制IL–2生成及其活性的药物，如环孢素、他克莫司等；②抑制细胞因子基因表达的药物，如糖皮质激素；③抑制嘌呤或嘧啶合成的药物，如硫唑嘌呤等；④阻断T细胞表面信号分子，如单克隆抗体等。

环孢素

环孢素又名环孢菌素A，是由真菌的代谢产物中提取得到的含11个氨基酸组成的环状多肽，现已能人工合成，其具有潜在的免疫抑制活性，但对急性炎症反应无作用。环孢素可口服或静脉注射给药。环孢素是选择性作用于T细胞的免疫抑制药。免疫抑制作用强毒性小，选择性高，特别是对T细胞激活的早期阶段有强大的抑制作用，对一般剂量B淋巴细胞没有明显的影响。临床应用于肾或骨髓等器官移植以及1型糖尿病，类风湿关节炎等自身免疫性疾病，但对重症肌无力及系统性红斑狼疮疗效较差。肾毒性、肝毒性等一系列不良反应发生率较高，多为可逆反应。

他克莫司

他克莫司为二十三元环大环内酯类抗生素。可口服或静脉注射给药。作用机制与环孢

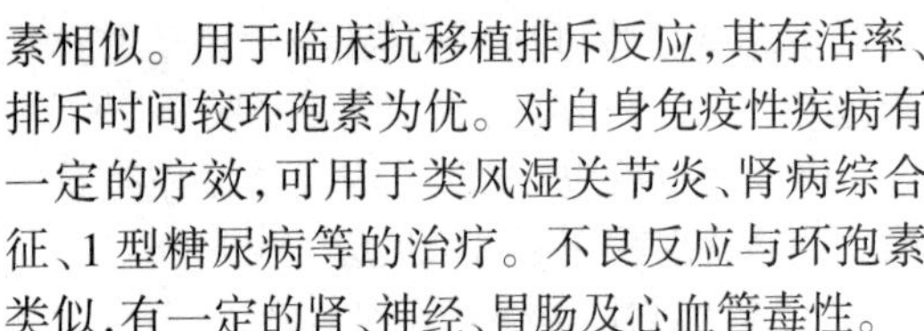

素相似。用于临床抗移植排斥反应,其存活率、排斥时间较环孢素为优。对自身免疫性疾病有一定的疗效,可用于类风湿关节炎、肾病综合征、1型糖尿病等的治疗。不良反应与环孢素类似,有一定的肾、神经、胃肠及心血管毒性。

要点二　免疫增强药

免疫增强药是一类能增强机体特异性免疫功能的药物,主要用于难治性的细菌感染、肿瘤的辅助性治疗和免疫缺陷病治疗等。免疫增强药可分为:①细菌制剂(卡介苗)。②化学合成药(左旋咪唑、异丙肌苷)。③细胞因子(干扰素、白介素、肿瘤坏死因子、转移因子)。④其他免疫系统产物(胸腺素、甘露聚糖肽、人免疫球蛋白)。

干扰素

干扰素(IFN)是免疫系统产生的细胞因子之一,可分为IFN-α、IFN-β和INF-γ,具有抗病毒、抗肿瘤及免疫调节作用。IFN-α、IFN-β抗病毒作用强于INF-γ,但INF-γ具有较强免疫调节作用。

(一)药理作用

1. **抗病毒**　IFN具有广谱抗病毒作用,对RNA病毒和DNA病毒具有抑制作用。因不影响宿主细胞mRNA与核糖体结合,对人体毒性小。

2. **抗肿瘤**　直接抑制肿瘤细胞的生长,抑制癌化基因的表达和转化,激活抗肿瘤免疫功能等作用产生综合抗肿瘤效应,其中IFN-α有广谱的抗肿瘤活性。

3. **调节免疫**　IFN-α和IFN-β可促进MHC-1分子表达,促进NK细胞活化,增强各种细胞的抗病毒状态。IFN-γ可活化单核巨噬细胞,促进B细胞类别转化并形成IgG型抗体,促进Th1细胞分化,促进多种细胞表达MHC-Ⅰ类分子和MHC-Ⅱ分子,并增强这些细胞的抗原递呈作用。

(二)临床应用

1. **病毒性疾病**　用于慢性乙肝、丙肝、丁肝、水痘、带状疱疹、扁平湿疣、尖锐湿疣、巨细胞病毒感染、病毒性角膜炎和流感,IFN-α还可用于艾滋病及艾滋病相关综合征。

2. **肿瘤**　IFN对在血液肿瘤有较好效果,如慢性粒细胞白血病、多毛细胞白血病、多发性骨髓瘤等。

(三)不良反应

早期主要表现为流感样症状,如寒战、发热、心动过速、头痛、肌痛、关节痛、恶心、呕吐、腹泻等。随着疗程延长,发热可逐渐减轻,一般7日后可停止发热。长期应用会出现多系统的不良反应,如可逆性白细胞和血小板减少、心悸、低血压、肝损害等。

第十一部分 传染病学

第一单元 传染病学总论

细目一 传染病的流行过程与特征

要点一 传染病的流行过程

传染病的流行过程有传染源、传播途径和易感人群三个基本条件(环节)。

要点二 传染病的特征

1. 基本特征 传染病四个基本特征:病原体、传染性、流行病学特征和感染后免疫。

2. 临床特征

(1)急性传染病的发生、发展和转归具有一定的阶段性:潜伏期、前驱期、症状明显期、恢复期等阶段。

(2)常见的症状和体征:发热、发疹、毒血症状、单核吞噬细胞系统反应等。

细目二 传染病的诊治与预防

要点一 传染病的诊断

1. 西医诊断

(1)流行病学资料:包括发病地区、发病季节、传染源接触史、有无再传他人病例、免疫接种史、既往患传染病情况等,还包括患者的年龄、性别、职业、流行地区旅居史等。

(2)临床资料:包括详询病史、症状及全面体格检查等。

(3)实验室检查及其他检查资料:应重视有诊断和鉴别诊断意义的实验室检查,特别是病原学检查。大多数检查必须结合临床资料、流行病学资料综合分析,才能获得正确诊断。病原体的直接检出或分离培养出病原体常是传染病病原学诊断的金指标。

2. 中医辨证及诊法

(1)中医辨证:分卫气营血辨证、三焦辨证、六经辨证(太阳病证、阳明病证、少阳病证、太阴病证、少阴病证、厥阴病证)等。传染病病机演变是正邪交争的过程,正胜则邪却,正虚则邪陷。

(2)中医诊法:根据望、闻、问、切四诊,掌握病邪的消长和正气盛衰,尤其是舌象、脉象的变化与主病主证密切相关,是辨证的重要依据。同时,应注意外感病具有起病急、多有发热、病情变化快等特点。

要点二 传染病的治疗

1. 西医治疗

(1)治疗原则:对传染病患者的治疗,不仅为了促进其康复,还在于控制传染源。要坚持治疗、护理与隔离、消毒并重,一般治疗、对症治疗与特效治疗并重的原则。

(2)治疗方法:包括一般及支持疗法、病原或特效疗法、对症治疗(如降温、给氧、解痉止痛、抗惊厥补液纠正酸中毒、抗休克、抗呼吸衰竭等)、康复疗法等。

2. 中医治疗

(1)治疗原则:审证求因,审因论治;分析病机,确定治法;辨证与辨病相结合等。

(2)治疗方法:以扶正祛邪为重要思路,常用解表法、清气法、和解法、化湿法、通下逐邪法、清营凉血法、开窍法、息风法、滋阴生津法、固脱法等。另外,还有中医外治法如外洗、灌肠、针灸疗法等。

要点三 传染病的预防

预防是传染病防治工作中的一项重要任务。传染病的预防主要是针对传染源、传播途径、易感人群而采取相应的措施。

1. 管理传染源 发现传染源并及时有效地对其实施管理,要求早发现、早诊断、早报告、早隔离,积极治疗患者。传染病报告制度是早发现传染病的重要措施。及时报告和隔离患者是临床工作者的职责。

2. **切断传播途径** 切断传播途径的重点是做好消毒与隔离工作。对于消化道传染病、虫媒传染病及许多寄生虫病来说，切断传播途径通常是起主导作用的预防措施。

3. **保护易感人群** 即提高人群免疫力。通过改善营养、加强体育锻炼、规律的生活方式等以提高机体非特异性免疫力。接种疫苗、菌苗、类毒素等可使机体获得相应的主动性特异性免疫，注射抗毒素、丙种球蛋白或高效价免疫球蛋白等可使机体获得相应的被动性特异性免疫。儿童计划免疫对传染病的预防起关键作用。此外潜伏期药物预防是一种有效的挽救措施。

要点四 中医药在传染病防治中的作用

中医学将具有传染性的疾病称为“疫”“瘟疫”“疫疠”等。根据文献资料记载，我国早在西周时期就已经认识到疫病的发生和流行，此后数千年间经历的大流行传染病有数百余次，历代医家在诊治传染病的过程中，通过不断地实践和探索，促使中医药在与传染病的斗争中不断发展、提高，逐步形成了一套独特的防治体系，积累了宝贵的经验。现代研究发现中医药治疗传染性疾病，尤其是病毒性疾病具有较好的疗效，在减轻症状、缓解病情等方面作用尤为明显，其精华为辨证施治，如对新型冠状病毒感染的治疗得到了世界卫生组织的认可。中医学对传染病预防的基本原则为“正气存内”“避其毒气”，主要措施包括顺应自然界四时变化、平衡人体阴阳、调畅情志、导引养生、药物预防、节制饮食、免疫接种等。中医学对传染性疾病病因病机、发病传变规律、预防治疗的认识，对现代传染病的防治有重要价值。

第二单元　常见传染病

细目一　病毒性肝炎

要点一　病原学

病毒性肝炎是由多种肝炎病毒引起的，以肝脏损害为主的一组传染病，各型病毒性肝炎的临床表现相似。目前按病原学明确分类的有甲型、乙型、丙型、丁型、戊型五型病毒性肝炎，乙型和丙型病毒感染后容易慢性化。

要点二　流行病学

1. **传染源**　甲型、戊型肝炎的传染源为潜伏期末、急性患者和隐性感染者，乙、丙、丁型肝炎的传染源为患者和病毒携带者。

2. **传播途径**

（1）甲、戊型肝炎主要经粪－口途径传播。

（2）乙、丙、丁型肝炎主要经母婴传播和血液、体液、性传播。

3. **易感人群**　人群对肝炎病毒普遍易感。甲肝病毒感染以隐性感染为主，感染后可产生持久免疫。感染乙肝病毒恢复后如产生抗－HBs则有免疫力，婴幼儿期是乙肝病毒感染慢性化的最危险时期。感染丙肝病毒后无保护性免疫，且慢性化概率高。丁肝病毒以与乙肝病毒重叠感染或同时感染的形式存在，尤以重叠感染多见。戊肝病毒感染很少慢性化，感染后可获得一定程度的免疫力。

4. **流行特征**　甲、戊型肝炎以散发为主，水源或食物污染可致暴发或流行。乙型肝炎以散发为主，有明显的地域特征和家庭聚集现象。丙型肝炎与乙型肝炎类似，共用注射器和不安全性行为是目前新发感染最主要的传播方式。丁型肝炎的流行特征与乙型肝炎相似。

要点三　病机病理

1. **西医病机病理**

（1）甲肝病毒经口进入人体，引起短暂的病毒血症。约一周后进入肝细胞内复制，引起肝细胞轻度损伤，随后是细胞免疫引起的病理损害。

（2）乙肝病毒进入人体，通过血液到达肝脏，进入肝细胞内复制。肝细胞损伤主要是机体的免疫应答引起的。

（3）丙肝病毒感染机体后通过直接作用及多种免疫反应，引发肝损伤。

（4）丁肝病毒通过对肝细胞直接损害及细胞免疫引起肝脏病变。

（5）戊肝病毒主要由免疫应答介导，诱发肝细胞坏死。

2. **中医病因病机**　病毒性肝炎属中医“黄疸”“胁痛”等范畴。急性肝炎多是在饮食不洁（节）或劳累过度、嗜酒过度等因素下，湿热疫毒入侵而发病。湿热疫毒郁于中焦脾胃，交蒸于肝胆，以致肝失疏泄，胆汁外溢，发为黄疸。慢性肝炎是由湿热缠绵，邪正相争，病久则“湿热毒瘀邪未尽，肝郁脾肾气血虚”，病程迁延不愈。本病的病位主要在肝，常多涉及脾、肾两脏及胆、胃、三焦等腑。病性属本虚标实，虚实夹杂。

要点四　临床表现

1. **急性肝炎**　病程在6个月内，包括急性黄疸型肝炎和急性无黄疸型肝炎。

2. **慢性肝炎**　急性肝炎病程超过6个月，或原有乙、丙、丁型肝炎急性发作再次出现肝炎症状、体征及肝功能异常者，或其他符合慢性肝炎表现者。依病情轻重可分为轻、中、重度。

3. **肝衰竭**　多种因素引起的严重肝脏损伤，病死率较高。表现为一系列肝衰竭综合征：极度乏力，严重消化道症状，神经、精神症状，明显出血现象，凝血酶原时间显著延长及凝血酶原活动度（PTA）$< 40\%$。根据病理组织学特征和病情发展速度，可分为急性肝衰竭、亚急性肝

衰竭、慢加急性肝衰竭、慢性肝衰竭。

4. **淤胆型肝炎** 以肝内胆汁淤积为主要表现的一种特殊临床类型,又称为毛细胆管炎型肝炎。黄疸深,且持续时间长,有皮肤瘙痒,大便灰白,肝大等胆汁淤积性黄疸的表现。

5. **肝炎肝硬化** 肝硬化是各种慢性肝病进展至以肝脏慢性炎症、弥漫性纤维化、假小叶形成、再生结节和肝内外血管增殖为特征的病理阶段,临床上根据肝脏组织病理及临床表现,可分为代偿期肝硬化和失代偿期肝硬化,根据肝脏炎症情况,分为活动性与静止性两型。患者常有腹水,出现消化道出血、脓毒症、肝性脑病、肝肾综合征和癌变等并发症,导致多脏器功能衰竭而死亡。未达到肝硬化诊断标准,但肝纤维化表现较明显者,称为肝炎肝纤维化,主要根据组织病理学做出诊断。

要点五 实验室及其他检查

1. **血常规检查** 部分慢性肝炎患者可有血小板、白细胞、红细胞的减少。

2. **血清学检查**

(1)肝功能:可有血清转氨酶、白蛋白、球蛋白、胆红素、凝血酶原时间、凝血酶原活动度等不同程度的异常。

(2)肝癌指标:甲胎蛋白、异常凝血酶原、血浆游离微小RNA和血清甲胎蛋白异质体可以作为肝癌早期诊断标志物。

3. **病原学检查**

(1)甲型肝炎:抗-HAV IgM是新近感染的证据,是早期诊断甲型肝炎最简便而可靠的血清学标志。

(2)乙型肝炎:① HBsAg阳性是乙肝病毒现症感染标志,抗-HBs为保护性抗体,阳性表示对HBV有免疫力。② HBeAg的存在表示病毒复制活跃且有较强的传染性。HBeAg消失而抗-HBe产生称为血清转换。抗-HBe阳转后,病毒复制多处于静止状态,传染性降低。③抗-HBc阳性表示感染过乙肝病毒,包括现症感染和既往感染。④ HBV-DNA是乙肝病毒现症感染、病毒复制和传染性的直接标志。对于判断病毒复制水平,传染性大小,抗病毒治疗方案的制定与疗效观察等有重要意义。

(3)丙型肝炎:抗-HCV是丙肝病毒感染的标志。HCV-RNA阳性是HCV现症感染及复制活跃的标志。

(4)丁型肝炎:HDV Ag、抗-HD IgM及HDV Ag阳性是HDV现症感染的标志。

(5)戊型肝炎:抗-HEV IgM是HEV近期感染的标志,有早期诊断价值。

4. **肝组织病理检查** 对明确诊断、衡量炎症活动度、纤维化程度、评估疗效及判断预后具有重要价值。

5. **影像学检查** 超声、CT、MRI检查对肝硬化、脂肪肝及肝内占位性病变的诊断、阻塞性黄疸的鉴别诊断等有意义。

肝脏硬度值测定主要包括基于超声技术的瞬时弹性成像(TE)、点剪切波弹性成像(p-SWE)和二维剪切波弹性成像(2D-SWE),以及磁共振弹性成像超声技术的瞬时弹性成像。进行肝脏硬度值测定能够比较准确地识别进展期肝纤维化和早期肝硬化。

要点六 诊断与鉴别诊断

1. **诊断** 有流行病学史、相应的临床表现及实验室肝功能检查异常和相应病原学检查阳性可予以诊断。

慢性乙型肝炎根据HBeAg情况可分为HBeAg阳性慢性乙型肝炎和HBeAg阴性慢性乙型肝炎。慢性HBV携带状态的患者年龄较轻,HBV DNA定量水平较高,HBeAg阳性,血清ALT和AST持续正常,影像学检查无肝硬化征象;非活动性HBsAg携带状态的患者血清HBsAg阳性、HBeAg阴性、抗-HBe阳性,HBV DNA阴性,ALT和AST持续正常,影像学检查无肝硬化征象。

2. **鉴别诊断**

(1)其他原因引起的黄疸:如溶血性黄疸、肝外梗阻性黄疸、遗传代谢疾病相关性黄疸等。

(2)其他原因引起的肝损伤:其他感染性疾病(如巨细胞病毒感染、传染性单核细胞增多症、流行性出血热、恙虫病等)所致的肝损伤;药物性肝损伤、酒精性肝病、自身免疫性肝病、脂肪性肝炎及妊娠急性脂肪肝、肝豆状核变性等。

要点七 治疗

1. **西医治疗原则** 病毒性肝炎的治疗应根据不同病原体、不同临床类型及组织学损害区别对待。各型肝炎的治疗均应给予足够的休息、合理饮食，辅以适当药物，避免饮酒、过劳和服用损害肝脏的药物。急性肝炎一般为自限性，多可完全康复，除丙型肝炎外不需病原治疗；慢性肝炎目前认为应以抗病毒治疗为主。

2. **中医辨证论治**

（1）急性肝炎

阳黄证：湿热蕴蒸型，治疗方法为清热解毒，利湿退黄。方用茵陈蒿汤加减。湿重于热，可用茵陈五苓散加减。

阴黄证：寒湿阻遏型，治疗方法为健脾和胃，温中化湿。方用茵陈术附汤加减。

无黄证：肝郁气滞型，治疗方法为疏肝理气。方用柴胡疏肝散加减或逍遥散加减。

（2）慢性肝炎

肝郁脾虚证：治疗方法为疏肝健脾。方用逍遥散加减。

肝胆湿热证：治疗方法为清利湿热。方用茵陈蒿汤或甘露消毒丹加减。

肝肾阴虚证：治疗方法为滋补肝肾。方用一贯煎加减。

瘀血阻络证：治疗方法为活血通络。方用膈下逐瘀汤加减。

脾肾阳虚证：治疗方法为温补脾肾。方用附子理中汤合金匮肾气丸加减。

（3）肝衰竭

毒热炽盛型：治疗方法为清热解毒，凉血救阴。方用神犀丹加减。

脾肾阳虚，痰湿蒙闭型：治疗方法为健脾温肾，行气利水，化痰开窍。方用茵陈四逆汤合菖蒲郁金汤加减。

气阴两虚，脉络瘀阻型：治疗方法为益气救阴，活血化瘀。方用生脉饮合桃红四物汤加减。

要点八 预防

1. **控制传染源** 肝炎患者和病毒携带者是本病的传染源。急性患者应隔离治疗至病毒消失。慢性患者和病毒携带者符合抗病毒治疗情况的尽可能予以抗病毒治疗。对育龄期女性、乙肝和丙肝高危人群应重点检查，早期发现，早期诊断，早期治疗及阻断母婴传播。对献血人员应进行严格筛查。

2. **切断传播途径**

（1）甲、戊型肝炎：重点在做好卫生防护，防止“病从口入”。

（2）乙、丙、丁型肝炎：重点在于防止通过血液和体液传播。

3. **保护易感人群**

（1）甲型肝炎：在甲型肝炎流行期间，易感人群应注射甲肝疫苗。

（2）乙型肝炎：接种乙肝疫苗是我国预防和控制乙型肝炎流行的最关键措施。意外暴露于乙肝病毒的易感者及 HBeAg 阳性母亲所生的新生儿应尽早注射乙肝免疫球蛋白，以获得被动免疫。

（3）戊型肝炎：必要时流行期间可注射我国自主研发的戊肝疫苗。

（4）丁型肝炎：可通过注射乙肝疫苗来预防。

目前对丙型肝炎尚缺乏特异性免疫预防措施。

细目二 肾综合征出血热

要点一 病原学

肾综合征出血热（HFRS）是由汉坦病毒引起的，以鼠类为主要传染源的一种自然疫源性疾病，以发热、低血压休克、出血和肾损害为主要临床表现。我国流行的主要是Ⅰ型汉滩病毒（野鼠型）及Ⅱ型汉城病毒（家鼠型）。本病可归于中医学“伏暑”“疫疹”等范畴。

要点二 流行病学

1. **传染源** 我国黑线姬鼠、褐家鼠为主要宿主动物及传染源，林区以大林姬鼠为主。患者不是本病的主要传染源。

2. **传播途径** 病毒可通过呼吸道、消化道、接触、虫媒、母婴等多种途径传播。

3. **易感人群** 人群普遍易感。隐性感染率低。

4. 流行特征

(1)地区性:本病主要分布在亚欧大陆,我国疫情最重,除青海和新疆外其他省市均有报告。

(2)季节性和周期性:野鼠型发病高峰多在秋冬季,家鼠型主要发生在春季和夏初。林区姬鼠型多发生在夏季。

(3)人群分布:男性青壮年发病率高。

要点三　病机病理

1. 西医病机病理　迄今仍未完全阐明。一般认为汉坦病毒对人体呈泛嗜性感染,可引起机体多器官损伤。机制包括病毒直接破坏所侵袭的细胞结构和功能,以及激发人体的免疫应答和各种细胞因子的释放,造成组织器官严重损伤。

2. 中医病因病机　中医学认为本病病因为"疫毒",兼有热毒、湿毒等性质。本病的传变,遵循卫气营血的传变规律,热毒侵袭卫表,邪正相争,之后迅速传气入营而导致气营两燔,变证丛生。

要点四　临床表现

潜伏期为4~46日,一般为7~14日。典型病例病程中有发热期、低血压休克期、少尿期、多尿期和恢复期五期经过。非典型和轻型病例可出现越期现象,重型可出现前三期重叠。

1. 发热期　急性起病,发热,体温多为39~40℃,以稽留热和弛张热多见。一般持续3~7日,主要表现为全身中毒症状、毛细血管损伤和肾损害等。全身中毒症状表现为头痛、腰痛、眼眶痛(三痛征)。毛细血管损伤表现为充血、出血和渗出水肿征。皮肤充血表现为颜面、颈、胸潮红(三红征),黏膜充血见于眼结膜、软腭和咽部。皮肤出血常见于腋下和胸背部,呈条索样、抓痕样皮肤出血点。黏膜出血常见于软腭、眼结膜。渗出水肿征表现在眼球结膜。肾损害表现在蛋白尿和尿镜检有管型。轻者热退后症状缓解,重者热退后病情反而加重。

2. 低血压休克期　一般发生于第4~6病日,多于发热末期、发热同时或热退后出现。本期持续时间一般为1~3日。主要为中毒性低血容量性休克的表现,过久的组织血流灌注不足可引起DIC、脑水肿、急性呼吸窘迫综合征和急性肾衰竭。

3. 少尿期　一般发生于第5~8病日,一般持续2~5日。主要表现为少尿(24小时尿量少于400mL)或无尿(24小时尿量少于100mL),可引起尿毒症、酸中毒、水和电解质紊乱等,严重者出现高血容量综合征和肺水肿。

4. 多尿期　一般发生于第9~14病日,持续时间一般7~14日。每日尿量显著增多至2000mL即进入多尿期。根据尿量和氮质血症情况可分为三期:移行期、多尿早期、多尿后期。

5. 恢复期　经过多尿期后每日尿量降至2000mL以下,症状基本消失,精神食欲基本恢复,体力日渐增加,一般需要1~3个月才能恢复至正常。

要点五　实验室检查

1. 血常规检查　早期出现血小板降低,白细胞逐渐升高,以中性粒细胞为主,病后4~5日开始有淋巴细胞增多。

2. 尿常规检查　早期出现蛋白尿,尿镜检可发现红细胞和管型。

3. 血液生化检查　在低血压休克期开始有血尿素氮和肌酐升高,少尿期及移行期末达高峰以后逐渐下降;少尿期血钾多升高。

4. 凝血功能检查　发热期开始出现血小板减少,若出现DIC常减至50×10^9/L以下。高凝期凝血时间缩短,消耗性低凝血期凝血酶原时间延长、纤维蛋白原下降。进入纤溶亢进期则出现纤维蛋白降解物(FDP)升高。

5. 免疫学检查

(1)特异性抗原检查:早期患者的血清、外周血白细胞及尿沉渣细胞内可检测出抗原。

(2)特异性抗体检测:血清特异性抗体IgM在第1病日即可阳性,第3病日阳性率接近100%,是临床诊断本病常用简便而可靠的依据。

6. PCR技术

用反转录聚合酶链反应(RT-PCR)检测汉坦病毒RNA,具有较高的特异性和敏感性,可早期诊断。

要点六　诊断与鉴别诊断

1. 诊断　主要依靠流行病学史、临床症状和体征,结合实验室检查进行诊断。

2. 鉴别诊断　发热期应与上呼吸道感染、

急性胃肠炎、菌痢、败血症等疾病相鉴别。休克期应与其他感染性休克相鉴别。少尿期与急性肾小球肾炎及其他原因引起的肾衰竭相鉴别。出血倾向明显者，应与血小板减少性紫癜、其他原因所致的 DIC 等相鉴别。

要点七　治疗

目前尚无特效疗法，仍以综合疗法为主。总的原则是“三早一就”，即“早发现、早休息、早治疗及就近治疗”，防治休克、出血、肾衰竭和继发感染。

1. 发热期

（1）西医治疗方法：抗病毒、减轻外渗、改善中毒症状和预防弥散性血管内凝血。

（2）中医辨证论治

邪袭表卫证：治疗方法为清热解毒，透表散邪。方用银翘散加减。

热燔阳明证：治疗方法为清气泄热，解毒透邪。方用白虎汤合银翘散加减。

热入营血证：治疗方法为清营凉血。方用清瘟败毒饮加减。

气血两燔证：治疗方法为清气凉血，解毒护阴。方用清瘟败毒饮加减。

2. 低血压休克期

（1）西医治疗方法：补充血容量，纠正酸中毒，改善微循环，维护重要脏器功能等。

（2）中医辨证论治

热厥证：治疗方法为清热凉血解毒，益气养阴救脱。方用清营汤合生脉散加减。

寒厥证：治疗方法为回阳救逆。方用参附汤或参附龙牡汤。

3. 少尿期

（1）西医治疗方法：稳定内环境，利尿，导泻和透析治疗等。

（2）中医辨证论治

肾阴亏虚证：治疗方法为滋阴生津，凉血化瘀，清热解毒。方用犀角地黄汤合增液承气汤加减。

阴虚热结证：治疗方法为滋阴利水，清热散结。方用导赤散合知柏地黄丸加减。

4. 多尿期

（1）西医治疗方法：维持水和电解质平衡，防治继发感染。

（2）中医辨证论治

肾气不固证：治疗方法为补肾益气，育阴生津。方用左归丸合生脉散加减。

5. 恢复期

（1）西医治疗原则：注意休息，加强营养，逐渐增加活动量。

（2）中医辨证论治

气阴两虚证：治疗方法为益气养阴。方用生脉散加减。

6. 并发症治疗　积极防治消化道出血、脑水肿、肺水肿、ARDS 等严重并发症。

要点八　预防

做好疫情监测，防鼠灭鼠为预防本病的关键性措施，做好食品卫生、个人卫生和防护，必要时可注射疫苗。

细目三　艾　滋　病

艾滋病，即获得性免疫缺陷综合征（AIDS），是由人类免疫缺陷病毒（HIV）感染引起的以细胞免疫功能缺陷，继发各种机会性感染、恶性肿瘤为特征的慢性传染病。根据临床表现，本病可归属于中医学“疫病”“虚劳”等范畴。

要点一　病原学

HIV 分为 HIV-1 和 HIV-2 两个亚型。目前全球流行的多为 HIV-1。HIV 变异性很强，各基因的变异程度不同，env 基因变异率最高。

要点二　流行病学

1. 传染源　艾滋病患者和 HIV 感染者是传染源。病毒主要存在于血液、精液、阴道分泌物、羊水、乳汁、胸腔积液、腹腔积液、脑脊液等体液中。

2. 传播途径　主要经性接触、血液及血制品、母婴等途径传播。

3. 易感人群　人群普遍易感。高危人群包括：男性同性性行为者、静脉注射毒品者、与 HIV 感染者有性接触者、多性伴人群、性传播感染(STI)者。

4. **流行情况** 截至2021年年底,在世界范围内存活的HIV感染者高达3840万。我国疫情形势整体保持低流行态势,部分地区传播风险较高,性传播为主要传播途径,2022年新报告病例中经性传播比例达97.6%,其中异性性传播为72. 0%,男性同性性传播为25.6%。

要点三 病机病理

1. **西医病机病理** HIV主要侵犯人体的免疫系统,包括$CD4^{+}T$淋巴细胞、单核巨噬细胞和树突状细胞等,主要表现为$CD4^{+}T$淋巴细胞数量不断减少,最终导致人体细胞免疫功能缺陷,引起各种机会性感染和肿瘤的发生。此外,HIV感染也会导致心血管疾病(CVD)、骨病、肾病和肝功能不全等疾病的发病风险增加。

2. **中医病因病机** 本病的病因病机为疫毒疠气之邪内侵,耗伤正气,日久全身气血阴阳失调,脏腑功能受损而发病。基本病机是毒侵、虚损、痰浊、瘀血互结。该病病位由膜原侵及三焦及肺、脾、肾,病初疫毒流布三焦,壅遏气营,消烁气阴;久则渐渐耗损元气,暗耗精气血,出现五脏精气血阴阳虚损,三焦命门元气耗竭。

要点四 临床表现

1. **急性期** 多发生在接触HIV后2~4周,部分感染者可出现HIV病毒血症和免疫系统急性损伤,主要表现为发热、乏力、咽痛类上呼吸道感染等症状。通常症状轻微,持续1~3周后自行缓解。

2. **无症状期** 可由急性期进入此期,也可无明显急性期症状直接进入此期。一般无特殊临床表现,部分患者可出现淋巴结肿大。持续时间一般为4~8年。由于病毒在体内不断复制,$CD4^{+}T$淋巴细胞计数逐渐下降。

3. **艾滋病期** 此期为HIV感染的最终阶段。主要临床表现为HIV感染相关症状、各种机会性感染及恶性肿瘤。患者常出现持续性全身淋巴结肿大综合征,其特点为除腹股沟淋巴结以外有两处及以上淋巴结肿大,直径1cm以上,持续3个月以上。各种机会性感染包括呼吸系统、中枢神经系统、消化系统等多系统机会性感染,其中肺孢子菌肺炎最为常见。恶性肿瘤主要有淋巴瘤和卡波西肉瘤等。

要点五 实验室检查及其他检查

1. **病原学检查** 包括抗原检测、抗体检测和病毒核酸检测等。HIV抗体检测是最常用的方法,分为筛查试验和补充试验。核酸检测是预测疾病进展、提供抗病毒治疗、指导治疗方案、评估治疗效果和诊断HIV感染的重要指标。HIV基因型耐药检测可为高效抗反转录病毒治疗(HAART)方案的选择和调整提供指导。

2. **免疫学检查** T细胞绝对数下降,包括$CD4^{+}T$淋巴细胞计数下降、$CD4/CD8 < 1.0$,其中$CD4^{+}T$淋巴细胞计数是判断疾病进展、指导临床用药、观察疗效和判断预后的重要指标。

3. **常规检查** 血常规、肝肾功能检查可出现异常。

要点六 诊断

HIV/AIDS的诊断需结合流行病学史(包括不安全性生活史、静脉注射毒品史、输入未经抗HIV抗体检测的血液及血制品、HIV抗体阳性者所生子女或职业暴露史等)、临床表现和实验室检查等进行综合分析慎重做出。HIV抗体和病原学检测是确诊HIV感染的依据;流行病学史是诊断急性期和婴幼儿HIV感染的重要参考;$CD4^{+}T$淋巴细胞检测和临床表现是HIV感染分期诊断的主要依据;AIDS的指征性疾病是AIDS诊断的重要依据。

要点七 治疗

1. **抗逆转录病毒疗法(ART)** HIV感染一旦确诊,无论$CD4^{+}T$淋巴细胞水平高低,均建议立即开始治疗。启动ART后,需终身治疗。目前国际上共有六大类30多种药物,分别为核苷类反转录酶抑制剂(NRTIs)、非核苷类反转录酶抑制剂(NNRTIs)、蛋白酶抑制剂(PIs)、整合酶抑制剂(INSTIs)、融合抑制剂(FIs)、CCR5抑制剂。初治患者推荐方案为两种NRTIs类骨干药物联合第三类药物治疗。

2. **常见机会感染及恶性肿瘤的治疗** 肺孢子菌肺炎病原治疗首选复方磺胺甲噁唑。巨细胞病毒感染是HIV/AIDS患者最常见的疱疹病毒感染,可应用更昔洛韦静脉滴注或缬更昔洛韦口服。弓形虫病病原治疗首选乙胺嘧啶+磺胺嘧啶。隐球菌脑膜炎诱导期、巩固期使用两性霉素 B+5- 氟胞嘧啶,维持期使用氟康唑。淋巴瘤和卡波西肉瘤治疗须根据患者的免疫状态给予个体化综合性治疗,包括手术、化疗和放疗等。

3. **一般治疗**　体质较差者可采用营养支持治疗,心理负担重者可辅以心理治疗。

4. **预防性治疗**　$CD4^+T$ 淋巴细胞计数低于 200/μL 成人和青少年,可口服复方磺胺甲噁唑以预防肺孢子菌肺炎。

5. **中医药治疗**　艾滋病的中医治则以早发现、早治疗为主。急性期透邪外出,无症状期扶正祛邪,艾滋病期以补益脾肾为主,三期均应解毒通络。

(1)急性期

疫毒侵袭证:治疗方法为清热解毒,凉血泻火。方用清瘟败毒散加减。

风热表实证:治疗方法为辛凉解表,疏散风热。方用银翘散加减。

风寒表实证:治疗方法为辛温解表,宣肺散寒。方用荆防败毒散加减。

(2)无症状期

气虚证:治疗方法为益气健脾。方用四君子汤加减。

气阴两虚证:治疗方法为益气养阴,扶正固本。方用生脉散加减。

湿热壅滞证:治疗方法为清热化湿,通利化浊。方用三仁汤或藿朴夏苓汤加减。

痰瘀互结证:治疗方法为化痰祛瘀。方用二陈汤合桃红四物汤加减。

气虚血瘀证:治疗方法为补气活血。方用四君子汤合补阳还五汤加减。

(3)艾滋病期

气血两虚证:治疗方法为气血双补。方用八珍汤加减。

痰湿瘀滞证:治疗方法为燥湿化痰,调畅气血。方用二陈平胃散合血府逐瘀汤加减。

阴竭阳脱证:治疗方法为益气固脱,温阳救逆,清热生津。方用独参汤合竹叶石膏汤合附子汤加减。

要点八　预防

1. **管理传染源**　HIV/AIDS 患者是本病的传染源,需加强对患者的管理,遵循保密原则,定期随访,积极开展抗病毒治疗。对高危人群 HIV 普查有助于发现传染源。加强国境检疫。

2. **切断传播途径**　加强艾滋病防治知识的宣传教育工作。避免接触 HIV 感染者的血液,严格加强血液制品管理,使用一次性注射器,严格消毒医疗器械。高危人群使用安全套。对 HIV 感染孕妇应采取产科干预,给予抗病毒药物干预及避免母乳喂养。不共用剃须刀、牙具等。

3. **保护易感人群**　规范职业操作,意外暴露时,应立即彻底清洗、消毒和抗病毒预防用药。高危人员必要时采用暴露前预防(PrEP)或暴露后紧急阻断(PEP)。疫苗尚在研制过程中。

细目四　流行性感冒

流行性感冒是由流感病毒引起的急性呼吸道传染病。本病传染性强,已多次引起世界范围大流行,是全球目前面临的重要公共健康问题之一。流感属于中医学“时行感冒”范畴,由外感时行之邪引起,非时之气夹时行之邪侵袭人体而致病。

要点一　病原学

流感病毒属正黏病毒科,分为甲、乙、丙三型。流感病毒抗原变异有抗原漂移和抗原转换两种形式。发生抗原转换可引起流感的全球性大流行,发生抗原漂移可引起季节性流感或流感的中小型流行。甲型流感病毒可发生抗原转换,也可发生抗原漂移,乙型流感病毒可发生抗原漂移,丙型尚未发现亚型,抗原稳定。

要点二　流行病学

1. **传染源**　患者和隐性感染者是主要传染源。发病 3 日内传染性最强。

2. **传播途径**　主要在人与人之间通过飞沫和气溶胶经呼吸道传播。

3. **易感人群**　人群普遍易感。感染后可获得一定免疫力,常可以避免当次流行流感病毒的再次感染,但不能避免下次流感流行时的感染。甲、乙、丙三型之间,以及各型流感病毒不同亚型之间无交叉免疫力,同一亚型的变种之间有一定免疫力。由于流感病毒不断变异,人群易反复感染而发病。

4. **流行特征** 多发生于冬春季节,常突然发生,迅速蔓延。大流行时季节性不明显。

要点三 病机病理

1. **西医病机病理** 病毒在细胞内复制致细胞病变是流感发病的主要机制。流感病毒依靠血凝素与呼吸道纤毛柱状上皮细胞受体结合,病毒进入细胞内进行复制,新增殖的病毒颗粒借神经氨酸酶的作用释放并播散。

2. **中医病因病机** 病因主要是由于感受时行之邪,因所感病邪的不同而有风寒、风热、暑湿之分。以风邪为主要的致病因素,风邪由口鼻侵入,肺卫首当受累,致卫外失司,肺气失宣。夏季暑湿当令,故发生于这一季节的时行感冒多以暑湿为主,常表现为风寒外束,暑湿内蕴的病机变化。

要点四 临床表现

起病急,主要以发热及全身中毒症状为主,呼吸道卡他症状轻微或不明显,发热体温可达39~40℃,通常持续3~4日。根据临床表现的不同可分为轻型、单纯型、肺炎型、胃肠型和中毒型等类型。轻型发热等全身症状及呼吸道症状轻,2~3日自愈。幼年和老年、原有基础疾病的患者感染,可见肺炎型流感,出现高热、咳嗽、呼吸困难及发绀。X线胸片示肺部絮状阴影,可于5~10日发生呼吸循环衰竭,预后较差。部分患者伴呕吐、腹泻等消化道症状的称胃肠型流感。脑膜脑炎型表现为意识障碍、脑膜刺激征等神经系统症状体征阳性。

要点五 实验室检查

1. **血常规检查** 白细胞计数正常或减少,中性粒细胞显著减少,淋巴细胞相对增多。

2. **病原学检查** 包括病毒抗原检测、病毒核酸检测和病毒分离等,有助于确诊流感病毒感染,病毒分离是诊断流感病毒感染的"金标准"。

3. **血清学检查** 流感病毒特异性抗体水平恢复期比急性期升高4倍及以上有诊断意义。

要点六 诊断与鉴别诊断

1. **诊断** 根据流行病学史、临床表现及实验室检查可以做出初步诊断,尤其是短时间内出现较多数量的流感样病例,结合流行病学资料多可做出流感的临床诊断,确诊需病原学检查或血清学检查结果。

2. **鉴别诊断** 本病应与其他病原体所致的上呼吸道感染或肺炎等相鉴别,确诊有赖于病原学检查。

要点七 治疗

1. **西医治疗** 以一般及对症治疗为主,必要时给予抗流感病毒治疗。对症治疗时儿童患者应避免应用阿司匹林,以免诱发Reye综合征。抗流感病毒药物可选用奥司他韦、扎那米韦、帕拉米韦和玛巴洛沙韦等。

2. **中医辨证论治**

(1)邪袭卫表

外感风热证:治疗方法为辛凉解表。方用银翘散加减。

外感风寒证:治疗方法为辛温解表。方用荆防败毒散加减。

外感暑湿证:治疗方法为祛暑化湿解表。方用藿香正气散或新加香薷饮加减。

外感燥邪证:治疗方法为解表清肺润燥。方用桑杏汤加减。

表寒里热证:治疗方法为发汗解表,兼清里热。方用九味羌活汤或麻黄汤加减。

(2)热郁气分

肺热壅盛证:治疗方法为辛凉宣肺,清热平喘。方用麻杏石甘汤加减。

热灼肺胃证:治疗方法为清气泄热,除烦生津。方用白虎汤加减。

肺热及肠证:治疗方法为解肌清热。方用葛根芩连汤加减。

(3)邪犯营血

热入心营证:治疗方法为透营泄热,清心醒神。方用犀角地黄汤加减。

热动肝风证:治疗方法为凉肝息风。方用羚角钩藤汤加减。

(4)余热伤阴证:治疗方法为益气养阴。方用沙参麦冬汤加减。

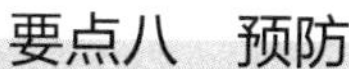

要点八 预防

密切监测流感动态，及早发现疫情，隔离和治疗患者。流行期间减少大型聚会及集体活动，对公共场所加强通风和空气消毒。疫苗注射是预防流感的最基本措施。每年应根据流行病学调查结果，补充或更换疫苗的抗原组成。接种时间一般在每年流行前的秋季。抗病毒药物预防不能代替疫苗接种，可作为未接种疫苗的并发症高风险人群紧急临时预防措施。

细目五 流行性乙型脑炎

流行性乙型脑炎简称乙脑，是由乙型脑炎病毒引起的以脑实质炎症为主要病变的中枢神经系统急性传染病，属中医学“暑温”“暑厥”等范畴。

要点一 病原学

乙型脑炎病毒属虫媒病毒乙组的黄病毒科，核心为单股正链 RNA 及衣壳蛋白。乙脑病毒为嗜神经病毒。

要点二 流行病学

1. **传染源** 乙脑是人兽共患的自然疫源性疾病。家畜（如猪、牛、马和犬等）、家禽（如鸭、鹅和鸡等）和鸟类可感染乙脑病毒。猪的感染率高，是本病的主要传染源。猪感染高峰常在人类流行高峰前 1~2 个月，可作为乙脑流行的预测依据。人不是本病的主要传染源。

2. **传播途径** 主要经蚊虫叮咬传播。三带喙库蚊是主要的传播媒介。

3. **易感人群** 人群普遍易感。感染后多数呈隐性感染。感染后可获得持久的免疫力。

4. **流行特征** 东南亚和西太平洋地区是乙脑主要流行区，我国除东北北部、青海、新疆和西藏外，均有乙脑病例，且多集中于 7、8、9 三个月。近年来由于儿童和青少年按计划接种疫苗，成人和老年人的发病率则相对增加。乙脑呈高度散发状态，少有家庭成员中多人同时发病的情况。

要点三 病机病理

1. **西医病机病理** 携带乙脑病毒的蚊虫叮咬人后，病毒进入人体，经淋巴管或毛细血管进入单核吞噬细胞系统内繁殖，随后进入血液循环，形成病毒血症。当机体免疫力相对较弱时，病毒可侵入中枢神经系统，引起脑实质病变。

2. **中医病因病机** 本病外因为暑热疫毒，常兼湿邪，内因为正气内虚，卫外力弱。暑热邪毒先伤气分，循卫气营血传变，传变中易伤津耗气，化火生风，可有气营两燔、热陷营血等证。后期热邪渐退而津气未复，伤及肝肾阴精，大多表现为正虚邪恋，病情严重者邪毒留恋、伤津耗气，进展为痰瘀阻络，可后遗抽搐、瘫痪、失语、呆钝等后遗症。

要点四 临床表现

潜伏期为 4~21 日，一般为 10~14 日。典型病例临床进程可分为四期。

1. **初期** 病初 1~3 日，起病急，体温在 1~2 日内上升至 39~40℃，且持续不退，伴头痛、食欲不振、恶心、呕吐等，少数患者可有神志淡漠和颈项强直。

2. **极期** 第 4~10 日，在初期症状基础上，出现脑实质受损表现：高热、意识障碍、惊厥或抽搐、呼吸衰竭、脑膜刺激征、浅反射先减弱后消失、腱反射先亢进后消失，锥体束征阳性。高热、抽搐和呼吸衰竭是乙脑极期的严重表现，三者相互影响。呼吸衰竭常为死亡的主要原因。

3. **恢复期** 患者体温逐渐下降，神经系统症状和体征逐渐好转，一般于 2 周左右完全恢复。但重症患者可有反应迟钝、多汗、吞咽困难、颜面瘫痪、四肢强直性瘫痪等，大多数患者可于 6 个月内恢复。

4. **后遗症期** 部分重症患者留有后遗症，主要表现为意识障碍、痴呆、失语、肢体瘫痪、扭转痉挛和精神失常等，经积极治疗可有不同程度的恢复。癫痫后遗症可持续终生。

根据病情轻重可分为轻型、普通型、重型和极重型。

要点五　实验室检查

1. **血常规检查**　白细胞总数常升高,以中性粒细胞为主,部分患者血象始终正常。

2. **脑脊液检测**　脑脊液压力升高,外观无色透明或微浑浊,白细胞增多,早期以中性粒细胞为主,后期淋巴细胞增多。

3. **其他**　血清学检测、病毒分离、病毒抗原或核酸检测。特异性 IgM 抗体病后 3~4 日即可阳性,有助于早期诊断。

要点六　诊断与鉴别诊断

1. **诊断**　根据流行病学史、临床表现及实验室检查外周血白细胞及中性粒细胞均升高,脑脊液检查符合无菌性脑膜炎改变,结合血清特异性 IgM 抗体或血凝抑制试验阳性可做出诊断。

2. **鉴别诊断**　本病应与中毒型菌痢、结核性脑膜炎、化脓性脑膜炎及其他病毒性脑炎等相鉴别。

要点七　治疗

1. **西医治疗**　目前尚无特效的抗乙脑病毒药物,早期可使用利巴韦林、干扰素等。需采取综合治疗措施,积极对症、支持治疗并做好护理工作。重点处理好高热、抽搐和呼吸衰竭等,以降低病死率,防止后遗症发生。

2. **中医辨证论治**

邪犯卫气证:治疗方法为辛凉透表,清气泄热。方用银翘散加减。

气营两燔证:治疗方法为清气泄热,凉营解毒。方用白虎汤合清营汤加减。

热陷营血证:治疗方法为清营凉血,息风开窍。方用清瘟败毒饮合羚角钩藤汤加减。

正气外脱证:治疗方法为益气养阴,敛肺固脱。方用生脉散合参附汤加减。

正虚邪恋证:治疗方法为养阴清热,补肾养肝。方用加减复脉汤(《温病条辨》)加减。

痰瘀阻络证:治疗方法为益气活血,化痰通络。方用补阳还五汤合菖蒲郁金汤加减。

要点八　预防

防蚊、灭蚊和预防接种是乙脑预防的关键措施。患者隔离至体温正常。搞好家畜饲养场所的环境卫生,人畜居住地分开。流行季节前可给幼猪进行疫苗接种,减少猪群的病毒血症。

细目六　流行性脑脊髓膜炎

流行性脑脊髓膜炎是由脑膜炎奈瑟菌引起的急性化脓性脑膜炎,简称为流脑。属于中医学“风温”“春温”“瘟疫”“急惊风”等范畴。

要点一　病原学

脑膜炎球菌属奈瑟菌属,可从带菌者及患者的鼻咽部、血液、脑脊液、皮肤瘀点中检出。在体外易自溶而死亡。

要点二　流行病学

1. **传染源**　带菌者及患者是本病的传染源。带菌者不易被发现,是重要的传染源。

2. **传播途径**　主要借飞沫经呼吸道直接传播。间接接触传播的机会较少,但密切接触如同睡、搂抱、亲吻等对 2 岁以下婴幼儿亦可传播。

3. **易感人群**　人群普遍易感,本病隐性感染率高。感染后对同种菌群产生持久免疫力;非同种菌群间有交叉免疫,但不持久。

4. **流行特征**　本病遍布全球,在温带地区可出现地方性流行,全年散发,但以冬、春季高发。

要点三　病机病理

1. **西医病机病理**　病原菌自鼻咽部侵入人体,细菌和宿主间的相互作用最终决定是否发病及病情的轻重。若人体免疫力弱且菌株毒力强、数量多,细菌侵入血管内皮细胞大量繁殖,并释放内毒素而发展为败血症。细菌突破血脑屏障,进入脑脊液,释放内毒素等引起脑膜和脊髓膜化脓性炎症。

2. **中医病因病机**　本病主要是冬春季节感受瘟疫毒邪,若人体正气不足,难以抗御,即可发病。温邪自口鼻而入,按卫气营血发展,病初卫分症状持续时间极短,随后侵入气分、营分、血分,发生各种传变。若人体正气虚,感邪较重,则可在发病之初即见气、营、血分症状。后期多因化火化燥,导致肝肾阴虚。甚者邪陷血分,或热闭心包,出现神昏谵语等危候。

要点四 临床表现

潜伏期一般为2~3天,最短1天,最长7天。根据临床表现的不同可分为4型。

1. **普通型** 占全部病例的90%以上,按病情的进展可分为前驱期、败血症期、脑膜炎期、恢复期四期。

2. **暴发型** 起病急骤,24小时内出现意识障碍,病势凶险,病死率高,儿童多见。根据临床表现的不同可分为休克型、脑膜脑炎型、混合型。

3. **轻型** 病变轻微,可有低热,皮肤黏膜可见少量出血点。脑脊液多无明显改变,皮肤出血点及咽拭子培养可有病原菌生长。

4. **慢性型** 不多见,主要见于成人,病程可迁延数周或数月。反复出现寒战、发热、皮肤瘀点、瘀斑等。常伴关节痛、脾大、血液白细胞增多,血液培养可为阳性。

要点五 实验室检查

1. **血常规检查** 白细胞总数多在$(10\sim20)\times10^9/L$以上,中性粒细胞占90%以上。

2. **脑脊液检查** 是确诊的重要方法。典型的脑膜炎期,压力增高,脑脊液外观混浊,白细胞数升至$1.0\times10^9/L$以上,以多核细胞增多为主。蛋白增高,糖及氯化物明显减低。腰穿时要注意防止发生脑疝。

3. **细菌学检查**

(1)涂片检查:脑脊液离心沉淀物或皮肤瘀点涂片染色,可见革兰氏染色阴性双球菌。

(2)细菌培养:在使用抗菌药物前收集瘀斑组织液、血或脑脊液培养可获阳性结果,是临床诊断的金标准。

4. **免疫学检查** 抗原测定可用于早期诊断。

要点六 诊断与鉴别诊断

1. **诊断** 有流行病学史、典型的临床表现(起病急,突发发热、剧烈头痛,喷射性呕吐,皮肤黏膜瘀点,脑膜刺激征阳性等)及实验室病原学检查阳性可予以诊断。

2. **鉴别诊断** 应与其他细菌引起的化脓性脑膜炎、结核性脑膜炎、流行性乙型脑炎、败血症、肾综合征出血热等进行鉴别。

要点七 治疗

1. **西医治疗原则** 早期诊断,就地住院隔离治疗,密切监护,做好护理,对症治疗,预防并发症,保证足够液体入量。一旦高度怀疑流脑,应于30分钟内足量应用细菌敏感并能透过血脑屏障的抗菌药物,如青霉素、第三代头孢菌素等。

2. **中医辨证论治**

邪犯肺卫证:治疗方法为辛凉解表,泄热解毒。方用银翘散加减。

卫气同病证:治疗方法为清热解毒,泄卫清气。方用银翘散合白虎汤加减。

气营两燔证:治疗方法为清气凉血,泄热解毒。方用清瘟败毒饮加减。

内闭外脱证:治疗方法为扶正固脱。方用生脉散合参附汤。

气阴两虚证:治疗方法为养阴益气,兼以清热。方用青蒿鳖甲汤加减。

要点八 预防

1. **管理传染源** 早发现、早诊断、早隔离、早治疗。隔离至症状消失后3天,一般不少于病后7天。密切接触者,应医学观察7天。

2. **切断传播途径** 保持空气流通,减少飞沫传播。

3. **保护易感人群** 对易感人群,可注射A群或A+C群疫苗预防;对密切接触者,可服用磺胺甲噁唑、利福平等抗菌药物预防。

细目七 伤 寒

伤寒是由伤寒杆菌引起的急性肠道传染病。以持续高热、表情淡漠、玫瑰疹、相对缓脉、肝脾大和血白细胞减少等临床表现为特征,严重者可出现肠出血或肠穿孔等并发症。多属中医学温病中"湿温"范畴。

要点一 病原学

伤寒杆菌属沙门菌属中的 D 群,革兰氏染色阴性,不产生外毒素,其菌体破裂所释放的内毒素在发病中起重要作用。

要点二 流行病学

1. **传染源** 带菌者或患者是唯一传染源。少数患者可长期或终身带菌,是本病不断传播甚至流行的主要传染源。

2. **传播途径** 主要经粪 - 口途径传播。水源污染是本病最重要的传播途径。

3. **易感人群** 普遍易感。病后可以获得较稳固的免疫力,二次发病者少见。

4. **流行特征** 夏秋季多发,水源污染可导致暴发或流行。

要点三 病机病理

1. **西医病机病理** 人体感染伤寒杆菌后是否发病取决于所摄入细菌的数量、致病性及宿主的防御能力。主要病理改变为全身单核吞噬细胞系统的炎性增生反应。病变部位主要在回肠下段的集合淋巴结和孤立淋巴滤泡。

2. **中医病因病机** 主要与外感湿热或暑湿有关。夏秋季节,湿易困脾,加上饮食不节或不洁,湿热疫毒之邪阻滞中焦,上阻清阳见发热,热炽肠络则便血,蒙蔽清窍则神昏谵语,疾病后期多有余邪未尽,气阴两虚。

要点四 临床表现

潜伏期 3~60 日,多为 7~14 日。

典型伤寒的临床表现分为 4 期。

初期:病程第 1 周。多数患者起病较缓,体温呈阶梯升高,病情逐渐加重。

极期:病程第 2~3 周。出现持续高热,食欲减退等消化系统症状,表情淡漠、听力减退等神经系统中毒症状,相对缓脉等循环系统症状,以及玫瑰疹、肝脾大等。

缓解期:病程第 4 周。体温逐渐下降,各种症状逐渐好转。

恢复期:病程第 5 周。体温正常,神经、消化系统症状消失,肝脾恢复正常。

除典型伤寒外,还可见到轻型、迁延型、逍遥型、暴发型等临床类型。

在伤寒的发病过程中可见到肠出血、肠穿孔、中毒性肝炎、中毒性心肌炎、支气管炎及肺炎、溶血性尿毒综合征等多种并发症。其中肠出血较为常见,肠穿孔是最严重的并发症。

要点五 实验室检查

1. **血常规检查** 白细胞总数在 $(3\sim5)\times10^9$/L,中性粒细胞减少,嗜酸性粒细胞减少或消失。

2. **细菌培养**

(1)血培养:阳性是确诊的主要依据,病程 1~2 周阳性率最高。

(2)骨髓培养:阳性率比血培养高。对病程较长、已经应用抗菌药物或血培养阴性的疑似病例尤为适用。

(3)其他:粪便培养、尿培养、十二指肠引流液培养及玫瑰疹刮取液培养等。

3. **肥达反应** 第 2 周开始出现阳性,第 3~4 周阳性率最高。O 抗体效价在 1 ∶ 80 以上,H 抗体效价在 1 ∶ 160 以上,或 O 抗体效价呈现 4 倍及以上升高有辅助诊断意义。

要点六 诊断与鉴别诊断

1. **诊断** 根据流行病学史、典型的临床表现,参考实验室检查结果可予以诊断。血和骨髓等培养阳性有确诊意义。

2. **鉴别诊断** 需与发热性疾病,尤其是伴肝脾大的疾病鉴别,如病毒性呼吸道感染、疟疾、革兰氏阴性杆菌败血症及血行播散性结核病等。

要点七 治疗

1. **西医治疗**

(1)一般治疗:消毒和隔离,进易消化、流质饮食,卧床休息等。一般退热后 2 周才可恢复正常饮食。

(2)对症治疗:高热者给予物理降温。腹胀明显者用肛管排气,禁用新斯的明类药物。便秘者可用高渗盐水灌肠,禁用泻药。腹泻者忌用阿片类制剂。

(3)病原治疗:首选第三代喹诺酮类药物,儿童和孕妇患者首选第三代头孢菌素类。

(4)带菌者的治疗:可以选用喹诺酮类药物。

(5)并发症治疗:积极治疗肠出血、肠穿孔、病毒性心肌炎等严重并发症。

2. **中医辨证论治**

湿遏卫气证：治疗方法为清热透表，芳香化湿。方用藿朴夏苓汤加减。

湿热中阻证：治疗方法为清热化湿，理气和中。方用王氏连朴饮加减。

热重湿轻证：治疗方法为清热解毒，佐以化湿。方用白虎加苍术汤加减。

湿热蒙蔽心包证：治疗方法为清热化湿，芳香开窍。方用菖蒲郁金汤加减。

湿热化燥，伤络便血证：治疗方法为清热解毒，凉血止血。方用犀角地黄汤加减。

余邪留恋，气阴两虚证：治疗方法为益气养阴，泻除余邪。方用竹叶石膏汤加减。

要点八　预防

1. **控制传染源**　患者需按消化道传染病隔离至体温正常后两周。带菌者不能从事餐饮、托幼工作。

2. **切断传播途径**　做好水源、饮食、粪便管理及消灭苍蝇等卫生工作。

3. **保护易感人群**　必要时可对高危人群进行疫苗接种。

细目八　细菌性痢疾

细菌性痢疾是志贺菌属细菌（痢疾杆菌）引起的肠道传染病。属中医学的“痢疾”“肠澼”“滞下”等范畴。

要点一　病原学

痢疾杆菌为肠杆菌科志贺菌属，分为4群：痢疾志贺菌（A群）、福氏志贺菌（B群）、鲍氏志贺菌（C群）、宋内志贺菌（D群）。目前我国多数地区B群占据首位，其次是D群，再次是C群。

要点二　流行病学

1. **传染源**　急、慢性菌痢患者及带菌者为传染源。非典型患者、慢性菌痢患者及带菌者在流行病学中有重要意义。

2. **传播途径**　主要为粪－口途径传播。

3. **易感人群**　人群普遍易感。病后仅产生短暂而不稳定的免疫力，不同菌群间无交叉免疫。

4. **流行特征**　全年散发，夏秋呈季节性高峰。

要点三　病机病理

1. **西医病机病理**　痢疾杆菌进入机体后是否发病与细菌的数量、致病力及人体的抵抗力有关。菌痢的主要病变部位为乙状结肠和直肠，严重者波及整个结肠和回肠末端。基本病理变化为肠黏膜的弥漫性纤维蛋白渗出性炎症。

2. **中医病因病机**　多由于外感时邪或饮食不洁，湿热疫毒内蕴肠腑，血败化为脓血而赤白下痢。急性期多属实证，慢性期多属本虚标实证。病位主要在大肠，与脾胃关系密切，并可涉及肝肾。

要点四　临床表现

潜伏期为数小时至7日，一般为1~3日。根据病程长短和病情轻重可分为以下各型。

1. **急性菌痢**　普通型（典型）、轻型（非典型）、中毒型三型。普通型起病急，有畏寒、发热、腹痛、腹泻、黏液脓血便和里急后重等症状。轻型症状轻微。中毒型多见于2~7岁体质健壮儿童，起病急骤，突发高热，可迅速发生循环衰竭或呼吸衰竭。根据临床表现，中毒型菌痢可分为休克型（周围循环衰竭型）、脑型（呼吸衰竭型）和混合型3型。

2. **慢性菌痢**　急性菌痢病程迁延超过2个月不愈者，为慢性菌痢。根据临床表现，可分为慢性迁延型、急性发作型和慢性隐匿型3型。

要点五　实验室检查

1. **一般检查**

（1）血常规检查：急性菌痢白细胞总数及中性粒细胞计数可增加，慢性患者可有贫血。

（2）粪便常规检查：外观为黏液或脓血便，镜下可见大量白细胞、红细胞。

2. **病原学检查**　粪便细菌培养阳性可确诊，是临床最常用的病原学检查。

要点六　诊断与鉴别诊断

（1）诊断：依据流行病学史、症状体征及实验室检查进行综合诊断。确诊须依赖于病原学检查。

(2)鉴别诊断:急性菌痢应与阿米巴痢疾、其他肠道细菌感染、食物中毒及肠套叠等相鉴别。中毒型菌痢应与流行性乙型脑炎等疾病相鉴别。慢性菌痢应与结肠癌及直肠癌、溃疡性结肠炎等疾病相鉴别。

要点七　治疗

1. 西医治疗　急性菌痢以抗菌治疗为主,慢性菌痢除抗菌治疗外还应改善肠道功能,中毒型菌痢还应采用改善微循环、解痉、纠正休克、降低颅内压等救治措施。病原治疗首选喹诺酮类药物,儿童和孕妇患者可选用第三代头孢菌素。服用抗菌药物的同时可口服小檗碱(黄连素),以减少肠道分泌。

2. 中医辨证论治

湿热痢:治疗方法为清利湿热,调气行血。方用芍药汤加减。

疫毒痢:治疗方法为清热解毒,凉血理气。方用白头翁汤加减。

寒湿痢:治疗方法为散寒除湿,调气行血。方用胃苓汤加减,或平胃散加减。

阴虚痢:治疗方法为养阴清肠。方用驻车丸加减。

虚寒痢:治疗方法为温补脾肾,涩肠固脱。方用真人养脏汤加减。

休息痢:治疗方法为温中清肠,调气化滞。方用连理汤加减,或四君子汤合香连丸加减。

要点八　预防

急慢性患者和带菌者应隔离或定期访视,彻底治疗。搞好“三管一灭”及环境卫生。高危人群必要时可口服痢疾菌苗。

细目九　结　核　病

结核病是由结核分枝杆菌复合群引起的一种慢性感染性疾病,以肺结核最常见,临床多呈慢性过程,表现为长期低热、咳嗽、咯血等。属于中医学“肺痨”“痨瘵”等范畴。

要点一　病原学

结核分枝杆菌复合群简称结核分枝杆菌,为抗酸杆菌。菌体含类脂质、蛋白质和多糖类。菌体成分与诱导宿主免疫反应及结节性病理变化等相关,如双分枝菌酸海藻糖脂与慢性肉芽肿、磷脂与结核结节、蜡质D与迟发型超敏反应等。耐药性为结核杆菌重要的生物学特性。

要点二　流行病学

1. 传染源　传染源是排菌的患者和动物(主要是牛)。其中开放性肺结核患者是主要传染源。

2. 传播途径　呼吸道传播为主,带菌牛奶是牛型结核病的重要传播方式。

3. 易感人群　人群普遍易感。婴幼儿、青春后期少年及老年人发病率较高。社会经济发展落后地区的人群因居住拥挤、营养不良等原因发病率较高。

4. 流行现状　结核病仍然是当今全球一种主要传染病,尤其是艾滋病与结核病共感染及耐药结核病是目前全球结核病防控的两大主要问题。我国结核病发病数量居世界前三,尤其是耐多药结核(MDR-TB)问题日益严重。

要点三　病机病理

1. 西医病机病理　当结核杆菌数量多或毒力强时,其大量繁殖可导致肺泡细胞溶解破裂,释放出的结核杆菌可再感染其他吞噬细胞和局部组织,在感染过程中机体可产生T细胞介导的免疫反应(CMI)和迟发型超敏反应(DTH),对结核病的发病、演变及转归起着决定性的作用。结核病的基本病变有渗出、增生和变质三种,其中结核结节和干酪样坏死是特征性病变,三种病变常以某种病变为主,可相互转化、交错存在。

2. 中医病因病机　肺痨的病因为感染痨虫,并与正气虚弱有关,病理性质以阴虚为主,并可导致气阴两虚,甚则阴损及阳。除肺脏病变外,痨虫尚可四处蔓延,引起肺外病变。本病病位在肺,还可影响脾、肾,涉及心、肝,甚则传及五脏。基本病机为痨虫蚀肺,肺体受损,肺阴耗伤。

要点四　临床表现

1. 全身表现　多数起病缓慢,长期低热,多为午后或傍晚,可伴有疲倦、盗汗、体重减轻等。病变急剧进展时可出现高热、咳嗽、胸痛或全身衰竭等。

2. **呼吸系统表现** 本病主要表现有咳嗽、咯血、胸痛和呼吸困难等。

3. **肺外结核** 结核病是全身性疾病，肺结核是主要的类型，其他还有淋巴结结核、骨结核、结核性心包炎、结核性脑膜炎、结核性腹膜炎和肠结核、肝结核、肾结核、输尿管结核、膀胱结核、生殖系统结核等。

4. **结核病临床类型** 根据结核病的发病过程和临床特点，可分为5型：原发性肺结核（Ⅰ型）、血行播散型肺结核（Ⅱ型）、继发性肺结核（Ⅲ型）、结核性胸膜炎（Ⅳ型）、肺外结核（Ⅴ型）。原发性肺结核为初次感染后发病的肺结核，包括原发综合征及胸内淋巴结结核；血行播散型肺结核又分为急性、亚急性及慢性血行播散型肺结核三种类型；继发性肺结核是成人肺结核最常见的类型，根据胸部X线检查的特点，临床上又可分为浸润性肺结核、空洞性肺结核、干酪性肺炎、结核球和纤维空洞性肺结核5型；结核性胸膜炎又有干性胸膜炎、渗出性胸膜炎及结核性脓胸之分；肺外结核是结核杆菌感染了肺部以外的脏器而引起的结核病。

要点五 实验室检查及其他检查

1. **一般检查** 外周血白细胞计数一般正常，可有贫血。在急性进展期白细胞可增多，重症感染时可发生类白血病样血象。血沉可增快，但无特异性。

2. **病原学检查**

（1）涂片镜检：各种分泌物、排泄物可查到抗酸杆菌，有助于诊断，但阳性率低。

（2）病原菌培养和核酸检测：结核菌培养是诊断结核病的金标准，特异性核酸检测可测结核杆菌DNA。

（3）Xpert M TB/RIF检测法：是通过核酸检测结核病和耐药结核病快速诊断方法，具有高度的敏感性和特异性。

3. **免疫学检测** 结核菌素皮肤试验(TST)、抗结核抗体检测、γ-干扰素释放试验(IGRAs)均有助于结核病的诊断。γ-干扰素释放试验不受接种卡介苗的影响，可辅助诊断结核菌潜伏性感染或活动性感染，且对区别非结核分枝杆菌感染也有一定价值。

4. **其他检查** 影像学检查、内镜检查、活体组织检查等。影像学检查是诊断肺结核的重要手段，对于肠结核、骨结核、泌尿生殖系统结核等的诊断有重要价值。

要点六 诊断与鉴别诊断

1. **诊断** 肺结核的诊断须结合流行病学资料、临床表现、实验室检查与影像学检查等综合分析，主要的诊断依据为胸部X线、CT检查以及痰菌检查。肺外结核的诊断应综合分析临床表现、治疗效果和辅助检查，必要时可通过各种途径的活检，经病理学证实确诊。

2. **鉴别诊断** 肺结核病应与肺炎、肺脓肿、肺癌等相鉴别。应与其他如伤寒等发热类疾病相鉴别。肠结核须鉴别结肠癌、克罗恩病等。总之，结核病是全身性感染性疾病，诊断时应与结核病有相似表现的诸多疾病相鉴别，具体要结合患者的临床表现和辅助检查等。

要点七 治疗

1. 西医治疗

（1）化学药物治疗：化疗原则为早期、联合、适量、规律、全程。整个化疗分为强化和巩固两个阶段。目前国际上通用的抗结核药物有十余种，异烟肼（INH）、利福平（RFP）、利福布汀（RFB）、利福喷汀（RFT）、吡嗪酰胺（PZA）、链霉素（SM）、乙胺丁醇（EMB），这些药物除乙胺丁醇外均是杀菌药，是治疗的首选。在临床上要针对初治、复治及耐药结核病等个体化制定不同的治疗方案。

（2）对症治疗：合理的营养、适当的休息仍然是治疗的基础。

（3）手术治疗：经正规抗结核治疗9~12个月，痰菌仍阳性的病灶、慢性结核性脓胸、支气管胸膜瘘内科治疗无效、不能控制的大量咯血及结核球与肺癌鉴别困难者应考虑手术治疗。

（4）预防性治疗：对拟使用生物制剂的潜伏性结核感染（LTBI）者需采取预防性治疗。

2. **中医治疗** 中医治疗当以补虚培元和抗痨杀虫为主。

肺阴亏虚证：治疗方法为滋阴润肺，清热杀虫。方用月华丸加减。

阴虚火旺证：治疗方法为补益肺肾，滋阴降火。方用百合固金汤合秦艽鳖甲散加减。

气阴耗伤证:治疗方法为养阴润肺,益气健脾。方用保真汤加减。

阴阳两虚证:治疗方法为滋阴补阳,培元固本。方用补天大造丸加减。

要点八　预防

1. **控制传染源**　早发现、早诊断、早治疗痰菌阳性肺结核患者。直接督导下短程化疗是控制本病的关键。

2. **切断传播途径**　管理好患者的痰液。

3. **保护易感人群**　目前无理想的结核病疫苗,现在广泛使用的卡介苗尚不足以预防结核感染,但新生儿出生时接种卡介苗后可显著降低儿童发病及其严重程度,特别是结核性脑膜炎等严重感染,并可减少以后内源性恶化的可能性。我国结核病的感染率和发病率仍较高,接种卡介苗仍有现实意义,规定新生儿出生时即应接种。

有感染结核杆菌好发因素且 PPD 试验反应大于等于 15mm 或 γ - 干扰素释放试验呈阳性反应者,应酌情预防用药。

第三单元 其 他

细目一 医院感染

医院感染是指住院患者在医院内获得的感染,包括住院期间发生的感染和在医院内获得但在出院后出现临床表现的感染。医院工作人员在医院内获得的感染也属医院感染。医源性感染是指诊疗过程中造成的病原体传播而发生的感染。医院感染应尽力做出病原学诊断并按要求报告。医院感染分为外源性感染(交叉感染)和内源性感染。

要点一 病原学

细菌、病毒、真菌、立克次体和原虫等均能引起医院感染。有时可从同一患者体内分离出两种以上的病原体,既可以是几种细菌的混合感染,也可以是细菌与真菌或病毒的混合感染。病原体特点:以机会病原菌为主、聚集性发病、感染的病原菌常具有多重耐药性。

要点二 流行病学

1. **感染源** 各种类型的感染者是重要的感染源,而医院环境中的任何物体被污染后都可成为感染源。内源性感染者的感染源是患者自己。

2. **传播途径** 接触传播、血液传播、共同媒介物传播、空气和飞沫传播及消化道传播等。

3. **易感人群** 住院患者对条件致病菌和机会病原体的易感性均较高。

要点三 发病机制

与宿主免疫功能减退、各种侵袭性诊疗措施、抗菌药物使用不当及操作不规范等多种因素相关。

要点四 常见的医院感染

全身各器官、各部位都可能发生医院感染,病原体的种类很多,可分为呼吸系统医院感染、手术部位医院感染、泌尿系统医院感染、血液系统医院感染、皮肤软组织医院感染等。但严重影响住院患者医疗安全、可有效控制的常见医院感染主要有中心导管相关血流感染(CLABSI)、呼吸机相关肺炎(VAP)、尿管相关尿路感染(CAUTI)和手术部位感染(SSI)四种。

要点五 诊断与鉴别诊断

1. **诊断** 医院感染的诊断主要依据临床表现、实验室检查、流行病学资料等进行综合判断。在诊断过程中必须重视病原学诊断,同时还可借助病理学检查以弥补病原学检查的不足。

具有下列情况之一者可确诊为医院感染。

(1)无明显潜伏期,入院 48 小时后发生的感染为医院感染;有明确的潜伏期,自入院时起超过平均潜伏期后发生的感染为医院感染。

(2)患者发生的感染直接与上次住院有关。

(3)在原有感染的基础上培养分离出新的病原体,或出现新的感染部位(除外脓毒血症迁延病灶)。

(4)新生儿在分娩过程当中或产后获得的感染。

(5)由于各类诊疗措施激活的潜在性感染,如疱疹病毒、结核杆菌等感染。

(6)医务人员在医院工作期间获得的感染。

2. **鉴别诊断** 下列情况不属于医院感染。

(1)皮肤黏膜开放性伤口或分泌物中只有细菌定植而无具体炎症临床表现。

(2)新生儿经胎传获得的感染(多为出生后 48 小时内发病),如单纯疱疹病毒感染、弓形虫病、水痘等。

(3)由物理性、化学性刺激引起的炎症反应。

(4)患者入院时就已存在的感染,在住院期间出现急性发作或并发症。

(5)全身感染的迁徙性病灶,或原有的慢性感染复发,不能证明系医院内获得者。

(6)潜在感染被激活,如带状疱疹、结核、梅毒等。

要点六 治疗

根据病原体种类、药敏结果、感染部位、患者基础疾病、免疫状态、抗菌药物 PK/PD 等特点，选用合适的抗菌药物进行病原治疗；积极治疗基础疾病，维持水、电解质的平衡，补充必要的热量和营养物质，进行对症支持治疗。

要点七 预防与控制

1. **预防**

(1) 建立和完善医院感染管理组织和监测系统：日常监测工作如下。①医院感染病例的类别。②调查和汇集医院感染的病因和诱因。③在患者、医护人员、医疗器械和环境中采样进行培养，进行细菌药物敏感试验。④细菌耐药性监测。⑤医院感染资料数据库的积累、分析。⑥定期召开监测资料的统计分析报告会。

(2) 落实标准预防的基本措施和规章制度。

(3) 提高医护人员的防控意识。

(4) 合理应用抗菌药物。

2. **控制** 针对常见的医院感染或有局部暴发感染时应采取的防控措施如下。

(1) 流行病学调查、分析和预防措施。

(2) 对不同感染的患者采取不同的隔离措施。

(3) 加强消毒和灭菌工作。

(4) 对医院感染患者及时诊断和治疗。

(5) 对医院的住院患者和陪护家属定期开展防控知识科普和宣教。

(6) 加强手卫生知识科普宣教和管理制度。

(7) 严格执行医院隔离技术规范。

细目二 新发传染病

要点一 新发传染病概况

20世纪中期以来，人类在防控传染病方面取得了巨大成就，消灭了天花，基本控制了脊髓灰质炎、麻疹、霍乱、白喉、伤寒、风疹、黑热病、丝虫病、血吸虫病、流行性脑脊髓膜炎等，多数传染病发病率较前明显下降，人类在与传染病的斗争中占了上风，20世纪70年代西方医学界甚至认为传染病正在消亡。然而，1981年的艾滋病、2003年的传染性非典型肺炎、2012年的中东呼吸综合征、2014年的埃博拉病毒病，以及2019年的新冠病毒感染等新的传染病相继出现，给人类敲响了警钟。20世纪90年代国际上就提出了“emerging infectious diseases (EID)”的概念。2003年WHO提出新发感染病是指由新种或新型病原微生物引起的感染病，以及近年来导致地区性或国际性公共卫生问题的感染病。即新发感染病包括新发现的感染病和再发感染病两大类。“近年来”一般认为是指20世纪70年代以来。目前我国尚在流行的新发现的感染病主要有幽门螺杆菌感染、甲型H1N1流感、人禽流感、艾滋病、病毒性肝炎(A、C、E型)、发热伴血小板减少综合征及新型冠状病毒感染等。

1. **人禽流感** 人禽流感是由禽流感病毒中某些亚型感染者引起的急性呼吸道传染病。被甲型禽流感病毒感染的禽类动物是人禽流感的主要传染源，主要经呼吸道传播或密切接触感染禽类的分泌物或排泄物而获得感染，人类对禽流感病毒并不易感。临床以发热、咳嗽、咽痛等呼吸道症状为主，其中重症病例常合并急性呼吸窘迫综合征(ARDS)、感染性休克、多器官功能衰竭，甚至导致死亡。治疗原则是在积极抗病毒治疗的基础上，采取对症支持等综合疗法。必要时密切接触者可预防性服用抗流感病毒药物。

2. **发热伴血小板减少综合征** 发热伴血小板减少综合征是我国于2009年发现的由大别班达病毒(Dabie banda virus, DBV)感染所致的急性自然疫源性疾病。本病散发于山区和丘陵地区，全年均可发病，夏秋季居多，感染的动物是主要传染源，主要经带毒长角血蜱等媒介生物叮咬传播。其主要表现为发热、白细胞和(或)血小板计数降低、淋巴结肿大、乏力及胃肠道症状等，多数预后良好。老年、有基础疾病或延迟就医者病情较重，危重者可因多器官功能衰竭死亡。目前尚无特效疗法，主要是对症治疗、支持治疗和针对并发症的治疗。

3. **新型冠状病毒感染** 新型冠状病毒感染是由新型冠状病毒(SARS-CoV-2)引起的急性传染病。新型冠状病毒感染者是传染源，呼吸道飞沫和密切接触传播是主要的传播途径。

临床以咽干、咽痛、咳嗽、发热、乏力等为主要表现，少数患者伴有鼻塞、流涕、腹泻等上呼吸道和消化道症状。严重病例可出现急性呼吸窘迫综合征、脓毒症休克及多器官功能衰竭等，甚至导致死亡。治疗以对症治疗、支持治疗和抗病毒治疗为主。对危重症患者还应积极防治并发症、治疗基础疾病、预防继发感染、及时进行器官功能支持。

要点二　新发传染病的中医认识

传染病多属于中医学“疫病”范畴，长久以来中医药在防治疫病方面积累了丰富的经验，在防治一些新发、突发传染病方面，取得了显著成效。中医药根据疫病的证候演变规律，立足祛邪，注重扶正，截断扭转，防止传变，把握整体状态与局部病变的关系，制订相应的治疗方法。强调中医药防治结合、早期干预、全程干预。

1. **人禽流感**　人禽流感属中医学“风温”“温热”“瘟疫”范畴。中医认为本病由毒邪侵袭肺胃而致病，宜早用清热解毒、通腑攻下、凉血活血之法治疗。中医药干预疗效主要体现在改善高热、咳喘、憋闷等症状，减轻西药的不良反应，改善免疫功能，控制肺纤维化等方面。

2. **发热伴血小板减少综合征**　本病属于中医学“瘟疫”范畴。中医认为其核心病机为风温疫邪犯肺，卫气同病，疫邪内陷毒损脉络则转为重症。临床上可根据轻型、重型、恢复期来辨证论治。

3. **新型冠状病毒感染**　本病属于中医学“疫病”范畴，认为病因为感受“疫疠”之气，病位在肺，基本病机特点为湿、热、毒、瘀。临床上结合患者病情给予清肺排毒汤治疗，也可按临床分期进行辨证论治。

细目三　消　毒

要点一　消毒种类

消毒(disinfection)是用物理、化学或生物学的方法，消除或杀灭体外环境中病原微生物的一系列方法，借以切断病原微生物的传播途径，阻止和控制传染病的发生和播散。

1. **疫源地消毒**　对目前或曾经存在传染源的地区进行消毒。疫源地消毒分为随时消毒、终末消毒。

2. **预防性消毒**　指在未发现传染源存在的情况下，对可能被病原体污染的物品、场所和人体进行的消毒措施。

要点二　消毒方法

根据消毒原理不同，可将消毒方法分为物理方法、化学方法及生物方法。通过生物方法利用生物因子去除病原体，作用缓慢且灭菌不彻底，一般不用于疫源地消毒。

1. **物理消毒法**　包括机械消毒、热力灭菌、辐射消毒等方法。

2. **化学消毒法**　主要是应用化学药物清除病原微生物的方法，常用的化学消毒剂包括：醇类消毒剂[75%乙醇、异(正)丙醇、复合醇等]、含氯消毒剂(漂白粉、次氯酸钠、氯胺和二氯异氰尿酸钠等)、氧化消毒剂(过氧乙酸、过氧化氯、高锰酸钾和臭氧等)、含碘消毒剂(碘伏、碘酊、复合含碘消毒剂)、醛类消毒剂(甲醛、戊二醛和邻苯二甲醛等)、杂环类气体消毒剂(环氧乙烷、环氧丙烷等)、其他消毒剂如酚类季铵盐类(新洁尔灭、消毒宁、消毒净和洗必泰等)消毒剂属于低效消毒剂，不能消灭细菌芽孢，适用于皮肤及医疗器械的消毒。

细目四　隔　离

要点一　隔离的原则与方法

隔离是指采用各种方法、技术，防止病原体从患者及携带者传播给他人的措施，是预防和控制传染病的重要措施，应针对不同传染病的病原学和流行病学特点，采取相应的隔离措施和隔离检疫期限。一般应将传染源隔离至不再排出病原体为止。

1. **隔离的方法**　标准预防是针对医院所有患者和医务人员采取的一组预防感染措施，是基于患者的血液、体液、分泌物(不包括汗液)、非完整皮肤和黏膜均可能含有感染性因子的原则,认定患者的血液、体液、分泌物、排泄物等均具有传染性,医务人员在接触之时,必须采取防护措施。根据疾病的主要传播途径,采取相应的隔离措施,包括接触隔离、空气隔离和飞沫隔离。预防的措施既包括手卫生,也包括穿戴合适的防护用品,处理患者环境中污染的物品与医疗器械等;根据预期可能的暴露选用手套、隔离衣、口罩、护目镜或防护面罩,以及安全注射。

2. 隔离原则

(1)在标准预防的基础上,医疗机构应根据传染病传播的种类(接触传播、飞沫传播、空气传播和其他传播途径),结合医疗机构实际情况,制定相应的隔离与预防措施。

(2)一种传染病可能有多种传播途径时,应在标准预防的基础上,采取相应传播途径的隔离与预防措施。

(3)隔离病室应有隔离标志,限制人员的出入。通常黄色为空气传播的隔离,粉色为飞沫传播的隔离,蓝色为接触传播的隔离。

(4)传染病患者或疑似传染病患者应在单人房间隔离,如条件有限,同种确诊传染病患者可同室隔离。

要点二　隔离的种类

医疗机构应根据疾病的传播方式,制定不同的隔离措施。

1. 接触传播的隔离与预防　接触传播(contact transmission)是指病原体通过手、媒介物直接或间接接触进行的传播。接触经接触传播的疾病,如肠道及呼吸道感染、多重耐药菌感染、皮肤感染等患者,在标准预防的基础上,还应采用接触传播的隔离与预防措施。

2. 空气传播的隔离与预防　空气传播(airborne transmission)是指带有病原微生物的微粒子($\leqslant 5\mu m$)通过空气流动导致的疾病传播。接触经空气传播的疾病,如麻疹、水痘、肺鼠疫、SARS 等,在标准预防的基础上,还需采用空气传播的隔离和预防措施。

3. 飞沫传播的隔离与预防　飞沫传播(droplet transmission)是指带有病原微生物的飞沫核($>5\mu m$),在空气中短距离(1m 内)移动到易感人群的口、鼻黏膜或眼结膜等导致的传播。接触经飞沫传播的疾病,如肺结核、百日咳、白喉、流行性感冒、病毒性腮腺炎、流行性脑脊髓膜炎等,在标准预防的基础上,还应采用飞沫传播的隔离与预防措施。

4. 其他传播途径疾病的隔离与预防　根据疾病的特性,应采取相应的隔离与防护措施。

第十二部分　医学心理学

第一单元　心理学基础知识

细目　人的心理现象

要点一　心理学的内容及医学心理学概述

1. **心理学的概念**　心理学是研究心理现象发生、发展规律的科学。心理现象是心理活动的表现形式，心理活动包括心理过程和个性心理。它们是两个不可分割的部分。科学的心理观认为，人的心理实质可以理解为以下三个方面：脑是心理的器官，心理是脑的机能；心理是客观现实的反映；人的心理是对客观现实主观的、能动的反映。

2. **医学心理学的概念**　医学心理学将心理学的理论和技术应用于医学领域，主要研究心理社会因素在人类健康和疾病及二者相互转化过程中的作用及规律，解决健康和疾病相关的心理行为问题，是医学和心理学相结合的学科。

3. **医学心理学的研究范围**　医学心理学的研究对象是人，人的心身活动始终是相互作用、相互制约、相互影响的，所以人类的疾病与健康是个体的生理现象与心理现象共同作用的结果。医学心理学旨在深入研究和应用心理学知识和技术，为医学领域提供更好的心理健康服务和支持。研究范围主要包括以下内容。

(1)心身相互作用关系及其机制。

(2)心理或行为的生物学和社会学基础及其在健康和疾病中的意义。

(3)心理社会因素在疾病过程中的作用机制与规律。

(4)各种疾病过程中的心理和行为特征及变化规律。

(5)医疗过程中医患关系的特征及增进医患关系的途径和方法。

(6)如何将心理学原理及技术应用于人类的健康促进及疾病防治。

要点二　认知过程：感觉、知觉、记忆、思维、想象和注意

1. **感觉**

(1)感觉的概念：感觉是人脑对直接作用于感觉器官的客观事物的个别属性的反映和感官系统的察觉情况。人主要的感觉分为外部感觉和内部感觉。

(2)几种感觉现象

1)适应：当刺激连续作用时，感觉随时间延续逐渐发生变化，感受性降低甚至消失的现象。

2)联觉：一种感觉引起另一种感觉的现象。如颜色可以引起温度觉。

3)补偿：当某种感觉受损或缺失后，其他感觉会过度进行补偿。例如，失明的人触觉一般都很灵敏。

4)掩蔽：当不同感觉器官同时接受刺激时，一种感觉使另一种感觉感受性减低的现象。如一些牙科诊所利用音乐镇痛。

5)后像：刺激消失之后感觉暂时存留的现象。如夜晚关灯后，视觉仍然能暂时存留灯亮时的形象。

2. **知觉**　知觉是人脑对直接作用于感觉器官的客观事物的各个部分和属性的整体反映。知觉以感觉为基础，同时是感觉的深入和发展，是一种纯粹的心理现象。

(1)知觉的基本特征

1)知觉的选择性：作用于人的感官刺激丰富多彩，但人并非对所有刺激都作出反应，而只选取其中少数刺激进一步加工，并作出反应。

2)知觉的理解性：根据已有的知识经验，对感知的事物进行加工处理，并用语词加以概括、赋予说明的组织加工过程。知觉的理解性主要受个人的知识经验、言语指导、实践活动以及兴趣爱好等多种因素影响。

3）知觉的整体性：人根据知识经验把直接作用于感官的客观事物的多种属性整合为统一整体的组织加工过程。

4）知觉的恒常性：当客观事物的物理特性在一定范围内已发生变化，而知觉仍保持相对稳定特性的组织加工过程。

（2）几种主要的知觉

1）空间知觉：对物体距离、形状、大小、方位等空间特性的知觉。空间知觉包括距离知觉、形状知觉和方位知觉。

2）时间知觉：人对客观现象的延续性和顺序性的感知。

3）运动知觉：人对物体在空间位移的知觉。运动知觉是视觉、动觉、平衡觉等多种感官协同活动的结果，其中视觉起重要作用。运动知觉包括真正运动知觉和似动知觉。似动知觉指在一定时间和空间条件下，人们在静止物体间看到移动，或者在没有连续移动时看到连续移动。

4）错觉：人对客观事物不正确的知觉。错觉现象十分普遍，几乎在各种知觉中都可以发生。视错觉在各种错觉中表现得最为明显，其研究也最多，如图形错觉、大小错觉等。

3. 记忆 记忆是人脑对过去经验的保持和再现。

（1）记忆的分类：根据记忆的内容分为形象记忆、逻辑记忆、情绪记忆和运动记忆 4 种。根据输入信息编码加工方式的不同和储存时间的长短分为瞬时记忆、短时记忆和长时记忆 3 种。其中，瞬时记忆又叫感觉记忆，是记忆的开始。保持时间短，为 0.25~2 秒，有鲜明的形象性。短时记忆是瞬时记忆和长时记忆的中间阶段，此阶段储存的时间稍长，但不超过 1 分钟，其容量相当有限。短时记忆的信息经过复述成为长时记忆。长时记忆保持在 1 分钟以上直至多年，甚至终身。

（2）记忆系统：在记忆过程中，由于从信息的输入到提取经过的时间间隔不同，对信息的编码方式也不同，可以把记忆分为 3 种系统，即感觉记忆系统、短时记忆系统和长时记忆系统。

1）感觉记忆：感觉刺激作用后仍在脑中继续短暂保持其映象的记忆，是信息加工的第一阶段。感觉记忆的特点：信息保持的时间短，图像记忆约 1 秒，听觉稍长，但不超过 4 秒；信息完全按照物理特性编码，并以感知的顺序被登记，具有鲜明的形象性；记忆信息容量由感受器的解剖生理特点所决定，几乎进入感官的信息都能被登记，但感觉记忆痕迹很容易衰退，只有受到注意的信息才能转入短时记忆。

2）短时记忆：脑中的信息在 1 分钟之内的加工编码记忆，又称为工作记忆。短时记忆的基本特征：信息在无复述的情况下一般只有 5~20 秒，最长不超过 1 分钟；短时记忆的容量有限，记忆广度为 7±2 组块；信息易受干扰，很难恢复，复述是使短时记忆的信息转入长时记忆的关键；短时记忆的信息编码主要采用语言听觉形式编码，少量的是视觉或语义编码。

3）长时记忆：是指信息在人脑中长久保持的记忆，又称为永久性记忆。长时记忆的特点：容量无限；信息保持时间长，理论上是永久存在的；信息编码以意义编码为主，包括语义编码和表象编码；长时记忆的储存有程序性记忆和陈述性记忆两种。程序性记忆是一种技能记忆，是个人对具有先后顺序活动的记忆。陈述性记忆是个人对事实性信息的记忆。

（3）记忆过程：记忆的三个基本环节是识记、保持和遗忘、回忆和再认。

1）识记：记忆过程从识记开始，它是保持、回忆和再认的必要前提。根据识记有无明确的目的，可将识记分为无意识记和有意识记。无意识记是指事先没有预定目的，不需要任何有助于识记的方法，也不需意志努力而进行的识记；有意识记是指具有明确的识记目的，并通过一定意志努力，采取一定方法进行的识记。在其他条件相同的情况下，有意识记的记忆效果比无意识记好。识记还可根据识记材料有无意义或识记者是否了解其意义分为意义识记和机械识记。

2）保持和遗忘：保持以识记为前提，在再认或回忆中得到体现。对识记过的材料不能再认或回忆，或表现为错误的再认或回忆称为遗忘。德国心理学家艾宾浩斯首先对遗忘做了系统研究，提出著名的艾宾浩斯遗忘曲线，也称保持曲线。曲线表明了遗忘发展的规律：遗忘进程不是均衡的。遗忘的发展，时间上是“先快后慢”，数量上是“先多后少”。

3）回忆和再认：回忆是把以前经历过的事物在头脑中重新呈现并加以确认的心理过程。回忆常常以联想的形式出现，联想的种类有接近联想、类似联想、对比联想和因果联想。再认是当经历过的事物再次出现时能够识别确认的过程。

4. **思维**

（1）思维的概念：思维是一种高级认知过程，是人脑借助于语言而实现的，以已有知识为中介，可以揭示事物的本质特征和内部规律，并以概念的形式进行判断、推理，使人们解决面临的各种问题。

思维过程的主要特征包括间接性和概括性。思维的间接性表现为凭借已有知识经验和其他事物为媒介，理解并把握未直接感知过的事物。思维的概括性表现在两个方面，一方面是对一类事物共同本质特征的概括性认识，另一方面是对事物之间规律性内在联系的认识。

（2）思维的分类：根据思维方式不同，思维可分为动作思维、形象思维和抽象思维。根据思维的指向性分类，主要包括聚合思维和发散思维。其中聚合思维也称求同思维，是将解决问题所能提供的各种信息聚合起来，朝同一方向得出一个正确的答案；而发散思维又称求异思维，是解决一个问题时，从一个目标出发，沿着各种不同路径进行积极思考，找出符合条件的多种答案、解决方法或结论的一种思维。根据思维的独立程度来分类，包括常规思维和创造性思维。

（3）思维过程

1）分析与综合。分析是指在头脑中将整体事物分解为各个部分或属性，再分辨出个别方面、个别特征，并加以思考的过程。而综合是指在头脑中把事物的各个部分、特征、属性结合起来，形成一个整体。

2）比较与分类。比较是在分析、综合的基础上，把各种事物和现象加以对比，从而找出事物之间的相同点、不同点及其联系。分类是在比较的基础上确认事物主次并将其联合为组、局、种、类的过程。通过分类可揭示事物的从属关系、等级关系，从而使知识系统化。

3）抽象与概括。抽象是指找出事物的本质属性，排除非本质属性的思维过程。概括是指在思想上把抽象出的各种事物与现象的共同特征和属性综合起来，形成对一类事物的概括性本质属性的认识。

5. **想象**　想象是人脑中对已有表象进行加工改造而创造新形象的过程。想象促进智力发展，想象力的发展是智力发展的一个极为重要的方面。

根据想象时有无目的性和计划性可以把想象分为有意想象和无意想象。有意想象是有预定目的，自觉进行的想象。无意想象是没有预定目的和计划而产生的想象。根据创造性程度，可以把想象分为再造想象和创造想象。

6. **注意**　注意是心理活动对某种事物的指向和集中，它本身并不是独立的心理活动过程，而是伴随心理过程并在其中起指向作用的心理活动。指向性和集中性是注意的两个特点。

要点三　情感过程：情绪和情感的定义、分类和作用

1. **情绪和情感的定义**　情绪和情感是人对客观事物的态度的体验，是人的需要是否获得满足的反映。情绪和情感是人类心理活动的一个重要方面，也是人对客观现实的一种反映形式。

2. **情绪和情感的分类和作用**

（1）情绪的分类和作用：情绪是多种多样的，种类划分很难有明确的界定，一般认为快乐、愤怒、恐惧和悲哀是最基本、最原始的4种情绪。

情绪状态是指在某种事件或情境的影响下，在一定时间内所产生的一定情绪状况。最典型的情绪状态有心境、激情和应激3种。

1）心境：心境是一种深入的、比较微弱的、持久的、影响人的整个精神活动的情绪状态，如得意、忧虑。心境具有弥散性，它不是关于某一事物的特定体验，而是由一定情境唤起后在一段时间内影响各种事物的态度体验。

2）激情：激情是一种强烈的、短暂的、爆发性的情绪状态。激情通常由生活中具有重大意义的事件所引发。激情发生时有明显的外部表现，如面红耳赤、咬牙切齿等。激情状态下，人的认识活动范围缩小，控制力减弱，对自己的行为后果不能做出适当的评估。

3）应激：应激是在出乎意料的紧急情况下引起的情绪状态，是人对某种意外的环境刺激作出的反应。应激状态有时使人做出平时不可能做出的大胆判断和行为，所谓急中生智；另外某些时候可能使人知觉狭隘，注意局限，思维迟滞，行动刻板，正常能力也得不到发挥。

（2）情感的分类和作用：情感是指与人的社会性需要相联系的主观体验。人类高级的社会性情感主要有道德感、理智感和美感。

1）道德感：道德感是个体根据一定社会政治道德标准，评价自己或他人的行为、举止、思想、意图时产生的情感体验。当个体自身的言行符合基本道德准则时，就会产生幸福感、自豪感，否则就会产生自责、内疚、不安等。当别人的言行符合基本道德准则时，人们就会对他产生尊敬、钦佩、爱慕感，对那些违背了基本道德标准的思想和行为，人们就会产生厌恶感、鄙视感等。

道德感是在人的社会实践中发生和发展的，不同的历史时期、不同的社会制度、不同阶级具有不同的道德标准。所以道德感具有社会性、历史性和阶级性。

2）理智感：理智感是人在智力活动过程中认识和追求真理的需要是否满足而产生的情感体验。这类情感与人的认识活动、求知欲望、认识兴趣及对客观规律的探求有着密切联系。人们在认识世界和改造世界的过程中，形成并发展了认识和追求真理的需要，形成了理智感。认识活动越深入，求知欲越强，追求真理的兴趣越浓厚，理智感也就越深厚。

理智感是人们认识世界和改造世界的动力之一，对人们学习知识、认识事物、发现规律和追求真理的活动具有积极的推动作用。理智感的表现形式有探索未知事件时所表现出的求知感、获得新知识时的喜悦感、对新异事物的好奇心和新异感、对奇异现象的惊奇感、对某种理论的怀疑感和确信感、对真理的热爱感、对谬误和迷信的鄙视感和憎恶感等。

3）美感：美感是客观事物是否符合个人审美需要而产生的个人体验，根据对象可以分为自然美感、社会美感和艺术美感 3 类。美感受个人的审美观、审美能力、社会性、历史性等诸多因素的影响。人的审美标准既反映了事物的客观属性，又受到个人的思想观点和价值观念的影响。在不同的文化背景下，不同民族、不同阶级的人对事物美的评价可能有所不同。“桂林山水甲天下”就是对自然美的感悟。

要点四　意志过程：意志的概述及心理过程

1. 意志过程　意志是指人们自觉地确定目标，有意识地支配、调节行为，通过克服困难以实现预定目标的心理过程。意志是人类特有的心理现象，是人的意识能动性的集中表现。主要体现在人主动变革现实的行动中，对行为有发动、坚持和制止、改变等调控作用。意志使人的内部意识转化为外部的动作，充分体现了意识的能动性。意志具有引发行为的动机作用，但比一般动机更具选择性和坚持性，因而可以看成人类特有的高层次动机。

2. 意志的品质　意志的品质包括自觉性、果断性、坚韧性及自制性，共同构成了意志的基本特征，使得个体能够在面对各种困难和挑战时保持积极的态度和行为。

（1）意志的自觉性是指个体能够主动地支配自己的行动，使其能达到既定目标。在这个过程中，个体能够坚持信念，不会轻易动摇，既不固执己见也不独断。

（2）意志的果断性是指个体在决策或行为时能够迅速作出决定，不优柔寡断，不犹豫不决。

（3）意志的坚韧性是指个体能够长期保持充沛的精力，战胜各种困难，不屈不挠地努力实现目标。

（4）意志的自制性是指个体能够自觉地、灵活地控制自己的情绪和动机，约束自己的行动和语言。

要点五　个性和人格的定义、内容及个性心理特征

1. 个性的定义、内容　在心理学中，个性可以理解为一个人的整个心理面貌，即具有一定倾向性的各种心理特征的总和。部分心理学书籍，也把个性翻译为人格。个性是复杂的，是多侧面、多层次的统一体。个性的心理结构包括个性倾向性和个性心理特征两大部分。

2. 个性的心理特征　个性的心理特征包括能力、气质和性格。

（1）能力：能力是直接影响活动的效率，使活动顺利完成的个性心理特征。能力在活动中形成和发展，并且在活动中表现出来。能力可以分为一般能力和特殊能力。一般能力包括观察力、记忆力、注意力、思维能力、想象力，也就是通常说的智力，它们适用于广泛的活动范围，并保证人们较容易和有效地掌握知识，与认识活动密切联系。特殊能力只在特殊活动领域内发生作用，如音乐能力、色彩鉴别能力、图画能力等。为了顺利完成某种活动而形成的多种能力的完备结合称为才能。才能的高度发展

就是天才。能力是在遗传和环境两大因素支配下由成熟和学习交互作用的结果。个体在能力上存在着个别差异。

（2）气质：气质是个体心理活动稳定的动力特征，主要指心理过程的速度和稳定性、心理过程的强度及心理活动的指向性等方面的特点。

（3）性格：性格是一个人在现实的稳定态度下和习惯化的行为方式中所表现出来的个性心理特征。性格的个体差异很大，性格一经形成就比较稳固，并且贯穿于全部行动之中。个体一时的偶然表现，不能认为是其性格特征，只有经常性、习惯性的表现才能认为是个体的性格特征。

要点六 心理评估和心理测验的概念、方法

1. 心理评估的概念及作用 心理评估是依据心理学的理论和方法对人的心理品质及水平所作出的鉴定。心理评估在医学心理学中的作用非常重要。一方面，心理评估是心理干预的重要前提和依据；另一方面，心理评估还可判定心理干预的效果。此外，心理评估对于维护和促进正常人群的心理健康也有帮助。

2. 心理评估的方法

（1）观察法：通过对被评估者的行为表现直接或间接的观察或观测而进行心理评估的一种方法。观察法的依据是人的行为，而行为是由其基本心理特征所决定，因此相对稳定。观察法可分为自然情境中的观察和特定情境下的观察两类。

（2）会谈法：评估者与被评估者进行面对面的语言交流是其基本形式，会谈法是心理评估中最常用的一种基本方法。会谈的形式包括自由式会谈和结构式会谈两种。前者是开放式的，被评估者较少受到约束；后者根据评估目的预先设计一定的结构和程序，效率相对较高。

（3）调查法：通过借助晤谈、问卷或调查表来了解人的态度、意见和行为的一种方法。根据调查的取向，调查又分为历史调查和现状调查两类。历史调查主要是了解被评估者过去的一些情况，现状调查主要围绕与当前问题有关的内容进行。

（4）心理测验法及临床评定量表：心理测验可对心理现象的某些特定方面进行系统评定，一般采用标准化、数量化的原则。由于所得到的结果可参照常模进行比较，从而避免了一些主观因素的影响，结果更加客观。目前在临床和心理卫生工作中，还应用许多精神症状及其他方面的评定量表。

3. 心理测验的类型及应用 心理测验根据其功能、测量方法，以及测验材料的性质等可以有不同的分类。

（1）根据测验功能分类

1）智力测验。常用的比奈－西蒙量表、韦克斯勒成人和儿童智力量表、丹佛发育筛选测验等，可用于儿童智力发育的鉴定、脑器质性损害及退行性病变、特殊教育或职业选择时的咨询参考。

2）人格测验。常用的量表有明尼苏达多相人格调查表（MMPI）、罗夏墨迹测验（RIT）、主题统觉测验（TAT）以及艾森克人格问卷（EPQ）等，多用于诊断某些心理障碍和评估病情预后，也可用于科研或心理咨询时评价人格。

3）神经心理学测验。既有针对感知运动、记忆、联想思维等个别能力的测验，还有一些成套测验，可用于辅助诊断脑器质性损害和脑与行为关系的研究。

4）评定量表。常见评定量表有抑郁量表、焦虑量表、生活事件量表、认知功能量表等，可用于评价精神症状及其他方面，对临床工作以及科研等具有特殊的意义和应用价值。

（2）根据测验方法分类

1）问卷法。主要采用结构式问题，多让被试者回答“是”或“否”或在几种有限选择里进行作答。问卷法的结果容易评分，方便统一处理。MMPI、EPQ 等人格测验及评定量表都采用问卷法的形式。

2）作业法。多用于测量感知和运动等操作能力，测验形式是非文字的，需要让受试者进行实际操作。针对婴幼儿及受文化教育因素限制的受试者的心理测验主要采用作业法。

3）投射法。要求受试者根据自己的理解不受限制地进行回答，目的是诱导出受试者的经验、情绪或内心冲突。测验材料通常无严谨的结构，如意义不明的图像、模糊的墨迹或不完整的句子。投射法多用于人格的测量，如 RIT、TAT 等。也可检测异常思维，如自由联想测验、填词测验等。

要点七　医学心理学基本理论

1. 精神分析与心理动力学理论　精神分析理论是奥地利心理学家弗洛伊德创立的心理治疗体系。精神分析与心理动力学理论包括经典精神分析理论,以及之后发展的各种流派的现代精神分析理论。潜意识理论、人格结构理论、性心理发展阶段理论、心理防御机制理论、释梦理论是经典精神分析理论的主要内容。

(1)潜意识理论:弗洛伊德提出"心理地形学",将人的心理活动分成意识、前意识和潜意识三个层次,并指出潜意识层面是各种症状产生的主要原因。

(2)人格结构理论:人格结构分为本我、自我和超我。三者关系协调时,人格则表现出健康状况;当三者关系冲突时,就会产生心理紊乱或心理疾病。

(3)性心理发展阶段理论:根据"力比多"附着部位的不同,人的性心理发展被分为以下5个时期:口唇期(0~1岁)、肛门期(1~3岁)、生殖器期(3~6岁)、潜伏期(6岁到青春期)、两性期(青春期以后)。

(4)心理防御机制理论:根据心理功能和人格成熟度的不同,主要分为以下三种防御机制。①原始心理防御机制,包括否认、歪曲、投射、退行、幻想等。②神经症性心理防御机制,包括压抑、隔离、转移、反向形成、抵消、补偿、合理化等。③成熟心理防御机制,包括升华、幽默、利他等。

(5)释梦理论:弗洛伊德认为梦是对清醒时被压抑到潜意识中的欲望的表达,是通往潜意识的重要捷径。梦分为隐梦和显梦。梦的解析就是以显梦为起点,进一步探究隐梦中所隐含的真正意义。

弗洛伊德的女儿安娜·弗洛伊德和哈特曼、埃里克森等人强调自我的功能,形成了精神分析的自我心理学。美国的精神分析学家霍妮、弗洛姆和沙利文等是新精神分析的代表人物。克莱因、温尼科特、科恩伯格和科胡特等是现代精神分析中客体关系理论和自体心理学理论代表人物。

2. 行为主义理论　行为主义理论的创建者是美国心理学家华生,该理论的发展经历了早期行为主义、新行为主义和社会认知行为主义等阶段。经典条件反射理论、操作性条件反射理论和社会学习理论是最具有代表性的行为主义理论。

(1)经典条件反射理论:由俄国生理学家巴甫洛夫在20世纪初发现,是以无条件反射为基础而形成的。影响经典条件反射的因素主要有无条件刺激和条件刺激的性质、无条件刺激和条件刺激的时间关系、条件刺激和无条件刺激的一致性、共同作用的次数、以前对条件刺激的体验。复杂的学习行为遵循两条规律,即频因律和近因律。

(2)操作性条件反射理论:描述了有机体作出特定的行为反应后,会导致环境发生某种变化,由美国心理学家斯金纳通过一系列实验证明。强化分为正强化和负强化,在操作性条件反射中,如果行为结果使积极刺激增加,进而使该行为反应逐渐加强,称为正强化;如行为结果使消极刺激减少,进而使该行为反应逐渐加强,称为负强化。影响强化的因素包括直接性、一致性、已形成事件和结果的特征。

(3)社会学习理论:创建者是美国心理学家班杜拉,该理论提出了另一种学习形式,即观察学习或模仿学习,观察学习的过程包括注意、保持、再现、动机四个步骤。社会学习理论强调环境中社会因素对人类行为的影响,主要观点是人类的大量行为的获得并非通过条件作用的途径进行的。

3. 人本主义心理学理论　人本主义心理学被认为是行为主义和精神分析之后的心理学第三势力,主要代表人物是马斯洛和罗杰斯。强调研究人性,如人的成长、潜能与自我实现倾向以及人的存在与意义等。人本主义心理学认为心理治疗需要关注个体的内在需求和价值观,帮助个体实现自我。

(1)马斯洛的主要理论

1)需要层次理论。马斯洛提出了需要层次论,将动机分为两大类、五个层次。第一类是基本需要,包括生理需要、安全需要、归属与爱的需要和尊重需要四个层次。第二类是成长需要,包括自我实现的需要这一个层次。

2)自我实现理论。自我实现是人的机体潜能发挥的一种内驱力,是一种人的本性中的创造性倾向。自我实现有两种类型,一种是健康型自我实现,另外一种是超越型自我实现。自我实现论是人本主义心理学的核心。

3)心理健康与心理治疗观。马斯洛认为

心理健康指的是人性的丰富实现,即自我实现,心理疾病则是人的基本需要或自我实现的受挫与失败。如果心理治疗要取得成效,必须符合满足病人的基本需要、改善病人的自我认识和建立良好的社会环境这三个条件。

(2)罗杰斯的主要理论:卡尔·罗杰斯主张"以人为中心"的心理治疗方法,首创非指导性治疗。他提出了人格的自我理论,强调自我概念的重要性,认为个体内在的自我认知对心理健康和自我实现至关重要。自我概念有真实自我和理想自我两种。真实自我是指个体真实的、内在的本质。而理想自我是一个人渴望成为的理想形象。无条件的积极关注可以帮助个体发展出积极的自我概念,并促进自我成长和实现。

(3)现代人本主义理论的发展

1)自我选择说。由罗洛·梅开创,以探究人的经验和存在感为目标,重视人的自由选择、自我肯定和自我实现的能力。

2)超个人心理学。人本主义心理学的派生物,主要关注人生价值、人类幸福、宗教体验、自我超越的途径、超越中的心理健康和意识状态等问题。

3)动机访谈。创立者是米勒和罗尔尼克,指通过独有的面谈原则和谈话技巧,协助人们认识到现在面临的或潜在的问题,从而提升其改变的动机。

4)积极心理学。以塞利格曼和米哈里·契克森米哈赖发表的论文《积极心理学导论》作为首次提出的标志。采用科学的原则和方法来研究幸福,倡导心理学的积极取向,研究人类的积极心理品质。塞利格曼总结积极情绪、参与、关系、意义和目的,以及成就是幸福感理论的内涵,简称PERMA。

4. **认知理论**　认知理论强调认知过程不是被动接受外界刺激的过程,而是一个主动的信息加工过程。认知疗法的焦点是冲击患者的非理性信念,让其意识到当前困难与抱持非理性观念有关。帮助患者发展有适应性的思维,教会其更有逻辑性和自助性的信念,鼓励身体力行,引导产生建设性的行为变化,并且验证这些新信念的有效性。认知疗法的基本原理包括认知影响行为、重建认知、着眼于病人非功能性的认知问题和治疗技术在于改变病人的现实评价。有代表性的认知行为理论包括埃利斯理性情绪治疗理论、格拉瑟现实治疗理论和贝克认知疗法理论。在现代发展出了多种以正念为基础的心理疗法,目前较为成熟的有正念减压疗法、正念认知疗法、辩证行为疗法和接纳与承诺疗法。

5. **心理生物学理论**　医学心理学的心理生物学方向是利用生物学理论和方法探索心身相互关系的规律和生理机制。心理生物学理论主要包括情绪丘脑假说与情绪中枢假说、应激学说、脑功能定位等。随着神经解剖学、病理学、神经生物学、内分泌学和免疫学等医学基础学科的发展,人们对脑的结构和功能及人类的心理与行为活动的认识愈发深刻。遗传学、神经内分泌、中枢神经递质、神经免疫学、脑影像等研究是心理生物学理论的最新进展。

要点八　心理咨询与心理治疗的概述及常用技术

1. **心理咨询和心理治疗的概念**　心理咨询是指受过专业训练的咨询者依据心理学理论和技术,通过与来访者建立良好的咨询关系,帮助其认识自己,克服心理困扰,充分发挥个人的潜能,促进其成长的过程。心理咨询的对象一般是面临各种发展性问题和有各种心理困扰的人。干预的对象可以是个人,也可以是伴侣、家庭或有共同特质的群体。

心理治疗是一类应用心理学原理和方法,由专业人员有计划地实施的治疗疾病的技术。心理治疗人员通过与患者建立治疗关系与互动,积极影响患者,达到减轻痛苦、消除或减轻症状的目的,帮助患者健全人格、适应社会、促进康复。心理治疗的基本原则有信赖性原则、整体性原则、发展性原则、个性化原则、中立性原则和保密性原则。情绪宣泄、认知领悟、情感转化、觉察能力、关爱能力等是心理治疗的有效因素。

2. **心理咨询与心理治疗的区别和联系**

心理咨询与心理治疗都是以谈话为主要方式的心理干预,在应用的理论、技术方法、基本的原则和设置上并没有本质的区别。但心理咨询和心理治疗仍有以下几点区别。

(1)场所不同:心理咨询主要在社会机构,心理治疗主要在医疗机构。

(2)服务对象不同:心理咨询主要为有一般心理问题或发展性议题的"正常人"服务,而心理治疗的服务对象主要是心理或精神障碍病人。

（3）目标不同：心理咨询的主要目标是解决问题或个人成长，而缓解症状、了解背后模式、改变人格结构是心理治疗的目标。

（4）干预时间存在差异：心理咨询一般是短程、低频，而心理治疗则相对长程、可能高频。

（5）从业人员资质不同：心理咨询由心理咨询师实施，而心理治疗师必须由精神科医生或心理治疗师实施。

3. 心理治疗的常用技术

（1）倾听技术：治疗师听取、感受和理解来访者所遇到的问题，以及来访者内心的一切，包括其思想、情感、欲望、冲突等。在倾听的过程中，治疗师应保持着敏锐而又开放的状态，让来访者充分自由地表达他自己。

（2）提问技术：通常提问方式有两种，即开放式提问和封闭式提问。开放式问题常以“什么”“怎样”“为什么”等形式发问，封闭式提问通常以“是不是”“对不对”等形式发问，两者的目的有所不同。提问需要循序渐进，并注意问句的方式、语气语调。

（3）鼓励技术：治疗师通过言语或非言语等方式对来访者进行鼓励，促使其进行自我探索和改变的技术。

（4）内容反应技术：治疗师把来访者的言语与非言语的思想内容加以概括、综合与整理后，再用自己的言语反馈给来访者，有利于深化谈话的内容。

（5）情感反应技术：与内容反应很接近，但情感反应着重于反馈来访者的情绪，以达到加强对来访者情绪、情感的理解，促进沟通。

（6）面质技术：治疗师明确指出来访者身上的矛盾之处，促使来访者直面自己的问题，向更深刻的自我认识和更积极的自我改变迈进的技术。在使用面质技术时，治疗师需要以良好咨询关系为基础，以事实根据为前提，避免个人发泄和无情攻击。

（7）澄清技术：帮助来访者更清晰地表达自己的想法、感受和体验，从而更好地理解和处理自己的情感和思维过程。澄清技术包括确认来访者的言语和非言语信息；提出澄清问题；重复或重述来访者的信息；反馈来访者的情感等。

（8）解释技术：治疗师为来访者的行为、想法或者情感赋予一种新的意义或说明，使来访者能够从新的角度来看待自己的问题，主要目的是加深来访者对自己情绪、思想、行为的了解，从而产生顿悟。有时解释可能引起来访者的阻抗。

（9）非言语性技巧：心理治疗中的大量信息除了言语表达，更重要的是非言语表达。非言语表达的途径包括面部表情、目光接触、言语表情、躯体语言等。

（10）个案概念化技术：治疗师根据心理治疗理论，提出关于来访者的问题或困难背后原因的假设。在治疗中，治疗师需要随时根据获得的新信息以及治疗的进展来修正甚至推翻原有的概念化。

第二单元　心 理 应 激

细目　应激反应

要点一　应激、应激源及种类

应激是个体觉察环境刺激对生理、心理及社会系统造成负担过重时的整体现象，所引起的反应可以是适应的，也可以是适应不良的。引起一定反应并产生结果的刺激就是应激源。

心理应激源可分为以下4类。

1. **躯体性应激源**　是指引起生理反应的直接作用于人体的各种物理、化学和生物学刺激，如冷、热、噪声、病毒、损伤等，这些刺激会导致心理反应。过度疲劳也属于躯体性应激源。

2. **心理性应激源**　挫折和心理冲突是最重要的两种心理性应激源。个人需求强烈或对自己的要求过高，凡事要求完美，而能力限制或信息不够都会导致心理反应。人际关系冲突往往是很大的心理性应激源。

3. **社会性应激源**　范围很广，生活中的很多事件都可能成为应激源。生活事件也称生活变化，主要是指可以造成个人的生活风格和行为方式改变，并要求个体去适应或应对的社会生活情境和事件。

4. **文化性应激源**　产生文化性应激源的主要原因是社会文化环境的改变，如迁居异地，文化、语言等环境变化给人带来的不适应。社会巨变同样可带来对个体的持久影响。

要点二　中介机制和应激反应

1. **应激的心理中介机制**　主要是指对应激源的觉察和评价。中介机制中以心理的作用最为重要，心理的变化影响着脑-内分泌-免疫系统的变化。

2. **应激的生理中介机制**　对于生理中介的因素虽尚未全部探明其细微机制，但脑的作用与行为的关系，心理、神经、内分泌、免疫领域的研究已有许多资料。

3. **应激反应**　应激的心身反应包括心理反应和生理反应。应激的心理反应存在很大的个体差异，但是从心理反应的性质来看，一类是积极的心理反应，一类是消极的心理反应。

积极的心理反应可以引起适度的皮层唤醒水平和情绪唤醒，使注意力集中，思维敏锐和动机调整适宜。消极的心理反应常常是过度唤醒，通常会产生不良情绪，导致认知能力降低，甚至自我概念模糊。

要点三　应对与心理防御机制

1. **应对**　是个体对因生活事件而出现自身不平衡状态所采取的认知和行为措施。

2. **心理防御机制**　精神分析学说通过自我的无意识过程来探讨个体如何应付外界压力，认为在面临挫折或冲突时，个体会不自觉地运用防御机制来改变对现实的感知，从而维护理性的自我形象，使情绪得到调节，而不是客观地面对并解决问题。

第三单元　心身疾病

细目一　心身疾病的概述

要点一　心身疾病的特点

心身疾病又称心理生理疾患，是一类在发病、发展、转归和防治等方面都与心理-社会因素密切相关的躯体疾病。

心身疾病有以下主要特征：主要是由心理-社会因素刺激，通过情绪和人格特征等作用而发病；必须具有躯体症状和与症状相关的体征，有明确的器质性损害；损害往往涉及的是自主神经所支配的组织或器官；区别于神经症和精神病；大多数患者不了解心理-社会因素在自身发病中的作用。

要点二　心身疾病的诊断要点

对心身疾病的诊断要重视病因中的心理-社会因素，对心身疾病的诊断不仅要通过体格检查做出躯体诊断，还要尽量发现患者的心理社会因素刺激，根据心身相关的概念，作出全面正确的诊断。心身疾病的诊断包括躯体诊断和心理诊断两个方面。

要点三　心身疾病的治疗原则

心身疾病的治疗要兼顾患者的生物学和心理-社会诸方面，不仅要采用有效的生物医学手段在躯体水平上处理实在的病理过程，而且必须在心理和社会水平上加以干预或治疗。治疗达到消除心理-社会刺激因素、消除心理学病因和消除生物学症状三个目标。

细目二　临床心身相关问题

要点一　临床典型的心身疾病

1. 消化性溃疡。
2. 神经性厌食。
3. 原发性高血压。
4. 冠心病。
5. 肥胖症。
6. 支气管哮喘。
7. 偏头痛。
8. 肿瘤。

要点二　疼痛心理

疼痛是一种复杂的心理、生理现象，疼痛的程度与损害程度不一定一致，心理-社会因素对疼痛的影响较大。

1. **社会学习**　疼痛从某种意义上与社会学习过程相关。

2. **对处境的认知评价**　对疼痛刺激的含义理解不同，疼痛体验也不同。

3. **注意力**　如果把注意力集中在自己的痛觉上，疼痛就会更加剧烈。相反，把注意力集中在疼痛以外的事物上，对疼痛的感觉就会处于抑制状态。

4. **情绪状态**　恐惧、生气、内疚等情绪是疼痛的催化剂，人的情绪状态在痛知觉中起到重要作用。

5. **人格特征**　自尊心强的人常常表现出较高的疼痛耐受性，具有疑病、抑郁、癔症、紧张等特征的人对疼痛更敏感。

6. **暗示**　暗示对疼痛影响很大。

此外，宗教、文化、信仰等因素也能影响疼痛的感受和耐受。

要点三　妇科和儿科心身疾病

1. **妇科心身疾病**　心理-社会因素在妇科疾病发病、发展中起到重要作用。妇科患者的心理问题许多是由月经、妊娠、分娩等这些女性特有的生理现象所引起的，有时还会引起强烈的心身反应，转化为心身障碍。妇科常见的心理问题干预有以下几方面。

（1）大力开展健康教育，普及医疗卫生知识，向广大妇女宣讲月经、妊娠、分娩等生理卫生、心理健康科学知识，改变不良认识，从而改善不良心理刺激的影响。

（2）对不良情绪严重的患者，可通过心理支持疗法、认知心理疗法改善其不良认知和不良情绪。

（3）通过心理指导，帮助患者改善不良个性，提高心理素质，从而改善心身反应，促进心身健康。

2. **儿科心身疾病** 儿童期个体的生理和心理处于快速发展阶段，由于大脑结构和相关功能的发育正在完善之中，大脑缺乏对自主神经和情绪活动的有效调节，极易受到体内外各种因素的影响从而导致心身疾病。儿科心身疾病的心理干预包括心理护理和心理治疗两方面。

第四单元　心理障碍

细目一　心理障碍的概述

要点一　心理障碍的判断标准

1. **内省的经验标准**　是通过患者自己的主观经验和观察者根据自身的活动经验来判别的。

2. **社会适应的标准**　是指在社会常模的基础上衡量行为顺应是否完善，人的行为是否与环境协调一致。一个人成长的过程是不断适应社会的过程，使其从一个自然人转变成为一个社会人。若一个人成年后不能适应他所处的社会环境，则其有心理障碍。如人格障碍就形成了某些整体适应能力受损的人格特点。主要考察患者对人对己的态度、在群体中的表现、与他人交往和处理人际关系是否恰当、对社会实践和社会关系的看法是否适应社会的要求等。

一般认为，社会适应能力包括4个方面：①自理生活的能力；②人际交往与沟通能力；③工作、学习和操持家务的能力；④遵守道德、行政、法律和习俗等社会规则的能力。

3. **医学标准**　该标准是将心理变态当作躯体疾病一样看待。有些异常的心理现象或致病因素在正常人的身上不一定存在，若在某人身上发现这些致病因素或疾病的症状则被判断为异常。这个标准比较客观，但是其运用的范围比较窄。

4. **统计学标准**　该标准有两个假设，一是人群中某一心理现象或行为方式的程度是呈正态分布的；二是评价是正常的，统计学检验有显著性差异的，即是有障碍的。凡是符合这两个标准的心理现象和行为方式才可以用统计学方式来衡量。统计学标准不是普遍适用的。

要点二　心理障碍的分类

心理障碍可分为：神经症性障碍、人格障碍和其他类型心理障碍。

细目二　神经症性障碍

要点一　神经症性障碍的临床特征与常见症状

1. **临床特征**　神经症性障碍的主要临床表现有烦恼、焦虑、紧张、恐怖、强迫、疑病、抑郁等，患者有严重的痛苦体验，一般无幻觉、妄想等精神病性症状；患者自知力良好，往往主动求医；患者往往有大量的躯体症状主诉，却无法查明器质性病变；同时生活自理能力、社会适应能力和工作能力基本没有缺损。病程多迁延不愈。

2. **常见症状**

（1）精神易兴奋、易疲劳。

（2）情绪症状：主要表现为焦虑、恐惧、抑郁及情绪易激惹。

（3）强迫症状：在强迫性神经症中表现最为明显。

（4）疑病观念：在疑病性神经症中疑病观念表现得最为突出。

（5）慢性疼痛。

（6）头痛。

（7）心慌。

（8）自主神经症状群。

（9）睡眠障碍。

（10）性功能障碍。

要点二　临床常见神经症性障碍：焦虑障碍、恐惧症、强迫障碍、躯体形式障碍

1. **焦虑障碍**　焦虑是一切神经症性障碍表现的基础，也是所有神经症性障碍的一个共

同症状。但在焦虑障碍中，患者对焦虑的体验要显著得多，弥漫性也大得多，每时每刻都会感到很高程度的恐惧，同时伴有显著的自主神经症状和肌肉紧张，以及运动性不安。焦虑可继发于多种神经症性障碍，但只有原发性焦虑症状可视为焦虑障碍。焦虑障碍有两种主要的临床形式，即惊恐障碍和广泛性焦虑。

2. **恐惧症**　该症是指与现实根本不对应的完全耗费性恐惧。恐惧症的恐惧都有某种具体的对象，如某些事物或特殊的情境，与在焦虑中体验到的泛化恐惧不同。患者明知自己的恐惧是过分的、不合理的和不必要的，但仍然成为它们的囚徒，即这种认知并不能防止恐怖发生。由于患者不能自我控制，因而极为回避所害怕的事物或情境。

3. **强迫障碍**　临床表现以强迫症状为特征。强迫障碍的特点是有意识的自我强迫和自我反强迫同时存在，二者的尖锐冲突使患者异常焦虑和痛苦。患者体验到，观念或冲动来源于自身，但违反自己的意愿，遂极力抵抗和排斥，却无法控制。患者认识到强迫症状是异常的，但无法摆脱。本病常发生于青年期。

4. **躯体形式障碍**　以持久地担心或相信各种躯体症状的优势观念为特征。患者因这些症状反复就医，各种医学检查阴性和医生的解释均不能打消其疑虑。即使有时存在某种躯体障碍，也不能解释所诉症状的性质、程度，或其痛苦与优势观念，经常伴有焦虑或抑郁情绪。尽管症状的发生和持续与不愉快的生活事件、困难或冲突密切相关，但患者常否认心理因素的存在。患者常有一定程度寻求注意的行为，并相信其疾病是躯体性的，需要进一步的检查。本障碍的病程一般呈慢性波动性。

细目三　抑郁障碍

要点　抑郁障碍的常见症状及处置

抑郁障碍以心境显著而持久的低落为基本临床表现，伴有相应的思维和行为改变，常伴有焦虑、躯体不适和睡眠障碍，患者表现为兴趣减低，悲观，思维迟缓，缺乏主动性，自责、自罪，饮食、睡眠差，早醒，担心自己患有各种疾病，感到全身多处不适，严重者可出现自杀念头和行为。患者有反复发作的倾向，间歇期可完全缓解。病程常迁延不愈，患者感到内心痛苦，常主动求治。

抑郁障碍可以进行心理治疗、药物治疗、物理治疗等。心理治疗可以进行认知行为疗法，通过识别自动想法重新建立认知体系，帮助患者认识到并矫正自己的负性思维和不合理认知模式，可以取得良好的治疗效果，从而达到治疗目标。药物治疗主要以5-羟色胺再摄取抑制剂为主，常用的有氟西汀、帕罗西汀、舍曲林、西酞普兰、艾司西酞普兰、度洛西汀、文拉法辛等，传统抗抑郁药物如阿米替林、马普替林、氯米帕明等，要注意遵循足剂量、足疗程、个体化治疗的原则。物理治疗包括无抽搐电休克治疗和重复经颅磁刺激治疗等。

细目四　其他类型的心理障碍

要点一　人格障碍及类型

人格障碍是指人格特征明显偏离正常，从而使患者形成特有的行为模式，对环境适应不良，明显影响社会功能和职业功能，或者患者自己感到精神痛苦。人格障碍一般早年开始，不存在智能障碍，对自己的行为和问题具有自知力，但是人格明显偏离正常，常常发生动机不明的行为。

人格障碍分为以下6种类型。

（1）偏执型人格障碍。

（2）分裂型人格障碍。

（3）反社会型人格障碍。

（4）冲动型人格障碍。

（5）表演型人格障碍。

（6）强迫型人格障碍。

要点二　不良行为及睡眠障碍

不良行为包括酒瘾、烟瘾、药物依赖、贪食与厌食等。

睡眠障碍主要表现为入睡困难、睡眠维持困难、早醒、睡眠质量下降，可由不良心理事件或不舒适的外界环境引起，包括原发性失眠和继发性失眠。继发性失眠普遍见于各种精神疾病及内外科疾病患者。

第五单元　心理发展与心理健康

细目一　心理发展与心理健康概述

要点一　心理发展与心理健康的意义

心理发展和心理健康紧密相关。心理发展是指个体在生理发展的基础上，认知、情感和社会交往等方面逐步成熟和改变的过程。心理健康是指个体在心理发展的基础上，具备健康的心态和能力，环境适应良好，保持积极的心理状态和行为状态。

1984 年，世界卫生组织（WHO）为健康提出的定义是："健康，不仅仅是没有疾病和身体的虚弱现象，而是身体上、心理上和社会上的完满状态。"1990 年进一步对健康的定义作了补充，即健康包括一个人身体健康、心理健康、社会适应健康和道德健康四个方面。一般认为，心理健康就是以积极的、有效的心理活动，平稳的、正常的心理状态，对当前和发展着的社会、自然环境以及自我变化有良好的适应能力；并由此不断地发展健全的人格，提高生活质量，保持旺盛的精力和愉快的情绪。

心理健康的意义有三个方面：一是有助于群体心理疾病的防治；二是有助于个体心理健康的发展；三是有助于社会精神文明的建设。

要点二　心理健康的标准

心理健康的标准具有相对性，许多心理学家提出了自己的观点，其中马斯洛的 10 项标准得到了较多认可。这 10 项标准是：①有充分的适应能力；②充分了解自己，并对自己的能力作出恰当的估计；③生活目标能切合实际；④与现实环境保持接触；⑤能保持人格的完整和谐；⑥有从经验中学习的能力；⑦能保持良好的人际关系；⑧适度的情绪发泄与控制；⑨在不违背集体利益的前提下，有限度地发挥个性；⑩在不违背社会规范的情况下，个人基本需求能恰当满足。

我国心理学家从适应能力、耐受力、控制力、意识水平、社会交往能力、康复力、愉快胜于痛苦的道德感等方面阐述了心理健康的标准。其中智力正常、情绪良好、人际和谐、社会适应和人格完整这 5 条标准值得重视。

细目二　心理健康的发展

要点一　不同年龄的心理健康：婴儿期、幼儿期、儿童期、青少年期、中年期和老年期

1. **婴儿期**　婴儿时期的心理健康，不仅影响婴儿的生长发育，对其今后的成长都有着重要的影响。婴儿期的心理健康被认为是心理健康的起点，如儿童期出现的心理疾病包括发育迟缓、情绪不稳定等多数是因为婴儿时期抚养不当。

该时期的关键问题包括：①母乳喂养的重要性；②增进母爱，帮助婴儿建立依恋关系，减少分离焦虑；③保证充足的睡眠；④促进运动与智力的发展。

2. **幼儿期**（3~6 岁）　幼儿期心理健康应注意的是：①促进幼儿语言的发展；②对幼儿的独立愿望因势利导；③玩耍与游戏是幼儿的主导活动，应帮助幼儿走出自我中心，学会与人交往，建立合作伙伴关系；④正确对待孩子的无理取闹和过失；⑤父母的言行举止注意起到表率作用。

3. **儿童期**（6~12 岁）　也称学龄期。该阶段心理健康应注意的是：①科学、合理安排学习，帮助小学生入学的适应，培养正确的学习动机和学习习惯；②组织社会劳动，在集体活动中发展友谊感和责任心；③培养开拓创造性思维；④注意情商的培养，帮助其建立良好的道德

情操,积极、乐观、豁达的品性,持之以恒的韧性,同情和关心他人的品质,并善于调控自己的情感。

4. **青少年期** 心身发展快,达到一生的高峰,也是为中年打基础的时期。该期心理健康的常见问题包括:①学习问题,是家长关注的焦点问题;②情绪、情感问题;③恋爱与性的问题。

针对容易出现的心身问题,父母应为青少年健康成长创造良好的家庭氛围,学校和社会应对青少年健康成长提供良好的环境。

5. **中年期** 是一生中发展最成熟、精力最充沛、工作能力最强的阶段,中年人是整个社会的中坚力量。中年人的心身特点是:①生理从成熟走向衰退;②智力发展到最佳状态;③个性成熟与稳定。

中年人心理发展中常出现的问题有:①反应速度与记忆能力下降;②渴望健康与追求成就的矛盾;③人际关系错综复杂;④家庭与事业的双趋冲突。

心理保健方面要建立可行的保健与监测体系,加强自我心理保健。

6. **老年期** 生理和心理功能都已经过了鼎盛时期,心身发展的特点是:各个器官生理功能逐渐衰退,认知能力和应变能力下降;智力水平开始下降,容易产生孤独心理和恐惧心理。老年人心理发展中常出现的问题有:①不适应退休生活;②主观健康评价差;③性生活问题;④对死亡的恐惧。

老年人心理保健的目标是提高生活质量,度过一个愉快的晚年。

要点二 不同群体的心理健康:家庭、学校和职业

1. **家庭** 家庭环境对个体心理健康具有重要意义。家庭内部平等、民主、相互尊重,才能有温馨和幸福的生活。家庭心理问题主要反映为代与代之间及夫妻之间的关系问题。家庭崩溃和家庭冲突及家庭教育子女的方式也会带来很多心理问题。加强家庭成员的沟通,增进相互间的理解,互相关心、帮助和尊重,避免家庭的破裂,采用正确的教育子女的方式方法,以及增强家庭成员对家庭的责任感等均是增进和维护家庭心理健康的重要措施。

2. **学校** 是现代社会中个体社会化的重要场所,学校生活构成了个体发展的重要环节。学校环境对学生心理健康状态的维系甚为重要。学习负担和升学的压力,导致学生紧张、焦虑情绪的产生。长此以往,势必严重影响青少年的心理健康和发展。

3. **职业群体** 职业活动是人们实现自我价值,寻求社会与他人尊重,谋求生活经费来源的主要渠道。职业性质和职业环境是社会生活和社会环境中最重要的部分,这是因为它们在很大程度上决定着人们的安宁、幸福、前途等问题。工作环境、工作安排、人际关系等都会直接影响每个工作人员的身心健康。职业群体的心理健康主要是通过提高职业满意度、促进人际关系和谐、实现工作环境优化及劳动组织合理化来达到的。

第六单元　患者心理与医患关系

细目一　患者的心理问题

要点一　患者角色

患者角色是以社会角色为基础的，社会角色是社会规定的用于表现社会地位的行为模式。患者角色有以下特点：减免平日“正常”的社会责任；有接受帮助的义务；有恢复健康的责任；有寻求医疗帮助的责任。

要点二　患者的心理需要

患者除了具有一般人所共有的多种心理需要外，还具有在疾病状态下的特殊心理需要。主要表现在以下4个方面。

1. 接纳的需要。
2. 尊重的需要。
3. 提供诊疗信息的需要。
4. 安全的需要。

要点三　患者的一般心理问题

患者身体上的损伤会直接或者间接造成其心理变化，主要表现为焦虑、行为退化、愤怒、抑郁和猜疑。

要点四　各类患者的心理特点：门诊、住院和手术患者

1. **门诊患者**　心理要求主要有以下3点。

（1）希望能及时就诊，并得到良好的医护对待。

（2）期盼明确的诊断，以妥善治疗。

（3）急诊患者较普通门诊患者心理反应更强烈。

2. **住院患者**　住院无疑对疾病的诊断和治疗都会带来好处，然而住院又是疾病较为严重的标志，它会让患者产生心理 - 社会应激。

（1）环境突变增加了患者的负性心理。

（2）生活方式的不适应。

（3）工作及家庭生活中断易产生自我认同迷失，带来心理压力。

3. **手术患者**

（1）手术患者的一般心理：手术往往被人们认为是重大的生活事件，患者的心理压力很大。求生的欲望使他们对医务人员产生依赖心理。

（2）手术前患者的心理：手术都具有一定的危险性和不可预期性，患者的心理负担很重。

（3）术前心理准备：可以调整患者对手术和麻醉的认识，缓解心理冲突，使之更容易配合手术，同时也能减轻患者术中的痛苦，促进术后恢复。

4. **手术后患者的心理问题**　手术前的心理问题通过实施手术而大都解决，或已时过境迁，手术后的各种实际问题便在较长的恢复期内不时出现，如手术之后的疼痛。如果术后疼痛持续时间较长，应考虑是否为术后抑郁或心理退化所致。

细目二　医 患 关 系

要点一　医患关系的模式与重要性

1. **医患关系的定义**　医患关系是人际关系的一种，是人际关系在医疗情境中的一种具体化形式。医患关系有狭义与广义之分。狭义的医患关系是特指医生与患者关系的一个专门术语，广义的医患关系指以医生为主体的人群与以患者为中心的人群的关系。

2. **医患关系的模式**　医患关系常常用医患关系模式来描述。此模式根据医生的地位、患者的地位、主动性的程度将医患关系分为3种类型：主动 - 被动型、指导 - 合作型和共同参与型。

（1）主动 - 被动型：这是一种具有悠久历

史的医患关系模型。医务人员处于完全主动的地位,患者处于完全被动的地位。这种模式在现代医学实践中普遍存在。

(2)指导-合作型:这是一种构成现代医疗实践医患关系基础的模型,医患间存在着相互作用。在这种关系中,虽然患者有一定的地位和主动性,但在总体上医患的权利是不平等的。按照这个模式,在临床实践中医生的作用占优势,同时又在一定程度上调动了患者的主动性。在这种模式中,医生是主角,患者是配角。目前临床上的医患关系多属于此种模式。

(3)共同参与型:在这种模式的医患关系中,医务人员和患者有近似相等的权利和地位,医生帮助患者进行自疗。几乎所有的心理治疗均属于这种模式。在这个模式中,医生和患者都是主动的,患者的主观能动作用得以充分发挥。

要点二　医务人员的心理素质培养

医务人员应当有较强的自我控制能力,保持稳定的情绪,不把工作及个人生活中的不愉快发泄到患者身上,这不仅是一种职业的道德要求,也是医务人员保持心身健康的一个重要途径。医务人员应注意培养良好的性格特征,善于使用安慰性、鼓励性和劝说性的语言,对病痛之中的患者进行安慰,这样会使他们感到温暖,心情愉快。医务人员对患者的鼓励实际上是对患者的心理支持。

要点三　医务人员与患者的沟通技巧

1. **语言交流的要领**　尊重患者、遵循一定社会语言规范、及时反馈。

2. **语言交流的技巧**　倾听、同感反应、控制谈话方向、及时恰当反应、沉默技巧。

第十三部分　医学伦理学

第一单元　医学的道德传统

细目一　中国医学的道德传统

要点一　中国医学道德规范

1. 医德原则——医乃仁术，仁者爱人　“仁”是儒家思想的核心，是儒家道德体系中最完美、最高尚的人格境界，深刻影响两千多年来医学伦理思想的形成与发展，形成了“为医先做人，做人先修德”的人生信条和“不为良相，则为良医”、济世救人的道德操守。

2. 医德品质——重义轻利，以义为上　儒家的义利之辨“君子喻于义，小人喻于利”，把“义利”作为划分道德善恶的价值标准。《古今医鉴》中说：“今之明医，心存仁义……不计其功，不谋其利，不论贫富，施药一例。”古代医家严辨义利，有着比儒家重义轻利、贵义贱利更为严格的要求。

3. 医疗态度——人命至重，博施济众　“人命至重”是古代医德最基本、最朴素的观念。《素问·宝命全形论》指出：“天覆地载，万物悉备，莫贵于人。”《备急千金要方》“大医精诚”中也说：“人命至重，有贵千金。”人的生命是天地万物中最宝贵的，医生必须珍惜一切人的生命，同时，医乃生命所系，责任重大，所以医学道德的根本出发点就是以患者为先、竭诚尽智地为患者服务。

4. 医德修养——谦虚慎独，竭诚敬业　《为医八要》指出“医家存心：当自谦，不当自傲”，“自谦者，旧必学进，自傲者，旧必术疏”。古有“临病如临敌”“用药如用兵”“用药如用刑”等说法。治疗疾病是一个复杂的过程，望、闻、问、切中需要医家尽心尽力，细心观察。

5. 治学精神——博学多识，刻苦钻研　中医药学是一门极为深奥、广博且又专业性很强的学科，要想实现“仁爱救人”的济世宏愿，就必须博学多才。除了具备精深的理论修养和高超的诊治技术外，还需要上知天文，下知地理，风俗人情，无不通晓。要达到这些条件，从业者必须广闻博识、刻苦钻研。

要点二　中国古代医学家的道德论述

1. 医药师祖——神农　即炎帝，姜姓，号神农氏，中国上古人物。被世人尊称为“药祖”“五谷先帝”“神农大帝”“地皇”等。农业和医药的发明者，尝百草，教人们医治疾病，被医馆、药行视为守护神。著有《神农本草经》。尝草遇毒，反映了神农一心为百姓减轻病痛而不顾个人安危的高尚品德，这种品德正是医德的最高境界——济世活人，大圣之业。

2. 岐黄之术——黄帝与岐伯　上古时代的著名医生精通医术，黄帝尊称为师。《黄帝内经》是黄帝与岐伯在医药方面的讨论经过整理而成的。后人常岐、黄并称，以代表中医。《黄帝内经》是传统医学“四大经典”著作之一，包含丰富的医德思想，阐述了不追逐名利、不贪图钱财、尊重患者的医德观，批判了巧立名目、好自为功、损害患者利益的恶劣行径，强调尊重患者的文化传统、个人信仰等，以建立和谐医患关系的思想。

3. 神医——扁鹊　春秋战国时期名医，医术高超，医德高尚，人们借用上古神话神医“扁鹊”的名号尊称。他创造了望、闻、问、切诊断方法，奠定了中医临床诊断和治疗方法的基础。具有虚怀若谷、救死扶伤、治学严谨的医德思想。

4. 外科圣手——华佗　东汉末年著名的医学家，与董奉、张仲景并称“建安三神医”。华佗钻研医术，不求仕途，不恃权贵，医术全面，擅长外科，发明的“麻沸散”是世界医学史上应用全身麻醉进行手术的最早记录，比美国牙医摩尔顿(1846)发明乙醚麻醉要早1600多年。后人称华佗为“圣手”“外科鼻祖”“神医华佗”，用“华佗再世”称誉有杰出医术的医师。

5. 医圣——张仲景　东汉末年名医，勤求古训,博采众方,著有《伤寒杂病论》传世巨著。张仲景开辨证论治先河,奠定中医临床基础,继承发扬扁鹊等名医的医德医风,敬业乐业,不逐名利,一丝不苟,精益求精,反对迷信巫神,坚持无神论思想。

6. **大医精诚——孙思邈** 唐代医药学家,有“药王”之称。孙思邈是医学伦理学的重要开拓者,也是中医人文精神的倡导者和践行者。他著有《备急千金要方》《千金翼方》等,把道德素养具体化、系统化,形成了一套完整的医德观。“大医精诚”“大医习业”全面论述了医学目的、献身精神、服务态度、品德修养的医德问题。

7. **医中之圣——李时珍** 明代著名医药学家,广泛收集药物标本和处方,参考历代医药等方面书籍925种,考古证今、穷究物理,记录上千万字札记,历经27个寒暑,三易其稿,耗尽毕生心血,完成了192万字的巨著《本草纲目》,后世尊为“药圣”。李时珍具有坚忍不拔、勇于探索的创新精神,严肃认真、一丝不苟的科学态度,救死扶伤、关心百姓的高尚医德。

要点三 中国古代医学家的道德风范

1. **张仲景** 张仲景(约150—219),名机,东汉医学家。东汉末年,战乱频仍,疾疫流行,人多病死。张仲景深为感慨,发愤精研古代医经,广收各家方书,著成《伤寒杂病论》16卷。张仲景以“仁爱救人”为准则,以“救人活命”为己任,行医治病,从不分贵贱贫富,“上以疗君亲之疾,下以救贫贱之厄”,受到人民群众的爱戴。

2. **孙思邈** 孙思邈(581—682),唐代医学家。他医术精湛,医德高尚,在《备急千金要方》的《大医精诚》中对医生在为患者诊治疾病中的道德要求做出了详细的说明,成为规范后世医家行为、激励后人高尚医德的精神力量。

3. **钱乙** 钱乙(1035—1117),北宋医学家。他医术精湛,屡愈危证,名震朝野。他为人治病不分贵贱。“自是戚里贵室,逮士庶之家,愿致之,无虚日。”钱乙70多岁时回到故乡,虽然手挛痛,坐卧不起,但登门求医者仍“扶携襁负,累累满前,近自邻井,远或百数十里,皆授之药”。

4. **陈实功** 陈实功(1555—1636),明代医学家。他医术高明,医德高尚,深得病家信任。他提出“遇贫难者,当量力微赠,方为仁术”。他在《外科正宗》一书中提出了医生的“十要”和“五戒”。对医生的学习和知识结构、药物的选择和配制、对同道的态度、防治疾病、医生对患者家庭和社会的责任、对待患者馈赠等都做出了详细的规定。

5. **徐大椿** 徐大椿(1693—1771),清代医学家,著有《内经诠释》《慎疾刍言》《洄溪脉学》《医学源流论》《伤寒约编》等。他医风严谨,待人诚朴,关心贫苦百姓疾苦,认为“医者能正其心术,虽学不足,犹不至于害人。况果能虚心笃学则学日近,学日近则治必愈”。

细目二 外国医学的道德传统

要点一 外国医学道德规范

1. **救死扶伤,尽职尽责** 要求医务人员把维护患者的生命、增进人类健康看作最崇高的职责。

2. **平等待人,一视同仁** 指医务人员尊重和关心患者的权利、利益,强调医务人员与患者、患者与患者之间在人格上的平等。

3. **医行庄重,语言和蔼** 目的在于调动患者的积极性,使其密切配合治疗,以及帮助患者建立良好的心理素质。

4. **慎言守密,尊重患者** 要求医务人员要全力解除患者痛苦,尽量给予其精神安慰,使之对生活充满希望,并为其保守秘密。

5. **尊重同仁,团结协作** 要求医务人员在协调好医患关系的同时,还要处理好医务人员之间的关系。

要点二 外国医学家的道德风范

1. **希波克拉底** 古希腊医学家,为后世留下了内容十分丰富的医学著作《希波克拉底文集》共70卷,流传至今的有60卷,涉及面很广。希波克拉底堪称“西方医学之父”“西方医学史上最早的一位巨人”。他认为,医生对一切患者,不论穷人与富人都应尽职尽责,一切为患者利益着想。他的医德理论和实践也为西方医学道德的发展奠定了基础。

2. **阿维森纳**　阿拉伯医学全盛时期最杰出的医学家。他对穷人体贴入微，立志习医免费为患者治病。除免费施诊外，还出钱救济穷人。他临终前将家奴全部解放，把余下的钱全部分给贫民。

3. **塞尔维特**　西班牙著名的医生和学者。他提出血液循环理论，坚信科学，反对迷信，为医学事业献出了宝贵的生命。

4. **南丁格尔**　近代护理学和护士教育的创始人。她主张从人道主义出发，帮助患者完成疾病的“修复过程”；重视患者护理过程的自然环境和生理因素，对患者的饮食起居，空气、阳光、通风、环境等都提出了具体的要求；创办了世界上第一所护士学校，注重学生道德品质的培养。

5. **野口英世**　日本明治时期著名的传染病学家和医生。20 世纪初，拉丁美洲各国流行黄热病，许多人死亡。他亲赴病区，在拉丁美洲的厄瓜多尔热带丛林中，对死亡率极高的传染病——黄热病的病因进行了 4 个月的潜心研究，终于找到了黄热病的病原体，又冒着生命危险奔赴非洲黄热病疫区，以身殉职。

第二单元　医学伦理学的基本原则与范畴

细目一　医学伦理学的基本原则

要点一　无伤原则

1. **概念**　不伤害原则是指在医学服务中不使患者受到不应有的伤害。损伤是医学实践中客观存在的现象。不伤害原则强调医务人员对患者高度负责、保护患者健康和生命，努力使患者免受不应有的伤害。

2. **医疗伤害的分类**

（1）有意伤害与无意伤害：有意伤害是由于医务人员极其不负责任，拒绝给患者必要的诊治、抢救，或者出于增加收入等私利，为患者滥施不必要的诊治手段所直接造成的故意伤害。无意伤害是指医务人员实施正常诊治中导致的间接伤害。

（2）可知伤害与意外伤害：可知伤害是指医务人员知晓的不可避免的伤害。意外伤害是指医务人员无法预先知晓的对患者的伤害。

（3）可控伤害与不可控伤害：可控伤害是指医务人员经过努力可以降低、甚至可以避免的伤害。不可控伤害是指超出医务人员控制能力的伤害。

（4）责任伤害与非责任伤害：责任伤害是指有意伤害以及虽然无意但属可知、可控而未加认真预防与控制的伤害。不伤害原则就是针对责任伤害提出的。非责任伤害是指意外伤害或虽可知但不可控的伤害。

3. **不伤害原则的具体要求**　强化以患者为中心和维护患者利益的动机和意识，坚决杜绝有意和责任伤害；恪尽职守，千方百计防范无意的但可知的伤害以及意外伤害，不给患者造成本可避免的身体上、精神上的伤害和经济上的损失；正确处理审慎与胆识的关系，经过风险/治疗、伤害/受益的比较评价，选择最佳诊治方案，并在实施中尽最大努力把可控伤害控制在最低限度之内。

要点二　有利原则

1. **概念**　有利原则是指把有利于患者健康放在第一位，切实为患者谋利益，亦称行善原则。

2. **有利原则与不伤害原则的关系**　有利原则与不伤害原则有着密切关系。有利包含不伤害；不伤害是有利的起码要求和体现，是有利的一个方面。有利原则由两个层次构成，低层次是不伤害患者，高层次是为患者谋利益。不伤害原则为有利原则规定底线，奠定了基础。

3. **有利原则的具体要求**

（1）科学、全面地思考以患者健康利益为核心的患者利益，如挽救生命、止痛、康复、治愈、节省医疗费用等正当心理需求和社会学需求。

（2）提供最优服务，努力使患者受益，包括预防疾病和损伤、促进和维持健康，照料那些不能治愈的患者，提高患者的生活质量，追求安详死亡。

（3）努力预防或减少难以避免的伤害。

（4）全面权衡利害得失，选择受益最大、伤害最小的医学决策。

（5）坚持公益原则，将有利于患者与有利于社会健康公益有机地统一起来。

要点三　尊重原则

1. **概念**　尊重原则是指医患交往时应该真诚地相互尊重，并强调医务人员尊重患者及其家属。

2. **狭义的尊重原则与广义的尊重原则**

（1）狭义的尊重原则：要求尊重患者的人格，尊重患者独立的平等的人格尊严，不允许“重病不重人”，不允许做有损患者人格的事。人格权是一个人生下来即享有并受到法律、道德肯定和保护的权利。在我国，依据现行法律和伦理传统，每一位公民都享有生命权、健康权、身体权、姓名权、肖像权、名誉权、荣誉权、人格尊严权、人身自由权等；隐私权或者其他人格利益；人去世后仍享有的姓名权、肖像权、名誉权、荣誉权、隐私权、遗体权等；具有人格象征意义的特定纪念物品的财产权。其中，自然人的生命权、健康权、身体权及其死后的遗体权等属于物质性人格权，其余的属于精神性人格权。

（2）广义的尊重原则：除狭义的尊重原则外，还包括尊重患者的自主性，保证患者在能够理性地选择诊治决策时的自主选择。患者的自主权并不因其罹患疾病、处于弱势地位而降低和丧失。相反，正因其身心在承受病痛折磨，更应得到医务人员的尊重。尊重患者自主性的伦理价值在于从根本上体现和保障患者的健康权益。

3. **坚持尊重原则的意义**　尊重原则是医学人道主义基本精神的必然要求和具体体现，也是现代生物 - 心理 - 社会医学模式的必然要求和具体体现。实现尊重原则是建立和谐医患关系的必要条件和可靠基础，是保障患者根本权益的必要条件和可靠基础。

要点四　公正原则

1. **概念**　公正原则是指在医学服务中公平地对待每一位患者。

2. **形式公正与内容公正**　公正由形式层面的公正和内容层面的公正组成。形式公正是指同样的人给予相同的待遇，不同的人给予不同的待遇。内容公正是指不同个体的地位、能力、贡献、需要等决定其承担的社会义务和权利。

3. **医疗服务公正观**　是形式公正与内容公正的有机统一，即做出同样社会贡献具有相同条件的患者，应得到同样的医疗待遇，贡献和条件不同的患者则享受有差别的医疗待遇；在基本医疗保健需求上要求做到绝对公正，即人人同样享有；在特殊医疗保健需求上要求做到相对公正，即为具有同样条件的患者提供同样的服务。

4. **医疗公正原则**

（1）政府在宏观管理上全面负起医疗公正的职责，建立以广大群众基本医疗保健机制和家庭经济困难人群医疗救助机制为基础的完善的公正医疗制度和规则，当好医疗公正的“守门人”。

（2）医疗卫生机构直接负起医疗公正的职责，以全面覆盖、功能互补、结构合理的医疗保健格局为依托，为广大人民群众提供人人享受得起、数量充足、质价相称的医疗保健服务。

（3）医务人员具有公正素质，恪尽职守，平等地对待每一位患者，合理地使用稀有卫生资源。

细目二　医学伦理学的基本范畴

要点一　权利与义务

1. **权利**

（1）患者的权利

1）患者权利的概念：患者权利是指患者在患病就医期间所拥有的而且能够行使的权利和应该享受的利益，也称患者权益。患者权利包括法律层面的权利和道德层面的权利。

2）患者道德权利的内容如下。

第一，平等医疗权。公民人人享有平等的生命健康权；所有患者在社会地位、人格尊严等方面都是相互平等的；患者与医务人员双方的社会地位、人格尊严是相互平等的。医务人员在与患者及其家属交往时平等相处，一视同仁地对待不同患者；医务人员在满足患者基本医疗保健需求时体现和保证公平，在满足患者不同层次尤其是特殊医疗保健需求时体现和保证公平。不尊重患者平等医疗权必然受到社会的谴责，造成严重后果的，要受到法律的制裁。

第二，自主权。患者享有经过深思熟虑以后做出的自主的、合乎理性的选择和决定，以及改变这些选择和决定的权利，包括有权选择医院、医生，有权自主决定采取合理的诊治决策，有权放弃或拒绝诊治。医务人员要尊重和保障患者或其家属的自主决定；慎重、负责任地处理患者自主放弃或终止治疗的决定。

第三，知情同意权。患者有权获悉与自己疾病诊治相关的一切信息，并根据自己的利益做出选择。不经患者或者其家属知情同意而实施的诊治是不道德的，甚至是违法的。医务人员要以口头或书面的形式为患者及其家属提供关于患者疾病的医学信息，使患者及其家属全面了解诊治决策的利与弊，包括诊治的性质、作用、依据、损伤、风险、意外等，鼓励患者及其家属提出他们所关心的任何问题,以及患者在完全知情后,自主、理性地做出的负责任的承诺。患者或其家属做出同意的必要条件是:具备自主选择的合法身份,具备认知理解能力,具备理性的决策能力。

第四,保密和隐私权。患者享有要求医务人员为其隐私、疾病信息保守秘密的权利。医务人员要自觉地尊重患者的隐私,为患者的隐私和诊疗信息保密。

(2)医务人员的权利

1)医务人员权利的概念:医务人员的权利是维护和保证患者普遍、平等医疗权利的实现,促进患者的身心健康。所以,医务人员的权利必须服从患者的权利。

2)医务人员权利的内容如下。

第一,有权对患者的疾病作出判断,并根据自己的临床经验采取必要的治疗措施。

第二,有权根据病情需要开具诊断证明,证明患者是否需要休息,甚至是否承担某些社会或法律责任。

第三,有权要求患者或家属配合诊治。

第四,有权干涉对自主选择意向违背社会利益、他人利益、自身根本利益的患者的行为。

2. 义务

(1)医务人员的道德义务

1)医务人员道德义务的特点:医务人员的道德义务具有不以享有某种权利为前提和自觉自愿履行的特点。道德义务没有相应的权利获得,它的履行全凭自己的使命感、内心信念和意志。

2)医务人员道德义务的内容如下。

第一,为患者治疗疾病是医师基本的道德义务,包括为患者诊断治疗的义务、为患者解除痛苦的义务、对患者及其家属解释说明的义务。医务人员要以维护患者健康为己任,全身心为患者诊治疾病;抢救危重患者时,要处置果断、敢于承担风险;尽可能为患者、患者家庭、社会减少治病费用,减轻大病造成的经济负担。

第二,对社会负责的义务。出现疫情和突发灾难,医务人员要毫不犹豫地进入疫区、灾区,控制和消灭疫情,救治伤员。患者是社会的一员,对患者负责与对社会负责是一致的。在个别患者利益与社会利益发生矛盾时,医务人员应坚持社会利益为重。

(2)患者的道德义务:①保持健康和恢复健康;②积极配合医生治疗;③支持医学科学研究。

要点二 情感与良心

1. 医德情感

(1)医德情感的概念:医德情感是指医务人员对医疗卫生工作及患者的职业态度和内心体验,它是建立在对患者的生命和健康高度负责基础上的崇高道德情感。

(2)医德情感的特点:①具有医学职业的特殊性;②具有理智性;③具有纯洁性。

(3)医德情感的内容如下。

1)同情感:是医务人员对患者的遭遇和不幸在自己的情感上发生共鸣,并以相应的态度表现出来的怜悯情感。医务人员面对受疾病折磨、盼望救治的患者,思想上自然产生一种痛苦的感觉。

2)责任感:是建立在为患者解除病痛神圣职责基础上的,对医务人员的行为起主导作用的情感。

3)事业感:是医务人员积极探索疾病、勇于追求真理的道德情感。

2. 医德良心

(1)医德良心的概念:医德良心是指医务人员对医德义务和医德责任的自觉认识,是医务人员在自我意识中按照一定的医德准则进行的自我评价能力。

(2)医德良心的特点如下。

1)存在于医务人员意识之中的对患者和社会负责的道德责任感,是在学习医学知识和从事医疗活动中,认识到自身的使命、职责和任务而产生的对患者和社会应尽道德义务的强烈而持久的愿望。

2)医务人员在内心深处进行自我评价的能力,是医务人员在深刻理解职业道德原则和道德规范的基础上,以高度负责的态度对自己行为进行自我判断和评价的心理过程。

(3)医德良心的作用如下。

1)医疗行为前的选择作用:医务人员在做诊疗准备时,职业良心会促使他根据自己的道德义务作出正确的抉择,避免失误,防止医疗差错。

2)医疗行为过程中的监督作用:职业良心对符合医德要求的诊断、治疗给予肯定和鼓励,对不符合医德要求的给予抑制和克服,促使医务人员以良心发现的形式随时主动调节自己的行为。

3）医疗行为结束后的评价作用：诊疗工作完成后，医务人员对履行了道德义务的操作感到满足和欣慰；对没有履行道德义务或造成的不良后果和影响感到内疚、惭愧和悔恨，自我谴责，主动反省自己的缺陷和不足。

要点三 审慎与保密

1. 审慎

（1）审慎的概念：审慎即周密谨慎，是指医务人员在医疗行为之前的周密思考和医疗过程中的谨慎认真。审慎既是医务人员内心信念和良心的具体表现，又是医务人员对患者和社会的义务感、责任感、同情感的总体表现。

（2）审慎的道德要求

1）在医疗实践的各个环节，应自觉地做到认真负责，谨慎小心，兢兢业业，一丝不苟。李时珍在《本草纲目》中把“用药”比喻成“用刑”，“谈即便隔生死”。

2）不断地提高自己的业务水平，在技术上做到精益求精。

2. 保密

（1）保密的概念：保密是指医务人员在防病治病的医疗活动中应当保守医疗秘密，不得对外泄露。医疗秘密包括患者及其家庭生活、个人隐私，独特的体征及畸形、“不名誉”的疾病（性病、精神病、妇科病）以及不良诊断和预后。

（2）保密的内容

1）为患者保密：医生无权泄露由于执行医疗任务而获知的有关患者的疾病、隐私及家庭生活的情况。这是对患者人格的尊重。

2）对患者保密：征得患者家属同意，医生不告诉患者所患危重疾病的病情。这是为加强疗效、提高患者治疗疾病的信心而采取的一种保护性的医疗措施。

（3）保密的道德要求

1）询问病史、查体从疾病诊断的需要出发，不有意探听患者的隐私。对在诊疗中知晓的患者的隐私进行保密。

2）对某些可能给患者带来精神打击的诊断和预后，应对患者保密。

3）医务人员在向家属交代病情时，应选择合适的时机和场合，并嘱咐家属不宜将危重病情过多地向亲友泄露，不要在患者面前过分悲伤，以免引起患者猜测，增加患者的疑虑和心理负担。

要点四 荣誉与幸福

1. 荣誉

（1）医务人员的荣誉观：医务人员的荣誉是建立在全心全意为人民健康服务基础之上的。医务人员热爱医学事业，全心全意为人民的健康服务，并在自己的岗位上作出贡献，获得社会的褒奖，因而产生荣誉感。

（2）医务人员的荣誉是个人荣誉与集体荣誉的统一：个人荣誉中包含着集体的智慧和力量，集体荣誉也离不开每个医务人员辛勤工作作出的贡献。集体荣誉是个人荣誉的基础和归宿，个人荣誉是集体荣誉的体现和组成部分。

（3）荣誉的作用：荣誉对医务人员的行为起评价和激励作用，促使医务人员严格要求自己，力争使自己的行为获得社会的肯定和赞许，并努力保持自己的荣誉，不断进步。

2. 幸福

（1）医务人员幸福观的特点

1）物质生活和精神生活的统一：既包含物质生活的改善和提高，在职业服务中获得应有的物质报酬；又包含精神生活的充实，从患者的康复中获得其精神上的满足，从而感受幸福和快乐。

2）个人幸福和集体幸福的统一：国家富强和集体幸福是个人幸福的基础，离开集体幸福，医务人员的个人幸福是无法实现的。在强调集体幸福高于个人幸福的前提下，积极关心和维护医务人员的幸福是必要的。

3）创造幸福和享受幸福的统一：医务人员只有在为患者的服务之中，通过辛勤劳动、精心治疗、使患者恢复健康、得到社会的肯定，才能获得物质上和精神上的利益和享受。因此，医务人员的幸福寓于职业劳动和创造之中，是创造与享受的统一。

（2）医务人员幸福观的作用

1）促使医务人员将个人幸福建立在崇高的职业生活和职业理想的追求上，体现在救死扶伤、防治疾病的平凡而又伟大的医疗工作中，从集体幸福和患者康复的欢乐中获得幸福。

2）促使医务人员认识到没有苦就没有乐，没有辛勤的耕耘就难以体会收获的欣慰和欢乐，感受到自身价值的实现和工作意义，更加热爱自己的专业，努力地工作，将自己毕生的精力献给医疗卫生事业。

第三单元 临床诊疗的道德要求

细目一 临床诊断的道德要求

要点一 中医诊断的道德要求

中医诊断主要是通过"望闻问切"四诊过程收集患者的症状和体征，通过辨证论治综合得出中医诊断的结论。中医四诊即观气色、听声音、问症状、摸脉象，通过四诊观察和了解患者病情，每一项诊疗活动都有具体的伦理要求。

1. **举止端庄，态度和蔼** 医务人员语言亲切，行为举止端庄，态度热情诚恳，便于获得全面、真实、可靠的病史资料，据此制定正确的诊疗方案。如果语言傲慢、态度冷漠、举止轻浮或敷衍塞责、动辄训斥，就会使患者产生不安全感或压抑感，甚至产生不信任感和反感，增加患者的精神负担，结果形成一种简单、刻板的问答或交流方式，使医务人员难以获得需要的资料，从而影响疾病的诊断，甚至造成错诊、漏诊或误诊。

2. **语言得当，通俗易懂** 面对文化素养、认识能力、性格气质等迥然不同的患者，医务人员在询问病史时，一定要使用通俗易懂、简单明了、朴实热情的语言，使患者感到温暖，增强治愈疾病的信心，并有利于医务人员快速、准确地掌握病情。应避免使用方言土语或患者听不懂的医学术语，也不能故弄玄虚，更不能语言生硬甚至恶语相加，否则会引起患者的不信任感，给病史资料的采集带来困难，极易引发医患纠纷，甚至暴力伤医、杀医事件。

3. **耐心体贴，循循善诱** 患者求医心切，期望早日解除病痛，恢复健康，诉说病情时怕有所遗漏，往往滔滔不绝。如果接诊医生打断或露出不耐烦之意，就会引起患者不满。因此，接诊医生应耐心倾听患者心声，以点头表示理解和领悟，有助于找出患病的社会因素，以及患者的心理状态。有些患者对所患疾病感到忧虑，通过问诊可以得到宣泄或抒发，有利于医务人员找到疾病的根源和有效的治疗方法。有些患者对涉及隐私的疾病不愿吐露心声，医务人员应耐心开导，关心体贴，循循善诱，使患者敞开心扉，有助于医务人员准确找到病因，对症下药。有些患者答非所问或者表达不清，此时，应引导患者回归正题，抓住重点和关键问题，并仔细询问。特别需要提示，医务人员不能采取暗示的方法诱导患者，否则会使病史资料采集不准确，并给诊断和治疗带来困难。

4. **专心致志，慎言守密** 医务人员必须动机纯正，紧紧围绕与疾病有关的信息进行交谈，与疾病无关的信息一概不问，不能借问诊之机，职务之便，乘人之危，索要礼物；更不能吹嘘炫耀自己，取宠于患者，或有意夸大病情，恐吓患者，以示自己医术高明。为了诊治疾病，患者会毫无保留地向接诊医生倾诉其躯体或精神方面的秘密和隐私，这是出于对医务人员的信任，医务人员不能传播患者的秘密和隐私。一旦发现患者病情严重，一般不宜直接告诉患者，待明确诊断后，可通知患者家属或代理人，逐步告诉患者，尽量减轻对患者的不良刺激。

5. **安神定志，细致入微** 孙思邈曾言："凡大医治病，必当安神定志，无欲无求。"《素问·征四失论》中说："精神不专，志意不理。"疾病种类多样，有些病证又极为相似，采用望、闻、问、切四诊判断病情时需要医务人员心无旁骛，神情专一，于细微处判断病情，不受外界各种利益的诱惑。医务人员诊断时要安神定志。注重功利，爱慕虚荣，极易造成误诊、错诊和漏诊，从而延误治病的最佳时机，造成不可挽回的后果。细致入微要求医务人员诊断时要集中精力，仔细观察患者的表情和气色，认真倾听患者的主诉，详细询问患者的病情，细心揣摩患者的脉象，杜绝敷衍塞责，应付了事。

要点二 体格检查的道德要求

1. **全面系统，认真细致** 医生要按照一定的顺序检查，不遗漏部位和内容，不放过任何疑点，做到一丝不苟。对难以确定的体征要反复检查或请上级医生核查。对于危重患者，特别是昏迷患者，为了不耽误抢救，可以扼要检查重点，但病情缓解后，必须充分检查。

2. **关心体贴，减少痛苦**　在体格检查过程中，要根据患者的病情选择舒适的体位，动作要敏捷，手法要轻柔，要用语言转移患者的注意力，不要让患者频繁地改变体位，更不能动作粗暴，以免增加患者的痛苦。

3. **尊重患者，心正无私**　始终保持对被检查者的尊重，要根据体检的需要依次暴露和检查各部位。检查异性、畸形者时，态度要庄重。遇到难以合作者，要讲清体检对诊断、治疗的重要性，不可勉强，待做好工作再查，或先查容易检查的部位。男医生为女性体检，要有女护士在场。

要点三　辅助检查的道德要求

1. **从诊断要求出发，目的纯正**　辅助检查要从患者所患疾病诊查的实际出发。简单检查能解决问题的，不得做复杂而危险的检查；少数几项检查能得出结论的，不得做更多的检查。怕麻烦、图省事，需要做的检查项目不做是失职行为；出于“经济效益”的需要进行“大撒网”式的、与疾病无关的检查同样是失职行为。

2. **知情同意，尽职尽责**　确定了辅助检查项目后，要向患者和家属讲清楚检查的目的和意义，得到同意后再行检查。特别是一些比较复杂、费用比较昂贵或危险较大的检查，更应得到患者的理解和同意。有些患者对某些检查，如腰穿、骨穿、内镜等，因惧怕痛苦而拒绝检查，医生应尽职尽责地向患者解释，讲清辅助检查对尽早确定诊断和进行治疗的意义，不能不做解释听其自然，也不能强行实施检查而剥夺患者的自主权。

3. **综合分析，切忌片面**　辅助检查能够使医务人员更深入、更细致、更准确地认识疾病，为疾病的诊断提供重要依据。但是由于辅助检查受各种条件的严格限制，有些结果反映的又是局部表现或瞬间状态，存在一定的局限性，因此，要注意将辅助检查的结果与病史、体格检查资料综合分析，防止片面夸大辅助检查在诊断中的作用。

4. **密切联系，加强协作**　辅助检查分别在不同的医技科室或研究室进行，而各医技科室和研究室都有自己的专业特长。医技人员要利用自己的特长主动地开展工作，在自己的专业领域不断进取，更好地为患者服务。临床医生与医技人员既要承认对方工作的相对独立性和重要性，又要相互协作、共同完成对患者的诊断任务。

要点四　转诊、会诊的道德要求

转诊和会诊是为求得正确的诊断和治疗措施而采取的一种临床治疗方式。转诊和会诊有利于对患者复杂的病情做出科学的诊断和处置，也有利于医务人员互相学习，取长补短，提高业务水平。转诊和会诊有着特殊的伦理要求。

1. 转诊的道德要求

一般来说，转诊除了与会诊有着同样的伦理要求外，它还具有医生的更替、转科、转院三个特殊的过程，也有一些值得注意的伦理规范。

（1）竭尽全力，为患者提供方便：即使患方的要求不尽合理，安排也确有困难，也要耐心地解释和劝导，但不能指责歧视患者，更不能打击报复。绝不能因为工作脱节，相互推诿，让患者和家属徒劳往返，甚至延误时机，给患者带来不良后果。对危重患者，特别是休克患者，应就地会诊抢救，未脱离危险不能转科，以免造成意外事故。

（2）竭尽全力，为患者提供安全保障：转科、转院必须出于诊疗的需要，不能推卸责任或出于其他不良动机，更不能因此使患者蒙受损失。要本着对患者高度负责的态度，向患者和家属详细说明转科、转院的原因，帮助患者做好联系工作确保转院途中的患者安全。即使是患者自己要求转院，医院也应当提供必要的安全保障。

2. 会诊的道德要求

（1）患者利益至上：会诊的目的是发挥专业特长，全面分析病因和发病机制，及时做出准确的诊疗决策。因此无论是经治医生，还是参加会诊的其他医务工作者，都应当抱着维护患者利益的目的参与会诊工作。

（2）客观陈述病情：经治医生最先接触患者，对患者的病情及信息掌握较全面，在会诊时必须客观介绍情况，切忌从个人利益出发、为了自己的虚荣心或为了推卸责任，故意隐瞒或夸大病情，影响会诊做出正确诊疗决策。必须客观公正、实事求是，确保信息准确、全面，保证结果相对科学。

(3)尊重科学同行:会诊医生,无论级别高低,都应坚持严谨的科学精神和实事求是的作风,做到学术面前,人人平等。正确的要坚持,错误的要修正。转诊会诊尤其是会诊,不是学术争高低,不是竞争博弈的平台,而是交流沟通、取长补短、增长见识的平台。不能以权势压人,更不能相互挑剔指责,也不能因知情而不发表不同意见。同行之间应虚心求教,相互尊重。

细目二　临床治疗的道德要求

要点一　药物治疗的道德要求

1. **对症用药,剂量适宜**　医生必须明确疾病的诊断和药物的性能、适应证和禁忌证,根据患者的病情选择药物,确定适宜的剂量。

2. **合理配伍**　在联合用药时,合理配伍可以提高患者抵御疾病的能力,也可以克服或对抗一些药物的副作用,使药物发挥更大的疗效,减少毒副作用。要掌握药物的配伍禁忌,预防药源性疾病。

3. **节约费用**　在确保疗效的前提下,尽量节约患者的费用。常用药、国内生产的药物能达到疗效时,不用贵重药、进口药;不开大处方。

4. **严守法规**　按国家法规处方用药。

要点二　非药物治疗的道德要求

1. **手术治疗的道德要求**

(1)术前:严格掌握指征,对手术效果与代价要进行全面的权衡,提出手术方案,充分考虑麻醉和手术中可能发生的意外,并制定出相应的对策。得到患者及家属对手术的真正理解和同意,签订患者及家属知情同意协议书。帮助患者在心理上、躯体上做好接受手术治疗的准备。

(2)术中:认真操作,一丝不苟。一旦手术上遇到问题,要大胆、果断、及时地处理。对意识清醒的手术患者,医务人员还要给予安慰,告知手术进展情况,缓解患者的紧张情绪。

(3)术后:密切观察病情,理解并帮助患者减轻痛苦,发现异常,及时处理,尽可能减少或消除意外情况。

2. **针灸推拿治疗的道德要求**

(1)尊重患者:在针灸推拿治疗中,多数情况是一位医生为一位患者服务,医生要尊重患者的隐私。

(2)耐心体贴:针灸推拿在非麻醉条件下进行,由于病情不同,患者对疼痛感知的个体差异大,医生在操作中态度要和蔼,手法要精细,动作要轻,尽量减轻患者痛苦。

3. **心理治疗的道德要求**　尊重和满足患者的心理需要,建立良好的医患关系。从患者的具体情况出发,选择适当的治疗方法,保证治疗效果。尊重患者的隐私,采取必要的安全保护措施。帮助患者建立和谐的亲属关系。

4. **饮食治疗中的道德要求**　①保证饮食营养的科学性和安全性;②创造良好的进餐环境和条件;③尽量满足患者的饮食习惯和营养要求。

第四单元　疾病预防的道德要求

细目一　卫生防疫道德

要点一　卫生防疫的道德内涵

预防疾病是最经济、最积极的医学服务，反映着社会道德进步。预防医学的工作效果直接关系到整个民族的健康素质和国家的繁荣昌盛，关系到人类的命运和前途。

要点二　卫生防疫的道德要求

1. **坚持群众受益，维护公益**　预防医学实践的目的和根本宗旨是维护和改善人们的生产、生活环境，保护生产力，提高社会成员的整体健康水平，促进社会的繁荣和发展。

2. **坚持“预防为主”**　以饱满的工作热情，积极、主动地采取各种措施维护和改善环境，消灭可能引发疾病的各种因素，充分发挥第一级预防的作用。面对已经出现的疫情要积极采取措施，隔离传染源，切断传染渠道，保护易感人群，有效地控制疫情的发展。

3. **严谨求实，秉公执法**　要坚持原则，不徇私情，秉公执法。依法打击损害他人健康、破坏自然和社会环境的行为。

4. **文明礼貌，团结协作**　要互相支持，齐心协力；要深入群众，虚心听取群众意见，取得全社会的支持和配合。

细目二　“治未病”理论的道德内涵

要点一　“治未病”理论

“未病”和“治未病”的理论及方法是中医学独立于西医学的一个创造。“未病”一词首见于《素问·四气调神大论》：“是故圣人不治已病治未病，不知已乱治未乱，此之谓也。夫病已成而后药之，乱已成而后治之，譬犹渴而穿井，斗而铸锥，不亦晚乎！”

按照中医学的“未病”理论，人体的生命状态分为“正常”“未病”和“已病”三种，这三种状态在一定条件下可以相互转化。“未病”是机体从“正常”到“已病”的一个状态，每种“已病”都有相应的“未病”阶段，有效地治疗“未病”，既能预防“已病”的发生，又可阻断由“未病”向“已病”的发展。“治未病”是指根据人体不同阶段的身体状况，采取相应的预防和治疗措施，防止疾病的发生发展。它包括两方面的内容：一是针对健康人的“未病先防”，二是针对已病者的“既病防变”。这一理念通常被分为三个层次：未病先防、既病防变和瘥后防复。未病先防是指在人体尚未患病时，通过养生保健等活动，以及疾病的早期治疗（或调理），预防疾病的发生，包括调养精神、体格锻炼、合理饮食、适时养生、科学用药等。既病防变是指在已经患病的情况下，采取措施，防止疾病进一步恶化或引发其他并发症。愈后防复是指在疾病治愈或病情稳定后，采取措施预防疾病复发，包括巩固治疗效果、改善生活习惯、增强身体免疫力等方面。

要点二　“治未病”的道德准则

1. **以提高人们健康水平为最终目的**　不断增强人们健康水平服务意识，研究和早期诊断关键技术，显著提高重大疾病诊断和防治能力，将中医学强调的心理健康、饮食养生、运动养生、气功养生、药物养生等预防疾病的方法和手段传达给患者及其家属。

2. **坚持预防为主、以人为本的理念**　长期以来，一直存在着重医疗、轻防保，重视解决病人问题、忽视健康人和亚健康人群健康需要的问题。提倡树立以人为本的理念，服务对象包括所有人，即健康人、亚健康人和患者。服务领域包括预防、保健、养生、康复和医疗,因此,中医药是为所有人服务的,即便是对中医医院来讲,在突出以病人为中心的基础上,也要强调为所有人服务的观念。“治未病”理念,就是要建立以中医药理论为基础,预防为主、以人为本为主要内容的服务体系。

3. **发掘、研究和宣传“治未病”理念** 鼓励在临床实践中发掘、研究和宣传“治未病”理念和方法,普及和整理道家、儒家在内的养生思想,如“清静无为”“保养精气,顺乎自然,气功修炼”“恬惔虚无,真气从之,精神内守,病安从来”“天行健,君子以自强不息”“仁者寿”“智者寿”“欲而不贪”等养生道德理念。“治未病”思想形成了一个静动结合的思维方式,贯穿在中医养生学发展过程之中。

第五单元　医学研究的道德要求

细目一　人体试验的道德准则

要点一　有利于医学和社会发展

医学研究的主要目的是改善预防、诊断和治疗的方法，提高对疾病病源和疾病发生因素的认识。人体试验的根本目的在于研究人体的生理机制，探索疾病的病因和发病机制，改进疾病的诊断、治疗和预防措施，维护和促进人类的健康水平以及促进医学的发展。人体试验必须做到有利于医学发展，有利于社会的文明进步。背离这一根本目的，为个人私利或小团体利益的试验是不道德的行为。

要点二　维护受试者利益

任何生命科学研究都必须保护受试者的利益，做到受试者利益第一，医学利益第二。在人体研究之前，首先预测试验过程中的风险，如可能对受试者造成身体上或精神上的严重伤害，无论这项研究的科学价值有多大，也无论对医学的发展和人类的健康具有多么重要的意义，都不得实施。

要点三　受试者知情同意

受试者知情是同意的前提和必要条件。同意的基本条件包括：受试者处于能够自由选择的地位、受试者有正常的理解力、受试者具备必要的知识。受试者做出同意决定后，经过思考撤销原来的决定，研究者必须给予理解和支持。

要点四　严谨的科学态度

研究者要细心观察，精确测量，深思熟虑。人体试验必须建立在基础实验、动物实验等前期试验基础之上。人体试验前，必须周密思考该试验的目的、要解决的问题、预期的治疗效果及可能产生的危害，预期的受益必须超过可能出现的损害。所选择的临床试验方法必须符合科学标准和伦理标准。试验方案的设计须经过严密的科学论证，有极高的可信度和可靠性，以确保试验中不发生意外。严谨的科学态度是人体试验顺利进行的重要保障。

细目二　医学研究的伦理审查

要点一　伦理审查程序

1. **审查**　研究前必须提交伦理委员会审查，所有以人为实验对象的科研项目都要向伦理审查委员会提交伦理审查申请报告。

2. **批准**　获得伦理委员会批准后方可开始研究。

3. **监督**　研究开展后，接受伦理委员会的全过程监督。

要点二　利益冲突的预防

1. **切实保障受试者利益**　人体试验要充分考虑并切实保障受试者利益，最大限度地避免人体试验中发生意外事件，使人体试验的风险降低到最小。

2. **妥善处理对受试者的意外伤害**　人体试验中发生意外事故造成对受试者的伤害时，要立即采取措施救护受试者，并按受试者受伤害情况给予相应的赔偿。

要点三　中医药学研究伦理审查的原则

1. **中医药学研究的特点**

（1）医学的复杂性与中医药学的整体性——综合考虑，系统决策。首先，只要是医药学，研究对象就是现实生活中活生生的人，一个人的身体、心理、生命安危与其生活的环境息息相关，对研究者提出更高的伦理道德要求；其次，由于个体差异、疾病发生、发展与转归是一个极其复杂且不确定的生命活动过程，决定医学研究也具有复杂性、长期性，且结果往往还具有局限性，这使得医学研究程序更加严格、规范，同时，也提升医学研究的道德底线；再次，医学研究和行医过程的区别是模糊的，二者往往同时发生所以，有时候很难界定；从次，复杂性还表现在受试者和研究者地位的差异而导致信息掌握的不对称性；最后，“在涉及人类受试者的医学研究中，研究受试者的个体安康必须优于其他所有利益”。有鉴于此，我们必须借助中医学的“整体观念”，综合考虑，系统决策。人体是一个有机的整体，各组成部分在结构上不可分割，在功能上相互为用，在病理上则相互影响；同时，强调人与自然、社会环境的统一性，人的生理功能和病理变化必然会受到自然环境和社会条件的影响。

（2）研究成果的两重性与中医药的辨证施治——辩证分析，取长补短。医学研究结果往往具有“双刃剑效应”，即有益于人类健康，也可能给人类带来危害甚至灾难。辨证论治是中医认识疾病和治疗疾病的基本原则，是中医学对疾病的一种特殊的研究和处理方法。把四诊收集的资料、症状和体征，通过分析、综合、辨清疾病的原因、性质、部位，以及邪正之间的关系，加以概括、判断为某种性质的证；根据辨证的结果，确定相应的治疗方法。辩证分析，取长补短。

2. 中医药学研究伦理审查的一般原则

（1）研究选题中的伦理审查原则

1）动机纯正、明确，符合人民健康需求。医学进步是以医学研究为基础的，中医药学是中华民族优秀传统文化的重要组成部分，具有悠久历史和独特理论及技术方法的医药学体系。为此，科研人员选题、设计等要尊重科学，考虑国家、民族和广大人民群众的健康需求，剔除其糟粕，发掘其精华。

2）尊重客观事实，勇于质疑，敢于探索。诚实是医学研究的灵魂和良心，质疑是科学研究的核心，勇于探索是科学研究的保障。

（2）研究过程中的伦理审查原则

1）设计科学、严谨、可行。

2）实验规范、准确、可靠。

3）团结协作、平等、竞争。

3. 研究成果与应用的伦理规范

1）成果发表：以事实依据为基础，严禁抄袭、剽窃等不良学术行为。

2）成果应用：在保守国家秘密和保护知识产权的前提下，把道德目的放在第一位，决不能背离研究动机和目的。

以上只是中医药学研究伦理审查的一般原则，除此之外，还有“人体试验”“动物实验”“遗传服务”“生殖控制”“临终关怀”等具体科学研究的伦理问题。

第六单元　医德修养与评价

细目一　医德修养

医德修养是医务人员在医德方面通过自我教育、自我塑造，把医德理论、原则和规范转化为个人的医德品质的过程，是经过学习和实践所达到的医德境界。它包括两个方面：一是医务人员按照社会主义医德原则和规范磨炼意志、实践医德的过程；二是医务人员在医德实践中经过长期努力所达到的医德境界或医德水平。

要点一　医德修养的含义

1. **医德认识的提高**　医德认识是医务人员医德品质形成的基础。医务人员只有认识自己医德行为的意义、个人和他人相互间的道德义务，掌握医德原则和规范，才能产生一定的思想感情，才能具有对自己行为的道德判断力，才能增强履行医德义务的自觉性。

2. **医德情感的丰富**　医德情感是激发人们进行自我反省的动力。医德情感是在长期的医德实践中形成的。随着医德情感的不断深化，医务人员的事业心和责任感在日益增强，以高度的同情心和责任感为患者解除痛苦，履行医德义务。

3. **医德意志的形成**　医德意志是指发自内心地对自己应尽义务的坚定信心和强烈责任心。锻炼医德意志，树立医德信念，关系到医德修养的形成和完善，是调节医德行为的精神力量。有了这种意志和精神，就能在疑难患者和危重患者面前敢担风险，知难而进。

4. **医德行为和习惯的养成**　良好的医德行为和习惯是医德修养的目的，也是衡量医务人员医德水平的客观标志。

要点二　医德修养的途径、方法

1. **在医疗实践中加强医德修养**　医学实践是医德修养的最根本方法和途径。医务人员只有投身于道德实践中，才能真正理解医学道德的内涵，才能培养医学道德情感，坚定医学道德信念，养成医学道德习惯，提高医德境界。

2. **努力做到“慎独”**　慎独既是道德修养的一种方法，也是道德修养所要达到的无私奉献的医德境界。

第一，确立医德理想，增强医德修养的主动性和自觉性，持之以恒，坚持不懈。

第二，必须防微杜渐，在思想和行为的隐蔽和微小处下功夫。

第三，必须打消一切侥幸、省事的念头，在劳累过度、工作压力大的情况下，尤其要严格要求自己。

3. **勇于自我批评，自觉抵制违反医德的行为**　自觉地进行自我批评是医德修养的一种方法。只有经常反省自己，敢于自我批评，才能与违反医德的行为作斗争。

细目二　医德评价

要点一　医德评价及标准

1. **医德评价的含义**　医德评价是指人们根据一定的医德标准，对他人或自己的医德行为所作的善恶判断。医德评价有两种类型：一种是社会评价，即医德行为当事人之外的组织或个人通过各种形式对医务人员的职业行为进行善恶判断并表明倾向性态度；另一种是自我评价，即医务人员对自己的行为在内心深处进行的善恶判断。

2. **医德评价的标准**

（1）疗效标准：医疗行为是否有利于患者疾病的缓解和根除。

（2）科学标准：医疗行为是否有利于医学科学的发展。

(3)社会标准:医疗行为是否有利于人类的健康、长寿、优生和人类生存环境的改善。

这三条标准是一个统一的整体,其基本点在于维护患者的医疗利益和健康利益,总的目的是人类的健康和幸福。

要点二 医德评价方式

1. **社会舆论** 社会舆论是医德评价中最普遍、最重要的一种方式。

2. **内心信念** 内心信念是指医务人员发自内心地对医德义务的深刻认识和强烈的责任感,是把医德原则内化为高度自觉的思想品质,是医务人员对自己进行善恶评价的精神力量。内心信念具有深刻性、稳定性和自我监督性。

3. **传统习俗** 传统习俗是人们在长期社会生活中形成的稳定的、习以为常的行为倾向和行为规范。

第十四部分　卫 生 法 规

第一单元　卫生法中的法律责任

卫生法律责任分为民事责任、行政责任和刑事责任 3 种。

细目一　卫生法中的民事责任

要点一　民事责任的构成

民事责任的构成必须同时具备以下 4 个要件:①损害的事实存在。②违法行为。③行为人有过错。④损害事实与过错或违法行为有因果关系。

要点二　承担民事责任的方式

承担民事责任的方式主要有:①停止侵害。②排除妨碍。③消除危险。④返还财产。⑤恢复原状。⑥修理、重作、更换。⑦继续履行。⑧赔偿损失。⑨支付违约金。⑩消除影响、恢复名誉。⑪赔礼道歉。

细目二　卫生法中的行政责任

要点一　行政责任的构成

行政责任的构成必须同时具备以下 3 个要件:①违反卫生法中行政管理方面的法律规定。②行为人须有过错,即主观上的故意或过失。③违法失职行为已经超过了批评教育的限度。

要点二　行政责任的形式

1. **行政处分**　行政处分是指由行政机关或企事业单位依照行政隶属关系给予有违法失职行为的工作人员的一种惩罚措施,包括警告、记过、记大过、降级、撤职、开除等形式。

2. **行政处罚**　行政处罚是指卫生行政机关或者法律法规授权组织在职权范围内对违反行政管理秩序而尚未构成犯罪的公民、法人和其他组织实施的一种行政制裁。行政处罚的种类主要有警告、罚款、没收违法所得、没收非法财物、责令停产停业、暂扣或者吊销许可证、行政拘留等。

细目三　卫生法中的刑事责任

要点一　刑事责任的构成

刑事责任的构成必须同时具备以下 4 个要件:①犯罪客体,是指犯罪行为所侵害而为《刑法》所保护的社会关系。②犯罪客观方面,是指行为人实施的危害行为及造成或可能造成的危害后果。③犯罪主体,是指实施犯罪行为,依法应负刑事责任的自然人或法人。④犯罪主观方面,是指犯罪主体对自己实施的犯罪行为及危害结果所持的心理状态。

要点二　刑事责任的形式

刑事责任的体现是刑罚,刑罚分为主刑和附加刑两大类。主刑包括管制、拘役、有期徒刑、无期徒刑、死刑;附加刑包括罚金、剥夺政治权利、没收财产、驱逐出境。附加刑是补充主刑适用的刑罚方法,既可以独立适用,也可以附加适用。我国《刑法》规定了 20 多个与卫生健康相关的罪名,如妨害传染病防治罪、非法行医罪、医疗事故罪等。

第二单元 相关卫生法律法规

细目一 《中华人民共和国基本医疗卫生与健康促进法》

要点一 医疗卫生事业的原则

1. **公益性原则** 医疗卫生与健康事业应当坚持以人民为中心，为人民健康服务。公民依法享有从国家和社会获得基本医疗卫生服务的权利。

2. **中西医结合原则** 国家大力发展中医药事业，坚持中西医并重、传承与创新相结合，发挥中医药在医疗卫生与健康事业中的独特作用。

3. **强基础、保基本原则** 国家建立基本医疗卫生制度，建立健全医疗卫生服务体系，保护和实现公民获得基本医疗卫生服务的权利。

要点二 基本医疗卫生服务

基本医疗卫生服务是指维护人体健康所必需、与经济社会发展水平相适应、公民可公平获得的，采用适宜药物、适宜技术、适宜设备提供的疾病预防、诊断、治疗、护理和康复等服务。

基本医疗卫生服务包括基本公共卫生服务和基本医疗服务。基本公共卫生服务由国家免费提供。

基本公共卫生服务项目由国务院卫生健康主管部门会同国务院财政部门、中医药主管部门等共同确定。省、自治区、直辖市人民政府可以在国家基本公共卫生服务项目基础上，补充确定本行政区域的基本公共卫生服务项目，并报国务院卫生健康主管部门备案。国务院和省、自治区、直辖市人民政府可以将针对重点地区、重点疾病和特定人群的服务内容纳入基本公共卫生服务项目并组织实施。

要点三 医疗卫生机构和人员

医疗卫生机构是指基层医疗卫生机构、医院和专业公共卫生机构等。

基层医疗卫生机构是指乡镇卫生院、社区卫生服务中心（站）、村卫生室、医务室、门诊部和诊所等。基层医疗卫生机构主要提供预防、保健、健康教育、疾病管理，为居民建立健康档案，常见病、多发病的诊疗以及部分疾病的康复、护理，接收医院转诊患者，向医院转诊超出自身服务能力的患者等基本医疗卫生服务。

医院主要提供疾病诊治，特别是急危重症和疑难病症的诊疗，突发事件医疗处置和救援以及健康教育等医疗卫生服务，并开展医学教育、医疗卫生人员培训、医学科学研究和对基层医疗卫生机构的业务指导等工作。

专业公共卫生机构是指疾病预防控制中心、专科疾病防治机构、健康教育机构、急救中心（站）和血站等。专业公共卫生机构主要提供传染病、慢性非传染性疾病、职业病、地方病等疾病预防控制和健康教育、妇幼保健、精神卫生、院前急救、采供血、食品安全风险监测评估、出生缺陷防治等公共卫生服务。

按照是否营利，医疗卫生机构可分为营利性与非营利性两类。医疗卫生服务体系以非营利性医疗卫生机构为主体、营利性医疗卫生机构为补充。

医疗卫生人员是指执业医师、执业助理医师、注册护士、药师（士）、检验技师（士）、影像技师（士）和乡村医生等卫生专业人员。

要点四 健康促进

各级人民政府应当加强健康教育工作及其专业人才培养，建立健康知识和技能核心信息发布制度，普及健康科学知识，向公众提供科学、准确的健康信息。

医疗卫生、教育、体育、宣传等机构，基层群众性自治组织和社会组织应当开展健康知识的宣传和普及。

医疗卫生人员在提供医疗卫生服务时，应当对患者开展健康教育。健康知识的宣传应当科学、准确。

要点五 资金保健与监督管理

国家建立以基本医疗保险为主体，商业健康保险、医疗救助、职工互助医疗和医疗慈善服务等为补充的、多层次的医疗保障体系。

基本医疗服务费用主要由基本医疗保险基金和个人支付。

基本医疗保险基金支付范围由国务院医疗保障主管部门组织制定，并应当听取国务院卫生健康主管部门、中医药主管部门、药品监督管理部门、财政部门等的意见。

国家建立健全基本医疗保险经办机构与协议定点医疗卫生机构之间的协商谈判机制，科学合理确定基本医疗保险基金支付标准和支付方式。

县级以上人民政府医疗保障主管部门对纳入基本医疗保险基金支付范围的医疗服务行为和医疗费用加强监督管理，确保基本医疗保险基金合理使用、安全可控。

要点六 法律责任

行政机关、医疗机构、医疗卫生人员的法律责任。

1. 行政机关的法律责任 地方各级人民政府、县级以上人民政府卫生健康主管部门和其他有关部门，滥用职权、玩忽职守、徇私舞弊的，对直接负责的主管人员和其他直接责任人员依法给予处分。

2. 医疗机构的法律责任

（1）未取得医疗机构执业许可证擅自执业的，由县级以上人民政府卫生健康主管部门责令停止执业活动，没收违法所得和药品、医疗器械，并处违法所得5倍以上20倍以下的罚款，违法所得不足1万元的，按1万元计算。

（2）伪造、变造、买卖、出租、出借医疗机构执业许可证的，由县级以上人民政府卫生健康主管部门责令改正，没收违法所得，并处违法所得5倍以上15倍以下的罚款，违法所得不足1万元的，按1万元计算；情节严重的，吊销医疗机构执业许可证。

（3）有下列行为之一的，由县级以上人民政府卫生健康主管部门责令改正，没收违法所得，并处违法所得2倍以上10倍以下的罚款，违法所得不足1万元的，按1万元计算；对直接负责的主管人员和其他直接责任人员依法给予处分：①政府举办的医疗卫生机构与其他组织投资设立非独立法人资格的医疗卫生机构。②医疗卫生机构对外出租、承包医疗科室。③非营利性医疗卫生机构向出资人、举办者分配或者变相分配收益。

（4）违反医疗管理的法律责任：医疗卫生机构等的医疗信息安全制度、保障措施不健全，导致医疗信息泄露，或者医疗质量管理和医疗技术管理制度、安全措施不健全的，由县级以上人民政府卫生健康等主管部门责令改正，给予警告，并处1万元以上5万元以下的罚款；情节严重的，可以责令停止相应执业活动，对直接负责的主管人员和其他直接责任人员依法追究法律责任。

3. 医疗卫生人员的法律责任 医疗卫生人员有下列行为之一的，由县级以上人民政府卫生健康主管部门给予行政处罚或处分：①利用职务之便索要、非法收受财物或者牟取其他不正当利益。②泄露公民个人健康信息。③在开展医学研究或提供医疗卫生服务过程中未按照规定履行告知义务或者违反医学伦理规范。

细目二 《中华人民共和国医师法》

要点一 医师的基本要求与职责

1. 执业医师享有的权利

（1）在注册的执业范围内，按照有关规范进行医学诊查、疾病调查、医学处置、出具相应的医学证明文件，选择合理的医疗、预防、保健方案。

（2）获取劳动报酬，享受国家规定的福利待遇，按照规定参加社会保险并享受相应待遇。

（3）获得符合国家规定标准的执业基本条件和职业防护装备。

（4）从事医学教育、研究、学术交流。

（5）参加专业培训，接受继续医学教育。

（6）对所在医疗卫生机构和卫生健康主管部门的工作提出意见和建议，依法参与所在机构的民主管理。

(7)法律、法规规定的其他权利。

2. 医师在执业活动应履行的义务

(1)树立敬业精神,恪守职业道德,履行医师职责,尽职尽责救治患者,执行疫情防控等公共卫生措施。

(2)遵循临床诊疗指南,遵守临床技术操作规范和医学伦理规范等。

(3)尊重、关心、爱护患者,依法保护患者隐私和个人信息。

(4)努力钻研业务,更新知识,提高医学专业技术能力和水平,提升医疗卫生服务质量。

(5)宣传推广与岗位相适应的健康科普知识,对患者及公众进行健康教育和健康指导。

(6)法律、法规规定的其他义务。

要点二 执业注册

1. 国家实行医师执业注册制度 取得医师资格的,可以向所在地县级以上地方人民政府卫生健康主管部门申请注册。医师经注册后,可以在医疗卫生机构中按照注册的执业地点、执业类别、执业范围执业,从事相应的医疗卫生服务。

2. 未注册取得医师执业证书 不得从事医师执业活动。

3. 不予注册的情形 有下列情形之一的,不予注册。

(1)无民事行为能力或者限制民事行为能力。

(2)受刑事处罚,刑罚执行完毕不满2年或者被依法禁止从事医师职业的期限未满。

(3)被吊销医师执业证书不满2年。

(4)因医师定期考核不合格被注销注册不满1年。

(5)法律、行政法规规定不得从事医疗卫生服务的其他情形。

4. 变更注册 医师变更执业地点、执业类别、执业范围等注册事项的,应当依照《中华人民共和国医师法》(以下简称《医师法》)规定到准予注册的卫生健康主管部门办理变更注册手续。

5. 重新注册 中止医师执业活动2年以上或者《医师法》规定不予注册的情形消失,申请重新执业的,应当由县级以上人民政府卫生健康主管部门或者其委托的医疗卫生机构、行业组织考核合格,并依照《医师法》规定重新注册。

要点三 执业规则

医师在执业活动中应当遵守下列规则。

1. 医师实施医疗、预防、保健措施,签署有关医学证明文件,必须亲自诊查、调查,并按照规定及时填写病历等医学文书,不得隐匿、伪造、篡改或者擅自销毁病历等医学文书及有关资料。医师不得出具虚假医学证明文件以及与自己执业范围无关或者与执业类别不相符的医学证明文件。

2. 对需要紧急救治的患者,医师应当采取紧急措施进行诊治,不得拒绝急救处置。

3. 医师应当使用经依法批准或者备案的药品、消毒药剂、医疗器械,采用合法、合规、科学的诊疗方法。除按照规范用于诊断治疗外,不得使用麻醉药品、医疗用毒性药品、精神药品、放射性药品等。

4. 医师在诊疗活动中应当向患者说明病情、医疗措施和其他需要告知的事项。需要实施手术、特殊检查、特殊治疗的,医师应当及时向患者具体说明医疗风险、替代医疗方案等情况,并取得其明确同意;不能或者不宜向患者说明的,应当向患者的近亲属说明,并取得其明确同意。医师开展药物、医疗器械临床试验和其他医学临床研究应当符合国家有关规定,遵守医学伦理规范,依法通过伦理审查,取得书面知情同意。

5. 医师不得利用职务之便,索要、非法收受财物或者牟取其他不正当利益;不得对患者实施不必要的检查、治疗。

6. 遇有自然灾害、事故灾难、公共卫生事件和社会安全事件等严重威胁人民生命健康的突发事件时,医师应当服从县级以上人民政府卫生健康主管部门的调遣。

7. 在执业活动中有下列情形之一的,医师应当按照有关规定及时向所在医疗卫生机构或者有关部门、机构报告:①发现传染病、突发不明原因疾病或者异常健康事件。②发生或者发现医疗事故。③发现可能与药品、医疗器械有关的不良反应或者不良事件。④发现假药或者劣药。⑤发现患者涉嫌伤害事件或者非正常死亡。⑥法律、法规规定的其他情形。

8. 执业助理医师应当在执业医师的指导下,在医疗卫生机构中按照注册的执业类别、执业范围执业。在乡、民族乡、镇和村医疗卫生机构以及艰苦边远地区县级医疗卫生机构中执业的执业助理医师，可以根据医疗卫生服务情况和本人实践经验，独立从事一般的执业活动。

要点四 考核和培训

1. 县级以上人民政府卫生健康主管部门或者其委托的医疗卫生机构、行业组织应当按照医师执业标准，对医师的业务水平、工作业绩和职业道德状况进行考核。

2. 受委托的机构或者组织应当将医师考核结果报准予注册的卫生健康主管部门备案。

3. 省级以上人民政府卫生健康主管部门负责指导、检查和监督医师考核工作。

4. 对考核不合格的医师，县级以上人民政府卫生健康主管部门应当责令其暂停执业活动3个月至6个月，并接受相关专业培训。暂停执业活动期满，再次进行考核，对考核合格的，允许其继续执业。

5. 医师有下列情形之一的，按照国家有关规定给予表彰、奖励：①在执业活动中，医德高尚，事迹突出。②在医学研究、教育中开拓创新，对医学专业技术有重大突破，做出显著贡献。③遇有突发事件时，在预防预警、救死扶伤等工作中表现突出。④长期在艰苦边远地区的县级以下医疗卫生机构努力工作。⑤在疾病预防控制、健康促进工作中做出突出贡献。⑥法律、法规规定的其他情形。

6. 县级以上人民政府卫生健康主管部门和其他有关部门应当制定医师培训计划，采取多种形式对医师进行分级分类培训，为医师接受继续医学教育提供条件。

7. 县级以上人民政府应当采取有力措施，优先保障基层、欠发达地区和民族地区的医疗卫生人员接受继续医学教育。

8. 医疗卫生机构应当合理调配人力资源，按照规定和计划保证本机构医师接受继续医学教育。

要点五 法律责任

1. 以不正当手段取得医师资格证书或者医师执业证书的，由发给证书的卫生健康主管部门予以撤销，3年内不受理其相应申请。

2. 医师在执业活动中有下列行为之一的，由县级以上人民政府卫生健康主管部门责令改正，给予警告；情节严重的，责令暂停6个月以上1年以下执业活动直至吊销医师执业证书：①在提供医疗卫生服务或者开展医学临床研究中，未按照规定履行告知义务或者取得知情同意。②对需要紧急救治的患者，拒绝急救处置，或者由于不负责任延误诊治。③遇有自然灾害、事故灾难、公共卫生事件和社会安全事件等严重威胁人民生命健康的突发事件时，不服从卫生健康主管部门调遣。④未按照规定报告有关情形。⑤违反法律、法规、规章或者执业规范，造成医疗事故或者其他严重后果。

3. 医师在执业活动中有下列行为之一的，由县级以上人民政府卫生健康主管部门责令改正，给予警告，没收违法所得，并处1万元以上3万元以下的罚款；情节严重的，责令暂停6个月以上1年以下执业活动直至吊销医师执业证书：①泄露患者隐私或者个人信息；②出具虚假医学证明文件，或者未经亲自诊查、调查，签署诊断、治疗、流行病学等证明文件或者有关出生、死亡等证明文件；③隐匿、伪造、篡改或者擅自销毁病历等医学文书及有关资料；④未按照规定使用麻醉药品、医疗用毒性药品、精神药品、放射性药品等；⑤利用职务之便，索要、非法收受财物或者牟取其他不正当利益，或者违反诊疗规范，对患者实施不必要的检查、治疗造成不良后果；⑥开展禁止类医疗技术临床应用。

4. 医师未按照注册的执业地点、执业类别、执业范围执业的，由县级以上人民政府卫生健康主管部门或者中医药主管部门责令改正，给予警告，没收违法所得，并处1万元以上3万元以下的罚款；情节严重的，责令暂停6个月以上1年以下执业活动直至吊销医师执业证书。

5. 严重违反医师职业道德、医学伦理规范，造成恶劣社会影响的，由省级以上人民政府卫生健康主管部门吊销医师执业证书或者责令停止非法执业活动，5年直至终身禁止从事医疗卫生服务或者医学临床研究。

6. 非医师行医的，由县级以上人民政府卫生健康主管部门责令停止非法执业活动，没收违法所得和药品、医疗器械，并处违法所得2倍以上10倍以下的罚款，违法所得不足1万元的，按1万元计算。

7. 违反《医师法》规定，构成犯罪的，依法追究刑事责任；造成人身、财产损害的，依法承担民事责任。

细目三 《中华人民共和国传染病防治法》

要点一 传染病防治方针与原则

1. 国家对传染病防治实行预防为主的方针。

2. 传染病防治管理原则是“防治结合、分类管理、依靠科学、依靠群众”。

要点二 法定传染病的分类

根据传染病病种的传播方式、速度及对人类危害程度的不同,《中华人民共和国传染病防治法》(以下简称《传染病防治法》)将法定管理的传染病分为甲类、乙类和丙类3类。

1. 甲类传染病是指鼠疫、霍乱。

2. 乙类传染病是指严重急性呼吸综合征(传染性非典型肺炎)、艾滋病、病毒性肝炎、脊髓灰质炎、人感染高致病性禽流感、麻疹、流行性出血热、狂犬病、流行性乙型脑炎、登革热、炭疽、细菌性和阿米巴性痢疾、肺结核、伤寒和副伤寒、流行性脑脊髓膜炎、百日咳、白喉、新生儿破伤风、猩红热、布鲁菌病、淋病、梅毒、钩端螺旋体病、血吸虫病、疟疾。

3. 丙类传染病是指流行性感冒、流行性腮腺炎、风疹、急性出血性结膜炎、麻风病、流行性和地方性斑疹伤寒、黑热病、包虫病、丝虫病,除霍乱、细菌性和阿米巴性痢疾、伤寒和副伤寒以外的感染性腹泻病。

国务院卫生行政部门根据传染病暴发、流行情况和危害程度,可以决定增加、减少或者调整乙类、丙类传染病病种并予以公布。

2008年5月2日,卫生部决定将手足口病列入《传染病防治法》规定的丙类传染病进行管理。2009年4月30日,经国务院批准,卫生部发布公告将甲型H1N1流感纳入乙类传染病,并采取甲类传染病的预防、控制措施。2013年10月28日,国家卫生和计划生育委员会发布《关于调整部分法定传染病病种管理工作的通知》,将人感染H7N9禽流感纳入乙类传染病,将甲型H1N1流感从乙类传染病调整为丙类传染病,并纳入流行性感冒进行管理;解除对人感染高致病性禽流感采取的甲类传染病预防、控制措施。2020年1月20日,经国务院批准,国家卫生健康委员会发布公告,将新型冠状病毒感染纳入乙类传染病,并采取甲类传染病的预防、控制措施。2022年12月26日,国务院应对新型冠状病毒感染疫情联防联控机制综合组,发布《关于对新型冠状病毒感染实施“乙类乙管”的总体方案》,明确指出:2023年1月8日起,对新型冠状病毒感染实施“乙类乙管”。2023年9月20日,国家卫生健康委员会发布公告将猴痘纳入乙类传染病进行管理,采取乙类传染病的预防、控制措施。

目前,对乙类传染病中的传染性非典型肺炎、炭疽中的肺炭疽采取《传染病防治法》所称甲类传染病的预防、控制措施。其他乙类传染病和突发原因不明的传染病需要采取《传染病防治法》所称甲类传染病的预防、控制措施的,由国务院卫生行政部门及时报经国务院批准后予以公布、实施。

要点三 传染病预防

1. 传染病预防的相关制度

(1)国家实行有计划的预防接种制度。用于预防接种的疫苗必须符合国家质量标准。国家对儿童实行预防接种证制度。国家免疫规划项目的预防接种实行免费。

(2)国家建立传染病监测制度。各级疾病预防控制机构对传染病的发生、流行以及影响其发生、流行的因素进行监测。

(3)国家建立传染病预警制度。国务院卫生行政部门和省、自治区、直辖市人民政府根据传染病发生、流行趋势的预测,及时发出传染病预警,根据情况予以公布。

(4)县级以上地方人民政府应当制定传染病预防、控制预案,报上一级人民政府备案。

(5)国家建立传染病菌种、毒种库。对可能导致甲类传染病传播的以及国务院卫生行政部门规定的菌种、毒种和传染病检测样本,确需采集、保藏、携带、运输和使用的,须经省级以上人民政府卫生行政部门批准。

2. 医疗机构和疾病预防控制机构在传染病预防中的职责

(1)医疗机构必须严格执行国务院卫生行政部门规定的管理制度、操作规范,防止传染病的医源性感染和医院感染。医疗机构应当确定专门的部门或者人员，承担传染病疫情报告，本单位的传染病预防、控制以及责任区域内的传染病预防工作；承担医疗活动中与医院感染有关的危险因素监测、安全防护、消毒、隔离和医疗废物处置工作。

（2）疾病预防控制机构应当指定专门人员负责对医疗机构内传染病预防工作进行指导、考核，开展流行病学调查。

（3）疾病预防控制机构、医疗机构的实验室和从事病原微生物实验的单位应当符合国家规定的条件和技术标准，建立严格的监督管理制度，对传染病病原体样本按照规定的措施实行严格监督管理，严防传染病病原体的实验室感染和病原微生物的扩散。

（4）疾病预防控制机构、医疗机构使用血液和血液制品必须遵守国家有关规定，防止因输入血液、使用血液制品引起经血液传播疾病的发生。

要点四　疫情报告、通报和公布

1. 传染病疫情报告、通报

（1）疾病预防控制机构、医疗机构和采供血机构及其执行职务的人员发现《传染病防治法》规定的传染病疫情或者发现其他传染病暴发、流行以及突发原因不明的传染病时，应当遵循疫情报告属地管理原则，按照国务院规定的或者国务院卫生行政部门规定的内容、程序、方式和时限报告。

任何单位和个人发现传染病患者或者疑似传染病患者时，应当及时向附近的疾病预防控制机构或者医疗机构报告。

（2）县级以上地方人民政府卫生行政部门应当及时向本行政区域内的疾病预防控制机构和医疗机构通报传染病疫情以及监测、预警的相关信息。接到通报的疾病预防控制机构和医疗机构应当及时告知本单位的有关人员。

（3）毗邻的及相关的地方人民政府卫生行政部门，应当及时互相通报本行政区域的传染病疫情以及监测、预警的相关信息。

2. 疫情信息公布制度

（1）国务院卫生行政部门定期公布全国传染病疫情信息。省、自治区、直辖市人民政府卫生行政部门定期公布本行政区域的传染病疫情信息。

（2）传染病暴发、流行时，国务院卫生行政部门负责向社会公布传染病疫情信息，并可以授权省、自治区、直辖市人民政府卫生行政部门向社会公布本行政区域的传染病疫情信息。

要点五　疫情控制措施

1. 医疗机构发现传染病时应采取的措施

（1）医疗机构发现甲类传染病时，应当及时采取下列措施：①对患者、病原携带者予以隔离治疗，隔离期限根据医学检查结果确定；②对疑似患者，确诊前在指定场所单独隔离治疗；③对医疗机构内的患者、病原携带者、疑似患者的密切接触者，在指定场所进行医学观察和采取其他必要的预防措施。

拒绝隔离治疗或者隔离期未满擅自脱离隔离治疗的，可以由公安机关协助医疗机构采取强制隔离治疗措施。

（2）医疗机构发现乙类或者丙类传染病患者，应当根据病情采取必要的治疗和控制传播措施。

（3）医疗机构对本单位内被传染病病原体污染的场所、物品以及医疗废物，必须依照法律、法规的规定实施消毒和无害化处置。

2. 疾病预防控制机构发现传染病疫情或接到传染病疫情报告时应采取的措施

（1）对传染病疫情进行流行病学调查，根据调查情况提出划定疫点、疫区的建议，对被污染的场所进行卫生处理，对密切接触者，在指定场所进行医学观察和采取其他必要的预防措施，并向卫生行政部门提出疫情控制方案。

（2）传染病暴发、流行时，对疫点、疫区进行卫生处理，向卫生行政部门提出疫情控制方案，并按照卫生行政部门的要求采取措施。

（3）指导下级疾病预防控制机构实施传染病预防、控制措施，组织、指导有关单位对传染病疫情的处理。

3. 政府部门在传染病发生时应采取的紧急措施

（1）传染病暴发、流行时，县级以上地方人民政府应当立即组织力量，按照预防、控制预案进行防治，切断传染病的传播途径，必要时，报经上一级人民政府决定，可以采取下列紧急措施并予以公告：①限制或者停止集市、影剧院演出或者其他人群聚集的活动；②停工、停业、停课；③封闭或者封存被传染病病原体污染的公共饮用水源、食品以及相关物品；④控制或者扑杀染疫野生动物、家畜家禽;⑤封闭可能造成传染病扩散的场所。

上级人民政府接到下级人民政府关于采取前款所列紧急措施的报告时,应当即时作出决定。紧急措施的解除,由原决定机关决定并宣布。

(2)甲类、乙类传染病暴发、流行时,县级以上地方人民政府报经上一级人民政府决定,可以宣布本行政区域部分或者全部为疫区;国务院可以决定并宣布跨省、自治区、直辖市的疫区。

省级人民政府可以决定对本行政区域内的甲类传染病疫区实施封锁;但封锁大、中城市的疫区或者封锁跨省、自治区、直辖市的疫区,以及封锁疫区导致中断干线交通或者封锁国境的,由国务院决定。

要点六　医疗救治

医疗机构应当对传染病患者或者疑似传染病患者提供医疗救护、现场救援和接诊治疗,书写病历记录以及其他有关资料,并妥善保管;实行传染病预检、分诊制度;对传染病患者、疑似传染病患者,应当引导至相对隔离的分诊点进行初诊。

医疗机构不具备相应救治能力的,应当将患者及其病历记录复印件一并转至具备相应救治能力的医疗机构。

要点七　法律责任

1. 医疗机构违反《传染病防治法》规定,有下列情形之一的,由县级以上人民政府卫生行政部门责令改正,通报批评,给予警告;造成传染病传播、流行或者其他严重后果的,对负有责任的主管人员和其他直接责任人员,依法给予降级、撤职、开除的处分,并可以依法吊销有关责任人员的执业证书;构成犯罪的,依法追究刑事责任。

(1)未按照规定承担本单位的传染病预防、控制工作,医院感染控制任务和责任区域内的传染病预防工作的。

(2)未按照规定报告传染病疫情,或者隐瞒、谎报、缓报传染病疫情的。

(3)发现传染病疫情时,未按照规定对传染病患者、疑似传染病患者提供医疗救护、现场救援、接诊、转诊的,或者拒绝接受转诊的。

(4)未按照规定对本单位内被传染病病原体污染的场所、物品以及医疗废物实施消毒或者无害化处置的。

(5)未按照规定对医疗器械进行消毒,或者对按照规定一次使用的医疗器具未予销毁,再次使用的。

(6)在医疗救治过程中未按照规定保管医学记录资料的。

(7)故意泄露传染病患者、病原携带者、疑似传染病患者、密切接触者涉及个人隐私的有关信息、资料的。

2. 单位或个人违反《传染病防治法》规定,导致传染病传播、流行,给他人人身、财产造成损害的,应依法承担民事责任。

细目四　《突发公共卫生事件应急条例》

要点一　突发公共卫生事件的预防与应急准备

1. 突发公共卫生事件应急预案的制定与预案的主要内容

(1)突发公共卫生事件应急预案的制定:国务院卫生行政主管部门按照分类指导、快速反应的要求,制定全国突发公共卫生事件应急预案,报请国务院批准。

省、自治区、直辖市人民政府根据全国突发公共卫生事件应急预案,结合本地实际情况,制定本行政区域的突发公共卫生事件应急预案。

(2)全国突发公共卫生事件应急预案应包括的主要内容:①突发公共卫生事件应急处理指挥部的组成和相关部门的职责。②突发公共卫生事件的监测与预警。③突发公共卫生事件信息的收集、分析、报告、通报制度。④突发公共卫生事件应急处理技术和监测机构及其任务。⑤突发公共卫生事件的分级和应急处理工作方案。⑥突发公共卫生事件预防、现场控制,应急设施、设备、救治药品和医疗器械以及其他物资和技术的储备与调度。⑦突发公共卫生事件应急处理专业队伍的建设和培训。

2. 突发公共卫生事件预防控制体系

(1)国家建立统一的突发公共卫生事件预防控制体系。

（2）县级以上人民政府建立和完善突发公共卫生事件监测与预警系统。

（3）县级以上人民政府卫生行政主管部门指定机构负责开展突发公共卫生事件的日常监测。

要点二　报告与信息发布

1. 突发公共卫生事件应急报告制度与报告情形

（1）国家建立突发公共卫生事件应急报告制度：国务院卫生行政主管部门制定突发公共卫生事件应急报告规范，建立重大、紧急疫情信息报告系统。

（2）突发公共卫生事件的报告情形和报告时限要求：突发公共卫生事件监测机构、医疗卫生机构和有关单位发现有下列情形之一的，应当在2小时内向所在地县级人民政府卫生行政主管部门报告；接到报告的卫生行政主管部门应当在2小时内向本级人民政府报告，并同时向上级人民政府卫生行政主管部门和国务院卫生行政主管部门报告：①发生或者可能发生传染病暴发、流行的。②发生或者发现不明原因的群体性疾病的。③发生传染病菌种、毒种丢失的。④发生或者可能发生重大食物和职业中毒事件的。

任何单位和个人对突发公共卫生事件，不得隐瞒、缓报、谎报或者授意他人隐瞒、缓报、谎报。

2. 突发公共卫生事件的信息发布　国务院卫生行政主管部门负责向社会发布突发公共卫生事件的信息。必要时，可以授权省、自治区、直辖市人民政府卫生行政主管部门向社会发布本行政区域内突发公共卫生事件的信息。信息发布应当及时、准确、全面。

要点三　应急处理

1. 应急预案的启动　在全国范围内或者跨省、自治区、直辖市范围内启动全国突发公共卫生事件应急预案，由国务院卫生行政主管部门报国务院批准后实施。省、自治区、直辖市启动突发公共卫生事件应急预案，由省、自治区、直辖市人民政府决定，并向国务院报告。

2. 应急预案的实施

（1）医疗卫生机构、监测机构和科学研究机构，应当服从突发公共卫生事件应急处理指挥部的统一指挥，相互配合、协作，集中力量开展相关的科学研究工作。

（2）根据突发公共卫生事件应急处理的需要，突发公共卫生事件应急处理指挥部有权紧急调集人员、储备的物资、交通工具以及相关设施、设备；必要时，对人员进行疏散或者隔离，并可以依法对传染病疫区实行封锁。

（3）参加突发公共卫生事件应急处理的工作人员，应当按照预案的规定，采取卫生防护措施，并在专业人员的指导下进行工作。

（4）医疗卫生机构应采取的措施：医疗卫生机构应当对因突发公共卫生事件致病的人员提供医疗救护和现场救援，对就诊患者必须接诊治疗，并书写详细、完整的病历记录；对需要转送的患者，应当按照规定将患者及其病历记录的复印件转送至接诊的或者指定的医疗机构。

医疗卫生机构内应当采取卫生防护措施，防止交叉感染和污染。

医疗卫生机构应当对传染病患者密切接触者采取医学观察措施。

医疗机构收治传染病患者、疑似传染病患者，应当依法报告所在地的疾病预防控制机构。

（5）有关部门、医疗卫生机构应当对传染病做到早发现、早报告、早隔离、早治疗，切断传播途径，防止扩散。

要点四　法律责任

1. 医疗卫生机构违反条例规定应追究的法律责任　医疗卫生机构有下列行为之一的，由卫生行政主管部门责令改正、通报批评、给予警告；情节严重的，吊销医疗机构执业许可证；对主要负责人、负有责任的主管人员和其他直接责任人员依法给予降级或者撤职的纪律处分；造成传染病传播、流行或者对社会公众健康造成其他严重危害后果的，依法给予开除的行政处分；构成犯罪的，依法追究刑事责任：①未依照本条例的规定履行报告职责，隐瞒、缓报或者谎报的。②未依照本条例的规定及时采取控制措施的。③未依照本条例的规定履行突发公共卫生事件监测职责的。④拒绝接诊患者的。⑤拒不服从突发公共卫生事件应急处理指挥部调度的。

2. 在突发公共卫生事件处理工作中，有关单位和个人未履行职责应承担的法律责任　在突发公共卫生事件应急处理工作中，有关单位和个人未依照本条例的规定履行报告职责，隐瞒、缓报或者谎报，阻碍突发公共卫生事件应急处理工作人员执行职务,拒绝国务院卫生行政主管部门或者其他有关部门指定的专业技术机构进入突发公共卫生事件现场,或者不配合调查、采样、技术分析和检验的,对有关责任人员依法给予行政处分或者纪律处分;触犯《中华人民共和国治安管理处罚法》,构成违反治安管理行为的,由公安机关依法予以处罚;构成犯罪的,依法追究刑事责任。

3. **在突发公共卫生事件发生期间扰乱公共秩序应追究的法律责任** 在突发公共卫生事件发生期间,散布谣言、哄抬物价、欺骗消费者,扰乱社会秩序、市场秩序的,由公安机关或者工商行政管理部门依法给予行政处罚;构成犯罪的,依法追究刑事责任。

细目五 《医疗机构管理条例》及其实施细则

要点一 医疗机构执业

1. 未取得医疗机构执业许可证或者未经备案,不得开展诊疗活动。

2. 医疗机构执业,必须遵守有关法律、法规和医疗技术规范。

3. 医疗机构必须按照核准登记或者备案的诊疗科目开展诊疗活动。

4. 医疗机构不得使用非卫生技术人员从事医疗卫生技术工作。

5. 医疗机构工作人员上岗工作,必须佩戴载有本人姓名、职务或者职称的标牌。

6. 医疗机构对危重患者应当立即抢救。对限于设备或者技术条件不能诊治的患者,应当及时转诊。

7. 未经医师(士)亲自诊查患者,医疗机构不得出具疾病诊断书、健康证明书或者死亡证明书等证明文件;未经医师(士)、助产人员亲自接产,医疗机构不得出具出生证明书或者死产报告书。

8. 医疗机构对传染病、精神病、职业病等患者的特殊诊治和处理,应当按照国家有关法律、法规的规定办理。

9. 发生重大灾害、事故、疾病流行或者其他意外情况时,医疗机构及其卫生技术人员必须服从县级以上人民政府卫生行政部门的调遣。

要点二 登记和校验

1. 医疗机构执业,必须进行登记,领取医疗机构执业许可证;诊所按照国务院卫生行政部门的规定向所在地的县级人民政府卫生行政部门备案后,可以执业。

2. 医疗机构执业登记的事项:①类别、名称、地址、法定代表人或者主要负责人。②所有制形式。③注册资金(资本)。④服务方式。⑤诊疗科目。⑥房屋建筑面积、床位(牙椅)。⑦服务对象。⑧职工人数。⑨执业许可证登记号(医疗机构代码)。⑩省、自治区、直辖市卫生行政部门规定的其他登记事项。

3. 医疗机构改变名称、场所、主要负责人、诊疗科目、床位,必须向原登记机关办理变更登记或者向原备案机关备案。

4. 医疗机构执业许可证不得伪造、涂改、出卖、转让、出借。医疗机构执业许可证遗失的,应当及时申明,并向原登记机关申请补发。

5. 医疗机构歇业,必须向原登记机关办理注销登记或者向原备案机关备案。经登记机关核准后,收缴医疗机构执业许可证。医疗机构非因改建、扩建、迁建原因停业超过1年的,视为歇业。

6. 床位不满100张的医疗机构,其医疗机构执业许可证每年校验1次;床位在100张以上的医疗机构,其医疗机构执业许可证每3年校验1次。校验由原登记机关办理。

要点三 法律责任

1. 未取得医疗机构执业许可证擅自执业的,由县级以上人民政府卫生健康主管部门责令停止执业活动,没收违法所得和药品、医疗器械,并处违法所得5倍以上20倍以下的罚款,违法所得不足1万元的,按1万元计算。

2. 逾期不校验医疗机构执业许可证仍从事诊疗活动的,由县级以上人民政府卫生行政部门责令其限期补办校验手续;拒不校验的,吊销其医疗机构执业许可证。

3. 出卖、转让、出借医疗机构执业许可证的,由县级以上人民政府卫生健康主管部门责令改正,没收违法所得,并处违法所得5倍以上15倍以下的罚款,违法所得不足1万元的,按1万元计算;情节严重的,吊销医疗机构执业许可证。

4. 诊疗活动超出登记或者备案范围的，由县级以上人民政府卫生行政部门予以警告，责令其改正，没收违法所得，并可以根据情节处以1万元以上10万元以下的罚款；情节严重的，吊销其医疗机构执业许可证或者责令其停止执业活动。

5. 使用非卫生技术人员从事医疗卫生技术工作的，由县级以上人民政府卫生行政部门责令其限期改正，并可以处以1万元以上10万元以下的罚款；情节严重的，吊销其医疗机构执业许可证或者责令其停止执业活动。

6. 出具虚假证明文件的，由县级以上人民政府卫生行政部门予以警告；对造成危害后果的，可以处以1万元以上10万元以下的罚款；对直接责任人员由所在单位或者上级机关给予行政处分。

细目六 《医疗纠纷预防和处理条例》

要点一 处理医疗纠纷的原则

处理医疗纠纷，应当遵循公平、公正、及时的原则，实事求是，依法处理。

要点二 医疗纠纷的预防

1. 医疗机构及其医务人员在诊疗活动中应严格遵守医疗卫生法律、法规、规章和诊疗相关规范、常规，恪守职业道德。

医疗机构应当对其医务人员进行医疗卫生法律、法规、规章和诊疗相关规范、常规的培训，并加强职业道德教育。

2. 医疗机构应当按照国务院卫生主管部门制定的医疗技术临床应用管理规定，开展与其技术能力相适应的医疗技术服务，保障临床应用安全，降低医疗风险；采用医疗新技术的，应当开展技术评估和伦理审查，确保安全有效、符合伦理。

3. 医疗机构应当依照有关法律、法规的规定，严格执行药品、医疗器械、消毒药剂、血液等的进货查验、保管等制度。禁止使用无合格证明文件、过期等不合格的药品、医疗器械、消毒药剂、血液等。

4. 医务人员在诊疗活动中应当向患者说明病情和医疗措施。需要实施手术，或者开展临床试验等存在一定危险性、可能产生不良后果的特殊检查、特殊治疗的，医务人员应当及时向患者说明医疗风险、替代医疗方案等情况，并取得其书面同意；在患者处于昏迷等无法自主作出决定的状态或者病情不宜向患者说明等情形下，应当向患者的近亲属说明，并取得其书面同意。

紧急情况下不能取得患者或者其近亲属意见的，经医疗机构负责人或者授权的负责人批准，可以立即实施相应的医疗措施。

5. 开展手术、特殊检查、特殊治疗等具有较高医疗风险的诊疗活动，医疗机构应当提前预备应对方案，主动防范突发风险。

6. 医疗机构及其医务人员应当按照国务院卫生主管部门的规定，填写并妥善保管病历资料。因紧急抢救未能及时填写病历的，医务人员应当在抢救结束后6小时内据实补记，并加以注明。

要点三 医疗纠纷的处理

1. **处理途径** ①双方自愿协商。②申请人民调解。③申请行政调解。④向人民法院提起诉讼。⑤法律、法规规定的其他途径。

2. **医疗机构应当告知患者或者其近亲属的事项** ①解决医疗纠纷的合法途径。②有关病历资料、现场实物封存和启封的规定。③有关病历资料查阅、复制的规定。

患者死亡的，还应当告知其近亲属有关尸检的规定。

3. 封存、启封病历资料的，应当在医患双方在场的情况下进行。封存的病历资料可以是原件，也可以是复制件，由医疗机构保管。病历尚未完成需要封存的，对已完成病历先行封存；病历按照规定完成后，再对后续完成部分进行封存。医疗机构应当对封存的病历开列封存清单，由医患双方签字或者盖章，各执一份。

4. 疑似因输液、输血、注射、用药等引起不良后果的，医患双方应当共同对现场实物进行封存、启封，封存的现场实物由医疗机构保管。需要检验的，应当由双方共同委托依法具有检验资格的检验机构进行检验；双方无法共同委托的，由医疗机构所在地县级人民政府卫生主管部门指定。

疑似输血引起不良后果，需要对血液进行封存保留的，医疗机构应当通知提供该血液的血站派员到场。

5. 患者死亡,医患双方对死因有异议的,应当在患者死亡后48小时内进行尸检;具备尸体冻存条件的,可以延长至7日。尸检应当经死者近亲属同意并签字,拒绝签字的,视为死者近亲属不同意进行尸检。不同意或者拖延尸检,超过规定时间,影响对死因判定的,由不同意或者拖延的一方承担责任。

6. 医患双方应当依法维护医疗秩序。任何单位和个人不得实施危害患者和医务人员人身安全、扰乱医疗秩序的行为。

医疗纠纷中发生涉嫌违反治安管理行为或者犯罪行为的,医疗机构应当立即向所在地公安机关报案。公安机关应当及时采取措施,依法处置,维护医疗秩序。

要点四　法律责任

1. 医疗机构篡改、伪造、隐匿、毁灭病历资料的,对直接负责的主管人员和其他直接责任人员,由县级以上人民政府卫生主管部门给予或者责令给予降低岗位等级或者撤职的处分,对有关医务人员责令暂停6个月以上1年以下执业活动;造成严重后果的,对直接负责的主管人员和其他直接责任人员给予或者责令给予开除的处分,对有关医务人员由原发证部门吊销执业证书;构成犯罪的,依法追究刑事责任。

2. 医疗机构将未通过技术评估和伦理审查的医疗新技术应用于临床的,由县级以上人民政府卫生主管部门没收违法所得,并处5万元以上10万元以下罚款,对直接负责的主管人员和其他直接责任人员给予或者责令给予降低岗位等级或者撤职的处分,对有关医务人员责令暂停6个月以上1年以下执业活动;情节严重的,对直接负责的主管人员和其他直接责任人员给予或者责令给予开除的处分,对有关医务人员由原发证部门吊销执业证书;构成犯罪的,依法追究刑事责任。

3. 医疗机构及其医务人员有下列情形之一的,由县级以上人民政府卫生主管部门责令改正,给予警告,并处1万元以上5万元以下罚款;情节严重的,对直接负责的主管人员和其他直接责任人员给予或者责令给予降低岗位等级或者撤职的处分,对有关医务人员可以责令暂停1个月以上6个月以下执业活动;构成犯罪的,依法追究刑事责任。

(1)未按规定制定和实施医疗质量安全管理制度。

(2)未按规定告知患者病情、医疗措施、医疗风险、替代医疗方案等。

(3)开展具有较高医疗风险的诊疗活动,未提前预备应对方案防范突发风险。

(4)未按规定填写、保管病历资料,或者未按规定补记抢救病历。

(5)拒绝为患者提供查阅、复制病历资料服务。

(6)未建立投诉接待制度、设置统一投诉管理部门或者配备专(兼)职人员。

(7)未按规定封存、保管、启封病历资料和现场实物。

(8)未按规定向卫生主管部门报告重大医疗纠纷。

(9)其他未履行《医疗纠纷预防和处理条例》规定义务的情形。

细目七　医疗损害责任
(《中华人民共和国民法典》第七编第六章)

要点一　医疗机构承担赔偿责任的情形

1. 医务人员未尽到告知义务,造成患者损害的,医疗机构应当承担赔偿责任。

医务人员在诊疗活动中应当向患者说明病情和医疗措施。需要实施手术、特殊检查、特殊治疗的,医务人员应当及时向患者具体说明医疗风险、替代医疗方案等情况,并取得其明确同意;不能或者不宜向患者说明的,应当向患者的近亲属说明,并取得其明确同意。

2. 医务人员在诊疗活动中未尽到与当时的医疗水平相应的诊疗义务,造成患者损害的,医疗机构应当承担赔偿责任。

3. 因药品、消毒产品、医疗器械的缺陷,或者输入不合格的血液造成患者损害的,患者可以向药品上市许可持有人、生产者、血液提供机构请求赔偿,也可以向医疗机构请求赔偿。患者向医疗机构请求赔偿的，医疗机构赔偿后，有权向负有责任的药品上市许可持有人、生产者、血液提供机构追偿。

要点二　推定医疗机构有过错的情形

患者在诊疗活动中受到损害，有下列情形之一的，推定医疗机构有过错。①违反法律、行政法规、规章以及其他有关诊疗规范的规定。②隐匿或者拒绝提供与纠纷有关的病历资料。③遗失、伪造、篡改或者违法销毁病历资料。

要点三　医疗机构不承担赔偿责任的情形

患者在诊疗活动中受到损害，有下列情形之一的，医疗机构不承担赔偿责任：①患者或者其近亲属不配合医疗机构进行符合诊疗规范的诊疗。②医务人员在抢救生命垂危的患者等紧急情况下已经尽到合理诊疗义务。③限于当时的医疗水平难以诊疗。

但在患者或者其近亲属不配合医疗机构进行符合诊疗规范的诊疗情形中，医疗机构或者其医务人员也有过错的，应当承担相应的赔偿责任。

要点四　紧急情况医疗措施的实施

因抢救生命垂危的患者等紧急情况，不能取得患者或者其近亲属意见的，经医疗机构负责人或者授权的负责人批准，可以立即实施相应的医疗措施。

要点五　病历资料的书写、复制

1. 医疗机构及其医务人员应当按照规定填写并妥善保管住院志、医嘱单、检验报告、手术及麻醉记录、病理资料、护理记录等病历资料。

2. 患者要求查阅、复制上述病历资料的，医疗机构应当及时提供。

细目八　《医疗事故处理条例》

要点一　医疗事故的处理原则与基本要求

处理医疗事故应当遵循公开、公平、公正、及时、便民的原则，坚持实事求是的科学态度，做到事实清楚、定性准确、责任明确、处理恰当。

要点二　行政处理与监督

卫生行政部门应当依照本条例和有关法律、行政法规、部门规章的规定，对发生医疗事故的医疗机构和医务人员作出行政处理。

卫生行政部门接到医疗机构关于重大医疗过失行为的报告后，除责令医疗机构及时采取必要的医疗救治措施，防止损害后果扩大外，应当组织调查，判定是否属于医疗事故；对不能判定是否属于医疗事故的，应当依照本条例的有关规定交由负责医疗事故技术鉴定工作的医学会组织鉴定。

县级以上地方人民政府卫生行政部门应当按照规定逐级将当地发生的医疗事故以及依法对发生医疗事故的医疗机构和医务人员作出行政处理的情况，上报国务院卫生行政部门。

要点三　法律责任

医疗机构发生医疗事故的，由卫生行政部门根据医疗事故等级和情节给予警告；情节严重的，责令限期停业整顿直至由原发证部门吊销执业许可证，对负有责任的医务人员依照刑法关于医疗事故罪的规定，依法追究刑事责任；尚不够刑事处罚的，依法给予行政处分或者纪律处分。

对发生医疗事故的有关医务人员，除依照前款处罚外，卫生行政部门并可以责令暂停6个月以上1年以下执业活动；情节严重的，吊销其执业证书。

细目九　《中华人民共和国中医药法》

要点一　发展中医药事业的方针、基本原则与保障措施

1. **中西医并重的方针**　国家大力发展中医药事业，实行中西医并重的方针，建立符合中医药特点的管理制度，发挥中医药在我国医疗卫生与健康事业中的独特作用。

2. **继承与创新相结合的原则**　发展中医

药事业应当遵循中医药发展规律,坚持继承和创新相结合,保持和发挥中医药特色和优势,运用现代科学技术,促进中医药理论和实践的发展。国家鼓励中医西医相互学习,相互补充,协调发展,发挥各自优势,促进中西医结合。

3. **保障措施**

(1)政策支持和条件保障:县级以上人民政府应当为中医药事业发展提供政策支持和条件保障,将中医药事业发展经费纳入本级财政预算。县级以上人民政府及其有关部门制定基本医疗保险支付政策、药物政策等医药卫生政策,应当有中医药主管部门参加,注重发挥中医药的优势,支持提供和利用中医药服务。

(2)中医医疗服务收费:县级以上人民政府及其有关部门应当按照法定价格管理权限,合理确定中医医疗服务的收费项目和标准,体现中医医疗服务成本和专业技术价值。

(3)纳入基本医疗保险:县级以上地方人民政府有关部门应当按照国家规定,将符合条件的中医医疗机构纳入基本医疗保险定点医疗机构范围,将符合条件的中医诊疗项目、中药饮片、中成药和医疗机构中药制剂纳入基本医疗保险基金支付范围。

(4)中医药标准体系建设:国家加强中医药标准体系建设,根据中医药特点对需要统一的技术要求制定标准并及时修订。中医药国家标准、行业标准由国务院有关部门依据职责制定或者修订,并在其网站上公布,供公众免费查阅。

(5)与中医药有关的评审等活动的要求:开展法律、行政法规规定的与中医药有关的评审、评估、鉴定活动,应当成立中医药评审、评估、鉴定的专门组织,或者有中医药专家参加。

要点二　中医药服务

1. **政府在举办中医医疗机构方面的责任**　县级以上人民政府应当将中医医疗机构建设纳入医疗机构设置规划,举办规模适宜的中医医疗机构,扶持有中医药特色和优势的医疗机构发展。合并、撤销政府举办的中医医疗机构或者改变其中医医疗性质,应当征求上一级人民政府中医药主管部门的意见。

2. **设置中医药科室的要求**　政府举办的综合医院、妇幼保健机构和有条件的专科医院、社区卫生服务中心、乡镇卫生院,应当设置中医药科室;社会力量举办的医疗机构可根据自身情况决定是否设置中医药科室。县级以上人民政府应当采取措施,增强社区卫生服务站和村卫生室提供中医药服务的能力。

3. **中医医疗机构的登记**　举办中医医疗机构应当按照国家有关医疗机构管理的规定办理审批或备案手续,方可执业。

(1)中医医疗机构的审批。举办中医类医院、中医类门诊部应当按照国家有关医疗机构管理的规定办理审批手续,并遵守医疗机构管理及其实施细则的有关规定。

(2)中医诊所的备案。举办中医诊所的,应将诊所的名称、地址、诊疗范围、人员配备情况等报所在地县级人民政府中医药主管部门备案后即可开展执业活动。中医诊所应当按照备案的诊疗科目、技术开展诊疗活动。

4. 开展中医药服务,应当以中医药理论为指导,运用中医药技术方法,并符合国务院中医药主管部门制定的中医药服务基本要求。

中医医疗机构配备医务人员应当以中医药专业技术人员为主,主要提供中医药服务。

5. **中医从业人员**

(1)从事中医医疗活动的人员应当通过中医医师资格考试取得中医医师资格,并进行执业注册,方可从事中医服务活动。

(2)以师承方式学习中医或者经多年实践,医术确有专长的人员,按照《传统医学师承和确有专长人员医师资格考核考试办法》《中医医术确有专长人员医师资格考核注册管理暂行办法》规定,经省、自治区、直辖市人民政府中医药主管部门组织实践技能和效果考核合格后,即可取得中医医师资格;按照考核内容进行执业注册后,即可在注册的执业范围内从事中医医疗活动。

要点三　中药保护与发展

1. 国家建立道地中药材评价体系,支持道地中药材品种选育,扶持道地中药材生产基地建设,加强道地中药材生产基地生态环境保护,鼓励采取地理标志产品保护等措施保护道地中药材。

2. 采集、贮存中药材以及对中药材进行初加工,应当符合国家有关技术规范、标准和管理规定。

3. 在村医疗机构执业的中医医师、具备中药材知识和识别能力的乡村医生,按照国家有关规定可以自种、自采地产中药材并在其执业活动中使用。

4. 国家保护中药饮片传统炮制技术和工艺，支持应用传统工艺炮制中药饮片，鼓励运用现代科学技术开展中药饮片炮制技术研究。

5. 对市场上没有供应的中药饮片，医疗机构可以根据本医疗机构医师处方的需要，在本医疗机构内炮制、使用。医疗机构应当遵守中药饮片炮制的有关规定，对其炮制的中药饮片的质量负责，保证药品安全。医疗机构炮制中药饮片，应当向所在地设区的市级人民政府药品监督管理部门备案。

根据临床用药需要，医疗机构可以凭本医疗机构医师的处方对中药饮片进行再加工。

6. 国家保护传统中药加工技术和工艺，支持传统剂型中成药的生产，鼓励运用现代科学技术研究开发传统中成药。

7. 生产符合国家规定条件的来源于古代经典名方的中药复方制剂，在申请药品批准文号时，可以仅提供非临床安全性研究资料。

8. 国家鼓励医疗机构根据本医疗机构临床用药需要配制和使用中药制剂，支持应用传统工艺配制中药制剂，支持以中药制剂为基础研制中药新药。

9. 医疗机构配制的中药制剂品种，应当依法取得制剂批准文号。但是，仅应用传统工艺配制的中药制剂品种，向医疗机构所在地省、自治区、直辖市人民政府药品监督管理部门备案后即可配制，不需要取得制剂批准文号。

要点四 中医药人才培养

1. 中医药教育应当遵循中医药人才成长规律，以中医药内容为主，体现中医药文化特色，注重中医药经典理论和中医药临床实践、现代教育方式和传统教育方式相结合。

2. 完善中医药学校教育体系，支持专门实施中医药教育的高等学校、中等职业学校和其他教育机构的发展。

中医药学校教育的培养目标、修业年限、教学形式、教学内容、教学评价及学术水平评价标准等，应当体现中医药学科特色，符合中医药学科发展规律。

3. 发展中医药师承教育，支持有丰富临床经验和技术专长的中医医师、中药专业技术人员在执业、业务活动中带徒授业，传授中医药理论和技术方法，培养中医药专业技术人员。

4. 加强对中医医师和城乡基层中医药专业技术人员的培养和培训。

国家发展中西医结合教育，培养高层次的中西医结合人才。

要点五 中医药科学研究

1. 鼓励科研机构、高等学校、医疗机构和药品生产企业等，运用现代科学技术和传统中医药研究方法，开展中医药科学研究，加强中西医结合研究，促进中医药理论和技术方法的继承和创新。

2. 支持对中医药古籍文献、著名中医药专家的学术思想和诊疗经验以及民间中医药技术方法的整理、研究和利用。

国家鼓励组织和个人捐献有科学研究和临床应用价值的中医药文献、秘方、验方、诊疗方法和技术。

3. 建立和完善符合中医药特点的科学技术创新体系、评价体系和管理体制，推动中医药科学技术进步与创新。

4. 采取措施，加强对中医药基础理论和辨证论治方法，常见病、多发病、慢性病和重大疑难疾病、重大传染病的中医药防治，以及其他对中医药理论和实践发展有重大促进作用的项目的科学研究。

要点六 中医药传承与文化传播

1. 对具有重要学术价值的中医药理论和技术方法，省级以上人民政府中医药主管部门应当组织遴选本行政区域内的中医药学术传承项目和传承人，并为传承活动提供必要的条件。传承人应当开展传承活动，培养后继人才，收集整理并妥善保存相关的学术资料。

2. 建立中医药传统知识保护数据库、保护名录和保护制度。

中医药传统知识持有人对其持有的中医药传统知识享有传承使用的权利，对他人获取、利用其持有的中医药传统知识享有知情同意和利益分享等权利。

国家对经依法认定属于国家秘密的传统中药处方组成和生产工艺实行特殊保护。

3. 发展中医养生保健服务，支持社会力量举办规范的中医养生保健机构。中医养生保健服务规范、标准由国务院中医药主管部门制定。

4. 开展中医药文化宣传和知识普及活动，应当遵守国家有关规定。任何组织或者个人不得对中医药作虚假、夸大宣传，不得冒用中医药名义牟取不正当利益。

要点七　法律责任

1. 县级以上人民政府中医药主管部门及其他有关部门未履行《中华人民共和国中医药法》(以下简称《中医药法》)规定的职责的,由本级人民政府或者上级人民政府有关部门责令改正;情节严重的,对直接负责的主管人员和其他直接责任人员,依法给予处分。

2. 违反《中医药法》规定,中医诊所超出备案范围开展医疗活动的,由所在地县级人民政府中医药主管部门责令改正,没收违法所得,并处1万元以上3万元以下罚款;情节严重的,责令停止执业活动。

中医诊所被责令停止执业活动的,其直接负责的主管人员自处罚决定作出之日起5年内不得在医疗机构内从事管理工作。医疗机构聘用上述不得从事管理工作的人员从事管理工作的,由原发证部门吊销执业许可证或者由原备案部门责令停止执业活动。

3. 违反《中医药法》规定,经考核取得医师资格的中医医师超出注册的执业范围从事医疗活动的,由县级以上人民政府中医药主管部门责令暂停6个月以上1年以下执业活动,并处1万元以上3万元以下罚款;情节严重的,吊销执业证书。

4. 违反《中医药法》规定,举办中医诊所、炮制中药饮片、委托配制中药制剂应当备案而未备案,或者备案时提供虚假材料的,由中医药主管部门和药品监督管理部门按照各自职责分工责令改正,没收违法所得,并处3万元以下罚款,向社会公告相关信息;拒不改正的,责令停止执业活动或者责令停止炮制中药饮片、委托配制中药制剂活动,其直接责任人员5年内不得从事中医药相关活动。

医疗机构应用传统工艺配制中药制剂未依照《中医药法》规定备案,或者未按照备案材料载明的要求配制中药制剂的,按生产假药给予处罚。

5. 违反《中医药法》规定,发布的中医医疗广告内容与经审查批准的内容不相符的,由原审查部门撤销该广告的审查批准文件,1年内不受理该医疗机构的广告审查申请。

违反《中医药法》规定,发布中医医疗广告有前款规定以外违法行为的,依照《中华人民共和国广告法》的规定给予处罚。

6. 违反《中医药法》规定,在中药材种植过程中使用剧毒、高毒农药的,依照有关法律、法规规定给予处罚;情节严重的,可以由公安机关对其直接负责的主管人员和其他直接责任人员处5日以上15日以下拘留。

7. 违反《中医药法》规定,造成人身、财产损害的,依法承担民事责任;构成犯罪的,依法追究刑事责任。

细目十　《中华人民共和国药品管理法》及相关法规

要点一　药品研制

1. 药品,是指用于预防、治疗、诊断人的疾病,有目的地调节人的生理机能并规定有适应证或者功能主治、用法和用量的物质,包括中药、化学药和生物制品等。

2. 从事药品研制活动,应当遵守药物非临床研究质量管理规范、药物临床试验质量管理规范,保证药品研制全过程持续符合法定要求。

3. 开展药物临床试验,应当在具备相应条件的临床试验机构进行。

4. 开展药物临床试验,应当符合伦理原则,制定临床试验方案,经伦理委员会审查同意。

5. 实施药物临床试验,应当向受试者或者其监护人如实说明和解释临床试验的目的和风险等详细情况,取得受试者或者其监护人自愿签署的知情同意书,并采取有效措施保护受试者合法权益。

6. 药品标准。国务院药品监督管理部门颁布的《中华人民共和国药典》和药品标准为国家药品标准。

要点二　医疗机构药事管理

1. 医疗机构购进药品,应当建立并执行进货检查验收制度,验明药品合格证明和其他标识;不符合规定要求的,不得购进和使用。

2. 医疗机构应当有与所使用药品相适应的场所、设备、仓储设施和卫生环境,制定和执行药品保管制度,采取必要的冷藏、防冻、防潮、防虫、防鼠等措施，保证药品质量。

3. 医疗机构配制制剂，应当经所在地省、自治区、直辖市人民政府药品监督管理部门批准，取得医疗机构制剂许可证。无医疗机构制剂许可证的，不得配制制剂。

4. 医疗机构配制的制剂，应当是本单位临床需要而市场上没有供应的品种，并应当经所在地省、自治区、直辖市人民政府药品监督管理部门批准；但是，法律对配制中药制剂另有规定的除外。

5. 医疗机构配制的制剂凭医师处方在本单位使用，经国务院药品监督管理部门或者省级药品监督管理部门批准，可以在指定的医疗机构之间调剂使用，不得在市场上销售。

要点三 假药和劣药

1. 禁止生产(包括配制)、销售、使用假药。有下列情形之一的，为假药：①药品所含成分与国家药品标准规定的成分不符。②以非药品冒充药品或者以他种药品冒充此种药品。③变质的药品。④药品所标明的适应证或者功能主治超出规定范围。

2. 禁止生产(包括配制)、销售、使用劣药。有下列情形之一的，为劣药：①药品成分的含量不符合国家药品标准。②被污染的药品。③未标明或者更改有效期的药品。④未注明或者更改产品批号的药品。⑤超过有效期的药品。⑥擅自添加防腐剂、辅料的药品。⑦其他不符合药品标准的药品。

要点四 特殊管理的药品

国家对麻醉药品、精神药品、医疗用毒性药品、放射性药品、药品类易制毒化学品实行特殊管理。

1. 麻醉药品和精神药品管理的相关规定

(1) 麻醉药品和第一类精神药品不得零售。禁止使用现金进行麻醉药品和精神药品交易，但是个人合法购买麻醉药品和精神药品的除外。

(2) 第二类精神药品零售企业应当凭执业医师出具的处方，按规定剂量销售第二类精神药品，并将处方保存2年备查；禁止超剂量或者无处方销售第二类精神药品；不得向未成年人销售第二类精神药品。

2. 医疗用毒性药品管理的相关规定 《医疗用毒性药品管理办法》规定：医疗单位供应和调配毒性药品，凭医师签名的正式处方。每次处方剂量不得超过2日极量。

要点五 法律责任

1. 未取得药品生产许可证、药品经营许可证或者医疗机构制剂许可证生产、销售药品的，责令关闭，没收违法生产、销售的药品和违法所得，并处违法生产、销售的药品(包括已售出和未售出的药品，下同)货值金额15倍以上30倍以下的罚款；货值金额不足10万元的，按10万元计算。

2. 生产、销售假药的，没收违法生产、销售的药品和违法所得，责令停产停业整顿，吊销药品批准证明文件，并处违法生产、销售的药品货值金额15倍以上30倍以下的罚款；货值金额不足10万元的，按10万元计算；情节严重的，吊销药品生产许可证、药品经营许可证或者医疗机构制剂许可证，10年内不受理其相应申请；药品上市许可持有人为境外企业的，10年内禁止其药品进口。

3. 生产、销售劣药的，没收违法生产、销售的药品和违法所得，并处违法生产、销售的药品货值金额10倍以上20倍以下的罚款；违法生产、批发的药品货值金额不足10万元的，按10万元计算，违法零售的药品货值金额不足1万元的，按1万元计算；情节严重的，责令停产停业整顿直至吊销药品批准证明文件、药品生产许可证、药品经营许可证或者医疗机构制剂许可证。

4. 生产、销售的中药饮片不符合药品标准，尚不影响安全性、有效性的，责令限期改正，给予警告；可以处10万元以上50万元以下的罚款。

5. 药品使用单位使用假药、劣药的，按照销售假药、零售劣药的规定处罚；情节严重的，法定代表人、主要负责人、直接负责的主管人员和其他责任人员有医疗卫生人员执业证书的，还应当吊销执业证书。

6. 医疗机构未从药品上市许可持有人或者具有药品生产、经营资格的企业购进药品的，责令改正，没收违法购进的药品和违法所得，并处违法购进药品货值金额2倍以上10倍以下的罚款；情节严重的，并处货值金额10倍以上30倍以下的罚款，吊销药品批准证明文件、药品生产许可证、药品经营许可证或者医疗机构执业许可证；货值金额不足5万元的，按5万元计算。

7. 违反《中华人民共和国药品管理法》规定,医疗机构将其配制的制剂在市场上销售的,责令改正,没收违法销售的制剂和违法所得,并处违法销售制剂货值金额 2 倍以上 5 倍以下的罚款;情节严重的,并处货值金额 5 倍以上 15 倍以下的罚款;货值金额不足 5 万元的,按 5 万元计算。

医疗机构未按照规定报告疑似药品不良反应的,责令限期改正,给予警告;逾期不改正的,处 5 万元以上 50 万元以下的罚款。

8. 医疗机构的负责人、药品采购人员、医师、药师等有关人员收受药品上市许可持有人、药品生产企业、药品经营企业或者代理人给予的财物或者其他不正当利益的,由卫生健康主管部门或者本单位给予处分,没收违法所得;情节严重的,还应当吊销其执业证书。

细目十一 《处方管理办法》

要点一 处方开具与调剂的原则

1. 医师开具处方和药师调剂处方应当遵循安全、有效、经济的原则。

2. 处方调剂。药师调剂处方时必须做到“四查十对”:查处方,对科别、姓名、年龄;查药品,对药名、剂型、规格、数量;查配伍禁忌,对药品性状、用法用量;查用药合理性,对临床诊断。

要点二 处方权的获得

1. 经注册的执业医师在执业地点取得相应的处方权。

2. 医师应当在注册的医疗机构签名留样或者专用签章备案后,方可开具处方。

3. 执业医师经考核合格后取得麻醉药品和第一类精神药品的处方权,药师经考核合格后取得麻醉药品和第一类精神药品调剂资格。

4. 医师取得麻醉药品和第一类精神药品处方权后,方可在本机构开具麻醉药品和第一类精神药品处方,但不得为自己开具该类药品处方。药师取得麻醉药品和第一类精神药品调剂资格后,方可在本机构调剂麻醉药品和第一类精神药品。

要点三 处方的开具

1. 医师开具处方应当使用经药品监督管理部门批准并公布的药品通用名称、新活性化合物的专利药品名称和复方制剂药品名称。

医师开具院内制剂处方时应当使用经省级卫生行政部门审核、药品监督管理部门批准的名称。医师可以使用由国家卫生健康委公布的药品习惯名称开具处方。

2. 处方开具当日有效。特殊情况下需延长有效期的,由开具处方的医师注明有效期限,但有效期最长不得超过 3 日。

3. 处方一般不得超过 7 日用量;急诊处方一般不得超过 3 日用量;对于某些慢性病、老年病或特殊情况,处方用量可适当延长,但医师应当注明理由。

4. 为门(急)诊患者开具的麻醉药品注射剂,每张处方为 1 次常用量;控缓释制剂,每张处方不得超过 7 日常用量;其他剂型,每张处方不得超过 3 日常用量。

第一类精神药品注射剂,每张处方为 1 次常用量;控缓释制剂,每张处方不得超过 7 日常用量;其他剂型,每张处方不得超过 3 日常用量。哌甲酯用于治疗儿童多动症时,每张处方不得超过 15 日常用量。

第二类精神药品一般每张处方不得超过 7 日常用量;对于慢性病或某些特殊情况的患者,处方用量可以适当延长,医师应当注明理由。

5. 为门(急)诊癌症疼痛患者和中、重度慢性疼痛患者开具的麻醉药品、第一类精神药品注射剂,每张处方不得超过 3 日常用量;控缓释制剂,每张处方不得超过 15 日常用量;其他剂型,每张处方不得超过 7 日常用量。

6. 为住院患者开具的麻醉药品和第一类精神药品处方应当逐日开具,每张处方为 1 日常用量。

要点四 处方的调剂

依法经过资格认定的药师或者其他药学技术人员调剂处方时,认为存在用药不适宜时,应当告知处方医师,请其确认或者重新开具处方;发现严重不合理用药或者用药错误,应当拒绝调剂;对于不规范处方或者不能判定其合法性的处方,不得调剂。

药师调剂处方时必须做到“四查十对”:查

处方，对科别、姓名、年龄；查药品，对药名、剂型、规格、数量；查配伍禁忌，对药品性状、用法用量；查用药合理性，对临床诊断。

要点五　监督管理

1. 医疗机构应当建立处方点评制度，填写处方评价表，对处方实施动态监测及超常预警，登记并通报不合理处方，对不合理用药及时予以干预。

2. 医疗机构应当对出现超常处方 3 次以上且无正当理由的医师提出警告，限制其处方权；限制处方权后，仍连续 2 次以上出现超常处方且无正当理由的，取消其处方权。

3. 医师出现下列情形之一的，处方权由其所在医疗机构予以取消：①被责令暂停执业；②考核不合格离岗培训期间；③被注销、吊销执业证书；④不按照规定开具处方，造成严重后果的；⑤不按照规定使用药品，造成严重后果的；⑥因开具处方牟取私利。

要点六　法律责任

医师出现下列情形之一的，按照《医师法》的规定，由县级以上卫生行政部门给予警告或者责令暂停 6 个月以上 1 年以下执业活动；情节严重的，吊销其执业证书：①未取得处方权或者被取消处方权后开具药品处方的；②未按照《处方管理办法》规定开具药品处方的；③违反《处方管理办法》其他规定的。

细目十二　《医疗机构从业人员行为规范》

要点一　总则

1. 为规范医疗机构从业人员行为，根据医疗卫生有关法律法规、规章制度，结合医疗机构实际，制定本规范。

2. 本规范适用于各级各类医疗机构内所有从业人员，包括：

（1）管理人员，指在医疗机构及其内设各部门、科室从事计划、组织、协调、控制、决策等管理工作的人员。

（2）医师，指依法取得执业医师、执业助理医师资格，经注册在医疗机构从事医疗、预防、保健等工作的人员。

（3）护士，指经执业注册取得护士执业证书，依法在医疗机构从事护理工作的人员。

（4）药学技术人员，指依法经过资格认定，在医疗机构从事药学工作的药师（士）及技术人员。

（5）医技人员，指医疗机构内除医师、护士、药学技术人员之外从事其他技术服务的卫生专业技术人员。

（6）其他人员，指除以上五类人员外，在医疗机构从业的其他人员，主要包括物资、总务、设备、科研、教学、信息、统计、财务、基本建设、后勤等部门工作人员。

3. 医疗机构从业人员，既要遵守本文件所列基本行为规范，又要遵守与职业相对应的分类行为规范。

要点二　医疗机构从业人员基本行为规范

1. 以人为本，践行宗旨。坚持救死扶伤、防病治病的宗旨，发扬大医精诚理念和人道主义精神，以患者为中心，全心全意为人民健康服务。

2. 遵纪守法，依法执业。自觉遵守国家法律法规，遵守医疗卫生行业规章和纪律，严格执行所在医疗机构各项制度规定。

3. 尊重患者，关爱生命。遵守医学伦理道德，尊重患者的知情同意权和隐私权，为患者保守医疗秘密和健康隐私，维护患者合法权益；尊重患者被救治的权利，不因种族、宗教、地域、贫富、地位、残疾、疾病等歧视患者。

4. 优质服务，医患和谐。言语文明，举止端庄，认真践行医疗服务承诺，加强与患者的交流与沟通，积极带头控烟，自觉维护行业形象。

5. 廉洁自律，恪守医德。弘扬高尚医德，严格自律，不索取和非法收受患者财物，不利用执业之便谋取不正当利益；不收受医疗器械、药品、试剂等生产、经营企业或人员以各种名义、形式给予的回扣、提成，不参加其安排、组织或支付费用的营业性娱乐活动；不骗取、套取基本医疗保障资金或为他人骗取、套取提供便利；不违规参与医疗广告宣传和药品医疗器械促销，不倒卖号源。

6. 严谨求实，精益求精。热爱学习，钻研业务，努力提高专业素养，诚实守信，抵制学术不端行为。

7. 爱岗敬业，团结协作。忠诚职业，尽职尽责，正确处理同行同事间关系，互相尊重，互相配合，和谐共事。

8. 乐于奉献，热心公益。积极参加上级安排的指令性医疗任务和社会公益性的扶贫、义诊、助残、支农、援外等活动，主动开展公众健康教育。

要点三　管理人员行为规范

1. 牢固树立科学的发展观和正确的业绩观，加强制度建设和文化建设，与时俱进，创新进取，努力提升医疗质量、保障医疗安全、提高服务水平。

2. 认真履行管理职责，努力提高管理能力，依法承担管理责任，不断改进工作作风，切实服务临床一线。

3. 坚持依法、科学、民主决策，正确行使权力，遵守决策程序，充分发挥职工代表大会作用，推进院务公开，自觉接受监督，尊重员工民主权利。

4. 遵循公平、公正、公开原则，严格人事招录、评审、聘任制度，不在人事工作中谋取不正当利益。

5. 严格落实医疗机构各项内控制度，加强财物管理，合理调配资源，遵守国家采购政策，不违反规定干预和插手药品、医疗器械采购和基本建设等工作。

6. 加强医疗、护理质量管理，建立健全医疗风险管理机制。

7. 尊重人才，鼓励公平竞争和学术创新，建立完善科学的人员考核、激励、惩戒制度，不从事或包庇学术造假等违规违纪行为。

8. 恪尽职守，勤勉高效，严格自律，发挥表率作用。

要点四　医师行为规范

1. 遵循医学科学规律，不断更新医学理念和知识，保证医疗技术应用的科学性、合理性。

2. 规范行医，严格遵循临床诊疗和技术规范，使用适宜诊疗技术和药物，因病施治，合理医疗，不隐瞒、误导或夸大病情，不过度医疗。

3. 学习掌握人文医学知识，提高人文素质，对患者实行人文关怀，真诚、耐心与患者沟通。

4. 认真执行医疗文书书写与管理制度，规范书写、妥善保存病历材料，不隐匿、伪造或违规涂改、销毁医学文书及有关资料，不违规签署医学证明文件。

5. 依法履行医疗质量安全事件、传染病疫情、药品不良反应、食源性疾病和涉嫌伤害事件或非正常死亡等法定报告职责。

6. 认真履行医师职责，积极救治，尽职尽责为患者服务，增强责任安全意识，努力防范和控制医疗责任差错事件。

7. 严格遵守医疗技术临床应用管理规范和单位内部规定的医师执业等级权限，不违规临床应用新的医疗技术。

8. 严格遵守药物和医疗技术临床试验有关规定，进行实验性临床医疗，应充分保障患者本人或其家属的知情同意权。

要点五　实施与监督

1. 医疗机构行政领导班子负责本规范的贯彻实施。主要责任人要以身作则，模范遵守本规范，同时抓好本单位的贯彻实施。

2. 医疗机构相关职能部门协助行政领导班子抓好本规范的落实，纪检监察纠风部门负责对实施情况进行监督检查。

3. 各级卫生行政部门要加强对辖区内各级各类医疗机构及其从业人员贯彻执行本规范的监督检查。

4. 医疗卫生有关行业组织应结合自身职责，配合卫生行政部门做好本规范的贯彻实施，加强行业自律性管理。

5. 医疗机构及其从业人员实施和执行本规范的情况，应列入医疗机构校验管理和医务人员年度考核、医德考评和医师定期考核的重要内容，作为医疗机构等级评审、医务人员职称晋升、评先评优的重要依据。

6. 医疗机构从业人员违反本规范的，由所在单位视情节轻重，给予批评教育、通报批评、取消当年评优评职资格或低聘、缓聘、解职待聘、解聘。其中需要追究党纪、政纪责任的，由有关纪检监察部门按照党纪政纪案件的调查处理程序办理；需要给予行政处罚的，由有关卫生行政部门依法给予相应处罚；涉嫌犯罪的，移送司法机关依法处理。

第十五部分　中西医结合内科学

第一单元　呼吸系统疾病

细目一　慢性支气管炎

慢性支气管炎是气管、支气管黏膜及其周围组织的慢性非特异性炎症，临床上以咳嗽、咳痰为主要症状，每年发病持续 3 个月，连续 2 年或 2 年以上，排除具有咳嗽、咳痰、喘息症状的其他疾病（如肺结核、肺尘埃沉着病、肺脓肿、心脏病、心功能不全、支气管扩张症、支气管哮喘、慢性鼻咽炎、胃食管反流综合征等）。

本病归属于中医学“咳嗽”范畴；部分慢性咳嗽经久反复，可发展至喘，归属于中医学“喘证”范畴。

要点一　西医病因、发病机制、病理

（一）病因与发病机制

1. **有害气体和有害颗粒**　理化因素（如烟草、烟雾、粉尘、刺激性气体等）可损伤气道上皮细胞，使纤毛运动减退，巨噬细胞吞噬能力降低，导致气道净化功能下降。同时刺激黏膜下感受器，使副交感神经功能亢进，支气管平滑肌收缩，腺体分泌亢进，杯状细胞增生，黏液分泌增加，气道阻力增加。

烟草的烟雾还可以使氧自由基产生增多，诱导中性粒细胞释放蛋白酶，抑制抗胰蛋白酶系统，破坏肺弹力纤维，引发肺气肿的形成。

2. **感染因素**　病毒、支原体、细菌等感染是慢性支气管炎发生发展的重要原因之一。

（1）病毒感染：引起感染的病毒主要是流感病毒、鼻病毒、腺病毒和呼吸道合胞病毒。

（2）细菌感染：常继发于病毒感染。常见病原体为肺炎链球菌、流感嗜血杆菌、卡他莫拉菌和葡萄球菌等。这些感染因素同样造成气管、支气管黏膜损伤和慢性炎症。

3. **其他因素**　气候、年龄和免疫等因素均与慢性支气管炎有关。寒冷空气可以刺激腺体使黏液分泌增加，纤毛运动减弱，黏膜血管收缩，局部血液循环障碍，易造成继发感染。老年人肾上腺皮质功能减退，细胞免疫功能下降，溶菌酶活性降低，从而容易造成呼吸道的反复感染。

（二）病理

支气管上皮细胞变性、坏死、脱落，后期出现鳞状上皮化生，纤毛变短、粘连、倒伏、脱失。黏膜和黏膜下黏液腺肥大和增生、分泌旺盛，大量黏液潴留。浆细胞、淋巴细胞浸润及轻度纤维增生。病情继续发展，炎症由支气管壁向其周围组织扩散，黏膜下层平滑肌束可断裂萎缩，黏膜下和支气管周围纤维组织增生，肺泡弹性纤维断裂，进一步发展成阻塞性肺疾病。

要点二　中医病因病机

慢性支气管炎的发生发展与外邪侵袭和内脏亏损有关，特别是与肺、脾、肾等脏腑的功能失调密切相关。

1. **外邪侵袭**　“肺者，五脏六腑之盖也。”六淫之邪或烟尘秽浊之气，乘虚从口鼻或皮毛而入，伤及肺系，使肺失肃降，肺气上逆，咳喘气急，胸部胀满；肺津不布，聚成痰饮，随肺气上逆，而咳嗽咳痰。

2. **痰浊阻肺**　过食肥甘辛辣炙煿，酿湿生痰，或因素体脾虚，脾为生痰之源，肺为贮痰之器，饮食精微不归正化，变生痰浊；肺脉连胃，痰邪上干，壅塞气道，肺失宣降。痰浊阻肺，肺气上逆，咳嗽，咳痰色白而黏稠；痰浊凝闭于肺，胸满窒息；脾失健运，湿滞气机，口黏，纳呆。

3. **痰热郁肺**　外邪入里化热或痰湿郁而化热，蕴结于肺，肺失清肃，咳嗽，气息喘促；痰热互结，随肺气上逆，痰多色黄黏稠，咳吐不爽；痰热内盛，壅阻肺气，胸闷胀痛；热灼津伤，则口渴喜冷饮。

4. **寒饮伏肺**　外邪侵袭，肺失通调，水液运行输布障碍或中阳素虚，气不化水，水停为饮，上迫于肺，肺失宣肃，咳嗽频作，咳痰清稀，喘不得卧。

5. **肺气虚** 久咳伤肺,肺气不足,复因外邪侵袭,清肃失职;肺气不足,气失所主,咳嗽、气短;肺不布津,积液成痰,痰涎清稀;肺气亏虚,卫表不固,则自汗畏风,反复感冒。

6. **肺脾气虚** 久病咳喘,肺气虚损,子病及母,脾气受损,或饮食不节,内伤脾胃,症见咳嗽气短,倦怠乏力;肺气虚,不能输布水津,聚湿生痰,故咳痰量多易出;脾气虚,运化失职,食后腹胀,便溏或食后即便。

7. **肺肾阴虚** 咳喘日久,肺阴耗伤,损及肾阴而成肺肾阴虚。虚火上扰,清肃失司,则咳喘气促,痰黏量少难咳;阴虚内热,则潮热盗汗,手足心热,咽干心烦,腰酸耳鸣。

综上所述,本病病位在肺,涉及脾、肾。本病病因病机常因暴咳迁延未愈,邪恋伤肺,使肺脏虚弱,气阴耗伤,肺气不得宣降,日久累及脾肾。病情多为虚实夹杂,正虚多以气虚为主或兼阴虚,痰饮停聚为实,或偏寒,或偏热,日久夹瘀。

要点三 临床表现

(一)症状

缓慢起病,病程长,反复急性发作而病情加重。主要症状为咳嗽、咳痰,或伴有喘息。急性加重系指咳嗽、咳痰、喘息等症状短时间内明显加重;急性加重的主要原因是呼吸道感染。

1. **咳嗽** 以晨间咳嗽为主,睡眠时有阵咳或排痰。

2. **咳痰** 一般为白色黏液和浆液泡沫性,偶可带血,清晨排痰较多,起床后或体位变动可刺激排痰。

3. **喘息或气急** 喘息明显者称为喘息性支气管炎,部分可能合并支气管哮喘。若伴肺气肿时可表现为活动后气急。

(二)体征

早期多无特殊体征。急性发作可在背部或双肺底听到干、湿啰音,咳嗽后可减少或消失。如合并哮喘可闻及广泛哮鸣音并伴呼气延长。

要点四 辅助检查

1. **X 线检查** 早期可无异常。反复发作引起支气管壁增厚,细支气管或肺泡间质炎症细胞浸润或纤维化,表现为肺纹理增粗、紊乱,呈网状或条索状、斑点状阴影,以双下肺野明显。

2. **呼吸功能检查** 早期无异常,如有小气道阻塞时,最大呼气流速 - 容量曲线在 75% 和 50% 肺容量时,流量明显降低。

3. **血液检查** 细菌感染时偶可见白细胞总数和 / 或中性粒细胞增高。

4. **痰液检查** 可培养出致病菌。涂片可发现革兰氏阳性菌或革兰氏阴性菌,或大量的白细胞和已破坏的杯状细胞。

要点五 诊断与鉴别诊断

(一)诊断

咳嗽、咳痰,或伴有喘息,每年发病持续 3 个月,连续 2 年或 2 年以上,并排除其他慢性气道疾病(如肺结核、肺尘埃沉着病、肺脓肿、心脏病、心功能不全、支气管扩张症、支气管哮喘、慢性鼻咽炎、胃食管反流综合征等)。

(二)鉴别诊断

1. **咳嗽变异性哮喘** 以刺激性咳嗽为特征,灰尘、油烟、冷空气等容易诱发咳嗽,常有家族或个人过敏病史。对抗生素治疗无效,支气管激发试验阳性可鉴别。

2. **支气管哮喘** 喘息型慢性支气管炎需与支气管哮喘鉴别。喘息型慢性支气管炎一般多见于中老年,咳嗽、咳痰症状较为突出,往往因咳嗽反复发作,迁延不愈而伴有喘息。支气管哮喘患者常有个人或家族过敏性病史,多数自幼得病,早期以哮喘症状为主,突发突止,应用解痉药症状可明显缓解,间歇期一般可无症状。支气管哮喘反复发作多年后并发慢性支气管炎,二者不易鉴别,应全面详细分析病史,以明确诊断。

3. **支气管肺癌** 多有数年吸烟史,顽固性刺激性咳嗽或过去有咳嗽史,近期咳嗽性质发生改变,常有痰中带血。有时表现为反复同一部位的阻塞性肺炎,经抗菌药物治疗未能完全消退。痰脱落细胞学、胸部 CT 及纤维支气管镜等检查,可明确诊断。

4. **支气管扩张症** 典型者表现为反复大量咳脓痰,或反复咯血。X 线胸部摄片常见肺野纹理粗乱或呈卷发状。高分辨螺旋 CT 检查有助于诊断。

5. **肺结核** 常有发热、乏力、盗汗及消瘦等典型症状。痰液找抗酸杆菌、结核菌素试验、胸部 X 线检查可以鉴别。

要点六 西医治疗

根据慢性支气管炎的不同类型和不同病期采取相应的临床防治措施。急性加重期以控制感染、镇咳祛痰为主，有气喘者加用解痉、平喘药物；缓解期主要以预防复发、加强锻炼、增强体质、提高免疫力为主。

（一）急性加重期的治疗

1. **控制感染** 抗菌药物治疗可选用喹诺酮类、大环内酯类、β- 内酰胺类或磺胺类口服，病情严重时静脉给药。如左氧氟沙星、罗红霉素、阿莫西林和头孢呋辛等；复方磺胺甲噁唑可用于控制感染。

如果能培养出致病菌，可按药敏试验选用抗菌药。

2. **镇咳祛痰** 使用祛痰止咳剂，促进痰液引流。常用药物：盐酸氨溴索（沐舒坦）、复方甘草合剂和复方氯化铵合剂等；干咳为主者可用镇咳药物，如右美沙芬、可愈糖浆等。

3. **平喘** 气喘者可加用解痉平喘药，如用茶碱控释剂，或长效 β_2 激动剂加糖皮质激素吸入。

（二）缓解期治疗

1. 戒烟，避免有害气体和其他有害颗粒的吸入。

2. 增强体质，预防感冒，也是防治慢性支气管炎的主要内容之一。

3. 免疫调节剂可用于反复呼吸道感染者，如细菌溶解产物、卡介菌多糖核酸、胸腺肽等。亦可用中医中药。

要点七 中医治疗

（一）治疗原则

本病的治疗应分清邪正虚实：外感多为实证，应祛邪利肺，按病邪性质分风寒、风热论治；内伤咳嗽，多属邪实正虚。标实为主者，治以祛邪止咳；本虚为主者，治以扶正补虚。并按本虚标实的主次酌情兼顾。除直接治肺外，还应从整体出发，兼顾脾、肾等。

（二）辨证论治

1. 实证（多见于急性发作期）

（1）风寒犯肺证

证候：咳喘气急，咽痒，胸闷，痰白量多，伴有恶寒，发热，无汗，舌苔薄白而滑，脉浮或浮紧。

治法：宣肺散寒，化痰止咳。

方药：三拗汤合止嗽散加减。若寒痰阻肺，痰多，胸闷者，加半夏、橘红、苏子等化痰顺气；若表解而喘不平，可用桂枝加厚朴杏子汤以顺气解表。

（2）风热犯肺证

证候：咳嗽频剧，气粗或咳声嘶哑，咽痛，咳痰不爽，痰黄黏稠，胸痛烦闷，兼有鼻流黄涕，身热汗出，口渴，便秘，尿黄，舌苔薄黄，脉浮或滑数。

治法：疏风清热，宣肺止咳。

方药：桑菊饮加减。肺热内盛，咳甚者，加黄芩、知母清肺泻热；热邪上壅，咽痛，加射干、山豆根、藏青果清热利咽；热伤肺津，咽燥口干，舌质红，加天花粉、南沙参、芦根清热生津；夏令夹暑加六一散、鲜荷叶、藿香清解暑热。

（3）痰浊阻肺证

证候：咳嗽，咳声重浊，痰多色白而黏，胸满窒闷，纳呆，口黏不渴，甚或呕恶，舌苔厚腻色白，脉滑。

治法：燥湿化痰，降气止咳。

方药：二陈汤合三子养亲汤加减。浊痰量多，胸痞满闷者，加苍术、厚朴以化痰行气；痰黏白多沫，怯寒背冷者，加干姜、细辛以温肺化痰；脾虚湿盛，纳少神疲者，加党参、白术以健脾燥湿。

（4）痰热郁肺证

证候：咳嗽，气息粗促，痰多色黄黏稠，咳吐不爽或痰中带血，胸胁胀满，咳时胀痛，渴喜冷饮，面赤咽干，尿赤，便秘，苔黄腻，脉滑数。

治法：清热化痰，肃肺止咳。

方药：清金化痰汤加减。身热者，加石膏、知母以清肺热；痰多黏稠者，加海蛤壳或黛蛤散以清热化痰散结；喘不能平卧，痰涌，便秘，加葶苈子、大黄、芒硝泻肺平喘；痰有腥味者，配鱼腥草、薏苡仁、冬瓜仁、芦根以清化肺痈。

（5）寒饮伏肺证

证候：咳嗽喘逆不得卧，咳吐清稀白沫痰，量多，冷空气刺激加重，甚至面浮肢肿，常兼恶寒肢冷，微热，小便不利，舌苔白滑或白腻，脉弦紧。

治法：温肺化饮，散寒止咳。

方药：小青龙汤加减。若饮多寒少，外无表证，喘咳饮盛者，可加葶苈子、白术、茯苓以健脾逐饮；痰多黏腻，胸满气逆，苔浊，配白芥子、莱菔子豁痰降气。

2. 虚证（多见于缓解期及慢性迁延期）

（1）肺气虚证

证候：咳嗽气短，痰涎清稀，反复易感，倦

怠懒言,声低气怯,面色㿠白,自汗畏风,舌淡苔白,脉细弱。

治法:补肺益气,化痰止咳。

方药:玉屏风散加减。若咳痰稀薄量多者,加白芥子、半夏、款冬花以温肺化痰;肾虚不能纳气,动则喘甚者,加补骨脂、山萸肉、紫河车以补肾纳气。

(2)肺脾气虚证

证候:咳嗽气短,倦怠乏力,咳痰量多易出,面色㿠白,食后腹胀,便溏或食后即便,苔薄白或薄白腻,舌质胖边有齿痕,脉细弱。

治法:补肺健脾,止咳化痰。

方药:补肺汤加减。若痰多稀薄,畏寒肢冷,为肺虚有寒,可加干姜、细辛温中散寒;便溏者,配合参苓白术散;若中焦阳虚,气不化水,湿聚成饮而见咳嗽反复发作,痰涎清稀者,治宜温阳化饮,配合苓桂术甘汤。

(3)肺肾阴虚证

证候:咳喘气促,动则尤甚,痰黏量少难咳,伴口咽发干,潮热盗汗,面赤心烦,手足心热,腰酸耳鸣,舌红苔薄黄,脉细数。

治法:滋阴补肾,润肺止咳。

方药:沙参麦冬汤合六味地黄丸加减。若咳嗽较甚,痰黏难出者,加川贝母、百部、紫菀以润肺止咳;若气短、手足心热、潮热盗汗可加五味子、地骨皮、银柴胡以纳气平喘,清退虚热。

细目二　慢性阻塞性肺疾病

慢性阻塞性肺疾病(chronic obstructive pulmonary disease, COPD)是一种具有气流受限特征的疾病,气流受限不完全可逆,呈进行性发展,与肺部对有害气体或有害颗粒的异常炎症反应有关。当慢性支气管炎、肺气肿患者肺功能检查出现持续气流受限时,则能诊断为COPD;如患者只有慢性支气管炎和/或肺气肿,而无持续气流受限,则不能诊断为COPD。COPD主要累及肺部,也可导致肺外多器官损害,其急性加重和并发症影响疾病的进程,随着病情恶化可导致劳动力丧失、生活质量下降,最终发展为呼吸衰竭和肺源性心脏病。

本病可归属于中医学"肺胀""喘证""咳嗽"等范畴。《灵枢·胀论》说:"肺胀者,虚满而喘咳。"《诸病源候论·上气鸣息候》说:"肺主于气,邪乘于肺则肺胀,胀则肺管不利,不利则气道涩,故上气喘逆,鸣息不通。"《证治汇补·咳嗽》说:"肺胀者,动则喘满,气急息重,或左或右,不得眠者是也。"

要点一　西医病因、发病机制、病理

(一)病因和发病机制

1. **吸烟**　是引起COPD最常见的危险因素,化学物质可损伤气道上皮细胞和纤毛运动,使黏液腺黏液分泌增多,气道净化能力下降,诱导中性粒细胞释放蛋白酶,肺弹力纤维破坏,肺气肿形成。临床上本病多为慢性支气管炎的并发症,吸烟者烟龄越长,吸烟量越大,COPD患病率亦越高。

2. **理化因素**　大气中的有害气体,使纤毛清除功能下降,黏液分泌增加;粉尘及化学物质可能产生与吸烟类似的COPD。吸入有害气体、有害物质可以导致蛋白酶产生增多或活性增强,而抗蛋白酶产生减少或灭活加快。蛋白酶增多或抗蛋白酶不足均可导致组织结构破坏,产生肺气肿。

3. **感染因素**　与慢性支气管炎类似,感染亦是COPD发生与进展的重要因素之一。

4. **氧化应激及炎症机制**　许多研究表明COPD患者的氧化应激增加;中性粒细胞、巨噬细胞、T淋巴细胞等炎症细胞也参与了COPD发病过程。慢性炎症是COPD的特征性改变,中性粒细胞的活化和聚集是COPD炎症过程的一个重要环节,通过释放中性粒细胞弹性蛋白酶、中性粒细胞组织蛋白酶G、中性粒细胞蛋白酶3和基质金属蛋白酶引起慢性黏液高分泌状态并破坏肺实质。

5. **其他**　自主神经功能失调、营养不良、气温变化、低体重指数等都有可能参与COPD的发生、发展。

(二)病理

COPD的病理改变主要表现为慢性支气管炎及肺气肿的病理变化。支气管黏膜上皮细胞变性、坏死、增生,黏膜及黏膜下层炎症细胞浸润。

急性发作期可见到大量中性粒细胞,严重者为化脓性炎症,黏膜充血、水肿、变性坏死和溃疡形成,基底部肉芽组织和机化纤维组织增

生导致管腔狭窄；纤毛倒伏、变短、不齐、粘连，部分脱落。

缓解期黏膜上皮修复、增生、鳞状上皮化生和肉芽肿形成。杯状细胞数目增多肥大，分泌亢进，腔内分泌物潴留。基底膜变厚坏死。支气管腺体增生肥大，腺体肥厚，与支气管壁厚度比值常大于 0.55。炎症导致气管壁的损伤－修复过程反复发生，进而引起气管结构重构、胶原含量增加及瘢痕形成，这些病理改变是 COPD 气流受限的主要病理基础之一。

肺气肿的病理改变可见肺脏容积过度膨大，可达正常的 2 倍，弹性减退。镜检见肺泡壁变薄，肺泡腔扩大、破裂或形成大疱，血液供应减少，弹力纤维网破坏。按累及肺小叶的部位，可将阻塞性肺气肿分为小叶中央型、全小叶型及兼有两种病变的混合型三类，其中以小叶中央型为多见。小叶中央型特点是囊状扩张的呼吸性细支气管位于二级小叶的中央区。全小叶型特点是气肿囊腔较小，遍布于肺小叶内。混合型肺气肿是指以上两型同时存在，多在小叶中央型基础上，并发小叶周边区肺组织膨胀。

要点二　中医病因病机

本病多由慢性咳喘病证逐渐加重演变而成，发病缓慢。久病正虚或老年体弱者，更易感受外邪，致使病情加重，病因涉及内因、外因两方面。《证治汇补·咳嗽》说："若肺胀壅遏，不得卧眠，喘息鼻煽者难治。"《金匮要略·肺痿肺痈咳嗽上气病脉证治》说："上气，面浮肿，肩息，其脉浮大，不治，又加利，尤甚。"

1. **脏腑功能失调**　主要与肺、脾、肾关系尤为密切。由于咳嗽、咳痰经久不愈，气喘反复发作，致使肺脏虚损，肺虚则气失所主，以致气短、喘促加重。子盗母气，脾脏受累，运化失职，以致痰饮内生，病久及肾而使肾虚，肾不纳气。肾虚则根本不固，摄纳无权，吸入之气不能摄纳于肾，则气逆于肺，呼多吸少，气不得续，气短不足以息，动则喘促尤甚。

2. **六淫邪气侵袭**　肺居上焦，与皮毛相合，开窍于鼻，且肺为娇脏，易受邪侵。脏腑功能失调，卫外不固，外感六淫之邪更易侵袭肺卫，导致宣降失和，肺气不利，引动伏痰，则易发生咳嗽、喘促等症。

综上所述，本病病位在肺，累及脾肾。平时以本虚为主，复感外邪则虚中夹实。病程日久，肺、脾、肾虚损更趋严重，终致喘脱。

要点三　临床表现

COPD 起病缓慢，病程较长，患者多有慢性支气管炎病史，每因外邪侵袭而诱发。

（一）症状

1. **慢性咳嗽、咳痰**　随病程发展终身不愈。常晨间咳嗽明显，夜间有阵咳或排痰。一般为白色黏液或浆液性泡沫样痰，偶可带血丝，清晨排痰多。急性发作期痰量增多，可有脓性痰。

2. **气短、喘息或呼吸困难**　早期劳力时出现，后逐渐加重，是 COPD 的标志性症状。部分患者特别是重度患者或急性加重时可出现喘息胸闷。

3. **其他**　晚期患者可有体重下降，食欲减退等。

（二）体征

早期体征不明显，随疾病进展，胸廓前后径增大，肋间隙增宽，剑突下胸骨下角增宽，呈桶状胸；呼吸动度减弱，触诊双侧语颤减弱或消失；叩诊肺部呈过清音，心浊音界缩小，肺下界和肝浊音界下降；听诊两肺呼吸音减弱，呼气延长，部分患者可闻及湿啰音和/或干啰音，心率增快，心音遥远，肺动脉瓣第二心音亢进，如剑突下出现收缩期心脏搏动及其心音较心尖部明显增强时，提示并发早期肺心病。

要点四　辅助检查

1. **肺功能检查**　是判断气流受限的主要客观指标，对 COPD 诊断、严重程度评价、疾病进展、预后及治疗反应有重要意义。

（1）第 1 秒用力呼气容积占用力肺活量百分比（FEV_1/FVC）是评价气流受限的一项敏感指标。第 1 秒用力呼气容积占预计值百分比（FEV_1% 预计值）是评估 COPD 严重程度的良好指标，其变异性小，易于操作。吸入支气管舒张药后 $FEV_1/FVC<70\%$ 者，可确定为不完全可逆性气流受限。但同时必须注意，采用这样的固定比值来定义气流受限，对于老年人可能会导致过度诊断，而对于年龄<45 岁的人群，尤其是轻度 COPD 患者，则可能导致漏诊。

（2）肺总量（TLC）、功能残气量（FRC）和残气量（RV）增高，肺活量（VC）减低，表明肺过度充气，有参考价值。由于 TLC 增加不及 RV 增高程度明显，故 RV/TLC 增高。

（3）一氧化碳弥散量（DL_{CO}）及 DL_{CO} 与肺

泡通气量(VA)比值(DL_{CO}/VA)下降,该项指标对诊断有参考价值。

2. **影像学检查** COPD 早期胸片可无变化,以后可出现肺纹理增粗、紊乱等非特异性改变,也可出现肺气肿改变。X 线胸片改变对 COPD 诊断特异性不高,主要作为确定肺部并发症及与其他肺疾病鉴别之用。高分辨率 CT,对有疑问病例的鉴别诊断有一定意义。

3. **血气分析** 对判断酸碱平衡失调及呼吸衰竭的类型有重要价值。

4. **其他** COPD 合并细菌感染时,外周血白细胞及中性粒细胞增高,核左移。痰培养可能查出病原菌,常见病原菌为肺炎链球菌、流感嗜血杆菌、卡他莫拉菌、肺炎克雷伯菌等。

要点五 诊断与鉴别诊断

(一)诊断

1. **诊断要点** 主要根据吸烟等高危因素史、临床症状、体征及肺功能检查等综合分析而确定。不完全可逆性气流受限是 COPD 诊断的必备条件。不完全可逆性气流受限依据吸入支气管舒张药后 $FEV_1/FVC<70\%$ 可确定。少数无咳嗽、咳痰症状患者,只要肺功能检查时 $FEV_1/FVC<70\%$,除外其他疾病后,亦可诊断为 COPD。

2. **严重程度分级** 根据 FEV_1/FVC、$FEV_1\%$ 预计值和症状可对 COPD 的严重程度做出分级,见表 15-1-2-1。

表 15-1-2-1 慢性阻塞性肺疾病的严重程度分级

分级	分级标准
Ⅰ级:轻度	$FEV_1/FVC<70\%$ $FEV_1\geq80\%$ 预计值 有或无慢性咳嗽、咳痰症状
Ⅱ级:中度	$FEV_1/FVC<70\%$ $50\%\leq FEV_1<80\%$ 预计值 有或无慢性咳嗽、咳痰症状
Ⅲ级:重度	$FEV_1/FVC<70\%$ $30\%\leq FEV_1<50\%$ 预计值 有或无慢性咳嗽、咳痰症状
Ⅳ级:极重度	$FEV_1/FVC<70\%$ $FEV_1<30\%$ 预计值

3. **病程分期** 急性加重期指在疾病过程中,短期内咳嗽、咳痰、气短和/或喘息加重,痰量增多,呈脓性或黏液脓性,伴发热等症状。稳定期指患者咳嗽、咳痰、气短等症状稳定或症状较轻。

4. **严重程度的评估** 为了降低未来不良健康事件的发生风险,应重视 COPD 给患者造成的长期和短期影响。必须对 COPD 患者的严重程度进行评估。临床上建议结合患者肺功能、症状评分及急性加重风险综合评估。评估的目标在于确定疾病的严重程度,包括气流受限程度、对患者健康状况的影响、未来不良事件的风险(如急性加重,住院或死亡),从而指导治疗。

(二)鉴别诊断

1. **支气管扩张症** 以反复发作咳嗽、咳痰为特点,常表现为咳大量脓性痰或反复咯血。查体常有肺部固定性湿啰音。部分胸部 X 片显示肺纹理粗乱或呈卷发状或多发蜂窝状影像,高分辨率 CT 可见支气管扩张改变。

2. **支气管哮喘** 多在儿童或青少年期起病,常有家族或个人过敏史,以发作性喘息为特征,突发突止,发作时两肺满布哮鸣音,应用解痉药症状可明显缓解,也可自行缓解。哮喘的气流受限多为可逆性,其支气管舒张试验阳性。慢性支气管炎合并支气管哮喘时,表现为气流受限不完全可逆,应全面详细分析病史,以明确诊断。

3. **肺结核** 活动性肺结核可有午后低热、乏力、盗汗等结核中毒症状,痰检可发现抗酸杆菌,胸部 X 线片检查可发现病灶。

4. **支气管肺癌** 多数患者有长期吸烟病史,近期出现顽固的刺激性咳嗽、咳痰,可有痰中带血，或原有慢性咳嗽性质发生改变，胸部X线片及CT可发现占位病变。痰细胞学检查、纤维支气管镜检查以及肺活检，有利于明确诊断。

5. **弥漫性泛细支气管炎**　主要见于亚裔患者，多数患者为男性和非吸烟者，几乎所有患者合并慢性鼻窦炎，胸片和CT可见弥漫性小叶中央结节影，伴充气过度征。

6. **闭塞性细支气管炎**　起病年龄较轻。非吸烟者，可有风湿性关节炎病史或急性烟雾暴露。发生于肺或骨髓移植后，胸部CT呼气相可见低密度影。

要点六　西医治疗

（一）急性加重期

1. **支气管舒张药**　包括短期按需应用以暂时缓解症状和长期规则应用以减轻症状。

（1）β_2受体激动剂：主要有沙丁胺醇气雾剂，每次100~200μg（1~2喷），定量吸入，疗效持续4~5小时，每24小时不超过8~12喷。特布他林气雾剂亦有同样作用，可缓解症状。尚有沙美特罗、福莫特罗等长效β_2受体激动剂，每日仅需吸入2次。

（2）抗胆碱能药：是治疗COPD常用的药物。主要品种为异丙托溴铵气雾剂，定量吸入，起效较沙丁胺醇慢，持续6~8小时，每次40~80μg，每天3~4次。长效抗胆碱药有噻托溴铵，选择性作用于M_1、M_3受体，每次吸入18μg，每天1次

（3）茶碱类：茶碱缓释或控释片，0.2g，口服，每12小时1次；氨茶碱，0.1g，口服，每日3次。

有严重喘息症状者可给予较大剂量雾化吸入治疗，如应用沙丁胺醇500μg，或异丙托溴铵500μg，或沙丁胺醇1000μg加异丙托溴铵250~500μg，通过小型雾化器给患者吸入治疗以缓解症状。

2. **持续低流量吸氧**　发生低氧血症者可鼻导管吸氧，或通过文丘里（Venturi）面罩吸氧。鼻导管给氧时，吸入的氧浓度与给氧流量有关，估算公式为吸入氧浓度（%）=21+4×氧流量（L/min）。一般吸入氧浓度为28%~30%，应避免吸入氧浓度过高引起二氧化碳潴留。

3. **控制感染**　抗生素选择，应依据患者所在地常见病原菌类型及药物敏感情况。如给予β内酰胺类/β内酰胺酶抑制剂、第二代头孢菌素、大环内酯类或喹诺酮类。门诊可用阿莫西林克拉维酸1~2片，每12小时1次；头孢唑肟0.25g，口服，每日3次；头孢呋辛0.5g，口服，每日2次；左氧氟沙星0.2g，口服，每日2次；莫西沙星或加替沙星0.4g，口服，每日1次。较重者可应用第三代头孢菌素，如头孢曲松钠2g加于0.9%氯化钠注射液中静脉滴注，每天1次。住院患者当根据疾病严重程度和细菌培养及药敏试验结果选择抗生素，给药一般静脉滴注。

4. **糖皮质激素**　对需住院治疗的急性加重期患者可考虑口服泼尼松龙30~40mg/d，也可静脉给予甲泼尼龙40~80mg，每日1次，连续5~7天。

5. **祛痰剂**　溴已新8~16mg，口服，每日3次，或盐酸氨溴索30mg，口服，每日3次，酌情选用。

如患者有呼吸衰竭、肺源性心脏病、心力衰竭，具体治疗方法可参阅有关治疗内容。

（二）稳定期治疗

COPD稳定期初始药物治疗见表15-1-2-2。

表15-1-2-2　COPD稳定期初始药物治疗（2019年慢性阻塞性肺疾病全球倡议，GOLD）

≥2次中度急性加重或≥1次导致住院的急性加重	C组 长效抗胆碱能药物	D组 LAMA或LAMA+长效β2受体激动剂（LABA）* 或吸入糖皮质激素（ICS）+LABA**
0或1次中度急性加重（未导致住院）	A组 一种长效支气管扩张剂	B组 LABA或LAMA
	改良版英国医学研究会呼吸问卷（mMRC）评分0~1分，慢阻肺评估测试（CAT）评分<10分	mMRC评分≥2分，CAT评分≥10分

注：*临床症状明显，CAT评分>20分；**若嗜酸性粒细胞（EOS）≥300/uL。

1. **支气管舒张药** 药物同急性加重期。

2. **祛痰药** 痰不易咳出者可应用。常用药物有盐酸氨溴索(ambroxol)30mg,口服,每日 3 次;N-乙酰半胱氨酸(N-acetylcysteine)0.2g,口服,每日 3 次;或羧甲司坦(carbosteine)0.5g,口服,每日 3 次;稀化黏素 0.3g,口服,每日 3 次。

3. **糖皮质激素** 有研究显示长期吸入糖皮质激素与长效 β_2 受体激动剂联合制剂,可增加运动耐量,减少急性加重发作频率,提高生活质量,改善肺功能。目前常用剂型有沙美特罗加氟替卡松、福莫特罗加布地奈德。适于 D 组患者。

4. **长期家庭氧疗(LTOT)** 对 COPD 并发慢性呼吸衰竭者可提高生活质量和生存率。LTOT 指征:① $PaO_2 \leq 55mHg$ 或 $SaO_2 \leq 88\%$,有或没有高碳酸血症。② PaO_2 55~60mmHg,或 $SaO_2 < 89\%$,并有肺动脉高压、心力衰竭水肿或红细胞增多症(血细胞比容>0.55)。一般用鼻导管吸氧,氧流量为 1.0~2.0L/min,吸氧时间 10~15h/d。目的是使患者在静息状态下,达到 $PaO_2 \geq 60mmHg$ 和/或使 SaO_2 升至 90%。

要点七 中医辨证论治

1. 外寒内饮证

证候:咳逆喘息不得卧,痰多稀薄,恶寒发热,背冷无汗,渴不多饮,或渴喜热饮,面色青晦,舌苔白滑,脉弦紧。

治法:温肺散寒,解表化饮。

方药:小青龙汤加减。若见咳而上气,喉中水鸡声,表寒不著者,可用射干麻黄汤;若饮郁化热,烦躁而喘,脉浮,用小青龙加石膏汤。

2. 痰热郁肺证

证候:咳逆喘息气粗,烦躁胸满,痰黄或白,黏稠难咳,或身热微恶寒,有汗不多,溲黄便干,口渴,舌红,苔黄或黄腻,脉数或滑数。

治法:清肺化痰,降逆平喘。

方药:越婢加半夏汤或桑白皮汤加减。如身热重,可加石膏辛寒清气;如喘甚痰多,黏稠色黄,可加葶苈子、海蛤壳、鱼腥草、冬瓜仁、薏苡仁,清热泻肺,化痰泄浊;腑气不通,痰涌便秘,加瓜蒌仁、大黄或风化硝,通腑清肺泻壅。

3. 痰浊壅肺证

证候:咳喘痰多,色白黏腻,短气喘息,稍劳即著,脘痞腹胀,倦怠乏力,舌质偏淡,苔薄腻或浊腻,脉滑。

治法:健脾化痰,降气平喘。

方药:三子养亲汤合二陈汤加减。痰从寒化,色白清稀,畏寒,加干姜、细辛;痰浊郁而化热,按痰热郁肺证治疗;若平素脾胃虚弱者,可服用六君子汤调理。

4. 肺脾气虚证

证候:咳喘日久,气短,痰多稀白,胸闷腹胀,倦怠懒言,面色㿠白,食少便溏,舌淡白,脉细弱。

治法:补肺健脾,益气平喘。

方药:补肺汤合四君子汤加减。表虚自汗,加炙黄芪、浮小麦、大枣,或用玉屏风散;怕冷,畏风,易感冒,可加桂枝、白芍、制附片;痰多者加前胡、杏仁。

5. 肺肾气虚证

证候:呼吸浅短难续,动则喘促更甚,声低气怯,咳嗽,痰白如沫,咳吐不利,胸闷,心悸,形寒汗出,或腰膝酸软,小便清长,或尿有余沥,舌质淡或紫暗,苔白润,脉沉细无力或结代。

治法:补肺纳肾,降气平喘。

方药:平喘固本汤合补肺汤加减。肺虚有寒,怕冷,舌质淡,加肉桂、干姜、钟乳石温肺散寒;兼有阴伤,低热,舌红苔少,加麦冬、玉竹、生地黄养阴清热;气虚瘀阻,颈脉动甚,面唇发绀明显,加当归、丹参、苏木活血通脉;如见喘脱危象者,急用参附汤送服蛤蚧粉或黑锡丹补气纳肾,回阳固脱;病情稳定阶段可常服皱肺丸。

6. 阳虚水泛

证候:胸部膨满,喘咳不能平卧,咳痰清稀,心悸,面浮,下肢浮肿,甚则一身悉肿,腹部胀满有水,脘痞,纳差,尿少,怕冷,面唇青紫,舌苔白滑,舌体胖质暗,脉沉细或结代。

治法:温肾健脾,化饮利水。

方药:真武汤合五苓散加减。若水肿势剧,上凌心肺,心悸喘满,倚息不得卧者,加沉香、牵牛子、川椒目、葶苈子、万年青根行气逐水;血瘀甚,发绀明显,加泽兰、红花、丹参、益母草、北五加皮化瘀行水。待水饮消除后,可参照肺肾气虚证论治。

要点八 预防与调护

减少高危因素的暴露,包括劝阻患者吸烟,减少生物燃料的使用,减少室内油烟,控制环境污染等;预防感染,包括积极防治婴幼儿和儿童期的呼吸系统感染，为有需要的人接种流感疫苗、肺炎链球菌疫苗、卡介苗多糖核酸等。提高机体免疫力，包括加强体育锻炼，增强体质。此外，对于有慢阻肺高危因素的人群，应定期进行肺功能监测，以尽可能早期发现慢阻肺并及时予以干预。

细目三 慢性肺源性心脏病

慢性肺源性心脏病简称慢性肺心病，是指由肺部、胸廓或肺动脉的慢性病变引起的肺循环阻力增高，导致肺动脉高压和右心室肥大，甚至发生右心功能衰竭的心脏病。临床上除原发胸、肺疾患各种症状外，主要为呼吸和心脏功能衰竭，以及其他脏器受累的表现，如呼吸困难、唇甲发绀、水肿、肝脾肿大及颈静脉怒张等。

本病归属于中医学“心悸”“肺胀”“喘证”“水肿”等范畴。

要点一 西医病因、发病机制

（一）病因

1. 支气管、肺疾病 慢性阻塞性肺疾病最为多见，占80%~90%，其次为支气管哮喘、支气管扩张症、重症肺结核、肺尘埃沉着病、结节病、间质性肺炎、过敏性肺泡炎、嗜酸性肉芽肿、药物相关性肺疾病等。

2. 胸廓运动障碍性疾病 较少见，严重的脊椎后凸、侧凸、脊椎结核、类风湿关节炎、胸膜广泛粘连及胸廓成形术后造成的严重胸廓或脊椎畸形，以及神经肌肉疾患如脊髓灰质炎，均可引起胸廓活动受限、肺受压、支气管扭曲或变形，导致肺功能受损。气道引流不畅，肺部反复感染，并发肺气肿或纤维化。

3. 肺血管疾病 慢性血栓栓塞性肺动脉高压、肺小动脉炎、累及肺动脉的过敏性肉芽肿病，以及原发性肺动脉高压，均可使肺动脉狭窄、阻塞，引起肺血管阻力增加、肺动脉高压和右心室负荷加重，发展成肺心病。

4. 其他 原发性肺泡通气不足及先天性口咽畸形、睡眠呼吸暂停低通气综合征等均可产生低氧血症，引起肺血管收缩，导致肺动脉高压，发展成慢性肺心病。

（二）发病机制

引起右心室扩大、肥厚的因素很多。但先决条件是肺功能和结构的不可逆性改变，发生反复的气道感染和低氧血症，导致一系列体液因子和肺血管的变化，使肺血管阻力增加，肺动脉血管的结构重塑，产生肺动脉高压。

1. 肺动脉高压的形成

（1）肺血管阻力增加的功能性因素：缺氧、高碳酸血症和呼吸性酸中毒使肺血管收缩、痉挛，其中缺氧是肺动脉高压形成最重要的因素。

（2）肺血管阻力增加的解剖学因素：解剖学因素系指肺血管解剖结构的变化，形成肺循环血流动力学障碍。

（3）血液黏稠度增加和血容量增多：慢性缺氧产生继发性红细胞增多，血液黏稠度增加。缺氧可使醛固酮增加，使水、钠潴留；缺氧使肾小动脉收缩，肾血流减少，也加重水、钠潴留，血容量增多。血液黏稠度增加和血容量增多，可加重肺动脉压升高。

此外，肺血管性疾病、肺间质疾病、神经肌肉疾病等皆可引起肺血管腔狭窄、闭塞，肺血管阻力增加，发展成肺动脉高压。

在慢性肺心病肺动脉高压的发生机制中，功能性因素较解剖学因素更为重要。在急性加重期经过治疗，缺氧和高碳酸血症得到纠正后，肺动脉压可明显降低，部分患者甚至可恢复到正常水平。

2. 心脏病变和心力衰竭 肺循环阻力增加时，右心发挥代偿功能，以克服肺动脉压升高带来压力负荷增加而发生右心室肥厚。肺动脉高压早期，右心室舒张末期压仍可维持正常。随着病情的进展，特别是急性加重期，肺动脉压持续升高，超过右心室的代偿能力，右心失代偿，右心排血量下降，右心室收缩末期残留血量增加，舒张末压增高，导致右心室扩大和右心室功能衰竭。

慢性肺心病除发现右心室改变外，也有部分患者可发生左心室肥厚。由于缺氧、高碳酸血症、酸中毒、相对血流量增多等因素，使左心受损，可发生左心室肥厚，甚至导致左心衰竭。

3. 其他重要器官的损害 缺氧和高碳酸血症除影响心脏外，还会导致其他重要器官如脑、肝、肾、胃肠及内分泌系统、血液系统等发生病理改变，引起多器官的功能损害；在心力衰竭（简称心衰）时的体循环静脉淤血同样会引起上述脏器的功能损害。

要点二 中医病因病机

本病发生的病因有外邪侵袭、肺脾肾虚、痰瘀互结等。在这些病因的作用和影响下,热毒、痰浊、瘀血、水停相互搏结,损伤肺脏;病久由肺及脾,累及于肾,终致肺、脾、肾三脏俱虚,使病情进一步恶化。故《景岳全书·肿胀》指出:"凡水肿等症,乃肺、脾、肾三脏相干之病。盖水为至阴,故其本在肾;水化于气,故其标在肺;水惟畏土,故其制在脾。今肺虚则气不化精而化水,脾虚则土不制水而反克,肾虚则水无所主而妄行。"

1. **痰浊壅肺** 素有痰疾,复感寒邪;或因脾阳不足,寒从内生,聚湿成痰,上干于肺。痰浊壅肺,肺失宣降,则咳嗽痰多,短气喘息;寒饮停肺,肺气上逆,则痰多,色白黏腻或呈泡沫样;肺气不利,三焦气塞,故脘痞纳少,倦怠乏力。

2. **痰热郁肺** 邪热犯肺,肺热炽盛,炼液成痰;或宿痰内盛,郁而化热,痰热互结,壅阻于肺。肺失清肃,故喘息气粗,痰黄,黏稠难咳,壅塞肺气则胸满;里热炽盛故身热烦躁,口渴、溲黄、便干。

3. **痰蒙神窍** 肺、脾、肾功能失常,水湿内停,湿浊酿痰,阻遏气机,致痰浊蒙蔽心神,神明失司,故神志恍惚,表情淡漠,甚则嗜睡、昏迷,或谵语、烦躁。

4. **阳虚水泛** 久病损伤肾阳,或素体阳气虚弱,气化无权,水湿泛溢肌肤,则尿少,肢体浮肿;水湿趋下,故腰以下肿甚;水气犯脾,健运失司,则脘痞,纳差;水气凌心,抑遏心阳,则心悸;寒饮射肺,肺失宣降,咳喘痰稀;阳虚温煦失职,则畏寒肢冷,面唇青紫。

5. **肺肾气虚** 久病咳喘,耗伤肺气,病久及肾,肾气亏虚。肺气不足则呼吸失司,肾气亏虚则摄纳无权,气不归原,"肺为气之主,肾为气之根。肺主出气,肾主纳气。阴阳相交,呼吸乃和。若出纳升降失常,斯喘作焉。"故呼吸浅短难续,声低气怯,甚则张口抬肩,倚息不能平卧。

6. **气虚血瘀** 咳喘日久,肺气虚损,百脉失朝;宗气亏虚,不能灌心脉而助行血。气虚血瘀,阻滞肺络,累及于心,故气短、心悸、胸闷,面色晦暗、唇甲发绀。

本病病位在肺、脾、肾、心,属本虚标实之证。早期表现为肺、脾、肾三脏气虚,后期则心肾阳虚;外邪侵袭、热毒、痰浊、瘀血、水停为标。急性发作期以邪实为主,虚实错杂;缓解期以脏腑虚损为主。正气虚衰,气虚则血运无力而瘀滞,气化无权而津液停滞,痰瘀互结,阻滞肺络,累及于心。肺气虚衰,表虚不固,外邪乘虚入侵,导致本病进展、恶化。

要点三 临床表现

本病除原有肺、胸疾病的各种症状和体征外,主要是肺、心功能不全以及其他器官受累的征象,往往表现为急性发作期(肺、心功能失代偿期)与缓解期(肺、心功能代偿期)的交替出现。

(一)肺、心功能代偿期(缓解期)

1. **症状** 咳嗽、咳痰、气促,活动后可有心悸、呼吸困难、乏力和劳动耐力下降。少有胸痛或咯血。

2. **体征** 可有不同程度的发绀和肺气肿体征。偶有干、湿啰音,可发现心音遥远,肺动脉瓣第二音(P_2)>主动脉瓣第二音(A_2),三尖瓣区收缩期杂音(SM)或剑突下心脏搏动增强(提示右心室肥厚)。部分患者因肺气肿使胸腔内压升高,阻碍腔静脉回流,可有颈静脉充盈。此期如发现肝界下移主要是膈肌下降所致。

(二)肺、心功能失代偿期(急性发作期)

1. 呼吸衰竭

(1)症状:呼吸困难加重,夜间为甚,常有头痛、失眠、食欲下降,但白天嗜睡,甚至出现表情淡漠、神志恍惚、谵妄等肺性脑病的表现。

(2)体征:皮肤、黏膜明显发绀,球结膜充血、水肿,严重时可有视网膜血管扩张、视盘水肿等颅内压升高的表现。腱反射减弱或消失,出现病理反射;并因高碳酸血症而出现周围血管扩张的表现,如皮肤潮红、多汗。

2. 右心衰竭

(1)症状:心悸,食欲缺乏,腹胀,恶心等。

(2)体征:周围性发绀,颈静脉怒张,心率增快,可出现心律失常,可闻及三尖瓣区SM,甚至出现舒张期杂音(DM)。肋下可触及肝大且有压痛,肝颈静脉反流征阳性,下肢水肿,重者可有腹水。少数患者可出现肺水肿及全心衰竭的体征。

要点四 辅助检查

1. **血液检查** 红细胞计数和血红蛋白常

增高，血细胞比容正常或偏高，全血黏度和血浆黏度常增高，红细胞电泳时间延长，红细胞沉降率（简称血沉）偏慢。可有肝肾功能异常。电解质可有改变。细胞免疫功能如玫瑰花环试验、外周血淋巴母细胞转化试验、植物血凝素皮肤试验阳性率一般低于正常。血清中 IgA、IgG 常增高，血清总补体（CH50）、C3、C4 含量低于正常。

2. **X 线检查** 除肺、胸基础疾病的特征外，尚可有肺动脉高压征，如肺动脉段弧突出或其高度≥3mm；右下肺动脉增宽（其横径≥15mm，其横径与气管横径比值≥1.07）；肺动脉“残根征”（中央动脉扩张，外周血管纤细）；右心室增大，心脏呈垂直位（心力衰竭时可见全心扩大，但在心力衰竭控制后，心脏可恢复原来大小）。

3. **心电图检查** 慢性肺心病的心电图阳性率为 30% 左右，可呈现右心房、右心室增大的变化；P 波高尖或“肺性 P 波”、电轴右偏，极度顺钟向转位、$R_{V1}+S_{V5}\geq 1.05mV$；有时在 V_1、V_2 甚至延至 V_3，可出现酷似陈旧性心肌梗死的 QS 波（乃膈肌降低及心脏极度顺钟向转位所致），应注意鉴别。

4. **血液气体分析** 代偿期可有低氧血症［氧分压（PaO_2）<60mmHg］，失代偿期可出现低氧血症合并高碳酸血症［二氧化碳分压（$PaCO_2$）>50mmHg］，提示Ⅱ型呼衰。

5. **超声心动图检查** 可显示右肺动脉内径增大，右心室流出道内径增宽（≥30mm），右心室内径增大（≥20mm），右心室前壁及室间隔厚度增加，搏动幅度增强，左、右心室内径比<2.0。二维扇形超声心动图示肺总动脉舒张期内径明显增大。多普勒超声心动图中出现三尖瓣反流及右室收缩压增高。

6. **右心导管检查** 经静脉送入漂浮导管至肺动脉，直接测定肺动脉和右心室压力，必要时可做慢性肺心病的早期诊断。

7. **其他** 肺功能检查对早期或缓解期慢性肺心病患者有意义。痰细菌学检查结果对急性加重期抗生素选用具有重要参考价值。

要点五 诊断与鉴别诊断

（一）诊断

根据患者有慢性支气管炎、肺气肿、其他胸肺疾病或肺血管病变，并已引起肺动脉高压、右心室增大或右心功能不全（如 $P_2>A_2$、颈静脉怒张、肝大、肝颈静脉反流征阳性、下肢水肿及体循环静脉压升高等），心电图、X 线胸片、超声心动图有右心增大肥厚的征象，可以做出诊断。

慢性肺心病患者一旦出现心肺功能衰竭，诊断一般不难。对早期患者的诊断有时尚难肯定，需结合病史、症状、体征和各项实验室检查进行全面分析后做出综合判断。下列各项可作为诊断参考：

1. 有慢性胸肺疾病史，或具有明显的肺气肿、肺纤维化体征。

2. 出现肺动脉高压和右室增厚的客观征象，如剑突下明显的收缩期搏动，或三尖瓣区收缩期杂音，P_2 亢进，胸骨左缘第 2~3 肋间收缩期搏动。

3. 右心功能失代偿的表现，如肝大、压痛，肝颈静脉反流征阳性，踝以上水肿，伴颈静脉怒张。

4. 辅助检查 ①X 线检查：除肺、胸基础疾病及急性肺部感染的特征外，尚有肺动脉高压征和右心室增大的 X 线征象。②心电图检查：右室肥大的心电图改变，肺性 P 波，右束支传导阻滞及 QRS 波低电压。在 V_1、V_2 甚至 V_3 出现 QS 波。③超声心动图检查：可显示右室内径增大，右室流出道增宽及肺动脉内径增大、右室前壁厚度增加。多普勒超声心动图显示三尖瓣反流和右室收缩压增高。④动脉血气分析：呼吸衰竭时，PaO_2<60mmHg，$PaCO_2$>50mmHg。

（二）鉴别诊断

主要应与冠状动脉粥样硬化性心脏病（冠心病）、风湿性心脏病、原发性扩张型心肌病、缩窄性心包炎等进行鉴别。

1. **冠心病** 慢性肺心病和冠心病均见于老年患者，均可发生心脏扩大、心律失常和心力衰竭，少数患者心电图上Ⅰ、aVL 或 $V_{1\sim3}$ 出现异常 Q 波等。但慢性肺心病无典型心绞痛或心肌梗死的临床表现，多有胸、肺部疾病史，心电图中 ST-T 改变多不明显，类似陈旧性心肌梗死的图形多出现于慢性肺心病急性发作期和明显右心衰竭时，随着病情好转，异常程度可减轻；或加做 1、2 肋的相关导联心电图，可发现异常 Q 波变小或消失；心向量图有助鉴别。

2. **风湿性心脏病** 慢性肺心病患者在三尖瓣区可闻及的吹风样 SM 有时可传到心尖部，

有时出现肺动脉瓣关闭不全的DM,加上右心室肥大、肺动脉高压等表现,易与风湿性心脏瓣膜病相混淆。一般通过详细询问有关慢性肺、胸疾病史,有肺气肿和右心室肥大的体征,尤其超声心动图发现瓣膜器质性狭窄或关闭不全是最重要的鉴别依据;此外,X线片、心电图、动脉血氧饱和度、二氧化碳分压等均可资鉴别。

3. **原发性扩张型心肌病** 多见于中青年,无明显慢性呼吸道感染史及显著肺气肿体征,无突出的肺动脉高压征,心脏增大常呈球形,常伴心力衰竭、房室瓣膜相对关闭不全所致杂音,心电图无明显顺钟向转位及电轴右偏,超声心动常提示心脏扩大,整体收缩活动减弱,左室射血分数(LVEF)降低。

4. **缩窄性心包炎** 有心悸、气促、发绀、颈静脉怒张、肝大、腹水、浮肿及心电图低电压等,均需与慢性肺心病相鉴别,相关病史和典型的心室舒张受限等表现,以及X线胸片(侧位常可发现心包钙化征象),可资鉴别。

要点六 西医治疗

(一)急性加重期

积极控制感染;通畅呼吸道,改善呼吸功能;纠正缺氧和二氧化碳潴留;控制呼吸和心力衰竭;积极处理并发症。

1. **控制感染** 根据痰菌培养及药敏试验结果选择抗生素;如痰菌检验结果未至,可根据感染的环境、痰涂片革兰氏染色以及临床经验选用抗生素。

2. **氧疗** 通畅呼吸道,鼻导管吸氧或面罩给氧,以纠正缺氧和二氧化碳潴留。

3. **控制心力衰竭** 慢性肺心病心力衰竭的治疗与其他心脏病心力衰竭的治疗相比有其不同之处,因为慢性肺心病患者一般在积极控制感染、改善呼吸功能后心力衰竭便能得到改善。但对部分重症患者,仍需要予以相应抗心衰治疗(如利尿药、正性肌力药或扩血管药物)。

(1)利尿药:原则上宜选用作用轻的利尿药,小剂量、短疗程、间歇给药、联合使用排钾和保钾利尿剂(如氢氯噻嗪和螺内酯合用)。严重水钠潴留而急需迅速减轻容量负荷者可用呋塞米。

使用注意:①利尿药应用后可出现低钾、低氯性碱中毒,痰液黏稠不易排痰和血液浓缩,应注意预防;②长期大剂量使用利尿剂会出现水、电解质紊乱和容量不足(如直立性低血压)等,应引起重视并予以避免。

(2)正性肌力药:原则是选用小剂量(一般约为常规剂量的1/2或2/3)、作用快、排泄快、静脉使用的洋地黄类药物(如毛花苷丙)。应用指征是:①感染已被控制、呼吸功能已改善、用利尿药后有反复水肿的心力衰竭患者;②以右心衰竭为主要表现而无明显感染的患者;③合并急性左心衰竭的患者。

使用注意:①用药前应注意纠正缺氧,防治低钾血症,以免发生药物毒性反应;②不宜以心率作为衡量洋地黄类药物的应用和疗效考核指征,因低氧血症、感染等均可使心率增快。

(3)血管扩张药:在扩张肺动脉的同时也扩张体循环动脉,往往造成体循环血压下降,反射性产生心率增快、氧分压下降、二氧化碳分压上升等不良反应,因而限制了血管扩张药在治疗慢性肺心病方面的临床应用。钙拮抗剂、一氧化氮(NO)、川芎嗪等有一定的降低肺动脉压效果,可酌情使用。

4. **控制心律失常** 慢性肺心病一般经过治疗,感染控制、缺氧纠正后,心律失常可自行消失。如果持续存在,可根据心律失常的类型选用药物,但应慎用β受体拮抗剂,以免引起支气管痉挛。

5. **抗凝治疗** 应用普通肝素或低分子肝素防止肺微小动脉原位血栓形成,并降低血液黏稠度,有利于减轻肺动脉高压。

6. **其他并发症治疗** ①肺性脑病除上述治疗措施外,还应注意纠正酸碱平衡失调和电解质紊乱;发现脑水肿时,可快速静脉滴注20%甘露醇,常用量为1~2g/kg,必要时6~8小时重复一次;肺性脑病出现兴奋、躁动时慎用镇静剂。②消化道出血、休克、肾衰竭、弥散性血管内凝血等应给予对症治疗。

(二)缓解期

原则上采用中西医结合综合治疗措施,目的是增强患者的免疫功能,去除诱发因素,减少或避免急性加重期的发生,促使肺、心功能得到部分或全部恢复,如长期家庭氧疗、调整免疫功能等。慢性肺心病患者多数有营养不良,营养疗法有利于增强呼吸肌力,改善缺氧。

1. 呼吸锻炼。
2. 增强机体抵抗力,预防呼吸道感染。
3. 家庭氧疗。

要点七　中医治疗

（一）治疗原则

标本缓急，有所侧重。标实者，根据病邪的性质，分别采取祛邪宣肺，降气化痰，温阳利水，甚或开窍、息风、止血等法；本虚者，当以补养心肺、益肾健脾为主，或气阴兼调，或阴阳两顾；正气欲脱时则应扶正固脱，救阴回阳。

（二）辨证论治

1. 急性期

（1）痰浊壅肺证

证候：咳嗽痰多，色白黏腻或呈泡沫样，短气喘息，稍劳即著，脘痞纳少，倦怠乏力，舌质偏淡，苔薄腻或浊腻，脉滑。

治法：健脾益肺，化痰降气。

方药：苏子降气汤加减。痰多，胸满不能平卧，加葶苈子、莱菔子泻肺祛痰平喘；肺脾气虚，易出汗，短气乏力，痰量不多，酌加党参、黄芪、防风健脾益气，补肺固表。

（2）痰热郁肺证

证候：喘息气粗，烦躁，胸满，咳嗽，痰黄或白，黏稠难咳，或身热，微恶寒，有汗不多，溲黄便干，口渴，舌红，苔黄或黄腻，脉数或滑数。

治法：清肺化痰，降逆平喘。

方药：越婢加半夏汤加减。痰热内盛，胸满气逆，痰质黏稠不易咳吐者，加鱼腥草、金荞麦、瓜蒌皮、海蛤粉、浙贝母、风化硝清热滑痰利肺；痰鸣喘息，不得平卧，加射干、葶苈子泻肺平喘；痰热伤津，口干舌燥，加天花粉、知母、芦根以生津润燥；痰热壅肺，腑气不通，胸满喘逆，大便秘结者，加大黄、芒硝通腑泄热以降肺平喘；阴伤而痰量已少者，酌减苦寒之味，加沙参、麦冬等养阴。

（3）痰蒙神窍证

证候：神志恍惚，谵语，烦躁不安，撮空理线，或表情淡漠，嗜睡，昏迷，或肢体瞤动，抽搐，咳逆，喘促，咳痰不爽，苔白腻或黄腻，舌质暗红或淡紫，脉细滑数。

治法：涤痰开窍，息风止痉。

方药：涤痰汤加减，另服安宫牛黄丸或至宝丹。若痰热内盛，身热，烦躁，谵语，神昏，苔黄舌红者，加葶苈子、天竺黄、竹沥；肝风内动，抽搐，加钩藤、全蝎，另服羚羊角粉；血瘀明显，唇甲发绀，加丹参、红花、桃仁活血通脉；如皮肤黏膜出血，咯血，便血色鲜者，配清热凉血止血药，如生地、丹皮、紫珠草等。

（4）阳虚水泛证

证候：面浮，下肢肿，甚则一身悉肿，腹部胀满有水，心悸，咳喘，咳痰清稀，脘痞，纳差，尿少，怕冷，面唇青紫，舌胖质暗，苔白滑，脉沉细。

治法：温肾健脾，化饮利水。

方药：真武汤合五苓散加减。若水肿势剧，上凌心肺，心悸喘满，倚息不得卧者，加沉香、牵牛子、川椒目、葶苈子、万年青根行气逐水；血瘀甚，发绀明显，加泽兰、红花、丹参、益母草、北五加皮化瘀行水。待水饮消除后，可参照肺肾气虚证论治。

2. 缓解期

（1）肺肾气虚证

证候：呼吸浅短难续，声低气怯，甚则张口抬肩，倚息不能平卧，咳嗽，痰白清稀如沫，胸闷，心慌形寒，汗出，舌淡或暗紫，脉沉细微无力，或有结代。

治法：补肺纳肾，降气平喘。

方药：补肺汤加减。肺虚有寒，怕冷，舌质淡，加肉桂、干姜、钟乳石温肺散寒；兼有阴伤，低热，舌红苔少，加麦冬、玉竹、生地养阴清热；气虚瘀阻，颈脉动甚，面唇发绀明显，加当归、丹参、苏木活血通脉。如见喘脱危象者，急用参附汤送服蛤蚧粉或黑锡丹补气纳肾，回阳固脱。

（2）气虚血瘀证

证候：喘咳无力，气短难续，痰吐不爽，心悸，胸闷，口干，面色晦暗，唇甲发绀，神疲乏力，舌淡暗，脉细涩无力。

治法：益气活血，止咳化痰。

方药：生脉散合血府逐瘀汤加减。若痰多咳吐不利者，加紫菀、款冬花、贝母以润肺化痰；若阴虚肺热，面红者，加沙参、百合、玉竹以滋阴清热。

细目四　支气管哮喘

支气管哮喘是由多种炎症细胞（如嗜酸性粒细胞、肥大细胞、T 淋巴细胞、中性粒细胞、气道上皮细胞等)和炎症介质与细胞因子参与的气道慢性炎症性疾病。这种慢性炎症与气道高反应性相关,通常出现广泛多变的可逆性气流受限,并引起反复发作性的喘息、气急、胸闷或咳嗽等症状,常在夜间和/或清晨发作、加剧,多数患者可自行缓解或经治疗后缓解。支气管哮喘如诊治不及时,随病程的延长可产生气道不可逆性狭窄和气道重塑。

本病归属于中医学"哮病"范畴。

要点一 西医病因、发病机制

(一)病因

1. 遗传因素(宿主因素) 大多认为本病与多基因遗传有关,已有研究表明存在与气道高反应性、IgE调节基因和特异性反应相关的基因,这些基因在哮喘的发病中起着重要的作用。

2. 激发因素(环境因素)

(1)吸入物包括特异性和非特异性两类,前者如花粉、尘螨、动物毛屑、真菌等,后者包括硫酸、氨气、氯气、工业粉尘、油烟、甲醛、甲酸、煤气、二氧化硫等。

(2)细菌、病毒、支原体、寄生虫、原虫等感染。

(3)鱼、虾、奶、蛋类等食物。

(4)药物如阿司匹林、普萘洛尔等。

(5)其他如剧烈运动、气候骤然变化、妊娠、月经、精神因素等。

(二)发病机制

哮喘的发病机制较复杂,可概括为免疫-炎症反应、气道高反应性及神经机制等因素相互作用。其中气道炎症是目前公认的最重要的发病机制,被认为是哮喘的本质,是导致气道高反应性的重要机制之一。体液介导和细胞介导的免疫反应则参与了哮喘的发病;气道高反应性是哮喘发生发展的一个重要因素,神经因素主要表现在胆碱能神经功能亢进。

要点二 中医病因病机

本病多有宿痰内伏于肺,由于复感外邪、饮食、情志、劳倦等,诱动内伏之宿痰,致痰阻气道,痰因气升,气因痰阻,壅塞气道,壅遏肺气,肺气上逆,气机不利而发病。

1. 宿痰内伏 ①禀赋痰盛之体,痰浊恋肺。②素患肺疾,肺失宣肃,痰浊内生;或幼年肺脏娇嫩,屡患咳、痰、喘疾,肺虚气不布津,津阻为痰,内伏于肺。③病后体虚,脏腑功能失调,气机升降出入异常,脾胃运化不及,聚湿生痰,痰浊上干于肺。④长期吸烟、熏灼气道,灼液为痰。

2. 诱因触发 ①外邪侵袭:外感风寒或风热之邪,未能及时表散,邪气内蕴于肺,或吸入花粉、烟尘经口鼻而入,外邪引动伏痰而发病。②饮食不当:贪食生冷,寒饮内生,脾阳受困,或嗜食酸咸肥甘,积聚痰液;或因进食海鲜鱼虾蟹等发物,精微过多,输布不及,停积体内,引动宿痰而发病。《医碥·哮喘》曰:"哮者……得之食味酸咸太过,渗透气管,痰入结聚,一遇风寒,气郁痰壅即发。"③情志内伤:肝气郁结,疏泄失常;或郁怒伤肝,肝气横逆侮脾,而致脾失健运,饮食不化,聚湿生痰,上干于肺,壅阻肺气而发病。故《医贯》云:"或七情内伤,郁而生痰……一身之痰,皆能令人喘。"④过劳或病后体虚:素体禀赋薄弱,或病后体弱导致肺气虚损,肺不布津,宣肃失司,气机阻滞,引动宿痰而发病。故《症因脉治·哮病》指出:"哮病之因,痰饮留伏,结成窠臼,潜伏于内,偶有七情之犯,饮食之伤,或外有时令之风寒束其肌表,哮喘之症作矣。"

本病病位在肺,与脾、肾、肝、心密切相关。其病理性质属本虚标实,病理因素以痰为主。痰的产生主要由于肺不布津,脾失转输,肝不散精,肾失蒸腾气化,以致津液凝聚成痰,伏藏于肺,成为发病的"宿根",遇各种诱因而引发。哮病反复发作,寒痰伤及脾肾之阳,痰热耗灼肺肾之阴,从实转虚,严重者因肺不能主治节调理心血的运行,及至命门之火不能上济于心,而致心阳同时受累,则发生"喘脱"之危候。

要点三 临床表现

1. 症状 ①发作性伴有哮鸣音的呼气性呼吸困难或发作性胸闷和咳嗽;严重者被迫采取坐位或呈端坐呼吸,甚至出现发绀、汗出、干咳等,缓解前常咳大量白色泡沫痰。②哮喘症状可在数分钟内发作,经数小时至数天,经用支气管舒张剂治疗或自行缓解,某些患者在缓解数小时后可再次发作。③有时顽固性咳嗽可为唯一的症状（咳嗽变异型哮喘）；有些青少年，其哮喘症状表现为运动时出现胸闷、咳嗽和呼吸困难（运动性哮喘）。④在夜间及凌晨发作和加重常是哮喘的特征之一。⑤发作前有鼻痒、喷嚏、流涕、胸闷。

2. **体征**　发作时胸部呈过度充气状态，有“三凹征”，肺部有广泛的哮鸣音，呼气音延长；但在轻度哮喘或哮喘严重发作时，哮鸣音可不出现。心率增快、奇脉、胸腹反常运动和发绀常出现在严重哮喘患者中。非发作期体检可无异常。

要点四　辅助检查

（一）痰液检查

痰液涂片在显微镜下可见较多嗜酸性粒细胞。

（二）呼吸功能检查

1. **通气功能检测**　哮喘发作时1秒钟用力呼气量（FEV_1）、1秒钟用力呼气量与肺活量比值（FEV_1/FVC%）、最大呼气中期流速（MMEF）以及呼气流量峰值（PEF）等均降低。肺活量减少，残气量、功能残气量和肺总量增加，残气量与肺总量比值增大。

2. **支气管激发试验（BPT）**　适用于FEV_1在预计值的70%以上的患者。吸入激发剂（如组胺、醋甲胆碱）后通气功能下降，气道阻力增加。FEV_1下降>20%（指在设定的激发剂量范围内），为激发试验阳性。

3. **支气管舒张试验（BDT）**　常用吸入型的支气管舒张剂如沙丁胺醇、特布他林及异丙托溴铵等。舒张试验阳性诊断标准：①FEV_1较用药前增加12%或以上，且其绝对值增加200mL或以上；②PEF较治疗前增加60L/min或增加≥20%。

4. **PEF及其变异率的测定**　哮喘发作时PEF下降。若昼夜PEF变异率≥20%，符合气道气流受限可逆性改变的特点。

（三）动脉血气分析

哮喘发作严重时可有缺氧，动脉血氧分压（PaO_2）降低，二氧化碳分压（$PaCO_2$）下降，pH上升而呈呼吸性碱中毒。哮喘持续状态，气道严重阻塞，不仅缺氧，动脉血氧分压下降，还可伴二氧化碳潴留，出现呼吸性酸中毒。如缺氧明显，可合并代谢性酸中毒。

（四）胸部X线检查

早期发作时可见两肺透亮度增加，缓解期多无明显异常，反复发作或并发呼吸道感染，可见肺纹理增加及炎性浸润阴影，可并发肺不张、气胸或纵隔气肿。

（五）特异性变应原的检测

目前多使用皮肤变应原测试，吸入变应原测试因有一定的危险性，较少应用。

要点五　诊断与鉴别诊断

（一）诊断标准

1. 反复发作喘息、气急、胸闷或咳嗽，多与接触变应原、冷空气、物理、化学性刺激以及病毒性上呼吸道感染、运动等有关。

2. 发作时在双肺可闻及散在或弥漫性、以呼气相为主的哮鸣音，呼气相延长。

3. 上述症状和体征可经治疗缓解或自行缓解。

4. 除外其他疾病所引起的喘息、气急、胸闷和咳嗽。

5. 临床表现不典型者（如无明显喘息或体征），应至少具备以下1项试验阳性：①支气管激发试验或运动激发试验阳性；②支气管舒张试验阳性，FEV_1增加≥12%，且FEV_1增加绝对值≥200mL；③呼气流量峰值（PEF）日内（或2周）变异率≥20%。

符合1~4条或4、5条者，可以诊断为哮喘。

（二）分期

根据临床表现，哮喘可分为急性发作期、慢性持续期和临床缓解期。慢性持续期是指每周均不同频度和/或不同程度地出现症状（喘息、气急、胸闷、咳嗽等）；临床缓解期系指经过治疗或未经治疗症状、体征消失，肺功能恢复到急性发作前水平，并维持1个月以上。

（三）分级

1. **病情严重程度的分级**　主要用于治疗前或初始治疗时严重程度的判断，见表15-1-4-1。

表 15-1-4-1　哮喘病情严重程度分级

分级	临床特点
间歇状态（第 1 级）	症状 < 每周 1 次 短暂出现 夜间哮喘症状≤每月 2 次，FEV_1 占预计值百分比≥80% 或 PEF≥80% 个人最佳值，PEF 或 FEV_1 变异率 <20%
轻度持续（第 2 级）	症状≥每周 1 次，但 < 每日 1 次 可能影响活动和睡眠 夜间哮喘症状 > 每月 2 次，但 < 每周 1 次 FEV_1 占预计值百分比≥80% 或 PEF≥80% 个人最佳值，PEF 或 FEV_1 变异率 20%~30%
中度持续（第 3 级）	每日有症状 影响活动和睡眠 夜间哮喘症状≥每周 1 次 FEV_1 占预计值百分比为 60%~79% 或 PEF 为 60%~79% 个人最佳值，PEF 或 FEV_1 变异率 >30%
重度持续（第 4 级）	每日有症状 频繁出现 经常出现夜间哮喘症状 体力活动受限 FEV_1 占预计值百分比 <60% 或 PEF<60% 个人最佳值，PEF 或 FEV_1 变异率 >30%

2. **控制水平的分级**　这种分级方法更容易被临床医师掌握，有助于指导临床治疗，以取得更好的哮喘控制。控制水平的分级见表 15-1-4-2。

3. **哮喘急性发作时的分级**　哮喘急性发作是指喘息、气促、咳嗽、胸闷等症状突然发生，或原有症状急剧加重，常有呼吸困难，以呼气流量降低为其特征，常因接触变应原、刺激物或呼吸道感染诱发。其程度轻重不一，病情加重，可在数小时或数天内出现，偶尔可在数分钟内即危及生命，故应对病情做出正确评估，以便给予及时有效的紧急治疗。哮喘急性发作时病情严重程度的分级，见表 15-1-4-3。

表 15-1-4-2　哮喘控制水平分级

	完全控制（满足以下所有条件）	部分控制（在任何 1 周内出现以下 1~2 项特征）	未控制（在任何 1 周内）
白天症状	无（或≤2 次 / 周）	>2 次 / 周	出现≥3 项部分控制特征
活动受限	无	有	
夜间症状 / 憋醒	无	有	
需要使用缓解药的次数	无（或≤2 次 / 周）	>2 次 / 周	
肺功能（PEF 或 FEV_1）	正常或≥正常预计值（或本人最佳值）的 80%	< 正常预计值（或本人最佳值）的 80%	
急性发作	无	≥每年 1 次	在任何 1 周内出现 1 次

表 15-1-4-3　哮喘急性发作期分度的诊断标准

临床特点	轻度	中度	重度	危重
气短	步行、上楼时	稍事活动	休息时	
体位	可平卧	喜坐位	端坐呼吸	
讲话方式	连续成句	单词	单字	不能讲话
精神状态	可有焦虑，尚安静	时有焦虑或烦躁	常有焦虑、烦躁	嗜睡或意识模糊
出汗	无	有	大汗淋漓	
呼吸频率	轻度增加	增加	常 >30 次 / 分	
辅助呼吸肌活动及三凹征	常无	可有	常有	胸腹矛盾运动
哮鸣音	散在，呼吸末期	响亮、弥漫	响亮、弥漫	减弱乃至无
脉率（次 / 分）	<100	100~120	>120	脉率变慢或不规则
奇脉	常无，<10mmHg	可有，10~25mmHg	有，>25mmHg（成人）	无，提示呼吸肌疲劳
最初支气管扩张剂治疗后 PEF 占预计值或个人最佳值百分比	>80%	60%~80%	<60% 或 <100L/min 或作用持续时间 <2 小时	
PaO_2（吸空气）	正常	≥60mmHg	<60mmHg	<60mmHg
$PaCO_2$	<45mmHg	≤45mmHg	>45mmHg	>45mmHg
SaO_2（吸空气）	>95%	91%~95%	≤90%	≤90%
pH				降低

注：只要符合某一严重程度的某些指标，而不需满足全部指标，即可提示为该级别的急性。

（四）鉴别诊断

主要与心源性哮喘、喘息型慢性支气管炎、变态反应性肺浸润、支气管肺癌等疾病相鉴别。

1. **心源性哮喘**　多有高血压、冠状动脉粥样硬化性心脏病、风湿性心脏病和二尖瓣狭窄等病史和体征。阵发性咳嗽，常咳出粉红色泡沫痰，两肺可闻及广泛的湿啰音和哮鸣音，左心界扩大，心率增快，心尖部可闻及奔马律。胸部 X 线检查可见心脏增大，肺淤血征，有助于鉴别。若一时难以鉴别，可静脉缓慢注射氨茶碱，缓解症状后进一步检查，忌用肾上腺素或吗啡，以免造成危险。血浆脑钠肽（BNP，或 NT-proBNP）水平检测可用于心源性或肺源性呼吸困难的快速鉴别。

2. **喘息型慢性支气管炎**　多见于中老年人，有慢性咳嗽史，喘息长年存在，有加重期。患者多有长期吸烟或接触有害气体的病史。有肺气肿体征，两肺或可闻及湿啰音。但有时临床上难以严格区分 COPD 和哮喘，用支气管舒张剂和口服或吸入激素做治疗性试验可能有所帮助。COPD 也可与哮喘合并同时存在。

3. **上气道阻塞**　可见于中央型支气管肺癌、气管支气管结核、复发性多软骨炎等气道疾病或异物气管吸入，导致支气管狭窄或伴发感染，可出现喘鸣或类似哮喘样呼吸困难、肺部可闻及哮鸣音。但根据临床病史，特别是出现吸气性呼吸困难，以及痰液细胞学或细菌学检查，胸部 X 线、CT 或 MRI 检查或支气管镜检查等，常可明确诊断。

4. **变态反应性肺浸润**　可见于热带嗜酸性粒细胞增多症、肺嗜酸性粒细胞增多性浸润、多源性变态反应性肺泡炎等。致病原为寄生虫、原虫、花粉、化学药品、职业粉尘等,多有接触史,症状较轻,患者常有发热,胸部X线检查可见多发性、此起彼伏的淡薄斑片浸润阴影,可自行消失或再发。肺组织活检也有助于鉴别。

要点六　西医治疗

哮喘是一种对患者及其家庭和社会都有明显影响的慢性疾病。气道炎症几乎是所有类型哮喘的共同特征,也是临床症状和气道高反应性的基础。气道炎症存在于哮喘的所有时段,以抑制炎症为主的规范治疗能够控制哮喘临床症状。

(一)常用药物

1. **激素**　是最有效的控制气道炎症的药物。给药途径包括吸入、口服和静脉应用等。吸入为首选途径。

(1)吸入给药:是哮喘长期治疗的首选给药方式。局部抗炎作用强,通过吸气过程给药,药物直接作用于呼吸道,所需剂量较小。严重哮喘患者可长期大剂量吸入激素。但全身不良反应包括皮肤淤斑、肾上腺功能抑制和骨密度降低等。

1)气雾剂给药:临床上常用的吸入激素有4种(见表15-1-4-4)。使用干粉吸入装置比普通定量气雾剂方便,吸入下呼吸道的药物量较多。

表15-1-4-4　常用吸入型糖皮质激素的每日剂量

药物	低剂量/μg	中剂量/μg	高剂量/μg
丙酸倍氯米松	200~500	>500,且≤1000	>1000~2000
布地奈德	200~400	>400,且≤800	>800~1600
丙酸氟替卡松	100~250	>250,且≤500	>500~1000
环索奈德	80~160	>160,且≤320	>320~1280

2)溶液给药:布地奈德溶液经以压缩空气为动力的射流装置雾化吸入,对患者吸气配合的要求不高,起效较快,适用于轻中度哮喘急性发作时的治疗。

(2)口服给药:泼尼松龙每日30~50mg,5~10天。适用于中度哮喘发作、慢性持续哮喘吸入大剂量激素联合治疗无效的患者和作为静脉应用激素治疗后的序贯治疗。

(3)静脉给药:严重急性哮喘发作时,琥珀酸氢化可的松(每日100~400mg)或甲泼尼龙(每日80~160mg)静脉注射,3~5天内停药;有激素依赖倾向者应延长给药时间,控制哮喘症状后改为口服给药,并逐步减少激素用量。

2. **$β_2$受体激动剂**　通过对气道平滑肌和肥大细胞等细胞膜表面的$β_2$受体的作用,舒张气道平滑肌、减少肥大细胞和嗜碱性粒细胞脱颗粒和介质的释放、降低微血管的通透性、增加气道上皮纤毛的摆动等,缓解哮喘症状。可分为短效(作用维持4~6小时)和长效(维持12小时)$β_2$受体激动剂。根据起效时间又可分为速效(数分钟起效)和缓慢起效(30分钟起效)2种,见表15-1-4-5。

表15-1-4-5　$β_2$受体激动剂的分类

按起效时间分类	按作用维持时间分类	
	短效	长效
速效	沙丁胺醇吸入剂 特布他林吸入剂 非诺特罗吸入剂	福莫特罗吸入剂
慢效	沙丁胺醇口服剂 特布他林口服剂	沙美特罗吸入剂

（1）短效 β_2 受体激动剂（SABA）：常用的药物如沙丁胺醇（salbutamol）和特布他林（terbutaline）等。

吸入给药：可供吸入的短效 β_2 受体激动剂包括气雾剂、干粉剂和溶液等。这类药物松弛气道平滑肌作用强，通常在数分钟内起效，疗效可维持数小时，是缓解轻至中度急性哮喘症状的首选药物，也可用于运动性哮喘。压力型定量手控气雾剂（pMDI）和干粉吸入装置吸入短效 β_2 受体激动剂不适用于重度哮喘发作；其溶液（如沙丁胺醇、特布他林、非诺特罗及其复方制剂）经雾化泵吸入适用于轻至重度哮喘发作。

口服给药：沙丁胺醇、特布他林、丙卡特罗片等，通常在服药后15~30分钟起效，疗效维持4~6小时，如沙丁胺醇2~4mg，特布他林1.25~2.5mg，每日3次；丙卡特罗25~50μg，每日2次。长期、单一应用 β_2 受体激动剂可造成细胞膜 β_2 受体的向下调节，表现为临床耐药现象，故应予避免。

贴剂给药：为透皮吸收剂型。妥洛特罗（tulobuterol），分为0.5mg、1mg、2mg三种剂量。

（2）长效 β_2 受体激动剂（LABA）：沙美特罗（salmeterol），剂量50μg，每日2次吸入，给药后30分钟起效，平喘作用维持12小时以上。福莫特罗（formoterol），给药后3~5分钟起效，平喘作用维持8~12小时以上。这类 β_2 受体激动剂的分子结构中具有较长的侧链，舒张支气管平滑肌的作用可维持12小时以上，联合吸入激素和LABA治疗哮喘，两者具有协同的抗炎和平喘作用，其作用相当于（或优于）应用加倍剂量吸入激素时的疗效，可减少较大剂量吸入激素引起的不良反应，尤其适合于中至重度持续哮喘患者的长期治疗。

3. **白三烯受体拮抗剂** 扎鲁司特20mg，每日2次；孟鲁司特10mg，每日1次。除吸入激素外，白三烯受体拮抗剂是唯一可单独应用的长效控制药，可作为轻度哮喘的替代治疗药物和中重度哮喘的联合治疗用药。

4. **茶碱的应用** 具有舒张支气管平滑肌作用，并具有强心、利尿、扩张冠状动脉、兴奋呼吸中枢和呼吸肌等作用。

口服给药：包括氨茶碱和控（缓）释型茶碱。用于轻至中度哮喘发作和维持治疗。一般剂量为每日6~10mg/kg。口服控（缓）释型茶碱后昼夜血药浓度平稳，平喘作用可维持12~24小时，尤适用于夜间哮喘症状的控制。

静脉给药：氨茶碱加入葡萄糖溶液中，缓慢静脉注射，注射速度不宜超过每分钟0.25mg/kg或静脉滴注，适用于哮喘急性发作且近24小时内未用过茶碱类药物的患者。负荷剂量为4~6mg/kg，维持剂量为每分钟0.6~0.8mg/kg。

5. **抗胆碱药物的应用** 可阻断节后迷走神经传出支，通过降低迷走神经张力而舒张支气管。异丙托溴铵溶液的常用剂量为50~125μg，每日3~4次（经雾化泵吸入）或20~40μg，每日3~4次（经pMDI吸入）。

6. **抗IgE治疗** 抗IgE单克隆抗体（如奥马珠单抗，omalizumab）可应用于血清IgE水平增高的哮喘患者。目前它主要用于经过吸入糖皮质激素和LABA联合治疗后症状仍未控制的严重哮喘患者。

7. **变应原特异性免疫疗法（SIT）** 通过皮下给予常见吸入变应原提取液（如尘螨、猫毛、豚草等），可减轻哮喘症状和降低气道高反应性，适用于变应原明确但难以避免的哮喘患者。

8. **其他治疗哮喘药物**

（1）抗组胺药物：口服第二代抗组胺药物（H_1 受体拮抗剂）如酮替芬、氯雷他定、阿司咪唑、氮司丁、特非那定等具有抗变态反应作用，在哮喘治疗中的作用较弱。可用于伴有变应性鼻炎哮喘患者的治疗。

（2）其他口服抗变态反应药物：应用于轻至中度哮喘的治疗，如曲尼司特（tranilast）、瑞吡司特（repirinast）等。

（3）可能减少口服糖皮质激素使用剂量的药物：包括口服免疫调节剂（甲氨蝶呤、环孢素、金制剂等）、某些大环内酯类抗生素和静脉应用免疫球蛋白等。

（二）治疗

1. **长期治疗方案** 哮喘的治疗应以患者的病情严重程度为基础，根据其控制水平类别选择适当的治疗方案。哮喘患者长期治疗方案分为5级，见表15-1-4-6。

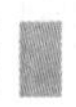

表 15-1-4-6　根据哮喘病情控制分级制订治疗方案

治疗方案	第1级	第2级	第3级	第4级	第5级
哮喘教育/环境控制	哮喘教育、环境控制				
短效 $β_2$ 受体激动剂	按需使用短效 $β_2$ 受体激动剂				
控制性药物	不需使用	选用1种	选用1种	加用1种或以上	加用1种或2种
		低剂量ICS	低剂量ICS加LABA	中高剂量ICS加LABA	最小剂量糖皮质激素
		白三烯调节剂	中高剂量ICS	白三烯调节剂	抗IgE治疗
			低剂量ICS加白三烯调节剂	缓释茶碱	
			低剂量ICS加缓释茶碱		

注：ICS：吸入糖皮质激素。

对以往未经规范治疗的初诊哮喘患者可选择第2级治疗方案，哮喘患者症状明显，应直接选择第3级治疗方案。

如果使用该分级治疗方案不能够使哮喘得到控制，治疗方案应该升级直至达到哮喘控制为止。当哮喘控制并维持至少3个月后，治疗方案可考虑降级。

2. **急性发作的处理**　哮喘急性发作的治疗取决于发作的严重程度以及对治疗的反应。治疗的目的在于尽快缓解症状、解除气流受限和低氧血症，同时还需要制定长期治疗方案以预防再次急性发作。

（1）识别高危患者

1）曾经有过气管插管和机械通气危重哮喘发作的病史。

2）在过去1年中因为哮喘而住院或看急诊。

3）正在使用或最近刚刚停用口服糖皮质激素。

4）目前未使用吸入糖皮质激素。

5）过分依赖速效 $β_2$ 受体激动剂，特别是每月使用沙丁胺醇（或等效药物）超过1支的患者。

6）有心理疾病或社会心理问题，包括使用镇静剂。

7）有对哮喘治疗计划不依从的历史。

（2）轻度和部分中度急性发作：可以在家庭中或社区中治疗。

1）主要治疗措施：重复吸入速效 $β_2$ 受体激动剂，在第1小时每20分钟吸入2~4喷。随后根据治疗反应，轻度急性发作可调整为每3~4小时2~4喷，中度急性发作每1~2小时6~10喷。如果对吸入性 $β_2$ 受体激动剂反应良好（呼吸困难显著缓解，PEF占预计值>80%或个人最佳值，且疗效维持3~4小时），通常不需要使用其他的药物。

2）糖皮质激素：在控制性治疗的基础上发生的急性发作，应尽早口服激素如泼尼松龙0.5~1mg/kg或等效剂量的其他激素。

（3）部分中度和所有重度急性发作的治疗

1）氧疗。

2）速效 $β_2$ 受体激动剂：初始治疗时连续雾化给药，随后根据需要间断给药（每4小时1次）。联合使用 $β_2$ 受体激动剂和抗胆碱能制剂（如异丙托溴铵）能够取得更好的支气管舒张作用。

3）茶碱：其支气管舒张作用弱于SABA，不良反应较大应谨慎使用。对规则服用茶碱缓释制剂的患者，静脉使用茶碱应尽可能监测茶碱血药浓度。

4）中重度哮喘急性发作：尽早使用全身激素，特别是对速效 β_2 受体激动剂初始治疗反应不完全或疗效不能维持，以及在口服激素基础上仍然出现急性发作的患者。

用法：泼尼松龙 30~50mg 或等效的其他激素，每日单次给药。严重的急性发作或口服激素不能耐受时，可采用静脉注射或滴注，如甲泼尼龙 80~160mg，或氢化可的松 400~1000mg 分次给药。静脉使用激素 2~3 天，继之口服激素 3~5 天。

5）机械通气：重度和危重哮喘急性发作经过上述药物治疗，临床症状和肺功能无改善甚至继续恶化，应及时给予机械通气治疗，机械通气指征：意识改变、呼吸肌疲劳、$PaCO_2 \geq 45mmHg$ 等。可先采用经鼻（面）罩无创机械通气，若无效应及早行气管插管机械通气。哮喘急性发作机械通气需要较高的吸气压，可使用适当水平的呼气末正压（PEEP）治疗。

大多数哮喘急性发作并非由细菌感染引起，应严格控制抗菌药物的使用，除非有细菌感染的证据，或属于重度或危重哮喘急性发作。

要点七　中医治疗

（一）治疗原则

1. 发时治标，平时治本。发时攻邪治标，祛痰利气，辨证予温化宣肺、清化肃肺、温清并施；平时应扶正治本，辨证予温补、滋阴、补肺、健脾、益肾等。

2. 发生喘脱危候，当急予扶正救脱。

（二）辨证论治

1. 发作期

（1）寒哮证

证候：呼吸急促，喉中哮鸣有声，胸膈满闷如塞，咳不甚，咳吐不爽，痰稀薄色白，面色晦滞，口不渴或渴喜热饮，天冷或受寒易发，形寒畏冷，初起多兼恶寒、发热、头痛等表证，舌苔白滑，脉弦紧或浮紧。

治法：温肺散寒，化痰平喘。

方药：射干麻黄汤加减。表寒明显，寒热身疼，配桂枝、生姜辛散风寒；痰涌气逆，不得平卧，加葶苈子、苏子泻肺降逆，并酌加杏仁、白前、橘皮等化痰利气；咳逆上气，汗多，加白芍以敛肺。

（2）热哮证

证候：气粗息涌，咳呛阵作，喉中哮鸣，胸高胁胀，烦闷不安，汗出，口渴喜饮，面赤口苦，咳痰色黄或色白，黏浊稠厚，咳吐不利，舌质红，苔黄腻，脉滑数或弦滑。

治法：清热宣肺，化痰定喘。

方药：定喘汤加减。若表寒外束，肺热内郁，加石膏配麻黄解表清里；肺气壅实，痰鸣息涌，不得平卧，加葶苈子、广地龙泻肺平喘；肺热壅盛，咳痰稠黄，加海蛤壳、射干、知母、鱼腥草以清热化痰；兼有大便秘结者，可用大黄、芒硝、全瓜蒌、枳实通腑以利肺；病久热盛伤阴，气急难续，痰少质黏，口咽干燥，舌红少苔，脉细数者，当养阴清热化痰，加沙参、知母、天花粉。

2. 缓解期

（1）肺虚证

证候：喘促气短，语声低微，面色㿠白，自汗畏风，咳痰清稀色白，多因气候变化而诱发，发前喷嚏频作，鼻塞流清涕，舌淡苔白，脉细弱。

治法：补肺固卫。

方药：玉屏风散加减。肺气阴两虚为主者加黄芪、沙参、百合。

（2）脾虚证

证候：倦怠无力，食少便溏，面色萎黄无华，痰多而黏，咳吐不爽，胸脘满闷，恶心纳呆，或食油腻易腹泻，每因饮食不当而诱发，舌质淡，苔白滑或腻，脉细弱。

治法：健脾化痰。

方药：六君子汤加减。表虚自汗加炙黄芪、浮小麦、大枣；怕冷，畏风，易感冒，可加桂枝、白芍、附片；痰多者加前胡、杏仁。

（3）肾虚证

证候：平素息促气短，呼多吸少，动则为甚，形瘦神疲，心悸，腰酸腿软，脑转耳鸣，劳累后哮喘易发，或面色苍白，畏寒肢冷，自汗，舌淡苔白，质胖嫩，脉沉细；或颧红，烦热，汗出黏手，舌红少苔，脉细数。

治法：补肾纳气。

方药：金匮肾气丸或七味都气丸加减。肾阳虚为主者，酌加补骨脂、淫羊藿、鹿角片、制附片、肉桂；肾阴虚为主者加生地、冬虫夏草。另可常服紫河车粉补益肾精。

细目五　支气管扩张症

支气管扩张症是指支气管及其周围肺组织的慢性炎症破坏支气管管壁,造成支气管变形和管腔扩张,以慢性咳嗽,咳大量脓痰(或)合并反复咯血为主要表现的疾病。支气管扩张症多见于儿童和青年。大多继发于急、慢性呼吸道感染和支气管阻塞后,反复发生支气管炎症,致使支气管壁结构破坏,引起支气管异常和持久性扩张。

本病归属于中医学"咳嗽""咯血"等范畴。

要点一　西医病因、病理

1. **病因**　依据病因分为先天性与继发性两类。先天性为支气管先天发育不全所致;继发性主要是因支气管-肺的感染和支气管阻塞。两者互为因果,使"感染-阻塞-感染"的过程反复进行,最终导致支气管扩张。引起感染的常见病原体为铜绿假单胞菌、金黄色葡萄球菌、流感嗜血杆菌、肺炎链球菌和卡他莫拉菌。

2. **病理**　支气管扩张多发生在一个肺段,化脓性支气管扩张多在左下叶。支气管扩张可分为囊状和柱状扩张,先天性多为囊状,后天性多为柱状。典型的病理改变是:①支气管黏膜表面呈急慢性炎症和慢性溃疡改变,纤毛柱状上皮细胞鳞状化生,支气管壁弹力组织、肌层以及软骨等遭破坏,由纤维组织代替;②支气管周围结缔组织常受损或丢失,并有微小脓肿;③毛细血管扩张,支气管动脉与肺动脉的终末支扩张、吻合形成血管瘤。

要点二　中医病因病机

本病的中医病因包括外邪侵袭、正气不足、痰瘀互结、情志失调等。在这些病因的作用和影响下,痰湿留伏于肺,若再次感受外邪,或肝火犯肺,引动内伏之痰湿,致肺气上逆,则咳嗽、咳吐脓痰;热伤血络,则痰中带血或大咯血;久病入络或离经之血不散而形成瘀血。

1. **痰热蕴肺**　寒邪犯肺,久留不去,郁久化热,或邪热犯肺,肺热炽盛,灼伤肺津,炼液成痰;或宿痰内盛,郁而化热,痰热互结,壅阻于肺。痰壅热蒸,肺失清肃,气逆上冲,故反复咳嗽,咳吐脓痰;痰热阻滞肺络,气滞血壅,肉腐血败,痰中带血或大量咯血,咳脓臭痰;痰热内盛,壅塞肺气,则胸闷胸痛;热灼津伤,则口干苦。

2. **肝火犯肺**　《素问·咳论》云:"五脏六腑皆令人咳,非独肺也。"郁怒伤肝,气郁化火;或邪热内蕴,肝火炽盛,上逆犯肺;或邪热蕴肺,咳甚牵引胸胁,影响肝气升发,郁而化火犯肺。肝火炽盛,上逆犯肺,肺失清肃,则咳嗽阵阵;火灼肺络,迫血妄行,反复痰中带血或少量咯血,或大咯血不止;肝火内郁,经气不畅,胸胁灼痛,烦躁不安;热蒸胆气上逆则口干苦。

3. **气阴两伤**　病程日久,元气受损,脏腑功能衰退,症见咳嗽日久,形体消瘦,痰少或干咳,咳声短促无力;伤耗阴液,阴虚阳亢,虚火内扰,损伤血络,故痰中带血,血色鲜红,口干咽燥,五心烦热,舌红少津。

4. **肺脾气虚**　久病咳喘,耗伤肺气,子病及母,损及脾气。肺气虚则不司呼吸,宣降失职,咳嗽痰少,或痰中带血;脾气虚则运化失职,纳差,饮食少进,气血生化乏源,气血亏虚,症见少气懒言,神疲乏力,面白无华。

本病初起病位在肺,继之可渐及肝脾,久之可累及心肾。痰湿、火热、瘀血是主要致病因素;外邪的侵入与机体正气的虚损相关,肺虚贯穿病程始终。《医学三字经·咳嗽》云:"咳嗽不止于肺,亦不离乎于肺也。"本病从邪热犯肺到形成肺络损伤,是一个慢性渐进过程,病机特点为本虚标实,虚实夹杂,肺脾两虚为本,外邪侵袭为标。因病情反复发作加重,迁延难愈,使正气日渐耗损,因此晚期易见喘促、虚劳等变证。

要点三　临床表现

多数患者在童年时期有百日咳、麻疹和支气管肺炎史,常有反复发作的呼吸道感染。

(一)症状

1. **慢性咳嗽、大量脓痰**　可根据痰量估计病情严重程度:<10mL/d为轻度;10~150mL/d为中度;>150mL/d为重度。急性感染发作时,黄绿色脓痰量每日可达数百毫升。感染时痰液收集于玻璃瓶中静置后出现分层的特征:上层为泡沫,下悬脓性成分,中层为混浊黏液,下层为坏死组织沉淀物。

2. **反复咯血**　50%~70%的患者有程度不

等的咯血，咯血量差异大，可仅有痰中带血或有大量咯血，有时咯血量与病情严重程度、病变范围不一致。部分患者以反复咯血为唯一症状，临床上称为“干性支气管扩张”，其病变多位于引流良好的上叶支气管。

3. **反复肺部感染**　特点是同一肺段反复发生肺炎并迁延不愈。患者可出现发热、食欲减退、贫血、乏力、消瘦等。严重者可出现气促与发绀。

4. **慢性感染中毒症状**　如反复感染，可出现发热、乏力、食欲减退、消瘦、贫血等全身症状，儿童可影响发育。

（二）体征

早期或干性支气管扩张症者可无异常体征，病变重或继发感染时下胸部、背部可听到固定而持久的局限性粗湿啰音，有时可闻及哮鸣音。部分患者伴有杵状指（趾）。并发肺气肿、慢性肺心病等有相应的体征。

要点四　辅助检查

1. **胸部平片**　早期见病变区肺纹理增多、增粗。支气管柱状扩张的典型X线表现是轨道征；囊状支气管扩张的典型X线表现为卷发阴影，表现为粗乱的肺纹理中有多个不规则的蜂窝状透亮阴影，感染时阴影内有液平面。

2. **支气管碘油造影**　支气管碘油造影可见支气管呈囊状、柱状扩张以及混合型扩张，该项检查可确诊、了解病变的类型和分布范围，决定是否手术切除及切除的范围。造影必须在肺部急性炎症及咯血控制之后进行。该诊断方法目前已少用。

3. **胸部CT**　胸部CT对诊断具有相当特异性。高分辨率CT较常规CT具有更高的空间和密度分辨力，能够显示肺内细微结构，有逐渐取代支气管碘油造影的趋势。但对要行手术切除者，需明确手术范围，仍应做支气管碘油造影。

4. **支气管镜**　可发现支气管阻塞的原因、出血部位，对病因（吸出痰液做细菌培养）和定位诊断及治疗（支气管内注入抗生素，或痰液黏稠导致支气管阻塞时，可用生理盐水冲洗）均有意义。

要点五　诊断与鉴别诊断

（一）诊断

对有反复、持久性咳嗽、咳大量脓痰、反复咯血，肺部同一部位反复感染等病史者，根据胸部闻及固定而持久的局限性湿啰音、杵状指（趾）等体征，以及儿童时期有诱发支气管扩张症的呼吸道感染或全身性疾病病史，可做出临床初步诊断。进一步通过胸部X线检查、支气管造影和胸部CT明确诊断。

（二）鉴别诊断

1. **慢性支气管炎**　多发生在中年以上的患者，在气候多变的冬、春季节咳嗽、咳痰明显，多为白色黏液痰，感染急性发作时可出现脓性痰，但无反复咯血史。听诊双肺可闻及散在的干、湿啰音。

2. **肺脓肿**　起病急，多有高热、咳嗽、咳大量脓臭痰；胸部X线检查可见局部浓密炎性浸润阴影，内有空腔液平面。急性肺脓肿经有效抗生素治疗后，炎症可完全吸收消退。若为慢性肺脓肿，则以往多有急性肺脓肿的病史。

3. **肺结核**　常有低热、盗汗、乏力、消瘦等结核毒性症状，干、湿啰音多位于上肺局部，X线胸片和痰结核菌检查可做出诊断。

4. **支气管肺癌**　肺癌多有长期吸烟史，临床表现为刺激性咳嗽，痰中带血、胸痛和消瘦等症状，若痰中发现癌细胞则可确诊，另外CT、X线检查、支气管镜检查有辅助意义。

要点六　西医治疗

支气管扩张症的治疗重在防治呼吸道感染，治疗成功的关键在于呼吸道引流通畅和有效的抗菌药物治疗。

1. **控制感染**　控制感染是本病急性期的主要治疗措施。应根据临床表现及细菌药物敏感试验结果选用有效抗生素。

2. **排痰引流，保持支气管通畅**　常采用的方法有：①体位引流；②支气管镜吸痰引流；③祛痰药物；④支气管反应性增高及炎症刺激而出现支气管痉挛者，可口服氨茶碱，必要时可用β_2受体激动剂或异丙托溴铵雾化吸入。

3. **咯血的处理**　少量咯血或仅有痰中带血，采取对症治疗为主，可用卡巴克络10mg，每日3次，云南白药0.5g，每日3次。肺功能不全者，要慎用强效止咳药。中等量或大量咯血应采取以下措施：患侧卧位，胸部放置冰袋，垂体后叶素或氨甲环酸静脉给药止血。

4. **手术治疗**　病变范围不超过两叶，经药物治疗不易控制，年龄40岁以下，全身情况良好者,可根据病变范围做肺段或肺叶切除手术。

要点七　中医治疗

(一)治疗原则

本病中医病机为热毒损伤肺络,肺气上逆,迫血妄行,故清热解毒、降火凉血为本病的治疗法则。因肺络损伤、气逆血瘀贯穿于本病的始终,故在治疗中还应配合宣肺通络、调气化瘀之法。另外,分清邪正虚实,标本兼治,急性期加强止咳、排痰、止血,恢复期加强扶正固本。

(二)辨证论治

1. 痰热蕴肺证

证候:反复咳嗽,咳吐脓痰,痰中带血或大量咯血,重者有发热,咳脓臭痰,胸痛胸闷,口干苦,舌暗红,苔黄腻,脉滑数。

治法:清热化痰,宣肺止咳。

方药:清金化痰汤合《千金》苇茎汤加减。若痰黄如脓腥臭,酌加紫花地丁、金荞麦根、鱼腥草,加强清热解毒;痰涌、胸满便秘者,配葶苈子、鲜竹沥、大黄泻肺逐痰;伴咯血者,配以地榆、茜草清热凉血止血。

2. 肝火犯肺证

证候:咳嗽阵阵,反复痰中带血或少量咯血,或大咯血不止,胸胁胀痛,烦躁不安,口干苦,大便干结,舌质红,苔薄黄少津,脉弦数。

治法:清肝泻火,凉血止血。

方药:黛蛤散合泻白散加减。若痰多热甚,咳嗽重者,加瓜蒌、鱼腥草、竹沥、金银花、杏仁、白前、前胡止咳化痰,清热解毒;咯血则可配大黄炭、地榆、茜草、炒蒲黄以凉血止血化瘀。

3. 气阴两伤证

证候:咳嗽日久,形体消瘦,痰少或干咳,咳声短促无力,痰中带血,血色鲜红,口干咽燥,五心烦热,舌红少津,脉细数。

治法:滋阴养肺,化痰止血。

方药:百合固金汤加减。热甚者,加地骨皮、银柴胡、胡黄连、白薇清虚热;盗汗,可配浮小麦、乌梅收敛止汗。

4. 肺脾气虚证

证候:患者恢复期,见面色无华,少气懒言,纳差,神疲乏力,胸闷气短,咳嗽痰量较少,或痰中带血,舌暗淡,苔白,脉沉细。

治法:补肺健脾,润肺止咳。

方药:补肺汤加减。若食纳不振,加白术、山药、茯苓培土生金;咯血不停,配以白蔹以收敛止血;汗出不止,加山茱萸、煅牡蛎。

细目六　慢性呼吸衰竭

慢性呼吸衰竭(简称呼衰)是指各种原因引起的肺通气和/或换气功能严重障碍,以致在静息状态下不能维持足够的气体交换,导致低氧血症伴(或不伴)高碳酸血症,进而引起一系列病理生理改变和相应临床表现的综合征。临床表现为呼吸困难,发绀等。确诊需做动脉血气分析。

本病归属于中医学"肺衰""喘证""喘脱""闭证""厥证"等范畴。《灵枢》说:"肺病者,喘息鼻张。""肺高则上气肩息。"提出肺为主病之脏,并描述了喘证的症状表现。

要点一　西医病因、发病机制

(一)病因

1. 气道阻塞性疾病　气管、支气管的炎症、痉挛、肿瘤、异物、纤维化瘢痕等引起气道阻塞和肺通气不足,或伴有通气/血流比例失调,导致缺氧和二氧化碳潴留,发生呼吸衰竭。

2. 肺组织病变　各种累及肺泡和/或肺间质的病变,如肺炎、肺气肿、严重肺结核、弥漫性肺纤维化、肺水肿、硅沉着病(又称矽肺)等,均可致肺泡减少、有效弥散面积减少、肺顺应性减低,通气/血流比例失调,导致缺氧或合并二氧化碳潴留,引起呼吸衰竭。

3. 肺血管疾病　肺血管炎、肺栓塞等可引起通气/血流比例失调,或部分静脉血未经过氧合直接流入肺静脉,导致低氧血症。

4. 胸廓及胸膜疾病　强直性脊柱炎、类风湿性脊柱炎、脊柱畸形、胸部外伤造成连枷胸、严重的自发性或外伤性气胸、大量胸腔积液或伴有胸膜肥厚与粘连等,均可影响胸廓活动和肺脏扩张,造成通气减少及吸入气体分布不均,导致呼吸衰竭。

5. 神经肌肉病变　颅脑外伤、脑血管疾病、脑炎以及镇静催眠剂中毒,可直接或间接抑制呼吸中枢。脊髓灰质炎、重症肌无力、有机磷中毒、脊髓颈段或高位胸段损伤(肿瘤或外伤)、多发性神经炎、破伤风以及严重的钾代谢紊乱，均可累及呼吸肌，造成呼吸肌无力、疲劳、麻痹，导致呼吸动力下降而引起肺通气不足。

（二）发病机制

发生缺氧和二氧化碳潴留的主要机制有：通气不足、弥散障碍、通气/血流比例失调及氧耗量增加。

1. **通气不足**　正常成人在静息状态下有效肺泡通气量约为4L/min，才能维持正常的肺泡氧分压（PaO_2）和二氧化碳分压（$PaCO_2$）。肺泡通气量减少会引起 PaO_2 下降和 $PaCO_2$ 上升，从而引起缺氧和 CO_2 潴留。

2. **弥散障碍**　气体通过肺泡膜进行交换的物理弥散过程发生障碍。气体弥散的速度取决于肺泡膜两侧气体分压差、气体弥散系数、肺泡膜的弥散面积、厚度和通透性，同时气体弥散量还受血液与肺泡接触时间以及心排血量、血红蛋白含量、通气/血流比例的影响。静息状态时，流经肺泡壁毛细血管的血液与肺泡接触的时间约为0.72秒，而氧气完成气体交换的时间为0.25~0.3秒，二氧化碳则只需0.13秒，并且氧气的弥散能力仅为二氧化碳的1/20，故在弥散障碍时，通常以低氧血症为主。

3. **通气/血流比例失调**　正常通气/血流比例为0.8，若大于正常值，如肺栓塞，进入肺泡的部分气体不能与血流进行充分换气，造成无效通气，引起缺氧。若小于正常值，如气道阻塞、肺不张，由于通气减少，流经肺泡周围的静脉血就不能充分取得氧和排出二氧化碳而进入动脉，造成生理性静–动脉分流。不论是无效通气或是静–动脉分流，都影响气体交换，其表现往往以缺氧为主。

4. **氧耗量增加**　是呼吸功能不足时，加重缺氧的原因之一。发热、寒战、呼吸困难和抽搐等都能增加氧耗量。

要点二　分型

（一）按病程分类

1. **急性呼吸衰竭**　因突发原因，如溺水、电击、外伤、药物中毒或物理化学因素刺激以及急性呼吸窘迫综合征等，常在数秒或数小时内导致呼吸功能衰竭，病情危重。

2. **慢性呼吸衰竭**　指一些慢性疾病，如COPD、肺结核、间质性肺疾病、神经肌肉病变等，其中以COPD最常见，造成呼吸功能的损害逐渐加重，经过较长时间发展为呼吸衰竭。早期虽有低氧血症或伴高碳酸血症，但机体通过代偿适应，生理功能障碍和代谢紊乱较轻，仍保持一定的生活活动能力，动脉血气分析pH在正常范围（7.35~7.45）。另一种临床较常见的情况是在慢性呼吸衰竭的基础上，因合并呼吸系统感染、气道痉挛或并发气胸等情况，病情急性加重，在短时间内出现 PaO_2 显著下降和 $PaCO_2$ 显著升高，称为慢性呼吸衰竭急性加重，其病理生理学改变和临床情况兼有急性呼吸衰竭的特点。

（二）按动脉血气检查结果分类

1. **Ⅰ型呼吸衰竭（即缺氧性呼吸衰竭）**　表现为缺氧而无二氧化碳潴留（PaO_2<60mmHg，$PaCO_2$ 降低或正常）。主要见于肺换气功能障碍（通气/血流比例失调、弥散功能损害和肺动–静脉分流）的疾病，如严重肺部感染性疾病、急性呼吸窘迫综合征（ARDS）、间质性肺疾病、急性肺栓塞等。

2. **Ⅱ型呼吸衰竭（即高碳酸性呼吸衰竭）**　表现为缺氧伴二氧化碳潴留（PaO_2<60mmHg，$PaCO_2$>50mmHg）。系肺泡通气不足所致。单纯通气不足，低氧血症和高碳酸血症的程度是平行的，若伴有换气功能障碍，则低氧血症更为严重。

要点三　中医病因病机

本病是由于肺气虚衰，感受邪毒所致。《灵枢》说："心痹者，脉不通，烦则心下鼓，暴上气而喘。""有所恐，喘出于肝。"肺失主气之功，一则不能贯心脉以助行血，行气血上助心脉；二则肺气壅塞失降，肝气难升，则脏腑气机升降失调。病久损及脾、肾、心诸脏，肺失通调、脾失运化、肾失开合，则三焦决渎失司，水气泛溢肌肤，凌心射肺，最终可致阳微欲脱。

1. **痰浊阻肺**　素有痰疾，兼感风寒，肺失宣肃；或因脾阳不足，聚湿成痰，上干于肺。痰浊阻肺，肺失宣降，肺气上逆，呼吸急促，痰涎黏稠，不易咳出；痰气搏结，上涌气道，喉中痰鸣；痰浊或寒饮凝闭于肺，肺气不利，胸中窒闷。

2. **肺肾气虚**　久病咳喘，耗伤肺气，病久及肾；或劳伤太过，先天不足，老年体弱，肾气亏虚，纳气无权。肺气虚，呼吸失司，则咳嗽痰白，咳吐不利；卫表不固，则形寒汗出。肾气虚，纳气无权，气不归元，则呼吸短浅难续，甚则张口抬肩，不能平卧。

3. **脾肾阳虚** 咳久伤肺,损及脾肾阳气,虚寒内生,温化无权,水谷不化,聚饮内停。凌心射肺,则咳喘不能平卧、心悸、腹胀;脾肾阳虚,则浮肿、尿少、肢冷。

4. **痰蒙神窍** 湿浊酿痰,阻遏气机;或痰浊内盛,夹肝风内扰,致痰浊蒙蔽心神。痰浊内阻,清阳不升,浊阴不降,气血不畅,呼吸急促,或伴痰鸣;痰浊上蒙心神,神明失司,神志恍惚,谵语,烦躁不安,嗜睡。

5. **阳微欲脱** 在阳气由虚而衰基础上的进一步发展,可发生阳微阴脱。亦可因阴寒之邪极盛而致阳气暴伤,或瘀痰痹阻心脉等使阳气暴脱。症见喘逆剧甚,张口抬肩,鼻翼扇动,面色苍白,冷汗淋漓,四肢厥冷。

本病病位在肺,发生发展与脾、肾、心密切相关。病机总属本虚标实,本虚为肺、脾、肾、心虚,标实为痰浊、瘀血、水饮。肺、脾、肾、心虚损为发生本病的主要内因,感受外邪是引发本病的主要诱因,痰浊壅肺、血瘀水阻是产生变证的主要根源。

要点四　临床表现

(一)急性呼吸衰竭

临床表现主要是低氧血症所致的呼吸困难和多器官功能障碍(详见慢性呼吸衰竭)。

(二)慢性呼吸衰竭

除导致慢性呼吸衰竭原发疾病的症状体征外,主要临床表现是呼吸困难和多脏器功能紊乱。

1. **呼吸困难** 呼吸困难是临床最早出现的症状,轻者仅感呼吸费力,重者呼吸劳累窘迫、大汗淋漓,甚至窒息。呼吸可浅速或深缓,节律呈潮式、间歇或抽泣样等。中枢性呼吸衰竭的呼吸困难主要表现在节律和频率方面的改变;呼吸器官病变引起的呼吸困难,呼吸辅助肌多参与活动,表现为点头或抬肩呼吸。呼吸衰竭并不一定都有呼吸困难,如中枢神经药物中毒时,呼吸匀缓,表情淡漠或昏睡;严重肺气肿并发呼吸衰竭或肺性脑病,进入二氧化碳麻醉阶段,也可能没有呼吸困难表现。

2. **发绀** 发绀是缺氧的典型临床表现,其发生与局部血流情况有关,当血氧饱和度(SaO_2)低于90%时,可在唇甲出现发绀。发绀的程度与还原型血红蛋白含量有关,如红细胞增多,发绀更明显,而贫血者则发绀不明显或不出现,因此,发绀和缺氧的含义并非等同。对严重休克等原因引起的末梢循环障碍,血氧饱和度正常,而导致的发绀称为周围性发绀;而因动脉血氧饱和度降低引起的发绀,称为中心性发绀。

3. **神经精神症状** 轻度缺氧可引起注意力不集中、定向障碍;严重缺氧者特别是伴有二氧化碳潴留时,可出现头痛、兴奋、抑制、嗜睡、抽搐、意识丧失甚至昏迷等。慢性胸肺疾患引起的呼吸衰竭急性加剧,低氧血症和二氧化碳潴留发生迅速,可出现肺性脑病的临床表现。

4. **心血管功能障碍** 缺氧和二氧化碳潴留早期,心率增快,心搏出量增加,血压上升,肺循环小血管收缩,产生肺动脉高压。急性严重心肌缺氧,可出现心律失常,甚至心搏骤停。严重或长期缺氧,心肌收缩力减弱,心搏出量减少,血压下降,最后导致循环衰竭。长期肺动脉高压将诱发右心衰竭。

5. **消化道和泌尿道症状** 肝细胞缺氧发生变性坏死或肝脏淤血,可见血清丙氨酸氨基转移酶升高。严重缺氧和二氧化碳潴留,常有消化道出血,可能是由胃肠道黏膜充血、水肿、糜烂渗血或应激性溃疡所引起。部分患者发生肾功能障碍,出现少尿、蛋白尿、管型或氮质血症。

要点五　辅助检查

1. **动脉血气分析(ABG)** 对明确诊断、分型、指导治疗以及判断预后均有重要意义。

氧分压(PaO_2)和二氧化碳分压($PaCO_2$):Ⅰ型呼吸衰竭的血气特点为 $PaO_2<60mmHg$,$PaCO_2 \leq 50mmHg$。Ⅱ型呼吸衰竭的血气特点为:$PaO_2<60mmHg$,$PaCO_2>50mmHg$。

二氧化碳分压($PaCO_2$):当 $PaCO_2$ 升高、pH 正常时,称为代偿性呼吸性酸中毒;若 $PaCO_2$ 升高,pH<7.35,则称为失代偿性呼吸性酸中毒。

pH 和 H^+ 的测定:正常动脉血 H^+ 浓度为(40±5)mmol/L。pH 低于正常或 H^+ 浓度高于正常范围为酸血症,pH 高于正常或 H^+ 浓度低于正常值范围为碱血症。

剩余碱(BE):代谢性酸中毒时,BE 负值增大;代谢性碱中毒时,BE 正值增大。

2. **其他辅助检查** 根据原发疾病做相应的辅助检查,如X线胸片,脑或肺CT,痰培养,肝、肾功能检查及血电解质测定等。

要点六 诊断

1. **病史** 有慢性支气管、肺部疾病或其他导致呼吸功能障碍的原发疾病，近期内有促使肺功能恶化的诱因。

2. **临床表现** 有缺氧和二氧化碳潴留的症状和体征。

3. **血气分析** ①Ⅰ型呼吸衰竭为海平面平静、呼吸空气的条件下 $PaCO_2$ 正常或下降，PaO_2<60mmHg。②Ⅱ型呼吸衰竭为海平面平静、呼吸空气的条件下 $PaCO_2$>50mmHg，PaO_2<60mmHg。

以上诊断依据中，慢性呼吸衰竭诊断主要依靠血气分析（尤其是 PaO_2 和 $PaCO_2$ 的测定）。此外，肺功能检测有助于诊断，胸部影像学检查（胸部 CT、普通 X 线胸片等）有助于慢性呼吸衰竭原因的分析。

要点七 西医治疗

（一）保持呼吸道通畅

1. **清除呼吸道分泌物** 可用祛痰剂如氯化铵、碘化钾、溴己新或氨溴索，亦可用蒸汽吸入或 α- 糜蛋白酶 5mg 加生理盐水 10mL 雾化吸入等措施促进痰液咳出。咳痰无力的患者，可采用翻身、拍背、体位引流的措施帮助排痰。咽喉部和气管内痰液，可用吸痰器抽吸。痰液干结、有脱水表现者，应适当补液，稀释痰液，以利排痰。

2. **解除支气管痉挛** 对于慢性阻塞性肺疾病或有支气管痉挛者，应使用支气管解痉剂解除支气管痉挛，减少气道阻力，改善通气功能。常用 0.5% 沙丁胺醇溶液 1~5mg 或特布他林 2.5~10mg 雾化吸入治疗；氨茶碱 0.25~0.5g 加入生理盐水 250mL 静脉滴注。

（二）氧疗

适应证：理论上只要 PaO_2 低于正常就可给予氧疗，慢性呼吸衰竭患者 PaO_2<60mmHg 则是氧疗的绝对适应证。

氧疗方法：Ⅰ型呼衰应给予较高浓度（>35%，但一般不超过 40%）吸氧，使氧分压提高到 60mmHg 以上，或动脉血氧饱和度在 90% 以上；Ⅱ型呼衰的患者应给予持续低浓度（<35%）吸氧。

（三）控制感染

呼吸道或肺部感染是诱发慢性呼吸衰竭急性加重的最常见诱因，控制感染对改善通气和换气功能，减轻心脏负担意义重大。

1. 根据痰培养和药物敏感试验结果，结合病史和临床综合分析明确致病菌和选用敏感有效的抗生素。

2. 慢性呼吸衰竭患者病原菌大多为革兰氏阴性杆菌、耐甲氧西林金黄色葡萄球菌（MRSA）和厌氧菌，并且细菌的耐药性明显增高。参照《临床抗菌药物应用指导原则》经验选药，可首选喹诺酮类或氨基糖苷类联合下列药物之一：①抗假单胞菌 β 内酰胺类，如头孢他啶、哌拉西林等；②广谱 β 内酰胺类或 β 内酰胺酶抑制剂，如哌拉西林或他唑巴坦；③碳青霉烯类，如亚胺培南；④MRSA 感染，可联合使用万古霉素；⑤真菌感染时，选用有效的抗真菌药物。

（四）增加通气量、减少二氧化碳潴留

1. **呼吸兴奋剂的应用** 缺氧伴有二氧化碳潴留患者若出现神经精神症状，即肺性脑病时，可以使用呼吸中枢兴奋剂；Ⅱ型呼吸衰竭患者当 $PaCO_2$>75mmHg 时，即使无意识障碍也可酌情使用呼吸中枢兴奋剂；呼吸兴奋剂需与氧疗、抗感染、解痉和排痰等措施配合应用，方能更好地发挥作用，常用洛贝林或尼可刹米静脉滴注。呼吸兴奋剂可刺激呼吸中枢或主动脉体、颈动脉窦化学感受器，在气道通畅的前提下提高通气量，从而纠正缺氧并促进二氧化碳的排出。此外，尚能使患者清醒，有利于咳嗽、排痰。

2. **建立人工气道** 应用上述治疗及呼吸兴奋剂 12 小时仍无效，痰液壅塞，患者陷入昏迷或半昏迷状态，应考虑做气管插管或气管切开，建立人工气道。

3. **机械辅助通气** 机械通气是治疗慢性呼吸衰竭急性加重期的最有效的治疗方法，能够十分有效地解决患者缺氧和二氧化碳潴留的问题，并为原发性肺部疾病的治疗赢得时间。

适应证：①呼吸频率超过 35 次 / 分；②并发肺性脑病；③$PaCO_2$ 进行性升高；④严重的低氧血症，经合理治疗，仍然有 PaO_2<40mmHg。

适当的呼吸模式和呼吸功能选择：通常在开始时用“间歇正压通气”或“辅助 – 控制通气”模式，在撤机时改用“同步间歇指令通气”或“压力支持通气”模式。目前，双水平气道正压通气（BiPAP）模式在临床上得到广泛运用。

(五)纠正酸碱平衡失调和电解质紊乱

1. 呼吸性酸中毒 积极改善肺泡通气,排出体内潴留的二氧化碳。

2. 呼吸性酸中毒并发代谢性酸中毒 除充分供氧及改善通气外,可考虑静脉滴注少量碱性药物(常用碳酸氢钠溶液),宜与呼吸兴奋剂和支气管解痉药物同时使用。

3. 呼吸性碱中毒 发生于应用人工呼吸器通气量过大,二氧化碳排出过多时,应调节机械呼吸通气量。

4. 呼吸性酸中毒并发代谢性碱中毒 常发生于使用利尿剂或糖皮质激素不当,进食减少、呕吐频发之后。患者低钾、低氯,应补钾盐和氯离子,同时继续改善通气,并除去低钾原因。酌情补钾,低氯严重者,可用氯化铵,或精氨酸稀释静脉滴注。纠正低钾一般需经1~2周,要牢记"见尿补钾,多尿多补,少尿少补,无尿不补"的原则。如经上述处理不见好转,则应考虑到低血镁存在的可能。

(六)糖皮质激素的应用

适应证:有显著支气管痉挛表现、毒血症症状严重、脑水肿或并发休克。

用法:短疗程,小剂量。常选用氢化可的松100~300mg,或甲泼尼龙40~80mg,或地塞米松10~20mg,每日1次静脉滴注,3~5天即可。

(七)防治消化道出血

严重缺氧和二氧化碳潴留患者,应常规给予西咪替丁或雷尼替丁口服,预防消化道出血,出血时采用静脉注入。若出现大量呕血或柏油样便,应输新鲜血。防治消化道出血的关键在于纠正缺氧和二氧化碳潴留。

(八)防治休克

应针对病因(酸碱平衡失调和电解质紊乱、血容量不足、严重感染、消化道出血、心力衰竭以及机械通气使用压力过高等)采取相应措施;经治疗未见好转,应给予升压药如多巴胺、间羟胺等以维持血压。

(九)其他

1. 精神症状明显时,可给予小剂量地西泮肌内注射,或水合氯醛保留灌肠。禁用对呼吸中枢有抑制作用的吗啡、哌替啶、巴比妥类、氯丙嗪等药物。

2. 心力衰竭和水肿者,可酌情使用利尿剂和强心剂,以及营养支持疗法。

要点八 中医治疗

(一)治疗原则

分清标本虚实,在病情进展期,本虚标实并重,中药治疗应祛瘀扶正;在缓解期,可用扶正固本的中药以巩固疗效和提高机体免疫力。

(二)辨证论治

1. 痰浊阻肺证

证候:呼吸急促,喉中痰鸣,痰涎黏稠,不易咳出,胸中窒闷,面色暗红或青紫,唇舌紫暗,苔白或白腻,脉滑数。

治法:化痰降气,活血化瘀。

方药:二陈汤合三子养亲汤加减。痰多,胸满不能平卧,加葶苈子、莱菔子泻肺祛痰平喘;唇舌紫暗者,加桃仁、红花、赤芍等活血化瘀。

2. 肺肾气虚证

证候:呼吸短浅难续,甚则张口抬肩,不能平卧,胸满气短,心悸,咳嗽,痰白如沫,咯吐不利,形寒汗出,舌淡或暗紫,苔白润,脉沉细无力或结代。

治法:补益肺肾,纳气平喘。

方药:补肺汤合参蚧散加减。若形寒怕冷加肉桂、细辛温阳散寒;气虚血瘀,面唇发紫可加当归、丹参、赤芍活血化瘀;兼伤阴低热、舌红少苔,加玉竹、麦冬、知母、生地养阴清热。

3. 脾肾阳虚证

证候:咳喘,心悸怔忡,不能平卧,动则尤甚,腹部胀满,浮肿,肢冷尿少,面青唇绀,舌胖紫暗,苔白滑,脉沉细或结代。

治法:温肾健脾,化湿利水。

方药:真武汤合五苓散加减。血瘀加红花、赤芍、泽泻、北五加皮行瘀利水;若水肿势剧,心悸喘满,则加沉香、椒目、葶苈子行气逐水。

4. 痰蒙神窍证

证候:呼吸急促,或伴痰鸣,神志恍惚,谵语,烦躁不安,嗜睡,甚则抽搐、昏迷,面发绀,舌暗紫,苔白腻,脉滑数。

治法:涤痰开窍,息风止痉。

方药:涤痰汤合安宫牛黄丸或至宝丹。若痰热内盛,身热,烦躁,谵语,神昏,苔黄舌红者,加葶苈子、天竺黄、竹沥;肝风内动,抽搐,加钩藤、全蝎,另服羚羊角粉;血瘀明显,唇甲发绀,加丹参、红花、桃仁活血通脉;如皮肤黏膜出血,咯血,便血色鲜者,配清热凉血止血药,如生地、丹皮、紫珠草等。

5. 阳微欲脱证

证候：喘逆剧甚，张口抬肩，鼻翼扇动，面色苍白，冷汗淋漓，四肢厥冷，烦躁不安，面色紫暗，舌紫暗，脉沉细无力或脉微欲绝。

治法：益气温阳，固脱救逆。

方药：独参汤灌服，同时用参麦注射液或参附注射液静脉滴注。若阳虚甚，气息微弱，汗出肢冷，舌淡，脉沉细，加附子、干姜；阴虚甚，气息急促，心烦内热，汗出黏手，口干舌红，脉沉细数，加麦冬、玉竹，去人参加西洋参；神昧不清，加丹参、远志、菖蒲安神祛痰开窍；浮肿加茯苓、炙蟾皮、万年青根强心利水。

细目七　急性呼吸窘迫综合征

急性呼吸窘迫综合征（acute respiratory distress syndrome，ARDS）是指由各种肺内和肺外致病因素所致的急性弥漫性炎症性肺损伤。ARDS 主要病理特征是由于肺微血管通透性增高，肺泡渗出富含蛋白质的液体，进而导致肺水肿及透明膜形成，可伴有肺间质纤维化。病理生理改变以肺容积减少、肺顺应性降低和严重通气/血流比例失调为主。主要表现是呼吸窘迫和顽固性低氧血症，肺部影像学表现为非均一性的渗出性病变。

本病归属于中医学“暴喘”“喘证”“喘脱”等范畴。

要点一　西医病因、发病机制、病理

（一）病因

引起 ARDS 的原因或高危因素很多，可以分为肺内因素（直接因素）和肺外因素（间接因素）。

1. **肺内因素**　肺内因素是指对肺直接损伤的致病因素。

（1）化学性因素：如吸入毒气、烟尘、胃内容物及氧中毒等。

（2）物理性因素：如肺挫伤、放射性损伤等。

（3）生物性因素：如重症肺炎。

在导致直接肺损伤的原因中，国外报道胃内容物吸入占首位，而国内以重症肺炎为主要原因。若同时存在一种以上的危险因素，对 ARDS 的发生具有叠加作用。

2. **肺外因素**　包括严重休克、脓毒症、严重非胸部创伤、大面积烧伤、大量输血、急性胰腺炎、药物或麻醉品中毒等。

（二）发病机制

ARDS 的发病机制尚未完全阐明。除有些致病因素对肺泡膜的直接损伤外，更重要的是多种炎症细胞（巨噬细胞、中性粒细胞、血小板）及其释放的炎症介质和细胞因子间接介导的肺炎症反应，最终引起肺泡膜损伤、毛细血管通透性增加和微血栓形成，并可造成肺泡上皮损伤，表面活性物质减少或消失，加重肺水肿和肺不张，从而引起肺的氧合功能障碍，导致顽固性低氧血症。

目前关于 ARDS 发病过程的细胞学与分子生物学机制，尚待深入研究。中性粒细胞在肺内聚集、激活，并通过“呼吸爆发”释放氧自由基、蛋白酶和炎症介质。巨噬细胞、肺毛细血管内皮细胞的参与是 ARDS 发病的重要细胞学机制。生理情况下，衰老的中性粒细胞以凋亡的形式被吞噬细胞清除，但目前研究发现，很多导致 ARDS 发生的因素能够延迟中性粒细胞凋亡，使中性粒细胞持续发挥作用，引起过度和失控的炎症反应，因此促进中性粒细胞凋亡有可能成为 ARDS 颇具希望的治疗手段之一。除中性粒细胞外，巨噬细胞及血管内皮细胞可分泌肿瘤坏死因子-α（TNF-α）、白细胞介素-1（IL-1）等炎症介质，对启动早期炎症反应与维持炎症反应起重要作用。

肺内炎症介质和抗炎介质的平衡失调，是 ARDS 发生、发展的关键环节。除炎症介质增加外，还有 IL-4、IL-10、IL-13 等抗炎介质释放不足。新近研究表明，体内一些神经肽激素也在 ARDS 中具有一定的抗炎作用，如胆囊收缩素（CCK）、血管活性肠肽（VIP）和生长激素等。因此加强对体内保护性机制的研究，实现炎症介质与抗炎介质的平衡亦十分重要。

随着系统性炎症反应综合征（SIRS）和代偿性抗炎症反应综合征（CARS）概念的提出，人们对炎症这一基本病理生理过程的认识更为深刻。SIRS 即指机体失控的自我持续放大和自我破坏的炎症反应；CARS 是指与 SIRS 同时启动的一系列内源性抗炎介质和抗炎性内分泌激素引起的抗炎反应。

（三）病理

ARDS 的病理过程可分为三个阶段：渗出期、增生期和纤维化期，三个阶段常重叠存在。

在渗出期，ARDS 的病理改变为弥漫性肺泡损伤(diffuse alveolar damage)，主要表现为肺毛细血管内皮细胞和肺泡上皮细胞损伤，Ⅰ型肺泡上皮细胞受损坏死，肺间质和肺泡腔内有富含蛋白质的水肿液及炎症细胞浸润，肺微血管充血、出血、微血栓形成。经过约 72 小时后，由凝结的血浆蛋白、细胞碎片、纤维素及残余的肺表面活性物质混合形成透明膜，伴灶性或大面积肺泡萎陷。ARDS 肺脏大体表现为暗红色或暗紫红色的肝样变，重量明显增加，可见水肿、出血，切面有液体渗出，故有“湿肺”之称。

由于肺泡膜通透性增加与肺表面活性物质减少，引起肺间质和肺泡水肿以及小气道陷闭和肺泡萎陷不张。通过 CT 观察发现，ARDS 肺形态改变具有两个特点，一是肺水肿和肺不张在肺内呈“不均一”分布，即在重力依赖区(dependent regions，仰卧位时靠近背部的肺区)以肺水肿和肺不张为主，通气功能极差，而在非重力依赖区(non-dependent regions，仰卧位时靠近前胸壁的肺区)的肺泡通气功能基本正常；二是由于肺水肿和肺泡萎陷，使功能残气量和有效参与气体交换的肺泡数量减少，因而称 ARDS 患者的肺为“婴儿肺”(baby lung)或“小肺”(small lung)。上述病理和肺形态改变可引起肺顺应性降低、肺内分流增加，造成顽固性低氧血症和呼吸窘迫。发生呼吸窘迫的主要机制：①低氧血症刺激颈动脉体和主动脉体化学感受器，反射性刺激呼吸中枢，产生过度通气；②肺充血、水肿刺激毛细血管旁感受器，反射性使呼吸加深、加快，导致呼吸窘迫。另外，由于微血管闭塞、功能残气量减少导致的肺血管阻力增加会导致肺动脉高压及无效腔增大，严重者可出现急性肺心病及高碳酸血症。

增生期：这个阶段通常为 ARDS 发病后 2~3 周。在增殖期，部分患者肺损伤进一步发展，出现早期纤维化，典型组织学改变是炎性渗出液和肺透明膜吸收消散而修复，亦可见肺泡渗出并机化形成，其中淋巴细胞增多取代中性粒细胞。此外，作为修复过程的一部分，Ⅱ型肺泡上皮细胞沿肺泡基底膜增殖，合成分泌新的肺表面活性物质，并可分化为Ⅰ型肺泡上皮细胞。

纤维化期：尽管多数 ARDS 患者发病 3~4 周后，肺功能得以恢复，仍有部分患者将进入纤维化期，可能需要长期机械通气和/或氧疗。组织学上，早期的肺泡炎性渗出水肿转化为肺间质纤维化。腺泡结构的显著破坏导致肺组织呈肺气肿样改变和肺大疱形成。肺微血管内膜的纤维化导致进行性肺血管闭塞和肺动脉高压。上述病理改变导致患者肺顺应性降低和无效腔增加，并易发生气胸。

要点二　中医病因病机

本病的发生由多种原因引起，如感受邪毒、外伤产褥、厥脱重症等。《景岳全书·喘促》云：“实喘之证，以邪实在肺也，非风寒则火邪耳。”《丹溪心法·喘》云：“六淫七情之所感伤，饱食动作，脏气不和，呼吸之息，不得宣畅而为喘急。亦有脾肾俱虚体弱之人，皆能发喘。”

1. **热毒袭肺**　六淫或疫毒直中于肺，热毒内结，肺气郁闭，肺失宣肃，逆而为喘，气急或张口抬肩、不能平卧，高热烦渴，面唇发绀。《灵枢·五邪》指出：“邪在肺，则病皮肤痛，寒热，上气喘，汗出，喘动肩背。”

2. **痰热壅肺**　肺气被邪毒所遏，失其宣肃，内生痰浊，肺气上逆则为喘促息数，呼吸窘迫。邪热传入阳明，腑气不通，浊气上迫于肺，肺气郁闭，喘促更甚。

3. **气阴两伤**　外伤失血，气脱伤阴，使肺气衰败，阴血不足，肺失肃降而喘逆；胸部创伤，肺体受损，血瘀内结，肺络不畅，浊气上逆，清气亏少，脏真受伤，逆而为喘。

4. **心肾阳虚**　宿疾恶化或医治失当，肺气虚损或他脏虚损传肺，久病迁延，肺气欲绝，损及心肾，肾不纳气，元阳欲绝，气虚欲脱而致喘息不能平卧；心阳衰败，鼓动无力，血行瘀滞。心肾阳虚，甚则阳气外脱。

本病病位在肺，发生发展与肾、心密切相关。其基本病机是肺气壅塞，肃降失司，气机紊乱，肺举叶张，气逆于上，或肺气衰败，宗气外泄。ARDS 多为本虚标实，虚实夹杂之证。病初标实，为外邪、痰浊、瘀毒之邪，壅塞肺气，宣降不利；久则本虚，肺损及肾，元阳不足，阴精亏耗，而致呼吸、摄纳失常。ARDS 的严重阶段，不但肺肾俱虚，在孤阳欲脱时，每多致心气、心阳衰败，甚至出现喘脱，亡阴、亡阳的危重局面。

要点三　临床表现

(一)潜伏期

大多数患者均于原发病后 2~3 天内发生 ARDS，因此极易误认为原发病病情加剧，常失去早期诊断的时机。

(二)症状

1. **呼吸增快和窘迫**　呼吸困难、呼吸频数是呼吸衰竭最早、最客观的表现，在 ARDS 患者更为明显。一般为呼吸频率超过 28 次 / 分。由于女性、小儿和年老体弱者的呼吸次数和呼吸窘迫较轻，故呼吸频率超过 25 次 / 分，即应提高警惕性。

2. **咳嗽和咳痰**　早期咳嗽不明显，可出现不同程度的咳嗽；亦可咯少量血，咯出血水样痰是 ARDS 的典型症状之一。

3. **烦躁、神志恍惚或淡漠**

此外，因 ARDS 早期已出现明显的肺水肿，容易伴发肺部感染，有些患者可出现寒战和发热，易误诊为原发疾病所致，应加以鉴别。

（三）体征

1. **发绀**　为本病的重要体征之一。因严重缺氧所致，而且通过吸氧很难改善。

2. **肺部体征**　肺部早期体征较少，中晚期可听到干啰音或湿啰音，如出现呼吸困难，吸气时肋间及锁骨上窝下陷。

要点四　辅助检查

1. **X 线胸片**　早期可无异常，或呈轻度间质改变，表现为边缘模糊的肺纹理增多。继之出现斑片状以至融合成大片状的浸润阴影，大片阴影中可见支气管充气征。其演变过程符合肺水肿的特点，快速多变；后期可出现肺间质纤维化的改变。

2. **动脉血气分析**　典型的改变为 PaO_2 降低，$PaCO_2$ 降低，pH 升高。根据动脉血气分析和吸入氧浓度可计算肺氧合功能指标，如肺泡 – 动脉氧分压差［$P(A-a)O_2$］、肺内分流（QS/QT）、呼吸指数［$P(A-a)O_2/PaO_2$］、氧合指数（PaO_2/FiO_2）等指标，对建立诊断、严重性分级和疗效评价等均有重要意义。

目前在临床上以 PaO_2/FiO_2 最为常用。其具体计算方法为 PaO_2 的 mmHg 值除以吸入氧的浓度 FiO_2，如某位患者在吸入 40% 氧（FiO_2 为 0.4）的条件下，PaO_2 为 80mmHg，则 PaO_2/FiO_2 为 80 ÷ 0.4=200。PaO_2/FiO_2 降低是诊断 ARDS 的必要条件。正常值为 400~500，ARDS 时≤300。

在早期，由于过度通气而出现呼吸性碱中毒，pH 可高于正常，$PaCO_2$ 低于正常。在后期，如果出现呼吸肌疲劳或合并代谢性酸中毒，则 pH 可低于正常，甚至出现 $PaCO_2$ 高于正常。

3. **床边肺功能监测**　ARDS 时肺顺应性降低，无效腔通气量比例（VD/VT）增加，但无呼气流速受限。顺应性的改变，对严重性评价和疗效判断有一定的意义。

4. **心脏超声和 Swan–Ganz 导管检查**　有助于明确心脏情况和指导治疗。通过置入 Swan–Ganz 导管可测定肺动脉楔压（PAWP），这是反映左心房压较可靠的指标。PAWP 一般 <12mmHg，若 >18mmHg 则支持左心衰竭的诊断。

要点五　诊断与鉴别诊断

（一）诊断

参照《美国呼吸与重症监护医学杂志》2023 年发布的《ARDS 的全球新定义》，ARDS 诊断标准如下：

1. 由各种急性诱发因素（如肺炎、肺外感染、创伤、误吸、休克、输血等）诱发。

2. 肺水肿的成因需除外主要由心源性、液体过负荷所引起的肺水肿，同时也需要除外主要由肺不张导致的低氧血症。

3. 在诱发因素出现后 1 周内出现急性呼吸衰竭或呼吸衰竭加重。

4. 胸部 X 线片或胸部 CT 表现为双侧渗出影，或胸部超声提示双侧 B 线或实变征象。

5. 氧合：HFNC 或 NPPV 患者，HFNC 流量≥30L/min 或 NPPV/CPAP 的呼气末压力≥5cmH_2O 前提下，PaO_2/FiO_2≤300mmHg 或 SpO_2/FiO_2≤315（如果 SpO_2≤97%）；插管患者，轻度 ARDS：200mmHg<PaO_2/FiO_2≤300mmHg 或 235≤SpO_2/FiO_2≤315（如果 SpO_2≤97%）；中度 ARDS：100mmHg<PaO_2/FiO_2≤200mmHg 或 148<SpO_2/FiO_2≤235（如果 SpO_2≤97%）；重度 ARDS：PaO_2/FiO_2≤100mmHg 或 SpO_2/FiO_2≤148（如果 SpO_2≤97%）。未行 HFNC 或正压通气患者，根据 SpO_2/FiO_2≤315（如果 SpO_2≤97%）也可诊断 ARDS。

注：HFNC：经鼻高流量氧疗；NPPV：无创正压通气；CPAP：持续气道正压通气；PaO_2：氧分压；FiO_2：吸入氧浓度；SpO_2：血氧饱和度。

（二）鉴别诊断

ARDS 以呼吸困难和肺水肿为突出的临床表现，应注意与以下疾病鉴别。

1. **心源性肺水肿**　常见于高血压性心脏病、冠状动脉硬化性心脏病、心肌炎、心肌病、瓣膜性心脏病等各种心脏疾病引起的急性左心功能不全。心源性肺水肿时水肿液中蛋白质含量不高。ARDS 与心源性肺水肿的主要鉴别要点见下表 15-1-7-1。

表 15-1-7-1　心源性肺水肿与 ARDS 的鉴别要点

鉴别要点	心源性肺水肿	ARDS
病史	多有心系疾患	严重感染、急性创伤、脱证、急性脾心痛等
发病	急剧,端坐呼吸,卧位加重	较急,能平卧
咳痰	大量粉红泡沫痰	早期痰少,合并感染者可有痰
体征	两肺有大量湿啰音,多在肺底部	湿啰音较少
X 线胸片	心脏扩大,肺上叶血管扩张,蝶形阴影自肺门向周围扩散,支气管充气征少	心脏、肺门不大,双肺浸润阴影,支气管充气征多见
治疗反应	对强心利尿及扩管反应好,吸氧反应可纠正低氧血症	对治疗反应差,无法纠正低氧血症

2. **非心源性肺水肿**　可见于多种情况,如输液过量、血浆胶体渗透压降低、肝硬化、肾病综合征以及胸腔抽液或抽气过多、过快引起的肺复张后肺水肿。

3. **急性肺栓塞**　起病突然,可有剧烈胸痛、发热、呼吸困难、发绀、咯血、烦躁不安等症状,有心动过速、肺部湿啰音、胸膜摩擦音或胸腔积液等体征。D 二聚体<500μg/L 可基本排除急性肺血栓栓塞。选择性肺动脉造影是肺栓塞诊断的"金标准"。

要点六　西医治疗

(一)原发病的治疗

原发病灶的彻底治疗是 ARDS 治疗的首要原则和基础。感染是导致 ARDS 的常见原因,也是 ARDS 的首位高危因素;而 ARDS 又易并发感染,所以对于所有患者都应怀疑感染的可能,除非有明确的其他导致 ARDS 的原因存在。治疗上宜选择广谱抗生素。

(二)纠正缺氧

采取有效措施,尽快提高 PaO_2。一般需高浓度给氧,使 $PaO_2 \geqslant 60mmHg$ 或 $SaO_2 \geqslant 90\%$。

轻症者可使用面罩给氧,但多数患者需机械通气。

(三)机械通气

多数学者认为一旦诊断为 ARDS,应尽早进行机械通气。ARDS 早期阶段的患者可试用无创正压通气,无效或病情加重时尽快气管插管或切开行有创机械通气。机械通气的目的是提供充分的通气和氧合,以支持器官功能。ARDS 机械通气的关键在于:复张萎陷的肺泡并使其维持在开放状态,以增加肺容积和改善氧合,同时避免肺泡随呼吸周期反复开闭所造成的损伤。目前,ARDS 的机械通气推荐采用肺保护性通气策略,主要措施包括给予合适水平的呼气末正压通气(PEEP)和小潮气量。

1. **PEEP 的调节**　适当水平的 PEEP 可使萎陷的小气道和肺泡再开放,防止肺泡随呼吸周期反复开闭,使呼气末肺容量增加,并可减轻肺损伤和肺泡水肿,从而改善肺泡弥散功能和通气 / 血流比例,减少肺内分流,达到改善氧合和肺顺应性的目的。但 PEEP 可增加胸内正压,减少回心血量,从而降低心排血量,并有加重肺损伤的潜在危险。因此在应用 PEEP 时应注意:①对血容量不足的患者,应补充足够的血容量以代偿回心血量的不足;同时不能过量,以免加重肺水肿。②从低水平开始,先用 5cm H_2O,逐渐增加至合适的水平,争取维持 PaO_2 大于 60mmHg 而 FiO_2 小于 0.6。一般 PEEP 水平为 8~18cmH_2O。

2. **小潮气量**　ARDS 机械通气采用小潮气量,即 6~8mL/kg,旨在将吸气平台压控制在 30~35cm H_2O 以下,防止肺泡过度扩张。为保证小潮气量,可允许一定程度的二氧化碳潴留和呼吸性酸中毒(pH 7.25~7.30)。合并代谢性酸中毒时需适当补碱。

迄今为止,对 ARDS 患者机械通气时如何选择通气模式尚无统一的标准,压力控制通气可以保证气道吸气压不超过预设水平,避免呼吸机相关肺损伤,因而较容量控制通气,故更常用。其他可选的通气模式包括双相气道正压通气、反比通气、压力释放通气等,并可联用肺复张法(recruitment maneuver)、俯卧位通气等以进一步改善氧合。

（四）液体管理

为减轻肺水肿，应合理限制液体入量，以可允许的较低循环容量来维持有效循环，保持肺脏于相对“干”的状态。在血压稳定和保证组织器官灌注前提下，液体出入量宜轻度负平衡，可使用利尿药促进水肿的消退。关于补液性质尚存在争议，由于毛细血管通透性增加，胶体物质可渗至肺间质，所以在ARDS早期，除非有低蛋白血症，不宜输注胶体液。对于创伤出血多者，最好输新鲜血；用库存1周以上的血时，应加用微过滤器，以免发生微栓塞而加重ARDS。

（五）营养支持与监护

ARDS时机体处于高代谢状态，应补充足够的营养。静脉营养可引起感染和血栓形成等并发症，应提倡全胃肠营养，不仅可避免静脉营养的不足，而且能够保护胃肠黏膜，防止肠道菌群异位。ARDS患者应入住ICU，动态监测呼吸、循环、水电解质、酸碱平衡及其他重要脏器的功能，以便及时调整治疗方案。

（六）其他治疗

糖皮质激素、表面活性物质、鱼油和一氧化氮等在ARDS中的治疗价值尚不确定。

要点七　中医治疗

（一）治疗原则

本病本虚标实，首当分清虚实侧重：早期以痰热瘀毒等邪实为主时，治疗当清热解毒、宣肺降逆、化痰，佐以益气养阴；随着病情的发展，由肺伤及心肾，出现气阴两伤、阳虚之时，治疗当益气养阴、温通心肾，佐以解毒化痰、宣肺降逆。

（二）辨证论治

1. 热毒袭肺证

证候：喘促气急或张口抬肩、不能平卧，高热烦渴，面唇发绀，舌红绛，苔薄白或薄黄，脉洪数。

治法：清热解毒，宣肺降逆。

方药：清瘟败毒饮合麻杏石甘汤加减。热入营血，舌绛，则可合犀角地黄汤清营凉血；发绀者则加用丹参、川芎活血化瘀；便秘者可加用大黄或大承气汤保留灌肠以通腑泄热。

2. 痰热壅肺证

证候：喘促气急，咳嗽痰多，黏稠色黄，或痰中带血，伴壮热，烦躁，咽干口渴，尿赤，大便秘结，舌红，苔黄腻，脉滑数。

治法：清热化痰，肃肺平喘。

方药：清金化痰汤加减。烦热甚，加石膏、知母清热除烦；痰多黏稠，加海蛤粉、胆南星清热化痰；口渴咽干，酌加天花粉、芦根养阴生津；便秘者，加大黄、厚朴、枳实、芒硝通腑泻肺。

3. 气阴两伤证

证候：喘促气短，动则尤甚，痰少或稀薄，声低懒言，自汗畏风，身倦乏力，心烦口干面红，舌质淡红，苔薄白或少苔，脉沉细数或弱。

治法：益气养阴。

方药：生脉散合补肺汤加减。若肺阴虚甚者，酌加百合、沙参、玉竹滋阴润肺；气虚有寒者，可加黄芪、干姜、吴茱萸益气散寒；汗多者，加龙骨、牡蛎敛汗。

4. 心肾阳虚证

证候：喘气急促，张口抬肩，呼多吸少，动则喘甚，神疲气短，汗出肢冷，面青唇紫，舌质淡，脉沉细无力。

治法：温通心肾。

方药：参附汤加减。或参附注射液静脉滴注。动则喘甚，加沉香纳气平喘；汗出肢冷，加肉桂、干姜温通心肾；面青唇紫则加赤芍、丹参、川芎活血化瘀。

细目八　肺　　炎

肺炎是由细菌、病毒、真菌、支原体、衣原体、立克次体、寄生虫等病原微生物或放射线、化学、免疫损伤、过敏及药物等引起的终末气道、肺泡腔及肺间质的炎症。主要表现为寒战、高热、咳嗽、咳痰、胸痛、呼吸困难等。

本病归属于中医学“咳嗽”“喘证”“支饮”等范畴。《医门汇补·咳嗽》说：“肺居至高，主持诸气，体之至清至轻者也。外因六淫，内因七情，肺金受伤，咳嗽之病从兹作矣。”

要点一　西医病因与发病机制

（一）细菌

1. 肺炎链球菌　寄居在口腔及鼻咽部的肺炎链球菌，在人体免疫功能正常时，为一种正常菌群，当受寒、疲劳、醉酒或病毒感染后，由于呼吸道防御功能受损，大量肺炎链球菌被吸入下呼吸道，并在肺泡内繁殖而导致肺炎。

2. **葡萄球菌** 有金黄色葡萄球菌(简称"金葡菌")和表皮葡萄球菌两类。通过呼吸道感染引起肺炎,也可经血行播散感染。毒素与酶是其主要致病物质,具有溶血、坏死、杀伤白细胞及致血管痉挛的作用。葡萄球菌有凝固酶阳性和阴性两种,前者如金葡菌,是化脓性感染的主要原因;后者如表皮葡萄球菌。

3. **肺炎克雷伯菌** 可引起社区获得性肺炎,亦为医院获得性肺炎的病原体,常与吸入有关。口咽部、肠道、感染的泌尿道是该细菌最重要的贮存场所。在医院获得性肺炎中,医务人员的手则是最常见的传播途径。多见于老年患者,嗜酒者以及慢性肺部疾病、抗生素(特别针对革兰氏阳性球菌的药物)大量使用者。机体免疫功能下降、严重疾病、创伤性检查、治疗和手术者均易感。

4. **其他** 甲型溶血性链球菌、流感嗜血杆菌、铜绿假单胞菌等。

(二)非典型病原体

1. **军团菌** 军团菌存在于水及土壤中,多经空气传播,由呼吸道吸入而产生炎症反应,进入血液循环则可引起全身感染。中老年、慢性疾病、恶性肿瘤和接受免疫抑制剂治疗者易患病。

2. **支原体和衣原体** 由口、鼻分泌物在空气中传播引起呼吸道感染。感染以儿童及青年人居多,传染性不强,平均潜伏期2~4周,痊愈后带菌时间长,流行表现为间歇性发病,流行可持续数月至1~2年。病原体通常潜伏在纤毛上皮之间,不侵入肺实质。近年发现,其致病性还可能与患者对病原体或其代谢产物过敏有关。

(三)病毒

病毒如冠状病毒、腺病毒、呼吸道合胞病毒、流感病毒、麻疹病毒、巨细胞病毒、单纯疱疹病毒等。这些病毒主要通过飞沫与直接接触传播,且传播迅速、传播面广,可两种以上病毒同时感染,常继发细菌感染,可累及肺间质及肺泡,也可经血行播散感染。

(四)真菌

真菌如白念珠菌、曲霉菌、隐球菌、肺孢子菌等。这些真菌都可能被吸入肺部引起肺真菌感染。当机体免疫力下降时,有些口腔寄生真菌可经呼吸道吸入引起肺部感染,如念珠菌、放线菌等。另外,颈部、膈下病灶中的真菌感染亦可直接蔓延,或循淋巴、血液系统到达肺部引起肺炎。

(五)其他病原体

其他病原体如立克次体(如Q热立克次体)、弓形虫(如鼠弓形虫)、寄生虫(如肺包虫、肺吸虫、肺血吸虫)等。

(六)理化因素

理化因素如放射性损伤,胃酸吸入,或吸入内源性脂类物质等。

要点二 病理

由于引起肺炎的病因不同,所发生的病理变化也不尽相同。病原体到达下呼吸道,在其中生长繁殖,引起肺泡周围毛细血管充血、水肿,肺泡内纤维蛋白渗出及细胞浸润。

(一)细菌性肺炎

1. **肺炎链球菌肺炎** 多呈大叶性或肺段性分布。病理变化可分为四期:早期为充血期,表现为肺组织充血、扩张、水肿和浆液性渗出;继而为红色肝变期,肺泡内有大量中性粒细胞、吞噬细胞及红细胞的渗出;进而为灰色肝变期,大量白细胞纤维蛋白渗出;最后为消散期,纤维蛋白性渗出物溶解、吸收,肺泡重新充气。病变消散后肺组织可完全恢复正常,极个别患者肺泡内纤维蛋白吸收不完全而形成机化性肺炎。

2. **葡萄球菌肺炎** 常呈大叶性分布,肺组织可有肺叶或肺段化脓性炎症或多发性脓肿,炎症和脓肿消散后,可形成肺大疱或囊状气肿,气肿破溃可形成气胸或脓气胸。

3. **肺炎克雷伯菌肺炎** 原发性肺炎克雷伯菌肺炎常呈大叶分布,以右上叶多见,继发性者多呈小叶分布。细菌在肺泡内生长繁殖,破坏细胞壁,引起肺组织坏死、液化,形成脓腔、空洞。病变累及胸膜、心包时,可有渗出性和脓性积液,易于机化,导致胸膜粘连、增厚。

4. **军团菌肺炎** 主要侵犯肺泡和细支气管,发生化脓性支气管炎,也可形成融合性大叶实变。呈多灶性,渗出物中含有大量纤维蛋白,肺泡间隙炎性细胞渗出,以中性多核细胞与巨噬细胞为主,损伤肺泡,可致肺纤维化。少数有空洞形成。

(二)病毒性肺炎

病毒侵入细支气管上皮引起细支气管炎,侵入肺间质、肺泡引起肺炎。多表现为间质性肺炎,肺泡间隔有大量单核细胞浸润,肺泡水肿，内含纤维蛋白。病毒性肺炎多为局灶性或广泛弥漫性，偶成肺实变，病变吸收后可留有纤维化，甚至结节性钙化。

（三）支原体肺炎

肺部病变表现为细支气管炎、支气管肺炎或间质性肺炎，常累及呼吸道黏膜。肺泡壁与间隔有中性粒细胞、单核细胞及浆细胞浸润，支气管黏膜充血，上皮细胞肿胀，形成胞质空泡，有坏死和脱落。胸腔可有纤维蛋白渗出和少量渗液，并可发生灶性肺不张。

（四）肺炎衣原体肺炎

一种化脓性细支气管炎，继而发生支气管肺炎或间质性肺炎。

（五）真菌性肺炎

基本病理变化为凝固性坏死、细胞浸润和化脓。肺部可有过敏反应、化脓性炎症反应或形成慢性肉芽肿。

（六）非感染性肺炎

1. **放射性肺炎**　为肺血管特别是毛细血管损伤，充血、水肿及细胞浸润，淋巴管扩张和透明膜形成。

2. **吸入性肺炎**　吸入物刺激引起支气管痉挛，随后产生急性炎症反应和周围炎性物质浸润。由于肺泡毛细血管膜的破坏，形成间质性肺水肿，进而可遗留肺纤维化。

要点三　中医病因病机

本病的病因包括劳倦过度，或寒温失调，起居不慎，卫外功能减弱，暴感外邪，病邪犯肺等。

1. **邪犯肺卫**　风热之邪侵袭人体，从口鼻而入，首犯肺卫。邪犯肺卫，邪正相争，则发热、恶寒；肺失宣肃，则咳嗽、咳痰。

2. **痰热壅肺**　病势不解，外邪由表入里而达气分，或寒郁化热，或素体热盛。热邪炽盛，灼津炼液成痰，痰热壅肺，肺络受损，清肃失司，则咳痰黄稠，或带锈色。

3. **热闭心神**　失治误治，或正不胜邪，热毒炽盛，内扰心神，则烦躁不安；热闭心神，则神昏谵语，或昏聩不知。

4. **阴竭阳脱**　如病势凶险救治延误，可进一步发展，为邪热内闭，阳郁不达；或因阳旺邪盛，邪正剧争，正气溃败，骤然外脱，则阴津失其内守，阳气不能外固，终成阴阳离决，阴竭阳脱之危候。

5. **正虚邪恋**　久病正气亏虚，不能驱邪外出，邪气羁留，耗伤气血阴阳。气虚则温煦推动无力，故咳嗽声低，气短神疲；阴虚火旺，则身热，手足心热，自汗或盗汗；阳虚则胸阳不振，故心胸烦闷。

本病属外感病，病位在肺，与心、肝、肾关系密切。病分虚、实两类，以实者居多。外邪内侵，邪郁于肺，化热、生痰、酿毒，三者互结于肺，发为本病。外邪或入里化热，或痰热壅盛，或热闭心神。治疗得当，邪退正复，可见热病恢复期阴虚内扰之低热、手足心热或口干舌燥之证候。若风温热邪，久羁不解，易深入下焦，下竭肝肾，导致真阴欲竭，气阴两伤。

要点四　临床表现

（一）细菌性肺炎

1. 肺炎链球菌肺炎

（1）症状：寒战、发热，胸痛，咳嗽、咳痰，呼吸困难。

（2）体征：①早期肺部无明显异常体征，仅有呼吸幅度减小、叩诊轻度浊音、听诊呼吸音减低和胸膜摩擦音。②可见肺实变时叩诊呈浊音、听诊语颤增强和支气管呼吸音等典型体征。消散期可闻及湿啰音。③病变累及胸膜时可有胸膜摩擦音。

2. 葡萄球菌肺炎

（1）症状：①院外感染起病较急，寒战、高热、胸痛、咳嗽、咯脓痰、痰带血丝或呈粉红色乳状，常有进行性呼吸困难，发绀；②院内感染起病稍缓慢，亦有高热、脓痰，老年人症状多不典型。

（2）体征：早期可无体征，病情发展可出现两肺散在湿啰音，病变较大或融合时可有肺实变体征。

3. 肺炎克雷伯菌肺炎

（1）症状：起病突然，部分患者发病前有上呼吸道感染症状，临床表现类似重症肺炎球菌肺炎。痰液常呈砖红色胶冻状或灰绿色，为此类肺炎的特征性改变。

（2）体征：急性病容，发热，多数患者体温波动于39℃上下，常有呼吸困难甚至发绀。可有典型的肺实变体征。

4. 军团菌肺炎

（1）症状：轻者仅有全身不适、肌痛、头痛、多汗、倦怠、无力等流感样症状，可自愈。也有流感症状未消失前即出现高热，体温可达39℃

以上,稽留热型,寒战。咳嗽,少量黏痰,或脓痰、血痰。

(2)体征:急性病容,呼吸急促,重者发绀。体温上升与脉搏不成比例,心率相对缓慢。发病 2~3 天后,大部分患者肺内出现干、湿啰音,有肺内实变体征,肝、脾及淋巴结可肿大。

(二)病毒性肺炎

(1)症状:多发于病毒性疾病流行季节。临床症状较轻,但起病较急,初起见上呼吸道感染症状,随即出现咳嗽,多为阵发性干咳,或有少量白色黏痰,伴胸痛、气喘、持续发热等。小儿或老年患者好发重症病毒性肺炎,表现为呼吸困难、发绀、嗜睡、精神萎靡等。

(2)体征:一般不明显,或有病变部位浊音,呼吸音减弱,散在干、湿啰音。

(三)肺炎支原体肺炎

(1)症状:持久的阵发性刺激性呛咳为本病的突出症状,无痰或偶有少量黏痰或少量脓性痰,可有痰中带血丝。常于秋季发病。多伴有咽炎、支气管炎等呼吸道感染,起病较缓,主要表现为上呼吸道感染症状。

(2)体征:咽部充血,耳鼓膜充血,有时颈淋巴结肿大,肺部一般无明显异常体征,呼吸音可减弱,偶可闻及干啰音或湿啰音,有时全病程可无任何阳性体征。

(四)肺炎衣原体肺炎

(1)症状:起病隐袭,临床症状较轻或无症状,与肺炎支原体肺炎相似。

(2)体征:阳性体征少或无,也可听到受累肺叶啰音,随病情加重肺部啰音可变得明显。

(3)其他肺外表现:鼻窦炎、中耳炎、关节炎、脑炎、甲状腺炎等。

(五)真菌性肺炎

1. 肺放线菌病

(1)症状:起病缓慢,早期可有低热或不规则发热,咳嗽较轻,黏液或脓性痰,有时带血,痰中有时可找到由菌丝缠结成的“硫黄颗粒”。

(2)体征:查体可见贫血、消瘦,偶有杵状指(趾)。

2. 肺念珠菌病

(1)症状:①支气管炎型有类似慢性支气管炎症状,全身状况良好,一般无发热,阵发性刺激性咳嗽、咳多量似白色泡沫稀痰,口腔、咽部及支气管黏膜上被覆散在点状白膜;②肺炎型类似急性细菌性肺炎,临床表现较重,可有高热、畏寒、咳嗽、憋气、咯血、乏力、胸痛。典型者咳白色粥样痰,也可呈乳酪块状,痰液有酵母臭味或口腔及痰中有甜酒样芳香味为其特征性表现。

(2)体征:支气管炎型除偶闻肺部啰音外,可无特殊体征。肺炎型可闻及湿啰音。

(六)非感染性肺炎

1. 放射性肺炎

(1)症状:常见症状为刺激性干咳、气急和胸痛,呈进行性加重。严重者可因广泛肺纤维化而出现进行性呼吸困难、发绀,甚至呼吸衰竭。

(2)体征:放射部位皮肤萎缩和硬结,出现色素沉着。继发感染时肺部可听到干、湿啰音和胸膜摩擦音。重症者可见端坐呼吸,发绀,呼吸音减低,亦可闻爆裂音。

2. 吸入性肺炎

(1)症状:患者常有吸入诱因史,初期有呛咳、气急,逐渐出现呼吸困难、发绀、咳淡红色浆液性泡沫状痰,并发细菌感染时咳大量脓性痰。

(2)体征:急性期双肺可听到较多湿啰音,伴哮鸣音,有时可见局限性肺实变体征。

要点五 辅助检查

1. 血液一般检查 ①大多数细菌性肺炎,血中白细胞总数可增高,以中性粒细胞增加为主,通常有核左移或细胞内出现毒性颗粒。军团菌、葡萄球菌肺炎可有贫血表现。②病毒性肺炎,白细胞计数可正常、稍高或偏低,淋巴细胞增多,血沉通常正常。合并细菌性感染时白细胞计数、中性粒细胞增多。③肺炎支原体感染时,周围血白细胞总数正常或稍高,细胞分类正常。血沉常增快,常伴轻度贫血、网织红细胞增多。④真菌性肺炎可有中性粒细胞偏高。

2. 病原体检查

(1)痰涂片:在抗菌药物使用前方有临床意义。

(2)培养:可做痰、呼吸道分泌物及血培养,以鉴别和分离出致病菌株。

3. X 线检查

(1)肺炎球菌肺炎:早期仅见肺纹理增粗或受累的肺段、肺叶稍模糊,随病情进展可见大片炎症浸润阴影或实变影,沿大叶、肺段或亚肺段分布,实变阴影中可见支气管充气征。肋膈角可有少量胸腔积液。消散期可见散在的大小不一的片状阴影,继而变成索条状阴影,最后完全消散。

（2）葡萄球菌肺炎：X线表现具有特征性，其一为肺段或肺叶实变，其内有空洞，或小叶状浸润中出现单个或多发的液气囊腔。另一特征为X线阴影的易变性，表现为某处炎性阴影消失而在另一部位出现新的病灶，或单一病灶融合成大片阴影。

（3）肺炎克雷伯菌肺炎：X线表现多种多样，肺大叶实变好发于右肺上叶、双肺下叶，有多发性蜂窝状肺脓肿形成、叶间裂弧形下坠等。

（4）军团菌肺炎：早期为单侧斑片状肺泡内浸润，继而有肺叶实变，可迅速发展至多肺叶段，下叶多见，单侧或双侧，可伴少量胸腔积液。

（5）病毒性肺炎：X线检查可见肺纹理增多，小片状或广泛浸润，病情严重者可见双肺下叶弥漫性密度均匀的小结节状浸润影，边缘模糊，大叶实变及胸腔积液少见。

（6）支原体肺炎：肺部多种形态的浸润影，呈节段性分布，多见于肺下野，近肺门较深，逐渐向外带伸展。经3~4周病变基本可自行消散。

（7）真菌性肺炎：X线表现多种多样，除曲菌球外均缺少特征性。

（8）肺炎衣原体肺炎：X线表现以单侧下叶肺泡渗出为主，双侧病变可表现为间质性肺炎与肺泡渗出同时存在。相对症状、体征而言，X线表现异常明显。

（9）非感染性肺炎：放射性肺炎急性期在照射的肺叶上出现弥漫性模糊阴影，边缘模糊，类似支气管炎或肺水肿。后期发展为纤维化，病变成条索状或团块状收缩或局限性肺不张。吸入性肺炎X线检查见两肺散在不规则片状模糊影，右肺多见。

要点六 诊断与鉴别诊断

（一）诊断

1. 诊断要点 根据病史、症状和体征，结合X线检查和痰液、血液检查，不难做出明确诊断。病原菌检测是确诊各型肺炎的主要依据。

2. 分类 ①病原学分类：分为细菌性肺炎、非典型病原体肺炎、病毒性肺炎、真菌性肺炎、其他病原体所致肺炎。②解剖学分类：分为大叶性（肺泡性）肺炎、小叶性（支气管）肺炎、间质性肺炎。

（二）鉴别诊断

肺炎的鉴别诊断包括不同病原菌引起的肺炎之间的鉴别诊断和肺炎与其他肺部疾病的鉴别诊断。

1. 各型肺炎 各种病原菌引起肺炎的临床表现及其严重程度各不相同，X线及其他理化检查也具有各自的特征，临床上不难鉴别。革兰氏阳性球菌引起的肺炎多发生于青壮年，院外感染多见。革兰氏阴性杆菌引起的肺炎常发生于体弱、患慢性病及免疫缺陷患者，院内感染较多见，多起病急骤，症状较重。病毒、支原体等引起的肺炎，临床表现较轻，白细胞计数增高不显著。痰液病原体分离和血清免疫学试验有助于鉴别诊断。

2. 肺结核 急性肺结核肺炎临床表现与肺炎球菌肺炎相似，但肺结核有潮热、盗汗、消瘦、乏力等结核中毒症状，痰中可找到结核杆菌。X线片见病灶多在肺尖或锁骨上下，密度不均匀，久不消散，可形成空洞和肺内播散。一般抗炎治疗无效。而肺炎球菌肺炎经抗感染药物治疗后，体温多能很快恢复正常，肺内炎症吸收较快。

3. 急性肺脓肿 早期临床表现与肺炎球菌肺炎相似。随病程进展，以咳出大量脓臭痰为特征。X线片可见脓腔及液平，不难鉴别。

4. 肺癌 少数周围型肺癌的X线影像与肺炎相似，但肺癌通常无显著急性感染中毒症状，周围血中白细胞计数不高，若痰中发现癌细胞则可确诊。当肺癌伴发阻塞性肺炎时，经抗生素治疗炎症虽可消退，但肿瘤阴影反而明显，或可见肺门淋巴结肿大、肺不张。如某一肺段反复发生炎症且不易消散，要警惕肺癌的发生。X射线体层摄影、CT检查、支气管镜检查、反复痰脱落细胞学检查等有辅助意义。

5. 其他 肺炎伴剧烈胸痛时，应与渗出性胸膜炎、肺动脉栓塞相鉴别。肺动脉栓塞常有下肢深静脉血栓形成的基础，发病前无上呼吸道感染史，咯血较多见，甚者晕厥，呼吸困难明显。相关的体征和X线影像有助诊断。

另外，下叶肺炎可能出现腹部症状，应注意与急性胆囊炎、膈下脓肿、阑尾炎等相鉴别。

要点七 西医治疗

（一）一般治疗

注意休息，保持室内空气流通，注意隔离消

毒,预防交叉感染。要保证患者有足够蛋白质、热量和维生素的摄入。鼓励饮水,轻症患者不需常规静脉输液。重症患者要积极治疗,监测神志、体温呼吸、心率、血压及尿量等,防止可能发生的休克。

(二)病因治疗

尽早应用抗生素是治疗感染性肺炎的关键治疗措施。

1. 细菌性肺炎

(1)肺炎球菌肺炎:首选青霉素 G,对青霉素过敏者,可用大环内酯类,如红霉素或罗红霉素,亦可用喹诺酮类药物口服或静脉滴注。对耐药或重症患者可改用头孢噻肟钠、头孢唑林钠、头孢拉定、头孢哌酮等头孢菌素类。对多重耐药菌株感染者可用万古霉素。

(2)葡萄球菌肺炎:由于金黄色葡萄球菌对青霉素 G 耐药菌株的增多,现多选用耐青霉素酶的半合成青霉素或头孢菌素。

(3)肺炎克雷伯菌肺炎:常选二、三代头孢菌素类与氨基糖苷类联合用药,临床常用头孢噻肟钠,或头孢他啶联合妥布霉素或阿米卡星。但要注意耳、肾毒性。

(4)军团菌肺炎:首选红霉素,但要注意消化系统的副作用。亦可与利福平联合应用,以减少细菌耐药。

2. 病毒性肺炎 主要是针对各种病毒选用有效化学药物来抑制,临床常用利巴韦林、阿昔洛韦、更昔洛韦、阿糖腺苷(阿糖腺嘌呤)、奥司他韦、金刚烷胺(金刚胺)等。

3. 肺炎支原体肺炎 本病具有自限性,多数患者不经治疗可自愈。病程早期可通过适当的抗生素治疗减轻症状、缩短病程。大环内酯类是治疗肺炎支原体感染的首选药物。

4. 肺炎衣原体肺炎 治疗与支原体肺炎相似,首选红霉素。

5. 真菌性肺炎 轻症患者通过消除诱因(如广谱抗生素、糖皮质激素、免疫抑制剂及体内留置导管),病情常能逐渐好转,病情严重者则应及时应用抗真菌药物,如氟康唑、两性霉素 B 等。

6. 非感染性肺炎

(1)放射性肺炎:一旦确诊,要立刻停止放射治疗。急性期可应用泼尼松口服,继发细菌性感染时应用抗生素。

(2)吸入性肺炎:治疗吸入性肺炎首要弄清并去除病因。继发感染时,要根据病原菌选择合适的抗生素。

(三)支持疗法

1. 咳嗽、咳痰 咳嗽剧烈时,可适当用止咳化痰药物,必要时可酌情给予小剂量可待因镇咳,但次数不宜过多。伴喘憋严重者可用异丙肾上腺素及 α- 糜蛋白酶雾化吸入。亦可用沙丁胺醇口服或雾化吸入,或口服氨茶碱,重者还可静脉滴注氢化可的松。肺炎咳嗽有痰者,一般祛痰剂即可达到减轻咳嗽的作用,而不用镇咳剂。咳嗽无痰,特别是因咳嗽引起呕吐或严重影响睡眠者可服用中枢性镇咳剂。

2. 发热 尽量少服用阿司匹林或其他解热药,以免过度出汗、脱水及干扰热型观察。高热不退者可用物理降温,或服用阿司匹林、对乙酰氨基酚等解热镇痛药。鼓励患者多饮水,轻症患者不需常规静脉输液。确有失液者,如因发热使水分及盐类缺失较多,可适当输注糖盐水。

3. 其他 剧烈胸痛者,可酌用少量镇痛药,如可卡因。中等或重症患者(PaO_2<60mmHg 或有发绀)应给氧。腹胀、鼓肠可用腹部热敷及肛管排气。若有明显麻痹性肠梗阻或胃扩张,应暂时禁食、禁饮,予以胃肠减压,直至肠蠕动恢复。烦躁不安、谵妄、严重失眠者酌用地西泮(安定)5mg 或水合氯醛 1~1.5g 等镇静剂,禁用抑制呼吸的镇静药。

(四)感染性休克的治疗

1. 控制感染 感染是休克的直接原因,只有有效地控制感染,才有可能逆转休克。抗生素使用要注意早期、足量、联合用药,最好按药物敏感试验结果选择抗生素。诊断明确者,可加大抗生素剂量或缩短给药时间。对病因不明的严重感染,首先选用广谱的强力抗菌药物,足量、联合用药,待病原菌明确以后再适当调整。

2. 补充血容量 扩容治疗是抗休克的基本方法。一般先给低分子右旋糖酐 500~1000mL/d 和生理盐水、葡萄糖盐水等以维持有效血容量。

3. 纠正酸中毒 休克时常伴有代谢性酸中毒,使心肌收缩力减弱,心排血量下降,毛细血管通透性增加而促使液体外渗,加重有效循环量的不足,同时降低机体对血管活性药物的效应,需要及时纠正。轻症常选用 5% 碳酸氢钠 100~250mL 静脉滴注。

4. 血管活性药物的应用　在输液的同时，加用诸如多巴胺，静脉滴注，1 次 20mg，稀释后缓慢滴注；极量，静脉滴注，每分钟 20μg/kg；其他如：异丙肾上腺素、间羟胺（阿拉明）等血管活性药物，能够帮助恢复血压，使收缩压（SP）维持在 90~100mmHg，以保证重要器官的血液供应。血管活性药物必须在补充血容量的情况下应用，避免因小血管强烈收缩引起的组织灌流减少。

5. 糖皮质激素的应用　对病情危重、全身毒血症严重的患者，在有效的抗生素支持下，可短期（3~5 天）静脉滴注氢化可的松 100~200mg 或地塞米松 5~10mg，以促使休克好转。

6. 纠正水、电解质和酸碱紊乱　休克状态下患者容易出现钾、钠、氯紊乱以及酸、碱中毒，需要及时纠正。

（五）局部治疗

大多数细菌性肺炎经系统性治疗后基本可获得良好疗效，无须抗生素局部用药。但对革兰氏阴性杆菌肺炎、坏死性肺炎，炎性分泌物阻塞引流不畅者，特别是慢性纤维化或空洞病变，全身给药局部难以达到有效浓度。或者药物毒性大，患者肝肾功能差，不能耐受全身给药者，则可用抗生素局部用药，以提高局部药物浓度，减少全身副作用，控制炎症和感染。局部治疗包括气管吸入和局部灌注。

1. 雾化吸入　将抗菌药物和液体混合，通过超声雾化器吸入雾化微粒，直接到达气管 – 支气管 – 肺泡，以控制炎症和感染。

2. 局部灌注　通常采用支气管肺泡灌洗术（BAL）治疗难治性肺炎、重症肺炎合并呼吸衰竭的患者。

要点八　中医治疗

（一）治疗原则

本病为人体正虚之时，感受外邪，邪袭肺卫，逆传心包，变生诸证。基本按风温辨证，宣肺透邪、顾护阴液为治疗原则：初起邪在肺卫，治以辛凉解表、疏风泻热；邪热入里，痰热壅肺，治以清热化痰、宣肺解毒；热陷心包，治以清凉开窍；正气暴脱，当益气固脱；后期邪热伤阴，治以养阴生津。

（二）辨证论治

1. 邪犯肺卫证

证候：发病初起，咳嗽咳痰不爽，痰色白或黏稠色黄，发热重，恶寒轻，无汗或少汗，口微渴，头痛，鼻塞，舌边尖红，苔薄白或微黄，脉浮数。

治法：疏风清热，宣肺止咳。

方药：三拗汤或桑菊饮加减。头痛剧烈，加野菊花、蔓荆子清利头目；咳痰浓稠，加黄芩、鱼腥草清肺泻热；咽痛、声嘶，加射干、蝉衣；发热甚，加金银花、石膏、知母；口渴、咽干者，加沙参、天花粉。

2. 痰热壅肺证

证候：咳嗽，咳痰黄稠或咳铁锈色痰，呼吸气促，高热不退，胸膈痞满，按之疼痛，口渴烦躁，小便黄赤，大便干燥，舌红苔黄，脉洪数或滑数。

治法：清热化痰，宽胸止咳。

方药：麻杏石甘汤合《千金》苇茎汤加减。若痰热甚，可加鱼腥草、瓜蒌、黄芩等清肺化痰；胸痛甚者，加郁金、延胡索活络止痛；咳痰带血者，加白茅根、侧柏叶凉血止血。

3. 热闭心神证

证候：咳嗽气促，痰声辘辘，烦躁，神昏谵语，高热不退，甚则四肢厥冷，舌红绛，苔黄而干，脉细滑数。

治法：清热解毒，化痰开窍。

方药：清营汤加减。若见烦躁、谵语，可加服紫雪丹，以加强清热息风之功；抽搐者，加钩藤、全蝎、地龙息风止痉；便秘者，加大黄粉冲服。

4. 阴竭阳脱证

证候：高热骤降，大汗肢冷，颜面苍白，呼吸急迫，四肢厥冷，唇甲青紫，神志恍惚，舌淡青紫，脉微欲绝。

治法：益气养阴，回阳固脱。

方药：生脉散合四逆汤加减。阴竭者，生脉散加减；生脉注射液或参麦针静脉点滴。阳脱者，参附汤加减；参附注射液静脉点滴。

5. 正虚邪恋证

证候：干咳少痰，咳嗽声低，气短神疲，身热，手足心热，自汗或盗汗，心胸烦闷，口渴欲饮或虚烦不眠，舌红，苔薄黄，脉细数。

治法：益气养阴，润肺化痰。

方药：竹叶石膏汤加减。可随症加玄参、生地黄、地骨皮以增养阴清虚热之功；或加入杏仁、桑白皮、瓜蒌皮以加强化痰止咳之功。

细目九 肺 结 核

肺结核是由结核分枝杆菌引起的肺部感染，本病多呈慢性过程，以低热、盗汗、消瘦、乏力、食欲不振等全身中毒症状及咳嗽、咯血、呼吸困难、胸痛等呼吸系统症状为主要表现。

本病归属于中医学“肺痨”范畴。《灵枢・玉版》云：“咳，脱形，身热，脉小以疾。”生动地描述了肺痨的主症及其慢性消耗表现。

要点一 西医病因、病理

（一）病因

肺结核是由结核分枝杆菌引起，属于放线菌目、分枝杆菌科、分枝杆菌属。主要分为人型、牛型、非洲型及鼠型四类。引起人类肺结核的主要为人型，牛型多引起肠道结核。结核菌属需氧菌，普通染色不能着色，抗酸染色才可着色且不被盐酸乙醇脱色，故称抗酸杆菌。

在病灶中有不同生长速度的结核菌群，A群多存在于早期浸润性病灶和空洞内，为细胞外菌，生长繁殖旺盛，致病力强，传染性强，也易被抗结核药物杀灭；B群存在于巨噬细胞内的酸性环境中，繁殖缓慢，吡嗪酰胺杀菌效果比较好；C群为偶然繁殖菌，存在于包裹的干酪灶内，仅对少数药物，如利福平敏感；D群为休眠菌，无致病力和传染性。其中B群和C群为顽固菌，是日后复发的根源，可存活数年。

变异性为结核菌重要的生物学特性，耐药变异直接关系到治疗的成败。结核菌在繁殖过程中由于染色体基因突变而产生耐药（天然耐药菌）；另一种是与药物接触后发生诱导变异，逐渐适应能在药物环境中生长（继发耐药）。抗结核治疗中不规则服药、中断治疗或过早停药等常可导致继发耐药，复治患者中很多为继发耐药病例，近年来对多种药物耐药的结核菌日益增多，使一些病例很难治愈。

结核菌对外界抵抗力较强，在阴湿处能生存5个月以上，在干燥的痰标本内可存活6~8个月，在-8~-6℃时能存活4~5年；但在阳光直射下2~7小时可被杀死，化学试剂中，15%甲酚皂溶液（来苏儿）需24小时方能杀菌，而70%乙醇接触2分钟，或煮沸1分钟，即可杀灭。高压蒸汽灭菌（120℃）持续30分钟为最佳灭菌方法。

结核菌素致病性可能与菌体成分中的一种类脂质有关。这种类脂质赋予结核菌强的抵抗力，能阻止吞噬细胞对其消化，刺激机体产生抗体，引发机体形成细胞介导免疫和迟发型变态反应。机体产生免疫后，当抵抗力强时，结核菌存活在体内而不发病。如果机体免疫力降低或某些因素促使迟发型变态反应过度反应，则结核菌大量增殖，导致播散和传染而发病。整个结核病发病过程中免疫反应和炎症反应并存，而以前者为主。

（二）病理

1. 基本病理变化 结核病的基本病理变化是炎性渗出、增生和干酪样坏死。结核病的病理过程特点是破坏与修复常同时进行，故上述三种病理变化多同时存在，也可以某一种变化为主，而且可相互转化。这主要取决于结核分枝杆菌的感染量、毒力大小以及机体的抵抗力和变态反应状态。①渗出为主的病变主要出现在结核性炎症初期阶段或病变恶化复发时，可表现为局部中性粒细胞浸润，继之由巨噬细胞及淋巴细胞取代。②增生为主的病变表现为典型的结核结节，直径约为0.1mm，数个融合后肉眼能见到，由淋巴细胞、上皮样细胞、朗汉斯巨细胞以及成纤维细胞组成。其中上皮样细胞呈多角形，由巨噬细胞吞噬结核分枝杆菌后体积变大而形成，染色成淡伊红色；大量上皮样细胞互相聚集融合形成多核巨细胞称为朗汉斯巨细胞；结核结节的中间可出现干酪样坏死。增生为主的病变发生在机体抵抗力较强、病变恢复阶段。③干酪样坏死为主的病变多发生在结核分枝杆菌毒力强、感染菌量多、机体超敏反应增强、抵抗力低下的情况。干酪坏死病变镜检为红染无结构的颗粒状物，含脂质多，肉眼观察呈淡黄色，状似奶酪，故称干酪样坏死。

2. 病理变化转归 抗结核化学治疗问世前，结核病的病理转归特点为吸收愈合十分缓慢、多反复恶化和播散。采用化学治疗后早期渗出性病变可完全吸收消失或仅留下少许纤维条索。一些增生病变或较小干酪样病变在化学治疗下也可吸收缩小逐渐纤维化，或纤维组织增生将病变包围，形成散在的小硬结灶。未经化学治疗的干酪样坏死病变常发生液化或形成空洞,含有大量结核分枝杆菌的液化物可经支气管播散到对侧肺或同侧肺其他部位引起新病灶。经化疗后干酪样病变中的大量结核分枝杆菌被杀死,病变逐渐吸收缩小或形成钙化。

要点二　流行病学

结核病是威胁人类健康与生命的主要传染病之一,据世界卫生组织(WHO)发表的公报,截至2010年12月,全球结核病患者约2000万人,每年新发病者约900万人。全球每天有8000多人死于结核病,每年有300万人死于结核病。结核病已成为全球成年人传染病的首要死因,我国疫情的特点是:①高感染率:全国曾受结核分枝杆菌感染者约5.5亿;②高肺结核患病率:2000年时活动性肺结核患病率为367/10万;③高耐药率:耐药率为18.6%;④死亡人数多:每年约有13万人死于肺结核;⑤递降率低;⑥中青年患者多。

要点三　中医病因病机

本病的中医病因,一为外因感染,"瘵虫"袭肺;一为内伤体虚,气血不足,阴精耗损。"瘵虫"袭肺是本病发病不可缺少的外因;正虚则是引起发病的主要内因。正气虚弱,"瘵虫"乘虚袭肺,肺体受损,肺阴耗伤,肺失清肃而发生肺痨咳嗽,伤阴动血,则见咯血、潮热、盗汗。

1. **肺阴亏损**　"瘵虫"经口鼻侵袭肺脏,也可因他脏痨病经血脉流注于肺引起瘵虫感染。瘵虫腐蚀肺叶,肺体受损,肺阴耗伤,肺失清肃而咽干咳嗽,痰中带血等。

2. **阴虚火旺**　瘵虫致病最易伤阴动血:损伤肺中络脉,则发生咯血;阴虚火旺,灼津外泄,则出现潮热、盗汗。

3. **气阴耗伤**　久咳肺虚,子盗母气,则脾气受损;脾虚不能运化水谷精微上输以养肺,则肺气益虚,土不生金,终致肺脾同病,同时有疲乏、食少、便溏等症状。

4. **阴阳两虚**　肺痨久延而病重者,因精血不足可发展至肺脾肾三脏皆亏。阴伤气耗,或阴虚不能化气,则导致气阴两虚;阴损及阳,而见阴阳两虚之候。

本病病位在肺,与脾、肾两脏的关系最为密切,同时也可涉及心、肝。基本病机以阴虚为主,并可导致气阴两虚,甚则阴损及阳。一般来说,初起肺体受损,肺阴耗伤,肺失滋润,表现肺阴亏损之候;继则肺肾同病,兼及心肝,而致阴虚火旺;或因肺脾同病,导致气阴两伤。后期肺脾肾三脏皆亏,阴损及阳,可出现阴阳俱损的严重局面。

要点四　临床表现

肺结核临床表现多种多样。轻者可无症状,仅在X线检查时始被发现,尤其是老年、慢性病患者常被其他疾病所掩盖。应特别关注不典型肺结核。

(一)全身症状

发热为肺结核最常见的全身性毒性症状,表现为长期低热,多见于午后,可伴乏力、盗汗、食欲减退、体重减轻、面颊潮红、妇女月经失调等。当肺部病灶急剧进展播散时,可有高热,多呈稽留热或弛张热。

(二)呼吸系统症状

1. **咳嗽、咳痰**　早期可有干咳或有少量黏液痰,如继发感染则痰呈脓性。

2. **咯血**　可见于半数患者。痰中带血是因病灶炎症反应使毛细血管扩张所致;若小血管破损或空洞的血管瘤破裂可引起中到大量咯血。咯血易引起结核病灶播散,如伴有持续高热则为有力佐证。大咯血时可发生休克甚至窒息。

3. **胸痛**　炎症波及壁层胸膜时可引起相应部位的刺痛,随呼吸和咳嗽加重。

4. **呼吸困难**　慢性重症肺结核时,肺功能受损或胸膜广泛粘连,胸廓活动受限,可出现渐进性呼吸困难。并发气胸或大量胸腔积液时,则呼吸困难可急骤加重。

(三)体征

1. 早期病灶小,多无异常体征。若病变范围较大,叩诊呈浊音,听诊可闻及病理性支气管呼吸音(管状呼吸音)和细湿啰音。因肺结核好发于上叶尖后段和下叶背段,故锁骨上下、肩胛间区闻及湿啰音对诊断有极大帮助。

2. 空洞性病变位置表浅而引流支气管通畅时有支气管呼吸音或伴湿啰音;巨大空洞可出现带金属调空瓮音。

3. 当病变广泛纤维化或胸膜增厚粘连时有患侧胸廓下陷、肋间变窄、气管移位与叩浊,而对侧可有代偿性肺气肿体征。

(四)特殊表现

1. **过敏反应**　如结核性风湿症,表现为多发性关节炎、结节性红斑等,与结核引起的全身过敏反应有关。其他过敏反应表现为类白塞病、滤泡性结膜角膜炎等。

2. **无反应肺结核(亦称结核败血症)** 呈急性暴发起病,可见高热、食欲不振、腹痛、腹泻、腹水、黄疸、脑膜刺激征等,而缺乏呼吸系统表现。

(五)并发症

常见并发症有气胸、支气管扩张症、脓胸和慢性肺源性心脏病。

要点五 分类

(一)原发型肺结核

包括原发综合征及胸内淋巴结结核。多见于少年儿童,无症状或症状轻微,多有结核病家庭接触史,结核菌素试验多为强阳性。①原发综合征:X 线胸片表现为哑铃型阴影,即原发病灶、引流淋巴管炎和肿大的肺门淋巴结。原发病灶一般吸收较快,可不留任何痕迹。②胸内淋巴结结核:X 线胸片只有肺门淋巴结肿大,可呈团块状、边缘清晰和密度高的肿瘤型,或边缘不清,伴有炎性浸润的炎症型。

(二)血行播散型肺结核

包括急性血行播散型肺结核(急性粟粒型肺结核)及亚急性、慢性血行播散型肺结核。

1. **急性粟粒型肺结核** ①多见于婴幼儿和青少年(特别是营养不良、患传染病和长期应用免疫抑制剂导致抵抗力明显下降的小儿),多同时伴有原发型肺结核;成人也可发生急性粟粒型肺结核,可由病灶中和淋巴结内的结核分枝杆菌侵入血管所致。②起病急,持续高热,中毒症状严重;约一半以上的小儿和成人合并结核性脑膜炎;虽然病变侵及两肺,但极少有呼吸困难。③全身浅表淋巴结肿大,肝和脾大;有时可发现皮肤淡红色粟粒疹;可出现颈项强直等脑膜刺激征,眼底检查约三分之一的患者可发现脉络膜结核结节。④部分患者结核菌素试验阴性,随病情好转可转为阳性;X 线胸片和 CT 检查开始为肺纹理重,在症状出现 2 周左右可发现由肺尖至肺底呈大小、密度和分布三均匀的粟粒状结节阴影,结节直径 2mm 左右。

2. **亚急性、慢性血行播散型肺结核** 起病较缓,症状较轻,X 线胸片呈双上、中肺野为主的大小不等、密度不同和分布不均的粟粒状或结节状阴影,新鲜渗出与陈旧硬结和钙化病灶共存;慢性血行播散型肺结核多无明显中毒症状。

(三)继发型肺结核

多发生在成人,病程长,易反复。肺内病变多为含有大量结核分枝杆菌的早期渗出性病变,易进展,多发生干酪样坏死、液化、空洞形成和支气管播散;同时又多出现病变周围纤维组织增生,使病变局限化和瘢痕形成。病变轻重多寡相差悬殊,活动性渗出病变、干酪样病变和愈合性病变共存。因此,继发型肺结核 X 线胸片表现特点为多态性,好发在上叶尖后段和下叶背段。痰结核分枝杆菌检查常为阳性。

继发型肺结核包括浸润性肺结核、纤维空洞性肺结核和干酪样肺炎等。临床特点如下。

1. **浸润性肺结核** 浸润渗出性结核病变和纤维干酪增殖病变多发生在肺尖和锁骨下,影像学检查表现为小片状或斑点状阴影,可融合和形成空洞。渗出性病变易吸收,而纤维干酪增殖病变吸收很慢,可长期无改变。

2. **空洞性肺结核** 空洞形态不一。多由干酪渗出病变溶解形成洞壁不明显的、多个空腔的虫蚀样空洞;伴有周围浸润病变的新鲜的薄壁空洞,当引流支气管壁出现炎症半堵塞时,因活瓣形成,而出现壁薄的、可迅速扩大和缩小的张力性空洞以及肺结核球干酪样坏死物质排出后形成的干酪溶解性空洞。空洞性肺结核多有支气管播散病变,临床症状较多,可见发热、咳嗽、咳痰和咯血等。空洞性肺结核患者痰中经常排菌。应用有效的化学治疗后,出现空洞不闭合,但长期多次查痰阴性,空洞壁由纤维组织或上皮细胞覆盖,诊断为“净化空洞”。但有些患者空洞还残留一些干酪组织,长期多次查痰阴性,临床上诊断为“开放菌阴综合征”,仍须随访。

3. **结核球** 多由干酪样病变吸收和周边纤维膜包裹或干酪空洞阻塞性愈合而形成。结核球内由钙化灶或液化坏死形成空洞,同时 80% 以上结核球有卫星灶,可作为诊断和鉴别诊断的参考。直径为 2~4cm,多小于 3cm。

4. **干酪样肺炎** 多发生在机体免疫力和体质衰弱,又受到大量结核分枝杆菌感染的患者,或有淋巴结支气管瘘,淋巴结中的大量干酪样物质经支气管进入肺内而发生。大叶性干酪样肺炎 X 线胸片呈大叶性密度均匀磨玻璃状阴影,逐渐出现溶解区,呈虫蚀样空洞,可出现播散病灶,痰中能查出结核分枝杆菌。小叶性干酪样肺炎的症状和体征都比大叶性干酪样肺炎轻，X线胸片呈小叶斑片播散病灶，多发生在双肺中下部。

5. **纤维空洞性肺结核**　纤维空洞性肺结核的特点是病程长，反复进展恶化，肺组织破坏严重，肺功能严重受损，双侧或单侧出现纤维厚壁空洞和广泛的纤维增生，造成肺门抬高和肺纹理呈垂柳样，患侧肺组织收缩，纵隔向患侧移位，常见胸膜粘连和代偿性肺过度充气。结核分枝杆菌长期检查阳性且常耐药。在结核病控制和临床上均为老大难问题，关键在最初治疗中给予合理化学治疗，以预防纤维空洞性肺结核的发生。

（四）结核性胸膜炎

结核性胸膜炎是胸膜感染结核菌或对结核菌过敏反应所致，常见于青壮年，临床上分为干性及渗出性两种。

1. **干性胸膜炎**　病变侧胸膜有纤维素渗出，渗出液少，故胸膜粗糙，随呼吸与咳嗽产生胸痛。听诊时有胸膜摩擦音，X线检查无明显异常。

2. **渗出性胸膜炎**　胸膜内有不同程度的渗出液。发病急，高热、胸痛、咳嗽、气促。体征有患侧胸廓饱满、呼吸运动减弱、气管向健侧移位，触诊语音震颤减低，叩诊呈浊音或实音，听诊呼吸音减弱或消失。X线检查显示患侧为均匀一致的阴影，外侧上缘呈弧形升高。

（五）其他肺外结核

按部位和脏器命名，如骨关节结核、肾结核、肠结核等。

（六）菌阴肺结核

1. **定义**　3次痰涂片及1次培养阴性的肺结核称为菌阴肺结核。

2. **诊断标准**

（1）典型肺结核临床症状和胸部X线表现。

（2）抗结核治疗有效。

（3）临床可排除其他非结核性肺部疾患。

（4）结核菌素试验强阳性，血清抗结核抗体阳性。

（5）痰结核菌聚合酶链反应（PCR）和探针检测呈阳性。

（6）肺外组织病理证实结核病变。

（7）支气管肺泡灌洗（BAL）液中检出抗酸分枝杆菌。

（8）支气管或肺部组织病理证实结核病变。

具备（1）~（6）中3项或（7）~（8）中任何1项可确诊。

要点六　辅助检查

（一）结核分枝杆菌检查

结核分枝杆菌检查是确诊肺结核病的主要方法，也是制订化疗方案和考核治疗效果的主要依据。每一个有肺结核可疑症状或肺部有异常阴影的患者都必须查痰。

1. **痰标本的收集**　肺结核患者的排菌具有间断性和不均匀性的特点，传染性患者查一次痰也许查不出，所以要多次查痰。菌阳患者1个痰标本涂片检查约80%阳性，2个痰标本涂片检查约90%阳性，3个痰标本涂片检查约95%阳性。通常初诊患者要送3份痰标本，包括清晨痰、夜间痰和即时痰，如无夜间痰，宜在留清晨痰后2~3小时再留一份痰标本。复诊患者每次送两份痰标本。无痰患者可采用痰诱导技术获取痰标本。

2. **痰涂片检查**　是简单、快速、易行和可靠的方法，但欠敏感。每毫升痰中至少含5000~10000个细菌时可呈阳性结果。常采用的是齐－尼（Ziehl-Neelsen）染色法。痰涂片检查阳性只能说明痰中含有抗酸杆菌，不能区分是结核分枝杆菌还是非结核性分枝杆菌，由于非结核性分枝杆菌少，故痰中检出抗酸杆菌有极重要的意义。

3. **培养法**　结核分枝杆菌培养为痰结核分枝杆菌检查提供准确可靠的结果，常作为结核病诊断的金标准。同时也为药物敏感性测定和菌种鉴定提供菌株。结核分枝杆菌培养费时较长，一般为2~6周，阳性结果随时报告，培养至8周仍未生长者报告阴性。近期采用测定细菌代谢产物的BACTEC TB 460或BACTEC MGIT 960法，2周左右可获得结果。

4. **药物敏感性测定**　主要为临床耐药病例的诊断、制订合理的化疗方案以及流行病学监测提供依据。

5. **其他检测技术**　如PCR、核酸探针检测特异性DNA片段、色谱技术检测结核硬脂酸和分枝菌酸等菌体特异成分以及采用免疫学方法检测特异性抗原和抗体等，使结核病快速诊断取得一些进展，但这些方法仍在研究阶段，尚需改进和完善。

(二)影像学检查

胸部X线检查是早期诊断肺结核的主要方法。胸部CT有助于发现微小或隐蔽区病变及孤立性结节的鉴别诊断。

1. 原发型肺结核X线胸片典型特征为由原发灶、淋巴管炎和肺门或纵隔肿大的淋巴结组成的哑铃状病灶。

2. 急性血行播散型肺结核在胸片上呈现分布均匀、大小密度相近的粟粒状阴影。

3. 继发型肺结核的常见X线胸片表现包括:①浸润性病灶;②干酪样病灶;③空洞;④纤维钙化的硬结病灶。

4. 胸部CT检查对于发现微小或隐蔽病灶,了解病变范围及组成有意义。

(三)结核菌素(简称结素)试验

结素试验是诊断有无结核感染的参考指标。广泛应用于检出结核分枝杆菌的感染,而非检出结核病。结核菌素试验对儿童、少年和青年的结核病诊断有参考意义。目前推荐使用的结素为纯蛋白衍生物(PPD),常用0.1mL(5IU)在左前臂屈侧中上1/3处做皮内注射,经48~72小时测量皮肤硬结直径,如≤4mm为阴性,5~9mm为弱阳性,10~19mm为阳性反应,≥20mm或虽然<20mm但局部出现水泡和淋巴管炎为强阳性反应。呈强阳性反应,常表示为活动性结核病。结素试验阳性反应不一定代表现在患有结核病,仅表示曾有结核感染。

(四)支气管镜检查

支气管镜检查常应用于支气管结核和淋巴结支气管瘘的诊断,支气管结核表现为黏膜充血、溃疡、糜烂、组织增生、形成瘢痕和支气管狭窄,可以在病灶部位钳取活体组织进行病理学检查、结核分枝杆菌培养。对于肺内结核病灶,可以采集分泌物或冲洗液标本做病原体检查,也可以经支气管肺活检获取标本检查。

要点七　诊断

肺结核的诊断需结合流行病学资料、临床表现、实验室检查、影像学检查进行综合分析。主要依据胸部X线检查、CT检查、痰菌检查。

具有以下几种情况时,应考虑有肺结核的可能,并进一步检查以确诊:

1. 有与排菌肺结核患者密切接触史。

2. 起病隐匿、病程迁延,或呼吸道感染抗炎治疗3周以上无效或效果不显著。

3. 长期低热,常为午后潮热,伴有盗汗、乏力、颧红、体重减轻、月经不调。

4. 咯血或痰中带血。

5. 肺部听诊锁骨上下及肩胛间区闻及湿啰音或局限性哮鸣音。

6. 存在结核病好发危险因素,如糖尿病肾功能不全、胃大部切除、免疫抑制剂应用、HIV感染或AIDS,新出现呼吸道症状和胸部X线检查异常。

7. 出现结节性红斑、疱疹性角膜炎、“风湿性”关节炎等过敏反应表现。

8. 既往有淋巴结结核等肺外结核病史。

要点八　鉴别诊断

1. **肺癌**　肺癌多见于中老年嗜烟男性,常无明显毒性症状,多有刺激性咳嗽、痰中带血、胸痛及进行性消瘦。X线胸片示癌肿呈分叶状,病灶边缘常有切迹、毛刺。结合胸部CT扫描、痰结核菌、脱落细胞检查及通过纤维支气管镜检查及活检等,常能及时鉴别。肺癌与肺结核并存时需注意发现。

2. **肺炎**　干酪样肺炎易被误诊为肺炎球菌肺炎。典型肺炎球菌肺炎起病急骤、高热、寒战、胸痛伴气急,咯铁锈色痰,X线征象病变常局限于一叶,抗生素治疗有效。干酪样肺炎则多有结核中毒症状,起病较慢,咳黄色黏液痰,X线征象病变多位于右上叶,可波及右上叶尖、后段,呈云絮状、密度不均,可出现虫蚀样空洞,抗结核治疗有效,痰中易找到结核菌。

3. **肺脓肿**　肺脓肿空洞与肺结核空洞易混淆,需鉴别。肺脓肿起病较急,高热,大量脓痰,痰中无结核菌,但有多种其他细菌,血白细胞总数及中性粒细胞增多,抗生素治疗有效。空洞多见于肺下叶,洞内常有液平面,周围有炎性浸润。而肺结核空洞则多发生在肺上叶,空洞壁较薄,洞内很少有液平面。此外,纤维空洞性肺结核合并感染时易与慢性肺脓肿混淆,但后者痰结核菌阴性。

4. **支气管扩张症**　支气管扩张症有慢性咳嗽、咳痰及反复咯血史,但痰结核菌阴性,X线胸片多无异常发现,或仅见局部肺纹理增粗或卷发状阴影,CT有助确诊。

5. **慢性支气管炎**　老年慢性支气管炎患者症状酷似继发型肺结核,需认真鉴别。慢性支气管炎常有慢性咳嗽、咳痰,有时少量咯血,反复发作，但无明显的全身症状。X线检查仅有肺纹理增粗和肺气肿征象。

6. **肺尘埃沉着病**　二氧化硅、石棉、氧化铁以及某些有机物质的吸入，可使肺X线片出现浸润阴影，其中硅沉着病的聚合性团块中甚至出现空洞，与结核病相似，但上述疾病为职业性，有粉尘接触史，诊断不难。

7. **其他发热性疾病**　肺结核常有不同类型的发热，临床上需要与其他发热性疾病相鉴别。

伤寒：有高热、血白细胞计数减少及肝脾大等临床表现，易与急性血行播散型肺结核混淆。但伤寒热型常呈稽留热，有相对缓脉、皮肤玫瑰疹，血清伤寒凝集试验阳性，血、粪便伤寒杆菌培养阳性。

败血症：起病急、寒战及弛张热型，白细胞及中性粒细胞增多，常有近期皮肤感染，疮疖挤压史或尿路、胆道等感染史，皮肤常见瘀点，病程中出现迁徙病灶或感染性休克，血或骨髓培养可发现致病菌。

白血病：急性血行播散型肺结核有发热、肝脾大，起病数周后出现特异性X线表现，偶见血象呈类白血病反应或单核细胞异常增多，需与白血病鉴别。后者多有明显出血倾向，骨髓涂片及动态X线胸片随访有助明确诊断。

其他：成人支气管淋巴结核常表现为发热及肺门淋巴结肿大，应与纵隔淋巴瘤、结节病等鉴别。结核病患者结核菌素试验阳性，抗结核治疗有效。而淋巴瘤发展迅速，常有肝脾及浅表淋巴结无痛性肿大，确诊常需依赖活检。结节病通常不发热，肺门淋巴结肿大多为双侧，结核菌素试验阴性，糖皮质激素治疗有效，活检可明确诊断。

要点九　西医治疗

（一）抗结核化学药物治疗

1. **基本原则**　结核化疗的目标是预防耐药性产生，早期杀菌和最终灭菌。治疗原则是：早期、联合、适量、规律和全程使用敏感药物，其中以联合和规律用药最为重要，同时应参考全身状况，初治或复治，痰结核菌及有无并发症等制定相应的治疗原则。在执行中不能随意更改药物及缩短疗程，切忌“用用停停”。

2. **常用化疗药物**　包括第一线杀菌药物异烟肼、利福平、链霉素和吡嗪酰胺，以及第二线抑菌药物乙胺丁醇和对氨基水杨酸钠。

（1）异烟肼（isoniazid，H或INH）：是最重要的治疗结核病的药物之一，具有杀菌作用强、价格低廉、副作用少、口服等优点。杀菌力强，不受周围环境pH的影响，且相对低毒，能迅速穿透组织与病变，能通过血－脑屏障，杀灭细胞内外代谢旺盛或代谢缓慢的结核菌。其抗菌机制是抑制结核杆菌细胞壁的主要成分（分枝菌酸）的合成。使用剂量为：成人每日300mg（5~8mg/kg），1次口服，儿童每日不超过300mg（10~15mg/kg）；隔日用药，成人每次600mg。对结核性脑膜炎和急性粟粒型结核病，剂量可加倍，症状缓解后改常规量。可予气管内或胸腔内给药。不良反应偶见周围神经炎、中枢神经系统中毒、肝脏损害等。

（2）利福平（rifampin，R或RFP）：为广谱抗生素。其杀灭结核菌的机制在于抑制菌体的RNA聚合酶，从而阻碍mRNA的合成。对结核菌A、B、C三种菌群均有作用，常与INH联合应用。使用剂量为：成人口服450~600mg，儿童每日10~20mg/kg，每日1次；隔日用药：成人每日600mg。不良反应轻微，可有过敏反应、转氨酶升高等。近年问世的长效利福类衍生物，如利福喷汀，每周口服1次，疗效与每日服用利福平相仿。

（3）链霉素（streptomycin，S或SM）：为广谱氨基糖苷类抗生素，对结核菌有杀菌作用，能干扰结核菌的酶活性，阻碍蛋白质合成。此药对细胞内的结核菌作用较小。使用剂量为：成人每日0.75g，儿童每日使用剂量为：20~30mg/kg，肌内注射，最大剂量每日不超过0.75g；隔日用药，成人每日0.75~1.0g，肌内注射。妊娠妇女慎用，肾功能减退者不宜使用。不良反应有第8对颅神经损害，过敏反应较少见。不良反应显著时必须及时停药。

（4）吡嗪酰胺（pyrazinamide，Z或PZA）：能进入细胞内特别是巨噬细胞内酸性环境中杀灭结核菌，对减少远期复发率起重要作用。使用剂量为：每日1.5g（20~30mg/kg），儿童每日30~40mg/kg；隔日用药，成人为1.5g（体重<50kg）或2.0g（体重≥50kg）。不良反应有高尿酸血症、关节痛、胃肠道反应和肝损害。

（5）乙胺丁醇（ethambutol，E或EMB）：为抑菌药，可延缓结核菌对其他抗结核药物耐药性的出现。使用剂量为：成人每日0.75~1.0g

（15~20mg/kg），儿童每日15mg/kg，可与异烟肼、利福平同时顿服；隔日用药，成人为1.0g（体重<50kg）或1.25g（体重≥50kg）。不良反应很少。剂量过大时引起球后视神经炎，视力减退等，停药后能恢复。

（6）对氨基水杨酸钠（sodium para-aminosalicylate，P或PAS）：为抑菌药，可以延缓对其他抗结核药物的耐药性。使用剂量为：成人每日片剂8g，分3次口服，颗粒剂8g，分2次口服；粉针剂4~8g，用生理盐水或5%葡萄糖注射液稀释成3%~4%浓度，避光下静脉滴注2~3小时完成；儿童每日200~300mg/kg，分3次口服。不良反应有胃肠道反应，严重者应停药。

3. **化疗方法**

（1）初治涂阳肺结核治疗方案（含初治涂阴有空洞形成或粟粒型肺结核）

1）每日用药方案：2HRZE/4HR，包括强化期2个月（异烟肼、利福平、吡嗪酰胺和乙胺丁醇，每日1次）和巩固期4个月（异烟肼、利福平，每日1次）。

2）间歇用药方案：2H3R3Z3E3/4H3R3，包括强化期2个月（异烟肼、利福平、吡嗪酰胺和乙胺丁醇，隔日1次或每周3次）和巩固期4个月（异烟肼、利福平，隔日1次或每周3次）。

（2）复治涂阳肺结核治疗方案

1）每日用药方案：2HRZSE/4~6HRE，包括强化期2个月（异烟肼、利福平、吡嗪酰胺、链霉素和乙胺丁醇，每日1次）和巩固期4~6个月（异烟肼、利福平和乙胺丁醇，每日1次）。巩固期治疗4个月时，痰菌未转阴，可继续延长治疗期2个月。

2）间歇用药方案：2H3R3Z3S3E3/6H3R3E3，包括强化期2个月（异烟肼、利福平、吡嗪酰胺、链霉素和乙胺丁醇，隔日1次或每周3次）和巩固期6个月（异烟肼、利福平和乙胺丁醇，隔日1次或每周3次）。

（3）初治涂阴肺结核治疗方案

1）每日用药方案：2HRZ/4HR，包括强化期2个月（异烟肼、利福平、吡嗪酰胺，每日1次）和巩固期4个月（异烟肼、利福平，每日1次）。

2）间歇用药方案：2H3R3Z3/4H3R3，包括强化期2个月（异烟肼、利福平、吡嗪酰胺，隔日1次或每周3次）和巩固期4个月（异烟肼、利福平，隔日1次或每周3次）。

上述间歇方案为我国结核病防治规划所采用，但必须采用全程督导化治疗管理，以保证患者不间断地规律用药。

4. **疗效判定** 以痰结核菌持续3个月转阴为主要指标。X线检查示病灶吸收、硬结为第2指标。临床症状在系统治疗数周后即可消失，因此不能作为判定疗效的决定指标。

5. **化疗失败原因与对策** 疗效结束时痰菌未能转阴，或在疗程中转阴，X线胸片显示的病灶未能吸收，稳定或恶化，说明化疗失败。其重要原因多为化疗方案不合理，未规律用药或停药过早，或者细菌耐药，机体免疫力低下等。为了避免失败，化疗方案必须正确拟订，患者在督导下坚持早期、适量、规律、全程使用敏感药物。只有在严重不良反应或证实细菌已耐药的情况下，才能由医生停药，改换新的化疗方案。新方案应包含两种以上敏感药物。

（二）糖皮质激素的应用

糖皮质激素不作为常规治疗，因其并无制菌作用，而能抑制机体免疫力，单独应用可促使结核病变扩散。若毒性症状过于严重，可在使用有效抗结核药物的同时，加用糖皮质激素，以减轻炎症和变态反应，促使渗液吸收，减少纤维组织形成和胸膜粘连的发生。毒性症状减退后，激素剂量递减，至6~8周停药。适应证为：急性粟粒型肺结核、干酪性肺炎、急性结核性渗出性胸膜炎等。

（三）对症治疗

1. **发热、盗汗等毒性症状** 在有效抗结核治疗1~2周内多可消失，通常不必特殊处理；但高热时可给小量退热药口服或物理降温等；盗汗甚者可于睡前服阿托品0.3mg。

2. **咳嗽、咳痰** 可不必用药，但剧烈干咳时可服喷托维林25mg或可待因15~30mg；痰多黏稠者可用稀化痰液的药物。

3. **痰中带血或小量咯血** 以对症治疗为主，常用止血药物有维生素K、卡巴克络（安络血）等。

4. **大咯血的紧急处理**

（1）一般处理：应采取患侧卧位，轻轻将气管内存留的积血咳出。患者安静休息，消除紧张情绪，必要时可用小量镇静剂、止咳剂。年老体弱、肺功能不全者，慎用强镇咳药，以免抑制咳嗽反射和呼吸中枢，使血块不能咳出，导致其发生窒息。在抢救大咯血时，应特别注意保持呼吸道的通畅。若有窒息征象，应立即取头低脚高体位，轻拍背部，以便血块排出，并尽快挖出口、咽、喉、鼻部血块。

（2）止血药物的应用：垂体后叶素 5U 加入 50% 葡萄糖注射液 40mL 中，缓慢静脉推注有效；或用 10U 加入 5% 葡萄糖注射液 500mL 静脉滴注。但禁用于高血压、心脏疾病的患者及孕妇。亦可选用氨基己酸、氨甲苯酸、肾上腺素等。

（3）输血：咯血过多者，根据血红蛋白和血压测定酌情给予少量输血。

（4）局部止血：大量咯血不止者，可经支气管镜确定出血部位，用浸有稀释的肾上腺素海绵压迫或填塞于出血部位止血。亦可用冷生理盐水灌洗，或在局部应用凝血酶或气囊压迫控制止血等。必要时可在明确出血部位的情况下考虑肺叶、肺段切除术。

（四）手术治疗

主要针对大于 3cm 的结核球与肺癌难以鉴别时、复治的单侧纤维厚壁空洞、长期内科治疗未能使痰菌阴转者，或单侧的毁损肺伴支气管扩张、已丧失功能并有反复咯血或继发感染者。

要点十　中医治疗

（一）治疗原则

中医治疗重点在肺，并注意脏腑整体关系，同时补益脾肾，增强正气，以提高抗病能力。治当以滋阴为主，火旺的兼以降火，如合并气虚、阳虚见证者，则当同时兼顾。并且予以抗痨杀虫以针对病因治疗。《医学正传·劳极》指出“一则杀其虫，以绝其根本，一则补其虚，以复其真元”的两大治则。

（二）辨证论治

1. 肺阴亏损证

证候：干咳，咳声短促，咳少量白黏痰，或痰中有血丝或血点，色鲜红，胸部隐隐闷痛，低热，午后手足心热，皮肤干灼，口咽干燥，少量盗汗，舌边尖红，无苔或少苔，脉细数。

治法：滋阴润肺。

方药：月华丸加减。阴虚较甚者，加百合、玉竹、羊奶等滋补肺阴；咳嗽痰少而黏者，加川贝母、杏仁；痰中带血者，加白及、仙鹤草；低热者，加银柴胡、地骨皮、功劳叶、青蒿等清热除蒸；乏力，纳谷不香，加太子参、茯苓、白术、鸡内金、生谷芽以益气健脾。

2. 阴虚火旺证

证候：咳呛气急，痰少黏稠或吐少量黄痰，时时咯血，血色鲜红，午后潮热，五心烦热，骨蒸颧红，盗汗量多，心烦失眠，性急善怒，胁肋掣痛，男子梦遗失精，女子月经不调，形体日渐消瘦，舌红绛而干，苔黄或剥脱，脉细数。

治法：滋阴降火。

方药：百合固金汤合秦艽鳖甲散加减。咳嗽痰稀，可加紫菀、款冬花、苏子等温润止咳；咳痰黄稠，酌加桑白皮、知母、海蛤粉、鱼腥草清热化痰；咯血多者，加黑山栀、紫珠草、大黄炭、地榆炭等止血；火旺较甚，热势明显升高，加胡黄连、黄芩、黄柏等泻火坚阴。

3. 气阴耗伤证

证候：咳嗽无力，气短声低，咳痰清稀色白量较多，偶或带血，或咯血，血色淡红，午后潮热，伴有畏风怕冷，自汗与盗汗并见，纳少神疲，便溏，面色㿠白，舌质光淡，边有齿印，苔薄，脉细弱而数。

治法：益气养阴。

方药：保真汤加减。咳痰稀薄，加紫菀、款冬花、苏子温润止咳；咯血量多者，加花蕊石、蒲黄、仙鹤草、三七以止血；纳少腹胀，大便溏薄明显者，加白扁豆、薏苡仁、莲子肉、山药益气健脾；阴伤明显兼骨蒸盗汗，加鳖甲、牡蛎、乌梅、地骨皮等补阴配阳，清热除蒸。

4. 阴阳两虚证

证候：咳逆喘息少气，喘促气短，动则尤甚，咳痰色白，或夹血丝，血色暗淡，潮热，自汗，盗汗，声嘶或失音，面浮肢肿，心慌，唇紫肢冷，形寒或见五更泄泻，口舌生糜，大肉尽脱，男子滑精，阳痿，女子经少，经闭，舌质光淡隐紫少津，脉微细而数，或虚大无力。

治法：滋阴补阳。

方药：补天大造丸加减。肾虚气逆喘息，加胡桃仁、冬虫夏草、蛤蚧、钟乳石等摄纳肾气；心悸甚者，加紫石英、丹参镇心安神；五更肾泻者，加煨肉豆蔻、补骨脂以补火培土。

要点十一　预防

主要是控制传染源，通过预防接种等措施保护易感人群，早期发现、隔离具有传染性患者以切断传播途径。

细目十 特发性肺间质纤维化

特发性肺间质纤维化(IPF)是一种病因不明,慢性进行性纤维化性间质性肺炎,病变局限在肺脏,好发于中老年男性人群,主要表现为进行性加重的呼吸困难,伴限制性通气功能障碍和气体交换障碍,导致低氧血症甚至呼吸衰竭,预后差。其肺组织学和胸部高分辨率CT(HRCT)表现为普通型间质性肺炎(UIP)。

要点一 西医病因、病理

(一)病因

本病发病机制尚不明确。发病的危险因素有吸烟、粉尘等,亦与胃食管反流病、病毒感染、自身免疫等因素有关,遗传因素对发病有一定影响。目前研究多认为是由于反复亚临床损伤导致肺泡上皮细胞加速老化,产生异常修复,使纤维细胞异常增殖引起肺间质纤维沉积所致。IPF呼吸功能的恶化被称为IPF急性加重。

(二)病理

IPF的特征性组织病理学改变为普通间质性肺炎(usual interstitial pneumonia, UIP)。低倍显微镜下可见不均匀分布的、致密的纤维化病灶,周围肺组织结构可相对正常,伴肺结构重塑,蜂窝形成。纤维化病灶以胸膜下、间隔旁分布为主,纤维化区域主要由致密的胶原纤维组成,伴有散在分布的成纤维细胞和肌成纤维细胞。肺间质内可出现轻微的炎症反应,在纤维化区域内常见肺间质平滑肌细胞化生。蜂窝样显微镜下表现为细支气管上皮增生后形成的纤维化囊腔,其内充满了黏液及炎症细胞。无论是否有蜂窝者,若出现前述的纤维化表现,都可确立为UIP病理表现。

要点二 中医病因病机

本病起病隐匿,病程较长,多因外感邪毒、久病损肺、年老体虚、误治津伤等导致肺气虚损,津气耗伤,气血不和,痰瘀内阻,肺络不通所致。《景岳全书》中记载:“凡痿者,皆由气液不足,津液枯涸,不能充养肺叶,致使肺脏虚损,而为肺痿。”“肺痿之因,有由于嗜烟火者,有由于失血多者,有由于烦劳者,有由于寒湿不节者,有由于酒色伤损者。凡此之辈,阳气久耗,阴血不充,故气化不行,血液不生,津液竭绝而为痿也。”“肺痹者,寒邪束肺,或痰湿阻肺,或气虚气滞,或郁而不散,以致肺气闭塞,不得宣通,故曰肺痹。”“肺痹乃痰浊、寒湿、气滞所致,肺为娇脏,不耐寒湿,故易受痹。”

1. **久病损肺** 内伤咳喘,肺痿等慢性肺病迁延失治,肺气日渐虚损,肺虚气失所主,布散津液失职,气滞津停,痰瘀内生,肺痿而不行;病久伤阳,可致肺中虚寒;气不化津,肺失濡养,燥热内生,可致肺燥虚热;肺津亏损,日久伤阳,则阴阳俱损。

2. **年老体衰** 年老之人,脏腑渐虚,气行不畅,津停为瘀,血滞为瘀,阻于肺间,痰阻不行;肾为先天之本,体衰之人肾精渐亏,肺金失济,气津俱损,治节无权,痰血更甚,日久气滞血瘀,瘀血互结,痰而不行。

3. **痰浊瘀阻** 外感邪毒(六淫与环境毒邪)反复侵袭肺脏,邪滞气道,肺失宣降,肺络闭塞,进一步五脏失和,津停液聚,痰浊互结阻于肺络。痰浊热化或寒化,可形成痰热或痰湿阻肺。

综上所述,本病病位在肺,与脾肾相关。多由久病损肺、年老体衰导致肺气亏虚,加之外感六淫环境毒邪,阻碍气血运行,以致肺络瘀阻,肺失宣肃,病久耗伤脾气,脾虚不纳,临床表现以咳嗽、喘促为主症。病机总属本虚标实,本虚以肺肾气阴两虚为主,标实以痰浊、瘀血为主。

要点三 临床表现

发病年龄多在中年及以上,男性多于女性。起病隐匿,主要表现为干咳,进行性呼吸困难,活动局限。大多数患者双下肺可闻及吸气末爆裂音(velcro啰音),超过半数可见杵状指(趾)。终末期可出现发绀,肺动脉高压、肺心病和右心功能不全的征象。

要点四 辅助检查

1. **胸部HRCT** 胸部X片诊断IPF的敏感性和特异性差,胸部HRCT是诊断IPF的必要手段。UIP的胸部HRCT特征性表现为胸膜下、基底部分为主的网格影和蜂窝影,伴(或不伴)牵拉性支气管扩张,磨玻璃样改变不明显,其中蜂窝影是诊断确定UIP型的重要依据。当胸部HRCT显示病变呈胸膜下、基底部分布,但只有网格改变,没有蜂窝影时,为可能UIP型。

当胸部 HRCT 显示肺部病变分布特征和病变性质与上述情况不符时为非 UIP 型，如广泛微结节、气体陷闭、非蜂窝状改变的囊状影、广泛的磨玻璃影、实变影，或沿支气管血管束分布的分布特点，均提示其他疾病。如 UIP 型改变合并胸膜异常，如胸膜斑、钙化、显著的胸腔积液时，多提示为其他疾病引起的继发性 UIP。IPF 患者可见轻度的纵隔淋巴结肿大，短轴直径通常$<$1.5cm。

2. **肺功能**　主要表现为限制性通气功能障碍、弥散量下降伴低氧血症或Ⅰ型呼吸衰竭。早期静息肺功能可以正常或接近正常，但运动肺功能表现 P（A-a）O_2 增加和氧分压降低。

3. **组织病理学**　对于 HRCT 呈不典型 UIP 改变、诊断不清楚、没有手术禁忌证的患者需考虑外科肺活检。IPF 的特征性组织病理学改变是 UIP，其主要病变为纤维化，病变的程度及分布不均一。低倍显微镜下观察，同时可见伴有蜂窝肺改变的瘢痕纤维化区域和病变较轻甚至正常的肺组织区间。病变通常位于胸膜下和间隔旁肺实质为主。

炎症较为轻微，可有少量淋巴细胞和浆细胞间质浸润，伴Ⅱ型肺泡上皮细胞和细支气管上皮细胞增生。纤维化区域主要由致密的胶原纤维组成，可见散在分布的成纤维细胞灶。蜂窝肺区域由囊性纤维化的气腔组成，通常衬附着细支气管上皮细胞，腔内有黏液和炎症细胞填充。肺纤维化区域和蜂窝肺病变区域中的肺间质可见平滑肌增生。

UIP 的病理鉴别诊断主要包括结缔组织病相关性 ILD、慢性过敏性肺炎、药物性肺损伤和石棉肺等。

要点五　诊断与鉴别诊断

（一）诊断标准

1. 排除其他已知原因的 ILD（例如延续或职业环境暴露、结缔组织病和药物毒性）。

2. HRCT 表现为 UIP 型（此类患者不建议行外科肺活检）。

3. 已进行外科肺活检的患者，根据 HRCT 和外科肺活检特定的组合进行诊断。

（二）鉴别诊断流程

IPF 的临床诊断过程采用排除法，对疑似患者均需要详细采集现病史、既往史、治疗经过、职业和环境暴露史、吸烟史、个人史、家族史，并进行体格检查。此外，以下辅助检查，如自身抗体、肿瘤标志物、支气管肺泡灌洗液（BALF）细胞计数和分类、经支气管镜肺活检（TBLB）、经皮穿刺肺活检、经支气管淋巴结穿刺活检以及外科肺活检和纵隔镜淋巴结活检等，均有助于与其他 ILD 相鉴别。

要点六　西医治疗

治疗目的是延缓肺纤维化发展进程，改善患者生活质量，延长生存期。治疗手段包括药物治疗、非药物治疗及肺移植等。

（一）非药物治疗

1. **戒烟**　大多数 IPF 患者是吸烟者，吸烟与疾病的发生具有一定的相关性，必须劝导和帮助吸烟的患者戒烟。

2. **氧疗**　氧疗可以改善患者的缺氧状况。虽然没有直接证据证明氧疗可以影响伴有低氧血症 IPF 患者的预后，但从慢性阻塞性肺疾病得出的间接证据表明，长期氧疗对患者预后有积极的改善作用。推荐参照慢性阻塞性肺疾病氧疗指标，静息状态低氧血症（$PaO_2 \leq 55$mmHg，1mmHg=0.133kPa，或 $SaO_2 \leq 88\%$）的 IPF 患者应该接受长程氧疗，氧疗时间$>$15h/d。

3. **机械通气**　对于预后不良的终末期肺纤维化患者，若经常规低流量氧疗不能改善低氧状况，临床医生应该保持警惕。机械通气可改善 IPF 患者进行机械通气前的呼吸疲劳，且低流量通气可能改善部分 IPF 患者的缺氧，延长生存时间。

4. **肺康复**　肺康复是针对有症状及日常活动能力下降的慢性肺疾病患者的一项干预手段，旨在减轻症状、改善体力功能、稳定或延缓疾病发展，降低医疗花费。肺康复的内容包括呼吸处理、肌肉训练（含身体运动和呼吸肌训练）、营养支持、精神治疗和教育。肺康复已应用于呼吸功能障碍的慢性阻塞性肺疾病患者的治疗，IPF 患者肺康复治疗的研究虽有限，少数 IPF 患者可以从特定的肺康复治疗中受益，但 IPF 患者的病理变化主要为弥漫性纤维化和蜂窝肺，康复治疗对该病的生理生化变化产生有限影响，因此其对 IPF 患者活动量和预后的影响有待进一步研究。

5. **肺移植**　不断发展的肺移植技术已经成为各种终末期肺疾病的主要治疗手段之一。肺移植可以改善 IPF 患者的生活质量，提高生存率,5年生存率达50%~56%。目前已有许多医疗机构开展肺移植,供体短缺与家属实际的经济准备、胚器移植准入制度的建立与完善,使IPF患者筛选和等候时间延长。一般临床认为严重的IPF患者在适应证内应选择肺移植为首选手段之一,并在移植评估中,进行移植前评估。IPF接受肺移植的时机以及单肺或双肺移植对IPF患者预后的影响,需要进一步研究。

(二)药物治疗

1. **吡非尼酮** 吡非尼酮是一种多效性的吡咯化合物,具有抗炎、抗纤维化和抗氧化特性。吡非尼酮能够显著地延缓用力呼气肺活量下降速率,可能在一定程度上降低病死率,但副作用包括过敏、乏力、皮疹、胃部不适和厌食。推荐轻到中度肺功能降低的IPF患者应用吡非尼酮治疗。

2. **尼达尼布** 是一种多靶点酪氨酸激酶抑制剂,能够抑制血小板衍化生长因子受体、血管内皮生长因子受体和成纤维细胞生长因子受体。尼达尼布能够显著地减少IPF患者FVC下降的绝对值,一定程度上缓解肺功能下降及疾病进展。常见的不良反应是腹泻,少数患者为恶心、呕吐。严重的不良反应罕见,对于部分中重度肺功能受损的IPF患者适用尼达尼布治疗。

3. **抗酸药物** IPF可合并胃食管反流病,现有的研究表明应用抗酸药物治疗能够延缓IPF肺功能的下降,抗酸治疗也可能降低IPF患者合并感染的发生率或改善症状。但抗酸药物的安全性及有效性仍有待进一步证实。

4. **N-乙酰半胱氨酸** 能够抑制支气管黏液、降低黏液的黏度。在临床试验中,N-乙酰半胱氨酸单药治疗,对IPF患者FVC的下降没有延缓作用,不能提高生活质量,也不能降低IPF急性加重频率和病死率,但对于部分TOLLIP基因型的IPF患者,N-乙酰半胱氨酸具有一定疗效。并且,N-乙酰半胱氨酸酸联合吡非尼酮治疗中期IPF患者优于单用吡非尼酮。对于已经应用N-乙酰半胱氨酸单药治疗的IPF患者,可以继续治疗。

大多数IPF患者有吸烟史,有咳嗽症状,呼吸困难严重,用力呼气肺活量降低、氧合差,病情进展期的IPF患者更容易出现咳嗽症状。除肺纤维化疾病外,合并胃食管反流、支气管哮喘、慢性阻塞性肺疾病、上气道综合征,以及使用血管紧张素转换抑制剂,也是IPF咳嗽的病因,应注意识别。根据不同的病因,给予针对性的治疗。反流呼吸或吡非尼酮均可能减轻IPF患者的咳嗽症状。

要点七 中医治疗

(一)治疗原则

中医治疗以补益肺肾、活血通络为主。本虚者,当以补益肺气、纳肾固元为主,或补肺生津,或阴阳双补;标实者,应根据病邪的性质,分别采用祛邪利肺、涤痰泄浊、活血化瘀;虚实夹杂者,应扶正与祛邪兼顾,依其标本缓急,有所侧重。《景岳全书》中记载:"治肺痿者,宜培其本元,补养肺气,兼润肺生津。凡属气虚者,当以补肺益气为主;若属阴虚者,当以养阴润肺为主。""治肺痹者,当宣肺通络,祛痰散寒,兼调气血,以开胸中之郁结。寒痹者当温肺散寒,痰浊者当化痰通络,气虚者当补气以助肺宣。"

(二)辨证论治

1. **痰浊壅肺证**

证候:咳嗽咳痰,胸满闷窒,脘痞食恶,食少纳呆,倦怠乏力,口黏不渴。舌苔白腻,脉滑或濡。

治法:健脾燥湿,化痰止咳。

方药:二陈汤合三子养亲汤加减。胸闷重甚者,加郁金、瓜蒌壳、厚朴理气宽胸;痰浊壅盛,气喘咳甚者,加葶苈子、制南星降逆平喘。痰热化伏,痰热壅肺,痰黄黏稠,口干,烦躁,舌苔黄腻者,加黄芩、枇杷叶。全瓜蒌清热化痰;痰浊热郁,胸闷便干者,喉间痰鸣,舌质紫黯,苔黄腻者,用涤痰汤加赤芍、红花、桃仁,或合相使枳实荆芥祛痰。

2. **肺燥津热证**

证候:咳嗽频作,干咳或咳声带血丝,咽干不扬,甚则音嘶,气急喘促,口渴咽燥,可伴潮热盗汗,形体消瘦,皮毛干枯,舌红而干,脉虚数。

治法:滋阴清热,润肺生津。

方药:麦门冬汤合清燥救肺汤加减。肺胃火盛,虚烦咳甚,加芦根、淡竹叶;咳嗽咽燥,口干欲饮者,加天花粉、知母;若伴较著者,加沙参、玉竹;潮热较著者,加胡黄连、银柴胡、地骨皮、白薇。

3. **肺中虚寒证**

证候:咳嗽,时伴痰唾稀沫,口不渴,短气不足以息,头眩,神疲乏力,食少,形寒,小便数,或遗尿，舌质淡，脉虚弱。

治法：温肺益气，生津润肺。

方药：甘草干姜汤或生姜甘草汤加减。脾气虚弱，纳少神疲者，加白术、茯苓、山药；肾虚腰软无力者，加制乳石、五味子；喉痒咳频者，加益智仁、白果。

4. 痰瘀互结证

证候：咳嗽咳痰，痰黏难咯，面色晦暗，口唇发绀，伴短气不足以息，遇劳加重，神疲乏力，或心胸憋闷，或身热盗汗，或形寒肢冷，舌有瘀斑瘀点，舌下络脉曲张，脉涩。

治法：益气活血，补肺通络。

方药：补阳还五汤合桂枝茯苓丸加减。痰壅胸闷，咳喘甚者，加瓜蒌、葶苈子；肺气不通，大便不畅者，加大黄、玄明粉；痰从寒化，色白清稀者，加干姜、细辛。

5. 肺肾两虚证

证候：咳嗽气息难续，甚则张口抬肩，不能平卧，可伴咳痰，色白质稀，咳吐不利，胸气短，自汗，舌淡或黯紫，脉沉细。

治法：补肺益肾，纳气平喘。

方药：补肺汤合七味都气丸加减。形寒肢冷者，加肉桂、细辛温阳散寒通络；面唇发绀者，加当归、赤芍活血化瘀；阴虚潮热者，加生脉散益气生津。

细目十一　原发性支气管肺癌

原发性支气管肺癌简称肺癌，是最常见的肺部原发性恶性肿瘤，绝大多数起源于支气管黏膜或腺体，常有淋巴结和血行转移。肺癌早期多表现为刺激性干咳、咳痰、痰中带血等呼吸道症状，随病情进展，瘤体在胸腔内蔓延，侵犯周围组织、器官，可出现胸痛、呼吸困难、声音嘶哑、上腔静脉阻塞综合征等局部压迫症状，还可通过淋巴道、血道远处转移，晚期出现恶病质。

本病归属于中医学“肺癌”“肺积”“息贲”等范畴。《难经·论五脏积病》说：“肺之积名曰息贲，在右胁下，覆大如杯。久不已，令人洒淅寒热，喘咳，发肺壅。”《素问·玉机真脏论》说：“大骨枯，大肉陷下，胸中气满，喘息不便，内痛引肩项，身热，脱肉破䐃，真脏见，十月之内死。”所述症状类似肺癌晚期临床表现，并明确指出预后不良。

要点一　西医病因、病理

（一）病因

吸烟、空气污染、职业危害、电离辐射、遗传因素、营养状况，其他疾病如肺结核、慢性支气管炎、间质性肺纤维化等疾病及免疫功能低下、内分泌功能失调可能与肺癌的发生有一定关系，其中吸烟是最重要的致病因素，绝大多数肺癌的发生均与吸烟有关。

（二）病理

1. 按解剖学分类

（1）中央型肺癌：发生在段支气管至主支气管的癌肿称为中央型肺癌，约占3/4，以鳞状上皮细胞癌和小细胞未分化癌较多见。

（2）周围型肺癌：发生在段支气管以下的癌肿称为周围型肺癌，约占1/4，以腺癌较多见。

2. 按组织学分类

（1）小细胞肺癌（SCLC）：又称小细胞未分化癌。恶性程度最高，较早出现肺外转移，对放疗和化疗较敏感。患者年龄较轻，多有吸烟史。多发生于肺门附近的大支气管，常侵犯管外肺实质，易与肺门、纵隔淋巴结融合成团块。癌细胞体积小，生长快，侵袭力强，远处转移早。确诊时多有血管受侵或转移，常转移至淋巴结、脑、肝、骨和肾上腺等。

（2）非小细胞肺癌（NSCLC）

1）鳞状上皮细胞癌（简称鳞癌）：为最常见的类型，多见于老年男性，多有吸烟史，以中央型肺癌多见。一般生长缓慢，转移晚，手术切除机会较多，5年生存率较高，癌组织易变性、坏死，形成空洞或脓肿，但对放疗和化疗敏感性不如小细胞癌。

2）腺癌：女性多见，与吸烟关系不大，主要与肺组织炎性瘢痕关系密切。本型多表现为周围型。腺癌富含血管，故局部浸润和血行转移较鳞癌早。早期即可侵犯血管和淋巴管引起肝、脑、骨等远处转移，更易累及胸膜出现胸腔积液。

3）大细胞未分化癌（简称大细胞癌）：高度恶性的上皮肿瘤，可发生在肺门附近或肺边缘的亚段支气管，常有大片出血、坏死和空洞形成；较小细胞癌转移晚，手术切除机会较大。

4)其他:鳞腺癌、支气管腺体癌等。

要点二　中医病因病机

本病的中医病因包括正气虚损、痰浊聚肺、情志失调、烟毒内蕴、邪毒侵肺等。在这些病因的作用和影响下,肺气失宣,郁滞不行,气不布津,聚液生痰或血瘀于内,毒聚、痰湿、血瘀、气郁交结于肺,日久成积。

1. **气滞血瘀**　年老体衰,久患肺疾,或劳倦过度,肺气虚弱,或他脏失调,累及肺脏,邪侵久踞,留滞不去,气机不畅,致气滞血瘀,久积成癥。

2. **痰湿毒蕴**　素体脾虚,水湿失运,聚湿生痰,留于肺脏;或饮食不节,损伤脾胃,水湿痰浊内聚,贮于肺络,痰浊久踞成毒,与外邪凝结,形成肿块。

3. **阴虚毒热**　热毒侵肺,热灼津液,肺阴亏虚,阴虚内热,虚火焦灼津液,炼液成痰,血行不畅成瘀,终致痰凝、毒瘀互结于肺。

4. **气阴两虚**　邪毒久羁,加之烟毒之气羁留肺窍,耗伤气阴。肺气不足,通调失职,气不布津;肺阴不足,虚火内炽,肺络受损。

总之,肺癌病位在肺,其发生发展关乎五脏,晚期更致五脏受累,气血阴阳失调。其基本病机是由于正气虚弱,毒恋肺脏,瘀阻络脉,久成癥积。后期以正虚为根本,因虚致实。其虚以阴虚、气阴两虚多见,实则不外乎气滞、血瘀、痰凝、毒聚。

要点三　临床表现

1. **原发肿瘤引起的症状**　咳嗽、咳痰为肺癌早期的常见症状,多为刺激性干咳或有少量黏液痰;如肿瘤导致远端支气管狭窄,表现持续性咳嗽,呈高音调金属音,为特征性阻塞性咳嗽;如继发感染时,则咳脓性痰。癌组织血管丰富,痰内常间断或持续带血,如侵及大血管可导致大咯血。如肿瘤引起支气管部分阻塞,可引起局限性喘鸣,并可有胸闷、气急等。体重下降、发热等为常见的全身症状。

2. **肿瘤局部扩展引起的症状**　肿瘤侵犯胸膜或纵隔,可产生局部钝痛;侵入胸壁、肋骨或压迫肋间神经时可致胸痛剧烈,且有定点或局部压痛,呼吸、咳嗽则加重。如肿瘤压迫大气道,可出现吸气性呼吸困难。如侵及食管可表现咽下困难,并可引起支气管－食管瘘。如癌肿或转移性淋巴结压迫喉返神经(左侧多见),则发生声音嘶哑。如侵犯纵隔,压迫阻滞上腔静脉回流,导致上腔静脉压迫综合征,表现头、颈、前胸部及上肢水肿淤血等。肺上沟癌(pancoast tumor)压迫颈部交感神经引起同侧霍纳(Horner)综合征(眼睑下垂、眼球内陷、瞳孔缩小、额部少汗),或引起同侧臂丛神经压迫征。

3. **肿瘤远处转移引起的症状**　如肺癌转移至脑、肝、骨、肾上腺、皮肤等组织,这些组织可出现相应的表现。右锁骨上淋巴结是肺癌常见的转移部位,可毫无症状,多位于前斜角肌区,无痛感,固定而坚硬,逐渐增大、增多并融合。

4. **肺癌的肺外表现**

副肿瘤综合征:包括内分泌、神经肌肉、结缔组织、血液系统和血管的异常改变,有下列几种表现:①杵状指(趾)和肥大性骨关节病;②高钙血症;③分泌促性腺激素引起男性乳房发育;④异位促肾上腺皮质激素样分泌引起库欣(Cushing)综合征;⑤分泌抗利尿激素引起稀释性低钠血症;⑥神经肌肉综合征,包括小脑皮质变性、脊髓小脑变性、周围神经病变、重症肌无力和肌病等。

类癌综合征:表现为哮鸣样支气管痉挛、阵发性心动过速、水样腹泻、皮肤潮红等。

要点四　辅助检查

1. **胸部X线检查**　胸部X线检查是发现肺癌的最基本方法。

(1)中央型肺癌:多为一侧肺门类圆形阴影,边缘毛糙,可有分叶或切迹。肿块与肺不张、阻塞性肺炎并存时,可呈现S形X线征象。

(2)周围型肺癌:早期常有局限性小斑片状阴影,肿块周边可有毛刺、切迹和分叶,可见偏心性癌性空洞。

(3)细支气管－肺泡癌:有结节型和弥漫型两种表现。

2. **电子计算机体层扫描(CT)**　可发现普通X线检查难以发现的病变,还能辨认有无肺门和纵隔淋巴结肿大,以及有无侵犯邻近器官。

3. **磁共振(MRI)**　在明确肿瘤与大血管之间关系,以及分辨肺门淋巴结或血管阴影方面优于CT,但它对肺门病灶分辨率不如CT高,也不容易发现较小的病灶。

4. **痰脱落细胞学检查**　痰脱落细胞学检查是诊断肺癌的重要方法之一。

5. **支气管镜检查** 纤维支气管镜检查是诊断肺癌的主要方法，对确定病变性质、范围，明确手术指征与方式有一定帮助。

6. **病理学检查** 取得病变部位组织，进行病理学检查，对肺癌的诊断具有决定性意义。

7. **放射性核素扫描检查** 利用肿瘤细胞摄取放射性核素的数量与正常组织之间的差异，对肿瘤进行定位、定性诊断。

8. **开胸手术探查** 若经上述多项检查仍未能明确诊断，而又高度怀疑肺癌时，可考虑行开胸手术探查。

9. **其他** 肿瘤标志物检测及基因诊断，后者有助于早期诊断肺癌。

要点五 诊断与鉴别诊断

（一）诊断

对于下列情况之一的人群（特别是40岁以上男性长期或重度吸烟者）应提高警惕，及时进行排癌检查。

1. 刺激性咳嗽2~3周而抗感染、镇咳治疗无效。

2. 原有慢性呼吸道疾病，近来咳嗽性质改变者。

3. 近2~3个月持续痰中带血而无其他原因可以解释者。

4. 同一部位、反复发作的肺炎。

5. 原因不明的肺脓肿，无毒性症状，无大量脓痰，无异物吸入史，且抗感染治疗疗效不佳者。

6. 原因不明的四肢关节疼痛及杵状指（趾）。

7. X线检查显示局限性肺气肿或段、叶性肺不张。

8. 肺部孤立性圆形病灶和单侧性肺门阴影增大者。

9. 原有肺结核病灶已稳定，而其他部位又出现新增大的病灶者。

10. 无中毒症状的、血性、进行性增多的胸腔积液者等。

（二）鉴别诊断

1. **肺结核** ①结核球：需与周围型肺癌相鉴别。结核球多见于年轻患者，可有反复血痰史，病灶多位于上叶后段和下叶背段的结核好发部位。边界清楚，边缘光滑无毛刺，偶见分叶，可有包膜，密度高，可有钙化点，周围有结核病灶。如有空洞形成，多为中心性薄壁空洞，洞壁规则，直径很少超过3cm。②肺门淋巴结结核：易与中央型肺癌相混淆。肺门淋巴结结核多见于儿童或老年，有结核中毒症状，结核菌素试验多呈强阳性，抗结核治疗有效。影像学检查有助于鉴别诊断。③急性粟粒型肺结核：应与弥漫性细支气管－肺泡癌相鉴别。粟粒型肺结核表现为病灶大小相等、分布均匀的粟粒样结节，常伴有全身中毒症状，抗结核治疗有效。而肺泡癌多为大小不等、分布不均的结节状播散病灶，一般无发热，可从痰中查找癌细胞。也可以做结核菌素试验加以鉴别。

2. **肺炎** 肺癌并发阻塞性肺炎表现常与肺炎相似。肺炎起病急骤，先有寒战、高热等毒血症状，然后出现呼吸道症状，X线胸片表现为云絮影，不呈段、叶分布，无支气管阻塞，少见肺不张，经抗感染治疗病灶吸收迅速而完全。而癌性阻塞性肺炎呈段或叶分布，常有肺不张，吸收缓慢，炎症吸收后可见块状影。可通过纤维支气管镜检查和痰脱落细胞学等检查加以鉴别。

3. **肺脓肿** 应与癌性空洞继发感染相鉴别。原发性肺脓肿起病急，伴高热，咳大量脓痰，中毒症状明显，胸片上表现为薄壁空洞，内有液平，周围有炎症改变。癌性空洞常先有咳嗽、咯血等肿瘤症状，后出现咳脓痰、发热等继发感染症状。胸片可见癌肿块影有偏心空洞，壁厚，内壁凸凹不平。

4. **炎性假瘤** 本病一般认为是肺部炎症吸收不全而遗留下的圆形病灶。多有呼吸道感染史，也可有痰中带血。X线胸片示单发圆形、椭圆形或哑铃形影，轮廓不清，密度淡而均匀，边无分叶，有长毛样改变。

要点六 西医治疗

1. **手术治疗** 对非小细胞肺癌Ⅰ期和Ⅱ期患者应行以治愈为目标的手术切除治疗。对以同侧纵隔淋巴结受累为特征的Ⅲ期患者行原发病灶及受累淋巴结手术切除治疗。小细胞肺癌90%以上在就诊时已有胸内或远处转移，尚有潜在性血道、淋巴道转移。因此，国内主张化疗后手术，可提高患者5年生存率。

2. **化学药物治疗** 小细胞肺癌对于化疗非常敏感，很多化疗药物可提高小细胞肺癌的缓解率。较大病灶经化疗后缩小，以利手术治疗及放疗。非小细胞癌对化疗反应不敏感,主张对Ⅰ、Ⅱ期患者手术后进行化疗,以防术后局部复发或远处转移。ⅢA 期患者应于术前、术后进行全身化疗,ⅢB 期及Ⅳ期患者已不宜手术或放疗,可通过化疗延长生存期。

3. **放射治疗(简称放疗)** 常规放疗适用于Ⅰ期患者年老体弱,有伴发病,已不宜手术或拒绝手术者。还常用于 $N_{1\sim2}$ 的手术患者,或手术切除边缘残存肿瘤细胞。术前放疗还能缩小病灶,以便全部切除肿瘤,减少复发。放射线对癌细胞有杀伤作用,可分为根治性和姑息性两种。

4. **生物缓解调节剂** 如干扰素、白细胞介素 2、肿瘤坏死因子、集落刺激因子等。

5. **分子靶向治疗** 可以选择性地从分子水平逆转肿瘤细胞恶性生物学行为,达到抑制肿瘤生长甚至使肿瘤消退的目的,主要用于非小细胞肺癌中的腺癌的治疗,常用药物有吉非替尼(易瑞沙,Iressa)、厄勒替尼(Tarceva)、贝伐珠单抗(Avastin)等。

6. **其他治疗方法** 如支气管动脉灌注化疗(BAI)、经纤维支气管镜介导或经皮肺穿刺,将抗癌药物直接注入肿瘤及腔内放疗、激光切除等。

要点七 中医治疗

(一)治疗原则

1. **扶正祛邪,标本兼治** 早期邪实,治以化痰软坚、行气祛痰、利湿解毒等;晚期正虚,以扶正为主,并根据脏腑气血阴阳的偏盛偏衰恰当处理。临证除辨证选用以下主方外,常需根据病情加入夏枯草、山慈菇、贝母、黄药子、守宫、干蟾皮等以化痰散结。

2. **充分重视顾护正气** 在肺癌的治疗过程中,始终要顾护正气,扶正祛邪贯穿治疗始终。

(二)辨证论治

1. 气滞血瘀证

证候:咳嗽不畅,咳痰不爽,胸胁胀痛或刺痛,面青唇暗,大便秘结,舌质暗紫或有瘀斑,脉弦或涩。

治法:活血散瘀,行气化滞。

方药:血府逐瘀汤加减。若胸痛甚者,加丹皮、香附、延胡索等行气止痛;若反复咯血,血色暗红者,加蒲黄、藕节、仙鹤草、三七、茜草根祛瘀止血;食少、乏力、气短者,加黄芪、党参、白术健脾益气;瘀滞化热,损伤气津见口干、舌糜者,加沙参、天花粉、生地黄、知母等清热养阴生津。

2. 痰湿毒蕴证

证候:咳嗽,痰多,气憋胸闷,或胸胁疼痛,纳差便溏,身热尿黄,舌质暗或有瘀斑,苔厚腻,脉滑数。

治法:祛湿化痰,清热解毒。

方药:导痰汤加减。若见胸脘胀闷,咳喘较甚者,可加用葶苈大枣泻肺汤以泻肺行水;痰黄黏稠难咳者,加海蛤壳、鱼腥草、黄芩清热化痰;胸痛甚,且瘀象较明显者,加郁金、川芎、延胡索行瘀止痛;神疲纳呆者,加黄芪、白术、鸡内金等益气健脾助运。

3. 阴虚毒热证

证候:咳嗽,无痰或少痰,或痰中带血,甚则咯血不止,心烦,少寐,手足心热,或低热盗汗,或邪热炽盛,羁留不退,口渴,大便秘结,舌质红,苔薄黄,脉细数或数大。

治法:养阴清热,解毒散结。

方药:沙参麦冬汤合五味消毒饮。大便干结,加瓜蒌、火麻仁润肠通便。

4. 气阴两虚证

证候:咳嗽无力,有痰或无痰,痰中带血,神疲乏力,时有心悸,汗出气短,口干,发热或午后潮热,手足心热,纳呆脘胀,便干或稀,舌质红苔薄,或舌质胖嫩有齿痕,脉细数无力。

治法:益气养阴,化痰散结。

方药:沙参麦冬汤加减。亦可选用大补元煎、生脉散、麦味地黄丸加减。若兼有瘀血者,可加入当归尾、赤芍、桃仁、红花、郁金、玄胡、丹参、三棱、莪术等活血化瘀。

细目十二 肺 栓 塞

肺栓塞(pulmonary embolism,PE)是指全身静脉系统的栓子经静脉系统回流到右心,阻塞肺动脉系统而引起的以肺循环障碍为基础的一系列临床病理生理综合征。这些栓子可能是血栓、脂肪栓塞、羊水、肿瘤和空气等,其中由血栓引起的肺栓塞称为肺血栓栓塞症(pulmonary thromboembolism,PTE),至少占 95%,是最为常见的类型,它是由来自静脉系统或右心的血栓阻塞肺动脉或其分支所致疾病，以肺循环、右心功能和呼吸功能障碍为其主要临床和病理生理特点，通常也简称为肺栓塞。引起PTE的血栓主要来源于深静脉血栓形成（deep venous thrombosis，DVT）。DVT与PTE实质上为一种疾病过程在不同部位、不同阶段的表现，两者合称为静脉血栓栓塞症（venous thromboembolism，VTE）。

本病可归属于中医学"胸痹心痛"范畴。《金匮要略·胸痹心痛短气病脉证治》说："胸痹之病，喘息咳唾，胸背痛，短气，寸口脉沉而迟，关上小紧数。""胸痹不得卧，心痛彻背。"

要点一　西医病因、病理

（一）病因

PE的危险因素，包括任何可以导致静脉血液淤滞、静脉系统内皮损伤和血液高凝状态的因素，即Virchow三要素。具体可以分为遗传性和获得性两类（表15-1-12-1）。遗传性危险因素常引起反复发生的动、静脉血栓形成和栓塞。

表15-1-12-1　肺栓塞常见危险因素

遗传性危险因素	获得性危险因素		
	血液的高凝状态	血管内皮损伤	静脉血流瘀滞
抗凝血酶缺乏	高龄	手术（多见于全髋关节或膝关节置换）	瘫痪
蛋白S缺乏	恶性肿瘤	创伤/骨折（多见于髋部骨折和脊髓损伤）	长途航空或乘车旅行
蛋白C缺乏	抗磷脂抗体综合征	中心静脉置管或起搏器	急性内科疾病
V因子Leiden突变（活性蛋白C抵抗）	口服避孕药	吸烟	住院
凝血酶原20210A基因突变（罕见）	妊娠/产褥期	高同型半胱氨酸血症	居家养老
Ⅻ因子缺乏	静脉血栓个人史/家族史	肿瘤静脉内化疗	
纤溶酶原缺乏	肥胖		
纤溶酶原不良血症	炎症性肠病		
血栓调节蛋白异常	肝素诱导血小板减少症		
纤溶酶原激活物抑制因子过量	肾病综合征		
非"O"血型	真性红细胞增多症		
	巨球蛋白血症		
	植入人工假体		

获得性危险因素是指后天获得的易发生DVT和PTE的多种病理和病理生理改变。上述危险因素既可以单独存在，也可以同时存在、协同作用。年龄是独立的危险因素，随着年龄的增长，DVT和PTE的发病率逐渐增高，年龄大于40岁者较年轻者风险增高，其风险大约每10年增加1倍。

（二）病理和病理生理

引起PE的栓子可以来源于下腔静脉径路、上腔静脉径路或右心腔，其中大部分来源于下肢深静脉，特别是从腘静脉上端到髂静脉段的下肢近端深静脉（占50%~90%）。PE的形成机制为外周深静脉血栓形成后脱落，随静脉血流移行至肺动脉内，形成肺动脉内血栓栓塞。

肺栓塞既可以是单一部位的，也可以是多部位的。病理检查发现多部位或双侧性的血栓栓塞更为常见。影像学发现栓塞更易发生于右侧和下肺叶。PE发生后，栓塞局部可能继发血栓形成，参与发病过程。

1. 血流动力学改变　栓子阻塞肺动脉及其分支达一定程度（30%~50%）后，通过机械阻塞作用，加之神经体液因素和低氧所引起的肺动脉收缩，导致肺血管阻力（PVR）增加，肺动脉压力升高；右心室后负荷增加，右心室壁张力增高，右心室扩大，可引起右心功能不全；右心扩大致室间隔左移，使左心室功能受损，导致心输出量下降，进而可引起体循环低血压甚至休克；主动脉内低血压和右心室压力升高，使冠状动脉灌注压下降，心肌血流减少，特别是右心室内膜下心肌处于低灌注状态，加之PE时心肌耗氧增加，可致心肌缺血，诱发心绞痛。右心室心肌耗氧量增加和右心室冠状动脉灌注压下降相互作用，导致右心室缺血和功能障碍，并且可能产生恶性循环最终导致死亡。

2. **气体交换障碍** 栓塞部位肺血流减少，肺泡无效腔量增大；肺内血流重新分布，通气/血流比例失调；右心房压力升高可引起未闭合的卵圆孔开放，产生心内右向左分流；神经体液因素引起支气管痉挛；栓塞部位肺泡表面活性物质分泌减少；毛细血管通透性增高，间质和肺泡内液体增多或出血；肺泡萎陷，呼吸面积减小；肺顺应性下降，肺体积缩小并可出现肺不张；累及胸膜，可出现胸腔积液。以上因素导致呼吸功能不全，出现低氧血症和代偿性过度通气（低碳酸血症）或相对性肺泡低通气。

3. **肺梗死** 肺动脉发生栓塞后，若其支配区的肺组织因血流受阻或中断而发生坏死，称为肺梗死（pulmonary infarction）。由于肺组织同时接受肺动脉、支气管动脉和肺泡内气体三重氧供，故肺栓塞时只有约 15% 的患者出现肺梗死。一般只有在患有基础心肺疾病或病情严重影响到肺组织的多重氧供时才发生肺梗死。

4. **慢性血栓栓塞性肺动脉高压** 慢性血栓栓塞性肺动脉高压（CTEPH）指急性 PE 后肺动脉内血栓未完全溶解，或 PE 反复发生，出现血栓机化、肺血管管腔狭窄甚至闭塞，栓子的机械阻塞作用致肺动脉压力增高。血栓以及局部低氧微环境等因素可致肺动脉血管内皮受损，进而触发肺动脉中膜肥厚、外膜增生，最终致血管重塑。且血管重塑常会累及阻塞动脉的远端血管，使肺血管阻力增加，肺动脉压力进一步增高。最终导致右心后负荷加重，进而发生右心衰竭。

栓塞所致病情的严重程度取决于以上机制的综合和相互作用。栓子的大小和数量、多个栓子的递次栓塞间隔时间、是否同时存在其他心肺疾病、个体反应的差异及血栓溶解的快慢对发病过程有重要影响。

要点二 中医病因病机

1. **病因**

（1）素体虚损：禀赋不足，或年迈体衰，或劳倦内伤，久病损耗，脏腑失调，气血阴阳不足，脉络失养，易发本病。

（2）饮食失节：过食肥甘厚味或嗜酒成癖，痰湿内生。《杂病源流犀烛·心病源流》曰："总之七情之由作心痛，七情失调可致气血耗逆，心脉失畅，痹阻不通而发心痛。"

（3）情志失调：情志失调，气机失和，脏腑功能紊乱，瘀血痰浊停阻肺脉。

（4）外邪侵袭：以阴邪为主，寒主收引，可致肺阳抑遏，血行瘀滞。《素问·调经论》曰："寒气积于胸中而不泻，不泻则温气去，寒独留，则血凝泣，凝则脉不通。"

2. **病机**

（1）"不通则通"：病邪郁阻肺之络脉，气血痹阻而发病。

（2）本病"本虚标实"：本虚为肺之气血阴阳的不足，标实为痰浊、瘀血、寒凝、气滞。

要点三 临床表现

1. **症状** PE 的症状多样，缺乏特异性。可以从无症状、隐匿，到血流动力学不稳定，甚或发生猝死。

常见症状：①不明原因的呼吸困难及气促，尤以活动后明显，为 PE 最多见的症状；②胸痛，包括胸膜炎性胸痛或心绞痛样疼痛；③晕厥，可为 PE 的唯一或首发症状；④烦躁不安、惊恐甚至濒死感；⑤咯血，常为小量咯血，大咯血少见；⑥咳嗽心悸等。各病例可出现以上症状的不同组合。临床上有时出现所谓"三联征"，即同时出现呼吸困难、胸痛及咯血，但仅见于约 20% 的患者。

2. **体征**

（1）呼吸系统体征：以呼吸急促最常见。另有发绀，肺部哮鸣音和/或细湿啰音，或胸腔积液的相应体征。

（2）循环系统体征：包括心动过速，血压变化，严重时可出现血压下降甚至休克，颈静脉充盈或搏动，肺动脉瓣区第二音亢进（$P_2>A_2$）或分裂，三尖瓣区收缩期杂音。

（3）其他：可伴发热，多为低热，少数患者可有中度（38℃）以上的发热。

要点四 辅助检查

诊断 PE 的关键是提高意识，诊断一般按疑诊、确诊、求因三个步骤进行。

（一）根据临床情况疑诊 PE（疑诊）

1. **血浆 D-二聚体（D-dimer）** 是交联纤维蛋白在纤溶系统作用下产生的可溶性降解产物，为一个特异性的纤溶过程标志物，对血栓形成具有很高的敏感性。急性 PE 时 D-二聚体升高，若其含量正常，则对 PE 有重要的排除诊断价值，但因特异性差，对 PE 无诊断价值。D-二聚体一般采用酶联免疫吸附法（ELISA）测定，界值通常设为 500μg/L。

2. **动脉血气分析** 常表现为低氧血症、低碳酸血症，肺泡－动脉血氧分压差增大，部分患者的血气结果可以正常。

3. **心电图** 大多数病例呈非特异性的心电图异常。最常见的改变为窦性心动过速。当有肺动脉及右心压力升高时，可出现 V_1~V_2 甚或 V_4 的 T 波倒置和 ST 段异常、$S_Ⅰ Q_Ⅲ T_Ⅲ$ 征（即Ⅰ导 S 波加深，Ⅲ导出现 Q/q 波及 T 波倒置）。完全或不完全性右束支传导阻滞、肺型 P 波、电轴右偏及顺钟向转位等。对心电图改变需进行动态观察，注意与急性冠脉综合征相鉴别。

4. **X 线胸片** ①肺动脉阻塞征：区域性肺纹理变细、稀疏或消失，肺野透亮度增加；②肺动脉高压征及右心扩大征：右下肺动脉干增宽或伴截断征，肺动脉段膨隆以及右心室扩大；③肺组织继发改变：肺野局部片状阴影，尖端指向肺门的楔形阴影，肺不张或膨胀不全，肺不张侧可见横膈抬高，有时合并少至中量胸腔积液。

5. **超声心动图** 对提示 PE 和除外其他心血管疾病以及进行急性 PE 危险度分层有重要价值。对于严重的 PE 病例，超声心动图检查发现右心室功能障碍的一些表现，可提示或高度怀疑 PE。若在右心房或右心室发现血栓，同时患者临床表现符合 PE，即可做出诊断。超声检查偶可因发现肺动脉近端的血栓而确诊。超声检查符合下述两项指标时即可诊断右心室功能障碍：①右心室扩张；②右心室壁运动幅度减低；③吸气时下腔静脉不萎陷；④三尖瓣反流压差>30mmHg。而右心室壁增厚（>5mm）对于提示是否存在 CTEPH 有重要意义。

6. **下肢深静脉检查** 下肢为 DVT 最多发部位，超声检查为诊断 DVT 最简便的方法。另外，放射性核素或 X 线静脉造影、CT 静脉造影（CTV）、MRI 静脉造影（MRV）等对于明确是否存在 DVT 亦具有重要价值。

（二）对疑诊病例进一步明确诊断（确诊）

在临床表现和初步检查提示 PE 的情况下，应安排 PE 的确诊检查，包括以下 4 项，其中 1 项阳性即可明确诊断。

1. **CT 肺动脉造影（CT pulmonary angiography，CTPA）** 是 PE 的一线确诊手段，能够准确发现段以上肺动脉内的血栓。①直接征象：肺动脉内的低密度充盈缺损，部分或完全包围在不透光的血流之间（轨道征），或者呈完全充盈缺损，远端血管不显影；②间接征象：肺野楔形密度增高影，条带状高密度区或盘状肺不张，中心肺动脉扩张及远端血管分支减少或消失。

2. **放射性核素肺通气/血流灌注（V/Q）显像** 是 PE 的重要诊断方法。典型征象是呈肺段分布的肺血流灌注缺损，并与通气显像不匹配。一般可将 V/Q 显像结果分为 3 类：①高度可能：其征象为至少 2 个或更多肺段的局部灌注缺损，而该部位通气良好或 X 线胸片无异常；②正常或接近正常；③非诊断性异常：其征象介于高度可能与正常之间。若结果呈高度可能，具有诊断意义。V/Q 显像对于远端肺栓塞诊断价值更高，且可用于肾功能不全和碘造影剂过敏患者。

3. **磁共振成像和磁共振肺动脉造影（magnetic resonance imaging/pulmonary angiography，MRI/MRPA）** MRPA 可以直接显示肺动脉内的栓子及 PE 所致的低灌注区，可确诊 PE，但对肺段以下水平的 PE 诊断价值有限。可用于肾功能严重受损、对碘造影剂过敏或妊娠患者。

4. **肺动脉造影（pulmonary angiography）** 是 PE 诊断的"金标准"。其敏感性约为 98%，特异性为 95%~98%。直接征象有肺动脉内造影剂充盈缺损，伴或不伴轨道征的血流阻断；间接征象有肺动脉造影剂流动缓慢，局部低灌注，静脉回流延迟或消失等。肺动脉造影是一种有创性检查，发生致命性或严重并发症的可能性分别为 0.1% 和 1.5%，应严格掌握适应证。

（三）寻找 PE 的成因和危险因素（求因）

1. 明确有无 DVT，对某一病例只要疑诊 PE，无论其是否有 DVT 症状，均应进行下肢深静脉加压超声等检查，以明确是否存在 DVT 及栓子的来源。

2. 寻找发生 DVT 和 PE 的诱发因素，如制动、创伤肿瘤、长期口服避孕药等。同时要注意患者有无易栓倾向，尤其是对于年龄小于 40 岁，复发性 PE 或有 VTE 家族史的患者，应考虑易栓症的可能性，应进行相关原发性危险因素的检查。对不明原因的 PE 患者，应对隐源性肿瘤进行筛查。

要点五 诊断与鉴别诊断

肺栓塞是三大致死性心血管疾病之一，然而临床症状不典型，一般辅助检查不特异误诊漏诊率高、再栓塞发生率高、死亡率高，但治疗有效。所以识别相关危险因素及可疑临床症状至关重要。

(一)疑诊患者的危险分层

疑诊相关评估量表包括Wells评分、Geneva评分、此量表适用人群为具有可疑临床表现如下肢肿胀、压痛、胸痛、呼吸困难、晕厥等,需要判断PE的可能性。见表15-1-12-2和表15-1-12-3。

表 15-1-12-2 Wells 评分

Wells 评分	原始版	简化版
PE 或 DVT 病史	1.5	1
心率≥100 次 / 分	1.5	1
4 周内制动或手术	1.5	1
咯血	1	1
活动性癌症	1	1
DVT 的症状与体征	3	1
肺栓塞较其他的诊断更可能	3	1
临床可能性		
三级评分		
低	0~1	N/A
中	2~6	N/A
高	≥7	N/A
二级评分		
PE 可能性低	0~4	0~1
PE 可能性高	≥5	≥2

表 15-1-12-3 Geneva 评分

Geneva 评分	原始版	简化版
PE 或 DVT 病史	3	1
心率		
75~94 次 / 分	3	1
≥95 次 / 分	5	2
1 月内手术或骨折	2	1
咯血	2	1
活动性癌症	2	1
单侧下肢疼痛	3	1
下肢深静脉触痛及单侧下肢水肿	4	1
年龄≥65 岁	1	1
临床可能性		
三级评分		
低	0~3	0~1
中	4~10	2~4
高	≥11	≥5
二级评分		
PE 可能性低	0~5	0~2
PE 可能性高	≥6	≥3

对于两者评估价值高低，在既往研究中结果不一致。有的认为 Wells 评分优于 Geneva 评分；有的认为两者有相同预测价值。有研究指出，Wells 评分较修正的 Geneva 评分更适用于评估因各种症状来急诊就诊的肺栓塞患者；对 Wells 评分高度危险组按指南推荐早期抗凝可降低 PE 患者病死率；应用 Geneva 评分需结合心电图、化验和心脏超声等进一步提高确诊率；最新的一项荟萃分析得出：Wells 评分比 Geneva 评分更准确。

（二）确诊 PE 患者的危险分层

主要的评价量表包括 PESI 评分与 sPESI 评分。

肺栓塞严重程度指数（PESI）于 2005 年提出，并被验证与患者 30 天死亡率密切相关。

PESI 分组为Ⅰ组和Ⅱ组的患者 30 天死亡率分布为 0~1.6% 和 1.7%~3.5%，简化 PESI（sPESI）积分为 0 分的患者 30 天死亡率为 1%；将血压正常的患者根据 PESI 进行高、中、低危分层，再据右室对中危患者细化危险分层，能更好预测短期死亡风险。见表 15-1-12-4。

表 15-1-12-4　肺栓塞严重指数（PESI）及其简化版本（sPESI）评分标准

项目	原始版本（分）	简化版本（分）
年龄	以年龄为分数	—
男性	10	1
肿瘤	30	1
慢性心力衰竭	10	1
慢性肺部疾病	10	1
脉搏≥110 次 / 分	20	1
收缩压<100mmHg	30	—
呼吸频率>30 次 / 分	20	—
体温<36℃	20	—
精神状态改变	60	—
动脉血氧饱和度<90%	20	1

注：原始版本评分中，总分≤65 分为Ⅰ级，66~85 分为Ⅱ级，86~105 分为Ⅲ级，106~125 分为Ⅳ级，>125 分为Ⅴ级；危险分层：原始版本评分Ⅰ~Ⅱ级或简化版本评分 0 分为低危，原始版本评分Ⅲ~Ⅳ级或简化版本评分≥1 分为中危，原始版本评分Ⅴ级为高危；简化版本中存在慢性心力衰竭和 / 或慢性肺部疾病评为 1 分；1mmHg=0.133kPa。

以下需要说明几点：

1. 超声右心功能不全的标准包括右心室扩张，右室 / 左室舒张末径比值增加（0.9 或 1.0），右室游离壁运动减弱，三尖瓣环收缩期位移减少。

2. CT 肺动脉造影右心功能不全定义为右室 / 左室舒张末径比值增加（0.9 或 1.0）。

3. 心脏生物标志物包括心肌损伤标志物（心脏肌钙蛋白 T 或 I），或心衰的标志物（BNP）。

4. 当出现低血压或休克时就不需要评估 PESI 或标志物情况。

5. 当患者 PESI 评分Ⅰ~Ⅱ或简化 PESI 0 分，但右心功能不全或心肌损伤标志物为阳性时，同样应该划为中低危患者。

（三）鉴别诊断

1. **急性冠脉综合征**　急性冠脉综合征是指冠状动脉内不稳定的粥样斑块破裂或糜烂引起血栓形成所导致的冠脉管腔完全或不完全闭塞引起的心肌急性缺血或坏死导致的一系列综合征。包括非 ST 段抬高型急性冠脉综合征和 ST 段抬高型急性冠脉综合征。

2. **主动脉夹层**　主动脉夹层（AD）又称主动脉夹层动脉瘤，是指主动脉内膜撕裂后腔内的血液通过内膜破口进入动脉壁中层形成夹层血肿，并沿血管长轴方向扩展，形成动脉真、假腔病理改变的严重主动脉疾病。主动脉夹层的临床特点为急性起病，突发剧烈疼痛、高血压、心脏表现以及其他脏器或肢体缺血症状等，如不及时诊治，48 小时内死亡率高达 50%。其主要致死原因为主动脉夹层动脉瘤破裂致胸、腹腔或者心包腔,进行性纵隔、腹膜后出血,以及急性心力衰竭或者肾衰竭等。

3. **急性心包炎** 急性心包炎是心包膜脏层和壁层的急性炎症,可由细菌、病毒、自身免疫、物理化学等因素引起,常伴有胸痛和心包渗液。可以同时合并心肌炎和心内膜炎,也可以作为唯一的心脏病损而出现。

4. **气胸** 当气体进入胸膜腔造成积气状态时,称为气胸。发生气胸后,胸膜腔内负压可变成正压,致使静脉回心血流受阻,产生不同程度的心肺功能障碍。患者常突然感觉到患侧胸痛,因气体进入胸膜腔刺激末梢神经所致。气体进入胸膜腔后,会造成部分肺组织萎陷,导致呼吸不顺畅,进而表现为胸闷及呼吸困难。

5. **肺源性心脏病** 肺源性心脏病简称肺心病,是指由支气管 - 肺组织、胸廓或肺血管病变致肺血管阻力增加,产生肺动脉高压,继而右心室结构和 / 或功能改变的疾病。

要点六　西医治疗

急性肺栓塞的处理原则是早期诊断,早期干预,根据患者的危险度分层选择合适的治疗方案和治疗疗程。

(一)一般处理与呼吸循环支持治疗

对高度疑诊或确诊 PE 的患者,应进行严密监护,监测呼吸、心率、血压、心电图及血气的变化。卧床休息,保持大便通畅,避免用力,以免深静脉血栓脱落;可适当使用镇静、止痛、镇咳等相应的对症治疗。采用经鼻导管或面罩吸氧,以纠正低氧血症。对于出现右心功能不全且血压下降者,可应用多巴酚丁胺和多巴胺及去甲肾上腺素等。

(二)抗凝治疗

为 PE 的基本治疗方法,可以有效地防止血栓再形成和复发,为机体发挥自身的纤溶机制溶解血栓创造条件。抗凝药物主要有普通肝素(unfractionated heparin, UFH)、低分子量肝素(low-molecular-weight heparins, LMWH)、磺达肝癸钠(fondaparinux sodium)、华法林(warfarin)以及新型的直接口服抗凝药物等。抗血小板药物的抗凝作用不能满足 PE 或 DVT 的抗凝要求。

临床疑诊 PE 时,如无禁忌证,即应开始抗凝治疗。

抗凝治疗前应测定基础活化部分凝血酶时间(APTT)、凝血酶原时间(PT)及血常规(含血小板计数血红蛋白);应注意是否存在抗凝的禁忌证,如活动性出血、凝血功能障碍、未予控制的严重高血压等。对于确诊的 PE 病例,大部分禁忌证属相对禁忌证。

1. **普通肝素** 予 2000~5000U 或 80U/kg 静脉注射,继之以 18U/(kg·h)持续静脉滴注。测定 APTT,根据 APTT 调整剂量,尽快使 APTT 达到并维持于正常值的 1.5~2.5 倍。肝素亦可皮下注射给药,一般先予负荷量 2000~5000U 静脉注射,然后按 250U/kg 的剂量每 12 小时皮下注射一次。调节注射剂量,使注射后 6~8 小时的 APTT 达到治疗水平。

肝素应用期间,应注意监测血小板,以防出现肝素诱导的血小板减少症(heparin inducedthrombo cytopenia, HIT)。若出现血小板迅速或持续降低达 50% 以上,和 / 或出现动、静脉血栓的征象,应停用肝素。

2. **低分子量肝素** 必须根据体重给药(不同 LMWH 的剂量不同,详见下文),每日 1~2 次,皮下注射。对于大多数病例,按体重给药是有效的,不需监测 APTT 和调整剂量,但对过度肥胖或孕妇宜监测血浆抗 Xa 因子活性,并据此调整剂量。各种 LMWH 的具体用法:①那曲肝素钙(nadroparin calcium):86U/kg 皮下注射,每 12 小时 1 次,单日总量不超过 17100U;②依诺肝素钠(enoxaparin sodium):1mg/kg 皮下注射,每 12 小时 1 次,单日总量不超过 180mg;③达肝素(dalteparinsodium):100U/kg 皮下注射,每 12 小时 1 次,单日总量不超过 18000U。不同厂家制剂需参照其产品使用说明。

3. **磺达肝癸钠** 是一种小分子的合成戊糖,通过与抗凝血酶特异结合,介导对Ⅹa 因子的抑制作用,无 HIT 作用,可用于 VTE 的初始治疗。应用方法:5mg(体重<50kg)、7.5mg(体重 50~100kg)、10mg(体重>100kg),皮下注射,每日 1 次。

4. **华法林** 是维生素 K 拮抗剂,通过抑制维生素 K 依赖的凝血因子Ⅰ、Ⅶ、Ⅸ、Ⅹ的合成发挥抗凝作用。在肝素 / 磺达肝癸钠开始应用后的第 1 天即可加用口服抗凝剂华法林,初始剂量为 3.0~5.0mg。由于华法林需要数天才能发挥全部作用,因此与肝素类药物需至少重叠应用 5 天,当国际标准化比值(INR)达到 2.5

（2.0~3.0），持续至少 24 小时，方可停用肝素，单用华法林抗凝治疗，根据 INR 调节其剂量，维持 INR 目标值一般为 2.0~3.0。

（三）溶栓治疗

主要适用于高危 PE 病例（有明显呼吸困难、胸痛、低氧血症等）。对于部分中危 PE，若无禁忌证可考虑溶栓，PE 的溶栓适应证仍有待确定。对于血压和右心室运动功能均正常的低危病例，不宜溶栓。溶栓的时间窗一般定为 14 天以内，但若近期有新发 PE 征象可适当延长。溶栓应尽可能在 PE 确诊的前提下慎重进行。对有明确溶栓指征的病例宜尽早开始溶栓。

溶栓治疗的绝对禁忌证包括活动性内出血和近期自发性颅内出血。相对禁忌证：2 周内的大手术、分娩、有创检查如器官活检或不能压迫止血部位的血管穿刺；10 天内的胃肠道出血；15 天内的严重创伤；1 个月内的神经外科或眼科手术；难以控制的重度高血压（收缩压>180mmHg，舒张压>110mmHg）；3 个月内的缺血性脑卒中；创伤性心肺复苏；血小板计数<100×10^9/L；抗凝过程中（如正在应用华法林）；心包炎或心包积液；妊娠；细菌性心内膜炎；严重肝、肾功能不全；糖尿病出血性视网膜病变；高龄（年龄>75 岁）等。对于致命性大面积 PE，上述绝对禁忌证亦应被视为相对禁忌证。

溶栓治疗的主要并发症是出血。最严重的是颅内出血，发生率为 1%~2%，发生者近半数死亡。用药前应充分评估出血的危险性，必要时应配血，做好输血准备。溶栓前宜留置外周静脉套管针，以方便溶栓中取血监测，避免反复穿刺血管。

常用的溶栓药物有尿激酶（UK）、链激酶（SK）和重组组织型纤溶酶原激活剂（rt-PA）。溶栓方案与剂量：①尿激酶：2 小时溶栓方案：按 20000U/kg 剂量，持续静脉滴注 2 小时；另可考虑负荷量 4400U/kg，静脉注射 10 分钟，随后以 2200U/（kg·h）持续静脉滴注 12 小时。②链激酶：负荷量 250000U，静脉注射 30 分钟，随后以 100000U/h 持续静脉滴注 12~24 小时。链激酶具有抗原性，故用药前需肌内注射苯海拉明或地塞米松，以防止过敏反应。链激酶 6 个月内不宜再次使用。③ rt-PA：50mg 持续静脉滴注 2 小时。

溶栓治疗后，应每 2~4 小时测定一次 APTT，当其水平降至正常值的 2 倍（≤60 秒）时，即应启动规范的肝素治疗。

（四）肺动脉导管碎解和抽吸血栓

对于肺动脉主干或主要分支的高危 PE，并存在以下情况者：溶栓治疗禁忌；经溶栓或积极的内科治疗无效；或在溶栓起效前（在数小时内）很可能会发生致死性休克。如果具备相当的专业人员和技术，可采用导管辅助去除血栓（导管碎解和抽吸肺动脉内巨大血栓），一般局部小剂量溶栓和机械碎栓联合应用。

（五）肺动脉血栓摘除术

风险大，病死率高，需要较高的技术条件，仅适用于经积极的内科治疗或导管介入治疗无效的紧急情况，如致命性肺动脉主干或主要分支堵塞的高危 PE，有溶栓禁忌证，或在溶栓起效前（在数小时内）很可能会发生致死性休克。

（六）放置腔静脉滤器

对于急性 PE 合并抗凝禁忌的患者，为防止下肢深静脉大块血栓再次脱落阻塞肺动脉，经审慎评估后可考虑放置下腔静脉滤器。对于上肢 DVT 病例，还可应用上腔静脉滤器。置入滤器后如无禁忌证（出血风险去除），建议常规抗凝治疗，定期复查有无滤器上血栓形成。

（七）CTEPH 的治疗

长期口服华法林抗凝治疗，根据 INR 调整剂量，维持 INR 2~3。若阻塞部位处于手术可及的肺动脉近端，首选肺动脉血栓内膜剥脱术治疗；无法手术治疗的远端病变患者，可考虑介入方法行球囊肺动脉成形术，或应用肺动脉高压治疗药物缓解症状；反复下肢深静脉血栓脱落者，可放置下腔静脉滤器；靶向药物治疗目前研究证据比较充分的药物主要有可溶性鸟苷酸环化酶激动剂，如利奥西胍，现国内已上市，常用剂量为 1.0mg，3 次 / 天起始，逐渐加量至 2.5mg，3 次 / 天。其他靶向药物的疗效尚待进一步确定，但多数研究显示，应用靶向药，如前列环素类药物、磷酸二酯酶 -5 抑制剂、内皮素受体拮抗剂等，可有一定程度的获益。

要点七　中医治疗

1. 阴寒凝结

证候：胸痛彻背，喘不得卧，呼吸困难，气短，遇寒痛剧，得暖痛减，舌淡，苔薄白，脉弦紧。

治法：辛温散寒，温振肺阳。

方药：枳实薤白桂枝汤加味。若表现为胸

痛剧烈、痛无休止,伴身寒肢冷,气短喘息,可予乌头赤石脂丸,加高良姜、细辛等。

2. 瘀阻脉络

临床表现:胸部刺痛,固定不移,入夜更甚,气短、胸闷,口唇发绀,舌质紫黯,脉沉涩。

治法:活血化瘀,通络止痛。

方药:血府逐瘀汤加减。伴胸痛剧烈、可加乳香、没药、降香、丹参等。若伴畏寒肢冷,脉沉细者加桂枝或肉桂;伴气短乏力者加人参、黄芪等。

3. 痰热壅塞

证候:胸闷如窒而痛,气短口苦,痰多而黏,形体偏胖,舌质红,苔黄腻,脉滑数。

治法:清化痰热,宣通脉络。

方药:桑白皮汤和黄连温胆汤。痰热重者可加海浮石、天竺黄、竹沥;若大便干结者,加桃仁、大黄。兼有瘀象者加川芎、红花。

4. 肺气亏虚

证候:胸痛隐隐,时作时休,动则气促,心悸自汗,舌质淡,苔薄白,脉濡弱。

治法:补益肺气,活络通脉。

方药:补肺汤和丹参饮化裁。兼有气滞血瘀者,可加川芎、郁金;兼有痰浊之象可合用茯苓、白术、白蔻仁等。

要点八　预防调护

对存在发生DVT-PE危险因素的病例采用相应的预防措施:机械预防包括梯度加压弹力袜、间歇充气压缩泵和静脉足泵等;药物预防包括低分子量肝素、磺达肝癸钠、低剂量普通肝素、华法林等。平时注意调摄精神,避免情绪激动,保持心情平静愉快;注重生活起居,寒温适宜;戒烟、戒酒,清淡低盐饮食,多吃水果及富含纤维素食物,保持大便通畅;注意劳逸结合,坚持适当运动。发病时加强护理及监护,必要时给予吸氧,心电监护及保持静脉通道通畅,并做好抢救准备。

第二单元　循环系统疾病

细目一　急性心力衰竭

急性心力衰竭（acute heart failure，AHF）指急性的心脏病变引起心肌收缩力明显减弱，或心室负荷急性加重而导致心排血量（cardiac output，CO）显著、急剧降低，体、肺循环压力突然增高，导致组织灌注不足和/或急性体、肺循环淤血的临床综合征。临床上以急性左心衰竭最为常见，急性右心衰竭则较少见。急性左心衰竭发作时心肌收缩力明显降低、心脏负荷加重，引起急性肺淤血、肺水肿并可伴组织器官灌注不足和心源性休克。急性右心衰竭常因急性右室心肌梗死或大块肺栓塞使右心室心肌收缩力急剧下降或右心室的前后负荷突然加重，从而引起右心排血量急剧降低和体循环急性淤血。

本病属中医学"喘脱""心水""水肿""厥脱"等范畴。

要点一　西医病因、发病机制

AHF可以突然起病或在原有慢性心衰基础上急性加重，大多数表现为收缩性心衰，也可以表现为舒张性心衰；发病前患者多数合并有器质性心血管疾病。对于在慢性心衰基础上发生的AHF，经治疗后病情稳定，不应再称为AHF。

（一）病因

1. **慢性心力衰竭急性加重**。

2. **急性心肌坏死和/或损伤**　①急性冠状动脉综合征（ACS），如急性心肌梗死（AMI）或不稳定型心绞痛（UA）、急性心肌梗死伴机械性并发症、右心室梗死；②急性重症心肌炎；③围生期心肌病；④药物所致的心肌损伤与坏死，如抗肿瘤药物和毒物等。

3. **急性血流动力学障碍**　①急性瓣膜大量反流和/或原有瓣膜反流加重，如感染性心内膜炎所致的二尖瓣和/或主动脉瓣穿孔、二尖瓣腱索和/或乳头肌断裂、瓣膜撕裂（如外伤性主动脉瓣撕裂）以及人工瓣膜的急性损害等；②高血压危象；③重度主动脉瓣或二尖瓣狭窄；④主动脉夹层；⑤心包压塞；⑥急性舒张性左心衰竭（多见于老年控制不良的高血压患者）。

（二）发病机制

1. **急性弥漫性心肌损害**　缺血时部分心肌处在顿抑和冬眠状态，以及心肌坏死，使心脏的收缩单位减少。缺血性心脏病合并AHF主要有下列3种情况：①急性心肌梗死（AMI）：主要见于大面积的心肌梗死（MI），部分老年患者和糖尿病患者可以急性左心衰竭为AMI首发症状；右心室AMI所致的右心室充盈压和右心房压升高；右心室排血量减少导致左心室舒张末容量下降，产生心源性排血量减少。②急性心肌缺血：缺血面积大、缺血严重也可诱发AHF。③缺血性心脏病慢性心衰基础上因缺血发作或其他诱因可导致AHF。

2. **急起的机械性阻塞**　如严重的瓣膜狭窄、心室流出道梗阻、心房内球瓣样血栓或黏液瘤嵌顿二尖瓣口、肺动脉总干或大分支栓塞等。

3. **心脏负荷突然加重**　①急性心肌梗死或感染性心内膜炎引起的瓣膜穿孔、腱索断裂所致的瓣膜性急性反流，室间隔破裂穿孔而使心室容量负荷突然剧增；②输液、输血过多或过快等，使心脏容量负荷突然加重；③高血压心脏病因血压急剧升高使左心室后负荷急剧增加。

4. **神经内分泌激活**　交感神经系统（SNS）和肾素-血管紧张素-醛固酮系统（RAAS）的过度兴奋是机体在AHF时的一种保护性代偿机制，但当长期过度兴奋就会产生不良影响，使多种内源性神经内分泌与细胞因子激活，加重心肌损伤、心功能下降和血流动力学紊乱，这又反过来刺激SNS和RAAS的兴奋，形成恶性循环。

5. **心肾综合征**　心衰和肾衰竭常并存，并互为因果。心肾综合征分为5型，其中3型是原发、急速的肾功能恶化导致急性心功能不全，可造成 AHF。

6. **慢性心衰的急性失代偿** 稳定的慢性心衰可以在短时间内急剧恶化，心功能失代偿，表现为急性心衰。其促发因素中较多见的为药物治疗缺乏依从性、严重心肌缺血、重症感染、影响血流动力学的各种严重心律失常、肺栓塞以及肾功能损伤等。

急性左心衰的主要病理生理基础为心脏收缩力突然严重减弱，心排血量急剧减少，左室舒张末压迅速升高，肺静脉回流受阻，肺静脉压快速升高，肺毛细血管压随之升高，使血管内液体渗入到肺间质和肺泡内，形成急性肺水肿。

要点二　临床表现

根据心脏排血功能减退的速度、程度和持续时间的不同，以及心脏代偿功能的差别有以下表现。

（一）基础心血管疾病的病史和表现

大多数患者有各种心脏病的病史，存在引起 AHF 的各种病因。老年人中的主要病因为冠心病、高血压和老年性退行性心瓣膜病，而在年轻人中多由风湿性心瓣膜病、扩张型心肌病、急性重症心肌炎等所致。

（二）诱发因素

常见的诱因有：严重感染，尤其是呼吸道感染；心脏容量超负荷；慢性心衰药物治疗缺乏依从性；急性心律失常如室性心动过速（简称室速）、心室颤动（简称室颤）、心房颤动（简称房颤）或心房扑动伴快速心室率、室上性心动过速以及严重的心动过缓等；心肌缺血（通常无症状）；嗜铬细胞瘤；严重颅脑损害或剧烈的精神心理紧张与波动；大手术后；肾功能减退；支气管哮喘发作；应用非甾体抗炎药等。这些诱因使心功能原来尚可代偿的患者骤发心衰，或者使已有心衰的患者病情加重。

（三）早期表现

原来心功能正常的患者出现原因不明的疲乏或运动耐力明显减低以及心率增加 15~20 次 / 分，可能是左心功能降低的最早期征兆。继续发展可出现劳力性呼吸困难、夜间阵发性呼吸困难、平卧位时需用枕头抬高头部等；检查可发现左心室增大、闻及舒张早期或中期奔马律、肺动脉瓣第二心音（P_2）亢进、两肺尤其肺底部有湿啰音，还可有干啰音和哮鸣音，提示已有左心功能障碍。

（四）急性肺水肿

起病急骤，病情可迅速发展至危重状态。

1. 突发的严重呼吸困难、端坐呼吸、喘息不止、烦躁不安并有恐惧感，呼吸频率可达 30 ~ 50 次 / 分；频繁咳嗽并咯出大量粉红色泡沫样血痰；极重者可因脑缺氧而神志模糊。

2. 急性肺水肿早期可因交感神经激活，血压一过性升高；随病情持续，血管反应减弱，血压下降。急性肺水肿如不能及时纠正，严重者可出现心源性休克。

3. 体征表现为心率增快，心尖区第一心音（S_1）减弱，心尖部常可闻及舒张早期奔马律，P_2 亢进，两肺满布湿啰音和哮鸣音。

（五）心源性休克

1. **持续低血压** 收缩压降至 90mmHg 以下，或高血压患者收缩压降低≥60mmHg，且持续 30 分钟以上。

2. **组织低灌注状态** ①皮肤湿冷、苍白和发绀，出现紫色条纹；②心动过速（HR>110 次 / 分）；③尿量显著减少（<20mL/h），甚至无尿；④意识障碍，常有烦躁不安、激动焦虑、恐惧和濒死感；收缩压 <70mmHg，可出现抑制症状如神志恍惚、表情淡漠、反应迟钝，逐渐发展至意识模糊甚至昏迷。

3. **血流动力学障碍** 肺毛细血管楔嵌压（PCWP）≥18mmHg，心排血指数（CI）≤36.7mL/（s·m^2）[≤2.2L/（min·m^2）]。

4. **低氧血症和代谢性酸中毒**

（六）其他

1. **昏厥** 心脏排血功能减退，心排血量减少引起脑部缺血，发生短暂的意识丧失，称为心源性昏厥（阿 – 斯综合征）。发作持续数秒时可有四肢抽搐、呼吸暂停、发绀等表现，主要见于急性心脏排血受阻或严重心律失常患者。

2. **心脏骤停** 为严重心功能不全的表现，临床表现为突然意识丧失，颈动脉搏动消失，瞳孔散大，发绀，抽搐，呼吸停止等。

要点三　诊断与鉴别诊断

根据基础心血管疾病、诱因、典型临床表现（病史、症状和体征）以及各种检查（心电图、胸部 X 线检查、超声心动图和 BNP/NT–proBNP）做出 AHF 的诊断，并做临床评估，包括病情的分级、严重程度和预后等。

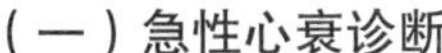

（一）急性心衰诊断

1. 急性左心衰竭　常见的临床表现是呼吸困难，系由肺淤血所致，严重患者可出现急性肺水肿和心源性休克。BNP/NT-proBNP 作为心衰的生物标志物，对急性左心衰竭诊断和鉴别诊断有肯定价值，对患者的危险分层和预后评估也有一定的临床价值。

2. 急性右心衰竭　主要常见病因为右心室梗死和急性大块肺栓塞。根据病史、临床表现如突发的呼吸困难、低血压、颈静脉怒张等，结合心电图和超声心动图检查，可以做出诊断。

（二）急性左心衰竭严重程度分级

有不同的方法。Killip 法适用于基础病因为 AMI 的患者；Forrester 法多用于心脏监护室、重症监护室及有血流动力学监测条件的场合；临床程度分级则可用于一般的门诊和住院患者。

1. Killip 法　根据临床和血流动力学状态来分级：①Killip Ⅰ级——无心衰；②Ⅱ级——有心衰，两肺中下部有湿啰音，占肺野下 1/2，可闻及奔马律，X 线胸片有肺淤血；③Ⅲ级——严重心衰，有肺水肿，细湿啰音遍布两肺（超过肺野下 1/2）；④Ⅳ级——心源性休克、低血压（收缩压≤90mmHg），发绀、出汗、少尿。

2. Forrester 法　可用于心肌梗死或其他原因所致的 AHF，其分级的依据为血流动力学指标，如 PCWP、CI 以及外周组织低灌注状态，故适用于心脏监护室、重症监护室和有血流动力学监测条件的病房、手术室内。

3. 临床程度分级　根据 Forrester 法修改而来，由此可以推测患者的血流动力学状态；由于分级的标准主要根据末梢循环的望诊观察和肺部听诊，无须特殊的检测条件，适合用于一般的门诊和住院患者，见表 15-2-1-1。

表 15-2-1-1　急性左心衰的临床程度分级

分级	皮肤	肺部啰音
Ⅰ级	干、暖	无
Ⅱ级	湿、暖	有
Ⅲ级	干、冷	无 / 有
Ⅳ级	湿、冷	有

这 3 种分级法均以Ⅰ级病情最轻，逐渐加重，Ⅳ级为最重。

（三）鉴别诊断

1. 呼吸困难

（1）肺源性呼吸困难：呼吸困难因左心衰者多有左心功能受损的基础疾病（如高血压、慢性心瓣膜病、冠心病或心肌病等），而肺源性呼吸困难则多有肺、支气管等基础病变；左心衰呼吸困难常因体位抬高而改善，而大部分肺源性呼吸困难常因静息平卧而减轻。

（2）支气管哮喘：除基础疾病不同外，支气管哮喘多见于青少年有过敏史，气道阻力反应性增高；心源性哮喘者发作时必须坐起，重症者肺部有干、湿啰音，甚至咳粉红色泡沫痰，而支气管哮喘发作时双肺可闻及典型哮鸣音，咳出白色黏痰后呼吸困难常可缓解。测定血浆 BNP 水平对鉴别心源性和支气管性哮喘有较重要的参考价值。

（3）其他：急性肺源性心脏病（肺动脉栓塞）、急性呼吸窘迫综合征、主动脉夹层、心脏压塞、心包缩窄等，其中急性肺栓塞表现为突发呼吸困难、剧烈胸痛、有濒死感，还有咳嗽、咯血痰、明显发绀、皮肤湿冷、休克和晕厥，伴颈静脉怒张、肝大、肺梗死区呼吸音减弱、肺动脉瓣区杂音等，血气分析、D- 二聚体、胸部螺旋 CT 等检查有助鉴别。

2. 咳嗽、咯血　主要和肺结核、肺癌、支气管扩张症等慢性咳嗽、咯血性疾病进行鉴别，鉴别点包括基础疾病、体征和相关实验室检查。

3. 水肿　水肿可见于心脏病、肾脏病、肝脏病及营养不良等多种疾病。除基础病因不同外，水肿也各有特点：心源性水肿常始于身体的低垂部位，称为“下垂性水肿”，并伴有颈静脉怒张、肝颈静脉反流征阳性等上腔静脉回流受阻的体征；肾源性水肿则首先出现于皮下的疏松组织如眼睑等处；肝源性水肿突出地表现为腹水，营养不良性水肿则常伴有低白蛋白血症等。

要点四 西医治疗

急性左心衰是急危重症,应积极迅速抢救,主要治疗急性肺水肿。

(一)治疗原则和治疗目标

1. 治疗原则 降低左房舒张末压(简称左房压)和/或左室充盈压;增加左室心搏量;减少循环血量;减少肺泡内液体渗入,保证气体交换。

2. 治疗目标

(1)控制基础病因和矫治引起心衰的诱因:控制高血压、控制感染;积极治疗各种影响血流动力学的心律失常;改善心肌缺血;有效控制血糖水平,并防止低血糖;纠正严重贫血。

(2)缓解各种严重症状:低氧血症和呼吸困难;胸痛和焦虑;呼吸道痉挛;淤血症状。

(3)稳定血流动力学状态:维持收缩压在90mmHg水平,纠正和防止低血压,选择血管扩张药物控制血压过高。

(4)纠正水、电解质紊乱和维持酸碱平衡。

(5)保护重要脏器如肺、肾、肝和大脑,防止功能损害。

(6)降低死亡危险,改善近期和远期预后。

(二)急性左心衰竭的一般处理

1. 体位 静息时明显呼吸困难者应端坐位,双腿下垂以减少回心血量,减轻心脏前负荷。

2. 吸氧 适用于低氧血症和呼吸困难明显,尤其指端血氧饱和度(SaO_2)<90%的患者。应尽早给予吸氧,使患者SaO_2达95%(伴COPD者SaO_2>90%)。可采用不同的方式吸氧。

(1)鼻导管吸氧:低氧流量(1~2L/min)开始,如仅为低氧血症,动脉血气分析未见二氧化碳潴留,可采用高流量给氧(6~8L/min)。对肺水肿患者应在氧气通过的湿化瓶中加50%~70%乙醇或有机硅消泡剂。

(2)面罩吸氧:适用于伴呼吸性碱中毒患者。必要时还可采用无创性(如BiPAP)或气管插管呼吸机辅助通气治疗。

3. 做好救治的准备工作 至少开放2根静脉通道,并保持通畅。必要时可采用深静脉穿刺置管。

4. 饮食 进易消化食物,在总量控制下,可少量多餐(每日6~8次)。应用袢利尿剂情况下不要过分限制钠盐摄入量,以避免低钠血症,导致低血压。

5. 出入量管理 肺淤血、体循环淤血及水肿明显者应严格限制饮水量和静脉输液速度,对无明显低血容量因素(如大出血、严重脱水、大汗淋漓等)者的每日摄入液体量一般宜在1500mL以内,不要超过2000mL。保持每日水出入量负平衡约500mL,以减少水钠潴留和缓解症状。3~5天后,如淤血、水肿明显消退,应减少水负平衡,逐渐过渡到出入水量平衡。

(三)急性左心衰竭的药物治疗

1. 镇静剂 主要应用吗啡。用法为2.5~5.0mg静脉缓慢注射,亦可皮下或肌内注射,不宜应用大剂量。伴二氧化碳潴留者则不宜应用。伴明显和持续低血压、休克、意识障碍、COPD等患者禁忌使用。老年患者慎用或减量使用。亦可应用哌替啶50~100mg肌内注射。

2. 支气管解痉剂 一般应用氨茶碱0.125~0.25g以葡萄糖注射液稀释后静脉缓慢推注(10分钟以上),4~6小时后可重复1次;或以每小时0.25~0.5mg/kg静脉滴注。亦可应用二羟丙茶碱0.25~0.5g静脉缓慢滴注。此类药物不宜用于冠心病如AMI或UA所致的AHF患者,不可用于伴心动过速或心律失常的患者。

3. 利尿剂

(1)应用指征:适用于AHF伴肺循环和/或体循环明显淤血以及容量负荷过重的患者。

(2)药物种类和用法:常用种类为作用于肾小管髓袢的利尿剂(如呋塞米、托拉塞米、布美他尼)、噻嗪类利尿剂、保钾利尿剂(阿米洛利、螺内酯)等。应采用静脉利尿制剂,首选呋塞米,先静脉注射20~40mg,继以静脉滴注5~40mg/h;其他几种仅作为袢利尿剂的辅助或替代药物或联合用药利尿剂,其疗效优于单一利尿剂的大剂量,且不良反应也更少。

4. 血管扩张药物

(1)应用指征:此类药可应用于AHF早期阶段。收缩压水平是评估此类药是否适宜的重要指标。收缩压>110mmHg的AHF患者通常可以安全使用;收缩压在90~110mmHg之间的患者应谨慎使用;而收缩压<90mmHg的患者则禁忌使用。

(2)药物种类和用法:主要有硝酸酯类、硝普钠、重组人脑钠肽(rhBNP)、乌拉地尔、酚妥拉明,但钙拮抗剂不推荐用于AHF的治疗。

①硝酸酯类药物：AHF时此类药在减少心脏每搏量和不增加心肌氧耗情况下能减轻肺淤血，特别适用于急性冠状动脉综合征（ACS）伴心衰的患者。静脉应用硝酸酯类药物应十分小心滴定剂量。②硝普钠：适用于严重心衰、原有后负荷增加以及伴心源性休克患者（低血压者宜联合多巴胺或多巴酚丁胺使用）。临时应用宜从小剂量10μg/min开始，可酌情逐渐增加剂量至50~250μg/min，静脉滴注，疗程不要超过72小时。停药应逐渐减量，并加用口服血管扩张剂，以避免反跳现象。③rhBNP：该药属内源性激素物质，与人体内产生的BNP完全相同。可用于急性失代偿心衰。

5. **正性肌力药物**

（1）应用指征：此类药物适用于低心排血量综合征（如伴症状性低血压或心排血量降低伴有循环淤血的患者），对血压较低和对血管扩张药物及利尿剂不耐受或反应不佳的患者尤其有效。

（2）药物种类和用法（表15-2-1-2）：①洋地黄类：毛花苷C 0.2~0.4mg缓慢静脉注射，2~4小时后可以再用0.2mg，伴快速心室率的房颤患者可酌情适当增加剂量；②多巴胺：一般从小剂量开始，逐渐增加剂量，短期应用；③多巴酚丁胺：短期应用可以缓解症状；④磷酸二酯酶抑制剂：米力农、氨力农；⑤左西孟旦：钙增敏剂。

表15-2-1-2　急性左心衰竭的血管活性药物的选择应用

收缩压	肺淤血	推荐的治疗方法
>100mmHg	有	利尿剂（呋塞米）+血管扩张剂（硝酸酯类、硝普钠、重组人B型脑钠肽、乌拉地尔）、左西孟旦
90~100mmHg	有	血管扩张剂和/或正性肌力药物（多巴胺、多巴酚丁胺、磷酸二酯酶抑制剂、左西孟旦）
<90mmHg	有	此情况为心源性休克：①在血流动力学监测（主要采用床边漂浮导管法）下进行治疗。②适当补充血容量。③应用正性肌力药物如多巴胺，必要时加用去甲肾上腺素。④如效果仍不佳，应考虑肺动脉插管监测血流动力学和使用主动脉内球囊反搏及心室机械辅助装置；肺毛细血管楔压高者可在严密监测下考虑在多巴胺基础上加用少量硝普钠、乌拉地尔

（四）急性右心衰竭的治疗

1. **右心室梗死伴急性右心衰竭**

（1）扩容治疗：如存在心源性休克，在监测中心静脉压的基础上首要治疗是大量补液，可应用羟乙基淀粉40（706代血浆）、低分子右旋糖酐或生理盐水20mL/min静脉滴注，直至PCWP上升至15~18mmHg，血压回升和低灌注症状改善。

（2）禁用利尿剂、吗啡和硝酸甘油等血管扩张剂，以避免进一步降低右心室充盈压。

（3）如右心室梗死同时合并广泛左心室梗死，则不宜盲目扩容，防止造成急性肺水肿。如存在严重左心室功能障碍和PCWP升高，不宜使用硝普钠，应考虑主动脉内球囊反搏（IABP）治疗。

2. **急性肺栓塞所致急性右心衰竭**

（1）止痛：吗啡或哌替啶。

（2）吸氧：鼻导管或面罩给氧6~8L/min。

（3）溶栓治疗：常用尿激酶或人重组组织型纤溶酶原激活剂（rt-PA）。停药后应继续肝素治疗，停药后改用华法林口服数月。

（4）经内科治疗无效的危重患者（如休克），应急诊介入治疗，必要时可在体外循环下紧急早期切开肺动脉摘除栓子。

（五）非药物治疗

1. **主动脉内球囊反搏（IABP）**　IABP是有效改善心肌灌注同时又降低心肌耗氧量和增加心排血量（CO）的治疗手段。

（1）适应证：①急性心肌梗死或严重心肌缺血并发心源性休克，且药物治疗不能纠正；②伴血流动力学障碍的严重冠心病（如AMI伴机械并发症）；③心肌缺血伴顽固性肺水肿。

（2）禁忌证：①存在严重的外周血管疾病；②主动脉瘤；③主动脉瓣关闭不全；④活动性出血或其他抗凝禁忌证；⑤严重血小板缺乏。

（3）撤除指征：AHF患者的血流动力学稳定后：①心排血指数（CI）>2.5L/（min·m^2）；②每小时尿量>1mL/kg；③血管活性药物用量

逐渐减少,而同时血压恢复较好;④呼吸稳定,动脉血气分析各项指标正常;⑤降低反搏频率时血流动力学参数仍然稳定。

2. 机械通气

(1)AHF患者行机械通气的指征:①出现心跳呼吸骤停而进行心肺复苏时;②合并Ⅰ型或Ⅱ型呼吸衰竭。

(2)机械通气的方式:①无创呼吸机辅助通气(BiPAP):适用于Ⅰ型或Ⅱ型呼吸衰竭患者经常规吸氧和药物治疗仍不能纠正时,应及早应用。②气管插管和人工机械通气:应用指征为心肺复苏时、严重呼吸衰竭经常规治疗不能改善者,尤其是出现明显呼吸性和代谢性酸中毒并影响到意识状态的患者。

3. 其他

(1)血液净化治疗:本法对AHF有益,但并非常规应用的手段。出现下列情况之一可以考虑采用:①高容量负荷如肺水肿或严重的外周组织水肿,且对袢利尿剂和噻嗪类利尿剂抵抗;②低钠血症(血钠<110mmol/L)且有相应的临床症状如意识障碍、肌张力减退、腱反射减弱或消失、呕吐以及肺水肿等,在上述两种情况应用单纯血液滤过即可;③肾功能进行性减退,血肌酐>500μmol/L或符合急性血液透析指征的其他情况。

(2)心室机械辅助装置、体外模式人工肺氧合器(ECMO)、外科手术等。

要点五　中医治疗

(一)应急救治

饮凌心肺,暴喘不得卧,急性肺水肿者,予端坐位,在西药救治中择时配合独参汤等口服;饮邪暴盛,重度浮肿者,急予真武汤加己椒苈黄丸加减,浓煎汁饮服;真心痛伴厥脱(低排或泵衰竭),参附龙牡汤、独参汤等煎汤饮服,或参附、参麦注射液静脉滴注。

(二)辨证论治

1. 饮凌心肺证

证候:喘促气急,痰涎上涌,咳嗽,吐粉红色泡沫样痰,口唇青紫,汗出肢冷,烦躁不安,舌质暗红,苔白腻,脉细促。

治法:温阳利水,泻肺平喘。

方药:真武汤合葶苈大枣泻肺汤加减。若饮邪暴盛,泛溢肌肤,则表现为全身浮肿、悬饮鼓胀、颈脉怒张、胁下癥积等右心功能不全加重的征象,宜加葫芦瓢、川椒目、汉防己、制大黄,并加活血软坚利水之品;亦可酌加舟车丸,宜中病即止。

2. 阳虚喘脱证

证候:面色晦暗,喘悸不休,烦躁不安,或额汗如油,四肢厥冷,尿少肢肿,面色苍白,舌淡苔白,脉微细欲绝或疾数无力。

治法:益气温阳固脱。

方药:参附龙牡汤加味。若大汗不止,加山茱萸、补骨脂;若肢冷如冰,加桂枝、鹿角片。若因心脉急性痹阻、心气心阳暴伤,宜加破瘀通络之品,选用三棱、莪术,或全蝎、三七、生蒲黄等,并加大剂人参,冀脉通阳复。

3. 痰浊壅肺证

证候:咳喘痰多,或伴发热形寒,倚息不得平卧;心悸气短,胸闷,动则尤甚,尿少肢肿,或颈脉显露。舌淡或略青,苔白腻,脉沉或弦滑。

治法:宣肺化痰,蠲饮平喘。

方药:三子养亲汤合真武汤加减。若见畏寒、发热,咳喘汗出,宜表里兼治;痰黄便秘者,用麻杏石甘汤合真武汤加减,可加礞石滚痰丸等涤痰畅中;痰涎稀白,可改用小青龙汤合真武汤加减;阳虚痰饮,外邪引动者,《千金》苇茎汤合真武汤加减。

细目二　慢性心力衰竭

慢性心力衰竭(chronic heart failure, CHF)是由于任何原因的初始心肌损伤(如心肌梗死、心肌病、血流动力学负荷过重、炎症等),引起心肌结构和功能的变化,最后导致心室泵血和/或充盈功能低下的临床综合征。主要表现是呼吸困难和疲乏引起的活动耐力降低,和/或液体潴留导致的肺淤血与外周性水肿。CHF是一种症状性疾病,它的特点是病史中有特殊的症状(呼吸困难和疲乏),体检有特殊体征(水肿和肺部啰音);CHF是一种进展性病变,呈慢性病程,即使是没有新的损害,疾病自身仍然不断发展和恶化。

本病在中医学中主要归于“心悸”“怔忡”“喘证”“水肿”“心水”等范畴;部分左心衰竭夜咳和咯血、右心衰竭淤血性肝硬化和胸、腹腔积液则当分属中医学“咳嗽”“血证”“积聚”“悬饮”“支饮”“鼓胀”等范畴。

要点一　西医病因、发病机制

（一）病因

冠心病、高血压和扩张型心肌病都是 CHF 的主要原因；瓣膜性心脏病仍是 CHF 的常见原因。事实上，几乎所有的心脏疾病最终都会发展为 CHF 综合征。

1. **原发性心肌损害**　原发性心肌损害是引起 CHF 最常见的原因。

（1）缺血性心肌损害：为节段性心肌损害，如心肌缺血、心肌梗死等，是目前最常见的 CHF 病因。

（2）各种类型心肌病变：多为弥漫性心肌损害，如重症心肌炎、扩张型心肌病、肥厚或限制性心肌病等，其中以病毒性心肌炎及原发性扩张型心肌病最常见，本类病因导致的 CHF 一般预后较差。

（3）心肌代谢障碍性疾病：如糖尿病性心肌病、维生素 B_1 缺乏及心肌淀粉样变性等，可致心肌能量代谢障碍，或伴发酸中毒使能量产生减少。

（4）心肌肿瘤等。

2. **心脏负荷异常**

（1）压力负荷（后负荷）过重：见于高血压、主动脉瓣狭窄、肺动脉高压、肺动脉瓣狭窄等。

（2）容量负荷（前负荷）过重：主要有以下 3 种情况：①心脏瓣膜关闭不全（如主动脉瓣关闭不全，二尖瓣关闭不全等）；②左、右心或动静脉分流（如房间隔缺损、室间隔缺损、动脉导管未闭等）；③伴全身血容量增多或循环血量增多的疾病（如长期贫血、甲状腺功能亢进症等）。

（3）前负荷不足：因心室充盈不足（如二尖瓣狭窄、三尖瓣狭窄等），或舒张受限（如限制型心肌病、心包疾病所致的急性心脏压塞或慢性心包缩窄等），导致左心室和 / 或右心室充盈不足（心排血量下降）和心房扩大（体、肺循环淤血）。

3. **严重心律失常**　最常见的是慢性房颤，长期房颤使心房的辅助泵功能受损，导致心室充盈不足，而双心房内压增加、心房扩大。

（二）发病机制

在初始的心肌损伤以后，多种内源性神经内分泌和细胞因子长期、慢性激活，促进心肌重构，加重心肌损伤和心功能恶化，又进一步激活神经内分泌和细胞因子等，形成恶性循环。因此，CHF 是一种进行性的病变，一旦起始，将不断恶化。

1. **血流动力学机制**　根据 Frank-Starling 定律，随心室充盈压升高，心肌纤维被牵张，一定范围内，受牵张力越大，心肌收缩力越强，心搏排血量也相应增加，心功能增强。随心室充盈压的进一步增加，心室扩张，舒张末压力增高，相应地，心房压、静脉压也随之升高，待后者达到一定高度时出现肺或腔静脉淤血。左心室功能曲线可表明在正常人和心力衰竭时左心室收缩功能（以心脏指数表示，为纵坐标）和左心室前负荷（以左心室舒张末压表示，为横坐标）的关系。在心力衰竭时心功能曲线向右下偏移。当左心室舒张末压 >18mmHg 时，出现肺淤血的症状和体征；若心排血指数 <2.2L/（$min \cdot m^2$）时，出现低心排血量的症状和体征。

2. **神经内分泌系统激活**　在 CHF 发生发展过程中，神经内分泌激活主要包括：①交感神经 - 肾上腺系统（SNES）激活；②肾素 - 血管紧张素 - 醛固酮系统（RAAS）激活；③血管升压素、心钠素、细胞因子等参与；④局部组织内激素系统变化。

3. **心肌重构**　已明确心肌重构是 CHF 发生发展的基本机制。心肌重构的病理学特征为：①伴有胚胎基因再表达的病理性心肌细胞肥大；②心肌细胞凋亡；③心肌细胞外基质过度纤维化或降解增加。心肌重构在临床表现上主要是左心室几何形状和结构上的改变（左室重塑），包括心肌肌重和心室容量增加，心室横径增加呈球形改变。结构异常的进展可导致 3 种后果：①患者在发生症状前死亡（阶段 A 或 B）；②患者发展为治疗可控制的症状；③患者死于 CHF 进展。心脏重塑一般先于症状发生（有时可数月甚至数年），症状出现后持续存在；无论治疗与否，心脏重塑使 CHF 症状持续恶化。

尽管许多因素可加速左室重塑过程，但有证据表明，内源性神经激素系统的激活在左室重塑过程中和 CHF 进展中发挥重要作用。CHF 患者循环或组织中的去甲肾上腺素（NE）、血管紧张素Ⅱ（AngⅡ）、醛固酮（ALD）、内皮素（ET）、血管升压素和各种细胞素水平的升高，单独或协同地对心脏结构和功能产生不良影响。这些神经激素不仅导致钠潴留和周围血管收缩，增加对心室的血流动力学负荷，而且可能对心肌细胞产生直接的毒性作用，刺激心肌纤维化，结果进一步改变心脏组织结构及损害衰竭心脏的功能。此外，神经体液系统的激活可改变心肌细胞与细胞间质的功能与表型，有直接的损害作用。

要点二　中医病因病机

心衰的病因外有风、寒、湿、热以及疫毒之邪，内舍于心；内因情志失调、饮食不节、劳逸失度和脏腑病变，导致心气心阳亏虚，心阳式微，不能藏归、温养于肾，致肾阳失助，主水无权，饮邪内停，外溢肌肤，上凌心肺，而肿、喘、悸三症并见；另外，肾阳虚则无以温煦心阳，使之鼓动无力而加重血行瘀滞和瘀血内积，并进一步加重饮邪内停。

1. **外邪侵袭，内舍于心**　风、寒、湿侵袭，或风寒（热）上受，内舍于心，痹阻心脉，阻遏心阳，使心脏气血阴阳受损而发为心衰。

2. **心肺气虚，瘀血内阻**　素体气虚，或心、肺久病，损及心肺之气。气虚则心主血脉、肺朝百脉功能失常，血行失畅，瘀阻肺络，内积胁下；血不利为水则水停心下，饮瘀交阻而发为心衰。

3. **心肾阳虚，饮邪内停**　先天禀赋异常，或年迈体虚，或心病日久，心气亏损，损及心阳；心阳式微，不能藏归、温养于肾，致肾阳失助，主水无权，饮邪内停，外溢肌肤，上凌心肺，而肿、喘、悸三症并见。

4. **痰饮阻肺，通调失职**　心衰患者易感外邪，痰浊壅肺，肺失宣肃，通调水道无能则水停饮聚，宗气难以灌心脉以助行血，血脉不畅，而加重心衰。

5. **脏腑病传，五脏虚损**　他脏疾病传变累及心脏而致心衰。如久咳、久喘、痰饮等肺系疾病使肺气壅塞，或肺气受损；肺失治节则不能朝汇百脉以助心推动血液运行，不能通调水道而使水停心下（肺病及心）；脾失健运，水谷精微不足，气血亏虚，可致心气心血受损（脾病及心）；肝郁化火或阳亢日久，灼伤心肾之阴，或暴伤心气，最终发展为心衰（肝病及心）；肾阳虚衰，寒水泛溢，凌心射肺而导致心衰（肾病及心）。

心衰病位在心，但其发生发展与肾、肺、脾、肝密切相关。基本病机是心肾阳气虚衰，饮停血瘀。在心衰的发病中，心气虚是基础，心阳虚是病情发展的标志，心肾阳虚则是病证的重笃阶段；而瘀、水内停等则是心衰病程中的必然病理产物，并因之而进一步阻碍心肾阳气互资。在心衰病机发展中，气虚阳衰、瘀血与水停三者是密不可分的：瘀从气虚来，水由阳虚生；血瘀气益虚，水泛阳更损，这导致心衰中医病机发展过程中的恶性循环。

要点三　临床表现

CHF 按病变部位分为左心衰（常见于高血压心脏病、冠心病、风湿性心瓣膜病、心肌病等）、右心衰（常见于肺源性心脏病等）和全心衰。临床以左心衰常见，单纯右心衰较少见；右心衰常继发于左心衰后的肺动脉高压，形成全心衰竭；严重而广泛的心肌病变可直接发生全心衰竭。

（一）左心衰竭

以肺淤血及心排血量降低致器官低灌注表现为主。

1. 症状

（1）呼吸困难：包括以下 3 种类型。①劳力性呼吸困难是左心衰竭最早出现的症状。②端坐呼吸时患者卧位呼吸困难加重，坐位减轻。③夜间阵发性呼吸困难时患者常在熟睡后突然憋醒，可伴阵咳，呼吸急促，咯泡沫样痰或呈哮喘状态，又称为“心源性哮喘”（轻者坐起数分钟即缓解，重者发生急性肺水肿）；其发生机制包括睡眠平卧回心血量增加、膈肌上升致肺活量减少、夜间迷走神经张力增加而支气管易痉挛影响呼吸等。

（2）咳嗽、咳痰、咯血：因肺泡和支气管黏膜淤血和 / 或支气管黏膜下扩张的血管破裂所致，痰常呈白色浆液性泡沫样，有时痰中带血丝，重症出现大咯血。

（3）其他：因心排血量减少，器官、组织灌注不足，可见乏力、疲倦、头昏、心慌等症状。

2. 体征

（1）肺部体征：两肺底湿啰音与体位变化有关；心源性哮喘时两肺可满布哮鸣音；胸腔积液时有相应体征。

（2）心脏体征：除原有心脏病体征外，一般均有心脏扩大、心率加快，并有 P_2 亢进、心尖区舒张期奔马律和 / 或收缩期杂音、交替脉等。

（二）右心衰竭

以体循环静脉淤血的表现为主。

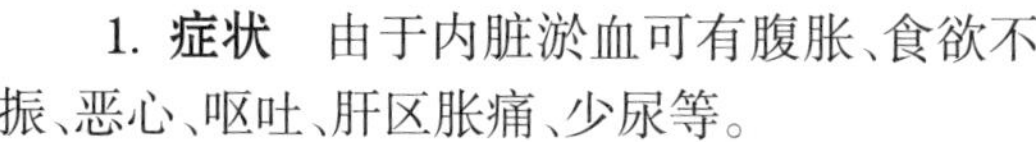

1. 症状　由于内脏淤血可有腹胀、食欲不振、恶心、呕吐、肝区胀痛、少尿等。

2. 体征

（1）静脉淤血体征：颈静脉怒张和/或肝颈静脉反流征阳性；黄疸、肝大伴压痛；周围性发绀；下垂部位凹陷性水肿；胸腔积液和/或腹水。

（2）心脏体征：除原有心脏病体征外，右心室显著扩大有三尖瓣收缩期杂音。

（三）全心衰竭

左、右心衰竭均存在，有肺淤血、心排血量降低和体循环淤血的相关症状和体征。当由左心衰发展为全心衰时，因右心排血量减少，呼吸困难可因肺淤血改善而有不同程度的减轻。

要点四　辅助检查

（一）心电图

1. 可有心肌肥厚、心房扩大（肺性P波，二尖瓣P波，$PtfV_1$≤-0.04mm·s等）、心室扩大、束支传导阻滞、心律失常（如房颤、心房扑动伴快速性心室率，室速、QT间期延长等）。

2. 心率、心脏节律、传导状况等改变可作为病因诊断的依据（如心肌缺血性改变、ST段抬高或非ST段抬高心肌梗死、陈旧性心肌梗死病理性Q波等）。

（二）X线胸片

1. 心脏增大、肺淤血、肺水肿及原有肺部疾病；肺淤血程度和肺水肿、上肺血管影增强；肺间质水肿时可见克利（Kerley）B线；肺动脉高压时，肺动脉影增宽，部分可见胸腔积液；肺泡性肺水肿时，出现肺门血管影模糊、肺门影呈蝴蝶状等，甚至弥漫性肺内大片阴影等。

2. 可根据心影增大及其形态改变，评估基础的或伴发的心脏和/或肺部疾病及气胸等。

（三）超声心动图

一般采用经胸超声心动图；如患者疑为感染性心内膜炎（尤其是人工瓣膜心内膜炎），在心衰病情稳定后还可采用经食管的超声心动图，能够更清晰显示赘生物和瓣膜周围脓肿等。

1. 评估心脏结构和功能、心瓣膜状况、是否存在心包病变、AMI的机械并发症以及室壁运动失调；测定左室射血分数（LVEF），LVEF<40%为射血分数降低的心力衰竭（HFREF），EF≥40%~50%而有CHF表现者应考虑为射血分数正常的心力衰竭（HFNEF），LVEF≥50%为射血分数保留的心力衰竭（HFpEF）。

2. 监测AHF时心脏收缩/舒张功能相关数据；超声多普勒成像可间接测量肺动脉压、心室充盈压等；有助于快速诊断和评价AHF，并监测患者病情动态变化，是AHF不可或缺的监测方法。

（四）常用生化检查

1. 血浆脑钠肽（BNP）　当室壁张力增加时，血浆BNP>400pg/mL，NT-proBNP>2000pg/mL；室壁张力正常时，血浆BNP<100pg/mL，NT-proBNP<400pg/mL。①BNP：有助CHF诊断和预后判断。症状性和无症状性左室功能障碍患者血浆BNP水平均升高；大多数因心衰（HF）而呼吸困难的患者BNP>400pg/mL，BNP<100pg/mL时不支持HF诊断，BNP在100~400pg/mL之间还应考虑其他原因，如肺栓塞、慢性阻塞性肺部疾病（COPD）、HF代偿期等。②NT-proBNP：是BNP激素原分裂后没有活性的N-末端片段，与BNP相比，半衰期更长，更稳定，其浓度可反映短暂时间内新合成的而不是贮存的BNP释放，故更能反映BNP通路的激活（有研究表明，50岁以下成人血浆NT-proBNP浓度≥450pg/mL诊断AHF的敏感性和特异性分别为93%和95%；50岁以上的人血浆浓度≥900pg/mL诊断CHF的敏感性和特异性分别为91%和80%；NT-proBNP<300pg/mL为正常，可排除CHF，其阴性预测值为99%；CHF治疗后NT-proBNP<200pg/mL提示预后良好）。

2. 电解质　因利尿剂使用等可产生低钠血症（<135mmol/L）、低钾血症（<3.5mmol/L）；而因使用血管紧张素转换酶抑制剂（ACEI）、血管紧张素受体拮抗剂（ARB）等抗RAAS治疗可产生高钾血症（>5.5mmol/L）等。

3. 肝、肾功能　长期右心衰或心衰急性加重，因肝淤血可产生转氨酶和胆红素升高；因伴有肾功能损伤、使用ACEI、ARB或醛固酮拮抗剂等可导致血肌酐（Cr）升高（>150μmol/L）；而高尿酸血症（>500μmol/L）则常因CHF时使用利尿剂、肾功能受损等而发生。

4. 血浆白蛋白　由于肾淤血和/或低灌注而发生蛋白尿，以及营养不良可导致低白蛋白血症（<30g/L）；严重右心衰时极高的静脉压偶可导致“蛋白丢失性胃肠病”（可见于未能及时手术纠治的法洛征），出现难以纠正的严重低蛋

白血症；而“高白蛋白血症”（>45g/L）则可见于因过度利尿导致血液浓缩时。

要点五　诊断与心功能分级

（一）诊断标准

主要根据详细病史和体格检查；胸片、心电图和超声心动图是关键的辅助检查；当患者发生呼吸困难，不能排除 CHF 时，应测定 BNP 或 NT-proBNP，但最终诊断须结合所有临床资料［2009，美国心脏病学会基金会（ACCF）/ 美国心脏学会（AHA）］。

1. Framingham 标准（1971）

（1）主要标准：阵发性夜间呼吸困难、颈静脉怒张、肺部啰音、心脏扩大、急性肺水肿、第三心音（S_3）奔马律、肝颈静脉反流征阳性等。

（2）次要标准：踝部水肿、夜间咳嗽、活动后呼吸困难、肝大、胸腔积液、肺活量降低至最大肺活量的 1/3、心动过速 >120 次 / 分等。

同时存在两个主项或 1 个主项加 2 个次项即可诊断。

2. 欧洲心脏病学会（ESC）心力衰竭工作定义（2008）

（1）CHF 的症状：静息或活动时气急和 / 或乏力。

（2）水液潴留的体征：包括肺底湿啰音、胸腔积液、颈静脉怒张、踝部水肿、肝脏肿大等。

（3）静息时心脏结构或功能异常的客观证据：包括心脏增大、第 3 心音（S_3）、心脏杂音、超声心动图异常、BNP 增高等。

以上 3 项每项同时存在 1 种或 1 种以上证据。

3. 心力衰竭的分类与诊断标准（《中国心力衰竭诊断和治疗指南 2024》） 见表 15-2-2-1。

表 15-2-2-1　心力衰竭的分类和诊断标准

分类	诊断标准	备注
HFrEF	1. 症状和 / 或体征 2. LVEF≤40%	随机临床试验主要纳入此类患者，有效的治疗已得到证实
HFimpEF	1. 病史 2. 既往 LVEF≤40%，治疗后随访 LVEF>40% 并较基线增加≥10% 3. 存在心脏结构（如左心房增大、左心室肥大）或左心室充盈受损	LVEF 改善并不意味着心肌完全恢复或左心室功能正常化；LVEF 也可能还会降低
HFmrEF	1. 症状和 / 或体征 2. LVEF 41%~49%	此类患者临床特征，病理生理，治疗和预后尚不清楚，单列此组有利于对其开展相关研究
HFpEF	1. 症状和 / 或体征 2. LVEF≥50 3. 存在左心室结构或舒张功能障碍的客观证据，以及与之相符合的左心室舒张功能障碍 / 左心室充盈压升高 *	需要排除患者症状是由非心脏疾病所致

注：HFrEF 为射血分数降低的心力疫竭，HFimpEF 为射血分数改善的心力衰竭，HFmrEF 为射血分数轻度降低的心力衰竭，HFpEF 为射血分数保留的心力衰竭，LVEF 为左心室射血分数。* 左心室舒张功能障碍 / 左心室充盈压升高包括血浆利纳肽升高［窦性心律：B 型利钠肽（BNP）>35ng/L 和 / 或 N 末端 B 型利钠肽原（NT-proBNP）>125ng/L；心房颤动：BNP>105ng/L 或 NT-proBNP>365ng/L］，静息或者负荷下超声心动图或心导管检查的结果异常［运动过程中超声心动图测得二尖瓣舒张早期血流速度与组织多普勒瓣环舒张早期运动速度比值（E/e'）>14，有创血流动力学检查，静息状态下肺毛细血管楔压（PCWP）≥15mmHg（1mmHg=0.133kPa）或左心室舒张末期压力≥16mmHg，或负荷状态下 PCWP≥25mmHg］。

（二）液体潴留及其严重程度判断

短时间内体重增加是液体潴留的可靠指标。主要根据体重、颈静脉充盈程度、肝颈静脉反流征、肺和肝充血的程度（肺部啰音，肝脏肿大）、下肢和骶部水肿、腹部移动性浊音等来判断液体潴留及其严重程度。

（三）心力衰竭的发展阶段（AHA，2013）

这是一种新的心衰分期方法，该方法同时

强调心衰的发生与进展，将心衰综合征的发生发展分为4个阶段：

1. 阶段A（前心力衰竭阶段） 患者为心力衰竭的高危人群，无心脏结构或功能异常，无心力衰竭症状和/或体征。包括高血压、冠心病、糖尿病、肥胖、代谢综合征、使用心脏毒性药物史、风湿热史、心肌病家族史等。

2. 阶段B（前临床心力衰竭阶段） 患者已发展成器质性心脏病，但从无心力衰竭的症状和/或体征。如左心室肥厚、陈旧性心肌梗死、无症状的心脏瓣膜病等。

3. 阶段C（临床心力衰竭阶段） 患者有器质性心脏病，既往或目前有心力衰竭的症状和/或体征。器质性心脏病患者伴运动耐量下降（呼吸困难、疲乏）和液体潴留。

4. 阶段D（难治性终末期心力衰竭阶段） 患者有器质性心脏病不断进展，虽经积极的内科治疗，休息时仍有症状，且需要特殊干预。包括因心力衰竭反复住院，且不能安全出院者；需要长期静脉用药者；等待心脏移植者；使用心脏机械辅助装置者。

NYHA心功能分级主要是对该分级中的阶段C与D的患者症状严重性的分级。多年来已经认识到NYHA心功能分级反映的是医生的主观判断，而且短时间内可以有很大变化，而且NYHA心功能分级不同级别的病情治疗差异不大。因此，需要一种阶段划分系统来客观地、可靠地评估患者的病情进展情况，针对不同阶段进行相应的适当治疗。根据新的分阶段方法，患者的病情可能不发生进展或只能向更高一级进展，除非疾病可通过治疗减慢或停止进展，但一般不会发生自发的逆转。

（四）心功能分级

1. 心功能分级 心功能分级可采用美国纽约心脏病协会（NYHA）标准，一般将心功能分为四级。

该标准是根据心脏病患者活动能力，针对左心功能不全的分级。

（1）心脏功能Ⅰ级：体力活动不受限制，一般体力活动不引起过度疲乏、心悸、呼吸困难或心绞痛（为心功能代偿期）。

（2）心功能Ⅱ级（轻度）：体力活动稍受限制，休息时无症状；感觉舒适，但一般体力活动会引起疲乏、心悸、呼吸困难或心绞痛（Ⅰ度心力衰竭）。

（3）心功能Ⅲ级（中度）：患有心脏病，体力活动大受限制，休息时无症状尚感舒适，但一般轻微体力活动会引起疲乏、心悸、呼吸困难或心绞痛（Ⅱ度心力衰竭）。

（4）心功能Ⅳ级（重度）：体力能力完全丧失，休息时仍可存在心力衰竭症状或心绞痛，即呼吸困难和疲乏，进行任何体力活动都会使症状加重，即轻微活动能使呼吸困难和疲乏加重（Ⅲ度心力衰竭）。

2. 6分钟步行距离（6 minutes walking distance，6MWD）

（1）6MWD<150m示重度心衰。

（2）6MWD为150~450m示中度心衰。

（3）6MWD为>450m示轻度心衰。

要点六　西医治疗

CHF的治疗目标是改善症状，提高生活质量，改变衰竭心脏的生物学性质（防止或延缓心肌重塑的发展），降低心力衰竭的住院率和死亡率。

（一）一般治疗

去除或缓解基本病因；去除诱发因素；改善生活方式；干预心血管损害的危险因素；密切观察病情演变及定期随访。

（二）药物治疗

1. 抑制神经内分泌激活

（1）血管紧张素转换酶抑制剂（ACEI）

适应证：所有慢性收缩性心衰患者（LVEF<40%）。

禁忌证：对ACEI曾有致命性不良反应（绝对禁用）。

慎用：双侧肾动脉狭窄、血肌酐>265.2μmol/L、血钾>5.5mmol/L、症状性低血压（SP<90mmHg）、左室流出道梗阻的患者。

使用方法：较小剂量开始，个体化滴定，达到最大耐受量可长期应用。

不良反应：低血压、肾功能恶化、钾潴留、咳嗽和血管性水肿。

（2）β受体拮抗剂

适应证：所有慢性收缩性心衰，包括NYHAⅡ、Ⅲ级病情稳定患者、无症状性心力衰竭或NYHAⅠ级的患者（LVEF<40%），均应尽早开始使用（除非有禁忌证或不能耐受）；NYHA Ⅳ级CHF患者需待病情稳定后，在严密监护下由专科医师指导应用。

禁忌证：支气管痉挛性疾病、心动过缓、二度及以上房室传导阻滞（除非已安装起搏器）；明显液体潴留，需大量利尿剂的 CHF 患者（达干体重后再开始应用）。

使用方法：①目标剂量确定：心率（HR）是国际公认的 β 受体有效阻滞的指标（清晨静息 HR 55~60 次/分，不低于 55 次/分，即为达到目标剂量或最大耐受量）；②起始和维持：体重恒定（干体重）状况下，极低剂量开始，如能耐受则每隔 2~4 周将剂量加倍，达目标剂量则长期使用。

不良反应：低血压、液体潴留和 CHF 恶化、心动过缓和心脏传导阻滞。

2. 改善血流动力学

（1）利尿剂

适应证：所有 CHF 患者有液体潴留的证据或原先有过液体潴留者，均应给予利尿剂，且应在出现水钠潴留的早期应用。

使用方法：从小剂量开始；袢利尿剂应作为首选（噻嗪类仅适用于轻度液体潴留、伴高血压和肾功能正常的 CHF 患者）；利尿剂应与 ACEI 和 β 受体拮抗剂联合应用；一旦病情控制即以最小有效剂量长期维持，并应据液体潴留情况随时调整剂量；在利尿剂治疗的同时，应适当限制钠盐的摄入。

不良反应：长期服用利尿剂可发生电解质紊乱、症状性低血压以及肾功能不全，特别在服用剂量大和联合用药时。

（2）地高辛

适应证：已应用 ACEI（或 ARB）、β 受体拮抗剂和利尿剂治疗，仍持续有症状的慢性收缩性心衰患者；有房颤伴快速心室率的 CHF 患者。

禁忌或慎用：伴窦房传导阻滞、二度或高度房室传导阻滞患者（除非已安置永久性心脏起搏器）、急性心肌梗死（AMI）患者；与抑制窦房结或房室结功能的药物合用时必须谨慎。不推荐用于 HFNEF 的患者缓解症状。

使用方法：多用维持量疗法（0.125 ~ 0.25mg/d）。

不良反应：心律失常、胃肠道症状、神经精神症状（视觉异常、定向力障碍等）；特别在低血钾、低血镁、甲状腺功能低下时易发生。

3. 其他药物

（1）醛固酮受体拮抗剂：醛固酮有独立于 AngⅡ和相加于 AngⅡ的对心肌重构的不良作用（特别是对心肌细胞外基质），衰竭心脏中心室醛固酮生成及活化增加与 CHF 严重程度成正比，以及长期应用 ACEI 或 ARB 均可出现“醛固酮逃逸现象”，均是 CHF 治疗中使用醛固酮受体拮抗剂的理论依据。

适应证：中、重度 CHF（NYHA Ⅲ、Ⅳ级）患者；AMI 后并发 HF，且 LVEF<40% 的患者。

禁忌或慎用：高钾血症和肾功能异常列为禁忌；有发生这两种状况潜在危险的应慎用。

（2）血管紧张素Ⅱ受体拮抗剂（ARB）：阻断 AngⅡ与 AngⅡ受体 1 型（AT_1 受体）结合，从而阻断或改善因 AT_1 受体过度兴奋导致的诸多不良作用；一般不引起咳嗽，但也不能通过提高血清缓激肽浓度发挥可能的有利作用。

适应证：合并高血压伴有心肌肥厚的 CHF 患者、LVEF 下降不能耐受 ACEI 的 CHF 患者、常规治疗后 CHF 症状持续存在，且 LVEF 低下者。

（3）环腺苷酸（cAMP）依赖性正性肌力药：包括 β 肾上腺素能激动剂如多巴胺、多巴酚丁胺，以及磷酸二酯酶抑制剂如米力农等。

应用建议：对 CHF 患者即使在进行性加重阶段，也不主张长期间歇静脉滴注正性肌力药；对难治性终末期 CHF 患者，可作为姑息疗法应用；对心脏移植前终末期 HF、心脏手术后心肌抑制所致的 AHF，可短期应用 3~5 天。

（三）非药物治疗

1. 心脏再同步化治疗（CRT） 适应证：CHF 患者符合以下条件（除非有禁忌证）均应该接受 CRT：①LVEF≤35%，窦性节律，左心室舒张末期内径（LVEDD）≥55mm；②尽管使用了优化药物治疗，NHYA 心功能仍为Ⅲ级或Ⅳ级，心脏收缩不同步（QRS>120ms）。

2. 埋藏式心律转复除颤器（ICD） 适应证：①CHF 伴低 LVEF 者、曾有心脏停搏/心室颤动（VF）或伴有血流动力学不稳定的室性心动过速（VT）（延长生存）；②缺血性心脏病患者，AMI 后至少 40 天，LVEF≤30%，长期优化药物治疗后 NYHA 心功能Ⅱ或Ⅲ级，合理预期生存期超过 1 年且功能良好（减少心脏性猝死）；③非缺血性心肌病患者，LVEF≤30%，长期最佳药物治疗后 NYHA 心功能Ⅱ或Ⅲ级，合理预期生存期超过 1 年且功能良好（减少心脏性猝死）；④NYHAⅢ～Ⅳ级、LVEF≤35%且QRS>120毫秒的症状性心衰可植入带有除颤功能的三腔起搏器（改善发病率和死亡率）。

3. 手术治疗

（1）外科手术：因瓣膜病变、室壁瘤等致HF的患者需及时进行瓣膜置换术、心肌成形术等。

（2）心脏移植：可作为终末期心衰的一种治疗方式，主要适用于无其他可选治疗方法的重度心衰患者。

要点七　中医治疗

（一）治疗原则

本病病机为本虚标实，应重在补虚，在补虚的基础上兼以活血化瘀、利水蠲饮，绝不可专事攻逐，更伤其正。心衰是心肾阳气俱损的病证，心主血脉和肾主水液的功能严重受损，在整个病程中均有血瘀、水停发生，从而形成CHF“因虚致实，实而益虚”的恶性病机演变，故在不同阶段、不同证型CHF的治疗中均需不同程度给予活血利水方药。CHF发展过程中，常见心与肺、脾、肝、肾二脏或数脏同病，气、血、水交互为患现象，治疗上当标本兼治，以心为主，并调他脏。

（二）辨证论治

1. 心肺气虚证

证候：心悸，气短，肢倦乏力，动则加剧，神疲咳喘，面色苍白，舌淡或边有齿痕，脉沉细或虚数。

治法：补益心肺。

方药：养心汤合补肺汤加减。若兼寒痰内盛，可加干姜、款冬花、苏子温化寒痰；兼有肺阴不足，可加沙参、玉竹、百合养阴润肺等。

2. 气阴亏虚证

证候：心悸，气短，倦怠乏力，面色苍白，动辄汗出，自汗或盗汗，头晕，面颧暗红，夜寐不安，口干，舌质红或淡红，苔薄白，脉细数无力或结或代。

治法：益气养阴。

方药：生脉散合酸枣仁汤加味。阴虚较重者，加当归、白芍养血和营；气虚明显者，加白术、茯苓、甘草健脾益气。若自汗明显，加浮小麦、糯稻根；以盗汗为主者，舌红口干，加生地黄、地骨皮、碧桃干。若心悸、早搏频作，加苦参、龙齿；若头晕明显，加沙苑子，或天麻等。

3. 气虚血瘀证

证候：心悸气短，胸胁满闷或作痛，胁下痞块或颈部青筋显露，面色晦暗，唇青甲紫，舌质紫暗或有瘀点，脉细涩或结、代。

治法：益气活血，疏肝通络。

方药：人参养荣汤合桃红四物汤加减。若胸痛重者，加枳壳、降香、郁金理气活血止痛；如兼有胸闷、泛恶，苔腻脉滑，为痰瘀交阻，加制半夏或胆南星等；有痰血去桃仁、红花，加炒蒲黄、景天三七；若有尿少、肢肿，加车前子、猪苓、泽泻等；若有腹水鼓胀，可酌加己椒苈黄丸、葫芦瓢，或牵牛子、舟车丸等，中病得下即止。

4. 阳虚饮停证

证候：心悸，喘息不能卧，颜面及肢体浮肿，或伴胸水、腹水，脘痞腹胀，形寒肢冷，大便溏泄，小便短少，舌淡胖或暗淡，苔白滑，脉沉细无力或结、代。

治法：益气温阳，蠲饮平喘。

方药：真武汤加减。若气虚甚者，加生晒参、黄芪以益气；如喘促明显，加参蛤散。若水肿重者，加北五加皮、茯苓皮利水消肿；有胸水、腹水者，加葫芦瓢、椒目、葶苈子等。

5. 心肾阳虚证

证候：心悸，气短乏力，动则气喘，身寒肢冷，尿少浮肿，腹胀便溏，面颧暗红，舌质淡，苔薄白，脉细数无力或结代。

治法：温补心肾。

方药：桂枝甘草龙骨牡蛎汤合金匮肾气丸加减。若水肿重者，加车前子、葫芦瓢、北五加皮等利水消肿；如气虚明显者，加红参、黄芪益气养心；如腰膝酸软，头晕耳鸣，步履无力，为肾精亏损，可选右归丸加减；兼阴虚较甚，口干咽燥，午后升火则选左归丸化裁。

6. 痰饮阻肺证

证候：咳喘痰多，或发热形寒，倚息不得平卧；心悸气短，胸闷，动则尤甚，尿少肢肿，或颈脉显露。舌淡或略青，舌苔白腻或黄腻，脉弦滑或滑数。

治法：宣肺化痰，蠲饮平喘。

方药：三子养亲汤合真武汤加减。若痰黄便秘者，用麻杏石甘汤合真武汤加减，可加礞石滚痰丸等涤痰畅中；倘痰涎稀白，用小青龙汤合真武汤加减；阴虚痰饮，外邪引动者，《千金》苇茎汤合真武汤加减。

细目三　心律失常概述

心律失常（cardiac arrhythmia）是指心脏电冲动的频率、节律、起源部位、传导速度与电冲动次序的异常。引起心律失常的病因有冠状动脉粥样硬化性心脏病、心肌病、心肌炎和风湿性心脏病等。另外，还包括自主神经功能失调、电解质紊乱、内分泌失调、麻醉、低温、药物及中枢神经疾病等。

本病归属于中医学"心悸""怔忡"等范畴；部分可归于中医学的"胸痹""喘证""眩晕""厥证"等范畴。

要点一　常见心律失常的分类

（一）按心律失常发生机制分类

1. 电冲动形成异常

（1）窦性心律失常：窦性心动过缓、窦性心动过速、窦性停搏、窦性心律不齐。

（2）异位心律：①主动性异位心律：期前收缩、阵发性心动过速、心房扑动、心房颤动、心室扑动、心室颤动；②被动性异位心律：逸搏、逸搏节律。

2. 电冲动传导异常

（1）生理性干扰及房室分离。

（2）病理性：①传导阻滞（窦房传导阻滞、房内传导阻滞、房室传导阻滞、室内传导阻滞）；②房室间传导途径异常（预激）。

（二）按心律失常发生时心率快慢分类

1. 快速性心律失常　主要包括期前收缩、心动过速、扑动和颤动等。

2. 缓慢性心律失常　常见有窦性心动过缓、窦房传导阻滞、窦性停搏、逸搏节律、房室传导阻滞、病态窦房结综合征等。

（三）按心律失常发生部位分类

1. 室上性心律失常　包括窦性、房性、房室交界性。

2. 室性心律失常。

要点二　心律失常的诊断

心律失常的诊断方法，要分三个步骤进行，即病史询问，体格检查及心电图等相关检查。

1. 病史采集　心律失常发作时的临床表现并不一致，有的症状并不明显，有的可出现心悸、胸闷、胸痛、黑矇、晕厥等症状。有的可诱发心绞痛及心力衰竭，使原有疾病加重。

2. 体格检查

（1）血压：心率过快或过慢血压均可被影响。

（2）心率、心律：心脏检查明确心率增快还是减慢，心跳的节律是否有变化。

3. 实验室及其他检查

（1）心电图：心律失常发作时的心电图记录是确诊心律失常的重要依据。

（2）长时间心电图记录：分为动态心电图和心电监护。动态心电图可连续记录患者24小时以上的心电图，了解心悸与晕厥发生是否与心律失常有关，明确心律失常的类型，评价抗心律失常药物的疗效等。心电监护应用于医院、急救车和具有实时分析的Holter系统，为及时处理严重甚至危及生命的心律失常提供了条件。

（3）运动试验：运动试验包括运动平板与踏车试验。如患者有与运动有关的心律失常症状（晕厥，持续性心悸），应考虑做运动试验，可诱发心律失常从而确定心律失常与活动的关系及心律失常的类型。

（4）食管心电图与经食管调搏术：食管心电图P波高大，易于识别，特别是对房性期前收缩伴室内差异性传导与室性期前收缩的鉴别、窦性心动过速与室上性心动过速伴室内差异性传导的鉴别等有重要价值。经食管调搏技术对常见室上性心动过速发生机制的判断可提供帮助，如是否存在房室结双径路。房室结折返心动过速能被心房电刺激诱发和终止。食管快速心房起搏能使预激图形明显化，有助于不典型预激综合征患者确诊。另外，在治疗上，应用快速心房起搏可终止药物治疗无效的某些类型室上性折返性心动过速。

（5）心腔内电生理检查：主要有三方面价值。①诊断性应用：确定心律失常及其类型；明确心律失常的起搏部位与发生机制；②治疗性应用：射频导管消融，治疗快速性心律失常，缓慢性心律失常的起搏器治疗等；③判断预后：通过电刺激确定是否易于诱发室速，是否有发生心脏性猝死的危险。

细目四 快速性心律失常

快速性心律失常是临床上常见的心血管病症,包括一组临床表现、起源部位、传导路径、电生理和预后不同的心律失常,临床上主要包括各种原因引起的期前收缩、心动过速、扑动和颤动等。

要点一 西医病因

快速性心律失常可见于无器质性心脏病者(如部分室上性心动过速、期前收缩),但更多见于各种器质性心脏病,如室性心动过速(扩张型心肌病,冠心病心肌梗死、梗死后心功能不全)、房颤和心房扑动(心瓣膜病、冠心病、高血压心脏病、心肌病、肺心病、甲状腺功能亢进)等。

要点二 中医病因病机

引起快速性心律失常的中医病因主要包括感受外邪、情志失调、饮食不节、劳欲过度、久病失养、药物影响等。在这些因素的单独或者共同作用下,致心脏气、血、阴、阳受损,影响心主血脉、主神志功能;或者在这些因素的作用下,影响到脾、肝、肾等相关脏腑,间接引起心脏的气、血、阴、阳失调,导致本病的发生。

1. **心神不宁** 平素心虚胆怯,突遇惊恐,忤犯心神,心神动摇,不能自主而心悸。

2. **气血不足** 饮食不节,损伤脾胃,或素体脾气不足,或忧思伤脾。脾气血生化不足,导致气血两虚;心气不足,心血亏虚,鼓动无力,心神失养,气血流行失畅。

3. **阴虚火旺** 劳欲过度,房劳过度,肾精亏耗,或年老体衰,肾阴不足,不能上承滋润心阴,或感受外邪内耗心阴,下竭肾阴,使虚火内生,心阳独亢。

4. **气阴两虚** 感受风、寒、湿、热等外邪,内侵于心,耗伤心气或心阴;或情志过极,火邪内生,耗气伤阴,使心神失养,或热扰心神。

5. **痰火扰心** 饮食不节,损伤脾胃,运化失司,湿聚成痰,日久郁而化火;或情志失调,思虑动怒,气郁化火,炼液为痰,痰火内盛;或外感温热湿热之邪,热邪煎熬,灼津为痰。痰火上扰心神,灼伤津液,而发心悸。

6. **心脉瘀阻** 情志失调,肝气郁滞,气滞血瘀;或寒凝心脉,瘀血内生;或饮食失宜,饮食不节,损伤脾胃,脾气虚弱,运血无力成瘀。瘀阻心脉,心血不畅,心失所养。

7. **心阳不振** 心病日久,损伤心阳;或劳欲所伤、年迈体虚,肾精亏损,命门火衰而心阳失助。心阳亏虚则温运、鼓动无力。

快速性心律失常病位在心,与肝胆、脾胃、肾、肺诸脏腑密切相关。其基本病机是气血阴阳亏虚,心失所养;或邪扰心神,心神不宁。本病的病理性质主要有虚实两方面:虚者为气、血、阴、阳亏损,使心失濡养;实者多由痰火扰心或心血瘀阻,或感受外邪内舍于心,气血运行不畅所致。虚实之间可以相互夹杂或转化:实证日久,病邪伤正,可分别兼见气、血、阴、阳之亏损;而虚证也可因虚致实,兼有邪实表现。临床上阴虚者常兼火盛或痰热;阳虚者易夹水饮、痰湿;气血不足者,易兼气血瘀滞。

要点三 临床表现

1. **期前收缩** 可无症状,频发者可有心悸、胸闷、头晕、乏力等。听诊有心脏提前搏动。

2. **阵发性室上性心动过速** 呈阵发性,感心悸、胸闷、头晕、乏力或胸痛等。持续时间长者,可发生血流动力学障碍,表现为面色苍白、四肢厥冷、血压降低,偶可晕厥等。也可使原有器质性心脏病者病情加重,如患者原有冠心病者,可加重心肌缺血而诱发心绞痛,甚至心肌梗死;原有脑动脉硬化者,可加重脑缺血,引起一过性失语、偏瘫,甚至脑血栓形成。听诊心率在160次/分以上,律齐。

3. **心房颤动** 阵发性房颤或房颤心室率快者有心悸、胸闷、头晕、乏力等表现。听诊心音强弱不等、心律绝对不规则、脉搏短绌。也可发生血流动力学障碍及使原有器质性心脏病患者病情加重。

4. **室性心动过速** 室速的临床症状轻重视发作时心室率、持续时间、基础心脏病变和心功能状况不同而异。非持续性室速(发作时间短于30秒,能自行终止)的患者可无症状。持续性室速(发作时间超过30秒,需药物或电复律始能终止)常伴有明显血流动力学障碍与心肌缺血。临床症状包括低血压、少尿、晕厥、气促、心绞痛等。

要点四　辅助检查

1. **心电图检测**　心电图、动态心电图、运动平板心电图、电生理检测、食管调搏等,测定心律失常的类型,有助于心律失常的诊断及鉴别诊断。

2. **超声心动图**　可发现相应器质性心脏病变表现。

3. **电解质、甲状腺功能(FT_3、FT_4、TSH 等)**　排除因甲状腺功能亢进或电解质紊乱引起的心律失常。

4. **其他检查**　主要是病因鉴别所需要的一些检查,如冠脉造影、胸部 X 线片、超声心动图等检查。

要点五　诊断与鉴别诊断

(一)诊断

各种快速性心律失常的诊断主要依据临床表现和心电图,各种心电图的特征如下。

1. 期前收缩

(1)房性期前收缩:①提早出现的 P′波,形态与窦性 P 波不同;②P′–R 间期 >0.12 秒;③QRS 形态正常,亦可增宽(室内差异性传导)或未下传;④代偿间歇不完全。

(2)房室交界性期前收缩:①提前出现的 QRS 波,而其前无相关 P 波,如有逆行 P 波,可出现在 QRS 之前、之中或之后;②QRS 形态正常,也可因发生差异性传导而增宽;③代偿间歇多完全。

(3)室性期前收缩:①QRS 提早出现,宽大、畸形或有切迹,时限通常≥0.12 秒;②T 波亦宽大,其方向与 QRS 主波方向相反;③代偿间歇完全。

2. **室上性心动过速**　①心率快而规则,阵发性室上性心动过速心率多在 160~220 次 / 分,非阵发性室上性心动过速心率在 70~130 次 / 分;②P 波形态与窦性不同,出现在 QRS 波群之后则为房室交界性心动过速;当心率过快时,P 波往往与前面的 T 波重叠,无法辨认,故统称为室上性心动过速;③QRS 波群形态通常为室上性,亦可增宽、畸形(室内差异性传导、束支阻滞或预激综合征);④ST–T 波无变化,发作中也可以倒置(频率过快而引起的相对性心肌供血不足)。

3. **室性心动过速**　①3 个或以上的室早连发;②常没有 P 波或 P 波与 QRS 无固定关系,且 P 波频率比 QRS 波频率缓慢;③频率多数为 150~220 次 / 分,心室律略有不齐;④可有心室夺获或室性融合波。

4. 心房颤动与心房扑动

(1)心房颤动:①P 波消失,代之以大小不等、形态不同、间隔不等的 f 波,频率为 350~600 次 / 分;②QRS 波、T 波形态为室上性,但 QRS 可增宽畸形(室内差异传导);③心室率快而不规则,多在 100 次 / 分以上;④当心室率极快而无法辨别 f 波时,主要根据心室率完全不规则及 QRS 与 T 波形态为室上性诊断。

一般将房颤分为 3 种类型:能够自行终止者为阵发性房颤;不能自行终止但经过治疗可以终止者为持续性房颤;经治疗也不能终止的房颤为永久性房颤。

(2)心房扑动:①P 波消失,代之以连续性锯齿样 F 波(各波大小、形态相同,节律规则,频率为 250~350 次 / 分);②QRS 波群及 T 波均呈正常形态,但偶尔可因室内差异性传导、合并预激,或伴束支传导阻滞而使其增宽并畸形;③未经治疗的心房扑动,常呈 2 : 1 房室传导。

(二)鉴别诊断

1. 室上性心动过速与窦性心动过速鉴别

①室上性心动过速多在 160 次 / 分以上,而窦性心动过速较少超过 160 次 / 分。②室上性心动过速多突然发作与终止,绝大多数心律规则;而窦性心动过速皆为逐渐起止,且在短期内频率常波动。③用兴奋迷走神经的方法,室上速可突然终止或无影响;而窦性心动过速则逐渐减慢。

2. **阵发性房性心动过速与阵发性房室交界性心动过速的鉴别**　①房室交界性心动过速时逆行 P 波在 QRS 波群之前(P′–R 间期 <0.12 秒),或逆行 P 波融合于 QRS 波中,或出现在紧靠 QRS 波群后(R–P′间期 <0.20 秒);若 P′–R 间期 >0.12 秒者为房性心动过速。②根据心动过速发作停止后或发作之前期前收缩的种类来鉴别,因为心动过速与期前收缩多为同一类型。③对于那些心率极快而 T 波与 P 波重叠无法分辨者,只要 QRS 波群为室上性,统称为阵发性室上性心动过速。

3. **阵发性室性心动过速与伴有室内差异传导的阵发性室上性心动过速鉴别**　①阵发性室上性心动过速常见于无器质性心脏病的人,

多有反复发作的既往史；而室性心动过速多见于严重器质性心脏病患者及洋地黄、奎尼丁中毒等。②阵发性室上性心动过速时心律整齐；而室性心动过速时心律可有轻度不齐。③阵发性室上性心动过速伴有室内差异性传导，其QRS波群多呈右束支传导阻滞图形；如QRS波群呈左束支传导阻滞图形，或V_1的QRS波群呈R型或QR型，而V_6呈rS型或QS型者则多为阵发性室性心动过速。④如偶尔发生心室夺获或心室融合波，则利于阵发性室性心动过速的诊断。

要点六 西医治疗

心律失常的治疗方法主要有抗心律失常药物、射频消融、起搏及植入式自动复律除颤器（ICD）、手术治疗等。

（一）心律失常的药物治疗

1. 抗心律失常药物分类和用法

（1）Ⅰ类药物

1）奎尼丁：常用制剂为硫酸奎尼丁（0.2g/片）。主要用于房颤与心房扑动的复律、复律后窦律的维持和危及生命的室性心律失常。应用奎尼丁转复房颤或心房扑动，每次给药前测血压和QT间期，一旦复律成功，以有效剂量维持。在奎尼丁复律前，先用地高辛或β受体拮抗剂减缓房室结传导，给了奎尼丁后应停用地高辛，不宜同用。

2）利多卡因：仅用于室性心律失常。给药方法：负荷量1.0mg/kg，3~5分钟内静脉注射，继以1~2mg/min静脉滴注维持。如无效，5~10分钟后可重复负荷量，但1小时内最大用量不超过200~300mg（4.5mg/kg）。连续应用24~48小时后半衰期延长，应减少维持量。

3）美西律：利多卡因有效者口服美西律亦可有效，起始剂量100~150mg、每8小时1次，如需要，2~3天后可增减50mg。宜与食物同服，以减少消化道反应。

4）普罗帕酮：适用于室上性和室性心律失常的治疗。口服初始剂量150mg，每8小时1次。最大剂量200mg，每6小时1次。静脉注射可用1~2mg/kg，以10mg/min静脉注射，单次最大剂量不超过140mg。

5）莫雷西嗪：房性和室性心律失常都有效，剂量不宜超过250mg，每8小时1次。不良反应包括恶心、呕吐、眩晕、焦虑、口干、头痛、视力模糊等。

（2）Ⅱ类药物

β受体拮抗剂：用于控制房颤和心房扑动的心室率，也可减少房性和室性期前收缩，减少室速的复发。口服小剂量开始，可根据治疗反应和心率酌情增减。

（3）Ⅲ类药物

胺碘酮：适用于室上性和室性心律失常的治疗，可用于器质性心脏病、心功能不全者。静脉注射负荷量150mg（3~5mg/kg），10分钟注入，10~15分钟后可重复，需要时可继续以1~1.5mg/min静脉滴注，以后根据病情逐渐减量至0.5mg/min。24小时总量一般不超过1.2g，最大可达2.2g。口服胺碘酮负荷量0.2g，一天三次，共5~7天；0.2g，一天两次，共5~7天，以后0.2（0.1~0.3）g，一天一次，以维持，但要注意根据病情进行个体化治疗。

（4）Ⅳ类药物

1）维拉帕米：用于控制房颤和心房扑动的心室率，减慢窦性心动过速。口服80~120mg、每8小时1次，可增加到160mg、每8小时1次，最大剂量480mg/d，老年人酌情减量。静脉注射用于终止阵发性室上性心动过速（室上速）和某些特殊类型的室速。剂量5~10mg/5~10min静脉注射，如无反应，15分钟后可重复5mg/5min静脉注射。

2）地尔硫䓬：用于控制房颤和心房扑动的心室率，减慢窦性心动过速。静脉注射负荷量15~25mg（0.25mg/kg），随后5~15mg/h静脉滴注。如首剂负荷量心室率控制不满意，15分钟内再给负荷量。静脉注射地尔硫䓬应监测血压。

（5）其他

1）腺苷：用于终止室上速，3~6mg快速静脉注射，2分钟后可重复使用。此药半衰期极短，1~2分钟内效果消失；但有诱发房颤的可能，有哮喘病史者不宜选用。

2）洋地黄类：用于终止室上速或控制快速房颤的心室率。毛花苷C 0.4~0.8mg稀释后静脉注射，可以再追加0.2~0.4mg，24小时内不应>1.2mg；或地高辛0.125~0.25mg、1次/日口服，用于控制房颤的心室率。

2. 心律失常的药物治疗

（1）窦性心动过速：①寻找并去除引起窦性心动过速的原因；②首选β受体拮抗剂；

③不能使用β受体拮抗剂时,可选用维拉帕米或地尔硫䓬。

(2)房性期前收缩:对于无器质性心脏病且单纯房性期前收缩者,一般不需治疗;症状十分明显者可考虑使用β受体拮抗剂;对于可诱发诸如室上速、房颤的房性期前收缩应给予治疗。

(3)阵发性室上速

1)急性发作的处理:终止发作药物治疗可选以下药物:①维拉帕米缓慢静脉注射;②普罗帕酮缓慢静脉推注(如室上速终止则立即停止给药;以上两种药物都有负性肌力作用,也都有抑制传导系统功能的副作用,故对有器质性心脏病、心功能不全、基本心律有缓慢型心律失常的患者应慎用);③腺苷或三磷酸腺苷静脉快速推注,往往在10~40s内能终止心动过速(在用药过程中,要进行心电监护,当室上速终止或出现明显的心动过缓和/或传导阻滞时应立即停止给药);④胺碘酮缓慢静脉推注(适用于室上速伴器质性心脏病、心功能不全者)。

2)防止发作:发作频繁者,应首选经导管射频消融术以根除治疗;药物有口服普罗帕酮,必要时伴以阿替洛尔或美托洛尔;偶尔发作者不必长年服药。

(4)心房颤动及心房扑动

1)心房颤动的治疗

①控制心室率:永久性房颤一般需用药物控制心室率。常用药物是地高辛和β受体拮抗剂;必要时二药可以合用,剂量根据心率控制情况而定。上述药物控制不满意者可以换用地尔硫䓬或维拉帕米;个别难治者也可选用胺碘酮或行射频消融改良房室结;慢-快综合征患者需安置起搏器后用药。

②心律转复及窦性心律(窦律)维持:房颤心律转复有药物复律和电复律两种方法。电复律见效快、成功率高。药物转复常用I_a、I_c及Ⅲ类抗心律失常药,包括胺碘酮、普罗帕酮、索他洛尔等,一般用分次口服的方法;静脉给普罗帕酮、胺碘酮终止房颤也有效。有器质性心脏病、心功能不全的患者首选胺碘酮;没有器质性心脏病者可首选Ⅰ类药。对于预激综合征经旁路前传的房颤或任何引起血压下降的房颤,立即施行电复律。无电复律条件者可静脉应用胺碘酮。无预激综合征的患者也可以静脉注射毛花苷丙,效果不佳者可以静脉滴注地尔硫䓬。

2)心房扑动的治疗:药物治疗原则与房颤相同。

3)房颤血栓栓塞并发症的预防:房颤患者易发生血栓栓塞的8个高危因素:高血压,糖尿病,充血性心衰,既往血栓栓塞或一过性脑缺血病史,高龄(≥75岁)尤其是女性,冠心病,左心房扩大(>50mm),左心室功能下降(LVFS<25%,LEVF≤40%)。

具体治疗方案:①风湿性心脏瓣膜病合并房颤:一般应用抗凝剂预防血栓栓塞。②非瓣膜病房颤根据是否伴有血栓栓塞高危因素而定:对<65岁、无高危因素的永久性或持续性房颤可用阿司匹林;≥1个高危因素者则用华法林;65~75岁、无高危因素者,仍应首选华法林,也可用阿司匹林,有高危因素者应用华法林;>75岁者,一律用华法林,若不能耐受则可用阿司匹林。③使用华法林需要定期检测凝血酶原时间及活动度,用国际标准化比值(INR)作为抗凝监控指标,调整华法林剂量,使INR在2~3的范围。④超过48小时未自行复律的持续性房颤,在需要直流电或药物复律前应服用华法林3周(剂量保持INR2~3),复律后继服华法林4周。

(5)室性期前收缩

1)无器质性心脏病亦无明显症状的室性期前收缩,不必使用抗心律失常药物治疗。

2)无器质性心脏病,但室性期前收缩频发引起明显心悸症状影响工作及生活,可酌情选用美西律、普罗帕酮。心率偏快,血压偏高者可用β受体拮抗剂,如阿替洛尔或美托洛尔。

3)以下情况均需治疗:急性心肌梗死发病早期出现频发室性期前收缩、室性期前收缩落在前一个心搏的T波上(R on T),多源性室性期前收缩,成对的室性期前收缩均宜静脉使用利多卡因(利多卡因无效者,可用胺碘酮);心力衰竭、心肌梗死后或心肌病变患者并发室性期前收缩,应用胺碘酮能有效减少心脏性猝死。

4)β受体拮抗剂虽对室性期前收缩疗效不显著,但能降低心肌梗死后猝死发生率。

(6)室性心动过速:有器质性心脏病或有明确诱因应首先给以针对性治疗;无器质性心脏病患者发生非持续性短暂室速,如无症状或血流动力学影响,处理的原则与室性期前收缩相同;持续性室速发作,无论有无器质性心脏病,应给予治疗。

1)终止室速发作:①有血流动力学障碍

的持续性室性心动过速，如患者已发生低血压、休克、心绞痛、充血性心力衰竭或脑血流灌注不足，无论是否有器质性心脏病，应迅速施行直流电复律。②无血流动力学障碍的持续性室性心动过速，首先给予利多卡因 50~100mg 静脉注射，有效后以 1~4mg/min 的速度继续静脉滴注；也可选用静脉注射索他洛尔或普罗帕酮，无效时可选胺碘酮静脉注射。持续性室速伴心功能不全者，首选胺碘酮静脉注射。

2）预防复发：①药物预防，可选用终止发作有效的相同药物预防复发；②埋藏式心脏复律除颤器（ICD）预防复发。

（二）心律失常的非药物治疗

1. 心脏电复律 急性快速异位心律失常及持续性心房颤动或心房扑动如药物无效，应早进行同步电复律。阵发性室上性心动过速经药物治疗无效时可用同步电复律。

2. 埋藏式心脏复律除颤器（ICD） ICD 的明确适应证包括：①非一过性或可逆性原因引起的室性心动过速或心室颤动所致的心脏骤停，自发的持续性室速；②原因不明的晕厥，在电生理检查时能诱发有血流动力学显著临床表现的持续性室速或室颤，药物治疗无效、不能耐受或不可取；③伴发于冠心病、陈旧性心肌梗死和左心室功能不良的非持续性室速，在电生理检查时可诱发持续性室速或室颤，不能被Ⅰ类抗心律失常药物所抑制。

3. 导管射频消融术（RFCA） 根据我国 RFCA 治疗快速性心律失常指南，RFCA 的明确适应证为：①预激综合征合并阵发性心房颤动伴快速心室率；②房室折返性或房室结折返性心动过速、房性心动过速和无器质性心脏病证据的室性心动过速（特发性室速）呈反复发作性，或合并有心动过速心肌病，或者血流动力学不稳定者；③发作频繁、心室率不易控制的典型心房扑动；④发作频繁、心室率不易控制的非典型心房扑动；⑤发作频繁，症状明显的心房颤动；⑥不适当窦性心动过速合并心动过速心肌病；⑦发作频繁和/或症状重、药物预防发作效果差的心肌梗死后室速。

4. 外科治疗 外科治疗快速性心律失常的目的在于切除、隔置、离断参与心动过速生成、维持与传播的组织，保存或改善心脏功能。外科治疗方法包括直接针对心律失常本身以及各种间接的手术方法，后者包括室壁瘤切除术、冠状动脉旁路移植术和矫正瓣膜关闭不全或狭窄的手术，左颈胸交感神经切断术等。

要点七 中医治疗

（一）治疗原则

快速性心律失常应分虚实论治。虚证分别予以补气、养血、滋阴、温阳；实证则应祛痰、清火、行瘀。由于快速性心律失常均有心神不宁的病理特点，故应酌情配合安神宁心或镇心之品。

（二）辨证论治

1. 心虚胆怯证

证候：心悸不宁，善惊易恐，坐卧不安，恶闻声响，失眠多梦，舌苔薄白，脉虚数或结代。

治法：镇惊定志，养心安神。

方药：安神定志丸加减。可加酸枣仁、合欢皮养心安神；心气虚加黄芪、党参，并重用炙甘草益气养心。

2. 心血不足证

证候：心悸气短，活动尤甚，眩晕乏力，失眠健忘，面色无华，纳呆食少，舌质淡，苔薄白，脉细弱。

治法：补血养心，益气安神。

方药：归脾汤加减。气虚血少，血不养心，宜用炙甘草汤益气养血，滋阴复脉；心悸甚可加龙骨、牡蛎安神定悸。

3. 阴虚火旺证

证候：心悸不宁，心烦少寐，头晕目眩，手足心热，盗汗，耳鸣，舌红，少苔，脉细数。

治法：滋阴清火，养心安神。

方药：天王补心丹加减。如虚烦咽燥，口干口苦等热象较显著，用朱砂安神丸养阴清热；心悸不安者，加龙骨、牡蛎或珍珠母以镇心安神；心火旺盛，心烦易怒，口苦，口舌生疮者，加连翘、莲子心、山栀子以清心泻火；兼五心烦热，梦遗腰酸者，可合用知柏地黄丸滋阴清热。

4. 气阴两虚证

证候：心悸短气，头晕乏力，胸痛胸闷，少气懒言，自汗盗汗，五心烦热，失眠多梦，舌红或淡红，少苔，脉虚数。

治法：益气养阴，养心安神。

方药：生脉散加味。心阴亏虚较甚，心烦失眠，加生地黄、连翘、莲子心滋阴清心除烦；兼肾阴不足，腰膝酸软，耳鸣目眩者，加首乌、枸杞子、龟板滋肾养阴；兼心脉瘀阻加丹参、三七活血化瘀。

5. 痰火扰心证

证候:心悸时发时止,胸闷烦躁,失眠多梦,口干口苦,大便秘结,小便黄赤,舌质红,舌苔黄腻,脉弦滑。

治法:清热化痰,宁心安神。

方药:黄连温胆汤加减。热象明显,加黄芩、山栀清心泻火;大便秘结,加全瓜蒌、大黄化痰通腑;惊悸不安者加珍珠母、生龙齿、生牡蛎镇心安神;火郁伤阴选加生地黄,或麦冬、玉竹养阴清热。

6. 心脉瘀阻证

证候:心悸不安,胸闷不舒,心痛时作,或见唇甲青紫,舌质紫暗或有瘀斑,脉涩或结代。

治法:活血化瘀,理气通络。

方药:桃仁红花煎加减。畏寒,四肢不温,加桂枝、檀香、降香通阳理气;痰瘀交阻,胸满闷痛,苔浊腻,加瓜蒌、薤白、半夏宽胸化痰;胸痛较甚加乳香、没药、五灵脂活血止痛。

7. 心阳不振证

证候:心悸不安,胸闷气短,神疲乏力,面色苍白,形寒肢冷,舌质淡白,脉虚弱。

治法:温补心阳,安神定悸。

方药:参附汤合桂枝甘草龙骨牡蛎汤加减。形寒肢冷,下肢水肿合用真武汤温阳利水;头晕目眩,恶心呕吐,加茯苓、半夏、陈皮健脾化痰;兼有伤阴者,加麦冬、玉竹、五味子养阴生津。

细目五　缓慢性心律失常

缓慢性心律失常是指有效心搏每分钟低于60次的各种心律失常。常见有窦性心动过缓、窦房传导阻滞、窦性停搏、房室传导阻滞、病态窦房结综合征等。其发生多与迷走神经张力过高、心肌病变、某些药物影响、高血钾等有关。缓慢性心律失常主要表现为心悸、疲劳虚弱、体力活动后气短、胸闷等,严重者可引起昏厥、抽搐,甚至危及生命。

要点一　西医病因

1. 窦性心动过缓　①生理因素:迷走神经张力增高(健康人、老年人、睡眠状态);②病理因素:器质性心脏病、甲状腺功能减退、血钾过高,应用洋地黄、β受体拮抗剂等药物。

2. 房室传导阻滞　心肌炎、急性下壁及前壁心肌梗死、原因不明的希氏束-浦肯野系统纤维化、冠心病、高血钾、应用洋地黄以及缺氧等。

3. 病态窦房结综合征　见于冠心病、原发性心肌病、风湿性心脏病、高血压心脏病、心肌炎、先天性心脏病等。

要点二　中医病因病机

引起缓慢性心律失常的中医病因主要包括饮食失宜,七情内伤,劳倦内伤,久病失养,药物影响等。这些因素使心脏的气、血、阴、阳受损,主血脉、主神志功能失常,或者在这些因素的作用下,影响到肝、脾、肾等相关脏腑,间接导致心脏的气、血、阴、阳失调,导致本病的发生。

1. 心阳不足　素体虚弱,或久病失养,或年高气衰,均可致心气不足,气虚日久,累及心阳,致心阳亏虚。心阳不足,温运、鼓动无力而发病。

2. 心肾阳虚　心脏久病、先天禀赋异常,损伤心脏阳气,心阳式微而不能下归于肾;或劳欲所伤、年迈体虚,肾精亏损,命门火衰而心阳失助,心肾阳气互资障碍。心阳虚则温运、鼓动无力;肾阳虚则温煦失职,蒸腾气化无权。

3. 气阴两虚　素体虚弱,或久病失养,或劳倦过度,或年高体衰,心气不足,气虚及阴,致心脏气阴两虚,心神失养;或阴虚内热,热扰心神而发为本病。

4. 痰浊阻滞　饮食不节,或过食肥甘厚味,饮酒过度,均可损伤脾胃,使运化失职,津液不布,聚湿为痰,阻遏气机;或情志不遂,气郁生痰,痰浊痹阻胸阳,湿困脾胃,发为本病。

5. 心脉痹阻　情志失调,郁怒伤肝,气滞血瘀;或寒凝心脉,瘀血内生;或饮食失节,损伤脾胃,气虚血瘀。心脉瘀阻,心失所养,而发为本病。

缓慢性心律失常病位在心,其发生发展与肝、脾、肾、肺密切相关。本病的病理性质主要有虚实两方面。虚者为气、血、阴、阳亏损,使心失濡养,而致心动过缓;实者多由痰浊痹阻或心血瘀阻,致气血运行不畅。

要点三　临床表现

患者症状的有无和轻重取决于血流动力学的改变。

1. **窦性心动过缓**　如心率不低于50次/分，一般无症状；心室率<50次/分，患者可出现头晕，乏力。窦房传导阻滞或房室传导阻滞时，部分患者可出现心悸、停搏感，严重者可出现胸闷、胸痛；阻滞次数多，间歇长者，可有黑矇、晕厥等严重症状。

2. **房室传导阻滞**　症状除受原有心脏疾病及心脏功能状态的影响外，还取决于阻滞的程度及部位：一度房室传导阻滞患者多无自觉症状；二度Ⅰ型房室传导阻滞偶可出现心悸、乏力；二度Ⅱ型房室传导阻滞，如被阻滞的心房波所占比例较大时（如3∶2传导），特别是高度房室阻滞时，可出现头晕、乏力、胸闷、气短、晕厥及心功能下降等症状。三度房室传导阻滞的症状较明显，希氏束分叉以上部位的三度房室传导阻滞由于逸搏频率较快，而且心室除极顺序也正常，患者可出现乏力，活动时头晕等症状，但多不发生晕厥；发生于希氏束分叉以下的低位三度房室传导阻滞，患者可出现晕厥，甚至猝死。

3. **病态窦房结综合征**　起病隐匿，病程较长，发展缓慢，可持续5~10年或更长。早期可无症状或间歇出现症状，临床表现不典型，诊断困难；当严重窦性心动过缓，或有窦性停搏时，则患者可有眩晕、乏力等症状，严重者发生晕厥、猝死。心脏听诊及心电图检查，发现心律的变化很大，可分别出现窦性心动过缓、窦房传导阻滞、阵发性室上性心动过速、心房扑动、心房纤颤，上述心律也可交替出现，形成心动过缓-心动过速综合征。

要点四　辅助检查

1. **心电图**　系统分析应包括心房与心室节律、频率、PR间期、P波与QRS波群形态、P波与QRS波群的相互关系等。

2. **24小时动态心电图（Holter）**　了解心悸与晕厥等症状的发生是否与心律失常有关，明确心律失常或心肌缺血发作与日常活动的关系以及昼夜分布特征，协助评价抗心律失常药物疗效，起搏器或埋藏式心脏复律除颤器的疗效以及是否出现功能障碍。

3. **运动平板心电图**　患者在运动时出现心悸症状，可做运动试验协助诊断。但应注意，正常人进行运动试验，亦可发生室性期前收缩。运动试验诊断心律失常的敏感性不如动态心电图。

4. **食管心电图**　食管心电图结合电刺激技术对常见室上性心动过速发生机制的判断可提供帮助，如确定是否存在房室结双径路；有助于鉴别室上性心动过速伴有室内差异性传导与室性心动过速；有助于不典型的预激综合征患者确诊。应用电刺激诱发与终止心动过速，可协助评价抗心律失常药物疗效。食管心房刺激技术亦用于评价窦房结功能。此外，快速心房起搏，可终止药物治疗无效的某些类型室上性折返性心动过速。

5. **临床心电生理检查**　患者接受电生理检查，大多基于以下3个方面的原因：①诊断性应用：确立心律失常及其类型的诊断，了解心律失常的起源部位与发生机制。②治疗性应用：以电刺激终止心动过速发作或评价某项治疗措施能否防止电刺激诱发的心动过速；植入性电装置能否正确识别与终止电诱发的心动过速；通过电极导管，以不同种类的能量（射频、冷冻、超声等）消融参与心动过速形成的心肌，以达到治愈心动过速的目的。③判断预后：通过电刺激确定患者是否易于诱发室性心动过速、有无发生心脏性猝死的危险。

6. **其他检查**　主要是病因鉴别所需要的一些检查，如超声心动图、冠脉造影、电解质、甲状腺功能（T_3、T_4、TSH等检查），以及QT离散度、心室晚电位、心率变异性等心电信息检测以评估病情。

要点五　诊断与鉴别诊断

（一）诊断

各种缓慢性心律失常主要依据临床表现，并结合以下心电图表现做出诊断。

1. **窦性心动过缓**　①窦性心律；②心率在40~60次/分；③常伴有窦性心律不齐，可产生逸搏。

2. **房室传导阻滞**

（1）一度房室传导阻滞：①窦性P波，每个P波后都有相应的QRS波群；②P-R间期延长至0.20s以上。

（2）二度房室传导阻滞：①二度Ⅰ型：P-R

间期逐渐延长；与此同时，R-R间隔相应地逐渐缩短，直到P波后无QRS波群出现，如此周而复始。②二度Ⅱ型：P-R间期固定（正常或延长）；P波突然不能下传而QRS波脱漏。

（3）三度房室传导阻滞：窦性P波，P-P间隔一般规则；P波与QRS波群无固定关系；心房速率快于心室率；心室率由交界区或心室自主起搏点维持，后者QRS常宽大畸形。

3. **病态窦房结综合征** ①持续、严重、有时是突发的窦性心动过缓；②发作时可见窦房传导阻滞或窦性停搏；③心动过缓与心动过速交替出现，心动过速可以是阵发性室上速、阵发性房颤与心房扑动。

（二）鉴别诊断

1. **生理性窦性心动过缓与病态窦房结综合征鉴别** ①生理性窦性心动过缓心率达40次/分以上，而病态窦房结综合征可表现为严重心动过缓，窦性心率常<40次/分；②运动试验如心率达到90次/分以上者，表示窦房结功能正常；如达不到90次/分，可做阿托品试验，如阿托品试验仍达不到90次/分，则进一步做食管调搏试验，如窦房结恢复时间>2.0秒或窦房结传导时间>120毫秒者，则为病态窦房结综合征。

2. **三度房室传导阻滞与干扰性房室脱节鉴别** 三度房室传导阻滞心室率较心房率慢，且P波的不能下传可发生于心动周期的任何时段，P与QRS波群无固定关系；干扰性房室脱节心室率较心房率略快，同时P波出现在紧靠QRS波群前后，房室脱节可出现心室夺获。

要点六　西医治疗

1. 药物治疗

（1）窦性心动过缓：有症状可用阿托品治疗。

（2）房室传导阻滞：①一度房室传导阻滞与二度Ⅰ型房室传导阻滞心室率不太慢者，无须接受治疗。②二度Ⅱ型与三度房室阻滞如心室率显著缓慢，伴有血流动力学障碍，甚至阿-斯综合征发作，应给予治疗，可用阿托品或异丙肾上腺素静脉滴注，将心室率控制在50~70次/分。

（3）病态窦房结综合征：酌情应用阿托品、麻黄素或含服异丙肾上腺素以提高心率。

2. **人工心脏起搏** 适应证：①伴有临床症状的任何水平的完全或高度房室传导阻滞。②束支-分支水平阻滞，间歇发生二度Ⅱ型房室阻滞，有症状者；在观察过程中虽无症状，但阻滞程度进展、H-V间期>100毫秒者。③病态窦房结综合征或房室传导阻滞，心室率经常低于50次/分，有明确的临床症状，或间歇发生心室率<40次/分；或虽无症状，但有长达3秒的R-R间隔。④由于颈动脉窦过敏引起的心率减慢，心率或R-R间隔达到上述标准，伴有明确症状者。⑤有窦房结功能障碍和/或房室传导阻滞的患者，因其他情况必须采用具有减慢心率作用的药物治疗时，为保证适当的心室率。

要点七　中医治疗

（一）治疗原则

缓慢性心律失常应分虚实论治。虚证予以补气、温阳为主，但也常需滋阴养血；实证则多用祛痰，或行气、祛寒。由于缓慢性心律失常亦常伴心神不宁，故应酌情配合养心安神之品。

（二）辨证论治

1. 心阳不足证

证候：心悸气短、动则加剧，汗出倦怠，面色苍白，形寒肢冷，舌淡苔白，脉虚弱或沉细而数。

治法：温补心阳，通脉定悸。

方药：人参四逆汤合桂枝甘草龙骨牡蛎汤加减。有瘀血者加丹参、赤芍、红花活血化瘀；兼水肿者加泽泻、车前子、益母草活血利水；气虚者加黄芪益气健脾。

2. 心肾阳虚证

证候：心悸气短，动则加剧，面色苍白，形寒肢冷，腰膝酸软，小便清长，下肢浮肿，舌质淡胖，脉沉迟。

治法：温补心肾，蠲饮宁心。

方药：参附汤合真武汤加减。心血瘀阻者加丹参、红花、益母草活血化瘀；气虚者加黄芪、山药益气；阳虚为主，无水肿者，亦可合用右归丸温补肾阳。

3. 气阴两虚证

证候：心悸气短，乏力，失眠多梦，自汗盗汗，五心烦热，舌淡红少津，苔薄少，脉虚弱或结代。

治法：益气养阴，宁心复脉。

方药：炙甘草汤加减。阴虚明显加天门冬、黄精养阴生津；兼痰者加瓜蒌、半夏、竹茹等化痰除湿。

4. 痰浊阻滞证

证候：心悸气短，心胸痞闷胀满，痰多，食

少腹胀，或有恶心，舌苔白腻或滑腻，脉弦滑。

治法：理气化痰，宁心通脉。

方药：涤痰汤加减。痰浊化热者，改用黄连温胆汤清热化痰；兼瘀血加丹参、红花、水蛭活血化瘀。

5. **心脉痹阻证**

证候：心悸，胸闷憋气，心痛时作，舌质暗或有瘀点、瘀斑，脉结代。

治法：活血宁心，通络宽胸。

方药：血府逐瘀汤加减。畏寒肢冷可加人参、附子、桂枝、甘草益气通阳；气滞明显加郁金、降香、枳实理气宽胸；胸痛明显加延胡索、蒲黄、三七活血化瘀。

细目六　心脏骤停与心脏性猝死

要点一　概念

心脏骤停是指心脏泵血功能突然停止。心脏性猝死（sudden cardiac death，SCD）是指由于心脏原因引起的无法预料的自然死亡，常在急性症状出现后 1 小时内发生，以突然意识丧失和大动脉搏动消失为主要表现，死亡出乎意料。

本病可归属于中医学“厥证”“厥脱”“喘脱”等范畴。

要点二　西医病因、发病机制

（一）病因

80% 由冠心病及其并发症引起，此外为心肌病（肥厚型、扩张型）、心瓣膜病、先天性心血管疾病、急性心脏压塞、心力衰竭、电解质失衡、Q-T 间期延长综合征、神经内分泌等因素所致的电不稳定性等亦可导致。左室射血分数低于 30% 是猝死（sudden death，SD）的最强预测因素，心肌梗死后出现频发性与复杂性室性期前收缩亦预示猝死高危。

（二）发病机制

1. **心肌一过性缺血与再灌注**　一过性缺血与再灌注对心脏组织具有重要的电生理学影响。缺血可对心肌局部电兴奋传导速度、传导方式和不应期产生影响，由此造成电生理的不均衡性可诱发心律失常；再灌注主要引起心肌细胞钙超载并能触发后除极，并且再灌注恢复血流后，缺血区心肌应激性的恢复极不一致，易引发折返性心律失常。

2. **自主神经系统功能紊乱**　心脏交感神经活性过度增高可促发恶性心律失常，也可能通过诱发冠状动脉痉挛导致 SCD，最常见的生理性触发因素为过量运动和精神紧张；迷走神经张力过度增高可引发窦性心动过缓、房室传导阻滞，甚至心搏骤停；心脏交感神经支配不平衡可能为 QT 延长综合征发生晕厥和猝死的原因。

3. **代谢、药物因素等**　代谢性酸中毒不仅抑制心肌收缩力而且降低室颤阈，并使细胞内钾外移；电解质紊乱直接影响心电生理，改变心肌兴奋性和诱发心律失常，尤其是心力衰竭使用利尿剂，可发生致命性心律失常；某些抗心律失常药物可通过产生新的功能性阻滞区而促发折返。

4. **血流动力学紊乱**　血流动力学失代偿时，心肌不应期可随心室容积增大而改变，故心衰时易发生心律失常甚至 SCD。

5. **电触发作用**　一般认为，室性期前收缩可触发单形性室速（VT）或获得性尖端扭转型室速。

心跳停止后，各系统组织对缺氧耐受性不一：最敏感的是中枢神经系统（脑组织），心搏骤停 4~6 分钟内，即可导致脑细胞的不可逆性损伤，受累部位依次为脑干、基底神经节、丘脑和皮质；其次是心肌、肝和肾，而骨骼肌、骨和软骨、结缔组织对缺氧的耐受性则较高。

要点三　中医病因病机

本病发生时的临床表现与心阳暴脱证极为相似，故认为本病的发生与久病正虚、外邪侵袭、血瘀痰浊等有关。

1. **久病正虚**　久病宿疾，正气暗耗，失于调治，病情日重，终至脏腑虚损至极，元气衰惫，阴精消亡而成心阳暴脱，阴阳离决之危候。

2. **外邪侵袭**　感受六淫或疫疠毒邪，或邪毒炽盛，正气耗伤，脏腑受损，或邪毒直犯心包，心神受损；救治不及时，致心阳暴脱，而成猝死。

3. **痰浊阻窍**　情志内伤，饮食不节，致脏腑功能失调，痰浊内生而胸阳失展，遇情绪波动或劳累、受寒等诱因，痰浊骤痹心脉，使心脏阴阳不得顺接，而致心阳暴脱。

本病病机有虚实两个方面，或先天禀赋不足，或久病耗伤，致心阳亏虚，痰浊积于体内，骤逢外邪侵袭，直犯心包；或情志过极，引动痰浊痹阻心脉，使心神失守，心阳暴脱而猝死。本病基本病机为心阳暴脱，阴阳离决。若抢救不及时，可发展为一厥不复的死证。

要点四　临床表现

心脏骤停或心脏性猝死的临床过程常分为4期：前驱期、发病期、心搏骤停期和生物学死亡期。

1. **前驱期**　心脏骤停前数天、数周或数月，出现新的心血管症状或原有症状加重。

2. **发病期**　导致心脏骤停前的急性心血管改变时期，通常不超过1小时；特异性症状是持续胸痛或突然心悸、呼吸困难、头晕、软弱无力。

3. **心搏骤停期**　心搏骤停的特征是意识突然丧失、脉搏消失和呼吸停止。

4. **生物学死亡期**　心室颤动或心室停搏，如在前4~6分钟内未予心肺复苏，则预后很差。如在前8分钟未予复苏，除非在低温等特殊条件下，一般不能存活。

要点五　辅助检查

主要为心电图检查，临床常见3种心电图表现：①心室颤动或扑动：心室颤动最多见，心电图上出现心室颤动或扑动波；②心室静止：心室完全丧失电活动而处于静止状态，心电图上出现直线；③心肌电－机械分离：心电图上具有宽而畸形、频率较慢、较为完整的QRS波群，但不产生有效的心肌机械性收缩，亦称为深度心血管性虚脱。

在上述3种情况中，以心室颤动最多见，特别是急性心肌梗死或急性心肌缺血患者发生的心搏骤停，绝大多数为心室颤动。上述3种类型以心室颤动复苏成功率较高。

要点六　诊断

诊断要点：①意识突然丧失；②大动脉（颈动脉或股动脉）搏动消失；③无呼吸，或仅是喘息。

具有上述①、②两点即可做出临床诊断，应立即进行心肺复苏。由于心音常因受到抢救时外界环境影响而听不到，故不如触摸大动脉搏动可靠。如有条件，心电监测具有更客观的诊断价值。

要点七　西医治疗

（一）基础生命支持

主要措施包括人工胸外挤压、畅通气道和人工呼吸，简称CAB（circulation，airway，breathing）三部曲。

1. **胸外按压**　是建立人工循环的主要方法。胸外按压时，患者应置于水平位。头部不应高于心脏水平。患者应仰卧于硬板床或地上。术者宜跪在患者身旁或站在床旁的椅凳上。要按压在胸骨下半段或两乳头连线与胸骨交点，按压时术者双臂应伸直、双肩在患者胸骨上方正中，垂直向下用力按压，利用髋关节为支点，以肩臂部力量向下按压，按压深度为5~6cm，按压频率100~120次/分，按压应规律地、均匀地、不间断地进行；如有特殊操作（建立人工气道或者进行除颤等），间断尽量不超过10s。下压与放松的时间比为1∶1。放松时定位的手掌根不要离开胸骨定位点，仅使胸骨不受任何压力。

2. **开通气道**　保持呼吸道通畅是成功复苏的重要一步，可采用仰头抬颏法开放气道。方法是：术者将一手置于患者前额用力加压，使头后仰，另一手的食、中两指抬起患者下颏，使下颌尖、耳垂的连线与地面呈垂直状态，以通畅气道。应清除患者口中的异物和呕吐物，患者义齿松动应取下。

3. **人工呼吸**　首先进行两次人工呼吸，每次持续吹气时间1秒以上，保证足够的潮气量使胸廓起伏。两次人工通气后应立即胸外按压。人工呼吸一般选择口对口，若患者牙关紧闭，则可改为口对鼻呼吸。无论是单人还是双人进行心肺复苏时，按压和吹气比例是30∶2。口对口人工呼吸只是临时性紧急措施，应马上争取气管内插管，以人工气囊挤压或人工呼吸机进行辅助呼吸与输氧，以纠正低氧血症。

4. **"关于心肺复苏的更改建议"（AHA《心肺复苏及心血管急救指南》，2010）**　①强调对无反应且无呼吸或无正常呼吸（仅有叹息相呼吸）的成人，立即启动急救反应系统并开始胸外心脏按压。②建议开始人工呼吸前即开始胸外按压，基础生命支持程序从A–B–C（开放气道、人工呼吸、胸外按压）更改为C–A–B（胸外按压、开放气道、人工呼吸）。③按压速率为100~120次/分（而不再是100次/分）；成人按压幅度为5~6cm，婴儿和儿童的按压幅度至少为胸部前后径的1/3（婴儿大约为4cm，儿童大约为5cm），按压部位为胸骨下段。④如果有2名施救者在场，第1名施救者开始胸外按压，第2名施救者开放气道并准备好在第2名施救者完成第一轮30次胸外按压后立即进行2次人工呼吸；单人施救者在进行30次按压后，开放患者的气道并进行2次人工呼吸。在整个CPR过程中，胸外按压应>60%。

（二）建立复苏用药途径及复苏药物治疗

心脏骤停患者在进行心肺复苏时应尽早开通静脉通道。周围静脉通常选用肘前静脉或颈外静脉。中心静脉可选用颈内静脉、锁骨下静脉和股静脉。

1. **肾上腺素**　可用于电击无效的室颤及无脉室速。常规给药方法是静脉推注1mg，每3~5分钟重复一次，可逐渐增加剂量至5mg。

2. **利多卡因**　给予2~3次除颤加CPR及肾上腺素之后仍然是室颤或无脉室速，给予利多卡因，1~1.5mg/kg静脉注射，如无效可每3~5分钟重复一次，总剂量可达到3mg/kg。

3. **胺碘酮或溴苄胺**　仍不能成功除颤，可给予胺碘酮或溴苄胺治疗。胺碘酮首次150mg，静脉注射，如无效，可重复给药总量达500mg。

4. **碳酸氢钠**　对于心脏骤停引起严重酸中毒，除了给氧外，应适量静脉注射碳酸氢钠，特别是电除颤难以复律的患者，一般碳酸氢钠的剂量为1mmol/kg。在心肺复苏中，每10~15分钟重复使用半量。但应注意碳酸氢钠过量可致碱中毒、高钠血症和高渗状态等。

5. **葡萄糖酸钙**　急性高钾血症引起的顽固性心室颤动，可给予10%葡萄糖酸钙5~10mL静脉注射，但不常规使用。

6. **肾上腺素、阿托品等**　缓慢性心律失常或心搏停顿、无脉搏性电活动的常用药物为肾上腺素、阿托品，亦可用异丙肾上腺素；如有条件，应争取临时人工心脏起搏。

7. **不常规使用心内注射。**

（三）复苏后处理

1. 心脏复苏后处理原则和措施包括：①维持有效的循环和呼吸功能；②预防再次心脏骤停；③维持水电解质和酸碱平衡；④防治脑水肿、急性肾衰竭和继发感染等。

2. 脑复苏是心肺复苏最后成败的关键，主要措施包括：①降温治疗（物理降温或加用冬眠药物）；②缓解脑水肿（20%甘露醇和呋塞米）。③改善脑细胞代谢（应用胞磷胆碱、吡拉西坦等）。④高压氧治疗。

3. 防治急性肾衰竭。

要点八　中医治疗

（一）治疗原则

心脏骤停应当及时救治，回阳救逆为主要治疗原则，兼补气固脱；痰浊蒙窍者当豁痰开窍醒神；夹瘀血者，兼活血化瘀。

（二）辨证论治

1. 气阴两脱证

证候：神萎倦怠，气短，四肢厥冷，心烦胸闷，尿少，舌深红或淡，少苔，脉虚数或微。

治法：益气救阴。

方药：生脉散加减。可加用黄精、山萸肉；兼瘀血者，加丹参、红花、当归养血活血。

2. 痰蒙神窍证

证候：神志恍惚，气粗息涌，喉间痰鸣，口唇、爪甲暗红，舌质暗，苔厚腻或白或黄，脉沉实。

治法：豁痰活血，开窍醒神。

方药：菖蒲郁金汤加减。如伴大便干艰，腹胀气窜，可加大黄、枳实，或礞石滚痰丸以通腑涤痰。

3. 元阳暴脱证

证候：神志恍惚，或昏聩不语，面色苍白，四肢厥冷，舌质淡润，脉微细欲绝。

治法：回阳固脱。

方药：独参汤或四味回阳饮加减。如伴汗出如油，或面红如妆等虚阳上越之象，可加参附龙牡汤、紫石英等敛阳固脱。

细目七　高血压病

高血压病是以血压升高为主要临床表现的心血管综合征，通常又称为原发性高血压。高血压病是多种心、脑血管疾病的重要病因和危险因素，影响重要脏器，如心、脑、肾的结构与功能,最终导致这些器官的功能衰竭,迄今仍是心血管疾病死亡的主要原因之一。

高血压病在中医学中分属于"眩晕""头痛""中风"等范畴。

要点一 西医病因、发病机制

(一)病因

高血压病的病因为多因素,可分为遗传和环境因素两个方面。高血压病是遗传易感性和环境因素相互作用的结果,是由于多种后天因素使血压的调节失代偿所致,具有一定遗传背景,遗传因素占40%,环境因素占60%。

1. **遗传因素** 高血压病具有明显的家族聚集性,约60%高血压病患者可询问到有高血压病家族史。

2. **环境因素**

(1)高钠、低钾膳食:高钠、低钾膳食是我国大多数高血压病患者发病主要的危险因素之一。

(2)超重和肥胖:人群中体重指数(BMI)与血压水平呈正相关。腰围男性≥90cm或女性≥85cm,发生高血压病的风险是腰围正常者的4倍以上。

(3)饮酒:过量饮酒也是高血压病发病的危险因素,人群高血压病患病率随饮酒量增加而升高。

(4)精神紧张:长期精神过度紧张也是高血压病发病的危险因素,如长期从事高度精神紧张工作的人群高血压病患病率增加。

(5)其他危险因素:高血压病发病的其他危险因素包括年龄、高血压病家族史、缺乏体力活动、口服避孕药、睡眠呼吸暂停低通气综合征等。除了高血压病外,心血管病危险因素还包括吸烟、血脂异常、糖尿病等。

(二)发病机制

高血压病的血流动力学特征主要是总外周血管阻力相对或绝对增高。从总外周血管阻力增高出发,目前高血压病的发病机制主要集中在以下几个环节。

1. **交感神经系统活性亢进** 各种病因使大脑皮质下神经中枢功能发生变化,各种神经递质浓度与活性异常,包括去甲肾上腺素、肾上腺素、多巴胺、神经肽Y、5-羟色胺、血管升压素、脑啡肽、脑钠肽和中枢肾素-血管紧张素系统,导致交感神经系统活性亢进,血浆儿茶酚胺浓度升高,阻力小动脉收缩增强。

2. **肾性水钠潴留** 各种原因引起肾性水钠潴留,通过全身血流自身调节使外周血管阻力和血压升高。有较多因素可引起肾性水钠潴留,例如亢进的交感活性使肾血管阻力增加;肾小球有微小结构病变;肾脏排钠激素(前列腺素、激肽酶、肾髓质素)分泌减少,或者肾外排钠激素(内源性类洋地黄物质、心房肽)分泌异常,或者潴钠激素(18-羟去氧皮质酮、醛固酮)释放增多。

3. **肾素-血管紧张素-醛固酮系统(RAAS)激活** 经典的RAAS包括:肾小球入球动脉的球旁细胞分泌肾素,激活从肝脏产生的血管紧张素原(AGT),生成血管紧张素Ⅰ(AngⅠ),然后经肺循环的转换酶(ACE)生成血管紧张素Ⅱ(AngⅡ)。AngⅡ是RAAS的主要效应物质,作用于血管紧张素Ⅱ受体(AT_1受体),使小动脉平滑肌收缩,刺激肾上腺皮质球状带分泌醛固酮(ALD),通过交感神经末梢突触前膜的正反馈使去甲肾上腺素(NE)分泌增加。这些作用均可使血压升高,参与高血压病发病并使之维持。近年来发现很多组织,例如血管壁、心脏、中枢神经、肾脏及肾上腺,也有RAAS各种组成成分。组织RAAS对心脏、血管的功能和结构的作用,可能在高血压发生和维持中有更大影响。

4. **细胞膜离子转运异常** 遗传性或获得性细胞膜离子转运异常,包括钠泵活性降低,钠-钾离子协同转运缺陷,细胞膜通透性增强,钙泵活性降低,可导致细胞内钠、钙离子浓度升高,膜电位降低,激活平滑肌细胞兴奋-收缩耦联,使血管收缩反应性增强和平滑肌细胞增生与肥大,血管阻力增高。

5. **胰岛素抵抗** 胰岛素抵抗(IR)是指必须以高于正常的血胰岛素释放水平来维持正常的糖耐量,表示机体组织对胰岛素处理葡萄糖的能力减退。约50%高血压病患者存在不同程度的IR,在肥胖、血甘油三酯(TG)升高、高血压与糖耐量减退同时并存的四联症患者中最为明显。

要点二 中医病因病机

本病形成的主要原因有情志失调、饮食不节、久病过劳及先天禀赋不足等。在上述因素的作用下,机体脏腑、经络、气血功能紊乱,阴阳失去制约，清窍失聪，形成了以头晕、头痛等为主要表现的高血压。

1. **肝阳上亢**　素体阳盛，肝阳偏亢，日久化火生风；或长期忧郁恼怒，肝气郁结，气郁化火，肝阴暗耗，阴虚阳亢。风阳升动，上扰清窍而发为本病。

2. **痰湿中阻**　嗜酒肥甘，饥饱无常，或思虑劳倦，伤及于脾，脾失健运，水谷不能化生精微，聚湿生痰，痰浊上扰，蒙蔽清窍而发病。

3. **瘀血阻络**　久病入络，殃及血分，血行不畅，瘀血内停，滞于脑窍，清窍失养，发为眩晕。

4. **肝肾阴虚**　肝阳上亢日久，耗伤肝阴，损及肾水；或素体肾阴不足，或纵欲伤精，肾水匮乏。水不涵木，阳亢于上，清窍被扰而作眩晕。

5. **阴阳两虚**　久病体虚，累及肾阳，或阴虚日久，阴损及阳，导致肾阳虚衰，髓海失于涵养，而见眩晕等。

综上所述，高血压病发病主要与肝、脾、肾等脏腑关系密切；主要病理环节为风、火、痰、瘀、虚；病机性质为本虚标实，肝肾阴虚为本，肝阳上亢，痰浊内蕴为标。

要点三　临床表现

（一）症状

大多数起病缓慢、渐进，一般缺乏特殊的临床表现。约1/5患者无症状，仅在测量血压时或发生心、脑、肾等并发症时才被发现。一般常见症状有头晕、头痛、颈项板紧、疲乏、心悸等，呈轻度持续性，多数症状可自行缓解，在紧张或劳累后加重。

（二）体征

高血压时体征一般较少。周围血管搏动、血管杂音、心脏杂音等是重点检查的项目。常见的并应重视的部位是颈部、背部两侧肋脊角、上腹部脐两侧的血管杂音。血管杂音往往提示存在血管狭窄、不完全性阻塞或者代偿性血流量增多、加快，例如肾血管性高血压、大动脉炎、主动脉狭窄、粥样斑块阻塞等。肾动脉狭窄的血管杂音，常向腹两侧传导，大多具有舒张期成分。心脏听诊可有主动脉瓣区第二心音（A_2）亢进、收缩期杂音或收缩早期喷射音等。

有些体征常提示继发性高血压可能，例如腰部肿块提示多囊肾或嗜铬细胞瘤；股动脉搏动延迟出现或缺如，并且下肢血压明显低于上肢，提示主动脉缩窄；向心性肥胖、紫纹与多毛，提示Cushing（库欣）综合征可能。

（三）恶性或急进性高血压

少数患者病情急骤发展，舒张压持续≥130mmHg，并有头痛、视力模糊、眼底出血、渗出和乳头水肿，肾脏损害突出，持续蛋白尿、血尿与管型尿，为急进性高血压。病情进展迅速，如不及时有效降压，预后很差，常死于肾衰竭、脑卒中或心力衰竭。病理上以肾小动脉纤维样坏死为特征。发病机制尚不清楚，部分患者继发于严重肾动脉狭窄。

（四）并发症

1. **高血压危象**　因紧张、疲劳、寒冷、嗜铬细胞瘤发作、突然停服降压药等诱因，小动脉发生强烈痉挛，血压急剧上升，影响重要脏器血液供应而产生危急症状。在高血压病早期与晚期均可发生。危象发生时，出现头痛、烦躁、眩晕、恶心、呕吐、心悸、气急及视力模糊等严重症状，以及伴有痉挛动脉（椎－基底动脉、颈内动脉、视网膜动脉、冠状动脉等）所累及的相应靶器官缺血症状。

2. **高血压脑病**　发生在重症高血压患者，由于过高的血压突破了脑血流自动调节范围，脑组织血流灌注过多引起脑水肿。临床以脑病的症状与体征为特点，表现为弥漫性严重头痛、呕吐、意识障碍、精神错乱，甚至昏迷、局灶性或全身抽搐。

3. **脑血管病**　包括脑出血、脑血栓形成、腔隙性脑梗死、短暂性脑缺血发作。

4. **心血管病**　长期持续血压升高可导致高血压心脏病，疾病晚期常并发心力衰竭；高血压病是动脉粥样硬化性心脏病独立的危险因素，可导致冠心病，表现为心绞痛及心肌梗死；持续高血压导致主动脉夹层动脉瘤，发生破裂时表现为急性胸痛，是临床急危重症。

5. **肾功能不全**　长期高血压可导致肾功能不全即高血压肾病，晚期可出现尿毒症。

要点四　辅助检查

1. **基本项目**　①血生化（钾、空腹血糖、血清总胆固醇、甘油三酯、高密度脂蛋白胆固醇、低密度脂蛋白胆固醇和尿酸、肌酐）；②全血细胞计数、血红蛋白和血细胞比容；③尿液分析（尿蛋白、糖和尿沉渣镜检）；④心电图。

2. **推荐项目**　①24小时动态血压监测（ABPM）、超声心动图、颈动脉超声、胸片、脉搏波传导速度（PWV）以及踝臂血压指数（ABI）；②餐后血糖（当空腹血糖≥6.1mmol 时测定）、尿白蛋白定量（糖尿病患者必查项目）；③尿蛋白定量（用于尿常规检查蛋白阳性者）；④眼底检查等。

3. **选择项目** ①对怀疑继发性高血压患者，根据需要可以分别选择以下检查项目：血浆肾素活性、血和尿醛固酮、血和尿皮质醇、血游离甲氧基肾上腺素（MN）及甲氧基去甲肾上腺素（NMN）、血和尿儿茶酚胺、动脉造影、肾和肾上腺超声、CT 或 MRI、睡眠呼吸监测等。②对有并发症的高血压病患者，进行相应的脑功能、心功能和肾功能检查。

要点五 诊断与鉴别诊断

（一）诊断标准与血压水平分类

1. **诊断标准** 18 岁以上成人高血压病定义为：在未使用降压药物的情况下，非同日 3 次测量血压，收缩压≥140mmHg 和 / 或舒张压≥90mmHg。收缩压≥140mmHg 和舒张压<90mmHg 为单纯性收缩期高血压（患者既往有高血压史，目前正在使用降压药物，血压虽然低于 140/90mmHg，也诊断为高血压）。

由于诊室血压测量的次数较少，血压又具有明显波动性，在不能进行 24 小时动态血压监测时，需要数周内多次测量来判断血压升高情况，尤其对于轻、中度血压升高。如有条件，应进行 24 小时动态血压监测或家庭血压监测。

2. **血压水平分类** 根据血压升高水平将高血压分为 1 级、2 级和 3 级（见表 15-2-7-1）。目前我国采用正常血压（收缩压<120mmHg 和舒张压<80mmHg）、正常高值（收缩压 120~139mmHg 和 / 或舒张压 80~89mmHg）和高血压（收缩压≥140mmHg 和 / 或舒张压≥90mmHg）进行血压水平分类。以上分类适用 18 岁以上任何年龄的成人。

表 15-2-7-1 血压水平分类和高血压分级

分类	收缩压 /mmHg		舒张压 /mmHg
正常血压	120		80
正常高值	120~139	和 / 或	80~89
高血压	≥140	和 / 或	≥90
1 级高血压（轻度）	140~159	和 / 或	90~99
2 级高血压（中度）	160~179	和 / 或	100~109
3 级高血压（重度）	≥180	和 / 或	≥110
单纯收缩期高血压	≥140	和	<90
单纯舒张期高血压	<140	和	≥99

将血压水平 120~139/80~89mmHg 定为正常高值，是根据我国流行病学调查研究数据的结果确定。血压水平 120~139/80~89mmHg 的人群，10 年后心血管风险比血压水平 110/75mmHg 的人群增加 1 倍以上；血压 120~129/80~84mmHg 和 130~139/85~89mmHg 的中年人群，10 年后分别有 45% 和 64% 成为高血压患者。

当收缩压和舒张压分属于不同级别时，以较高的分级为准。

（二）心血管风险水平分层

心血管风险分层是根据血压水平、心血管危险因素（表 15-2-7-2）、靶器官损害、临床并发症和糖尿病，将高血压分为低危、中危、高危和很高危四个层次。3 级高血压伴 1 项及以上危险因素，或合并糖尿病，或有临床心、脑血管病或慢性肾脏疾病等并发症，属于心血管风险很高危患者（见表 15-2-7-3）。

表 15-2-7-2　影响高血压病患者心血管预后的重要因素

心血管危险因素	靶器官损害（TOD）	伴有临床疾患
• 高血压（1~3 级） • 男性 55 岁；女性 65 岁 • 吸烟或被动吸烟 • 糖耐量受损 2 小时 PG 7.8~11.0mmol/L 和/或 FPG 6.1~6.9mmol/L • 血脂异常 TC≥5.2mmol/L 或 LDL-C>3.4mmol/L 或 HDL-C<1.0mmol/L • 早发心血管病家族史 一级亲属发病年龄 <50 岁 • 腹型肥胖 腰围：男性≥90cm 女性≥85cm 或肥胖：BMI≥28kg/m^2 • 高同型半胱氨酸 >10μmol/L • 高尿酸血症 男性≥420μmol/L 女性≥360μmol/L • 心率增快 静息心率 >80 次/分	• 左心室肥厚 心电图：Sokolow-Lyons>38mV 或 Cornell>2440mm·mms 超声心动图 LVMI：男 109g/m^2，女 105g/m^2 • 颈动脉超声 IMT 0.9mm 或动脉粥样斑块 • cfPWV≥10m/s或baPWV≥18m/s • ABI<0.9 • eGFR　30~59mL/（min·1.73m^2）或血清肌酐轻度升高： 男性 115~133μmol/L（1.3~1.5mg/dL） 女性 107~124μmol/L（1.2~1.4mg/dL） • 微量白蛋白尿：每 24 小时 30~300mg 或白蛋白/肌酐比值30~300mg/g	• 脑血管病： 脑出血 缺血性脑卒中 短暂性脑缺血发作 • 心脏疾病： 心肌梗死史 心绞痛 冠状动脉血运重建史 充血性心力衰竭 房颤 • 肾脏疾病： 糖尿病肾病 肾功能受损 血肌酐： 男性 133μmol/L（1.5mg/dL） 女性 124μmol/L（1.4mg/dL） 蛋白尿（每 24 小时 >300mg） • 外周血管疾病 • 视网膜病变：出血或渗出，视乳头水肿 • 糖尿病：空腹血糖≥7.0mmol/L（126mg/dL）；餐后血糖≥11.1mmol/L（200mg/dL）；糖化血红蛋白（HbA1c）≥6.5%

注：TC：总胆固醇；LDL-C：低密度脂蛋白胆固醇；HDL-C：高密度脂蛋白胆固醇；LVMI：左心室质量指数；IMT：颈动脉内膜中层厚度；BMI：身体质量指数；eGFR：肾小球滤过率；cfPWV：颈－股动脉脉搏波传导速度；baPWV：肱－踝动脉脉搏波传导速度；ABI：踝/臂血压指数。

表 15-2-7-3　高血压病患者心血管风险水平分层

其他危险因素和病史	1 级高血压	2 级高血压	3 级高血压
无	低危	中危	高危
1~2 个其他危险因素	中危	中－高危	很高危
≥3 个其他危险因素，靶器官损害，CKD 3 期，或无并发症的糖尿病	高危	高危	很高危
临床并发症，CKD≥4 期，或有并发症的糖尿病	很高危	很高危	很高危

（三）鉴别诊断

1. 肾实质病变

（1）急性肾小球肾炎：起病急骤，发病前 1~3 周多有链球菌感染史，有发热、水肿、血尿等表现。尿常规检查可见蛋白、红细胞和管型，血压为一过性升高。青少年多见。

（2）慢性肾小球肾炎：由急性肾小球肾炎转变而来，或无明显急性肾炎史，而有反复浮肿、明显贫血、血浆蛋白低、氮质血症，蛋白尿出现早而持久，血压持续升高。

2. **肾动脉狭窄** 有类似恶性高血压的表现,药物治疗无效。一般可见舒张压中、重度升高,可在上腹部或背部肋脊角处闻及血管杂音。大剂量断层肾盂造影、放射性核素肾图及 B 超有助于诊断。肾动脉造影可明确诊断。

3. **嗜铬细胞瘤** 可出现阵发性或持续性血压升高,阵发性血压升高时还可伴心动过速、出汗、头痛、面色苍白等症状,历时数分钟或数天,一般降压药无效,发作间隙血压正常。血压升高时测血或尿中儿茶酚胺及其代谢产物香草基杏仁酸(VMA)有助于诊断,超声、放射性核素及 CT、MRI 对肾脏部位检查可显示肿瘤部位而确诊。

4. **原发性醛固酮增多症** 女性多见。以长期高血压伴顽固性低血钾为特征,可有多饮、多尿、肌无力、周期性瘫痪等。血压多为轻、中度升高。实验室检查有低血钾、高血钠、代谢性碱中毒、血浆肾素活性降低。血尿醛固酮增多,尿钾增多。螺内酯试验阳性具有诊断价值。超声检查、放射性核素、CT、MRI 可确定肿瘤部位。

5. **库欣综合征** 又称皮质醇增多症。患者除有高血压之外还有满月脸、水牛背、向心性肥胖、毛发增多、血糖升高等,诊断一般不难。24 小时尿中 17- 羟类固醇,17- 酮类固醇增多,地塞米松抑制试验或肾上腺素兴奋试验有助于诊断。颅内蝶鞍 X 线检查、肾上腺 CT 扫描及放射性碘化胆固醇肾上腺素扫描可定位诊断。

6. **主动脉缩窄** 主动脉缩窄是一种以躯体上半部分高血压,下肢低血压为特征的阻塞性动脉病变。阻塞部分多位于主动脉峡部,相当于左锁骨下动脉起始的远端和动脉导管连接于主动脉的水平。血压异常增高,伴胸部收缩期杂音(背部更清楚)应怀疑本病存在。尤其是老年患者,血压增高明显,上肢脉压大,下肢脉压小,胸骨上窝颈动脉搏动强烈,胸片可见特征性主动脉结部"3"字征,CT 和 MRI 有助诊断,主动脉造影可以确诊。

7. **睡眠呼吸暂停低通气综合征** 表现为睡眠期间反复发生的以咽部肌肉塌陷为特点的呼吸紊乱综合征,可引起低氧、高碳酸血症,甚至心、肺、脑多脏器损害,也是引起高血压的独立危险因素,用力呼吸暂停或呼吸终止时交感神经系统兴奋性增加、显著的低氧血症和高碳酸血症是导致血压升高的主要因素。本症诊断主要依据临床表现(不明原因的白天重度嗜睡、响亮鼾声、睡眠时窒息或憋气、夜间频繁觉醒、睡眠不解乏、白天疲乏以及注意力难以集中等)和多导睡眠图检查(整夜睡眠呼吸监护),睡眠呼吸紊乱指数(AHI)≥5 可诊断为本症。

8. **药源性高血压** 可引起血压增高的药物包括:①非甾体抗炎药(NSAIDs)如阿司匹林、吲哚美辛、布洛芬、安乃近等;②女用口服避孕药(孕激素和雌激素配伍而成);③肾上腺皮质激素(糖、盐皮质激素),以及同化激素如丙酸睾酮、苯丙酸诺龙等;④拟肾上腺素药物如肾上腺素、去甲肾上腺素、间羟胺等;⑤单胺氧化酶抑制剂等。相关服药史是重要依据。

要点六　西医治疗

(一)治疗原则

1. **综合干预** 应在治疗高血压病的同时,干预所有其他的可逆性心血管危险因素(如吸烟、高胆固醇血症或糖尿病等),并适当处理同时存在的各种临床情况。危险因素越多,其程度越严重,若还兼有临床情况,则心血管病的绝对危险就越高,对这些危险因素的干预力度也应越大。因此,必须在心血管危险控制新概念指导下实施抗高血压治疗,控制某一种危险因素时应注意尽可能改善或至少不加重其他心血管危险因素。降压治疗方案除了必须有效控制血压和依从治疗外,还应顾及可能对糖代谢、脂代谢、尿酸代谢等的影响。

2. **长期甚至终身治疗** 抗高血压治疗包括非药物和药物两种方法,大多数患者需长期、甚至终身坚持治疗。定期测量血压;规范治疗,改善治疗依从性,尽可能实现降压达标;坚持长期平稳有效地控制血压。

3. **治疗策略** 应全面评估患者的总体危险,并在危险分层的基础上做出治疗决策。

(1)很高危患者:立即开始对高血压及并存的危险因素和临床情况进行综合治疗。

(2)高危患者:立即开始对高血压及并存的危险因素和临床情况进行药物治疗。

(3)中危患者:先对患者的血压及其他危险因素进行为期数周的观察,评估靶器官损害情况,然后,决定是否以及何时开始药物治疗。

(4)低危患者:对患者进行较长时间的观察,反复测量血压,尽可能进行 24 小时动态血压监测,评估靶器官损害情况,然后,决定是否以及何时开始药物治疗。

4. 降压药物治疗的时机　①高危、很高危或2级或以上高血压病患者，应立即开始降压药物治疗；②高血压病合并糖尿病，或者已经有心、脑、肾靶器官损害或并发症患者；③1级高血压病患者，可在生活方式干预数周，血压仍≥140/90mmHg时，再开始降压药物治疗。

5. 血压控制目标值　在患者能耐受的情况下，逐步降压达标。①一般高血压病患者，应将血压（收缩压/舒张压）降至140/90mmHg以下，如能耐受，进一步降至130/80mmHg；②65~79岁的老年人血压应控制在<140/90mmHg，如能耐受还可进一步降低至130/80mmHg以下；③伴有肾脏疾病、糖尿病或病情稳定的冠心病的高血压病患者治疗更宜个体化，一般可以将血压降至130/80mmHg以下。

（二）非药物治疗（生活方式干预）

改善生活行为。适用于所有高血压病患者，包括使用降压药物治疗的患者。①减轻体重：尽量将体重指数（BMI）控制在<24kg/m^2。②减少钠盐摄入：膳食中约80%钠盐来自烹调用盐和各种腌制品，所以应减少烹调用盐，每人每日食盐量以不超过6g为宜。③补充钙和钾盐。④减少脂肪摄入：膳食中脂肪量应控制在总热量的25%以下。⑤戒烟、限制饮酒：饮酒量每日不可超过相当于50g乙醇的量。⑥增加运动：运动有利于减轻体重和改善胰岛素抵抗，提高心血管适应调节能力，稳定血压水平。较好的运动方式是低或中等强度的等张运动，可根据年龄及身体状况选择慢跑或步行，一般每周3~5次，每次20~60分钟。

（三）降压药物的应用

1. 降压药物应用的基本原则　降压治疗药物应用应遵循以下4项原则，即小剂量开始，优先选择长效制剂，联合应用及个体化。

2. 常用降压药物种类及作用特点　目前常用降压药物可归纳为五大类，即利尿剂、β受体拮抗剂、钙通道阻滞剂（CCB）、血管紧张素转换酶抑制剂（ACEI）和血管紧张素Ⅱ受体拮抗剂（ARB）。

（1）钙通道阻滞剂（钙拮抗剂，CCB）：钙拮抗剂分为二氢吡啶类（硝苯地平等）和非二氢吡啶类（维拉帕米和地尔硫䓬）。根据药物作用持续时间，钙拮抗剂又可分为短效和长效，后者包括长半衰期药物（如氨氯地平）、脂溶性膜控型药物（如拉西地平和乐卡地平）、缓释或控释制剂（如非洛地平缓释片、硝苯地平控释片）。

适用：各种不同程度高血压；尤其适用于老年高血压、单纯收缩期高血压、伴稳定型心绞痛、冠状动脉或颈动脉粥样硬化及周围血管病患者。

不良反应：开始治疗阶段有反射性交感活性增强，引起心率增快、面部潮红、头痛、下肢水肿等，尤其使用短效制剂时。非二氢吡啶类抑制心肌收缩及自律性和传导性，不宜在心力衰竭、窦房结功能低下或心脏传导阻滞患者中应用。

（2）血管紧张素转换酶抑制剂（ACEI）：根据化学结构分为巯基、羧基和磷酰基三类。常用的有卡托普利、依那普利、贝那普利、赖诺普利、西拉普利、培哚普利、雷米普利和福辛普利。

降压特点：降压起效缓慢，逐渐增强，在3~4周时达最大作用，限制钠盐摄入或联合使用利尿剂可使起效迅速和作用增强。ACEI具有改善胰岛素抵抗和减少尿蛋白作用，对肥胖、糖尿病和心脏、肾脏靶器官受损的高血压病患者具有相对较好的疗效。

适用：伴慢性心力衰竭、心肌梗死后、非糖尿病肾病、糖尿病肾病、代谢综合征、蛋白尿或微量白蛋白尿的高血压病患者。

不良反应：主要是刺激性干咳和血管性水肿。干咳发生率为10%~20%，可能与体内缓激肽增多有关，停用后可消失。高钾血症、妊娠妇女和双侧肾动脉狭窄患者禁用。血肌酐超过265μmol/L（3mg/dL）患者使用时需谨慎。

（3）血管紧张素Ⅱ受体拮抗剂（ARB）：常用的有氯沙坦、缬沙坦、伊贝沙坦、替米沙坦、坎地沙坦和奥美沙坦。降压作用主要通过阻滞组织的血管紧张素Ⅱ受体亚型AT_1，更充分有效地阻断血管紧张素Ⅱ的水钠潴留、血管收缩与重构作用。

适用：用于伴左室肥厚、心力衰竭、心房颤动预防、糖尿病肾病、代谢综合征、微量白蛋白尿或蛋白尿患者，以及不能耐受ACEI的患者。

不良反应：偶有腹泻，长期应用可升高血钾，应注意监测血钾及肌酐水平变化。双侧肾动脉狭窄、妊娠妇女、高钾血症者禁用。

（4）利尿剂：有噻嗪类、袢利尿剂和保钾利尿剂三类。各种利尿剂的降压疗效相仿，噻嗪类使用最多，常用的有氢氯噻嗪和氯噻酮。

适用：老年和高龄老年高血压病、单独收缩期高血压病或伴心力衰竭患者，也是难治性高血压病的基础药物之一。

不良反应：噻嗪类利尿剂可引起低血钾，长期应用者应定期监测血钾，并适量补钾。痛风者禁用；高尿酸血症，以及明显肾功能不全者慎用，后者如需使用利尿剂，应使用袢利尿剂，如呋塞米等。保钾利尿剂可引起高血钾，不宜与 ACEI、ARB 合用，肾功能不全者禁用。大剂量时影响糖代谢。

（5）β 受体拮抗剂：有选择性（$β_1$）、非选择性（$β_1$ 与 $β_2$）和兼有 α 受体拮抗三类。常用的有美托洛尔、阿替洛尔、比索洛尔、卡维地洛、拉贝洛尔。

适用：各种不同严重程度高血压，尤其是心率较快的中、青年患者或合并心绞痛患者，β 受体拮抗剂治疗的主要障碍是心动过缓和一些影响生活质量的不良反应，较高剂量 β 受体拮抗剂治疗时突然停药可导致撤药综合征。

不良反应：主要有心动过缓、乏力、四肢发冷。β 受体拮抗剂对心肌收缩力、房室传导及窦性心律均有抑制，并可增加气道阻力。急性心力衰竭、支气管哮喘、病态窦房结综合征、房室传导阻滞和外周血管病患者禁用。此外，增加胰岛素抵抗，还可能掩盖和延长降糖治疗过程中的低血糖症，如果必须使用，应使用高度选择性 $β_1$ 受体拮抗剂。

（6）α 受体拮抗剂：不作为一般高血压治疗的首选药，适用高血压病伴前列腺增生患者，也用于难治性高血压病患者的治疗，开始用药应在入睡前，以防直立性低血压发生，使用中注意测量坐立位血压，最好使用控释制剂。直立性低血压者禁用。心力衰竭者慎用。

3. **降压药的联合应用** 联合应用降压药物已成为降压治疗的基本方法。许多高血压病患者，为了达到目标血压水平需要应用≥2 种降压药物。

（1）联合用药的适应证：2 级高血压和 / 或伴有多种危险因素、靶器官损害或临床疾患的人群，往往初始治疗即需要应用两种小剂量降压药物，如仍不能达到目标水平，可在原药基础上加量或可能需要 3 种，甚至 4 种以上降压药物。

（2）联合用药的方法：二药联合时，降压作用机制应具有互补性，因此，具有相加的降压作用，并可互相抵消或减轻不良反应。例如，在应用 ACEI 或 ARB 基础上加用小剂量噻嗪类利尿剂，降压效果可以达到甚至超过将原有的 ACEI 或 ARB 剂量翻倍的降压幅度。同样地，加用二氢吡啶类钙通道阻滞剂也有相似效果。联合用药方案如下（表 15-2-7-4）。

1）ACEI 或 ARB 加噻嗪类利尿剂：利尿剂的不良反应是激活 RAAS，而与 ACEI 或 ARB 合用则抵消此不利因素。此外，ACEI 和 ARB 由于可使血钾水平略有上升，从而能防止噻嗪类利尿剂长期应用所致的低血钾等不良反应。ARB 或 ACEI 加噻嗪类利尿剂联合治疗有协同作用，有利于改善降压效果。

2）二氢吡啶类钙通道阻滞剂加 ACEI 或 ARB：前者具有直接扩张动脉的作用，后者通过阻断 RAAS，既扩张动脉，又扩张静脉，故两药有协同降压作用。应用二氢吡啶类钙通道阻滞剂常见的踝部水肿，可被 ACEI 或 ARB 消除。此外，ACEI 或 ARB 也可部分阻断钙通道阻滞剂所致反射性交感神经张力增加和心率加快的不良反应。

3）钙通道阻滞剂加噻嗪类利尿剂：我国 FEVER 研究证实，二氢吡啶类钙通道阻滞剂加噻嗪类利尿剂治疗，可降低高血压病患者脑卒中发生风险。

4）二氢吡啶类钙通道阻滞剂加 β 受体拮抗剂：前者具有的扩张血管和轻度加快心率的作用，正好抵消 β 受体拮抗剂的缩血管及减慢心率的作用。两药联合可使不良反应减轻。

表 15-2-7-4 联合治疗方案推荐参考

优先推荐	一般推荐	不常规推荐
D-CCB+ARB	利尿剂 +β 受体拮抗剂	ACEI+β 受体拮抗剂
D-CCB+ACEI	α 受体拮抗剂 +β 受体拮抗剂	ARB+β 受体拮抗剂
ARB+ 噻嗪类利尿剂	D-CCB+ 保钾利尿剂	ACEI+ARB
ACEI+ 噻嗪类利尿剂	噻嗪类利尿剂 + 保钾利尿剂	中枢作用药 +β 受体拮抗剂
D-CCB+ 噻嗪类利尿剂		
D-CCB+β 受体拮抗剂		

注：D-CCB：二氢吡啶类钙通道阻滞剂；ACEI：血管紧张素转换酶抑制剂；ARB：血管紧张素受体拮抗剂。

（四）有并发症和共患病的降压治疗

1. 脑血管病

（1）病情稳定的脑卒中患者：①已发生过脑卒中的患者，降压治疗的目的是减少再次发生脑卒中。②高血压病合并脑血管病患者不能耐受血压下降过快或过大，压力感受器敏感性减退，容易发生直立性低血压，因此降压过程应该缓慢、平稳，最好不减少脑血流量。③可选择ARB、长效钙拮抗剂、ACEI、利尿剂或β受体拮抗剂。④注意从单种药物小剂量开始，再缓慢递增剂量或联合治疗。⑤老年尤其是高龄患者、双侧颈动脉或颅内动脉严重狭窄患者、严重直立性低血压患者，应谨慎降压治疗。降压药从小剂量开始，根据患者耐受性调整降压药及其剂量；如出现头晕等明显不良反应的，应减少剂量或停用降压药，尽可能将血压控制在安全范围（160/100mmHg以内）。

（2）急性脑卒中的血压处理

1）急性缺血性卒中：溶栓前血压应控制在 <185/110mmHg；急性缺血性卒中发病24小时内血压升高的患者应谨慎处理，除非收缩压≥180mmHg或舒张压≥100mmHg，或伴有严重心功能不全、主动脉夹层、高血压脑病者，一般不予降压；降压的合理目标是24小时内血压降低约15%。有高血压病史且正在服用降压药物者，如神经功能平稳，可于卒中后24小时开始使用降压药物。

2）急性脑出血：如果收缩压 >200mmHg或平均动脉压 >150mmHg，要考虑用持续静脉滴注积极降低血压，血压的监测频率为每5分钟一次；如果收缩压 >180mmHg或平均动脉压 >130mmHg，并有疑似颅内压升高的证据者要考虑监测颅内压（用间断或持续的静脉给药降低血压），如没有疑似颅内压升高的证据，则考虑用间断或持续的静脉给药轻度降低血压（例如，平均动脉压110mmHg或目标血压为160/90mmHg），密切观察病情变化。

2. **冠心病** 有稳定性冠心病、不稳定型心绞痛、非ST段抬高和ST段抬高心肌梗死的高血压病患者目标血压水平一般可为 <130/80mmHg，但治疗更宜个体化。高血压病合并稳定型心绞痛的降压治疗，应选择β受体拮抗剂、转换酶抑制剂和长效钙拮抗剂；发生过心肌梗死患者应选择ACEI和β受体拮抗剂，预防心室重构。尽可能选用长效制剂，较少血压波动，控制24小时血压，尤其清晨血压高峰。

3. **心力衰竭** 对于曾有过心衰或现在仍有心衰症状与体征的高血压病患者以及持续高血压病患者，或高血压病伴左心室肥厚，或伴左心室功能障碍但无心衰症状和体征的患者，降压的目标水平均为 <130/80mmHg。高血压病合并无症状左心室功能不全的降压治疗，应选择ACEI和β受体拮抗剂，注意从小剂量开始；有心力衰竭症状的患者，应采用利尿剂、ACEI，或ARB和β受体拮抗剂联合治疗。

4. **肾脏疾病** ACEI或ARB在早、中期能延缓肾功能恶化，但要注意在低血容量或病情晚期（肌酐清除率 <30mL/min或血肌酐超过265μmol/L，即3.0mg/dL）有可能反而使肾功能恶化。

（1）高血压病所致肾脏损害的降压治疗：高血压病患者如出现肾功能损害的早期表现，如微量白蛋白尿或肌酐水平轻度升高，应积极控制血压，在患者能够耐受的情况下，可将血压降至 <130/80mmHg，必要时可联合应用2~3种降压药物，其中应包括一种RAAS阻滞剂（ACEI或ARB）。

（2）高血压病伴慢性肾脏病的降压治疗：此类患者，尤其伴肾功能不全，饮食及血压控制最为重要；目标血压可控制在130/80mmHg以下；ACEI或ARB既有降压，又有降低蛋白尿的作用，因此，对于高血压病伴肾脏病患者，尤其有蛋白尿患者，应作为首选；如不能达标可加用长效钙通道阻滞剂和利尿剂；若肾功能显著受损如血肌酐水平 >265μmol/L，或肾小球滤过率低于30mL/min或有大量蛋白尿，此时宜首先用二氢吡啶类钙通道阻滞剂；噻嗪类利尿药可替换成袢利尿药（如呋塞米）。

（3）终末期肾病的降压治疗：终末期肾脏病时常有高血压，两者病情呈恶性循环。降压治疗的目的主要是延缓肾功能恶化，预防心、脑血管病发生。应该实施积极降压治疗策略，通常需要3种或3种以上降压药方能达到目标水平。未透析者一般不用ACEI或ARB，及噻嗪类利尿剂，可用钙通道阻滞剂、袢利尿剂等降压治疗；血液透析患者仍需降压治疗，应密切监测血钾和肌酐水平，降压目标 <140/90mmHg。

5. 糖尿病

（1）降压目标：一般糖尿病患者的降压目标是 <130/80mmHg。

(2)药物的选择和应用:①血压≥140/90mmHg的患者,应在非药物治疗基础上立即开始药物治疗;伴微量白蛋白尿的患者,也应该直接使用药物治疗。②首先考虑使用ACEI或ARB,对肾脏有保护作用,且有改善糖、脂代谢的好处;当需要联合用药时,也应当以其中之一为基础。③亦可应用利尿剂、β受体拮抗剂或二氢吡啶类钙通道阻滞剂;利尿剂和β受体拮抗剂宜小剂量使用;糖尿病合并高尿酸血症或痛风的患者,慎用利尿剂;反复低血糖发作的,慎用β受体拮抗剂,以免掩盖低血糖症状。④有前列腺肥大且血压控制不佳的患者可使用α受体拮抗剂。

(五)难治性高血压的治疗

在改善生活方式基础上,应用了足够剂量且合理的3种降压药物(包括利尿剂)后,血压仍在目标水平之上,或至少需要4种药物才能使血压达标时,称为难治性高血压(或顽固性高血压),约占高血压患者的15%~20%。

1. 难治性高血压原因的筛查 ①假性难治性高血压(测量有误、白大衣高血压);②存在影响血压的原因和并存的疾病因素(未坚持服药、药物选择使用不当、仍在应用拮抗降压的药物、未改变不良生活方式、容量负荷过重、胰岛素抵抗、伴慢性疼痛和长期焦虑等);③排除上述因素后,应启动继发性高血压的筛查。

2. 处理原则 ①最好转高血压专科治疗;②多与患者沟通,提高长期用药的依从性,并严格限制钠盐摄入;③选用适当的联合方案:先采用3种药的方案(如:ACEI或ARB+CCB+噻嗪类利尿剂,或由扩血管药、减慢心率药和利尿剂组成的三药联合方案),能够针对血压升高的多种机制,体现平衡的高效降压的特点,往往可以奏效;④效果仍不理想者可再加用一种降压药如螺内酯、β受体拮抗剂、α受体拮抗剂或交感神经抑制剂(可乐定);⑤调整联合用药方案,重启另一种治疗方案。

(六)高血压急症和亚急症的处理

1. 定义

(1)高血压急症(hypertensive emergencies):指原发性或继发性高血压患者,在某些诱因作用下,血压突然和显著升高(一般超过180/120mmHg),同时伴有进行性心、脑、肾等重要靶器官功能不全的表现。高血压急症可以发生在高血压病患者,表现为高血压危象或高血压脑病;也可发生于其他疾病过程中,主要在心、脑血管病急性阶段,如颅内出血(脑出血和蛛网膜下腔出血)、脑梗死、急性左心衰(急性肺水肿)、心绞痛、急性主动脉夹层动脉瘤、慢性肾衰竭、子痫等。应注意血压水平的高低与急性靶器官损害的程度并非成正比。一部分高血压急症并不伴有特别高的血压值,如并发于妊娠期或某些急性肾小球肾炎的患者,但如血压不及时控制在合理范围内会对脏器功能产生严重影响,甚至危及生命,处理过程中需要高度重视;并发急性肺水肿、主动脉夹层动脉瘤、心肌梗死者,即使血压仅为中度升高,也应视为高血压急症。

(2)高血压亚急症(hypertensive urgencies):指血压显著升高但不伴靶器官损害。患者可以有血压明显升高造成的症状,如头痛,胸闷,鼻出血和烦躁不安等。相当多数的患者有服药顺从性不好或治疗不足。血压升高的程度不是区别高血压急症与高血压亚急症的标准,区别两者的唯一标准是有无新近发生的急性进行性的严重靶器官损害。

2. 高血压急症的处理 根据降压治疗的紧迫程度,可分为紧急和次急两类。前者需要在几分钟到1小时内迅速降低血压,采用静脉途径给药;后者需要在几小时到24小时内降低血压,可使用快速起效的口服降压药。

(1)治疗原则

1)迅速降低血压:选择适宜有效的降压药物以阻止靶器官进一步损害,静脉滴注给药(便于调整给药的剂量)。

2)控制性降压:采取逐步控制性降压避免重要器官的血流灌注明显减少,即开始的24小时内将血压降低20%~25%,48小时内血压不低于160/100mmHg。如果可耐受这样的血压水平,临床情况稳定,在以后24~48小时逐步降低血压达到正常水平。一旦达到初始靶目标血压,可以开始口服药物,静脉用药逐渐减量至停用。

3)因人而异定方案:降压时需充分考虑患者的年龄、病程、血压升高的程度、靶器官损害和合并的临床状况确定方案,争取最大程度保护靶器官。如急性冠脉综合征或以前没有高血压病史的高血压脑病(如急性肾小球肾炎、子痫所致等),初始目标血压水平可适当降低;若为主动脉夹层动脉瘤,在患者可以耐受的情况下，降压的目标应该低至收缩压100~110mmHg（一般需要联合使用降压药，并要重视足量β受体拮抗剂的使用）；降压的目标还要考虑靶器官特殊治疗的要求（如溶栓治疗等）。

4）合理选择降压药：高血压急症处理对降压药的选择要求是：①起效迅速，短时间内达到最大作用；②作用持续时间短，停药后作用消失较快；③不良反应较小；④降压过程中不明显影响心率、心排血量和脑血流量。硝普钠、硝酸甘油、尼卡地平和地尔硫䓬注射液相对比较理想。在大多数情况下，硝普钠往往是首选的药物。

5）避免使用的药物：①不主张用利血平治疗高血压急症（肌内注射的降压作用起始较慢，短时间内反复注射又导致难以预测的蓄积效应，发生严重低血压，引起明显嗜睡反应，干扰对意识状态的判断）；②治疗开始时不宜使用强利尿降压药，除非有心力衰竭或明显的体液容量负荷过度（多数高血压急症时交感神经系统和RAAS过度激活，外周血管阻力明显升高，患者体内循环血容量减少，强力利尿是危险的）。

（2）降压药选择与应用

1）硝普钠：可用于各种高血压急症。能同时直接扩张动脉和静脉，降低前、后负荷。开始时以50mg/500mL浓度10~25μg/min速率静脉滴注，立即发挥降压作用。使用硝普钠必须密切观察血压，根据血压水平仔细调节滴注速率，稍有改变就可引起血压较大波动。停止滴注后，作用仅维持3~5分钟。

不良反应：在通常剂量下不良反应轻微，有恶心、呕吐、肌肉颤动。滴注部位如药物外渗可引起局部皮肤和组织反应。硝普钠在体内红细胞中代谢产生氰化物，长期或大剂量使用应注意可能发生硫氰酸中毒，尤其是肾功能损害者。

2）硝酸甘油：主要用于急性心力衰竭或急性冠脉综合征引起的高血压急症。扩张静脉和选择性扩张冠状动脉与大动脉。开始时以5~10μg/min速率静脉滴注，然后每5~10分钟增加滴注速率至20~50μg/min。降压起效迅速，停药后数分钟作用消失。

不良反应：心动过速、面部潮红、头痛和呕吐等。

3）尼卡地平：主要用于高血压危象或急性脑血管病引起的高血压急症。为二氢吡啶类钙通道阻滞剂，作用迅速，持续时间较短，降压的同时改善脑血流量。开始时每分钟0.5μg/kg静脉滴注，逐步增加剂量到每分钟6μg/kg。

不良反应：心动过速、面部潮红等。

4）地尔硫䓬：主要用于高血压危象或急性冠脉综合征。为非二氢吡啶类钙通道阻滞剂，降压同时具有改善冠状动脉血流量和控制快速性室上性心律失常作用。配制成50mg/500mL浓度，以5~15mg/h速率静脉滴注，根据血压变化调整速率。

不良反应：头痛、面部潮红等。

5）拉贝洛尔：主要用于妊娠或肾衰竭引起的高血压急症。兼有α受体拮抗作用的β受体拮抗作用，起效较迅速（5~10分钟），但持续时间较长（3~6小时）。开始时缓慢静脉注射50mg，以后可以每隔15分钟重复注射，总剂量不超过300mg，也可以0.5~2mg/min速率静脉滴注。

不良反应：头晕、直立性低血压、心脏传导阻滞等。

3. 高血压亚急症的处理

（1）降压速度：在24~48小时将血压缓慢降至160/100mmHg。许多高血压亚急症患者可通过口服降压药控制，如钙通道阻滞剂、转换酶抑制剂、血管紧张素受体拮抗剂、α受体拮抗剂、β受体拮抗剂，还可根据情况应用袢利尿剂。

（2）初始和后续治疗：初始可以在门诊或急诊室，用药后观察5~6小时；2~3天后门诊调整剂量，此后可应用长效制剂控制至最终的靶目标血压。到急诊室就诊的高血压亚急症患者在血压初步控制后，应给予调整口服药物治疗的建议，并建议患者定期去高血压门诊调整治疗；具有高危因素的高血压亚急症如伴有心血管疾病的患者可以住院治疗。

（3）应避免过度治疗：注意避免对某些无并发症但血压较高的患者进行过度治疗。在这些患者中静脉或大剂量口服负荷量降压药可产生不良反应或低血压，并可能造成相应损害，应该避免这种情况。

要点七　中医治疗

（一）治疗原则

高血压病的中医治疗原则是补虚泻实，调整阴阳。虚者当滋养肝肾，补益气血，填精生髓。实证当平肝潜阳,清肝泻火,化痰行瘀。

(二)辨证论治

1. 肝阳上亢证

证候:头晕头痛,口干口苦,面红目赤,烦躁易怒,大便秘结,小便黄赤,舌质红苔薄黄,脉弦细有力。

治法:平肝潜阳。

方药:天麻钩藤饮加减。阳亢化风者,加羚羊角粉、珍珠母以平肝息风;大便秘结者加大黄、芒硝以通便清火;失眠者加酸枣仁、远志以安神定志。

2. 痰湿内盛证

证候:头晕头痛,头重如裹,困倦乏力,胸闷,腹胀痞满,少食多寐,呕吐痰涎,肢体沉重,舌胖苔腻,脉濡滑。

治法:祛痰降浊。

方药:半夏白术天麻汤加减。胸闷气促、烦躁呕吐、舌红苔黄腻者,加天竺黄、黄连以清化痰湿;身重麻木甚者,加胆南星、僵蚕以化痰清热;脘腹痞胀、纳呆便溏者,加砂仁、藿香、焦神曲以健脾止泻。

3. 瘀血内停证

证候:头痛经久不愈,固定不移,头晕阵作,偏身麻木,胸闷,时有心前区痛,口唇发绀,舌紫,脉弦细涩。

治法:活血化瘀。

方药:血府逐瘀汤加减。气虚明显者,加黄芪、山药以补气活血;阳虚明显者,加仙茅以温阳化瘀;阴虚火旺者,加龟板、鳖甲以养阴清火。

4. 肝肾阴虚证

证候:头晕耳鸣,目涩,咽干,五心烦热,盗汗,不寐多梦,腰膝酸软,大便干涩,小便热赤,舌质红少苔,脉细数或弦细。

治法:滋补肝肾,平潜肝阳。

方药:杞菊地黄丸加减。大便秘结者,加火麻仁以润肠通便。

5. 肾阳虚衰证

证候:头晕眼花,头痛耳鸣,形寒肢冷,心悸气短,腰膝酸软,夜尿频多,大便溏薄,舌淡胖,脉沉弱。

治法:温补肾阳。

方药:济生肾气丸加减。大便溏薄者,加四神丸以温肾止泻;小便短少,下肢浮肿者,加葶苈子以逐水气。

细目八　慢性冠状动脉病

冠状动脉粥样硬化性心脏病(coronary atherosclerotic heart disease)简称冠心病(coronary heart disease,CHD),亦称缺血性心脏病(ischemic heart disease,IHD),是因冠状动脉粥样硬化使血管腔狭窄或阻塞,或/和因冠状动脉功能性改变(痉挛)导致心肌缺血缺氧,甚至坏死而引起的心脏病。

1979年WHO根据心肌缺血缺氧或坏死的临床表现将冠心病分为五型。这种分型方法至今仍沿用:①隐匿型或无症状性冠心病:这种类型的患者,虽然有心肌缺血的客观依据但无相关症状。②心绞痛:由一过性心肌供血不足导致发作性胸骨后疼痛为主要表现的临床类型。③心肌梗死:严重而持续的心肌缺血导致心肌坏死。④缺血性心肌病:长期慢性心肌缺血导致心肌细胞减少、坏死、纤维化及瘢痕形成,出现心脏增大、心力衰竭、心律失常等主要临床症状。⑤猝死:缺血心肌局部发生电生理紊乱引起的严重室性心律失常而致猝死。

近年,临床上从提高诊治效果和降低死亡率出发,根据心肌缺血的发生机制、发展速度和预后,将冠心病分为急性冠脉综合征(acute coronary syndrome,ACS)和慢性冠状动脉病(chronic coronary artery disease,CAD)两大类。ACS包括不稳定型心绞痛(unstable angina pectoris,UAP)、非ST段抬高心肌梗死(non-ST segment elevation myocardial infarction,NSTEMI)和ST段抬高心肌梗死(ST segment elevation myocardial infarction,STEMI),也有学者将冠心病猝死包括在内。CAD包括稳定型心绞痛、无症状性心肌缺血和缺血性心肌病。

心绞痛归属于中医"心痛""胸痹""卒心痛""厥心痛"范畴。

要点一　西医病因、发病机制

1. 病因　大部分CAD患者的发病基础是动脉粥样硬化斑块造成的心外膜冠状动脉显著而固定的狭窄(1、2或3支动脉直径狭窄>50%~70%或左主干病变)。纤维粥样斑块是动脉粥样硬化最具特征性的病变。动脉粥样硬化的病因尚未完全确定,研究表明动脉粥样硬化是由多种因素作用于不同环节所致。这些因素被称为危险因素,主要包括:①年龄、性别:动脉粥样硬化通常发生于40岁以上的中、老年人。女性发病率较男性低,但在更年期后发病率增加;②血脂异常:其中以低密度脂蛋白(low density lipoprotein-cholesterol,LDL-C)的致动脉粥样硬化作用最受关注。在临床实践中,LDL-C是治疗的靶目标;③高血压;④吸烟;⑤糖尿病和糖耐量异常;⑥肥胖(尤其是腹型肥胖);⑦家族史;⑧其他危险因素:包括A型性格者、口服避孕药、饮食习惯(如长期较多高热量、动物性脂肪、胆固醇、糖和盐的摄入)、缺乏体力活动等。

2. **发病机制**

(1)心绞痛的发病机制:心外膜血管狭窄、微血管功能障碍、血管动态狭窄处的收缩,或以上三者的综合可产生劳力性心绞痛。心外膜下较大的冠状动脉狭窄使血管运输功能受损,血流减少,但由于局部缺血引起的代谢紊乱可激活自动调节机制,造成心肌内小动脉扩张,使得心肌血液灌注得到代偿性增加。这种代偿机制在一定范围内维持心肌的供需平衡,静息时无缺血症状发生。但当需要大量血流(如劳力、情绪激动、饱食等)而超过了小动脉扩张的储备能力时,心肌发生急剧的、暂时的缺血缺氧。心肌在缺血缺氧的情况下,心肌无氧糖酵解增加,能量代谢异常导致ATP产生明显减少,局部乳酸及其他代谢产物(如乳酸、丙酮酸、磷酸等酸性物质,或类似激肽的多肽类物质)积聚,这些物质刺激心脏内自主神经的传入纤维末梢,经1~5胸交感神经节和相应的脊髓段传至大脑而产生痛觉。这种痛觉反映在与自主神经进入水平相同脊髓段的脊神经所分布的区域(胸骨后及两臂的前内侧与小指,尤其是在左侧)即为心绞痛。此类心绞痛发作和劳力引起的心脏氧需增加有关,称之为劳力性心绞痛。但临床观察到有部分稳定型心绞痛的患者冠状动脉造影并无显著狭窄。例如,有少数患者有心绞痛或类似心绞痛的症状,运动平板检查时出现ST段下移,但冠状动脉造影无异常发现,其疼痛发生机制可能和微血管功能障碍有关,称之为X综合征(syndrome X)。静息性心绞痛的产生主要和局灶性或弥漫性心外膜冠状动脉痉挛和/或微血管痉挛有关。冠状动脉痉挛的常见诱因有吸烟、情绪紧张和过大的精神压力、寒冷刺激、应用某些收缩血管的药物或可卡因、安非他命等违禁药物等。一些导致儿茶酚胺等物质分泌异常的内分泌疾病也可能是冠脉痉挛原因,比如嗜铬细胞瘤,甲状腺功能亢进等。值得注意的是,血管痉挛引起的血流减少不仅可以引起变异型心绞痛,也可导致各种急性冠脉综合征,因此也有学者主张将血管痉挛引起的静息性心绞痛归属于ACS范畴。

(2)缺血性心肌病及无症状性冠心病的发病机制:CAD患者可因长期慢性心肌缺血,心肌组织发生营养障碍和萎缩;或者部分患者因大面积心肌梗死后,纤维组织增生而出现心脏增大、心力衰竭、心律失常等缺血性心肌病症状。如果冠状动脉病变没有造成心肌缺血或左心室功能障碍,或尽管存在缺血和左心室功能障碍,但尚处于代偿期,则患者无临床表现,表现为无症状性冠心病。

要点二 中医病因病机

本病主要与寒邪内侵,饮食不节、情志失调、劳倦内伤、年迈体虚等多种因素有关。

1. **寒邪内侵** 素体阳虚,阴寒之邪上乘,抑遏阳气、阻滞气机,阴寒凝结,胸阳不振,血行瘀滞,痹阻心脉而发病。且寒性凝滞主收引,心绞痛患者常因气候骤冷或感寒而发作或加重。

2. **饮食失调** 过食肥甘厚味,或嗜烟酒而成癖,以致脾胃损伤,运化失健,聚湿生痰,上犯心胸清旷之区,阻遏心阳,胸阳失展,气机不畅,心脉闭阻,痰浊留恋日久,痰阻血瘀,而成胸痹。

3. **情志失节** 忧思伤脾,脾失运化,聚生痰浊;郁怒伤肝,肝失疏泄,肝郁气滞,甚则气郁化火,灼津成痰。痰瘀交阻,胸阳不运,心脉闭阻,不通则痛。

4. **劳倦内伤** 劳倦伤脾,脾虚传输失能,气血生化乏源,无以濡养心脉,拘急而痛。积劳伤阳,心肾阳微,鼓动无力,胸阳失展,阴寒内侵,血行涩滞,而发胸痹。

5. **年迈体虚** 年过半百,肾气自半,精血渐衰。肾阳虚衰,则不能鼓舞五脏之阳,可致心气不足或心阳不振,血脉失于温运,痹阻不畅,发为胸痹;肾阴亏虚,则不能濡养五脏之阴,水不涵木,又不能上济于心,心脉失荣而痛。

本病病位在心,涉及肝、肺、脾、肾等脏,以“阳微阴弦”为基本病机,是本虚标实、虚实夹杂之证。本虚为气、血、阴、阳亏虚，心脉失养，标实为寒凝、气滞、血瘀、痰浊等痹阻胸阳、阻滞心脉。症状的产生与“不通”和“不荣”两方面不可分割。心脉为阴寒、痰湿、血瘀之邪所踞，不通则痛；脉道远端供血不足，不荣则痛。就全身整体而言，病位虽在心，但其是在全身气血及脏腑功能紊乱的基础上发生的；同时，冠心病时心气鼓动无力，主血脉功能减弱，进一步导致五脏阴阳气血虚损。若病情进一步发展，可发为真心痛；若心肾阳虚，水聚饮停，泛溢肌肤，上凌心肺，可出现水肿、心悸、喘咳等。

要点三　临床表现

1. 症状

（1）稳定型劳力性心绞痛：CAD 中最常见和最具代表性的临床类型是劳力性心绞痛，通常表现为一系列与缺血 / 缺氧相关的可逆性心肌供需不匹配现象，以反复出现的、由运动、情绪波动或其他应激诱发短暂的胸部不适为主要临床特点。劳力性心绞痛的典型发作有以下特点：

①部位：主要在胸骨体中段或上段之后，可波及心前区，有手掌大小范围，甚至横贯前胸，界限不很清楚，常放射至左肩、左臂内侧达环指和小指，或至颈、咽、下颌部。

②性质：胸痛常为压迫、发闷或紧缩性，也可有烧灼感，但不像针刺或刀扎样锐性痛，偶伴濒死的恐惧感觉。有些患者仅觉胸闷不适。发作时，患者往往被迫停止正在进行的活动，直至症状缓解。

③诱因：发作常由劳力、情绪激动、饱食、吸烟、受寒、心动过速、急性循环衰竭等造成心肌需氧增加的因素所诱发。疼痛多发生于劳力的当时。典型的心绞痛常在相似的心肌耗氧水平时重复发生。

④持续时间：疼痛出现后常逐步加重，通常持续 3~5 分钟，很少超过 15 分钟。如果胸痛时间延长，需要考虑不稳定型心绞痛或急性心肌梗死的可能。

⑤缓解方式：停止原来诱发症状的活动或舌下含用硝酸甘油能在几分钟内迅速缓解。

（2）变异型心绞痛：由冠状动脉痉挛所致，也以发作性胸痛为主要临床表现。表现为心前区或胸骨后压榨性或紧缩样疼痛，伴有呼吸困难及濒死感，持续数分钟甚至更长时间，含服硝酸甘油可缓解。严重者可伴有血压降低。与劳力性心绞痛不同的是，其发作与活动无关，疼痛常发生在安静时，多在后半夜至上午时段发生。患者运动耐量有明显的昼夜变化，清晨轻微劳力即可诱发，但午后即使剧烈的体力活动也不会诱发。发作时心电图呈一过性 ST 段抬高，T 波高耸，发作时心电图 ST 段抬高，T 波高耸或 T 波假正常化。

（3）缺血性心肌病：可表现为心脏逐渐增大，以左心室扩大为主，后期则两侧心脏均扩大。逐渐发生心力衰竭，大多先呈左心衰竭，继以右心衰竭，并出现相应的症状。可伴见各种心律失常，这些心律失常一旦出现将持续存在，其中以期前收缩（室性或房性）、心房颤动、病态窦房结综合征、房室传导阻滞和束支阻滞为多见，阵发性心动过速亦时有发现，有些患者在心脏还未明显增大前已发生心律失常。

2. 体征　心绞痛发作时患者可出现强迫停立位，直至症状缓解。发作时可无特异性体征，也可伴见心率增快、血压升高、焦虑、出汗等，有时可闻及第四心音、第三心音或奔马律，有时因乳头肌缺血以致功能失调而引起二尖瓣关闭不全，产生暂时性心尖部收缩期杂音，第二心音逆分裂。缺血性心肌病患者可见心脏增大、心力衰竭、心律失常的各种临床体征。

要点四　辅助检查

1. 心电学检查

（1）静息心电图：静息时心电图约半数患者在正常范围，部分患者可能有 ST 段和 T 波异常，某些患者可有陈旧性心肌梗死的改变或心律失常的表现。心绞痛发作时绝大多数患者的心电图可出现暂时性心肌缺血引起的 ST 段移位。劳力性心绞痛发作时常见 ST 段压低（≥0.1mV），发作缓解后恢复。有时出现 T 波倒置。在平时有 T 波持续倒置的患者，发作时可变为直立（“假性正常化”）。T 波改变虽然对反映心肌缺血的特异性不如 ST 段，但如与平时心电图比较有明显差别也有助于诊断。变异型心绞痛发作时心电图呈一过性 ST 段抬高，T 波高耸，发作时心电图 ST 段抬高，T 波高耸，或 T

波假正常化。

（2）心电图运动负荷试验：心电图运动负荷试验可通过运动（分级活动平板或踏车，以前者较为常用）增加心脏负荷，激发心肌缺血，使其被同时进行的ECG检出。符合下列情况之一者为运动试验阳性：①运动中出现典型心绞痛；②运动中或后即刻心电图出现ST段水平或下斜型下降≥0.1mV，或原有ST段下降者，运动后在原有基础上再下降0.1mV，并持续2分钟以上方逐渐恢复正常；③运动中血压下降。对于心肌梗死急性期、有不稳定型心绞痛、明显心力衰竭、严重心律失常或急性疾病者禁做运动试验。对于静息心电图≥0.1mV的ST段压低或服用洋地黄的患者，亦不建议进行运动试验。

（3）动态心电图：动态心电图对心肌缺血的诊断价值有限，仅作为对于不能做运动试验者、在休息或情绪激动时有心脏症状者而怀疑有心绞痛者的一种简便、无创的诊断方法。对疑似血管痉挛性心绞痛及疑似心律失常的患者亦可选择动态心电图检查。

2. 影像学检查

（1）多层螺旋CT冠状动脉成像（CTA）：CTA可反映冠状动脉腔内、腔外及管壁情况，其阴性预测值较高。冠心病患者增强冠状动脉CT的典型表现为充满对比剂的冠状动脉管腔内见等/高密度的充盈缺损以及邻近管腔的狭窄，有时可见心肌变薄及室壁瘤。但广泛冠状动脉钙化会显著影响狭窄程度的判断。

（2）超声心动图：心肌缺血在二维超声心动图下可见节段性室壁运动异常。如有陈旧性心肌梗死室壁瘤形成亦可被超声心动图检查发现。超声心动图检查还可以测定LVEF，以确认冠心病患者的危险因素分层，也可评价心脏舒张功能。另外，在诊疗条件允许的情况时，在冠心病初始检查时可进行运动/药物负荷超声心动图检查，其敏感性及特异性均较高。

（3）放射性核素心肌显像：该检查是在静脉注射核素显像剂后，进行心肌显像，观察心肌摄取核素的情况。心肌摄取核素的量在一定条件下与冠状动脉血流成正比。心肌缺血或坏死时可出现灌注缺损或低灌注。运动负荷或者药物负荷下的放射性核素心肌显像有助于检出静息时无缺血表现的患者，表现为可逆性的灌注缺损。

（4）正电子发射计算机断层显像（PET-CT）：该检查可以进行心肌灌注显像与心肌代谢显像，获得心肌的血管信息、心肌的活性信息，对心肌缺血、心肌梗死等诊断具有优势。如采用运动负荷显像及心肌静息显像，可在心肌缺血时发现可逆性灌注缺损或低灌注。

（5）心脏磁共振：心脏磁共振有较高的软组织对比度且无放射性，可评价室壁厚度、左室整体和节段性室壁运动，能精确的显示心肌疤痕或纤维化。梗死区域心肌在磁共振检查中表现为厚度变薄，收缩活动减弱至消失或出现矛盾运动。药物负荷下的心脏磁共振与放射性核素心肌显像相比，诊断准确性更好。

3. 冠状动脉造影 有创的冠状动脉血管造影主要针对可疑心绞痛而无创检查不能确诊者，以及积极药物治疗时心绞痛仍较重，血运重建会使其明显获益的患者。冠状动脉血管造影可评价冠状动脉血管的走行、数量和有无畸形；评价有无冠状动脉病变及其严重程度和病变范围；评价冠状动脉功能性的改变，包括冠状动脉的痉挛和侧支循环的有无；同时可以兼顾左心功能评价。如果造影结果提示1支或1支以上主要冠状动脉（指左冠状动脉主干，前降支，回旋支，右冠状动脉）狭窄程度大于50%即可诊断。

要点五 诊断与鉴别诊断

1. 诊断 根据典型心绞痛的发作特点和体征，结合年龄和存在冠心病危险因素，除外其他原因所致的心绞痛，一般即可建立诊断。为提高诊断正确率，当寻找支持缺血的客观依据，如发作时心电图一过性改变、运动负荷试验、冠状动脉CT、冠状动脉造影等。

心绞痛的严重度可根据加拿大心血管病学会（Canadian Cardiovascular Society，CCS）分级分为四级（表15-2-8-1），该分级和患者的预后相关。

表 15-2-8-1 稳定型心绞痛 CCS 分级

级别	临床表现
Ⅰ级	日常活动(如行走和爬楼梯)不引起心绞痛,仅工作或娱乐时紧张、快速或长时间费力时发生心绞痛。
Ⅱ级	日常活动轻度受限。快速行走、餐后行走、爬楼梯、寒冷、吹风或情绪应激或仅在觉醒后的数小时发生心绞痛。
Ⅲ级	日常体力活动明显受限,以正常步伐在常规条件下行走 1~2 个普通街区或爬 1 层楼时发生心绞痛
Ⅳ级	任何体力活动均可诱发不适。静息时也会发生心绞痛

注:行走和爬楼梯定义为以正常步伐在常规条件下行走≥2 个普通街区(100~200m)或爬 1 层以上楼梯。各级患者均有可能由于合并冠状痉挛而发生静息状态下心绞痛。

2. 鉴别诊断

(1)急性冠脉综合征:急性冠脉综合征疼痛部位与稳定型心绞痛相仿,但诱发疼痛的阈值较低,也往往在静息时发生,疼痛性质更剧烈,持续时间多超过 20 分钟,可伴有心律失常、心力衰竭或/和休克,含服硝酸甘油疗效较差。心电图可见 ST 段抬高或严重的 ST 段下移,如有心肌梗死则心肌损伤标记物(肌红蛋白、肌钙蛋白 I 或 T、CK-MB 等)增高。

(2)非冠状动脉粥样硬化性心脏病引起的心绞痛:心绞痛是在心肌缺血缺氧下发生的一个临床症状,并非所有的心肌缺血缺氧都由冠状动脉病变引起,当根据其他临床表现来进行鉴别。某些心血管疾病也可以诱发心绞痛,如严重未控制的高血压、严重的主动脉瓣狭窄或关闭不全、风湿性冠状动脉炎、梅毒性主动脉炎引起的冠状动脉口狭窄或闭塞、肥厚型心肌病、心律失常、先天性冠状动脉畸形、心肌桥等。部分使心肌需氧量增加的情况(如高温、甲状腺功能亢进等)及部分使全身供氧量减少的情况(如重度贫血,低氧血症、低血压休克等),亦可引起心绞痛。

(3)非心脏性疾病

1)胸壁及胸廓疾病:肋骨炎、肋软骨炎、纤维织炎、肋骨骨折、胸锁骨关节炎、带状疱疹等可产生胸痛,常有局部表现如肿胀、压痛或皮疹等,压迫局部或胸廓活动时疼痛加剧。颈椎病、胸椎病、颈胸肌神经根病变引起的疼痛与颈、脊椎动作有关。

2)肺及胸膜疾病:肺和胸膜疾病引起的胸痛常伴有原发病的症状,如发热、咳嗽咯痰、咯血、呼吸困难等。胸痛可在咳嗽、深呼吸时加剧,并伴见相应的肺部体征。

3)食管和纵隔疾病:反流性食管炎引起的胸骨后疼痛常呈烧心感,与体位改变和进食有关,饱餐后、平卧位易发生,可行食管 pH 值测定胃镜检查等进一步明确。食管裂孔疝的症状也类似反流性食管炎。食管动力性疾病(包括食管痉挛、食管下段括约肌压力增加)可伴吞咽障碍,常发生在进餐时或进餐后。纵隔肿瘤呈持续性闷痛且逐渐加重,有时可有上腔静脉综合征。

4)腹部脏器病变:心绞痛部位不典型时容易误诊为胆道疾病、消化性溃疡、胰腺病引起的上腹部疼痛。一般均有相应的腹部体征。胆石症、胆囊炎、胆管炎引起的疼痛常在右上腹部,但也可在上腹部、胸部,可伴消化道症状,腹部 B 超等检查有助于诊断。

5)精神性疾病:过度换气、焦虑症、抑郁症等患者常诉胸痛,但为短暂(几秒钟)的刺痛或持久(几小时)的隐痛。患者常喜欢不时地吸一大口气或作叹息性呼吸。胸痛部位多在左胸乳房下心尖部附近,或经常变动。症状多在疲劳之后出现,而不在疲劳的当时,轻度体力活动反觉舒适,有时可耐受较重的体力活动而不发生胸痛或胸闷。含用硝酸甘油无效或在 10 多分钟后才“见效”,常伴有心悸、疲乏、头昏、失眠及其他神经症的症状。

6)其他:心肌需氧量增加,如高温、甲状腺功能亢进、拟交感毒性药物可卡因的应用、高血压、重度贫血(Hb 常<70g/L)、低氧血症等。

要点六 西医治疗

1. 一般治疗 首先注意生活方式的调整,减少冠心病的各种危险因素,包括戒烟、健康膳食、有规律的体育活动、体重和血脂管理、控制血压血糖等。在日常生活中当尽量避免已知的诱发心绞痛的各种因素，如过度的劳力、情绪激动、寒冷、饱食等。一旦心绞痛发作时应当立刻休息，一般患者在停止活动后症状即可消除。

2. **药物治疗**　药物治疗包括两个方面：①改善缺血、减轻症状，提高生活质量；②预防急性心肌梗死和猝死。

（1）硝酸酯制剂：以硝酸甘油为代表的速效硝酸酯类药物舌下含服或喷剂是即刻缓解心绞痛发作的首选措施；中长效药物品种、缓释制剂则多用于预防和减轻心绞痛发作。硝酸酯类过敏、急性下壁伴右心室梗死、严重低血压、肥厚梗阻型心肌病、重度主动脉瓣和二尖瓣狭窄、心脏压塞或缩窄性心包炎、限制性心肌病、颅内压升高、已使用磷酸二酯酶抑制剂的患者禁忌使用硝酸酯类药物。循环低灌注状态、心室率<50次/分或>110次/分、青光眼、肺心病合并动脉低氧血症、重度贫血等临床情况当慎用该类药物。轻至中度头痛是硝酸酯类最常见的不良反应，发生率约20%~30%，与剂量有关，长期使用后可逐渐消失。因此初始治疗可从小剂量开始，数天后逐渐调高至目标剂量。在使用该类药物时，应注意保持每天8~12小时的无药期，以避免产生耐药。在无硝酸酯的时段可联用其他类型的抗心绞痛药物治疗。

（2）β受体阻滞剂：此类药物主要通过抑制交感兴奋减慢心率、降低血压，减低心肌收缩力，从而使心肌氧耗量减少，减少心绞痛的发作，并能降低心肌梗死后稳定型心绞痛患者死亡和再梗死的风险。如无禁忌证，β受体阻滞剂可作为稳定型心绞痛的初始治疗药物。目前常用的药物有美托洛尔、阿替洛尔、比索洛尔等。低血压、支气管哮喘以及心动过缓、二度或以上房室传导阻滞、严重外周血管疾病、失代偿期心力衰竭者禁用β受体阻滞剂，COPD患者慎用。本类药物不适用于血管痉挛性心绞痛。

（3）钙通道阻滞剂：本类药物可扩张冠状动脉，解除冠状动脉痉挛，特别适用于血管痉挛性心绞痛患者。非二氢吡啶类钙通道阻滞剂（地尔硫䓬、维拉帕米）可降低心率，减少心肌氧耗，适用于稳定型冠状动脉疾病患者的药物治疗，若心率较慢、不能耐受或存在禁忌，也可选用二氢吡啶类药物（硝苯地平、氨氯地平、非洛地平等）。对于长期用药者，推荐使用控释、缓释或长效制剂。非二氢吡啶类药物不适用于心率过慢、病态窦房结综合征、血压过低、充血性心力衰竭的患者，二氢吡啶类药物禁用于心源性休克、严重主动脉瓣狭窄、梗阻性心肌病。

（4）抗血小板药物：稳定性冠状动脉疾病的患者每日常规服用小剂量阿司匹林（75~100mg）可使发生心血管事件的危险性平均降低。阿司匹林的不良反应主要是胃肠道症状和出血。二磷酸腺苷（ADP）受体拮抗剂氯吡格雷，每日75mg口服可作为不能耐受或有阿司匹林禁忌证时的替代。

（5）调脂药物：他汀类药物可降低LDL-C，并且可以进一步改善内皮细胞功能、抑制炎症、稳定斑块，降低冠心病的死亡率。冠心病患者LDL-C的目标值是<1.8mmol/L（70mg/dL）；高危或中危患者接受降LDL-C药物治疗时，治疗强度应足以使LDL-C水平至少降低30%~40%。在应用他汀类药物时，应严密监测转氨酶及肌酸激酶等生化指标，及时发现药物可能引起的肝脏损害和肌病。

（6）ACEI或ARB类药物：循证研究发现，此类药物可降低缺血事件的发生，影响心室及血管重构，延缓动脉粥样硬化进展，减少斑块破裂和血栓形成，有益于冠心病的二级预防，尤其适合冠心病合并其他并发症，如心力衰竭、高血压或糖尿病的患者。

（7）其他药物：窦房结阻滞剂，如伊伐布雷定是一种特异性的窦房结起搏电流I_f通道抑制剂，可选择性地作用于窦房结，减慢窦性心律而对心肌收缩力、房室传导不产生影响，可降低心肌耗氧，适用于β受体阻滞剂和CCB不能耐受或禁忌而需要控制窦性心律者。一些代谢类药物，如雷诺嗪、曲美他嗪等，可通过抑制脂肪酸氧化和增加葡萄糖代谢，改善心肌氧的供需平衡而治疗心肌缺血，可作为传统治疗不能耐受或控制不佳时的补充或替代治疗。尼可地尔是首个用于临床的ATP敏感的钾离子通道开放剂，有选择性扩张冠状动脉，持续增加冠脉流量，抑制冠脉痉挛的作用。

3. **血运重建治疗**　血运重建治疗主要包括经皮冠脉介入治疗（PCI）和冠脉旁路搭桥手术（CABG）。对于有明显的阻塞性冠状动脉狭窄，有明确的相关缺血症状，实施血运重建有望改善预后和/或症状的患者可以考虑实施血运重建治疗。比如，对于已经接受或者优化药物治疗(包括足量的硝酸酯制剂和β受体阻滞剂),而心绞痛症状仍达到CCS心绞痛严重度分级3级及以上的患者,血运重建是缓解症状、提高生活质量的合理选择。心肌梗死后心绞痛/心肌缺血、左心室功能不全、多支病变和/或缺血范围较大、左主干狭窄的患者,在优化内科药物治疗时,可将血运重建作为一线治疗方案。

要点七 中医治疗

心绞痛的中医病机为本虚标实,稳定型心绞痛以虚为主,不稳定型心绞痛标实为重,可根据虚实标本的主次,兼顾同治。本虚宜补,权衡心脏阴阳气血之不足,有无兼见他脏之虚,补气温阳,滋阴益肾,尤重补益心气;标实当泻,针对血瘀、痰浊、气滞、寒凝而活血祛瘀,豁痰泄浊,疏理气机,通阳散寒,尤重活血通脉。

1. 心血瘀阻证

证候:胸痛较剧,如刺如绞,痛有定处,入夜加重,伴有胸闷,日久不愈,或因暴怒而致心胸剧痛,舌质紫暗,或有瘀斑,舌下络脉青紫迂曲,脉弦涩或结代。

治法:活血化瘀,通脉止痛。

方药:血府逐瘀汤加减。若瘀血痹阻较重,胸痛剧烈者,可加乳香、没药、丹参、郁金等活血理气;若气滞血瘀并重,胸闷憋气,情志不畅诱发或加重者,加香附、延胡索、檀香等理气止痛;若出现舌苔白腻,为痰瘀互结,加涤痰汤以涤痰化瘀;若阳虚寒凝血瘀,见形寒肢冷者,加附子、桂枝、高良姜、薤白温阳散寒;若兼气虚,见气短乏力、自汗者,加人参、黄芪等益气活血。

2. 痰浊内阻证

证候:胸闷痛如窒,气短痰多,肢体沉重,形体肥胖,纳呆恶心,舌苔浊腻,脉滑。

治法:通阳泄浊,豁痰开痹。

方药:瓜蒌薤白半夏汤合涤痰汤。若痰郁化热,舌质红、苔黄腻、脉滑数者,可去薤白,加黄连、天竺黄以清热除痰;若痰瘀互结,舌紫暗、苔白腻者,宜加桃仁、红花、丹参、三七等活血化瘀;若伴乏力、便溏不成形者,加党参、白术、薏苡仁益气健脾化痰。

3. 阴寒凝滞证

证候:猝然胸痛如绞,心痛彻背,背痛彻心,天冷易发,感寒痛甚,形寒,甚则四肢不温,冷汗自出,心悸短气,舌质淡红,苔白,脉沉细或沉紧。

治法:辛温通阳,开痹散寒。

方药:枳实薤白桂枝汤合当归四逆汤加减。若心痛彻背,背痛彻心,时发绞痛,身寒肢冷,喘息不得卧,为阴寒极盛,心痛重症,宜用乌头赤石脂丸改汤剂送服苏合香丸,芳香宣痹、温通止痛。

4. 气虚血瘀证

证候:胸痛隐隐,时轻时重,遇劳则发,神疲乏力,气短懒言,心悸自汗,舌质淡暗,胖有齿痕,苔薄白,脉缓弱无力或结代。

治法:益气活血,通脉止痛。

方药:补阳还五汤加减。若痛甚者,可加失笑散以活血化瘀止痛;若见脘腹胀满、大便稀溏者,加白术、茯苓、山药以健脾;若见畏寒、四末不温者,加桂枝、淫羊藿以温补阳气;兼痰浊者,可加瓜蒌、半夏、石菖蒲等化痰泄浊。

5. 气阴两虚证

证候:胸闷隐痛,时作时止,心悸气短,倦怠懒言,头晕目眩,心烦多梦,或手足心热,舌红少津,脉细弱无力或结代。

治法:益气养阴,活血通络。

方药:生脉散合炙甘草汤加减。若兼血瘀,胸痛甚者,合丹参饮以活血止痛;若痰热互结者,合温胆汤以清化痰热;若心血虚,见面色无华、唇舌淡者,可加当归、白芍、阿胶、龙眼肉等补益心血;若心脾两虚,见纳呆、失眠者,生脉散合归脾汤补益心脾;若心悸失眠重者,加龙骨、牡蛎、酸枣仁、夜交藤宁心定志。

6. 心肾阴虚证

证候:胸闷痛或灼痛,心悸盗汗,虚烦不寐,腰膝酸软,头晕耳鸣,舌红少苔,脉沉细数。

治法:滋阴益肾,养心安神。

方药:左归丸加减。心悸、心烦不寐者,可加麦冬、五味子、酸枣仁、夜交藤以养心安神;若胸闷且痛,可加当归、丹参、郁金以养血通络止痛;若阴虚阳亢,见头晕目眩、舌麻肢麻、面部烘热者,可加制首乌、钩藤、生石决明、生牡蛎、鳖甲等滋阴潜阳。

7. 心肾阳虚证

证候:心悸而痛,胸闷气短,甚则胸痛彻背,心悸汗出,畏寒,肢冷,下肢浮肿,腰酸无力,面色苍白,唇甲淡白或青紫,舌淡白或紫暗,脉沉细或沉微欲绝。

治法：益气壮阳，温络止痛。

方药：参附汤合右归丸加减。若兼有瘀血者，加丹参、三七、郁金等行气活血止痛；若伴有寒凝者，加薤白、桂枝、细辛通阳散寒，或加用苏合香丸；若阳虚水泛，见水肿、少尿者，加茯苓、猪苓以利水消肿；若心肾阳虚重症，水饮凌心射肺者，可用真武汤加桂枝、防己、葶苈子、车前子以温阳利水；若胸痛彻背、四肢厥冷、唇色紫暗、脉微欲绝者，可重用红参、附子，并加用龙骨、牡蛎以回阳救逆。

细目九　急性冠脉综合征

急性冠脉综合征（ACS）指急性或亚急性心肌供氧减少而急性发病的冠心病类型。根据患者发病时心电图中ST段是否有明显抬高分为ST段抬高型急性冠脉综合征（ST elevation-acute coronary syndrome，STE-ACS）与非ST段抬高型急性冠脉综合征（non-ST elevation-acute coronary syndrome，NSTE-ACS）两大类。

ST段抬高型急性冠脉综合征包括ST段抬高型心肌梗死和部分由冠状动脉痉挛引起的静息心绞痛。非ST段抬高型急性冠脉综合征包括不稳定型心绞痛（unstable angina pectoris，UAP）和非ST段抬高心肌梗死（non-ST segment elevation myocardial infarction，NSTEMI）。不稳定型心绞痛和非ST段抬高心肌梗死在病理生理方面是连续的，两者临床表现相近，但后者因更严重的心肌缺血而致心肌坏死，可被定量检测到心肌损伤的生物标志物。由于现代心肌损伤标记物检测的敏感度提高，生物标志物阴性的ACS（即不稳定型心绞痛）越来越少见。

本病可归属于“真心痛”“范畴，常合并“心悸”“心衰”“脱证”等。

要点一　西医病因、发病机制与病理

1. 病因及发病机制　大多数ACS患者有严重的冠状动脉粥样硬化病变基础，少数患者冠状动脉仅有轻度狭窄甚至正常。不稳定的粥样硬化斑块破裂、糜烂并继发血栓形成，冠状动脉痉挛收缩，导致管腔完全或者不完全阻塞，即引发急性冠脉综合征。

冠状动脉血流急剧减少甚或中断，不能满足心肌代谢对氧的需求，导致心肌细胞急剧、短暂的缺血缺氧，即可发生心绞痛。缺血缺氧进一步发展，使心肌严重而持久的急性缺血达20~30分钟以上，即可发生急性心肌梗死。第三版“心肌梗死全球定义”将此类心肌梗死定义为1型心肌梗死。

少数ACS由非冠状动脉粥样硬化性疾病所致，如动脉炎、外伤、夹层、血栓栓塞、先天异常、吸食可卡因或心脏介入治疗并发症等；某些心肌需氧增加或供氧减少的临床情况亦可引起心肌缺血甚或坏死，如贫血、呼吸衰竭、心动过速 / 过缓性心律失常、高血压、低血压等。

ACS发作常和下列诱因有关：①晨起6时至12时交感神经活动增加，机体应激反应性增强，心肌收缩力、心率、血压增高，冠状动脉张力增高。②饱餐，特别是进食大量脂肪后，血脂增高，血黏稠度增高。③重体力活动、情绪过分激动、血压剧升或用力大便等致左心室负荷明显加重。④休克、脱水、出血、外科手术或严重心律失常，致心排血量骤降，冠状动脉灌流量锐减。

2. 病理　冠状动脉闭塞后20~30分钟，受其供血的心肌（表）即有少数坏死，1~2小时之间绝大部分心肌呈凝固性坏死，心肌间质充血、水肿，伴多量炎症细胞浸润。以后，坏死的心肌纤维逐渐溶解，形成肌溶灶，随后渐有肉芽组织形成。坏死组织1~2周后开始吸收，并逐渐纤维化，在6~8周形成瘢痕愈合，称为陈旧性或愈合性心肌梗死（OMI或HMI）。心室重塑（remodeling）作为MI的后续改变，左心室体积增大、形状改变及梗死节段心肌变薄和非梗死节段心肌增厚，对心室的收缩效应及电活动均有持续不断的影响。有时，在心腔内压力的作用下，坏死心壁向外膨出，可产生心脏破裂（心室游离壁破裂、心室间隔穿孔或乳头肌断裂）或逐渐形成心室壁瘤（表15-2-9-1）。

表 15-2-9-1　冠状动脉分支及其支配供血心肌

闭塞血管	累及心肌
左冠状动脉主干	广泛的左心室
左冠状动脉前降支	左心室前壁、心尖部、下侧壁、前间隔和二尖瓣前乳头肌
左冠状动脉回旋支	左心室高侧壁、膈面(左冠状动脉占优势时)和左心房、可能累及房室结
右冠状动脉	左心室膈面(右冠状动脉占优势时)、后间隔和右心室、并累及窦房结和房室结

要点二　中医病因病机

急性冠脉综合征发生病因和慢性冠状动脉病相似。在此基础上,在饮食不慎、七情内伤、烟毒过量、寒邪侵袭等诸诱因下,突发心脉闭塞,气血运行中断。ACS 的基本病机为心脉闭阻不通,心失所养。病性为本虚标实,本虚是气虚、阳虚、阴虚,以心气虚为主;标实为寒凝、气滞、血瘀、痰阻,以血瘀为主。本病病位在心,且与肝、脾、肾相关。本病病情凶险,易生他证。若心气心阳耗损至极,可出现心阳暴脱。

要点三　临床表现

ACS 的临床表现取决于冠状动脉基础病变的严重程度、急性血栓的大小和类型、心肌缺血的程度以及心肌坏死的数量。缺血程度和梗死范围又受到病变血管的供血范围、血管狭窄的程度和速度、是否有侧支形成、血液氧合因素和心肌需氧量变化等因素的影响。

1. 不稳定型心绞痛　除劳力性心绞痛之外的各种心绞痛均属于不稳定型心绞痛,其胸部不适的部位及性质与典型的稳定型劳力性心绞痛相似,但通常程度更重,持续时间更长,胸痛也可在休息时发生。其临床类型包括:①长时间(>20min)静息性心绞痛;②1 个月内新发心绞痛,表现为自发性心绞痛或劳力性心绞痛(CCS Ⅱ或Ⅲ级);③过去稳定型心绞痛最近 1 个月内症状加重,且具有至少 CCS Ⅲ级的特点(恶化性心绞痛)。发作时可有出汗、恶心、呕吐、心悸或呼吸困难等表现,原来可以用以缓解心绞痛的措施此时变得无效或不完全有效;④心肌梗死后 1 个月内发作心绞痛。

不稳定型心绞痛患者心痛发作时可出现面色苍白、皮肤湿冷,一过性第三心音或第四心音,乳头肌功能不全引起的二尖瓣反流可产生一过性收缩期杂音。少见低血压、休克等表现。

2. 心肌梗死

(1)临床表现:约半数以上的患者在发病前数日有乏力、胸部不适、活动时心悸、气急、烦躁等前驱症状。疼痛通常是急性心肌梗死患者最先出现的症状,多发生于清晨,疼痛部位和性质与心绞痛相同,但诱因多不明显,且常发生于安静时,程度较重,持续时间较长,可达数小时或更长,休息和含服硝酸甘油多不能完全缓解。疼痛剧烈时常伴有频繁的恶心、呕吐和上腹胀痛等胃肠道症状。部分患者疼痛部位不典型,亦有少数患者(特别是女性、老年、糖尿病及高血压患者)可无疼痛。可伴心律失常、心力衰竭,甚至心源性休克,表现出相应的症状和体征。心肌梗死后 24~48 小时,常因坏死物质被吸收而引起发热,程度与梗死范围常成正相关。体温一般在 38℃左右,很少达到 39℃,持续约 1 周。

急性心肌梗死患者除在极早期血压可增高外,几乎所有患者都有血压降低,心率多增快,少数也可减慢,心尖区第一心音减弱。如有心力衰竭可出现心脏浊音界轻度至中度增大、第四心音(心房性)奔马律、少数有第三心音(心室性)奔马律,较易出现全心衰竭。右心室梗死者一开始即可出现右心衰竭表现,伴血压下降。10%~20% 患者在起病第 2~3 天出现心包摩擦音,为反应性纤维性心包炎所致。

(2)并发症

1)乳头肌功能失调或断裂:乳头肌因缺血、坏死等使收缩功能发生障碍,造成不同程度的二尖瓣脱垂合并关闭不全,心尖区出现收缩中晚期喀喇音和吹风样收缩期杂音,可引起心力衰竭。轻症者可以恢复,其杂音可消失。乳头肌整体断裂极少见,多发生在二尖瓣后乳头肌,见于下壁 MI,心力衰竭明显,可迅速发生肺水肿而在数日内死亡。

2)心脏破裂:此并发症少见,常在起病 1 周内出现,多为心室游离壁破裂,造成心包积血引起急性心脏压塞而猝死,可见电 – 机械分离。偶为心室间隔破裂造成穿孔，在胸骨左缘第3~4肋间出现响亮的收缩期杂音，常伴有震颤，可引起心力衰竭和休克而导致数日内死亡。心脏破裂也可为亚急性，患者能存活数月。

3）栓塞：见于起病后1~2周，左心室附壁血栓脱落所致者，可引起脑、肾、脾或四肢等动脉栓塞；因下肢静脉血栓形成部分脱落所致者，则产生肺动脉栓塞。

4）心室壁瘤：或称室壁瘤，主要见于左心室。体格检查可见左侧心界扩大，心脏搏动范围较广，可有收缩期杂音。瘤内发生附壁血栓时，心音减弱。心电图ST段持续抬高。X线检查、超声心动图、放射性核素心脏血池显像以及左心室造影可见局部心缘突出，搏动减弱或有反常搏动。

5）心肌梗死后综合征：多于急性心肌梗死后数周至数月内出现，可反复发生，表现为心包炎、胸膜炎或肺炎，有发热、胸痛等症状，其发生可能与机体对坏死物质的过敏反应有关。

要点四　辅助检查

1. 心电图检查　心电图检查对于ACS的诊治有重要意义。首次医疗接触（first medical contact，FMC）ACS患者后10分钟内当完成心电图检查，根据ST段的形态判断为STE-ACS或USTE-ACS。如早期心电图不能确诊时，需5~10分钟重复测定。

（1）USTE-ACS：UAP患者症状发作主要表现为ST段压低（变异型心绞痛除外），其ECG变化随症状缓解而完全或部分消失，如ECG变化持续12小时以上，则提示发生NSTEMI。NSTEMI一般不出现病理性Q波，但多数导联有持续性ST段压低≥0.1mV（除aVR，有时V_1导联外），继而T波倒置加深呈对称型及相应导联的R波电压进行性降低；有时NSTEMI的患者心电图无ST段变化，仅有T波倒置改变，T波改变在1~6个月内恢复。

（2）STE-ACS：STEMI患者的心电图有特殊诊断价值。表现为下列几种情况：①至少两个相邻导联J点后新出现ST段弓背向上抬高（V_2、V_3导联≥0.25mV（<40岁男性）、≥0.2mV（≥40岁男性）或≥0.15mV（女性），其他相邻胸导或肢体导联≥0.1mV）伴或不伴病理性Q波、R波减低；②新出现的完全左束支传导阻滞；③超急性期T波改变。当原有左束支阻滞患者发生心肌梗死，或是心肌梗死出现左束支阻滞时，心电图诊断困难，需结合临床情况仔细判断。与既往心电图进行比较，有助于诊断。STEMI的心电图呈动态性改变：①超急性期起病数小时内，可无异常，或出现异常高大的T波。②急性期：数小时后，ST段弓背向上型抬高，与直立的T波连接，形成单相曲线。数小时至2日内出现病理性Q波，同时R波减低，Q波在3~4天内稳定不变。③亚急性期：ST段抬高持续数日至2周左右，逐渐回到基线水平。T波则变为平坦或逐渐倒置。Q波留存。④慢性期：数周至数月后，T波倒置呈两肢对称，可永久存在，也可在数月至数年内逐渐恢复。多数患者Q波永久存在。若ST段持续抬高半年以上者，应考虑心室壁瘤。STEMI的定位和范围可根据出现特征性改变的导联数来判断（表15-2-9-2）。

表15-2-9-2　心肌梗死心电图定位诊断

部位	特征性心电图改变导联
前间壁	V_1~V_3
前壁	V_3~V_5
广泛前壁	V_1~V_6
下壁	Ⅱ、Ⅲ、aVF
高侧壁	Ⅰ、aVL
正后壁	V_7~V_8
右心室	V_3R~V_5R

2. 心肌损伤标记物　心肌损伤标记物对于心肌梗死有很高的阴性预测价值，是不稳定

心绞痛与心肌梗死的鉴别要点,前者心肌损伤标记物正常,而后者则升高。同时,心肌损伤标记物增高水平与心肌梗死范围及预后明显相关。心肌肌钙蛋白 I/T(cTnI/T)特异度高、敏感度好。心肌肌钙蛋白 I/T 于起病 3~4 小时后升高,cTnI 于 11~24 小时达高峰,7~10 天降至正常,而 cTnT 于 24~48 小时达高峰,10~14 天降至正常。高敏感方法检测的 cTnI/T 称为高敏肌钙蛋白(hscTn),能较 cTnI/T 更早期诊断的 AMI。CK-MB 也是较常用的心肌损伤标记物,于起病后 4 小时内增高,16~24 小时达高峰,3~4 天恢复正常,对早期 AMI 的诊断有较重要价值,其增高程度能较准确地反映梗死的范围,其高峰出现时间是否提前有助于判断溶栓治疗是否成功,其回落后再次升高有助于判断再梗死,但其对小面积心梗不敏感。

3. **超声心动图** 二维和 M 型超声心动图有助于了解心室壁的运动和左心室功能。心肌缺血在二维超声心动图下可见节段性室壁运动异常,可诊断室壁瘤和乳头肌功能失调等。

4. **冠状动脉造影** 冠状动脉造影可明确冠状动脉病变的部位与程度,用于考虑行介入治疗的患者。

5. **其他** 起病 24~48 小时后白细胞可增至(10~20)$\times 10^9$/L,中性粒细胞增多,嗜酸性粒细胞减少或消失;红细胞沉降率增快;C 反应蛋白(CRP)增高均可持续 1~3 周。

要点五 诊断与鉴别诊断

(一)诊断

1. STEMI cTn 或 CK-MB 升高,心电图表现为 ST 段弓背向上抬高,伴有下列情况之一或以上者:持续缺血性胸痛;超声心动图显示节段性室壁活动异常;冠脉造影异常。

2. NSTEM cTn 或 CK-MB 升高,同时伴有下列情况之一或以上者:持续缺血性胸痛;心电图表现为新发的 ST 段压低或 T 波低平、倒置;超声心动图显示节段性室壁活动异常;冠状动脉造影异常。

3. UAP cTn 阴性,缺血性胸痛,心电图表现为一过性 ST 段压低或 T 波低平、倒置,少见 ST 段抬高(冠状动脉痉挛)。

(二)鉴别诊断

1. **主动脉夹层** 胸痛一开始即达高峰,持续数小时到数天,呈严重刀割或撕裂样疼痛向背部放射,常放射到肋、腹、腰和下肢,可伴呼吸困难或晕厥。两上肢的血压和脉搏可有明显差别,可有主动脉瓣关闭不全的表现,偶有意识模糊和偏瘫等神经系统受损症状。但无血清心肌坏死标记物升高。胸片可见纵隔增宽,超声心动图检查、主动脉 CTA 可确诊。

2. **急性肺动脉栓塞** 可发生胸痛、咯血、呼吸困难和休克。有右心负荷急剧增加的表现如发绀、肺动脉瓣区第二心音亢进、颈静脉充盈、肝大、下肢水肿等。心电图示心动过速,电轴右偏,Ⅰ导联 S 波加深,Ⅲ导联 Q 波及显著 T 波倒置,即 $S_{Ⅰ}Q_{Ⅲ}T_{Ⅲ}$,胸导联过渡区左移,右胸导联 T 波倒置等改变。血气分析呈低氧低二氧化碳血症;D- 二聚体升高,CTA、肺动脉造影可确诊。

3. **张力性气胸** 常有咳嗽、用力、提重物、用力屏气、剧烈运动或有外伤病史。疼痛位于患侧胸部,呈锐痛,伴有呼吸困难。患侧胸廓膨隆、呼吸运动减弱、叩诊呈鼓音、心肝浊音界消失,语颤及语音传导减弱或消失。胸片可确诊。

4. **急性心包炎** 尤其急性非特异性心包炎,可有剧烈而持久的心前区疼痛。但心包炎的疼痛与发热同时出现,呼吸和咳嗽时加重,早期即有心包摩擦音,但在心包腔出现渗液时消失;全身症状一般不如心肌梗死严重;心电图除 aVR 外,其余导联均有 ST 段弓背向下的抬高,T 波倒置,无镜像改变,无异常 Q 波出现。

5. **急腹症** 急性胰腺炎、消化性溃疡穿孔、急性胆囊炎、胆石症等,均有上腹部疼痛,可能伴休克。病史体格检查、心电图检查、血清心肌酶和肌钙蛋白测定可协助鉴别。

要点六 西医治疗

(一)一般治疗

实施心电监护,监测生命体征;开放静脉通路;保持环境安静;减少探视,防止不良刺激,解除焦虑;摆放合适的体位;无明显缺氧的 ACS 患者可用面罩或鼻导管吸氧(氧浓度 2~4L/min),有助于缓解其焦虑情绪,也有助于减轻心肌缺血;有明显口唇和/或指端发绀,或脉氧饱和度降低或存在左心力衰竭时,应给予面罩进行高浓度吸氧。有呼吸衰竭的患者及早开始机械通气。

(二)经皮冠状动脉介入治疗或溶栓治疗

1. STEMI 对 STEMI 患者,经皮冠状动

脉介入治疗(PCI)与药物溶栓是目前我国普遍应用的再灌注治疗方法。早期、快速和完全地开通梗死相关动脉是改善心肌梗死患者预后的关键。在条件许可的情况下,应优先选择直接PCI。并且,对于因条件限制而先实施溶栓术的患者,建议溶栓后应尽早(24小时内)送至PCI中心,建议溶栓成功3~24小时内行冠状动脉造影并对梗死相关血管行血运重建。溶栓后如出现心源性休克或急性严重心力衰竭时,建议行急诊冠状动脉造影并对相关血管行血运重建。建议对溶栓治疗失败患者行急诊补救性PCI,溶栓成功后,如果出现再发缺血、血流动力学不稳定,以及危及生命的室性心律失常或有再次闭塞证据时,也建议行急诊PCI。

PCI适应证:发病12小时内(包括正后壁心肌梗死)或伴有新出现左束支传导阻滞的患者;伴严重急性心力衰竭或心源性休克时不受发病时间限制;发病12~24小时内具有临床和/或心电图进行性缺血证据的患者;对因就诊延迟(发病后12~48小时)并具有临床和/或心电图缺血证据的患者可行直接PCI。

溶栓适应证:发病3小时内的患者,溶栓治疗的即刻疗效与直接PCI基本相似,建议有条件时可在救护车上开始溶栓治疗;发病12小时以内,预期首次医疗接触至PCI时间延迟大于120分钟的患者;或发病12~24小时仍有进行性缺血性胸痛和至少2个胸前导联或肢体导联ST段抬高>0.1mV,或血流动力学不稳定的患者,若无直接PCI条件,也建议溶栓治疗。

下列情况,不建议采取溶栓治疗:①拟行直接PCI前;②ST段压低的患者(除正后壁心肌梗死或合并aVR导联ST段抬高);③STEMI发病超过12小时,症状已缓解或消失的患者。并且,溶栓治疗前当排除下列禁忌证(表15-2-9-3)。

表15-2-9-3　STEMI患者溶栓治疗的禁忌证

绝对禁忌证	相对禁忌证
✓ 既往脑出血史	✓ 年龄≥75岁
✓ 已知脑血管结构异常(如动静脉畸形)颅内恶性肿瘤	✓ 3个月前有缺血性卒中
✓ 3个月内缺血性卒中(不包括4~5小时内急性缺血性卒中)	✓ 创伤(3周内)或持续>10分钟心肺复苏
✓ 可疑主动脉夹层	✓ 3周内接受过大手术
✓ 活动性出血或出血性倾向(不包括月经来潮)	✓ 4周内有内脏出血
✓ 3个月内严重头、面部创伤	✓ 近期(2周内)不能压迫止血部位的大血管穿刺
✓ 2个月内颅内或脊柱手术	✓ 妊娠
✓ 严重未控制的高血压(收缩压>180mmHg和/或舒张压>110mmHg),对紧急治疗无反应	✓ 不符合绝对禁忌证的已知其他颅内病变
	✓ 活动性消化性溃疡
	✓ 正在使用抗凝药物(INR越高,出血风险越大)

溶栓的常用药物有尿激酶(UK)、链激酶(SK)、重组组织型纤维蛋白溶酶原激活剂(rt-PA)、瑞替普酶等。溶栓后血管再通的直接指标为冠脉造影显示再通,间接判定指标:①60~90分钟内心电图抬高的ST段至少回落50%;②cTn峰值提前至发病12小时内,CK-MB峰值提前到14小时内;③2小时内胸痛症状明显缓解;④2~3小时内出现再灌注心律失常,如加速性室性自主心律、房室传导阻滞、束支传导阻滞突然改善或消失,或下壁心肌梗死患者出现一过性窦性心动过缓、窦房传导阻滞,伴或不伴低血压。

2. NSTE-ACS　NSTE-ACS患者不适宜进行溶栓治疗。NSTE-ACS患者是否实施PCI术以及实施PCI术的时机取决于其危险分层。其侵入性评估及血运重建策略如下:

极高危缺血患者,包括:①血流动力学不稳定或心源性休克;②危及生命的心律失常或心搏骤停;③心肌梗死机械性并发症;④急性心力衰竭伴难治性心绞痛和ST段改变;⑤再发ST-T动态演变,尤其是伴有间歇性ST段抬高。建议行紧急冠状动脉造影(<2小时)。

高危缺血患者,包括:①cTn动态改变;②ST段或T波动态演变(有或无症状);③GRACE评分>140分。建议早期介入策略(<24小时)。

中危缺血患者,包括:①糖尿病;②肾功能不全,估算肾小球滤过率(eGFR)<60mL/(min·1.73m^2);③左心室功能下降(左心室射血分数<40%)或充血性心力衰竭;④早期心肌梗死后心绞痛;⑤近期行PCI治疗;⑥既往行CABG治疗;⑦GRACE评分>109但<140分;⑧无创检查时反复出现缺血症状。建议介入策略(<72小时)。

对无症状的低危患者,建议先行非侵入性检查(如无创负荷试验、心脏超声等),寻找缺血证据,再决定是否采用介入策略。

(三)抗心绞痛治疗

硝酸酯类、吗啡、β受体阻滞剂、钙通道阻断剂可用于进行抗心绞痛治疗。

舌下含服硝酸甘油0.5mg,观察3~5分钟后如无效,可再给予硝酸甘油0.5mg含服(包括患者自行服用,一般连续不超过3次)。静脉治疗用于反复心绞痛、难治性高血压或有心力衰竭体征的患者。血压降低(收缩压<90mmHg)、心动过缓(心率<50次/分)、心动过速(心率>110次/分)疑似右心室梗死和西地那非引起的胸痛,不适合使用硝酸甘油及其他硝酸酯类药物。

吗啡可缓解疼痛与焦虑,扩张静脉系统,减轻心脏前负荷。硝酸酯类无效的患者可使用吗啡镇痛。因吗啡可抑制呼吸,老年患者尤其敏感,应注意评估患者的呼吸状态。

β受体阻滞剂有助于缓解疼痛,减少镇静剂用量,还能降低AMI患者室颤的发生率。在急性心梗的最初几小时,使用β受体阻滞剂可以限制梗死面积。因此,对于有进行性缺血症状且无禁忌证的患者,且Killip分级Ⅰ~Ⅱ级的患者当早期使用β受体阻滞剂,使患者目标静息心率在55~60次/分。β受体阻滞剂不用于变异型心绞痛的治疗。

钙通道阻断剂可用于疑似变异型心绞痛的患者。对于有β受体阻滞剂禁忌证或β受体阻滞剂无效的患者,也可给予长效非二氢吡啶类钙通道阻滞剂(维拉帕米、地尔硫䓬)。临床使用禁忌包括显著左室功能不全、PR间期长于0.24s、二度或三度房室传导阻滞而无起搏器保护情况。

(四)抗栓治疗

1. **抗血小板治疗** ACS患者应立即口服水溶性阿司匹林或嚼服肠溶阿司匹林,首剂负荷量150~300mg(未服用过阿司匹林的患者),并以75~100mg/d的剂量长期服用。如无极高出血风险等禁忌证,在阿司匹林基础上应同时联合应用1种P2Y12受体抑制剂,如氯吡格雷、替格瑞洛。PCI药物洗脱支架术后的患者联合应用至少1年;药物保守治疗或PCI裸支架术后,联合应用至少1月,最好1年。PCI手术过程中出现血栓栓塞并发症时可使用GPⅡb/Ⅲa受体拮抗剂。胃肠道出血风险大者,可双联抗血小板和质子泵抑制剂联合应用。

2. **抗凝治疗** 在无禁忌证的情况下,建议对所有患者根据缺血和出血危险在抗血小板药治疗的基础上选择加用抗凝治疗,如低分子肝素钠、比伐卢定等。

(五)他汀类药物

所有无禁忌证的STEMI患者入院后应尽早启动强化他汀治疗,并长期维持。

(六)ACEI/ARB

对于左室射血分数≤40%和伴有高血压、糖尿病、稳定型CKD患者,无低血压状态,无禁忌证者,可在24小时内谨慎开始短效ACEI口服,对ACEI不耐受者,可改用ARB类。

(七)并发症处理

1. **抗心律失常** 发生心室颤动尽快采用非同步直流电除颤,出现持续多形性室性心动过速时需及时同步直流电复律。单形性室性心动过速药物疗效不满意时也应及早用同步直流电复律。一旦发现室性期前收缩或室性心动过速,立即用利多卡因50~100mg静脉注射,每5~10分钟重复1次,至期前收缩消失或总量已达300mg,继以1~3mg/min的速度静脉滴注维持。如室性心律失常反复,可用胺碘酮治疗。对缓慢性心律失常可用阿托品0.5~1mg肌内或静脉注射。二度以上房室传导阻滞,伴有血流动力学障碍者宜用人工心脏起搏器作临时的经静脉心内膜右心室起搏治疗,待传导阻滞消失后撤除。室上性快速心律失常选用维拉帕米、地尔硫䓬、美托洛尔或胺碘酮等。药物治疗不能控制,影响血流动力学时,可考虑用同步直流电复律治疗。

2. **抗休克** 在监测中心静脉压和肺动脉楔压的情况下确定抗休克治疗方案。中心静脉压和肺动脉楔压低者提示血容量不足,用右旋糖酐或5%~10%葡萄糖液静脉滴注以补充血容量，输液后如中心静脉压上升>18cmH$_2$O，肺小动脉楔压>15~18mmHg，则应停止。右心室梗死时，中心静脉压的升高则未必是补充血容量的禁忌。补充血容量后血压仍不升，而肺小动脉楔压和心排血量正常时，提示周围血管张力不足，可用多巴胺3~5μg/（kg·min），或去甲肾上腺素2~8μg/min静滴，亦可选用多巴酚丁胺3~10μg/（kg·min）静脉滴注。如经上述处理血压仍不升，而肺动脉楔压（PCWP）增高，心排血量低或周围血管显著收缩以致四肢厥冷并有发绀时，可采用硝普钠15μg/min开始静脉滴注，每5分钟逐渐增量至PCWP降至15~18mmHg；硝酸甘油10~20μg/min开始静脉滴注，每5~10分钟增加5~10μg/min直至左室充盈压下降。

治疗休克的其他措施包括纠正酸中毒、避免脑缺血、保护肾功能，必要时应用洋地黄制剂等。为了降低心源性休克的病死率，有条件的医院考虑用主动脉内球囊反搏术进行辅助循环。

3. **控制心力衰竭** 参见急性心力衰竭章节。由于最早期出现的心力衰竭主要是坏死心肌间质充血、水肿引起顺应性下降所致，而左心室舒张末期容量尚不增大，因此在梗死发生后24小时内宜尽量避免使用洋地黄制剂。有右心室梗死的患者应慎用利尿剂。

要点七 中医治疗

本病病机多虚实夹杂，故在治疗上尤须辨明证候之虚实偏重，而予以补中寓通，或通中寓补、通补兼施，不可一味滥补或猛攻，而宜祛邪不伤正，扶正不留邪。本病病情危重，防厥防脱是减少死亡的关键，故应重点辨清病情顺逆，识别厥脱先兆，及时予以防厥脱于先的药物以有效防止病情进一步恶化；并注意使大便保持通畅。

1. 气滞血瘀证

证候：胸中痛甚，胸闷气促，烦躁易怒，心悸不宁，脘腹胀满，唇甲青暗，舌质紫暗或有瘀斑，脉沉弦涩或结代。

治法：活血化瘀，通络止痛。

方药：血府逐瘀汤加减。若痛甚者酌加降香、郁金、延胡索以活血理气止痛；若因肝郁化火者，可酌加丹皮、山栀子清热疏肝。

2. 寒凝心脉证

证候：胸痛彻背，心痛如绞，胸闷憋气，形寒畏冷，四肢不温，冷汗自出，心悸短气，舌质紫暗，苔薄白，脉沉细或沉紧。

治法：散寒宣痹，芳香温通。

方药：当归四逆汤合苏合香丸加减。发作无休止，身寒肢冷者可用乌头赤石脂丸温阳散寒；若血瘀明显者，可加川芎、三七、红花、丹参活血化瘀。

3. 痰瘀互结证

证候：胸痛剧烈，如割如刺，胸闷如窒，气短痰多，心悸不宁，腹胀纳呆，恶心呕吐，舌苔浊腻，脉滑。

治法：豁痰活血，理气止痛。

方药：瓜蒌薤白半夏汤合桃红四物汤加减。若痰瘀化热，见心烦口渴、便秘、舌苔黄腻、脉滑数者，加黄芩、竹茹、胆南星、酒大黄清热化痰通便；若恶心呕吐、呃逆频作者，加生姜、半夏、旋覆花、厚朴降逆止呕；若畏寒、肢冷、腹胀者，加附子、生姜、木香温中行气止痛。

4. 气虚血瘀证

证候：胸闷心痛，动则加重，神疲乏力，气短懒言，心悸自汗，舌体胖大有齿痕，舌质暗淡，苔薄白，脉细弱无力或结代。

治法：益气活血，祛瘀止痛。

方药：补阳还五汤加减。若痛甚者，可加失笑散、三七以活血化瘀止痛；若因情志诱发加重者，多伴气滞血瘀，加柴胡、枳壳、香附以行气活血、疏肝止痛；若见胸脘满闷、纳呆、苔腻者，加陈皮、半夏、白术、茯苓健脾化痰；若腹胀便秘者，加酒大黄、厚朴以除胀通便；若乏力明显、纳少、便溏者，加党参、白术、茯苓、砂仁以益气健脾助运。

5. 气阴两虚证

证候：胸闷心痛，心悸不宁，气短乏力，心烦少寐，自汗盗汗，口干耳鸣，腰膝酸软，舌红，苔少或剥脱，脉细数或结代。

治法：益气滋阴，通脉止痛。

方药：生脉散合左归饮加减。若胸部刺痛加三七、丹参、桃仁、红花活血化瘀；若心烦口渴明显者，加黄连、知母清热除烦；若阴虚肠燥便秘者，加玄参、火麻仁、生地黄、大黄以润肠通便；若心悸、烦躁、失眠者，加炙甘草、酸枣仁、柏子仁、龙骨、牡蛎宁心安神。

6. 阳虚水泛证

证候：胸痛胸闷，喘促心悸，气短乏力，畏寒肢冷，腰部、下肢浮肿，面色苍白，唇甲淡白或青紫，舌淡胖或紫暗，苔水滑，脉沉细。

治法：温阳利水，通脉止痛。

方药：真武汤合葶苈大枣泻肺汤加减。若胸痛甚者，加水蛭、地龙、红花活血破瘀止痛；若伴有寒凝者，加薤白、桂枝、细辛通阳散寒；若水肿甚者，加车前子、泽兰、泽泻、益母草等利水渗湿；若喘促、咳痰者，重用葶苈子，并加桑白皮以泻肺平喘。

7. 心阳欲脱证

证候：胸闷憋气，心痛频发，四肢厥逆，大汗淋漓，面色苍白，口唇发绀，手足青至节，虚烦不安，甚至神志淡漠或突然昏厥，舌质青紫，脉微欲绝。

治法：回阳救逆，益气固脱。

方药：参附龙牡汤加减。若兼阴竭欲脱、烦躁、汗出如油者，加麦冬、五味子滋阴收敛；兼心脉瘀阻，唇色紫暗、脉细涩者，可加丹参、三七、桂枝活血通脉。

细目十　慢性心脏瓣膜病

慢性心脏瓣膜病(valvular heart disease)是由于炎症、黏液样变性、退行性改变、先天性畸形、缺血性坏死、创伤等原因引起的单个或多个瓣膜结构(包括瓣叶、瓣环、腱索或乳头肌)的功能或结构异常，导致瓣口狭窄和/或关闭不全。心室和主、肺动脉根部严重扩张也可产生相应房室瓣和半月瓣的相对性关闭不全。

风湿性心脏病(rheumatic heart disease)简称风心病，是风湿性炎症过程所致瓣膜损害，二尖瓣最常受累，其次为主动脉瓣，主要累及40岁以下人群。瓣膜黏液样变性和老年人的瓣膜钙化在我国日益增多。

本病可归属于中医学“心悸”“咳嗽”“喘证”“水肿”和“胸痹”等范畴。

要点一　西医病因、病理

(一)病因

1. 二尖瓣狭窄(mitral stenosis)　最常见病因为风湿热。少数患者因瓣膜退行性变而发生二尖瓣狭窄；先天性畸形或结缔组织病，如系统性红斑狼疮心内膜炎为二尖瓣狭窄的罕见病因。

2. 二尖瓣关闭不全(mitral regurgitation)

收缩期二尖瓣关闭依赖二尖瓣装置(瓣叶、瓣环、腱索、乳头肌)和左心室结构和功能的完整性，其中任何部分的异常可致二尖瓣关闭不全。

(1)瓣叶病变：①风湿性损害最为常见(占二尖瓣关闭不全的1/3)；②二尖瓣脱垂(原发性黏液性变、马方综合征)；③感染性心内膜炎瓣叶破坏；④肥厚型心肌病(收缩期二尖瓣前叶向前运动致二尖瓣关闭不全)；⑤先天性心脏病，心内膜垫缺损常合并二尖瓣前叶裂，导致关闭不全。

(2)瓣环扩大：①左室增大或伴左心衰竭造成二尖瓣环扩大而致二尖瓣关闭不全；②二尖瓣环退行性变和瓣环钙化。

(3)腱索病变：先天性或获得性的腱索病变，如腱索过长、断裂缩短和融合。

(4)乳头肌病变：①乳头肌缺血或坏死(冠心病)，乳头肌坏死(心肌梗死的常见并发症)则产生永久性二尖瓣关闭不全，乳头肌完全断裂可发生严重致命的急性二尖瓣关闭不全；②先天性乳头肌畸形(降落伞二尖瓣综合征)、乳头肌脓肿、肉芽肿、淀粉样变和结节病等非常少见。

3. 主动脉瓣狭窄(aortic stenosis)

(1)风湿性：风湿性炎症导致瓣膜交界处粘连融合，瓣叶纤维化、僵硬、钙化和挛缩畸形，因而瓣口狭窄。

(2)先天性畸形：①先天性主动脉瓣二叶瓣畸形(成人孤立性主动脉瓣狭窄的常见原因)；②其他先天性主动脉瓣畸形(如先天性单叶瓣、先天性三瓣叶狭窄)至中年以后瓣叶逐渐纤维化和钙化等。

(3)退行性老年钙化性主动脉瓣狭窄：为65岁以上老年人单纯性主动脉狭窄的常见原因，常伴有二尖瓣环钙化。

4. 主动脉瓣关闭不全(aortic regurgitation)

由主动脉瓣和/或主动脉根部疾病所致。

(1)急性病变：①感染性心内膜炎致主动脉瓣瓣膜穿孔或瓣周脓肿；②创伤；③主动脉夹层血肿使主动脉瓣环扩大，或一个瓣叶被夹层血肿压迫向下，或瓣叶被夹层血肿撕裂(见于马方综合征、特发性升主动脉扩张、高血压等)；④人工瓣撕裂。

（2）慢性病变：①主动脉瓣疾病。风心病是最常见的病因（占 2/3）；感染性心内膜炎为单纯性主动脉瓣关闭不全的常见病因（感染性赘生物致瓣叶破损或穿孔、妨碍瓣叶闭合、瓣叶纤维化和挛缩等）；主动脉瓣先天性畸形；室间隔缺损（无冠瓣失去支撑可引起主动脉瓣关闭不全）；主动脉瓣黏液样变性；强直性脊柱炎（瓣叶基底部和远端边缘增厚伴瓣叶缩短）。②主动脉根部扩张。梅毒性主动脉炎（主动脉根部扩张）、马方综合征（升主动脉呈梭形瘤样扩张）、强直性脊柱炎（升主动脉弥漫性扩张）；特发性升主动脉扩张；严重高血压和/或动脉粥样硬化导致升主动脉瘤。

（二）病理

1. 病理改变

（1）风湿性病变：使瓣膜僵硬、变性、纤维化、钙化，瓣缘卷缩，连接处融合以及腱索融合、增厚、挛缩和粘连缩短；瓣叶钙化沉积有时可延展累及瓣环，使瓣环显著增厚。正常人的二尖瓣口面积为 4~6cm^2，瓣口面积缩小在 1.5cm^2 以上为轻度狭窄，1~1.5cm^2 为中度狭窄，小于 1cm^2 为重度狭窄。

（2）先天性瓣膜病变：原发性黏液性变使瓣叶宽松膨大或伴腱索过长、断裂缩短和融合。

（3）缺血和坏死：化脓性感染瓣叶溃破，乳头肌缺血、坏死、断裂。

2. 病理生理变化

（1）二尖瓣狭窄：舒张期左心房的血液进入左心室发生障碍，导致左心室的充盈量减少，左心房过度充盈、房内压增高，左心房代偿性扩张与肥厚。左心房压升高又可使肺静脉及肺毛细血管发生扩张和淤血，由于肺循环阻力增加与后期的肺小动脉硬化导致肺动脉高压。肺动脉高压导致右心室负荷加重而发生代偿性肥厚与扩张，最后发生右心功能不全。

（2）二尖瓣关闭不全：在左心室收缩过程中，部分血液经关闭不全的二尖瓣口反流入左心房，使其充盈度及压力增加而发生代偿性扩张与肥厚。左心室在舒张期除接受正常由左心房流入的血液外，还需容纳由左心室在收缩期中反流入左心房的血液，左心室的容量负荷加重，因而引起代偿性扩张及肥大。

（3）主动脉瓣狭窄：心室收缩时自左心室射入主动脉的血流受阻，一方面引起左心室肥厚和扩张，另一方面左心室搏出量减少，致收缩压降低、脉压变小，导致组织灌注不足。

（4）主动脉瓣关闭不全：在心室舒张期左心室同时接受来自左心房和从主动脉反流而来的血液，使其舒张期容量负荷增大，引起左心室代偿性扩张和肥厚，并可产生相对性二尖瓣关闭不全；由主动脉反流至左心室的血液可将二尖瓣前叶冲起、阻止其开放，从而可产生相对性二尖瓣狭窄。心搏出量增加使收缩压升高，舒张期主动脉内血液反流入左心室致舒张压降低，结果脉压增大。

（5）联合瓣膜病：联合瓣膜病是指两个或两个以上瓣膜病变同时存在。联合瓣膜病变总的血流动力学异常较各瓣膜单独损害者严重，常以某一瓣膜病变表现为突出，且相互影响。两个体征轻的瓣膜损害可产生明显的症状。各瓣膜损害不等时，严重者常掩盖轻的损害。各瓣膜损害大致相等时，近端（上游）瓣膜损害较远端者显著。二尖瓣狭窄合并主动脉瓣狭窄时，病情加重，易致左心房衰竭或左心室衰竭。二尖瓣关闭不全合并主动脉瓣关闭不全时，左心室舒张期容量大大加重，左心室极易扩大和发生衰竭，收缩期反流入左心房的血流量加大，易致左心房失代偿。二尖瓣关闭不全合并主动脉瓣狭窄时，可加重二尖瓣反流，并使左心室向主动脉的搏出量减少更为明显，使左心房失代偿及肺淤血提早发生。总之，联合瓣膜病血流动力学异常和临床表现取决于损害瓣膜的组合形式和各瓣膜损害的相对严重程度。

要点二　中医病因病机

中医认为本病常因机体正气虚衰，风寒湿热之邪入侵，内舍于心而成心痹。病机发展与瘀血、水饮、痰浊有密切关系。

1. 正气虚弱　先天禀赋不足，素体亏虚，或后天失养，正气不足，腠理不密，营卫不固。加之摄生不慎，在气候骤变、寒温失常、淋雨受湿等情况下，风寒湿热之邪易于乘虚入侵。

2. 邪痹心脉　风寒湿热之邪侵入皮肤、经络、关节，久留不去或反复侵袭，由表入里，内舍于心而成心痹。

3. 心血瘀阻　心主血，血行于脉中。若风寒湿热之邪客于脉中，久而不去，则心脉痹阻，血行不畅，瘀血由之而生。

4. 心肺气虚　肺主气，贯心脉而行呼吸，气行则血行。肺气虚则不能朝百脉而行心血以濡养周身,日久气血化生不足,则心气亦亏,鼓动乏力。

5. **阳虚水泛** 久病之后,阳气虚弱,不能温养心脉,心阳式微,不能下归于肾,肾阳失助主水无能;或脾肾阳虚,脾失健运,肾失气化而水湿内停,酿痰聚饮。痰阻胸阳,饮凌心肺,泛溢肌肤。

总之,本病病位在心,多累及心肝两脏,发病尚涉及肾、脾、肺。基本病机为正虚邪入、痹阻心脉。正虚主要为心肺气虚,渐损心阳;邪实初起多为风寒湿热外侵,以邪痹肌腠、筋脉及骨节为主,继则内舍于心,邪痹心脉,多心血瘀滞与心肺气虚并存;日久不愈,则痰、瘀、饮内生,凌心射肺,阳虚及瘀、饮、痰并见。本病严重时可见心阳暴脱及阴盛格阳之危候。

要点三 临床表现

1. 二尖瓣狭窄

(1)症状:二尖瓣中度狭窄(瓣口面积<1.5cm^2)时方有明显症状。

1)呼吸困难:为最常见的早期症状。多先有劳力性呼吸困难,随狭窄加重,出现静息时呼吸困难、端坐呼吸和阵发性夜间呼吸困难,甚至发生急性肺水肿。

2)咯血:①突然咯大量鲜血,通常见于严重二尖瓣狭窄,可为首发症状;②阵发性夜间呼吸困难或咳嗽时有血性痰或痰中带血丝;③急性肺水肿时咳大量粉红色泡沫状痰;④肺梗死伴咯血为本症晚期伴慢性心力衰竭时少见的并发症。

3)咳嗽:常见,尤其在冬季明显(有的患者在平卧时干咳),可能与支气管黏膜淤血水肿易患支气管炎,或左心房增大压迫左主支气管有关。

4)声音嘶哑:较少见,由于扩大的左心房和肺动脉压迫左喉返神经所致。

(2)体征

1)重度二尖瓣狭窄常有“二尖瓣面容”,双颧绀红,口唇发绀。

2)二尖瓣狭窄的心脏体征:①心尖区可闻及第一心音(S_1)亢进和开瓣音(提示前叶尚较柔软、活动度好,如瓣叶钙化僵硬,则S_1减弱,开瓣音消失);②心尖区有低调的隆隆样舒张中晚期杂音(DM),左侧卧位较响,局限,不传导,常可触及舒张期震颤。

3)肺动脉高压和右心室扩大的心脏体征:①心尖搏动弥散(右心室扩大);②肺动脉瓣区第二心音(P_2)亢进或伴分裂(肺动脉高压);③胸骨左缘第2肋间闻及Graham Steell杂音,是因肺动脉扩张引起相对性肺动脉瓣关闭不全所致的肺动脉瓣舒张早期吹风样杂音;④三尖瓣区闻及全收缩期吹风样杂音(SM),吸气时增强(右心室扩大伴相对性三尖瓣关闭不全)。

2. 二尖瓣关闭不全

(1)症状

1)急性:轻度二尖瓣反流仅有轻微劳力性呼吸困难;严重反流(如乳头肌断裂)很快发生急性左心衰竭,甚至发生急性肺水肿、心源性休克。

2)慢性:轻度二尖瓣关闭不全可终身无症状;严重反流有心排血量(CO)减少,首先出现的突出症状是疲乏无力,肺淤血的症状如呼吸困难出现较晚。

风心病:从首次风湿热后,无症状期远较二尖瓣狭窄长,常超过20年;一旦出现明显症状,多已有不可逆的心功能损害;急性肺水肿和咯血较二尖瓣狭窄少见。

二尖瓣脱垂:一般二尖瓣关闭不全较轻,多无症状,或仅有胸痛、心悸、乏力、头昏,体位性晕厥和焦虑等,可能与自主神经功能紊乱有关;严重的二尖瓣关闭不全晚期出现左心衰竭。

(2)体征

1)急性:①心尖搏动增强;②P_2亢进;③常可闻及心尖区第四心音(S_4,肥厚的左心房强有力收缩所致);④非全收缩期杂音,低调,呈递减型,不如慢性者响;⑤心尖区S_3和短促舒张期隆隆样杂音(严重反流时)。

2)慢性

①心尖搏动:左心室增大时向左下移位,可见抬举性心尖搏动。

②心音:风心病因瓣叶缩短导致重度关闭不全时,S_1减弱;二尖瓣脱垂和冠心病时S_1多正常。第二心音(S_2)分裂增宽(左心室射血时间缩短,主动脉瓣第二心音A_2提前);严重反流时心尖区可闻及第三心音(S_3);可有收缩中期喀喇音(二尖瓣脱垂时)。

③心脏杂音:SM:瓣叶挛缩所致者(如风心病)为全收缩期吹风样高调杂音,在心尖区最响,可向左腋下和左肩胛下区传导;后叶异常时(如后叶脱垂、后内乳头肌功能异常、后叶

腱索断裂）杂音向胸骨左缘和心底部传导，典型的二尖瓣脱垂为随喀喇音之后的收缩晚期杂音；冠心病乳头肌功能失常时可有收缩早期、中期、晚期或全收缩期杂音；腱索断裂时杂音可似海鸥鸣或乐音性。DM：反流严重时，心尖区可闻及紧随 S_3 后的短促舒张期隆隆样杂音（二尖瓣相对性狭窄）。

3. 主动脉瓣狭窄

（1）症状：出现较晚。呼吸困难、心绞痛和晕厥为典型主动脉狭窄常见的“三联征”一旦出现症状，其预后较差。

1）呼吸困难：劳力性呼吸困难为常见首发症状（晚期肺淤血引起，见于 90% 的有症状患者）；进而可发生阵发性夜间呼吸困难、端坐呼吸和急性肺水肿。

2）心绞痛：见于 60% 的有症状患者，常由运动诱发，休息后缓解。主要由心肌缺血所致，极少数可由瓣膜的钙质栓塞冠状动脉引起，部分同时患冠心病。

3）晕厥或近似晕厥：见于 1/3 的有症状患者，多发生于直立、运动中或运动后即刻，少数在休息时发生（由于脑缺血引起）。其机制为：①运动时周围血管扩张，而狭窄的主动脉瓣口限制心排血量（CO）的相应增加；②运动致心肌缺血加重，使左心室收缩功能降低，心排血量减少；③运动时左心室收缩压急剧上升，过度激活室内压力感受器通过迷走神经传入纤维兴奋血管减压反应，导致外周血管阻力降低；④运动后即刻发生者，为突然体循环静脉回流减少，影响心室充盈，左心室心搏量（SV）进一步减少；⑤休息时晕厥可由于心律失常（心房颤动、房室阻滞或心室颤动）导致 CO 骤减所致。以上均引起体循环动脉压下降，脑循环灌注压降低，发生脑缺血。

（2）体征

1）心音：A_2 减弱或消失（主动脉瓣钙化僵硬）；S_2 逆分裂（严重狭窄者左心室射血时间延长，主动脉瓣延迟关闭）；有明显的 S_4；主动脉瓣喷射音。

2）收缩期喷射性杂音：①在胸骨右缘第 2 或左缘第 3 肋间有吹风样、粗糙、递增 – 递减型 SM，主要沿颈动脉向右颈部传导（也可向胸骨左下缘传导），常伴收缩期震颤；老年人钙化性主动脉瓣狭窄者，杂音粗糙，心底部最响，高调成分可传导至心尖区，呈乐音性。②狭窄越重，杂音越长；左心室衰竭或心排血量减少时，杂音消失或减弱；长舒张期之后杂音增强（期前收缩后长代偿间期或心房颤动伴长心动周期时）。

3）其他：细脉（晚期收缩压和脉压均下降）；同时触诊心尖部和颈动脉时有颈动脉搏动明显延迟（严重主动脉瓣狭窄患者）；左心室大，可向左下移位。

4. 主动脉瓣关闭不全

（1）症状

1）急性：轻者可无症状；重者出现急性左心衰竭和低血压。

2）慢性：可多年无症状，甚至可耐受运动；最先的主诉常为心悸、心前区不适、头部强烈搏动感等（与心搏量增多有关）；晚期始出现左心室衰竭表现；心绞痛较主动脉瓣狭窄时少见；常有体位性头昏，晕厥罕见。

（2）体征

1）急性：①血压正常，或舒张压稍低而脉压稍增大，无明显周围血管征；②心动过速常见；③S_1 减低（因收缩期前二尖瓣部分关闭所致），P_2 增强，可有 S_3；④主动脉瓣 DM（较慢性者短和调低），可出现 Austin–Flint 杂音（心尖区舒张中期杂音）。

2）慢性：①主动脉瓣损害所致者主动脉瓣第 2 听诊区（胸骨左中下缘）高调叹气样、递减型 DM，坐位并前倾和深呼气时易听到；杂音为乐音性时，提示瓣叶脱垂、撕裂或穿孔。②升主动脉扩张引起者，杂音在胸骨右上缘更清楚，向胸骨左缘传导；老年人的杂音有时在心尖区最响。③心底部常有主动脉瓣收缩期喷射性杂音，较粗糙，强度 2/6~4/6 级，可伴有震颤。④重度反流者，常在心尖区听到舒张中晚期隆隆样杂音（Austin–Flint 杂音），其产生机制目前认为系严重的主动脉瓣反流血流使二尖瓣前叶开放不良，产生相对性狭窄；与器质性二尖瓣狭窄的 DM 的鉴别要点是：Austin–Flint 杂音不伴有开瓣音、S_1 亢进和心尖区舒张期震颤。⑤尚伴有以下体征：脉压增大，周围血管征常见，包括随心脏搏动的点头征、水冲脉、股动脉枪击音、股动脉杜氏双期杂音和毛细血管搏动征等；有抬举性心尖搏动；心底部收缩期喷射音，S_1 减弱；A_2 减弱或缺如（梅毒性主动脉炎时常亢进）；心尖区 S_3。

要点四　辅助检查

(一)X 线检查

1. **二尖瓣狭窄**　呈梨形心。左心房增大,后前位见左心缘变直,右心缘有双心房影,左前斜位可见左心房使左主支气管上抬,右前斜位可见增大的左房压迫食管下段后移。其他 X 线征象包括右心室增大、主动脉结缩小、肺动脉干和次级肺动脉扩张、肺淤血、间质性肺水肿(如克利 B 线)和含铁血黄素沉着等征象。

2. **二尖瓣关闭不全**　急性者心影正常或左心房轻度增大伴明显肺淤血,甚至肺水肿征;慢性重度反流常见左心房与左心室增大,左心室衰竭时可见肺淤血和间质性肺水肿征。二尖瓣环钙化为致密而粗的 C 形阴影,在左侧位或右前斜位可见。

3. **主动脉瓣狭窄**　心影正常或左心室轻度增大,左心房可能轻度增大,升主动脉根部常见狭窄后扩张;在侧位透视下可见主动脉瓣钙化;晚期可有肺淤血征象。

4. **主动脉瓣关闭不全**　左心室增大,可有左心房增大;升主动脉继发性扩张(主动脉狭窄时明显),并可累及整个主动脉弓;严重的瘤样扩张提示为马方综合征或中层囊性坏死;左心衰竭时有肺淤血征。

(二)心电图

1. **二尖瓣狭窄**　重度二尖瓣狭窄可有“二尖瓣型 P 波”。P 波宽度 >0.12 秒,伴切迹,PV_1 终末负性向量即 $PtfV_1$ 增大。QRS 波群示电轴右偏和右心室肥厚表现。心房颤动常见。

2. **二尖瓣关闭不全**　急性者窦性心动过速常见;慢性重度二尖瓣关闭不全,左心房增大,部分有左心室肥厚和非特异性 ST-T 改变,心房颤动常见。

3. **主动脉瓣狭窄**　重度狭窄者有左心室肥厚伴 ST-T 继发性改变和左心房大。可有房室阻滞、室内阻滞(左束支阻滞或左前分支阻滞)、心房颤动或室性心律失常。

4. **主动脉瓣关闭不全**　常见左心室肥厚劳损。

(三)超声心动图

1. **二尖瓣狭窄**　M 型超声心动图示二尖瓣城墙样改变,后叶向前移动及瓣叶增厚;二维超声心动图可显示狭窄瓣膜的形态和活动度,典型者为舒张期前叶呈圆拱状,后叶活动度减少,交界处粘连融合,瓣叶增厚和瓣口面积缩小;经食管超声心动图(TEE)有利于左心耳及左心房附壁血栓的检出。

2. **二尖瓣关闭不全**　多普勒超声和彩色多普勒血流显像可于二尖瓣心房侧和左心房内探及收缩期反流束,诊断二尖瓣关闭不全的敏感性几乎达 100%,且可半定量反流程度:左心房内最大反流束面积 <$4cm^2$ 为轻度,4~$8cm^2$ 为中度,>$8cm^2$ 为重度反流。二维超声可显示二尖瓣装置的形态特征。

3. **主动脉瓣狭窄**　超声心动图检查为明确诊断和判定狭窄程度的重要方法。二维超声心动图探测有助于显示瓣口大小、形状及瓣环大小等瓣膜结构,以确定狭窄病因;连续多普勒测定通过主动脉瓣的最大血流速度,可计算出平均和峰跨膜压差以及瓣口面积。

4. **主动脉瓣关闭不全**　M 型显示舒张期二尖瓣前叶或室间隔纤细扑动,为主动脉瓣关闭不全的可靠诊断征象(但敏感性低);脉冲式多普勒和彩色多普勒血流显像在主动脉瓣的心室侧可探及全舒张期反流束,为最敏感的确定主动脉瓣反流的方法,并可判断其严重程度;二维超声可显示瓣膜和主动脉根部的形态改变,有助于确定病因。TEE 能更好地评价瓣膜以及升主动脉的解剖。

超声心动图还可对房室大小、室壁厚度和运动、左室肥厚、心室功能、肺动脉压、其他瓣膜异常和/或合并其他瓣膜损害、先天性畸形等方面提供信息。

(四)放射性核素心室造影

1. **二尖瓣关闭不全**　经注射造影剂行左心室造影,观察收缩期造影剂反流入左心房的量,为半定量反流程度的“金标准”。

2. **主动脉瓣关闭不全**　可测定左心室收缩、舒张末容量和静息、运动的射血分数,判断左心室功能。根据左心室和右心室心搏量比值估测反流程度。

(五)左心室造影/心导管检查

1. **二尖瓣关闭不全**　可测定左心室收缩、舒张末容量和静息、运动时射血分数,以判断左心室收缩功能。通过左心室与右心室心搏量之比值评估反流程度,该比值 >2.5 提示严重反流。

2. **主动脉瓣狭窄**　当超声心动图不能确

定狭窄程度并考虑人工瓣膜置换时，应行心导管检查。最常用的方法是通过左心双腔导管同步测定左心室和主动脉压，根据所得压差可计算出瓣口面积：>1.0cm^{2}为轻度狭窄，0.75~1.0cm^{2}为中度狭窄，<0.75cm^{2}为重度狭窄。如以压差判断，平均压差>50mmHg或峰压差达70mmHg为重度狭窄。

3. 主动脉瓣关闭不全　当无创技术不能确定反流程度，并考虑外科治疗时，可行选择性主动脉造影，半定量反流程度。

（六）磁共振显像

尤其是对主动脉瓣二叶畸形和马方综合征患者诊断极有帮助；诊断主动脉疾病如夹层极准确。可目测主动脉瓣反流射流，可靠地半定量反流程度，并能定量反流量和反流分数。

要点五　诊断与鉴别诊断

（一）诊断

1. 二尖瓣狭窄　根据劳力性呼吸困难、咳嗽（咯血）、声音嘶哑等症状，以及二尖瓣面容、心尖区隆隆样DM、拍击性S_1、P_2亢进、二尖瓣开瓣音等可支持临床诊断；超声心动图检查结果是可靠的诊断依据。

2. 二尖瓣关闭不全

（1）急性者：突然发生呼吸困难，心尖区出现收缩期杂音，X线心影不大而肺淤血明显和有病因可寻者，如二尖瓣脱垂、感染性心内膜炎、急性心肌梗死、创伤和人工瓣膜置换术后，诊断不难。

（2）慢性者：心尖区有典型杂音伴左心房室增大，诊断可以成立，确诊有赖超声心动图。

3. 主动脉瓣狭窄　典型主动脉狭窄杂音时（主动脉瓣区喷射性收缩期杂音，向颈部传导），较易诊断。如合并关闭不全和二尖瓣损害，多为风心病。

4. 主动脉瓣关闭不全　有典型主动脉瓣关闭不全的舒张期杂音伴周围血管征，可诊断为主动脉瓣关闭不全。急性重度反流者早期出现左心室衰竭，X线片示心影正常而肺淤血明显。慢性如合并主动脉瓣或二尖瓣狭窄，支持风心病诊断。超声心动图可助确诊。

（二）鉴别诊断

1. 二尖瓣狭窄　心尖区舒张期隆隆样杂音尚见于以下情况，应注意鉴别。

（1）经二尖瓣口的血流增加：严重二尖瓣反流、大量左至右分流的先天性心脏病（如室间隔缺损、动脉导管未闭）和高动力循环（如甲状腺功能亢进症、贫血）时，心尖区可有短促的隆隆样舒张中期杂音，常紧随于增强的S_3后，为相对性二尖瓣狭窄。

（2）Austin-Flint杂音：见于严重主动脉瓣关闭不全时的相对性二尖瓣狭窄，有主动脉瓣关闭不全的相应临床表现。

（3）左房黏液瘤：瘤体阻塞二尖瓣口，常致二尖瓣关闭不全，产生随体位改变的DM，其前有肿瘤扑落音。瘤体常致二尖瓣关闭不全。其他临床表现有发热、关节痛、贫血、血沉增快和体循环栓塞。

2. 二尖瓣关闭不全　心尖区收缩期吹风样杂音尚见于以下情况，应注意鉴别。

（1）三尖瓣关闭不全：为全收缩期杂音，在胸骨左缘第4、5肋间最清楚，右心室显著扩大时可传导至心尖区，但不向左腋下传导。杂音在吸气时增强，常伴颈静脉收缩期搏动和肝脏收缩期搏动。

（2）室间隔缺损：为全收缩期杂音，在胸骨左缘第4肋间最清楚，不向腋下传导，常伴胸骨旁收缩期震颤。

（3）胸骨左缘收缩期喷射性杂音：血流通过左或右心室流出道时产生。多见于左或右心室流出道梗阻（如主、肺动脉瓣狭窄）。主动脉瓣狭窄的杂音位于胸骨右缘第2肋间；肺动脉瓣狭窄的杂音位于胸骨左缘第2肋间；梗阻性肥厚型心肌病的杂音位于胸骨左缘第3、4肋间。以上情况均有赖超声心动图确诊。

3. 主动脉瓣狭窄

（1）梗阻性肥厚型心肌病：产生收缩中或晚期喷射样杂音，胸骨左缘第3、4肋间最响，不向颈部传导；有快速上升的重搏脉；A_2正常。超声心动图检查显示左室壁不对称性肥厚，室间隔明显肥厚，左室流出道狭窄。

（2）主动脉扩张：可因高血压、梅毒等所致。在胸骨右缘第2肋间可闻及短促的SM，A_2正常或亢进，无S_2分裂。超声心动图可明确诊断。

（3）肺动脉瓣狭窄：在胸骨左缘第2肋间可闻及粗糙响亮的SM，吸气末增强，常伴收缩期喷射音；P_2分裂，A_2正常；超声心动图示右心室肥厚增大；肺动脉主干呈狭窄后扩张。

4. 主动脉瓣关闭不全　主动脉瓣DM于胸

骨左缘明显时，应与 Graham Steell 杂音鉴别。后者见于严重肺动脉高压伴肺动脉扩张所致相对性肺动脉瓣关闭不全，常有肺动脉高压体征，如胸骨左缘抬举样搏动、P_2 增强等。

要点六　西医治疗

（一）二尖瓣狭窄

1. 一般治疗

（1）抗风湿治疗：有风湿活动者应给予抗风湿治疗；特别重要的是预防风湿热复发，一般应坚持至患者 40 岁甚至终生应用苄星青霉素 120 万 U，每 4 周肌注 1 次。

（2）预防感染性心内膜炎。

（3）无症状者避免剧烈体力活动，定期（6~12 个月）复查。

（4）呼吸困难者应减少体力活动，限制钠盐摄入，口服利尿剂，避免和控制诱发急性肺水肿的因素，如急性感染、贫血等。

2. 并发症的处理

（1）大量咯血：应取坐位；用镇静剂；静脉注射利尿剂，以降低肺静脉压。

（2）急性肺水肿：处理原则与急性左心衰竭所致的肺水肿相似。但应注意：①避免使用以扩张小动脉为主、减轻心脏后负荷的血管扩张药物（如酚妥拉明），应选用扩张静脉系统、减轻心脏前负荷为主的硝酸酯类药物；②正性肌力药物对二尖瓣狭窄的肺水肿无益，仅在心房颤动伴快速心室率时可静脉注射毛花苷 C（西地兰），以减慢心室率。

（3）心房颤动：治疗目的为满意控制心室率，争取恢复和保持窦性心律，预防血栓栓塞。

1）急性发作伴快速心室率：①如血流动力学稳定，可先静脉注射毛花苷丙，以减慢心室率，该药起效较慢，且常不能满意控制心室率，此时应联合经静脉使用 β 受体拮抗剂、地尔硫䓬、维拉帕米；②如血流动力学不稳定，出现肺水肿、休克、心绞痛或晕厥时，应立即电复律，如复律失败，应尽快用药减慢心室率。

2）慢性心房颤动：①如心房颤动病程 <1 年，左心房直径 <60mm，无高度或完全性房室传导阻滞和病态窦房结综合征，可行电复律或药物转复，成功恢复窦性心律后需长期口服抗心律失常药物，预防或减少复发；复律之前 3 周和成功复律之后 4 周需服抗凝药物（华法林），预防栓塞。②如患者不宜复律，或复律失败，或复律后不能维持窦性心律且心室率快，则可口服 β 受体拮抗剂，控制静息时的心室率在 70 次 / 分左右，日常活动时的心率在 90 次 / 分左右；如心室率控制不满意，可加用地高辛，每日 0.125~0.25mg；如无禁忌证，应长期服用华法林，预防血栓栓塞。

（4）预防栓塞：慢性心房颤动、有栓塞史或超声检查有心房血栓，如无禁忌证，均应长期服用华法林抗凝治疗。

（5）右心衰竭：限制钠盐摄入，应用利尿剂等。

3. 介入和手术治疗　近 20 年来，经皮二尖瓣分离术（PMC）成为本病的主要处理方法，尤其适用于瓣膜轻度钙化或者瓣下结构轻度受累但是临床表现良好的年轻患者。只有出现具有明显临床意义（瓣口有效面积 <1.5cm^2）的瓣膜狭窄时，才有进行干预的指征。

（1）经皮二尖瓣分离术（PMC）：为缓解单纯二尖瓣狭窄的首选方法。

适应证：①有症状的患者，解剖合适（瓣叶，尤其是前叶活动度好，无明显钙化，瓣下结构无明显增厚）；②有症状的患者，外科手术高危或存在禁忌证；③对解剖不合适，但有临床适应证的有症状患者进行初步治疗；④解剖合适，无症状，但有血栓栓塞高风险或血流动力学失代偿高风险或严重肺动脉高压以及准备妊娠。

术前可用经食管超声探查有无左心房血栓，对于有血栓或慢性心房颤动的患者应在术前充分用华法林抗凝。

（2）闭式分离术：目前临床已很少使用。

（3）直视分离术：较闭式分离术解除瓣口狭窄的程度大，因而血流动力学改善更好。

适应证：瓣叶严重钙化、病变累及腱索和乳头肌、左房内有血栓的二尖瓣狭窄的患者。

（4）人工瓣膜置换术

适应证：①严重瓣叶和瓣下结构钙化、畸形，不宜做分离术者；②二尖瓣狭窄合并明显二尖瓣关闭不全者。

人工瓣膜置换术手术死亡率和术后并发症均高于分离术。术后存活者，心功能恢复较好。

（二）二尖瓣关闭不全

1. 急性　治疗目的是降低肺静脉压，增加心排血量和纠正病因。

（1）内科治疗：一般为术前过渡措施，尽可能在床旁血流导向气囊导管（又称斯旺 – 甘兹导管或 Swan-Ganz 导管）血流动力学监测指导下进行。①静脉滴注硝普钠，通过扩张小动静脉，降低心脏前后负荷，减轻肺淤血，减少反流，增加心排血量；②静脉注射利尿剂，可降低前负荷。部分患者经药物治疗后症状基本控制，进入慢性代偿期。

（2）外科治疗：为根本措施，视病因、病变性质、反流程度和对药物治疗的反应，采取紧急、择期或选择性手术（人工瓣膜置换术或修复术）。有症状的急性二尖瓣关闭不全患者需要接受紧急手术。

2. **慢性**

（1）内科治疗：①伴风湿活动者需抗风湿治疗并预防风湿热复发；②预防感染性心内膜炎；③无症状、心功能正常者无需特殊治疗，但应定期随访；④心房颤动的处理同二尖瓣狭窄，但维持窦性心律不如在二尖瓣狭窄时重要（除因房颤导致心功能显著恶化的少数情况需恢复窦性心律外，多数只需满意控制心室率）；⑤慢性心房颤动，有体循环栓塞史、超声检查见左心房血栓者，应长期抗凝治疗；⑥心力衰竭者，限制钠盐摄入，使用利尿剂、血管紧张素转换酶抑制剂、β 受体阻滞剂和洋地黄。

（2）外科治疗：为恢复瓣膜关闭完整性的根本措施；应在发生不可逆的左心室功能不全之前施行，否则术后预后不佳。

适应证：①有症状的患者，LVEF>30%，或者 LVESD<55mm；②左室功能不全的无症状患者（LVESD>45mm，LVEF≤60%）；③左室功能正常的无症状患者，存在心房颤动或肺动脉高压（静息状态下肺动脉收缩压 >50mmHg）；④严重左室功能不全，LVEF<30%，或者 LVESD>55mm，药物治疗无效。

手术方法：①瓣膜修补术，适合于瓣膜损坏较轻，瓣叶无钙化，瓣环有扩大，但瓣下腱索无严重增厚者；LVEF≤15%~20% 时为禁忌。②人工瓣膜置换术，适合于瓣叶钙化，瓣下结构病变严重，感染性心内膜炎或合并二尖瓣狭窄者必须置换人工瓣。严重左心室功能不全（LVEF≤0.30~0.35）或左心室重度扩张［左心室舒张末内径（LVEDD）≥80mm，左心室舒张末期容积指数（LVEDVI）≥300mL/m^2］已不宜换瓣。

（三）主动脉瓣狭窄

1. **内科治疗**

（1）目的：为确定狭窄程度，观察狭窄进展情况，为有手术指征的患者选择合理手术时间。

（2）治疗措施：①预防感染性心内膜炎和风湿热。②无症状的轻度狭窄患者每两年复查一次；中和重度狭窄的患者应避免剧烈体力活动，每 6~12 个月复查 1 次。③如有频发房性期前收缩，应予抗心律失常药物，预防心房颤动；主动脉狭窄患者不能耐受心房颤动，一旦出现，应及时转复为窦性心律（其他可导致症状或血流动力学后果的心律失常也应积极治疗）。④心绞痛可试用硝酸酯类药物。⑤心力衰竭者应限制钠盐摄入，可用洋地黄类药物和小心应用利尿剂（过度利尿可因低血容量致左心室舒张末压降低和心排血量减少，发生直立性低血压）。⑥不可使用作用于小动脉的血管扩张剂。

2. **外科治疗** 人工瓣膜置换术为治疗成人主动脉狭窄的主要方法。所有出现症状的严重主动脉瓣狭窄患者均应尽早进行瓣膜置换术；无症状的轻、中度狭窄患者无手术指征。

适应证：

（1）有症状的主动脉瓣狭窄：①重度狭窄（瓣口面积 <0.75cm^2 或平均跨瓣压差 >50mmHg）伴有任何症状；②重度狭窄或中度狭窄（瓣口面积≤1.0~1.5cm^2；或平均主动脉瓣压差 30~50mmHg）需进行 CABG、升主动脉手术或其他瓣膜手术；③主动脉瓣压差 <40mmHg，存在左室功能不全，无论有无收缩储备。

（2）无症状的重度狭窄：①伴 LVEF<50%，排除其他原因；②伴运动试验异常，出现症状，或血压降低，或恶性心律失常；③伴中度瓣膜钙化，峰值流速每年增加 >0.3m/s；④同时存在严重左室肥厚（>15mm），继发于高血压除外。

3. **经皮球囊主动脉瓣成形术** 并发症发生率高，对于大部分成年患者，术后 6~12 个月会出现再狭窄。目前仅作为血流动力学不稳定的高手术风险患者的过渡治疗，或用于需要进行紧急非心脏大手术的患者。

（四）主动脉瓣关闭不全

1. **内科治疗** ①预防感染性心内膜炎，如为风心病有风湿活动应预防风湿热。②梅毒性主动脉炎应予一疗程青霉素治疗。③舒张压 >90mmHg 者应用降压药。④无症状的轻或中度反流者，应限制重体力活动，并每 1~2 年随访 1 次；有严重主动脉瓣关闭不全和左心室扩张者，即使无症状，也应使用 ACEI，以延长无症状和心功能正常时期，推迟手术时间。⑤左室收缩功能不全出现心力衰竭时应用 ACEI 和利尿剂，必要时可加用洋地黄类药物。⑥心绞痛可用硝酸酯类药物。⑦积极纠正心房颤动和治疗心律失常，主动脉瓣关闭不全患者耐受这些心律失常的能力极差。⑧如有感染应及早控制。

2. **外科治疗** 人工瓣膜置换术为严重主动脉瓣关闭不全的主要治疗方法，应在不可逆的左心室功能不全发生之前进行。

(1)急性主动脉瓣关闭不全的预后差，需要紧急手术治疗。

(2)严重主动脉瓣关闭不全患者出现下列情况的需要外科手术：①出现症状(呼吸困难，NYHAⅡ~Ⅲ级)；②虽无症状，但静息 LVEF≤50%；③准备进行 CABG 或升主动脉手术或其他瓣膜手术；④虽无症状，静息 LVEF>50%，但左室明显扩大(LVEDD>70mm，或 LVESD>45mm)。

(3)存在其他主动脉根部疾病者，不管主动脉关闭不全程度如何，出现下列情况的也需要外科手术：①马方综合征主动脉最大径≥45mm；②二叶瓣患者主动脉最大径≥50mm；③其他患者主动脉最大径≥55mm。

(4)中度主动脉瓣关闭不全患者需要进行 CABG 或二尖瓣手术时可酌情考虑同时进行主动脉瓣手术。

要点七　中医治疗

(一)治疗原则

本病多由正气虚弱，卫外不固，风寒湿邪入侵，循经内舍于心而成。常因反复外邪侵袭而病情加重，治疗应邪正兼顾，扶正重点以补益心肺之气，祛邪则以疏风散寒，活血利湿为主；本病多心血瘀滞，后期常瘀阻肺络，癥积胁下，故宜重视祛瘀通络软坚；如血不利为水，则饮凌心肺，泛溢肌肤，阻遏心阳，应及时利水蠲饮。

(二)辨证论治

1. 气阴两虚证

证候：心悸气短，倦怠乏力，头晕目眩，面色无华，动则汗出，自汗或盗汗，夜寐不宁，口干，舌质红或淡红，苔薄白，脉细数无力或促、结代。

治法：益气养阴，宁心复脉。

方药：炙甘草汤加味。若心悸汗出者，去桂枝，加柏子仁、煅龙骨、煅牡蛎以止悸敛汗；夜寐不宁者，可加夜交藤、酸枣仁以养心安神；尿少水肿者加葶苈子、茯苓、泽泻利水消肿。

2. 气虚血瘀证

证候：心悸气短，面色晦暗，口唇青紫，颈脉怒张，胸胁满闷，胁下痞块，或痰中带血，舌有紫斑、瘀点，脉细涩或结代。

治法：益气养心，活血通脉。

方药：独参汤合桃仁红花煎加减。若胸部窒闷者，去生地黄，加沉香、降香宽胸行气；夹有痰浊，胸满闷痛，苔浊腻者，加瓜蒌、薤白、半夏化痰除湿、理气宽胸；咯血者加三七粉冲服以活血止血。

3. 心肾阳虚证

证候：心悸，喘息不能平卧，或有肢体浮肿，或伴胸水、腹水，脘痞腹胀，形寒肢冷，大便溏泻，小便短少，舌体胖大，质淡，苔薄白，脉沉细无力或结代。

治法：温补心肾，化气行水。

方药：参附汤合五苓散加减。可加用益母草、桃仁、红花等活血化瘀，使血行水亦行；喘息汗出不得卧者，加麦冬、五味子、煅龙骨以益阴敛汗固脱；如浮肿较甚，加车前子、葫芦瓢；伴胸水、腹水者加葶苈大枣泻肺汤或已椒苈黄丸。

4. 阳虚水泛证

证候：喘促气急，痰涎上涌，咳嗽，咯粉红色泡沫痰，颜面灰白，口唇青紫，汗出肢冷，烦躁不安，舌质暗红，苔白腻，脉细促。

治法：温阳利水，泻肺平喘。

方药：真武汤合葶苈大枣泻肺汤加减。痰多上涌者加苏子、半夏降气除痰定喘；心胸闷痛者加丹参、降香行气活血；尿少肢肿者加车前子、五加皮、泽泻等。

5. 心阳虚脱证

证候：心悸烦躁，呼吸短促，不能平卧，喘促不宁，额汗不止，精神萎靡，唇甲青紫，四肢厥冷，舌质淡，苔白，脉细微欲绝。

治法：补虚固脱。

方药：参附汤合生脉散。可加龙骨、牡蛎镇心安神以助固脱之功。本证型适宜用静脉制剂如参附注射液、参附芪注射液、生脉注射液益气回阳固脱。

细目十一　原发性扩张型心肌病

扩张型心肌病（dilated cardiomyopathy，DCM）是一类既有遗传又有非遗传原因造成的复合型心肌病，以单侧或双侧心腔扩大和收缩功能障碍为特征。原发性DCM多与家族遗传及心肌病毒感染等因素有关。继发性DCM指全身性系统性疾病累及心肌，心肌病变仅是系统性疾病的一部分。

本病属中医学"水肿""喘证""心悸"等范畴。

要点一　西医病因、病理

（一）病因

1. **家族性DCM**　约半数的扩张型心肌病患者有家族性发病趋势，称为家族性DCM（familial dilated cardiomyopathy，FDCM）。目前，已在60%的FDCM患者中发现60个与DCM相关的基因遗传学改变，其主要方式是常染色体遗传。其中，肌联蛋白（TTN）基因约占FDCM的30%~35%，是FDCM的最主要诊断基因。第二常见基因为核纤层蛋白A/C基因（LMNA），约占10%~15%，其他相关基因约占FDCM的5%~10%。其余40%左右的家族性DCM的病因尚不明确，这可能同DCM遗传的高度异质性、不同表型外显率与年龄相关、检测手段不够先进有关。

2. **获得性DCM**　指遗传易感性与环境因素共同作用引起DCM。我国常见的获得性DCM有如下几种：①免疫性DCM：临床发现部分DCM患者存在明确的病毒性心肌炎的病史，或肠病毒RNA呈持续表达，甚至约60%的FDCM患者也被检出抗心肌抗体阳性，提示DCM与病毒性心肌炎尤其与柯萨奇病毒B组病毒感染引起的病毒性心肌炎关系密切。②酒精性心肌病（alcoholic cardiomyopathy，ACM）：饮酒是导致心功能损害的独立因素，长期大量饮酒（WHO标准：女性>40g/d，男性>80g/d，饮酒>5年）会造成心肌DCM损害。既往无其他心脏病病史，早期发现并戒酒6个月后DCM的临床症状可得到缓解，因此建议戒酒6个月后再做临床评价。③心动过速性心肌病（tachycardia-in-duced cardiomyopathy，TCM）：见于各种快速性心律失常（心室率多>160次/分，少数患者110~120次/分）每日发作总时间≥12%~15%的患者。④围产（生）期心肌病（peripartum cardiomyopathy，PPCM）：多发生于妊娠期的最后1个月或产后5个月内，在46%~60%的该类患者中，抗心肌抗体被检测出阳性。

3. **特发性DCM**　部分DCM患者原因不明，既未获得遗传学依据或明显的环境因素，又无全身系统疾病累及心肌的证据，基于目前的诊疗条件的限制，可归为此类。此类患者中，41%~85%的患者抗心肌抗体阳性。

（二）病理

扩张型心肌病的病理改变以心腔扩张为主，尤以左心室扩大显著。肉眼可见心室扩张，室壁多变薄，纤维瘢痕形成，且常伴有附壁血栓；瓣膜、冠状动脉多无改变。组织学为非特异性心肌细胞肥大、变性，特别是程度不同的纤维化等病变混合存在。

要点二　中医病因病机

中医学认为，本病是由于先天不足，正气虚弱，感受毒邪，内舍于心，气滞血瘀，心失所养所致。

1. **邪毒犯心**　邪毒多从口鼻而受，邪犯肺卫，未获疏解则浸淫血脉，流注入心；或邪毒由口内犯胃肠，循"胃之支脉"而逆犯于心，心失所养。

2. **气虚血瘀**　先天不足，素体虚弱，或过度劳倦，或久病体弱等，使正气内虚，血脉无所主，引起血运不畅，心脉瘀阻，致使心体受损，气虚血瘀。

3. **气阴两虚**　邪毒久蕴于心，耗伤心气，心神失养，心气不足进而损及心阴，成气阴两虚之证。

4. **阳虚水泛**　心脏久病，损及心阳，鼓动无力，百脉瘀阻；阳不化气，气不行水，水饮留聚，泛溢肢体，上凌心肺。

5. **心阳虚脱**　久病心阳虚衰，阳不化气；气虚不能鼓动血脉；阴阳俱损，阴随阳脱。

总之，本病病位在心，与肺、脾、肾关系密切。虚实夹杂，本虚标实，以心气虚弱、心脾肾阳虚为本，毒邪、瘀血、水饮、痰浊为标。其病情发展取决于正气盛衰和感邪轻重，并发症及变症较多，为重症难症。病情严重者可发展为心阳暴脱，甚至阴阳离决而猝死。

要点三　临床表现

1. **症状**　本病起病缓慢，多在临床症状明显时方就诊，如有气急，甚至端坐呼吸、水肿和肝大等充血性心力衰竭的症状和体征时。部分患者可发生栓塞或猝死。

2. **体征**　主要体征为心脏扩大，常可听到第三或第四心音，心率快时呈奔马律。常合并各种类型的心律失常。

要点四　辅助检查

1. **超声心动图**　本病早期即可有心腔轻度扩大，以左心室扩大发生早而显著，后期各心腔均扩大，以致二尖瓣、三尖瓣本身虽无病变，但在收缩期不能退至瓣环水平而致关闭不全，彩色血流多普勒显示二、三尖瓣反流。室壁运动普遍减弱，心肌收缩力下降。

2. **胸部 X 线检查**　心影常明显增大，晚期心脏呈球形，常有肺淤血和肺间质水肿等。

3. **心电图**　可见多种心电异常如心房颤动，传导阻滞等各种心律失常。其他尚有 ST-T 改变，低电压，R 波减低，少数可见病理性 Q 波，多系心肌广泛纤维化的结果，但需与心肌梗死相鉴别。

4. **心脏核素检查**　扩张型心肌病核素血池扫描可见舒张末期和收缩末期左心室容积增大，左室射血分数降低；核素心肌显影表现为灶性散在性放射性减低。核素显像也可用于心肌淀粉样变与肥厚型心肌病的鉴别。

5. **心导管检查和心血管造影**　扩张型心肌病早期近乎正常。有心力衰竭时可见左、右心室舒张末期压、左心房压和肺毛细血管楔压增高、心搏量、心脏指数减低。心室造影可见心腔扩大，室壁运动减弱，心室射血分数低下。冠状动脉造影多无异常。

6. **心肌和心内膜活检**　无特异性，可见心肌细胞肥大、变性、间质纤维化等，有时可用于病变的程度及预后评价的参考。活检标本除发现组织学改变外，尚可进行病毒学检查。

7. **基因检测与生物标记物**　目前多采用二代测序技术（next generation sequencing，NGS）针对家族性 DCM（familial dilated cardiomyopathy，FDCM）进行基因检测。抗心肌抗体（anti-heart autoantibody，AHA）是机体产生的针对自身心肌蛋白分子抗体的总称，包括常见的 5 种抗体：①抗线粒体腺嘌呤核苷异位酶（ANT）抗体（即抗线粒体 ADP/ATP 载体抗体）；②抗肾上腺素能 β_1 受体（β_1AR）抗体③抗胆碱能 M_2 受体（M_2R）抗体；④抗肌球蛋白重链（MHC）抗体；⑤抗 L- 型钙通道（L-CaC）抗体。这些抗体均具有致病作用。AHA 检测阳性反映患者体内存在自身免疫损伤，常见于病毒性心肌炎及其演变的 DCM 患者。AHA 对于 DCM 早期诊断具有较高的敏感性及特异性。抗 L-CaC 和抗 β_1AR 抗体阳性对 CHF 死亡和 DCM 猝死有独立预测价值。

要点五　诊断与鉴别诊断

（一）诊断

扩张型心肌病缺乏特异性诊断指标，DCM 的临床诊断依据为具有心室扩大和心肌收缩功能降低的客观证据：①左心室舒张末内径（LVEd）>5.0cm（女性），>5.5cm（男性），或大于年龄和体表面积预测值的 117%，即预测值的 2 倍 SD+5%。 ② LVEF<45%（Simpsons 法），LVFS<25%。③发病时除外高血压、心脏瓣膜病、先天性心脏病或缺血性心脏病等。

1. **家族性 DCM**　符合 DCM 临床诊断依据，具备下列家族史之一者即可诊断：①一个家系中（包括先证者）在内有≥2 例 DCM 患者；②在 DCM 患者的一级亲属中有尸检证实为 DCM，或有不明原因的 50 岁以下猝死者。推荐开展 DCM 遗传标记物检测，为 DCM 基因诊断提供证据，并推荐常规检测抗心肌抗体。

2. **免疫性 DCM**　符合 DCM 临床诊断依据，血清免疫标志物抗心肌抗体检测为阳性，或具有以下 3 项证据之一：①存在经心肌活检证实有炎症浸润的病毒性心肌炎病史；②存在心肌炎自然演变为心肌病的病史；③肠病毒 RNA 的持续表达。

3. **特发性 DCM**　符合 DCM 诊断标准，排除任何引起心肌损害的其他疾病。

（二）鉴别诊断

需与各种继发性 DCM 相鉴别：①自身免疫性心肌病：符合 DCM 临床诊断依据，具有系统性红斑狼疮、胶原血管病或白塞氏病等证据。②代谢内分泌性和营养性疾病继发的心肌病：符合 DCM 临床诊断依据，具有嗜铬细胞瘤、甲状腺疾病、肉毒碱代谢紊乱或微量元素（如硒）

缺乏导致心肌病等证据。③其他器官疾病并发的心肌病：如尿毒症性心肌病、贫血性心肌病或淋巴瘤浸润性心肌病等，亦可有心室扩大和心肌收缩功能降低的依据，需加以鉴别。

要点六　西医治疗

DCM 的防治宗旨是阻止基础病因介导心肌损害，有效控制心衰和心律失常，预防猝死和栓塞，提高患者的生活质量及生存率，改善 DCM 患者的预后。

（一）病因治疗

对于不明原因的 DCM 要积极寻找病因，排除任何引起心肌疾病的可能病因并给予积极的治疗，如控制感染、严格限酒或戒酒、改变不良的生活方式等。

（二）治疗心力衰竭

针对充血性心力衰竭的治疗可参照前述章节治疗。对于晚期药物不能改善症状者，可进行超滤治疗、左室机械辅助装置或心脏移植等非药物治疗。心脏再同步化治疗（CRT）适用于窦性心律且 QRS≥150 毫秒伴左束支阻滞，经标准和优化药物治疗后仍持续有症状且 LVEF≤35% 的患者。对于上述治疗方法无效的难治性心力衰竭，心脏移植是目前唯一确立的外科治疗方法。

（三）心律失常和猝死的防治

室性心律失常和猝死是 DCM 的常见临床表现。预防猝死主要是控制诱发室性心律失常的可逆性因素，包括纠正心衰，降低室壁张力；纠正低钾低镁；选用 ACEI 和 β 受体阻滞剂改善神经激素功能紊乱；避免药物因素如洋地黄、利尿剂的毒副作用。置入式心脏转复除颤器适用于：①经过≥3 个月的优化药物治疗后仍有心衰症状，LVEF≤35%，且预计生存期>1 年，状态良好的 DCM 患者猝死的一级预防。②对曾发生室性心律失常伴血流动力学不稳定，且预期生存期>1 年的状态良好的 DCM 患者的二级预防。

（四）栓塞的防治

对于 DCM 合并心房颤动的患者需根据 CHADS2-VASc 评分进行口服抗凝治疗（参照前述心律失常章节）。使用华法林时，国际化标准比值保持在 1.8~2.5 之间，或使用新型抗凝药，如达比加群酯，利伐沙班等。

要点七　中医治疗

在本病治疗中，中医在固护正气，调整脏腑功能，提高免疫能力，活血化瘀及抗病毒治疗等方面具有优势。发病早期，正气尚盛，血瘀痰阻，六淫毒邪等标实之证明显，应以治标为主兼顾其本。六淫毒邪伤及心脉者，应清热解毒、益气养心。在辨证论治的基础上，可加抗病毒中药以阻止病毒复制；同时益气滋阴养心，保护心脏，促进受损心肌的康复。本病中期，尤其重视益心气养心阴，改善心肌营养，增加血流量，预防心肌坏死；本病晚期，中医治以扶正回阳救逆，挽救患者的生命。

1. 邪毒犯心证

证候：身热微恶寒，咽痛身痛，心悸，胸闷或痛，气短乏力，心烦少寐，舌尖红苔薄黄，脉浮数或促、结代。

治法：清热解毒，宁心安神。

方药：银翘散加减。胸闷痛者酌加乳香、没药、瓜蒌、丹参、桃仁行气活血通络；若咳嗽、吐黏痰加浙贝母、天竺黄等清热化痰；若神疲气短，舌红苔少加生黄芪、西洋参、芦根、麦冬等益气养阴；脉结代者加苦参、丹参、玄参、人参宁心复脉。

2. 气虚血瘀证

证候：心悸气短，神疲乏力，动则较著，或有自汗，夜寐梦扰，舌暗淡或有瘀点，脉弱、涩或促、结代。

治法：补益心气，活血化瘀。

方药：圣愈汤合桃红四物汤加减。若阳虚加附子、桂枝温通心阳；兼阴虚者，人参改西洋参，加麦冬、五味子补心阴；咳嗽、黏痰加瓜蒌、川贝母、法半夏、紫菀止咳祛痰；胸闷气喘，夜间阵发性呼吸困难者，加葶苈子、炙麻黄、杏仁宣肺平喘；尿少，下肢浮肿者，去生地黄，加桂枝、白术、茯苓、泽泻、猪苓、泽兰温阳利水；脉象参伍不调者加桂枝、炙甘草、苦参、水蛭、冬虫夏草宁心复脉；痰多胸闷，痰浊痹阻者，加瓜蒌、薤白、法半夏豁痰宽胸，通阳散结；胸闷胸痛，痛有定处酌加乳香、没药、沉香、郁金行气活血止痛或选血府逐瘀汤治疗。

3. 气阴两虚证

证候：心悸气短，活动后症状加重，头晕乏力，颧红，自汗或盗汗，失眠，口干，舌质红或淡红,苔薄白,脉细数无力或结代。

治法:益气养阴,养心安神。

方药:炙甘草汤合天王补心丹。若面色苍白,汗出甚者,加人参、黄芪大补元气,固摄止汗;面色潮红,舌红少苔者加熟地滋养心阴。

4. **阳虚水泛证**

证候:心悸自汗,形寒肢冷,神疲尿少,下肢水肿,咳喘难以平卧,唇甲青紫,舌质淡暗或紫暗,苔白滑,脉沉细。

治法:温阳利水。

方药:真武汤加味。唇舌紫暗者,加丹参、三七、红花等活血化瘀;痰多气壅者加葶苈子、牵牛子、大枣降逆定喘。

5. **心阳虚脱证**

证候:心悸喘促,不能平卧,大汗淋漓,精神萎靡,唇甲青紫,四肢厥冷,舌质淡,苔白,脉细微欲绝。

治法:回阳固脱。

方药:四逆汤合参附龙牡汤加味。

细目十二　病毒性心肌炎

病毒性心肌炎(viral myocarditis)是指病毒感染引起的以心肌非特异性炎症为主要病变的心肌疾病,有时可累及心包、心内膜等。病情轻重不一,轻者临床表现较少,重者可发生严重心律失常、心力衰竭、心源性休克,甚至猝死。初期临床表现有发热、咽痛、腹泻、全身酸痛等,后则感心悸心慌、胸闷胸痛、倦怠乏力等。

本病可归属于中医学的"心悸""胸痹"等范畴。

要点一　西医病因、病理

1. **病因**　很多病毒都可能引起心肌炎,其中以肠道病毒包括柯萨奇 A、B 组病毒,孤儿病毒(埃可病毒,即 ECHO 病毒),脊髓灰质炎病毒等为常见,尤其是柯萨奇 B 组病毒(CVB)占 30%~50%。此外,人类腺病毒、流感、风疹、单纯疱疹、脑炎、肝炎(A、B、C 型)病毒及人类免疫缺陷病毒(HIV)等都能引起心肌炎。

2. **病理**　病毒性心肌炎病理改变缺乏特异性。以心肌损伤为主的心肌炎表现为心肌细胞溶解、坏死、变性和肿胀;以间质损害为主的心肌炎表现为心肌纤维之间和血管周围结缔组织中炎性细胞浸润。按病变范围有弥漫性和局灶性之分;随临床病情的轻重不同,心肌病理改变的程度也轻重不一。部分患者心肌中持续存在病毒感染,长期炎症导致类似扩张型心肌病的病理学改变。

要点二　中医病因病机

认为本病的发生是由于体质虚弱、正气不足,复感温热病邪,湿毒之邪侵入,内舍于心,损伤心脏所致。

1. **热毒侵心**　素体虚弱,肺卫不固,外感时邪热毒,口鼻上受,发热微恶寒,头痛身楚,鼻塞咽痛口干口苦;侵入血脉,内舍于心,损伤心脏,使主血脉、主神明功能受损。

2. **湿毒犯心**　脾胃素虚,饮食不洁,损伤脾胃,运化失司而肠鸣泄泻;湿毒之邪循经注入心中,心脏体用俱损而发为心痹。

3. **心阴虚损**　素体虚弱,或久病体虚,或邪热耗伤心阴。心阴受损,心火上炎。

4. **气阴两虚**　外感时邪热毒耗气伤阴,或湿毒伤脾,运化无权,生化乏源,气阴两虚,心脏失荣。

5. **阴阳两虚**　禀赋不足、素体虚弱或久病体虚,感受时邪热毒,或湿毒之邪,损伤气阴,继伤心阳,而成阴阳两虚,甚则阳虚水泛,饮凌心肺。

总之,本病病位在心,与肺脾关系密切;正气不足,邪毒侵心是发病的关键。心、肺、脾虚为本,热毒、湿毒、饮、瘀为标;邪毒先伤肺、脾,继损心肾,而成本虚标实、虚实夹杂之证。

要点三　临床表现

病情轻重不一,轻者临床表现较少,重者可发生严重心律失常、心力衰竭、心源性休克,甚至猝死。多数呈亚临床型,一般婴幼儿病情较重,成人较轻。

(一)症状

1. **病毒感染表现**　多数患者发病前 1~3 周内有呼吸道或消化道感染的病史。表现为发热、咽痛、咳嗽、全身不适、乏力等"感冒"样症状,或恶心、呕吐、腹泻等胃肠道症状。

2. **心脏受累表现**　病毒感染 1~3 周后,患者出现心悸、气短、心前区不适或隐痛,重者呼吸困难、浮肿等。大部分患者以心律失常为主诉或首发症状；少数患者无明显症状；还有极少数患者发生阿－斯综合征、心力衰竭、心源性休克或猝死。

（二）体征

1. **心率增快**　心率增快与发热不平衡，休息及睡眠时亦快；或心率异常缓慢，均为心肌炎的可疑征象。

2. **心脏扩大**　轻者可无扩大，一般为暂时性扩大。

3. **心音改变**　听诊心尖区可有第一心音减弱，和/或闻及病理性第三心音，或呈钟摆律或胎心律。

4. **心脏杂音和心包摩擦音**　心室扩大引起相对性二尖瓣关闭不全，在心尖区可闻及收缩期杂音；心包受累时可闻及心包摩擦音。

（三）并发症

1. **心律失常**　各种心律失常极常见，以期前收缩和房室传导阻滞最多见；恶性室性心律失常或严重心脏传导阻滞是导致本病患者猝死的主要原因。

2. **心力衰竭**　可有颈静脉怒张、肺部啰音、肝大、舒张期奔马律，重者可出现心源性休克。

要点四　辅助检查

（一）血液检查

1. 病程早期白细胞计数可升高；常有血沉增快。

2. 心肌酶学和肌钙蛋白　①急性期或慢性心肌炎活动期可有血清天冬氨酸氨基转移酶（AST）、乳酸脱氢酶（LDH）、肌酸磷酸激酶（CK）、肌酸激酶同工酶（CK-MB）及乳酸脱氢酶同工酶1（LDH1）等心肌酶学检查指标增高；②血清肌钙蛋白I（TNI）和肌钙蛋白T（TNT）对心肌损伤的诊断有较高的特异性和敏感性。

（二）病毒学检查

1. 咽拭子或粪便中分离出病毒。

2. 心内膜下心肌活检可检测出病毒、病毒基因片段或特异性病毒蛋白抗原。

3. 病理学检查可见心肌炎性细胞浸润伴心肌细胞变性或坏死，对本病的诊断和预后判断有决定意义。

（三）心电图

1. **心律失常**　①期前收缩最常见。②其次为房室传导阻滞，以一度房室传导阻滞多见；还可有束支传导阻滞、阵发性心动过速等；出现完全性房室传导阻滞或左束支传导阻滞提示病变部位广泛。③窦性心动过速。

2. **ST-T改变**　ST段压低、T波低平或倒置，合并心包炎可有ST段抬高。

3. **其他**　心室肥大、Q-T间期延长、低电压及病理性Q波等变化。

（四）X线检查

局灶性或轻型病变者心影大小正常；弥漫性心肌炎或合并心包炎者，心影增大，搏动减弱；重者可见心包积液、肺淤血或肺水肿等征象。

（五）超声心动图

可有左室收缩或舒张功能异常，节段性及区域性室壁运动异常，室壁厚度增加，心肌回声反射增强或不均匀；右室扩张及运动异常等。

（六）核素检查

可见左室射血分数减低，心肌显像可了解心肌损伤或坏死的有无及范围。

要点五　诊断与鉴别诊断

（一）1999年全国心肌炎心肌病专题研讨会提出的成人急性心肌炎诊断参考标准

1. **病史与体征**　在上呼吸道感染、腹泻等病毒感染后3周内出现与心脏相关的表现，如不能用一般原因解释的感染后严重乏力、胸闷头晕（心排血量降低）、心尖第一心音明显减弱、舒张期奔马律、心包摩擦音、心脏扩大、充血性心力衰竭或阿－斯综合征等。

2. **心律失常或心电图改变**　上述感染后3周内出现下列心律失常或心电图改变：

（1）窦性心动过速、房室传导阻滞、窦房传导阻滞或束支传导阻滞。

（2）多源、成对室性期前收缩，自主性房性或交界性心动过速，阵发或非阵发性室性心动过速，心房或心室扑动或颤动。

（3）两个以上导联ST段呈水平型或下斜型下移≥0.05mV或ST段异常抬高或出现异常Q波。

3. **心肌损伤的参考指标**

（1）病程中血清TNI或TNT（强调定量测定）、CK-MB明显增高。

（2）超声心动图示心腔扩大或室壁活动异常和/或核素心功能检查证实左室收缩或舒张功能减弱。

4. **病原学依据**

（1）测出病毒、病毒基因片段或病毒蛋白抗原：在急性期从心内膜、心肌、心包或心包穿刺液中检测出病毒、病毒基因片段或病毒蛋白抗原。

（2）病毒抗体阳性：第二份血清中同型病毒抗体（如柯萨奇 B 组病毒中和抗体或流行性感冒病毒血凝抑制抗体等）滴度较第一份血清升高 4 倍（2 份血清应相隔 2 周以上）或一次抗体效价≥640 者为阳性，320 者为可疑（可根据不同实验室标准决定，如以 1∶32 为基础者则宜以≥256 为阳性，128 为可疑阳性）。

（3）病毒特异性 IgM 阳性：以≥1∶320 者为阳性（严格质控条件下可按各实验室诊断标准）。如同时有血中肠道病毒核酸阳性者更支持有近期病毒感染。

注：同时具有上述 1、2［（1）、（2）、（3）中任何一项］、3 中任何两项。在排除其他原因心肌疾病后临床上可诊断急性病毒性心肌炎。如具有 4 中的第一项者可从病原学上确诊急性病毒性心肌炎；如仅具有 4 中第二、三项者，在病原学上只能拟诊为急性病毒性心肌炎。

如患者有阿－斯综合征发作、充血性心力衰竭伴或不伴心肌梗死样心电图改变、心源性休克、急性肾衰竭、持续性室性心动过速伴低血压发作或心肌心包炎等在内的一项或多项表现，可诊断为重症病毒性心肌炎；如仅在病毒感染后 3 周内出现少数期前收缩或轻度 T 波改变，不宜轻易诊断为急性病毒性心肌炎。

（二）临床分期、临床分型与临床表现

1. **临床分期**

（1）急性期：新发病，临床症状明显而多变，病程多在 3 个月以内。

（2）恢复期：临床症状和心电图改变等逐渐好转，但尚未痊愈，病程 3 个月至 1 年。

（3）慢性期：临床症状反复出现，心电图和 X 线片改变无改善，实验室检查有病情活动的表现，病程在 1 年以上。

2. **临床分型及临床表现**

（1）轻型：一般无明显症状，心界不大，心脏听诊正常，但有心电图变化，病程一般数周至数月，预后较好。

（2）中等型：多有胸闷、心前区不适、心悸、乏力等症状，心率增快，心音低钝并有奔马律，心脏轻度或中度扩大，部分患者可发生急性心力衰竭，多有明显的心电图改变。

（3）重型：起病急，发病迅速，多出现急性心衰或心源性休克、严重心律失常或晕厥等，病情危重且急剧恶化，可在数小时或数日内死亡，预后较差。重型及暴发病例患者少数可出现急性期后持续心脏扩大和 / 或心功能不全，临床表现与扩张型心肌病类同，被称为“亚急性或慢性心肌炎”“扩张性心肌病综合征”等。

（三）鉴别诊断

1. **风湿性心肌炎**　病前 1~3 周有链球菌感染史或感染的其他证据（如化脓性扁桃体炎、猩红热、皮肤感染等）；常有心脏杂音，可有关节疼痛、环形红斑、皮下结节、舞蹈病等表现。实验室检查抗链球菌溶血素 O 增高，血沉增快，C 反应蛋白（CRP）阳性；心电图 P–R 间期延长较常见等。

2. **中毒性心肌炎**　发生在细菌感染过程中的中毒性心肌炎，有细菌感染的原发病（如白喉、伤寒、猩红热等）临床表现；实验室检查白细胞总数及中性粒细胞均明显增高；随着细菌感染的控制，心肌炎的症状也得到缓解。某些化学品或药物如阿霉素等，也可引起中毒性心肌炎，根据接触史或用药史可以鉴别。

3. **β 受体功能亢进综合征**　有循环功能亢进和自主神经功能失调的表现；常有一定精神因素，主诉繁多而客观体征少，经全面体检并无器质性心脏病的依据；心电图示窦性心动过速或Ⅱ、Ⅲ、aVF 导联 ST–T 变化；普萘洛尔试验阳性；β 受体拮抗剂治疗有效。

4. **甲状腺功能亢进症**　临床表现以神经兴奋性及基础代谢增高为主，如兴奋、易激动、怕热多汗、心率增快、体重下降、食欲亢进、双手细颤等，伴甲状腺肿大、双眼突出；实验室检查血清 T_3、T_4 和甲状腺 ^{131}I 摄取率增高，TSH 降低。

要点六　西医治疗

（一）治疗原则

病毒性心肌炎急性期应注意休息，酌情用抗病毒治疗，必要时使用抗生素；改善心肌代谢，调节机体免疫功能，防治并发症；重症患者可考虑短期使用糖皮质激素。

（二）治疗措施

1. **一般治疗**

（1）休息：急性期卧床休息，直到症状消

失、心电图正常。①有心肌坏死、心绞痛、心衰、心律失常,应卧床休息3~6个月;②心脏增大、严重心律失常、重症心衰,应卧床休息半年至一年,直至心脏缩小、心衰控制。

(2)饮食:进食易消化,富含维生素、蛋白质的食物。保持大便通畅。

2. 抗感染治疗 抗病毒药物的疗效尚难以肯定。

(1)一般主张流感病毒致心肌炎可试用吗啉胍(ABOB)、金刚烷胺等。

(2)疱疹病毒性心肌炎可试用阿糖腺苷、利巴韦林等。

(3)病毒感染(尤其是流感病毒、柯萨奇病毒及腮腺炎病毒)常继发细菌感染,或以细菌感染为条件因子,一般多主张使用广谱抗生素及时处理。

3. 调节细胞免疫功能药物 α-干扰素,也可酌情选用胸腺素、转移因子等。

4. 肾上腺糖皮质激素 一般患者不必应用,特别是最初发病10天内。对合并难治性心力衰竭、严重心律失常(如高度房室传导阻滞)、严重毒血症状、重症患者或有自身免疫反应强烈的患者可使用,一般疗程不宜超过2周。常用药物有泼尼松、氢化可的松、地塞米松等,酌情选用。

5. 改善心肌细胞营养与代谢药物 ①可选用三磷酸腺苷(ATP)或三磷酸胞苷(CTP)、辅酶A、肌苷、牛磺酸等;②极化液疗法;③大剂量维生素C;④1,6-二磷酸果糖。

6. 并发症的治疗

(1)心律失常:原则上按一般心律失常处理。①如期前收缩频繁或有其他快速性心律失常,可选用抗心律失常药物治疗,如胺碘酮、普罗帕酮(心律平)等;②室性心动过速、室扑或室颤,应尽早直流电复律,亦可用利多卡因静脉注射;③心动过缓者,可用阿托品或山莨菪碱(654-2),必要时加用肾上腺糖皮质激素治疗;④如并发高度房室传导阻滞、窦房结损害而引起严重心动过缓导致晕厥或低血压者,则需要安放临时人工心脏起搏器帮助患者渡过急性期。

(2)心力衰竭:绝对卧床休息、吸氧、限制钠盐。应用洋地黄类药物必须谨慎,宜从小剂量开始以避免毒性反应。根据病情可选用扩血管药、血管紧张素转换酶抑制剂和利尿剂。

(3)心源性休克者应及时进行抗休克治疗。

要点七 中医治疗

(一)治疗原则

急性期以祛邪为主,佐以扶正。在辨证论治的基础上,酌情选用抗病毒中药治疗;祛邪不忘扶正,酌情选用益气养阴方药,改善心肌代谢、调整机体免疫力。后期邪毒伤正,正气虚损,气虚及阳,或阴损及阳,治疗以扶正为主;根据阴阳的虚衰调整,或益气养阴,或振奋心阳,或阴阳并补等。

(二)辨证论治

1. 热毒侵心证

证候:发热微恶寒,头身疼痛,鼻塞流涕,咽痛口渴,口干口苦,小便黄赤,心悸气短,胸闷或隐痛,舌红苔薄黄,脉浮数或结代。

治法:清热解毒,宁心安神。

方药:银翘散加减。胸闷痛者酌加乳香、没药、瓜蒌、丹参、桃仁行气活血通络;若咳嗽、吐黏痰加浙贝母、天竺黄等清热化痰;若神疲气短,舌红苔少加西洋参、芦根、麦冬等益气养阴。

2. 湿毒犯心证

证候:发热微恶寒,恶心欲呕,腹胀腹痛,大便稀溏,困倦乏力,口渴,心悸,胸闷或隐痛,舌红苔黄腻,脉濡数或促、结代。

治法:解毒化湿,宁心安神。

方药:葛根芩连汤合甘露消毒丹加减。若呕吐甚者加法半夏、竹茹、苏叶等和胃降逆止呕;腹痛甚者加木香、白芍、大腹皮行气止痛。

3. 心阴虚损证

证候:心悸胸闷,口干心烦,失眠多梦,或有低热盗汗,手足心热,舌红,无苔或少苔,脉细数或促、结代。

治法:滋阴清热,养心安神。

方药:天王补心丹加减。若低热盗汗,手足心热者,加银柴胡、白薇、丹皮清虚热;心烦不眠者,加黄连、夜交藤清热安神;余邪未尽,酌加金银花、连翘、蒲公英、板蓝根等清热解毒;夹痰浊者,加浙贝母、胆南星、天竺黄清热化痰。

4. 气阴两虚证

证候:心悸怔忡,胸闷或痛,气短乏力,失眠多梦,自汗盗汗,舌质红,苔薄或少苔,脉细数无力或促、结代。

治法:益气养阴,宁心安神。

方药:炙甘草汤合生脉散。如心悸甚,酌

加龙齿、煅牡蛎、珍珠母、远志、酸枣仁等重镇宁心安神;若气阴虚甚者,加黄芪、黄精以补气养阴;胸痛,舌质紫暗或有瘀斑,脉结代者,加丹参、赤芍、桃仁、水蛭、郁金、石菖蒲等活血化瘀,开达心窍。

5. 阴阳两虚证

证候:心悸气短,胸闷或痛,面色晦暗,口唇发绀,肢冷畏寒,甚则喘促不能平卧,咳嗽,吐涎痰,夜难入寐,浮肿,大便稀溏,舌淡红,苔白,脉沉细无力或促、结代。

治法:益气温阳,滋阴通脉。

方药:参附养荣汤加味。若浮肿甚者,加车前子、猪苓、茯苓等利水消肿;气喘不能平卧加葶苈子、苏子降气平喘;胸痛,舌质紫暗,脉结代者,加丹参、桃仁、水蛭、地龙以化瘀通络;胸部憋闷,胁下痞满,加瓜蒌、薤白通阳蠲痹。

要点八 预防

1. 接种疫苗是预防病毒感染的主要措施。

2. 积极锻炼身体,增强机体的抗病能力,预防呼吸道和消化道的病毒感染。

3. 免疫力低的易感患者,可注射丙种球蛋白。

4. 注意避风保暖,保持居住环境安静、空气流通。饮食宜清淡,保持心情愉快,有充足的睡眠。

第三单元 消化系统疾病

细目一 反流性食管炎

反流性食管炎(gastroesophageal reflux disease,GERD)是指胃十二指肠内容物反流入食管引起反酸、烧心等症状,反流也可引起口腔、咽喉、气道等食管邻近的组织损害,出现食管外表现,如哮喘、慢性咳嗽、特发性肺纤维化、声嘶、咽喉炎和牙蚀症等。根据反流是否导致食管黏膜糜烂、溃疡,分为糜烂性食管炎(erosive esophagitis,EE)和非糜烂性反流病(nonerosive reflux disease,NERD)。其中NERD最常见。

本病可归属于中医学"吐酸""食管瘅"等范畴。

要点一 西医病因、病理

GERD的发生与胃酸、胃蛋白酶及胆汁等反流物刺激食管有直接关系,多种因素可导致食管下括约肌(lower esophagus sphincter,LES)功能障碍,从而导致异常反流。

1. **抗反流屏障结构和功能异常** 贲门切除术后、食管裂孔疝、腹内压增高(妊娠、肥胖、腹水等)可导致LES结构受损;某些激素(如缩胆囊素、胰高血糖素、血管活性肠肽等)、食物(如高脂肪、巧克力等)、药物(如钙通道阻滞剂、地西泮等)可引起LES压力下降。

2. **食管清除反流物功能降低** 常见于导致食管蠕动异常和唾液分泌减少的疾病,如干燥综合征等。如食管裂孔疝时,部分胃经膈食管裂进入胸腔不仅改变结构,还降低食管对反流物的清除作用,从而导致GERD。

3. **食管黏膜屏障作用减弱** 长期吸烟、饮酒及进食刺激性食物等可使食管黏膜抵御反流物的损害能力下降。

要点二 中医病因病机

以感受外邪、寒热客胃;情志不遂、思虑太过;饮食不节、烟酒无度;素罹胆病、胆邪犯胃以及禀赋不足、脾胃虚弱等为主要病因。

胃失和降,胃气上逆为反流性食管炎基本病机,肝胆失于疏泄、脾失健运、胃失和降、肺失宣肃、胃气上逆,上犯食管,形成本病的一系列临床症状。禀赋不足、脾胃虚弱为反流性食管炎发病基础,土虚木乘或木郁土壅,致木气恣横无制,肝木乘克脾土,胆木逆克胃土,导致肝胃、肝脾或胆胃不和;气郁日久,化火生酸,肝胆邪热犯及脾胃,脾气当升不升,胃气当降不降,肝不随脾升,胆不随胃降,以致胃气夹火热上逆;肝火上炎侮肺,克伐肺金,消灼津液,肺失肃降而咳逆上气,气机不利,痰气郁阻胸膈。病程日久,气病及血,则因虚致瘀或气滞血瘀。本病病因素有虚实两端:属实的病理因素:痰、热、湿、郁、气、瘀;属虚者责之于脾。本病病机特点:一为逆,二为热,三为郁。

综上所述,病位在食管和胃,与肝、胆、脾等脏腑功能失调密切相关。初病以实热为主,湿、痰、食、热互结导致气机升降失调,胃气夹酸上逆;久病火热之邪,耗津伤阴,虚火上逆,因实而致虚。

要点三 临床表现

(一)食管症状

1. **典型症状** 反流和烧心是本病最常见和典型的症状。反流是指胃十二指肠内容物在无恶心和不用力的情况下涌入咽部或口腔的感觉,含酸味时称反酸。烧心是指胸骨后或剑突下烧灼感,常由胸骨下段向上延伸。反流和烧心常发生于餐后1小时,卧位、弯腰或腹内压增高时可加重,部分患者也可发生于夜间睡眠时。

2. **非典型症状** 胸痛由反流物刺激食管引起,发生在胸骨后,严重时表现为剧烈刺痛,可放射至心前区、后背、肩部、颈部、耳后,有时酷似心绞痛,伴或不伴反流和烧心。GERD是非心源性胸痛的常见病因之一,对不伴典型反流和烧心的胸痛患者,应先排除心脏疾病后再进行 GERD 的评估。吞咽困难或胸骨后异物感可能是由于食管痉挛或功能紊乱所致,呈间歇性,进食固体或液体食物均可发生,少数患者吞咽困难是由食管狭窄引起,呈持续或进行性加重。

(二)非食管症状

由反流物刺激或损伤食管以外的组织或器官引起,如咽喉炎、慢性咳嗽、哮喘和牙蚀症。对于病因不明、反复发作的上述疾病患者,特别是伴有反流和烧心症状,应考虑是否存在 GERD。少部分患者以咽喉炎、慢性咳嗽或哮喘为首发或主要表现。严重者可发生吸入性肺炎,甚至出现肺间质纤维。部分患者诉咽部不适,有异物感或堵塞感,但无吞咽困难,称为癔球症,目前也认为与 GERD 有关。

(三)并发症

1. **上消化道出血** 食管黏膜糜烂及溃疡可导致呕血和/或黑便。

2. **食管狭窄** 食管炎反复发作引起纤维组织增生,最终导致瘢痕狭窄。

3. **Barrett 食管** 亚太地区患病率为 0.06%~0.62%,有恶变为腺癌的倾向。

要点四 辅助检查

1. **胃镜** 是诊断最准确的方法,可明确有无 RE 及 BE,并能判断疾病的严重程度和有无并发症,结合活检可与其他原因引起的食管炎和其食管病变(如食管癌等)相鉴别。内镜检查 RE 的分级参照 1994 年美国洛杉矶世界胃肠病大会制订的 LA 分类法。

A 级:食管黏膜有一个或几个黏膜破损,直径小于 5mm。

B 级:一个或几个黏膜破损,直径大于 5mm,但破损间无融合现象。

C 级:2 个以上皱襞的黏膜融合性损伤,但小于 75% 的食管周径。

D 级:黏膜破损相互融合范围累积至少 75% 的食管周径。

BE 的诊断主要根据内镜检查和食管黏膜活检,当内镜检查发现食管远端有明显的柱状上皮化生并得到病理学检查证实时,即可诊断为 BE。

2. **24 小时食管 pH 值监测** 应用便携式 pH 记录仪监测患者 24 小时食管 pH 值,明确食管是否存在过度酸、碱反流。

3. **食管钡剂造影** 该检查对诊断 GERD 的敏感性不高,对于不愿意或不能耐受胃镜检查者,该检查有助于排除食管癌等其他食管疾病。

4. **食管测压** 可了解食管动力状态,用于抗反流手术术前评估。

要点五 诊断与鉴别诊断

(一)诊断标准

1. **反复发作的症状** ①烧心和反流是 GERD 最常见的典型症状;②胸痛、上腹痛、上腹部烧灼感、嗳气等为 GERD 的不典型症状;③ GERD 可伴随食管外表现,包括哮喘、慢性咳嗽、特发性肺纤维化、声嘶、咽喉症状和牙蚀症等;④胸痛为主要表现的患者注意需先排除心肺疾病因素后才能行胃食管反流评估。

2. **食管反流的客观证据** 若有典型的烧心和反酸症状,可做出 GERD 的初步诊断;上消化道内镜下若发现有反流性食管炎并能排除其他原因引起的食管病变,本病诊断可成立;若内镜检查阴性,但食管 pH 值监测证实存在食管过度酸反流,则可建立 NERD 的诊断。对拟诊 GERD 的患者,可考虑先使用质子泵抑制剂(proton pump inhibitor, PPI)经验性治疗,症状多会在 1~2 周内得到改善,若给予治疗后症状消失,可确立 GERD 的诊断。对于症状不典型,特别是合并食管外症状的患者,常需结合多种检查手段进行综合分析来做出诊断。

(二)鉴别诊断

1. 对初诊患者,要特别注意对报警征象的采集,报警征象包括吞咽疼痛、吞咽困难、呕吐、消瘦和粪便隐血阳性、贫血、食管癌和胃癌家族史等。

2. 以胸痛为主要表现者,注意排查心源性和肺源性胸痛。

3. 对 PPI 治疗效果不满意时,应考虑到食管动力性疾病,如贲门失弛缓症、弥漫性食管痉挛和胡桃夹食管等,此外还要注意排除嗜酸粒细胞食管炎可能。

要点六 西医治疗

(一)生活方式干预

改变生活方式是治疗 GERD 的基础,而且应贯穿于整个治疗过程。包括:

1. 减轻体重,尽量将 BMI 控制在<$25kg/m^2$。

2. 改变睡眠习惯,抬高床头 15°~20°,睡前 3 小时不再进食。

3. 戒烟、限制饮酒。

4. 避免降低 LES 压力的食物，如浓茶、咖啡、可乐、巧克力等。

5. 避免降低 LES 压力和影响胃排空的药物，如硝酸甘油、抗胆碱能药物、茶碱、钙通道阻滞剂等。

6. 减少引起腹压增高因素，如肥胖、便秘、避免穿紧身衣、长时间弯腰劳作等。

（二）药物治疗

1. **质子泵抑制剂（PPI）** 为 GERD 治疗的首选药物，适用于症状重、有严重食管炎的患者。奥美拉唑一般为 20mg、2 次 / 日常规剂量口服，其他 PPI 包括艾司奥美拉唑、兰索拉唑、泮托拉唑和雷贝拉唑等。单剂量 PPI 无效可改用双倍剂量，一种无效可换用另一种 PPI。推荐疗程 8~12 周。对于出现食管裂孔疝等并发症的患者，PPI 剂量通常需要加倍。PPI 短期应用的潜在不良反应包括白细胞计数减少、头痛、腹泻、食欲减退。长期应用的不良反应包括维生素缺乏、矿物质缺乏、继发性感染、骨质疏松、髋部骨折、肠道菌群移位等。不良反应明显者可更换 PPI。

2. **H_2 受体拮抗剂**（H_2 receptor antagonist，H_2RA） 适合于轻、中症患者。常用药物有西咪替丁、雷尼替丁、法莫替丁和罗沙替丁等，一般采用常规剂量，分次服用。H_2RA 安全性好，但如患者年龄大、伴肾功能损害和其他疾病时，易产生不良反应，常见腹泻、头痛、嗜睡、疲劳、便秘等，因此 H_2RA 在老年 GERD 患者需慎用。

3. **促胃动力药** 多潘立酮为一种作用较强的多巴胺受体拮抗剂，在基层医院较为普及，剂量为 10mg、3 次 / 日。莫沙必利、伊托必利等为新型促动力药。促动力药不推荐单独用于 GERD 的治疗，多与抑酸药联合使用。促动力药物存在一定的不良反应，如腹痛、腹泻、口干等消化系统以及心悸、心电图 QT 间期延长等心血管系统不良反应，多潘立酮亦可使血催乳素水平升高，引起非哺乳期泌乳等不良反应。

4. **黏膜保护剂** 主要包括硫糖铝和三钾二枸橼酸铋，黏膜保护剂不良反应较少，少数患者可引起便秘、皮疹、消化不良、恶心等不良反应。

5. **抗抑郁或焦虑治疗** 三环类抗抑郁药和选择性 5- 羟色胺再摄取抑制剂可用于伴有抑郁或焦虑症状的 GERD 患者的治疗。

（三）手术治疗

1. **内镜治疗** 目前用于 GERD 的内镜下治疗手段主要分为射频治疗、内镜下胃腔内缝合 / 折叠治疗、内镜下注射或植入技术类。

2. **抗反流手术** 能减少反流次数及控制反流症状。适应证：存在病理性酸反流，药物抑酸不足或药物治疗有效但患者不愿意长期服用药物。

要点七　中医治疗

1. 肝胃郁热证

证候：烧心，反酸，胸骨后灼痛，胃脘灼痛，脘腹胀满，嗳气或反食，易怒，易饥。舌红，苔黄，脉弦。

治法：疏肝泄热，和胃降逆。

方药：柴胡疏肝散合左金丸加减。热甚者加黄芩、山栀子；反酸明显加乌贼骨、煅瓦楞子。

2. 胆热反胃证

证候：口苦咽干，烧心，胁肋胀痛，胸背痛，反酸，嗳气或反食，心烦失眠，易饥。舌红，苔黄腻，脉弦滑。

治法：清化胆热，降气和胃。

方药：小柴胡汤合温胆汤加减。若胸胁胀满疼痛者加川楝子、郁金、香附。

3. 气郁痰阻证

证候：咽喉不适如有痰梗，胸闷不适，嗳气或反流，吞咽困难，声音嘶哑，呛咳。舌苔白腻，脉弦滑。

治法：开郁化痰，降气和胃。

方药：半夏厚朴汤。嗳气不止者加旋覆花、代赭石，胸闷明显者合用瓜蒌枳实薤白桂枝汤。

4. 瘀血阻络证

证候：胸骨后灼痛或刺痛，后背痛，呕血或黑便，烧心，反酸，嗳气或反食，胃脘刺痛。舌质紫暗或有瘀斑，脉涩。

治法：活血化瘀，行气止痛。

方药：血府逐瘀汤加减。痛甚者可合用丹参饮。

5. 中虚气逆证

证候：反酸或泛吐清水，嗳气或反流，胃脘隐痛，胃痞胀满，食欲不振，神疲乏力，大便溏薄。舌淡，苔薄，脉细弱。

治法：疏肝理气，健脾和胃。

方药：旋覆代赭汤合六君子汤加减。若泛

吐清水不止,可加吴茱萸、生姜。

6. **脾虚湿热证**

证候:餐后反酸,饱胀,胃脘灼痛,胸闷不舒,不欲饮食,身倦乏力,大便溏滞。舌淡或红,苔薄黄腻,脉细滑数。

治法:清化湿热,健脾和胃。

方药:黄连汤加减。偏湿重者加薏苡仁、厚朴;夹食滞者加山楂、神曲。

细目二　慢性胃炎

慢性胃炎(chronic gastritis)是指由各种病因引起的胃黏膜慢性炎症。主要表现为上腹痛或不适、上腹胀、早饱、嗳气、恶心等消化不良症状。

本病可归属于中医学"胃痛""痞满""嘈杂"等范畴。

要点一　西医病因、病理

1. **病因**

(1)幽门螺杆菌(Helicobacter pylori,Hp)感染:是最主要病因。幽门螺杆菌在胃黏膜表面定植,引起细胞损害及强烈的炎症反应,诱导免疫反应,导致胃黏膜的慢性炎症。

(2)自身免疫:自身免疫性胃炎以富含壁细胞的胃体黏膜萎缩为主,可伴有其他自身免疫病。自身抗体攻击壁细胞,使其总数减少,导致胃酸分泌减少或丧失;内因子抗体与内因子结合,阻碍维生素 B_{12} 吸收而导致恶性贫血。

(3)其他:幽门括约肌功能不全、酗酒、非甾体抗炎药、高盐、刺激性食物等因素与幽门螺杆菌感染协同作用。

2. **病理**　慢性胃炎病理变化是胃黏膜损伤与修复的慢性过程,主要病理学特征是炎症、萎缩和肠化生。

(1)炎症:是一种慢性非特异性炎症,表现以黏膜固有层淋巴细胞和浆细胞浸润为主,可有少数嗜酸性粒细胞存在。如有较多的中性粒细胞浸润在表层上皮及小凹皮细胞之间,提示活动性炎症存在。

(2)萎缩:由于长期慢性炎症损伤导致胃固有腺体数目减少,黏膜层变薄,胃镜下黏膜血管网显露,常伴有化生和纤维组织、淋巴滤泡等的增生。A型萎缩胃炎胃体黏膜萎缩,与自身免疫有关;B型萎缩胃炎胃窦黏膜萎缩,而胃体无明显萎缩。

(3)化生:由于慢性炎症的长期存在,导致胃黏膜产生了不完全性再生,包括肠化生和假幽门腺化生。细胞异型性和腺体结构的紊乱为异型增生,是胃癌的癌前病变。

要点二　中医病因病机

本病中医病因主要为寒邪客胃、饮食伤胃、肝气犯胃以及脾胃虚弱等,这些病因均能引起胃受纳腐熟之功能失常,中焦气机不利,脾胃升降失职。

1. **肝胃不和**　肝主疏泄而喜条达,若情志不舒,则肝气郁结不得疏泄,横逆犯胃而作痛。

2. **脾胃虚弱**　脾胃为仓廪之官,主受纳和运化水谷,若饥饱失常,或劳倦过度,或久病脾胃受伤等,均能引起脾阳不足,中焦虚寒而发生胃脘疼痛。

3. **脾胃湿热**　肝气郁结,日久化热,邪热犯胃,熏蒸湿土,故胃脘灼热胀痛。肝胆互为表里,肝热可夹胆火上乘而见口苦口干。

4. **胃阴不足**　胃痛日久,郁热伤阴,胃失濡养,故见胃痛隐隐。阴虚津少,无以上承,则口燥咽干;阴虚液耗,无以下溉,则肠道失润而大便干结。

5. **胃络瘀阻**　气为血帅,血随气行,气滞日久,导致血瘀内停,脉络壅滞,不通而痛。

本病病位在胃,与肝、脾关系密切。病机有"不通则痛"和"不荣则痛"之分。初起多实,久病以虚为主,或虚实相兼,寒热错杂。

要点三　临床表现

1. **临床特点**　起病隐匿,病程迁延,慢性病程;大多没有明显症状,无特异性;症状与病理改变分级无明显相关。

2. **症状**　幽门螺杆菌引起的慢性胃炎多数患者常无任何症状,部分患者表现为上腹胀满不适,隐痛,嗳气,反酸,食欲不佳等消化不良症状;自身免疫性胃炎患者可伴有贫血,及维生素 B_{12} 缺乏。

3. **体征**　多不明显,有时上腹部可出现轻度压痛。

要点四　辅助检查

1. **胃镜及组织学检查**　胃镜及组织学检查是慢性胃炎诊断的最可靠方法。

浅表性胃炎（非萎缩性胃炎）胃镜下可见黏膜充血、色泽较红、边缘模糊，多为局限性，水肿与充血区共存，形成红白相间征象，黏膜粗糙不平，有出血点，可有小的糜烂。

萎缩性胃炎则见黏膜失去正常颜色，呈淡红、灰色，呈弥散性，黏膜变薄，皱襞变细平坦，黏膜血管暴露，有上皮细胞增生或明显的肠化生。

组织学检查非萎缩性胃炎以慢性炎症改变为主，萎缩性胃炎则在此基础上有不同程度的萎缩与化生，常用取材部位为胃窦小弯、大弯、胃角及胃体下部小弯。

2. **幽门螺杆菌检测**　见消化性溃疡。

3. **自身免疫性胃炎的相关检查**　血抗胃壁细胞抗体（PCA）和抗胃内因子抗体（IFA），血清维生素 B_{12} 浓度及吸收试验，A 型萎缩胃炎 PCA 和/或 IFA 阳性，维生素 B_{12} 水平低下。

4. **胃液分析和血清胃泌素测定**　判断萎缩是否存在及分布部位和程度。A 型萎缩胃炎胃液酸度降低，胃泌素明显升高；B 型胃炎胃液酸度正常或降低，胃泌素水平下降。

要点五　诊断与鉴别诊断

（一）诊断

确诊必须依靠胃镜检查及胃黏膜活组织病理学检查。幽门螺杆菌检测有助于病因诊断。怀疑自身免疫性胃炎应检测相关自身抗体及血清胃泌素。

（二）鉴别诊断

1. **消化性溃疡**　一般表现为发作性上腹疼痛，有周期性和节律性，好发于秋冬和冬春之交。钡餐造影可发现龛影或间接征象。胃镜检查可见黏膜溃疡。

2. **慢性胆囊炎**　表现为反复发作右上腹隐痛或胀痛，进食油脂食物常加重。B 超可见胆囊炎性改变，多合并胆囊结石。

3. **功能性消化不良**　表现多样，可有上腹胀满，疼痛，食欲不佳等，胃镜检查无明显胃黏膜病变或仅有轻度炎症，吞钡试验可见胃排空减慢。常伴有神经官能症的全身症状。

要点六　西医治疗

1. **根除幽门螺杆菌**　该治疗可改善胃黏膜组织学改变、预防消化性溃疡及可能降低胃癌发生的危险性，并改善消化不良症状。特别适用于：①伴有胃黏膜糜烂、萎缩及肠化生、异型增生。②有明显症状，常规治疗疗效差；有胃癌家族史。③伴有糜烂性十二指肠炎。治疗方法参见“消化性溃疡”。

2. **对症治疗**　①饱胀为主要症状者予胃动力药：如多潘立酮、莫沙必利；②有恶性贫血时，给予维生素 B_{12} 肌注；③胃痛明显可用抑酸分泌药物：包括 H_2 受体拮抗剂（H_2-RA）及质子泵抑制剂（PPI）或碱性抗酸药（氢氧化铝等）。

3. **胃黏膜保护药**　适用于胃黏膜糜烂、出血或症状明显者。药物有枸橼酸铋钾、硫糖铝等。

4. **异型增生的治疗**　定期随访，预防性手术（内镜下胃黏膜下剥离术）。

5. **手术适应证**　①并发大量出血，经内科紧急处理无效；②急性穿孔；③瘢痕性幽门梗阻；④内科治疗无效的难治性溃疡；⑤胃溃疡疑有癌变。

要点七　中医治疗

（一）治疗原则

应重视醒脾健脾，调畅气机。久病虚实夹杂，寒热并见者，治宜温清并用，辛开苦降；用辛温燥湿之品易伤胃阴，谨防用药太过；对于胃阴亏虚者，宜理气不伤阴，滋阴不碍胃。

（二）辨证论治

1. 肝胃不和证

证候：胃脘胀痛或痛窜两胁，每因情志不舒而病情加重，得嗳气或矢气后稍缓，嗳气频频，嘈杂泛酸，口苦。舌质淡红，苔薄白，脉弦。

治法：疏肝理气，和胃止痛。

方药：柴胡疏肝散加减。痛甚者加延胡索、川楝子理气止痛；嗳气频作加沉香、柿蒂、苏梗行气降逆；化热者，加郁金、川楝子、黄连疏泄肝胃郁热。

2. 脾胃虚弱证

证候：胃脘隐痛，喜温喜按，食后胀满痞闷，纳呆，便溏，神疲乏力，舌质淡或有齿印，苔薄白，脉沉细。

治法：健脾益气，温中和胃。

方药：四君子汤加减。气虚甚者，加用黄芪；虚寒甚者可合用理中丸，或改用黄芪建中汤；泛吐清水较重者，可加干姜、吴茱萸温胃化饮。

3. 脾胃湿热证

证候：胃脘灼热胀痛，嘈杂，脘腹痞闷，口干口苦，渴不欲饮，身重肢倦，大便黏滞，尿黄，舌质红，苔黄腻，脉滑。

治法：清利湿热，醒脾化浊。

方药：黄连温胆汤加减。湿重者，加藿香、佩兰芳香化浊；热甚者，加黄连、山栀清热；寒热互结，干噫食臭，心下痞硬，可改用半夏泻心汤。

4. 胃阴不足证

证候：胃脘隐隐作痛，嘈杂，口干咽燥，五心烦热，大便干结，舌红少津，脉细。

治法：养阴益胃，和中止痛。

方药：一贯煎合芍药甘草汤加减。胃热内甚者加生石膏、知母以清胃泻火；阴亏明显可加生地黄、白芍、石斛滋阴生津；嘈杂泛酸可合用左金丸清肝和胃。

5. 胃络瘀阻证

证候：胃脘疼痛如针刺，痛有定处，拒按，入夜尤甚，或有便血，舌暗红或紫暗，脉弦涩。

治法：化瘀通络，和胃止痛。

方药：失笑散合丹参饮加减。痛甚者加延胡索、郁金、木香以行气止痛；兼有便血可酌加白及、三七祛瘀止血。

细目三　消化性溃疡

消化性溃疡(peptic ulcer)是一种以胃酸增多及胃肠道黏膜被胃酸和胃蛋白酶消化为基本因素的慢性溃疡，溃疡的黏膜坏死缺损超过黏膜肌层而有别于糜烂，分为胃溃疡(gastric ulcer，GU)与十二指肠溃疡(duodenal ulcer，DU)两大类。主要表现为节律性上腹痛，周期性发作，伴有中上腹饱胀、嗳气、泛酸等。

本病可归属于中医学“胃脘痛”“泛酸”等范畴。

要点一　西医病因、发病机制、病理

1. 病因与发病机制　幽门螺杆菌感染和服用非甾体抗炎药是最常见的病因。

(1)幽门螺杆菌：①消化性溃疡患者中Hp感染率高；②根除Hp可促进溃疡愈合和显著降低溃疡复发率；③Hp感染改变黏膜侵袭因素与防御因素之间的平衡。

(2)非甾体抗炎药：削弱黏膜的防御和修复功能。

(3)胃酸和胃蛋白酶：消化性溃疡的最终形成是胃酸/胃蛋白酶对黏膜自身消化所致，胃酸在溃疡形成中起决定性作用，是溃疡形成的直接原因。

(4)其他因素：①吸烟影响溃疡愈合和促进溃疡复发；②遗传；③急性应激可引起应激性溃疡，使已有溃疡发作或加重；④胃十二指肠运动异常可加重对黏膜的损害。

2. 病理　DU多发生于十二指肠球部，前壁较常见，偶有发于球部以下者，称为球后溃疡；GU以胃角和胃窦小弯常见。溃疡一般为单发，也可多发，在胃或十二指肠发生2个或2个以上溃疡称为多发性溃疡。溃疡直径一般小于10mm，GU稍大于DU，偶可见到>20mm的巨大溃疡。

溃疡典型形状呈圆形或椭圆形，边缘光整，底部洁净，覆有灰白色或灰黄色纤维渗出物。活动性溃疡周围黏膜常有炎症水肿。溃疡浅者累及黏膜肌层，深者达肌层甚至穿透浆膜层而引起穿孔，溃破血管时引起出血。愈合时炎症水肿消退，边缘上皮细胞增生，其下肉芽组织纤维化，形成瘢痕，收缩使周围黏膜皱襞向其集中而引起局部畸形。显微镜下慢性溃疡基底部可分为急性炎性渗出物、嗜酸性坏死层、肉芽组织和瘢痕组织4层。

要点二　中医病因病机

本病中医病因为外邪犯胃、饮食伤胃、情志不畅以及脾胃素虚等，在这些病因的作用和影响下，发生胃受纳腐熟之功能失常，以致和降失司，胃气郁滞，不通则痛。

1. 肝胃不和　肝主疏泄而喜条达，若情志不舒，则肝气郁结不得疏泄，横逆犯胃而作痛。

2. 脾胃虚寒　脾胃受纳和运化水谷，若饥饱失常，或劳倦过度，或久病脾胃受伤等，均能引起脾阳不足，中焦虚寒，或胃阴受损，失其濡养而发生疼痛。

3. 胃阴不足　胃痛日久，郁热伤阴，胃失濡润而脘痛绵绵不已。

4. **肝胃郁热**　肝气郁结，日久化热，邪热犯胃而痛。肝胆互为表里，肝热可夹胆火上乘，故口苦口干。

5. **胃络瘀阻**　气为血帅，血随气行，气滞日久，导致血瘀内停，脉络壅滞，不通则痛。

本病病位在胃，与肝、脾关系密切，是以脾胃虚弱为本，气滞、寒凝、热郁、湿阻、血瘀为标的虚实夹杂之证。基本病机为胃气阻滞，胃失和降，不通则痛。

要点三　临床表现

本病的临床表现不一，部分患者可无症状，部分患者以出血、穿孔为首发症状。典型的消化性溃疡的临床特点：慢性反复发作过程、周期性发作和节律性发作。

1. **症状**　周期性、节律性上腹痛为主要症状。

（1）性质：多为灼痛，或钝痛、胀痛、剧痛和/或饥饿样不适感。

（2）部位：多位于上腹，可偏左或偏右。

（3）典型节律性：DU空腹痛和/或午夜痛，腹痛多于进食或服用抗酸药后缓解；GU患者也可发生规律性疼痛，但多为餐后痛，偶有夜间痛。

2. **体征**　溃疡活动时上腹部可有局限性压痛，缓解期无明显体征。

3. **特殊类型的消化性溃疡**

（1）复合性溃疡：指胃和十二指肠同时发生的溃疡，一般是DU先于GU，易发生幽门梗阻。

（2）幽门管溃疡：常伴胃酸过多，缺乏典型溃疡的周期性和节律性疼痛，餐后即出现剧烈疼痛，制酸剂疗效差，易出现呕吐或幽门梗阻，易穿孔或出血。

（3）球后溃疡：多发于十二指肠乳头的近端。夜间疼痛和背部放射痛更为多见，内科治疗效果差，易并发出血。

（4）巨大溃疡：直径大于2cm的溃疡。对药物治疗反应较差、愈合时间较慢，易发生慢性穿孔。需要与恶性病变鉴别。

（5）老年性消化溃疡：多表现为无症状性溃疡，或症状不典型，如食欲不振、贫血、体重减轻较突出；GU等于或多于DU，溃疡多发生于胃体上部或小弯；以巨大溃疡多见，易并发大出血。

（6）无症状性溃疡：15%~30%消化性溃疡患者无任何症状，一般因其他疾病做胃镜或X线钡餐造影或并发穿孔、出血时发现，多见于老年人。

要点四　辅助检查

1. **胃镜检查**　胃镜检查是消化性溃疡最直接的诊断方法。可观察溃疡部位、大小、数目与形态，还可取材做病理学和幽门螺杆菌检查，对良性与恶性溃疡的鉴别诊断有很高价值。

镜下所见通常呈圆形、椭圆形或线形，边缘光整，底部覆有灰黄色或灰白色渗出物，周围黏膜充血、水肿，可见皱襞向溃疡集中。根据镜下所见分为活动期、愈合期和瘢痕期。

2. **X线钡餐检查**　适用于胃镜检查有禁忌或不愿接受胃镜检查者。X线钡餐检查发现龛影是消化性溃疡的直接征象，有确诊价值；局部压痛、十二指肠球部激惹和畸形、胃大弯侧痉挛性切迹是溃疡的间接征象，仅提示可能有溃疡。

3. **幽门螺杆菌检测**　常规检查项目，决定治疗方案的选择。方法分为侵入性和非侵入性。前者需通过胃镜取材，包括快速尿素酶试验、组织学检查和幽门螺杆菌培养；后者有^{13}C或^{14}C尿素呼气试验，粪便幽门螺杆菌抗原检测及血清检查。^{13}C或^{14}C尿素呼气试验敏感且特异性高，无需胃镜检查，可用于根除治疗后复查的首选。

4. **胃液分析和血清胃泌素测定**　有助于胃泌素瘤的鉴别诊断。

要点五　诊断与鉴别诊断

（一）诊断

诊断要点包括：

1. 长期反复发生的周期性、节律性慢性上腹部疼痛，应用制酸药物可缓解，是诊断的重要线索。

2. 上腹部可有局限深压痛。

3. X线钡餐造影见溃疡龛影，有确诊价值。

4. 内镜检查见到活动期溃疡，可确诊。

（二）鉴别诊断

1. **胃癌**　一般多为持续疼痛，制酸药效果不佳。大便隐血试验持续阳性；内镜和病理组织学检查对鉴别两者意义大。

2. **胃泌素瘤（佐林格-艾莉森综合征，Zollinger-Ellison syndrome）**　其特点为多发性溃疡、不典型部位溃疡、难治、易穿孔、出血。血清胃泌素常 >500pg/mL；超声、CT 等检查有助于病位诊断。

3. **功能性消化不良** 多发于年轻女性。X 线检查和胃镜检查正常或只有轻度胃炎；胃排空试验可见胃蠕动下降。

4. **慢性胆囊炎和胆石症** 疼痛位于右上腹，多在进食油腻后加重，并放射至背部，可伴发热、黄疸、墨菲征阳性。胆囊 B 超和逆行胆道造影有助于鉴别。

要点六 西医治疗

1. **一般治疗** 生活有规律，避免过度劳累，精神放松，定时定量进餐，忌辛辣食物，戒烟，慎用或禁用对胃肠黏膜有损害药物。

2. **根除幽门螺杆菌** 多主张联合用药，目前推荐方案有四联疗法（表 15-3-2-1），即质子泵抑制剂与铋剂合用，再加上任意两种抗生素。

表 15-3-2-1 根除幽门螺杆菌四联疗法

PPI（选择 1 种）	抗生素 1（选择 1 种）	抗生素 2（选择 1 种）	铋剂
奥美拉唑 40mg/d 雷贝拉唑 20mg/d 埃索美拉唑 40mg/d 兰索拉唑 60mg/d 泮托拉唑 80mg/d	阿莫西林 1000mg/d 四环素 1500mg/d	克拉霉素 500~1000mg/d 右氧氟沙星 500mg/d 替硝唑 1000mg/d	枸橼酸铋钾 440mg/d
上述剂量分 2 次口服，疗程 10~14 天			

3. **抑制胃酸分泌**

（1）H_2 受体拮抗剂：西咪替丁、雷尼替丁、法莫替丁等，常用剂量分别为 400mg，每日 2 次；150mg，每日 2 次；20mg，每日 2 次。

（2）质子泵抑制剂：奥美拉唑、兰索拉唑、泮托拉唑等，常用剂量为分别为 20mg、30mg、40mg，每日 1 次。短期服用无明显副作用。

4. **保护胃黏膜** 硫糖铝、枸橼酸铋钾和前列腺素类药物，其抗溃疡效能与 H_2 受体拮抗剂相当。

5. **非甾体抗炎药相关溃疡** 暂停或减少非甾体抗炎药的剂量，然后按上述方案治疗。若病情需要继续服用非甾体抗炎药，尽可能选用对胃肠黏膜损害较少的药物，或合用质子泵抑制剂或米索前列醇，有较好防治效果。常规剂量的 H_2 受体拮抗剂对其预防效果不理想。

6. **难治性溃疡** 明确原因，对因治疗，严格用药。对于幽门螺杆菌感染、非甾体抗炎药无关溃疡，多数应用质子泵抑制剂可治愈。

7. **消化性溃疡维持治疗** 雷尼替丁 150mg，或法莫替丁 20mg，睡前 1 次服，服用 1~2 年或更长时间，适用于反复发作、症状明显或伴有并发症者；间歇治疗法，在患者症状严重或内镜证明溃疡复发时，给予一疗程全剂量治疗。

8. **外科手术指征** ①大出血经内科紧急处理无效；②急性穿孔；③器质性幽门梗阻；④GU 癌变；⑤严格内科治疗无效的顽固性溃疡。

要点七 中医治疗

（一）治疗原则

中医治以理气和胃止痛为主，审证求因，辨证施治。邪盛以祛邪为急，正虚以养正为先，虚实夹杂者，当邪正兼顾。结合具体病机，善用“通”法。胃寒者散寒，食停者消食，气滞者理气，热郁者泻热，血瘀者化瘀；并且注意阴虚者益胃养阴，阳弱者温运脾阳。

（二）辨证论治

1. 肝胃不和证

证候：胃脘胀痛，痛引两胁，情志不遂而诱发或加重，嗳气，泛酸，口苦，舌淡红，苔薄白，脉弦。

治法：疏肝理气，健脾和胃。

方药：柴胡疏肝散合五磨饮子加减。痛甚者加延胡索；嗳气明显加沉香、柿蒂；泛酸明显加黄连、吴茱萸。

2. 脾胃虚寒证

证候：胃痛隐隐，喜温喜按，畏寒肢冷，泛吐清水，腹胀便溏，舌淡胖边有齿痕，苔白，脉迟缓。

治法：温中散寒，健脾和胃。

方药：黄芪建中汤加减。泛吐清水明显加姜半夏、茯苓；泛酸甚者，加吴茱萸、乌贼骨等。

3. 胃阴不足证

证候：胃脘隐痛，似饥而不欲食，口干而不欲饮，纳差，干呕，手足心热，大便干，舌红少津少苔，脉细数。

治法：健脾养阴，益胃止痛。

方药：一贯煎合芍药甘草汤加减。大便干结者，加火麻仁、柏子仁；神疲乏力者，加太子参、黄芪；嗳气加香橼、佛手。

4. 肝胃郁热证

证候：胃脘灼热疼痛，胸胁胀满，泛酸，口苦口干，烦躁易怒，大便秘结，舌红，苔黄，脉弦数。

治法：清胃泄热，疏肝理气。

方药：化肝煎合左金丸加减。两胁胀痛甚者，加郁金、川楝子；苔黄腻者去青皮，加茵陈、藿香。

5. 胃络瘀阻证

证候：胃痛如刺，痛处固定，肢冷，汗出，有呕血或黑便，舌质紫暗，或有瘀斑，脉涩。

治法：活血化瘀，通络和胃。

方药：活络效灵丹合丹参饮加减。口干咽燥者加沙参、麦冬、天花粉；夜痛甚者加九香虫、三七。

细目四　急性上消化道出血

急性上消化道出血（upper gastrointestinal hemorrhage）是指十二指肠悬韧带（Treitz 韧带）以上的食管、胃、十二指肠和胰胆等病变引起的出血，以及胃－肠吻合术和空肠病变引起的出血。在短时间内失血超出 1000mL 或循环血容量的 20% 则称为大出血，主要表现为急性大量出血，呕血、黑便、血便等并伴有血容量减少引起的急性周围循环障碍。

本病可归属于中医学“呕血”“黑便”“便血”等范畴。

要点一　西医病因

1. 上消化道疾病　①食管疾病：食管炎、食管癌、食管损伤（物理、化学损伤）。②胃十二指肠疾病：消化性溃疡、胃泌素瘤、急性糜烂出血性胃炎、胃癌、胃血管病变、胃黏膜脱垂、急性胃扩张、胃扭转、膈裂孔疝、十二指肠憩室炎、急性糜烂性十二指肠炎、胃手术后病变等，其中消化性溃疡是上消化道出血的主要原因。

2. 门脉高压引起食管胃底静脉曲张或门脉高压性胃病

3. 上消化道邻近器官或组织的疾病　①胆道出血；②胰腺疾病累及十二指肠；③主动脉瘤破入食管、胃、十二指肠；④纵隔肿瘤或脓肿破入食管。

4. 全身性疾病　①血管性疾病；②血液病；③尿毒症；④结缔组织病。

5. 急性感染　流行性出血热钩端螺旋体病等。

6. 应激相关胃黏膜损伤　各种严重疾病引起的应激状态下产生的急性糜烂出血性胃炎乃至溃疡形成。

要点二　中医病因病机

本病病因主要为饮食不节、情志内伤、素体脾虚等，在这些病因的作用和影响下，发生热伤胃络或气不统血而血溢胃肠。

1. 胃中积热　平素嗜食辛辣之品，燥热蕴结，胃中积热，胃热内盛，热伤胃络，迫血妄行。

2. 肝火犯胃　情志内伤、忧思恼怒过度，肝气郁而化火，肝火横逆犯胃，胃络损伤。肝火上炎，热扰心神。

3. 脾不统血　脾气亏虚，统摄无能，血液外溢。气血亏虚，心失所养，筋脉百骸失于濡养。

4. 气随血脱　大量失血，气随血去，中气亏虚，气不摄血，血溢胃肠。气随血脱，阳气极度衰微而欲脱，失血伤阴，阴阳两虚，以致阴阳离决。

本病是以瘀热互结为标，以脾胃虚弱，气血两亏为本的本虚标实病证。初起多由火热之邪作祟，以标实为主。若呕血便血不止，气随血脱可致亡阴、亡阳之“脱证”。本病病位在胃，与大肠、肝、脾关系密切。

要点三　临床表现

急性上消化道出血的临床表现主要取决于出血量、出血速度、出血部位及性质，与患者的年龄及循环功能代偿能力有关。

1. 呕血与黑便　呕血与黑便是急性上消化道出血的特征性表现。急性上消化道大量出血之后均有黑便，幽门以上出血者伴有呕血

(如出血量少、出血速度慢可无呕血),而幽门以下快速大量出血亦可出现呕血。呕血多为棕褐色,呈咖啡样;出血量大,则为鲜红或有血块。黑便呈柏油样,黏稠发亮;出血量大,粪便可呈暗红色或鲜红色。

2. **失血性周围循环衰竭** 急性上消化道大出血时因循环血量迅速减少而引起周围循环衰竭,表现为头昏、心悸、乏力,突然起立时发生晕厥,肢体冷感,心率加快,血压偏低等,严重者呈休克状态。

3. **贫血和血象变化** 贫血程度除取决于失血量外,还和出血前有无贫血基础、出血后液体平衡状况等因素有关。急性出血患者为正细胞正色素性贫血,可暂时出现大细胞性贫血;慢性失血则呈小细胞低色素性贫血。骨髓象有明显代偿性增生。

4. **发热** 多数患者在出血24小时内出现低热,体温多在38.5℃以下,持续3至5天后恢复正常。

5. **氮质血症** 急性上消化道大量出血后,大量血液蛋白质的消化产物在肠道被吸收,血中尿素氮浓度可暂时升高,称为肠源性氮质血症。

要点四 辅助检查

1. **血常规** 出血早期血象无明显改变,3~4小时后可出现不同程度的正细胞正色素性贫血,表现为血红蛋白浓度、红细胞计数与血细胞比容均下降;出血后24小时网织红细胞计数升高;出血2~5小时,白细胞计数轻至中度升高,血止后2~3天才恢复正常;肝硬化患者如有脾功能亢进,白细胞计数可不增高。

2. **肾功能** 氮质血症,一次性出血后可引起血尿素氮(BUN)开始上升,24小时左右达高峰,一般不超过6.7mmol/L,4天左右恢复正常。如果BUN上升持续超过4天以上或BUN明显高于17.9mmol/L,则可能是继续出血,或因休克时间过长而继发肾衰竭。

3. **胃镜检查** 胃镜为目前诊断上消化道出血病因的首选方法,可直观地观察食管、胃、十二指肠球部至降段,发现病变部位。出血早期进行胃镜检查,诊断的准确性可达85%以上。一般主张在出血后24~48小时内检查,称为急诊胃镜检查。在检查之前,应先纠正休克、补充血容量等,使生命体征相对稳定。如出血量大,可先胃镜抽吸积血,冲洗后观察。

4. **X线钡餐检查** 检查阳性率较低,且可能延误内镜检查时机,目前已不列为首选方法,只有在胃镜检查有禁忌证或患者不接受胃镜检查,又怀疑病变在十二指肠降段以下时才选用。多于出血停止数天后进行。

5. **其他检查** 选择性腹腔动脉造影、放射性核素检查、胶囊内镜及小肠镜检查适用于不明原因的小肠出血和不适宜胃镜检查的大出血。

要点五 诊断

1. **上消化道出血诊断的确立** 根据呕血、黑便和失血性周围循环衰竭的典型临床表现,同时呕吐物或粪便隐血试验呈强阳性,血红蛋白浓度、红细胞计数及血细胞比容下降的实验室证据,排除消化道以外的出血因素,即可确立诊断。单纯便血者要判断上消化道还是下消化道出血。

2. **出血严重程度的估计和周围循环状态的判断** 成人每日消化道出血>5mL即可出现粪便隐血试验阳性,每日出血量50~100mL可出现黑便,胃内蓄积血量在250~300mL可引起呕血。一次出血量<400mL时,一般不出现全身症状;出血量超过400~500mL,可出现乏力、心悸等全身症状;短时间内出血量超过1000mL,可出现周围循环衰竭表现。

急性大出血严重程度的估计最有价值的指标是血容量减少所导致周围循环衰竭的临床表现。由于周围循环衰竭是急性大出血致死的直接原因,应将周围循环状态的检查放在首要位置,重点监测血压和心率情况。如平卧位改为坐位时血压下降(下降>15~20mmHg)、心率加快(增快>10次/分)提示血容量明显不足,应紧急输血;如收缩压<80mmHg、心率>120次/分,伴有面色苍白、烦躁不安或神志不清提示已进入休克状态,应积极抢救。

3. **出血是否停止的判断** 临床上出现下列情况应考虑继续出血或再出血:①反复呕血,或黑便次数增多,粪质稀薄,伴肠鸣音亢进;②周围循环衰竭表现经充分补液输血而未见明显改善,或暂时好转而又恶化;③血红蛋白浓度、红细胞计数与血细胞比容持续下降,网织红细胞计数持续升高;④补液与尿量足够的情况下,血尿素氮持续或再次升高。

4. **出血病因诊断**　病史、症状与体征能为出血的病因提供重要线索，明确出血原因有赖于内镜检查，要分析病史、症状所提供的线索：①慢性、周期性、节律性上腹痛多提示消化性溃疡，特别是出血前疼痛加重，出血后减轻或缓解；②有服用非甾体抗炎药等损伤胃黏膜的药物史或应激状态，可能为急性糜烂出血性胃炎；③有病毒性肝炎、血吸虫病或酗酒病史，并有肝病与门静脉高压的临床表现者，首先考虑为食管胃底静脉曲张破裂出血；④中年以上患者近期出现上腹痛，伴有厌食、消瘦者，警惕胃癌；⑤肝功能试验结果异常、血常规白细胞及血小板减少等有助于肝硬化的诊断。

要点六　西医治疗

1. **一般急救措施**　卧床休息，保持呼吸道通畅，必要时给氧。活动性出血期间禁食。密切观察生命体征变化和呕血、黑便情况。定期监测血红蛋白浓度、红细胞计数、血细胞比容和血尿素氮。对老年患者根据情况进行心电监护。

2. **积极补充血容量**　立即查血型和配血，尽快建立有效的输液通路，补充血容量。在配血过程中，可先输平衡液或葡萄糖盐水。

紧急输血指征：①当改变体位出现晕厥、血压下降和心率加快大于 120 次 / 分或收缩压低于 90mmHg，或较基础血压下降 25%；②失血性休克；③血红蛋白低于 70g/L 或血细胞比容低于 25%。

3. **止血措施**

食管胃底静脉曲张破裂出血：出血量大，再出血率高，死亡率高。①药物止血：垂体后叶素静脉滴注，同时舌下含服硝酸甘油，奥曲肽对本病具有肯定止血疗效，且不良反应少；②气囊压迫止血：三腔二囊管；③内镜治疗：内镜直视下注射硬化剂或组织黏合剂至曲张的静脉，或用皮圈套扎曲张的静脉，可止血且有效防止早期再出血，是目前治疗食管胃底静脉曲张破裂出血的重要手段；④外科手术或经颈静脉肝内门体静脉分流术。

非曲张静脉上消化道大出血：①抑制胃酸分泌。常静脉用 H_2 受体拮抗剂或质子泵抑制剂，以质子泵抑制剂效果好。常用西咪替丁、雷尼替丁、奥美拉唑，静脉注射或滴注。②内镜治疗。③手术治疗。④介入治疗。

要点七　中医治疗

（一）治疗原则

根据“急则治其标，缓则治其本”的原则，辨证采用治火、治气、治血之法，综合调理。实火当清热泻火，虚火当滋阴降火；实证当清气降气，虚证当补气益气；根据病情配伍应用凉血止血，收敛止血或活血止血的方药。

（二）辨证论治

1. **胃中积热证**

证候：吐血紫暗或咖啡色，甚则鲜红，常混有食物残渣，大便黑如漆，口干喜冷饮，胃脘胀闷灼痛，舌红苔黄，脉滑数。

治法：清胃泻火，化瘀止血。

方药：泻心汤合十灰散加减。胃气上逆，恶心呕吐者，加代赭石、竹茹、旋覆花和胃降逆；热伤胃阴，咽干、口渴欲饮者，加麦冬、石斛、天花粉养胃生津。

2. **肝火犯胃证**

证候：吐血鲜红或紫暗，口苦目赤，胸胁胀痛，心烦易怒，或有黄疸，舌红苔黄，脉弦数。

治法：泻肝清胃，降逆止血。

方药：龙胆泻肝汤加减。可加白茅根、茜草、旱莲草加强止血；吞酸者加乌贼骨、贝母以清热护胃；大便秘结加玄参、麦冬。

3. **脾不统血证**

证候：吐血暗淡，大便漆黑稀溏，面色苍白，头晕心悸，神疲乏力，纳少，舌淡红，苔薄白，脉细弱。

治法：益气健脾，养血止血。

方药：归脾汤加减。脾胃虚寒，胃脘冷痛者加熟附片、炮姜，或改用柏叶汤；出血量多者，可加地榆炭、侧柏叶、血余炭。

4. **气随血脱证**

证候：吐血倾盆盈碗，大便溏黑甚则紫暗，面色苍白，大汗淋漓，四肢厥冷，眩晕心悸，烦躁口干，神志恍惚，昏迷，舌淡红，脉细数无力或脉微细。

治法：益气摄血，回阳固脱。

方药：独参汤或四味回阳饮加减。若心阳欲脱者，可加龙骨、牡蛎救逆固脱；若阴阳两虚者，可加麦冬、五味子，以温阳滋阴并用。

细目五　胃　　癌

胃癌（gastric cancer）或胃腺癌，是指发生于胃黏膜上皮的恶性肿瘤。早期无特异性症状，进展期胃癌最早出现的症状是上腹痛，可伴有早饱、纳差和体重减轻。胃癌是我国最常见的恶性肿瘤之一，居恶性肿瘤死亡原因的第一位。

本病归属于中医学“胃痛”“反胃”“积聚”等范畴。

要点一　西医病因、病理

1. 病因　确切病因尚未阐明，目前认为胃癌的病因是幽门螺杆菌感染、环境因素和遗传因素协同作用的结果。

（1）幽门螺杆菌感染：Hp 与胃癌有共同的流行病学特点，胃癌高发区 Hp 感染率高；动物实验示 Hp 可诱发胃癌。目前认为，Hp 感染是人类胃癌发病的重要因素。

（2）环境因素：不同国家与地区发病率的明显差别说明本病与环境因素有关，其中最主要的是饮食因素。

（3）遗传因素：遗传素质使易感者更易受致癌物质的影响。

（4）癌前期变化：癌前病变是指易转变成癌组织的病理组织学变化，即异型增生；癌前状态是指发生胃癌相关的临床状况，包括：①慢性萎缩性胃炎；②慢性胃溃疡；③胃息肉；④残胃炎；⑤巨大黏膜皱襞症。

2. 病理

胃癌的发生部位：胃癌可发生于胃的任何部位，半数以上发生于胃窦部、胃小弯及前后壁，其次在贲门部，胃体区相对较少。

（1）大体形态分型：早期胃癌指病灶局限且深度不超过黏膜下层的胃癌，而不论有无淋巴结转移。进展期胃癌指胃癌深度超过黏膜下层，侵及肌层者称中期胃癌；侵及浆膜或浆膜外者称晚期胃癌。

（2）组织学分型：根据分化程度可分为高分化、中分化、低分化 3 种，根据腺体的形成及黏液分泌能力可分为管状腺癌、黏液腺癌、髓样癌和弥散型癌 4 种。胃癌以腺癌为主。

要点二　中医病因病机

中医认为，本病的发生多因饮食不节、情志失调、素体亏虚而致痰凝、气阻、血瘀于胃而发为本病。

1. 痰气交阻　忧思伤脾，脾伤气结，气结则津液不得输布，聚而为痰，痰气交阻于胸膈胃脘，则胸膈或胃脘满闷作胀或痛；阻于食管，则吞咽哽噎不顺，呕吐痰涎。

2. 肝胃不和　情志不舒，肝气郁结不得疏泄，横逆犯胃，胃失和降。气机不利，肝胃气逆。

3. 脾胃虚寒　饮食失调，嗜食生冷，或过用寒凉、攻伐药物，或脾胃素弱，阳气自衰。脾胃虚寒，故胃脘隐痛，喜按喜暖，大便溏薄。中焦虚寒，不能消化谷食，宿食停留不化，故朝食暮吐，暮食朝吐。

4. 胃热伤阴　情志郁结，气郁化火，灼伤胃阴，或过食辛辣、香燥之品，或用温燥药物太过，耗伤胃阴。胃阴不足，热郁于胃，胃失和降。

5. 瘀毒内阻　郁怒伤肝，肝郁而气滞血瘀，或久病气虚，运血无力而血脉瘀滞。瘀血有形，停于胃脘，则脘痛剧烈，痛处固定，拒按。瘀毒不散而凝结，则见上腹肿块。瘀阻血行障碍，营血不能温煦濡养肌肤，则肌肤甲错，目胞暗黑。

6. 痰湿阻胃　暴饮暴食，或恣食生冷、过食肥甘，或嗜酒无度，损伤脾胃，纳运无力，食滞内停，痰湿中阻，气机不利，故脘膈痞闷，呕吐痰涎，大便时秘时溏。痰湿阻于食管，故进食噎膈不利。

本病发病一般较缓，病位在胃，与肝、脾、肾等脏关系密切，病机总属本虚标实。本虚以胃阴亏虚、脾胃虚寒和脾肾阳虚为主，标实为痰瘀互结；初期为痰气瘀滞互结为患，标实为主，久则本虚标实，或本虚为主。

要点三　临床表现

（一）症状

1. 早期胃癌多无症状或非特异性消化不良症状。

2. 进展期胃癌最早出现的症状是上腹痛，可伴早饱、纳差、腹胀、体重下降等。

3. 发生并发症或转移时可出现咽下困难、幽门梗阻，上消化道出血，转移受累器官症状（肝、肺）等。

（二）体征

1. 早期胃癌可无任何体征，中晚期癌的体征中以上腹压痛最为常见。1/3 患者可扪及上腹部肿块，质坚而不规则，可有压痛。

2. 胃癌晚期或转移而产生，如肝脏肿大、质坚、表面不规则、黄疸、腹水、左锁骨上淋巴结肿大。

3. 胃癌的伴癌综合征包括血栓性静脉炎、黑棘病和皮肌炎等。

（三）并发症

1. **出血**　约 5% 患者可发生大出血，表现为呕血和 / 或黑便，偶为首发症状。

2. **梗阻**　多见于起源于幽门和贲门的胃癌。

3. **穿孔**　比良性溃疡少见，多发生于幽门前区的溃疡型癌。

要点四　辅助检查

1. **X 线钡餐检查**　局部胃壁僵硬、皱襞中断，蠕动波消失，突出于胃腔内的充盈缺损，恶性溃疡直径多大于 2.5cm，边缘不整齐，可示半月征，环堤征。

2. **内镜检查**　胃镜结合黏膜活检是诊断胃癌最可靠的手段。

早期胃癌内镜分类法包括：①Ⅰ型（息肉样型）：广基无蒂，常 >2cm。②Ⅱ型（浅表型）：本型最常见，又分三个亚型，包括$Ⅱ_a$型（浅表隆起型），病变稍高出黏膜，<0.5cm；$Ⅱ_b$型（浅表平坦型），病变表面粗糙呈颗粒状；$Ⅱ_c$型（浅表凹陷型），凹陷 <0.5cm，底面粗糙。③Ⅲ型（溃疡型）：黏膜糜烂比$Ⅱ_c$型深，但不超过黏膜下层。

进展期胃癌仍用 Bormann 分型法：①隆起型（Ⅰ型）：肿瘤向胃腔内生长隆起。②溃疡型（Ⅱ型）：单个或多个溃疡，边缘隆起，与黏膜分界清楚。③溃疡浸润型（Ⅲ型）：隆起而有结节状的边缘向四周浸润，与正常黏膜分界不清，最常见。④弥漫浸润型（Ⅳ型）：发生于黏膜表层之下，向四周浸润扩散，伴纤维组织增生，少见。如累及全胃，则胃变成一固定而不能扩张的小胃，称为皮革胃。

要点五　诊断与鉴别诊断

（一）诊断

凡有下列情况者，应高度警惕，并及时进行胃肠钡餐 X 线检查、胃镜和活组织病理检查，以明确诊断。

1. 40 岁以后开始出现中上腹不适或疼痛，无明显节律性并伴明显食欲不振和消瘦者。

2. 胃溃疡患者，经严格内科治疗而症状仍无好转者。

3. 慢性萎缩性胃炎伴有肠上皮化生及高级别异型增生，经内科治疗无效者。

4. X 线检查显示胃息肉大小 >2cm 者。

5. 中年以上患者，出现不明原因贫血、消瘦和粪便隐血持续阳性者。

6. 胃大部切除术后 10 年以上者。

（二）鉴别诊断

1. **胃溃疡**　长期反复发生的周期性、节律性慢性上腹部疼痛，应用制酸药物可缓解。X 线钡餐造影见溃疡龛影，胃镜和活组织病理检查可鉴别。

2. **慢性萎缩性胃炎**　患者有上腹饱胀不适、恶心、食欲不振等消化不良症状，但腹部无肿块，无淋巴结肿大，大便隐血试验阴性，依靠 X 线钡餐造影、胃镜和活组织病理检查可鉴别。

要点六　西医治疗

1. **手术治疗**　外科手术治疗是目前唯一有可能根治胃癌的手段。手术效果取决于胃癌的病期、癌侵袭深度和扩散范围。

2. **化学治疗**　联合化疗常用以辅助手术治疗，可在胃癌患者术前、术中及术后进行，从而提高手术效果。晚期胃癌或其他原因不能手术者亦可做化疗，以抑制癌细胞的生长和扩散，改善症状，提高生活质量。常用化疗药物：5- 氟尿嘧啶、丝裂霉素、阿霉素、顺铂、依托泊苷等。

3. **内镜治疗**　早期胃癌内镜下做激光、微波、电灼治疗，或做剥离活检切除术。中晚期不能手术者，亦可做内镜下激光、微波治疗或向瘤实体注射抗癌药物、无水乙醇等。贲门梗阻者可放置内支架。

4. **其他治疗**　如生物治疗、免疫治疗、放射治疗、基因治疗等。

要点七　中医治疗

（一）治疗原则

立足于“邪正盛衰”，既不能专攻邪毒之实，又不宜峻补正气之虚，攻邪勿忘顾其正气，扶正尚需祛其邪毒。初期以标实为主，根据气结、痰阻、血瘀的不同分别进行治疗，但均需加入滋阴养血润燥之品；后期以虚为主，应根据津血枯涸及阳气衰弱的程度,给予不同治疗。

(二)辨证论治

1. 痰气交阻证

证候:胸膈或胃脘满闷作胀或痛,胃纳减退,厌食肉食,或有吞咽哽噎不顺,呕吐痰涎,苔白腻,脉弦滑。

治法:理气化痰,消食散结。

方药:启膈散加减。若胸膈或胃脘胀痛者,加柴胡、佛手、郁金;吞咽哽噎不顺或呕吐痰涎、食物者,加旋覆花、代赭石等;气郁日久化热,见胸膈、胃脘灼痛,口苦、口干等症者,加白花蛇舌草、蒲公英、半枝莲、龙葵等以清热解毒。

2. 肝胃不和证

证候:胃脘痞满,时时作痛,窜及两胁,嗳气频繁或进食发噎,舌质红,苔薄白或薄黄,脉弦。

治法:疏肝和胃,降逆止痛。

方药:柴胡疏肝散合旋覆代赭汤加减。若口苦、口干,胃脘痞胀伴灼热感者,去当归、柴胡、生姜,酌加吴茱萸、黄连、黄芩;若便秘燥结,腑气不通者,酌加瓜蒌仁、郁李仁、火麻仁。

3. 脾胃虚寒证

证候:胃脘隐痛,绵绵不断,喜按喜暖,食生冷痛剧,进热食则舒,时呕清水,大便溏薄。或朝食暮吐,暮食朝吐,面色无华,神疲肢凉,舌淡而胖,有齿痕,苔白滑润,脉沉细或沉缓。

治法:温中散寒,健脾益气。

方药:理中汤合四君子汤加减。若便溏泄泻,属脾肾阳虚,加山药、补骨脂、制肉豆蔻;若脘胀嗳气,呕恶,苔白厚腻,减人参量,酌加藿香、苍术、草果。

4. 胃热伤阴证

证候:胃脘嘈杂灼热,痞满吞酸,食后痛胀,口干喜冷饮,五心烦热,便结尿赤,舌质红绛,舌苔黄糙或剥苔、无苔,脉细数。

治法:清热和胃,养阴润燥。

方药:玉女煎加减。可加白花蛇舌草、金银花、蚤休等清热解毒。若恶心呕吐,唾吐痰涎,兼痰气上逆者,去知母,加法半夏、黄连;脘痛腹胀,气血不和者,加木香、大腹皮、延胡索;大便秘结者,加生大黄。

5. 瘀毒内阻证

证候:脘痛剧烈或向后背放射,痛处固定,拒按,上腹肿块,肌肤甲错,眼眶呈暗黑,舌质紫暗或瘀斑,舌下脉络紫胀,脉弦涩。

治法:理气活血、软坚消积。

方药:膈下逐瘀汤加减。胃中灼热,加蒲公英、山栀子;呕血、黑便者,加白及、地榆。

6. 痰湿阻胃证

证候:脘膈痞闷,呕吐痰涎,进食发噎不利,口淡纳呆,大便时结时溏,舌体胖大有齿痕,苔白厚腻,脉滑。

治法:燥湿健脾,消痰和胃。

方药:开郁二陈汤加减。若气短、乏力,加黄芪、党参;若呕恶频繁,加生姜、藿香。

7. 气血两虚证

证候:神疲乏力,面色无华,少气懒言,动则气促、自汗,消瘦,舌苔薄白,舌质淡白,舌边有齿痕,脉沉细无力或虚大无力。

治法:益气养血,健脾和营。

方药:八珍汤加减。口干、五心烦热者,加沙参、麦冬;心悸少寐,加珍珠母、炒枣仁。

细目六　非酒精性脂肪肝

非酒精性脂肪肝(nonalcoholic fatty liver disease,NAFLD)是指除外酒精和其他明确的肝损害因素所致的,以肝脏脂肪变性为主要特征的临床病理综合征,包括非酒精性脂肪肝(non-alcoholi fatty liver,NAFL)也称单纯性脂肪肝,以及由其演变的非酒精性脂肪性肝炎(non-alcoholic steatohepatitis,NASH)、脂肪性肝纤维化、肝硬化甚至肝癌。NAFLD 现已成为西方国家和我国最常见的肝脏疾病。

本病可归属于中医学“肝癖”“胁痛”“积聚”等范畴。

要点一　西医病因、发病机制与病理

(一)病因和发病机制

NAFLD 的病因较多,高能量饮食、含糖饮料、久坐少动等生活方式,肥胖、型糖尿病、高脂血症、代谢综合征等单独或共同成为 NAFLD 的易感因素。

“多重打击”学说可以解释部分 NAFLD 的发病机制。第一次打击主要是肥胖型糖尿病、高脂血症等伴随的胰岛素抵抗,引起肝细胞内脂质过量沉积;第二次打击是脂质过量沉积的

肝细胞发生氧化应激和脂质过氧化，导致线粒体功能障碍、炎症因子的产生，肝星状细胞的激活，从而产生肝细胞的炎症、坏死；内质网应激、肝纤维化也加重疾病的进展；肠道菌群紊乱也与 NAFLD 的发生相关，如高脂饮食会减少菌群多样性，降低普氏菌属数量，增加厚壁菌门与拟杆菌门的比率，升高了肠道能量的吸收效率；此外，遗传背景、慢性心理应激、免疫功能紊乱，在 NAFLD 的发生发展中也有一定的作用。

（二）病理

NAFLD 的病理改变以大泡性或大泡性为主的肝细胞脂肪变性为特征根据肝内脂肪变、炎症和纤维化的程度，将 NAFLD 分为单纯性脂肪性肝病、脂肪性肝炎，后者可进展为病变程度更为严重的脂肪性肝纤维化、肝硬化甚至肝癌。

单纯性脂肪性肝病肝小叶内>30% 的肝细胞发生脂肪变，以大泡性脂肪变性为主，根据脂肪变性在肝脏累及的范围，可将脂肪性肝病分为轻、中、重三型不伴有肝细胞的炎症、坏死及纤维化。

脂肪性肝炎（NASH）：腺泡区出现气球样肝细胞，腺泡点灶状坏死，门管区炎症伴（或）门管区周围炎症腺泡区出现窦周 / 细胞周纤维化，可扩展到门管区及其周围，出现局灶性或广泛的桥接纤维化。

要点二　中医病因病机

（一）病因

饮食不节、劳逸失度、情志失调、久病体虚、禀赋不足是本病的主要病因诱因。

（二）病机

1. 肝体用失调、脾肾亏虚为主要特点　肝的生理特点为“体阴而用阳”。在病理情况下，肝体受损，肝用无能，则无法疏泄调达，使痰浊、血瘀等病理产物产生，进而发展为浊毒之邪内蕴，损害肝体，形成恶性循环。“凡脾肾不足，及虚弱失调之人，多有积聚之病。”（《景岳全书·积聚》）脾肾亏虚，脾虚运化无力，肾虚气化不利，而致水湿停聚，进而生痰，湿内蕴，继而生热化瘀，而致痰、热、瘀、浊、湿纠结，继而伤肝。

2. 痰、湿、浊、瘀、热为主要病理因素　“惟饮食无节，以渐留滞者，多成痞积于左胁膈膜之外。”（《景岳全书·积聚》）饮食中的饮属于人体中的正常津液，在人体之内化生、转运、输布全凭脾胃功能的正常运行，如果本身脾胃虚弱，或摄入过多，脾胃不能正常运行，其精微物质输布异常，反化为水湿、痰饮，久为浊邪，再而成瘀生热。此外，饮食中的食为精微物质，如果不能很好地通过脾胃运化，则成为浊邪，日久生热生瘀。各种原因产生的痰、湿、浊、瘀、热蕴结肝体，导致本病的发生。

综上所述，本病病位在肝，涉及脾、肾等脏腑。病变初起者，以气机不畅为主，疾病多在气分；随着疾病的进展，脾虚则湿浊内停；湿邪日久，郁而化热，而出现湿热内蕴；久病及肾，气化失司，痰浊不化，阻滞气机，气滞血瘀，瘀血内停，阻滞脉，痰瘀互结于肝脏，病入血分；脾虚失运、肾失气化、肝失疏泄，多重病理因素相互搏结。

要点三　临床表现

1. 症状　NAFLD 尤其是 NAFL 患者通常无显著症状，部分 NAFL 和 NASH 患者可出现一些非特异性症状，包括全身乏力、腹部胀满、肝区隐痛、右上腹不适或胀满感、食欲减退以及其他消化道症状。部分 NASH 相关肝硬化患者发生肝衰竭、食管 – 胃底静脉曲张破裂及肝细胞癌并出现相应的症状。

2. 体征　肝肿大是 NAFLD 常见的体征，50%~75% 的 NAFLD 患者有肝肿大，15%~25% 的 NAFLD 患者出现脾肿大。少数患者可有轻度黄疸。肝硬化的体征包括肝掌、蜘蛛痣、黄疸、腹壁静脉曲张、脾肿大、腹水及下肢水肿等。

3. 肝外表现　NAFLD 常有肝外的临床表现，如肥胖或体质量超重、腰围增加、2 型糖尿病以及心血管疾病等相应的症状和体征。

要点四　辅助检查

1. 实验室检查　单纯性脂肪性肝病时，肝功能基本正常，或有 γ- 谷氨酰转移酶（γ-GT）轻度升高；NASH 时，多见血清转氨酶和 γ-GT 水平升高，通常以 ALT 升高为主。部分患者血脂、尿酸、转铁蛋白和空腹血糖升高或糖耐量异常。

2. 影像学检查　超声诊断脂肪性肝病的准确率高达 70%~80% 左右；利用超声在脂肪组织中传播出现显著衰减的特征，也可定量肝脂肪变程度。CT 平扫肝脏密度普遍降低，肝 / 脾平扫密度比值≤1 可明确脂肪性肝病的诊断，根据肝 / 脾 CT 密度比值还可判断脂肪性肝病的程度。质子磁共振波谱是无创定量肝脏脂肪的最优方法。

3. **病理学检查** 肝穿刺活组织检查是确诊 NAFLD 的主要方法,对鉴别局灶性脂肪性肝病与肝肿瘤、某些少见疾病如血色病、胆固醇酯贮积病和糖原贮积病等有重要意义,也是判断预后的最敏感和特异的方法。

要点五 诊断与鉴别诊断

(一)诊断

临床诊断标准:凡具备下列第 1~5 项和第 6 或第 7 项中任何一项者即可诊断为 NAFLD。①有易患因素:肥胖、2 型糖尿病、高脂血症等。②无饮酒史或饮酒折合乙醇量男性每周<140g,女性每周<70g。③除外病毒性肝炎、药物性肝病、全胃肠外营养、肝豆状核变性和自身免疫性肝病等可导致脂肪肝的特定疾病。④除原发疾病的临床表现外,可有乏力、肝区隐痛、肝脾大等症状及体征。⑤血清转氨酶或γ-GT、转铁蛋白升高。⑥符合脂肪性肝病的影像学诊断标准。⑦肝组织学改变符合脂肪性肝病的病理学诊断标准。

(二)鉴别诊断

1. **酒精性肝病** 有长期饮酒史(一般超过 5 年),折合酒精量男性≥40g/d,女性≥20g/d,或 2 周内有大量饮酒史,折合酒精量>80g/d 时,考虑 ALD,但需排除隐匿性的酗酒史,尤其是老年男性患者。肥胖患者对酒精引起的肝损害更敏感。AST/ALT>2,一些分子标记物如缺糖转铁蛋白(CDT)、γ-GT 及平均红细胞容积(MCV)增高等支持 ALD 诊断,禁酒后这些指标可明显下降,通常 4 周内基本恢复正常。

2. **病毒性肝炎** 是肝生化检查异常的常见原因,肝脂肪变在 HCV 感染基因 3 型患者中常见,相应病毒检测可助诊断。但对于慢性 HBV 及非基因 3 型 HCV 感染的脂肪肝患者,如无过量饮酒史,则通常属于 NAFLD 而非病毒性脂肪肝。

3. **自身免疫性肝病** 相关自身抗体、免疫球蛋白等检测,结合病史进行鉴别。

4. **药物性肝损伤** 类固醇、布洛芬、甲氨蝶呤、非甾体抗炎药及化疗药都可导致大泡性脂肪变;四环素、丙戊酸、核苷及核苷类似物等可导致小泡性脂肪变;胺碘酮、硝苯地平、他莫昔芬等可能引起 NASH。中药(包括中药饮片及中成药)及保健品导致的肝损伤不可忽视。RUCAM 因果关系评估量表可助于药物性肝损伤的诊断。肝患者,如无过量饮酒史,则通常属于 NAFLD 而非病毒性脂肪肝。

要点六 西医治疗

(一)病因治疗

针对病因的治疗,如治疗糖尿病、高脂血症,对多数单纯性脂肪性肝病和 NASH 有效生活方式的改变,如健康饮食、体育运动,在 NAFLD 的治疗中至关重要对于肥胖的 NAFLD 患者,减重 3%~5% 可改善肝脂肪变,减重 7%~10% 能够改善肝脏酶学和组织学的异常。

(二)药物治疗

单纯性脂肪性肝病一般无需药物治疗,通过改变生活方式即可对于 NASH 特别是合并进展性肝纤维化患者,使用维生素 E、甘草酸制剂、多烯磷脂酰胆碱等,可减轻脂质过氧化胰岛素受体增敏剂(如二甲双胍、吡格列酮)可用于合并 2 型糖尿病的 NAFLD 患者;伴有血脂高的 NAFLD 可在综合治疗的基础上应用降血脂药物,但需要检测肝功能,必要时联合用保肝药;肠道益生菌,可减少内毒素的产生和能量的过度吸收。

(三)其他治疗

对改变生活方式和药物治疗无反应者,可通过减重手术进行治疗 NASH 伴有严重代谢综合征患者,也可行粪菌移植。

要点七 中医治疗

1. **湿浊内停证**

证候:右胁肋胀满。形体肥胖,周身困重,倦怠,胸脘痞闷,头晕,恶心。舌淡红,苔白腻,脉弦滑。

治法:祛湿化浊。

方药:胃苓汤加减。若寒湿中阻,腹胀苔腻者,加木香顺气散。

2. **肝郁脾虚证**

证候:右胁肋胀满或走窜作痛,每因烦恼郁怒诱发。腹胀,便溏,腹痛欲泻,乏力,胸闷,善太息。舌淡边有齿痕,苔薄白或腻,脉弦或弦细。

治法:疏肝健脾。

方药:逍遥散加减。若胁痛甚,加青皮、郁金、木香、延胡索、川楝子;若气郁化火,可合用金铃子散、龙胆泻肝汤。

3. **湿热蕴结证**

证候：右胁肋胀痛。恶心，呕吐，黄疸，胸脘痞满，周身困重，纳呆。舌质红，苔黄腻，脉濡数或滑数。

治法：清热化湿。

方药：三仁汤和茵陈五苓散加减。若湿热煎熬成砂石，阻滞胆道，证见胁肋疼痛连及肩背者，合用金钱草、海金沙、郁金、鸡内金。

4. **痰瘀互结证**

证候：右胁下痞块或右胁肋刺痛。纳呆，胸脘痞闷，面色晦暗。舌淡暗有瘀斑，苔腻，脉弦滑或涩。

治法：活血化瘀，祛痰散结。

方药：膈下逐瘀汤和二陈汤加减。若胁下有癥块，而正气未衰者，可加三棱、莪术、地鳖虫，或配合服用鳖甲煎丸。

5. **脾肾两虚证**

证候：右胁下隐痛。乏力，腰膝酸软，夜尿频多，大便溏泄。舌淡，苔白，脉沉弱。

治法：补益脾肾。

方药：四君子汤和金匮肾气丸加减。若神疲乏力，气短懒言，便溏明显者，可加黄芪、山药、薏苡仁、白扁豆；若面色苍白，怯寒肢冷，腰膝酸冷疼痛明显者，加用肉桂、淫羊藿、仙茅根。

细目七　肝　硬　化

肝硬化（hepatic cirrhosis），是一种由多种病因引起的慢性肝病，以肝细胞广泛变性坏死，纤维组织弥漫性增生，再生结节形成导致肝小叶结构破坏和假小叶形成，使肝脏逐渐变形、变硬为特征的疾病。临床上有多系统受累，以肝功能损害和门脉高压为主要表现，晚期常出现上消化道出血、肝性脑病、感染等多种严重并发症。

本病与中医学中的“水鼓”相类似，可归属于中医学“单腹胀”“鼓胀”等范畴。

要点一　西医病因、发病机制、病理

1. **病因**　引起肝硬化的病因很多，不同地区主因不同，在我国以病毒性肝炎所致的肝硬化为主，西方国家以慢性酒精中毒多见。

（1）病毒性肝炎：主要为乙型、丙型和丁型病毒重叠感染，通常经过慢性肝炎阶段演变为肝硬化，甲型和戊型病毒性肝炎除重症外，一般不发展为肝硬化。

（2）慢性酒精中毒：长期大量饮酒（一般为每日摄取酒精80g达10年以上），乙醇及其中间代谢产物乙醛的毒性作用，引起慢性酒精性肝炎，发展为酒精性肝硬化。

（3）非酒精性脂肪性肝炎：约20%的非酒精性脂肪性肝炎可发展为肝硬化。

（4）胆汁淤积：慢性持续性肝内胆汁淤滞或肝外胆管阻塞，高浓度、高压力的胆酸和胆红素刺激，可引起肝细胞变性、坏死和肝纤维组织增生，形成肝硬化。

（5）循环障碍：慢性充血性心力衰竭、缩窄性心包炎、肝静脉阻塞综合征等，致肝脏长期淤血缺氧，肝细胞坏死和结缔组织增生，形成淤血性（心源性）肝硬化。

（6）遗传代谢性疾病：由于先天性遗传缺陷引起物质代谢障碍，某些代谢物质在肝内异常沉积损伤肝细胞而致肝硬化。

（7）工业毒物或药物：长期接触磷、砷、四氯化碳等工业毒物，或长期服用双醋酚汀、甲基多巴、四环素、甲氨蝶呤等药物，可引起中毒性或药物性肝炎，最后发展为肝硬化。

（8）自身免疫性慢性肝炎：最终可发展为肝硬化。

（9）血吸虫病：血吸虫卵沉积于汇管区，引起结缔组织增生，导致肝纤维化，形成不完全分隔性肝硬化。

（10）隐源性肝硬化：为病因仍不明者。

2. **发病机制**　不论引起肝硬化的病因如何，其病理变化和演变过程基本相同，主要包括4个方面：①肝细胞广泛变性、坏死，肝小叶纤维支架塌陷。②残存肝细胞无序性排列再生，形成不规则结节状肝细胞团即再生结节。③在炎症的刺激下，自汇管区和肝包膜有大量纤维结缔组织增生，形成纤维束，从汇管区向另一汇管区或向肝小叶中央静脉延伸扩展，形成纤维间隔，包绕再生结节或将残存肝小叶重新改建分割成假小叶，一旦假小叶形成，标志病变已进展至肝硬化。④由于上述病理变化反复进行，假小叶越来越多，造成肝脏内血液循环的紊乱，表现为血管床缩小、闭塞或扭曲，血管受再生结节的挤压；肝内门静脉小支、肝静脉小支和肝动脉小支三者之间失去正常关系，并相互之间出现交通吻合支等，这些严重的肝血液循环障碍，不仅是造成门静脉高压的病理基础，而且更加重肝细胞的营养障碍，最终发展至晚期肝硬化。

3. **病理**　早期肝脏体积正常或稍大，晚期缩小，重量减轻，质地变硬，包膜增厚，整个肝表面呈颗粒状或小结节状突起。依据结节的形态，把肝硬化分为 4 种病理类型。

（1）小结节性肝硬化：结节大小比较均匀，直径一般 3~5mm，最大不超过 1cm。

（2）大结节性肝硬化：结节粗大，大小不均，直径 1~3cm，最大可达 5cm。

（3）大小结节混合性肝硬化：为上述两型的混合型。

（4）不完全分隔性肝硬化：结节再生不显著。

要点二　中医病因病机

“今也七情内伤，六淫外侵，饮食不节，房劳致虚……经曰鼓胀是也。”（《格致余论·鼓胀论》）具体而言，本病的形成多由酒食不节、情志失调、感染血吸虫、黄疸积聚等病迁延日久，引起肝、脾、肾亏损，气滞、血瘀、湿阻腹中所致。

1. **气滞湿阻**　由于情志不畅，肝气郁结，横逆乘脾，脾运不健，湿阻中焦，浊气充塞。

2. **寒湿困脾**　“鼓胀……假以怒伤肝，肝克脾，脾气不正，必胀于胃。”（《三因极一病证方论》）过食生冷，寒湿停滞中焦；或冒雨涉水，久居潮湿，寒湿内侵伤中。脾阳不振，寒湿停聚，水蓄不行。

3. **湿热蕴脾**　感受湿热之邪；或过食辛辣肥甘；或嗜酒无度，酿成湿热，内蕴脾胃。湿热互结，浊水停聚。

4. **肝脾血瘀**　肝气郁结，日久气滞血瘀，或湿热、寒湿停聚中焦，久则肝脾俱伤，气血凝滞。瘀血阻于肝脾脉络，血不利为水则致水气内聚。

5. **脾肾阳虚**　脾肾久病，耗气伤阳，阳气不运，水寒之气不行，故腹胀大不舒，入暮尤甚。脾阳虚不能运化水谷，故脘闷纳呆；肾阳不足，膀胱气化不行，故小便短少。

6. **肝肾阴虚**　久病失调，阴液亏虚；或情志内伤，阳亢耗阴；或房事不节，肾精耗损。肝肾阴虚，津液不能输布，水液停聚中焦，血瘀不行，故腹胀大，甚者青筋暴露，面色晦滞。

“肝水者，其腹大，不能自转侧，胁下腹痛，时时津液微生，小便续通……脾水者，其腹大，四肢苦重，津液不生，但苦少气，小便难。肾水者，其腹大，脐肿腰痛，不得溺，阴下湿如生鼻上汗，其足逆冷，面反瘦。”（《金匮要略·水气病脉证并治》）本病病变脏腑在肝，与脾、肾密切相关；初起在肝脾，久则及肾。“胀病亦不外水裹气结血凝”（《医门法律·胀病论》）。因此，本病的基本病机为肝、脾、肾三脏功能失调，气滞、血瘀、水停腹中；病机特点为本虚标实。本病晚期水湿郁而化热蒙蔽心神，引动肝风，迫血妄行，出现神昏、痉厥、出血等危象。

要点三　临床表现

临床上将肝硬化分为肝功能代偿期和失代偿期，但两者常界限不明显或重叠出现。

（一）肝功能代偿期

临床症状较轻，且缺乏特异性，可见倦怠乏力，食欲不振，厌食油腻，恶心呕吐，右上腹不适或隐痛、腹胀，轻微腹泻等症状。多呈间歇性，因劳累或伴发病而出现，休息或治疗后可缓解。其中以乏力和食欲减退出现较早且突出。体征多不明显，可有肝大及质地改变，部分患者有脾肿大，肝掌和蜘蛛痣。肝功能正常或有轻度异常。

（二）肝功能失代偿期

1. 肝功能减退的临床表现

（1）全身症状：一般情况与营养状况不良，消瘦乏力，精神不振，严重者卧床不起，皮肤粗糙，面色晦暗、黝黑呈肝病面容，部分有不规则低热和黄疸。

（2）消化道症状：常见食欲减退，厌食，勉强进食后上腹饱胀不适，恶心呕吐，腹泻等。上述症状的产生与胃肠道淤血、水肿、炎症，消化吸收障碍和肠道菌群失调有关。

（3）出血倾向及贫血：出血是由于肝功能减退合成凝血因子减少，脾功能亢进和毛细血管脆性增加等原因造成。2/3 患者有轻到中度贫血，系营养缺乏、肠道吸收障碍、胃肠道出血和脾功能亢进等因素引起。

（4）内分泌紊乱：肝功能减退时，对内分泌激素灭活作用减弱，主要有雌激素、醛固酮及抗利尿激素增多。由于雄、雌激素平衡失调，男性患者常有性欲减退、睾丸萎缩、毛发脱落及乳房发育等；女性患者有月经不调、闭经、不孕等。

蜘蛛痣及肝掌的出现一般认为与雌激素增多有关。醛固酮增多使远端肾小管对钠重吸收增加,抗利尿激素增多使集合管对水分吸收增加,钠、水潴留使尿量减少和浮肿,对腹水的形成和加重也起重要促进作用。

2. 门静脉高压症的临床表现

(1)脾肿大:主要由于门静脉压增高后脾脏慢性淤血,脾索纤维组织增生所致。

(2)侧支循环的建立和开放:临床上重要的侧支开放为食管下段与胃底静脉曲张、腹壁静脉曲张、痔静脉曲张。

(3)腹水:是肝硬化代偿功能减退最突出的体征,少量腹水可无明显症状,大量腹水可使腹部明显膨隆,腹壁紧张发亮,脐外凸。其发生机制比较复杂,最基本因素是门静脉高压、肝功能障碍、血浆胶体渗透压降低等。

要点四 辅助检查

1. 血液一般检查 在代偿期多正常,失代偿期有不同程度的贫血。脾功能亢进时,白细胞及血小板计数均见减少,后者减少尤为明显。

2. 尿液检查 代偿期一般无明显变化,失代偿期有时可有蛋白及管型和血尿。有黄疸时可出现胆红素,并有尿胆原增加。

3. 肝功能检查 肝功能很复杂,临床检测指标虽多,但常用的实验室检测指标,只能反映肝功能的某一个侧面,故应进行多个侧面的检测并结合临床综合分析判断:①血清酶学:转氨酶升高与肝脏炎症、坏死相关。一般为轻至中度升高,以ALT升高较明显,肝细胞严重坏死时则AST升高更明显。谷氨酰转肽酶(GGT)及碱性磷酸酶(ALP)也可有轻至中度升高。②蛋白质代谢:肝功能受损时,白蛋白与球蛋白比值(A/G)降低或倒置。③凝血酶原时间:肝功能代偿期多正常,失代偿期则有不同程度延长。④胆红素代谢:失代偿期血清胆红素半数以上增高,有活动性肝炎或胆管阻塞时,结合胆红素可以增高。⑤脂肪代谢:肝功能代偿期,血中胆固醇多正常或偏低,失代偿期总胆固醇特别是胆固醇脂常低于正常。

4. 腹水检查 腹水呈淡黄色漏出液,外观透明。如并发腹膜炎时,其透明度降低,比重增高,利凡他试验阳性,白细胞数增多,腹水培养可有细菌生长。腹水呈血性应高度怀疑癌变,应做细胞学检查。

5. 血清免疫学检查 对病因诊断有一定意义。

6. 影像学检查

(1)X线检查:食管静脉曲张时,曲张静脉高出黏膜表层,导致钡剂在黏膜表层分布不均,呈现虫蚀状或蚯蚓状充盈缺损以及纵行黏膜皱襞增宽。胃底静脉曲张时,可见菊花样缺损。

(2)CT和MRI检查:早期肝大,晚期缩小,肝左、右叶比例失调,右叶萎缩,左叶代偿性增大,肝表面不规则,脾肿大、腹水等。

(3)超声检查:B型超声检查可显示肝大小、外形改变和脾肿大,门静脉高压时门静脉主干内径增宽,有腹水时可在腹腔内见到液性暗区。彩色多普勒可显示肝内血流动力学改变。

7. 内镜检查 胃镜可直接观察食管及胃底静脉曲张的程度与范围,其准确率较X线检查高。在并发上消化道出血时,急诊胃镜可查明出血部位,并进行治疗。

8. 腹腔镜检查 可直接观察肝脏表面、色泽、边缘及脾脏情况,并可在直视下有选择性地穿刺活检。

9. 肝活组织检查 有确诊价值,尤其适用于代偿期肝硬化的早期诊断、肝硬化结节与小肝癌鉴别及鉴别诊断有困难的其他情况者。

要点五 诊断

(一)诊断依据

1. 主要指征 ①内镜或食道钡剂X线检查发现食管静脉曲张。②B超提示肝回声明显增强、不均、光点粗大;或肝表面欠光滑,凹凸不平或呈锯齿状;或门静脉内径>13mm;或脾脏增大。③腹水伴腹壁静脉曲张。④CT显示肝外缘结节状隆起,肝裂扩大,左右肝叶比例失调,右叶常萎缩,左叶及尾叶代偿性增大。⑤腹腔镜或肝穿刺活组织检查诊为肝硬化。以上除⑤外,其他任何一项结合次要指征,可以确诊。

2. 次要指征 ①实验室检查:一般肝功能异常[A/G倒置、蛋白电泳A降低、γ球蛋白(γ-G)升高、血清胆红素升高、凝血酶原时间延长等],或透明质酸(HA)、Ⅲ型前胶原肽(PⅢP)、单氨氧化酶(MAO)、腺苷脱氨酶(ADA)、层粘连蛋白(LN)增高。②体征:肝病面容,可见蜘蛛痣、肝掌、黄疸、下肢水肿、肝脏质地偏硬、脾大、男性乳房发育。

（二）病因诊断

1. **肝炎后肝硬化** 需有乙型肝炎和（或）丙型肝炎标志物阳性，或有明确重症肝炎史。

2. **酒精性肝硬化** 需有长期大量嗜酒史（每天摄取酒精 50g，10 年以上）。

3. **血吸虫性肝纤维化** 需有慢性血吸虫病史。

4. **其他病因引起的肝硬化** 需有相应的病史及诊断，如长期右心衰竭或下腔静脉阻塞、长期使用损肝药物、自身免疫性疾病、代谢障碍性疾病等。

对代偿期患者的诊断常不容易，因临床表现不明显，对可疑者应定期追踪观察，必要时进行肝穿刺活组织病理检查才能确诊。

要点六　西医治疗

（一）一般治疗

1. **休息** 代偿期宜适当减少活动，可参加轻工作；失代偿期应卧床休息。

2. **饮食** 食用高热量、高蛋白、富含维生素、易消化食物，禁酒，避免食用粗糙、坚硬食物；肝功严重损坏或有肝性脑病先兆者应限制或禁食蛋白；慎用巴比妥类镇静药，禁用损害肝脏的药物；腹水者应少盐或无盐饮食。

3. **支持治疗**

（二）药物治疗

1. 抗病毒治疗，首选替诺福韦、恩替卡韦等。只要 HBV-DNA 阳性，必须予以抗病毒治疗方案。

2. 保护肝细胞的药物，如水飞蓟宾等。

3. 维生素类药物。

4. 抗纤维化药物，可酌情使用青霉胺、秋水仙碱。

5. 抗脂肪肝类药物。

（三）腹水的治疗

1. **限制钠、水的摄入**。

2. **利尿剂** 临床常用醛固酮拮抗剂螺内酯与呋塞米联合应用，既能提高疗效，又可减少电解质紊乱。用利尿剂以体重每日下降不超过 0.5kg 为宜。

3. **提高血浆胶体渗透压** 每周定期、少量、多次静脉输注白蛋白、血浆或新鲜血液。

4. **放腹水同时补充白蛋白** 对于难治性腹水患者，可采用放腹水加输注白蛋白疗法。

5. **腹水浓缩回输** 适用于难治性腹水，特别是用于肝硬化腹水伴肾功能不全者。

6. **外科治疗** 腹腔－颈静脉引流，经颈静脉肝内门体分流术脾切除等。

（四）并发症的治疗

1. **上消化道出血** 参见上消化道出血。

2. **肝性脑病** 主要是减少氨的来源、减少氨产生、增加排出如导泻、应用降氨药，调节水电解质平衡，应避免使用镇静剂等。

3. **肝肾综合征** ①早期预防和消除诱发肝肾衰竭的因素；②避免使用损害肾脏的药物；③静脉输入右旋糖酐、白蛋白或浓缩腹水回输，提高有效循环血容量，改善肾血流；④使用血管活性药物，能改善血流量，增加肾小球滤过率，降低肾小管阻力。

4. **自发性腹膜炎** 一旦诊断成立，应优先选用针对革兰氏阴性杆菌并兼顾革兰氏阳性球菌的抗感染药物，并根据细菌培养结果调整药物，抗菌治疗要早期、联合、足量使用。

要点七　中医治疗

（一）治疗原则

标实为主者，当根据气、血、水的偏盛，分别采用行气、活血、祛湿利水或暂用攻逐之法，同时配以疏肝健脾；本虚为主者，当根据阴阳的不同，分别采取温补脾肾或滋养肝肾法，同时配合行气活血利水。由于本病总属本虚标实错综复杂，故治当攻补兼施，补虚不忘泻实，泻实不忘正虚。

（二）辨证论治

1. **气滞湿阻证**

证候：腹大胀满，按之软而不坚，胁下胀痛，饮食减少，食后胀甚，得嗳气或矢气稍减，小便短少，舌苔薄白腻，脉弦。

治法：疏肝理气，健脾利湿。

方药：柴胡疏肝散合胃苓汤加减。若腹胀甚者，加木香、大腹皮、沉香行气消胀；胁下疼痛者，加丹参、延胡索、川楝子活血化瘀，通络止痛；腹中有冷气，食少便溏者，加干姜、附子温里散寒。

2. **寒水困脾证**

证候：腹大胀满，按之如囊裹水，甚则颜面微浮，下肢浮肿，乏力，食少便溏，小便短少，舌苔白滑或白腻，脉缓或沉迟。

治法：温中健脾，行气利水。

方药：实脾饮加减。若浮肿较甚，尿少者，

加猪苓、肉桂、泽泻行水利尿；脘腹胀满者，加枳壳、砂仁宽中消胀；胁肋疼痛者，加延胡索、香附、青皮行气止痛。

3. **湿热蕴结证**

证候：腹大坚满，脘腹撑急，烦热口苦，渴不欲饮，或有面目肌肤发黄，小便短黄，大便秘结或溏滞不爽，舌红，苔黄腻或灰黑，脉弦滑数。

治法：清热利湿，攻下逐水。

方药：中满分消丸合茵陈蒿汤加减。若湿热壅盛症见黄疸者，可去人参、干姜，加虎杖、金钱草清热利湿退黄；小便赤涩量少者，加陈葫芦、滑石清热利尿；腹胀甚，腹水不退，尿少便秘者，可用舟车丸、甘遂或禹功散等攻下逐水，但此类药作用峻烈，中病即止，不可久服。

4. **肝脾血瘀证**

证候：腹大胀满，脉络怒张，胁腹刺痛，面色晦暗黧黑，胁下癥块，面颈胸壁等处可见红点赤缕，手掌赤痕，口干不欲饮，或大便色黑，舌质紫暗，或有瘀斑，脉细涩。

治法：活血化瘀，化气行水。

方药：调营饮或膈下逐瘀汤加减。若胁下癥积者，可酌加三棱、莪术、穿山甲破血化瘀，消癥散结；大便色黑者，加蒲黄、三七、茜草化瘀止血；腹水甚者，加猪苓、车前子、马鞭草，如顽固腹水难以消退，也可暂用舟车丸等攻下逐水。

5. **脾肾阳虚证**

证候：腹大胀满，形如蛙腹，朝宽暮急，神疲怯寒，面色苍黄或白，脘闷纳呆，下肢浮肿，小便短少不利，舌淡胖，苔白滑，脉沉迟无力。

治法：温肾补脾，化气利水。

方药：附子理中汤合五苓散加减。若青筋暴露者，可加丹参、水蛭活血化瘀；神疲乏力、少气懒言者，可加黄芪、薏苡仁、扁豆以益气健脾；肾阳虚衰较甚者，可改用济生肾气丸。

6. **肝肾阴虚证**

证候：腹大胀满，甚或青筋暴露，面色晦滞，口干舌燥，心烦失眠，牙龈出血，时或鼻衄，小便短少，舌红绛少津，少苔或无苔，脉弦细数。

治法：滋养肝肾，化气利水。

方药：一贯煎合膈下逐瘀汤加减。若口干咽燥者，加石斛、沙参、玄参以生津止渴；牙龈出血、鼻衄者，可加侧柏叶、藕节、仙鹤草以止血；小便短少者，加车前子、滑石、猪苓利尿；若阴虚阳浮，症见头晕耳鸣，面赤颧红者，加龟板、鳖甲、牡蛎等滋阴潜阳；阴虚内热，症见潮热盗汗，加银柴胡、地骨皮、青蒿等清虚热。

细目八 急性胰腺炎

急性胰腺炎（acute pancreatitis，AP）是由多种病因导致胰酶在胰腺内被激活后引起胰腺组织自身消化、水肿、出血甚至坏死的炎症反应，主要表现为急性上腹痛伴恶心、呕吐、血与尿淀粉酶升高。

本病与中医学中的“胰瘅”相类似，可归属于中医学“腹痛”“脾心痛”等范畴。

要点一 西医病因、发病机制、病理

（一）病因及发病机制

1. **胆石症与胆道疾病（胆石症最常见）**

（1）结石嵌顿在壶腹部，导致胰腺炎与上行胆道炎，即“共同通道学说”。

（2）梗阻。

（3）奥迪括约肌（Oddi 括约肌）功能不全。

（4）胆道炎症。

2. **大量饮酒和暴饮暴食**

（1）乙醇刺激胃酸分泌，使胰泌素与缩胆囊素分泌，胰腺外分泌增加。

（2）刺激 Oddi 括约肌痉挛和十二指肠乳头水肿，胰液排出受阻，胰管内压增加。

（3）长期酒癖者常有胰液内蛋白含量增高，易沉淀而形成蛋白栓，致胰液排出不畅。

3. **胰管阻塞** 胰管内压增高，胰管小分支和胰腺泡破裂，胰液与消化酶渗入间质，引起急性胰腺炎。

4. **手术与创伤** 损伤胰腺组织与血液供应。

5. **内分泌与代谢障碍** 高钙血症引起胰管钙化、管内结石导致胰液引流不畅，甚至胰管破裂；刺激胰液分泌增加，促进胰蛋白酶原激活。高血脂引起胰液内脂质沉着，或来自胰外的脂肪栓塞并发胰腺炎。

6. **感染**

7. **药物** 直接损伤胰腺组织，使胰液分泌或黏稠度增加。

8. **其他** 十二指肠球后穿透性溃疡、邻近乳头的十二指肠憩室炎、胃部手术后输入袢综合征、肾或心脏移植术、血管性疾病及遗传因素。

(二)病理

1. **急性水肿型** 胰腺肿大、水肿、分叶模糊,质脆,胰腺周围有少量脂肪坏死。组织学检查见间质水肿、充血和炎症细胞浸润,可见散在的点状脂肪坏死,无明显胰实质坏死和出血。

2. **急性坏死型** 胰腺呈红褐色或灰褐色,有新鲜出血区,分叶结构消失。较大范围的脂肪坏死灶,散落在胰腺及周围组织如大网膜,称为钙皂斑。可并发脓肿、假性囊肿、瘘管形成。显微镜下胰腺组织的坏死主要为凝固性坏死,细胞结构消失。坏死灶周围有炎症细胞浸润包绕。常见静脉炎、淋巴管炎、血栓形成及出血坏死。

要点二 中医病因病机

《医学发挥》强调"痛则不通"的病理学说。本病中医病因多由暴饮暴食,酗酒过度,或情志失调,蛔虫窜扰等引起,在这些病因的作用和影响下,导致中焦壅阻,气机不利,不通则痛。

1. **肝郁气滞** 情志内伤抑郁恼怒,肝失疏泄条达,乘脾犯胃,肝脾不和,气机不利,脏腑经络气血郁滞,不通而痛。

2. **肝胆湿热** 素有肝胆疾患,湿热内蕴;或嗜食肥甘厚味,损伤脾胃,生湿蕴热,湿热熏蒸,肝胆疏泄不利;或结石阻滞胆道,肠胃失和。湿热或滞留中焦,或溢于肌肤。

3. **肠胃热结** 饮食不节,素体肠胃热盛,或恣食辛辣,或暴饮暴食,酗酒无度,燥热内结肠胃,热盛灼伤脾胃,热瘀相结,中焦闭阻不通。

故本病病位在脾、胃,与肝、胆关系密切。基本病机为气滞、湿热、积热壅阻中焦,气机不利,不通则痛。以实证、热证为主。

要点三 临床表现

(一)症状

1. **腹痛** 为主要表现和首发症状。突然起病,常在饱食、高脂餐食或饮酒后发生。疼痛多在中上腹,可向腰背部呈带状放射;程度不一,可为钝痛、刀割样痛、钻痛或绞痛;呈持续性,可有阵发性加剧;不为一般胃肠痉挛药缓解,进食可加剧,取弯腰抱膝位可减轻。

2. **恶心、呕吐及腹胀** 吐出食物和胆汁,呕吐后腹痛并不减轻。腹胀,甚至出现麻痹性肠梗阻。

3. **发热** 中度以上发热,持续3~5天。持续发热1周以上不退或逐日升高、白细胞升高者怀疑有继发感染。

4. **低血压或休克** 常见于重症胰腺炎。患者烦躁不安、皮肤苍白、湿冷等,休克可突然发生,甚至猝死。主要原因为有效血容量不足,缓激肽类物质致周围血管扩张,并发消化道出血。

5. **水、电解质、酸碱平衡及代谢紊乱** 出现轻重不等的脱水,低血钾、呕吐频繁可有代谢性碱中毒。重症者有明显脱水与代谢性酸中毒,低钙血症,部分伴血糖增高,偶可发生糖尿病酮症酸中毒或高渗性昏迷。

(二)体征

1. **轻症急性胰腺炎** 体征较轻,上腹部压痛,压痛往往与腹痛程度不相称,伴腹胀和肠鸣音减少,无肌紧张和反跳痛。

2. **重症急性胰腺炎** 上腹或全腹压痛显著,并有肌紧张和反跳痛,甚至上腹部可扪及肿块。肠鸣音减弱或消失,可有移动性浊音。伴肠麻痹时有明显腹胀,腹水多成血性,其中淀粉酶明显升高。两侧胁腹部皮肤呈暗灰蓝色,为Grey-Turner征;脐周围皮肤青紫,称卡伦征(Cullen征)。胆总管或壶腹部结石、胰头炎性水肿压迫胆总管及并发胰腺脓肿或假囊肿压迫或肝细胞损坏时,可见黄疸。低钙血症可引起手足抽搐。

(三)并发症

1. **局部并发症** 胰腺周围、腹腔或腹膜后脓肿形成,以及由坏死组织在胰腺内或其周围包裹液化积聚而形成假性囊肿。

2. **全身并发症** 急性呼吸衰竭、急性肾衰竭、心力衰竭与心律失常、消化道出血、胰性脑病、败血症及真菌感染、高血糖、慢性胰腺炎。

要点四 辅助检查

1. **血液一般检查** 多有白细胞增多及中性粒细胞核左移。

2. **血、尿淀粉酶测定** 血淀粉酶起病后6~12小时开始升高,12~24小时达到高峰,一般持续3~5天后下降,超过500U(Somogy法)即有确定价值。尿淀粉酶升高较晚,在发病后12~14小时开始升高,下降缓慢,持续1~2周,超过256U(Winslow法)或500U(Somogy法)提示本病,但受患者尿量的影响。淀粉酶的高低不一定反映病情轻重,出血坏死型胰腺炎淀粉酶值可正常或低于正常。其他急腹症也可有升高,但一般不超过正常值的2倍。

胰源性腹水和胸水中的淀粉酶值亦明显升高。

3. **血清脂肪酶测定** 此酶升高较晚,起病24~72小时开始上升,持续7~10天,急性胰腺炎时常超过1.5U(Cherry–Crandall),对就诊较晚的患者有诊断价值,特异性也较高。

4. **其他标志物** 组织损伤和炎症的非特异性标志物,有助于评估与监测急性胰腺炎的严重性,如C反应蛋白、白细胞介素-6(IL-6)。CRP>250mg/L提示广泛的胰腺坏死。

5. **生化检查** 暂时性血糖升高,持久的空腹血糖高于10mmol/L反应胰腺坏死,提示预后不良。高胆红素血症,4~7天恢复正常。暂时性低钙血症常见于重症胰腺炎,与临床严重程度平行,若血钙低于1.5mmol/L以下提示预后不良。

6. **影像学检查**

腹部平片:可排除其他急腹症。"哨兵袢"和"结肠切割征"为胰腺炎的间接指征。弥漫性模糊影、腰大肌边缘不清,提示腹水。可发现肠麻痹或麻痹性肠梗阻征。

腹部B超:常规初筛检查。胰腺肿大,胰内及胰周围回声异常。后期对脓肿和假性囊肿有诊断意义。

CT扫描:对鉴别轻症和重症胰腺炎,以及附近器官是否累及具有重要价值。轻症可见胰腺非特异性增大和增厚,胰周围边缘不规则;重症可见胰周围区消失;网膜囊和网膜脂肪变性,密度增加;胸腹膜腔积液。增强CT是诊断胰腺坏死的最佳方法。

要点五 诊断与鉴别诊断

(一)诊断

根据典型的临床表现和实验室检查,常可做出诊断。

1. **轻症胰腺炎** 患者有剧烈而持续的上腹部疼痛、恶心、呕吐、轻度发热、上腹压痛,但无肌紧张,同时有血清和/或尿淀粉酶显著升高,排除其他急腹症者,即可以诊断。

2. **重症胰腺炎** 具备轻症胰腺炎的诊断标准,且具有局部并发症和/或器官衰竭。

有以下表现者当拟诊为重症胰腺炎:临床症状出现休克症状;腹肌强直、腹膜刺激征、Grey–Turner征或Cullen征;实验室检查血钙显著下降至2mmol/L以下、血糖>11.2mmol/L(无糖尿病),血尿淀粉酶突然下降;腹腔诊断性穿刺有高淀粉酶活性腹水。

(二)鉴别诊断

1. **消化性溃疡急性穿孔** 有较典型的溃疡病史,腹痛突然加剧,腹肌紧张,肝浊音界消失,X线透视检查见膈下有游离气体。

2. **胆石症与急性胆囊炎** 胆绞痛史,疼痛位于右上腹,常放射到右肩部,墨菲征(Murphy征)阳性,血及尿淀粉酶轻度升高。B超及X线胆道造影可明确诊断。

3. **急性肠梗阻** 腹痛为阵发性,腹胀,呕吐,肠鸣音亢进,有气过水声,无排气,可见肠型。腹部X线检查可见液气平面。

4. **心肌梗死** 有冠心病病史,突然发病,疼痛多位于胸骨后和心前区,有时疼痛限于上腹部。心电图显示心肌梗死特征改变,血清心肌酶升高。血及尿淀粉酶正常。

要点六 西医治疗

(一)轻症

1. 禁食,必要时胃肠减压。

2. 静脉输液,积极补充血容量,维持水电解质和酸碱平衡,注意维持热量供应。

3. 疼痛剧烈者用解痉镇痛剂。

4. 抗生素。

5. 抑制胃酸分泌,可用H_2受体拮抗剂(如西咪替丁、法莫替丁、雷尼替丁等)、质子泵抑制剂(如奥美拉唑等)减少胃酸,以抑制胰腺分泌。

(二)重症

1. **监护** 监测项目应包括体温、呼吸、脉搏、血压、尿量、腹部情况、白细胞计数、血清电解质、血和尿淀粉酶、血气分析及重要脏器功能状况。

2. **维持水电解质平衡及抗休克**

3. **营养支持**

4. **抗菌药物** 喹诺酮类或亚胺培南为佳,联合甲硝唑。

5. **解痉镇痛** 常用阿托品或山莨宕碱肌内注射。

6. **减少胰腺分泌** 应用生长抑素。

7. **抑制胰酶活性** 应用抑肽酶。

8. **并发症治疗** 并发急性呼吸窘迫综合征者,除用肾上腺皮质激素、利尿剂外,使用呼气末正压人工呼吸器。有急性肾衰竭者,可做透析治疗。

9. **外科治疗**

(1)内镜下 Oddi 括约肌切开术:适用于胆源性胰腺炎合并胆道梗阻或胆道感染者。

(2)腹腔灌洗。

(3)手术治疗:适应证为胰腺坏死合并感染;胰腺脓肿;胰腺假性囊肿;胆道梗阻或感染;疑有腹腔脏器穿孔或肠坏死者行剖腹探查术。

要点七　中医治疗

(一)治疗原则

《医学发挥·泄可去闭葶苈大黄之属》在治疗原则上提出“痛随利减,当通其经络,则疼痛去矣”,因此,中医治疗急性胰腺炎以通为要,根据辨证具体采用理气开郁,活血化瘀,通里泻下,清热解毒或燥湿为主。热结为中心环节,故“通腑泻实”法尤为重要,宜尽早实施,为治疗的关键,通下宜适度,过则伤正。如生厥逆变证,则当益气固脱救逆兼以通下,万不可一味攻伐。病情缓解后的恢复期当以调理脾胃、固复正气为主,治宜益气健脾、柔肝养阴,兼以活血化瘀。

(二)辨证论治

1. 肝郁气滞证

证候:突然中上腹痛,痛引两胁,或向右肩背部放射,恶心呕吐,口干苦,大便不畅,舌淡红,苔薄白,脉弦细或紧。

治法:疏肝利胆,行气止痛。

方药:小柴胡汤加减。若疼痛剧烈者,加延胡索、川楝子行气止痛;大便不通者,加芒硝、炒莱菔子、厚朴通腑泄浊;饮食停滞,嗳腐吞酸者,加山楂、麦芽、焦槟榔消食导滞;发热者,加金银花、连翘、蒲公英以清热解毒。

2. 肝胆湿热证

证候:上腹胀痛拒按,胁痛,或有发热,恶心呕吐,目黄身黄,小便短黄,大便不畅,舌红,苔薄黄或黄腻,脉弦数。

治法:清利肝胆湿热。

方药:清胰汤合龙胆泻肝汤加减。若黄疸明显者,加茵陈、虎杖、金钱草利胆退黄;恶心呕吐者,加竹茹、陈皮、枇杷叶清热止呕;有结石者,加金钱草、海金沙、鸡内金利胆排石。

3. 肠胃热结证

证候:全腹疼痛,痛而拒按,发热,口苦而干,脘腹胀满,大便秘结,小便短黄,舌质红,苔黄腻,脉沉实或滑数。

治法:通腑泄热,行气止痛。

方药:大承气汤加减。可加金银花、连翘、山栀子等清热解毒;疼痛剧烈者,加蒲黄、五灵脂、延胡索通络止痛;有黄疸者,加茵陈、虎杖利胆退黄。若高热不退者,可合用五味消毒饮。

细目九　肠易激综合征

肠易激综合征(irritable bowel syndrome,IBS)是一种以腹痛伴排便习惯改变为特征而无器质性病变的常见功能性肠病。临床上,根据排便特点和粪便的性状可分为腹泻型、便秘型和混合型。西方国家便秘型多见,我国则以腹泻型为主。

本病归属于中医学“泄泻”“腹痛”“便秘”“滞下”等范畴。

要点一　西医病因

本病病因及发病机制十分复杂,是多因素共同作用的结果。具体机制如下:

1. **胃肠动力学异常**　结肠电生理研究显示,IBS 以便秘为主者 3 次 / 分钟的慢波频率明显增加。腹泻型 IBS 高幅收缩波明显增加。对各种生理性和非生理性刺激(如进食、肠腔扩张、肠内容物以及某些胃肠激素)的动力学反应过强,并呈反复发作过程。

2. **内脏感觉异常**　直肠气囊充气试验表明,IBS 患者充气疼痛阈值明显低于对照组。大量研究发现,IBS 患者对胃肠道充盈扩张、肠平滑肌收缩等生理现象敏感性增强,易产生腹胀腹痛。

3. **肠道感染治愈后**　其发病与感染的严重性及应用抗生素时间均有一定相关性。

4. **胃肠道激素**　研究还发现某些胃肠道肽类激素如缩胆囊素等可能与 IBS 症状有关。

5. **肠道微生态失衡**　IBS-D 患者乳酸菌、脱硫弧菌和双歧杆菌数量明显减少,而 IBS-C 患者韦荣球菌数目增加。但是肠道微生态参与 IBS 发病的具体机制仍待进一步研究。

6. **精神心理障碍**　大量调查表明，IBS患者焦虑、抑郁积分显著高于正常人，应激事件发生频率亦高于正常人，对应激反应更敏感和强烈。

要点二　中医病因病机

本病的主要发病因素有脾胃虚弱、情志失调、饮食不节等。

1. **脾胃虚弱**　“若饮食失节，起居不时，以致脾胃受伤，则水反为湿，谷反为滞，精华之气不能输化，乃致合污下降，而泻痢作矣。”（《景岳全书·泄泻》）禀赋不足，或感受毒邪，或饮食失调，或劳倦久病皆可损伤脾胃。脾虚失运，升降失司，水湿不化，清浊不分，夹杂而下则发为泄泻。“属形气病气俱不足，脾胃虚弱，津血枯涸而大便难耳。”（《景岳全书·秘结》）脾虚运化失常，糟粕内停，亦可出现腹痛、便秘。

2. **情志失调**　“气泄证，凡遇怒气便作泄泻者，必先以怒时夹食，致伤脾胃。故但有所犯，即随触而发，此肝脾二脏之病也，盖以肝木克土，脾气受伤而然。使脾气本强，即见肝邪，未必能入，今既易伤，则脾气非强可知矣。”（《景岳全书·泄泻》）抑郁恼怒，易致肝气郁结，横逆乘脾，引起肠道气机不利，肠道传导失司而导致腹痛、腹泻、便秘。

3. **饮食不节**　《景岳全书·饮食门》说：“人惟饮食不节，起居不时，损伤脾胃，胃损则不能纳，脾损则不能化，脾胃俱损，纳化皆难，元气斯弱，百邪易侵，而饱闷……腹痛、泻痢等证作矣。”饮食不节，进食过多过饱；或恣食辛辣肥甘之品，湿热内生。肠道传导失司而导致腹痛、腹泻、便秘等症。

本病其病在肝，其标在肠，其制在肝，病理性质为寒热错杂，正虚邪实。

要点三　临床表现

IBS起病通常缓慢、隐匿，间歇性发作，病程可长达数年至数十年，但全身健康状况却不受影响。症状的出现或加重与精神因素或遭遇应激事件有关，部分患者尚有不同程度的心理精神异常表现，如抑郁、焦虑、紧张、多疑或敌意等，精神、饮食等因素常可诱使症状复发或加重。症状虽有个体差异，对于某一具体患者则多为固定不变的发病规律和形式。

1. **症状**

（1）腹痛或腹部不适：与排便有关，为一项主要症状，且为IBS必备症状，大多伴有排便异常并于排便后缓解或改善，部分患者易在进食后出现；可发生于任何部位，局限性或弥漫性，性质、程度各异。

（2）腹泻：一般每日3~5次，少数可达十数次。粪量正常，禁食72小时后应消失，夜间不出现。通常仅在晨起时发生，约1/3患者可因进食诱发。大便多呈稀糊状，也可为成形软便或稀水样。可带有黏液，但无脓血。

（3）便秘：为排便困难，粪便干少，呈羊粪状或细杆状，表面可附黏液；亦可间或与短期腹泻交替，排便不尽感明显，粪便可带较多黏液；早期多为间断性，后期可为持续性，甚至长期依赖泻药。

（4）其他：腹胀、胃灼热、早饱、恶心、呕吐等症状。

2. **体征**　一般无明显阳性体征，可在相应部位有轻压痛，部分患者可触及腊肠样肠管，直肠指检可见肛门痉挛、张力较高，可有触痛。

要点四　辅助检查

对初诊的IBS患者应在详细采集病史和进行体格检查的基础上有针对性地选择辅助检查。一般情况良好、具有典型IBS症状者，粪便常规为必要的检查，可视情况选择相关检查，也可先予以治疗，视治疗反应，有必要时再选择进一步检查。建议将结肠镜检查作为除外器质性疾病的重要手段。其他辅助检查包括全血细胞计数、粪便潜血检查、粪便培养、肝肾功能、红细胞沉降率等检查、腹部超声检查和消化系统肿瘤标志物检测，必要时行腹部CT扫描，钡剂灌肠检查酌情使用。

要点五　诊断与鉴别诊断

（一）诊断

1. **诊断要点**　肠易激综合征是胃肠功能性疾病，诊断本病应首先排除胃肠器质性疾病，并符合下列罗马Ⅲ诊断标准：1. 病程6个月以上且近3个月来持续存在腹部不适或腹痛，并伴有下列特点中至少2项：①症状在排便后改善；②症状发生伴随排便次数改变；③症状发生伴随粪便性状改变。2. 以下症状不是诊断所必备，但属常见症状，这些症状越多越支持IBS的诊断：①排便频率异常（每天排便>3次或每周<3次）；②粪便性状异常（块状/硬便或稀水样便）；③粪便排出过程异常（费力、急迫感、

排便不尽感);④黏液便;⑤胃肠胀气或腹部膨胀感。3. 缺乏可解释症状的形态学改变和生化异常。

2. **分型** IBS分型(罗马Ⅳ)应使用Bristol粪便性状量表进行IBS亚型诊断。IBS亚型应基于患者排便异常时的Bristol粪便性状分类,当患者每月至少有4日排便异常时IBS亚型分类更准确。主导型的排便习惯是基于粪便性状,至少有一次排便不正常的天数。IBS分型与排便习惯异常有关(IBS-C、IBSD和IBS-M),评定时患者应停用针对排便异常的药物。①IBS便秘型(IBS with predominant constipation, IBS-C):>1/4(25%)的排便为Bristol粪便性状1型或2型,且<1/4(25%)的排便为Bristol粪便性状6型或7型。②IBS腹泻型(IBS with predominant diarrhea, IBS-D):>1/4(25%)的排便为Bristol粪便性状6型或7型,且<1/4(25%)的排便为Bristol粪便性状1型或2型。③IBS混合型(IBS with mixed bowel habits, IBS-M):>1/4(25%)的排便为Bristol粪便性状1型或2型,且>1/4(25%)的排便为Bristol粪便性状6型或7型。④IBS不定型(IBS unclassified, IBS-U):患者符合IBS的诊断标准,但其排便习惯无法准确归入以上3型中的任何一型,故称之为不定型。《中国肠易激综合征专家共识意见(2015)》认为依据Bristol粪便性状量表诊断便秘型IBS时,应包括1型至3型粪便。

(二)鉴别诊断

在详细询问病史基础上,应分别与引起腹痛和腹泻/便秘的疾病进行鉴别,要注意与乳糖不耐受症及药物不良反应引起的便秘鉴别。对于存在警报症状的患者不宜轻易诊断IBS,这些警报症状包括体重下降、持续性腹泻、夜间腹泻、粪便中带血、顽固性腹胀、贫血、低热等,特别是50岁以上出现新发症状者要高度警惕器质性疾病。

要点六 西医治疗

(一)一般治疗

详细询问病史以求发现诱发因素,并设法予以去除。教育患者建立良好的生活习惯,饮食上避免诱发症状的食物。高纤维食物有助改善便秘。

(二)药物治疗

1. **解痉药** 抗胆碱药物可作为缓解腹痛的短期对症治疗。匹维溴铵为选择性作用于胃肠道平滑肌的钙通道阻滞剂,对腹痛亦有一定疗效,且不良反应少,用法为每次50mg,3次/日。

2. **止泻药** 洛哌丁胺或地芬诺酯止泻效果好,用于腹泻症状较重者,但不宜长期使用。轻症患者宜使用吸附止泻药如蒙脱石、药用炭等。

3. **泻药** 对便秘型患者酌情使用泻药,宜使用作用温和的轻泻剂以减少不良反应和药物依赖性。常用的有渗透性轻泻剂如聚乙二醇、乳果糖或山梨醇,容积性泻药如甲基纤维素等也可以选用。

4. **抗抑郁药** 对腹痛症状重,上述治疗无效且精神症状明显者可试用。

5. **肠道微生态制剂** 如双歧杆菌、乳酸杆菌、酪酸菌等制剂,可纠正肠道菌群失调,对腹泻、腹胀有一定疗效。

(三)心理和行为疗法

症状严重且顽固,经一般治疗和药物治疗无效者应予心理行为治疗。

要点七 中医治疗

1. 脾虚湿阻证

证候:大便时溏时泻,腹痛隐隐,劳累或受凉后发作或加重;神疲 纳呆,四肢倦怠。舌淡,边有齿痕,苔白腻;脉虚弱。

治法:健脾益气,化湿消滞。

方药:参苓白术散加减。若久泻不愈,中气下陷,兼有脱肛者,可合用补中益气汤,并重用黄芪、党参;亦可选用升阳益胃汤、黄芪建中汤等。

2. 肝郁脾虚证

证候:腹痛即泻,泻后痛减,发作常和情绪有关;急躁易怒,善叹息;两胁胀满;纳少泛恶;脉弦细;舌淡胖,边有齿痕。

治法:抑肝扶脾。

方药:痛泻要方加味。若肝郁气滞,胸胁脘腹胀痛者,可加枳壳、香附、元胡、川楝子。

3. 脾肾阳虚证

证候:晨起腹痛即泻;腹部冷痛,得温痛减;形寒肢冷;腰膝酸软;不思饮食;舌淡胖,苔白滑;脉沉细。

治法:温补脾肾。

方药:附子理中丸合四神丸加减。若年老体弱,久泻不止,中气下陷,加黄芪、升麻、柴胡,亦可合用桃花汤。

4. **脾胃湿热证**

证候：腹痛泻泄；泄下急迫或不爽；肛门灼热；胸闷不舒，烦渴引饮；口干口苦；舌红，苔黄腻；脉滑数。

治法：清利湿热。

方药：葛根芩连汤加减。若湿邪偏重加薏苡仁、白扁豆衣；夹食滞者合用焦三仙。

5. **肝郁气滞证**

证候：大便干结；腹痛腹胀；每于情志不畅时便秘加重；胸闷不舒，善太息；嗳气频作，心情不畅；脉弦。

治法：疏肝理气，行气消滞。

方药：六磨汤加减。若腹部胀痛甚，可加厚朴、柴胡、莱菔子；若七情郁结，忧郁寡言者，加白芍、柴胡、合欢皮。

6. **肠道燥热证**

证候：大便硬结难下；舌红，苔黄燥少津；少腹疼痛，按之胀痛；口干口臭；脉数。

治法：泄热行气，润肠通便。

方药：麻子仁丸加减。若津液已伤，可合用增液汤；若肺热气逆，咳喘便秘者，可加瓜蒌仁、苏子、黄芩；若痔疮便血，可加地榆、槐花。

细目十　溃疡性结肠炎

溃疡性结肠炎（ulcerative colitis，UC）是一种直肠和结肠慢性非特异性炎症性疾病，病变主要累及结肠黏膜和黏膜下层。主要表现为腹泻、腹痛和黏液脓血便。

本病归属于中医学“泄泻”“肠风”“痢疾”等范畴。

要点一　西医病因、病理

1. **病因**　尚未完全明确，大多数学者认为本病的发病既有自身免疫机制的参与，又有遗传因素作为背景，感染和精神因素是诱发因素。

2. **病理**　病变主要位于直肠和乙状结肠，累及结肠黏膜和黏膜下层。黏膜广泛充血、水肿、糜烂及出血；肠腺底部隐窝处形成微小脓肿，可相互融合破溃，出现广泛的、不规则的浅表小溃疡，周围黏膜出血及炎症蔓延；溃疡愈合后形成瘢痕，纤维组织增生，导致肠壁增厚，结肠变形缩短，肠腔狭窄。反复发作，导致肉芽组织增生，黏膜可形成息肉状突起，称假性息肉。少数可癌变。

病变特点：弥漫性、连续性。

镜检：可见黏膜及黏膜下层有淋巴细胞、浆细胞、嗜酸及中性粒细胞浸润。

要点二　中医病因病机

本病中医病因主要为先天禀赋不足、素体脾胃虚弱、饮食不节、情志失调以及感受外邪等，在这些病因的作用和影响下，发生脏腑功能失常，气机紊乱，湿热内蕴，肠络受损，久而由脾及肾，气滞血瘀，寒热错杂。

1. **湿热内蕴**　饮食不节，停滞不化，湿热内生；或误食生冷不洁之物，感受外邪，导致脾胃运化失职，湿滞化热。湿热壅滞肠中，气机不畅，传导失常；或湿热熏灼肠道，肠络受伤，气血瘀滞，化为脓血。

2. **脾胃虚弱**　素体脾胃虚弱，或饮食不节日久，或劳倦内伤，或久病缠绵不愈，均可导致脾胃运化不健，乃致水反成湿，谷反成滞，湿滞不去，清浊不分，混杂而下，遂成泄泻。

3. **脾肾阳虚**　先天禀赋不足，或年老体弱，命门火衰，或病久脾虚中寒，损及肾阳。均可致脾土失于温煦，运化失司，寒湿留滞。

4. **肝郁脾虚**　七情所伤，情绪紧张，肝失疏泄，气机不利，肝失条达，横逆侮脾，脾失健运。

5. **阴血亏虚**　素体阴虚，感邪而病，病久伤阴，阴血不足，阴虚火旺。

6. **气滞血瘀**　情志不畅，日久气机郁滞不通。肝气犯脾，气滞久而血瘀。

本病是以脾胃虚弱为本，以湿热蕴结、瘀血阻滞、痰湿停滞为标的本虚标实病证。病初与脾、胃、肠有关，后期涉及肾脏。

要点三　临床表现

多数起病缓慢，少数急性起病。病程呈慢性经过，多表现为发作期与缓解期交替，少数症状持续并逐渐加重。可因饮食失调、劳累、精神刺激、感染等诱发发作或加重病情，临床表现与病变范围、病型及病期等有关。

（一）症状

1. **消化系统表现**

（1）腹泻和黏液脓血便：腹泻主要与炎症导致大肠黏膜对水钠吸收障碍以及结肠运动功

能失常有关;黏液脓血便是本病活动期的重要表现;大便次数及便血的程度反映病情轻重,粪质亦与病情轻重有关。

(2)腹痛:轻度至中度腹痛,多局限左下腹及下腹部,性质常为痉挛性,有"疼痛－便意－便后缓解"的规律,可伴腹胀、食欲不振、恶心及呕吐。若并发中毒性巨结肠或炎症波及腹膜,有持续性剧烈腹痛。

2. **全身症状** 中、重型患者活动期常有低度至中度发热,高热多提示有并发症或合并感染,重症或病情持续活动可出现衰弱、消瘦、贫血、低蛋白血症、水与电解质平衡紊乱等表现。

3. **肠外表现**

(1)外周关节炎、结节性红斑、坏疽性脓皮病、巩膜外层炎、虹膜睫状体炎(前葡萄膜炎)、口腔复发性溃疡等,在结肠炎控制或结肠切除后可以缓解或恢复。

(2)强直性脊柱炎、原发性硬化性胆管炎及少见的淀粉样变性等,与溃疡性结肠炎共存,但与溃疡性结肠炎病情变化无关。

(二)体征

1. **轻、中型** 左下腹有轻压痛,部分患者可触及痉挛或肠壁增厚的乙状结肠或降结肠。

2. **重型** 可有明显鼓肠、腹肌紧张、腹部压痛及反跳痛。

3. **急性期或急性发作期** 常有低度或中度发热,重者可有高热及心动过速。

4. **其他** 可有关节、皮肤、眼、口及肝、胆等肠外表现。

(三)临床分型

按病程、程度、范围及病期进行综合分型。

1. **据病程经过分型**

(1)初发型:指无既往史的首次发作。

(2)慢性复发型:最多见,发作期与缓解期交替。

2. **据病情程度分型**

(1)轻型:腹泻每日4次以下,便血轻或无,无发热,脉快,贫血无或轻,血沉正常。

(2)中型:介于轻型与重型之间,腹泻每日在4次及以上,仅有轻微全身表现。

(3)重型:腹泻每日6次以上,有明显黏液脓血便,体温>37.7℃持续2天以上,脉搏>90次/分;血红蛋白≤75g/L,血沉>30mm/h;血清白蛋白<30g/L,体重短期内明显减轻。

3. **据病变范围分型** 为直肠炎、左半结肠炎(结肠脾曲以远)、广泛性结肠炎或全结肠炎(扩展至结肠脾曲以近或全结肠)。

4. **据病期分型** 活动期和缓解期。

要点四 诊断与鉴别诊断

(一)诊断

1. 符合以下3条,可诊断为溃疡性结肠炎。

(1)具有持续或反复发作腹泻和黏液血便腹痛,伴有(或不伴)不同程度全身症状。

(2)排除细菌性痢疾、阿米巴痢疾、慢性血吸虫病、肠结核等感染性肠炎及克罗恩病(Crohn病)、缺血性肠炎、放射性肠炎等。

(3)具有结肠镜检查特征性改变中至少1项及黏膜活检或具有X线钡剂灌肠检查征象中至少1项。

1)结肠镜检查特征:①黏膜血管纹理模糊、紊乱或消失、充血、水肿、易脆、出血和脓性分泌物附着,亦常见黏膜粗糙,呈细颗粒状。②病变明显处可见弥漫性、多发性糜烂或溃疡。③缓解期患者可见结肠袋囊变浅、变钝或消失以及假息肉和桥形黏膜等。

2)钡剂灌肠检查征象:①黏膜粗乱和/或粒样改变。②肠管边缘呈锯齿状或毛刺样,肠壁有多发性小充盈缺损。③肠管短缩,袋囊消失呈铅管样。

2. 临床表现不典型,而有典型结肠镜检查表现或典型X线钡剂灌肠检查表现,也可诊断本病。

3. 有典型临床表现或典型既往史,而目前结肠镜检查或X线钡剂灌肠检查无典型改变,应列为"疑诊"患者并进行随访。

(二)鉴别诊断

1. **慢性细菌性痢疾** 有急性菌痢病史,粪便分离出痢疾杆菌,结肠镜检查取黏液脓性分泌物培养的阳性率较高,抗菌药物治疗有效。

2. **阿米巴肠炎** 主要侵及右侧结肠,也可累及左侧。结肠溃疡较深,边缘潜行,溃疡间结肠黏膜正常。粪便或结肠镜溃疡处取活检,可发现阿米巴的包囊或滋养体。抗阿米巴治疗有效。

3. **大肠癌** 多见于中年之后,肛门指检可触及包块,结肠镜检、X线钡剂灌肠检查对鉴别有价值。

4. **克罗恩病** 与溃疡性结肠炎同属炎症性肠病,为一种慢性肉芽肿性炎症。病变可累及胃肠道各部位，而以末段回肠及其邻近结肠为主，多呈节段性、非对称性分布。临床主要表现为腹痛、腹泻、瘘管、肛门病变和不同程度的全身症状。

5. **血吸虫病**　有疫水接触史，常有肝脾大，粪便检查可发现血吸虫卵，孵化毛蚴阳性。直肠镜检查在急性期可见黏膜黄褐色颗粒，活检黏膜压片或组织病理检查发现血吸虫卵。

6. **肠易激综合征**　粪便可有大量黏液，但无脓血。X线钡剂灌肠及结肠镜检查无器质性病变。常伴有神经官能症。

要点五　西医治疗

本病治疗目的是控制急性发作，维持缓解，减少复发，防治并发症。治疗原则：①掌握好分级、分期、分段治疗的原则，参考病程和过去治疗情况确定治疗方法、药物及疗程，尽早控制病情，防止复发；②注意疾病并发症，以便估计预后、确定治疗终点及选择内、外科治疗方法。

（一）一般治疗

1. **休息**　轻症患者可在治疗的同时继续工作；重症或活动期患者应有充分休息，以减轻肠蠕动和症状，减少体力消耗。

2. **饮食和营养**　给予流质或半流饮食，待病情好转后改为富营养少渣饮食；病情严重应禁食，并予完全胃肠外营养治疗。避免食用可疑不耐受食物（如鱼、虾、牛奶、花生等）；忌食辣椒、冰冻或生冷食品；戒除烟酒嗜好。

3. **心理治疗**　对长期反复发作或持续不稳定的患者应重视给予心理治疗，使保持心情舒畅安静，以减轻患者情绪变动对病情的影响。

（二）药物治疗

1. 活动期处理

（1）轻型UC：可选用柳氮磺吡啶制剂（简称SASP），或用相当剂量的美沙拉嗪（5-氨基水杨酸）制剂。

（2）中型UC：可用上述剂量水杨酸类制剂治疗，反应不佳者适当加量或改服糖皮质激素，常用泼尼松。

（3）重型UC：①激素。如患者尚未用过口服类固醇激素，可口服泼尼龙；已使用类固醇激素者，应静脉滴注氢化可的松或甲泼尼龙；未用过类固醇激素者亦可使用促肾上腺皮质激素静脉滴注。②抗生素。肠外应用广谱抗生素控制肠道继发感染，如氨苄西林、硝基咪唑及喹诺酮类制剂。③环孢素。静脉类固醇激素使用7~10天后无效者，可考虑环孢素静脉滴注。④输血。便血量大、Hb<90g/L和持续出血不止者应考虑输血。⑤应使患者卧床休息，适当输液，补充电解质，以防水电解质平衡紊乱。

2. **缓解期处理**　症状缓解后，应继续应用氨基水杨酸制剂维持治疗，一般至少4年。

（三）手术治疗

主要针对并发症如完全性肠梗阻、瘘管与脓肿形成，急性穿孔或不能控制的大量出血等。

要点六　中医治疗

（一）治疗原则

本病治疗宗调气和血之法，“调气则后重自除，行血则便脓自愈”。初起之时，以实证、热证多见，宜清热化湿，兼以调气行血导滞，忌用收涩止泻之品，以免关门留寇；兼有寒热身痛表证者，治宜外疏内通，合解表剂；夹食滞可配合消导药消除积滞。久病虚证、寒证，应以补虚温中，调理脾胃，兼以清肠，收涩固脱，忌用攻伐之品。在扶正祛邪的辨证治疗过程中，始终应顾护胃气。

（二）辨证论治

1. 湿热内蕴证

证候：腹泻，脓血便，里急后重，腹痛灼热，发热，肛门灼热，溲赤，舌红苔黄腻，脉滑数或濡数。

治法：清热利湿。

方药：芍药汤加味。热毒重，可加马齿苋、败酱草；便血量多，加丹皮、地榆清热凉血；腹痛、里急后重明显，可加木香、槟榔。

2. 脾胃虚弱证

证候：大便时溏时泻，迁延反复，粪便带有黏液或脓血，食少，腹胀，肢体倦怠，神疲懒言，舌质淡胖或边有齿痕，苔薄白脉细弱或濡缓。

治法：健脾渗湿。

方药：参苓白术散加减。久泻不止，中气下陷者，可合用补中益气汤；黏液多者，加法半夏；兼瘀滞者，加蒲黄、丹参、川芎。

3. 脾肾阳虚证

证候：腹泻迁延日久，腹痛喜温喜按，腹胀，腰酸膝软，食少，形寒肢冷，神疲懒言，舌质淡，或有齿痕，苔白润，脉沉细或沉弱。

治法：健脾温肾止泻。

方药：理中汤合四神丸加减。可合用理中

丸加强温脾阳之功。腰酸肢冷较甚者,加附子、肉桂;腹泻甚者,加扁豆、山药、诃子等。

4. 肝郁脾虚证

证候:腹泻前有情绪紧张或抑郁恼怒等诱因,腹痛即泻,泻后痛减,食少,胸胁胀痛,嗳气,神疲懒言,舌质淡,苔白,脉弦或弦细。

治法:疏肝健脾。

方药:痛泻要方加味。兼湿热者,加白头翁、黄连、马齿苋;肝郁气滞,胸胁脘腹胀痛者,加柴胡、枳壳、香附;兼瘀滞者,加蒲黄、丹参;若久泻不止,可加酸收之品,如乌梅、诃子等。

5. 阴血亏虚证

证候:久泻不止或少量脓血便,腹痛隐隐,午后发热,盗汗,五心烦热,头晕眼花,舌红少苔,脉细数。

治法:滋阴养血,清热化湿。

方药:驻车丸。可加玄参、麦冬、生地黄滋阴生津;热重者,酌加知母、熟大黄以清热通下。

6. 气滞血瘀证

证候:腹痛,腹泻,泻下不爽,便血色紫暗,胸胁胀满,腹内包块,面色晦暗,肌肤甲错,舌紫或有瘀点,脉弦涩。

治法:化瘀通络。

方药:膈下逐瘀汤加减。兼湿热者,加白头翁、黄连、马齿苋;兼脾虚湿困者,加党参、苍术、厚朴;兼肝郁气滞者,加柴胡、香附、郁金。

(三)中药保留灌肠

取结肠宁(灌肠剂)药膏5g,溶于50~80mL温开水中,放冷至约37℃时保留灌肠,每日大便后1次。

第四单元　泌尿系统疾病

细目一　急性肾小球肾炎

急性肾小球肾炎是以急性起病，不同程度的血尿、蛋白尿、水肿、高血压、少尿及一过性氮质血症为表现的临床综合征，又称为急性肾炎综合征。急性肾炎常见于感染之后（潜伏期为2~4周），故又称急性感染后肾小球肾炎。急性肾炎任何年龄均可发病，但以儿童多见，青年次之，中老年少见，一般男性发病率较高，男女之比为（2~3）：1。

本病可归属于“水肿”“尿血”等范畴。

要点一　西医病因、病理和发病机制

1. **病因**　急性肾炎病因以链球菌感染最为常见，绝大多数急性肾炎与β-溶血性链球菌A组感染有关，常见于上呼吸道感染（多为扁桃腺炎）、猩红热、皮肤感染（多为脓疱疮）之后。感染的严重程度与急性肾炎的发生和病变轻重并不完全一致。

2. **发病机制**　急性肾炎的发病机制系感染后的免疫反应。链球菌的胞浆成分（内链素）或分泌蛋白（外毒素B及其酶原前体）可能作为主要致病抗原，导致免疫反应后可通过循环使免疫复合物沉积于肾小球，或种植于肾小球的抗原与循环中的特异性抗体形成原位免疫复合物而致病。自身免疫反应也参与了发病机制。免疫复合物激活补体，导致肾小球内皮及系膜细胞增殖，并释放炎症介质，吸引炎性细胞浸润，导致肾脏损伤。

3. **病理**　肾脏较正常增大约二倍，被膜下肾组织光滑。光镜下基本病理改变为弥漫性毛细血管袢及系膜区细胞增生（以内皮及系膜细胞增生为主）、白细胞（中性粒细胞、单核细胞、嗜酸性粒细胞等）浸润。病变程度变化极大。其中以急性增生性病变最为常见，以内皮及系膜细胞增生为主，又被称为毛细血管内增生性肾小球肾炎。此外，常伴有渗出性炎症。部分患者甚至以渗出性病变为主，主要是中性粒细胞，又被称为“急性渗出性肾小球肾炎”。少数患者肾小球病变严重，出现坏死性炎症或出血性炎症。增生、渗出的程度在不同的病例中也存在很大的差别，轻者仅有部分系膜细胞增生，重者内皮细胞也增生，部分甚至出现毛细血管全部阻塞，更严重者形成新月体，肾小囊小新月体（毛细血管外增生）并不少见。有少数病例表现为系膜细胞和基质增生为主。个别亦有呈膜性肾病病变。电镜下早期可见电子致密物沉积及细胞增生、浸润。上皮下驼峰状电子沉积为本病的电镜特点。免疫荧光检查可见IgG及C3呈粗颗粒状沉积于系膜区和毛细血管壁，其中C3沉着强度大于IgG。

要点二　中医病因病机

引起本病的主要原因为风邪外袭，水湿浸渍，湿毒浸淫等。风为百病之长，常与寒热合邪为病。冒雨涉水，坐居湿地，或肌肤疮疡湿毒未消而内浸，波及内脏而发病。其发病则基于机体脾肾气虚，卫气不固，腠理不密，使风、寒、湿、热、疮疡毒邪得以内乘，内外互因，正邪交争，肺、脾、肾三脏功能失调而引发本病。

1. **风邪外袭，肺失通调**　风邪外袭，内舍于肺，肺失宣降，通调失司，以致风遏水阻，风水相搏，流溢肌肤，发为水肿。

2. **热毒内侵，湿热蕴结**　肺主皮毛，脾主肌肉，肌肤湿热疮毒不能及时清除、消透，内归于肺，则通调水道失职；内侵于脾，则运化水液失常，均可导致水液运行受阻，溢于肌肤而成水肿；或热毒内收，下焦热盛，灼伤肾络而为尿血。

3. **脾气虚弱**　素体脾弱或病久耗气，脾气亏虚，健运失常，气血化生不足，不能运化水湿则水液内停，泛于肌肤。

4. **肺肾不足，气阴两虚**　病久正气耗伤，肺肾气阴亏虚，气虚失摄则精微下注，阴虚内热则灼伤脉络。

本病病位主要在肺脾两脏。初期以标实邪盛为主,以水肿为突出表现;恢复期则虚实夹杂;病久则正虚邪恋,水湿内聚,郁久化热,灼伤脉络,耗损肾阴。

要点三 临床表现

该病出现肾炎症状之前,大多数患者有前驱感染史(潜伏期),常以呼吸道及皮肤感染为主。轻者可无临床表现,仅有抗链球菌溶血素O(ASO)滴度升高。其潜伏期因不同致病原而长短不一,链球菌在呼吸道感染后多数是1~2周(平均10天左右)出现临床症状,皮肤感染者的潜伏期较长,常为2~3周。在链球菌感染过程中,可有一过性轻度蛋白尿及镜下血尿。

(一)症状

1. **血尿** 常为起病的首发症状和患者的就诊原因,几乎所有的患者都有血尿。30%~40%为肉眼血尿。

2. **少尿** 患者初期常有少尿,可由少尿引起氮质血症;经2周后,随尿量增多,肾功能可恢复。少数病例由少尿发展成无尿,表明肾功能损伤严重,应警惕出现急性肾衰竭。

3. **全身症状** 患者常表现为疲乏、腰痛、厌食、恶心、呕吐、头晕、嗜睡等。

(二)体征

1. **水肿** 常为起病的早期症状,约80%以上的患者出现水肿。典型表现为晨起眼睑水肿,或伴有下肢轻度可凹性水肿,严重的波及全身,甚至发生胸腹水及心包积液,急性肾炎水肿指压凹陷可不明显。大部分患者2~4周后自行消肿,少于20%的病例可出现肾病综合征,若水肿或肾病综合征持续发展,常提示预后不佳。

2. **高血压** 见于80%左右的病例,多为轻中度高血压(130~140/90~100mmHg),其高血压与水肿的程度有关,利尿后血压逐渐恢复正常。少数患者出现严重高血压,甚至高血压脑病,若血压持续升高2周以上而无下降趋势者,表明肾脏病变较严重。

3. **眼底病变** 较少见,多由高血压引起。轻者可见视网膜小动脉痉挛,重者见眼底出血和视神经盘水肿。

(三)并发症

1. **心力衰竭** 由于容量负荷而引起充血性心力衰竭,多见于成年人患者,可见气促、肺底湿啰音、肺水肿、肝大、心率快、奔马律等左右心衰的表现。

2. **脑病** 儿童患者多见,表现为剧烈头痛、呕吐、嗜睡、神志不清、黑矇,严重者有阵发性惊厥及昏迷。常因此而掩盖了急性肾炎本身表现,可与高血压同时存在。

3. **急性肾衰竭** 急性肾衰竭是急性肾炎死亡的主要原因,表现为少尿,无尿和血肌酐、尿素氮升高,以及高血钾、代谢性酸中毒等尿毒症改变。

要点四 辅助检查

1. **尿液检查** ①血尿:几乎全部患者都有肾小球源性血尿,约30%患者为肉眼血尿;②蛋白尿:常为轻、中度蛋白尿,24小时蛋白定量<3g,且多为非选择性的蛋白尿,少数患者(<20%患者)可呈大量蛋白尿(24小时蛋白定量>3.5g);③尿沉渣检查:可见多形性红细胞(占80%以上),每个高倍镜视野至少有10个以上红细胞。

2. **血液检查** ①大约半数患者血红蛋白及红细胞数降低,呈轻度贫血,但严重贫血者少见,利尿消肿后血红蛋白即恢复正常;②感染未愈时,白细胞总数及中性粒细胞常增高;③血沉增快,一般在30~60mm/h。随着急性期缓解,血沉逐渐恢复正常。

3. **免疫学检查** 起病初期血清补体C3及总补体(CH50)活性下降,8周内逐渐恢复正常,此对诊断本病意义很大。在使用青霉素前,70%~80%急性肾炎患者出现抗链球菌溶血素O(ASO)阳性,于链球菌感染后3周滴度上升,3~5周达高峰,以后逐渐下降,约50%患者在6个月内恢复正常。部分病例循环免疫复合物(CIC)及血清冷球蛋白可呈阳性。

4. **肾功能检查** 患者起病早期可因肾小球滤过率下降、水钠潴留而尿量减少(常为400~700mL/24h),少数患者甚至少尿(<400mL/24h)。肾功能呈一过性受损,患者血肌酐、尿素氮升高。表现为轻度氮质血症,多于1~2周后随着利尿后尿量渐增肾功能逐渐恢复正常。仅有少数患者可表现为急性肾衰竭,易与急进性肾小球肾炎相混淆。

5. **肾穿刺活检** 毛细血管内增生性肾炎,以肾小球中内皮及系膜细胞增生为主,早期可有中性粒细胞和单核细胞的浸润。免疫病理检查可见 IgG 及 C3 沉积于系膜区与毛细血管壁，电镜下可见上皮下驼峰状电子致密物沉积。

要点五　诊断与鉴别诊断

（一）诊断

链球菌感染后 1~3 周发生血尿、蛋白尿、水肿和高血压，甚至出现少尿及氮质血症等急性肾炎综合征表现，伴血清补体 C3 下降，病情于发病 8 周内逐渐减轻到完全恢复正常者，可临床诊断为急性肾炎。若肾小球滤过率进行性下降或病情于 2 个月未见全面好转者应及时做肾活检，以明确诊断。

（二）鉴别诊断

1. **急性感染发热性疾病**　在急性感染发热时，部分患者可出现一过性蛋白尿或镜下血尿。但此种尿液变化多见于高热、感染的极期，热退后尿异常迅速消失，并且感染期蛋白尿时不伴水肿、高血压等肾脏疾病的临床表现。

2. **全身系统性疾病肾受累**　系统性红斑狼疮肾炎及过敏性紫癜肾炎等可出现急性肾炎综合征，但多伴有其他系统受累的表现，如皮肤病损，关节酸痛等，详细询问病史及相关检查可区别。

3. **系膜增生性肾小球肾炎（包括 IgA 肾病及非 IgA 系膜增生性肾小球肾炎）**　部分患者有前驱症状，表现为急性肾炎综合征，但患者血清 C3 一般正常，抗链球菌溶血素 O 滴度不升高，病情无自愈倾向。IgA 肾病患者潜伏期短，常于感染后数小时至数天（3~5 天）内发生肉眼血尿，血尿可呈反复发作，部分患者血清 IgA 升高。

4. **系膜毛细血管性肾小球肾炎（膜性增生性肾小球肾炎）**　可有前驱感染，表现为急性肾炎综合征，且常伴肾病综合征，病情持续进展无自愈倾向。50%~70% 患者有持续性低补体（血清 C3 降低）血症，8 周内不能恢复正常。

5. **急进性肾小球肾炎**　起病过程与急性肾炎相似，但除急性肾炎综合征外，多早期出现少尿、无尿，肾功能急剧恶化。重症急性肾炎呈现急性肾衰与该病相鉴别困难时，应及时借助肾活检以明确诊断。

要点六　西医治疗

（一）治疗原则

本病为自限性疾病，不常规应用糖皮质激素及细胞毒类药物，治疗以休息和对症治疗为主，主要治疗为预防和治疗水钠潴留，控制循环血容量，从而达到减轻症状（水肿、高血压），预防致死性并发症（心力衰竭、脑病、急性肾衰竭），以及防止各种加重肾脏病的因素。

（二）一般治疗

1. **休息**　急性起病后应卧床休息，一般为 3~6 个月。直至症状消失后，再逐步增加运动。密切随诊，1~2 周检查尿常规一次，共半年，并注意保暖防湿，避免各种感染。

2. **饮食**　应经常保持低盐及富含维生素的饮食，适量地摄入蛋白。水肿及高血压者，应免盐或控制食盐在每日 2~3g，直至利尿开始。严重水肿且尿少者，应控制入水量。出现肾功能不全、氮质血症者，仅给予优质蛋白，并限制蛋白质入量。限制饮食中的钾入量。

（三）治疗感染灶

当病灶细菌培养为阳性时，应积极应用抗生素治疗。首选青霉素，80~120 万 U 肌注，2 次 / 日，连用 10~14 天（过敏者选用大环内酯类抗生素），必要时换用其他抗生素。对反复发作的慢性扁桃体炎，待病情稳定后（尿蛋白 <+，尿沉渣红细胞 <10/HP），且扁桃体无急性炎症，可考虑扁桃体切除，手术前、后应用青霉素 2 周。

（四）对症治疗

1. **利尿**　经控制水、盐入量后，水肿仍明显者，加用利尿剂，常用噻嗪类利尿剂如氢氯噻嗪 25mg，口服，每日 3 次，或布美他尼（丁尿胺）1~2mg，口服，每日 2~3 次，也可选用髓袢利尿剂如呋塞米 20~60mg/d。必要时可应用各种解除血管痉挛的药物，如多巴胺，以达到利尿的目的。但不宜采用汞利尿剂、渗透性利尿剂、潴钾利尿剂。

2. **透析治疗**　少数患者发生急性肾衰竭而有透析指征时，应及时给予透析治疗以帮助患者度过急性期。由于本病有自愈倾向，肾功能大多可逐渐恢复，一般不需要长期透析。

要点七　中医治疗

（一）治疗原则

中医中药在急性期以祛邪为主，重在祛风解表、清热解毒、活血利水为主，恢复期以扶正为主，重在调补肺脾肾。

（二）辨证论治

1. 急性期

（1）风寒束肺，风水相搏证

证候：恶寒发热，且恶寒较重，咳嗽气短，

面部浮肿,或有全身水肿,皮色光泽,舌质淡,苔薄白,脉象浮紧或沉细。

治法:疏风散寒,宣肺行水。

方药:麻黄汤合五苓散加减。若咳喘较甚,加葶苈子、白芥子降气平喘;若见汗出恶风,卫阳已虚者,可改用防己黄芪汤加减,以助卫行水。

(2)风热犯肺,水邪内停证

证候:发热而不恶寒,或热重寒轻,咽喉疼痛,口干口渴,头面浮肿,尿少色赤,舌质红,苔薄黄,脉象浮数或细数。

治法:散风清热,宣肺行水。

方药:越婢加术汤加减。可酌加浮萍、泽泻、茯苓,以助宣肺利水消肿;若咽喉肿痛,可加板蓝根、桔梗、连翘以清咽散结解毒;若热重尿色赤或见血尿,可加鲜茅根、大蓟、小蓟清热利尿,凉血止血;若咳喘较甚,加前胡、杏仁降气止喘;若有尿频、尿急、尿痛者,可加生地、萹蓄、瞿麦、竹叶养阴清热,凉血利尿。

(3)疮毒内归,湿热蕴结证

证候:皮肤疮毒未愈,或有的疮疡已结痂,面部或全身水肿,口干口苦,尿少色赤,甚则血尿,舌质红,苔薄黄或黄腻,脉象滑数或细数。

治法:清热解毒,利湿消肿。

方药:麻黄连翘赤小豆汤合五味消毒饮加减。若脓毒甚者,当重用蒲公英、紫花地丁等,以加强清热解毒之力;若湿盛而皮肤糜烂者,可加苦参、土茯苓以燥湿清热;若风盛而皮肤瘙痒者,可加白鲜皮、地肤子以疏风止痒;若血热而红肿甚者,可加丹皮、赤芍以清热凉血消肿;若大便不通者,可加大黄、芒硝以通腑泄热;若水肿较重者,可加茯苓皮、大腹皮以利水消肿。

2. 恢复期

(1)脾气虚弱证

证候:倦怠乏力,胃纳呆滞,面色萎黄,舌质淡红,苔白,脉细弱。

治法:健脾益气。

方药:参苓白术散加减。若下肢水肿者,加泽泻、车前子以利尿消肿;若有中气下陷者,加重人参、黄芪用量,并加以升麻以升提中气;若畏寒肢冷者,加胡芦巴、肉桂以温补阳气;若食欲不振者,加谷麦芽、神曲、山楂以消食助运。

(2)肺肾气阴两虚证

证候:低热咽干,咳嗽痰少,神倦头晕,腰膝酸软,手足心热,舌尖红,苔薄少,脉细或细数。

治法:补肺肾,益气阴。

方药:参芪地黄汤加减。若肺虚邪恋,低热咽干,咳嗽痰少者,可加用百合固金汤;若易于外感者,可加用玉屏风散;若肾虚湿热下注者,可加用知柏地黄丸和二妙丸。

细目二　慢性肾小球肾炎

慢性肾小球肾炎是由多种原因引起的,不同病理类型组成的原发于肾小球的一组疾病。该组疾病起病方式各异、病情迁延、病变缓慢进展、病程绵长,并以蛋白尿、血尿、水肿及高血压为其基本临床表现,常伴有不同程度的肾功能损害。本病可发生于不同年龄,性别,但以青壮年男性居多。

本病与中医学的“石水”相似,可归属于“水肿”“虚劳”“腰痛”“尿血”等范畴。

要点一　西医病因、病理

1. 病因　急性链球菌感染后肾炎迁延不愈,病程超过1年以上者可转入慢性肾炎,但仅占15%~20%。大部分慢性肾炎并非由急性肾炎迁延所致。其他细菌及病毒(如乙型肝炎病毒等)感染亦可引起慢性肾炎。

2. 病理　慢性肾炎病理改变是双肾一致性的肾小球改变。常见的病理类型有系膜增生性肾小球肾炎(包括IgA和非IgA系膜增生性肾小球肾炎)、膜增生性肾小球肾炎、膜性肾病及局灶性节段性肾小球硬化。慢性肾炎进展至后期,上述不同病理类型改变均可转化为程度不等的肾小球硬化,相应肾单位的肾小管萎缩,肾间质纤维化。晚期肾体积缩小,肾皮质变薄,各病理类型均可转化为硬化性肾小球肾炎。

要点二　中医病因病机

慢性肾炎主因先天禀赋不足或劳倦太甚、饮食不节、情志不遂等引起肺、脾、肾虚损,气血阴阳不足所致。又常因外感风、寒、湿、热之邪而发病。

1. 脾肾亏虚　久居湿地,冒雨涉水,或水中劳作,或嗜食生冷,均可引起水湿内侵,脾气受困;先天禀赋不足,房劳过度,生育不节等均可导致脾肾气虚，脾虚失运，水湿内停，化源不足；肾虚则封藏失职，精微下泄，日久成劳。若素体阳虚，或病久阴损及阳，脾肾阳虚，脾阳虚不能运化水湿，肾阳虚命门不固，开合失司，水液内停，泛溢肌肤。

2. **肺肾气虚** 素体肺气亏虚，先天不足，或肺病日久及肾，肺肾俱虚，肺气虚不能通调水道，上源失调，肾气虚不能气化，下源失和，水液内聚为患。

3. **肝肾阴虚** 素体阴血亏虚，或房劳过度，或久虑多思，阴精暗耗，肝肾不足。肝肾阴虚则风阳上亢，阴虚内热则灼伤络脉。

4. **气阴两虚** 久病气阴两伤，气虚则津液不布，清气不升，气化失司，水液内停；阴亏则虚热内生，灼伤络脉。

5. **湿邪内蕴** 久居湿地，或脾气素亏，不能运化水湿，湿浊内停，或风邪外袭，肺不布津，泛于肌肤，发为水肿；水湿、瘀血日久化浊，充斥三焦，或阻于脾胃，或上犯清窍，或下迫二窍；湿郁日久，或素体阳热亢盛，湿从热化，或中阻肠胃，或下注膀胱，变生多证。

6. **瘀血内阻** 情志不遂则肝失疏泄，气机失畅，日久引起血瘀水停。或久病入络，络脉瘀阻，脉络不通则血不循常道而外溢。

《景岳全书·肿胀》云："凡水肿等证，乃肺、脾、肾三脏相干之病。"《素问·水热穴论》云："故其本在肾，其末在肺。"综上所述，本病病位在肾，与肺脾相关，其病理基础在于脏腑的虚损。本病为本虚标实之证本虚常见肺肾气虚、脾肾气虚、脾肾阳虚、肝肾阴虚和气阴两虚；标实则以湿、瘀、浊为多。正气亏虚为内因，常因外感风、寒、湿、热之邪而发病。由此内外互因，以致气血运行失常，三焦水道受阻继而形成瘀血、湿热、水湿、湿浊等内生之邪，其内生之邪（尤其是湿热和瘀血）又成为重要的致病因素，损及脏腑，如此虚虚实实形成恶性循环，使病情缠绵难愈。

要点三 临床表现

慢性肾炎多数起病隐匿，进展缓慢，病程较长。其临床表现呈多样性，但以蛋白尿、血尿、高血压、水肿为其基本临床表现，可有不同程度的肾功能减退。病情时轻时重、迁延难愈，渐进性发展为慢性肾衰竭。

1. **症状** 早期患者可有疲倦乏力、腰部酸痛、食欲不振等，多数患者有水肿，一般不严重，部分患者无明显临床症状。

2. **体征** ①水肿：慢性肾炎的整个病程中，大多数患者有不同程度的水肿，轻者仅有面部、眼睑等组织松弛部位水肿，晨起比较明显，进而可发展至足踝、下肢，重者则全身水肿，甚至有胸（腹）水。尿量变化与水肿和肾功能情况有关，水肿期间尿量减少，部分肾功能明显减退，浓缩功能障碍者常有夜尿增多或多尿。②高血压：血压可正常或轻度升高，但大多数慢性肾炎患者迟早会发生高血压，有些患者以高血压为首发症状，血压升高可呈持续性，亦可呈间歇性，以舒张压升高为特点。有的患者血压呈持续性中等以上程度升高。患者可有眼底出血、渗出，甚至视盘水肿。持续高血压的程度与预后密切相关，易导致心、肾功能不全。③贫血：慢性肾炎患者在水肿明显时，有轻度贫血，若肾功能损害，可呈中度以上贫血。

要点四 辅助检查

1. **尿液检查** 尿检异常是慢性肾炎的基本标志。蛋白尿是诊断慢性肾炎的主要依据，尿蛋白一般为1～3g/d，尿沉渣可见颗粒管型和透明管型。血尿一般较轻或无，但在急性发作期，可出现镜下血尿甚至肉眼血尿。

2. **肾功能检查** 慢性肾炎出现肾功能不全时，主要表现为肾小球滤过率（GFR）下降，肌酐清除率（Ccr）降低。由于肾脏代偿功能很强，当Ccr降至正常值的50%以下时，血清肌酐和尿素氮才会升高。可继而出现肾小管功能不全，如尿浓缩功能减退等。

要点五 诊断与鉴别诊断

（一）诊断

1. 起病缓慢，病情迁延，临床表现时轻时重。随着病情发展，可出现肾功能减退、贫血、电解质紊乱等。

2. 可有水肿、高血压、蛋白尿、血尿及管型尿等表现中的一种（如血尿或蛋白尿）或数种。临床表现多种多样，有时可伴有肾病综合征或重度高血压。

3. 病程中可有肾炎急性发作，常因感染（如呼吸道感染）诱发，发作时有类似急性肾炎的表现。有些病例可自动缓解，有些病例可出现病情加重的情况。

(二)鉴别诊断

1. **原发性高血压肾损害** 原发性高血压继发性肾损害多见于中老年患者,高血压在先,继而出现蛋白尿,且为微量至轻度蛋白尿,镜下可见少量红细胞及管型,肾小管功能损害(尿浓缩功能减退,夜尿增多)早于肾小球功能损害,常伴有高血压的心脑并发症。肾穿刺有助于鉴别。

2. **慢性肾盂肾炎** 多见于女性患者,常有反复尿路感染的病史,多次尿沉渣或尿细菌培养阳性,肾功能损害以肾小管为主,氮质血症进展缓慢,影像学检查可见双肾非对称性损害,呈肾间质性损害影像学征象。

3. **Alport 综合征(遗传性肾炎)** 常起病于青少年(多在 10 岁以前),患者有肾(血尿、轻至中度蛋白尿及进行性肾功能损害)、眼(球形晶状体等)、耳(神经性耳聋)异常,并有阳性家族史(多为性连锁显性遗传)。

4. **急性肾小球肾炎(感染后急性肾炎)** 有前驱感染并以急性发作起病的慢性肾炎需与此病相鉴别。慢性肾炎急性发作多在短期内(数日)病情急骤恶化,血清 C3 一般无动态变化,有助于与感染后急性肾炎相鉴别。此外,疾病的转归不同,慢性肾炎无自愈倾向。

5. **继发性肾病** 狼疮性肾炎、紫癜性肾炎、糖尿病肾病等继发性肾病均可表现为水肿、蛋白尿等症状,与慢性肾炎表现类似。但继发性肾病通常均存在原发性疾病的临床特征及实验室检查,如狼疮性肾炎多见于女性,常有发热、关节痛、皮疹、抗核抗体阳性等;紫癜性肾炎常有皮肤紫癜、关节痛、腹痛等症状;糖尿病肾病则有长期糖尿病病史,血糖升高,肾脏组织病理检查有助于鉴别。

要点六　西医治疗

1. **积极控制高血压和减少尿蛋白** 高血压是加速肾小球硬化,促进肾功能恶化的重要因素,积极控制高血压是防止或延缓肾功能恶化的关键。

治疗原则:①力争把血压控制在理想水平,即蛋白尿≥1g/d 者,血压控制在 125/75mmHg 以下;蛋白尿 <1g/d 者,血压控制可放宽到 130/80mmHg 以下。②选择具有延缓肾功能恶化,保护肾功能的降血压药物。

降压药物选择:①有水钠潴留容量依赖性高血压患者可选用噻嗪类利尿药,如氢氯噻嗪口服。②对肾素依赖性高血压应首选血管紧张素转换酶抑制剂(ACEI),如贝那普利。或用血管紧张素Ⅱ受体拮抗剂(ARB),如氯沙坦、缬沙坦、厄贝沙坦、替米沙坦等。③心率较快的中、青年患者或合并心绞痛患者,可选用 β 受体拮抗剂,如比索洛尔或美托洛尔。④老年患者,以及合并糖尿病、冠心病患者,选用钙拮抗剂,如氨氯地平或硝苯地平控释片。⑤若高血压难以控制可以选用不同类型降压药联合应用。

近年来研究证实,ACEI 在降低全身性高血压的同时,可降低肾小球内压,减少尿蛋白,减轻肾小球硬化,延缓肾衰竭,因此 ACEI 可作为慢性肾炎患者控制高血压的首选药物。但肾功能不全的患者在应用 ACEI 及 ARB 时应注意防止高钾血症,血肌酐 >250μmol/L 的非透析治疗患者不宜使用。少数患者应用此类药物有持续性干咳的不良反应。ARB 具有与 ACEI 相似的作用,但不引起持续干咳。ARB/CCB 单片复方制剂对慢性肾病微量蛋白尿有较好的效果。

2. **限制食物中蛋白质及磷的摄入量** 低蛋白及低磷饮食可减轻肾小球内高压,高灌注及高滤过状态,延缓肾小球硬化。对无肾功能减退者,蛋白质的摄入量以每日 0.8g/kg 为宜。肾功能不全氮质血症时蛋白质摄入量应限制在每日 0.5~0.8g/kg,其中高生物效价的动物蛋白应占 1/3 或更多,如鸡蛋、牛奶、瘦肉等。在低蛋白饮食时,可适当增加碳水化合物含量,同时适当辅以必需氨基酸,以补充体内必需氨基酸的不足,防止负氮平衡。每克蛋白质食物中约含磷 15mg,因此限制蛋白质入量亦达到限制磷入量(每日 <600~800mg/kg)的目的。另外,对于高血压患者应限盐的摄入量(<3g/d)。

3. **应用抗血小板聚集药** 常用大剂量双嘧达莫(300~400mg/d)、小剂量肠溶阿司匹林(50~100mg/d)。对系膜毛细血管性肾小球肾炎有一定的降尿蛋白作用。

4. **糖皮质激素和细胞毒药物** 此类药物一般不主张应用,当患者肾功能正常或仅轻度受损,肾脏体积正常,病理类型较轻(如轻度系膜增生性肾炎、早期膜性肾病等),尿蛋白较多,且无其他禁忌者可试用,如无效则应逐渐减停。

5. **避免对肾有害的因素** 劳累、感染、妊娠和应用肾毒性药物(如氨基糖苷类抗生素等),均可能引起肾损伤,导致肾功能下降或进一步恶化，应尽量予以避免。

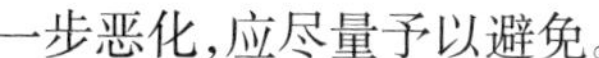

要点七 中医治疗

（一）治疗原则

中医学认为脾肾亏虚是慢性肾炎的基本病机，而湿热内蕴、瘀血阻滞又往往是疾病反复发作，缠绵难愈的主要因素，因此健脾补肾、清热利湿、活血化瘀是治疗本病的基本原则。

（二）辨证论治

1. 本证

（1）脾肾气虚证

证候：腰脊酸痛，神疲乏力，或浮肿，纳呆或脘胀，大便溏薄，尿频或夜尿多，舌质淡，舌有齿痕，苔薄白，脉细。

治法：补气健脾益肾。

方药：异功散加味。临床使用时酌加杜仲、川断、菟丝子以补肾强腰；若脾虚湿困、纳呆脘胀者，可加制苍术、藿香、佩兰、陈皮化湿健脾；脾虚便溏，加炒扁豆、炒芡实健脾助运；水肿明显者，加车前子、猪苓利水消肿。

（2）肺肾气虚证

证候：颜面浮肿或肢体肿胀，疲倦乏力，少语懒言，自汗出，易感冒，腰脊酸痛，面色萎黄，舌淡，苔白润，脉细弱。

治法：补益肺肾。

方药：玉屏风散合金匮肾气丸加减。兼有外感表证者，宜先解表，兼风寒者可用麻黄汤加减，兼风热者可用银翘散加减；若头面肿甚，咽干痛者，可用麻黄连翘赤小豆汤加减；若水气壅滞，遍及三焦，水肿甚，尿少，大便干结者，可用己椒苈黄丸合五苓散加减；尿蛋白多者，可加芡实、金樱子以固涩精微；尿中红细胞多者加旱莲草、白茅根、茜草以养血止血。

（3）脾肾阳虚证

证候：全身浮肿，面色苍白，畏寒肢冷，腰脊冷痛，神疲，纳少，便溏，遗精，阳痿，早泄，或月经失调，舌嫩淡胖，有齿痕，脉沉细或沉迟无力。

治法：温补脾肾。

方药：附子理中丸或济生肾气丸加减。若肾阳虚甚，形寒肢冷，大便溏薄明显者，加淫羊藿、补骨脂以助温补肾阳之力；水肿明显者，可用实脾饮合真武汤以温阳利水；伴有胸腔积液而咳逆上气，不能平卧者，加用葶苈大枣泻肺汤，泻肺行水，下气平喘；若伴腹水者，加用五皮饮以利其水。

（4）肝肾阴虚证

证候：目睛干涩或视物模糊，头晕耳鸣，五心烦热或手足心热，口干咽燥，腰脊酸痛，遗精，或月经失调，舌红少苔，脉弦细或细数。

治法：滋养肝肾。

方药：杞菊地黄丸加减。肝阴虚甚者，可加当归、白芍以加强养肝之力；兼心阴虚者，可加柏子仁、炒枣仁、五味子以养心安神；兼肺阴虚者，可加天门冬、麦门冬、五味子以滋养肺阴；兼有肝阳上亢者，可加天麻、钩藤、僵蚕以平肝潜阳；兼有下焦湿热者，可加知母、黄柏、石韦以清热利湿；伴血尿者，可去熟地，加生地、大蓟、小蓟、白茅根以清热凉血止血；若大便干结者，可加生大黄以泻热通便。

（5）气阴两虚证

证候：面色无华，少气乏力，或易感冒，午后低热，或手足心热，腰酸痛，或见浮肿，口干咽燥或咽部暗红，咽痛，舌质红，少苔，脉细或弱。

治法：益气养阴。

方药：参芪地黄汤加减。若大便干者，可加玄参、柏子仁、生大黄以清热润肠通便；若咽痛日久，咽喉暗红者，可加沙参、麦冬、桃仁、赤芍以活血养阴；若兼见纳呆腹胀者，可加砂仁、木香以理气和胃；若肾气虚甚者，可加菟丝子、覆盆子以养肾气；若口干咽燥，干咳少痰，小便短赤，大便干者，可改用人参固本丸加减。

2. 标证

（1）水湿证

证候：颜面或肢体浮肿，舌苔白或白腻，脉缓或沉缓。

治法：利水消肿。

方药：五苓散合五皮饮加减。若腰以上肿甚兼风邪者，当加防风、羌活以散风除湿；腰以下肿甚为水湿下注者，加汉防己、薏苡仁以利水消肿；兼寒者，酌加制附子、干姜以温阳行水；兼热者，酌加通草、滑石以利湿清热。

（2）湿热证

证候：面浮肢肿，身热汗出，口干不欲饮，胸脘痞闷，腹部胀满，纳食不香，尿黄短少，便溏不爽，舌红，苔黄腻，脉滑数。

治法：清热利湿。

方药：三仁汤加减。湿热蕴积上焦，见咯吐黄痰者，可加用杏仁滑石汤加减；湿热中阻，以痞满腹胀为主者，可加用黄连温胆汤加减；湿热蕴结下焦者，可用八正散加减；热结咽喉，咽喉肿痛明显者，可用银翘散加减。

（3）血瘀证

证候：面色黧黑或晦暗，腰痛固定或呈刺痛，肌肤甲错，肢体麻木，舌色紫暗或有瘀斑，脉象细涩。

治法：活血化瘀。

方药：血府逐瘀汤。虚实皆重，可按正虚辨证，加入丹参、赤芍、泽兰、红花活血化瘀；若兼气虚、阳虚者，可改用桂枝茯苓丸加味，以益气活血。

（4）湿浊证

证候：纳呆，恶心或呕吐，口中黏腻，脘胀或腹胀，身重困倦，浮肿尿少，精神萎靡，舌苔腻，脉沉细或沉缓。

治法：健脾化湿泄浊。

方药：胃苓汤加减。若恶心呕吐较甚者，可加生姜、竹茹以和胃降逆；若便秘，可加大黄、六月雪以化湿泄浊，或配合生大黄、蒲公英、六月雪、煅牡蛎保留灌肠。

细目三 肾病综合征

肾病综合征（nephrotic syndrome，NS）为一组常见于肾小球疾病的临床综合征。临床特征为：①大量蛋白尿（≥3.5g/24h）；②低白蛋白血症（≤30g/L）；③水肿；④高脂血症。其中“大量蛋白尿”和“低蛋白血症”为 NS 的最基本的特征。

本病与中医学中的“肾水”相似。可归属于“水肿”“腰痛”“虚劳”等范畴。

要点一 西医病因、病理

（一）病因

根据病因，NS 可分为原发性和继发性两大类，可由多种病理类型的肾小球疾病所引起。

1. **原发性 NS** 以微小病变型肾病、系膜增生性肾炎、膜性肾病、系膜毛细血管性肾炎及肾小球局灶节段性硬化 5 种临床病理类型最为常见；原发性肾小球疾病中的急性肾炎、急进性肾炎、慢性肾炎等均可在疾病过程中出现 NS。

2. **继发性 NS** 病因很多，常见有糖尿病肾病、肾淀粉样变性、系统性红斑狼疮肾炎、新生物（实体瘤、白血病及淋巴瘤）、药物及感染等。

（二）病理

引起原发性 NS 常见的病理类型有以下 5 种：

（1）微小病变型肾病：光镜下观察肾小球基本正常，可见近曲小管上皮细胞脂肪变性。电镜下有广泛的肾小球脏层上皮细胞足突融合。这也是本病病理类型的特征性改变和主要的诊断依据。微小病变型肾病约占儿童原发性 NS 的 80%~90%，占成人原发性 NS 的 20%~25%。90% 对糖皮质激素敏感，但复发率高达 60%。

（2）系膜增生性肾小球肾炎：光镜下弥漫性肾小球系膜细胞增生及不同程度系膜基质增多，为本病的特征性改变。早期以系膜细胞增生为主，后期系膜基质增多。据其免疫病理检查又可将本组疾病分为 IgA 肾病（IgA 主要沉积系膜区前）、非 IgA 系膜增生性肾小球肾炎。非 IgA 系膜增生性肾小球肾炎以 IgG（我国多见）或 IgM 沉积为主，均常伴有 C3 呈颗粒状沉积于系膜区，有时也同时沉积于肾小球毛细血管壁。该病理类型在我国发病率很高，在原发性 NS 中约占 30%。对糖皮质激素及细胞毒药物的治疗反应与其病理改变轻重相关。

（3）系膜毛细血管性肾小球肾炎：光镜下可见肾小球系膜细胞和系膜基质弥漫重度增生，插入到肾小球基底膜和内皮细胞之间，使毛细血管袢呈现“双轨征”。免疫病理检查常见 IgG 和 C3 呈颗粒状沉积于系膜区及毛细血管壁。电镜下系膜区和内皮下可见电子致密物沉积。该病理类型约占我国原发性 NS 的 10%。男性多于女性，好发于青少年。几乎所有患者均伴有血尿。肾功能损伤、高血压及贫血出现早，病情多持续进展。50%~70% 患者的血清 C3 持续降低，对提示本病有重要意义。糖皮质激素及细胞毒药物治疗仅对部分儿童有效，成人疗效差。

（4）膜性肾病：以肾小球基底膜上皮细胞下弥漫免疫复合物沉积伴基底膜弥漫性增厚为特点。光镜下早期基底膜无增厚，仅嗜复红小颗粒有规则地排列在基底膜上皮侧（Masson 染色）；进而基底膜逐渐增厚，随着病变进展可见到基底膜钉突样、网状或链状改变（嗜银染色）。免疫病理显示 IgG 和 C3 呈颗粒状沿肾小球毛细血管壁沉积。电镜下早期可见基底膜上皮侧有排列整齐的电子致密物，常伴有广泛的足突融合。本病病理类型占我国原发性NS的25%~30%。男性多于女性，好发于中老年。早期患者经糖皮质激素和细胞毒药物治疗可达临床缓解，但随疾病进展，病理损伤加重则疗效差。

（5）局灶性节段性肾小球硬化：光镜下可见病变呈局灶、节段性分布，主要表现为部分肾小球及肾小球毛细血管袢部分小叶硬化（系膜基质增多、毛细血管闭塞、球囊粘连等），相应的肾小管萎缩，肾间质纤维化。免疫病理显示IgM和C3在局灶硬化损害处呈不规则、团块状、结节状沉积。电镜下肾小球上皮细胞足突广泛融合。本病理类型约占我国原发性NS的5%~10%。好发于青少年男性。糖皮质激素对50%患者有效，但起效较慢。

要点二　中医病因病机

本病以水肿为特征，是全身气化功能障碍的一种表现，为多种病因综合作用的结果。是由于外感风寒或风热之邪内舍于肺，或痈疡疮毒内犯，或久居湿地，或素体脾虚及烦劳过度等分别导致脏腑功能失调，特别是导致肺失通调，脾失转输，肾失开合，终致膀胱气化无权，三焦水道失畅，水液停聚而成本病。日久可致湿热、瘀血兼夹为病。

1. **风水相搏**　风寒或风热之邪外袭肌表，内舍于肺，肺失宣降，水液不能敷布，以致风遏水阻，风水相搏，流溢肌肤而成本病。

2. **疮毒浸淫**　肌肤因痈疡疮毒，未能清解消透，疮毒内归脾肺，脾失运化，肺失宣降，三焦水道失畅，水液溢于肌肤而成本病。

3. **水湿浸渍**　久居湿地，冒雨涉水等致湿邪内侵，脾为湿困，运化失司，水湿不运，泛于肌肤而成本病。或长期居处寒湿，伤及元阳，以致肾失开合，气化失常，水湿停聚而成本病。

4. **湿热内蕴**　感受湿热之邪或湿邪日久郁而化热，影响脾的转输，湿热内蕴，充斥内外而发病。

5. **脾虚湿困**　素体脾虚、烦劳过度、饥饱失宜等导致脾失健运，不能运化水湿，泛滥于肌肤而发病。

6. **肾阳衰微**　禀赋不足、房劳过度、病久不愈等均能导致肾阳虚衰，不能化气行水，致水湿上泛而成本病。

本病的发病是由脏腑功能失调、水液代谢失常所致。主要表现为肺脾肾三脏功能失调，以阴阳气血不足特别是阳气不足为病变之本，以水湿、湿热、风邪、疮毒、瘀血等为病变之标，为虚实夹杂之证。病位在肺、脾、肾，以肾为本。因外邪而致水肿者，病变部位多责之于肺；因内伤而致水肿或感受外邪日久不愈者，病变多责之于脾肾。阳水以标实为主，阴水以本虚为主；早期多为实证，日久则虚实夹杂；若病势迅猛或日久不愈可见浊毒内留，出现侮肝、犯肺、攻心、上脑等危重证候。

要点三　临床表现

原发性NS常无明显病史，部分患者有上呼吸道感染等病史；继发性NS常有明显的原发病史。临床常见“三高一低”（高度水肿、大量蛋白尿、高脂血症、低白蛋白血症）典型的NS症状，但也有非典型的NS患者，仅有大量蛋白尿，低蛋白血症，而无明显水肿，常伴高血压。此类患者病情较重，预后较差。

1. **主要症状**　水肿，纳差，乏力，肢节酸重，腰痛，甚至胸闷气喘、腹胀膨隆等。

2. **体征**

（1）水肿：患者水肿常渐起，最初多见于踝部，呈凹陷性，晨起时眼睑、面部可见水肿。随病情进展，水肿发展至全身，可出现胸腔、腹腔、阴囊，甚至心包腔的大量积液。

（2）高血压：成年NS患者20%~40%有高血压，水肿明显者约半数有高血压。部分患者为容量依赖型，随水肿消退而血压恢复正常，肾素依赖型高血压主要与肾脏基础病变有关。

（3）低蛋白血症与营养不良：长期持续性大量蛋白尿导致血浆蛋白降低，白蛋白下降尤为明显。患者出现毛发稀疏干枯、皮肤苍白、肌肉萎缩等营养不良表现。

3. **并发症**

（1）感染：与蛋白质营养不良、免疫功能紊乱及应用糖皮质激素治疗有关。常见感染好发部位的顺序为呼吸道→泌尿道→皮肤。

（2）血栓、栓塞性并发症：与血液浓缩（有效血容量减少）、高黏状态、抗凝和纤溶系统失衡，以及血小板功能亢进、应用利尿剂和糖皮质激素等有关。其中以肾静脉血栓最为常见；此外，肺血管血栓、栓塞，下肢静脉、下腔静脉、冠状血管血栓和脑血管血栓也不少见。

(3)急性肾衰竭:有效血容量不足而致肾血流量下降,诱发肾前性氮质血症,可呈少尿、尿钠减少伴血容量不足的临床表现,经扩容、利尿后可得到恢复。另有急性肾实质性肾衰竭,常见于50岁以上患者,表现为少尿甚或无尿,扩容利尿无效。

(4)脂肪代谢紊乱:高脂血症可促进血栓、栓塞并发症的发生,还将增加心血管系统并发症,并可促进肾小球硬化和肾小管－间质病变的发生,促进肾脏病变的慢性进展。

(5)蛋白质营养不良:长期低蛋白血症可以导致严重的负氮平衡和蛋白质－热量营养不良,主要表现在肌肉萎缩、儿童生长发育障碍;金属结合蛋白丢失可使微量元素缺乏、钙磷代谢障碍;内分泌素结合蛋白不足可诱发内分泌紊乱;药物结合蛋白减少可影响某些药物的药代动力学(使血浆游离药物浓度增加、排泄加速),影响药物疗效。

要点四　辅助检查

1. **尿常规及24小时尿蛋白定量**　尿蛋白定性多(+++)~(++++),定量>3.5g/24h。

2. **血清蛋白测定**　呈现低白蛋白血症(≤30g/L)。

3. **血脂测定**　血清胆固醇(TC)、甘油三酯(TG)、低和极低密度脂蛋白(LDL和VLDL)浓度增加,高密度脂蛋白(HDL)可以增加、正常或减少。

4. **尿蛋白聚丙烯胺凝胶电泳**　微小病变型以中分子蛋白尿为主;滤过膜损害较严重的往往以高分子蛋白尿为主;混合性蛋白尿提示肾小球滤过膜损害较严重,并伴有肾小管－间质损害。

5. **肾功能测定**　肾功能多数正常(肾前性氮质血症者例外)或肾小球滤过功能减退。

6. **肾B超、双肾ECT**　此项理化检查有助于本病的诊断。

7. **肾活检**　肾活检是确定肾组织病理类型的唯一手段,可为治疗方案的选择和预后估计提供可靠的依据。

要点五　诊断与鉴别诊断

(一)诊断

原发性NS的诊断主要依靠排除继发性NS。诊断要点包括:①大量蛋白尿(>3.5g/24h);②低白蛋白血症(血浆白蛋白≤30g/L);③明显水肿;④高脂血症。其中,“大量蛋白尿”和“低白蛋白血症”为诊断NS的必备条件;同时必须首先除外继发性病因和遗传性疾病才能诊断为原发性NS,最好能进行肾活检做出病理诊断。另外还要判定有无并发症。

(二)鉴别诊断

临床上确诊原发性NS时,需认真排除继发性NS的可能性之后才能诊断为原发性者,故需注意两者的鉴别。常见的继发性NS有:

1. **系统性红斑狼疮性肾炎**　好发于青、中年女性,伴有发热、皮疹及关节痛,尤其是面部蝶形红斑最具诊断价值。免疫学检查可检测出多种自身抗体。

2. **过敏性紫癜性肾炎**　好发于青少年,有典型的皮肤紫癜,可伴有关节痛、腹痛及黑便,多在皮疹出现后1~4周出现血尿和/或蛋白尿。

3. **糖尿病肾病**　多发生于糖尿病10年以上的患者,早期可发现尿微量白蛋白排出增加,以后逐渐发展成大量蛋白尿、NS。眼底检查可见微动脉瘤。

4. **肾淀粉样变性**　好发于中老年,肾淀粉样变性是全身多器官受累的一部分,肾受累时体积增大,常呈NS,需肾活检确诊。

5. **乙型肝炎病毒相关性肾炎**　应有乙型肝炎病毒抗原阳性,肾活检证实乙型肝炎病毒或其抗原沉积才能确诊。

要点六　西医治疗

(一)治疗原则

根据病理类型施治。治疗时不应仅以减少或消除尿蛋白为目的,还应重视保护肾功能,减缓肾功能恶化的趋势与程度,预防并发症的发生。

(二)一般治疗

1. **休息**　患者应以卧床休息为主,尤其是严重水肿、低蛋白血症者。卧床可增加肾血流量,有利于利尿并避免交叉感染,但长期卧床会增加肢体静脉血栓形成的可能,故应保持适当的床上及床旁活动。病情缓解后可适当起床活动。

2. **饮食治疗**　应给予正常量每日0.8~1.0g/kg的优质蛋白(富含必需氨基酸的动物蛋白)饮食,保证每日126~147kJ/kg(30~35kcal/kg)的充分热量；脂肪的摄入，宜少进富含饱和脂肪酸（动物油脂）的饮食，多食富含多聚不饱和脂肪酸（如植物油、鱼油）及富含可溶性纤维（如燕麦、米糠及豆类）的饮食，减轻高脂血症；水肿时应低盐（<3g/d）饮食。

（三）对症治疗

1. 利尿消肿　对NS患者利尿治疗的原则是不宜过快、过猛，以免造成有效血容量不足，加重血液高黏倾向，诱发血栓、栓塞并发症。常用药物有：

（1）噻嗪类利尿剂：常用氢氯噻嗪。长期服用应防止低钾、低钠血症。

（2）保钾利尿剂：可与噻嗪类利尿剂合用，常用氨苯蝶啶或醛固酮拮抗剂螺内脂。长期服用需防止高钾血症，肾功能不全者慎用。

（3）袢利尿剂：常用呋塞米（速尿），或布美他尼（丁尿胺），口服或静脉注射。在渗透性利尿剂治疗之后应用效果更好，谨防低钠血症及低钾、低氯血症性碱中毒的发生。

（4）渗透性利尿剂：常应用不含钠的右旋糖酐40（低分子右旋糖酐）或羟乙基淀粉40（淀粉代血浆，706代血浆）。对少尿患者（尿量<400mL/d）慎用，可引起管型形成阻塞肾小管，并可诱发“渗透性肾病”导致急性肾衰。

（5）提高血浆胶体渗透压：采用血浆或血浆白蛋白等静脉输注，如接着用呋塞米加于葡萄糖溶液中缓慢静脉滴注，效果更佳。对严重低蛋白血症、高度浮肿而又少尿的患者和伴有心脏病的患者慎用。

2. 减少尿蛋白　血管紧张素转换酶抑制剂（如贝那普利）、血管紧张素Ⅱ受体拮抗剂（如氯沙坦）、长效二氢吡啶类钙拮抗药（如氨氯地平）等，均可通过其有效的控制高血压而显示出不同程度地减少尿蛋白的作用。此外，血管紧张素转换酶抑制剂、血管紧张素Ⅱ受体拮抗剂可有不依赖于降低全身血压的减少尿蛋白作用。

（四）免疫调节治疗

1. 糖皮质激素

（1）使用原则和方案：①起始足量：常用药物为泼尼松每日1mg/kg，口服8周，必要时可延长至12周。②缓慢减药：足量治疗后每1~2周减原用量的10%，当减至20mg/d左右时症状易反复，应更加缓慢减量。③长期维持：最后以最小有效剂量（10mg/d）作为维持量，再服半年至一年或更长。激素可采取全日量顿服或在维持用药期间两日量隔日一次顿服，以减轻激素的副作用。水肿严重、有肝功能损害或泼尼松疗效不佳时，可更换为泼尼松龙（等剂量）口服或静脉滴注。因地塞米松半衰期长，副作用大，现已少用。

（2）根据患者对糖皮质激素的治疗反应，可将其分为“激素敏感型”（用药8~12周NS缓解）、“激素依赖型”（激素减药到一定程度即复发）和“激素抵抗型”（激素治疗无效）。

（3）长期应用需加强监测，防止并及时处理感染、药物性糖尿病、骨质疏松等不良反应，少数病例发生股骨头无菌性缺血性坏死。

2. 细胞毒药物　这类药物可用于“激素依赖型”或“激素抵抗型”的患者，协同激素治疗。若无激素禁忌，一般不作为首选或单独治疗用药。

（1）环磷酰胺：为最常用的细胞毒药物。应用剂量为每日2mg/kg，分1~2次口服；或200mg加入生理盐水注射液20mL内，隔日静脉注射。累计量达6~8g后停药。主要副作用为骨髓抑制及中毒性肝损害，并可出现性腺抑制（尤其男性）、脱发、胃肠道反应及出血性膀胱炎。

（2）环孢素：能选择性抑制T辅助细胞及T细胞毒效应细胞，作为二线药物用于治疗激素及细胞毒药物无效的难治性NS。常用量为每日5mg/kg，分两次口服，服药期间需监测并维持其血药浓度值为100~200ng/mL，服药2~3个月后缓慢减量，共服半年左右。因有肝、肾毒性，并可致高血压、高尿酸血症、多毛及牙龈增生等不良反应和停药后易复发等，限制其临床广泛使用。

（3）吗替麦考酚酯：选择性抑制T、B淋巴细胞增殖及抗体形成。广泛用于肾移植后排异反应，不良反应相对小。对部分难治性NS有效。常用量1.5~2g/d，分1~2次口服，共用3~6个月，减量维持半年。

应用激素和细胞毒药物应以增强疗效的同时最大限度地减少副作用为宜，综合考虑患者的年龄、肾小球病病理类型、肾功能损害和有否相对禁忌证等情况。

要点七　中医治疗

（一）治疗原则

治疗目的主要是减轻临床症状，减轻激素、

细胞毒药物的副作用,保证激素、细胞毒药物的治疗疗程完成;在激素撤减阶段,或使用激素后仍然反复发作或激素无效、激素依赖的患者,中医中药的治疗应转升为主要位置。

首辨阳水、阴水。阳水多因风邪、疮毒、水湿所致;发病较急;水肿多由面目开始,自上而下,继及全身;水肿处皮肤绷紧光亮,按之凹陷即起,兼有发热恶寒等表证,或烦热口渴,小便赤涩,大便秘结,皮肤疮疡等毒热证;属表证、属实证,病程较短。阴水多为饮食劳倦、先天或后天因素所致脾肾亏损,或由阳水转化而来;发病缓慢,或反复发作;肿多由足踝开始,自下而上,继及全身;肿处皮肤松弛,按之凹陷不易恢复,甚则按之如泥;兼见神疲乏力,纳呆便溏,腰酸冷痛,恶寒肢冷等脾肾两虚之证;属里、属虚或虚实夹杂,病程较长。

《金匮要略·水气病脉证并治》称本病为"水气病",提出"诸有水者,腰以下肿,当利小便,腰以上肿,当发汗乃愈"。治疗水肿的3条基本原则"开鬼门""洁净府""去宛陈莝"(《素问·汤液醪醴论》)的具体应用视阴阳虚实不同而异。阳水以祛邪为主,应予发汗、利水或攻逐,同时配合清热解毒、理气化湿等法;阴水当以扶正为主,健脾、温肾,同时配以利水、养阴、活血、祛瘀等法;对于虚实夹杂者,则当兼顾,或先攻后补,或攻补兼施。

(二)辨证论治

1. 风水相搏证

证候:起始眼睑浮肿,继则四肢、全身亦肿,皮肤光泽,按之凹陷易恢复,伴发热,咽痛,咳嗽,小便不利等症,舌苔薄白,脉浮。

治法:疏风解表,宣肺利水。

方药:越婢加术汤加减。偏于风热者,加板蓝根、桔梗、金银花、连翘,以疏解风热;偏于风寒者,去石膏,加苏叶、桂枝、防风,以助麻黄辛温解表;水肿重者加白茅根、浮萍、泽泻、茯苓,以助宣肺利水消肿。

2. 湿毒浸淫证

证候:眼睑浮肿,延及全身,身发痈疡,恶风发热,小便不利,舌质红,苔薄黄,脉浮数或滑数。

治法:宣肺解毒,利湿消肿。

方药:麻黄连翘赤小豆汤合五味消毒饮。湿盛者加苦参、土茯苓;瘙痒者加白鲜皮、地肤子;红肿者加丹皮、赤芍。

3. 水湿浸渍证

证候:全身水肿,按之没指,伴有胸闷腹胀,身重困倦,纳呆,泛恶,小便短少,舌苔白腻,脉象濡缓。

治法:健脾化湿,通阳利水。

方药:五皮饮合胃苓汤。若肿甚而喘,加麻黄、杏仁、葶苈子、大枣宣肺泻水而平喘。

4. 湿热内蕴证

证候:浮肿明显,肌肤绷急,腹大胀满,胸闷烦热,口苦,口干,大便干结,小便短赤,舌红苔黄腻,脉沉数或濡数。

治法:清热利湿,利水消肿。

方药:疏凿饮子加减。若气粗喘满,倚息不得卧,肿势严重,可用四苓散、五皮饮等方合葶苈大枣泻肺汤;若湿热久留,化燥伤阴,可用猪苓汤;若伴血尿,可加白茅根、茜草、大小蓟以清热利湿,凉血止血。

5. 脾虚湿困证

证候:浮肿,按之凹陷不易恢复,腹胀纳少,面色萎黄,神疲乏力,尿少色清,大便或溏,舌质淡,苔白腻或白滑,脉沉缓或沉弱。

治法:温运脾阳,利水消肿。

方药:实脾饮加减。若小便短少,可加桂枝、泽泻,以助膀胱化气行水。气虚甚可加党参、黄芪以健脾补气。

6. 肾阳衰微证

证候:面浮身肿,按之凹陷不起,心悸,气促,腰部冷痛酸重,小便量少或增多,形寒神疲,面色灰滞,舌质淡胖,苔白,脉沉细或沉迟无力。

治法:温肾助阳,化气行水。

方药:济生肾气丸合真武汤。若心悸,唇绀,脉虚数或结代,加桂枝、炙甘草、丹参以温阳化瘀;喘促,汗出,脉虚浮而数,加人参、蛤蚧、五味子、山萸肉补肾纳气。

此外,对于本病的治疗,常合活血化瘀法,取血行水亦行之意。常用丹参、川芎、赤芍、泽兰等。

细目四　尿路感染

尿路感染(泌尿道感染)是由各种病原体入侵泌尿系统引起的尿路炎症。细菌是尿路感染中最多见的病原体（多指大肠埃希菌），其他如病毒、支原体、霉菌及寄生虫等也可以引起尿路感染。根据感染部位，可将本病分为上尿路感染（肾盂肾炎）和下尿路感染（膀胱炎），上尿路感染又按肾小管功能受损害及组织解剖变化的情况分为急性和慢性。上、下尿路感染易合并存在。本病可发生于所有人群，女性患者约为男性的10倍，尤其以育龄期妇女最为常见。

本病归属于中医学“淋证”（热淋、劳淋等）“腰痛”“虚劳”等范畴。

要点一　西医病因、发病机制

（一）病原体

任何致病菌侵入尿道都可引起尿路感染，其中由革兰氏阴性菌属引起的泌尿系感染约占75%，阳性菌属约占25%。革兰氏阴性菌属中以大肠埃希菌最为常见，约占80%，其次是副大肠埃希菌、变形杆菌、产气杆菌、产碱杆菌、铜绿假单胞菌等。大肠埃希菌多见于初次尿路感染，无症状性菌尿和单纯性尿路感染；革兰氏阳性菌属中以葡萄球菌最为常见，亦可见粪链球菌和肠球菌。尿路感染可由一种也可由多种细菌引起，偶可由真菌、病毒引起。

细菌进入膀胱后，是否发病，还与其致病力有关。细菌对尿路上皮细胞的吸附能力，决定了该菌引起尿路感染的致病力。如大肠埃希菌，能引起症状性尿路感染的仅是其少数菌株，如O、K和H血清型菌株，它们具有特殊的致病力。

（二）易感因素

1. **尿路梗阻**　各种原因引起的泌尿梗阻，如肾及输尿管结石、尿道狭窄、泌尿道肿瘤、前列腺肥大等均可引起尿液潴留，从而使细菌容易繁殖而发生感染。

2. **尿路损伤**　导尿、尿路器械检查等造成的机械性损伤。同时易将细菌带入尿路。

3. **尿路畸形**　肾发育不全，肾盂及输尿管畸形等，均易使局部组织对细菌抵抗力降低。

4. **女性尿路解剖生理特点**　女性尿道口与肛门接近，尿道直而宽，且长度较男性短，尿道括约肌作用较弱，故细菌易沿尿道口上行至膀胱；且女性在月经期或发生妇科疾病（阴道炎、宫颈炎等）时，阴道、尿道黏膜改变而利于致病菌侵入。

5. **机体抵抗力下降**　全身性疾病，如糖尿病、高血压、慢性肾脏疾病、慢性腹泻、长期服用肾上腺皮质激素等使机体抵抗力下降，尿路感染的发病率较高。

6. **遗传因素**　宿主的基因影响尿路感染的易感性，由于遗传而致尿路黏膜局部抗尿路感染能力缺陷，如尿路上皮细胞P菌毛受体的数目增多，易发尿路感染。

细菌进入膀胱后并非都引起尿路感染。当尿路通畅时，反复排尿可将绝大部分细菌冲走；男性在排尿终末时排泄于后尿道的前列腺液对细菌有杀灭作用；尿路黏膜可通过其分泌有机酸和IgG、IgA及吞噬细胞的作用，起到杀菌效果；尿液pH低，含有高浓度尿素及有机酸，尿过于低张或高张，都不利于细菌生长。

（三）感染途径

1. **上行感染**　为尿路感染的主要途径。绝大多数尿路感染由粪源性病原体上行经尿道、膀胱、输尿管、肾盂而到达肾脏髓质，累及单侧或双侧而发病。约占尿路感染的95%，常见的病原菌为大肠埃希菌。

2. **血行感染**　体内局部感染灶的细菌入血，通过血液循环到达肾脏而引发感染，较少见，不足3%，多发生于患有慢性疾病或接受免疫抑制剂治疗的患者，常见的病原菌有金黄色葡萄球菌、沙门菌属等。

3. **直接感染**　细菌从邻近器官的病灶直接入侵肾脏导致的感染，此情况亦极少见。

4. **淋巴道感染**　盆腔和下腹部的器官感染时，细菌从淋巴道感染泌尿系统，此种情况极为罕见。

要点二　中医病因病机

尿路感染主要与湿热毒邪蕴结膀胱及脏腑功能失调有关。外阴不洁，秽浊之邪入侵膀胱；饮食不节，损伤脾胃，蕴湿生热；情志不遂，气郁化火或气滞血瘀；年老体弱、禀赋不足、房事失节及久淋不愈引起脾肾亏虚等，均可导致本病的发生。

1. **膀胱湿热**　风寒湿邪外感，入里化热，下注膀胱；或过食肥甘辛辣厚味，脾胃健运失司，湿热内生，下注膀胱；或下阴不洁，秽浊之邪上犯膀胱；或病由他脏转入，如胃肠积热、肝胆郁热及心移热于小肠等均可传入膀胱，湿热蕴结膀胱，邪气壅塞，气化失司，水道不利，故发为淋证。热伤血络则见尿血,发为血淋。

2. **肝胆郁热** 足厥阴肝经“环阴器,抵少腹”,若恼怒怫郁,肝失条达,气机郁结化火,疏泄不利,水道通调受阻,膀胱气化失司;或气郁化火,气火郁于下焦,均可引起小便滞涩,余沥不尽,发为淋证。

3. **脾肾亏虚,湿热屡犯** 劳倦过度,房事不节,或久病体虚,年老体衰,或淋证日久失治,均可导致脾肾亏虚,正虚之后,复感微邪,即可发病,或遇劳即发,而成劳淋。

4. **肾阴不足,湿热留恋** 湿热久稽,肾阴受损,膀胱气化不利,而呈虚实夹杂之肾虚膀胱湿热之候。

总之,本病病位在肾与膀胱,与肝脾密切相关。病机为湿热蕴结下焦,肾与膀胱气化不利。本病以肾虚为本,膀胱湿热为标,早期以实为主,表现为膀胱湿热或肝胆郁热,日久则虚实夹杂,湿热与脾肾亏虚并见,迁延日久可进展为癃闭、关格。隋·巢元方《诸病源候论·淋病诸候》云“诸淋者,由肾虚膀胱热故也。肾虚则小便数,膀胱热则水下涩。数而且涩,则淋沥不宣,故谓之为淋。其状,小便出少起数,小腹弦急,痛引于齐。”并指出淋证有“石淋、劳淋、血淋、气淋、膏淋”。

要点三 临床表现

(一)膀胱炎

占尿路感染的60%以上。主要表现为尿频、尿急、尿痛、排尿困难、下腹部疼痛等,部分患者迅速出现排尿困难。尿液多浑浊,并有异味,部分患者可出现血尿。一般无全身症状,少数患者可有腰痛、发热,体温多在38℃以下。多见于中青年妇女,常于性生活后发生,亦可见于妇科手术、月经后和老年妇女。原发性膀胱炎罕见,多继发于尿道炎、阴道炎、子宫颈炎或前列腺炎。

(二)肾盂肾炎

1. **急性肾盂肾炎** 本病可见于任何年龄,育龄期妇女最多见,起病急骤。

(1)全身症状:高热、寒战、头痛、周身酸痛、恶心、呕吐,体温多在38℃以上,热型多呈弛张热,亦可呈间歇热或稽留热。

(2)泌尿系统症状:尿频、尿急、尿痛、排尿困难、下腹疼痛、腰痛等,患者多有腰酸痛或钝痛,少数还有剧烈的腹部阵发性绞痛,沿输尿管向膀胱方向放射。

(3)体格检查:肋腰点(腰大肌外缘与第12肋交叉点)有压痛,肾区叩击痛阳性。

2. **慢性肾盂肾炎** 临床表现较为复杂,泌尿系统及全身表现均多不典型,半数以上患者有急性肾盂肾炎病史,可间断出现尿频、排尿不适、腰酸痛等,部分患者有不同程度的低热以及肾小管功能受损表现(夜尿增多、低比重尿等)。病情持续可进展为慢性肾衰竭。感染严重时可呈急性肾盂肾炎表现。

(三)无症状性菌尿

患者无尿路感染的症状,尿常规可无明显异常,但尿培养有真性细菌。

(四)并发症

1. **肾乳头坏死** 本病为肾盂肾炎的严重并发症之一,多于严重的肾盂肾炎伴有糖尿病或尿路梗阻时发生,可并发革兰氏阴性杆菌败血症,或导致急性肾衰。其主要临床表现为高热、剧烈腰痛和血尿等,可有坏死组织脱落从尿中排出,发生肾绞痛。

2. **肾周围脓肿** 多因严重肾盂肾炎直接扩展而来,其致病菌多为革兰氏阴性杆菌,患者多有糖尿病、尿路结石等易感因素。除原有肾盂肾炎症状加剧外,多有明显的单侧腰痛,向健侧弯腰时疼痛加重。严重的肾盂肾炎,于治疗后病情仍加重者,应考虑本病的可能。

要点四 辅助检查

1. **尿常规** 可有白细胞尿、血尿、蛋白尿。尿沉渣镜检白细胞 >5/HP 称为白细胞尿,对尿路感染诊断意义较大,部分肾盂肾炎患者尿中可见白细胞管型。

2. **尿白细胞排泄率** 准确留取3小时尿液,立即进行尿白细胞计数,所得白细胞数按每小时折算,正常人白细胞计数 $<2\times10^5/h$,白细胞计数 $>3\times10^5/h$ 为阳性,介于 $(2\sim3)\times10^5/h$ 为可疑。

3. **尿涂片细菌检查** 清洁中段尿沉渣涂片,用高倍镜检查,若每个视野下可见1个或更多细菌,提示尿路感染。本法设备简单、操作方便,检出率达80%~90%,可初步确定是杆菌或球菌、是革兰氏阴性还是革兰氏阳性细菌,对及时选择有效抗生素有重要参考价值。

4. **尿细菌培养** 可采用清洁中段尿、导尿及膀胱穿刺尿做细菌培养,其中膀胱穿刺尿培养结果最可靠。中段尿细菌定量培养细菌数≥10^5个/mL，称为真性菌尿，可确诊尿路感染；尿细菌定量培养细菌数为10^4~10^5/mL，为可疑阳性，需复查；如<10^4/mL，可能为污染。耻骨上膀胱穿刺尿细菌定性培养有细菌生长，即为真性菌尿。

5. **亚硝酸盐还原试验**　此法诊断尿路感染的敏感性70%以上，特异性90%以上。其原理为大肠埃希菌等革兰氏阴性细菌可使尿内硝酸盐还原为亚硝酸盐。

6. **血常规**　急性肾盂肾炎时血白细胞常升高，中性粒细胞增多，核左移。

7. **肾功能**　慢性肾盂肾炎肾功能受损时可出现肾小球滤过率（GFR）下降，血肌酐（Cr）升高等。

8. **影像学检查**　如B超、X线腹平片、静脉肾盂造影（IVP）、排尿期膀胱输尿管反流造影、逆行性肾盂造影等，目的是了解尿路情况，及时发现有无尿路结石、梗阻、反流、畸形等导致尿路感染反复发作的因素。尿路感染急性期不宜做静脉肾盂造影，可做B超检查；对于反复发作的尿路感染或急性尿路感染治疗7~10天无效的女性应行IVP；男性患者无论首发还是复发，在排除前列腺炎和前列腺肥大之后均应行尿路X线检查以排除尿路解剖和功能上的异常。

9. **其他辅助检查**　急性肾盂肾炎可出现尿N-乙酰-β-D-氨基葡萄糖苷酶（NAG）升高。慢性肾盂肾炎可有肾小管功能异常，表现尿比重下降。

要点五　诊断

（一）尿路感染的诊断

典型的尿路感染有尿路刺激征、感染中毒症状、腰部不适等，结合尿液改变和尿液细菌学检查，诊断不难。实验室诊断标准如下。

（1）正规清洁中段尿（要求尿停留在膀胱中4~6小时以上）细菌定量培养，菌落数≥10^5/mL。

（2）清洁离心中段尿沉渣白细胞数>10个/HP，有尿路感染症状。

具备上（1）、（2）两项可以确诊。如无（2）项，则应再做尿菌计数复查，如仍≥10^5/mL，且两次的细菌相同者，可以确诊。

（3）做膀胱穿刺尿培养，细菌阳性（不论菌数多少）。

（4）做尿菌培养计数有困难者，可用治疗前清晨清洁中段尿（尿停留于膀胱4~6小时以上）正规方法的离心尿沉渣革兰氏染色找细菌，如细菌>1/油镜视野，有尿路感染症状。

具备（3）、（4）任一项均可确诊。

（5）尿细菌数在10^4~10^5/mL之间者，应复查，如仍为10^4~10^5/mL，需结合临床表现来诊断或做膀胱穿刺尿培养来确诊。

（二）尿路感染的定位诊断

1. **根据临床表现定位**　上尿路感染（急性肾盂肾炎）常有发热、寒战，甚至出现毒血症症状，伴明显腰痛，输尿管点和/或肋脊点压痛、肾区叩击痛等；下尿路感染（膀胱炎）则常以膀胱刺激征为突出表现，一般少有发热、腰痛等。

2. **根据实验室检查定位**　出现下列情况提示上尿路感染：

（1）膀胱冲洗后尿细菌培养阳性。

（2）尿沉渣镜检有白细胞管型，并排除间质性肾炎、狼疮性肾炎等疾病。

（3）尿NAG升高、尿β_2-MG升高。

（4）尿渗透压降低。

3. **慢性肾盂肾炎的诊断**　反复发作的尿频、尿急、尿痛1年以上，多次尿细菌培养为阳性，超声或影像学检查见肾外形不规则或肾盂肾盏变形，并有持续性肾小管功能损害。

（三）泌尿系感染复发与再感染诊断

1. 泌尿系感染复发应具备条件

（1）经治疗症状消失，尿菌阴转后在6周内症状再现。

（2）尿细菌数≥10^5/mL，而菌种与上次相同（菌种相同而且为同一血清型，或者药敏谱相同者）。

2. 泌尿系再感染诊断应具备条件

（1）经治疗后症状消失，尿菌阴转后，症状再次出现（多在停药6周后）。

（2）尿菌落数≥10^5/mL，但菌种（株）与上次不同者。

要点六　西医治疗

（一）一般治疗

1. **一般治疗**　宜休息3~5天，待症状消失后可恢复工作。宜流食或半流质饮食，鼓励患者多饮水，勤排尿。

2. **碱化尿液**　可减轻膀胱刺激征，同时增强某些抗生素的疗效。多用碳酸氢钠1.0g，每日3次口服。

(二)抗感染治疗

用药原则：①选用致病菌敏感的抗生素。无病原学结果前，一般首选对革兰氏阴性杆菌有效的抗生素，尤其是首发尿路感染。治疗3天症状无改善，应按药敏结果调整用药。②选用在尿和肾内的浓度要高，且肾毒性小，副作用少的抗生素。③单一药物治疗失败、严重感染、混合感染、耐药菌株出现时应联合用药。④对不同类型的尿路感染给予不同治疗时间。

1. 急性膀胱炎 对女性非复杂性膀炎，SMZ-TMP(80mg/160mg每日2次，3天1个疗程)，呋喃妥因(50mg每8小时1次，疗程5~7天)，磷霉素(3g单剂)被推荐为一线药物。这些药物效果较好，对正常菌群的影响相对小，由于细菌耐药的情况不断出现且各地区可能有差别，应根据当地细菌的耐药情况选择药物，其他药物如阿莫西林、头孢菌素类、喹诺酮类也可以选用，疗程一般为3~7天。

停服抗生素7天后，需进行尿细菌定量培养，如结果阴性表示急性细菌性膀胱炎已治愈，如仍有真性细菌尿应继续给予2周抗生素治疗。

2. 肾盂肾炎

(1)病情较轻者：可在门诊以口服药物治疗，疗程10~14天。常用药物有喹诺酮类如氧氟沙星、环丙沙星，半合成青霉素类如阿莫西林，头孢菌素类如头孢呋辛等。治疗14天后，90%患者可治愈。如尿菌仍阳性，应参考药敏试验选用有效抗生素继续治疗4~6周。

(2)严重感染全身中毒症状明显者：需住院治疗，应静脉给药。常用药物，如氨苄西林、头孢噻肟钠、头孢曲松钠、左氧氟沙星等，必要时联合用药。氨基糖苷类抗生素肾毒性大，应慎用。经过上述治疗若好转，可于热退后继续用药3天再改为口服抗生素，完成2周疗程。治疗72小时无好转，应按药敏结果更换抗生素，疗程不少于2周。

慢性肾盂肾炎治疗的关键是积极寻找并祛除易感因素。急性发作治疗同急性肾盂肾炎。

3. 再发性尿路感染 再发性尿路感染包括复发和重新感染(再感染)。

(1)重新感染(再感染)：治疗方法与首次发作相同。对半年内发生2次以上者，可用长程低剂量抑菌治疗，即每晚临睡前排尿后服用小剂量抗生素1次，如复方磺胺甲噁唑1~2片或呋喃妥因50~100mg或氧氟沙星200mg，每7~10天更换药物一次，连用半年。

(2)复发：复发且为肾盂肾炎者，特别是复杂性肾盂肾炎，在祛除诱发因素(如结石、梗阻、尿路异常等)的基础上，应按药敏试验结果选择强有力的杀菌性抗生素，疗程不少于6周。反复发作者，采用长程低剂量抑菌疗法，即每晚临睡前排尿后服用小剂量抗生素1次，如复方磺胺甲噁唑1~2片，或呋喃妥因50~100mg，或氧氟沙星200mg，每7~10天更换药物一次，连用半年。

4. 无症状性菌尿 是否治疗目前有争议，一般认为有下述情况者应予治疗：①妊娠期无症状性菌尿；②学龄前儿童；③曾出现有症状感染者；④肾移植、尿路梗阻及其他尿路有复杂情况者。根据药敏结果选择有效抗生素，主张短疗程用药，如治疗后复发，可选长程低剂量抑菌疗法。

要点七　中医治疗

(一)治疗原则

中医学认为，尿路感染多属下焦湿热，实证居多，治宜清热解毒，利湿通淋；病情日久或年老体弱，正气不足者还应兼以扶正祛邪。《景岳全书·淋浊》提出“凡热者宜清，涩者宜利，下陷者宜升提，虚者宜补，阳气不固者宜温补命门”的治疗原则。

(二)辨证论治

1. 膀胱湿热证

证候：小便频数，灼热刺痛，色黄赤，小腹拘急胀痛，或腰痛拒按，或见恶寒发热，或见口苦，大便秘结，舌质红，苔薄黄腻，脉滑数。

治法：清热利湿通淋。

方药：八正散加减。兼有腑实者加枳实并重用大黄；小便红赤者加茜草、小蓟、地榆炭；小腹坠胀者加乌药、川楝子。

2. 肝胆郁热证

证候：小便不畅，少腹胀满疼痛，小便灼热刺痛，有时可见血尿，烦躁易怒，口苦口黏，或寒热往来，胸胁苦满，舌质暗红，可见瘀点，脉弦或弦细。

治法：疏肝理气，清热通淋。

方药：丹栀逍遥散合石韦散加减。若少腹胀满疼痛难忍者，可加川楝子、枳实；若尿血者，加小蓟、茅根；若气虚体弱，尿频色清，滞涩不甚，余沥难尽者，可加补中益气汤。

3. **脾肾亏虚，湿热屡犯证**

证候：小便淋沥不已，时作时止，每于劳累后发作或加重，尿热，或有尿痛，面色无华，神疲乏力，少气懒言，腰膝酸软，食欲不振，口干不欲饮水，舌质淡，苔薄白，脉沉细。

治法：健脾补肾。

方药：无比山药丸加减。脾虚气陷，肛门下坠，少气懒言者可加人参、黄芪、白术、甘草、升麻、柴胡等；面色苍白无华，四肢不温，腰酸乏力，舌质淡，苔白而润，脉沉细数者，可加附子、肉桂等。

4. **肾阴不足，湿热留恋证**

证候：小便频数，滞涩疼痛，尿黄赤混浊，腰膝酸软，手足心热，头晕耳鸣，四肢乏力，口干口渴，舌质红少苔，脉细数。

治法：滋阴益肾，清热通淋。

方药：知柏地黄丸加减。若小便灼热刺痛，可加萹蓄、瞿麦、滑石；若见骨蒸潮热者，可加青蒿、鳖甲；气阴两虚，气短乏力者，加人参、白术。

细目五　急性肾损伤

急性肾损伤（acute kidney injury，AKI）是由各种病因引起短时间内肾功能快速减退而导致的临床综合征，表现为肾小球滤过率（CFR）下降，伴有氮质产物如肌酐、尿素氮等潴留，水、电解质和酸碱平衡紊乱，重者出现多系统并发症。AKI以往称为急性肾衰竭，近年来临床研究证实轻度肾功能急性减退即可导致患者病死率明显增加，故目前趋向将急性肾衰竭改称为急性肾损伤（AKI）。AKI代表肾脏滤过功能从急性轻度减退至完全丧失的全部范围及过程，其核心是为了早期诊断、早期治疗急性肾脏损伤。

本病归属于中医学“癃闭”“关格”等范畴。

要点一　西医发病机制、病理

1. **发病机制**　急性肾损伤（AKI）的发病机制复杂，通常分为肾前性、肾性和肾后性。

（1）肾前性AKI：主要与血容量减少，有效动脉血容量减少和肾内血流动力学改变导致的肾脏灌注不足有关，引起肾灌注不足的原因主要包括血管内容量减少、心输出量减少、外周血管扩张、肾血管严重收缩、肾动脉机械闭锁等。

（2）肾性AKI：是指肾实质损伤导致的AKI，可逆性差，预后也远较其他两种类型的AKI差。依据病变部位的不同，分为：①肾小球疾病：与肾组织炎症及免疫损伤有关，包括各种急进性肾炎、急性感染后性肾小球肾炎。②肾小管坏死：主要是缺血与毒素等对肾小管上皮的直接损伤，常见原因为缺血性、肾毒性（药物、造影剂等）和色素尿（血红蛋白尿、肌红蛋白尿）。③肾间质疾病：主要与药物或毒物对小管肾间质直接损伤，以及免疫复合物沉积，大量单个核细胞，尤其T细胞在间质浸润等有关。常见原因为药物、感染、自身免疫性疾病、肿瘤细胞浸润等。④肾血管疾病：主要与肾血管疾病引起的肾实质损伤有关，包括小血管炎、血栓性微血管病、肾梗死等。

（3）肾后性AKI：通常是肾盂到尿道任一水平的急性尿路梗阻引发的AKI。常见病因有结石、肿瘤、前列腺增生、肾乳头坏死堵塞、腹膜后肿瘤压迫等。

2. **病理**　急性肾损伤患者病因以及病变的严重程度不同，病理改变可有显著差异，一般大体检查可以发现肾脏肿大，重量增加，切面皮质苍白，随之呈暗红色。典型的急性肾小管坏死患者，表现为肾小管上皮细胞脱落，以及近端小管上皮细胞刷状缘改变。光镜原检查可以看到肾小管上皮细胞片状，从基底膜上脱落，脱落的上皮细胞与细胞碎片和一些蛋白和色素等构成管，引起肾小管管腔阻塞。肾缺血严重的患者，肾小管基底膜通常遭到破坏。如果基底膜完整性存在，则肾小管上皮细胞可迅速再生，否则上皮细胞不能再生。肾毒性AKI形态学变化最明显的部位在近端肾小管的曲部和直部。肾小管上皮细胞坏死不如缺血性AKI明显。

要点二　中医病因病机

中医学认为，本病发生多与外感六淫疫毒、饮食不当、意外伤害、失血失液、中毒虫咬、药毒伤肾等因素有关，形成火热、湿毒、瘀浊之邪，壅塞三焦，决渎失司，膀胱和三焦气化不利而致本病的发生。

1. **热毒炽盛** 外感六淫疫毒，邪热炽盛，肺热壅滞，膀胱湿热，邪气入气入血，损伤肾络，气化失司，而见少尿、血尿或衄血。《诸病源候论·小便不通候》云："热入于胞，热气大盛，故结涩，令小便不通，小腹胀满气急。"

2. **火毒瘀滞** 外感温热疫毒，邪热内盛，热入营血，闭窍扰神，迫血妄行，热阻于肾，气化失司而发病。

3. **湿热蕴结** 误食毒物，邪毒入里，湿毒中阻，气机升降失常，内犯于肾，经络气血瘀阻，气化不行，而见少尿或尿闭。

4. **气脱津伤** 失血伤液，或热毒耗液，致精亏血少，肾府空虚，使肾元衰竭而发病。

本病病位在肾，涉及肺、脾(胃)、三焦、膀胱。《素问·经脉别论》曰"饮入于胃，游溢精气，上输于脾；脾气散精，上归于肺，通调水道，下输膀胱；水精四布，五经并行。"《素问·灵兰秘典论》曰："三焦者，决渎之官，水道出焉。膀胱者，州都之官，津液藏焉，气化则能出矣。"本病病机主要为肾失气化，水湿浊瘀不能排出体外。

初期主要为火热、湿毒、瘀浊之邪壅滞三焦，水道不利，以实热居多，后期以脏腑虚损为主。《丹溪心法》曰"小便不通，有气虚，有血虚，有实热，有痰，有湿，有气结下焦。"

要点三 临床表现

AKI可按病因分为肾前性、肾性和肾后性三类：

肾前性AKI：又称肾前性氮质血症，由肾脏血流灌注不足引起，是最常见的原因。

肾性AKI：由各种肾实质病变引起，其中最常见的类型为ATN，此外还包括肾间质疾病、肾小球疾病和肾脏血管疾病等。

肾后性AKI：由急性上、下尿路梗阻引起。

既往常用ATN的典型表现来描述AKI的临床特征。实际上多数AKI单纯表现为血肌酐升高，只有少数出现尿量改变。典型的ATN临床表现如下：

1. **起始期** 此期患者肾脏已受到缺血和/或毒素的作用，但是尚未发生器质性病变。若及时去除病因，病变可以逆转；若病因持续作用，就可能出现GFR急剧下降，血肌酐上升。

2. **维持期** 此期持续为7~14天，短至几天，长至4~6周。此期患者GFR保持在低水平，血肌酐升高。患者可出现少尿(＜400mL/d)或无尿(＜100mL/d)，但部分患者可无少尿。此期常常伴随全身多系统并发症，包括：①消化系统症状如食欲减退、恶心、呕吐、腹胀、腹泻等，严重者可发生消化道出血；②循环系统多因尿少及补液过度而出现高血压、心力衰竭及肺水肿表现，因毒素、电解质紊乱、贫血及酸中毒作用而出现各种心律失常及心肌病变；③神经系统受累出现意识障碍、躁动、谵妄、抽搐、昏迷等尿毒症脑病症状；④呼吸系统可出现咳嗽、憋气等尿毒症肺炎症状；⑤血液系统可呈现出血倾向及轻度贫血。除以上个别系统并发症外，感染也十分常见。在AKI疾病发展过程中还可能出现多脏器衰竭，严重感染及脓毒血症休克等都会显著增加死亡风险。

3. **恢复期** 此期GFR逐渐恢复正常或接近正常范围。少尿型患者开始出现尿量增多，与GFR相比肾小管的溶质和水重吸收功能恢复较慢，故常出现多尿期，继而逐步恢复正常。肾小管功能常需数月才能完全恢复。部分重症患者最终可能遗留不同程度的肾脏结构和功能损害。

要点四 辅助检查

1. **肾功能** 急骤发生并逐渐加重的氮质血症。①血尿素氮：进行性升高，每日可上升3.6~10.7mmol。血肌酐每日上升44.2~176.8μmol。②电解质紊乱：少尿期可出现高钾血症，血钾可超过6.5mmol，并可伴低钠血症及高磷血症。多尿期可出现低血钾，低血钠等电解质紊乱。③酸碱平衡紊乱：可出现酸中毒、二氧化碳结合力下降。

2. **血常规** 可有贫血，早期程度常较轻，如肾功能长时间不恢复，则贫血程度可以较重。某些引起AKI的基础疾病本身也可引起贫血，如大出血和严重感染等。

3. **尿常规** 尿呈等张(比重1.010~1.016)，蛋白尿(常为+~++)，尿沉渣常有颗粒管型、上皮细胞碎片、红细胞和白细胞。

4. **尿渗透浓度** 尿渗透浓度＜350mOsm，尿与血渗透浓度低于1∶1。

5. **滤过钠排泄分数(FENa)** 急性肾小管坏死及肾后性急性肾衰时多＞1%；肾前性急性

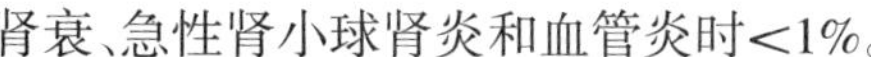

肾衰、急性肾小球肾炎和血管炎时<1%。

6. **肾衰指数(RF)** 用于鉴别肾前性急性肾衰和急性肾小管坏死,一般认为肾前性急性肾衰<1;急性肾小管坏死时多见>1(表15-4-5-1)。

7. **影像学检查** 双肾超声显像可用于与慢性肾衰竭相鉴别。怀疑尿路梗阻时,尿路超声显像、腹部平片、必要时CT检查有助于诊断。判断肾血管堵塞等疾患时,X线检查、放射性核素检查、血管造影等对诊断有帮助,但需注意造影剂对肾脏的毒性作用。

8. **肾穿刺活检** 为明确肾实质性急性肾衰的病因,可进行肾穿刺活检,并可判断治疗的有效性。但需严格掌握适应证,注意病情严重、有出血倾向时不宜做此检查。

表 15-4-5-1 急性肾损伤时尿液诊断指标

尿液检查	肾前性氮质血症	缺血性急性肾损伤
尿比重	>1.018	<1.012
尿渗透压[mOsm/(kg·H_2O)]	>500	<250
尿钠(mmol/L)	<10	>20
尿肌酐/血清肌酐	>40	<20
血尿素氮(mg/dL)/血清肌酐(mg/dL)	>20	<10~15
钠排泄分数	<1%	>1%
肾衰指数	<1	>1
尿沉渣	透明管型	棕色颗粒管型

要点五 诊断

AKI的判定依赖于肾脏滤过功能指标的变化,目前通用的为血肌酐和尿量。2012年提高肾脏病整体预后工作组(KDIGO)将AKI定义:①SCr 48小时内上升>0.3mg/dL(26.5μmol);②SCr 7天内升至1.5倍基线值以上;③连续6小时尿量<0.5m/(kg·h)。(符合以上情况之一者即可临床诊断AKI)其分级标准见表15-4-5-2。

表 15-4-5-2 KDIGO/AKI 分级标准

分级	血肌酐	尿量
1	升高达基础值的1.5~1.9倍;或升高达≥0.3mg/dL(>26.5μmol/L)	<0.5mL/(kg·h),持续6~12小时
2	升高达基础值的2.0~2.9倍	<0.5mL(kg·h),持续≥12小时
3	升高达基础值的3.0倍;或升高达≥4.0mg/dL(>353.6μmol/L);或开始肾脏替代治疗;或年龄<18岁的患者,eGFR下降达<35mL/(min·1.73m^2)	<0.3mL/(kg·h),持续≥24小时;或无尿≥12小时

要点六 鉴别诊断

1. **慢性肾衰竭** 慢性肾脏病可从存在双侧肾缩小、贫血、尿毒症面容、肾性骨病和神经病变等得到提示。其次应除外肾前性和肾后性原因。

2. **肾前性少尿** 发病前有容量不足、体液丢失等病史,体检发现皮肤和黏膜干燥、低血压、颈静脉充盈不明显者,应首先考虑肾前性少尿,可试用输液(5%葡萄糖溶液200~250mL)和注射袢性利尿药(呋塞米40~100mg),以观察输液后循环系统负荷情况。如果补足血容量后血压恢复正常,尿量增加,则支持肾前性少尿的诊断。

3. **肾后性尿路梗阻** 有结石、肿瘤或前列腺肥大病史患者,突发完全无尿或间歇性无尿;肾绞痛,胁腹或下腹部疼痛;肾区叩击痛阳性;

如膀胱出口处梗阻,则膀胱区因积尿而膨胀,叩诊呈浊音均提示存在尿路梗阻的可能。超声显像和X线检查等可帮助确诊。

4. **其他肾性AKI** 肾性AKI可见于急进性肾小球肾炎、急性间质性肾炎以及全身性疾病的肾损害如狼疮肾炎、过敏性紫癜性肾炎等。肾病综合征有时亦可引起AKI。此外,系统性血管炎血栓性微血管病如溶血尿毒症综合征、恶性高血压及产后AKI等也会引起。AKI通常根据各种疾病所具有的特殊病史、临床表现、化验异常及对药物治疗的反应可做出鉴别诊断。肾活检常可帮助鉴别。

要点七 西医治疗

1. **针对病因的治疗** AKI的早期干预有利于预后,因此强调尽快明确病因,并及时纠正。针对肾前性因素,包括扩容、改善心功能、维持血流动力学稳定、保证肾脏灌注等;针对肾性因素,及早终止外部损伤及治疗原发的肾脏疾病;针对肾后性因素,尽快解除尿路的梗阻。

2. **营养管理** 在维持内环境稳定的前提下,保证足够的热量摄入,避免高血糖的发生。营养摄入途径首先考虑肠内营养。

根据KDIGO的建议,对于危重患者,血糖维持目标:血浆葡萄糖110~149mg/dL(6.11~8.27mmol/L);总能量摄入达到20~30kcal/(kg·d);非高分解、不需要透析的AKI患者摄入蛋白质0.8~1.0g/(kg·d),发生AKI并行肾脏替代治疗的患者为1.0~1.5g/(kg·d),行持续肾脏替代治疗(continuous renal replacement therapy,CRRT)及高分解状态的患者为1.7g/(kg·d)。

3. **药物治疗** KDIGO未推荐任何可用于预防和治疗AKI的药物,包括重组人胰岛素生长因子、N-乙酰半胱氨酸等。对围产期重度缺氧而处于AKI高风险的新生儿可考虑给予单剂量茶碱。对于明确肾毒性的药物,如氨基糖苷类及两性霉素B,应尽量选择可替代药物;在特殊情况下必须使用的,应选择合适的剂量、给药方式,必要时进行药物浓度检测。

4. **关于并发症的处理** 除了关注血肌酐情况,需密切检测内环境情况,纠正高钾血症、酸中毒及其他电解质的紊乱。药物处理无效的患者尽早启动肾脏替代治疗。

5. **肾脏替代治疗** 在药物无法纠正的内环境紊乱的患者,需要及时启动肾脏替代治疗,例如严重高钾、酸中毒、水潴留及重要器官功能障碍。对保守治疗无效,出现下列指征的急性肾衰竭患者,应考虑进行急诊透析:①少尿或无尿2天;②尿毒症症状明显;③肌酐清除率较正常下降超过50%,或血尿素氮升高达21mmoL,血肌酐升高达442μmol/L;④血钾超过6.5mmoL;⑤代谢性酸中毒,二氧化碳结合力(CO_2CP)<13mmol/L;⑥脑水肿、肺水肿或充血性心力衰竭。传统AKI的肾脏替代治疗方式包括血液透析、腹膜透析。腹膜透析较少用于危急重症患者的抢救。

6. **积极控制感染** 一旦出现感染迹象,应尽早使用有效抗生素治疗。根据细菌培养和药敏试验选择对肾无毒性或毒性小的药物。

要点八 中医治疗

(一)治疗原则

早期通过辨证论治,整体调节,配合应用保留灌肠、中药静脉制剂、药浴等综合疗法,可改善症状,提高救治率,主要采用清热解毒、活血利尿方药,后期重点运用中医药辨证论治,调整脏腑功能,促进肾功能恢复。

(二)辨证论治

1. 少尿期

(1)热毒炽盛证

证候:尿量急骤减少,甚至闭塞不通,发热不退,口干欲饮,头痛身痛,烦躁不安,舌质红绛,苔黄干,脉数。

治法:泻火解毒。

方药:黄连解毒汤加味。热结肠腑,大便干结者,加生大黄(后下)枳实泄热通腑;胃失和降恶心呕吐者,加姜半夏、陈皮、姜竹茹和胃止呕;若由蛇毒、蜂毒所致,加白花蛇舌草、半边莲、夏枯草、生甘草清热解毒。

(2)火毒瘀滞证

证候:尿点滴难出,或尿血、尿闭,高热谵语,吐血,衄血,斑疹紫黑或鲜红,舌质绛紫,苔黄焦或芒刺遍起,脉细数。

治法:清热解毒,活血化瘀。

方药:清瘟败毒饮加减。若热扰心营,烦躁谵语,加黄连、竹叶心、石菖蒲清热开窍,或另服安宫牛黄丸;肺热壅盛,咳嗽气促者,加黄芩、桑白皮、麦冬清泻肺热;大便不通者,加生大黄、桃仁通腑泄热,或以桃仁承气汤加减;热盛动血者,加白茅根、水牛角、紫珠草清热凉血止血。

(3)湿热蕴结证

证候:尿少尿闭,恶心呕吐,口中尿臭,发热口干而不欲饮,头痛烦躁,严重者可神昏抽搐,舌苔黄腻,脉滑数。

治法:清热利湿,降逆泄浊。

方药:黄连温胆肠加减。水湿内蕴,水肿严重者,加泽兰、猪苓利水消肿;湿阻中焦,苔黄厚腻者,加佩兰、砂仁、白蔻仁、生薏苡仁、苍术以化湿。

(4)气脱津伤证

证候:尿少或无尿,汗出湿冷,气微欲绝,或喘咳息促,唇黑甲青,脉细数或沉伏,多见于吐泻失水或失血过多之后。

治法:益气养阴,回阳固脱。

方药:生脉饮合参附汤加味。若失血明显,唇黑甲青,加当归、丹参养血活血;失血血虚者,以当归补血汤加味,重用黄芪,加当归、熟地黄以补气养血。

2. 多尿期

(1)气阴两虚证

证候:面色萎黄,全身疲乏,咽干思饮,手足心热,尿多清长,舌红少津,或舌淡有齿印,脉细。

治法:益气养阴。方药:参芪地黄汤加减。气虚为主者,加人参、白术、山药健脾益气;阴虚明显者,加沙参、枸杞子、知母滋阴清热;若余邪未尽,湿热留恋,身热苔腻,则须注意化湿而不伤阴,清热而不苦燥,加黄芩、连翘、滑石、薏苡仁、白豆蔻、藿香清化湿热。

(2)肾阴亏损证

证候:腰膝酸软,尿多不禁,口干欲饮,手足心热,舌红,苔少,脉细。

治法:滋阴补肾。

方药:六味地黄丸加味。若肾失固摄,尿多不禁,加桑螵蛸、金樱子、芡实固摄缩尿;若阴虚内热,五心烦热者,加知母、鳖甲、赤芍养阴清热。

(三)灌肠疗法

方药:生大黄15~30g,制附子9g,牡蛎30g,六月雪30g,蒲公英15g。以上药浓煎成200~300mL,调至适温,通过肛管保留灌肠,保留时间以30分钟~1小时为宜,每日2次,3~7天为一个疗程。主要应用于急性肾衰少尿期。方药中大黄用量以保持大便每日2~3次为宜,不宜过度泻下,以防伤津脱液。

细目六 慢性肾衰竭

慢性肾衰竭(chronic renal failure, CRF)是各种慢性肾脏病(CKD)导致肾单位受损,出现进行性肾功能减退,最终衰竭的病理过程,是慢性肾脏病引起肾小球滤过率下降及相关代谢紊乱的临床综合征。慢性肾衰竭终末期即尿毒症。

本病归属于中医学"癃闭""关格""溺毒""肾劳"等范畴。

要点一 西医病因和发病机制

(一)病因

慢性肾衰竭的病因主要有原发性肾小球疾病、糖尿病肾病、高血压等。肾小动脉硬化、原发性与继发性肾小球肾炎、肾小管间质病变(慢性肾盂肾炎、慢性尿酸性肾病、梗阻性肾病、药物性肾病等)、肾血管病变、遗传性肾病(如多囊肾、遗传性肾炎)等。原发性肾小球肾炎、糖尿病肾病、高血压肾小动脉硬化是常见病因,糖尿病肾病近年有明显增高趋势。

(二)发病机制

1. 慢性肾衰竭进展的发病机制

(1)肾单位高滤过:CRF时残余肾单位肾小球出现高灌注和高滤过状态是导致肾小球硬化和残余肾单位进一步丧失的重要原因之一。

(2)肾单位高代谢:CRF时残余肾单位肾小管高代谢状况,是肾小管萎缩、间质纤维化和肾单位进行性损害的重要原因之一。

(3)肾组织上皮细胞表型转化的作用:在某些生长因子或炎症因子的诱导下,肾小管上皮细胞、肾小球上皮细胞、肾间质成纤细胞均可转变为肌成纤维细胞,在肾间质纤维化、局灶节段性或球性肾小球硬化过程中起重要作用。

(4)血管紧张素Ⅱ(Ang Ⅱ)的作用:在慢性肾衰竭进行性恶化中起重要作用。它是强有力的血管收缩物质,肾小球内"三高"时,肾素、血管紧张素轴的活性升高,全身循环Ang Ⅱ增多引起高血压,以及肾脏局部Ang Ⅱ增多,均可导致肾小球毛细血管压力增高,引起肾小球肥大，继而肾小球硬化。

（5）某些细胞因子 – 生长因子的作用：近年研究表明，CRF、动物肾组织内某些生长因子（如 TGF-β、白细胞介素 -1、单个核细胞趋化蛋白 -1 等），均参与肾小球和小管间质的损伤过程，并在促进细胞外基质增多中起重要作用。

（6）蛋白尿：过多的蛋白从肾小球滤出，近曲小管细胞通过胞饮作用将其吸收后，可引起肾小管损害、间质炎症及纤维化，以致肾单位功能丧失。

（7）细胞凋亡：在多种慢性肾病动物模型中，均发现肾脏固有细胞凋亡增多与肾小球硬化、小管萎缩、间质纤维化有密切关系，提示细胞凋亡可能在 CRF 进展中起某种作用。

2. 尿毒症症状的发生机制 尿毒症的症状及体内各系统损害的原因，主要与尿毒症毒素的毒性作用有关，同时也与多种体液因子或营养素的缺乏有关。

（1）尿毒症毒素的作用：小分子（分子量，MW<500）毒性物质以尿素的量最多，占“非蛋白氮”的 80% 或更多，其他如胍类（甲基胍、琥珀胍酸等）、各种胺类、酚类等，也占有其重要地位。中分子（MW500~5000）物质主要与尿毒症脑病、某些内分泌紊乱、细胞免疫低下等可能有关。甲状旁腺激素（PTH）属于中分子物质一类，可引起肾性骨营养不良、软组织钙化等。大分子（MW>5000）物质如核糖核酸酶（RNase）、β_2- 微球蛋白（主要是糖基化 β_2-MG）、维生素 A 等也具有某些毒性。

（2）体液因子的缺乏：红细胞生成素（EPO）、骨化三醇的缺乏，可分别引起肾性贫血和肾性骨病。

（3）营养素的缺乏：如蛋白质和某些氨基酸、热量、水溶性维生素（如 B 族等）、微量元素（如铁、锌、硒等），可引起营养不良、消化道症状、免疫功能降低等。又如，缺铁和 / 或蛋白质的缺乏，可使肾性贫血加重。

要点二　中医病因病机

慢性肾衰竭属中医癃闭、关格范畴，是由于感受外邪、饮食不当、劳倦过度、药毒伤肾、劳伤久病等导致肾元虚衰，湿浊内蕴而发病。脾肾亏虚为本，湿浊内蕴为标，脾虚则运化无权，肾虚则开阖失司，日久气损及阳，阳损及阴，最后导致肾气衰败，不能分清泌浊，浊毒内停壅滞、瘀血阻滞。

1. 脾肾两虚 先天不足，后天失养，或劳累过度，或饮食不节，导致脾肾气虚；脾虚运化无力，则水湿内聚或外溢；肾虚气化失司，或失固摄，则小便量少或频数，或精微下泄。若素体阳虚，或久病脾肾俱损，或过用苦寒，导致脾肾阳虚，脾失制水，肾不主水，而水停饮溢，形寒肢冷，小便不利。

2. 气阴两虚 素体气阴亏虚，或病久气虚，由气及阴，气阴俱亏，则面色无华，神疲乏力；虚火内扰，潮热盗汗，烦热，或灼伤络脉而见尿血。

3. 肝肾阴虚 年老体衰，肝肾亏虚；或病久耗伤肝肾阴，导致肝肾阴虚；肝肾阴亏，水不涵木，肝阳上亢，阳化风动，肝风内扰，则头晕目眩，耳鸣健忘；阴虚生内热，则五心烦热、盗汗。

4. 阴阳两虚 年高体衰，或生育不节，房劳过度，或久病阴病及阳，致阴阳两虚。阳虚则不能温养，不能运化水湿，水液内停，湿浊中阻，而成肾劳、关格之证。

5. 湿浊内蕴 患者肾脏疾患日久，肾元亏虚，脾运失健；肾失固摄，精微下泄；湿蕴成浊，升降失司，清阳不升，浊阴不降；湿郁化热，或过食肥甘，湿从热化，致湿热内阻，则恶心呕吐或小便不利。

6. 水气泛溢 肺脾肾亏虚，气化功能不足，开阖升降失司，则水液内停，泛溢肌肤而为肿，行于胸腹之间，而成胸水、腹水。

7. 瘀血阻络 久病入络，或气虚血瘀，或湿阻致瘀，而见水瘀互结，或络脉瘀阻。

总之，本病病位主要在肾，涉及肺、脾（胃）、肝等脏腑，其基本病机是肾元虚衰，湿浊内蕴，为本虚标实之证，本虚以肾元亏虚为主；标实见水气、湿浊、湿热、血瘀、肝风之证。发病初起脾肾亏虚及湿浊并见，日久累及多脏。如水湿、浊毒之邪凌心射肺，则见胸闷、心悸、气促，甚则不能平卧；如肾病及肝，肝肾阴虚，虚风内生，则见手足搐动，甚则抽搐；若肾病及心，邪陷心包，则见神志昏迷；若正不胜邪，则见阴盛阳衰，阴阳离决等危证。

要点三　临床表现

在慢性肾衰竭的不同阶段，临床表现各不相同。在 CRF 的代偿期和失代偿早期，患者可以无任何症状，或仅有乏力、腰酸、夜尿增多等；

少数患者可有食欲减退、代谢性酸中毒及轻度贫血。CRF 中期以后，上述症状更趋明显。在尿毒症期，可出现急性心力衰竭、严重高钾血症、消化道出血、中枢神经系统功能障碍等，甚至有生命危险。

（一）水、电解质代谢紊乱

1. **代谢性酸中毒**　食欲不振、呕吐、虚弱无力、呼吸深长等。

2. **水钠代谢紊乱**　水钠潴留可表现为不同程度的皮下水肿和/或体腔积液，易出现血压升高、左心功能不全和脑水肿。低血容量主要表现为低血压和脱水。

3. **钾代谢紊乱**　高钾血症或低钾血症。严重高钾血症（血清钾 >6.5mmol/L）需及时治疗抢救。

4. **钙磷代谢紊乱**　主要表现为低血钙和高血磷。

（二）蛋白质、糖类、脂肪和维生素的代谢紊乱

CRF 患者蛋白质代谢紊乱一般表现为蛋白质代谢产物蓄积（氮质血症），糖代谢异常主要表现为糖耐量减低和低血糖症两种情况。慢性肾衰竭患者高脂血症常见，其中多数患者表现为轻到中度高甘油三酯血症。维生素代谢紊乱相当常见，如血清维生素 A 水平增高、维生素 B_6 及叶酸缺失等。

（三）心血管系统表现

心血管病变是 CKD 患者的主要并发症之一和最常见的死因。尤其是终末期肾病阶段，则死亡率进一步增高（占尿毒症死因的 45%~60%）。

1. 高血压和左心室肥厚。
2. 心力衰竭，是尿毒症患者最常见的死亡原因。
3. 尿毒症性心肌病。
4. 心包病变。
5. 血管钙化和动脉粥样硬化。

（四）呼吸系统症状

体液过多或酸中毒时均可出现气短、气促，严重酸中毒可致呼吸深长。体液过多、心功能不全可引起肺水肿或胸腔积液。由尿毒症毒素诱发的肺泡毛细血管渗透性增加、肺充血可引起“尿毒症肺水肿”，此时肺部 X 线检查可出现“蝴蝶翼”征，及时利尿或透析可迅速改善上述症状。

（五）胃肠道症状

主要表现有食欲不振、恶心、呕吐、口腔有尿味。消化道出血也较常见，其发生率比正常人明显增高，多是由于胃黏膜糜烂或消化性溃疡，尤以前者为最常见。

（六）血液系统表现

CRF 患者血液系统异常主要表现为肾性贫血和出血倾向。大多数患者有轻、中度贫血，其原因主要由于促红细胞生成素缺乏，故称为肾性贫血。

（七）神经肌肉系统症状

早期症状可有疲乏、失眠、注意力不集中等。其后会出现性格改变、抑郁、记忆力减退、判断力降低。尿毒症时常有反应淡漠、谵妄、惊厥、幻觉、昏迷、精神异常等。

（八）内分泌功能紊乱

①肾脏本身内分泌功能紊乱：如 1，25- 二羟维生素 D_3［1，25-（OH）$_2D_3$］、促红细胞生成素不足和肾素 - 血管紧张素Ⅱ过多。②外周内分泌腺功能紊乱：大多数患者均有继发性甲旁亢（血 PTH 升高），部分患者（大约 1/4）有轻度甲状腺素水平降低；其他如胰岛素受体功能障碍、性腺功能减退等，也常见。

（九）骨骼病变

肾性骨营养不良（即肾性骨病）常见，包括纤维囊性骨炎（高转化性骨病）、骨生成不良、骨软化症（低转化性骨病）及骨质疏松症。

要点四　辅助检查

1. **肾功能检查**　血尿素氮（BUN）、血肌酐（Scr）上升，Scr>133μmol/L，内生肌酐清除率（Ccr）<80mL/min，二氧化碳结合力下降，血尿酸升高。

2. **尿常规检查**　蛋白尿、血尿、管型尿或低比重尿。

3. **血常规检查**　不同程度的贫血。

4. **电解质检查**　高钾、高磷、低钙等。

5. **B 超检查**　多数可见双肾明显缩小、皮质与髓质分界模糊。

要点五　诊断

1. **诊断要点**　慢性肾衰竭的诊断是 Ccr<80mL/min，Scr>133μmol/L，有慢性原发或继发性肾脏疾病病史。

2. **肾功能分期**　慢性肾衰竭的肾功能损害程度，可分为：①肾功能代偿期：约相当于美国国家肾脏病基金会的“肾脏病生存质量指导”（K/DOQI）的第 2 期，肾小球滤过率（GFR）减少至正常的 60%~89%，血肌酐正常，患者无症状；②肾功能不全期：约相当于 K/DOQI 的第 3 期，是肾衰竭的早期，GFR 减少至正常的 30%~59%，出现氮质血症，血肌酐高于正常，但小于 442μmol/L，可有轻度贫血、多尿和夜尿多；③肾功能衰竭期：约相当于 K/DOQI 的第 4 期，GFR 减少至正常的 15%~29%，血肌酐显著升高（451~707μmol/L），贫血较明显，夜尿增多以及水电解质失调，并可有轻度胃肠道、心血管和中枢神经系统症状；④尿毒症期：约相当于 K/DOQI 的第 5 期，是肾衰竭的晚期，GFR 减少至正常的 15% 以下，血肌酐大于 707μmol/L，肾衰竭的临床表现和血生化异常已十分显著。

要点六　西医治疗

（一）早、中期慢性肾衰竭的防治对策和措施

1. 及时、有效地控制高血压　透析前 CRF（GFR≤10mL/min）患者的血压，一般应当控制在 130~140/80~90mmHg 以下，并根据患者尿白蛋白排泄情况制定个体化的降压目标值。

2. ACEI 和 ARB 的独特作用　血管紧张素转化酶抑制剂（ACEI）和血管紧张素Ⅱ受体拮抗剂（ARB）具有良好降压作用，还有其独特的减低高滤过、减轻蛋白尿的作用，主要通过扩张出球小动脉来实现，同时也有抗氧化、减轻肾小球基底膜损害等作用。

3. 严格控制血糖　研究表明，严格控制血糖，使糖尿病患者空腹血糖控制在 5.0~7.2mmol/L（睡前 6.1~8.3mmol/L），糖化血红蛋白（HbA1c）<7%，可延缓患者 CRF 进展。

4. 控制蛋白尿　将患者蛋白尿控制在 <0.5g/24h，或明显减轻微量白蛋白尿。

5. 饮食治疗　应用低蛋白、低磷饮食，单用或加用必需氨基酸或α-酮酸（EAA/α-KA），可能具有减轻肾小球硬化和肾间质纤维化的作用。GFR<30mL/（min·1.73m^2）的患者，蛋白质摄入量应 <0.5g/kg·d。

6. 其他　积极纠正贫血、减少尿毒症毒素蓄积、应用他汀类降脂药、戒烟等。

（二）CRF 的营养治疗

1. 饮食治疗　肾衰竭早期就该开始饮食治疗，可以缓解慢性肾衰竭症状和延缓健存肾单位的破坏速度。K/DOQI 建议，给予低蛋白饮食应考虑个体化，注意营养指标检测，避免营养不良的发生。①限制蛋白饮食：蛋白质的摄入量一般认为 GFR 降至 30mL/min·1.73m^2 以下时，需严格进行蛋白质限制，其中 50%~60% 必须是富含必需氨基酸的蛋白质（即高生物价优质蛋白），如鸡蛋、鱼、瘦肉、牛奶等。因植物蛋白含非必需氨基酸较多，故富含植物蛋白的食物应少食，如花生及其制品等，可部分采用麦淀粉（澄面）作主食，以代替大米、面粉。在高热量的前提下，每日给予 0.6g/kg 的蛋白质，大多数患者可以满足机体的基本需要，而不至于发生蛋白质营养不良。血白蛋白、白蛋白前体、转铁蛋白的测定是简便的营养监测指标。②高热量摄入：高热量饮食可使低蛋白饮食的氮得到充分利用，减少体内蛋白质的分解消耗。热量每日至少需要 125.6kJ/kg（30kcal/kg），消瘦或肥胖者酌情加减。可多食入植物油和食糖，觉饥饿可食甜薯、芋头、马铃薯等。食物应富含 B 族维生素、维生素 C 和叶酸等。③其他：给予低磷饮食，每日不超过 600mg。此外，除有水肿、高血压和少尿者要限制食盐，有尿少、水肿、心力衰竭者应严格控制进水量，尿量每日少于 1000mL 者要限制钾的摄入外，其他一般不需特别限制。

2. 必需氨基酸（EAA）的应用　如果 GFR≤10mL/min 时，患者因食欲差、蛋白质摄入少，会发生蛋白质营养不良，必须加用 EAA 或 EAA 及其α-酮酸混合制剂，才可使肾衰竭患者维持较好的营养状态。α-酮酸在体内与氨结合成相应的 EAA，EAA 在合成蛋白质过程中可以结合一部分尿素，故可减少血中尿素氮的水平。EAA 的适应证是肾衰竭晚期患者，一般用量为每日 0.1~0.2g/kg，分 3 次服用。

（三）CRF 的药物治疗

1. 纠正酸中毒和水、电解质紊乱

（1）纠正代谢性酸中毒：代谢性酸中毒的处理，主要为口服碳酸氢钠（$NaHCO_3$），轻者 1.5~3.0g/d 即可；中、重度患者 3~15g/d，必要时可静脉输入。

（2）水钠紊乱的防治：一般 NaCl 摄入应不超过 6~8g/d。有明显水肿、高血压者，钠摄入量一般说来 2~3g/d（NaCl 摄入量 5~7g/d），个别严重病例可限制为 1~2g/d（NaCl 2.5~5g）。也

可根据需要应用袢利尿剂（呋塞米、布美他尼等），噻嗪类利尿剂及潴钾利尿剂对CRF患者（Scr>220μmol/L）不宜应用，因此时疗效甚差。对严重肺水肿急性左心衰竭者，常需及时给予血液透析或持续性血液滤过，以免延误治疗时机。

（3）高钾血症的防治

1）积极预防高钾血症的发生：①当GFR<25mL/min（或Scr>309.4~353.6μmol/L）时，即应适当限制钾的摄入。②当GFR<10mL/min或血清钾水平>5.5mmol/L时，则应更严格地限制钾摄入。③对已有高钾血症的患者，还应采取更积极的措施：积极纠正酸中毒，除口服碳酸氢钠外，必要时（血钾>6mmol/L）可静脉给予（静脉滴注或静脉注射）碳酸氢钠10~25g，根据病情需要4~6小时后还可重复给予。

2）袢利尿剂：最好静脉或肌内注射呋塞米40~80mg，必要时将剂量增至100~200mg/次，静脉注射。

3）葡萄糖－胰岛素溶液输入（葡萄糖4~6g中，加胰岛素1U）。

4）聚磺苯乙烯（降钾树脂）：增加肠道钾排出，其中以聚苯乙烯磺酸钙更为适用。

5）对严重高钾血症（血钾>6.5mmol/L），且伴有少尿、利尿效果欠佳者，应及时给予血液透析治疗。

2. 高血压的治疗 血管紧张素转化酶抑制剂（ACEI）、血管紧张素Ⅱ受体拮抗剂（ARB）、Ca^{2+}通道拮抗剂、袢利尿剂、β受体拮抗剂、血管扩张剂等均可应用，以ACEI、ARB、Ca^{2+}拮抗剂的应用较为广泛。ACEI及ARB有使钾升高及一过性血肌酐升高的作用，在选用和应用过程中，应注意检测相关指标。透析前慢性肾衰竭患者的血压应<130/80mmHg，但维持透析患者血压一般不超过140/90mmHg即可。

3. 贫血的治疗和促红素（rHuEPO）的应用 Hb<100~110g/L或Hct<30%~33%，即可开始应用rHuEPO治疗。一般开始用量为每周80~120U/kg，分2~3次注射（或2000~3000U/次，每周2~3次），皮下或静脉注射。影响rHuEPO疗效的主要原因是功能性缺铁，因此，在应用rHuEPO时，应同时重视补充铁剂，否则疗效常不满意。

4. 低钙血症、高磷血症和肾性骨病的治疗 当GFR<30mL/min时，除限制磷摄入，可应用磷结合剂口服，以碳酸钙较好。对明显低钙血症患者，可口服骨化三醇。

5. 防治感染 平时应注意防止感冒，预防各种病原体的感染。抗生素的选择和应用原则，与一般感染相同，唯剂量要调整。在疗效相近的情况下，应选用肾毒性最小的药物。

6. 血脂异常的治疗 透析前慢性肾衰竭患者与一般血脂异常者治疗原则相同，应积极治疗。但对维持透析患者，血脂异常的标准宜放宽，血总胆固醇水平保持在6.5~7.8mmol/L（250~300mg/dL），血甘油三酯水平保持在1.7~2.3mmol/L（150~200mg/dL）为好。

7. 口服吸附疗法和导泻疗法 口服氧化淀粉或活性炭制剂、口服大黄制剂或甘露醇（导泻疗法）等，均是利用胃肠道途径增加尿毒症毒素的排出。这些疗法主要应用于透析前慢性肾衰竭患者，对减轻患者氮质血症起到一定辅助作用，但不能依赖这些疗法作为治疗主要手段。

（四）尿毒症的替代治疗

当慢性肾衰竭患者GFR<15mL/min·1.73m^{2}并有明显尿毒症临床表现，经治疗不能缓解时，则应进行透析治疗。对糖尿病肾病，可适当提前进行透析治疗。血液透析（简称血透）和腹膜透析（简称腹透）的疗效相近，但各有其优缺点，在临床应用上可互为补充。但透析疗法仅可部分替代肾的排泄功能（对小分子溶质的清除仅相当于正常肾脏的10%~15%），而不能代替其内分泌和代谢功能。患者通常应先做一个时期透析，待病情稳定并符合有关条件后，可考虑进行肾移植术。

1. 血液透析 血透治疗一般每周做3次，每次4~6小时。在开始血液透析4~8周内，尿毒症症状逐渐好转；如能长期坚持合理的透析，不少患者能存活15~20年以上。

2. 腹膜透析 持续性不卧床腹膜透析疗法（CAPD），每日将透析液输入腹腔，并交换4次（6小时一次），每次约2L。CAPD是持续地进行透析，使尿毒症毒素持续地被清除，血容量不会出现明显波动，故患者也感觉较舒服。CAPD在保存残存肾功能方面优于血透，费用也较血透低。CAPD尤其适用于老人、心血管功能不稳定者、糖尿病患者、小儿患者或做动静脉内瘘有困难者。

3. 肾移植 成功的肾移植会恢复正常的

肾功能(包括内分泌和代谢功能),可使患者几乎完全康复。要在 ABO 血型配型和 HLA 配型合适的基础上,选择供肾者。肾移植需长期使用免疫抑制剂,以防排斥反应,常用的药物为糖皮质激素、环孢素、吗替麦考酚酯等。

要点七 中医治疗

(一)治疗原则

慢性肾衰竭为肾元亏虚、浊毒内蕴之证。本虚标实、寒热错杂,治疗上根据正虚与邪实的轻重分别给以扶正及祛邪治疗。当出现小便不通、呕吐之关格重症时,应遵循"治主当缓、治客当急"的原则,急则治其标,以祛邪为主。

(二)辨证论治

慢性肾衰竭的中医辨证治疗以本虚为纲,标实为目,根据患者本虚标实情况而分别施治。

1. 本虚证

(1)脾肾气虚证

证候:倦怠乏力,气短懒言,纳呆腹胀,腰酸膝软,大便溏薄,口淡不渴,舌淡有齿痕,苔白或白腻,脉象沉细。

治法:补气健脾益肾。

方药:六君子汤加减。肾气虚一般加淫羊藿、菟丝子、杜仲、桑寄生;若属脾虚湿困者,可加制苍术、藿香、佩兰、薏苡仁化湿健脾;脾虚便溏加炒扁豆、炒芡实健脾助运;便干者加制大黄通腑泄浊;水肿明显者加车前子、泽泻、猪苓利水消肿。

(2)脾肾阳虚证

证候:面色萎黄或黧黑晦暗,下肢浮肿,按之凹陷难复,神疲乏力,纳差便溏或五更泄泻,口黏淡不渴,腰膝酸痛或腰部冷痛,畏寒肢冷,夜尿频多清长,舌淡胖嫩,齿痕明显,脉沉弱。

治法:温补脾肾。

方药:济生肾气丸加减。若中阳不振,脾胃虚寒,脘腹冷痛或便溏者,加干姜、炒白术、桂枝温运中阳;若阳虚水泛,水肿较甚者,加猪苓、玉米须、桑白皮、泽兰利水消肿。

(3)气阴两虚证

证候:面色少华,神疲乏力,腰膝酸软,口干唇燥,饮水不多,或手足心热,大便干燥或稀,夜尿清长,舌淡有齿痕,脉象沉细。

治法:益气养阴,健脾补肾。

方药:参芪地黄汤加减。若心气阴不足,心慌气短者,可加麦门冬、五味子、紫丹参、炙甘草益气养心;大便干结者,可加火麻仁或制大黄通腑泄浊。

(4)肝肾阴虚证

证候:头晕头痛,耳鸣眼花,两目干涩或视物模糊,口干咽燥,渴而喜饮或饮水不多,腰膝酸软,大便易干,尿少色黄,舌淡红少津,苔薄白或少苔,脉弦或细弦,常伴血压升高。

治法:滋肾平肝。

方药:杞菊地黄汤加减。若头晕头痛明显,耳鸣眩晕,血压升高者,可加钩藤、夏枯草、生牡蛎以平肝潜阳。

(5)阴阳两虚证

证候:浑身乏力,畏寒肢冷,或手足心热,口干欲饮,腰膝酸软,或腰部酸痛,大便稀溏或五更泄泻,小便黄赤或清长,舌胖润有齿痕,舌苔白,脉沉细,全身虚弱症状明显。

治法:温扶元阳,补益真阴。

方药:金匮肾气丸或全鹿丸加减。恶心呕吐,纳少腹胀者则先予调补脾胃,健脾助运,可选炒山药、茯苓、薏苡仁、炒白术、姜半夏、陈皮、川黄连、苏叶。

2. 标实证

(1)湿浊证

证候:恶心呕吐,胸闷纳呆,或口淡黏腻,口有尿味。

治法:和中降逆,化湿泄浊。

方药:小半夏加茯苓汤加减。湿浊较重,舌苔白腻,加制苍术、砂仁、白蔻仁、生薏苡仁运脾燥湿;小便量少者加泽泻、车前子、玉米须利水泄浊。

(2)湿热证

证候:中焦湿郁化热常见口干口苦,甚则口臭,恶心频频,舌苔黄腻。下焦湿热可见小溲黄赤或溲解不畅,尿频、尿急、尿痛等。

治法:中焦湿热宜清化和中;下焦湿热宜清利湿热。

方药:中焦湿热者以黄连温胆汤加减;下焦湿热以四妙丸加减。恶心明显者,加苏叶、代赭石;尿频、尿急者,加蒲公英、车前草、萹蓄、土茯苓。

(3)水气证

证候:面、肢浮肿或全身浮肿,甚则有胸水、腹水。

治法:利水消肿。

方药:五皮饮或五苓散加减。若气虚水湿内

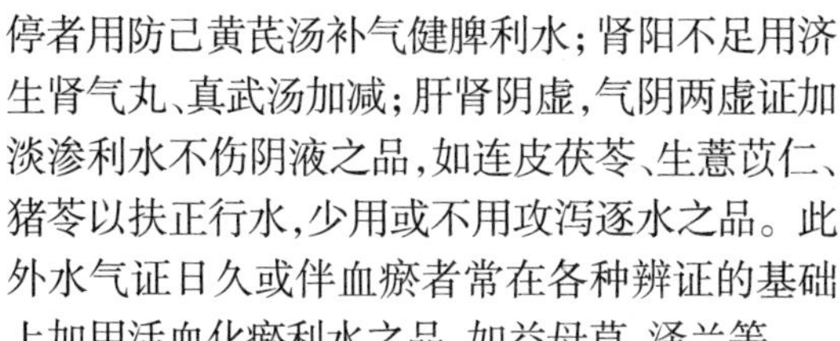

停者用防己黄芪汤补气健脾利水；肾阳不足用济生肾气丸、真武汤加减；肝肾阴虚，气阴两虚证加淡渗利水不伤阴液之品，如连皮茯苓、生薏苡仁、猪苓以扶正行水，少用或不用攻泻逐水之品。此外水气证日久或伴血瘀者常在各种辨证的基础上加用活血化瘀利水之品，如益母草、泽兰等。

（4）血瘀证

证候：面色晦暗或黧黑或口唇紫暗，腰痛固定或肢体麻木，舌紫暗或有瘀点瘀斑，脉涩或细涩。

治法：活血化瘀。

方药：桃红四物汤加减。通常在本虚证治疗的基础上加用活血化瘀之品。若气虚血瘀者，加用生黄芪益气活血；久病瘀滞，难以起效者，可加重活血化瘀药药量，或加水蛭、地龙、僵蚕、大黄等。

（5）肝风证

证候：头痛头晕，手足蠕动，筋惕肉瞤，抽搐痉厥。

治法：镇肝息风。

方药：天麻钩藤饮加减。若肝肾阴虚者，加用枸杞子、山茱萸、首乌、白芍、鳖甲等滋补肝肾，养阴息风。

以上本虚证与标实证根据患者具体情况而组合辨证论治。此外，有条件者各型均可服用冬虫夏草，每日 3~5g，研粉或另炖。

（三）灌肠疗法

方药：生大黄 15~30g，蒲公英 30g，生牡蛎 30g，六月雪 30g，生甘草 5g。

以上药物浓煎成 300mL，调至温度合适时保留灌肠，保留灌肠时间以 30 分钟~1 小时为宜，每日 1 次，10~15 天为 1 个疗程。每个疗程结束后休息 3~5 天，可继续下一个疗程，但不宜长久使用。需注意方中大黄用量以保持大便 2~3 次 / 日为宜，不宜过度通下，以防伤正。

第五单元　血液系统疾病

细目一　缺铁性贫血

缺铁性贫血（iron deficient anemia，IDA）是指体内贮存铁缺乏，影响血红蛋白合成所引起的一种小细胞低色素性贫血。其特点是骨髓、肝、脾等器官组织中缺乏可染色性铁，血清铁浓度、转铁蛋白饱和度和血清铁蛋白降低。本病为贫血中最常见的类型，也是最常见的营养素缺乏症。

本病可归属于中医学“血劳”“萎黄”“黄胖”“虚劳”等范畴。

要点一　铁的代谢

1. **铁的分布**　健康成人体内所存在的铁为3~5g，按体重计算，男性含铁总量为50mg/kg，女性为35mg/kg。其中体内铁的67%组成血红蛋白；约29.2%为贮存铁，以铁蛋白和含铁血黄素形式存在于单核巨噬细胞系统中，随时供应血红蛋白合成；3.5%的铁在肌红蛋白中；0.2%的铁存在于参加细胞代谢的血红素酶类；仅极少量铁（0.12%）在血液中运转，这部分铁是最活跃的，不断更新，使铁得到交换。

2. **铁的来源和吸收**　体内铁主要来源于食物。含铁量较高的食品有海带、发菜、紫菜、木耳、香菇、动物肝等。胎儿所需铁来自母体。正常普通饮食中所供给的铁为每日10~15mg，其中5%~10%被吸收，吸收量每日约为1mg。铁的吸收部位主要在十二指肠和空肠上段。食物中的铁大多与有机物结合，必须变为游离铁才能被吸收，而且亚铁比高铁易于吸收。

3. **铁的转运**　在小肠黏膜细胞内的铁与血浆转铁蛋白结合后被输送到骨髓和其他组织中。转铁蛋白主要由肝脏合成。正常人转铁蛋白血浆浓度为2.5~3g/L，临床称为总铁结合力。正常情况下转铁蛋白仅以其总量的1/3与铁结合，这部分称为血清（浆）铁；2/3未与铁结合的转铁蛋白称为未饱和铁结合力。转铁蛋白饱和度=（血清铁/总铁结合力）×100%。

4. **铁的贮存**　体内多余的铁或不能被利用的铁贮存于肝、脾、骨髓等器官的单核巨噬细胞内。当机体需铁量增加或排铁量过多时，可由贮存铁给予补充。贮存铁的形式主要为铁蛋白，其次是含铁血黄素，临床常用铁蛋白测定来衡量铁的贮存量。含铁血黄素是变性或部分去蛋白质的铁蛋白，骨髓中可染铁即是分布于骨髓小粒的含铁血黄素。

5. **铁的再利用和排泄**　体内血红蛋白和其他含铁化合物经代谢分解后，释放出的铁并不被排泄出体外而是仍进入全身的铁代谢池，被无数次地重新利用。人体每天排出铁量约1mg，主要通过肠黏膜脱落细胞随粪便排出，少量通过尿、汗液排出，哺乳妇女还通过乳汁排出。

要点二　西医病因、发病机制

（一）病因

任何原因使铁的损耗超过体内所能供给的量时，即可引起缺铁性贫血。

1. **丢失过多**　慢性失血是引起成年人缺铁性贫血的主要原因。因体内总铁量的2/3存在于红细胞内（每毫升血含铁0.5mg），故反复多次失血可显著消耗铁贮存量。常见的失血：慢性胃肠道失血，如食管裂孔疝、食管或胃底静脉曲张破裂、消化性溃疡、消化道息肉、肿瘤、寄生虫感染和痔疮等；咯血和肺泡出血，如肺结核、支气管扩张症和肺癌等；月经过多，如宫内放置节育环、子宫肌瘤及月经失调等；血红蛋白尿，如阵发性睡眠性血红蛋白尿、冷抗体型自身免疫性溶血、人工心脏瓣膜、行军性血红蛋白尿等；其他如反复血液透析、多次献血等。

2. **摄入不足**　生长期婴幼儿、青少年和月经期、妊娠期或哺乳期妇女需铁量增加，一般食物中铁含量不能满足机体需要而缺铁；饮食中缺乏足够的铁或食物结构不合理，导致铁吸收和利用减低，亦可发生缺铁。

3. **吸收不良**　游离铁主要在十二指肠及小肠上段黏膜吸收，吸收不良可导致缺铁性贫血。如胃大部切除术及胃空肠吻合术后，由于食物不经过十二指肠，影响了正常铁的吸收；萎缩性胃炎因长期缺乏胃酸，导致铁的吸收不良；长期腹泻不但影响铁吸收，且随着大量肠上皮细胞脱落而失铁。

（二）发病机制

1. **缺铁对铁代谢的影响**　当体内贮存铁减少到不足以补偿功能状态铁时，铁蛋白、含铁血黄素、血清铁和转铁蛋白饱和度减低、总铁结合力和未结合铁的转铁蛋白升高、组织缺铁、红细胞内缺铁。转铁蛋白受体表达于红系造血细胞膜表面，当红细胞内铁缺乏时，转铁蛋白受体脱落进入血液，血清可溶性转铁蛋白受体（sTfR）升高。

2. **红细胞内缺铁对造血系统的影响**　血红素合成障碍，大量原卟啉不能与铁结合成为血红素，以游离原卟啉（FEP）的形式积累在红细胞内或与锌原子结合成为锌原卟啉（ZPP），血红蛋白生成减少，红细胞胞浆少、体积小，发生小细胞低色素性贫血；严重时粒细胞、血小板的生成也受影响。

3. **组织缺铁对组织细胞代谢的影响**　细胞中含铁酶和铁依赖酶的活性降低，进而影响患者的精神、行为、体力、免疫功能及患儿的生长发育和智力；缺铁可引起黏膜组织病变和外胚叶组织营养障碍。

要点三　中医病因病机

中医学认为，本病的形成多由饮食失调、长期失血、妊娠失养、病久虚损、先天禀赋不足、劳倦过度、虫积等引起脾胃虚弱，血少气衰所致。

1. **脾胃虚弱**　饮食不节，暴饮暴食，或长期饥饿，节食厌食，或长期慢性胃肠疾患久治未愈，均可导致脾胃功能减退，《明医指掌》指出："血者，水谷之精也，生化于脾。"脾胃虚弱，运化失常，影响水谷精微吸收，使化血无源而见气血亏虚，出现贫血。

2. **心脾两虚**　长期失血，治不及时，或崩漏，或妊娠失养、产后失血，调护不当等慢性失血，均可导致血少气衰，心神失养，发为贫血。

3. **脾肾亏虚**　久病体虚或先天禀赋不足，耗伤脾肾之阳，或因房劳、烦劳过度，损及肾脏，肾阳虚衰不能温养脾阳，致脾肾两虚，气血生化乏源，而致贫血。

4. **虫积日久**　各种寄生虫引起脾胃受损，同时又大量吸收人体精微，导致生化乏源，引起贫血。

总之，缺铁性贫血病位在脾胃，与肾相关。脾胃虚弱，运化失常，虫积及失血导致气血生化不足，是本病发生的基本病机。本病多属虚证，但也有虚实夹杂之证。

要点四　临床表现

多数起病缓慢，临床表现分为两类：一类为贫血本身的表现；另一类为组织中含铁酶类减少，引起细胞功能紊乱而产生的症状和体征。

1. **贫血本身的表现**　一般症状为皮肤和黏膜苍白，疲乏无力，头晕耳鸣，眼花，记忆力减退；严重者可出现眩晕或晕厥，活动后心悸、气短，甚至心绞痛、心力衰竭。尚有恶心呕吐，食欲减退，腹胀，腹泻等消化道症状。早期临床多为正细胞性正色素性轻度贫血，严重者多为小细胞低色素性贫血。

2. **组织缺铁的表现**

（1）精神和行为改变：如疲乏、烦躁和头痛在缺铁的妇女中较多见；缺铁可引起患儿发育迟缓和行为改变，如烦躁、易激惹、注意力不集中等；部分患者有异食癖。

（2）消化道黏膜病变：如口腔炎、舌炎、唇炎、胃酸分泌缺乏及萎缩性胃炎。常见食欲减退、腹胀、嗳气、便秘等。

（3）外胚叶组织病变：皮肤干燥，毛发干枯脱落，指甲缺乏光泽，脆薄易裂甚至反甲等。

要点五　辅助检查

1. **血液一般检查**　呈小细胞低色素性贫血。平均红细胞体积（MCV）<80fl，平均红细胞血红蛋白量（MCH）<27pg，平均红细胞血红蛋白浓度（MCHC）<32%。血片中可见红细胞体积小、中央淡染区扩大。网织红细胞计数正常或轻度增高。白细胞和血小板计数正常或减低。

2. **骨髓象**　增生活跃或明显活跃；以红系增生为主，粒系、巨核系无明显异常；红系中以中、晚幼红细胞为主，其体积小、核染色质致密、胞浆少偏蓝色、边缘不整齐，血红蛋白形成不良，呈"核老浆幼"现象。

3. **铁代谢**　血清铁<8.95μmol/L，总铁结

合力升高(>64.44μmol/L);转铁蛋白饱和度降低(<15%),sTfR 浓度 >8mg/L。血清铁蛋白 <12μg/L。骨髓涂片用亚铁氰化钾染色(普鲁士蓝反应)后,在骨髓小粒中无深蓝色的含铁血黄素颗粒;在幼红细胞内铁小粒减少或消失,铁粒幼红细胞 <15%。

4. **红细胞内卟啉代谢** FEP>0.9μmol/L(全血),ZPP>0.96μmol/L(全血),FEP/Hb>4.5μg/gHb。

要点六 诊断与鉴别诊断

(一)诊断

IDA 诊断包括以下 3 方面:

1. 贫血为小细胞低色素性:男性 Hb<120g/L,女性 Hb<110g/L,孕妇 Hb<100g/L;MCV<80fl,MCH<27pg,MCHC<32%。

2. 有缺铁的依据:符合贮存铁耗尽(ID)或缺铁性红细胞生成(IDE)的诊断。

(1)ID:符合下列任一条即可诊断。①血清铁蛋白 <12μg/L;②骨髓铁染色显示骨髓小粒可染铁消失,铁粒幼红细胞 <15%。

(2)IDE:①符合 ID 诊断标准;②血清铁 <8.95μmol/L,总铁结合力升高 >64.44μmol/L,转铁蛋白饱和度 <15%;③FEP/Hb>4.5μg/gHb。

3. 存在铁缺乏的病因,铁剂治疗有效。

(二)鉴别诊断

应与下列小细胞性贫血鉴别。

1. **铁粒幼细胞性贫血** 遗传或不明原因导致的红细胞铁利用障碍性贫血。无缺铁的表现:血清铁蛋白浓度增高,骨髓小粒含铁血黄素颗粒增多,铁粒幼细胞增多,并出现环形铁粒幼细胞。血清铁和转铁蛋白饱和度增高,总铁结合力不低。

2. **地中海贫血** 有家族史,有慢性溶血表现。血片中可见多量靶形红细胞,并有珠蛋白肽链合成数量异常的证据,如 HbF 和 HbA2 增高,出现血红蛋白 H 包涵体等。血清铁蛋白、骨髓可染铁、血清铁和转铁蛋白饱和度不低且常增高。

3. **慢性病性贫血** 慢性炎症、感染或肿瘤等引起的铁代谢异常性贫血。血清铁蛋白和骨髓铁增多。血清铁、血清转铁蛋白饱和度、总铁结合力减低。

4. **转铁蛋白缺乏症** 系常染色体隐性遗传所致或严重肝病、肿瘤继发。血清铁、总铁结合力、血清铁蛋白及骨髓含铁血黄素均明显降低。先天性者幼儿时发病,伴发育不良和多脏器功能受累。获得性者有原发病的表现。

要点七 西医治疗

(一)病因治疗

IDA 的病因诊断是治疗 IDA 的前提,只有明确诊断后方有可能去除病因。如婴幼儿、青少年和妊娠妇女营养不足引起的 IDA,应改善饮食;胃、十二指肠溃疡伴慢性失血或胃癌术后残胃癌所致的 IDA,应多次检查大便潜血、做胃肠道 X 线检查或内镜检查,必要时手术根治。月经过多引起的 IDA 应调理月经;寄生虫感染者应驱虫治疗等。

(二)铁剂治疗

1. **口服铁剂** 是治疗 IDA 的首选治疗措施。常用琥珀酸亚铁 0.1g,每日 3 次。餐后服用胃肠道反应小且易耐受。应注意,进食谷类、乳类和茶等会抑制铁剂的吸收;鱼、肉类、维生素 C 可加强铁剂的吸收。口服铁剂后,首先出现外周血网织红细胞增多,高峰在开始服药后 5~10 天,2 周后血红蛋白浓度上升,一般 2 个月左右恢复正常。铁剂治疗在血红蛋白恢复正常后至少持续 4~6 个月,待铁蛋白正常后停药。

2. **注射铁剂** 适用于口服铁剂消化道反应严重,不能耐受者;口服铁剂不能奏效者;需要迅速纠正缺铁者等。常用的有右旋糖酐铁,首次 25~50mg,如观察 1 小时后无不良反应,可给足量治疗以后每日 100mg,深部肌内注射。但肌内注射铁剂毒性反应较多,局部注射处皮肤可有铁污染而发黑,5% 患者有全身反应,严重者可有过敏性休克。

注射用铁的总需量(mg)=(需达到的血红蛋白浓度 - 患者的血红蛋白浓度)×0.33× 患者体重(kg)。

(三)辅助治疗

1. **输血或输入红细胞** 仅适用于严重病例,血红蛋白在 30g/L 以下,症状明显者。

2. **加用维生素 E** 可用于铁剂疗效不显著者。

3. **饮食调理** 适当补充高蛋白及含铁丰富的饮食,促进康复。

要点八 中医治疗

(一)治疗原则

脾虚是本病的主要病机,故健脾益气生血

是主要治法。因脾为后天之本，气血生化之源，脾健则气血化源充足。“气为血帅，血为气母”，血虚均伴有不同程度的气虚，又如《温病条辨·治血论》中有云“故善治血者，不求之有形之血，而求之无形之气”，故补血不宜单用补血药，而应当配伍补气药，“血不独生，赖气以生”，以达到益气生血的目的。《诸病源候论·虚劳病诸候下》云：“肾藏精。精者，血之所成也。”肾精不足，不能化气生血，此外，肾阳亏损，火不生土，亦影响脾胃运化而致血液生化不足，故本病或可以温补脾肾为治法。并酌加含铁量较高的中药，如皂矾制剂等。

（二）辨证论治

1. 脾胃虚弱证

证候：面色萎黄，口唇色淡，爪甲无泽，神疲乏力，食少便溏，恶心呕吐，舌质淡，苔薄腻，脉细弱。

治法：健脾和胃，益气养血。

方药：香砂六君子汤合当归补血汤加减。腹泻便溏者，加薏苡仁、山药以健脾利湿；恶心欲吐者，加竹茹、生姜以降逆和胃止呕。

2. 心脾两虚证

证候：面色苍白，倦怠乏力，头晕目眩，心悸失眠，少气懒言，食欲不振，毛发干脱，爪甲裂脆，舌淡胖，苔薄，脉濡细。

治法：益气补血，养心安神。

方药：归脾汤或八珍汤加减。心悸失眠重者，加夜交藤、合欢皮、生龙骨、生牡蛎以解郁镇惊安神；贫血严重者，加阿胶、何首乌以增补血之力。

3. 脾肾阳虚证

证候：面色苍白，形寒肢冷，腰膝酸软，神倦耳鸣，唇甲淡白，或周身浮肿，甚则腹水，大便溏薄，小便清长，男子阳痿，女子经闭，舌质淡或有齿痕，脉沉细。

治法：温补脾肾。

方药：八珍汤合无比山药丸加减。脾虚气滞，腹胀明显者，加木香、枳实以行气除满；畏寒肢冷者，加附子、桂枝以温阳祛寒。

4. 虫积证

证候：面色萎黄少华，腹胀，善食易饥，恶心呕吐，或有便溏，嗜食生米、泥土、茶叶等，神疲肢软，气短头晕，舌质淡，苔白，脉虚弱。

治法：杀虫消积，补益气血。

方药：化虫丸合八珍汤加减。腹胀痛者，加木香、延胡索以理气止痛。

细目二　再生障碍性贫血

再生障碍性贫血简称再障（aplastic anemia，AA），是由多种病因引起骨髓造血功能衰竭，而出现以全血细胞减少为主要表现的一组病症。根据患者的病情、血象、骨髓象及预后，可分为重型再障（SAA）和非重型再障（NSAA）。主要表现为骨髓造血功能低下、全血细胞减少，患者常表现为贫血、出血、感染等。

再障与中医的“髓劳”相似，可归属于“虚劳”“血虚”“血证”等范畴。

要点一　西医病因、发病机制

（一）病因

再障有先天性和后天性两种。先天性再障是常染色体遗传性疾病，也称原发性再障，最常见的是范科尼贫血，伴有先天性畸形。后天性再障约半数以上原因不明，也称继发性再障，其发病与下列因素有关。

1. **药物因素**　药物因素是最常见的发病因素，占首位。药物性再障有两种类型：①和剂量有关，系药物毒性作用，达到一定剂量就会引起骨髓抑制，一般是可逆的，停药后骨髓造血功能可以恢复。这类药物有各种抗肿瘤药和抗甲状腺素药如甲基硫脲嘧啶等。②和剂量关系不大，多系药物的过敏性反应，常导致持续性再障，难以逆转。其中最常见的是由氯霉素引起的，磺胺类药物也可引起。

2. **化学毒物**　苯及其衍生物最多见。有报道认为杀虫剂、农药、染发剂等均可引起再障。苯及其衍生物和再障的关系已被肯定，长期与苯接触比一次性大剂量接触苯更具危险性。

3. **电离辐射**　长期超允许量放射线照射，如放射源事故、放疗等，亦可致再障。

4. **病毒感染**　病毒性肝炎患者再障发病率显著高于一般人群。若再障发生于病毒性肝炎之后，且病情较重，称为病毒性肝炎相关性再障，是病毒性肝炎最严重的并发症之一。另有感染微小病毒 B_{19} 也可能导致再障。

5. **免疫因素** 胸腺瘤、系统性红斑狼疮和类风湿关节炎等与免疫有关的疾病可继发再障。

6. **其他因素** 阵发性睡眠性血红蛋白尿（PNH）与再障关系密切，部分再障患者在疾病发展过程中可转化为 PNH，或者同时具有再障和 PNH 的特点，称为再障－阵发性睡眠性血红蛋白尿综合征（AA–PNH）。此外，再障可发生在妊娠期，亦可继发于慢性肾衰竭等。

（二）发病机制

1. **造血干祖细胞缺陷** 包括量和质的异常。AA 患者骨髓 $CD34^+$ 细胞较正常人明显减少，减少程度与病情相关；其 $CD34^+$ 细胞中具有自我更新及长期培养启动能力的“类原始细胞（blast–like）”明显减少。AA 造血干祖细胞集落形成能力显著降低，体外对造血生长因子（HGFs）反应差，免疫抑制治疗后恢复造血不完整。部分 AA 有单克隆造血证据，且可向 PNH、骨髓增生异常综合征（MDS）甚至白血病转化。

2. **骨髓造血微环境异常** AA 患者骨髓活检除发现造血细胞减少外，还有骨髓“脂肪化”、静脉窦壁水肿、出血、毛细血管坏死等情况；部分 AA 骨髓基质细胞体外培养生长情况差，分泌的各类造血调控因子明显不同于正常人；骨髓基质细胞受损的 AA 造血干细胞移植不易成功。

3. **免疫机制** AA 患者外周血及骨髓淋巴细胞比例增高，T 细胞亚群失衡，T 辅助细胞 1 型（Th1）、$CD8^+T$ 抑制细胞、$CD25^+T$ 细胞和 $\gamma\delta TCR^+T$ 细胞比例增高。T 细胞分泌的造血负调控因子（IFN–γ、TNF）明显增多，髓系细胞凋亡亢进。细胞毒性 T 细胞分泌穿孔素直接杀伤造血干细胞而使髓系造血功能衰竭。多数患者用免疫抑制治疗有效。

要点二 中医病因病机

中医认为再障的发生主要因先天不足，七情妄动，外感六淫，饮食不节，邪毒外侵，或大病久病之后，伤及脏腑气血，元气亏损，精血虚少，气血生化不足而致。

1. **先天不足，肾精亏虚** 由于先天禀赋薄弱，肾精不足，精不化血，而见一系列“髓劳”证候。如《黄帝内经》有“肾藏精，精生髓，髓化血”的理论，强调了肾中精气对于血液生成的重要作用。

2. **七情妄动能够，伤及五脏** 思虑过度，伤及心脾，恼怒伤肝，惊恐伤肾，劳力过度，耗损人体正气；房事不节，肾精耗损；五脏受损，阴精气血亏虚，气血生化不足，而发为本病。《黄帝内经》有言：“五脏者，藏精气而不泻也，故满而不能实。”强调了五脏藏精的重要性，五脏受损则藏精功能失常，可致阴精气血亏虚，影响气血生化。

3. **饮食不节，伤及脾胃** 饥饱失常，饮食不节，脾胃受损，气血生化无源，遂成本病。

4. **外感六淫，伤及肝脾肾** 外邪侵袭机体，体虚之人则易直中三阴，损伤肝脾肾三脏，精血生化乏源，发为本病。

5. **邪毒外侵，入血伤髓** 由于遭受邪毒侵害，或因药毒内攻，邪毒蕴郁，入血伤髓，发为髓劳。

6. **病久不愈，瘀血阻滞** 大病久病，失于调理，久虚不复，致气血不畅，瘀血阻滞，新血不生，则发为本病。

总之，本病多为虚证，也可见虚中夹实。阴阳虚损为本病的基本病机，病变部位在骨髓，发病脏腑为心、肝、脾、肾，肾为根本，是由于精气内夺而引起。虚劳损及于肾，必影响多脏腑阴阳，涉及肝之阴血、脾之阳气，而致肝肾阴虚或脾肾阳虚。

要点三 临床表现

再障主要表现为贫血、感染和出血。贫血多呈进行性；出血以皮肤黏膜多见，严重者有内脏出血；容易并发感染，引起发热。体检时均有贫血面容，眼结膜、甲床及口唇黏膜苍白，皮肤可见出血点及紫癜。贫血重者，可有心率加快，心尖部收缩期吹风样杂音，一般无肝脾肿大。

（一）重型再障（SAA）

起病急，进展快，病情重；少数可由非重型 AA 进展而来。

1. **贫血** 皮肤、黏膜苍白、乏力、头昏、心悸和气短等症状进行性加重。

2. **感染** 多数患者有发热，体温在 39℃以上，个别患者自发病到死亡均处于难以控制的高热之中。以呼吸道感染最常见，其次有消化道、泌尿生殖道及皮肤、黏膜感染等。感染菌种以革兰阴性杆菌、金黄色葡萄球菌和真菌为主，常合并脓毒症。

3. **出血** 皮肤可有出血点或大片瘀斑，口腔黏膜有血疱,有鼻出血、牙龈出血、眼结膜出血等。深部脏器出血时可见呕血、咯血、便血、血尿、阴道出血、眼底出血和颅内出血,后者常危及患者的生命。

(二)非重型再障(NSAA)

起病和进展较缓慢,贫血、感染和出血的程度较重型轻,也较易控制。久治无效者可发生颅内出血。

要点四　辅助检查

1. **血液一般检查**　多呈全血细胞减少,发病早期可一系或二系减少。贫血呈正细胞正色素性。重型再障血细胞降低程度更为严重。

2. **骨髓象**　多部位骨髓增生减少,粒、红系及巨核细胞明显减少且形态大致正常,淋巴细胞、网状细胞及浆细胞等非造血细胞比例明显增高。骨髓小粒无造血细胞,呈空虚状,可见较多脂肪滴。骨髓活检显示造血组织均匀减少,脂肪组织增加。

3. **骨髓活检**　再障患者红骨髓显著减少,被脂肪组织所代替,并可见非造血细胞分布在间质中;三系细胞均减少,巨核细胞多有变性。

4. **发病机制相关检查**　①$CD4^+$细胞:$CD8^+$细胞比值减低,Th1∶Th2型细胞比值增高,$CD8^+$T抑制细胞、$CD25^+$T细胞和$\gamma\delta TCR^+$T细胞比例增高,血清IFN-γ、TNF水平增高;②骨髓细胞染色体核型正常,骨髓铁染色示贮存铁增多,中性粒细胞碱性磷酸酶染色强阳性;③溶血检查均阴性。

5. **CT检查**　胸部检查胸腺,排除胸腺瘤。

要点五　诊断与鉴别诊断

(一)诊断要点

1. 全血细胞减少,网织红细胞百分数<0.01,淋巴细胞比例增高,并至少符合以下三项中的两项:①血红蛋白$<100g/L$。②血小板计数$<50\times10^9/L$。③中性粒细胞绝对值$<1.5\times10^9/L$。

2. 一般无脾肿大。

3. 骨髓检查显示至少一部位增生减低或重度减低(如增生活跃,巨核细胞应明显减少),骨髓小粒成分中见非造血细胞增多。

4. 能除外其他引起全血细胞减少的疾病,如PNH、骨髓增生异常综合征(MDS)中的难治性贫血、急性造血功能停滞、骨髓纤维化、急性白血病、恶性组织细胞病等。

5. 一般抗贫血药物治疗无效。

(二)再障分型标准

1. **重型再障(SAA)**

(1)临床:发病急,贫血呈进行性加剧,常伴严重感染及内脏出血。

(2)血象:具备下述三项中两项:①网织红细胞绝对值$<15\times10^9/L$;②中性粒细胞计数$<0.5\times10^9/L$;③血小板计数$<20\times10^9/L$。

(3)骨髓象:骨髓增生广泛重度减低。

2. **非重型再障(NSAA)**　指达不到SAA诊断标准的AA。

(三)鉴别诊断

1. **阵发性睡眠性血红蛋白尿(PNH)**　可伴有全血细胞减少,但出血和感染较少见,脾脏可能肿大;网织红细胞高于正常,酸溶血试验(Ham试验)、糖水试验及尿含铁血黄素试验均为阳性。再障与本病有时可同时存在或互相转化。

2. **骨髓增生异常综合征(MDS)**　常有慢性贫血,可有全血细胞减少,但本病骨髓增生活跃或明显活跃。血象和骨髓象三系中均可见到病态造血。

3. **低增生性白血病**　多见于老年人,常有贫血、出血和发热,血象有全血细胞减少,骨髓增生减低,肝脾一般不肿大,血象中可有幼稚细胞。骨髓象原始或幼稚细胞增多,原始细胞的增多达到白血病诊断标准。

4. **其他疾病**　如血小板减少性紫癜、粒细胞缺乏症、脾功能亢进等,经仔细检查及骨髓检查一般不难鉴别。

要点六　西医治疗

主要是促进骨髓造血功能的恢复,对重型再障,应尽早使用免疫抑制剂及造血干细胞移植(HSCT)等,造血干细胞移植(HSCT)是根治再障的最佳方法;非重型再障以雄激素治疗为主,辅以免疫抑制剂及改善骨髓造血微环境药物。

(一)一般治疗

防止与任何对骨髓造血有毒性的物质接触;禁用对骨髓有抑制作用的药物;休息,避免过劳;防止交叉感染,注意皮肤及口腔卫生。

(二)支持疗法

1. **控制感染**　加强护理,减少感染机会,注意室内消毒,甚至保护隔离。对于再障患者感染,处理的基本原则是及早应用强有力的广谱抗生素治疗,并尽可能查明致病微生物。真菌感染可用两性霉素 B 等抗真菌药物。

2. **止血** 可用酚磺乙胺(止血敏)、氨基己酸(泌尿生殖系统出血患者禁用)等药物。女性子宫出血可肌注丙酸睾酮。输浓缩血小板对血小板减少引起的严重出血有效。当血小板输注无效时,可输 HLA 配型相配的血小板。肝脏疾病如有凝血因子缺乏时应予纠正。

3. **输血** 严重贫血,血红蛋白 <60g/L 患者,可输注红细胞,尽量少用全血。

(三)针对发病机制的治疗

1. 免疫抑制治疗

(1)抗淋巴/胸腺细胞球蛋白(ALG/ATG):用于 SAA。马 ALG 每日 10~15mg/kg,连用 5 天,或兔 ATG 每日 3~5mg/kg,连用 5 天;用药前需做过敏试验,静脉滴注 ATG 不宜过快,每日剂量应维持点滴 12~16 小时,用药过程中用糖皮质激素防治过敏反应和血清病;可与环孢素(CsA)组成强化免疫抑制方案。

(2)环孢素:每日 6mg/kg 左右,疗程一般长于 1 年。应参照患者的血药浓度、造血功能、T 细胞免疫恢复情况、药物不良反应(如肝、肾功能损害、牙龈增生及消化道反应)等调整用药剂量和疗程。

(3)其他:使用 CD3 单克隆抗体、吗替麦考酚酯、环磷酰胺、甲泼尼龙等治疗 SAA。

2. 促造血治疗

(1)雄激素:①司坦唑醇(康力龙);②十一酸睾酮(安雄);③达那唑;④丙酸睾酮。应视药物的作用效果和不良反应,如男性化、肝功能损害等调整疗程及剂量。

(2)造血生长因子:特别适用于 SAA。有重组人粒系集落刺激因子(G-CSF)和重组人红细胞生成素(EPO)。一般在免疫抑制治疗 SAA 后使用,剂量可酌减,维持 3 个月以上为宜。

3. **造血干细胞移植** 对 40 岁以下、无感染及其他并发症、有合适供体的 SAA 患者,可考虑造血干细胞移植。

要点七 中医治疗

(一)治疗原则

补肾法是治疗非重型再障的基本方法,以滋肾阴、温肾阳或阴阳双补为主,兼顾健脾益气、活血化瘀。《黄帝内经》中有"肾藏精,精生髓,髓化血"的理论,强调了肾中精气对于血液生成的重要作用,故在治疗中强调以补肾为基础。治疗重型再障多以清热凉血解毒法施治。

《温病条辨》说:"大凡看法,卫之后方言气,营之后方言血。在卫汗之可也,到气才可清气,入营犹可透热转气……入血就恐耗血动血,直须凉血散血。"重型再障主要对应热邪深入营血阶段,故用清热解毒凉血之法。

(二)辨证论治

1. 肾阴亏虚证

证候:面色苍白,唇甲色淡,心悸乏力,颧红盗汗,手足心热,口渴思饮,腰膝酸软,出血明显,便结,舌质淡,舌苔薄,或舌红少苔,脉细数。

治法:滋阴补肾,益气养血。

方药:左归丸合当归补血汤加减。气虚者,加太子参、黄精以补气滋阴;阴虚明显者,加女贞子、旱莲草以滋补肝肾。

左归丸方以六味地黄丸减三泻加龟甲胶滋阴潜阳;鹿角胶温补阳气以阳中求阴;枸杞子、菟丝子、川牛膝益肾滋阴,填精补髓。变调补之方为填补之剂,壮水之主,以培肾之元阴。加以当归补血汤中黄芪补气,当归生血,共奏滋肾补阴,益气生血之功。

2. 肾阳亏虚证

证候:形寒肢冷,气短懒言,面色苍白,唇甲色淡,大便稀溏,面浮肢肿,出血不明显,舌体胖嫩,舌质淡,苔薄白,脉细无力。

治法:补肾助阳,益气养血。

方药:右归丸合当归补血汤加减。便溏重者,加党参、白术、茯苓以健脾益气;浮肿明显者,加桂枝、车前子、泽泻以温阳利水。

右归丸方以六味地黄丸减三泻加菟丝子、枸杞子滋阴填精,阴中求阳使肾阳生化有源;方中以附子、肉桂温补肾阳,壮命门之火,鹿角胶为血肉有情之品,温补肾阳,益精养血。加以当归补血汤中黄芪补气,当归生血,共奏补肾助阳、益气养血之功。

3. 肾阴阳两虚证

证候:面色苍白,倦怠乏力,头晕心悸,手足心热,腰膝酸软,畏寒肢冷,齿鼻衄血或紫斑,舌质淡,苔白,脉细无力。

治法:滋阴助阳,益气补血。

方药:左归丸、右归丸合当归补血汤加减。阴虚明显者,加女贞子、旱莲草以滋补肝肾;阳虚明显者，加补骨脂、巴戟天以温肾助阳。

左归丸合右归丸滋补肾阴肾阳，阴中求阳，阳中求阴，合并当归补血汤益气生血以滋阴助阳、益气补血。

4. 肾虚血瘀证

证候：心悸气短，周身乏力，面色晦暗，头晕耳鸣，腰膝酸软，皮肤紫斑，肌肤甲错，胁痛，出血不明显，舌质紫暗，有瘀点或瘀斑，脉细或涩。

治法：补肾活血。

方药：六味地黄丸或金匮肾气丸合桃红四物汤加减。出血明显者，加三七粉、血余炭、蒲黄以化瘀止血。

偏向肾阴虚者用六味地黄丸，三补三泻，三补重用熟地黄为君滋阴补肾，填精益髓；山茱萸滋补肝肾、山药健脾补虚、辅助君药同时兼顾养肝补脾之效；三泻：肾为水脏，肾虚每致水浊内停，故用泽泻利湿渗浊、阴虚阳旺，故用牡丹皮清泻相火、茯苓淡渗利湿以助泽泻；六药相合，平补肾阴。偏向肾阳虚用金匮肾气丸，以六味地黄丸为底方，加附子、桂枝补肾阳之虚，助气化之复，益火之源，以消阴翳。桃红四物汤桃仁、红花活血化瘀，四物汤既能养血和血，又可防止桃仁、红花活血太过而耗伤阴血。根据患者症状体征选择合用方剂以补肾活血。

5. 气血两虚证

证候：面白无华，唇淡，头晕心悸，气短乏力，动则加剧，舌淡，苔薄白，脉细弱。

治法：补益气血。

方药：八珍汤加减。气虚明显者，加黄芪、山药以补气健脾；气损及阳者，加鹿角胶、补骨脂以温肾助阳。

八珍汤方为四物汤补血养血，当归、熟地黄补血养血，川芎活血行气，白芍养血敛阴，四药合用，补血而不滞血。四君子汤益气健脾，人参大补元气，白术、茯苓健脾益气，炙甘草调和诸药，共同起到益气健脾的作用；两方合用，气血双补。兼顾脾胃：方中人参、白术、茯苓、炙甘草健脾益气，以资气血生化之源，体现了“脾胃为后天之本”的思想。同时，脾胃功能健旺，也有助于药物的吸收和利用。

6. 热毒壅盛证

证候：壮热，口渴，咽痛，鼻衄、齿衄、皮下紫癜，瘀斑，心悸，舌红而干，苔黄，脉洪数。

治法：清热凉血，解毒养阴。

方药：清瘟败毒饮加减。壮热不退，心烦神昏者，灌服安宫牛黄丸，以清热开窍，豁痰解毒；血热动血甚者，重用犀角（现用适量水牛角代替）、生地黄、丹皮以清热凉血止血。

清瘟败毒饮是气血两清的方剂，主治瘟疫热毒，气血两燔证。以白虎汤清气分热、黄连解毒汤清三焦热、犀角地黄汤清血分热，直折火热之邪。三方相合，大败热毒，气血两清，桔梗为使，载药上行。由“此皆大寒解毒之剂，故重用石膏，先平甚者，而诸经之火，自无不安矣”可知本方虽为三方加减而成，但以白虎汤大清气分热邪为主，辅以清热解毒，凉血散瘀，共收清瘟败毒之效。

细目三　白血病概述

白血病（leukemia）是一类造血干细胞的恶性克隆性疾病。其克隆中的白血病细胞失去进一步分化成熟的能力而停滞在细胞发育的不同阶段，在骨髓和其他造血组织中大量增生积聚，并浸润其他器官和组织，而使正常造血受到抑制。

根据白血病细胞的成熟程度和自然病程，白血病可分为急性和慢性两大类。急性白血病（AL）的细胞分化停滞在较早阶段，多为原始细胞及早期幼稚细胞，病情发展迅速，自然病程仅数个月；慢性白血病（CL）的细胞分化停滞在较晚阶段，多为较成熟幼稚细胞和成熟细胞，病情发展慢，自然病程为数年。

其次，根据主要受累的细胞系列可将AL分为急性淋巴细胞白血病（简称急淋白血病或急淋，acute lymphoblastic leukemia，ALL）和急性髓细胞白血病（简称急粒白血病或急粒，acute myeloid leukemia，AML）。CL则分为慢性髓细胞白血病（又称慢性粒细胞白血病或慢粒，chronic myeloid leukemia，CML）、慢性淋巴细胞白血病（简称慢淋白血病或慢淋，chronic lymphoblastic leukemia，CLL）及少见类型的白血病如：毛细胞白血病（hairy cell leukemia，HCL）、幼淋巴细胞白血病（prolymphocyte leukemia，PLL）等。

本病可归属于中医“急劳”“热劳”“血证”“瘟毒”“虚劳”“癥积”等病证范畴。

要点一　西医病因

病因及发病机制尚未阐明,可能与生物、物理、化学等因素有关。

1. **病毒**　如成人T细胞白血病/淋巴瘤(ATL)是由人类T淋巴细胞病毒-Ⅰ(HTLV-Ⅰ)所引起。

2. **电离辐射**　全身或大面积照射,可使骨髓抑制和机体免疫力缺陷,染色体发生断裂和重组,染色体双股DNA有可逆性断裂。

3. **化学因素**　苯、抗肿瘤药中的烷化剂、乙双吗啉、氯霉素、保泰松可能有致白血病作用。化学物质所致白血病,以急非淋白血病多见。在出现白血病之前,往往先有一个白血病前期阶段,表现为全血细胞减少。

4. **遗传因素**　家族性白血病约占白血病的0.7%。癌基因的点突变、活化和抑癌基因失活、丢失也是重要的发病机制。

5. **其他血液病**　某些血液病最终可能发展为白血病,如真性红细胞增多症、原发性血小板增多症、骨髓纤维化、骨髓增生异常综合征、阵发性睡眠性血红蛋白尿、淋巴瘤、多发性骨髓瘤等。

要点二　中医病因病机

中医对白血病病因的认识包括热毒和正虚两方面,病因病机主要有:

1. **热毒久蕴,精髓被扰**　《普济方》载:"热劳:由心肺实热,伤于气血,气血不和,脏腑壅滞,积热。"外来邪毒多为时令毒邪,如湿毒、火毒等。内生热毒多由脏腑功能失调,气血阴阳失衡,浊热内滞,郁久蕴毒。或母体罹患热病,热毒内着于胎,蕴蓄不散,深伏精血骨髓。消灼胎儿精血。

2. **正气虚衰**　禀赋不足、七情所伤、饮食劳倦、房劳过度,损伤人体正气,五脏虚损,正气衰弱,是白血病发病的内在因素。

3. **浊邪内结,瘀血内阻**　由于邪毒内蕴,与气血互结,导致气滞血瘀,或邪毒损伤脏腑,留饮成痰,痰瘀互结,渐成癥积等症。

总之,中医认为白血病的主要病因为热毒和正虚,病性为本虚标实。正气亏虚为本,温热毒邪为标,多以标实为主。病位在骨髓,表现在营血,与肾、肝、脾有关。白血病的成因与正气不足,邪毒内陷血脉,阻碍气血生化;或有害物质伤及营血、肾精,累及骨髓,气血生化失常等有关。以发热、出血、血虚、骨痛、肿块等为临床特征;病性多属本虚标实,病情危重,预后差。

细目四　急性白血病

急性白血病(acute leukemia, AL)是造血干细胞的恶性克隆性疾病,发病时骨髓中异常的原始细胞(白血病细胞)大量增殖并浸润各种器官、组织,正常造血受抑制。主要表现为肝脾和淋巴结肿大、贫血、出血及继发感染等。

要点一　分类

急性白血病可分为急性淋巴细胞白血病(ALL)及急性髓系白血病(AML)两大类。这两类还可分成多种亚型。

1. **急性髓系白血病(AML)**　共分8型:①M_0(急性髓细胞白血病微分化型);②M_1(急性粒细胞白血病未分化型);③M_2(急性粒细胞白血病部分分化型);④M_3(急性早幼粒细胞白血病);⑤M_4(急性粒-单核细胞白血病),M_4E_0(除M_4型各特点外,嗜酸性粒细胞在非红系细胞中≥5%);⑥M_5(急性单核细胞白血病,简称急单);⑦M_6(红白血病);⑧M_7(急性巨核细胞白血病)。

2. **急性淋巴细胞白血病(ALL)**　共分3型:①L_1:原始和幼淋巴细胞以小细胞(直径≤12μm)为主;②L_2:原始和幼淋巴细胞以大细胞(直径>12μm)为主;③L_3:原始和幼淋巴细胞以大细胞为主,大小较一致,细胞内有明显空泡,胞浆嗜碱性,染色深。

世界卫生组织(WHO)的"髓系和淋巴肿瘤分类法"(2001)是将患者的临床特点与形态学和细胞化学、免疫学、细胞遗传学和分子生物学结合起来,形成MICM分型。

要点二　临床表现

起病急缓不一。发病急者可以是突然高热,类似"感冒",也可以是严重的出血。缓慢者常因面色苍白、皮肤紫癜、月经过多或拔牙后出血难止而就医才被发现。

1. **正常骨髓造血功能受抑制表现** ①贫血：是首发表现，呈进行性发展。半数患者就诊时已有重度贫血。②发热：为早期表现。伴有畏寒、出汗等。虽然白血病本身可以发热，但较高发热往往提示有继发感染。感染可发生在各个部位，口腔炎、牙龈炎、咽峡炎最常见。最常见的致病菌为革兰氏阴性杆菌。长期应用抗生素者，可出现真菌和病毒感染。③出血：可发生在全身各部位，以皮肤瘀点、瘀斑、鼻出血、牙龈出血、月经过多为多见。眼底出血可致视力障碍。急性早幼粒白血病易并发弥散性血管内凝血（DIC）而出现全身广泛性出血。颅内出血时有头痛、呕吐、瞳孔大小不对称，甚至昏迷、死亡。

2. **白血病细胞增殖浸润表现** ①淋巴结和肝脾肿大：以急淋白血病较多见。纵隔淋巴结肿大常见于T细胞急淋白血病。②骨骼和关节疼痛：常有胸骨下端局部压痛，提示髓腔内白血病细胞过度增生。③眼球突出、复视或失明。④口腔和皮肤：可使牙龈增生、肿胀；可出现蓝灰色斑丘疹或皮肤粒细胞肉瘤，局部皮肤隆起、变硬，呈紫蓝色皮肤结节。⑤中枢神经系统白血病（CNSL）：常发生在缓解期，以急淋白血病最常见，儿童患者尤甚。临床上轻者表现为头痛、头晕；重者有呕吐、颈项强直，甚至抽搐、昏迷。⑥睾丸浸润：睾丸出现无痛性肿大。睾丸白血病多见于急淋白血病化疗缓解后的男性幼儿或青年，是仅次于CNSL的白血病髓外复发的根源。此外，白血病可浸润其他组织器官，肺、心、消化道、泌尿生殖系统等均可受累。

要点三　辅助检查

1. **外周血检查** 贫血程度轻重不等，一般进行性加重，晚期一般有严重贫血，多为正常细胞性贫血。白细胞计数多少不一，最高者可超过 $100\times10^9/L$，称为高白细胞性白血病；低者可 $<1.0\times10^9/L$，称为白细胞不增多性白血病。白细胞增多型患者血片中可找到原始和早期幼稚细胞，由此提示诊断。

2. **骨髓检查** 具有决定性诊断价值。典型表现为有核细胞增生明显活跃或极度活跃，主要是白血病性原始细胞，原始细胞 >30%，甚至超过90%。约有10%的急非淋白血病骨髓增生低下，称为低增生性急性白血病。Auer小体较常见于急粒白血病胞浆中，有助于鉴别急淋和急非淋白血病。

3. **细胞化学染色检查** 主要用于协助形态学鉴别各类白血病：①过氧化物酶：急淋及急单为阴性，急粒阳性；②糖原PAS反应：急淋为阳性，急粒及急单为阴性；③非特异性酯酶：急淋多为阴性；④中性粒细胞碱性磷酸酶：急淋正常或升高，急粒明显降低。

4. **免疫学检查** 根据白血病细胞免疫学标志，不仅可将急淋与急非淋白血病区别，而且可将T细胞和B细胞急淋白血病加以区别。应用单克隆抗体还可将急淋白血病分为若干亚型。

5. **染色体和基因改变** 白血病常伴有特异的染色体和基因改变。例如99%的 M_3 有t（15；17）（q22；q21），该易位使15号染色体上的*PML*（早幼粒白血病基因）与17号染色体上*RARα*（维A酸受体基因）形成*PML-RARα*融合基因。这是 M_3 发病及用全反式维A酸治疗有效的分子基础。

6. **血液生化改变** 血清尿酸浓度增高（特别在化疗期间）。患者发生DIC时可出现凝血机制障碍；出现中枢神经系统白血病时，脑脊液压力增高，白细胞数增多（$>0.01\times10^9/L$），蛋白质增多（>450mg/L），而糖定量减少，涂片中可找到白血病细胞，脑脊液清浊度随所含的细胞数而异。

要点四　诊断及鉴别诊断

（一）诊断

根据临床表现、血象和骨髓象特点，诊断白血病一般不难。但因白血病细胞类型、染色体改变、免疫表型和融合基因的不同，治疗方案及预后亦随之改变，故初诊患者应尽力获得全面MICM资料，以便评价预后，指导治疗。

（二）鉴别诊断

1. **骨髓增生异常综合征（MDS）** 该病除病态造血外，外周血中有原始和幼稚细胞，全血细胞减少和染色体异常，易与白血病相混淆。但骨髓中原始细胞不到20%。

2. **感染引起的白细胞异常** 如传染性单核细胞增多症，外周血检查出现异形淋巴细胞，但形态与原始细胞不同，血清中嗜异性抗体效价逐步上升，病程短，可自愈。

3. **巨幼细胞贫血** 骨髓中原始细胞不增

多，幼红细胞 PAS 反应常为阴性。

4. **再生障碍性贫血及特发性血小板减少性紫癜** 外周血检查与白细胞不增多性白血病可能混淆，但骨髓象检查可明确鉴别。

5. **急性粒细胞缺乏症恢复期** 在药物或某些感染引起的粒细胞缺乏症的恢复期，骨髓中早幼粒细胞明显增加。但该病多有明确病因，血小板正常，早幼粒细胞中无 Auer 小体。短期内骨髓成熟粒细胞恢复正常。

要点五 西医治疗

（一）一般治疗

1. **高白细胞血症紧急处理** 当循环血液中白细胞 $>200\times10^9/L$ 时，患者可产生白细胞淤滞症，表现为呼吸困难，甚至呼吸窘迫，低氧血症，反应迟钝，颅内出血等，可增加死亡率和髓外白血病的复发率。因此，当外周血白细胞 $>100\times10^9/L$ 时，应立即使用血细胞分离机清除过高白细胞；同时予以化疗和水化，预防并发症。

2. **防治感染** 白血病患者常伴有粒细胞减少，特别在化疗、放疗后粒细胞缺乏将持续相当长时间。粒细胞缺乏期间，患者宜住层流病房或消毒隔离病房；G-CSF 可缩短粒细胞缺乏期，用于 ALL，老年、强化疗或伴感染的 AML；发热应做细菌培养和药敏试验，并迅速进行经验性抗生素治疗。

3. **纠正贫血** 严重贫血可输浓集红细胞或全血。

4. **控制出血** 如果因血小板计数过低而引起出血，输注浓集血小板悬液是较有效措施。如果出血系 DIC 所引起（如 M_3），应立即给予适当的抗凝治疗。

5. **防治高尿酸血症肾病** 临床有少尿、无尿和急性肾衰竭。应鼓励患者多饮水并碱化尿液；高白细胞性白血病在化疗同时给予别嘌醇，从而抑制尿酸合成；对少尿和无尿，应按急性肾衰竭处理。

6. **维持营养** 应注意补充营养，维持水、电解质平衡，给患者高蛋白、高热量、易消化食物，必要时经静脉补充营养。

（二）抗白血病治疗

第一阶段为诱导缓解治疗，化学治疗是此阶段白血病治疗的主要方法。目的是达到完全缓解（CR）并延长生存期。所谓完全缓解，即：①白血病的症状和体征消失；②血象 Hb≥100g/L（男）或 90g/L（妇女及儿童），中性粒细胞绝对值 $\geq1.5\times10^9/L$，血小板 $\geq100\times10^9/L$，外周血白细胞分类中无白血病细胞；③骨髓象：原粒细胞＋早幼粒细胞（原单核＋幼单核细胞或原淋巴＋幼淋巴细胞）≤5%，无 Auer 小体，红细胞及巨核细胞系列正常，无髓外白血病。理想的 CR 为初诊时免疫学、细胞遗传学和分子生物学异常标志消失。

第二阶段是达到 CR 后进入缓解后治疗。主要方法是化疗和造血干细胞移植（HSCT）。诱导缓解获 CR 后，体内仍有残留的白血病细胞，称为微小残留病灶（MRD）。此时，AL 患者体内白血病细胞的数量大约由发病时的（10^{10}~10^{12}）/L 降至（10^8~10^9）/L；同时中枢神经系统、眼眶、睾丸及卵巢等髓外组织器官中，由于常规化疗药物不易渗透，也仍可有白血病细胞浸润。为争取患者长期无病生存（DFS）和痊愈，必须对 MRD 进行 CR 后治疗，以清除这些复发和难治的根源。

1. **ALL 治疗方案** 治疗方案选择需要考虑年龄、ALL 亚型、治疗后的 MRD 和耐药性、是否有干细胞供体及靶向治疗的药物等。

（1）诱导缓解治疗：DVLP 方案是大多数 ALL 采用的诱导方案。长春新碱（VCR）和泼尼松（P）组成的 VP 方案是急淋诱导缓解的基本方案；VP 加蒽环类药物（如柔红霉素，DNR）组成 DVP 方案，疗效可提高（但应注意蒽环类药物的心脏毒性作用）；DVP 再加左旋门冬酰胺酶（L-ASP）即为 DVLP 方案（L-ASP 可提高 DFS，其主要副作用为肝功能损害、胰腺炎、凝血因子及白蛋白合成减少和过敏反应）。

在 DVLP 基础上加用其他药物，包括环磷酰胺（CTX）或阿糖胞苷（Ara-C），可提高 T-ALL 的 CR 率和 DFS。成熟 B-ALL 和 ALL-L3 型采用含大剂量 CTX 和 MTX（甲氨蝶呤）方案反复短程强化治疗，总生存率已由不足 10% 提高至达 50% 以上。伴有 t（9；22）的 ALL 可以合用伊马替尼进行靶向治疗。

（2）缓解后治疗：缓解后强化巩固、维持治疗和中枢神经系统白血病（CNSL）防治十分必要。如未行异基因 HSCT，ALL 巩固维持治疗一般需 3 年。定期检测 MRD 并根据亚型决定巩固和维持治疗强度和时间。L-ASP 和大剂量 HD MTX 已广为应用并明显改善了治疗结果。

HD MTX 的主要副作用为黏膜炎、肝肾功能损害，故在治疗时需要充分水化、碱化和及时亚叶酸钙解救。对于 ALL，即使经过强烈诱导和巩固治疗，仍需维持治疗。巯嘌呤（6MP）和 MTX 联合是普遍采用的有效维持治疗方案。一般控制白细胞在 3×10^9/L 以下，以控制 MRD。为预防 CNSL，鞘内注射 MTX 10mg，每周 1 次，至少 6 次。

（3）复发的治疗：复发是指 CR 后在身体任何部位出现可检出的白血病细胞，多在 CR 后 2 年内发生，以骨髓复发最常见。此时可选择原诱导化疗方案再诱导，如 DVP 方案，CR 率可达 29%~69%；若选用 HD Ara-C 联合米托蒽醌（NVT）或其他药物如氟达拉滨，效果更好。如复发在首次 CR 期 18 个月后，再次诱导化疗缓解几率相对高。但 ALL 一旦复发，不管采用何种化疗方案和再缓解率多高，总的二次缓解期通常短暂（中位 2~3 个月），长期生存率 <5%。

（4）髓外白血病防治：髓外白血病中以 CNSL 最常见。单纯髓外复发者多能同时检出骨髓 MRD，血液学复发会随之出现。因此在进行髓外局部治疗的同时，需行全身化疗。

1）对 CNSL 预防有颅脊椎照射和腰穿鞘注两种方法。现在多采用早期强化全身治疗和鞘注化疗预防 CNSL 发生，以省略颅脊椎照射，将其作为 CNSL 发生时的挽救治疗。一旦发生 CNSL，未接受过照射者采用 HD MTX（或 HD Ara-C）联合 CNS 照射，至少半数病例有效；否则可联合鞘内给药。

2）对于睾丸白血病患者，即使仅有单侧睾丸白血病也要进行双侧照射和全身化疗。

2. AML 治疗

（1）诱导缓解治疗：①DA（3+7）方案：DNR 每日 45mg/m^2 静脉注射，第 1~3 天；Ara-C 每日 100mg/m^2，持续静脉滴注，第 1~7 天。60 岁以下患者，总 CR 率为 63%（50%~80%）。用 NVT 每日 8~12mg/m^2 替代 DNR，效果相等，但心脏毒性低。用去甲氧柔红霉素（IDA）每日 12mg/m^2 代替 DNR，年轻患者中 CR 率增加。IDA+Ara-C+VP16 联合应用可使年轻 AML 患者获得 80%CR 率。②急性早幼粒细胞白血病（APL）患者采用全反式维甲酸（ATRA）每日 25~45mg/m^2 口服治疗直至缓解。ATRA 可诱导带有 t（15；17）（q22；q21）/*PML-RARα* 融合基因的早幼粒白血病细胞分化成熟。ATRA+ 化疗的 CR 率为 70%~95%，同时降低"维 A 酸综合征"的发生率和死亡率。③对高白细胞的 APL，也可将砷剂作为一线药物。砷剂小剂量能诱导 APL 白血病细胞分化、大剂量则诱导其凋亡。

（2）缓解后治疗：诱导 CR 是 AML 长期 DFS 关键的第一步，但此后若停止治疗，则复发几乎不可避免。复发后不行 HSCT 则生存者甚少。AML 缓解后治疗的特点为：①AML 的 CNSL 发生率仅 2%，初诊高白细胞、伴髓外病变、M4/M5、t（8；21）或 inv（16）、CD7$^+$ 和 CD56$^+$ 者应在 CR 后做脑脊液检查并鞘内预防性用药。国内多数单位在 AML CR 后仍将 CNSL 预防列为常规，鞘内注药至少 1 次，但较 ALL 预防次数明显减少。②AML 比 ALL 治疗时间明显缩短，APL 用 ATRA 获得 CR 后采用化疗与 ATRA 或砷剂交替维持治疗 2~3 年较妥。

（3）复发和难治 AML 的治疗：①HD Ara-C 联合化疗：对年龄 55 岁以下，支持条件较好者，可选用之。②新方案：如氟达拉滨、Ara-C 和 G-CSF ± IDA（FLAG ± I）。③对于年龄偏大或继发性 AML，可采用预激化疗：G-CSF 300μg/d 皮下注射，第 1~14 天；阿克拉霉素 20mg/d，静脉注射，第 1~4 天；Ara-C 10~15mg/m^2，每 12 小时一次，皮下注射，第 1~14 天。④HSCT：除 HLA 相合的 HSCT 外还包括 HLA 部分相合或半相合的移植。⑤免疫治疗：非清髓性干细胞移植（NST）、供体淋巴细胞输注（DLI）、抗 CD33 和 CD45 单抗也显示了一定的疗效。

3. 老年 AL 的治疗　大于 60 岁，由 MDS 转化而来、继发于某些理化因素、耐药、重要器官功能不全、不良核型者，更应强调个体化治疗。多数患者化疗需减量用药，以降低治疗相关死亡率，少数体质好，支持条件佳者可采用类似年轻患者的方案治疗，有 HLA 相合同胞供体者可行 NST。

要点六　中医治疗

（一）治疗原则

在诱导缓解期，中医药治疗可减少化疗的毒副作用，增强机体对化疗的耐受性，促进造血功能的恢复和减轻胃肠道反应；完全缓解或在骨髓移植后应以中药扶正培本为主，注意益气养阴，扶正减毒，使化疗对机体的损伤得到恢复,增强机体的免疫功能,清除体内残留白血病细胞,提高白血病缓解率和无病生存率。

(二)辨证论治

1. 热毒炽盛证

证候:壮热,口渴多汗,烦躁,头痛面赤,身痛,口舌生疮,咽喉肿痛,面颊肿胀疼痛,或咳嗽,咯黄痰,皮肤、肛门疖肿,便秘尿赤,或见吐血、衄血、便血、尿血、斑疹,或神昏谵语,舌质红绛,苔黄,脉大。

治法:清热解毒,凉血止血。

方药:黄连解毒汤合清营汤加减。夹湿者可加茵陈、藿香、薏苡仁以清利湿热;出血加仙鹤草、侧柏叶、小蓟以凉血止血。

2. 痰热瘀阻证

证候:腹部积块,颌下、腋下、颈部有痰核单个或成串,痰多,胸闷,头重,纳呆,发热,肢体困倦,心烦口苦,目眩,骨痛,胸部刺痛,口渴而不欲饮,舌质紫暗,或有瘀点、瘀斑,舌苔黄腻,脉滑数或沉细而涩。

治法:清热化痰,活血散结。

方药:温胆汤合桃红四物汤加减。可酌情加白花蛇舌草、山慈菇、夏枯草、胆南星、蒲黄等清热化痰散结;若腹部块坚硬,可选用鳖甲、穿山甲、昆布、海藻、三棱、莪术等化瘀软坚消癥之品。

3. 阴虚火旺证

证候:皮肤瘀斑,鼻衄,齿龈出血,发热或五心烦热,口苦口干,盗汗,乏力,体倦,面色晦滞,舌质红,苔黄,脉细数。

治法:滋阴降火,凉血解毒。

方药:知柏地黄丸合二至丸加减。可酌情加青蒿、地骨皮、银柴胡以退虚热;若火毒较甚加白花蛇舌草、半枝莲、蒲公英清热解毒;虚火灼络,迫血妄行加石膏、知母、仙鹤草、小蓟以凉血止血。

4. 气阴两虚证

证候:低热,自汗,盗汗,气短,乏力,面色不华,头晕,腰膝酸软,手足心热,皮肤瘀点、瘀斑,鼻衄、齿衄,舌淡有齿痕,脉沉细。

治法:益气养阴,清热解毒。

方药:五阴煎加味。如兼夹瘀血、骨痛、胸痛、腹部积块,可加桃仁、红花、三棱、莪术、鳖甲、当归尾等活血散结;若兼有痰核者,加入贝母、山慈菇、黄药子、海藻、生牡蛎、海蛤壳以化痰散结。

5. 湿热内蕴证

证候:发热,有汗而热不解,头身困重,腹胀纳呆,关节酸痛,大便不爽或下利不止,肛门灼热,小便黄赤而不利,舌红,苔黄腻,脉滑数。

治法:清热解毒,利湿化浊。

方药:葛根芩连汤加味。如三焦热甚,高热不退,加山栀子、龙胆草以清热泻火利湿;若小便不利,淋沥涩痛加车前草、木通清热通淋利湿。可在上方中酌情加入半枝莲、黄药子清热化湿解毒。

细目五 慢性髓细胞性白血病

慢性髓细胞性白血病(又称慢粒,英文缩写为CML)是一种发生在多能造血干细胞上的恶性骨髓增生性疾病(获得性造血干细胞恶性克隆性疾病),主要涉及髓系。外周血粒细胞显著增多并有不成熟性,在受累的细胞系中,可找到Ph染色体和*BCR-ABL*融合基因。病程发展缓慢,脾脏肿大,大多因急性变而死亡。

要点一 临床表现

起病缓慢,早期可无任何症状,往往在偶然情况下发现血象异常或脾肿大而被确诊。

1. 全身症状 有乏力、低热、多汗、消瘦、体重减轻等代谢亢进表现。部分患者因脾肿大引起左上腹沉重不适、食欲减少、食后饱胀等。后期常有贫血及出血倾向,出现皮肤及黏膜瘀点、瘀斑、鼻衄、齿龈出血、血尿或女性月经过多等。

2. 脾脏肿大 为最突出体征。早期就诊时脾脏常已达脐平面上下。晚期可有巨脾,质地坚实,表面光滑,切迹明显,多无压痛。

3. 肝脏和淋巴结肿大 肝脏中度肿大,后期浅表淋巴结可有中度肿大。

4. 骨骼 以胸骨中下段压痛为其重要体征。其他如胫骨、肋骨及各大关节亦有压痛。X线检查有个别局限性骨质破坏或硬化。

5. 眼底变化 可见眼底静脉扩张或充盈出血。可有迂曲,扩张的静脉周围有白血病细胞浸润,视网膜及视盘水肿及眼底出血、渗出等。

6. **其他** 可发生“白细胞淤滞症”，出现呼吸窘迫、头晕、语言不清、中枢神经系统出血等表现。女性闭经或阴道出血，男性阴茎异常勃起。

要点二 辅助检查

1. **外周血检查** 以白细胞数极度增高为特征，常超过 20×10^9/L。分类多为中性杆状核和晚幼粒细胞，晚期血小板及红细胞减少。

2. **骨髓检查** 各系细胞极度增生，以粒系为主。粒、红比例增至（10~50）：1，粒系中主要为晚幼及中幼粒细胞。

3. **染色体检查** 90% 以上的患者血细胞中有一种 Ph 染色体。

4. **血液生化检查** 血清维生素 B_{12} 结合力及浓度具有特征性的增高。血清尿酸浓度增高，排出增多，在接受化疗过程中更明显。

5. **中性粒细胞碱性磷酸酶（NAP）测定** NAP 活性降低或缺如，完全缓解时恢复正常，15% 的患者在急变期正常或增高。

要点三 诊断及鉴别诊断

（一）诊断要点

1. 临床有低热、乏力、多汗、消瘦、胸骨中下段压痛、鼻衄、齿龈出血或女性月经过多、贫血等。

2. 脾肿大及进行性巨脾，肝脏及淋巴结肿大。

3. 血液学检查示白细胞数显著增高。

4. 骨髓象符合慢粒的改变。

5. 血细胞中检出 Ph 染色体，*BCR-ABL* 融合基因阳性。

（二）病程分期

慢性髓细胞性白血病的整个病程可分为 3 期：慢性期、加速期和最终急变期。慢性期可持续 1~4 年，然后逐渐转入加速期。加速期从几个月到 1~2 年即进入最终急变期，即终末期。

1. **加速期诊断要点** ①常发热、虚弱、体重下降、脾进行性肿大，胸骨和骨骼疼痛，贫血和出血加重。②原来对白血病细胞有效的药物产生耐药。③实验室检查有一项或几项改变：血或骨髓原始细胞 >10%；外周血嗜碱性粒细胞 >20%；不明原因的血小板进行性减少或增高；CFU-GM 培养发现增殖分化异常，集落减少；出现 Ph 染色体以外的其他异常染色体。

2. **最终急变期诊断要点** 与急性白血病相似，骨髓或血中原始细胞≥20%，一般为 30%~80%；此外尚可出现髓外原始细胞浸润。急变期大多往急性粒细胞白血病发展，预后相当差，往往在数月内死亡。

（三）鉴别诊断

1. **其他原因所致的脾肿大** 如血吸虫病、慢性疟疾、黑热病、肝硬化、脾功能亢进等均有脾肿大。但各病均有各自原发病的临床特点，并且血象及骨髓象无 CML 的典型改变。Ph 染色体及 *BCR-ABL* 融合基因均阴性。

2. **骨髓纤维化症** 原发性骨髓纤维化脾大显著，血象中白细胞增多，并出现幼粒细胞等，易与 CML 混淆。但骨髓纤维化外周血白细胞数一般比 CML 少，多不超过 30×10^9/L，且波动不大。NAP 阳性。此外，幼红细胞持续出现于外周血中，红细胞形态异常，特别是泪滴状红细胞易见。Ph 染色体及 *BCR-ABL* 融合基因阴性。多次多部位骨髓穿刺干抽。骨髓活检网状纤维染色阳性。

3. **类白血病反应** 常并发于严重感染、恶性肿瘤等基础疾病，并有相应原发病的临床表现，白细胞数可达 50×10^9/L。粒细胞胞浆中常有中毒颗粒和空泡。嗜酸性粒细胞和嗜碱性粒细胞不增多。NAP 反应强阳性。Ph 染色体及 *BCR-ABL* 融合基因阴性。血小板和血红蛋白大多正常。原发病控制后，白细胞可恢复正常。

要点四 西医治疗

CML 治疗应着重于慢性期早期，避免疾病转化，力争细胞遗传学和分子生物学水平的缓解，一旦进入加速期或急变期则预后很差。

（一）细胞淤滞症紧急处理

需并用羟基脲和别嘌醇。

（二）化学治疗

化疗虽可使大多数 CML 患者血象及异常体征得到控制，但中位生存期（40 个月左右）并未延长。化疗时宜保持每日尿量在 2500mL 以上和尿液碱化，加用别嘌醇 100mg，每 6 小时一次，防止高尿酸血症肾病。至白细胞数正常后停药。

1. **羟基脲（hydroxyurea，HU）** 为细胞周期特异性抑制 DNA 合成的药物，起效快，但持续时间短。用药后 2~3 天白细胞即下降，停药后又很快回升，降低肿瘤负荷效果好。常用剂量为 3g/d，分 2 次口服，待白细胞减至 20×10^9/L

左右时，剂量减半。降至 10×10^9/L 时，改为小剂量(0.5~1g/d)维持治疗。需经常检查血象，以便调节药物剂量。副作用少，耐受性好，与烷化剂无交叉耐药性。对患者以后接受 HSCT 也无不良影响。为当前首选化疗药物。

2. **白消安(busulfan，BU，马利兰)** BU 是一种烷化剂，作用于早期祖细胞，起效慢，停药后白细胞减少可持续 2~4 周，故应注意掌握剂量。初始 4~6mg/d，口服。白细胞降至 20×10^9/L 停药，待稳定后改 0.5~2mg/d，甚至更低，保持白细胞在 $(7\sim10)\times10^9$/L。用药过量常致严重骨髓抑制，且恢复较慢。敏感者即使小剂量也可出现骨髓抑制，应提高警惕。白消安长期用药可出现皮肤色素沉着，精液缺乏及停经，肺纤维化等，现已较少使用。

3. **其他药物** 阿糖胞苷(Ara-C)、高三尖杉酯碱(HHT)、靛玉红、异靛甲、二溴卫茅醇、巯嘌呤(6-MP)、美法仑、6TG、环磷酰胺、砷剂及其他联合化疗亦有效，但多在上述药物无效时才考虑使用。

(三)其他治疗

1. **干扰素-α(interferon-α，IFN-α)** 剂量为每日 300 万~500 万 U/m² 皮下或肌内注射，每周 3~7 次，持续用数月至数年不等。IFN-α 起效较慢，对白细胞显著增多者，宜在第 1~2 周并用羟基脲或小剂量 Ara-C。50%~70% 患者能获 CHR；10%~26% 患者可获 MCR。常见毒副反应为流感样症状：畏寒、发热、疲劳、头痛、厌食、恶心、肌肉及骨骼疼痛。并用对乙酰氨基酚、苯海拉明等可减轻副反应，但部分患者常需减量，约 25% 的患者因无法耐受而停药。

2. **甲磺酸伊马替尼(imatinib mesylate，IM)** 为 2-苯胺嘧啶衍生物，能特异性阻断 ATP 在 abl 激酶上的结合位置，使酪氨酸残基不能磷酸化，从而抑制 BCR-ABL 阳性细胞的增殖。IM 也能抑制另外两种酪氨酸激酶：ckit 和 PDGF-R(血小板衍生的生长因子受体)的活性。治疗剂量：CP、AP 和 BP/BC 分别为 400mg/d、600mg/d 和 600~800mg/d。常见的非血液学不良反应包括：水肿、肌痉挛、腹泻、恶心、肌肉骨骼痛、皮疹、腹痛、疲劳、关节痛和头痛等，但一般症状较轻微。血象下降较常见，可出现粒缺、血小板减少和贫血，可并用造血生长因子，严重者需减量或暂时停药。使用 IM 的患者 10%~15% 出现疾病进展，IM 耐药与基因点突变、*BCR-ABL* 基因扩增和表达增加、P 糖蛋白过度表达有关。疗效欠佳和进展的患者 IM 加量至 600 或 800mg/d，部分也能获益，也可用新的酪氨酸激酶抑制剂，如达沙替尼等或行异基因造血干细胞移植(Allo-SCT)。

3. **异基因造血干细胞移植(Allo-SCT)** Allo-SCT 是目前认为根治 CML 的标准治疗。骨髓移植应在 CML 慢性期待血象及体征控制后尽早进行。常规移植患者年龄以 45 岁以下为宜。

(四)CML 晚期的治疗

晚期患者对药物耐受性差，缓解率低且缓解期很短。

1. 加速期治疗

(1)Allo-SCT：HLA 相合同胞间移植和非亲缘间或单倍型移植的 DFS 分别为 30%~40% 和 15%~35%。

(2)IM：CHR，MCR 和 CCR 分别为 34%、11%~25% 和 11%~19%。

(3)其他：干扰素联合化疗药物或使用联合化疗方案等。

2. 急变期治疗

(1)化疗：髓系急变可采用 ANLL 方案化疗；急淋变可按 ALL 方案治疗。

(2)IM：CHR、MCR 和 CCR 分别为 8%、3%~8% 和 0~2%，且疗效维持短暂。

(3)Allo-SCT：复发率高达 60%，长期 DFS 仅 15%~20%。对于重回慢性期后做移植者，其效果同 AP。

要点五 中医治疗

(一)治疗原则

慢粒乃邪毒久恋血分，因毒致瘀，因而在整个治疗过程中，自始至终要贯穿着“解毒”“祛瘀”。基本法则为清热解毒，活血化瘀。晚期患者元气衰败，以调补正气为主，解毒祛瘀为辅。并且中医辨证治疗对化疗有增效减毒的作用。

(二)辨证论治

1. 阴虚内热证

证候：低热，多汗或盗汗，头晕目眩，虚烦，面部潮红，口干口苦，消瘦，手足心热，皮肤瘀斑或鼻衄、齿衄，舌质光红，苔少，脉细数。

治法：滋阴清热，解毒祛瘀。

方药：青蒿鳖甲汤加减。热甚者，加七叶一枝花、山豆根以清热解毒；出血加丹皮、茜草

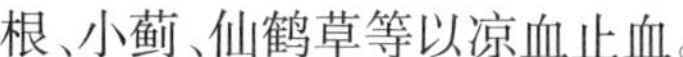

根、小蓟、仙鹤草等以凉血止血。

2. **瘀血内阻证**

证候：形体消瘦，面色晦暗，胸骨按痛，胁下积块按之坚硬、刺痛，皮肤瘀斑，鼻衄、齿衄、尿血或便血，舌质紫暗，脉细涩。

治法：活血化瘀。

方药：膈下逐瘀汤加减。胁下块甚者可加鳖甲、穿山甲、生牡蛎以软坚消癥；出血明显加三七粉以化瘀止血。

3. **气血两虚证**

证候：面色萎黄或苍白，头晕眼花，心悸，疲乏无力，气短懒言，自汗，食欲减退，舌质淡，苔薄白，脉细弱。

治法：补益气血。

方药：八珍汤加减。若气血亏虚，气不摄血而鼻衄、肌衄，可加黄芪、茜草根、仙鹤草、阿胶珠等以摄血止血；若有低热及口干属阴液不足者，可加旱莲草、麦冬等以养阴。

4. **热毒壅盛证**

证候：发热甚或壮热，汗出，口渴喜冷饮，衄血发斑或便血、尿血，身疼骨痛，左胁下积块进行性增大，硬痛不移，倦怠神疲，消瘦，舌红，苔黄，脉数。

治法：清热解毒为主，佐以扶正祛邪。

方药：清营汤合犀角地黄汤加减。若壮热不退，加生石膏、知母；出血甚者，加紫草、白茅根、仙鹤草、大蓟、小蓟以凉血止血。

细目六　原发免疫性血小板减少症

原发免疫性血小板减少症（primary immune thrombocytopenia，ITP），曾称特发性血小板减少性紫癜，是一组免疫介导的血小板过度破坏所致的出血性疾病。以广泛皮肤黏膜及内脏出血、血小板减少、骨髓巨核细胞发育成熟障碍、血小板生存时间缩短及血小板膜糖蛋白特异性自身抗体出现等为特征。临床可分为急性型和慢性型。

本病属中医“血证”“阴阳毒”“发斑”“肌衄”“葡萄疫”“紫癜”“紫斑”等范畴，部分严重病例并发脑出血者可归属“中风”范畴。

要点一　西医病因、发病机制

1. **感染**　细菌或病毒感染与ITP发病有密切关系。病毒感染后发生ITP的患者，血中可发现抗病毒抗体或免疫复合物（IC）。

2. **免疫因素**　将ITP患者血浆输给健康受试者可造成后者一过性血小板减少。50%~70%的ITP患者血浆和血小板表面可检测到血小板膜糖蛋白特异性自身抗体。目前认为自身抗体致敏的血小板被单核巨噬细胞系统过度吞噬破坏是ITP发病的主要机制。

3. **肝脾的作用**　脾是自身抗体产生的主要部位，也是血小板破坏的重要场所。肝在血小板的破坏中有与脾类似的作用。

4. **其他因素**　鉴于ITP在女性多见，推测本病发病可能与雌激素有关，雌激素可能有抑制血小板生成和/或增强单核巨噬细胞系统对与抗体结合之血小板的吞噬作用。

要点二　中医病因病机

本病病因多为外感热毒之邪内伤脏腑、气血阴阳失调，导致血不循经，溢于脉外。

1. **热盛迫血**　火热内盛，致血脉受火热熏灼，血热妄行而溢于脉外。

2. **阴虚火旺**　虚火内炽，灼伤血脉，迫血妄行而发为紫癜病。

3. **气不摄血**　气虚不能统摄血液，血溢肌肤而为紫癜病。

4. **瘀血阻滞**　瘀血阻滞，血行不畅，致血不循经，溢于脉外而为紫斑或便血、尿血等。

总之，本病的病因病机有血热伤络、阴虚火旺、气不摄血及瘀血阻滞之不同。病位在血脉，与心、肝、脾、肾关系密切。病理性质有虚实之分，热盛迫血为实；阴虚火旺，气不摄血为虚。正如《景岳全书》描述：“动血之初多由火”“损者多由于气，气伤则血无以存”。若病久不愈，导致瘀血阻滞者，则表现为虚实夹杂。

要点三　临床表现

1. **急性型**　常见于儿童。有上呼吸道感染史，特别是病毒感染史。起病急骤，部分患者可有畏寒、寒战、发热。全身皮肤出现瘀点、瘀斑，可有血疱及血肿形成。鼻出血、牙龈出血，口腔黏膜及舌出血常见。当血小板低于20×10^9/L时，可有内脏出血；颅内出血（含蛛网膜下腔出血）可致剧烈头痛、意识障碍、瘫痪及抽搐,是致死的主要原因。出血量过大或范围过于广泛者,可出现程度不等的贫血、血压降低甚至失血性休克。

2. **慢性型** 主要见于青年和中年女性。起病隐匿,一般无前驱症状,多为皮肤、黏膜出血,如瘀点、瘀斑,外伤后出血不止等,鼻出血、牙龈出血亦常见。严重内脏出血较少见,月经过多常见,在部分患者中可为唯一临床症状。患者病情可因感染等而骤然加重,出现广泛、严重的皮肤黏膜及内脏出血。

3. **其他** 长期月经过多可出现失血性贫血。病程半年以上者,部分可出现轻度脾肿大。

要点四 辅助检查

1. **血小板检查** ①急性型血小板多在 $20 \times 10^9/L$ 以下,慢性型常在 $50 \times 10^9/L$ 左右;②血小板平均体积偏大,易见大型血小板;③出血时间延长,血块收缩不良;④血小板功能一般正常。

2. **骨髓检查** ①急性型骨髓巨核细胞数量轻度增加或正常,慢性型骨髓巨核细胞数量显著增加;②巨核细胞发育成熟障碍,急性型者尤甚,表现为巨核细胞体积变小,胞浆内颗粒减少,幼稚巨核细胞增加;③可形成血小板的巨核细胞显著减少(<30%);④红系及粒、单核系正常。

3. **PAIg 及血小板相关补体(PAC3)** 80% 以上 ITP 患者 PAIg 及 PAC3 阳性,主要抗体成分为 IgG,亦可为 IgM,偶有两种以上抗体同时出现。

4. **其他** 90% 以上患者血小板生存时间明显缩短。可有程度不等的正常红细胞或小细胞低色素性贫血,少数可发现自身免疫性溶血证据(伊文思综合征,Evans 综合征)。

要点五 诊断及鉴别诊断

(一)诊断

1. 至少连续 2 次外周血检查示血小板计数减少;外周血涂片镜检血细胞形态无明显异常。

2. 脾脏一般无肿大。

3. 骨髓检查 巨核细胞增多或正常,伴成熟障碍。

4. 特殊实验检查 血小板糖蛋白特异性自身抗体阳性;促血小板生成素(TPO)水平正常或升高。

5. 排除其他继发性血小板减少症如 MDS,甲状腺疾病、AA 等。

(二)鉴别诊断

1. **过敏性紫癜** 属于变态反应性毛细血管炎,血小板数量、功能及凝血检查正常,其紫癜主要局限于四肢,具有成批出现、反复发生、对称分布、高出皮肤等特点,可伴有皮肤水肿、荨麻疹、腹痛、关节肿痛和/或血尿等。发病前常有上呼吸道感染史。

2. **血栓性血小板减少性紫癜** 血栓性血小板减少性紫癜(TTP)为获得性、多系统微血管血栓-出血性综合征,其临床特征为血小板减少性紫癜、微血管病性溶血性贫血和中枢神经系统异常(通常称"三联征"),部分患者尚有发热、肾功能受损("五联征")。皮肤、骨髓或淋巴结活检可发现 TTP 典型的病理改变。

3. **溶血-尿毒症综合征** 溶血-尿毒症综合征(HUS)多见于婴幼儿。典型者在胃肠炎或上呼吸道感染后数天到 2 周突然发病,出现贫血、溶血、皮肤和黏膜出血、急性肾衰竭和轻度神经精神症状。血象中出现畸形和碎片细胞,结合上述临床表现,具有诊断意义。

4. **继发性血小板减少性紫癜**

(1)血小板生成障碍所引起:如早期再生障碍性贫血(AA)、骨髓增生异常综合征(MDS),以及放、化疗药物引起的血小板减少性紫癜,均以贫血为主要表现,外周血白细胞计数多减少,骨髓巨核细胞亦减少或缺如或有病态造血小巨核细胞。

(2)自身免疫性疾病引起:如红斑狼疮、类风湿关节炎、Evans 综合征、甲状腺功能亢进、慢性肝炎等均可以血小板减少性紫癜为首发表现,经过一段演变过程才显现出原发病的特点。可通过免疫学检查如抗核抗体、类风湿因子、补体、Coombs 试验、T_3、T_4、TSH(促甲状腺激素)及肝功能检查来鉴别。这类疾病往往可有外周血白细胞计数减低、肝或脾肿大等特征。

(3)血小板分布异常所引起:如脾功能亢进、骨髓纤维化、肝硬化、血吸虫病等所致脾肿大,可使血小板在肝、脾滞留。鉴别要点是明显肝脾肿大,外周血白细胞计数可减少。

要点六 西医治疗

本病的治疗应考虑急性与慢性的区别,急性 ITP 有自愈倾向,主要是休息及防止出血。慢性 ITP 则可采用糖皮质激素等抑制免疫功能治疗为主，可减轻临床症状，多较难治愈。

1. **一般治疗**　出血严重者应注意休息。血小板低于 20×10^9/L 者，应严格卧床，避免外伤。注意止血药的应用及局部止血。

2. **糖皮质激素**　糖皮质激素是治疗本病的首选药物。近期有效率约为 80%。常用泼尼松口服，病情严重者用等效量地塞米松或甲泼尼龙静脉滴注，好转后改口服。

3. **丙种球蛋白**　主要用于紧急诊疗及分娩、不耐受糖皮质激素或有禁忌证的患者，也用于脾切除术的术前准备。常用剂量为 400mg/kg·d。

4. **脾切除**　脾切除是治疗本病的有效方法之一。适应证：①正规糖皮质激素治疗 3~6 个月无效；②泼尼松维持量每日需大于 30mg；③有糖皮质激素使用禁忌证；④^{51}Cr 扫描脾区放射指数增高。以脾动脉栓塞替代脾切除，亦有良效。

5. **免疫抑制剂治疗**　不宜首选。适应证：①糖皮质激素或切脾疗效不佳者；②有使用糖皮质激素或切脾禁忌证者；③与糖皮质激素合用以提高疗效及减少糖皮质激素的用量。

常用药物：长春新碱、环磷酰胺、硫唑嘌呤、环孢素、吗替麦考酚酯、利妥昔单抗（rituximab）。

6. **其他治疗**　达那唑（为合成雄性激素）、氨肽素等。

7. **急症处理**

常用方法：①血小板悬液输注；②静脉注射丙种球蛋白；③血浆置换；④大剂量甲泼尼龙。

适用于：①血小板低于 20×10^9/L 者；②出血严重、广泛者；③疑有或已发生颅内出血者；④近期将实施手术或分娩者。

要点七　中医治疗

（一）治疗原则

本病以出血为主要症状，主要病机为热、虚、瘀三种。《血证论》指出“止血、消瘀、宁血、补血”的止血四法，因此，治疗方面，应以清热凉血止血、补益气阴、活血化瘀为主。急性 ITP 中医辨证以血热等实证居多，治疗宜以清为主。慢性 ITP 中医辨证则以虚实夹杂为多，治疗宜攻补兼施。

（二）辨证论治

1. 血热妄行证

证候：皮肤紫癜，色泽新鲜，起病急骤，紫斑以下肢最为多见，形状不一，大小不等，有的甚至互相融合成片，发热，口渴，便秘，尿黄，常伴有鼻衄、齿衄，或有腹痛，甚则尿血、便血，舌质红，苔薄黄，脉弦数或滑数。

治法：清热凉血。

方药：犀角地黄汤加减。若出血多，加藕节、地榆、仙鹤草以止血；热毒炽盛，发热，口干欲饮，烦躁不安，紫斑密集广泛者，可加生石膏、龙胆草以清热除烦，冲服紫雪丹以清热开窍，息风止痉。

2. 阴虚火旺证

证候：紫斑较多、颜色紫红、下肢尤甚，时发时止，头晕目眩，耳鸣，低热颧红，心烦盗汗，齿衄鼻衄，月经量多，舌红少津，脉细数。

治法：滋阴降火，清热止血。

方药：茜根散或玉女煎加减。若胃阴不足较著，口渴，舌红少津者，可加石斛、玉竹以滋阴养胃生津；肾阴亏虚而火不甚，症见腰膝酸软，头晕乏力，手足心热，舌红少苔，脉沉细数者，可用知柏地黄汤加茜草根、紫草以滋阴降火，凉血止血。

3. 气不摄血证

证候：斑色暗淡，多散在出现，时起时消，反复发作，过劳则加重，可伴神情倦怠，心悸，气短，头晕目眩，食欲不振，面色苍白或萎黄，舌质淡，苔白，脉弱。

治法：益气摄血，健脾养血。

方药：归脾汤加减。若气损及阳，兼见手足不温，大便稀溏，舌质淡嫩，苔白滑等阳虚之象，可合用保元汤益气温阳摄血；兼肾气不足，腰膝酸软者，可酌加山茱萸、菟丝子、续断等以补肾壮腰。

4. 瘀血内阻证

证候：肌衄、斑色青紫，鼻衄、吐血、便血，血色紫暗，月经有血块，毛发枯黄无泽，面色黧黑，下睑色青，舌质紫暗或有瘀斑、瘀点，脉细涩或弦。

治法：活血化瘀止血。

方药：桃红四物汤加减。神疲乏力，短气懒言而气虚明显者，加黄芪、党参以补气；畏寒肢冷，腹胀便溏，腰酸，舌体胖大，脉沉迟等脾肾阳虚者，加附子、肉桂、菟丝子等温阳之品。

细目七　白细胞减少症与粒细胞缺乏症

外周血白细胞数持续低于 $4.0\times10^9/L$ 时称为白细胞减少。当中性粒细胞绝对数低于 $2.0\times10^9/L$ 时称为粒细胞减少症；低于 $0.5\times10^9/L$ 时称为粒细胞缺乏症。中性粒细胞数减少的程度常与感染的危险性有明显相关：中性粒细胞在 $(1.0\sim2.0)\times10^9/L$ 时，容易感染；低于 $0.5\times10^9/L$ 时具有很大的感染危险性。白细胞减少症和粒细胞缺乏症主要表现为头昏、疲乏等，合并感染时可主要表现为发热(甚至高热)、畏寒等。

本病可归属中医“虚劳”“虚损”或“温病”等范畴。

要点一　西医病因、发病机制

结合中性粒细胞的细胞动力学，根据病因和发病机制可大致分为三类：中性粒细胞生成缺陷、破坏或消耗过多、分布异常。

(一)中性粒细胞生成缺陷

1. **生成减少**　①细胞毒性药物、化学毒物、电离辐射是引起中性粒细胞减少的最常见原因，可直接作用于干细胞池和分裂池，破坏、损伤或抑制造血干/祖细胞及早期分裂细胞。某些药物可干扰蛋白质合成或细胞复制，作用呈剂量依赖性，另一些药物的作用与剂量无关，可能是由于过敏或免疫因素引起。②影响造血干细胞的疾病如再生障碍性贫血，骨髓造血组织被白血病、骨髓瘤及转移瘤细胞浸润等，由于中性粒细胞生成障碍而引起减少。③异常免疫和感染致中性粒细胞减少是通过综合性机制起作用的，异常免疫因素(如抗造血前体细胞自身抗体)及感染时产生的负性造血调控因子的作用是其中重要的机制。

2. **成熟障碍**　维生素 B_{12}、叶酸缺乏或代谢障碍，急性白血病、骨髓增生异常综合征等由于粒细胞分化成熟障碍，造血细胞阻滞于干细胞池或分裂池，且可以在骨髓原位或释放入血后不久被破坏，出现无效造血。

(二)中性粒细胞破坏或消耗过多

1. **免疫性因素**　中性粒细胞与抗粒细胞抗体或抗原抗体复合物结合而被免疫细胞或免疫器官破坏，见于自身免疫性粒细胞减少、各种自身免疫性疾病(如系统性红斑狼疮、类风湿关节炎、费尔蒂综合征)及同种免疫性新生儿中性粒细胞减少。某些非细胞毒药物或病原微生物(如肝炎病毒)进入机体形成的半抗原能与粒细胞的蛋白质结合为全抗原，从而诱发产生针对该抗原的抗体使粒细胞被破坏。

2. **非免疫性因素**　病毒感染或败血症时，中性粒细胞在血液或炎症部位消耗增多；脾肿大导致脾功能亢进，中性粒细胞在脾内滞留、破坏增多。

(三)中性粒细胞分布异常

1. 中性粒细胞转移至边缘池导致循环池的粒细胞相对减少，但粒细胞总数并不减少，故多称为假性粒细胞减少。可见于异体蛋白反应、内毒素血症。

2. 粒细胞滞留循环池其他部位，如血液透析开始后 2~15 分钟滞留于肺血管内；脾肿大，滞留于脾脏。

要点二　中医病因病机

中医认为本病的发生与禀赋不足、劳伤过度、饮食不节、邪毒内侵(含药物毒邪)等相关，伤及脏腑，气血阴阳亏虚，则成诸虚不足之症。《医宗金鉴》提出虚损、劳极是其四个慢性发展阶段。

1. **先天不足**　婴儿脏腑不健，肾精亏虚，生机不旺，损及五脏而罹患此病。

2. **烦劳或房劳过度**　伤及脾肾，脾肾不足，精血亏虚，气血生化之源匮乏。

3. **饮食不节**　脾胃功能失调，不能化生精微，气血生化乏源而气血不足。

4. **毒物损伤**　用药不当、物理或化学毒物内侵，损及气血或伤及脾肾，致使肾精亏虚，无以化血；或脾虚土亏，生化乏源。

5. **久病失治**　正气虚损，加之失于调理，遂影响气血生成。

《医宗金鉴》云：“阳虚外寒损肺经，阴虚内热，从肾损，饮食劳倦自脾成。”总之，本病病机多以肝、脾、肾及气血亏虚为本。病位在脾肾和骨髓，病性以虚损为主。急性者则可表现为正虚邪犯之虚实夹杂证。

要点三　临床表现

根据中性粒细胞减少的程度可分为轻度

（$\geq 1.0 \times 10^9/L$）、中度（$\geq 0.5 \times 10^9/L$，$<1.0 \times 10^9/L$）和重度（$<0.5 \times 10^9/L$），重度减少者即为粒细胞缺乏症。

1. **粒细胞缺乏症**　大多由药物或化学毒物通过免疫反应引起。起病多急骤，可突然畏寒、高热、头痛、乏力、出汗、周身不适。2~3 天后症状逐渐缓解，仅有极度疲乏感，易被忽视。6~7 天后粒细胞已极度低下，出现严重感染，再度骤然发热，可出现急性咽峡炎。此外，口腔、鼻腔、食管、肠道、肛门、阴道等处黏膜可出现坏死性溃疡。严重的肺部感染、败血症、脓毒血症等往往导致患者死亡。

2. **白细胞减少症**　起病较缓慢，少数患者可无症状，检查血象时才被发现。多数患者可有头晕、乏力疲困、食欲减退及低热等表现。

要点四　辅助检查

1. **粒细胞缺乏症**　外周血中性粒细胞绝对值 $<0.5 \times 10^9/L$，甚至消失。粒细胞胞浆中有中毒颗粒、空泡，核可固缩。淋巴细胞相对增多，有时单核细胞稍增多。红细胞及血小板一般正常，骨髓中各阶段的粒细胞几乎消失。

2. **白细胞减少症**　外周血白细胞计数 $<4.0 \times 10^9/L$。骨髓象可呈幼粒细胞计数正常而成熟粒细胞减少的“成熟障碍”表现，或者呈代偿性增生改变。

要点五　诊断及鉴别诊断

（一）诊断

外周血白细胞计数持续 $<4.0 \times 10^9/L$ 为白细胞减少症，外周血中性粒细胞绝对值 $<2.0 \times 10^9/L$ 为粒细胞缺乏症。必须反复定期查血象方能确定有无白细胞减少症。应详细询问病史，特别是服药史、化学品或放射线接触史、感染史等。阳性体征的发现（如肿瘤，感染和肝脾大等）有助于寻找病因。骨髓检查可观察粒细胞增生程度，也可除外其他血液病。

（二）鉴别诊断

应与白细胞不增多的白血病、急性再生障碍性贫血相鉴别。后二者常伴有贫血及血小板减少，骨髓检查最具有鉴别价值。

1. **白细胞不增多型白血病**　多伴有贫血、血小板减少及不同部位出血；浓缩外周血涂片可找到幼稚细胞，骨髓检查原始细胞和其他幼稚细胞增多，可资鉴别。

2. **急性再生障碍性贫血**　急性起病，多有出血且贫血显著，白细胞减少，尤以中性粒细胞减少明显，同时伴有血小板及网织红细胞明显减少，骨髓象呈现三系细胞减少。

要点六　西医治疗

在及早查清引起白细胞减少或粒细胞缺乏的病因的基础上，及时停止与损伤因素的接触；应积极治疗原发病，控制感染，同时使用提高白细胞的药物。

（一）病因治疗

若病因已明确，如药物引起者立即停药，感染引起者积极控制感染。继发于其他疾病者，积极治疗原发病。

（二）粒细胞缺乏症

1. **防治感染**　严密消毒隔离，以防交叉感染。发生感染时应进行胸部 X 线检查，反复做咽拭子，血、尿、大便等培养及药物敏感试验，以便明确感染的性质和部位。即使病因未明亦应以足量的广谱抗菌药物做经验性治疗，待病原体及药物敏感明确后再调整抗菌药物。

2. **升粒细胞治疗**　重组人粒细胞集落刺激因子（G-CSF）或粒细胞－巨噬细胞集落刺激因子（GM-CSF），治疗粒细胞缺乏症患者疗效明确，可缩短粒细胞缺乏的病程，促进中性粒细胞增生和释放，并增强其吞噬杀菌及趋化功能。

3. **其他**　浓缩白细胞输注、严重者可予大剂量静脉注射丙种球蛋白和输新鲜全血等支持治疗。

（三）白细胞减少症

1. **一般治疗**　原因不明的白细胞减少症，有反复感染者应及时控制感染，并注意预防感染。定期随诊。

2. **升粒细胞治疗**　有碳酸锂、维生素 B_4、鲨肝醇、利血生等。

（四）免疫抑制剂

自身免疫性粒细胞减少和免疫介导机制所致的粒细胞缺乏可用糖皮质激素等免疫抑制剂治疗。其他原因引起的粒细胞减少，则不宜采用。

要点七　中医治疗

（一）治疗原则

本病多为虚实夹杂之证，以脾胃肝肾虚损为本。无发热者为正虚，以治本为主；有发热感染者，为虚实夹杂，应祛邪为主，少佐扶正。初期以气血两虚、脾气亏虚为主,治宜益气养血。日久则伤及肝肾,致肝肾阴虚、脾肾阳虚等,治宜滋补肝肾、温补脾肾等。有的则兼有瘀血及外感实证,则可酌用活血祛瘀中药以“祛瘀生新”或清热解毒中药以祛邪。

(二) 辨证论治

1. 气血两虚证

证候:面色萎黄,头晕目眩,倦怠乏力,少寐多梦,心悸怔忡,纳呆食少,腹胀便溏,舌质淡,苔薄白,脉细弱。

治法:益气养血。

方药:归脾汤加减。脾虚厌食明显者,加山药、麦芽以补脾消食;舌质紫暗,或舌有瘀点、瘀斑,有瘀血征象者,加丹参、益母草、赤芍以凉血止血。

2. 脾肾亏虚证

证候:神疲乏力,腰膝酸软,纳少便溏,面色㿠白,畏寒肢冷,大便溏薄,小便清长,舌质淡,舌体胖大或有齿痕,苔白,脉沉细或沉迟。

治法:温补脾肾。

方药:黄芪建中汤合右归丸加减。腹胀呕恶,内有寒湿者,加砂仁、半夏、陈皮温中和胃降逆;肾虚遗精者,加金樱子、桑螵蛸收涩固精;水湿内停而见浮肿尿少者,加猪苓、茯苓、泽泻利水消肿。

3. 气阴两虚证

证候:面色少华,疲倦乏力,头昏目眩,五心烦热,失眠盗汗或自汗,舌红,苔剥,脉细弱。

治法:益气养阴。

方药:生脉散加减。胸闷心悸加丹参、香附、酸枣仁活血理气,养心安神;疲乏明显,短气懒言者,加黄芪、山茱萸以补益脾肾。

4. 肝肾阴虚证

证候:腰膝酸软,头晕耳鸣,五心烦热,失眠多梦,遗精,低热,口干咽燥,舌红少苔,脉细数。

治法:滋补肝肾。

方药:六味地黄丸加减。大便干燥加柏子仁、火麻仁以润肠通便;失眠多梦加酸枣仁、龙齿以养心镇静安神;纳差食少加山楂、砂仁、陈皮以行气调中开胃。

5. 外感温热证

证候:发热不退,口渴欲饮,面赤咽痛,头晕乏力,舌质红绛,苔黄,脉滑数或细数。

治法:清热解毒,滋阴凉血。

方药:犀角地黄汤合玉女煎加减。高热不退加生石膏、知母以清热泻火;发热恶寒并见者,加荆芥、防风、金银花祛风解表;温热伤及气阴,疲乏而自汗出者,加西洋参、五味子养阴生津敛汗。

第六单元　代谢疾病和营养疾病

细目一　甲状腺炎

甲状腺炎（thyroiditis）是一组多种病因引起的甲状腺炎症甲状腺滤泡结构破坏，伴有甲状腺功能正常或异常为其共同特征。甲状腺炎按起病的缓急分为急性、亚急性、慢性甲状腺炎等；根据病因分为感染性、de Quervain 甲状腺炎、自身免疫性和其他甲状腺炎。本章主要介绍亚急性甲状腺炎和慢性淋巴细胞性甲状腺炎。

一、亚急性甲状腺炎

要点一　西医病因、发病机制

亚急性甲状腺炎是指由病毒感染引起的自限性甲状腺炎症，又称亚急性肉芽肿性甲状腺炎、非感染性甲状腺炎、病毒性甲状腺炎、巨细胞性甲状腺炎等。本病近年来发病率有逐渐增多的趋势，主要表现有甲状腺肿大、结节、疼痛，常伴有全身症状。临床变化复杂，可有误诊及漏诊，且易复发，导致个体健康水平下降，但多数患者经治疗可痊愈。本病可因季节或病毒流行而有人群发病的特点。

本病与中医学的“瘿痈”相似，可归属于“瘿病”“瘿肿”“瘿瘤”等范畴。

1. **病毒感染**　患者起病前 1~3 周常有上呼吸道感染或病毒性腮腺炎病史，血中有病毒抗体存在（抗体的效价高度和病期相一致），最常见的是柯萨奇病毒抗体，其次是腺病毒抗体、流感病毒抗体、腮腺炎病毒抗体等。虽然从亚急性甲状腺炎患者的甲状腺组织中分离出腮腺炎病毒，但亚急性甲状腺炎的原因是病毒的确实证据尚未找到。

2. **遗传因素**　有研究发现亚急性甲状腺炎与 HLA-Bw35 有关联，提示对病毒的易感染性具有遗传因素，但也有患者与上述 HLA-Bw35 无关。

要点二　中医病因病机

本病中医病因为内伤七情或外感六淫邪毒，均可引起气血不畅，痰凝血瘀，壅结于颈前。

1. **肝胆郁热**　情志内伤，肝郁气滞，肝胆失于疏泄，久而化火。

2. **阴虚火旺**　情志内伤，肝郁气滞，脾虚酿生痰湿，痰气郁滞，易于化火，耗伤阴津，以致虚火上炎。

3. **痰瘀互结**　肝郁气滞，脾虚酿生痰湿，痰浊壅阻，血行不畅，而成痰结血瘀之候。

4. **脾阳不振**　素体脾虚，阳气不足，运化无权，痰浊内生，阻滞气机。

本病病位在颈前，与肝胆肺脾关系密切。病机是痰、热、气、瘀壅结。早期病性多属实，久病则为虚实夹杂。

要点三　临床表现

亚急性甲状腺炎多见于中年女性，多发于 20~50 岁成人，男女之比为 1∶(3~4)。发病有一定的季节性，如夏季多见。起病前患者常有上呼吸道感染的症状，多数患者病毒感染后 1~3 周发病。病程长短不一，可自数星期至半年以上，一般为 2~3 个月，故称亚急性甲状腺炎。部分患者病情缓解后可有复发。

1. **典型患者**　整个疾病过程可分为早期（伴甲状腺功能亢进症）、中期（伴甲状腺功能减退症）、恢复期。

（1）早期：起病多急骤，发热伴畏寒、寒战、疲乏无力和食欲不振。颈前甲状腺解剖部位有疼痛和压痛，痛感常向颌下、耳后或颈部等处放射，咀嚼和吞咽时疼痛加重。局部疼痛常先从一侧甲状腺开始，然后扩大或转移到另一侧甲状腺，也可仅局限于一侧甲状腺。病变甲状腺肿大，质地坚硬，压痛明显。病变广泛时，患者多伴有甲状腺功能亢进的临床表现。

（2）中期：由于病毒感染破坏甲状腺腺体组织，使甲状腺功能发生减退甚至耗竭，出现一系列甲状腺功能减退症的临床病症，甚至可发展成甲减。

(3)恢复期:症状渐好转,甲状腺肿或及结节渐消失。如果治疗及时,大多数患者可完全恢复,极少数患者演变为永久性甲状腺功能减退症。

2. **轻症或不典型患者** 患者仅出现甲状腺略增大,疼痛和压痛轻微,无发热,全身症状轻微,一般不出现甲亢及甲减的临床表现。

要点四 辅助检查

1. **血液一般检查** 白细胞计数及中性粒细胞正常或偏高,红细胞沉降率增速,常>50mm/h。

2. **甲状腺功能检查** 早期可出现甲亢的表现,血清 TT_3、TT_4、FT_3、FT_4 水平升高,TSH 水平降低,但血甲状腺摄 ^{131}I 率显著降低,呈特征性分离现象。中后期出现一过性或持续性甲状腺功能减退表现,血清 TT_3、TT_4、FT_3、FT_4 水平降低,TSH 水平增高。

3. **免疫学检查** 甲状腺球蛋白抗体(TgAb)、甲状腺过氧化物酶抗体(TPO)可升高。

4. **影像学及其他检查** 甲状腺 B 超、甲状腺摄碘率检查和甲状腺核素扫描可出现与病情相关的改变,不同患者不同病期,改变不同。甲状腺超声检查在诊断和判断其活动期时是有价值的检查方法,压痛部位常呈低密度病灶。

要点五 诊断与鉴别诊断

1. **诊断要点**

(1)急性起病,有发热等全身症状。

(2)发热后短期内出现一侧或双侧甲状腺疼痛,甲状腺肿大伴单个或多个结节,触之坚硬而有压痛。

(3)血沉显著增快。

(4)血清甲状腺激素水平升高与甲状腺摄碘率降低,呈双相分离,具有重要的诊断意义。具备以上特点应考虑本病的诊断。

另外,血甲状腺免疫球蛋白初期升高,其恢复正常也比甲状腺激素为晚;甲状腺超声检查及穿刺组织活检,可用于诊断困难的病例。

2. **鉴别诊断**

(1)慢性淋巴细胞性甲状腺炎:慢性淋巴细胞性甲状腺炎急性发病时,可伴有甲状腺疼痛及触痛,但多是双侧甲状腺弥漫性改变,血中抗甲状腺抗体大多升高。

(2)毒性弥漫性甲状腺肿:患者伴有甲亢表现时应与毒性弥漫性甲状腺肿(Graves 病等)鉴别,毒性弥漫性甲状腺肿患者甲状腺摄取 ^{131} 碘率多升高,甲状腺多呈弥漫性、对称性肿大,质地柔软,有助于鉴别。

(3)甲状腺癌:患者甲状腺肿质地坚硬,需注意排除甲状腺癌。甲状腺癌患者甲状腺多呈结节性,质地坚硬而固定,可伴局部淋巴结肿大,超声及核素检查可见孤立病灶,穿刺细胞学检查有助于鉴别诊断。

要点六 西医治疗

治疗包括两方面:减轻局部症状的治疗与针对甲状腺功能异常的治疗。大多数患者仅需要进行对症治疗。

1. **减轻局部症状的治疗**

(1)非甾体抗炎药:轻症患者可予非甾体抗炎药,如阿司匹林或吲哚美辛等,疗程一般为两周左右,可控制症状。

(2)糖皮质激素:症状较重者,疼痛、发热明显者可短期应用糖皮质类固醇激素,如泼尼松,可迅速缓解临床表现,约有 5% 的患者需用皮质激素来减轻症状,持续用药 1~2 周甚或 4~8 周以后减少药量,共用 6~8 周。如患者应用泼尼松 24~48 小时无反应,亚急性甲状腺炎的诊断应再评定。

在治疗中随查血沉改变,可指导用药如病情需要,再次开始用泼尼松仍然有效,应注意的是,糖皮质激素并不影响本病的自然过程,如果皮质激素用后撤减药量过多、过快,反而会使病情加重。

2. **针对甲状腺功能异常的治疗**

(1)甲状腺功能亢进的治疗:伴有甲状腺功能亢进时一般不采用抗甲状腺药治疗,可应用 β 受体阻滞剂口服,常用美托洛尔、普萘洛尔等。因本病伴有甲亢是暂时的,且甲状腺摄碘率低,一般不使用抗甲状腺药物治疗。

(2)甲状腺功能减退的治疗:本病的甲减常是暂时性的,多数患者不需要甲状腺激素替代治疗,自身的 TSH 分泌增加对甲状腺功能的恢复具有积极意义。约 10% 的患者可发生永久性甲状腺功能减退,需要长期甲状腺替代治疗。

要点七 中医辨证论治

1. **肝胆郁热证**

证候:颈前肿胀疼痛,发热,口苦咽干,或

心悸易怒，多汗口渴，颜面潮红，小便短赤，大便秘结，舌质红，苔薄黄，脉浮数或弦数。

治法：清肝泻胆，消肿止痛。

方药：龙胆泻肝汤加减。兼有风热表证者，加金银花、连翘；瘀血阻络疼痛甚者加延胡索、赤芍、川芎等。

2. 阴虚火旺证

证候：颈前肿块或大或小，质韧，疼痛，口燥咽干，潮热盗汗，心悸，失眠多梦，舌质红，苔少或无苔，脉细数。

治法：滋阴清热，软坚散结。

方药：清骨散加减。热扰心神者加酸枣仁、柏子仁、远志。

3. 痰瘀互结证

证候：颈前肿块坚硬，疼痛不移，入夜尤甚，情绪不畅，口干不欲饮，舌质紫暗，或有瘀点瘀斑，脉细涩。

治法：理气活血，化痰消瘿。

方药：海藻玉壶汤加减。肝郁气滞者加香附、郁金；瘀血阻络者加延胡索、赤芍。

4. 脾阳不振证

证候：颈前肿块，疼痛不甚，面色无华，疲乏无力，头晕多梦，畏寒肢冷，纳呆，腹胀便溏，舌质淡，苔白腻，脉沉细。

治法：温阳健脾，化气行水。

方药：实脾饮加减。痰浊阻滞者加海藻、夏枯草。

二、慢性淋巴细胞性甲状腺炎

慢性淋巴细胞性甲状腺炎（chronic lymphocytic thyroiditis，CLT）又称自身免疫性甲状腺炎，是一种以自身甲状腺组织为抗原的慢性自身免疫性疾病，包括两种临床类型，即甲状腺肿大的桥本甲状腺炎和甲状腺退变的萎缩性甲状腺炎。CLT 是一类常见的自身免疫性甲状腺疾病，是原发性甲状腺功能减退症最主要的原因。其病理特征是甲状腺内大量淋巴细胞、浆细胞浸润以及甲状腺组织纤维化。本病多见于 40~50 岁的中年女性，且呈不断上升的趋势，为临床中最常见的甲状腺炎症。

本病可归属于中医学“瘿病”“瘿瘤”等范畴。

要点一 西医病因

病因尚不清楚。由于有家族聚集现象，且患者常合并其他自身免疫性疾病，故认为该病是环境因素和遗传因素共同作用的结果。

1. **环境因素** 主要包括感染和膳食中过量的碘化物。碘的摄入量增加，可显著增加桥本甲状腺炎与萎缩性甲状腺炎的患病率，是影响其发病的重要环境因素。

2. **遗传因素** 易感基因在发病中起一定作用。目前认为本病是一种自身免疫性疾病，桥本甲状腺炎与 HLA-B8 相关，萎缩性甲状腺炎与 HLA-DR3 相关。两者血清中存在高滴度的甲状腺过氧化物酶抗体（TPOAb）及甲状腺球蛋白抗体（TgAb）。

要点二 中医病因病机

正如《医宗金鉴·瘿瘤》所述“瘿瘤二证……多外因六邪，荣卫气血凝郁”本病的发生与情志内伤、饮食水土失宜、禀赋差异、外感六淫等致气滞痰凝，血行瘀滞，壅聚于颈前而成。”

1. **痰瘀凝结** 先天禀赋不足，复因饮食不节或水土失宜，一则损伤脾胃，脾失健运，津聚成痰；二则影响气血的正常运行，气滞血瘀，痰气瘀交阻，凝结于结颈前，瘿肿乃成。

2. **肝郁脾虚** 本病发生与情志的关系极为密切，如《诸病源候论》载：“瘿者，由忧恚气结所生。”怒伤肝，思伤脾，致肝郁气滞，脾虚痰凝；气行则血行，气滞则血瘀，气滞血瘀痰凝互结颈前而发为本病。

3. **肝肾阴虚或脾肾阳虚** 肝肾之阴不足或脾肾阳气不足，痰湿瘀血内生，聚于颈前，病情缠绵气、痰、瘀壅结颈前，是本病发生的主要因素。病位在颈前，与肝、脾、肾等脏相关。病初以实为主，病久由实致虚，尤以阳虚、气虚为主，遂成本虚标实之证。以心肝阴虚及脾肾阳虚为本，气滞、痰凝、血瘀为标。

要点三 临床表现

本病多见于 40~50 岁的中年女性，起病缓慢，病初大部分明显临床无症状。起病后病情进展缓慢，病程较长，早期可无症状，当出现甲状腺肿时，病程平均已达 2~4 年。

常见全身乏力，部分患者有咽喉部不适感、局部压迫感或甲状腺区的隐痛。查体甲状腺多为双侧对称性、弥漫性肿大，部分患者可表现为单侧性肿大。甲状腺肿大常随病程发展而逐渐明显。触诊甲状腺质地韧，表面光滑或细沙粒状，或呈大小不等的结节状，一般与周围组织无粘连，吞咽运动时可上下移动。多数患者不伴有颈部淋巴结不肿大，少数患者可伴有颈部淋巴结肿大,质软,活动度好。

要点四　辅助检查

1. **甲状腺功能测定**　血清 T_3、T_4、FT_3、FT_4 一般正常或偏低。甲状腺功能正常者血 TSH 多在正常范围,甲减时则升高。^{31}I 吸收率可低于正常,也可高于正常,多数患者在正常水平。

2. **抗甲状腺相关抗体测定**　抗甲状腺球蛋白抗体(TgAb)和甲状腺过氧化物酶抗体(TPOAb)测定有助于诊断慢性淋巴细胞性甲状腺炎,血清中 TPOAb 及 TgAb 常明显增高,是诊断本病最有意义的指标。甲状腺扫描核素分布不均,可见"冷结节"。甲状腺超声示甲状腺弥漫性肿大,回声不均匀,可有结节。必要时可行 FNAB。

3. **细胞学检查**　细针穿刺抽吸细胞学检查和组织冰冻切片组织学检查,对于确诊慢性淋巴细胞性甲状腺炎有决定性的意义。镜下可呈弥漫性实质萎缩,淋巴细胞浸润及纤维化,甲状腺细胞略增大呈嗜酸性染色,即 Hurthle 细胞。

4. **甲状腺超声检查**　甲状腺两叶呈弥漫性肿大,一般为对称性,也可一侧肿大为主,峡部增厚明显;表面凹凸不平,形成结节状表面,形态僵硬,边缘变钝;腺体内为不均匀低回声,见可疑结节样回声,但边界不清,有时仅表现为局部回声减低;内部可有小的囊性变。彩色多普勒声像检查早期患者甲状腺内血流较丰富,甲状腺上动脉流速偏高、内径增粗,但动脉流速和阻力指数明显低于甲亢,且频带宽,舒张期波幅增高,又无甲亢症状,可相鉴别。晚期患者血流减少。

5. **甲状腺核素扫描**　显示甲状腺增大但摄碘减少,明显分布不均,如有较大结节状可呈"冷结节"表现。

6. **过氯酸钾排泌试验**　呈阳性,碘释放率 >10%。

7. **其他检查**　血沉增快,絮状试验阳性,γ 球蛋白 IgG 升高,血 β 脂蛋白升高,外周血淋巴细胞数增多等。

要点五　诊断与鉴别诊断

(一)诊断

目前尚无统一的诊断标准。具有下列临床证据应考虑本病:①甲状腺弥漫性肿大,质坚韧,表面不平或有结节;② TgAb、TPOAb 阳性;③血 TSH 升高;④甲状腺扫描有不规则浓聚或稀疏;⑤过氯酸钾排泌试验阳性。

以上 5 项中满足 2 项者可拟诊为慢性淋巴细胞性甲状腺炎,具有 4 项者可确诊。一般在临床中只要具有典型 CLT 临床表现(中年女性,甲状腺轻度肿大,质地韧),血清 TgAb、TPOAb 阳性即可临床诊断为慢性淋巴细胞性甲状腺炎。对临床表现不典型者,需要有高滴度的抗甲状腺抗体测定方能诊断。对这些患者如查血清 TgAb、TPOAb 为显著阳性,应给予必要的影像学检查协诊,如合并甲状腺功能减退症,对支持诊断。

1. **桥本甲状腺炎的诊断要点**　凡中年妇女,出现甲状腺弥漫性对称性肿大,特别是伴锥体叶肿大者,质地较坚实,无论甲状腺功能是否正常,均应疑为本病;如血清中 TPOAb 及 TgAb 明显增高,确诊可成立。

2. **萎缩性甲状腺炎的诊断要点**　中年妇女,有甲状腺萎缩伴甲减。TPOAb 及 TgAb 明显增高,可诊断为 AT。

(二)鉴别诊断

1. **结节性甲状腺肿**　少数患者可出现多发性甲状腺结节样变,应与结节性甲状腺肿鉴别。结节性甲状腺肿患者的甲状腺自身抗体滴度减低或正常,甲状腺功能通常正常,临床少见甲减。

2. **Graves 病**　肿大的甲状腺质地通常较软,抗甲状腺抗体滴度较低,但也有滴度高者。有时两者鉴别困难,如果血清 TRAb 阳性,或伴有甲状腺相关性眼病,或伴有胫前黏液性水肿,应考虑 Graves 病,必要时可行细针穿刺细胞学检查。

3. **甲状腺癌**　慢性淋巴细胞性甲状腺炎可合并甲状腺恶性肿瘤,如甲状腺乳头状癌和淋巴瘤。慢性淋巴细胞性甲状腺炎出现结节样改变时,如为单发结节、质地坚硬时,难与甲状腺癌鉴别。必要时应选择手术治疗。

要点六　西医治疗

1. 药物治疗

(1)如甲状腺功能正常,无需特殊治疗,但应规律随诊,一旦发现病情变化,及时拟定治疗方案。

(2)出现甲状腺功能减退的患者,应行甲状腺激素替代治疗,直至维持量。达到维持剂量的指标是临床症状改善，血 TT_3、FT_3、TT_4、FT_4、TSH 等各项指标均获正常。

（3）桥本甲状腺炎患者多数不需治疗，一般可经历甲亢期、甲功正常期，甲减期和甲功正常期四个时期。甲亢期症状明显的患者可适当应用 β 受体阻滞剂对症治疗。

（4）一般不需要使用糖皮质激素治疗，甲状腺疼痛、肿大明显时，可服用小剂量泼尼松，好转后逐渐减量，一般用药时间为 1~2 个月。

2. **手术治疗**　可能加速甲减的发生，故一般不采用，只有当甲状腺明显肿大，产生压迫症状，经甲状腺制剂等药物治疗无效，或不能除外甲状腺癌时，可考虑手术治疗。

要点七　中医治疗

1. 痰瘀凝结证

证候：甲状腺肿大，质地较硬，或有疼痛，疲倦乏力，纳呆欲吐，舌质暗，或有瘀斑瘀点，苔白腻，脉细涩。

治法：行气化痰，活血消瘿。

方药：二陈汤合桃红四物汤加减。

2. 肝郁脾虚证

证候：甲状腺肿大或萎缩，胸胁苦闷，善太息，纳差便溏，舌质淡暗，苔白腻，脉弦滑。

治法：疏肝健脾，行气化痰。

方药：逍遥散加减。

3. 肝肾阴虚证

证候：颜面潮红，口苦咽干，神疲乏力，伴心悸失眠，腰膝酸软，头晕目眩，舌质红，苔少，脉细数。

治法：滋补肝肾，软坚消瘿。

方药：杞菊地黄丸加减。伴气虚，加党参、黄芪健脾益气；甲状腺肿大，加玄参、生牡蛎软坚散结。

4. 脾肾阳虚证

证候：面色白，神疲嗜睡，纳呆便溏，畏寒肢冷，肢体浮肿，腰膝酸软，男子阳痿，女子闭经，舌质淡，舌体胖大，苔白腻，脉沉弱或沉迟。

治法：温补脾肾，化气行水。

方药：四逆汤合五苓散加减。阳痿，加鹿茸、山茱萸温肾壮阳；闭经，加当归、川续断养血调经。

细目二　甲状腺功能亢进症

甲状腺功能亢进症是甲状腺激素合成、分泌过多而引起的甲状腺毒症，包括弥漫性毒性甲状腺肿（又称弥漫性毒性甲状腺肿，Graves 病）、多结节性毒性甲状腺肿、甲状腺自主高功能腺瘤、碘致甲状腺功能亢进症、滤泡状甲状腺癌。以 Graves 病最为常见。主要临床表现有高代谢症候群、弥漫性甲状腺肿、眼征和胫前黏液性水肿。

本病与中医学中的“瘿气”相似，可归属于“瘿病”“心悸”“瘿瘤”等范畴。

要点一　西医病因、发病机制

Graves 病（Graves disease，GD）的病因和发病机制尚未完全阐明。一般认为本病主要是在遗传的基础上，因精神刺激、感染等应激因素而诱发的器官特异性自身免疫性疾病，可与 1 型糖尿病、慢性特发性肾上腺皮质功能减退症、恶性贫血、萎缩性胃炎、原发免疫性血小板减少症、系统性红斑狼疮、类风湿关节炎、重症肌无力等自身免疫病伴发。GD 患者发生免疫系统功能异常的机制尚未清楚，目前认为可能与下列机制有关：

1. 免疫耐受系统障碍，自反应 T 细胞未被清除而攻击甲状腺组织。

2. 甲状腺细胞表面免疫相关性蛋白的异常表达，从而诱发和加重自身免疫。

3. 由于遗传基因的缺陷，受某些因素的诱发，特异性抑制性 T 淋巴细胞功能降低，导致辅助性 T 淋巴细胞和 B 淋巴细胞功能增强，产生针对甲状腺的自身抗体。

要点二　中医病因病机

瘿气的发生，主要与情志失调及体质因素有关。瘿气形成的内因是体质因素，情志失调则是瘿气发病的主要诱因。在这些因素的影响下，引起肝郁气滞，疏泄失常，气滞痰凝，壅于颈前，气郁化火，耗气伤阴而发病。明代医家李梴在《医学入门·瘿瘤》对本病病因病机归纳为“瘿……原因忧恚所生，故又曰瘿气，今之所谓影囊是也……总皆气血凝结成。惟忧悲耗伤心肺，故瘿多着颈项”。

1. **气滞痰凝**　忿郁恼怒或忧愁思虑日久，

使肝气失于条达,气机郁滞,则津液不得正常输布,易于凝聚成痰,气滞痰凝,壅结颈前,则颈前肿胀;肝气瘀滞则胸闷,两胁胀满、善太息;肝郁化火则急躁易怒。

2. **肝火旺盛** 情志失调,痰气郁结日久可化火,肝火旺盛,上炎于面,则突眼,面部烘热,头晕目眩,急躁易怒;肝火亢盛,肝风内动则手指颤抖;肝火犯胃,则易饥多食。

3. **阴虚火旺** 素体阴虚,痰气瘀滞,更易化火,火热内盛,耗伤阴津,阴虚火旺,则见消瘦,五心烦热;虚火灼心,心失所养,则失眠梦多,心悸汗多。

4. **气阴两虚** 病久缠绵不愈,阴损气耗,气阴两虚。气虚则神疲乏力,气短汗出,纳差,大便溏;阴虚内热则消瘦,手足心热,口干咽燥。

本病的病变部位主要在颈前,与肝、肾、心、胃关系密切。基本病机是气滞痰凝、气郁化火,耗气伤阴。本病初期多属实,以气滞痰凝,肝火旺盛为主;病久阴损气耗,多以虚为主,表现为气阴两虚之证;并可致气血运行不畅,血脉瘀滞。

要点三　临床表现

本病多起病缓慢,发病日期常不易确定,典型的症状、体征主要有以下几个方面。

(一)甲状腺毒症表现

1. **高代谢综合征** 怕热多汗,皮肤温暖湿润,尤以手掌、脸、颈、胸前、腋下等处较为明显。平时常有低热,甲状腺危象时可有高热、心动过速、心悸、食欲亢进、大便次数增多、消瘦、乏力等。

2. **精神神经系统** 神经过敏,兴奋,易激动,烦躁多虑,失眠紧张,多言多动,思想不集中,甚而发生亚躁狂症。可有细震颤,腱反射活跃,反射时间缩短。

3. **心血管系统** 心悸,胸闷,气促,稍活动后更加剧,严重者可导致甲亢性心脏病。以心房颤动等房性心律失常多见,偶见房室传导阻滞。

4. **消化系统** 食欲亢进,易饥多食,肠蠕动增快,大便次数增多,甚至可出现慢性腹泻。重者可以有肝大、肝功能异常,偶有黄疸。

5. **血液和造血系统** 周围血液循环中白细胞总数可偏低,而淋巴细胞及单核细胞均相对增加,血小板寿命较短,有时可出现紫癜。

6. **肌肉骨骼系统** 主要是甲状腺毒症性周期性瘫痪。

7. **内分泌和生殖系统** 生殖系统功能均减退,女性患者常见月经减少,周期延长,甚至闭经,但部分患者仍能受孕。男性患者则常出现阳痿,偶见乳房发育。

(二)甲状腺肿大

甲状腺一般呈弥漫性肿大,双侧对称,质地不等,可随吞咽运动上下移动。部分患者可有甲状腺结节。由于甲状腺血流增多,其左、右叶上下极可有震颤并伴有血管杂音,此为本病的特征之一。

(三)眼征

GD 在眼部的临床表现可分为非浸润性突眼和浸润性突眼两种。

1. **非浸润性突眼** 又称为良性突眼,占大多数,一般呈对称性。眼征有:①眼裂增宽,瞬目减少,凝视;②上眼睑挛缩,向下看时上眼睑不能随眼球向下转动;③看近物时眼球辐辏不良;④向上看时前额皮肤不能皱起。

2. **浸润性突眼** 又称为内分泌性突眼或恶性突眼等,临床上较少见,表现为眶内、眶周组织充血,眼睑水肿,畏光流泪,复视,视力减退,有异物感,眼球胀痛,眼球活动受限。眼球突出明显,突眼度多在 18mm 以上,两侧可不对称,有时仅一侧突眼。

(四)皮肤及肢端表现

少数胫前黏液性水肿,典型者为对称性皮肤损害,多见于小腿胫前下段,有时也可见于足背和膝部。

(五)特殊的临床表现和类型

1. **甲状腺危象** 也称甲亢危象,是甲状腺毒症急性加重的一个综合征,多发生于较重甲亢未予治疗或者治疗不充分的患者。常见诱因有感染、手术、创伤、精神刺激等。临床表现为高热、大汗、心动过速(140 次/分以上),烦躁、焦虑不安、谵妄、恶心、呕吐、腹泻,严重者可有心衰,休克即昏迷等。其诊断主要靠临床表现综合判断,病死率在 20% 以上。

2. **甲状腺毒症性心脏病** 甲状腺毒症性心脏病的心力衰竭分为两种类型。一类是心动过速和心脏排血量增加导致的心力衰竭,并非心脏泵衰竭所致,而是由于心脏高排血量后失代偿引起,称为“高排血量型心力衰竭”,常随甲亢控制,心功能恢复,主要发生在年轻患者;

另一类是诱发和加重已有的或潜在的缺血性心脏病发生的心力衰竭，属于心脏泵衰竭，多发生于老年患者。

3. **淡漠型甲亢**　多见于老年患者。起病隐袭，高代谢综合征、眼征和甲状腺肿均不明显。主要表现为明显消瘦、心悸、乏力、震颤、头晕、昏厥、神经质或神志淡漠、腹泻、厌食。可伴有心房颤动和肌病等，70% 无甲状腺肿大。老年人不明原因的突然消瘦、新发生心房颤动时应考虑本病。

4. **其他**　①T_3 型甲状腺毒症；②亚临床甲亢；③妊娠期甲状腺功能亢进症；④胫前黏液性水肿；⑤Graves 眼病（GO）。

要点四　辅助检查

1. 血清甲状腺激素的测定

（1）血清总甲状腺素（TT_4）：是判定甲状腺功能最基本的筛选指标。TT_4 增高，提示患有甲亢。

（2）血清总三碘甲腺原氨酸（TT_3）：是诊断甲亢较敏感的指标，并且是诊断 T_3 型甲亢的特异性指标。甲亢时 TT_3 增高，且增高的幅度常大于 TT_4。

（3）血清游离甲状腺素（FT_4）和游离三碘甲腺原氨酸（FT_3）：能直接且准确地反映甲状腺功能状态，敏感性和特异性明显优于 TT_4、TT_3。

2. **血清促甲状腺激素（TSH）测定**　甲亢时 TSH 较 T_3、T_4 灵敏度高，是反映甲状腺功能最有价值的指标。TSH 测定对亚临床型甲亢和亚临床型甲减的诊断及治疗监测均有重要意义。

3. **甲状腺摄 ^{131}I 率测定**　此项检查诊断符合率高，但受含碘食物及多种药物等因素的影响。孕妇及哺乳期妇女禁用。

4. **T_3 抑制试验**　当测甲状腺 ^{131}I 摄取率增高，但仍不能诊断为甲亢或单纯甲状腺肿时，可做此试验。

5. **甲状腺抗体检查**　未经治疗的 GD 患者血 TSH 受体刺激抗体（TSAb）阳性检出率可达 80%~100%，有早期诊断意义。

6. **促甲状腺激素释放激素（TRH）兴奋试验**　其意义类似 T_3 抑制试验，但此方法简便、省时，且无服用 T_3 后引起的副作用，也适用于老年或合并心脏病患者。

7. **影像学检查**　超声、CT、放射性核素检查有一定的诊断意义。

要点五　诊断与鉴别诊断

（一）诊断

诊断程序：①甲状腺毒症的诊断：测定血清 TSH 和甲状腺激素的水平；②确定甲状腺毒症是否来源于甲状腺功能的亢进；③确定引起甲状腺功能亢进的原因，如 GD、结节性毒性甲状腺肿、甲状腺自主高功能腺瘤等。

1. **甲亢的诊断**　①高代谢症状和体征；②甲状腺肿大；③血清 TT_4 和 FT_4、TT_3 和 FT_3 增高，TSH 减低。具备以上 3 项诊断即可成立。

应注意的是，淡漠型甲亢的高代谢症状不明显，仅表现为明显消瘦或心房颤动，尤其是老年患者；少数患者无甲状腺肿大；T_3 型甲亢仅有血清 T_3 增高。

2. **GD 的诊断**　①甲亢诊断确立；②甲状腺弥漫性肿大（触诊和 B 超证实），少数病例可以无甲状腺肿大；③眼球突出和其他浸润性眼征；④胫前黏液性水肿；⑤TSH 受体抗体（TRAb）、TSAb、甲状腺过氧化物酶抗体（TPOAb）、甲状腺球蛋白抗体（TgAb）阳性。

以上标准中，①②为诊断必须条件，③④⑤为诊断辅助条件。

（二）鉴别诊断

1. **甲状腺毒症原因的鉴别**　主要是甲亢所致的甲状腺毒症与破坏性甲状腺毒症（例如亚急性甲状腺炎、无症状性甲状腺炎等）的鉴别。两者均有高代谢表现、甲状腺肿和血清甲状腺激素水平升高，而病史、甲状腺体征和 ^{131}I 摄取率是主要的鉴别手段。

2. **甲亢原因的鉴别**　①伴浸润性眼征、TRAb 和/或 TSAb 阳性、胫前黏液性水肿均支持 GD 的诊断。②与多结节性毒性甲状腺肿、甲状腺自主高功能腺瘤鉴别的主要手段是甲状腺放射性核素扫描和甲状腺 B 超：a. GD 的放射性核素扫描可见核素均质性地分布增强；b. 多结节性毒性甲状腺肿可见核素分布不均，增强或减弱区呈灶状分布；c. 甲状腺自主功能性腺瘤则仅在肿瘤区有核素浓聚，其他区域的核素分布稀疏。甲状腺 B 超可以发现肿瘤。

要点六　西医治疗

（一）一般治疗

适当休息。补充足够热量和营养，包括碳

水化合物、蛋白质和B族维生素等。限制碘的摄入。精神紧张、不安或失眠者，可给予镇静剂。

（二）抗甲状腺药物治疗（antithyroid drugs，ATD）

目前抗甲状腺药物分为硫脲类和咪唑类，常用药物有丙硫氧嘧啶（PTU）、甲硫氧嘧啶、甲巯咪唑（他巴唑）、卡比马唑（甲亢平）。

1. **适应证** ①病情轻中度患者；②甲状腺轻、中肿大者；③20岁以下；④妊娠妇女、高龄或由于其他严重疾病不适宜手术者；⑤甲状腺次全切除术后复发又不适宜用 ^{131}I 治疗者；⑥术前准备或作为 ^{131}I 治疗的辅助手段。

2. **剂量及疗程** 总疗程一般以1.5~2年为宜，治疗前常规检查外周血WBC计数，并每周随访。①初治阶段：甲硫氧嘧啶或丙硫氧嘧啶300~450mg/d，甲巯咪唑或卡比马唑30~40mg/d，分3次口服。每4周复查血清甲状腺激素（TH）水平1次，至症状缓解或TH恢复正常时即可减量。本阶段需1~3个月。②减药阶段：根据病情每2~4周递减药量一次，甲硫氧嘧啶或丙硫氧嘧啶每次减50~100mg，甲巯咪唑或卡比马唑每次减5~10mg。此阶段一般需3~4个月。③维持阶段：每日用量甲硫氧嘧啶或丙硫氧嘧啶50~100mg，甲巯咪唑或卡比马唑5~10mg。此阶段为1~1.5年。

3. **不良反应** ①粒细胞减少：主要发生在治疗开始后的2~3个月内，外周血白细胞低于 3×10^9/L 或中性粒细胞低于 1.5×10^9/L 时应当停药。发现有白细胞减少时应当先使用促进白细胞增生药。②皮疹：可先试用抗组胺药，皮疹严重时应及时停药，以免发生剥脱性皮炎。③中毒性肝病：多在用药后3周发生，表现为变态反应性肝炎，转氨酶显著上升，死亡率高。

4. **停药指标** 主要依据临床症状和体征。目前认为ATD维持治疗18~24个月可以停药。下述指标预示甲亢可能治愈：①甲状腺肿明显缩小；②TSAb（或TRAb）转为阴性。

（三）放射性 ^{131}I 治疗

1. **适应证** ①成人GD伴甲状腺肿大Ⅱ度以上；②ATD治疗失败或过敏；③甲亢手术后复发；④甲状腺毒症心脏病或甲亢伴其他病因的心脏病；⑤甲亢合并白细胞和/或血小板减少或全血细胞减少；⑥老年甲亢；⑦甲亢合并糖尿病；⑧毒性多结节性甲状腺肿；⑨自主功能性甲状腺结节合并甲亢。

2. **相对适应证** ①青少年和儿童甲亢，用ATD治疗失败、拒绝手术或有手术禁忌证；②甲亢合并肝、肾等脏器功能损害；③GO，对轻度和稳定期的中、重度病例可单用 ^{131}I 治疗甲亢，对病情处于进展期患者，可在 ^{131}I 治疗前后加用泼尼松。

3. **禁忌证** 妊娠和哺乳期妇女。

（四）手术治疗

1. **适应证** ①中、重度甲亢，长期服药无效，或停药复发，或不能坚持服药者；②甲状腺肿大显著，有压迫症状；③胸骨后甲状腺肿；④多结节性甲状腺肿伴甲亢。

2. **禁忌证** ①伴严重Graves眼病；②合并较重心脏、肝、肾疾病，不能耐受手术；③妊娠初3个月和6个月以后。

（五）其他治疗

1. **碘剂** 减少碘摄入量是甲亢的基础治疗之一，复方碘化钠溶液仅在手术前和甲状腺危象时使用。

2. **β受体拮抗剂** 普萘洛尔、阿替洛尔、美托洛尔等。

（六）甲状腺危象的治疗

主要救治措施包括：①针对诱因治疗；②迅速减少甲状腺激素释放和合成：大剂量抗甲状腺药物、无机碘溶液；③迅速阻滞儿茶酚胺释放：普萘洛尔、利血平；④肾上腺皮质激素：氢化可的松、地塞米松静脉注射；⑤透析治疗；⑥高热时可采用物理降温，避免用乙酰水杨酸类药物；⑦其他支持治疗。

（七）Graves眼病（GO）的治疗

1. **轻度GO** 病程一般呈自限性，治疗以局部和控制甲亢为主。①畏光：戴有色眼镜；②角膜异物感：人工泪液；③保护角膜：夜间遮盖；④眶周水肿：抬高床头；⑤轻度复视：棱镜矫正；⑥强制性戒烟；⑦有效控制甲亢；⑧告知患者轻度GO是稳定的，一般不会发展至中度和重度GO。

2. **中度和重度GO** ①糖皮质激素；②放射治疗；③眶减压手术；④控制甲亢。

（八）妊娠期甲亢的治疗

1. **ATD治疗** 尽可能地使用小剂量的ATD实现控制甲亢的目的。首选PTU，因该药不易通过胎盘。PTU初始剂量300mg/d，维持剂量50~150mg/d，对胎儿是安全的。

2. **产后 GD** 在妊娠的后6个月，由于妊娠的免疫抑制作用，ATD 的剂量可以减少。分娩以后，免疫抑制解除，GD 易于复发，ATD 的需要量也增加。

3. **手术治疗** 发生在妊娠初期的甲亢，经 PTU 治疗控制甲亢症状后，可选择在妊娠4~6个月时做甲状腺次全切除。

4. **哺乳期的 ATD 治疗** 首选 PTU，一般认为 PTU 300mg/d 对哺乳婴儿是安全的。

（九）甲状腺毒症心脏病的治疗

①ATD 治疗；②^{131}I 治疗；③β 受体拮抗剂；④处理充血性心力衰竭时洋地黄的用量要增加；⑤心房纤颤可以被普萘洛尔和/或洋地黄控制，控制甲亢后可施行电转律。

要点七 中医治疗

（一）治疗原则

治疗以理气化痰，消瘿散结为基本治则。瘿肿质地较硬及有结节者，配合活血化瘀；火郁阴伤而表现阴虚火旺者，以滋阴降火为主。

（二）辨证论治

1. 气滞痰凝证

证候：颈前肿胀，烦躁易怒，胸闷，两胁胀满，善太息，失眠，月经不调，腹胀便溏，舌质淡红，舌苔白腻，脉弦或弦滑。

治法：疏肝理气，化痰散结。

方药：逍遥散合二陈汤加减。若颈前肿胀明显，胸闷、胁痛甚者，加川楝子、枳壳、牡蛎、全瓜蒌理气化痰，软坚散结；月经不调者，加香附、益母草疏肝理气，活血调经；恶心欲吐者，加竹茹、生姜和胃止呕；腹胀便溏者，加陈皮、砂仁、薏苡仁、茯苓健脾除湿。

2. 肝火旺盛证

证候：颈前肿胀，眼突，烦躁易怒，易饥多食，手指颤抖，恶热多汗，面红烘热，心悸失眠，头晕目眩，口苦咽干，大便秘结，月经不调，舌质红，舌苔黄，脉弦数。

治法：清肝泻火，消瘿散结。

方药：龙胆泻肝汤加减。若易饥多食者，加石膏、知母、玉竹清胃泻火生津；烦躁易怒、头晕目眩、面部烘热者，加夏枯草、白蒺藜、菊花清肝泻火；手指颤抖者，加钩藤、石决明、珍珠母镇肝息风。

3. 阴虚火旺证

证候：颈前肿大，眼突，心悸多汗，手颤，易饥多食，消瘦，口干咽燥，五心烦热，急躁易怒，失眠多梦，月经不调，舌质红，舌苔少，脉细数。

治法：滋阴降火，消瘿散结。

方药：天王补心丹加减。若阴虚明显，口干舌燥者，加枸杞子、何首乌、龟板滋阴润燥；眼突、手颤者，加白芍、钩藤、白蒺藜滋阴潜阳；烦热汗多者，加丹皮、浮小麦、五味子滋阴清热敛汗；月经不调者，加玄参、阿胶、益母草养血调经。

4. 气阴两虚证

证候：颈前肿大，眼突，心悸失眠，手颤，消瘦，神疲乏力，气短汗多，口干咽燥，手足心热，纳差，大便溏薄，舌质红或淡红，舌苔少，脉细或细数无力。

治法：益气养阴，消瘿散结。

方药：生脉散加味。若气短乏力明显，汗多者，加黄芪、党参、白术、浮小麦益气固表敛汗；阴虚明显，口干咽燥，手足心热者，加玄参、女贞子、龟板、地骨皮滋阴清热；病久夹瘀者，加丹参、桃仁、红花、三七等化瘀散结。

细目三 甲状腺功能减退症

甲状腺功能减退症简称甲减，是由于甲状腺结构和功能异常，导致甲状腺激素分泌及合成减少，或发生甲状腺激素抵抗，引起全身代谢减低的临床综合征。临床以全身低代谢表现以及血清低 T_4、低 T_3 和高 TSH 表现为主。主要病理改变为黏多糖在组织和皮肤堆积，呈黏液性水肿。临床患病率为1%左右，发病率为2.9/1000，女性较男性多见，随年龄增加患病率上升。

甲减根据病变部位分为：①原发性甲减：由于甲状腺腺体本身病变引起的甲减，占全部甲减的95%以上。其中自身免疫、甲状腺手术和甲状腺功能亢进症 ^{131}I 治疗为三大常见原因。②中枢性甲减或继发性甲减：由于下丘脑和垂体病变引起的促甲状腺激素释放激素（TRH）或促甲状腺激素（TSH）产生和分泌减少所致的甲减，见于垂体外照射、垂体大腺瘤、颅咽管瘤及产后大出血等。③甲状腺激素抵抗综合征:由于甲状腺激素在外周组织实现生物效应障碍引起的甲减。根据甲状腺功能减退的程度分为临床甲减和亚临床甲减。

本病与中医学“瘿劳”相类似,可归属于“瘿病”等范畴。

要点一 西医病因、发病机制

病因及发病机制病因复杂,90%以上为原发性,垂体性和下丘脑性约占10%,其他少见。发病机制随病因和类型不同而异。

1. **自身免疫性损伤** 为最常见的原因,包括桥本甲状腺炎、产后甲状腺炎、萎缩性甲状腺炎等。

2. **甲状腺破坏** 见于甲状腺手术、^{131}I 治疗等。

3. **摄碘过量** 可诱发或加重自身免疫性甲状腺炎,也可导致具有潜在甲状腺疾病的人发生甲减。长期服用含碘药物如胺碘酮等,导致甲减的机会为5%~22%。

4. **抑制甲状腺功能的药物** 见于服用锂盐、咪唑类、硫脲类药物等。

要点二 中医病因病机

本病多由于先天不足,久病伤肾,情志内伤,饮食不节等,致正气内伤,阴阳失衡,脏腑功能失调而发病。

1. **先天不足,禀赋薄弱** 肾为先天之本,主骨生髓。先天禀赋不足,则肾精亏虚,致五脏形体失养,脑髓失充,故见形体发育迟缓,智力发育迟滞,严重者可出现“五迟”“五软”的表现。

2. **饮食不节,脾失健运** 忧愁思虑、饮食不节,损伤脾土,或外感邪气,耗伤中气,以致脾失健运,水湿内停,而出现纳呆腹胀、面浮肢肿;气血生化乏源,则倦怠乏力、少气懒言、语声低微等。

3. **久病伤肾,肾气衰微** 久病伤肾,或素体虚弱,致肾精亏损,肾气虚衰,肾阳不足,致形体失温,脑髓失充,见神疲短气、畏寒肢冷、智能下降等。肾阳不足,可致心阳亏虚,心失所养,可见心慌心悸、胸闷气短。病久渐至阳气衰竭,而见嗜睡、神昏等危重情况。

本病乃由先天不足,后天久病失调,脏气亏虚,正虚邪留而致。本虚是本病的基本病机,气血阴阳皆虚,尤以气虚、阳虚为甚,病变日久,正虚留邪,可出现虚实夹杂之证。病位在颈前,与肾、脾、心、肝相关。

要点三 临床表现

甲状腺功能减退症的临床表现取决于起病年龄。成年型甲减主要影响代谢及脏器功能,发生于胎儿或婴幼儿时,大脑和骨髓的生长发育受阻,患儿身材矮小、智力低下(呆小病)。成年型甲状腺功能减退症中年女性多见,男女之比为1:(5~10)。多数起病隐匿,进展缓慢。

1. **病史特点** 有^{131}I 治疗史、甲状腺手术史、桥本甲状腺炎、Graves 病等病史或甲状腺疾病家族史。起病隐匿,进展缓慢,病程较长,多数患者缺乏特异性临床表现。以代谢率减低和交感神经兴奋性下降为主,早期患者可以没有特异性症状。典型症状有怕冷、少汗、乏力、手足肿胀感、嗜睡、记忆力减退、关节疼痛、体重增加、便秘、女性月经紊乱或月经过多、不孕等。

2. **一般表现** 易疲劳,怕冷,少汗,动作缓慢,食欲减退而体重增加。记忆力减退,智力低下,反应迟钝,嗜睡,精神抑郁。典型黏液性水肿的临床表现:表情淡漠,面色苍白,眼睑浮肿,唇厚舌大(甲减面容)。全身皮肤干燥增厚、粗糙多脱屑,毛发脱落,指甲增厚变脆、多裂纹。踝部可出现非凹陷性浮肿。

3. **肌肉与骨关节** 肌肉无力,肌强直、痉挛疼痛,肌肉进行性萎缩。关节也常疼痛,偶有关节腔积液。

4. **心血管系统** 心肌收缩力降低,心动过缓,心输出量下降。左室扩大,心包积液,致心浊音界扩大、心音减弱。本病易并发冠心病,但因心肌耗氧量减少,心绞痛在甲减时反而减轻。

5. **消化系统** 厌食、腹胀、便秘常见,严重者可发生麻痹性肠梗阻等。

6. **血液系统** 由于甲状腺激素缺乏和肠道吸收障碍,可致贫血。

7. **内分泌系统** 性欲减退,男性出现阳痿,女性出现月经量过多或闭经,不孕。

8. **黏液性水肿昏迷** 多见于老年人,死亡率高。常以发生严重躯体疾病、中断TH替代治疗、寒冷、感染、手术和使用麻醉、镇静药等为诱发因素,临床表现为嗜睡,低体温($<35℃$),呼吸徐缓,心动过缓,血压下降,四肢肌肉松弛,生理反射减弱或消失,甚至昏迷、休克而危及生命。

要点四 辅助检查

1. **甲状腺功能检查** 原发性甲减者血清TSH增高，TT_4、FT_4均降低，三者升降的程度与病情严重程度相关。血清TSH增高、FT_4降低是诊断原发性甲减的必备指标，血清总T_3（TT_3）、游离T_3（FT_3）早期正常，晚期减低。因为T_3主要来源于外周组织T_4的转换，所以不作为诊断原发性甲减的必备指标。亚临床甲减仅有TSH增高，TT_4和FT_4正常。

2. **甲状腺相关抗体检查** 甲状腺过氧化物酶抗体（TPOAb）和甲状腺球蛋白抗体（TgAb）是诊断自身免疫甲状腺炎（包括桥本甲状腺炎、萎缩性甲状腺炎）的主要指标。TPOAb、TgAb阳性，提示甲减是由于自身免疫性甲状腺炎所致。TPOAb的诊断意义确切，TPOAb升高伴血清TSH水平增高，提示甲状腺细胞已经发生损伤。

3. **其他检查** 可有轻、中度贫血，血清总胆固醇升高；心电图示低电压、窦性心动过缓、T波低平或倒置，偶见P-R间期延长。部分患者血清催乳素升高伴有蝶鞍增大，需与垂体催乳素瘤相鉴别。当甲状腺肿大或甲状腺结节的性质不明时，可行甲状腺细针穿刺细胞学检查。

要点五 诊断与鉴别诊断

（一）诊断要点

1. 详细询问病史（如甲状腺手术、甲亢I治疗、Graves病、桥本甲状腺炎病史和家族史等。）有助于本病的诊断；因甲减的临床表现缺乏特异性，应重点关注代谢率减低和交感神经兴奋性下降等引起的症状和体征；结合辅助检查血清TSH增高，TT_4、FT_4均降低，即可诊断原发性甲减。需进一步明确甲减的原因，血清TSH减低或正常，TT_4、FT_4降低，应考虑为中枢性甲减，需进一步进行下丘脑和垂体的相关检查，明确下丘脑和垂体病变。FT_4降低，TSH正常，考虑为继发性甲减。

2. 无论有无临床症状，仅TSH升高，TT_4、FT_4无明显降低，考虑为亚临床甲减。

（二）鉴别诊断

1. **特发性水肿** 水肿明显的患者应与特发性水肿相鉴别，检测甲状腺功能相关指标有助鉴别。

2. **甲状腺癌** 甲状腺肿质地坚硬，需注意排除甲状腺癌。甲状腺癌患者甲状腺多呈结节性，质地坚硬而固定，可伴局部淋巴结肿大，超声及核素检查可见孤立病灶，穿刺细胞学检查有助于确定诊断。

3. **贫血** 有明显贫血的患者应注意排除其他疾病引起的贫血。

4. **低T_3综合征** 常见于慢性肝、肾疾病伴血浆蛋白低下者，主要表现为血清TT_3、FT_3水平减低，血清TT_4、TSH水平多正常。

5. **垂体瘤** 经检查发现蝶鞍增大者，应与垂体瘤鉴别，原发性甲减TRH分泌增加可导致高泌乳素血症、溢乳及蝶鞍增大，与垂体泌乳素瘤相似，经MRI检查可鉴别。

要点六 西医治疗

（一）治疗目标

1. 临床症状和体征缓解，生活质量改善。

2. 血清TSH、TT_4、FT_4逐渐恢复到正常范围。

（二）药物治疗

药物治疗的主要措施为甲状腺素补充或替代治疗。一般需要终生给予甲状腺素补充或替代治疗，起始剂量和达到完全替代剂量所需时间根据患者的病情轻重、年龄及体重、心脏状态确定，强调个体化。左甲状腺素（$L-T_4$）是目前最常用的药物，$L-T_4$可在体内转换为T_3。起始剂量和达到完全替代剂量所需时间要根据患者年龄、心脏状态、特定状况确定。成年患者$L-T_4$替代剂量范围在50~200μg/d，平均125μg/d，按体重计，其剂量范围为1.6~1.8μg/（kg·d），老年患者约1.0μg/（kg·d），妊娠期女性应增加30%~50%。$L-T_4$宜饭前服用，与其他药物的服用间隔时间应>4小时。$L-T_4$替代治疗后4~8周监测血清TSH，治疗达标后，每6~12个月复查一次，或根据临床需要决定监测频率。

特殊情况用药：①甲状腺癌术后的患者常用剂量为2.2μg/（kg·d）。②年龄<50岁、既往无器质性心脏病史患者可以尽快达到完全替代剂量；③年龄>50岁的患者服药之前常规评估心脏功能状态，一般从25~50μg/d剂量开始，每1~2周增加25μg直至达到治疗目标。④有冠心病病史的患者，起始剂量宜小，调整剂量宜慢，防止诱发和加重心脏病。

（三）亚临床甲减的治疗

亚临床甲减的患病率随年龄增长而增高，女性多于男性。亚临床甲减的主要危害是引起血脂代谢异常,促进成年人动脉粥样硬化病变的发生、发展。其中部分患者可进展为临床甲减。治疗应根据患者不同年龄、婚育状况等进行分层治疗。

1. **高胆固醇血症患者** 血清 TSH>10mU/L,需要给予 L-T_4 治疗。

2. **妊娠期女性** 甲减可影响胎儿智能发育,应尽快使血清 TSH 降到<2.5mU/L。

3. **年轻患者** 尤其是 TPOAb 阳性者,经治疗应将 TSH 降到 2.5mU/L 以下。

(四)黏液性水肿昏迷的治疗

黏液性水肿昏迷是一种罕见的危及生命的重症,多见于年龄超过 65 岁的老年甲减患者,临床表现为嗜睡、精神异常、木僵,查体可见皮肤苍白、低体温、心动过缓,严重者出现呼吸衰竭和心力衰竭。预后差,病死率高。主要治疗措施包括:

1. **去除或治疗诱因** 发病诱因中感染约占 35%,故应积极控制感染,禁用镇静、麻醉剂以免加重中枢抑制等。

2. **补充甲状腺激素** 立即静脉注射 L-T_4 300~400μg,继之静脉滴注 L-T_4 50~100μg/d,直至患者意识恢复后改为口服给药。经治疗如症状无改善,尽早改用 T_3 静脉注射。

3. **应用糖皮质激素** 静脉滴注氢化可的松 200~400mg/d。

4. **对症治疗** 纠正呼吸衰竭、低血压,注意保温,加强支持治疗。

(五)对症治疗

有贫血者补充铁剂、维生素 B_{12}、叶酸等。但所有对症治疗的措施都必须在替代疗法的基础上进行,才可获效。

要点七 中医辨证论治

甲状腺激素替代治疗疗效确切,是西医治疗甲减的主要方法。中医药辨证论治本病以改善甲减的症状、体征提高患者的生活质量为主,替代治疗与中医辨证论治有机结合常常可发挥最佳的疗效。中医辨证论治不仅可以减轻 TH 替代治疗的副反应还可以明显改善患者的生活质量。以甲减神疲乏力,少气懒言,眩晕健忘,心悸怔忡,神情淡漠,纳呆便溏、脉迟等虚损症状,可归于“虚劳”范畴;应参考《素问·通评虚实论》“精气夺则虚”,《证治汇补·虚损》“虚者,血气之空虚也;损者,脏腑之损坏也”予以分证辨治。

1. **脾肾气虚证**

证候:神疲乏力,少气懒言,反应迟钝,纳呆腹胀,面色萎黄,腰膝酸软,小便频数,大便溏,舌质淡,脉沉弱。

治法:益气健脾补肾。

方药:四君子汤合大补元煎加减。伴阳虚者,加肉桂、炮姜通阳散寒;伴心血虚者,加茯神、远志、当归养血安神;若夹瘀者,加丹参、牛膝活血化瘀。

2. **脾肾阳虚证**

证候:神疲乏力,少气懒言,畏寒肢冷,腰膝酸软,性欲淡漠,男子阳痿,女子闭经或不孕,舌质淡暗,苔白,脉沉细而缓。

治法:温补脾肾。

方药:以脾阳虚为主者,附子理中丸加减,肾阳虚为主者,右归丸为主。阳虚水泛者加茯苓、泽泻、车前子;命门火衰者加四神丸。

3. **心肾阳虚证**

证候:形寒肢冷,面浮肢肿,心悸胸闷,腰膝酸软,阳痿闭经,舌质淡暗,苔白,脉迟缓。

治法:温补心肾,利水消肿。

方药:真武汤合苓桂术甘汤加减。畏寒肢冷较著者,加仙茅、巴戟天、鹿茸温阳散寒;心血瘀阻者,加川芎、丹参、三七。

4. **阳气衰微证**

证候:神昏,肢软体凉,呼吸微弱,舌质淡,脉迟微弱,甚至脉微欲绝。

治法:益气回阳救逆。

方药:四逆加人参汤。可同时应用大剂量参附注射液。

细目四 糖 尿 病

糖尿病是由于胰岛素缺乏和/或胰岛素生物作用障碍导致的一组以长期血糖升高为主要特征的代谢性疾病。临床特征为多尿、多饮、多食及消瘦,同时伴有脂肪、蛋白质、水和电解质等代谢障碍,且可以并发眼、肾、神经、心脑血管等多脏器和组织的慢性损害,引起其功能障碍及衰竭。病情严重或应激时可发生急性代谢紊乱，如糖尿病酮症酸中毒、高渗性昏迷和乳酸性酸中毒等而危及生命。

本病可归属于中医学“消渴病”，并有上、中、下三消之分：渴而多饮为上消（膈消）；消谷善饥为中消（消中）；渴而便数有膏为下消（肾消）(《证治要诀》《证治准绳·消瘅》)。并发症可归于“虚劳”“胸痹”“中风”“雀目”“疮痈”和“脱疽”等范畴。

要点一　西医病因和发病机制

（一）病因

1. **1型糖尿病**（type 1 diabetes mellitus，T1DM）　绝大多数T1DM是自身免疫性疾病，遗传因素和环境因素（病毒感染、化学毒性物质和饮食因素等）共同参与其发病过程。某些外界因素作用于有遗传易感性的个体，激活T淋巴细胞介导的一系列自身免疫反应，引起选择性胰岛B细胞破坏和功能衰竭，体内胰岛素分泌不足进行性加重，导致糖尿病。

2. **2型糖尿病**（type 2 diabetes mellitus，T2DM）　T2DM也是复杂的遗传因素和环境因素（增龄、现代生活方式、营养过剩、体力活动不足、子宫内环境以及应激、化学毒物等）共同作用的结果，目前对T2DM的病因仍然认识不足，T2DM可能是一种异质性情况。在遗传因素和上述环境因素共同作用下所引起的肥胖，特别是中心性肥胖，与胰岛素抵抗和T2DM的发生有密切关系。

3. **特殊类型糖尿病**　不同的单基因缺陷导致胰岛B细胞功能缺陷等。

4. **妊娠期糖尿病**（gestational diabetes mellitus，GDM）　GDM是指妊娠后发生的血糖升高及确诊的糖尿病，无论分娩后血糖是否恢复正常，其发病受个体素质及内外环境因素的影响。

（二）发病机制

1. **1型糖尿病**　1型糖尿病是以胰岛B细胞破坏、胰岛素分泌缺乏为特征的自身免疫性疾病。目前认为其发生发展可分为6个阶段：①遗传学易感性；②启动自身免疫反应；③免疫学异常；④进行性胰岛B细胞功能丧失；⑤临床糖尿病；⑥发病后数年，胰岛B细胞完全破坏。

2. **2型糖尿病**　其发病与胰岛素抵抗和胰岛素分泌的相对性缺乏有关，两者皆呈不均一性。其发生发展可分为4个阶段：①遗传易感性；②高胰岛素血症和/或胰岛素抵抗；③糖耐量减低（IGT）；④临床糖尿病。

要点二　中医病因病机

导致本病发生的中医病因比较复杂，主要包括禀赋不足、饮食失节、情志失调、劳欲过度或外感热邪等。禀赋不足，阴精亏虚，五脏失养，复因调摄失宜，终至精亏液竭而发病。或酿热伤阴，或气郁化火，或精亏液竭，阴虚火旺而发为消渴。病久常可并发多种病证，如因肺失滋养并发肺痨；肝肾精血不能上承于耳目，则并发白内障、雀目、耳聋；燥热内结，营阴被灼，脉络瘀阻，蕴毒成脓，则发为疮疖痈疽；阴虚燥热，炼液成痰，痰瘀阻络，或血溢脉外，发为中风偏瘫；阴损及阳，脾肾衰败，水湿潴留，饮溢肌肤，则发为水肿等。

1. **阴虚燥热**　情志失调，肝郁化火，或劳欲过度，损耗肾精，阴虚火旺，均可上灼肺阴，肺热炽盛，耗液伤津而口干舌燥，烦渴多饮；治节失职，津液失布则尿频量多。饮食失节，酿热蕴胃，或情志失调，肝火犯胃，胃热炽盛，则多食易饥，大便干燥；耗伤津血，肌肉失养，则形体消瘦。禀赋不足，阴精亏虚，或肝郁化火，下竭肾精，或劳欲过度损耗肾精，肾失开阖固摄，水谷精微直趋下泄，尿多味甜。

2. **气阴两虚**　病情迁延日久，因燥热伤津耗气，而致气阴两虚。阴虚内热则口渴引饮，能食；气虚则乏力易倦，食少便溏等。

3. **阴阳两虚**　消渴日久，肾阴日损，肾阳亦衰，肾失固摄，肾气独沉，故小便频数，浑浊如膏；下元衰惫，约束无权，而饮一溲一；水谷之精微随尿下注，无以充养周身肌肤，则身体羸瘦；肾失气化，津不上承，故口渴饮少；肾亏精气失充，耳轮焦干，腰膝酸软，面色黧黑；命门火衰，宗筋弛缓，则形寒肢冷，阳痿不举。

4. **痰瘀互结**　素体肥胖，痰湿内蕴，或饮食肥甘厚腻，助湿生痰，或情志失调，肝郁脾虚，失于健运，痰湿内生。痰湿内阻，阻滞气机，血行瘀滞，痰瘀互结。痰瘀阻滞气机，则胸闷、脘痞、腹胀；痰瘀痹阻形体肌肉、四肢筋脉，则肢体酸胀、沉重或刺痛。

5. **脉络瘀阻**　消渴病迁延日久，久病入络，致脉络瘀阻，血行郁滞，则面色晦暗，唇紫，舌有瘀斑，舌下青筋紫暗；血瘀胸中，不通则痛，则胸中闷痛;瘀阻形体四肢,则肢体麻木或刺痛,甚则趾节枯干焦黑而成脱疽。

消渴病的主要病位在肺、胃、肾,而以肾为关键。肺主治节,为水之上源,如肺燥阴虚,津液失于输布,则胃失濡润;胃热偏盛,则上灼肺津,下耗肾阴;肾阴不足,阴虚火旺,上炎肺胃,终至肺燥、胃热、肾虚三焦同病,多饮、多食、多尿三者并见。

本病基本病机为阴津亏损、燥热偏胜;以阴虚为本,燥热为标,两者互为因果,燥热愈甚则阴愈虚,阴愈虚则燥热愈甚,阴虚燥热,可变证百出。病情迁延日久可致气阴两虚,或因阴损及阳,而致阴阳俱虚;亦可因阴虚津亏,血液黏滞或气虚无力运血而致脉络瘀阻。

要点三 临床表现

1. 基本临床表现

(1)代谢紊乱症状群:糖尿病的临床表现常被描述为"三多一少",即多尿、多饮、多食和体重减轻。可有皮肤瘙痒,尤其外阴瘙痒。血糖升高较快时可使眼房水、晶体渗透压改变而引起屈光改变致视力模糊。许多患者无任何症状,仅于健康检查或因各种疾病就诊化验时发现高血糖。

(2)反应性低血糖及昏迷:因进食后胰岛素分泌高峰延迟,餐后 3~5 小时血浆胰岛素水平不适当地升高而引起低血糖,表现为心悸、饥饿感、颤抖、乏力、汗出、心率加快等,称为反应性低血糖,严重时出现脑功能障碍。

(3)急、慢性并发症或伴发病(详见下文)。

2. 各类型糖尿病的临床特点

(1)1 型糖尿病

1)自身免疫性 T1DM(1A 型):临床表现变化很大,可以是轻度非特异性症状、典型三多一少症状或昏迷,取决于病情发展阶段。

①起病:多数青少年患者起病较急,症状较明显;未及时诊断治疗,当胰岛素严重缺乏或病情进展较快时,可出现糖尿病酮症酸中毒(DKA),危及生命;某些成年患者,起病缓慢,早期临床表现不明显,可经历一段或长或短的糖尿病不需胰岛素治疗的阶段(有称为"成人隐匿性自身免疫性糖尿病")。尽管起病急缓不一,一般很快进展到糖尿病需用胰岛素控制血糖或维持生命。

②特点:这类患者很少肥胖,但肥胖不排除本病可能性;血浆基础胰岛素水平低于正常,葡萄糖刺激后胰岛素分泌曲线低平;胰岛 B 细胞自身抗体检查可以阳性。

2)特发性 T1DM(1B 型)

①起病:通常急性起病。

②特点:在不同人种中临床表现可有不同,临床上表现为糖尿病酮症甚至酸中毒;胰岛 B 细胞功能明显减退甚至衰竭,但病程中 B 细胞功能可以好转以至于一段时期无须继续胰岛素治疗;胰岛 B 细胞自身抗体检查阴性;病因和发病机制有异质性,诊断时需排除单基因突变糖尿病和其他类型糖尿病。

(2)2 型糖尿病:本病为一组异质性疾病,包含许多不同病因者;常有家族史。

①发病:可发生在任何年龄,但多见于成人,常在 40 岁以后起病;多数发病缓慢,症状相对较轻,半数以上无任何症状;不少患者因慢性并发症、伴发病或仅于健康检查时发现。

②特点:很少自发性发生 DKA,但在感染等应激情况下也可发生 DKA;T2DM 的葡萄糖调节受损(IGR)和糖尿病早期不需胰岛素治疗的阶段一般较长,随着病情进展,相当一部分患者需用胰岛素控制血糖、防治并发症或维持生命;临床上大都有"代谢综合征"(肥胖症、血脂异常、脂肪肝、高血压、冠心病、IGT 或 T2DM 等疾病常同时或先后发生,并伴有高胰岛素血症),目前认为这与胰岛素抵抗有关;有的早期患者以"反应性低血糖"为首发临床表现。

(3)某些特殊类型糖尿病

1)青年人中的成年发病型糖尿病(MODY):是一组高度异质性的单基因遗传病。主要临床特征:①有 3 代或以上家族发病史,且符合常染色体显性遗传规律;②发病年龄小于 25 岁;③无酮症倾向,至少 5 年内不需用胰岛素治疗。

2)线粒体基因突变糖尿病:最早发现的是线粒体 tRNA 亮氨酸基因 3243 位点发生 A → G 点突变,引起胰岛 B 细胞氧化磷酸化障碍,抑制胰岛素分泌。其临床特点为:①母系遗传;②发病早,B 细胞功能逐渐减退,自身抗体阴性;③身材多消瘦(BMI<24);④常伴神经性耳聋或其他神经肌肉表现。

(4)妊娠期糖尿病(GDM):妊娠过程中初次发现的任何程度的糖耐量异常,均可认为是 GDM。GDM 不包括妊娠前已知的糖尿病患者,后者称为"糖尿病合并妊娠"。但二者均需有效处理，以降低围生期疾病的患病率和病死率。GDM妇女分娩后血糖可恢复正常，但有若干年后发生T2DM的高度危险性。此外，GDM患者中可能存在各种类型糖尿病，因此，应在产后6周复查，确认其归属及分型，并长期追踪观察。

要点四　辅助检查

（一）糖代谢异常严重程度或控制程度的检查

1. **尿糖**　尿糖阳性是诊断糖尿病的重要线索。但尿糖阳性只是提示血糖值超过肾糖阈（大约10mmol/L），因而尿糖阴性不能排除糖尿病可能；并发肾脏病变时，肾糖阈升高，虽然血糖升高，但尿糖阴性；妊娠期肾糖阈降低时，虽然血糖正常，尿糖可阳性。

2. **血糖**　血糖升高是诊断糖尿病的主要依据，又是判断糖尿病病情和控制情况的主要指标。血糖值反映的是瞬间血糖状态。可抽静脉血或取毛细血管血，但诊断糖尿病时必须用静脉血浆测定血糖，治疗过程中随访血糖控制程度时可用便携式血糖计（毛细血管全血测定）。

3. **葡萄糖耐量**　当血糖高于正常范围而又未达到诊断糖尿病标准时，须进行口服葡萄糖耐量试验（OGTT）。OGTT应在清晨空腹进行，成人口服75g无水葡萄糖或82.5g含一分子水的葡萄糖，溶于250~300mL水中，5~10分钟内饮完，空腹及开始饮葡萄糖水后2小时测静脉血浆葡萄糖。儿童服糖量按1.75g/kg计算，总量不超过75g。

4. **糖化血红蛋白（HbA1c）和糖化血清白蛋白**　HbA1c是葡萄糖或其他糖与血红蛋白的氨基发生非酶催化反应（一种不可逆的蛋白糖化反应）的产物，其量与血糖浓度呈正相关。HbA1有a、b、c三种，以HbA1c最为主要。由于红细胞在血液循环中的寿命约为120天，因此HbA1c反映患者近8~12周总的血糖水平，为糖尿病控制情况的主要监测指标之一。血浆蛋白（主要为白蛋白）同样也可与葡萄糖发生非酶催化的糖化反应而形成果糖胺，其形成的量与血糖浓度相关，正常值为1.7~2.8mmol/L。由于白蛋白在血中浓度稳定，其半衰期为19天，故果糖胺反映患者近2~3周内总的血糖水平，为糖尿病患者近期病情监测的指标。

（二）胰岛B细胞功能检查

1. 血浆胰岛素和C–肽测定

（1）血浆胰岛素：主要用于了解胰岛B细胞功能，协助判断糖尿病分型和指导治疗，也可协助诊断胰岛素瘤，但不作为糖尿病的诊断依据。血浆胰岛素正常参考值：早晨空腹基础水平为35~145pmol/L（5~20mU/L），餐后30~60分钟胰岛素水平上升至高峰，为基础值的5~10倍，3~4小时恢复到基础水平。T1DM患者胰岛素分泌绝对减少，空腹及餐后胰岛素值均低于正常，进餐后胰岛素分泌无增加；T2DM患者胰岛素测定可以正常或呈高胰岛素血症结果。

（2）C–肽水平：和血浆胰岛素测定意义相同，且不受外源胰岛素影响，故能较准确反映胰岛B细胞功能，特别是糖尿病患者接受胰岛素治疗时更能够精确判断细胞分泌胰岛素的能力。

2. 其他检测B细胞功能的方法

（1）葡萄糖–胰岛素释放试验：可了解胰岛素释放第一时相。

（2）胰升糖素–C肽刺激试验：反映B细胞储备功能等，可根据患者的具体情况和检查目的而选用。

（三）并发症检查

根据病情需要选用血脂、肝肾功能等常规检查，急性严重代谢紊乱时的酮体、电解质、酸碱平衡检查，心、肝、肾、脑、眼科以及神经系统的各项辅助检查等。

（四）有关病因和发病机制的检查

GAD65抗体、IAA及IA–2抗体的联合检测；胰岛素敏感性检查；基因分析等。

要点五　诊断与鉴别诊断

（一）诊断线索

1. “三多一少”症状，多尿、烦渴多饮、易饥多食和难于解释的体重减轻。

2. 以糖尿病的并发症或伴发病首诊的患者；原因不明的酸中毒、失水、昏迷、休克；反复发作的皮肤疖或痈、真菌性阴道炎、结核病等，血脂异常、高血压、冠心病、脑卒中、肾病、视网膜病、周围神经炎、下肢坏疽以及代谢综合征等。

3. 高危人群　IFG和/或IGT、年龄超过45岁、肥胖或超重、巨大胎儿史、糖尿病或肥胖家族史。

此外，30~40 岁以上健康体检或因各种疾病、手术住院时应常规排除糖尿病。

(二)诊断依据(中国糖尿病防治指南，2005)

1. **诊断标准** 糖尿病症状+任意时间血浆葡萄糖水平≥11.1mmol/L(200mg/dL)，或空腹血浆葡萄糖(FPG)水平≥7.0mmol/L(126mg/dL)，或 OGTT 试验中，2 小时血浆葡萄糖(PG)水平≥11.1mmol/L(200mg/dL)。

2. **诊断标准释义**

(1)糖尿病诊断是依据空腹、任意时间或 OGTT 中 2 小时血糖值。空腹指 8~10 小时内无任何热量摄入；任意时间指 1 天内任何时间，与上次进餐时间及食物摄入量无关；OGTT 是指以 75g 无水葡萄糖为负荷量，溶于水内口服(如为含一分子水的葡萄糖则为 82.5g)。

(2)对于临床工作，推荐采用葡萄糖氧化酶法测定静脉血浆葡萄糖。

(3)如用全血测定，采血后立即测定，或立即离心和/或置于 0~4℃保存。但后两者不能防止血细胞利用血糖，因此最好立即分离出血浆。

(4)糖尿病症状指急性或慢性糖、脂肪、蛋白质代谢紊乱表现。

(5)必须注意，在无高血糖危象，即无 DKA 及高血糖高渗性非酮症昏迷状态下，一次血糖值达到糖尿病诊断标准者必须在另一日按照上述三个标准之一复测核实。如复测未达到糖尿病诊断标准，则需在随访中复查明确。再次强调，对无高血糖危象者诊断糖尿病时，绝不能依据一次血糖测定值进行诊断。

(6)急性感染、创伤或其他应激情况下可出现暂时血糖升高，不能依此诊断为糖尿病，须在应激消除后复查。

(7)儿童的糖尿病诊断标准与成人一致。

(8)妊娠妇女的糖尿病诊断标准长期以来未统一，建议亦采用 75gOGTT。

(9)流行病学调查时可采用空腹和/或 OGTT 后 2 小时血糖标准。最好进行 OGTT，如因任何原因不能采用 OGTT，则可单用空腹血糖进行调查。但应注意，某些个体空腹血糖水平及 OGTT 后 2 小时血糖水平的判断结果可不一致，以致分别以此两水平调查所得的糖尿病患病率尤其在老年人中，有时可有差异。理想的调查是空腹及 OGTT 后 2 小时血糖值并用。

(三)分期

1. **正常血糖值** FPG<6.1mmol/L(<110mg/dL)，OGTT 2 小时 PG<7.8mmol/L(<140mg/dL)。

2. **空腹血糖受损(IFG)** FPG≥6.1mmol/L(≥110mg/dL)且<7.0mmol/L(<126mg/dL)，且 OGTT 2 小时 PG<7.8mmol/L(<140mg/dL)。

3. **糖耐量减低(IGT)** FPG<7.0mmol/L(<126mg/dL)，OGTT 2 小时 PG≥7.8mmol/L(≥140mg/dL)且<11.1mmol/L(<200mg/dL)。

4. **糖尿病** FPG≥7.0mmol/L(≥126mg/dL)，和/或 OGTT2 小时 PG≥11.1mmol/L(≥200mg/dL)。

(四)分型

根据 1997 年第 16 届国际糖尿病联盟(IDF)会议对糖尿病分型方案提出的建议，分为 4 型。分别为：1 型糖尿病、2 型糖尿病、特殊类型糖尿病、妊娠期糖尿病。

(五)并发症和伴发病的诊断

对糖尿病的各种并发症以及代谢综合征的其他组分，如经常伴随出现的肥胖、高血压、血脂异常等也须进行相应检查和诊断以便给予治疗。

(六)鉴别诊断

1. **肾性糖尿** 因肾糖阈降低所致，尿糖阳性，但血糖及 OGTT 正常。某些非葡萄糖的糖尿如果糖、乳糖、半乳糖尿，用班氏试剂(硫酸铜)检测呈阳性反应，用葡萄糖氧化酶试剂检测呈阴性反应。

2. **甲状腺功能亢进症、胃空肠吻合术后** 因碳水化合物在肠道吸收快，可引起进食后 0.5~1 小时血糖过高，出现糖尿，但 FPG 和 2 小时 PG 正常。

3. **弥漫性肝病** 葡萄糖转化为肝糖原功能减弱，肝糖原贮存减少，进食后 0.5~1 小时血糖过高，出现糖尿，但 FPG 偏低，餐后 2~3 小时血糖正常或低于正常。

4. **急性应激状态** 急性应激状态下胰岛素拮抗激素(如肾上腺素、促肾上腺皮质激素、肾上腺皮质激素和生长激素)分泌增加，可使糖耐量减低，出现一过性血糖升高、尿糖阳性，应激过后可恢复正常。

5. **药物对糖耐量的影响** 有服用噻嗪类利尿药、呋塞米、糖皮质激素、口服避孕药、阿司匹林、吲哚美辛、三环类抗抑郁药等药物史。停药后可恢复。

6. **胰腺炎、胰腺癌、肢端肥大症(或巨人症)、皮质醇增多症、嗜铬细胞瘤** 可分别引起继发性糖尿病或糖耐量异常，但均有相应疾病的症状和体征。

7. 长期服用大量肾上腺皮质激素　可引起类固醇糖尿病，服药史可资鉴别。

要点六　西医治疗

（一）糖尿病教育

让患者了解糖尿病的基础知识、糖尿病的病因、影响病情的因素、病情控制的方法及特殊情况的处理，取得患者及家属的长期配合，保证长期治疗方案的严格执行。

（二）饮食治疗

目的是维持标准体重，纠正已发生的代谢紊乱，减轻胰岛负担，使胰岛获得恢复的机会，达到既保证血糖的控制又不降低患者生活质量和工作能力的标准。

1. 总热量的制订

（1）计算标准体重［标准体重（kg）= 身高（cm）-105］。

（2）计算每日所需总热量：①成人休息状态下每千克标准体重 105~125kJ（25~30kcal）；②轻体力劳动 125.5~146kJ（30~35kcal）；③中度体力劳动 146~167kJ（35~40kcal）；④重体力劳动 167kJ（40kcal）。儿童、孕妇、乳母、营养不良和消瘦，以及伴有消耗性疾病者酌情增加；肥胖者酌减，使患者恢复至标准体重的 ±5% 左右。

2. 合理分配三大营养物质　糖尿病患者每日饮食中三大营养物质占全日总热量的比例：碳水化合物含量占 50%~60%，蛋白质 15%，脂肪约 30%。糖尿病肾病患者蛋白量酌减；儿童、孕妇、营养不良或伴有消耗性疾病者蛋白量酌增。三餐分配：1/5、2/5、2/5 或 1/3、1/3、1/3。也可分四餐：1/7、2/7、2/7、2/7。

（三）体育锻炼

应进行有规律的合适运动。T1DM 患者餐后运动量不宜过大，时间不宜过长。

（四）自我监测血糖

应学会自行使用便携式血糖计测血糖，每 2~3 个月定期查糖化血红蛋白，了解血糖总体控制情况，调整治疗。每年 1~2 次全面复查，了解血脂以及心、肾、神经和眼底情况，尽早发现相关并发症，及时治疗。

（五）口服药治疗

1. 磺脲类　主要作用机制为促进胰岛素释放，增强靶组织细胞对胰岛素的敏感性，抑制血小板凝集，减轻血液黏滞度。

（1）适应证：T2DM 经饮食及运动治疗后血糖控制不达标的患者。

（2）禁忌证：T1DM，T2DM 合并严重感染、DKA、高血糖高渗综合征、进行大手术、肝肾功能不全，以及合并妊娠的患者。

（3）使用方法：小剂量开始，于餐前 30 分钟口服，老年人尽量用短、中效药物，以免发生低血糖。

（4）不良反应：低血糖，恶心、呕吐、消化不良，胆汁淤积性黄疸，肝功能损害，贫血，皮肤过敏，体重增加等。

2. 双胍类　主要作用机制为增加周围组织对葡萄糖的利用，抑制葡萄糖从肠道吸收，增加肌肉内葡萄糖的无氧酵解，抑制糖原的异生，增加靶组织对胰岛素的敏感性。

（1）适应证：T2DM，尤其是无明显消瘦的患者以及伴血脂异常、高血压或高胰岛素血症的患者，作为一线用药，可单用或联合其他药物。T1DM，与胰岛素联合应用可减少胰岛素用量和血糖波动。

（2）禁忌证：肝、肾、心、肺功能减低以及高热患者；慢性胃肠病、慢性营养不良、消瘦者不宜使用；T1DM 不宜单独使用；T2DM 合并急性代谢紊乱、严重感染、外伤、大手术、孕妇和哺乳期妇女等；对药物过敏或服用后出现严重不良反应者；酗酒者；肌酐清除率 <60mL/min 时，不宜使用。

（3）使用方法：小剂量开始，随餐服用或餐后立即服用，单独使用不引起低血糖。

（4）不良反应：胃肠道反应、皮肤过敏反应、乳酸性酸中毒，其中乳酸性酸中毒为最严重的不良反应。

3. α-糖苷酶抑制剂　主要作用机制为延缓小肠对葡萄糖的吸收，降低餐后血糖。

（1）适应证：空腹血糖正常而餐后血糖高者。

（2）禁忌证：胃肠道功能障碍，严重肝肾功能不全，儿童，孕妇，哺乳期妇女。

（3）使用方法：小剂量开始，随第一口食物同服。

（4）不良反应：胃肠道反应。

4. 噻唑烷二酮　即格列酮类，主要作用机制为增强靶组织对胰岛素的敏感性，减少胰岛素抵抗。

（1）适应证：使用其他降糖药物效果不佳的 T2DM 患者，特别是胰岛素抵抗患者。

（2）禁忌证：T1DM，儿童，孕妇，哺乳期妇女，有心脏病、心力衰竭（心功能Ⅲ级以上者）或肝脏病患者。

（3）使用方法：小剂量开始，每日一次或两次。

（4）不良反应：水肿、体重增加。

5. 非磺脲类胰岛素促泌剂 即格列奈类，主要作用机制为刺激早时相胰岛素分泌。

（1）适应证：T2DM 早期餐后高血糖阶段，或以餐后高血糖为主的老年患者。

（2）禁忌证或不适应证：同磺脲类。

（3）使用方法：小剂量开始，于餐前或进餐时口服。

（4）不良反应：同磺脲类。

（六）胰岛素治疗

1. 适应证 ①T1DM 替代治疗；②DKA、高血糖高渗综合征和乳酸性酸中毒伴高血糖；③T2DM 口服降糖药物治疗血糖不达标；④GDM；⑤糖尿病合并严重并发症；⑥全胰腺切除引起的继发性糖尿病；⑦因伴发病需要外科手术的围手术期。

2. 常用类型 ①根据来源不同分为动物胰岛素、人胰岛素、人胰岛素类似物；②根据作用时间分为短效胰岛素、中效胰岛素、长效胰岛素和预混胰岛素。

3. 使用原则及方法 ①胰岛素治疗应在综合治疗基础上进行；②胰岛素剂量取决于血糖水平、B 细胞功能缺陷程度、胰岛素抵抗程度、饮食和运动状况等，一般从小剂量开始，根据血糖情况逐渐调整；③力求模拟生理性胰岛素分泌模式（持续性基础分泌和进餐后胰岛素分泌迅速增加）。

4. 抗药性和不良反应 ①每日胰岛素需要量超过 100U 或 200U 时，应改用人胰岛素注射剂或加大胰岛素剂量，并可考虑应用糖皮质激素及口服降糖药物联合治疗；②主要不良反应是低血糖反应，其他包括过敏反应、胰岛素性水肿、屈光不正、注射部位脂肪营养不良等。

（七）其他治疗方法

胰升糖素样多肽类似物（利拉鲁肽、艾塞那肽等）和二肽基肽酶 -Ⅳ（DPP-Ⅳ）抑制剂（沙格列汀、利拉列汀等），钠 - 葡萄糖共转运蛋白 2 抑制剂（促进尿葡萄糖排泄，常用达格列净等），胰岛移植和胰岛细胞移植（多用于 T1DM 患者）。

（八）并发症的治疗

1. 急性并发症

（1）糖尿病酮症酸中毒：①补液；②应用胰岛素；③纠酸；④补钾；⑤处理诱发病和防治并发症。

（2）高血糖高渗综合征：①补液；②应用胰岛素；③补钾；④积极治疗诱发病和防治并发症。

（3）低血糖症：①采血样检测血糖明确诊断；②迅速提高血糖水平；③低血糖昏迷长达 6 小时以上，需给予脱水治疗。

2. 糖尿病慢性并发症 防治策略首先应该是全面控制共同危险因素，包括积极控制高血糖、严格控制血压、纠正脂代谢紊乱、抗血小板治疗（例如阿司匹林）、控制体重、戒烟和改善胰岛素敏感性等并要求达标。

（1）中国高血压防治指南建议，糖尿病患者血压应控制在 130/80mmHg。

（2）冠心病：糖尿病作为冠心病等危症，LDL-C 治疗的目标值为 <2.6mmol/L（100mg/dL），如合并冠心病，目标值为 <1.80mmol/L。

（3）糖尿病微血管并发症和周围神经病变：严格代谢控制可显著推迟糖尿病微血管并发症和周围神经病变的发生与发展。

（4）糖尿病肾病：抗高血压治疗可延缓 GFR 的下降速度，降压治疗的目标值见上文，早期肾病应用血管紧张素转换酶抑制剂（ACEI）或血管紧张素Ⅱ受体拮抗剂（ARB）除可降低血压外，还可减轻微量白蛋白尿；减少蛋白质摄入量对早期肾病及肾功能不全的防治均有利，临床肾病（Ⅳ期）即要开始低蛋白饮食，饮食蛋白量为每日 <0.5g/kg，并加用复方 α- 酮酸；PKC-β 抑制剂治疗糖尿病肾病可能有一定益处；尽早给予促红细胞生成素（EPO）纠正贫血、尽早进行透析治疗，注意残余肾功能的保存等。

（5）视网膜病变：应由专科医生对糖尿病视网膜病变定期进行检查，必要时尽早应用激光光凝治疗，争取保存视力；肾素 - 血管紧张素系统（RAS）抑制剂、蛋白激酶 C-β（PKC-β）抑制剂和血管内皮生长因子（VEGF）抗体治疗视网膜病变。

（6）周围神经病变：对糖尿病周围神经病变尚缺乏有效治疗方法，通常在综合治疗的基础上，采用多种维生素、醛糖还原酶抑制剂、肌醇以及对症治疗等可改善症状。

（7）糖尿病足：对于糖尿病足，强调注意预防，防止外伤、感染，积极治疗血管病变和末梢神经病变。

要点七 中医治疗

（一）治疗原则

本病的基本病机是阴虚为本，燥热为标，故清热润燥、养阴生津为本病的治疗大法。古代医家以三消分治为主，主张辨别虚实，注意保护津液。《景岳全书·消渴》曰："凡治消之法，最当先辨虚实。若察其脉证，果为实火，致耗津液者，但去其火，则津液自生而消渴自止。若由真水不足，则悉属阴虚，无论上、中、下，急宜治肾，必使阴气渐充，精血渐复，则病必自愈，若但知清火，则阴无以生，而日见消败，益以困矣。"由于本病常发生血脉瘀滞及阴损及阳的病变，以及易并发痈疽、眼疾、劳嗽等症，故还应针对具体病情，及时合理地选用活血化瘀、清热解毒、健脾益气、滋补肾阴、温补肾阳等治法。

（二）辨证论治

1. 阴虚燥热证

（1）上消（肺热伤津证）

证候：烦渴多饮，口干舌燥，尿频量多，多汗，舌边尖红，苔薄黄，脉洪数。

治法：清热润肺，生津止渴。

方药：消渴方加减。可酌加葛根、麦冬以加强生津止渴作用。若脉虚数，烦渴不止，小便频数，乃肺肾气阴亏虚，可用二冬汤加减。

（2）中消（胃热炽盛证）

证候：多食易饥，口渴多尿，形体消瘦，大便干燥，苔黄，脉滑实有力。

治法：清胃泻火，养阴增液。

方药：玉女煎加减。如大便秘结不行，可用增液承气汤润燥通腑。

（3）下消（肾阴亏虚证）

证候：尿频量多，浑浊如脂膏，或尿有甜味，腰膝酸软，乏力，头晕耳鸣，口干唇燥，皮肤干燥，瘙痒，舌红少苔，脉细数。

治法：滋阴固肾。

方药：六味地黄丸加减。若尿量多而浑浊者，加益智仁、桑螵蛸、五味子等；若气阴两虚，宜酌加党参、黄芪等补益正气或合用生脉散益气生津。

2. 气阴两虚证

证候：口渴引饮，能食与便溏并见，或饮食减少，精神不振，四肢乏力，体瘦，舌质淡红，苔白而干，脉弱。

治法：益气健脾，生津止渴。

方药：七味白术散加减。可合生脉散益气生津止渴。肺有燥热加地骨皮、知母、黄芩清肺；口渴明显加天花粉、生地养阴生津；汗多加五味子、山茱萸收敛止汗生津。

3. 阴阳两虚证

证候：小便频数，浑浊如膏，甚则饮一溲一，面色黧黑，耳轮焦干，腰膝酸软，形寒畏冷，阳痿不举，舌淡苔白，脉沉细无力。

治法：滋阴温阳，补肾固涩。

方药：金匮肾气丸加减。如阴阳气血俱虚，可用鹿茸丸，以上两方均可酌加覆盆子、桑螵蛸、金樱子等以补肾固摄；若烦渴，头痛，唇红舌干，呼吸深快，阴伤阳浮者，用生脉散加天门冬、鳖甲、龟板等育阴潜阳；如见神昏、肢厥，脉微细等阴竭阳亡危象者，可合参附龙牡汤益气敛阴，回阳救脱。

4. 痰瘀互结证

证候："三多"症状不明显，形体肥胖，胸脘腹胀，肌肉酸胀，四肢沉重或刺痛，舌暗或有瘀斑，苔厚腻，脉滑。

治法：活血化瘀祛痰。

方药：平胃散合桃红四物汤加减。可加地龙、丹参活血化瘀，黄芪益气养血，葛根生津止渴，瓜蒌、枳壳行气导滞。

5. 脉络瘀阻证

证候：面色晦暗，消瘦乏力，胸中闷痛，肢体麻木或刺痛，夜间加重，唇紫，舌暗或有瘀斑，或舌下青筋紫暗怒张，苔薄白或少苔，脉弦或沉涩。

治法：活血通络。

方药：血府逐瘀汤加减。胸闷痛甚加檀香、砂仁、薤白；肢痛甚加全蝎、乌梢蛇搜风通络止痛。

6. 并发症

（1）疮痈

证候：消渴易并发疮疡痈疽，反复发作或日久难愈，甚则高热神昏，舌红，苔黄，脉数。

治法：清热解毒。

方药:五味消毒饮合黄芪六一散加减。神昏谵语者,加用安宫牛黄丸。

(2)白内障、雀目、耳聋

证候:初期视物模糊,渐至昏蒙,直至失明;或夜间不能视物,白昼基本正常;也可出现暴盲。或见耳鸣、耳聋,逐渐加重。

治法:滋补肝肾,益精养血。

方药:杞菊地黄丸、羊肝丸、磁朱丸加减。

细目五 血脂异常

血脂异常是由于脂肪代谢或运转异常使血浆中一种或几种脂质成分高于正常或低于正常范围,可表现为高胆固醇血症、高甘油三酯血症、混合型高脂血症(以上两者兼有),称为高脂血症,与血浆中高密度脂蛋白降低合称为血脂异常。血脂必须与蛋白质结合以脂蛋白形式存在,才能在血液循环中运转,故血脂异常常反映为高脂蛋白血症。临床上常见形体肥胖、肢体沉重、乏力、消化不良甚至眩晕、心慌及胸闷等。

本病可归属于中医学关于"脂浊""肥胖""痰湿""血浊"等的论述中。

要点一 西医病因、发病机制

1. 获得性因素 ①高脂饮食:饮食中的脂肪及胆固醇含量过多是引起血脂异常症的常见原因。每日饮食中的胆固醇从200mg增至400mg时,可使TC水平上升0.13mmol/(5mg/dL)。如果饱和脂肪酸的热量达到饮食总热量的14%,TC可升高0.52mmol/L(20mg/dL)。②体重增加:原发性肥胖和以肥胖及胰岛素抵抗为特征的代谢综合征是血浆TC和TG升高的常见原因。肥胖时,肝脏合成的LDL和TC增加,而LDL受体的功能被抑制。③增龄:血浆TC随增龄而升高。老年人的机体分解代谢下降,LDL受体活性降低。另外,体内胆酸的合成随增龄而减少,肝内TC含量增加,后者又进一步抑制LDL受体的活性。④雌激素缺乏:雌激素增加LDL受体表达,促进LDL分解。绝经后女性因雌激素缺乏而致血浆TC升高。⑤药物:长期应用糖皮质激素后,VLDL和LDL的生成增多,血浆TC和TG升高。噻嗪类利尿剂和β受体拮抗剂亦可导致血脂异常。⑥不良生活习惯:摄入大量单糖可增加胰岛素分泌,促进TC和VLDL合成,诱导脂蛋白脂酶抑制因子*apo-CⅢ*基因的表达,后者抑制脂蛋白脂酶的活性,减慢TG的分解,引起高甘油三酯血症。乙醇抑制脂肪酸氧化,增加TG的合成。吸烟可通过降低脂蛋白脂酶活性而使血浆TG升高。运动增加脂蛋白脂酶活性,降低血浆TG,升高HDL;长期的体力锻炼还可促进TG的清除。相反,体力活动过少者易发生血脂异常症。

2. 先天性因素 脂蛋白脂酶是清除乳糜微粒(CM)和VLDL的主要酶,该酶的缺陷导致家族性1型高乳糜微粒血症,脂蛋白脂酶活性下降还可引起Ⅴ型高脂蛋白血症。载脂蛋白B(*apoB*)基因突变导致家族性载脂蛋白B100缺陷症,而家族性高TC血症和Ⅲ型高脂蛋白血症则分别是LDL受体和*apoE*基因突变所致。

3. 原发性疾病 1型糖尿病未控制时,血浆TG和TC升高;高血糖使LDL过度糖化和氧化,是糖尿病慢性血管病变的发病机制之一。甲减时,肝脂蛋白脂酶合成减少,VLDL清除减慢,同时伴中密度脂蛋白(IDL)增多。胆道阻塞时,因胆酸、TC排入胆道障碍,可引起血浆游离胆固醇和TG升高。肾脏疾病引起的血VLDL和LDL增高往往伴有脂蛋白的分解减慢。进行透析治疗的尿毒症和肾移植后患者常伴有血浆TC升高。系统性红斑狼疮患者体内的自身抗体与肝素结合,抑制脂蛋白脂酶活性。多发性骨髓瘤的异型蛋白可抑制血浆CM和VLDL的清除。脂肪营养不良者的脂蛋白脂酶活性降低,多伴有VLDL的合成增多。

要点二 中医病因病机

中医认为,本病病因多为素体肥胖,加之饮食不节,恣食肥甘,过逸少动,情致不畅或年老体衰,先天禀赋不足等,致脾胃虚弱,脾气亏虚则水谷精微运化转输无力,水谷精微失于输布,化为膏脂和水湿,湿浊日久又能滋生湿热,酝酿生痰;或素体肝肾亏虚,脾病及肾,肾阳虚衰,水液失于蒸腾气化,水湿内停,泛于肌肤,阻滞经络;或土壅木郁,肝失疏泄,气滞血瘀等,痰浊、湿热、瘀血等结成膏脂,聚集体内。痰浊膏脂瘀积,致血脂升高而发为此病。

1. 胃热滞脾 先天禀赋异常,阳热体质,胃热偏胜者，饮食亢进，食量过大，脾运不及，水谷运化失司，痰湿内生，肥甘又能滋生湿热，酝酿成痰，痰浊膏脂瘀积，致形体肥胖，血脂升高。

2. **气滞血瘀**　情志不畅，气机郁滞，或脾气亏虚，气机不畅，气行则血行，致精血运行不利，瘀阻经络肌肤而为病。

3. **痰浊中阻**　《诸病源候论·诸痰候》云："痰者，此由血脉壅塞饮水积聚而不消散，故成痰也。"故暴饮暴食，恣食肥甘厚腻，内生痰湿，阻碍中焦气机，且脾胃受损，运化失职，更生水湿，气机不畅，痰湿聚成膏脂，堆积于肌肤，阻滞经络，致血脂升高。

4. **肝肾阴虚**　先天禀赋不足，阴虚体质，或恣食湿热之品，损伤肝肾阴分，肝肾阴虚，虚热煎灼津液，化生痰浊，肾虚不得运化水湿，皆聚而成脂。

5. **脾肾阳虚**　先天阳虚体质，或长久食用寒凉之品，或素体脾气亏虚，久病及肾，伤及肾阳，水液不得蒸腾气化，可致水湿内停，泛溢肌肤，阻滞经络，久则成痰，阻碍血行，瘀血内生，痰、湿、瘀聚而成脂。

6. **肝郁脾虚**　大怒、抑郁等不良情绪刺激，致肝气郁结，肝失条达，气机不畅，脾胃升降失司，精微不得布达，瘀结成膏脂，聚集体内，致血脂升高。

本病病位在脾、肾、肝；多为本虚标实，本虚指脏腑亏虚（与肝、脾、肾三脏关系最为密切），标实则与中医的"痰瘀"之邪最为紧密相关，指痰浊、湿热、血瘀，病变多延及全身脏腑经脉。血脂异常的，其主要病机是素体肥胖或脾肾亏虚，或饮食不节，过食肥甘，情志不畅致痰浊、湿热、瘀血，阻滞经脉，而致膏脂布化失度。

要点三　临床表现

血脂异常可见于不同年龄、性别的人群，某些家族性血脂异常可发生于婴幼儿。血脂异常的临床表现主要包括以下两方面。

1. **黄色瘤、早发性角膜环和高脂血症眼底病变**　由于脂质局部沉积所引起，其中以黄色瘤较为多见。黄色瘤是一种异常的局限性皮肤隆起，颜色可为黄色、橘黄色或棕红色，多成结节、斑块或丘疹形状，质地一般柔软，最常见的是眼睑周围扁平黄色瘤。早发性角膜环可出现于40岁以下，多伴有血脂异常。严重的高甘油三酯血症可产生高脂血症眼底病变。

2. **动脉粥样硬化**　脂质在血管内皮沉积引起动脉粥样硬化，引起早发性和进展迅速的心脑血管和周围血管病变。某些家族性血脂异常可于青春期前发生冠心病，甚至心肌梗死。

血脂异常可作为代谢综合征的一部分，常与肥胖、高血压、冠心病、糖耐量异常或糖尿病等疾病同时存在或先后发生。多有原发病的临床表现。严重的高胆固醇血症有时可出现游走性多关节炎。严重的高甘油三酯血症可引起急性胰腺炎，应予重视。

要点四　辅助检查

无论有无临床表现，血脂异常主要依据患者血脂水平做出诊断。

1. **血脂**　血清TC或TG水平增高。

（1）血清胆固醇：TC<5.20mmol/L（200mg/dL）为合适范围；5.23~5.69mmol/L（201~219mg/dL）为边缘升高；>5.72mmol/L（220mg/dL）为升高。

（2）甘油三酯：TG>1.70mmol/L（150mg/dL）为升高。

2. **脂蛋白**　LDL-C水平升高，HDL-C水平降低。

（1）低密度脂蛋白-胆固醇：LDL-C 3.15~3.61mmol/L（121~139mg/dL）为边缘升高；>3.64mmol/L（140mg/dL）为升高。

（2）高密度脂蛋白-胆固醇：HDL-C<0.91mmol/L（35mg/dL）为降低。

要点五　诊断

1. **病史**　原发性血脂异常者部分有家族史。继发性血脂异常者常有糖尿病、肾病、肝胆系统疾病史或不良饮食习惯及引起高脂血症的药物应用史。

2. **体征**　①形体肥胖；②出现黄斑瘤、腱黄瘤、皮下结节状黄色瘤；③高脂血症性眼底病变、角膜环；④若见于儿童，可有肝脾肿大。

3. **辅助检查**　无论有无临床表现，血脂异常主要依据患者血脂水平做出诊断。血脂水平检查，判断是否存在高脂血症或决定防治措施之前，至少应有二次血标本检查的记录（具体血脂标准化建议见要点四"辅助检查"）。

要点六　西医治疗

（一）治疗原则

血脂异常治疗用于冠心病的预防时，若防治对象为临床上未发现冠心病或其他部位动脉粥样硬化性疾病者，属于一级预防，对象为已发生冠心病或其他部位动脉粥样硬化性疾病者属于二级预防；区别一级与二级预防并根据一级预防对象有无其他危险因素及血脂水平分层防治；以饮食治疗为基础，根据病情、危险因素、血脂水平决定是否或何时开始药物治疗。

(二)防治措施

1. 非药物治疗 临床上对继发性血脂异常的治疗，主要是治疗基础疾病，基础疾病得到控制或治愈，继发的血脂代谢异常，也会得到控制和治愈。而原发性血脂代谢异常的治疗，首先包括饮食和其他生活方式的调节，用于预防血脂过高，也是血脂异常治疗的基础，疗效不明显，可应用药物或其他治疗。

(1)改善饮食结构：适用于预防和治疗，以保持合适的体重，降低过高的血脂。控制总热量；减低脂肪，尤其是胆固醇和饱和脂肪酸的摄入量；适当增加蛋白质和碳水化合物的比例；减少饮酒和戒烈性酒；并兼顾其他不健康的饮食结构，如限制食盐量。

(2)其他：包括运动锻炼和戒烟，有利于降低血脂，可增加 10%~20% 血浆 HDL-C。同时需控制治疗高血压、高尿酸血症、糖耐量异常等。

2. 药物治疗措施

(1)一级预防和二级预防：①一级预防：适用于不能进行饮食及非调脂药治疗或治疗后疗效不满意的患者，以 TC 与 LDL-C 水平为判断基础：无冠心病危险因子者 TC>6.24mmol/L(240mg/dL)，LDL-C>4.16mmol/L(160mg/dL)；有冠心病危险因子者 TC>5.72mmol/L(220mg/dL)，LDL-C>3.64mmol/L(140mg/dL)；②二级预防：TC>5.20mmol/L(200mg/dL)，LDL-C>3.12mmol/L(120mg/dL)。

(2)常用药物：①羟甲基戊二酸单酰辅酶 A(HMG-CoA)还原酶抑制剂(他汀类)：阿托伐他汀，10~20mg 每晚 1 次口服；普伐他汀，10~40mg 每晚 1 次口服；瑞舒伐他汀，5~10mg 每晚 1 次口服。②胆酸隔置剂：考来烯胺，4~24g 每晚 1 次或每日分 2 次口服；考来替泊，5~20g 每晚 1 次或每天分 2 次口服。③贝丁酸类：非诺贝特，100mg 每日 3 次或微粒型 200mg 每日 1 次口服；苯扎贝特，200mg 每日 3 次或缓释型 400mg 每日 1 次口服；吉非贝齐，300mg 每日 3 次或 600mg 每日 2 次，或缓释型 900mg 每日 1 次口服。④烟酸类：烟酸，100mg 每日 3 次渐增至每日 1~3g 口服；阿昔莫司，250mg 每日 1~3 次口服。

(3)治疗方案

1)高胆固醇血症：首选 HMG-CoA 还原酶抑制剂。其降低 TC 能力为 20%~30%，降低 LDL-C 能力为 30%~35%，还轻度增高 HDL-C 及轻度降低 TG。胆酸隔置剂用足量可降低 TC 与 LDL-C，效果与 HMG-CoA 还原酶抑制剂相近，但不易耐受，故可以较小剂量用于轻度 TC 或 LDL-C 增高者。贝丁酸类轻至中度降低 TC 与 LDL-C，降低 TG 能力高于他汀类，并升高 HDL-C。烟酸类降低 TC、LDL-C 与 TG，升高 HDL-C，但副作用使其应用受限，阿昔莫司的副作用较小。对 TC 或 LDL-C 极度增高者可采用他汀类与胆酸隔置剂合并治疗。

2)高甘油三酯血症：如非药物治疗包括饮食，减轻体重，减少饮酒，戒烈性酒等不能降低 TG 至 4.07mmol/L(360mg/dL)以下时，可应用贝丁酸类，不用烟酸、胆酸隔置剂或他汀类药。

3)混合型血脂异常：如以 TC 与 LDL-C 增高为主，可用他汀类；如以 TG 增高为主则用贝丁酸类；如 TC、LDL-C 与 TG 均显著升高，可能联合用药治疗，联合治疗选择贝丁酸类加胆酸隔置剂类，或胆酸隔置剂类加烟酸。谨慎采用他汀类与贝丁酸类或烟酸类的合并使用。

3. 防治目标水平

(1)无动脉粥样硬化疾病，也无冠心病危险因子者：TC<5.72mmol/L(220mg/dL)，TG<1.70mmol/L(150mg/dL)，LDL-C<3.64mmol/L(140mg/dL)。

(2)无动脉粥样硬化疾病，但有冠心病危险因子者：TC<5.20mmol/L(200mg/dL)，TG<1.70mmol/L(1.0mg/dL)，LDL-C<3.12mmol/L(120mg/dL)。

(3)有动脉粥样硬化疾病者：TC<4.68mmol/L(180mg/dL)，TG<1.70mmol/L(150mg/dL)，LDL-C<2.60mmol/L(100mg/dL)。

脂质代谢异常患者的开始治疗标准值及治疗目标值见表 15-6-5-1。

表 15-6-5-1　脂质代谢异常开始治疗标准值及治疗目标值（2010 年血脂异常防治指南）

危险因子	饮食疗法开始	药物治疗开始	治疗目标值
动脉粥样硬化病（－）	TC>5.72mmol/L	TC>6.24mmol/L	TC<5.72mmol/L
且其他危险因子（－）	LDL-C>3.64mmol/L	LDL-C>4.16mmol/L	LDL-C<3.64mmol/L
动脉粥样硬化病（－）	TC>5.20mmol/L	TC>5.72mmol/L	TC<5.20mmol/L
但其他危险因子（+）	LDL-C>3.12mmol/L	LDL-C>3.64mmol/L	LDL-C<3.12mmol/L
动脉粥样硬化病（+）	TC>4.68mmol/L	TC>5.20mmol/L	TC<4.68mmol/L
	LDL-C>2.60mmol/L	LDL-C>3.12mmol/L	LDL-C<2.60mmol/L

4. **治疗进程监测**　饮食与非调脂药物治疗后 3~6 个月复查血脂水平，如能达到要求即继续治疗，但仍每 6 个月至 1 年复查，如持续达到要求，每年复查一次。药物治疗开始后 6 周复查，如能达到要求，逐步改为每 6~12 个月复查一次，如开始治疗 3~6 个月复查血脂仍未达到要求则调整剂量或药物种类 3~6 个月后复查，达到要求后延长为每 6~12 个月复查一次，未达到要求则考虑再调整用药或联合用药种类。在药物治疗时，必须监测不良反应，包括肝、肾功能，血常规及必要时测定心肌酶。

老年人：血脂异常导致老年人发生冠心病事件的可能性仍存在，成年人中的防治原则可用于老年人，但药物使用应注意剂量及副作用，降脂不宜过剧过急。

妇女：绝经期前妇女除非有严重危险因素，一般冠心病的发病率低，故可用非药物方法防治，有严重危险因素及血脂异常者方考虑药物防治。绝经期后妇女血脂异常发生机会增多，冠心病危险性也增高，故应积极治疗，除上述药物外，雌激素替代疗法对降低血脂也有效。

要点七　中医治疗

（一）治疗原则

对血脂异常的治疗既注重调理脏腑，又要理气机、化痰湿、活瘀血。其总的治疗原则为攻补兼施，标本同治。病位在脾、肾、肝，三者之间又相互影响，证属脾肾阳虚，治以温肾健脾，证属肝肾阴虚，治以补肝益肾。

1. 本病多以健脾、益肾、疏肝等法调理脏腑。

2. 素体肥胖或脾肾亏虚，或饮食不节，过食肥甘，情志不畅致痰浊、湿热、瘀血，阻滞经脉，而致膏脂布化失度，补虚同时需兼顾以化痰降浊、利湿泻热、活血化瘀，驱逐血中之浊气、浊脂，使血行畅通，痰瘀得化，达到治疗血脂异常的目的。

（二）辨证论治

1. 胃热滞脾证

证候：多食，消谷善饥，形体壮实，脘腹胀满，面色红润，心烦头晕，口干口苦，胃脘灼痛、嘈杂，得食则缓，舌红，苔黄腻，脉弦滑。

治法：清胃泄热。

方药：保和丸合小承气汤加减。胃热腹胀甚者，加石膏、枳壳；若脘腹胀满，大便秘结者，加黄芩、黄连、知母滋阴清热，润肠通便。

2. 气滞血瘀证

证候：胸部憋气或胸部刺痛，固定不移，动则尤甚，舌质紫暗，或有瘀斑，舌苔薄白，脉弦。

治法：活血祛瘀，行气止痛。

方药：血府逐瘀汤合失笑散加减；若胸部憋痛甚者，加丹参、郁金；若伴有大便秘结者，可酌加大黄。

3. 痰浊中阻证

证候：形体肥胖，肢体困重，食少纳呆，腹胀纳呆，胸腹满闷，头晕神疲，大便溏薄，舌体胖，边有齿痕，苔白腻，脉滑。

治法：健脾化痰降浊。

方药：导痰汤加减；可酌加白术、泽泻、决明子等健脾利湿通便之品；胸腹满闷重，伴恶心呕吐等痰湿较重者，加藿香、竹茹；咳嗽痰多者，加瓜蒌、竹茹。

4. 肝肾阴虚证

证候：头目胀痛，视物昏眩，耳鸣健忘，口苦咽干，五心烦热，腰膝酸软，颧红盗汗，舌红，苔少，脉细数。

治法：滋养肝肾。

方药：杞菊地黄汤加减；若五心烦热，尿黄

赤,舌红等阴虚燥热较重者,加知母、黄柏清热;若大便秘结,加何首乌等。

5. **脾肾阳虚证**

证候:畏寒肢冷,腰膝腿软,面色淡白,大便溏薄,腹胀纳呆,耳鸣眼花,腹胀不舒,舌淡胖,苔白滑,脉沉细。

治法:温补脾肾。

方药:附子理中汤加减;畏寒肢冷重者,加补骨脂、仙茅、益智仁等;腹胀便溏者,加厚朴、陈皮、莱菔子、苍术等;若气短、自汗者,加黄芪。

6. **肝郁脾虚证**

证候:精神抑郁或心烦易怒,肢体倦怠乏力,口干口苦,胸胁闷痛,脘腹胀满吐酸,纳食不香,月经不调,舌红,苔白,脉弦细。

治法:疏肝解郁,健脾和胃。

方药:逍遥散加减。胸胁闷痛较甚者,加郁金、延胡索、枳壳;若脘腹胀满吐酸、纳呆较重者,加藿香、海螵蛸、蒲公英等;伴有疲乏者,可加黄芪;眩晕者,可加菊花、代赭石。

细目六 肥 胖 症

肥胖症(obesity)是一种以体内脂肪堆积过多和/或分布异常,通常伴体重增加为特征的慢性代谢疾病,由遗传因素、环境因素等多种因素相互作用所引起。肥胖是引起高血压、糖尿病、心脑血管病、肿瘤等慢性非传染性疾病的危险因素和病理基础。根据病因,肥胖可分为单纯性肥胖与继发性肥胖两种。

要点一 西医病因、发病机制

1. **遗传因素** 肥胖症有家族聚集倾向,提示与家族中的遗传背景相关,但至今未能够确定其遗传方式与分子机制,不能完全排除其共同生活习惯影响。大部分原发性肥胖症为多基因遗传,是多种基因作用叠加的结果。少数肥胖症由单基因突变引起,如 Laurence-Moon-BiedL 综合征和 Prader-Willi 综合征等经典的遗传综合征。

目前认为"节俭基因学说"是肥胖发生的重要机制。节俭基因在食物短缺的情况下能有效利用能源生存下来,在食物丰富时可引起(腹型)肥胖和胰岛素抵抗。

2. **神经精神因素** 下丘脑是机体能量平衡调节的关键部位,下丘脑弓状核(ARC)有各种食欲 调节神经元。外周循环中参与能量代谢调节的重要激素包括瘦素、脂联素、胰岛素、胃生长素、胰高血糖素、生长激素、甲状腺素、肾上腺素等。神经 - 内分泌调节中任何环节的异常,均可导致肥胖。

3. **生活方式与饮食习惯** 人类能量摄入和能量消耗的平衡,受到个体的主观感受和行为控制影响很大。个体摄食行为受食物、环境、心理因素的刺激,文化因素则通过饮食习惯和生活方式而影响肥胖症的发生。热量摄入增多和体力活动减少是肥胖患病率增加的主要原因,另外生活节奏加快,精神压力明显增加,不良的睡眠习惯。也是肥胖症的重要危险因素 。

4. **其他** 一些药物,如类固醇类药物中的泼尼松和氢化可的松,和抗抑郁药中的米氮平、曲唑酮等均可导致体重增加,引发药物性肥胖。胎儿期母体营养不良,蛋白质缺乏或出生低体重婴儿,成年期饮食结构发生变化时,也容易发生肥胖症。

要点二 中医病因、病机

1. **脾虚不运** 长期饮食不节,暴饮暴食,或过食肥甘,水谷精微不得运化,或长期喜卧好坐,缺乏运动,气血运行不畅,脾胃呆滞,运化失司,水谷精微失于正常输布,化为脂膏痰浊,聚于肌肤、经络、脏腑而致肥胖。

2. **胃肠实热** 阳热体质,胃热偏盛,或嗜烟好酒,或嗜食辛辣炙烤之品,致胃热亢盛,腐熟水谷力增强,则食欲亢进,超过脾运化能力,导致脂膏痰湿堆积,形成肥胖。

3. **肝郁气滞** 长期情志抑郁不遂,肝失条达,疏泄失常,气血运行不畅,气滞血瘀,膏脂布化失度,形成肥胖。

4. **脾肾阳虚** 久病、年老体弱,生理功能由盛转衰;或脾虚久病及肾,肾阳衰微,不能化气行水,水液失于蒸腾气化,致水湿内停,而成肥胖。

肥胖的病机总属阳气虚衰、痰湿偏盛。病位主要在脾与肌肉,与肾虚关系密切,亦与心肺的功能失调及肝失疏泄有关。病理性质多属本虚标实。本虚多为脾肾气虚,标实多为痰湿膏脂内停或兼水湿、血瘀、气滞等。病变过程中，常发生虚实之间、各种病理产物之间的转化。另外，肥胖日久常变生他病或合并他病，如常合并消渴、头痛、眩晕、胸痹、中风、胆胀、痹证等。

要点三　临床表现

肥胖症可见于任何年龄、性别。多有进食过多和/或运动不足病史。常有肥胖家族史。肥胖的临床表现包括肥胖的表现以及肥胖导致相关疾病的表现。轻度肥胖症多无症状，中至重度肥胖症可有不耐热、活动能力减低、活动性气促、打鼾等表现。

肥胖是多种疾病的基础疾病，常与血脂异常、脂肪肝、高血压、冠心病、糖耐量异常或糖尿病等疾病同时发生，引起代谢综合征。肥胖症还可伴随或并发阻塞性睡眠呼吸暂停综合征、胆囊疾病、高尿酸血症和痛风、骨关节病、静脉血栓、性功能减退以及某些肿瘤（女性乳腺癌、子宫内膜癌，男性前列腺癌、结肠和直肠癌等）发病率增高等，且麻醉或手术并发症增多。严重肥胖症患者可出现自卑、抑郁等精神问题，社会适应不良。

继发性肥胖一般有特殊临床表现，并能提示病因。引起继发性肥胖的病因很多，如库欣综合征、多囊卵巢综合征、下丘脑疾病、原发性甲减等。

要点四　辅助检查

1. **体重指数（body mass index，BMI）** 测量身体肥胖程度，BMI（kg/m^2）= 体重（kg）/身高^2（m^2）。BMI 18.5~23.9 为正常，24.0~27.9 为超重，≥28.0 为肥胖。BMI 不能准确地描述体内脂肪的分布情况，不能区分脂肪和肌肉的含量，肌肉发达的人往往容易被误判。

2. **腰围** 受试者站立位，双足分开 25~30cm，使体重均匀分配；腰围测量髂前上棘和第 12 肋下缘连线的中点水平。正常腰围定义为男性<85cm、女性<80cm，男性腰围≥90cm、女性腰围≥85cm 可诊断为中心性肥胖。腰围是衡量脂肪在腹部蓄积（即中心性肥胖）程度的简单、常用指标，是 WHO 推荐的用于评价中心性肥胖的首选指标，与 CT 测量的内脏脂肪含量有显著相关性。

3. **腰/臀比（waist/hip ratio，WHR）** 臀围测量环绕臀部的骨盆最突出点的周径。当 WHR 男性>0.9，女性>0.85 诊断为中心性肥胖。但腰/臀比相近的个体体重可以相差很大，该指标和腹部内脏脂肪堆积的相关性低于腰围。

4. **理想体重** 男性理想体重（kg）= 身高（cm）-105，女性理想体重（kg）= 身高（cm）-100，理想体重 ±10% 为正常，超过理想体重 10.0%~19.9% 为超重，超过理想体重 20.0% 以上为肥胖。目前基本不采用该指标诊断肥胖。但是常用于估测理想体重以计算热量摄入，指导制定营养治疗方案。

5. **CT 或 MRI** 计算皮下脂肪厚度或内脏脂肪量，是评估体内脂肪分布最准确的方法，但不作为常规检查。

6. **其他方法** 身体密度测量法、生物电阻抗测定法、双能 X 线（DEXA）吸收法测定体脂总量等。

要点五　诊断

详细询问病史，包括个人饮食、生活习惯、体力活动、病程、家族史、引起肥胖的用药史、有无心理障碍等，引起继发性肥胖疾病史如皮质醇增多症、甲状腺功能减退症等。并发症和伴发病须进行相应检查，如糖尿病或糖耐量异常、血脂异常、高血压、冠心病、痛风、胆石症、阻塞性睡眠呼吸暂停综合征。

1. **诊断** 4 个步骤：①采用 BMI 进行初始筛查；②对肥胖相关并发症进行临床评估；③对肥胖相关并发症的严重程度进行分级；④根据不同肥胖及（或）并发症选择干预策略。

2. **肥胖症的分型**

（1）按病因的分型：按照病因，通常分为原发性肥胖症和继发性肥胖症两种类型。

原发性肥胖症，是指由于环境与遗传多种因素共同作用所导致的肥胖症。其中，环境因素主要包括久坐的生活方式、高能量或不均衡饮食、缺乏体力活动、睡眠不足等。原发性肥胖症的遗传因素和确切病因通常很难被精准确定。

继发性肥胖症，是指病因明确的肥胖，相对少见，去除病因可以使肥胖症得到显著改善甚至恢复到正常体重。继发性肥胖症主要包括：①内分泌系统疾病导致的肥胖症，如库欣综合征、甲状腺功能减退症、性腺功能减退症等；②药物导致的肥胖症，如糖皮质激素类药物、部分抗精神病药物等；③综合征性肥胖症或单基因肥胖症，通常罕见、早发、严重，其特征是常表现为自幼出现的贪食、食欲亢进和严重肥胖，同时常伴有神经发育迟缓或畸形等临床表现。

（2）有无代谢异常的分型：基于有无代谢异常进行肥胖症分型的方式，是根据腰围、BMI、内脏脂肪、瘦体重及代谢异常划分为不同的肥胖症分型。

（3）病理生理的分型：基于病理生理的分型体系将肥胖症分为四种表型，分别为脑饥饿型、胃肠饥饿型、情绪饥饿型、低代谢型。

要点六　西医治疗

治疗原则：对于大多数超重和轻度肥胖症患者，可设定为在3~6个月之内至少将体重降低5%~15%并维持；对于中、重度肥胖症患者则可设定更高的减重目标，以获得代谢异常和相关临床结局的更优改善。同时，减重的速率也需要关注，减重速率与肥胖症程度和所采取的减重方式相关，减重过程中需关注脱水、肌少症和内分泌系统的变化，建议每3~6个月对减重效果和代谢指标进行评估。

1. 健康教育与认知行为治疗　减重健康教育包括营养教育、增加体力活动和社会支持等，认知行为治疗包括自我训练、情绪治疗和纠正不良饮食行为。

2. 临床营养与常见肥胖症相关疾病的治疗　临床营养治疗是肥胖症综合治疗的基础疗法。医学减重膳食是为了满足肥胖症患者的基本能量需求和减重需求而采取的调整营养素比例的膳食方式，主要包括限能量饮食、高蛋白饮食、轻断食模式、低碳水化合物饮食等方式。

（1）肥胖症合并T2DM：在制定膳食处方时应注意食物多样性，首选全谷类食物而非精制谷物和淀粉，增加非淀粉类蔬菜的摄入。

（2）肥胖症合并高尿酸血症：肥胖症患者减轻体重可降低尿酸水平，同时需限制高嘌呤食物的摄入，保证足量饮水，以减少痛风性关节炎的发生风险。

（3）肥胖症合并多囊卵巢综合征（PCOS）：对于超重和肥胖症PCOS患者给予生活方式干预减轻体重，可改善中心性肥胖、胰岛素抵抗、糖耐量异常、血脂异常以及生殖和心理健康。减轻5%~10%的体重即可带来显著的临床改善，各种能量限制的健康饮食、高蛋白饮食、低碳水化合物饮食或低脂饮食在体重减轻的效果并无差异。

（4）肥胖症合并心血管疾病：促进心脏代谢健康的高质量饮食模式主要包括调整能量摄入和消耗，维持健康体重；适量增加水果和蔬菜摄入；多选用全谷物食品；多选用植物蛋白、鱼类及低加工瘦肉等优质蛋白；低盐、低脂以及限制酒精摄入等。

3. 运动治疗　与医学营养治疗相结合并长期坚持，可以预防肥胖或使肥胖患者体重减轻。必须进行教育并给予指导，运动方式和运动量应适合患者具体情况，注意循序渐进，有心血管并发症和肺功能不好的患者必须更为慎重，根据实际情况制订个体化运动处方。

4. 减重药物治疗　目前在我国共有五种药物获得国家药品监督管理局批准用于成年原发性肥胖症患者减重治疗，包括奥利司他、利拉鲁肽、贝那鲁肽、司美格鲁肽及替尔泊肽。药物治疗的适应证：①食欲旺盛，餐前饥饿难忍，每餐进食量较多；②合并高血糖、高血压、血脂异常和脂肪肝；③合并负重关节疼痛；④肥胖引起呼吸困难或有阻塞性睡眠呼吸暂停综合征；⑤BMI≥24有上述合并症情况，或BMI≥28不论是否有合并症，经过3~6个月单纯控制饮食和增加活动量处理仍不能减重5%，甚至体重仍有上升趋势者，可考虑用药物辅助治疗。下列情况不宜应用减重药物：①儿童；②孕妇、哺乳期妇女；③对该类药物有不良反应者；④正在服用其他选择性血清素再摄取抑制剂。

（1）肠道脂肪酶抑制剂：奥利司他是胃肠道胰脂肪酶、胃脂肪酶抑制剂，减少脂肪的吸收。治疗早期有轻度消化系统副作用如肠胃胀气、大便次数增多和脂肪便等，可影响脂溶性维生素吸收，长期服用注意脂溶性维生素的补充。推荐剂量为120mg，每天3次，餐中或餐后1小时内服用。

（2）兼有减重作用的降糖药物：二甲双胍促进组织摄取葡萄糖和增加胰岛素的敏感性，有一定的减重作用，但尚未获批用于肥胖症的治疗，对伴有糖尿病和多囊卵巢综合征的患者有效。可给予0.5g，每日3次，其不良反应主要是胃肠道反应，乳酸性酸中毒较少见。以胰高血糖素样肽-1受体激动剂（GLP-1 RA）为基础的新型减重药物不断问世，减重效果也不断提升。GLP-1受体激动剂可通过抑制食欲、减少胃排空、促进白色脂肪棕色化发挥减重作用。①利拉鲁肽为 GLP-1 RA 的长效制剂，治疗期间最常见的不良反应是胃肠道反应，包括恶心、呕吐、腹泻、便秘、消化不良、腹痛等。该药为一天一次皮下注射，用于成人减重最高剂量为每日 3.0mg。②贝那鲁肽为 GLP-1 RA 的短效制剂，通过增加饱腹感、延缓胃排空达到减轻体重的作用。③司美格鲁肽为 GLP-1 RA 的长效制剂，同样通过作用于中枢降低饥饿感，增加饱腹感，降低能量摄入，改善饮食控制实现减重。司美格鲁肽起始剂量为 0.25mg 每周一次皮下注射，维持剂量为 2.4mg 或 1.7mg 每周一次。④替尔泊肽是针对 GLP-1 受体和葡萄糖依赖性促胰岛素分泌多肽（glucose-dependent insulinotropic polypeptide，GIP）受体的双靶点激动剂，可通过调节食欲来减少食物摄入、降低体重和减少脂肪量。

5. **减重手术治疗** 外科治疗的方法有吸脂术、切脂术和各种减少食物吸收的手术。后者包括胃转流术、空肠回肠分 流术、垂直袖状胃切除术、胃束带术与胃囊术等，仅用于重度肥胖、减重失败而又有严重并发症患者。外科治疗显著降低严重肥胖患者的心血管死亡和全因死亡率。外科治疗可引起营养不良、贫血、消化道狭窄等，需严格把握适应证。

手术适应证：①出现与单纯脂肪过剩相关的疾病，如 2 型糖尿病、心血管疾病、脂肪肝、脂代谢紊乱、阻塞性睡眠呼吸暂停综合征等。②腰围男性≥90cm，女性≥80cm。③连续 5 年以上体重稳定增加，BMI≥32。④年龄 16~65 岁。⑤经非手术治疗疗效不佳或不能耐受者。⑥无酒精或药物依赖性，无严重的精神障碍、智力障碍。⑦充分知情同意，能积极配合术后随访。有上述①~③之一者，同时 具备④~⑦情况的，可考虑行外科手术治疗。

要点七 中医治疗

1. 脾虚湿阻证

证候：肥胖臃肿，神疲乏力，肢体困重，胸闷脘胀，口淡纳差，四肢轻度浮肿，尿少，舌淡胖，苔白腻，脉濡缓。

治法：健脾益气，渗利水湿。

方药：参苓白术散加减。肢肿甚，湿较重者，可用实脾散。待水肿消退后，再以参苓白术散或四君子汤调养脾胃。痰浊重可用导痰汤，痰浊郁而化热，痰热内阻可用黄连温胆汤。

2. 胃肠实热证

证候：形体肥胖，头胀眩晕，消谷善饥，口臭口干，口渴喜饮，大便秘结，舌红，苔黄腻，脉滑数。

治法：清泄胃热，通腑泄浊。

方药：小承气汤合保和丸加减。食积化热，内阻肠胃，可用枳实导滞丸。湿热淤于肝胆，可用龙胆泻肝汤。风火积滞，壅积肠胃，表里俱实者，可用防风通圣散。

3. 肝郁气滞证

证候：形体肥胖，胸胁苦满，胃脘痞满，女性可见月经不调或闭经，失眠多梦，舌暗红，苔白或薄腻，脉弦。

治法：疏肝解郁，行气散结。

方药：逍遥散加减。伴气滞血瘀的可用血府逐瘀汤合失笑散加减。

4. 脾肾阳虚证

证候：形体肥胖，虚浮肿胀，畏寒，疲乏无力，腰酸腿软，腹胀痞满，纳呆，便溏，舌淡，苔薄白，脉沉细无力。

治法：补益脾肾，温阳利水。

方药：真武汤加减。肾阳虚明显伴水肿者，可用济生肾气丸，以补肾阳利水湿。

细目七 高尿酸血症与痛风

高尿酸血症（hyperuricemia，HUA）是嘌呤代谢障碍所致的慢性代谢性疾病。临床上可分为原发性和继发性两类，原发性多由先天性嘌呤代谢异常所致。HUA 呈逐年升高的趋势，男性高于女性，且有一定的地区差异，是代谢综合征、2 型糖尿病、心血管疾病发生发展的独立危险因素，南方和沿海经济发达地区较同期国内其他地区患病率高，可能与该地区人们摄入较多含嘌呤高的海产品、动物内脏、肉类食品以及大量饮用啤酒等因素有关。有 5%~12% 的 HUA 患者最终会发展成为痛风，出现反复发作的痛风性急性关节炎、间质性肾炎和痛风石形成，严重者伴关节畸形或尿酸性尿路结石。痛风（gout）是由多种原因引起的嘌呤代谢紊乱和/或尿酸排泄障碍所导致的一种晶体性关节炎。临床表现为高尿酸血症、特征性急、慢性关节炎反复发作、痛风石、间质性肾炎、尿酸性尿路结石等,严重者可出现肾功能不全。本病以中年人为最多见,40~50岁是发病的高峰,男性发病率多于女性。

中医学有“痛风”病名(元代朱丹溪《格致余论·痛风论》;清代林珮琴《类证治裁》),本病可归属于中医学“痹证”范畴。

要点一　西医病因和发病机制

(一)病因

痛风分为原发性和继发性两大类。

1. **原发性痛风**　有一定的家族遗传性,约20%的患者有阳性家族史。除1%左右的原发性痛风由先天性酶缺陷引起外,绝大多数发病原因不明。近年研究发现,原发性痛风与肥胖、糖尿病、胰岛素抵抗、血脂异常、动脉硬化和冠心病等关系密切。

2. **继发性痛风**　发生于其他疾病过程中,如肾脏病、血液病,或由于服用某些药物、肿瘤放化疗等多种原因引起尿酸生成增多,或排出减少所致。

(二)发病机制

高尿酸血症及痛风的发生主要是尿酸排泄减少或生成增多,有时两种机制同时存在。体液中的尿酸处于过饱和状态,可导致尿酸盐结晶、沉积,而引起反应性关节炎等痛风的组织学改变,并可形成痛风石疾病。

要点二　中医病因病机

中医学认为本病病因有外因和内因两个方面。内因为先天不足,正气亏虚,腠理不密,卫外失固;外因为风、寒、湿、热之邪,乘虚侵袭人体经络、肌肉、筋脉,致气血运行不畅,不通则痛。此外还有诱因,常为受寒劳累,或饮食不节、酗酒厚味,或遭受外伤等。

1. **风寒湿阻**　风寒湿热侵袭人体,多因居处潮湿、冒雨涉水、汗出当风、气候骤变、寒热交错等原因,以致风、寒、湿邪侵袭人体,留注肌肉、筋骨、关节、经络,气血运行不畅,不通则痛而发为本病。

2. **风湿热郁**　风热之邪与湿相并,素体阳盛或阴虚有热,感邪,易从热化,或感受风、寒、湿之邪,日久不愈,郁而化热,均可导致风寒湿热之邪痹阻肌肉、筋骨、关节、经络而发病。

3. **痰瘀痹阻**　痹病日久,或治疗不当,均可耗伤气血,损伤阴液,气虚血瘀,津聚痰凝,痰瘀互结,经络痹阻,出现关节肿大,强直畸形,屈伸不利。

4. **肝肾亏虚**　先天禀赋不足或年老体弱,正气亏虚,卫外失固,风、寒、湿、热之邪内侵肌肉、筋骨、关节,邪气留恋,气血凝滞,脉络痹阻而成。

本病病位在四肢关节,与肝、脾、肾相关。常因正气不足,感受外邪而致病。基本病机为正气不足,外邪侵袭机体,经脉痹阻,不通则痛。早期病性多属实,常见湿热蕴结;久病不愈则脉络瘀阻,津液凝聚,痰浊瘀血闭阻经络而关节肿大、畸形、僵硬、关节周围瘀斑、结节;邪留日久则脏腑受损,出现虚实夹杂之证。本病的急性期多为湿热蕴结,恢复期则多为寒湿阻络。后期可内损脏腑,并发有关脏腑病证,尤以肾气受损多见;肾元受损,气化失司,则水湿内停,外溢肌肤,而成水肿。湿浊内停,郁久化热,湿热煎熬,可成石淋。若肾气衰竭,水毒潴留,可为肾劳之证。

要点三　临床表现

痛风患者中95%为男性,初次发作年龄一般为40岁以后,但近年来有年轻化趋势;女性患者大多出现在绝经期后。部分有痛风家族史,多有漫长的高尿酸血症史。按照痛风的自然病程可分为无症状期、急性期、间歇期、慢性期。

1. **无症状期**　仅有持续性或波动性高尿酸血症而无临床症状,其症状出现与高尿酸血症的水平和持续时间有关。

2. **急性关节炎期**　常在夜间发作的急性单关节炎或多关节疼痛通常是首发症状。多于春秋季节发病,典型发作起病急骤,凌晨关节疼痛惊醒、进行性加重、剧痛如刀割样或咬噬样,疼痛于24~48小时达到高峰。趾及第一跖趾关节最易受累,其次依次为踝、足跟、膝、腕、指、肘等关节。首次发作多为单关节炎,偶有双侧同时或先后受累;60%~70%首发于第一跖趾关节,在以后病程中,90%患者反复该部受累。局部红、肿、热、痛,功能受限,触痛明显。可伴有发热、头痛、恶心、心悸、寒战、不适及白细胞升高、血沉增快等全身表现。

3. **痛风石及慢性关节炎期**　痛风石是痛风的特征性临床表现,常见于耳轮、跖趾、指间和掌指关节,常为多关节受累,且多见于关节远端，表现为关节肿胀、僵硬、畸形及周围组织的纤维化和变性，严重时患处皮肤发亮、菲薄，破溃则有豆渣样的白色物质排出。形成瘘管时周围组织呈慢性肉芽肿，虽不易愈合，但很少感染。

4. **肾脏病变**

痛风性肾病：是由尿酸盐结晶沉积于肾组织引起的慢性间质性炎症。早期可出现间歇性蛋白尿，随着病程进展，出现持续性蛋白尿，夜尿增多、等渗尿，晚期可出现高血压、氮质血症等肾功能不全表现；大量尿酸结晶沉积于肾小管、集合管、肾盂、输尿管，造成广泛严重的尿路阻塞，表现为少尿、无尿、急性肾衰竭，尿中可见大量尿酸结晶和红细胞。

尿酸性尿路结石：尿酸性尿路结石，在痛风患者中总发生率约为20%，或出现于痛风关节炎发病之前。较小者呈沙砾状随尿排出，可无感觉。较大者梗阻尿路，引起肾绞痛、血尿、肾盂肾炎、肾盂积水等。纯尿酸结石，X线检查常不显影，少部分与草酸钙、磷酸钙等混合可显示结石阴影。

要点四　辅助检查

1. **血尿酸测定**　血尿酸≥416μmol/L（7.0mg/dL）为高尿酸血症。血尿酸会受多种因素影响，存在波动性，应反复测定。

2. **尿尿酸测定**　低嘌呤饮食5天后，24小时尿尿酸>3.6mmol（600mg），为尿酸生成过多；如<3.6mmol而血尿酸≥416μmol/L，为尿酸排泄减少。

3. **滑囊液检查**　急性关节炎期，行关节穿刺抽取滑液，在偏振光显微镜下，滑液中或白细胞内有负性双折光针状尿酸盐结晶，阳性率约为90%。穿刺或活检痛风石内容物，可发现同样形态的尿酸盐结晶。本项检查具有确诊意义，是痛风诊断的"金标准"。

4. **X线检查**　急性期可见软组织肿胀；慢性期可见关节间隙狭窄、关节面不规则、痛风石沉积，典型者骨质呈类圆形穿凿样或虫噬样缺损、边缘呈尖锐的增生钙化，为尿酸盐侵蚀骨质所致。严重者出现脱位、骨折。

5. **超声检查**　X线检查对尿酸性结石不能显影，但超声检查对尿酸性结石及混合性结石均能显影。

要点五　诊断与鉴别诊断

（一）诊断标准

男性和绝经后女性血尿酸>420μmol/L（7.0mg/dL），绝经前女性>350μmol/L（6.0mg/dL）可诊断为高尿酸血症。中老年男性如出现特征性关节炎表现、尿路结石或肾绞痛发作，伴有高尿酸血症，应考虑痛风。关节液穿刺或痛风石活检证实为尿酸盐结晶，可做出诊断。X线检查、CT或MRI扫描对明确诊断具有一定的价值。急性关节炎期诊断有困难者，秋水仙碱试验性治疗有诊断意义。

（二）1985年Holmes标准（痛风）

1. 滑液中的白细胞有吞噬尿酸盐结晶的现象。

2. 关节腔积液穿刺或结节活检有大量尿酸盐结晶。

3. 有反复发作的急性单关节炎和无症状间歇期、高尿酸血症，秋水仙碱治疗有特效者。

具备上述1条者即可诊断。

诊断的金标准是抽取受累关节的滑液进行革兰氏染色、细菌培养、偏振光显微镜检查等，偏振光显微镜观察到双折光阳性的针状晶体即可确诊。

（三）继发性高尿酸血症或痛风的特点

1. 儿童、青少年、女性和老年人更多见。

2. 高尿酸血症程度较重。

3. 40%的患者24小时尿尿酸排出增多。

4. 肾脏受累多见，痛风肾、尿酸结石发生率较高，甚至发生急性肾衰竭。

5. 痛风性关节炎症状往往较轻或不典型。

6. 有明确的相关用药史。

（四）关节炎

1. **类风湿关节炎**　青、中年女性多见，四肢近端小关节常呈对称性梭形肿胀畸形，晨僵明显。血尿酸不高，类风湿因子阳性，X线片出现凿孔样缺损少见。

2. **化脓性关节炎与创伤性关节炎**　前者关节囊液可培养出细菌；后者有外伤史。两者血尿酸水平不高，关节囊液无尿酸盐结晶。

3. **假性痛风**　系关节软骨钙化所致，多见于老年人，膝关节最常受累。血尿酸正常，关节滑囊液检查可发现有焦磷酸钙结晶或磷灰石，X线检查可见软骨呈线状钙化或关节旁钙化。

(五)肾结石

高尿酸血症或不典型痛风可以肾结石为最先表现,继发性高尿酸血症者尿路结石的发生率更高。纯尿酸结石能被X线透过而不显影,所以对尿路平片阴性而B超阳性的肾结石患者应常规检查血尿酸并分析结石的性质。

要点六 西医治疗

(一)一般治疗

1. **饮食控制** HUA、痛风、有代谢性心血管疾病危险因素及中老年人群,饮食应以低嘌呤食物为主(如各种谷类制品、水果、蔬菜、牛奶、奶制品、鸡蛋),严格控制嘌呤含量高的食物(主要包括动物内脏、浓肉汤、啤酒,其次为海味、肉类、豆类等)。蛋白质摄入量限制在每日每千克标准体重1g左右,避免诱发因素。鼓励多饮水,使每日尿量在2000mL以上。

2. **避免诱因** 避免暴食酗酒、受凉受潮、过度疲劳、精神紧张,穿鞋要舒适,防止关节损伤,慎用影响尿酸排泄的药物等。

3. **防治伴发疾病** 同时治疗伴发的高脂血症、糖尿病、高血压、冠心病、脑血管病等。

(二)急性期治疗

急性发作时应卧床休息,抬高患肢,将受累关节置于最舒适位置,避免关节负重,并立即给予抗炎药物治疗,以减轻疼痛,一般休息至关节痛缓解72小时后,开始恢复活动。

1. **秋水仙碱** 秋水仙碱为治疗痛风急性发作的特效药,可抑制炎性细胞趋化,对控制炎症、疼痛有特效。大部分患者于用药后24小时内疼痛可明显缓解,口服给药每小时0.5mg或2小时1mg,直至出现3个停药指标之一:①疼痛、炎症明显缓解;②出现恶心呕吐、腹泻等;③24小时总量达6mg。值得注意的是秋水仙碱治疗剂量与中毒剂量十分接近,除胃肠道反应外,可有白细胞减少、再生障碍性贫血、肝细胞损害、脱发等,肾功能不全者应慎用。

2. **非甾体抗炎药(NSAID)** 本类药物很多,包括吲哚美辛、萘普生、布洛芬、保泰松等。吲哚美辛开始剂量为75~100mg,以后每次50mg,6~8小时1次。通常开始使用足量,症状缓解后减量。最常见的副作用是胃肠道症状,可能加重肾功能不全,影响血小板功能等。活动性消化性溃疡者禁用。

3. **糖皮质激素** 主要用于秋水仙碱和非甾体抗炎药无效或不能耐受者。如口服泼尼松每日20~30mg,3~4天后逐渐减量停药。

(三)发作间歇期和慢性期治疗

应控制血尿酸在正常水平。降尿酸药物分为2类,一类是促尿酸排泄药,另一类是抑制尿酸生成药,二者均有肯定的疗效。为防止用药后血尿酸迅速降低诱发急性关节炎,应从小剂量开始,逐渐加至治疗量,生效后改为维持量。

1. **促进尿酸排泄药** 本类药主要抑制肾小管对尿酸盐的重吸收,从而促进尿酸排泄。常用的药物有丙磺舒、磺吡酮及苯溴马隆等;服药期间宜大量饮水,保持尿量在2000mL以上,并服用碳酸氢钠每日3~6g,碱化尿液。

2. **抑制尿酸合成药** 主要有别嘌醇,100mg,每日1次,渐增至100~200mg,每日3次。一日最大剂量800mg。不良反应主要是:胃肠道反应、皮疹、药物热、骨髓抑制、肝肾功能损害等。肾功能不全者,应减量使用。

3. **其他治疗** 关节活动障碍者,可进行理疗或体疗。

(四)肾脏病变的治疗

在积极控制血尿酸水平的基础上,碱化尿液,多饮水以增加尿量。对于痛风性肾病,在使用利尿剂时,应避免运用影响尿酸排泄的噻嗪类利尿剂如呋塞米、依他尼酸等,可选择螺内酯(安体舒通)等。或选用碳酸酐酶抑制剂乙酰唑胺,既利尿又可碱化尿液。降压可用血管紧张素转化酶抑制剂,避免使用减少肾脏血流量的β受体拮抗剂和钙拮抗剂。

(五)无症状高尿酸血症的治疗

无症状HUA合并心血管危险因素或心血管疾病时(包括高血压、糖耐量异常或糖尿病、高脂血症、冠心病、脑卒中、心力衰竭或肾功能异常),血尿酸值>8mg/dL给予药物治疗;无心血管危险因素或心血管疾病的HUA,血尿酸值>9mg/dL给予药物治疗。鉴于HUA中因尿酸生成增多所致者仅占10%左右,绝大多数均由尿酸排泄减少引起,因此临床上应根据HUA的分型选择相应的药物进行治疗。

要点七 中医治疗

(一)治疗原则

痛风多是自身血分有热,再感风寒湿所发。针对痛风病的病理特点,在发作期,可使用凉血、清热、祛风、除湿泄浊等治法;在缓解期则应注意补肾壮骨、活血通络。

同时应注意饮食和自我调护，如控制食用高嘌呤食物：动物内脏、鱼虾海味、豆制品或坚果类食物等，忌酒，注意避风寒及过度疲劳。

（二）辨证论治

1. 风寒湿阻证

证候：肢体关节疼痛，屈伸不利，或呈游走性疼痛，或疼痛剧烈，痛处不移，或肢体关节重着，肿胀疼痛，肌肤麻木，阴雨天加重，舌苔薄白，脉弦紧或濡缓。

治法：祛风散寒，除湿通络。

方药：蠲痹汤加减。若风胜呈游走性疼痛，加防风，重用羌活、独活以祛风胜湿；寒胜疼痛剧烈加附子、细辛，重用桂心温经散寒；湿胜肢体关节麻木重着，加防己、薏苡仁利水渗湿。

2. 风湿热郁证

证候：关节红肿热痛，痛不可触，遇热痛甚，得冷则舒，病势较急，兼发热，口渴，心烦，汗出不解，舌质红，苔黄或黄腻，脉滑数。

治法：清热除湿，祛风通络。

方药：白虎加桂枝汤加减。若热甚，加忍冬藤、连翘、黄柏清热解毒；关节肿大，加桑枝、防己、姜黄、威灵仙活血通络，祛风除湿；皮肤有红斑，加赤芍、牡丹皮、生地黄凉血解毒；阴虚明显，加秦艽、功劳叶、青蒿养阴清热，通经活络。

3. 痰瘀痹阻证

证候：关节肿痛，反复发作，时轻时重，甚至关节肿大，僵直畸形，屈伸不利，或皮下结节，破溃流浊，舌质紫暗或有瘀点、瘀斑，苔白腻或厚腻，脉细涩。

治法：化痰祛瘀，通络止痛。

方药：桃红饮加减。若痰瘀重，加乌梢蛇、穿山甲、全蝎、地龙祛瘀通络；皮下结节，加白芥子、僵蚕祛痰散结。

4. 肝肾亏虚证

证候：关节肿痛，反复发作，缠绵不愈，或关节呈游走性疼痛，或酸楚重着，麻木不仁，甚则僵直畸形，屈伸不利，腰膝酸痛，神疲乏力，舌质淡，苔白，脉细或细弱。

治法：补益肝肾，祛风通络。

方药：独活寄生汤加减。若腰膝酸软甚者，加黄芪、续断、补骨脂益气补肾；关节冷痛明显，加附子、肉桂温阳散寒；肌肤麻木不仁明显，加络石藤、鸡血藤养血通络。

第七单元　风湿性疾病

细目一　类风湿关节炎

类风湿关节炎（rheumatoid arthritis，RA）是以外周关节骨质损害为特征，以对称性多关节炎为主要临床表现的异质性、系统性、自身免疫性疾病。异质性指患者遗传背景不同，病因可能也非单一，因而发病机制不尽相同。临床可有不同亚型，表现为病程、轻重、预后、结局都会有差异。其特征性的症状为对称性、多个周围性关节的慢性炎症病变，临床表现为受累关节疼痛、肿胀、功能下降，病变呈持续、反复发作的过程。其病理为慢性滑膜炎，可侵犯关节软骨、软骨下骨、韧带和肌腱等，造成关节软骨、骨和关节囊破坏，最终导致关节畸形和功能丧失。

本病与中医学的“痹证”相似，属于“痛痹”“痛风”“历节”“历节病”“白虎历节病”等范畴。

要点一　西医病因、病理

（一）病因

1. **环境因素**　目前认为一些感染因素（可能有细菌、支原体和病毒等）可能通过某些途径影响RA的发病和病情进展，其机制为：①活化T细胞和巨噬细胞并释放细胞因子；②活化B细胞产生RA抗体，滑膜中的B细胞可能分泌致炎因子如肿瘤坏死因子-α（TNF-α），B细胞可以作为抗原呈递细胞，提供$CD4^+$细胞克隆增殖和效应所需要的共刺激信号；③感染因子的某些成分和人体自身抗原通过分子模拟而导致自身免疫性的产生。

2. **遗传因素**　流行病学调查显示，RA的发病与遗传因素密切相关。对孪生子的调查结果显示，单卵双生子同时患RA的概率为12%~30%，而双卵孪生子同患RA的概率只有4%。说明有一定的遗传倾向。

3. **免疫紊乱**　免疫紊乱被认为是RA主要的发病机制，是以活化的$CD4^+$T细胞和主要组织相容性抗原（MHC-Ⅱ型）阳性的抗原递呈细胞（APC）浸润滑膜关节为特点的。

4. **其他因素**　包括内分泌因素、寒冷潮湿的生活环境、外伤、吸烟及精神创伤等，可诱发RA发病。

RA是遗传易感因素、环境因素及免疫系统失调等各种因素综合作用的结果。其发病机制主要有细胞免疫反应和体液免疫反应两方面。

（二）病理

1. **滑膜炎**　RA的基本病理改变是滑膜炎，急性期滑膜表现为渗出性和细胞浸润性。滑膜下层小血管扩张，内皮细胞肿胀、细胞间隙增大，间质有水肿和中性粒细胞浸润。病变进入慢性期，滑膜变得肥厚，形成许多绒毛样突起，突向关节腔内或侵入软骨和软骨下的骨质。绒毛具有很强的破坏性，是造成关节破坏、畸形、功能障碍的病理基础。

2. **血管炎**　血管炎可发生在类风湿关节炎患者关节外的任何组织。它累及中、小动脉和/或静脉，管壁有淋巴细胞浸润、纤维素沉着，内膜有增生，导致血管腔的狭窄或堵塞。类风湿结节是血管炎的一种表现，常见于关节伸侧受压部位的皮下组织，也可发生于任何内脏器官。结节中心为纤维素样坏死组织，周围有上皮样细胞浸润，排列成环状，外被以肉芽组织。

要点二　中医病因病机

正气虚弱是本病发病的内在因素，凡禀赋不足、劳逸失度、情志、饮食所伤等均易受外邪侵袭；感受风寒湿热之邪，是本病发病的外在因素，邪气痹阻经络，气血不通，痰浊瘀血内阻，流注关节而发病；疾病日久不愈，邪气内陷脏腑，可导致肝肾不足、气血亏损等正虚邪恋之候。

1. **禀赋不足，肾精亏虚**　先天不足，肾气不充，骨失所养，外邪乘虚而入；或房劳过度，肾精不足,水亏于下,火炎于上,阴水消烁,真阴愈耗;或病久阴血暗耗,阴虚血少,成为发病的内在基础。

2. **湿热痹阻**　湿热内蕴,痰瘀阻滞,湿热瘀相互蕴结,阻于经脉,气血瘀滞,阻遏气机,终致湿热痰瘀痹阻经络,流注骨节,出现骨节强直,身体屈曲,甚至畸形等表现。

3. **阴虚内热**　湿热伤阴,阴虚血热,湿热内生,蕴结为毒,攻注骨节,热与血结,或邪热灼伤血脉,或热伤阴津,血脉干涩,均可导致血瘀。

4. **寒热错杂**　由于居住潮湿,涉水冒雨,冷热交错等原因,风寒湿邪乘虚侵入,痹阻经络,流注关节。风寒湿邪,留连不去,郁闭阳气日久,可郁而化热化火,变生热毒,阻滞血脉,流注关节而发病。

5. **痰瘀互结,经脉痹阻**　邪痹经脉,络道阻滞,影响气血津液运行输布,血滞为瘀,津停为痰,致痰瘀互结,流注关节,经脉痹阻。

6. **肝肾亏损,邪痹筋骨**　痹病日久,耗伤气血,损及肝肾,肝主筋,肾主骨,肝肾亏虚,筋骨失荣。

本病多因禀赋不足、感受外邪引起关节、经络的痹阻,不通而痛。病位在关节、经络,与肝肾有关。急性期以标实为主,多为寒湿、湿热、痰浊、瘀血内阻,缓解期以肝肾不足为主,或虚实夹杂。

要点三　临床表现

RA 可发生于任何年龄,80% 发病于 35~50 岁,女性患者约为男性患者的 3 倍。临床表现多样,可见从主要的关节症状到关节外多系统受累的表现。多以缓慢而隐匿的方式起病,在出现明显关节症状前可有数周的低热,少数患者可有高热、乏力、全身不适、体重下降等症状,以后逐渐出现典型关节症状。

(一)关节表现

可分滑膜炎症状和关节结构破坏的表现,前者经治疗后有一定可逆性,但后者一经出现很难逆转。RA 病情和病程有个体差异,从短暂、轻微的少关节炎到急剧进行性多关节炎均可出现,常伴有晨僵。

1. **晨僵**　早晨起床后病变关节感觉僵硬,称“晨僵”(日间长时间静止不动后也可出现),如胶黏着样的感觉,持续时间至少 1 小时者意义较大。晨僵出现在 95% 以上的 RA 患者。晨僵持续时间和关节炎症的程度呈正比,常作为观察本病活动指标之一。

2. **疼痛与压痛**　关节痛往往是最早的症状,最常出现的部位为腕、掌指关节及近端指间关节,其次是足趾、膝、踝、肘、肩等关节。多呈对称性、持续性,但时轻时重,疼痛的关节往往伴有压痛,受累关节的皮肤出现褐色色素沉着。

3. **关节肿胀**　凡受累的关节均可肿,常见部位为腕关节、掌指关节、近端指间关节、膝关节等关节,多呈对称性。

4. **关节畸形**　见于较晚期患者,关节周围肌肉萎缩、痉挛则使畸形更为加重。最为常见的晚期关节畸形是腕和肘关节强直、掌指关节的半脱位、手指向尺侧偏斜和呈“天鹅颈样”及“纽扣花样”表现。重症患者关节呈纤维性或骨性强直,失去关节功能,致使生活不能自理。

5. **特殊关节**

(1)颈椎的可动小关节及周围腱鞘受累,出现颈痛、活动受限,有时甚至因颈椎半脱位而出现脊髓受压。

(2)肩、髋关节周围有较多肌腱等软组织包围,由此很难发现肿胀。最常见的症状是局部痛和活动受限,髋关节往往表现为臀部及下腰部疼痛。

(3)颞颌关节受累出现于 1/4 的 RA 患者,早期表现为讲话或咀嚼时疼痛加重,严重者有张口受限。

6. **关节功能障碍**　关节肿痛和结构破坏都会引起关节的活动障碍。美国风湿病学会将因本病而影响生活的程度分为四级:Ⅰ级:能照常进行日常生活和各项工作;Ⅱ级:可进行一般的日常生活和某种职业工作,但参与其他项目活动受限;Ⅲ级:可进行一般的日常生活,但参与某种职业工作或其他项目活动受限;Ⅳ级:日常生活的自理和参与工作的能力均受限。

(二)关节外表现

1. **类风湿结节**　是本病较常见的关节外表现,可见于 20%~30% 的患者,多位于关节隆突部及受压部位的皮下,如前臂伸面、肘鹰嘴突附近、枕、跟腱等处。

2. **类风湿血管炎**　RA 患者的系统性血管炎少见,体格检查能观察到的有指甲下或指端出现的小血管炎,其表现和滑膜炎的活动性无直接相关性,少数引起局部组织的缺血性坏死。

3. **肺部受累**　很常见,其中男性多于女性，有时可为首发症状。

(1)肺间质病变：是最常见的肺病变，见于约30%的患者，逐渐出现气短和肺功能不全，少数出现慢性纤维性肺泡炎，则预后较差。肺功能和肺影像学检查异常，高分辨率CT有助早期诊断。

(2)结节样改变：肺内出现单个或多个结节，为肺内的类风湿结节表现。结节有时可液化，咳出后形成空洞。

(3)类风湿尘肺：又称Caplan综合征。临床和胸部X线片表现均类似肺内的类风湿结节，数量多，较大，可突然出现并伴关节症状加重。

(4)胸膜炎：见于约10%的患者。为单侧或双侧性的少量胸腔积液，偶为大量胸腔积液。胸腔积液呈渗出性，糖含量很低。

(5)肺动脉高压：一部分为肺内动脉病变所致，另一部分为肺间质病变引起。

4. **心脏受累**　急性和慢性的RA患者都可以出现心脏受累，其中心包炎最常见，多见于RF阳性、有类风湿结节的患者，但多数患者无相关临床表现。

5. **肾脏病变**　本病的血管炎很少累及肾，偶有轻微膜性肾病、肾小球肾炎、肾内小血管炎以及肾脏的淀粉样变等报道。

6. **胃肠道表现**　可有上腹不适、胃痛、恶心、纳差甚至黑便等症状，多与服用抗风湿药物，尤其是非甾体抗炎药有关。

7. **神经系统病变**　神经受压是RA患者出现神经系统病变的常见原因。受压的周围神经病变与相应关节的滑膜炎的严重程度相关。

8. **血液系统病变**　以贫血常见，患者的贫血程度通常和病情活动度相关，尤其是和关节的炎症程度相关。RA患者的贫血一般是正细胞正色素性贫血。

9. **干燥综合征**　30%~40%的RA患者在疾病的各个时期均可出现此综合征，随着病程的延长，干燥综合征的患病率逐渐增多。

要点四　辅助检查

1. **血液一般检查**　可见轻度贫血，活动期患者血小板多增高。

2. **炎性标志物**　血沉(ESR)和C反应蛋白(CRP)常升高，并且和疾病的活动度相关。

3. **自身抗体**　检测自身抗体有利于RA与其他炎性关节炎如银屑病关节炎、反应性关节炎和退行性关节炎的鉴别。

类风湿因子(RF)：约70%患者IgM型RF阳性，其滴度一般与本病的活动性和严重性呈比例。

抗角蛋白抗体谱：抗核周因子抗体(APF)、抗角蛋白抗体(AKA)、抗聚角蛋白微丝蛋白抗体(AFA)、抗环瓜氨酸肽抗体(抗CCP)等，对早期诊断有一定意义，尤其是血清RF阴性、临床症状不典型的患者。

4. **免疫复合物和补体**　70%患者血清中出现各种类型的免疫复合物，尤其是活动期和RF阳性患者。

5. **关节滑液**　正常人关节腔内的滑液不超过3.5mL。在关节有炎症时滑液增多，滑液中的白细胞明显增多，达$(2000\sim75000)\times10^6$/L，且中性粒细胞占优势，其黏度差，含葡萄糖量低(低于血糖)。

6. **关节影像学检查**　①X线平片：对RA诊断、关节病变分期、病变演变的监测均很重要。初诊至少应摄手指及腕关节的X线片，早期可见关节周围软组织肿胀影、关节端骨质疏松(Ⅰ期)；进而关节间隙变窄(Ⅱ期)；关节面出现虫蚀样改变(Ⅲ期)；晚期可见关节半脱位和关节破坏后的纤维性和骨性强直(Ⅳ期)。②关节X线数码成像、CT及MRI：对诊断早期RA有帮助。

7. **类风湿结节的活检**　其典型的病理改变有助于本病的诊断。

要点五　诊断与鉴别诊断

(一)诊断

RA的诊断仍沿用美国风湿病学会(ACR)1987年修订的分类标准。

1. 关节内或周围晨僵持续至少1小时。
2. 至少同时有3个关节区软组织肿或积液。
3. 腕、掌指、近端指间关节区中，至少1个关节区肿胀。
4. 对称性关节炎。
5. 有类风湿结节。
6. 血清类风湿因子(RF)阳性(所用方法正常人群中不超过5%阳性)。
7. X线片改变(至少有骨质疏松和关节间隙狭窄)。

符合以上7项中4项者可诊断为RA(其中1~4项病程至少持续6周)。

临床医疗工作中多以上述标准作为诊断标准,但容易遗漏一些早期或不典型的患者,主要有以下原因:①早期RA多数只有关节炎的表现,缺乏影像学的支持。②RF并非RA的特异性抗体,且有20%~30%的RA患者RF阴性。

RA是一种异质性疾病,其起病可缓可急,可单关节性也可为多关节性,可只有关节炎症状,也可同时有关节外表现,甚或以非关节症状如滑囊炎出现。其病程可能表现为自限性,即一次发作后自行缓解,不再发作;大部分呈间歇性发作或轻重起伏持续发展;少数为进展性的“恶性型”。

(二)鉴别诊断

1. **骨性关节炎** 本病为退行性骨关节病,多见于50岁以上人群。主要累及膝、脊柱等负重关节。活动时关节痛加重,可有关节肿、积液。手指骨关节炎常被误诊为RA,尤其在远端指间关节出现赫伯登(Heberden)结节和近端指间关节出现布夏尔(Bouchard)结节时易被视为滑膜炎。骨性关节炎通常无游走性疼痛,大多数患者血沉正常,RF阴性或低滴度阳性。X线片示关节间隙狭窄、关节边缘呈唇样增生或骨疣形成。

2. **强直性脊柱炎** 本病主要侵犯脊柱,当周围关节受累,特别是以膝、踝、髋关节为首发症状者,需与RA相鉴别。强直性脊柱炎多见于青壮年男性,外周关节受累以非对称性的下肢大关节炎为主,极少累及手关节,骶髂关节炎具有典型的X线片改变;可有家族史,90%以上患者HLA-B27阳性;血清RF阴性。

3. **银屑病关节炎** 本病多发生于皮肤银屑病后若干年,其中30%~50%的患者表现为对称性多关节炎,与RA极为相似。其不同点为本病累及远端指间关节处更明显,且表现为该关节的附着端炎和手指炎;同时可有骶髂关节炎和脊柱炎,血清RF多阴性。

4. **系统性红斑狼疮** 部分患者手指关节肿痛为首发症状,且部分患者RF阳性,而易被误诊为RA。然而本病的关节病变较RA为轻,一般为非侵蚀性,且关节外的系统性症状如蝶形红斑、脱发、蛋白尿等较突出。血清ANA、抗双链DNA(dsDNA)抗体等多种自身抗体阳性。

5. **其他病因的关节炎** 风湿热的关节炎、肠道感染后或结核感染后反应性关节炎,均各有其原发病特点。

要点六 西医治疗

(一)一般治疗

包括休息、关节制动(急性期)、关节功能锻炼(恢复期)、物理疗法等。卧床休息只适宜于发热、急性期以及内脏受累的患者。

(二)药物治疗

根据药物性能,治疗RA的常用药物分为四大类,即非甾体抗炎药(NSAID)、改善病情抗风湿药(DMARD)、糖皮质激素和植物药等。

1. **非甾体类抗炎药** NSAID具镇痛消肿作用,是改善关节炎症状的常用药,但不能控制病情,必须与改变病情抗风湿药同服。如塞来昔布、美洛昔康、双氯芬酸、吲哚美辛、萘普生、布洛芬等。无论选择何种NSAID,都会出现胃肠道不良反应,使用中剂量均应个体化;老年人宜选用半衰期短的NSAID药物,对有溃疡病史的老年人,宜服用选择性环氧化酶-2(COX-2)抑制剂以减少胃肠道的不良反应。

2. **改善病情抗风湿药(DMARD)** 该类药物较NSAID发挥作用慢,临床症状的明显改善需1~6个月,有改善和延缓病情进展的作用。一般认为RA诊断明确都应使用DMARD,药物的选择和应用的方案要根据患者的病情活动性、严重性和进展而定。

(1)甲氨蝶呤(MTX):本药抑制细胞内二氢叶酸还原酶,使嘌呤合成受抑制,同时具抗炎作用。每周剂量为7.5~25mg,以口服为主(1日之内服完),亦可静脉注射或肌注。4~6周起效,疗程至少半年。不良反应有肝损害、胃肠道反应、骨髓受抑制和口角糜烂等,停药后多能恢复。

(2)柳氮磺吡啶:剂量为每日2~3g,分两次服用,由小剂量开始,会减少不良反应,对磺胺过敏者禁用。

(3)来氟米特:主要抑制合成嘧啶的二氢乳清酸脱氢酶,使活化淋巴细胞的生长受抑。其服法为50mg,每日1次,3天以后10~20mg,每日1次。

(4)羟氯喹和氯喹:前者每日0.2~0.4g,分两次服。后者每日0.25g,1次服。长期服用可出现视物盲点,眼底有“牛眼”样改变,因此每6~12个月宜做眼底检查。

(5)生物制剂和免疫性治疗:生物制剂如TNF-α拮抗剂、IL-1拮抗剂、CD20单克隆抗体、细胞毒T细胞活化抗原-4(CTLA-4)抗体等,近年国内外都在逐渐使用,临床试验提示它们有抗炎及防止骨破坏的作用。

免疫性治疗包括口服诱导免疫耐受药、米诺环素类药,其疗效待定。免疫治疗还包括以去除血浆中异常免疫球蛋白为主要目的的血浆置换、免疫吸附等疗法,仅用于一些难治的重症患者。

(6)其他DMARD:①金制剂:口服金诺芬;②青霉胺;③硫唑嘌呤;④环孢素。

3. 糖皮质激素 本药有强大的抗炎作用,在关节炎急性发作时可给予短效激素,其剂量依病情严重程度而调整,一般应不超过泼尼松每日10mg,可使关节炎症状得到迅速而明显的缓解,改善关节功能。长期使用糖皮质激素造成的依赖性导致停药困难,并可出现许多不良反应。

4. 植物药制剂

(1)雷公藤多苷片:有抗炎及免疫抑制作用;每日1~1.5mg/kg,分3次饭后服,一般首次足量,症状控制后,逐渐减量或间歇治疗。其不良反应为对性腺的毒性,出现月经减少、停经、精子活力及数目降低、皮肤色素沉着、指甲变薄软、肝损害、胃肠道反应等。

(2)青藤碱:60mg,饭后口服,每日3次。常见不良反应有皮肤瘙痒、皮疹等过敏反应,少数患者出现白细胞减少。

(3)白芍总苷:0.6g,每日2~3次。其不良反应有大便次数增多,轻度腹痛,纳差等。

(三)外科手术治疗

包括关节置换和滑膜切除手术,前者适用于较晚期有畸形并失去功能的关节。

要点七 中医治疗

(一)治疗原则

类风湿关节炎临床上分为活动期和缓解期。急性发作期邪实痹阻、慢性缓解期正虚邪恋为基本病机。急性期其治疗应以祛邪通络为基本原则,根据邪气的偏盛,分别配合祛风、散寒、除湿、清热、化痰、行瘀,兼顾"宣痹通络"。治风宜重视养血活血,即所谓"治风先治血,血行风自灭";治寒宜结合温阳补火,即所谓"阳气并则阴凝散";治湿宜结合健脾益气,即所谓"脾旺能胜湿,气足无顽麻"。慢性缓解期则为久痹正虚者,应重视扶正,补肝肾、益气血是其常法。

(二)辨证论治

1. 活动期

(1)湿热痹阻证

证候:发热,口苦,饮食无味,纳呆或有恶心,泛泛欲吐,关节肿痛以下肢为重,全身困乏无力,下肢沉重酸胀,浮肿或有关节积液,舌苔黄腻,脉滑数。

治法:清热利湿,祛风通络。

方药:四妙丸加减。若下肢重者,可加独活祛风除湿;若关节红肿热痛明显甚或伴壮热者,加金银花、蒲公英、板蓝根、虎杖等。

(2)阴虚内热证

证候:午后或夜间发热,盗汗或兼自汗,口干咽燥,手足心热,关节肿胀疼痛,小便赤涩,大便秘结,舌质干红,少苔,脉细数。

治法:养阴清热,祛风通络。

方药:丁氏清络饮加减。若兼湿热者,当合以三妙散清热祛湿。

(3)寒热错杂证

证候:低热,关节灼热疼痛,或有红肿,形寒肢冷,阴雨天疼痛加重,得温则舒,舌质红,苔白,脉弦细或数。

治法:祛风散寒,清热化湿。

方药:桂枝芍药知母汤加减。如关节红肿热痛明显者,酌加金银花、蒲公英、板蓝根以清热解毒;如畏寒明显者,酌加生黄芪、川乌头以固表散寒。

2. 缓解期

(1)痰瘀互结,经脉痹阻证

证候:关节肿痛且变形,屈伸受限,或肌肉刺痛,痛处不移,皮肤失去弹性,按之稍硬,肌肤紫暗,面色黧黑,或有皮下结节,肢体顽麻,舌质暗红或有瘀点、瘀斑,苔薄白,脉弦涩。

治法:活血化瘀,祛痰通络。

方药:身痛逐瘀汤合指迷茯苓丸加减。伴见血管炎、脉管炎者,合用四妙勇安汤以清热解毒,活血养阴;痛剧者,加乳香、延胡索、地鳖虫等。

(2)肝肾亏损,邪痹筋骨证

证候:形体消瘦,关节变形,肌肉萎缩,骨节烦疼、僵硬,活动受限,筋脉拘急,或筋惕肉瞤,腰膝酸软无力,眩晕,心悸气短,指甲淡白,舌淡苔薄，脉细弱。

治法：益肝肾，补气血，祛风湿，通经络。

方药：独活寄生汤加减。若头晕耳鸣，失眠多梦，盗汗，烦热，颧红，可加左归丸；若面色㿠白，浮肿，畏寒喜暖，手足不温，加右归丸；若肿胀甚者，加白芥子、皂角，外敷皮硝；若关节疼痛甚者，加老鹳草、忍冬藤、虎杖等；由于病痼日久，酌加蕲蛇、乌梢蛇、白花蛇等。

细目二　系统性红斑狼疮

系统性红斑狼疮（systemic lupus erythematosus，SLE）是一种表现有多系统损害的慢性系统性自身免疫病，血清中出现以抗核抗体为代表的多种自身抗体。本病病程以病情缓解和急性发作交替为特点，有内脏（肾、中枢神经）损害者预后较差。本病在我国的患病率为0.7/1000~1/1000，高于西方国家报道的1/2000。本病女性约占90%，以女性多见，尤其是20~40岁的育龄女性。通过早期诊断及综合性治疗，本病的预后较前明显改善。是一个累及多系统、多器官，临床表现复杂，病程迁延反复的自身免疫性疾病。

本病与中医学的“蝶疮流注”相似，可归属于“阴阳毒”“虚劳”等范畴。

要点一　西医病因、发病机制和病理

（一）病因

1. 遗传因素　SLE存在遗传的易感性，如同卵双胎者发病率约为40%，而异卵双胎者仅约3%。

2. 环境因素

（1）阳光：紫外线使皮肤上皮细胞出现凋亡，新抗原暴露而成为自身抗原。

（2）药物、化学试剂、微生物病原体等：某些化学药品（如肼屈嗪、青霉胺、磺胺类等）、某些食物成分（如苜蓿芽）等都可能诱发SLE。

3. 雌激素水平　SLE以女性占绝对多数，男女患病比例为1：（8~10）；以育龄期、妊娠期发病率明显增加。

（二）发病机制

主要的发病机制是免疫学异常。外来抗原（如病原体、药物等）引起人体B细胞活化。易感者因免疫耐受性减弱，B细胞通过交叉反应与模拟外来抗原的自身抗原相结合，并将抗原呈递给T细胞，使之活化，在T细胞活化刺激下，B细胞得以产生大量不同类型的自身抗体，造成大量组织损伤。免疫系统紊乱贯穿了SLE的整个发病过程，自身抗体可以与循环中的自身抗原形成免疫复合物而致病。免疫复合物的形成和沉积是SLE发病的主要机制。

（三）病理

主要病理改变为炎症反应和血管异常。

1. 炎症反应和血管异常可以出现在身体任何器官中　小血管因免疫复合物（IC）沉积或抗体直接侵袭而出现管壁的炎症和坏死，继发的血栓使管腔变窄，导致局部组织缺血和功能障碍。受损器官的特征性改变是：

（1）苏木紫小体（细胞核受抗体作用变性为嗜酸性团块）。

（2）“洋葱皮样病变”，即小动脉周围有显著向心性纤维增生，明显表现于脾中央动脉，以及心瓣膜的结缔组织，反复发生纤维蛋白样变性，而形成赘生物。

2. 本病患者几乎都有肾组织病变　WHO将狼疮肾炎分型如下：①正常或轻微病变型；②系膜病变型；③局灶增殖型；④弥漫增殖型；⑤膜性病变型；⑥肾小球硬化型。

要点二　中医病因病机

中医认为本病起于先天禀赋不足，肝肾阴亏，精血不足，加之情志内伤，劳倦过度，六淫侵袭，阳光曝晒，瘀血阻络，血脉不通，皮肤受损，渐及关节、筋骨、脏腑而成本病。初病在表，四肢脉络痹阻，先表后里，由表入里，由四肢脉络入内而损及脏腑脉络。在内先在上焦，由上而下渐至中焦，再及下焦；由轻渐重，由浅渐深。若表里上下多脏同病，当为重证；如由下而上弥漫三焦，五脏六腑俱损，上入清窍则最为危重。

1. 先天不足　本病患者多有先天禀赋不足，阴阳失调，肾阴亏耗。女子体阴而用阳，阴常不足。少妇、少年正值气火旺盛之时，故多有阴虚内热，或房事不节，命相火动，水亏于下，火炎于上，阴液消烁，真阴愈亏，外邪乘虚而入，“邪入于阴则痹”，血脉闭阻不通。病久阴血暗耗，阴损及阳，阴阳两虚致病情加重。

2. 六淫外伤　六淫之中，风、暑、火、燥四

邪为阳邪,阳热亢盛,消灼阴液,是其主要外因。冬春有风寒外袭由腠理而入,与气血相搏阻滞脉络,化热则伤阴;夏有湿热交阻,盛暑则阳光灼人,暑热由皮肤而入,酿成热毒;秋有燥气伤津,津亏血燥而口眼干燥,瘀滞痹阻则关节疼痛。风寒暑湿燥火,外能伤肤损络,内能波及营血、脏腑。

3. **瘀血阻络** 真阴不足,水亏火旺,复受外感,郁而化热,血热则瘀,阻塞脉络。瘀热阻塞体表脉络,则瘀点满布,五心烦热,甚至肢痛难忍。瘀热阻塞上焦,水道不能通调,积而为饮,心肺受损;瘀热阻塞中焦,脾胃受损,气血不足,精华流失,血虚有火,热迫血行,血不循经,溢于脉外则衄血紫斑,月经不调,或见血尿;瘀热闭塞下焦水道,肝肾受损,则见腰痛、浮肿、腹水、贫血;瘀热上入清窍,则偏瘫瘛疭。

本病基本病机是素体虚弱,真阴不足,热毒内盛,痹阻脉络,内侵脏腑。病位在经络、血脉,与心、脾、肾密切相关,可累及肝、肺、脑、皮肤、肌肉、关节等多个脏器。其性质是本虚标实,心脾肾阳虚、血虚为本,郁热、火旺、瘀滞、积饮为标。基本病机是素体虚弱,真阴不足,热毒内盛,痹阻脉络,内侵脏腑。

要点三 临床表现

1. **全身症状** 活动期患者大多数有全身症状。约 90% 的患者在病程中出现各种热型的发热,尤以低、中度热为常见。此外尚可有疲倦、乏力、体重下降等。

2. **皮肤与黏膜** 80% 的患者在病程中出现皮疹,包括颊部呈蝶形分布的红斑、盘状红斑、指掌部和甲周红斑、指端缺血、面部及躯干皮疹,其中以颊部蝶形红斑最具特征性。与 SLE 相关的特殊皮肤型红斑狼疮有:①亚急性皮肤型红斑狼疮(SCLE):皮疹广泛,位于暴露部位,病变表浅,呈对称性,有时尚可形成疱状或大疱状,愈合后不留瘢痕。②深层脂膜炎型:此型较少见。40% 的患者在日晒后出现光过敏。浅表皮肤血管炎可表现为网状青斑,30% 的患者在急性期出现口腔溃疡伴轻微疼痛,40% 的患者有脱发,30% 的患者有雷诺现象。

3. **浆膜炎** 50% 以上患者在急性发作期出现多发性浆膜炎。

4. **肌肉骨骼表现** 关节痛是常见的症状之一,出现在指、腕、膝关节,常出现对称性多关节疼痛、肿胀。10% 的患者因关节周围肌腱受损而出现 Jaccoud 关节病,其特点为可复位的非侵蚀性关节半脱位,关节 X 线片多无关节骨破坏。5%~10% 出现肌炎,可出现肌痛和肌无力。

5. **肾** 狼疮性肾炎(lupus nephritis,LN)是 SLE 最常见和严重的临床表现,SLE 患者肾活检肾受累几乎为 100%,其中 45%~85% 有肾损害的临床表现,可为无症状性蛋白尿和/或血尿、高血压,甚至肾病综合征、急进性肾炎综合征等,病情可逐渐进展,晚期发生尿毒症,个别患者首诊即为慢性肾衰竭。肾衰竭是 SLE 死亡的常见原因。

6. **心血管** 患者常出现心包炎,可为纤维蛋白性心包炎或渗出性心包炎,但心脏压塞少见。约 10% 的患者有心肌损害,可有气促、心前区不适、心律失常,严重者可发生心力衰竭导致死亡。SLE 可出现疣状心内膜炎(Libman-Sacks 心内膜炎),病理表现为瓣膜赘生物。

7. **肺** 约 35% 的患者有胸腔积液,多为中小量、双侧性。患者可发生狼疮肺炎,表现为发热、干咳、气促,肺 X 线片可见片状浸润阴影,多见于双下肺。SLE 所引起的肺间质性病变主要是急性和亚急性期的磨玻璃样改变和慢性期的纤维化,表现为活动后气促、干咳、低氧血症,肺功能检查常显示弥散功能下降。

8. **神经系统** 又称神经精神狼疮(NP-SLE),亦称为狼疮脑病。轻者仅有偏头痛、性格改变、记忆力减退或轻度认知障碍;重者可表现为脑血管意外、昏迷、癫痫持续状态等。有 NP-SLE 表现的均为病情活动者。影像学检查对 NP-SLE 诊断有帮助。

9. **消化系统表现** 约 30% 的患者有食欲减退、腹痛、呕吐、腹泻或腹水等,其中部分患者以上述症状为首发。约 40% 的患者血清转氨酶升高,肝不一定肿大,一般不出现黄疸。

10. **血液系统表现** 活动性 SLE 中血红蛋白下降、白细胞和/或血小板减少常见。其中 10% 属于 Coombs 试验阳性的溶血性贫血。血小板减少与血清中存在抗血小板抗体、抗磷脂抗体以及骨髓巨核细胞成熟障碍有关。约 20% 患者有无痛性轻或中度淋巴结肿大,以颈部和腋下为多见。约 15% 患者有脾大。

11. **抗磷脂抗体综合征**(antiphospholipid antibody syndrome,APS) 可以出现在 SLE 的活动期,其临床表现为动脉和/或静脉血栓形成，习惯性自发性流产，血小板减少。

12. **干燥综合征**　约30%的SLE有继发性干燥综合征并存，有唾液腺和泪腺功能不全。

13. **眼**　约15%的患者有眼底变化，如出血、视盘水肿、视网膜渗出物等。

要点四　辅助检查

1. **一般检查**　血液检查见血沉增高，活动期SLE的血细胞一系或多系减少；尿液检查见蛋白尿、红细胞、白细胞、管型尿等。

2. **自身抗体**　①抗核抗体（ANA）敏感性为95%，但特异性差；②抗双链DNA（dsDNA）抗体特异性高达95%，敏感性仅70%，对确诊SLE和判断狼疮的活动性参考价值大，本抗体滴度高者常有肾损害；③抗Sm抗体特异性高，但敏感性较低；④抗RNP抗体对SLE特异性不高，其他结缔组织病亦可阳性；⑤抗SSA（Ro）抗体特异性低，在ANA阴性SLE、合并干燥综合征者，老年人或新生儿狼疮，本抗体均可阳性；⑥抗SSB（La）抗体阳性率约10%，特异性低；⑦Rib-P（rRNP）抗体阳性率低，特异性较高，阳性者常有神经系统损害；⑧抗磷脂抗体阳性率低，多见于抗磷脂综合征；⑨其他自身抗体包括抗组蛋白、抗红细胞膜（与溶血有关）、抗血小板膜、抗淋巴细胞膜、抗神经元（与狼疮脑损害有关）等抗体均可阳性。

3. **补体**　CH50、C3、C4降低，有助于SLE的诊断，提示疾病处于进展期，常伴有严重的系统损害。

4. **免疫病理检查**　①狼疮带试验（LBT）：皮肤狼疮带试验对SLE的特异性较高。②肾活检：主要对狼疮肾炎的诊断、治疗和预后判断有价值。肾组织活动性病变为细胞性新月体、透明血栓、肾间质纤维化、肾小球坏死、肾小管萎缩等。

5. **X线检查及其他影像学检查**　头颅MRI、CT对发现患者脑部的梗死性或出血性病灶提供帮助；高分辨率CT有助于早期肺间质性病变的发现。超声心动图对心包积液、心肌或心瓣膜病变、肺动脉高压等有较高敏感性。

要点五　诊断与鉴别诊断

（一）诊断

参照美国风湿病学会1999年的SLE分类标准：①颧部红斑；②盘状红斑；③光过敏；④口腔溃疡；⑤关节炎；⑥浆膜炎；⑦肾脏病变；⑧神经系统病变：癫痫发作或精神症状；⑨血液系统异常：溶血性贫血或血白细胞减少或淋巴细胞绝对值减少或血小板减少；⑩免疫学异常：狼疮细胞阳性或抗dsDNA或抗Sm抗体阳性或梅毒血清试验假阳性；⑪抗核抗体阳性。

在上述11项中，如果有超过4项阳性，则可诊断为SLE，其特异性为98%，敏感性为97%。11条分类标准中，免疫学异常和高滴度抗核抗体更具有诊断意义。

（二）病情程度的判断

1. **疾病的活动性或急性发作**　现用的标准有SLEDAI、SLAM、SIS、BILAG等。目前较为简明实用的为SLEDAI，内容如下：抽搐（8分）、精神异常（8分）、脑器质性症状（8分）、感觉异常（8分）、脑神经受累（8分）、狼疮性头痛（8分）、脑血管意外（8分）、血管炎（8分）、关节炎（4分）、肌炎（4分）、管型尿（4分）、血尿（4分）、蛋白尿（4分）、脓尿（4分）、新出现皮疹（2分）、脱发（2分）、发热（1分）、血小板减少（1分）、白细胞减少（1分）。根据患者前10天内是否出现上述症状而定分，凡总分在10分或10分以上者考虑疾病活动。

2. **病情的严重性**　依据受累器官的部位和程度。例如出现脑受累表明病变严重；出现肾病变者，其严重性又高于仅有发热、皮疹者，有肾功能不全者较仅有蛋白尿的狼疮肾炎为严重。

3. **并发症**　肺部或其他部位感染、高血压、糖尿病等则往往使病情加重。

（三）鉴别诊断

1. **类风湿关节炎**　SLE合并关节病变的特点是：关节疼痛、肿胀、晨僵等均较类风湿关节炎轻且持续时间短，少有骨质侵蚀，不遗留关节畸形，且多伴有特征性的皮疹，以及肾脏、血液、中枢神经等多系统的损害，脏器受累多且重，一般无类风湿结节。

2. **心包炎与心肌炎**　SLE以浆膜炎为突出表现者需反复检测抗核抗体、dsDNA、Sm抗体予以区别。

3. **肾小球肾炎与肾病综合征**　SLE除肾脏损害外，往往具有多系统和多脏器受累的表现，且抗核抗体、抗双链DNA抗体、抗Sm抗体、狼疮细胞（LE细胞）和LBT试验等均呈阳性。必要时可进行肾活检鉴别。

4. **原发性血小板减少性紫癜**　多有骨髓

巨核细胞增多或正常,血小板生存时间缩短,有PAIg、PAC3阳性,对脾切除治疗有效,而抗核抗体、抗双链DNA抗体、抗Sm抗体等均为阴性,与SLE不难鉴别。

5. **药物性狼疮** 某些药物如肼屈嗪等,如长期服用,可引起类似SLE表现(药物性狼疮),但极少有神经系统表现和肾炎,抗dsDNA抗体、抗Sm抗体阴性,血清补体常正常,可资鉴别。

要点六 西医治疗

SLE目前虽不能根治,但合理治疗后可以缓解,尤其是早期患者。治疗原则是活动且病情重者,予强有力的药物控制,病情缓解后,则接受维持性治疗。

(一)一般治疗

1. 进行心理治疗使患者保持乐观情绪。

2. 急性活动期要卧床休息,病情稳定的慢性患者可适当工作,但注意勿过劳。

3. 及早发现和治疗感染。

4. 避免使用可能诱发狼疮的药物,如避孕药等。

5. 避免强阳光曝晒和紫外线照射。

6. 缓解期才可做防疫注射,但尽可能不用活疫苗。

(二)药物治疗

1. **轻型SLE的治疗** 轻型SLE患者是指轻度活动性,但症状轻微,如疲倦、关节痛、肌肉痛、皮疹等,而无重要脏器损伤者。在对症治疗无效时,应及早服用小剂量糖皮质激素治疗(每日服泼尼松0.5mg/kg)。

2. **重型SLE的治疗** SLE活动程度较高,病情较严重,患者每有发热、乏力、多汗等全身症状,实验室检查有明显异常。按病情需要,可应用下述治疗。

(1)糖皮质激素:对病情不甚严重者,可用泼尼松或泼尼松龙每日1mg/kg,晨起顿服。继续服至6~8周,病情改善和稳定后,逐渐减量,每1~2周减原用量10%,要求是足量缓减。如未见效,宜及早加用细胞毒药物。

激素冲击疗法:用于急性暴发性危重SLE,如急进性肾衰竭、NP-SLE的癫痫发作或明显精神症状、严重溶血性贫血等,即用甲泼尼龙500~1000mg,溶于5%葡萄糖250mL中,缓慢静脉滴注每日1次,连用3天为1疗程,接着使用如上所述的大剂量泼尼松,如病情需要,1周后可重复使用,这样能较快控制SLE暴发。

(2)免疫抑制剂:活动程度较严重的SLE,应同时给予大剂量激素和免疫抑制剂,后者常用的是环磷酰胺(CTX)或硫唑嘌呤。加用免疫抑制剂有利于更好地控制SLE活动,减少SLE暴发,以及减少激素的需要量。狼疮肾炎用激素联合CTX治疗,会显著减少肾衰竭的发生。

1)环磷酰胺(CTX):冲击疗法,每次剂量10~16mg/kg,加入0.9%氯化钠溶液200mL内,静脉缓慢滴注,时间要超过1小时,总量可用至6~8g。但如发生胃肠道反应、脱发、肝损害等,尤其是血液系统损害,当血白细胞低于3×10^9/L时,暂停使用。

2)硫唑嘌呤:激素联合使用硫唑嘌呤有疗效,仅适用于中等度严重病例,脏器功能恶化缓慢者。剂量为每日口服2mg/kg。在SLE活动已缓解数月后,本药应减量,酌情停服。

3)环孢素A:是一种非细胞毒免疫抑制剂,如果大剂量激素联合应用细胞毒药物使用4~12周,病情仍不改善,可加用环孢素A,每日口服5mg/kg,分2次服,服用3个月,以后每月减1mg/kg,至每日3mg/kg做维持治疗。其主要不良反应为肾、肝损害,使用期间应予以监测。

4)霉酚酸酯:可有效抑制狼疮性肾炎活动。剂量为每日1~2g/kg,分2次口服。它对白细胞、肝肾功能影响小。

5)抗疟药:羟氯喹每次0.1~0.2g,每日2次。氯喹每次0.25g,每日1次,对皮疹、关节痛及轻型患者有效。久服后可能对视力有一定影响。

6)雷公藤多苷:每日1~1.5mg/kg,分3次服。对本病有一定疗效。不良反应主要为对性腺的毒性,可发生停经、精子减少,尚有肝损害、胃肠道反应、白细胞减少等。

(三)其他

1. **血浆置换** 通过清除血浆中循环免疫复合物、游离的抗体、免疫球蛋白及补体成分,使血浆中抗体滴度减低,并改善网状内皮系统的吞噬功能,对于危重患者或经多种治疗无效的患者有迅速缓解病情的功效。

2. **造血干细胞移植** 造血干细胞移植是通过异体或自体的造血干细胞植入受体内而获得造血和免疫功能重建的医疗手段。

3. **缓解期的治疗**　急性期病情缓解后或器官损害基本得到控制之后即进入缓解期，在此期间应认真随访，指导患者减药量，防止病情复发。

4. **妊娠**　妊娠可诱发 SLE 活动，特别在妊娠早期和产后 6 周。对有习惯性流产病史或抗磷脂抗体阳性者，妊娠时应每日服低剂量阿司匹林 50mg。激素通过胎盘时被灭活（但地塞米松和倍他米松例外），不会对胎儿有害，妊娠时及产后 1 个月内可按病情需要给予激素治疗，必要时加用硫唑嘌呤。产后避免哺乳。

要点七　中医治疗

（一）治疗原则

急性发作阶段，以气营热盛证为主，待高热退下后，邪向气阴两虚转化。气阴两虚证最常见，可贯穿在整个病程各个证候中。气阴两虚证常与血热、瘀热相互交结，易为外邪所诱发而急性发作。中晚期常由气阴两虚转为脾肾两虚、阴阳两虚。

（二）辨证施治

1. 气营热盛证

证候：高热，不恶寒，满面红赤，皮肤红斑鲜红，咽干，口渴喜冷饮，尿赤而少，关节疼痛，舌红绛，苔黄，脉滑数或洪数。

治法：清热解毒，凉血化斑。

方药：清瘟败毒饮加减。高热不退，加牛黄粉、羚羊角粉或紫雪散以加强清热除火之力；关节痛加忍冬藤、桑枝以清热通络；衄血、尿血，加藕节炭、白茅根、水牛角粉清热凉血；如有头痛呕吐，寒战，舌苔转黄厚，有热毒之象者，重用黄连、黄柏、大黄、贯众、板蓝根等清热解毒；神志不清者，加服安宫牛黄丸。

2. 阴虚内热证

证候：长期低热，手足心热，面色潮红而有暗紫斑片，口干咽痛，渴喜冷饮，目赤齿衄，关节肿痛，烦躁不寐，舌质红少苔或苔薄黄，脉细数。

治法：养阴清热。

方药：玉女煎合增液汤加减。关节痛者，加海风藤、虎杖；低热者，加青蒿、地骨皮；口干者，加石斛、鲜芦根；脱发者，加何首乌、熟地黄等。

3. 热郁积饮证

证候：胸闷胸痛，心悸怔忡，时有微热，咽干口渴，烦热不安，红斑皮疹，舌红苔厚腻，脉滑数、濡数，偶有结代。

治法：清热蠲饮。

方药：葶苈大枣泻肺汤合泻白散加减。饮多体壮者，可用制甘遂末吞服，以攻逐水饮；发热者，加生石膏加强清热之力；畏冷或白痰多者，加桂枝、白芥子，以温化痰饮；心悸、脉结代者，加炙甘草、五味子、丹参、龙齿益气复脉，养心宁神；咳痰者加象贝母、炙百部清肺止咳；气急胸闷者，加炙苏子、瓜蒌皮、厚朴宽胸顺气。

4. 瘀热痹阻证

证候：手足瘀点累累，斑疹斑块暗红，两手白紫相继，两腿青斑如网，脱发，口糜，口疮，鼻衄，肌衄，关节肿痛，月经愆期，小便短赤，有蛋白尿、血尿，低热或自觉烘热，烦躁多怒，苔薄舌红，舌光红刺或边有瘀斑，脉细弦或涩数。

治法：清热凉血，活血散瘀。

方药：犀角地黄汤加减。若肌衄、鼻衄，血小板减少，加制首乌、茜草、生藕节、生地榆、水牛角；雷诺现象严重证属寒热错杂者，加桂枝、红花活血通络，温凉并用；闭经加当归、益母草活血通络。

5. 脾肾两虚证

证候：面色不华，但时有潮红，两手指甲亦无华色，神疲乏力，畏寒肢冷，时而午后烘热，口干，小便短少，两腿浮肿如泥，进而腰股俱肿，腹大如鼓，舌胖、舌偏红或偏淡均有，苔薄白或薄腻，脉弦细、细数、细弱。

治法：滋肾填精，健脾利水。

方药：济生肾气丸加减。面色无华，血红蛋白、白细胞下降者，加黄芪、女贞子、制首乌；膝酸腰痛者，加杜仲、续断、桑寄生；面部潮红者，加知母、黄芩；畏冷舌淡，蛋白尿者，加土茯苓、桑叶；胃纳不振，大便溏薄者，加芡实、鸡内金、山楂；头晕头痛，血压升高者，加菊花、钩藤、白蒺藜、天麻；恶心呕吐，二便俱少者，加大黄、玄明粉、木香、厚朴；已出现慢性肾衰竭、氮质血症或尿毒症者，必须及时利尿通便，也可用大黄、附子、牡蛎等水煎灌肠。

6. 气血两亏证

证候：心悸怔忡，健忘失眠，多梦，面色不华，肢体麻木，舌质淡，苔薄白，脉细缓。

治法：益气养血。

方药：八珍汤加减。鼻衄者，加阿胶、枳壳、旱莲草；红细胞减少者，加鹿角片、阿胶；血小板减少者，加羊蹄根、花生衣；白细胞减少者，加黄芪、白术、女贞子。

7. **脑虚瘀热证**

证候:病情危笃,身灼热,肢厥,神昏谵语,或昏聩不语,或痰壅气粗,舌謇,舌鲜绛,脉细数。

治法:清心开窍。

方药:清宫汤送服或鼻饲安宫牛黄丸或至宝丹。头痛严重者,加全蝎、蜈蚣、白蒺藜;癫痫样抽搐者,加钩藤、制南星、石菖蒲。

8. **瘀热伤肝证**

证候:低热绵绵,口苦纳呆,两胁胀痛,月经提前,经血暗紫带块,烦躁易怒,或黄疸、肝脾肿大,皮肤红斑、瘀斑,舌质紫暗或有瘀斑,脉弦。

治法:疏肝清热,凉血活血。

方药:茵陈蒿汤合柴胡疏肝散加减。便秘者加生大黄;腹水者加益母草、水红花子。

第八单元　神经系统疾病

细目一　短暂性脑缺血发作

短暂性脑缺血发作（transient ischemic attack，TIA）是指历时短暂且经常反复发作的脑局部供血障碍，以引起相应供血区局限性和短暂性神经功能缺失为特点的一种脑血管病。每次发作历时短暂，持续数分钟至1小时，在24小时内即完全恢复。占同期缺血性脑血管病的7%~45%。

本病属于中医学的“中风”“眩晕”“厥证”等范畴。

要点一　西医病因、病理

（一）病因

1. 血管壁病变

（1）动脉粥样硬化：是最主要的原因。血脂异常、高血压、糖尿病等因素可导致颈动脉、椎基底动脉系统的血管内膜损伤，脂质沉积形成粥样硬化斑块。斑块表面的微栓子脱落，或者斑块导致血管狭窄、痉挛，都可能引起TIA。

（2）血管炎：如系统性红斑狼疮、结节性多动脉炎等自身免疫性疾病引起的血管炎，会使血管壁发生炎症反应，导致血管狭窄或闭塞，引发TIA。

2. 血液成分改变　血液黏稠度增加：血细胞增多症（如真性红细胞增多症）、血小板增多症等疾病会使血液黏稠度升高，血流速度减慢，容易形成血栓，进而导致TIA。

凝血机制异常：如抗凝因子缺乏、使用抗凝药物过量等情况，会使血液处于高凝状态，增加血栓形成的风险。

3. 血流动力学改变

（1）血压异常波动：当血压突然下降（如体位性低血压）或血压急剧升高时，脑血管的自动调节机制可能失衡。血压过低会导致脑灌注不足，血压过高可能使血管痉挛，这些都可能引发TIA。

（2）心输出量减少：严重的心律失常（如房颤）、心脏瓣膜病等会导致心输出量减少，使脑部供血不足，引起TIA。

（二）病理

1. 微栓子形成与栓塞　动脉粥样硬化斑块脱落的微栓子进入脑循环，堵塞小动脉是TIA常见的病理过程。这些微栓子通常很快会发生自溶、破碎，使血管再通，所以症状是短暂的。

2. 脑血管痉挛　各种刺激因素（如血液成分改变、血压波动等）可引起脑血管痉挛。痉挛的脑血管使局部脑组织供血减少，导致短暂缺血症状。痉挛缓解后，供血恢复正常，症状消失。

3. 脑血流灌注不足　当血流动力学改变导致脑灌注压降低时，脑组织得不到足够的血液供应。这种情况持续时间较短，一旦灌注压恢复，脑组织的血液供应和功能也能恢复正常，表现为TIA。

要点二　中医病因病机

多因素体禀赋不足，年老体衰，或劳倦内伤致气血内虚，血脉不畅；或因嗜饮酒浆，过食肥甘，损伤脾胃，内生湿浊，阻滞经脉，复加情志不遂，气候剧烈变化等诱因，以致脏腑功能失调，气血逆乱，风夹痰瘀，扰于脑窍，窜犯经络而发病。

1. 肝肾阴虚，风阳上扰　素体阴虚，水不涵木，虚风内动，夹肝阳上扰清空，则头晕目眩，甚则欲仆；窜阻经络则肢体麻木，或猝然半身不遂，或言语謇涩；风邪善行数变，症发瞬时即过。

2. 气虚血瘀，脉络瘀阻　素体气虚，血行不畅，以致瘀阻脉络；或气虚而脉络空虚，风邪乘虚入中，痹阻气血，清空失养，或肌肉筋脉失于濡养，症见头晕目眩，动则加剧，或一侧肢体软弱无力，渐觉不遂等。

3. 痰瘀互结，阻滞脉络　嗜酒肥甘、饱饥劳倦损伤脾胃，以致水谷不化为精微，反而聚湿生痰,致使清阳不升,浊阴不降,症见头晕目眩,头重如蒙,肢体麻木,胸脘痞闷,或猝然半身不遂,移时恢复如常。

本病病位在经络,其主要病机是气虚血瘀,气虚为本,血瘀为标。血瘀是TIA发生发展的核心,更有痰浊与瘀血互结而致病者,肝阳亦有夹痰、夹瘀而上扰者,凡此不可一概而论,临床宜细审之。

要点三　临床表现

TIA好发于50~70岁,男性多于女性。发病突然,迅速出现局限性神经功能或视网膜功能障碍,多于5分钟左右达到高峰,持续时间短,恢复快,不留后遗症,症状和体征应在24小时内完全消失;可反复发作;常有高血压、糖尿病、心脏病和高脂血症病史。根据受累血管不同,临床上可分为颈内动脉系统TIA和椎-基底动脉系统TIA。

1. **颈内动脉系统TIA**　较多见,持续时间较短,易进展为完全性卒中。其临床表现主要系大脑中动脉或大脑中动脉与大脑前动脉皮层供血障碍所致。常见症状为发作性单肢无力或轻偏瘫及对侧面部轻瘫,当主侧半球受累时可见失语症,也可有失读、失写症等;本病的特征性改变是伴有病变侧单眼一过性黑矇或失明或病变侧霍纳征(Horner征);部分视野缺损常见,偏盲则较少见。

2. **椎-基底动脉系统TIA**　较少见,发作较频,持续时间较长。由于椎-基底动脉复杂的结构,故缺血所致的症状复杂多样,脑干前庭系缺血表现为眩晕、平衡失调,多不伴有耳鸣;内听动脉缺血致内耳受累可伴耳鸣。本病的特征性症状有:①跌倒发作:患者转头或仰头时,下肢突然失去张力而跌倒,无意识丧失,常可很快自行站起,系下部脑干网状结构缺血,肌张力降低所致。②短暂性全面性遗忘症:发作时出现短时间记忆丧失,患者对此有自知力,持续数分钟至数十分钟,发作时对时间、地点定向障碍,但谈话、书写和计算能力保持,是大脑后动脉颞支缺血,累及边缘系统的颞叶海马、海马旁回和穹隆所致。③双眼视力障碍发作:可有复视、偏盲或双目失明。

另外临床可能出现的症状还有吞咽障碍,构音不清,共济失调,意识障碍伴或不伴瞳孔缩小;一侧或双侧面、口周麻木或交叉性感觉障碍;交叉性瘫痪是一侧脑干缺血的典型表现,可因脑干缺血的部位不同而出现不同的综合征,表现为一侧动眼神经、展神经和/或面神经麻痹,对侧肢体瘫痪。

要点四　辅助检查

TIA无特定的实验室阳性指标,临床为明确其病因,常结合以下检查:

1. 头颅CT或MRI检查大多正常,部分病例可见脑内有小梗死灶或缺血灶。CT(10%~20%的患者)、MRI(约20%的患者)可见腔隙性梗死灶,弥散加权MRI可见片状缺血区。单光子发射计算机断层成像(SPECT)可有局部血流量下降;PET可见局限性氧与糖代谢障碍。

2. 数字减影血管造影(DSA)/磁共振血管成像(MRA)或彩色经颅多普勒(TCD)可见血管狭窄,动脉粥样硬化斑,TCD微栓子监测适合发作频繁的TIA患者。

3. 心脏B超、心电图及超声心动图可以发现动脉硬化、心脏瓣膜病变及心肌病变。

4. 血常规、血脂及血液流变学检查可以确定TIA的发生与血液成分及流变学的关系。

5. 颈椎X线检查以明确是否存在颈椎病变,及其对椎动脉的影响。

要点五　诊断与鉴别诊断

(一)诊断

绝大多数TIA患者就诊时症状已消失,其诊断主要依靠病史。有典型临床表现而又能排除其他疾病时,诊断即可确立。其诊断要点包括:①多数在50岁以上发病;②有高血压、高脂血症、糖尿病、脑动脉粥样硬化症、较严重的心脏病病史及吸烟等不良嗜好者;③突然局灶性神经功能缺失发作,持续数分钟,或可达数小时,但在24小时内完全恢复;④不同患者的局灶性神经功能缺失症状常按一定的血管支配区刻板地反复出现;⑤发作间歇期无神经系统定位体征。诊断确立后需要进一步明确病因。

美国国立神经疾病与卒中研究所脑血管病分类(第3版)中提出:TIA的临床表现最常见的是运动障碍,对只出现肢体一部分或一侧面部感觉障碍、视觉丧失或失语发作病例,诊断TIA必须慎重;有些症状如麻木、头晕很常见,但不一定表明是TIA。并明确提出:

不属TIA特征的症状有:①不伴后循环(椎-基底动脉系)障碍其他体征的意识丧失;

②强直性和/或阵挛性痉挛；③躯体多处持续、进展性症状；④闪光暗点。

不考虑TIA症状者有：①进展性感觉障碍；②单纯性眩晕；③单纯性头晕眼花；④单纯性吞咽障碍；⑤单纯的构音障碍，或单纯的复视；⑥大小便失禁；⑦伴有意识障碍的视觉丧失；⑧伴有头痛的局灶症状；⑨单纯的精神错乱或单纯的遗忘症；⑩单纯的猝倒发作。

（二）鉴别诊断

1. 局灶性癫痫　常表现为持续数秒至数分钟的肢体抽搐，从躯体的一处开始，并向周围扩展，尤其是无张力性癫痫发作与TIA猝倒发作相似。24小时脑电图监测有局限性癫痫放电则可确诊为癫痫；CT或MRI检查可发现脑内局灶性病变。

2. 梅尼埃病　发作性眩晕、恶心、呕吐与椎－基底动脉TIA相似，但每次发作持续时间往往超过24小时，可达3~4天，伴有耳鸣、耳阻塞感、听力减退等症状，除眼球震颤外，无其他神经系统定位体征。发病年龄多在50岁以下。

3. 阿－斯（Adams-Stokes）综合征　严重心律失常时可因阵发性全脑供血不足，出现头昏、晕倒和意识丧失，但常无神经系统局灶性症状和体征，心电图、超声心动图和X线检查常有异常发现。

4. 发作性睡病　可突然发生猝倒，但多见于年轻人，有明显的不可抗拒的睡眠发作，而罕见局限性神经功能缺失，易于鉴别。

5. 其他　颅内肿瘤、脓肿、慢性硬膜下血肿、脑内寄生虫等亦可出现类TIA发作症状，原发或继发性自主神经功能不全亦可因血压或心率的急剧变化出现短暂性全脑供血不足，出现发作性意识障碍，应注意排除。

要点六　西医治疗

1. 病因治疗　针对TIA的病因和诱发因素进行治疗，消除微栓子来源和血流动力学障碍。如高血压患者应控制血压，有效地控制糖尿病、高脂血症、血液系统疾病、心律失常等。对颈动脉有明显动脉粥样硬化斑块、狭窄>70%或血栓形成，影响脑内供血并有反复TIA者，可行颈动脉内膜剥离术、血栓内膜切除术、颅内外动脉吻合术或血管内介入治疗等。

2. 药物治疗

（1）抗血小板聚集剂：减少微栓子发生，减少TIA复发。阿司匹林每日50~300mg，晚餐后服用；氯吡格雷每日75mg。

（2）抗凝药物：对频繁发作的TIA，特别是颈内动脉系统TIA较抗血小板药物效果好；对渐进性、反复发作持续时间较长和一过性黑矇的TIA可起预防卒中的作用。可用肝素、低分子肝素，也可选择华法林；抗凝疗法的确切疗效还待进一步评估，应注意抗凝治疗的禁忌证。

（3）血管扩张药和扩容药物：早期用血管扩张药物，可使微栓子向远端移动，从而缩小缺血范围，同时血管扩张药物可促进侧支循环的建立。

（4）脑保护治疗：频繁发作的TIA，神经影像学检查显示有缺血或脑梗死病灶者，可给予钙拮抗剂，保护脑组织。目前临床常用的有尼莫地平、氟桂利嗪等。

要点七　中医治疗

（一）治疗原则

因本病主要病机是气虚血瘀，气虚为本，血瘀为标。故治疗主要以益气活血为大法，特别是在无证可辨的情况下。血瘀是TIA发生发展的核心，更有痰浊与瘀血互结而致病者，肝阳亦有夹痰、夹瘀而上扰者，临床治疗上应兼顾补肝肾，化痰通络。

（二）辨证论治

1. 肝肾阴虚，风阳上扰证

证候：头晕目眩，甚则欲仆，目胀耳鸣，心中烦热，多梦健忘，肢体麻木，或猝然半身不遂，言语謇涩，但瞬时即过，舌质红，苔薄白或少苔，脉弦或细数。

治法：平肝息风，育阴潜阳。

方药：镇肝熄风汤加减。头痛目胀，加夏枯草、菊花；言语謇涩，加远志、石菖蒲；腰膝酸软，舌红，脉细数，加熟地黄、山茱萸、何首乌；面红目赤，口苦烦躁，加龙胆草、夏枯草。

2. 气虚血瘀，脉络瘀阻证

证候：头晕目眩，动则加剧，言语謇涩，或一侧肢体软弱无力，渐觉不遂，偶有肢体掣动，口角流涎，舌质暗淡，或有瘀点，苔白，脉沉细无力或涩。

治法：补气养血，活血通络。

方药：补阳还五汤加减。若上肢不遂者，加桂枝、桑枝；下肢不遂，加续断、牛膝；言语不利，加远志、石菖蒲。

3. 痰瘀互结,阻滞脉络证

证候:头晕目眩,头重如蒙,肢体麻木,胸脘痞闷,或猝然半身不遂,移时恢复如常,舌质暗,苔白腻或黄厚腻,脉滑数或涩。

治法:豁痰化瘀,通经活络。

方药:黄连温胆汤合桃红四物汤加减。痰浊较甚,加胆南星;胸脘痞闷,加厚朴、枳实。

细目二 脑 梗 死

脑梗死是指各种原因所致脑部血液供应障碍,导致脑组织缺血、缺氧性坏死,出现相应神经功能缺损的一类临床综合征。脑梗死的临床常见类型有脑血栓、脑栓塞和腔隙性梗死等。脑梗死以半身不遂、口眼㖞斜、语言不利为临床特征。

脑血栓(cerebral thrombosis,CT)是脑梗死中最常见的类型,通常指脑动脉的主干或其皮层支因动脉粥样硬化及各类动脉炎等血管病变,导致血管的管腔狭窄或闭塞,并进而发生血栓形成,造成脑局部供血区血流中断,脑组织缺血、缺氧,软化坏死,出现相应的神经系统症状和体征。

脑栓塞(cerebral embolism)是指各种栓子随血流进入颅内动脉系统,使血管腔急性闭塞引起相应供血区脑组织缺血、坏死及脑功能障碍。由栓塞造成的脑梗死也称为栓塞性脑梗死(embolic cerebral infarction),约占脑梗死的15%,在青年人脑梗死中高达30%。

腔隙性梗死(lacunar infarct)是指主要发生在大脑半球深部白质及脑干的缺血性微梗死,因脑组织缺血、坏死、液化由吞噬细胞移除而形成的腔隙,一般直径不超过20mm,故称为腔隙性梗死。约占急性缺血性脑卒中20%,是脑梗死的一种常见类型。

本病属于中医学的"中风"范畴。

要点一 西医病因、发病机制与病理

(一)病因和发病机制

1. 脑血栓

(1)动脉管腔狭窄和血栓形成:最常见的是动脉粥样硬化斑块导致管腔狭窄和血栓形成。主要发生在管径>500μm的供血动脉,以脑部的大动脉、中动脉的分叉处以及弯曲处多见,管腔狭窄达80%以上才能影响脑血流量。脑血栓形成是在脑动脉粥样硬化血管狭窄的基础上,由于动脉壁粥样斑块内新生的血管破裂形成血肿,血肿使斑块进一步隆起,甚至完全闭塞管腔,导致急性供血中断;或因斑块表面的纤维帽破裂,粥样物自裂口逸入血流,遗留粥瘤样溃疡,排入血流的坏死物质和脂质形成胆固醇栓子,引起动脉管腔闭塞。脑动脉血栓形成是动脉粥样硬化性血栓性脑梗死最常见的发病机制,斑块破裂形成溃疡后,由于胶原暴露,可促进血栓形成,血栓形成通常发生在血管内皮损伤(如动脉粥样硬化斑块)或血流产生旋涡(如血管分支处)的部位,血管内皮损伤和血液"湍流"是动脉血栓形成的主要原因,血小板激活并在损伤的动脉壁上黏附和聚集是动脉血栓形成的基础。

(2)血管痉挛:常见于蛛网膜下腔出血、偏头痛、子痫和颅外伤等患者。尚有一些病因不明的脑梗死,部分病例有高水平的抗磷脂抗体等伴发的高凝状态。

2. 脑栓塞

(1)心源性:最常见,占脑栓塞60%~75%,最多见的直接原因是慢性心房纤颤,造成心房附壁血栓脱落,约占心源性栓子的半数以上。在青年人中,风湿性心脏病仍是并发脑栓塞的重要原因;感染性心内膜炎时瓣膜上的炎性赘生物脱落,心肌梗死或心肌病的附壁血栓等亦常引起;也见于静脉栓子经未闭合的卵圆孔和缺损的房间隔迁移到脑动脉(反常栓塞)。

(2)非心源性:主动脉弓及其发出的大血管的动脉粥样硬化斑块和附着物脱落是较常见的原因。其他较少见的有:肺静脉血栓或血凝块、肺部感染、败血症可引起脑栓塞,长骨骨折或手术时脂肪栓和气栓,血管内诊断治疗时的血凝块或血栓脱落,癌性栓子,寄生虫虫卵栓子,异物栓子,肾病综合征高凝状态亦可发生脑栓塞。

(3)来源不明:约10%脑栓塞不能确定原因。

3. 腔隙性梗死

(1)高血压:高血压可导致小动脉及微小动脉壁脂质透明变性和微粥样硬化等小动脉硬化病理改变,引起管腔闭塞而产生腔隙性病变。

（2）动脉粥样硬化：使小动脉管腔狭窄，血栓形成或栓子脱落后阻塞了深穿支动脉的起始部，引起其供血区的梗死，尤其是颈动脉系统颈外段、大脑中动脉及基底动脉的粥样硬化。

（3）血流动力学异常与血液成分异常：如各种原因使血压突然下降或血液黏稠度增高，均可使已严重狭窄的动脉远端血流明显减少而发病。

（4）各种类型小栓子随血流直接阻塞小动脉：小栓子的可能来源有红细胞、纤维蛋白、胆固醇、空气、心脏病及霉菌性动脉瘤等，随血流直接阻塞小动脉而引起发病。

（二）病理

1. 脑血栓　脑血栓，闭塞血管内可见血栓形成或栓子、动脉粥样硬化或血管炎等改变。病理分期：

（1）超早期（1~6小时）：病变区脑组织常无明显改变，可见部分血管内皮细胞、神经细胞和星形胶质细胞肿胀，线粒体肿胀空化，属可逆性。

（2）急性期（6~24小时）：缺血区脑组织苍白，轻度肿胀，神经细胞、星形胶质细胞和血管内皮细胞呈明显缺血性改变。

（3）坏死期（24~48小时）：可见大量神经细胞消失，胶质细胞坏死，中性粒细胞、单核细胞、巨噬细胞浸润，脑组织明显水肿；如果病变范围扩大可向对侧移位，甚至形成脑疝。

（4）软化期（3天~3周）：病变区液化变软。

（5）恢复期（3~4周后）：液化坏死的脑组织被吞噬、清除，胶质细胞增生，毛细血管增多，小病灶形成胶质瘢痕，大病灶形成中风囊，此期可持续数月至2年。

脑栓塞引起的脑组织缺血性坏死可以是缺血性、出血性或混合性梗死。出血性更为常见，占30%~50%。脑栓塞发生后，栓子可以不再移动，牢固地阻塞管腔；或栓子分解碎裂，进入更小的血管，最初栓塞动脉的血管壁已受损，血流恢复后易从破损的血管壁流出，形成出血性梗死。

腔隙性梗死灶呈不规则圆形、卵圆形或狭长形，直径在0.2~20mm，多为3~4mm。病灶常位于脑深部核团（壳核约37%、丘脑14%、尾状核10%），脑桥（16%）和内囊后肢（10%），内囊前肢和小脑较少发生。大体标本可见腔隙为含液体小腔洞样软化灶；镜下可见腔内有纤细的组织小梁、吞噬细胞和微血管瘤，病变血管可见透明变性、玻璃样脂肪变、玻璃样小动脉坏死、血管壁坏死和小动脉硬化等。

2. 脑栓塞　脑栓塞引起的脑组织缺血性坏死可以是贫血性、出血性或混合性梗死。出血性更为常见，占30%~50%。脑栓塞发生后，栓子可以不再移动，牢固地阻塞管腔；或栓子分解碎裂，进入更小的血管，最初栓塞动脉的血管壁已受损，血流恢复后易从破损的血管壁流出，形成出血性梗死。

3. 腔隙性梗死　腔隙性梗死灶呈不规则圆形、卵圆形或狭长形，直径在0.2~20mm，多为3~4mm。病灶常位于脑深部核团（壳核约37%、丘脑14%、尾状核10%），脑桥（16%）和内囊后肢（10%），内囊前肢和小脑较少发生。

大体标本可见腔隙为含液体小腔洞样软化灶；镜下可见腔内有纤细的组织小梁、吞噬细胞和微血管瘤，病变血管可见透明变性、玻璃样脂肪变、玻璃样小动脉坏死、血管壁坏死和小动脉硬化等。

要点二　中医病因病机

中风是以半身不遂、肌肤不仁、口舌歪斜、言语不利，甚则突然昏仆、不省人事为主症的疾病。

多因年老正衰（素体禀赋不足），劳倦内伤，或过食不节，损伤脾胃，或情志不遂，以致脏腑功能失调，气血逆乱，风夹痰瘀，扰于脑窍，窜犯经络发为中风。

1. 肝阳暴亢，风火上扰　平素肝旺易怒，或肝肾阴虚，肝阳偏亢，复因情志相激，肝失条达，气机不畅，气郁化火，风火相煽，冲逆犯脑。

2. 风痰瘀血，痹阻脉络　年老体衰或劳倦内伤，脏腑功能失调，内生痰浊瘀血，适逢肝风上窜之势，或外风引动内风，皆使风夹痰瘀，窜犯经络。

3. 痰热腑实，风痰上扰　饮食不节，嗜好膏粱厚味及烟酒之类，脾胃受伤，运化失司，痰热互结，腑气壅结，痰热夹风阳之邪，上扰清窍，神机失灵。

4. 气虚血瘀，脉络不畅　平素体弱，或久病伤正，正气亏虚，无力行血，血行不畅，瘀滞脑络。

综上所述，本病的病位在脑，与心、肾、肝

密切相关。其病机归纳起来不外虚(阴虚、气虚)、火(肝火、心火)、风(肝风、外风)、痰(风痰、湿痰)、气(气逆)、血(血瘀)六端,其中以肝肾阴虚、气血衰少为致病之本,风、火、痰、气、瘀为发病之标,且两者常互为因果,或兼见同病。本病系本虚标实,上盛下虚之证,其基本病机为阴阳失调,气血逆乱,上犯于脑。

要点三 临床表现

一、脑血栓

(一)一般特点

动脉粥样硬化所致者以中、老年人多见;动脉炎所致者以中青年多见。常在安静或休息状态下发病。神经系统局灶性症状及体征多在发病后 10 余小时或 1~2 天内达到高峰。神经系统定位体征因脑血管闭塞部位及梗死范围不同而表现各异。

(二)临床类型

1. 根据症状和体征的演进过程分型

(1)完全性卒中:发病后神经功能缺失症状较重较完全,常于数小时内(<6 小时)达到高峰。病情一般较严重。多为颈内动脉或大脑中动脉主干等较大动脉闭塞所致,约占 30%。

(2)进展性卒中:指发病后神经功能缺失症状在 48 小时内逐渐进展或呈阶梯式加重,直至患者完全偏瘫或意识障碍。

(3)缓慢进展性卒中:起病后 1~2 周症状仍逐渐加重,常与全身或局部因素所致的脑灌流减少,侧支循环代偿不良,血栓向近心端逐渐扩展等有关。

(4)可逆性缺血性神经功能缺失:指发病后神经缺失症状较轻,持续 24 小时以上,但可于 3 周内恢复,不留后遗症。多数发生于大脑半球卵圆中心。

2. 根据梗死的特点分型

(1)大面积脑梗死:通常是由颈内动脉主干、大脑中动脉主干或皮层支的完全性闭塞所致,患者表现为病灶对侧完全性偏瘫、偏身感觉障碍及向病灶对侧的凝视麻痹,可有头痛和意识障碍,并呈进行性加重。

(2)分水岭脑梗死:是指相邻血管供血区之间分水岭区或边缘带(border zone)的局部缺血。一般认为,分水岭梗死多由于血流动力学障碍所致;典型者发生于颈内动脉严重狭窄或闭塞伴全身血压降低时。临床常呈卒中样发病,多无意识障碍,症状较轻,恢复较快。

(3)出血性脑梗死:是由于脑梗死供血区内动脉坏死后血液漏出继发出血,常发生于大面积脑梗死之后。

(4)多发性脑梗死:是指两个或两个以上不同的供血系统脑血管闭塞引起的梗死,多为反复发作脑梗死的后果。

(三)不同动脉闭塞的症状和体征

1. 颈内动脉闭塞 可出现病灶侧单眼一过性黑蒙,偶可为永久性视力障碍(因眼动脉缺血),或病灶侧 Horner 征这一特征性病变;常见症状有对侧偏瘫、偏身感觉障碍和偏盲等(大脑中动脉或大脑中、前动脉缺血);主侧半球受累可有失语症。

2. 大脑中动脉闭塞 是血栓性梗死的主要血管,发病率最高,占脑血栓性梗死的 70%~80%。

(1)主干闭塞:以“三偏征”为特征,即病灶对侧中枢性面舌瘫及偏瘫,偏身感觉障碍和同向偏盲或象限盲。上下肢瘫痪程度基本相等;可有不同程度的意识障碍;主侧半球受累可出现失语症,非主侧半球受累可见体象障碍。

(2)皮层支闭塞:上分支闭塞时可出现病灶对侧偏瘫和感觉缺失,面部及上肢重于下肢,Broca 失语(主侧半球)和体象障碍(非主侧半球);下分支闭塞时常出现 Wernicke 失语、命名性失语和行为障碍等,而无偏瘫。

(3)深穿支闭塞:对侧中枢性上下肢均等性偏瘫,可伴有面舌瘫;对侧偏身感觉障碍,有时可伴有对侧同向性偏盲;主侧半球病变可出现皮质下失语。

3. 大脑前动脉闭塞

(1)主干闭塞:发生于前交通动脉之前可无任何症状;发生于前交通动脉之后可有对侧中枢性面舌瘫及偏瘫,以面舌瘫及下肢瘫为重,伴轻度感觉障碍;旁中央小叶受损有尿潴留或尿急;额极与胼胝体受累有精神障碍如淡漠、反应迟钝、欣快、始动障碍和缄默等,额叶病变常有强握与吮吸反射;主侧半球病变可见上肢失用,Broca 失语少见。

(2)皮层支闭塞:对侧下肢远端为主的中枢性瘫,可伴感觉障碍;对侧肢体短暂性共济失调、强握反射及精神症状。

(3)深穿支闭塞:对侧中枢性面舌瘫及上肢近端轻瘫。

4. **大脑后动脉闭塞**

(1)主干闭塞:对侧偏盲、偏身感觉障碍及轻偏瘫,丘脑综合征,优势半球病变可有失读症。

(2)皮层支闭塞:单侧皮质支闭塞,引起对侧同向性偏盲或象限盲,黄斑区视力不受累(黄斑回避现象)优势半球受累可出现失读(伴或不伴失写)命名性失语、失认等。双侧皮质支闭塞,导致完全性皮质盲,有时伴有不定型的视幻觉,记忆受损(累及颞叶),面容失认症等。

(3)深穿支闭塞:丘脑穿通动脉闭塞产生红核丘脑综合征,表现为病灶侧小脑性共济失调、意向性震颤、舞蹈样不自主运动对侧感觉障碍,通常不伴有偏瘫。丘脑膝状动脉闭塞见丘脑综合征,表现为对侧感觉障碍,以深感觉为主,有自发性疼痛、感觉过度、轻偏瘫,共济失调和不自主运动,可有舞蹈,手足徐动症和震颤等锥体外系症状,可有丘脑痛。

此型在临床上比较少见。闭塞部位在发出交通动脉以前不出现症状。丘脑膝状动脉闭塞见丘脑综合征,表现为对侧感觉障碍,以深感觉为主,有自发性疼痛、感觉过度、轻偏瘫,共济失调和不自主运动,可有舞蹈、手足徐动症和震颤等锥体外系症状;大脑后动脉阻塞引起枕叶梗死可出现对侧同向偏盲,瞳孔反射存在,视神经无萎缩;优势半球胼胝体部的损害可引起失读症。

5. **椎基底动脉闭塞** 基底动脉主干闭塞常引起广泛的桥脑梗死,可突发眩晕、呕吐、共济失调,迅速出现昏迷、面部与四肢瘫痪、去脑强直、眼球固定、瞳孔缩小、高热、肺水肿、消化道出血,甚至呼吸及循环衰竭而死亡。椎基底动脉的分支闭塞,可导致脑干或小脑不同水平的梗死。体征的共同特点是下列之一:①交叉性瘫痪。②双侧运动和/或感觉功能缺失。③眼的协同运动障碍。④小脑功能的缺失不伴同侧长束征。⑤孤立的偏盲或同侧盲。另可伴失语、失认、构音障碍等。常见的综合征:

(1)基底动脉尖综合征:出现以中脑病损为主要表现的一组临床综合征,临床表现:①眼球运动及瞳孔异常,一侧或双侧动眼神经部分或完全麻痹,眼球上视不能(上丘受累)及一个半综合征,瞳孔光反应迟钝而调节反应存在,类似 Argyll-Robertson 瞳孔(顶盖前区病损)。②意识障碍,一过性或持续数天,或反复发作(中脑及/或丘脑网状激活系统受累)。③对侧偏盲或皮质盲。④严重记忆障碍(颞叶内侧受累)。有卒中危险因素的中老年人,突然发生意识障碍又较快恢复,无明显运动、感觉障碍,但有瞳孔改变、动眼神经麻痹、垂直注视障碍,应想到该综合征;如有皮质盲或偏盲、严重记忆障碍则更支持;CT 及 MRI 见中脑、双侧丘脑、枕叶、颞叶病灶即可确诊。

(2)小脑后下动脉或椎动脉闭塞综合征:或称延髓背外侧(Wallenberg)综合征,是脑干梗死中最常见的类型。主要表现:①眩晕、呕吐、眼球震颤(前庭神经核)。②交叉性感觉障碍(三叉神经脊束核及对侧交叉的脊髓丘脑束受损)。③同侧 Horner 征(交感神经下行纤维受损)。④吞咽困难和声音嘶哑(舌咽、迷走神经受损)。⑤同侧小脑性共济失调(绳状体或小脑受损)。

(3)双侧脑桥基底部梗死出现闭锁综合征:双侧脑桥基底部梗死出现患者意识清楚,四肢瘫痪,不能讲话和吞咽,仅能以目示意,称为闭锁综合征。

(4)中脑支闭塞出现 Weber 综合征、Benedikt 综合征,脑桥支闭塞出现 Millard-Gubler 综合征(外展、面神经麻痹、双侧肢体瘫痪)、Foville 综合征(同侧凝视麻痹、周围性面瘫、对侧偏瘫)

6. **小脑梗死** 常有眩晕、恶心、呕吐、眼球震颤、共济失调、站立不稳和肌张力降低等,可有脑干受压及颅内压增高症状。

二、脑栓塞

取决于栓子的性质和数量、栓塞的部位、侧支循环的状况、栓子的变化过程、心脏功能与其他并发症等因素。

(一)病史

任何年龄均可发病,风湿性心脏病引起的脑栓塞以青年女性居多,非瓣膜性心房颤动、急性心肌梗死引起的脑栓塞以中老年人为多。多在活动中突然发病(也可于安静时发病,约 1/3 发生于睡眠中),常无前驱表现,症状多在数秒至数分钟内发展到高峰,是发病最急的脑卒中,且多表现为完全性卒中。

(二)症状和体征

1. **意识障碍** 50%~60% 患者起病时有轻度意识障碍,但持续时间短,颈内动脉或大脑中动脉主干的大面积脑栓塞可发生严重脑水肿、颅内压增高、昏迷及抽搐发作;椎基底动脉系统栓塞也可迅速发生昏迷。

2. **局限性神经缺失症状** 与栓塞动脉供血区的功能相对应。约 4/5 脑栓塞累及大脑中动脉主干及其分支,出现失语、偏瘫、单瘫、偏身感觉障碍和局限性癫痫发作等,偏瘫多以面部和上肢为重,下肢较轻;约 1/5 发生在椎基底动脉系统,表现为眩晕、复视、共济失调、交叉瘫、四肢瘫、发音及吞咽困难等;较大栓子偶可栓塞在基底动脉主干,造成突然昏迷、四肢瘫或基底动脉尖综合征。

3. **原发疾病表现** 如风湿性心脏病、冠心病和严重心律失常、心内膜炎等;部分病例有心脏手术史、长骨骨折、血管内治疗史等。

4. **脑外多处栓塞证据** 如皮肤、球结膜、肺、肾、脾、肠系膜等栓塞和相应的临床症状和体征。

三、腔隙性梗死

1. 本病多发生于 40~60 岁及以上中老年人,男性多于女性,常有多年高血压史。

2. 发病常较突然,多为急性发病,部分为渐进性或亚急性起病,多在白天活动中发病;20% 以下表现为 TIA 样起病。发病时多有血压升高。

3. 临床表现多样,其特点是症状较轻、体征单一,多可完全恢复,预后较好,但可反复发作,无头痛、颅内压增高和意识障碍等全脑症状。临床表现主要取决于腔隙的独特位置,由此可归纳为 21 种临床综合征,临床较为典型的有以下 6 种腔隙综合征:

(1)纯运动性轻偏瘫(PMH):是最常见类型,约占 60%。病变多位于内囊、放射冠或脑桥,出现对侧面部和上下肢轻偏瘫,无感觉障碍、视野缺损及皮层功能缺失如失语等;脑干病变的 PMH 无眩晕、耳鸣、眼震、复视及小脑性共济失调。多在 2 周内开始恢复。PMH 有 7 种少见的变异型:①合并运动性失语。②无面瘫的 PMH。③合并水平凝视麻痹。④合并动眼神经交叉瘫(Weber 综合征)。⑤合并外展神经交叉瘫。⑥伴精神错乱急性发作,注意力、记忆力障碍;⑦闭锁综合征。

(2)纯感觉性卒中(PSS):较常见。对侧偏身或局部感觉障碍,如麻木、烧灼、刺痛等,多为主观感觉体验,很少有感觉缺失体征。感觉障碍严格沿人体中轴分隔,是丘脑性感觉障碍的特点。感觉异常仅位于面口部和手部者称口手综合征。病变主要位于对侧丘脑腹后外侧核。

(3)共济失调性轻偏瘫(AH):病变对侧 PMH 伴小脑型共济失调,下肢重,足、踝尤为明显,上肢轻,面部最轻;指鼻试验、跟膝胫试验、轮替动作、Romberg 征均为阳性,共济失调不能用无力来解释,可伴锥体束征。幕上病变引起者有肢体麻痛;幕下病变引起者有眼球震颤、构音障碍等。病变位于脑桥基底部、内囊或皮质下白质。

(4)构音障碍 - 手笨拙综合征(DCHS):约占 20%,起病突然,发病后症状即达高峰,有严重构音障碍、吞咽困难,病变对侧中枢性面舌瘫,同侧手轻度无力及精细动作笨拙,指鼻试验不准,轻度平衡障碍,但无感觉障碍。病变位于脑桥基底部、内囊前肢或膝部。

(5)感觉运动性卒中(SMS):以偏身感觉障碍起病,再出现轻偏瘫,可为 PSS 合并 PMH。病灶位于丘脑腹后核及附近内囊后肢,是丘脑膝状体动脉分支或脉络膜后动脉丘脑闭塞所致。

(6)腔隙状态:多发性腔隙累及双侧锥体束,出现严重精神障碍、痴呆、假性延髓麻痹、双侧锥体束征、类帕金森综合征和尿便失禁等;但并非所有多发性腔隙性梗死都是腔隙状态。

要点四 实验室检查及其他检查

1. **颅脑 CT**

(1)脑血栓:多数于发病后 24 小时内 CT 不显示密度变化,24~48 小时后逐渐显示与闭塞血管供血区一致的低密度梗死灶,如梗死灶体积较大则可有占位效应。

(2)脑栓塞:可显示梗死灶呈多发,见于两侧,或病灶大、并以皮质为底的楔型,绝大多数位于大脑中动脉支配区,且同一大脑中动脉支配区常见多个、同一时期梗死灶,可有缺血性梗死和出血性梗死的改变,出现出血性梗死更支持脑栓塞的诊断。一般于 24~48 小时后可见低密度梗死区,故应定期复查头颅 CT。

(3)腔隙性梗死:可见深穿支供血区单个或多个直径 2~15mm 病灶,呈圆形、卵圆形、长方形或楔形腔隙性阴影,边界清晰,无占位效应,增强时可见轻度斑片状强化;以基底节、皮

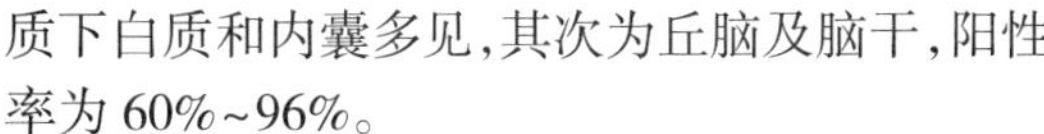

质下白质和内囊多见，其次为丘脑及脑干，阳性率为60%~96%。

2. 头部MRI

（1）脑血栓：与CT相比，MRI具有显示病灶早的特点，能早期发现大面积脑梗死，清晰显示小病灶及后颅凹的梗死灶，病灶检出率95%。功能性MRI如弥散加权MRI可于缺血早期发现病变，发病后半小时即可显示梗死灶。

（2）脑栓塞：MRI可发现颈动脉及主动脉狭窄程度，显示栓塞血管的部位。

（3）腔隙性梗死：可见T_1低信号T_2高信号，与CT相比，MRI可清晰显示脑干病灶、对病灶进行准确定位，并能区分陈旧性腔隙系由于腔隙性梗死抑或颅内小出血所致，是最有效的检查手段。

3. **血管造影**　DSA或MRA可显示血管狭窄和闭塞的部位，可显示动脉炎、Moyamoya病、动脉瘤和血管畸形等。

4. **脑脊液检查**　通常CSF压力、常规及生化检查正常，大面积脑梗死压力可增高，出血性脑梗死CSF可见红细胞。

5. **其他检查**

（1）彩色多普勒超声（TCD）：可发现颈动脉及颈内动脉的狭窄，动脉粥样硬化斑块或血栓形成。

（2）SPECT：能早期显示脑梗死的部位、程度和局部脑血流改变，PET能显示脑梗死灶局部脑血流、氧代谢及葡萄糖代谢，并监测缺血半暗带及对远隔部位代谢的影响。

要点五　诊断与鉴别诊断

一、诊断

（一）脑血栓

诊断依据：

1. 起病较急，多于安静状态下发病。

2. 多见于有动脉硬化、高血压、糖尿病及心脏病病史的中老年人。

3. 有颈内动脉系统和/或椎-基底动脉系统体征和症状，如偏瘫、偏身感觉障碍、失语、共济失调等，部分可有头痛、呕吐、昏迷等全脑症状，并在发病后数小时至几天内逐渐加重。

4. 头颅CT、MRI发现梗死灶，或排除脑出血，脑卒中和炎症性疾病等。

临床分型（OCSP分型）：牛津郡社区卒中研究分型（OCSP）不依赖影像学结果，常规CT、MRI尚未能发现病灶时就可根据临床表现迅速分型，并提示闭塞血管和梗死灶的大小和部位，临床简单易行，对指导治疗、评估预后有重要价值。OCSP临床分型标准如下：

1. **完全前循环梗死（TACI）**　多为MCA近段主干，少数为颈内动脉虹吸段闭塞引起的大片脑梗死，表现为三联征：

（1）完全大脑中动脉（MCA）综合征表现：大脑较高级神经活动障碍（意识障碍、失语、失算、空间定向力障碍等）。

（2）同向偏盲。

（3）对侧三个部位（面、上肢与下肢）较严重的运动和/或感觉障碍。

2. **部分前循环梗死（PACI）**　是MCA远段主干、各级分支或ACA及分支闭塞引起的中、小梗死，有以上三联征中的两个，或只有高级神经活动障碍，或感觉运动缺损较TACI局限。

3. **后循环梗死（POCI）**　为椎基底动脉及分支闭塞引起的大小不等的脑干、小脑梗死，表现为各种不同程度的椎基底动脉综合征：①同侧脑神经瘫痪及对侧感觉运动障碍。②双侧感觉运动障碍。③双眼协同活动及小脑功能障碍，无长束征或视野缺损等。

4. **腔隙性梗死（LACI）**　大多是基底节或脑桥小穿通支病变引起的小腔隙灶，表现为腔隙综合征，如纯运动性轻偏瘫、纯感觉性脑卒中、共济失调性轻偏瘫、手笨拙-构音不良综合征等。

（二）脑栓塞

1. 无前驱症状，突然发病，病情进展迅速且多在数秒至数分钟内达高峰。

2. 局灶性脑缺血症状明显，或伴有周围皮肤、黏膜或/和内脏和肢体栓塞症状。

3. 明确的原发疾病和栓子来源。

4. 脑CT和MRI能明确脑栓塞的部位、范围、数目及性质（出血性与缺血性）。

（三）腔隙性梗死

目前国内外尚无统一的诊断标准，以下标准可资参考：①中老年发病，有长期高血压、糖尿病等危险因素病史。②急性起病，出现局灶性神经功能缺损症状，临床表现符合腔隙综合征。③CT或MRI影像学检查可证实存在与神经功能缺失一致的腔隙性病灶，梗死灶直径<1.5~2.0cm，且梗死灶主要累及脑的深部白质、基底核、丘脑和脑桥等区域，符合大脑半球

或脑干深部的小穿通动脉闭塞。④ EEG、腰椎穿刺或 DSA 等均无肯定的阳性发现。⑤预后良好,多数患者可在短期内恢复。

二、鉴别诊断

1. **脑出血** 比较而言,脑出血起病更急,常有头痛、呕吐、打哈欠等颅内压增高症及不同程度的意识障碍,血压增高明显,典型者不难鉴别。但大面积梗死与脑出血、轻型脑出血与一般脑梗死临床症状相似,鉴别困难,往往需要做 CT 等检查才能鉴别。

2. **颅内占位病变** 某些硬膜下血肿、颅内肿瘤、脑脓肿等发病也较快,出现偏瘫等症状,类似梗死临床表现,应注意有无高颅内压的症状及体征,CT 及 MRI 检查则可鉴别。

3. **其他** 需要与感染、囊虫病、Moyamoya 病、脑脓肿、颅外段颈动脉闭塞、脱髓鞘疾病和转移瘤等鉴别。

要点六 西医治疗

一、脑血栓

脑血栓形成具有起病急、病变进展快、神经病损重的特点,急性期及早实施正确的治疗,可显著提高临床疗效。目前多采用中西医结合综合治疗,具体的治疗原则应考虑以下几点:

1. 超早期治疗,尽早发现,及时就诊,迅速处理,力争超早期溶栓治疗。

2. 基于脑梗死后的缺血及再灌注损伤的病理改变进行综合脑保护治疗。

3. 采取个体化的综合治疗方案,即要考虑个体因素。中医的辨证论治在体现个体化治疗方面显示了一定优势,故应采用中西医结合药物治疗与其他疗法并举的多元化治疗措施。有条件者可组建由多学科医师参与的"卒中单元",将急救、治疗和康复融为一体,使个体治疗更具特点。

4. 整体化观念。治疗脑血栓要考虑脑与心脏及其他器官功能的相互影响,如脑心综合征、多脏器衰竭等,重症病例要积极防治并发症,采取对症支持疗法。

5. 对卒中的危险因素及时给予预防性干预措施,最终达到挽救生命、降低病残率及预防复发的目的。

6. 中医药综合治疗如针刺、按摩等康复方法显示了很大优势,积极应用有助于神经功能恢复。

(一)一般治疗

包括维持生命功能、处理并发症等基础治疗。

1. 卧床休息,监测生命体征,加强皮肤、口腔、呼吸道及排便的护理,起病 24~48 小时仍不能进食者,应予鼻饲饮食。

2. 吸氧与呼吸支持 合并低氧血症患者(血氧饱和度<92% 或血气分析提示缺氧)应给予吸氧,气道功能严重障碍者应给予气道支持(气管插管或切开)及辅助呼吸。

3. 心脏监测与心脏病变处理 脑梗死后 24 小时内应常规进行心电图检查,必要时进行心电监护。

4. 体温控制 对体温升高的患者应明确发热原因,如存在感染应给予抗生素治疗。对体温>38℃的患者应给予退热措施。

5. 血压控制 发病后 24 小时内血压持续升高,收缩压≥200mmHg 或舒张压≥110mmHg,或伴有严重心功能不全、主动脉夹层、高血压脑病,可予谨慎降压治疗,并严密观察血压变化,必要时可静脉使用短效药物(如拉贝洛尔、尼卡地平等),最好应用微量输液泵,避免血压降得过低。准备溶栓者,应使收缩压<180mmHg、舒张压<100mmHg。

6. 血糖控制 约 40% 的患者存在脑卒中后高血糖,对预后不利。目前公认应对脑卒中后高血糖进行控制。如超过 11.1mmol/L,宜给予胰岛素治疗。血糖低于 2.8mmol/L 时给予 10%~20% 葡萄糖口服或注射治疗。

7. 脑水肿高峰期为发病后 2~5 天,可根据临床表现或颅内压监测,给予 20% 甘露醇 250mL,6~8 小时一次,静脉滴注;亦可用呋塞米 40mg 或 10% 白蛋白 50mL,静脉注射。

(二)溶栓治疗

以迅速恢复梗死区血流灌注,减轻神经元损伤。溶栓应在起病 6 小时内的治疗时间窗内进行才有可能挽救缺血半暗带。

1. **常用溶栓药物及其使用** 常用尿激酶(UK)、重组的组织型纤溶酶原激活剂(rt-PA)。①尿激酶常用量 100 万~150 万 U,加入 5% 葡萄糖或 0.9% 生理盐水中静脉滴注,30 分钟滴完,剂量应根据患者的具体情况来确定;也可采用 DSA 监视下超选择性介入动脉溶栓。② rt-PA 每次用量为 0.9mg/kg,总量≤90mg,先静脉推注 10%（1 分钟），其余剂量连续静滴，60 分钟滴完。

2. **适应证**　①年龄 18~80 岁。②发病 4.5 小时以内（rt-PA）或 6 小时内（尿激酶）。③脑功能损害的体征持续存在超过 1 小时，且比较严重。④ CT 排除颅内出血，且无早期大面积脑梗死影像学改变。

3. **禁忌证**　①既往有颅内出血，包括可疑蛛网膜下腔出血；近 3 个月有头颅外伤史；近 3 周内有胃肠或泌尿系统出血；近 2 周内进行过大的外科手术；近 1 周内有不可压迫部位的动脉穿刺。②近 3 个月有脑梗死或心肌梗死史。但陈旧小腔隙未遗留神经功能体征者除外。③严重心、肾、肝功能不全或严重糖尿病者。④体检发现有活动性出血或外伤（如骨折）的证据。⑤已口服抗凝药，且 INR>1.5；48 小时内接受过肝素治疗（APTT 超出正常范围）。⑥血小板计数<100.000/mm^3，血糖<2.7mmol/L（50mg）。⑦血压：收缩压>180mmHg，或舒张压>100mmHg。⑧妊娠。⑨不合作。

4. 溶栓治疗时的注意事项

（1）将患者收到 ICU 或者卒中单元进行监测。

（2）定期进行神经功能评估，第 1 小时内 30 分钟一次，以后每小时一次，直至 24 小时。

（3）患者出现严重的头痛、急性血压增高、恶心或呕吐，应立即停用溶栓药物，紧急进行头颅 CT 检查。

（4）血压的监测：溶栓的最初 2 小时内 15 分钟一次，随后 6 小时内为 30 分钟一次，以后每小时一次，直至 24 小时。如果收缩压≥180mmHg 或舒张压≥100mmHg，应增加血压监测次数，并给予降压药物。

（5）给予抗凝药、抗血小板药物前应复查颅脑 CT。

（6）鼻饲管、导尿管及动脉内测压管应延迟安置。

5. **溶栓并发症**　①脑梗死病灶继发出血：UK 有诱发出血的潜在危险，应监测凝血时间及凝血酶原时间。②致命的再灌注损伤及脑组织水肿。③再闭塞，可达 10%~20%。

（三）抗凝治疗（参考中国急性缺血性卒中诊治指南 2023）

（1）对大多数急性缺血性卒中患者，不推荐无选择地早期进行抗凝治疗。

（2）对于伴心房颤动的急性缺血性卒中患者，早期使用新型抗凝剂进行抗凝是安全的，可在充分沟通，并评估卒中复发和出血风险后，在卒中后早期个体化启动新型抗凝剂进行抗凝；对少数其他特殊急性缺血性卒中患者（如放置心脏机械瓣膜）是否进行抗凝治疗，需综合评估（如病灶大小、血压控制、肝肾功能等），如出血风险较小，致残性脑栓塞风险高，可在充分沟通后谨慎选择使用。

（3）特殊情况下溶栓后还需抗凝治疗患者，应在 24 小时后使用抗凝剂。

（4）对存在同侧颈内动脉严重狭窄的缺血性卒中患者，使用抗凝治疗的疗效尚待进一步研究证实。

（5）凝血酶抑制剂治疗急性缺血性卒中的有效性尚待更多研究证实。目前这些药物只在临床研究环境中或根据具体情况个体化使用。

（四）脑保护治疗

包括采用钙离子通道阻滞剂、镁离子、抗兴奋性氨基酸递质、自由基清除剂（过氧化物歧化酶、维生素 E 和维生素 C、甘露醇、激素如 21- 氨基类固醇、巴比妥盐类、谷胱甘肽等）、酶的抑制剂、抑制内源性毒性产物（金钠多、可拉瑞啶）、神经营养因子、神经节苷脂、腺苷与纳洛酮和亚低温治疗等。

（五）降纤治疗

药物有降纤酶（defibrase）、巴曲酶、安克洛酶和蚓激酶等；发病后 3 小时内给予安克洛酶可改善患者预后。

（六）抗血小板聚集治疗

发病后 48 小时内给予阿司匹林每日 100~300mg，可降低死亡率和复发率，进行溶栓及抗凝治疗时不要同时应用，以免增加出血的风险。

（七）其他

1. **血管扩张剂**　可导致脑内盗血及加重脑水肿，宜慎用或不用。

2. **神经细胞营养剂**　选择适当的神经细胞营养剂，临床常用的神经细胞营养剂包括三类：影响能量代谢如 ATP、细胞色素 C、胞二磷胆碱、辅酶 A、辅酶 Q_{10} 等；影响氨基酸及多肽类如 γ- 氨基丁酸、脑活素、爱维治等；影响神经递质及受体如溴隐亭、尼麦角林等。最新的临床及实验研究证明，脑卒中急性期不宜使用影响能量代谢的药物，这类药物可使本已缺血缺氧的脑细胞耗氧增加，加重脑缺氧及脑水肿，应在脑卒中亚急性期(病后2~4周)使用。

(八)手术治疗和介入治疗

如颈动脉内膜切除术、颅内外动脉吻合术、开颅减压术、脑室引流术等对急性脑梗死患者有一定疗效(大面积脑梗死和小脑梗死并有脑疝征象者,宜行开颅减压治疗)。

(九)高压氧治疗

可增加脑组织供氧,清除自由基水平,提高脑组织氧张力,并具有抗脑水肿,提高红细胞变形能力,控制血小板聚集率,降低血黏度和减弱脑血栓形成等作用。

(十)康复治疗

其原则是在一般和特殊疗法的基础上,对患者进行体能和技能训练,以降低致残率,促进神经功能恢复,提高生活质量,在患者生命体征平稳后即尽早进行。

(十一)预防性治疗

尽早干预。抗血小板聚集剂阿司匹林、氯吡格雷用于防治缺血性脑血管病已受到全球普遍关注,并在临床广泛应用,有肯定的预防作用。国内临床试验证实,阿司匹林的适宜剂量为每日70~150mg,氯吡格雷为每日75mg。注意适应证的选择,有胃病及出血倾向者慎用。

二、脑栓塞

1. 大面积脑栓塞以及小脑梗死,可发生严重的脑水肿,或继发脑疝,应积极进行脱水、降颅压治疗,若颅内高压难以控制或有脑疝形成,需进行颅骨瓣切除减压。

2. 大脑中动脉主干栓塞者,若在发病的3~6小时时间窗内,可争取溶栓治疗(参见脑血栓形成),也可立即施行栓子摘除术。气栓应采取头低位、左侧卧位。如系减压病应立即行高压氧治疗,可使气栓减少,脑含氧量增加。气栓常引起癫痫发作,应严密观察,及时进行抗癫痫治疗。脂肪栓可用扩容剂、血管扩张剂、5%碳酸氢钠注射液250mL静脉滴注,每日2次。感染性栓塞需选用有效足量的抗生素抗感染治疗,并禁用溶栓和抗凝治疗,防止感染扩散。

3. 防止栓塞复发,房颤患者尽可恢复正常心律,如不能则应采取预防性抗凝治疗以预防形成新的血栓再栓塞,防止栓塞的部位继发性血栓扩散,促使血栓溶解。可选用华法林或抗血小板聚集药物阿司匹林、氯吡格雷等,治疗中要定期监测凝血功能,并随时调整剂量,注意并发颅内或身体其他部位的出血。

4. 部分心源性脑栓塞患者发病后2~3小时内,用较强的血管扩张剂如罂粟碱静滴可收到意想不到的满意疗效;亦有用烟胺羟丙茶碱(脉栓通、烟酸占替诺)治疗发病1周内的轻-中度脑梗死病例收到较满意疗效者。

三、腔隙性梗死

由于腔隙性梗死大都发生在终末支,梗阻后没有侧支循环代偿,故治疗主要是针对病因及症状做相应处理。

1. 有效控制高血压及防治各种类型脑动脉粥样硬化是预防本病的关键。腔隙性梗死急性期将血压逐渐降至接近患者年龄的正常水平,不宜使血压大幅度下降,否则会加重病情。

2. 应用抑制血小板聚集药物(阿司匹林、氯吡格雷等),预防血栓形成,减少复发。

3. 急性期可适当应用扩血管药物,促进神经功能恢复。

4. 钙离子拮抗剂(尼莫地平、氟桂利嗪等)可减少血管痉挛,改善脑血液循环,降低腔隙性梗死复发率。

5. 控制其他可干预危险因素如吸烟、酗酒、糖尿病、高脂血症等。

6. 慎用抗凝剂以免发生脑出血。

要点七　中医辨证论治

1. 肝阳暴亢,风火上扰证

证候:平素头晕头痛,耳鸣目眩,突然发生口舌㖞斜,舌强语謇,或手足重滞,甚则半身不遂,或伴麻木等症,舌质红苔黄,脉弦。

治法:平肝潜阳,活血通络。

方药:天麻钩藤饮加减。肝火偏盛者加龙胆草、夏枯草;热盛伤津口干,五心烦热,舌绛苔燥可加玄参、生地、白芍、女贞子;心中烦热甚者加生石膏、龙齿;痰多语言不利较重者加胆南星、石菖蒲、竹沥;腹胀满,大便秘结不通,加大黄、枳实等。

2. 风痰瘀血,痹阻脉络证

证候:肌肤不仁,手足麻木,突然口舌㖞斜,语言不利,口角流涎,舌强语謇,甚则半身不遂,或兼见手足拘挛,关节酸痛,恶寒发热。舌苔薄白,脉浮数。

治法:祛风化痰通络。若眩晕甚者可加全蝎、钩藤、菊花;若舌紫暗者加桃仁、红花、赤芍等;若烦躁不安,舌苔黄腻,脉滑数者可加黄芩、栀子。

方药：真方白丸子加减。

3. **痰热腑实，风痰上扰证**

证候：半身不遂，舌强语謇或不语，口舌㖞斜，偏身麻木，口黏痰多，腹胀便秘，头晕目眩，舌红苔黄腻或黄厚燥，脉弦滑。

治法：通腑泄热，化痰理气。

方药：星蒌承气汤加减。午后热甚者加黄芩、石膏、栀子；痰盛者加竹沥、天竺黄、川贝母；兼见头晕头痛、目眩耳鸣者可加天麻、钩藤、菊花、珍珠母、石决明；若口干舌燥、便秘可加生地黄、玄参、麦冬等。

4. **气虚血瘀证**

证候：肢体不遂，软弱无力，形体肥胖，气短声低，面色萎黄，舌质淡暗或有瘀斑，苔薄厚，脉细弱或沉弱。

治法：益气养血，化瘀通络。

方药：补阳还五汤加减。气虚明显者加人参或党参，心悸、失眠加炙甘草、桂枝、酸枣仁、龙眼肉；小便频数或失禁者加桑螵蛸、金樱子、益智仁。肢软无力麻木者加桑寄生、杜仲、牛膝、豨莶草。

5. **阴虚风动证**

证候：突然发生口舌㖞斜，舌强语謇，半身不遂；平素头晕头痛，耳鸣目眩，膝酸腿软；舌红，苔黄，脉弦细而数或弦滑。

治法：滋阴潜阳，镇肝息风。

方药：镇肝熄风汤加减。潮热盗汗，五心烦热者加黄柏、知母、地骨皮。腰膝酸软者加女贞子、旱莲草、何首乌、枸杞子、杜仲；心烦失眠者加珍珠母、夜交藤。

6. **脉络空虚，风邪入中证**

证候：手足麻木，肌肤不仁或突然口舌㖞斜，语言不利，口角流涎，甚则半身不遂；或兼见恶寒发热，肢体拘急，关节酸痛；舌苔薄白，脉浮弦或弦细。

治法：祛风通络，养血和营。

方药：大秦艽汤加减。

7. **痰热内闭清窍证**

证候：突然昏仆，口噤目张，气粗息高，或两手握固，或躁扰不宁，口舌㖞斜，半身不遂，昏不知人，颜面潮红，大便干结；舌红，苔黄腻，脉弦滑数。

治法：清热化痰，醒神开窍。

方药：首先灌服（或鼻饲）至宝丹或安宫牛黄丸以辛凉开窍，继以羚羊角汤加减。痰热盛者加鲜竹沥汁、胆南星、猴枣散；躁扰不宁者，加石菖蒲、郁金、远志、珍珠母。大便秘结，口臭，腹胀满、日晡潮热者可加大承气汤。

8. **痰湿壅闭心神证**

证候：突然昏仆，不省人事，牙关紧闭，口噤不开；痰涎壅盛：静而不烦，四肢欠温；舌淡，苔白滑而腻，脉沉。

治法：辛温开窍，豁痰息风。

方药：涤痰汤合苏合香丸鼻饲。舌暗瘀斑，脉涩者加桃仁、红花、丹参；四肢厥冷者加制附子、桂枝、细辛。

9. **元气败脱，心神涣散证**

证候：突然昏仆，不省人事，目合口开，鼻鼾息微，手撒肢冷，汗多不止，二便自遗，肢体软瘫；舌痿，脉微欲绝。

治法：益气回阳，救阴固脱。

方药：立即用大剂参附汤合生脉散加减。汗出不止者加黄芪、煅龙骨、煅牡蛎、五味子；或上证使用参附汤后见面赤足冷，虚烦不安，脉极虚弱，或突现脉大无根者，是阳气稍复，而真阴不足此为阴虚阳脱之证，当以地黄饮子填补真阴，温壮肾阳。

细目三　脑　出　血

脑出血（intracerebral hemorrhage，ICH）是指原发性非外伤性脑实质内出血，又称原发性或自发性脑出血。原发性脑出血的病理机制复杂，病因多样，绝大部分是高血压伴发的微小动脉瘤在血压骤变升高时破裂所致，称为高血压脑出血。常形成大小不等的脑内血肿，有时穿破脑实质形成继发性脑室内出血和/或蛛网膜下腔出血。起病急骤，主要临床表现为头痛、呕吐、意识障碍、偏瘫、偏身感觉障碍和偏盲等。

本病属于中医学的“中风”“眩晕”“头痛”和“厥证”等范畴。

要点一　西医病因、病理

（一）病因

1. **高血压合并小动脉硬化**　是脑出血最常见的原因。长期高血压会使脑内小动脉发生玻璃样变、纤维素样坏死等病理改变,血管壁弹性减弱。当血压突然升高时,这些脆弱的血管就容易破裂出血。

2. **脑动静脉畸形** 是一种先天性脑血管发育异常,畸形的血管团内动脉和静脉直接相通,中间缺乏正常的毛细血管网。由于动脉血直接流入静脉,血管壁承受的压力增大,容易破裂出血。

3. **颅内动脉瘤** 颅内动脉瘤是局部血管壁的异常膨出,多因先天性缺陷、动脉硬化、感染等因素引起。当动脉瘤壁在血流冲击等情况下不能承受压力时就会破裂,导致脑出血。

4. **其他因素** 包括脑淀粉样血管病,这种病主要发生在老年人,淀粉样物质沉积在脑血管壁,使血管壁变脆弱,容易出血;还有血液系统疾病,如白血病、血小板减少性紫癜等会引起凝血功能障碍,增加脑出血的风险;另外,使用抗凝药物或溶栓药物不当也可能导致脑出血。

(二)病理

1. **局部脑组织损伤** 血液从破裂血管流出后,会在脑实质内形成血肿。血肿的占位效应会直接压迫周围脑组织,导致局部脑组织缺血、缺氧,引起神经细胞坏死。随着时间推移,血肿会逐渐分解,产生的有害物质也会对脑组织造成毒性损伤。

2. **脑水肿** 脑出血后,由于血脑屏障破坏、血液成分的渗出等原因,会引起脑水肿。脑水肿一般在出血后数小时开始出现,2~3天达到高峰。严重的脑水肿会进一步增加颅内压,压迫周围脑组织,导致脑疝形成,这是脑出血的严重并发症,可危及生命。

3. **脑疝形成** 当颅内压增高到一定程度时,脑组织会从压力高的区域向压力低的区域移位,形成脑疝。如小脑幕切迹疝,颞叶的海马回、钩回通过小脑幕切迹被挤向幕下;枕骨大孔疝是小脑扁桃体经枕骨大孔被挤入椎管内。脑疝会压迫脑干等重要结构,导致呼吸、心搏骤停等严重后果。

要点二 中医病因病机

本病的发生,主要由于患者素体气血亏虚,心、肝、肾三脏阴阳失调,加以忧思恼怒,或饮酒饱食,或房劳过度,或外邪侵袭等诱因,以致气血运行受阻,肌肤筋脉失于濡养;或阴亏于下,肝阳暴张,阳化风动,血随气逆,夹痰夹火,横窜经隧,蒙蔽清窍,形成上实下虚、阴阳互不维系的危急证候。

1. **正气不足,络脉空虚** 气虚腠理不密,卫外不固,风邪乘虚而入中经络,气血痹阻,肌肤筋脉失于濡养;或患者痰浊素盛,外风引动痰湿流窜经络而引起口眼㖞斜、半身不遂等症。

2. **烦劳过度,年老体衰** 肾阴虚,肝失所养,肝阳日见亢盛。加以情志过极,或嗜酒劳累、气候影响等诱因作用下,致使阴亏于下,肝阳鸱张,阳化风动,气血上冲,心神昏冒,发为中风。正如《景岳全书·非风》所说:"卒倒多由昏愦,本皆内伤积损颓败而然。"

3. **五志过极,阳亢风动** 暴怒伤肝,阳亢风动,引及心火,风火相煽,热壅风引,气血并走于上,心神昏冒而卒倒无知,发为本病。《素问玄机原病式·火类》云:"多因喜、怒、思、悲、恐之五志有所过极而卒中者,由五志过极,皆为热甚之故也。"

4. **饮食不节,痰浊蒙窍** 嗜酒肥甘,或中气虚弱,脾虚聚湿生痰或木火克土,内生痰浊,以致痰火蒙蔽清窍,突然昏仆,㖞僻不遂。此即《丹溪心法·中风》所谓:"湿土生痰,痰生热,热生风也。"

总之,出血中风的病位在脑,脏腑涉及心、肝、肾;病性本虚标实,上盛下虚。本病是一种极为严重的疾病,若阴阳互不维系,致神明散乱、元气外脱等危候,则属本病重症。

要点三 临床表现

(一)病史

发病年龄常在50~70岁,多数有高血压史,冬、春季节发病较多。起病常突然而无预兆,少数患者有头昏头痛、肢体麻木或活动不便、口齿不清等前驱症状。多在活动或情绪激动时发病,症状常在数小时内发展至高峰。

(二)症状体征

急性期常见的主要表现有头痛、头晕、呕吐、意识障碍、肢体瘫痪、失语、大小便失禁等。发病时常有显著的血压升高,一般在180/110mmHg以上,体温升高(发病后即刻高热为丘脑体温调节中枢受损所致,体温逐渐升高并呈弛张型者,多为合并感染,低热则为吸收热),尤其是脑桥出血常引起高热。多数患者脑膜刺激征阳性,瞳孔常有双侧不等,眼底可见动脉硬化、出血。常有心脏异常体征。可因出血部位及出血量不同而临床症状不一，常见的有以下几类。

1. **基底节区（内囊区）出血**　占全部脑出血的70%，其中壳核出血最为常见，占全部的50%~60%，丘脑出血占全部的20%。临床常见以下几类：①壳核出血：表现为突发病灶对侧偏瘫、偏身感觉障碍和同向偏盲，双眼球向病灶对侧同向凝视不能，主侧半球可有失语、失用。壳核出血可分为壳核外侧型出血和壳核内侧型出血，后者症状典型且病情严重。②丘脑出血：急性起病，95%在数小时内达高峰。突发对侧偏瘫、偏身感觉障碍和同向偏盲（表现为上视障碍，或凝视鼻尖），但其上下肢瘫痪为均等，深浅感觉障碍以深感觉障碍明显；意识障碍多见且较重，出血波及下丘脑或破入第三脑室可出现昏迷加深、瞳孔缩小、去皮质强直等；累及丘脑中间腹侧核可出现运动性震颤，帕金森综合征；累及优势侧丘脑可有丘脑性失语；可伴有情感改变（欣快、淡漠或无欲状），视听幻觉及定向、记忆障碍。③尾状核头出血：较少见，与蛛网膜下腔出血相似，仅有脑膜刺激征而无明显瘫痪，可有对侧中枢性面舌瘫。

2. **脑叶出血**　占5%~10%。①额叶出血：前额痛、呕吐、痫性发作较多见；对侧偏瘫、共同偏视、精神障碍；优势半球出血时可出现运动性失语。②顶叶出血：偏瘫较轻，而偏侧感觉障碍显著；对侧下象限盲；优势半球出血时可出现混合性失语。③颞叶出血：表现为对侧中枢性面舌瘫及上肢为主的瘫痪；对侧上象限盲；优势半球出血时可出现感觉性失语或混合性失语；可有颞叶癫痫、幻嗅、幻视。④枕叶出血：对侧同向性偏盲，并有黄斑回避现象，可有一过性黑矇和视物变形；多无肢体瘫痪。

3. **脑桥出血**　占脑出血的8%~10%。轻症或早期检查时可发现单侧脑桥损害的体征，如出血侧的面神经和展神经麻痹及对侧肢体弛缓性偏瘫（交叉性瘫痪），头和双眼凝视瘫痪侧，CT测量出血在5mL以下者，预后良好。重症脑桥出血多很快波及对侧，患者迅速出现昏迷、四肢瘫痪，大多呈弛缓性，少数呈去大脑强直，双侧病理征阳性，双侧瞳孔极度缩小呈针尖样，但对光反应存在；持续高热（体温39℃以上，四肢不热而躯干热，甚则肢端发凉，无汗），明显呼吸障碍，眼球浮动，呕吐咖啡样胃内容物等。病情迅速恶化，多数在24~48小时内死亡。

4. **小脑出血**　约占脑出血的10%。多数表现为突发眩晕，频繁呕吐，枕部头痛，一侧肢体共济失调而无明显瘫痪，可有眼球震颤，一侧周围性面瘫，但无肢体瘫痪为其常见的临床特点，少数呈急性进行性，类似小脑占位性病变。重症大量出血者呈进行性颅内压迅速增高，发病时或发病后12~24小时内出现昏迷及脑干受压症状，多在48小时内因急性枕骨大孔疝而死亡。

5. **脑室出血**　分原发性与继发性。继发性系指脑实质出血破入脑室者，如壳核出血常侵入内囊和破入侧脑室，丘脑出血常破入第三脑室或侧脑室，脑桥或小脑出血则可直接破入到蛛网膜下腔或第四脑室。原发性者少见，占脑出血的3%~5%。小量出血表现为头痛、呕吐、脑膜刺激征；大量出血者表现为突然昏迷，出现脑膜刺激征、四肢弛缓性瘫痪，可见阵发性强直性痉挛或去大脑强直状态，自主神经功能紊乱较突出，面部充血，多汗，预后极差。

要点四　辅助检查

1. **CT检查**　CT检查是诊断脑出血快速且安全有效的方法，为临床上脑出血疑诊病例的首选检查；可显示血肿的部位、大小，是否有占位效应，是否破入脑室、蛛网膜下腔，周围脑组织受损情况，及有无梗阻性脑积水等，故对脑出血确诊和指导治疗均有肯定意义。

2. **MRI检查**　急性期对幕上及小脑出血的价值不如CT，但对脑干出血优于CT。

3. **数字减影脑血管造影（DSA）**　脑血管造影只在考虑手术清除血肿或需排除其他疾病时方才进行。

4. **脑脊液检查**　压力一般均增高，多呈均匀血性。有明显颅内压增高者，腰穿因有诱发脑疝的危险，仅在不能进行头颅CT检查，且临床无明显颅内压增高表现时进行；怀疑小脑出血禁行腰穿。

5. **出血量的估算**　临床可采用简便易行的多田公式，根据CT影像估算出血量：

出血量=0.5×最大面积长轴（cm）×最大面积短轴（cm）×层面数

6. **其他检查**　重症脑出血患者，急性期可出现一时性的周围白细胞增高，血糖和尿素氮增高，轻度蛋白尿和糖尿。心电图可发现异常，如 S–T 段改变、T 波改变、各种心律失常。凝血活酶时间和部分凝血活酶时间异常提示凝血功能障碍。

要点五　诊断与鉴别诊断

(一)诊断

典型脑出血的诊断要点:

1. 50 岁以上,多有高血压病史,在体力活动或情绪激动时突然起病,发病迅速。

2. 早期有意识障碍及头痛、呕吐等颅内压增高症状,并有脑膜刺激征及偏瘫、失语等局灶症状。

3. 头颅 CT 示高密度阴影。

(二)鉴别诊断

1. 有明显意识障碍者,应与可引起昏迷的全身性疾病如肝性脑病、尿毒症、糖尿病昏迷、低血糖、药物中毒、一氧化碳中毒等相鉴别。

2. 有神经系统局灶定位征者,应与其他颅内占位性病变、闭合性脑外伤特别是硬膜下血肿、脑膜炎、脑炎相鉴别。

3. 考虑为脑血管疾病后,应与脑梗死及蛛网膜下腔出血鉴别。单从临床表现分析,有时轻症脑出血与脑梗死的鉴别还是很困难的,此时可做 CT 检查以资诊断。

要点六　西医治疗

急性期的治疗原则是:保持安静,防止继续出血;积极缓解脑水肿,降低颅内压;调整血压,改善脑循环;加强护理,防治并发症。

(一)内科治疗

1. 一般治疗

(1)卧床休息:一般应卧床休息 2~4 周,避免情绪激动及血压升高。

(2)保持呼吸道通畅:昏迷患者应将头歪向一侧,以利于口腔分泌物及呕吐物流出,并可防止舌根后坠阻塞呼吸道,随时吸出口腔内的分泌物和呕吐物,必要时行气管切开。

(3)吸氧:有意识障碍、血氧饱和度下降或有缺氧现象(PaO_2<60mmHg 或 $PaCO_2$>50mmHg)的患者应给予吸氧。

(4)鼻饲:昏迷或有吞咽困难者在发病第 2~3 天即应鼻饲。

(5)对症治疗:过度烦躁不安的患者可适量用镇静药;便秘者可选用缓泻剂。于头部和颈部大血管处放置冰帽、冰袋或冰毯以降低脑部温度和新陈代谢,有利于减轻脑水肿和降低颅内压等。

2. 维持水电解质平衡和加强营养　维持中心静脉压 5~12mmHg(或肺楔压在 10~14mmHg)水平。注意防止低钠血症,以免加重脑水肿。每日补钠 50~70mmol/L,补钾 40~50mmol/L,糖类 13.5~18g。

3. 控制脑水肿　降低颅内压,应立即使用脱水剂,可快速静脉滴注 20% 甘露醇 125~250mL,每 6~8 小时 1 次,疗程 7~10 天;若有脑疝形成征象,可快速静脉推注。利尿剂常用呋塞米每次 40mg,每日 2~4 次,静脉注射,常与甘露醇合用。亦可使用甘油、10% 血清白蛋白等。建议尽量不使用类固醇,因其副作用大,且降颅压效果不如高渗脱水药。

4. 控制高血压　根据患者年龄、病前血压水平、病后血压情况及颅内压高低,确定最适当的血压水平。血压≥200/110mmHg 时,在降颅压的同时可慎重平稳降血压治疗,使血压维持在略高于发病前水平或 180/105mmHg 左右;收缩压在 170~200mmHg 或舒张压 100~110mmHg,暂时尚可不必使用降压药,先脱水降颅压,并严密观察血压情况,必要时再用降压药。血压降低幅度不宜过大,一般都主张维持在 150~160/90~100mmHg 为宜,否则可能造成脑低灌注。收缩压 <165mmHg 或舒张压 <95mmHg,不需降血压治疗。

5. 止血药和凝血药　对脑出血并无效果,但如合并消化道出血或有凝血障碍时,仍可使用。常用的有氨基己酸、抗血纤溶芳酸、凝血酶、仙鹤草素等。

6. 并发症的防治

(1)感染:合并意识障碍的老年患者易并发肺部感染,或因尿潴留或导尿等易合并尿路感染,可给予预防性抗生素治疗。

(2)应激性溃疡:预防可用 H_2 受体拮抗剂或质子泵抑制剂,并可用氢氧化铝凝胶;一旦出血应按上消化道出血的常规进行治疗。

(3)抗利尿激素分泌异常综合征(又称稀释性低钠血症):可发生于约 10% 的脑出血患者。每日水摄入量应限制在 800~1000mL,每日补钠 9~12g;低钠血症宜缓慢纠正,否则可导致脑桥中央髓鞘溶解症。

(4)痫性发作:以全面性发作为主,频繁发作者可静脉缓慢推注地西泮 10~20mg,或苯妥英钠 15~20mg/kg 控制发作。

（5）中枢性高热：宜先行物理降温，效果不佳者可用多巴胺能受体激动剂如溴隐亭，也可用丹曲林。

（6）下肢深静脉血栓形成：勤翻身、被动活动或抬高瘫痪肢体可预防，一旦发生，应进行肢体静脉血流图检查，并给予普通肝素。

（二）手术治疗

手术治疗目的在于清除血肿，解除脑疝，挽救生命和争取神经功能的恢复。符合以下情况者，可做手术治疗。

1. 昏迷不深，瞳孔等大，偏瘫，经内科治疗后病情进一步恶化，颅内压继续增高伴脑干受压的体征，如心率徐缓、血压升高、呼吸节律变慢、意识水平下降或出现出血侧瞳孔扩大者。

2. 脑叶出血血肿超过40mL，有中线移位或明显颅内压增高者。

3. 小脑出血血肿超过15mL或直径超过3cm，蚓部血肿>6mL，有脑干或第四脑室受压，第三脑室及侧脑室扩大，或出血破入第四脑室者。

4. 脑室出血致梗阻性脑积水，应尽早手术治疗（发病后6~24小时内）。

对已出现双侧瞳孔散大，去大脑强直或有明显生命体征改变者或脑桥出血者不宜手术。

要点七　中医治疗

（一）治疗原则

急性期以“急则治其标”为主。脑出血急性期病情急重，多因气血逆乱、瘀血阻滞脑窍等导致。此时主要是平肝息风、清热化痰、醒脑开窍。

恢复期和后遗症期“缓则治其本”。此阶段主要是扶正祛邪，重在益气活血、化瘀通络与滋补肝肾。

（二）辨证论治

1. 风火上扰证

证候：半身不遂，舌强语謇，口舌歪斜，头痛眩晕，面红目赤，烦躁易怒，口苦咽干，大便秘结，小便短赤，舌质红绛，舌苔薄黄，脉弦数。

治法：平肝息风，清热泻火。

方药：天麻钩藤饮加减。头痛较重者可加用羚羊角粉（另冲）、夏枯草；失眠多梦明显者加用酸枣仁、远志；口苦、目赤等肝经火热症状较重者加龙胆草、菊花；肢体麻木或活动不利者加地龙、全蝎。

2. 风痰瘀阻证

证候：半身不遂，口舌歪斜，语言謇涩或不语，感觉减退或消失，头晕目眩，痰多而黏，舌质暗淡，舌苔薄白或白腻，脉弦滑。

治法：息风化痰，活血通络。

方药：化痰通络汤加减。若眩晕较重可加用钩藤、珍珠母；若言语不利明显加石菖蒲、远志；若肢体麻木、疼痛较重可加鸡血藤、丝瓜络；若胸闷、痰多加瓜蒌、桔梗。

3. 痰热腑实证

证候：半身不遂，口舌歪斜，舌强不语，头痛目眩，咯痰或痰多，腹胀便秘，舌质暗红，苔黄腻，脉弦滑，或偏瘫侧脉弦滑而大。

治法：通腑泄热，化痰息风。

代表方剂：黄连温胆汤合大承气汤加减。若痰多且黏稠难咯出加胆南星、天竺黄；若热盛伤津，出现口干舌燥等症状加生地黄、麦冬；若腹胀明显，难以忍受加莱菔子、槟榔；若烦躁不安严重加栀子、淡豆豉。

4. 气虚血瘀证

证候：半身不遂，肢体软弱，偏身麻木，舌强语謇，手足肿胀，面色㿠白，气短乏力，自汗出，舌质暗淡，舌苔薄白，脉细涩。

治法：益气活血通络。

方药：补阳还五汤加减。若肢体偏废较重，活动困难明显可加桑寄生、杜仲、牛膝；若语言不利较突出加石菖蒲、远志、郁金；若患侧手足肿胀明显加茯苓、泽泻、薏苡仁。

5. 阴虚风动证

证候：半身不遂，口舌歪斜，语言謇涩或不语，或偏身麻木，眩晕耳鸣，手足心热，咽干口燥，舌质红或体瘦有裂纹，少苔或无苔，脉弦细数。

治法：育阴息风，活血通络。

方药：育阴通络汤加减。若头晕、耳鸣症状较重可加用枸杞子、菊花；对于肢体拘挛明显者加白芍、甘草；如果伴有心烦失眠加酸枣仁、柏子仁；若盗汗明显：加五味子、浮小麦。

6. 痰湿蒙神证

证候：半身不遂，口舌歪斜，语言謇涩或不语，感觉减退或消失，神识昏蒙，痰鸣辘辘，面白唇暗，静卧不烦，二便自遗，周身湿冷，舌质紫暗，苔白腻，脉沉滑缓。

治法：燥湿化痰，醒神开窍。

方药：涤痰汤加减。若痰浊壅盛，喉中痰

鸣明显可加天竺黄、瓜蒌;如果伴有神识昏蒙加重加用安宫牛黄丸(另服)或苏合香丸(另服);若兼见心烦口苦等痰火之象加黄连、黄芩;若肢体麻木、活动不利较明显加地龙、僵蚕。

7. 痰热内闭证

证候:起病急骤,神识昏蒙,鼻鼾痰鸣,半身不遂,或项强身热,躁扰不宁,气粗口臭,甚则手足厥冷,频繁抽搐,舌质红绛,舌苔褐黄而腻,脉弦滑数。

治法:清热化痰,醒脑开窍。

代表方剂:首先灌服(或鼻饲)局方至宝丹或安宫牛黄丸或牛黄清心丸,继用黄连温胆汤加减。

8. 元气败脱证

证候:神昏,面色苍白,气息短促,肢体瘫软,手撒,汗出肢冷,二便自遗,舌体卷缩,舌质紫暗,苔白腻,脉沉细或脉微欲绝。

治法:益气固脱,回阳救逆。

代表方剂:参附汤合生脉散加减。若汗出过多加煅牡蛎、浮小麦;若兼见血瘀之象,如口唇紫暗等加丹参、赤芍;若神识不清,但有好转迹象加石菖蒲、远志;若心悸明显加酸枣仁、柏子仁。

(三)其他疗法

1. 针灸治疗

(1)体针:通过针刺身体特定穴位来调节气血运行。在恢复期和后遗症期应用广泛。例如,对于肢体偏瘫患者,针刺肩髃、曲池、手三里、外关、合谷、环跳、阳陵泉、足三里、解溪等穴位,能够起到疏通经络、促进肢体功能恢复的作用。

(2)头针:是在头部特定的刺激区进行针刺,以调节大脑功能。如在顶颞前斜线等区域针刺,可以改善脑出血后的肢体运动和感觉障碍。

2. 推拿按摩 专业的推拿按摩可以帮助放松肌肉、改善局部血液循环。按摩手法包括滚法、按法、揉法等。比如,对患侧肢体进行按摩,能够缓解肌肉痉挛,减轻肢体疼痛和肿胀,预防关节僵硬。

3. 康复锻炼

(1)传统功法:如太极拳、八段锦等传统养生功法。太极拳动作缓慢、柔和,通过身体的整体运动,可以增强患者的平衡能力和肢体协调性。八段锦的每个动作都有特定的保健作用,有助于气血流通,对脑出血患者的康复也有一定的帮助。

(2)功能训练:包括肢体功能训练、言语训练等。如帮助患者进行主动或被动的关节活动,训练患者的吞咽和发音等,促进身体功能的恢复。

细目四 蛛网膜下腔出血

原发性蛛网膜下腔出血(subarachnoid hemorrhage,SAH)是指脑表面血管破裂后,血液流入蛛网膜下腔而言。年发病率为5/10万~20/10万,常见病因为颅内动脉瘤,其次为脑血管畸形,还有高血压性动脉硬化,也可见于动脉炎、脑底异常血管网、结缔组织病、血液病、抗凝治疗并发症等。

本病属于中医学的"头痛""中风""眩晕""厥证"等范畴。

要点一 西医病因、发病机制与病理

(一)病因与发病机制

1. 颅内动脉瘤破裂 是最常见的原因,占80%~85%。颅内动脉瘤是由于局部血管壁异常膨出形成的,在血流冲击等因素作用下,动脉瘤壁变薄,容易破裂,导致血液直接流入蛛网膜下腔。

2. 脑血管畸形 如动静脉畸形,是胚胎期脑血管发育异常形成的畸形血管团。这些畸形血管的血管壁薄,缺乏正常的血管结构,容易破裂出血。这种情况占自发性SAH病因的10%左右。

3. 其他少见原因 包括颅内肿瘤,肿瘤组织侵蚀血管导致出血;还有烟雾病,是一种脑血管疾病,其特征是双侧颈内动脉末端进行性狭窄或闭塞,伴有脑底异常血管网形成,这些异常血管容易破裂出血;另外,血液系统疾病,如血小板减少性紫癜,导致患者凝血功能障碍,也可能引发蛛网膜下腔出血。

(二)病理

动脉瘤好发于Wills环及其主要分支血管,尤其是动脉分叉处,多为单发,10%~20%

为多发。

蛛网膜下腔的血液主要沉积在脑底部和脊髓的各脑池中，呈紫红色，蛛网膜可呈无菌性炎症反应，蛛网膜及软脑膜增厚、色素沉着；脑白质广泛水肿，皮质有多发性斑块状缺血病灶。镜下可见轻度的脑膜炎症反应，软脑膜和蛛网膜上可见含铁血黄素吞噬细胞。

要点二　中医病因病机

蛛网膜下腔出血发病急骤，多因情绪激动、用力排便、咳嗽等诱发。青壮年平素多性情急躁，五志过极皆可化火，心肝火旺，灼伤肝阴，肝阳偏亢；中老年人肝肾渐亏，水不涵木，肝阳偏亢，复因暴怒，肝阳暴涨，风扇火炽，或因用力而使气机升降失常，气血逆乱，上冲于脑，脑脉破裂发为本病。病初多以实邪阻滞为主，风、痰、瘀诸邪交结互现，其轻者，邪阻脉络，不通则痛，表现为剧烈头痛，其重者则邪闭脑窍，神志不清。

本病顺证者，经调治将息，邪去正衰，后期出现肝肾阴虚，气血不足的表现；逆证者，邪气独留，正气衰败，元气败脱，多成不治。总之，本病主要为肝经病变，以实证居多，风、火、痰、瘀为其标，肝肾阴虚、气血亏虚为其本，情志内伤为其最常见的诱发因素，风（肝风）、火（心火、肝火）、痰、瘀乃其重要的病理因素，常相兼互化，相互影响，互为因果。病变部位在脑，病变脏腑涉及心、肝、肾。

要点三　临床表现

临床表现与出血病变的部位、大小等有关。

1. **病史与发病**　病因为血管畸形破裂多发生在青少年，先天性颅内动脉瘤破裂则多发于青年以后，老年人以动脉硬化而致出血者为多。绝大多数病例为突然起病，可有用力、情绪激动等诱因。少数可有较轻的头痛、脑神经麻痹等前驱症状，系由于微量血液外渗所致。

2. **症状与体征**　起病时最常见的症状是突然剧烈头痛、恶心、呕吐。可有局限性或全身性抽搐、短暂意识不清，甚至昏迷。少数患者可有精神症状、头昏、眩晕、颈背或下肢疼痛等。体征方面最主要的是脑膜刺激征，脑神经中以一侧动眼神经麻痹最常见。少数患者早期有某一肢体轻瘫或感觉障碍等局灶性神经体征，可能是由于脑水肿或出血，部分血液进入脑实质而引起，数日后出现的偏瘫等体征则往往是继发的脑动脉痉挛所致。眼底检查可见视网膜片状出血、视盘水肿。

60岁以上的老年患者临床表现常不典型，头痛、呕吐、脑膜刺激征均可不明显，而其意识障碍则较重。个别极重型的出血患者可很快进入深昏迷，出现去大脑强直，因脑疝形成而迅速死亡。

3. **临床分级**　一般采用Hunt和Hess分级法（见表15-8-4-1）对动脉瘤性SAH的临床状态进行分级以选择手术时机和判断预后。

4. **常见并发症**　包括再出血、脑血管痉挛、急性非交通性脑积水和正常颅压脑积水等。

（1）再出血：以5~11天为高峰，81%发生在1个月内。颅内动脉瘤初次出血后24小时内再出血率最高，约为4.1%，至第14天时累计为19%。临床表现为：在经治疗病情稳定好转的情况下，突然发生剧烈头痛、恶心呕吐、意识障碍加重、原有局灶症状和体征重新出现等。

表15-8-4-1　Hunt和Hess分级法

分类	标准
0级	未破裂动脉瘤
Ⅰ级	无症状或轻微头痛
Ⅱ级	中~重度头痛、脑膜刺激征、脑神经麻痹
Ⅲ级	嗜睡、意识混浊、轻度局灶神经体征
Ⅳ级	昏迷、中或重度偏瘫、有早期去脑强直或自主神经功能紊乱
Ⅴ级	深昏迷、去大脑强直、濒死状态

（2）脑血管痉挛：通常发生在出血后第1~2周，表现为病情稳定后再出现神经系统定位体征和意识障碍，因脑血管痉挛所致缺血性脑梗死所引起，腰穿或头颅CT检查无再出血

表现。

（3）急性非交通性脑积水：指 SAH 后 1 周内发生的急性或亚急性脑室扩大所致的脑积水，机制主要为脑室内积血，临床表现主要为剧烈的头痛、呕吐、脑膜刺激征、意识障碍等，复查头颅 CT 可以诊断。

（4）正常颅压脑积水：出现于 SAH 的晚期，表现为精神障碍、步态异常和尿失禁。

要点四 辅助检查

1. **颅脑 CT** 颅脑 CT 是确诊蛛网膜下腔出血的首选诊断方法。CT 显示蛛网膜下腔内高密度影可以确诊 SAH。根据 CT 结果可以初步判断或提示颅内动脉瘤的位置：如位于颈内动脉段常是鞍上池不对称积血；大脑中动脉段多见外侧裂积血；前交通动脉段则是前间裂基底部积血；而出血在脚间池和环池，一般无动脉瘤。动态 CT 检查还有助于了解出血的吸收情况，有无再出血、继发脑梗死、脑积水及其程度等。

2. **腰椎穿刺** 脑脊液检查是诊断 SAH 的重要依据，常见均匀一致的血性脑脊液，压力增高。最初脑脊液中红、白细胞数的比例与外周血中一致（700：1），2~3 天后白细胞可增加，为无菌性炎性反应所致。腰椎穿刺有诱发重症病例形成脑疝的危险，只有在无条件做 CT 检查而病情允许的情况下，或 CT 检查无阳性发现而临床又高度怀疑 SAH 时才考虑进行。

3. **其他检查** ①脑血管造影或数字减影血管造影（DSA）：目前多主张采用股动脉插管做全脑连续血管造影，是诊断颅内动脉瘤最有价值的方法，阳性率达 95%，可以清楚显示动脉瘤的位置、大小、与载瘤动脉的关系、有无血管痉挛等。因血管造影可加重神经功能损害，如脑缺血、动脉瘤再次破裂出血等，造影时机宜避开脑血管痉挛和再出血的高峰期（即出血 3 天内或 3 周后进行为宜），最好过了绝对卧床期（4~6 周）。② CT 血管成像（CTA）和 MR 血管成像（MRA）：是无创性的脑血管显影方法，主要用于有动脉瘤家族史或破裂先兆者的筛查，动脉瘤患者的随访以及急性期不能耐受 DSA 检查的患者。

要点五 诊断与鉴别诊断

（一）诊断

突发剧烈头痛、呕吐，伴有脑膜刺激征阳性即高度提示本病，如眼底检查发现玻璃体膜下出血，脑脊液检查呈均匀血性，压力增高，则可临床确诊。

DSA、MRI、CTA 等脑血管影像学检查有助于明确病因。蛛网膜下腔出血的患者中，经 CT 检查证实半数以上患者为蛛网膜下腔出血，部分患者为脑叶出血、原发性脑室出血、小脑出血和尾状核出血等无明显肢体偏瘫的颅内出血。因此查体必须仔细，并及时行 CT 检查以资鉴别。故应常规进行 CT 检查证实临床诊断，进一步明确 SAH 的原因。

（二）鉴别诊断

1. **颅内感染** 各种类型的脑膜炎虽有头痛、恶心呕吐、脑膜刺激征阳性，但常先有发热，腰椎穿刺不是血性脑脊液，而是呈炎性改变。

2. **脑出血** 高血压脑出血患者腰椎穿刺脑脊液检查也可呈血性，但患者长期以来有高血压病史，发病后有内囊等脑实质出血的定位体征，头颅 CT 扫描为脑实质出血。

3. **偏头痛** 本病也是突然起病的剧烈头痛、恶心呕吐，但偏头痛患者过去常有类似发作史，无脑膜刺激征，脑脊液检查正常可资鉴别。

要点六 西医治疗

本病的治疗原则是防止继续出血，降低颅内压，减少并发症，防治继发性血管痉挛，去除引起出血的病因和预防复发。

（一）一般处理及对症治疗

1. **保持生命体征稳定** SAH 确诊后应监护治疗，密切监测生命体征和神经系统体征的变化；保持气道通畅，维持稳定的呼吸、循环系统功能。

2. **降低颅内压** 适当限制液体入量、防治低钠血症、过度换气等都有助于降低颅内压。临床上主要是用脱水剂，常用的有甘露醇、呋塞米、甘油果糖、白蛋白等。若伴发的脑内血肿体积较大时，应尽早手术清除血肿，降低颅内压以抢救生命。

3. **纠正水、电解质平衡紊乱** 注意液体出入量平衡。适当补液补钠，调整饮食和静脉补液中晶体、胶体的比例，可以有效预防低钠血症。低钾血症也较常见，及时纠正可以避免引起或加重心律失常。

4. **对症治疗** 烦躁者予镇静药，头痛予镇痛药，注意慎用阿司匹林等可能影响凝血功能的非甾体消炎镇痛药物或吗啡、哌替啶等可能影响呼吸中枢功能的药物。痫性发作时可以短期采用抗癫痫药物如地西泮、卡马西平或者丙戊酸钠。

5. **加强护理**　就地诊治，卧床休息，减少探视，避免声光刺激。给予高纤维、高能量饮食，保持尿便通畅。意识障碍者可予鼻胃管，小心鼻饲慎防窒息和吸入性肺炎。尿潴留者留置导尿，注意预防尿路感染。采取勤翻身、肢体被动活动、气垫床等措施预防褥疮、肺不张和深静脉血栓形成等并发症。如果DSA检查证实不是颅内动脉瘤引起的，或者颅内动脉瘤已行手术夹闭或介入栓塞术，没有再出血危险的，可以适当缩短卧床时间。

（二）防治再出血

1. **安静休息**　绝对卧床4~6周，镇静、镇痛，避免用力和情绪刺激。

2. **调控血压**　去除疼痛等诱因后，如果平均动脉压>125mmHg或收缩压>180mmHg，可在血压监测下使用短效降压药物使血压下降，保持血压稳定在正常或者发病前水平。可选用钙离子通道阻滞剂、β受体拮抗剂或ACEI类等。

3. **抗纤溶药物**　为了防止动脉瘤周围的血块溶解引起再度出血，可用抗纤维蛋白溶解剂，以抑制纤维蛋白溶解原的形成。常用氨基己酸（EACA），也可用氨甲苯酸（PAMBA）或氨甲环酸。抗纤溶治疗可以降低再出血的发生率，但同时也增加脑血管痉挛和脑梗死的发生率，建议与钙离子通道阻滞剂同时使用。

4. **外科手术**　动脉瘤性SAH，Hunt和Hess分级≤Ⅲ级时，多早期行手术夹闭动脉瘤或者介入栓塞治疗，血管内治疗或动脉瘤夹闭是预防再出血最有效的治疗方法。

（三）防治脑动脉痉挛及脑缺血

1. **维持正常血压和血容量**　血压偏高给予降压治疗；在动脉瘤处理后，血压偏低者，首先应去除诱因如减或停脱水和降压药物；予胶体溶液（白蛋白、血浆等）扩容升压；必要时使用升压药物如多巴胺静脉滴注。

2. **早期使用尼莫地平**　常用剂量每日10~20mg，静脉滴注每小时1mg，共10~14天，注意其低血压的副作用。

（四）病变血管的处理

1. **血管内介入治疗**　介入治疗无须开颅和全身麻醉，对循环影响小，近年来已经广泛应用于颅内动脉瘤的治疗。术前须控制血压，使用尼莫地平预防血管痉挛，行DSA检查确定动脉瘤部位及大小形态，选择栓塞材料行瘤体栓塞或者载瘤动脉的闭塞术。颅内动静脉畸形（arterial-venous malformation，AVM）有适应证者也可以采用介入治疗闭塞病变动脉。

2. **外科手术**　需要综合考虑动脉瘤的复杂性、手术难易程度、患者临床情况的分级等以决定手术时机。动脉瘤性SAH倾向于早期手术（3天内）夹闭动脉瘤；一般Hunt和Hess分级≤Ⅲ级时多主张早期手术。Ⅳ、Ⅴ级患者经药物保守治疗情况好转后可行延迟性手术（10~14天）。对AVM反复出血者，年轻患者、病变范围局限和曾有出血史的患者首选显微手术切除。

3. **立体定向放射治疗（γ刀治疗）**　主要用于小型AVM以及栓塞或手术治疗后残余病灶的治疗。

要点七　中医治疗

（一）治疗原则

在急性期，多以“急则治其标”。此期主要是止血、平肝息风、化痰开窍；在恢复期和后遗症期，遵循“缓则治其本”的原则。重点在于活血化瘀、通络止痛、滋补肝肾。

（二）辨证论治

1. 肝阳暴亢，瘀血阻窍证

证候：突发头痛，疼痛剧烈，状如刀劈，伴有恶心呕吐，烦躁不安，易激动，口干口苦，渴喜冷饮，舌暗红或有瘀斑，苔黄，舌下脉络迂曲，脉弦。

治法：平肝潜阳，活血止痛。

方药：镇肝熄风汤加减。若眩晕较甚，站立不稳可加天麻、钩藤；若头痛明显，胀痛为主加石决明、夏枯草；若心烦易怒严重加栀子、淡豆豉。

2. 肝风上扰，痰蒙清窍证

证候：剧烈头痛，颈项强直，伴有恶心呕吐，头晕昏沉或眩晕，谵妄神昏，喉中痰鸣，舌质淡，苔黄或白腻，脉弦滑。

治法：平肝息风，化痰开窍。

方药：羚角钩藤汤合温胆汤加减。若痰盛，喉中痰鸣漉漉者加胆南星、天竺黄；若抽搐较重加全蝎、蜈蚣；若心烦失眠明显加黄连、栀子；

若大便秘结：加大黄、芒硝。

3. 瘀血阻络，痰火扰心证

证候：头痛日久不愈，痛有定处，突然头痛加剧，伴恶心呕吐，颈项强直，四肢抽搐，或半身不遂，口干但欲漱水不欲咽，唇甲紫暗，或持续发热，尿赤便秘，舌质暗，有瘀斑，苔黄燥，脉弦。

治法：活血化瘀，清化痰热。

方药：通窍活血汤合涤痰汤加减。若痰瘀化热，出现心烦口苦等症状加黄连、黄芩；若瘀血较重，舌紫暗明显且有瘀斑瘀点加三棱、莪术；若患者神志昏蒙加重加服安宫牛黄丸或苏合香丸；若肢体麻木、活动不利较突出加地龙、僵蚕。

4. 元气败脱，神明散乱证

证候：突然昏仆，不省人事，频频呕吐，肢体瘫软，手撒肢冷，冷汗淋漓，气息微弱，二便自遗，面青舌痿，舌质紫暗，苔白滑，脉微弱。

治法：益气固脱，回阳救逆。

方药：独参汤或参附汤加减。若兼见汗出过多加煅牡蛎、浮小麦；若神识不清，但有好转迹象加石菖蒲、远志。

（三）其他疗法

1. 针灸治疗

（1）急性期：在病情相对稳定后可谨慎使用。主要目的是减轻头痛、调节气血。例如针刺百会、风池等头部穴位，可起到平肝潜阳、通络止痛的作用。百会穴位于头顶，为诸阳之会，针刺它有助于提升阳气、醒脑开窍；风池穴能疏风清热、醒脑安神，缓解头部气血不畅引起的疼痛。

（2）恢复期和后遗症期：可以更广泛地应用针灸。对于肢体活动障碍，可针刺肩髃、曲池、外关、合谷、环跳、阳陵泉、足三里、悬钟等穴位，通过刺激经络来疏通气血，促进肢体功能的恢复。对于言语不利，针刺廉泉、通里等穴位有助于改善语言功能。

2. 推拿按摩

（1）头部按摩：在病情稳定后，适当的头部按摩可以缓解头痛。按摩手法包括指腹轻揉、点按等。比如，从太阳穴开始，用指腹轻轻打圈按摩，然后沿着头侧向上，经过头维穴等，再到百会穴进行点按，能够帮助放松头部肌肉，促进局部血液循环，减轻头部胀痛等不适。

（2）肢体按摩：针对可能出现的肢体功能障碍，采用按摩手法可以防止肌肉萎缩、关节僵硬。通过拿捏、滚法、按揉等手法，从肢体近端向远端按摩，促进气血运行，改善肢体的营养供应和运动功能。

3. 康复锻炼

（1）传统功法：如太极拳、八段锦的部分简单动作。在恢复期适当练习，可促进全身气血循环，增强体质。比如太极拳的云手动作，通过双手的划圆运动，带动身体重心转移，协调上下肢动作，对平衡能力和肢体控制能力的恢复有帮助。

（2）功能训练：包括平衡训练、步态训练等。针对患者可能出现的平衡失调问题，通过平衡板等工具进行训练，提高身体的平衡能力；对于步态异常，在康复师的指导下，逐步纠正行走姿势，增强下肢力量和协调性。

细目五　帕金森病

帕金森病（Parkinson disease，PD）又称震颤麻痹，是发生在中老年人锥体外系的进行性变性疾病，主要病变是中脑黑质，特别是致密部多巴胺（DA）能神经元变性。

本病属中医学“颤证”“颤病”“震颤”“振掉”“痉病”和“肝风”等范畴。

要点一　西医病因

本病的病因迄今未明，故称原发性帕金森病，发病机制十分复杂，可能与下列因素有关：

1. 遗传因素　PD在一些家族中呈聚集现象，呈不完全外显率的常染色体显性遗传或隐性遗传。迄今已有23个位点的基因突变被证实与常染色体显性和隐性遗传性帕金森病有关。

2. 年龄因素　流行病学调查显示，PD的发病与年龄有明显的关系。PD主要见于中老年人，40岁前发病少见。

3. 环境因素　流行病学调查显示，长期接触杀虫剂、除草剂或某些工业化学品等可能是PD发病的危险因素。

目前认为，PD是多因素交互作用的结果，是环境因素、遗传因素及神经系统老化的共同结果。

要点二　中医病因病机

主要由于年老体弱、先天禀赋不足，肾精亏虚，髓海失养，筋脉失主；或五志过极化火，饮食不节、痰浊内生、痰阻经脉，或辛辣化热伤阴，阴虚阳亢，虚风内动而发本病。

1. **气血两虚**　“年四十而阴气自半”“此病壮年鲜有，中年以后乃有之，老年尤多”，年老久病，脾胃虚弱，气血生化乏源，日久气血亏虚而见气短乏力，头晕眼花，自汗，舌淡胖脉细无力；血虚生风，虚风内动而致肢体震颤日久严重或肢体拘挛，活动减少，行走不稳。

2. **肝肾阴虚**　“诸风掉眩，皆属于肝”“诸热瞀瘛，皆属于火”，先天禀赋不足，肾精亏虚，或久病及肾，损伤肾阴，肾阴不足，水不涵木，故出现头晕目眩，耳鸣健忘，腰膝酸软，急躁易怒；阴精虚少，形体衰败，筋脉失濡，故可见肢体震颤幅度大，动作迟缓，肢体拘挛，活动笨拙。舌红少苔脉弦细数亦为肝肾阴虚之表现。

3. **风痰阻络**　年老脾胃亏虚或饮食劳倦，损伤脾胃，不能运化水湿，水湿内停，痰由内生则见胸胁满闷，痰涎增多，舌胖淡苔腻；兼加素体肝肾阴虚，肝风内动，风痰相夹阻滞经络，“邪气恶血，固不得住留，住留则伤筋络骨节，机关不得屈伸，故拘挛也”，气血不通，筋脉失养则见肢体震颤，四肢拘挛，动作不利。

4. **血瘀动风**　肝失疏泄，气机不畅，而致血瘀，可见肩背疼痛，面色灰暗，舌质紫暗或有瘀斑；久病伤肾，精血俱耗可致肢体僵直，屈伸不利；“颤振也，振动也，筋脉约束不住而莫能任持，风之象也”，肝失调达，肝阳化风，虚风内动而致肢体震颤幅度较大。

本病病位在脑，与肝、肾关系密切，肝肾阴虚为本，痰浊、瘀血、风火为标，形成本虚标实之证。痰浊、瘀血、风火是相互影响的病理因素，其相互影响的共同通路是经脉，最终的病理结局是筋脉失养。

要点三　临床表现

PD 的平均患病年龄为 55 岁，大部分 PD 患者在 60 岁以后发病，起病隐袭，缓慢发展，逐渐加剧。初发症状以震颤最多，其次为步行障碍、肌强直和运动迟缓。症状常自一侧上肢开始，逐渐波及同侧下肢、对侧上肢及下肢，常成 N 字形进展，亦有自一侧下肢开始者。症状出现先后因人而异。

（一）运动症状

1. **震颤**　典型表现是静止性震颤，常为首发症状，多由一侧上肢远端开始，拇指与屈曲的食指间呈“搓丸样”动作，安静或休息时出现或明显，随意运动时减轻或停止，紧张时加剧，入睡后消失。

2. **肌强直**　表现为屈肌和伸肌张力同时增高，被动运动时关节始终保持增高的阻力，类似弯曲软铅管的感觉，故称“铅管样强直”；部分患者因伴有震颤，检查时可感到在均匀的阻力中出现断续停顿，如同转动齿轮感，称为“齿轮样强直”。

3. **运动迟缓**　主要表现为随意动作减少，如起床、翻身、步行、方向变换等运动迟缓；面部表情肌活动减少，常常双眼凝视，瞬目减少，呈现“面具脸”；手指做精细动作如扣纽扣、系鞋带等困难；书写时字越写越小，呈现“小写征”。

4. **姿势步态异常**　四肢、躯干、颈部肌强直可使患者出现特殊的屈曲体姿，表现为头部前倾，躯干俯屈，上肢肘关节屈曲，腕关节伸直，前臂内收，下肢之髋及膝关节均略为弯曲。早期走路时下肢拖曳，随病情进展呈小步态，步伐逐渐变小变慢，启动困难，行走时上肢的前后摆动减少或完全消失；站立时呈屈曲体姿，步态障碍甚为突出。转弯时，平衡障碍特别明显。晚期患者自坐位、卧位起立困难，慌张步态。

（二）非运动症状

1. Myerson 征　反复叩击眉弓上缘产生持续眨眼反应。

2. 眼睑阵挛（闭合眼睑轻度颤动）或眼睑痉挛（眼睑不自主闭合）。

3. 口、咽和腭肌运动障碍致讲话缓慢、发音弱、流涎，严重时吞咽困难。

4. 油脂面容和多汗。

5. 消化道蠕动障碍致顽固性便秘。

6. 部分患者晚期出现轻度认知功能减退和视幻觉，通常不严重。抑郁症常见，多数患者伴有睡眠障碍。

（三）运动并发症

运动并发症包括症状波动和异动症，是中晚期 PD 患者的常见症状。症状波动是指随病情进展及长期药物治疗，患者对药物产生波动性反应。异动症是患者出现舞蹈样等不自主运动，伴有肌张力异常。

要点四 辅助检查

1. 血、脑脊液检查、尿常规及血液生化等检查均无异常。

2. CT、MRI 检查无特征性所见。

3. 脑电图的基础波形稍呈慢波化。

4. 尿中多巴胺的代谢产物高香草酸(HVA)减少。

5. 基因检测 DNA 印迹技术、PCR、DNA 序列分析等在少数家族性 PD 患者可能会发现基因突变。

6. 正电子发射断层扫描(PET)或单光子发射计算机断层扫描(SPECT) 可发现 PD 患者脑内多巴胺转运载体(DAT)功能显著降低,且疾病早期即可发现。故对 PD 的早期诊断、鉴别诊断及病情进展监测均有一定的价值。

要点五 诊断

1. 中老年发病,缓慢进行性病程。

2. 三项核心运动症状(静止性震颤、肌强直、运动迟缓)中至少具备两项,前两项至少具备其中之一;症状不对称。

3. 左旋多巴治疗有效。

4. 患者无眼外肌麻痹、小脑体征、直立性低血压、锥体系损害和肌萎缩等。

PD 临床诊断与死后病理证实符合率为 75%~80%。

要点六 西医治疗

疾病早期无须特殊治疗,可鼓励患者进行适度活动和体育锻炼,若疾病影响患者日常生活和工作能力则需要治疗。本病以药物治疗为主,恢复纹状体 DA 与乙酰胆碱(Ach)递质的平衡。但只能改善症状,不能阻止病情发展,需终生服药。

(一)药物治疗

1. 治疗原则 治疗方案个体化;从小剂量开始,缓慢递增;尽量以较小剂量取得较满意疗效。

2. 常用药物

(1)左旋多巴及复方左旋多巴:是治疗 PD 最基本、最有效的药物。作为 DA 合成前体可透过血 - 脑屏障,被脑 DA 能神经元摄取,脱羧转变成 DA,改善 PD 的临床症状,对运动减少有特殊疗效。临床上使用的复方左旋多巴有标准剂、控释剂和水溶剂等不同剂型。左旋多巴类禁忌证:闭角型青光眼、精神病。活动性消化道溃疡应慎用。

(2)抗胆碱能药物:对震颤和强直有效,但对运动迟缓疗效较差,适用于年龄较轻震颤突出的患者。常用药物有苯海索(安坦)、丙环定(开马君)、苯扎托品及环戊丙醇等。主要副作用为口干、视物模糊、便秘和排尿困难,严重者有幻觉、妄想。前列腺肥大、青光眼患者禁用;老年人慎用,可影响记忆功能。

(3)金刚烷胺:可促进神经末梢释放 DA 和减少 DA 再摄取,轻度改善 PD 症状如运动减少、强直和震颤等,早期轻症患者可单独或与苯海索合用。不良反应较少,如不安、意识模糊、下肢网状青斑、踝部水肿及心律失常等。肾功能不全、癫痫、严重胃溃疡和肝病患者慎用,哺乳期妇女禁用。

(4)DA 受体激动剂:①非麦角类 DA 受体激动剂:无麦角不良反应,用于早期或进展期帕金森病,症状波动和运动障碍发生率低,但意识模糊、幻觉及直立性低血压发生率较高,年轻患者早期可单用,中晚期患者与复方左旋多巴合用。常用药物为普拉克索、罗匹尼罗等。②麦角类 DA 受体激动剂:不良反应与左旋多巴类似,常见错觉和幻觉,可出现胸膜肺纤维化、多瓣膜心脏病及缩窄性心包炎等严重不良反应,应定期监测心肺功能。禁忌证:精神病患者。近期心肌梗死、严重周围血管病和活动性消化性溃疡慎用。常用的麦角类 DA 受体激动剂有溴隐亭、培高利特(培高利特已被 FDA 禁用)。

(5)单胺氧化酶 B 抑制剂:抑制神经元内 DA 分解代谢,增加脑内 DA 含量,与复方左旋多巴合用有协同作用,减少约 1/4 的左旋多巴用量,延缓开关现象出现。常用药物为司来吉兰,宜在早、中午服用,不宜傍晚后应用,以免引起失眠。不良反应有口干、胃纳减退、直立性低血压等,有胃溃疡者慎用。

(6)儿茶酚 - 邻位 - 甲基转移酶抑制剂:抑制左旋多巴在外周代谢,维持左旋多巴血浆浓度稳定,加速通过血 - 脑屏障,阻止神经胶质内 DA 降解,增加脑内 DA 含量。与美多巴合用可增强疗效,减少症状波动反应,单独使用无效。不良反应为腹泻、意识模糊、运动障碍和转氨酶升高等,应注意肝脏毒副作用。常用药物为恩他卡朋、托卡朋等。

(二)外科治疗

近年来利用微电极记录和分析细胞放电

的特征,可以精确定位引致震颤和肌强直的神经元,达到细胞功能定位的水平,使手术治疗的疗效和安全性大为提高。目前常用的手术方法如下:

1. 苍白球、丘脑底核毁损或切除术 丘脑手术对震颤有效,苍白球手术对运动迟缓有效。弥漫性脑血管病为手术禁忌证。

2. 脑深部电刺激(DBS) 刺激靶点主要是苍白球和丘脑底核,原理是纠正基底节过高的抑制性输出以改善症状。适应证是药物治疗失效、不能耐受或出现运动障碍(异动症)的患者,对年龄较轻,症状以震颤、强直为主且偏于一侧者效果较好,但术后仍需应用药物治疗。

(三)细胞移植及基因治疗

本方法是有较好前景的治疗方法,但存在一些问题。技术还不成熟,不能应用于临床。

(四)康复治疗

康复治疗作为辅助手段对改善症状也可起到一定作用。

要点七 中医治疗

(一)治疗原则

本病病位在脑,与肝、肾关系密切,肝肾阴虚为本,痰浊、瘀血、风火为标,形成本虚标实之证。痰浊、瘀血、风火是相互影响的病理因素,其相互影响的共同通路是经脉,最终的病理结局是筋脉失养。"凡诸病风而筋为强急者,治宜补阴以治阳,养阴以润燥,故曰治风先治血,血行风自灭,此最善之法也",故中医治宜分标本虚实,以息风通络为治疗要点。中药治疗起效慢,能缓解部分症状,并能提高西药疗效,减轻西药副作用,两者合用有协同作用。

(二)辨证论治

1. 气血两虚证

证候:肢体震颤日久,震颤程度严重,颈项僵直,或肢体拘挛,活动减少,行走不稳,气短乏力,头晕眼花,自汗,口角流涎,舌胖,有齿痕,舌质暗淡,苔薄白或白腻,脉细无力。

治法:益气养血,息风通络。

方药:八珍汤合天麻钩藤饮加减。若心悸失眠者加炒酸枣仁、远志;便秘者加火麻仁、杏仁、枳壳。

2. 肝肾阴虚证

证候:表情呆板,肢体震颤幅度很大,动作迟缓,肢体拘挛,活动笨拙,头晕目眩,耳鸣健忘,急躁易怒,多梦,腰膝酸软,舌体瘦小,舌质红,苔少,脉弦细数。

治法:补肾养阴,柔肝息风。

方药:大定风珠加减。若震颤严重者加珍珠母、天麻;肢体拘挛严重者,加地龙、全蝎以通络解痉;阴虚火旺症状明显者加知母、黄柏。

3. 风痰阻络证

证候:肢体震颤,四肢拘挛,动作不利,胸胁满闷,痰涎增多,舌体胖,舌质淡,苔白腻,脉弦滑。

治法:行气化痰,息风通络。

方药:导痰汤加减。若有热象者加黄柏、夏枯草;震颤重者加生龙骨、生牡蛎、地龙;精神呆滞、脘痞者,加郁金、胆南星。

4. 血瘀动风证

证候:表情呆板,面色灰暗,肢体僵直,屈伸不利,震颤幅度较大,可有肩背疼痛,舌蹇语涩,舌紫暗或夹有瘀斑,脉弦涩。

治法:活血化瘀,息风通络。

方药:补阳还五汤加减。若言语不利者加石菖蒲、郁金、远志;大便秘结者加大黄、瓜蒌仁、火麻仁;痰盛者加鲜竹沥、天竺黄、南星;心烦失眠者加山栀子、酸枣仁、夜交藤。

5. 阴阳两虚证

证候:震颤日久,表情呆板,肢体僵直,行动迟缓,言语困难,日常生活能力严重下降,面色无华,神疲乏力,自汗畏寒,纳呆,失眠,舌淡,脉沉细弱。

治法:阴阳双补,兼以息风。

方药:地黄饮子加减。若心烦失眠者加酸枣仁;智能下降者加菖蒲、远志;震颤重者加生龙骨、生牡蛎、珍珠母、全蝎、天麻;动作僵硬、行动迟缓严重者加白芍、续断。

细目六 阿尔茨海默病

阿尔茨海默病(Alzheimer's disease, AD)是老年人最常见的一种渐进性的神经变性疾病,又称老年性痴呆。以缓慢出现的智能减退包括记忆、语言、认知能力下降和人格异常为临床表现,导致患者日常生活和工作能力的减退。AD 发病率随年龄增高而增加,65 岁以上人群患病率约为 5%,85 岁以上人群患病率为 20%;经年龄校正后男性与女性患病率相近。

本病属于中医学“痴呆”“善忘”“呆病”“癫病”等范畴。

要点一　西医病因、病理

（一）病因

阿尔茨海默病的病因尚未明确，一般认为可能包括遗传和环境等因素。

1. **遗传因素**　分子遗传学和分子生物学研究表明至少有4个基因与老年性痴呆有关，第21号染色体淀粉前体蛋白基因突变，第14、1号染色体上的早老素1、2基因突变与家族性AD有关；载脂蛋白E4基因显著增加AD发病的风险。

2. **环境因素**　AD的主要危险因素有：①年龄：每增大10岁，患病率增加5%；②性别：老年性痴呆患者女性多于男性；③文化程度：文化越低发生老年性痴呆的危险性越高；④孤独：离异独居老人较亲属同居老人患病率高；⑤性格：性格内向型较性格外向型老人发病率高。

（二）病理

AD的大体病理表现为脑的体积缩小和重量减轻，脑沟加深、变宽，脑回萎缩，颞叶特别是海马区萎缩。组织病理学上的典型改变为神经炎性斑（嗜银神经轴索突起包绕β淀粉样变性而形成）、神经元纤维缠结（由过度磷酸化的Tau蛋白在神经细胞内聚集形成）、神经元缺失和胶质增生。

要点二　中医病因病机

《景岳全书》中对于痴呆的论述：“痴呆证，凡平素无痰，而或以郁结，或以不遂，或以思虑，或以疑贰，或以惊恐，而渐致痴呆。”病因以内因为主，先天不足，或年迈体虚，肝肾虚损，精亏髓减；或久病迁延，心脾受损，气虚血少，导致髓海空虚，元神失养，渐成痴呆；或因痰瘀阻络，脑络壅塞，脑气与脏气不相连接，神机失用而成痴呆。

1. **髓海不足**　先天禀赋不足（往往有明显家族史），元气匮乏，及至年老而肾气日衰，髓海失充，元神失养，渐成痴呆之病。表现为智能减退，记忆力、计算力、定向力、判断力明显减退，神情呆钝，词不达意，头晕耳鸣，懈惰思卧，齿枯发焦，腰酸骨软，步履艰难等。

2. **脾肾亏虚**　年老或久病，致脾肾亏损，气血生化不足，神志失养，而成痴呆。本病起病缓慢，以虚多见，虚在肝肾者，以脑髓不足为主，虚在脾胃者以气血不足为主。表现为表情呆滞，沉默寡言，记忆减退，失认失算，口齿含糊，词不达意，伴腰膝酸软，肌肉萎缩，食少纳呆，气短懒言，口涎外溢，或四肢不温，腹痛喜按，鸡鸣泄泻等。

3. **痰瘀痹阻**　七情所伤，肝郁气滞，血涩不行，表现为表情迟钝，言语不利，善忘，易惊恐，或思维异常，行为古怪，伴肌肤甲错，口干不欲饮，双目晦暗等。

4. **心肝火旺**　七情所伤，肝郁化火，心神受扰，表现为心烦躁动，言语颠倒，歌笑不休，甚至反喜污秽，或喜食炭灰等。

脑为元神之府，灵机出于此，故痴呆病位在脑，与心、肝、脾、肾功能失调有关。肾主髓，髓通于脑，肾亏则脑空，与肾关系尤为密切。其基本病机为髓减脑消，神机失用，以肾精亏虚为本，痰浊瘀血内阻为标，虚实夹杂。

要点三　临床表现

1. **病史与症状**　AD起病隐匿，表现为逐渐进行性恶化的病程，临床分为痴呆前阶段与痴呆阶段两个时期。痴呆阶段根据患者认知功能受损导致的日常生活能力下降水平，分为轻、中、重三度。主要症状如下：

（1）记忆力障碍：呈隐匿起病，逐渐发生记忆障碍，以近记期忆力受损为主，随后累及远期记忆受损。

（2）认知障碍：为AD特征性表现，表现为掌握新知识能力、社交能力下降，逐渐出现计算能力、定向能力和语言能力障碍。

（3）人格改变：伴随思维、心境、行为等改变，出现抑郁或欣快感，注意力涣散，妄想、幻觉等。

（4）失语：表现为自发言语时出现找词困难、理解力受损和失语性失写。

（5）视空间功能障碍：如不能准确判断物品的位置，在熟悉的环境中迷路。

（6）失认和失用：失认表现为不能从镜中辨认自己的面容；失用可表现为观念性失用、意想运动型失用、步行失用及失用性失写。

2. **体格检查**　患者表现为注意力不集中，坐立不安，无锥体征和感觉障碍，视力、视野基本正常。

要点四　辅助检查

1. **脑脊液中生物学标志检查**　脑脊液中的总Tau蛋白（t-Tau）：Tau蛋白过度磷酸化可导致神经元纤维缠结，是其主要病理特点之一。

2. **脑电图**　主要有广泛性慢波，无特异性改变。

3. **CT和MRI检查**　可见侧脑室扩大和脑沟增加，以额颞叶明显。

4. **神经心理学检查**　神经心理学量表对痴呆的诊断与鉴别具有重要作用，常用的有：①床旁认知功能评价量表：a. 简易精神状态检查量表（MMSE）；b. 长谷川痴呆评定量表（HDS-R）。②综合认知功能评价量表：a. Mattis痴呆评定量表（DRS）；b. Alzheimer病评估量表；③Hachinski缺血量表（HIS）等。

要点五　诊断

目前尚缺乏特异性强的诊断指标，根据患者的病史、临床资料，结合量表及有关辅助检查，可初步诊断，确诊有赖于病理诊断。依据美国NINCDS-ADRDA标准，很可能是AD的标准为：

1. 临床检查确认痴呆，神经心理测试支持。
2. 有2个或2个以上认知功能障碍。
3. 进行性加重的记忆和其他智能障碍。
4. 无意识障碍，可伴有精神和行为改变。
5. 发病多在60岁以上。
6. 排除其他导致进行性记忆和认知功能障碍的疾病。

要点六　鉴别诊断

1. **血管性痴呆（VaD）**　两者均存在认知功能障碍，以下几方面有助鉴别：①AD呈持续性、进行性智能减退，VaD则呈阶梯性加重；②AD以神经心理障碍为主，神经功能缺失轻，VaD有明显的神经功能缺血症状和体征；③影像学检查AD有脑萎缩，无局灶性病变，VaD有局灶性病变；④Hachinski评分AD<4分，VaD>7分。

2. **抑郁症**　表现为抑郁心境，精神、运动迟缓，对各种事情缺乏兴趣，睡眠障碍，易疲劳或无力，记忆障碍及认知功能减退；突出特点是抑郁心境，自罪、自愧和自我否定。无失语、失认和失用，抗抑郁药治疗有效。

3. **皮克病**　早期以人格改变为主；自知力差和社会行为衰退，遗忘出现较晚，空间定向及认知障碍也出现较晚，CT示额叶和/或颞叶萎缩。

要点七　西医治疗

目前尚无特效治疗，主要是对症治疗。

1. **改善认知功能**　主要用乙酰胆碱前体及其酶抑制剂来增加乙酰胆碱水平，疗效目前尚不肯定，常用多奈哌齐、卡巴拉汀、加兰他敏等。

2. **促代谢药物**　能够促进细胞对葡萄糖的利用，增加神经元代谢，起到增加神经信息传导、改善智能的治疗作用，如吡拉西坦（脑复康）、吡硫醇（脑复新）。

3. **保护神经元**　主要有：①抗氧化剂，如维生素E；②雌激素能降低更年期妇女患病的可能性，改善认知功能；③神经生长因子具有促进胆碱能神经元的存活和分化作用，可挽救AD变性的神经元，保护残存的胆碱能神经元；④非甾体抗炎药物可能延缓AD组织破坏的进程或预防疾病的发生。

4. **康复治疗**　对AD患者相当重要，鼓励参加各种社会日常活动，维持生活能力。

要点八　中医治疗

（一）治疗原则

凡禀赋不足，或见脾肾两虚之证，治宜补肾填精，健脾益气，重在培补先、后天之本，以使脑髓得充，化源充足。气滞宜行，痰滞当消，故此病治疗中又应注意开郁逐痰，或健脾化痰，或清心涤痰，或泻火祛痰，或痰瘀同治。

（二）辨证论治

可参照细目八“血管性痴呆”。

心肝火旺证（多见于本病）

证候：心烦躁动，言语颠倒，歌笑不休，甚至反喜污秽，或喜食炭灰等，大便秘结，口干咽燥，舌红苔黄。

治法：清心平肝，醒神开窍。

方药：天麻钩藤饮合安宫牛黄丸。便秘者加大黄、枳实，或礞石滚痰丸；口干咽燥者加玄参、麦冬、石斛等。

细目七　癫　痫

癫痫（epilepsy）是慢性反复发作性短暂脑功能失调综合征，以脑神经元异常过度放电引起突发的短暂的中枢神经系统功能失常、反复痫性发作为特征，是发作性意识丧失的常见原因。由于异常放电神经元的位置不同，放电和扩散的范围不等，患者发作可表现为感觉、运动、意识、精神、行为、自主神经功能障碍或兼而有之。痫性发作是脑神经元过度同步放电引起短暂的脑功能障碍，通常指一次发作过程，同一患者可有几种类型的痫性发作。

本病属中医学“痫证”“羊痫风”等范畴。

要点一 西医病因、分类

(一)病因

癫痫的病因十分复杂,大多数患者是由脑内外多种疾病所引起,仍有许多尚未清楚。

1. **遗传因素** 家系调查结果显示,特发性癫痫近亲中患病率为2%~6%,明显高于一般人群的0.5%~1%。特发性癫痫具有不同的遗传方式,如儿童期失神癫痫为常染色体显性遗传,婴儿痉挛症为常染色体隐性遗传。

2. **先天性疾病** ①皮质发育障碍如灰质异位、巨脑畸形等;②脑穿通畸形;③脑积水;④脑性瘫痪;⑤脑面血管瘤病等;⑥结节性硬化症常以癫痫为主要临床症状。

3. **遗传代谢性疾病** 如苯丙酮尿酸症、神经节苷脂沉积症、线粒体脑病等。

4. **中枢神经系统感染** 包括细菌性、病毒性、寄生虫性颅内感染。

5. **脑血管疾病** 如出血性脑卒中、脑栓塞等。

6. **其他颅脑疾病** 颅脑外伤、脑脱髓鞘疾病、脑肿瘤及围生期损伤。

7. **全身性疾病** 心血管疾病(高血压脑病等)、急慢性肾衰竭、肺性脑病、代谢及内分泌障碍(胰岛细胞瘤致低血糖等)、电解质紊乱(低血钙等)、缺氧(一氧化碳中毒等)及中毒等。

(二)影响发作的因素

1. **年龄** 60%~80%的癫痫首次发作出现在20岁前。各年龄组癫痫常见病因不同。多种特发性癫痫外显率与年龄有密切关系,如婴儿痉挛症多在1岁内起病,儿童失神癫痫多在6~7岁起病,肌阵挛癫痫多在青少年期起病。

2. **内分泌** 内环境变化、电解质紊乱及代谢改变,可影响癫痫阈值,如妊娠早期发作(妊娠性癫痫)。

3. **睡眠** 癫痫发作与睡眠-觉醒周期有密切关系,如全面性强直-阵挛发作(GTCS)常在晨醒时发作,婴儿痉挛症多在醒后和睡前发作。

4. **脑功能状态** 正常大脑在不同功能状态下致痫敏感性不同,如提高警觉性和注意力可防止惊吓性癫痫发作。

5. **其他** 疲劳、睡眠不足、饥饿、便秘、饮酒、闪光和感情冲动等都可诱发。

(三)分类

1. 部分性发作

(1)单纯部分性发作:意识不丧失的发作。

1)有运动症状的发作:有局限性运动性发作、杰克逊癫痫(Jackson癫痫)、旋转性发作、姿势性发作。

2)有躯体感觉或特殊性感觉症状的发作:有体觉性发作、视觉性发作、听觉性发作、嗅觉性发作、味觉性发作、眩晕性发作。

3)自主神经症状的发作:如烦渴、欲排尿、出汗、面部及全身皮肤发红、呕吐、腹痛等,病灶在杏仁核、岛回或扣带回。

4)精神症状的发作:表现为各种类型遗忘症、情感异常、错觉。

(2)复杂部分性发作:以往称精神运动性发作或颞叶发作,以意识障碍与精神症状为突出表现。

(3)部分性发作扩展至全面性发作:可表现强直-阵挛发作,强直性发作或阵挛性发作,脑电图迅速扩展为全面性异常。

2. 全面性发作

(1)全面性强直-阵挛发作(GTCS):即大发作,为最常见的发作类型之一,以意识丧失和全身对称性抽搐为特征。分强直期、阵挛期和惊厥后期。

(2)失神发作:以意识障碍为主。分典型失神发作和不典型失神发作。

(3)强直性发作:表现为突发全身或躯干、肢体肌肉强烈持续缩,其后无阵挛期(故头、眼肢体固定在某一位置),同时伴有意识障碍和自主神经症状,发作时间较GTCS短,仅持续数秒或数十秒。

(4)肌阵挛发作:突然、短暂和快速的某一肌肉或肌肉群收缩,表现为身体一部分或全身肌肉突然、短暂的单次或重复跳动。

(5)阵挛性发作:仅有重复的全身阵挛,频率逐渐变慢而强度不变。

(6)失张力发作:表现为部分或全身肌肉张力的突然丧失而跌倒地上,但不发生肌肉的强直性收缩,持续1~3秒钟,并很快恢复正常,可有短暂意识丧失。

3. **癫痫持续状态** 癫痫持续发作或癫痫状态,是指一次癫痫发作持续30分钟以上,或连续多次发作,发作期间意识或神经功能未恢复至正常水平,患者始终处于昏迷状态,随反复发作而间歇期越来越短,体温升高,昏迷加深。

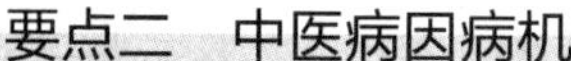

要点二　中医病因病机

痫病的发生，大多由于七情失调，先天因素，脑部外伤，饮食不节，劳累过度，或患他病之后，造成脏腑失调，痰浊阻滞，气机逆乱，风阳内动所致，而尤以痰邪作祟最为重要。

1. **风痰闭阻**　惊恐伤肾，气机逆乱，脏腑受损，易致阴不敛阳而化热生风；脾气受损，运化失常，则痰浊内聚，痰浊随气逆或风动上窜，蒙蔽清窍，则可突然昏仆，不省人事，或气逆上升至巅顶，出现眩晕等先兆，随即神志不清，痰声辘辘，口吐涎沫，强直抽搐，发作后仍神识昏蒙，困倦多睡。

2. **痰火扰神**　肝火偏旺，则情绪急躁，心烦失眠；煎熬津液，则口苦咽干，灼津为痰，咳痰不畅，肠道津耗，大便秘结；火动生风，风动痰升，闭阻脑窍，则猝倒叫吼，不省人事，强直抽搐，牙关紧闭，气粗痰鸣，口吐血沫或涎沫。

3. **瘀阻脑络**　头为精明之府，若因产伤、跌仆撞击、中风等因素损伤脑络，瘀血内停，气血不畅，脑神失养，则神明遂失，突然昏仆，神识昏蒙，全身或局部抽搐，平时可有头痛，痛有定处，肢体麻木，发作后也常有头痛。

4. **心脾两虚**　饮食不节，思虑、劳倦过度，或患他病之后，造成脏腑失调，气血两亏，脑失所养；脾虚不能运化，聚湿生痰，痰浊蒙蔽脑窍，则可突然昏仆，神不守舍，面色晦暗，肢体拘挛或抽搐，声音低怯，四肢厥冷。平时倦怠乏力，心悸少寐，健忘头昏，纳呆体瘦，面色少华。

5. **心肾亏虚**　先天不足，肾精亏虚，后天失养，脾失运化，脏腑功能失调，精血亏耗，心脑失养，聚湿生痰，蒙蔽清窍，则可反复发作痫证，面色晦暗，神思恍惚，心悸，健忘失眠，头晕目眩，两目干涩，耳轮焦枯不泽，腰膝酸软。

痫之发病与五脏均有关联，但主要责之于心肝，顽痰闭阻心窍，肝经风火内动是痫病的主要病机特点。病理因素总以痰为主，每由风、火触动，痰瘀内阻，蒙蔽清窍而发病。以心脑神机失用为本，风、火、痰、瘀致病为标。其中痰浊内阻，脏气不平，阴阳偏胜，神机受累，元神失控是病机的关键所在。痫病的病机转化决定于正气的盛衰及病邪深浅。而痫病之痰，具有随风气而聚散和胶固难化两大特点，因而痫病之所以久发难愈，反复不止，正是由于胶固于心胸的“顽痰”所致。

要点三　临床表现

（一）部分性发作

临床和脑电图的起始改变提示神经元激活限于一侧大脑半球某一部分。

1. **单纯部分性发作**　意识不丧失。以下运动性和感觉性单纯部分性发作相当于通常所称的局限性癫痫。

（1）有运动症状的发作：①局限性运动性发作：身体任何一个部位如一侧口角、面部或肢体远端的局限性抽搐，较严重的发作后可使发作部位遗留暂时性瘫痪，称为托德瘫痪（Todd瘫痪），病灶在运动区。②杰克逊癫痫（Jackson癫痫）：局限性运动性发作沿皮质代表运动区扩展，病灶在运动区。③旋转性发作：头眼向一侧偏斜，可连及头与躯干，偶可致全身旋转，病灶在对侧额叶，偶有枕叶，少数在同侧皮质。④姿势性发作：一侧上肢外展，肘部半屈，伴有向该侧手部的注视动作，病灶多在附加运动区。

（2）有躯体感觉或特殊性感觉症状的发作：①体觉性发作：多为针刺感、麻木感、触电感和肢体动作感等，多发生在口角、舌、手指和足趾，也可缓慢扩展成为Jackson感觉性癫痫，病灶在体感区。②视觉性发作：多为简单视幻觉如闪光，也可有结构性幻视如人物、景色等，病灶在枕叶。③听觉性发作：简单的听幻觉如噪声，或复杂的音响如音乐，病灶在颞叶外侧面或岛回。④嗅觉性发作：多为焦臭或其他难闻的气味，病灶在颞叶眶区、沟回、杏仁核或岛回。⑤味觉性发作：甜、酸、苦、咸或金属味，病灶在杏仁核或岛回。⑥眩晕性发作：为旋转感、漂浮感或下沉感，病灶在岛回或顶叶。

（3）自主神经症状的发作：如烦渴、欲排尿、出汗、面部及全身皮肤发红、呕吐、腹痛等，病灶在杏仁核、岛回或扣带回。

（4）精神症状的发作：表现为各种类型遗忘症、情感异常、错觉。

2. **复杂部分性发作**　以往称精神运动性发作或颞叶发作，以意识障碍与精神症状为突出表现。患者在发作时突然与外界失去接触，进行一些无意识的动作，称发作期自动症。如咂嘴、咀嚼、吞咽、舔舌、流涎、抚摸衣扣或身体某个部位，或机械地继续其发作前正在进行的活动，如行走、骑车或进餐等；有的突然外出、无理取闹、唱歌、脱衣裸体、爬墙跳楼等。每次发作持续达数分钟或更长时间后,神志逐渐清醒;清醒后对发作经过无记忆。部分患者发作开始时可能先出现简单部分性发作的嗅幻觉或精神症状,使患者意识到自己又将发作。EEG示一侧或两侧颞区慢波,杂有棘波或尖波。

3. **部分性发作扩展至全面性发作** 可表现强直–阵挛发作,强直性发作或阵挛性发作,脑电图迅速扩展为全面性异常。

(二)全面性发作

意识障碍常为最早表现,临床症状及脑电图均指示大脑半球开始即为双侧受累,抽搐为双侧性的,脑电图变化双侧同步。

1. **全面性强直–阵挛发作**(GTCS) 即大发作,为最常见的发作类型之一,以意识丧失和全身对称性抽搐为特征。

(1)强直期:患者突然意识丧失,跌倒在地,全身肌肉强直性收缩;喉部痉挛,发出叫声;强直期持续10~20秒后,在肢端出现细微的震颤。

(2)阵挛期:震颤幅度增大并延及全身成为间歇性痉挛,即进入阵挛期;本期持续30秒~1分钟;最后一次强烈阵挛后,抽搐突然终止,所有肌肉松弛。在以上两期中,可见心率加快,血压增高,汗液、唾液和支气管分泌物增多,瞳孔散大、对光反射消失等自主神经征象;呼吸暂时中断,深、浅反射消失,病理反射征阳性。

(3)惊厥后期:呼吸首先恢复,心率、血压、瞳孔等恢复正常,肌张力松弛,意识恢复。自发作开始到意识恢复历时5~10分钟;清醒后常感到头昏、头痛、全身乏力和无力,对抽搐全无记忆;不少患者发作后进入昏睡。强直期EEG为逐渐增强的弥漫性10次/秒波;阵挛期为逐渐变慢的弥漫性慢波,附有间歇发作的成群棘波;惊厥后期呈低平记录。

2. **失神发作** 以意识障碍为主。单纯型仅有意识丧失,复合型则伴有简短的强直、阵挛或自动症、自主神经症状。

(1)典型失神发作:通常称小发作,见于5~14岁的儿童。表现为意识短暂丧失,失去对周围的知觉,但无惊厥。患者突然终止原来的活动或中断谈话,面色变白,双目凝视,手中所持物件可能失握跌落,有时眼睑、口角或上肢出现不易觉察的颤动,无先兆和局部症状;一般持续3~15秒,事后对发作全无记忆。发作终止立即清醒。发作EEG呈双侧对称3Hz棘–慢综合波。

(2)不典型失神发作:意识障碍发生及休止缓慢,但肌张力改变较明显;EEG示较慢而不规则的棘–慢波或尖–慢波。

3. **强直性发作** 表现为突发全身或躯干、肢体肌肉强烈持续收缩,其后无阵挛期(故头、眼、肢体固定在某一位置),同时伴有意识障碍和自主神经症状,发作时间较GTCS短,仅持续数秒或数十秒。EEG示连续多棘波。

4. **肌阵挛发作** 突然、短暂和快速的某一肌肉或肌肉群收缩,表现为身体一部分或全身肌肉突然、短暂的单次或重复跳动。EEG为多棘–慢波。

5. **阵挛性发作** 仅有重复的全身阵挛,频率逐渐变慢而强度不变。EEG见快活动、慢波、棘慢波和多棘慢波。

6. **失张力发作** 表现为部分或全身肌肉张力的突然丧失而跌倒地上,但不发生肌肉的强直性收缩,持续1~3秒钟,并很快恢复正常,可有短暂意识丧失。EEG示多棘–慢波或低电位快活动。

(三)癫痫持续状态

癫痫持续发作或癫痫状态,是指一次癫痫发作持续30分钟以上,或连续多次发作,发作期间意识或神经功能未恢复至正常水平,患者始终处于昏迷状态,随反复发作而间歇期越来越短,体温升高,昏迷加深。如不及时采取紧急措施终止发作,患者将因衰竭而死亡。突然停用抗癫痫药物和全身感染是引起持续状态的重要原因,继发性癫痫的持续状态较原发性者为多。

要点四 辅助检查

1. **脑电图(EEG)检查** 脑电图上出现棘波、尖波、棘–慢复合波等痫性发作波形对癫痫的诊断具有重要参考价值。然而其更重要的意义是区分发作的类型:部分性发作为局限部位的痫性波形;GTCS强直期呈低电压快活动,10Hz以上,逐渐转为较慢、较高的尖波;阵期为与节律性肌收缩相应的爆发尖波和与停止肌收缩相应的慢波;失神发作可见各导联同步发生短暂3Hz的棘–慢波放电,背景电活动正常。由于患者做脑电图检查时一般已无发作,上述典型波形已不显示,仅部分呈现短促、零落的痫性电活动,此时可采用诱发方法,如过度换气、闪光刺激、剥脱睡眠、使用药物等,则痫性电活动发生率可提高80%左右。此外,24小时动态脑电图和视频脑电图使发现痫性放电的可能性大为提高,后者可同步监测记录患者发作情况及相应脑电图改变，可明确发作性症状及脑电图变化间的关系。

2. **影像学检查**　包括 CT 和 MRI，可确定脑结构异常或病变，对癫痫及癫痫综合征诊断和分类有帮助，有时可做出病因诊断，如颅内肿瘤、灰质异位等。MRI 较敏感，特别是冠状位和海马体积测量能较好地显示海马病变。其他如 SPECT、PET 通过测定脑组织内放射性核素的聚集或摄取量来显示病灶，有较好的敏感性。

要点五　诊断

1. **癫痫的临床诊断**　主要根据癫痫患者的发作病史，特别是可靠目击者所提供的详细的发作过程和表现，辅以脑电图痫性放电即可诊断。

2. **脑电图**　脑电图是诊断癫痫最常用的辅助检查方法及诊断依据，40%~50% 的癫痫患者在发作间歇期的首次 EEG 检查可见棘波、尖波或棘 – 慢、尖 – 慢波等痫性放电波形。癫痫发作患者出现局限性痫样放电提示局限性癫痫，普遍性痫样放电提示全身性癫痫，但是少数患者可多次检查 EEG 始终正常。

3. **神经影像学检查**　可确定脑结构性异常或损害，MRI、SPECT、PET 等可帮助确定癫痫灶的定位。

要点六　西医治疗

（一）药物治疗

1. 癫痫的药物治疗原则

（1）确定是否用药：①偶发癫痫发作不需要抗癫痫药物治疗；②首次发作（除外进行性或器质性脑病、脑电图有明确的阵发性棘 – 慢波或频发的局灶性棘波者、部分性发作、有神经体征、精神发育迟滞或精神障碍者）在查清病因前通常不宜用药，待到下次发作时再决定是否用药；③如存在明确的促发因素，如乙醇、药物、紧张、疲劳和光敏等，应先去除这些因素，观察后依情况再用药；④发作间期大于 1 年、有乙醇或药物刺激等诱因者，不能坚持服药，可不用抗癫痫药物治疗；⑤1 年中有 2 次或多次发作可酌情单药治疗；⑥进行性脑部疾病或 EEG 显示癫痫放电者需用药治疗。

（2）正确选择药物：①根据癫痫发作类型选择用药；②根据药物治疗反应调整用药；③综合考虑患者的年龄、全身状况、耐受性及经济情况选择用药。

（3）尽量单药治疗：这是使用抗癫痫药物治疗的重要原则。单药应自小剂量开始，缓慢增量至能最大程度地控制发作而无不良反应或反应很轻的最低有效剂量。

（4）注意用药方法：用药方法取决于药物代谢特点、作用原理及副作用出现规律等，因而差异很大。

（5）个体化治疗及长期监控：癫痫患者个体差异很大，临床应注意长期监控疗效及药物毒副作用，及时调整剂量以达到最佳疗效和避免不良反应。

（6）严密观察不良反应：所有抗癫痫药物均有不良反应，剂量相关性不良反应最常见，通常发生于开始用药或加量时，与血药浓度相关，治疗过程中应注意观察。

（7）坚持长期规律治疗，并掌握停药原则和方法。

2. **抗癫痫药物的选择**　根据癫痫发作类型选择用药。

（1）GTCS 一线药物为卡马西平、拉莫三嗪、丙戊酸钠，二线药物为左乙拉西坦、托吡酯。

（2）肌阵挛发作一线药物为左乙拉西坦、丙戊酸钠，二线药物为拉莫三嗪、氯硝西泮。

（3）强直发作一线药物为丙戊酸钠，二线药物为左乙拉西坦、拉莫三嗪、氯硝西泮等。

（4）失张力发作一线药物为丙戊酸钠、拉莫三嗪，二线药物为左乙拉西坦、托吡酯等。

（5）失神发作一线药物为乙琥胺、拉莫三嗪、丙戊酸钠，二线药物为托吡酯。

3. **传统抗癫痫药物的临床使用**　①苯妥英钠起始 200mg/d，维持 300~500mg/d；②苯巴比妥 60~300mg/d；③卡马西平起始 200mg/d，维持 600~2000mg/d；④乙琥胺起始 500mg/d，维持 750~1500mg/d；⑤丙戊酸钠起始 500mg/d，维持 600~1200mg/d；⑥氯硝西泮 1mg/d，逐渐加量。

4. **新型抗癫痫药物的临床使用**　①托吡酯起始 25mg/d，维持 200~400mg/d；②拉莫三嗪起始 25mg/d，维持 100~300mg/d；③加巴喷丁起始 300mg/d，维持 1200~3600mg/d；④非尔氨酯起始 400mg/d，维持 1800~3600mg/d；⑤氨己烯酸起始 500mg/d，维持 500~3000mg/d。

5. 抗癫痫药物的停药原则及方法

（1）抗癫痫药物的停药原则：①特发性强直 – 阵挛发作、典型失神发作或发作较快被控制的患者完全停药概率较大；②症状性癫痫及复杂部分性发作、强直性发作、非典型失神发作或兼有多种形式发作的患者通常需长期治疗；

③GTCS的停药过程不少于1年,失神发作不少于6个月,原来用药量较大者,停药所需的时间也应较长;④切忌突然停药,以免导致癫痫状态;⑤明确的器质性脑病、神经系统有阳性体征、精神障碍、持续存在EEG阵发性异常、部分性和混合性发作均影响停药时间;⑥有些器质性脑病的癫痫患者可能需要终生服药;⑦发病年龄大于30岁者应谨慎停药;⑧停药后部分性发作复发率较高,GTCS和失神小发作复发率较低。

(2)停药方法:①根据病情,通常在1~2年逐渐减量;如减量后有复发趋势或EEG有明显恶化,应再恢复原剂量;②如需换药时2种药物应有约1周的重叠用药期,然后原用药物逐渐减量至停药,新用药物逐渐增至有效剂量。

(二)神经外科治疗

1. 手术治疗的适应证

(1)难治性癫痫:患病时间较长,并经正规抗痫药治疗2年以上无效或痫性发作严重而频繁。

(2)癫痫灶不在脑的主要功能区,且手术易于到达;术后不会遗留严重神经功能障碍。

(3)脑器质性病变所致的癫痫,可经手术切除病变者。

2. 手术治疗的禁忌证

(1)相对禁忌证:内科或神经系统进行性疾病,严重行为障碍影响术后康复,增加手术病残或死亡率,活动性精神病(与发作无关),智商小于70仅可做局部切除。

(2)绝对禁忌证:特发性全面性癫痫和不影响生活的轻微发作患者。

(三)癫痫持续状态的处理

1. 治疗原则 从速控制发作是治疗的关键。

(1)选用速效抗癫痫药物静脉给药,首次用药必须足量,发作控制不良时应重复给药。

(2)顽固性病例应多种药物联合应用。

(3)控制发作后给予足够维持量,清醒后改用口服药并进一步查明病因。

2. 药物治疗

(1)地西泮:为首选药物。常用10~20mg缓慢静脉注射,作用持续时间短,需重复应用,或缓慢静脉滴注,总量不宜超过120mg/d。因地西泮对呼吸有抑制作用,甚至引起呼吸停顿,故使用时应密切观察呼吸和血压,并准备抢救呼吸的手段。

(2)苯妥英钠:为长作用抗痫药,用于地西泮控制发作后的防止复发。成人剂量5~10mg/kg。其可引起血压急剧下降及心律失常,应密切观察血压和心电图,心功能不全、心律失常、冠心病及高龄患者慎用或不用。

(3)丙戊酸(德巴金):可迅速终止某些癫痫持续状态。一般用量为5~15mg/kg,溶于注射用水,3~5分钟静脉注射,再用10mg/kg加入5%葡萄糖或0.9%氯化钠液500mL中,静脉滴注,最大剂量可达2500mg/d。

(4)异戊巴比妥钠:0.5g溶于注射用水10~20mL中缓慢静脉注射。该药比苯巴比妥钠对呼吸中枢抑制作用轻,对有明显肝肾功能不全者两药均应慎用。

(5)氯硝西泮药效是地西泮的5倍,首次剂量3mg静脉注射后数分钟奏效,对各型癫痫状态均有效。需注意对呼吸及心脏抑制较强。

(6)10%水合氯醛25~30mL加等量植物油保留灌肠,适用于肝功能不全或不宜使用苯巴比妥类患者。

3. 全身麻醉 发作难以控制者,必要时在心电和呼吸监护下行全身麻醉,达到惊厥和痫性电活动都消失的程度。

4. 支持和对症治疗 吸氧、吸痰,保持呼吸道通畅,必要时气管切开及辅助人工呼吸;做好舌咬伤、摔伤和骨折的防护;预防脑水肿和继发感染;高热可物理降温,维持水、电解质平衡等。

5. 维持用药 癫痫持续状态完全控制后,应定时定量维持用药。一般肌注苯巴比妥钠0.2g,根据用药情况可6~8小时1次,连续3~4天;患者清醒后改口服抗痫药。

要点七 中医治疗

(一)治疗原则

宜分标本虚实。频繁发作,以治标为主,着重清泻肝火,豁痰息风,开窍定痫;平时则补虚以治其本,宜益气养血,健脾化痰,滋补肝肾,宁心安神。《景岳全书》云:"治癫疾者,常与之居,察其所当取之处。""癫病多由痰气。凡气有所逆,痰有所滞,皆能壅闭经络,格塞心窍,故发则旋晕僵仆,口眼相引,目睛上视,手足搐搦,腰脊强直,食顷乃苏。"

(二)辨证论治

1. 发作期

(1)阳痫

临床表现:突然仆倒,不省人事,面色潮红,口唇青紫，牙关紧闭，两目上视，项背强直，四肢抽搐，口吐涎沫，或喉中痰鸣或发怪叫，甚则二便自遗，移时苏醒如常人。发病前常有眩晕、头昏、胸闷、乏力，舌质红，苔白腻或黄腻，脉弦数或弦滑。

治法：急以开窍醒神，继以泻热涤痰息风。

代表方剂：黄连解毒汤合定痫丸加减。发作时急以针刺人中、十宣、合谷等醒神开窍，继以灌服汤药。热甚者可选用安宫牛黄或紫雪丹；大便秘结，加大黄、芒硝、实、厚朴。

（2）阴痫

临床表现：突然昏仆，不省人事，面色暗晦萎黄，手足清冷，双眼半开半闭，肢体拘急，或抽搐时发，口吐涎沫，一般口不啼叫，或声音小，醒后周身疲乏，或如常人，或仅表现为一过性呆木无知。平素常有神疲乏力，恶心泛呕，胸闷纳差，舌质淡，白而厚腻，脉沉细或沉迟。治法：急以开窍醒神，继以温化痰涎，顺气定痫。

代表方剂：五生饮合二陈汤加减。昏仆者，急以针刺人中、十宣等醒神开窍，继以灌服汤药。若恶心欲吐者，加生姜、竹茹；胸闷痰多，加瓜蒌、实。

痫证重症，持续不省人事，频频抽搐者，属病情危重，应予中西医结合抢救治疗。

2. 休止期

（1）风痰闭阻证

证候：发病前常有眩晕，头昏，胸闷，乏力，痰多，心情不悦。发作呈多样性，或见突然跌倒，神志不清，抽搐吐涎，或伴尖叫与二便失禁，或短暂神志不清，双目发呆，茫然若有所失，谈话中断，持物落地，或精神恍惚而无抽搐，舌质红，苔白腻，脉多弦滑有力。

治法：涤痰息风，开窍定痫。

方药：定痫丸加减。惊恐不安者，可加琥珀、茯神、远志、辰砂镇心安神定痫；痰黏不利者，可加茯苓、陈皮健脾益气化痰；眩晕、目斜视者，可加生龙骨、生牡蛎、磁石、珍珠母重镇安神。

（2）痰火扰神证

证候：发作时昏仆抽搐，吐涎，或有吼叫，平时急躁易怒，心烦失眠，咳痰不爽，口苦咽干，便秘溲黄，病发后，症情加重，彻夜难眠，目赤，舌红，苔黄腻，脉弦滑而数。

治法：清热泻火，化痰开窍。

方药：龙胆泻肝汤合涤痰汤加减。有肝火动风之势者，可加天麻、石决明、钩藤、地龙、全蝎，以平肝息风。

（3）瘀阻脑络证

证候：平素头晕头痛，痛有定处，常伴单侧肢体抽搐，或一侧面部抽动，颜面口唇青紫，舌质暗红或有瘀斑，舌苔薄白，脉涩或弦。多继发于颅脑外伤、产伤、颅内感染性疾患后，或先天脑发育不全。

治法：活血化瘀，息风通络。

方药：通窍活血汤加减。痰涎偏盛者，可加半夏、胆南星、竹茹。

（4）心脾两虚证

证候：反复发病，神疲乏力，心悸气短，失眠多梦，面色苍白，体瘦纳呆，大便溏薄，舌质淡，苔白腻，脉沉细而弱。

治法：补益气血，健脾宁心。

方药：六君子汤合归脾汤加减。痰浊盛而恶心呕吐痰涎者，可加胆南星、姜竹茹、瓜蒌、石菖蒲、旋覆花化痰降浊；便溏者，可加炒苡仁、炒扁豆、炮姜等健脾止泻；夜游者，可加生龙骨、生牡蛎、生铁落等镇心安神。

（5）心肾亏虚证

证候：痫病频发，神思恍惚，心悸，健忘失眠，头晕目眩，两目干涩，面色晦暗，耳轮焦枯不泽，腰膝酸软，大便干燥，舌质淡红，脉沉细而数。

治法：补益心肾，潜阳安神。

方药：左归丸合天王补心丹加减。神思恍惚，持续时间长者，可加阿胶补益心血；心中烦热者，可加焦山栀、莲子心清心除烦；大便干燥者，可加玄参、天花粉、当归、火麻仁以养阴润肠通便。

细目八　血管性痴呆

血管性痴呆（vascular dementia，VaD）是指脑血管疾病及其危险因素引起的痴呆，属于血管性认知障碍（vastcular cognitive impairment，VCI）中较重的群体（major VCI）。VCI 的概念是在重新认识 VaD 概念的基础上提出的，旨在及早发现血管病变导致的认知变化，进行早期干预，以延缓甚至阻止痴呆的发生。按认知障碍的严重程度分为轻度 VCI 和重度 VCI，VaD 是重度 VCI 的同义词。流行病学研究表明，我国 65 岁以上老年人 VaD 的患病率为 1.1%~3.0%，年发病率在（5~9）/1000 人，但还缺乏完整可靠的 VCI 流行病学资料。随着人口老龄化的提高，若不采取干预措施，1/3 的人将会患卒中和/或痴呆。卒中后 64% 的患者存在不同程度的认知障碍，1/3 的人会发展为明显的痴呆。VaD 已成为仅次于阿尔茨海默病的导致老年期痴呆的第二大病因。

根据血管性痴呆的临床症状，属于中医学的“痴呆”“善忘”“呆病”“癫病”的范畴。

要点一　中医病因病机

本病多因年老体虚、精气不足，久病耗损，七情内伤致气、血、痰、瘀诸邪为患。或邪阻脑络，或髓海失充，致神机失用而发为痴呆。张景岳首次在《景岳全书》中立“癫狂痴呆”专论，指出：“痴呆证，凡平素无痰而或以郁结，或以不遂，或以思虑，或以疑惑，或以惊恐而渐致痴呆，言辞颠倒，举动不经，或多汗，或善愁，其证则千奇万怪，无所不至，脉必或弦或数、或大或小，变易不常。”对其病因病机、病证、治疗预后诸方面均做了较详细的论述。

1. **髓海不足**　年迈体衰，肾精亏虚，无以充养脑髓，髓海渐空，脑髓缩小，神明失用，遂见智力下降，神情呆滞，齿枯发焦，腰酸腿软，头晕耳鸣等。

2. **脾肾两虚**　久病或年迈，脾肾两亏，气血化生无源则血虚神怯，少气懒言；肾气亏虚则腰膝酸软，行动迟缓，记忆力减退，失认失算。

3. **肝肾阴虚**　年迈久病，肝肾阴虚，清窍失养，而见呆钝愚痴，沉默寡言，头晕目眩，耳鸣，腰膝酸软，五心烦热等。

4. **痰浊阻窍**　年老脾衰，若饮食不节或情志不遂，均可致脾失健运，不能运化水谷之精微，水液不归正化，聚而成痰，上蒙清窍，神机失用，症见表情呆痴，智力减退，不思饮食，头晕重，脘腹胀满，口多痰涎。

5. **瘀血内阻**　七情内伤，气血不畅，或气虚则无以帅血，或久病瘀阻脑窍，元神被扰，神机失用，症见表情迟钝，言语不利，思维异常，行为乖僻，善忘，易惊恐，肌肤甲错等。

脑为元神之府，灵机出于此，故痴呆病位在脑，与心肝脾肾功能失调有关。肾主髓，通于脑，肾亏则脑空，与肾关系尤为密切。其基本病机为髓减脑消，神机失调，以肾精亏虚为本，痰浊瘀血内阻为标，虚实夹杂。

要点二　临床表现

1. **起病**　多数起病突然，患者亲属一般能说出患者发病具体时间，病情加重常常与反复患脑血管病有关。

2. **认知功能下降**　多为局限性皮质性认知功能障碍，如失语、失用、失认和空间定位障碍，记忆力、计算力减退。

3. **性格改变和情感障碍**　患者主动性减少，可有表情淡漠、焦虑、穿错衣裤等。常呈阶段性进展。

4. **行为障碍**　生活懒散，不讲个人卫生等。

5. **具有神经功能缺损症状和体征**　如偏瘫、偏盲、偏身感觉障碍，肌张力增高，锥体束征。

6. **病史**　患者多有缺血性脑血管病史，多灶梗死性痴呆患者，多有两次或两次以上的脑卒中病史。

要点三　辅助检查

1. **验室检查**　①查找 VaD 的危险因素，如糖尿病、高脂血症、高同型半胱氨酸血症、抗心磷脂抗体综合征等。②排除其他导致认知障碍的原因，如甲状腺功能减退、HIV 感染、维生素 B2 缺乏、结缔组织病、梅毒性血管炎、肝肾功能不全等。

2. **神经心理检查**　应对 VaD 进行全面的神经心理学评估。Hachinski 缺血量表（HIS）≥7 分支持 VaD 诊断，可与 AD 等神经变性疾病鉴别。

3. **神经影像学检查**　提供支持 VaD 的病变证据，如卒中病灶的部位、体积，白质病变的程度等。MRI 对白质病变、腔隙性梗死等小血管病较 CT 更敏感。神经影像学检查还能帮助进行分型诊断，并排除其他原因导致的认知障碍等。

要点四　诊断与鉴别诊断

（一）诊断

诊断分很可能和可能为 VaD 两种，确诊有赖于病理组织学检查。

1. **很可能是 VaD**　①痴呆符合 DSM-Ⅳ-R 的诊断标准，主要表现为认知功能明显下降以及 2 个以上认知功能障碍，其严重程度已干扰日常生活，并经神经心理学测试证实。②临床检查有局灶性神经系统症状和体征，符合CT、MRI相应病灶，可有或无卒中史。③痴呆与脑血管病密切相关，痴呆发生于卒中后3个月，并持续6个月以上；或认知功能障碍突然加重，或波动，或呈阶梯样逐渐发展。

2. **可能是VaD**　①认知功能损害不均匀性。②人格相对完善。③病程波动，多次脑卒中史。④可呈现步态障碍、假性延髓麻痹等体征。⑤存在脑血管病的危险因素。

（二）鉴别诊断

1. AD　两者均存在认知功能障碍，以下几方面有助鉴别：①AD呈持续性进行性智能减退，VaD则呈阶梯性加重。②AD以神经心理障碍为主，神经功能缺失轻，VaD有明显的神经功能缺血症状和体征。③影像学检查AD有脑萎缩，无局灶性病变，VaD有局灶性病变。④Hachinski评分AD<4分，VaD>7分。

2. **帕金森病痴呆（PDD）**　帕金森病痴呆早期出现锥体外系受累症状如静止性震颤、肌强直、运动迟缓等表现。认知功能的损害一般出现在晚期，而且以注意力、计算力、视空间、记忆力等受损为主。一般无卒中病史，无局灶性神经系统定位体征，影像学上无梗死、出血及白质病变等。

要点五　西医治疗

西医治疗主要包括控制脑血管危险因素及治疗脑血管病、改善认知功能和对症治疗。

1. **病因治疗**　控制脑血管危险因素和治疗脑血管病是VaD治疗最根本的方法。包括抗血小板聚集，降脂，防治高血压、糖尿病等。

2. **改善认知功能**　胆碱酯酶抑制剂多奈哌齐和非竞争性NMDA受体拮抗剂美金刚对VaD患者的认知功能可能有改善作用。

3. **改善精神症状**　对症治疗出现的抑郁症状，可选用选择性5-羟色胺再摄取抑制剂（SSRIs）；出现幻觉、妄想、激越和冲动攻击行为等，可短期使用非典型抗精神病药物如奥氮平、利培酮等。

要点六　中医治疗

（一）治疗原则

临床治疗当以开郁逐痰、活血通窍、平肝泻火治其标，补虚扶正、充髓养脑治其本。为加强滋补作用，常加血肉有情之品。治疗时宜在扶正补虚、填补肾精的同时，注意培补后天脾胃，以冀脑髓得充，化源得滋。同时，须注意补虚切忌滋腻太过，以免损伤脾胃，酿生痰浊。

在药物治疗的同时，移情易性，智力和功能训练与锻炼亦不可轻视。

（二）辨证论治

1. 髓海不足证

证候：智力下降，神情呆滞，记忆力和计算力下降，懈怠思卧，齿枯发焦，腰酸腿软，头晕耳鸣，舌瘦质淡红，脉沉细弱。

治法：补精填髓养神。

方药：七福饮加减。可酌加紫河车、鹿角胶等填髓益智；腰酸软明显者，加续断、杜仲。

2. 脾肾两虚证

证候：表情呆滞，行动迟缓，记忆力减退，失认失算，口齿不清，腰膝酸软，食少纳呆，少气懒言，流涎，舌淡体胖，苔白，脉沉弱。

治法：温补脾肾。

方药：还少丹加减。脾肾阳虚明显者，可用金匮肾气丸、右归丸；畏寒肢冷者加续断、巴戟天；短气乏力甚者，加黄芪、紫河车等。

3. 肝肾阴虚证

证候：平素沉默寡言，呆钝愚痴，头晕目眩，耳鸣，腰膝酸软，五心烦热，口干，舌红少苔，脉细数。

治法：补益肝肾。

方药：知柏地黄丸加减。肾虚明显者用左归饮；阴虚火旺明显者加丹皮、地骨皮；虚风内动者，加天麻、钩藤、生牡蛎、龙骨。

4. 痰浊阻窍证

证候：表情呆痴，智力减退，或哭笑无常，或默默不语，不思饮食，头晕重，脘腹胀满，口多痰涎，气短乏力，舌质淡，苔腻，脉滑或濡。

治法：健脾益气，豁痰开窍。

方药：洗心汤加减。脾虚明显者，加党参、茯苓；痰浊内盛者，加佩兰、瓜蒌壳，重用法半夏、陈皮；郁而化热者，可加黄芩、竹茹。

5. 瘀血内阻证

证候：表情迟钝，言语不利，或思维异常，行为古怪，善忘，易惊恐，肌肤甲错，口干不欲饮，舌质暗或有瘀斑，脉细涩。

治法：活血化瘀，开窍醒神。

方药：通窍活血汤加减。伴有阴血不足者，加制首乌、当归、枸杞子；兼气虚者，加黄芪、白术。

第九单元　理化因素所致疾病

细目一　急性中毒总论

有毒化学物质进入人体，在效应部位积累到一定量而产生损害的全身性疾病称为中毒（poisoning）。中毒可分为急性和慢性两大类，主要由接触毒物的毒性、剂量和时间决定。短时间内接触大量毒物可引起急性中毒（acute poisoning），急性中毒发病急骤，症状严重，变化迅速，如不积极治疗，可能危及生命，因此，诊断要准确而及时，治疗要迅速而恰当。长时间接触较小量毒物可引起慢性中毒（chronic poisoning），慢性中毒起病较缓，病程较长，很多中毒都缺乏特异性诊断指标，容易误诊、漏诊。

本病在中医学中亦称"中毒"。

要点一　西医病因、发病机制

（一）病因

引起中毒的化学物质称毒物。根据毒物来源和用途分为：工业性毒物、药物、农药和有毒动、植物。

1. **职业性中毒**　在生产过程中，接触有毒的原料、中间产物或成品，如果不注意劳动保护，即可发生中毒。在保管、使用和运输方面，如不遵守安全防护制度，也会发生中毒。

2. **生活性中毒**　误食、意外接触毒物、用药过量、自杀或谋害等情况下，过量毒物进入人体都可引起中毒。

（二）发病机制

1. **局部刺激、腐蚀作用**　强酸或强碱吸收组织中水分，与蛋白质或脂肪结合，使细胞变性和坏死。

2. **缺氧**　一氧化碳、硫化氢或氰化物等窒息性毒物阻碍氧的吸收、转运或利用。脑和心肌对缺氧敏感，易发生损害。

3. **麻醉作用**　亲脂性强的毒物（如过量的有机溶剂和吸入性麻醉药）易通过血－脑屏障进入含脂量高的脑组织，抑制其功能。

4. **抑制酶的活力**　有些毒物及其代谢物通过抑制酶活力产生毒性作用。例如，有机磷杀虫药（OPI）抑制胆碱酯酶，氰化物抑制细胞色素氧化酶，含金属离子的毒物能抑制含巯基的酶等。

5. **干扰细胞或细胞器的生理功能**　如四氯化碳在体内经酶催化形成三氯甲烷自由基，后者作用于肝细胞膜中不饱和脂肪酸，引起脂质过氧化，使线粒体及内质网变性和肝细胞坏死；酚类如二硝基酚、五氯酚和棉酚等可使线粒体内氧化磷酸化作用解偶联，阻碍三磷酸腺苷形成和贮存而释放热能。

6. **竞争相关受体**　如阿托品过量时通过竞争性阻断毒蕈碱受体产生毒性作用。

要点二　临床表现

不同化学物质急性中毒表现不完全相同，严重中毒时共同表现有发绀、昏迷、惊厥、呼吸困难、休克和少尿等。

（一）急性中毒

1. **皮肤黏膜表现**

（1）皮肤及口腔黏膜灼伤：见于强酸、强碱、甲醛、苯酚、甲酚皂溶液（来苏儿）等腐蚀性毒物灼伤；硝酸灼伤皮肤黏膜，痂皮呈黄色，盐酸痂皮呈棕色，硫酸痂皮呈黑色。

（2）发绀：引起血液氧合血红蛋白减少的毒物中毒可出现发绀；亚硝酸盐、苯胺或硝基苯等中毒时，血高铁血红蛋白含量增加出现发绀。

（3）黄疸：毒蕈、鱼胆或四氯化碳中毒损害肝脏会出现黄疸。

2. **眼部表现**

（1）瞳孔扩大：见于阿托品、莨菪碱类中毒。

（2）瞳孔缩小：见于有机磷类农药、氨基甲酸酯类杀虫药中毒。

（3）视神经炎：见于甲醇中毒。

3. **神经系统表现**

（1）昏迷：见于催眠、镇静或麻醉药中毒，有机溶剂中毒，窒息性毒物（如一氧化碳、硫化氢、氰化物）中毒，高铁血红蛋白生成性毒物中毒，农药（如有机磷类杀虫药、有机汞杀虫药、拟除虫菊酯杀虫药、溴甲烷）中毒。

（2）谵妄：见于阿托品、乙醇或抗组胺药中毒。

（3）肌纤维颤动：见于有机磷类杀虫药、氨基甲酸酯类杀虫药中毒。

（4）惊厥：见于窒息性毒物或异烟肼中毒、有机氯或拟除虫菊酯类杀虫药等中毒。

（5）瘫痪：见于蛇毒、三氧化二砷、可溶性钡盐或磷酸三邻甲苯酯等中毒。

（6）精神失常：见于四乙铅、一氧化碳、乙醇、阿托品、二硫化碳、有机溶剂、抗组胺药等中毒，成瘾药物戒断综合征等。

4. 呼吸系统表现

（1）呼出特殊气味：呼气有酒味为乙醇中毒；有苦杏仁味为氰化物中毒；有机磷类杀虫药、黄磷、铊等中毒呼气有蒜味。

（2）呼吸加快：水杨酸类、甲醇等兴奋呼吸中枢，中毒后呼吸加快；刺激性气体中毒引起脑水肿时，呼吸加快。

（3）呼吸减慢：催眠药或吗啡中毒时过度抑制呼吸中枢导致呼吸麻痹，中毒性脑水肿时也可使呼吸减慢。

（4）肺水肿：刺激性气体、安妥、磷化锌、有机磷类杀虫药或百草枯等中毒常发生肺水肿。

5. 循环系统表现

（1）心律失常：洋地黄、夹竹桃、乌头、蟾蜍等中毒时兴奋迷走神经，拟肾上腺素药、三环类抗抑郁药等中毒时兴奋交感神经和氨茶碱中毒等通过不同机制引起心律失常。

（2）心脏骤停：①心肌毒性作用，见于洋地黄、奎尼丁、锑剂或依米丁（吐根碱）等中毒；②缺氧，见于窒息性气体毒物（如甲烷、丙烷和二氧化碳等）中毒；③严重低钾血症，见于可溶性钡盐、棉酚或排钾利尿药中毒等。

（3）休克：三氧化二砷中毒引起剧烈呕吐和腹泻；强酸和强碱引起严重化学灼伤致血浆渗出；严重巴比妥类中毒抑制血管舒缩中枢，引起外周血管扩张，有效血容量不足；砷中毒可引起心肌损害。以上因素都可通过不同途径引起有效循环血容量相对和绝对减少，发生休克。

6. 泌尿系统表现

（1）肾小管堵塞：如砷化氢中毒产生大量红细胞破坏物堵塞肾小管。

（2）肾缺血。

（3）肾小管坏死：如头孢菌素类、氨基糖苷类抗生素、毒蕈和蛇毒等中毒。

最终导致急性肾衰竭，出现少尿或无尿。

7. 血液系统表现

（1）溶血性贫血：如砷化氢中毒、苯胺或硝基苯等中毒。

（2）出血：阿司匹林、氢氯噻嗪及抗肿瘤药物等中毒。

（3）白细胞减少和再生障碍性贫血：可由氯霉素、抗肿瘤药或苯等中毒引起。

（4）血液凝固障碍：可由水杨酸类、肝素或双香豆素过量、敌鼠和蛇毒咬伤中毒等引起。

8. 发热　见于阿托品、二硝基酚或棉酚等中毒。

（二）慢性中毒

长期接触较小剂量的毒物，可引起慢性中毒。多见于职业中毒和地方病。

1. 神经系统表现　①痴呆：见于四乙铅或一氧化碳等中毒；②震颤麻痹综合征：见于一氧化碳、吩噻嗪或锰等中毒；③周围神经病：见于铅、砷或有机磷类杀虫药等中毒。

2. 消化系统表现　砷、四氯化碳、三硝基甲苯或氯乙烯中毒常引起中毒性肝病。

3. 泌尿系统表现　镉、汞、铅等中毒可引起中毒性肾脏损害。

4. 血液系统表现　苯、三硝基甲苯中毒可出现再生障碍性贫血或白细胞减少。

5. 骨骼系统表现　氟中毒可引起氟骨症；黄磷中毒可引起下颌骨坏死。

要点三　辅助检查

1. 急性中毒　应常规留取剩余的毒物或可能含毒的标本，如呕吐物、胃内容物、尿、粪和血标本等。必要时进行毒物分析或细菌培养。

2. 慢性中毒　应检查环境中和人体内有无毒物存在，有助于确定诊断。

此外，还应根据病情进行血气分析、肝肾功能、心电图等检查。

要点四　诊断

急性中毒诊断主要依据毒物接触史和中毒临床表现。可通过环境调查了解毒物存在，并检测剩余毒物或含毒标本进行毒物鉴定，通过检体及实验室检查了解毒物对机体的影响，最后通过鉴别诊断做出病因诊断。同时应尽早掌握中毒的时间、毒物的种类、中毒的途径，初步估计毒物的剂量以及患者中毒前后的情况。慢性中毒更应注意病因,否则容易误诊、漏诊。

(一)毒物接触史

毒物接触史是诊断中毒的重要依据。如怀疑服毒时,要了解患者发病前的生活情况、精神状态、长期用药种类,有无遗留药瓶、药袋,家中药物有无缺少等以判断服药时间和剂量。对一氧化碳中毒要了解室内炉火、烟囱、煤气及同室其他人员情况。食物中毒常为集体发病,对散发病例应调查同餐者有无相同症状。水源或食物污染可造成地区流行性中毒,必要时应进行流行病学调查。对职业中毒应询问职业史,包括工种、工龄、接触毒物种类和时间、环境条件、防护措施及工作中是否有过类似情况等。群体性发病时宜注意有无共同接触史。

(二)临床表现

1. 熟悉中毒的临床表现、系统细致的体检,均有助于中毒的诊断及判断毒物种类。

2. 有如下情况应考虑中毒的可能:①不明原因的昏迷;②难以解释的精神改变;③年轻患者不明原因的心律失常;④不明原因的心脏骤停;⑤不明原因的无尿、少尿;⑥不明原因的发绀;⑦难以解释的外伤;⑧不明原因的出血、溶血、贫血;⑨不明原因的多系统损害。

(三)实验室检查

急性中毒时,应常规留取剩余的毒物或可能含毒的标本,如呕吐物、胃内容物、尿、粪和血标本等。必要时进行毒物分析或细菌培养。对于慢性中毒,检查环境中和人体内有无毒物存在,有助于确定诊断。不能以1项检查,尤其是1次的测定结果,作为诊断的唯一依据,否则易导致误诊。

(四)毒物对机体的影响

重要脏器的功能、酶学及某些特异检查,如碳氧血红蛋白、胆碱酯酶活力等。

注意:毒物分析虽然重要,但为尽早救治,常无须等检验结果;而且目前许多毒物的分析手段仍然有限。

(五)现场调查

有明确的中毒史、特征性中毒表现或有家属在中毒现场者无须现场调查;而中毒史不明确、临床表现不典型者,或集体中毒原因不明者,或有谋杀嫌疑者要进行现场调查,一般要立即报告公安、卫生防疫、环保等部门协同进行现场调查。

要点五 西医治疗

(一)治疗原则

根据毒物的种类、进入人体的途径和临床表现进行治疗。可分除毒、解毒和对症治疗三步急救:①立即脱离中毒现场,清除进入人体内已被吸收或尚未吸收的毒物;②如有可能,选用特效解毒药;③对症治疗。对不明原因中毒,除暂不能选用特效解毒药,亦应按上述原则急救处理;中毒情况危重时,应首先采取措施,稳定呼吸、循环和生命体征。

(二)急性中毒治疗

1. 立即停止毒物接触

(1)清除皮肤毒物:迅速使中毒者离开中毒场地,立即脱去污染的衣物;用微温水反复冲洗身体,清除沾污的毒性物质。如为碱性物中毒,可用醋酸或1%~2%稀盐酸、酸性果汁冲洗;如为酸性物中毒,可用石灰水、小苏打水、肥皂水冲洗。美曲膦酯中毒忌用碱性溶液冲洗。

(2)清除眼内毒物:迅速用0.9%盐水或清水冲洗5~10分钟。酸性毒物用5%碳酸氢钠溶液冲洗,碱性中毒用3%硼酸溶液冲洗。无药液时,只用微温清水冲洗亦可。

(3)吸入毒物的急救:应立即将患者脱离中毒现场,搬至空气新鲜的地方,同时可吸入氧气。

2. 清除体内尚未吸收的毒物 清除胃肠道毒物常用催吐、洗胃和导泻、灌肠,进行越早效果越明显。

(1)催吐:用手指、羽毛、筷子、压舌板触摸刺激咽后壁或舌根,诱发呕吐;或让患者饮温水200~300mL,然后催吐(适用于现场急救、神志清楚能够配合者),有条件的还可服1%硫酸锌溶液50~100mL催吐。

禁忌证:服强酸、强碱中毒者;已发生昏迷、抽搐、惊厥者;患有严重心脏病、食管静脉曲张和溃疡病者。孕妇应慎用。

(2)洗胃:原则为先出后进、快出快进、出入相当。洗胃应尽早进行,通常在4~6小时内进行,个别中毒者超过12小时仍然有效。每次注入量以不超过300mL为宜,洗胃液与人体温度相当,根据中不同毒物选用相应的洗胃液,一般情况清水即可。

禁忌证:吞服强腐蚀性毒物、惊厥抽动、休克、食管-胃底静脉曲张的患者等。

（3）导泻及灌肠：为促使毒物由消化道排泄，洗胃后再从胃管注入50%硫酸镁50mL导泻；腐蚀性毒物中毒可灌入蛋清、稠米汤、淀粉糊、牛奶等（保护胃肠黏膜，延缓毒物的吸收），口服碳末、白陶土（可吸附毒物）；磷化锌杀鼠药中毒可服用液体石蜡30mL，忌用植物油，不用镁类泻剂（因其与磷化锌可生成卤碱类有毒物质）。

3. 促进已吸收毒物的排出

（1）利尿排毒：适用于利尿有效，经肾脏排出的毒物。大量饮水、喝茶水都有利尿排毒作用；心肾功能尚好时可积极静脉补液，速度可适当加快（用5%葡萄糖、5%葡萄糖氯化钠或0.9%氯化钠注射液，加维生素C等静脉滴注），同时用呋塞米等加速毒物排出。

（2）吸氧：一氧化碳中毒时，吸氧可促使碳氧血红蛋白解离，加速一氧化碳排出。高压氧治疗是一氧化碳中毒的特效疗法。

（3）血液净化：一般用于血液中毒物浓度高、中毒严重、昏迷时间长、有并发症和经积极支持疗法病情日趋恶化者。

1）血液透析：用于清除血液中分子量较小和非脂溶性的毒物（如苯巴比妥、水杨酸类、甲醇、茶碱、乙二醇和锂等）。氯酸盐或重铬酸盐中毒能引起急性肾衰竭，是血液透析的首选指征。一般中毒12小时内进行血液透析效果好。如中毒时间过长，毒物与血浆蛋白结合，则不易透出。

2）血液灌流：血液流过装有活性炭或树脂的灌流柱，能吸附脂溶性或与蛋白质结合的化学物，清除血液中巴比妥类（短效、长效）和百草枯等，是目前最常用的中毒抢救措施。

3）血浆置换：本疗法用于清除游离或与蛋白结合的毒物，特别是生物毒（如蛇毒、蕈中毒）及砷化氢等溶血毒物中毒。一般需在数小时内置换3~5L血浆。

4. 特殊解毒药物的应用

（1）金属中毒解毒药：①依地酸钙钠用于治疗铅中毒；②二巯丙醇（BAL）用于治疗砷、汞中毒；③二巯丙磺钠用于治疗汞、砷、铜、锑等中毒；④二巯丁二钠用于治疗锑、铅、汞、砷、铜等中毒。

（2）高铁血红蛋白血症解毒药：小剂量亚甲蓝（美蓝）用于治疗亚硝酸盐、苯胺、硝基苯等中毒引起的高铁血红蛋白血症。

（3）氰化物中毒解毒药：一般采用亚硝酸盐－硫代硫酸钠疗法。

（4）有机磷杀虫药中毒解毒药：阿托品、解磷定（PAM）等。

（5）中枢抑制剂解毒药：①纳洛酮为阿片类药物的解毒药；②氟马西尼为苯二氮䓬类拮抗药。

5. 对症处理　许多中毒无特效解毒药，需要依靠强有力的对症治疗渡过难关，包括保护重要脏器的功能、维持生命体征稳定、预防并控制感染、营养支持、维持水、电解质平衡等，以及呼吸、循环、消化道、肾脏等功能的维护等。注意防治肺水肿或脑水肿。

加强危重患者的护理、注意保温、防止压疮。当中毒原因不明时普查和监测重要脏器功能，注意中毒的3个临床阶段：即急性全身反应阶段、临床缓解阶段、靶器官损害阶段，特别是在临床缓解阶段不要掉以轻心。

要点六　中医治疗

中医学认为本病属不内外因。急性中毒是毒物进入体内，使气血逆乱，阴阳失调，壅遏气机，闭阻脏腑、清窍所致；慢性中毒是毒物逐渐进入体内，引起脏腑气血失调为主。

各类中毒总属毒邪伤正所致，其起病有急、缓，病位在脏腑、经络，病性有虚、实之分，治疗以扶正解毒为主。中医的一些验方、中成药及针灸疗法具有较好的解毒与急救作用，可供选用；恢复期配合辨证施治，有助于早日康复。

细目二　有机磷杀虫药中毒

有机磷杀虫药（OPI）主要通过抑制体内胆碱酯酶（cholinesterase，ChE）活性，使ChE丧失分解乙酰胆碱（acetylcholine，ACh）能力，使体内生理效应部位ACh大量蓄积，使胆碱能神经持续过度兴奋，引起毒蕈碱样、烟碱样和中枢神经系统等中毒症状和体征。严重中毒的患者常死于呼吸衰竭。

要点一　西医病因、发病机制

（一）病因

OPI中毒的常见原因为生产和使用中违

反操作规程造成毒物泄漏、滥用或防护不当而发生急、慢性中毒；或者由于误服、自服而发生中毒。

（二）发病机制

OPI可迅速从消化道、呼吸道或皮肤黏膜进入人体内。OPI中毒机制，主要是在人体内迅速与ChE结合，形成磷酰化胆碱酯酶，使磷酰化胆碱酯酶不能水解ACh，引起ACh蓄积，出现相应的临床表现。由于OPI与ChE是稳定的结合，早期尚可部分水解恢复ChE活性，但随着中毒时间的延长，最终形成老化的磷酰化胆碱酯酶，结构更加稳定，需要新的ChE再生后，ChE活性才会恢复，故其毒性作用较重，症状恢复较慢。

要点二　临床表现

可有接触部位的局部损害，如皮肤黏膜的炎症、水疱、剥脱等。典型症状按发生先后分别有胆碱能兴奋或危象、中间型综合征、迟发性多发性神经病。

（一）胆碱能神经兴奋或危象

发生的时间与毒物种类、剂量、吸收途径和患者的状态（如空腹、饭后、酒后等）等有关。口服中毒多在10分钟至2小时发病，呼吸道吸入约30分钟内发病，皮肤吸收中毒，一般在接触2~6小时后出现症状。表现为：

1. **毒蕈碱样症状**　又称为M样症状。主要由于堆积的乙酰胆碱使副交感神经末梢过度兴奋，引起平滑肌舒缩失常和腺体分泌亢进等。临床表现可有：①腺体分泌增加表现：大汗、多泪和流涎；②平滑肌痉挛表现：瞳孔缩小，胸闷、气短、呼吸困难，恶心、呕吐、腹痛、腹泻；③括约肌松弛表现：大小便失禁；④气道分泌物明显增多：表现咳嗽、气促，双肺有干啰音或湿啰音，严重者发生肺水肿。

2. **烟碱样症状**　又称N样症状。①由于乙酰胆碱堆积在横纹肌神经－肌肉接头处，出现肌纤维颤动，全身紧缩或压迫感，甚至全身骨骼肌强直性痉挛；骨骼肌过度兴奋后就会出现抑制，发生肌力减退甚至呼吸肌麻痹引起呼吸停止。②乙酰胆碱还可刺激交感神经节和肾上腺髓质，出现血压升高和心律失常。

3. **中枢神经系统症状**　由于乙酰胆碱在脑内蓄积，出现头晕、头痛、倦怠、烦躁不安、言语不清、不同程度的意识障碍，重者发生脑水肿甚至呼吸中枢麻痹。

有些急性OPI中毒者，经积极抢救临床症状明显好转，稳定数天至1周后，病情突然急剧恶化，再次出现胆碱能危象，甚至肺水肿、昏迷，甚至死亡，称为反跳。这种现象多发生在乐果和马拉硫磷口服中毒者。

（二）迟发性多发神经病

为急性重、中度中毒后2~3周，胆碱能症状消失后出现的感觉、运动型多发性神经病。先出现腓肠肌酸痛及压痛，数日后出现下肢无力，远端最明显，逐渐影响到下肢近端和上肢，多伴有肢体远端手套、袜套式感觉减退。神经－肌电图检查提示神经源性损害。胆碱酯酶活力可正常。

（三）中间综合征

为急性中毒后24~96小时，胆碱能危象基本消失且意识清晰，出现以屈颈肌和四肢近端肌肉，第Ⅲ、Ⅶ、Ⅸ、Ⅹ对脑神经支配的肌肉、呼吸肌无力为主的临床表现。可见抬头困难、肩外展及髋屈曲困难；眼外展及眼球活动受限，眼睑下垂、睁眼困难，可有复视；颜面肌或咀嚼肌无力、声音嘶哑和吞咽困难；呼吸肌麻痹则有呼吸困难、频率减慢、胸廓运动幅度逐渐变浅，进行性缺氧致意识障碍、昏迷以致死亡。因其发生时间介于中毒急性期之后和迟发性多发性神经病之前，故称为中间综合征。胆碱酯酶活力多在30%以下。多见于含二甲氧基的化合物，如倍硫磷、乐果、氧乐果等。

慢性中毒多见于生产工人，由于长期少量接触有机磷农药所致。症状多为神经衰弱综合征，如头痛、头昏、恶心、食欲不振；或出现轻度毒蕈碱样或烟碱样症状，如瞳孔缩小等。

要点三　辅助检查

ChE活力是诊断OPI中毒的特异性实验指标，对判断中毒程度、疗效和预后极为重要，但并不呈完全平行关系。以正常人血ChE活力均值作为100%，急性OPI中毒时，ChE活力值在50%~70%为轻度中毒，30%~50%为中度中毒，30%以下为重度中毒。对长期OPI接触者，血ChE活力值测定可作为生化监测指标。

呕吐物、清洗液、尿液或血液中测到相应毒物或其代谢产物可以明确有机磷农药的具体名称甚至浓度,有助于诊断和治疗。

要点四 诊断与鉴别诊断

(一)诊断

根据患者 OPI 接触史、呼出气体或呕吐物或皮肤等部位有特异性的大蒜味,有胆碱能兴奋或危象的临床表现,特别是流涎、多汗、瞳孔缩小、肌纤维颤动和意识障碍等,结合及时测定的实验室检查结果,一般不难诊断。毒物接触史不明确的,实验室检查对诊断就更加重要。

急性中毒分级:以临床表现为主要依据,血液胆碱酯酶活性可作参考指标。

(1)轻度中毒:以 M 样症状为主,没有肌纤维颤动等 N 样症状,ChE 活力为 50%~70%。

(2)中度中毒:M 样症状加重,出现肌纤维颤动等 N 样症状,ChE 活力为 30%~50%。

(3)重度中毒:除有 M、N 样症状外,具有肺水肿、呼吸衰竭、脑水肿、昏迷四项中任一表现,全血或红细胞 ChE 活力 <30%。

慢性中毒主要根据长期少量接触 OPI 史,且全血胆碱酯酶活力 <50%,便可确诊。

(二)鉴别诊断

需要进行鉴别诊断的疾病主要有中暑、食物中毒、急性胃肠炎、脑炎、脑干出血或梗死以及其他农药中毒等。根据有无 OPI 接触史、临床特征性表现和实验室检查、头颅 CT 或 MRI,一般不难做出鉴别。需要特别提出的是与氨基甲酸酯类农药中毒的鉴别,二者临床表现相似,血胆碱酯酶活力均降低,但后者无大蒜味、血胆碱酯酶活力在数小时内可自行恢复。

要点五 西医治疗

(一)急性中毒

1. **清除毒物** 迅速离开有毒现场,脱去污染衣物,用微温清水清洗污染的皮肤、毛发和指甲,再用流动微温清水冲洗。口服中毒者,用 2% 碳酸氢钠溶液(美曲膦酯忌用)或 1∶5000 高锰酸钾溶液(对硫磷、乐果忌用)洗胃,毒物品种不清时应选用温清水洗胃,直到洗出液清亮无大蒜味为止,最好保留胃管,间隔 2 小时左右可多次重复洗胃,当然洗胃液量要比第一次少得多。洗胃后用硫酸镁或甘露醇导泻;静脉输液增加尿量促进毒物排出。中毒严重者可在彻底洗胃的前提下进行血液净化以进一步清除血中毒物。

2. **解毒药** 在清除毒物过程中,应该同时应用胆碱受体阻断药和胆碱酯酶复能药。用药原则为早期、足量、联合和重复应用解毒药。

(1)胆碱受体阻断药:胆碱受体分为 M 和 N 两类。M 有三个亚型:M_1、M_2 和 M_3,肺组织有 M_1 受体,心肌为 M_2 受体,平滑肌和腺体上主要有 M_3 受体。N 受体有 N_1 和 N_2 两个亚型,神经节和节后神经元为 N_1 受体,骨骼肌上为 N_2 受体。

阿托品为代表药物,主要作用于外周 M 胆碱能受体,缓解 M 样症状,根据中毒轻重、用药后 M 样症状缓解程度,决定剂量、用药途径和间隔时间,尽早使患者达到并维持“阿托品化”(表现为用阿托品后,瞳孔较前扩大、口干、皮肤干燥、心率增快和肺湿啰音消失)。其他胆碱受体阻断药还有山莨菪碱(作用和阿托品类似)、东莨菪碱(对中枢 M 和 N 受体阻断作用强于对外周 M 受体作用)和戊羟利定(即盐酸戊乙奎醚,对中枢 M、N 受体和外周 M 受体均有阻断作用,但选择性作用于 M_1、M_3 受体亚型,对 M_2 受体作用极弱,对心率无明显影响)。切忌盲目大量用药,尤其是轻度中毒患者,谨防阿托品中毒(出现瞳孔明显扩大,出现神志模糊、烦躁不安、谵妄、惊厥、昏迷及尿潴留等情况)。

(2)胆碱酯酶复能药:为肟类化合物,含季铵基和肟基。季铵基带正电荷,能被磷酰化胆碱酯酶的阴离子部位吸引;肟基与磷酰化胆碱酯酶中的磷有较强亲和力,可使其与 ChE 酯解部位分离,恢复 ChE 活性。ChE 复能药尚能对抗外周 N_2 受体,控制肌纤维颤动等 N 样症状。ChE 复能药不良反应有头晕、视力模糊、复视、血压升高等。

临床应用的胆碱酯酶复能药有氯解磷定、碘解磷定、双复磷等。氯解磷定因是目前临床上首选的 ChE 复能药,因其复能作用强,毒副作用小,静脉注射或肌内注射均可,起效快。由于 ChE 复能药不能活化老化的胆碱酯酶,故要早期用药,并且用量要足。

以上两类解毒药对有机磷中毒患者来说是双刃剑,既有治疗作用又有毒副作用。阿托品本身就是毒性很强的药物;过量应用 ChE 复能药反而抑制胆碱酯酶活力甚至癫痫样发作。因此,既要坚持用早、用足、用全(两类解毒药合用)、重复应用的用药原则,又要密切观察病情变化,防止解毒药过量,尤其要避免阿托品中毒。

3. **对症治疗**

(1)监护生命体征,保持呼吸道通畅:肌无力明显的即使没有呼吸肌麻痹也可预防性气管插管,因为这类患者往往会发展到呼吸肌麻痹,提前气管插管可在呼吸停止时及时接呼吸机或简易呼吸器,防止缺氧的进一步损害。

(2)防治上消化道出血:口服中毒者因毒物刺激易引起腐蚀性胃肠炎,重度中毒易引起应激性溃疡,洗胃也刺激胃,故应注意防治上消化道出血。

(3)营养、保护心肌:急性 OPI 中毒,特别是重度中毒者,常有不同程度心肌损害,主要表现为心律失常、ST-T 改变和 Q-T 间期延长等,注意应用营养、保护心肌药物。

(4)其他:有脑水肿时,可用甘露醇、呋塞米等脱水;维持水、电解质及酸碱平衡;注意预防肺炎、压疮等并发症并及时处理;合理营养支持。中度和重度中毒患者避免过早活动,防止病情突变。

4. **中间型综合征治疗** 在治疗急性中毒的基础上,再加用氯解磷定肌内注射;主要给予对症和支持治疗。重度呼吸困难者,及时建立人工气道、进行机械通气。

5. **迟发性多发性神经病治疗** 可给予维生素 B_1、维生素 B_{12} 等营养神经药物治疗,以及运动功能的康复锻炼。

(二)慢性中毒

主要为对症治疗,脱离接触 OPI,可短程、小剂量使用阿托品。症状、体征基本消失和胆碱酯酶活性恢复常需 2~4 周。

细目三 急性一氧化碳中毒

急性一氧化碳中毒是机体在短时间内吸入过量一氧化碳(CO),导致脑组织缺氧,临床上主要表现为意识障碍,严重者可引起死亡。本病在冬季是急诊常见的危重病之一。

本病临床表现与中医学“中毒”部分证候表现相类似。

要点一 西医病因、病理

1. **病因** CO 是一种无色、无臭、无味的剧毒气体,在生产过程中接触 CO(如炼铁、炼焦、矿井放炮、煤矿瓦斯爆炸及内燃机排出的废气等),如防护不周或通风不良时,可发生 CO 中毒;家庭用煤炉排烟不畅、煤气泄漏,在通风不良的浴室内用燃气加热淋浴等,则是生活性 CO 中毒最常见的原因。

2. **病理** CO 中毒主要引起组织缺氧。CO 经呼吸道吸入后,由肺泡迅速弥散入血,进入血液的 CO 约 85% 与血液中红细胞的血红蛋白结合,形成稳定的碳氧血红蛋白(COHb)。CO 与血红蛋白的亲和力比氧与血红蛋白的亲和力大 240 倍,吸入较低浓度 CO 即可产生大量 COHb。

COHb 不能携带氧,且不易解离,其解离速度是氧合血红蛋白解离速度的 1/3600。COHb 的存在还能使血红蛋白氧解离曲线左移,血氧不易释放给组织而造成细胞缺氧。组织缺氧程度与血液 COHb 浓度密切相关。

吸入高浓度 CO 时,CO 与肌球蛋白结合,影响细胞内氧弥散,而损害线粒体功能;CO 与还原型细胞色素氧化酶二价铁结合,抑制细胞色素氧化酶活性,并抑制细胞呼吸,导致细胞内缺氧而影响氧化过程,阻碍氧的利用。

急性 CO 中毒在 24 小时内死亡者,血呈樱桃红色;各器官充血、水肿和点状出血。昏迷数日后死亡者,脑明显充血、水肿;苍白球出现软化灶;大脑皮质可有坏死灶,海马区因供血减少,受累明显;小脑有细胞变性;有少数患者大脑半球白质可发生散在性、局灶性脱髓鞘病变;心肌可见缺血性损害或心内膜下多发性梗死。

要点二 中医病因病机

中医学认为造成 CO 中毒的原因是吸入秽浊之气,化火生痰,闭阻心包、脑脉所致,故出现头痛、眩晕、心悸,甚则神昏等症。

1. **肝风痰浊** 吸入秽浊之气,化火生痰,火盛动风,则见四肢抽搐、肢体强直;痰蒙神窍则见头痛眩晕,视物不清甚则神昏,两目直视,舌质淡,苔白腻,脉弦滑亦为肝风内动,痰浊壅盛之征象。

2. **阴竭阳脱** 吸入秽浊之气化火,火热内盛,耗竭津液,则见身热面红,多汗如珠,呼吸气粗,舌红而干,脉数无力;阴津亏耗,阴损及阳,阳随汗脱,故继之出现面色苍白,唇色青紫,四肢厥冷,大汗淋漓,气短息微,脉微欲绝。

3. **痰浊滞留** 吸入秽浊之气后复发，阴津已亏，筋脉失养，可见行走不稳；运化失司，气机不畅，痰浊留滞，蒙闭心脑，故可见呆傻少语或言语不清，反应迟钝，面无表情，两目直视，健忘失眠，恐惧妄想，甚至谵语昏迷。

4. **气虚痰瘀阻络** 久病伤气，气虚不足，可见面色㿠白，气短乏力，口角流涎，手足肿胀，或目盲；气机不畅，痰瘀内蕴，闭阻经脉则见半身不遂，语謇或失语，肢体麻木。

心主神明，脑为精明之府，本病火热痰浊痹阻心窍与脑络，则心脑主神志的功能失常，故其病位在心、脑。但因肝主疏泄，主全身气机之条达，并主筋；肾与心水火相济，故与肝、肾关系密切。其病性以邪实为主，邪实之中以火热、痰浊多见；恢复阶段则邪去正伤，以气阴亏虚多见。

要点三 临床表现

（一）急性中毒

急性CO中毒的症状与血液中COHb百分比有密切关系，而血液中COHb百分比又与空气中CO浓度和接触时间有关。按中毒程度可分为3级：

1. **轻度中毒** 血COHb浓度达10%~20%。有不同程度的头痛、头晕、恶心、呕吐、心悸、四肢无力、嗜睡等。原有冠心病的患者可出现心绞痛。若能及时脱离中毒现场，吸入新鲜空气或氧疗，症状很快消失。

2. **中度中毒** 血COHb浓度高于30%~40%。表现为昏睡或浅昏迷状态，面色潮红，口唇可呈樱桃红色，呼吸、血压和脉搏可有改变。若能及时脱离中毒现场，经治疗可恢复，一般无并发症发生。

3. **重度中毒** 血COHb浓度高于50%。呈深昏迷状态，各种反射消失。部分患者表现为去大脑皮质状态（睁眼昏迷）。体温升高、呼吸频数，严重时呼吸衰竭，脉搏快而弱，血压下降。如空气中CO浓度很高，患者可在几次深呼吸后立即突然发生昏迷、惊厥、呼吸困难以致呼吸麻痹，称为“闪电样中毒”。重度中毒常出现吸入性肺炎、肺水肿、心律失常、心肌梗死、皮肤水疱、急性肾衰竭、脑局灶损害、上消化道出血等并发症。

（二）迟发性脑病

部分急性CO中毒患者抢救苏醒后，经过2~60天的“假愈期”，可出现迟发性脑病的症状。

1. **精神意识障碍** 呈现痴呆状态、谵妄状态或去大脑皮质状态。

2. **锥体外系神经障碍** 出现震颤麻痹综合征（面具面容、四肢肌张力增强、静止性震颤、慌张步态等）。

3. **锥体系神经损害** 如偏瘫、病理反射阳性或小便失禁等。

4. **大脑皮质局灶性功能障碍** 如失语、失明等，或出现继发性癫痫。

5. **脑神经及周围神经损害** 如视神经萎缩、听神经损害及周围神经病变等。

要点四 辅助检查

1. **血液COHb测定** ①加碱法：加碱后血液仍保持淡红色不变（正常血液加碱后则呈绿色），提示COHb浓度高达50%以上；②分光镜检查法：监测血中COHb浓度，不仅能明确诊断，而且有助于分型和估计预后（但应在脱离中毒现场8小时以内尽早抽取静脉血标本）。

2. **脑电图检查** 可见弥漫性低波幅慢波，与缺氧性脑病进展相平行。

3. **头部CT检查** 脑水肿时可见脑部有病理性密度减低区。

4. **血气分析** 示血氧分压降低。

5. **心电图检查** 可见ST段和T波改变、传导阻滞等。

要点五 诊断与鉴别诊断

（一）诊断

1. 有CO接触史。

2. 皮肤黏膜呈樱桃红色为其特征性体征，但仅见于20%的患者。

3. 血中COHb测定有确定诊断价值，停止接触CO超过8小时多可降至正常。

4. 除外其他引起昏迷的疾病。

5. 部分患者出现迟发脑病。

根据急性CO中毒病史、意识障碍恢复后的假愈期和临床表现，迟发脑病诊断一般不难。

（二）鉴别诊断

病史询问有困难时，应注意与急性脑血管疾病、脑膜炎、糖尿病酮症酸中毒以及其他中毒引起的昏迷相鉴别。既往史、体检、实验室检查有助于鉴别诊断。血液COHb测定是有价值的诊断指标。

1. **急性脑血管疾病** 临床也可见头痛、呕吐、意识障碍等表现，但以突然发生的剧烈头痛、意识障碍和"三偏"症状(病变对侧偏瘫、偏身感觉障碍和同向偏盲)为特征性临床表现,中老年人多见,可与急性CO中毒鉴别。

2. **流行性脑脊髓膜炎** 冬春季节发病,儿童多见。以突起高热、头痛呕吐、皮肤淤点、脑膜刺激征阳性为临床特点。

3. **糖尿病酮症酸中毒** 可有恶心呕吐、意识障碍等,其特点为:既往糖尿病史,因感染、停用或减用胰岛素、饮食失调、应激状态等诱发,临床常见食欲减退、恶心呕吐、尿量增多、呼吸深快、呼气有烂苹果味、意识障碍、尿糖及尿酮呈强阳性。

要点六　西医治疗

治疗原则:迅速将患者搬离中毒现场,积极纠正缺氧,防治脑水肿,促进脑细胞恢复,对症治疗。

1. **纠正缺氧** 吸入氧气可促使COHb解离,纠正机体缺氧;高压氧下,可加速COHb解离,促进CO清除,既可迅速纠正组织缺氧,又可加速CO的清除。高压氧舱治疗CO中毒可缩短病程,降低病死率,且可减少迟发性脑病的发生。因此,对中、重度CO中毒,如有条件应尽早采取高压氧治疗;对危重患者可考虑换血疗法。

2. **防治脑水肿** 严重中毒后2~4小时即可发生脑水肿,24~48小时达高峰,因而脱水疗法非常重要。目前常采取以下方法:①20%甘露醇250mL快速静脉滴注,6~8小时1次;②呋塞米20~40mg,稀释后静脉注射;③地塞米松10~30mg或氢化可的松200~300mg,静脉滴注,可与甘露醇合用;④对昏迷时间长,伴有高热的患者给予头部物理降温或冬眠药物;⑤对于频繁抽搐者,可用地西泮10~20mg静脉注射,也可用水合氯醛灌肠。

3. **促进脑细胞恢复** 可选用ATP、辅酶A、细胞色素C、大剂量维生素C、胞磷胆碱等。

4. **对症治疗** 昏迷期间加强护理,保持呼吸道通畅,必要时进行气管切开,防治肺部感染、压疮等并发症。

5. **迟发脑病的治疗** 可给予高压氧舱、糖皮质激素、血管扩张剂、神经细胞营养药、抗帕金森病药物以及其他对症和支持治疗。

要点七　中医治疗

(一)急性中毒

1. 肝风痰浊证

证候:头痛眩晕,恶心呕吐,四肢乏力,视物不清,或口唇樱桃红色,甚则昏迷抽搐,两目直视,白睛色青,舌质淡,苔白腻,脉弦滑。

治法:芳香化浊,豁痰开窍,平肝息风。

方药:涤痰汤加减。神昏者送服苏合香丸。若伴发热,舌质红,苔黄腻,脉弦滑数,则合用安宫牛黄丸以清热开窍;若兼呕血,黑便,加大黄、海螵蛸、白及以制酸止血;若兼胸痹心痛,加丹参、薤白以活血祛瘀,通阳宽胸。

2. 阴竭阳脱证

证候:昏迷或昏愦,开始多有身热面红,多汗如珠,呼吸气粗,舌红而干,脉数无力;继之出现面色苍白,唇色青紫,四肢厥冷,大汗淋漓,气短息微,脉微欲绝。

治法:益气敛阴,回阳固脱。

方药:大剂生脉散合参附汤加味。

(二)中毒后遗症

1. 痰浊滞留证

证候:呆傻少语或言语不清,反应迟钝,行走不稳,面无表情,两目直视,健忘失眠,恐惧妄想,甚至谵语昏迷,舌淡红苔白,脉沉滑或沉伏。

治法:健脾祛湿,化痰开窍。

方药:半夏白术天麻汤加减。若神昏,加苏合香丸;若伴抽搐或头摇肢颤等症,加石决明、白蒺藜、钩藤、全蝎以平肝息风;若兼四肢肌肉强直(下肢或一侧)或瘫痪等症,可加僵蚕、水蛭以通经络。

2. 气虚痰瘀阻络证

证候:半身不遂,语謇或失语,肢体麻木,面色㿠白,气短乏力,口角流涎,手足肿胀,或目盲,舌质暗淡,苔薄白或白腻,脉细缓或弦细。

治法:益气活血,化痰通络。

方药:补阳还五汤加减。若小便失禁,加桑螵蛸、益智仁、乌药以缩泉止遗;若血瘀较重,可加水蛭、莪术、鸡血藤、鬼箭羽等破血通络之品;若肢体麻木较甚,加木瓜、伸筋草以舒筋活络。

附录　中西医结合内科学(中级)专业技术资格考试大纲

第一部分　基础知识

考试学科	单元	细目	要点	考试科目
中医基础理论	一、中医学理论体系的主要特点	(一)整体观念	整体观念的内容	1
		(二)辨证论治	1. 症、证、病的概念	1
			2. 辨证论治的概念	1
			3. 同病异治和异病同治	1
	二、阴阳学说	阴阳学说在中医学中的应用	1. 说明人体的组织结构	1
			2. 说明人体的生理功能	1
			3. 说明人体的病理变化	1
			4. 指导疾病的诊治	1
	三、五行学说	五行学说在中医学中的应用	1. 构建天人一体的五脏系统	1
			2. 说明五脏生理功能及相互关系	1
			3. 说明五脏病变的相互影响	1
			4. 指导疾病的诊治	1
	四、藏象	(一)藏象的概述	脏腑分类及各自的生理特点	1
		(二)心	1. 生理功能	1
			2. 与形、窍、志、液、时的系统联系	1
		(三)肺	1. 生理功能	1
			2. 与形、窍、志、液、时的系统联系	1
		(四)脾	1. 生理功能	1
			2. 与形、窍、志、液、时的系统联系	1
		(五)肝	1. 生理功能	1
			2. 与形、窍、志、液、时的系统联系	1
		(六)肾	1. 生理功能	1
			2. 与形、窍、志、液、时的系统联系	1
		(七)胆	胆的生理功能	1
		(八)胃	胃的生理功能	1
		(九)小肠	小肠的生理功能	1
		(十)大肠	大肠的生理功能	1

续表

考试学科	单元	细目	要点	考试科目
中医基础理论	四、藏象	(十一)膀胱	膀胱的生理功能	1
		(十二)三焦	三焦的生理功能	1
		(十三)脑	脑的生理功能	1
		(十四)女子胞	1. 女子胞的生理功能	1
			2. 女子胞与脏腑经脉的关系	1
		(十五)脏腑之间的关系	1. 脏与脏之间的关系	1
			2. 腑与腑之间的关系	1
			3. 脏与腑之间的关系	1
			4. 五脏与奇恒之腑之间的关系	1
	五、气血津液	(一)气	1. 气的生成	1
			2. 气的分类	1
			3. 气的运动与变化	1
			4. 气的功能	1
		(二)血	1. 血的生成	1
			2. 血的运行	1
			3. 血的功能	1
		(三)津液	1. 津液的生成、输布与排泄	1
			2. 津液的功能	1
		(四)气与血的关系	1. 气为血之帅	1
			2. 血为气之母	1
		(五)气与津液的关系	1. 气能生津、行津和摄津	1
			2. 津能化气、载气	1
	六、经络	(一)经络学说	1. 经络的基本概念	1
			2. 经络系统的组成	1
		(二)十二经脉	1. 十二经脉的走向交接规律	1
			2. 十二经脉的分布规律	1
			3. 十二经脉的表里关系	1
			4. 十二经脉的流注次序	1
		(三)奇经八脉	1. 奇经八脉的主要特点	1
			2. 督脉的循行部位及基本功能	1
			3. 任脉的循行部位及基本功能	1
			4. 冲脉的循行部位及基本功能	1
			5. 带脉的循行部位及基本功能	1

续表

考试学科	单元	细目	要点	考试科目
中医基础理论	六、经络	(四) 经络的生理功能	1. 沟通联系作用	1
			2. 运行气血作用	1
			3. 感应传导作用	1
			4. 调节功能平衡	1
		(五) 经络学说的应用	1. 阐释病理变化及其传变	1
			2. 指导疾病的诊断	1
			3. 指导疾病的治疗	1
	七、病因	(一) 外感病因	1. 六淫致病的共同特点	1
			2. 六淫各自的性质和致病特点	1
			3. 疠气	1
		(二) 七情内伤	七情内伤致病的特点	1
		(三) 饮食失宜	饮食不节、不洁、偏嗜	1
		(四) 劳逸失度	过劳与过逸	1
		(五) 痰饮	痰饮的形成与致病特点	1
		(六) 瘀血	1. 瘀血的形成与致病特点	1
			2. 瘀血的症状特点	1
		(七) 结石	结石的形成与致病特点	1
	八、发病	(一) 发病的基本原理	1. 正气不足是疾病发生的内在因素	1
			2. 邪气是发病的重要条件	1
		(二) 影响发病的主要因素	1. 环境与发病	1
			2. 体质与发病	1
			3. 精神状态与发病	1
	九、病机	(一) 邪正盛衰	邪正盛衰与虚实变化	1
		(二) 阴阳失调	1. 阴阳偏胜	1
			2. 阴阳偏衰	1
			3. 阴阳互损	1
			4. 阴阳格拒	1
			5. 阴阳转化	1
			6. 阴阳亡失	1
		(三) 气的失常	1. 气虚	1
			2. 气机失调	1
		(四) 血的失常	1. 血虚	1
			2. 血行失常	1

续表

考试学科	单元	细目	要点	考试科目
中医基础理论	九、病机	(五)气与血关系失调	1. 气滞血瘀	1
			2. 气虚血瘀	1
			3. 气不摄血	1
			4. 气随血脱	1
			5. 气血两虚	1
		(六)津液代谢失常	1. 津液不足	1
			2. 津液输布、排泄障碍	1
		(七)津液与气血关系失调	1. 水停气阻	1
			2. 气随津脱	1
			3. 津枯血燥	1
			4. 津亏血瘀	1
			5. 血瘀水停	1
		(八)内生五邪	1. 风气内动	1
			2. 寒从中生	1
			3. 湿浊内生	1
			4. 津伤化燥	1
			5. 火热内生	1
		(九)疾病传变	1. 病位传变	1
			2. 病性转化	1
	十、养生与防治原则	(一)养生	养生的基本原则	1
		(二)治未病	1. 未病先防	1
			2. 既病防变	1
			3. 愈后防复	1
		(三)治则	1. 正治与反治	1
			2. 治标与治本	1
			3. 扶正与祛邪	1
			4. 调整阴阳	1
			5. 调和脏腑	1
			6. 调理精气血津液	1
			7. 三因制宜	1
内经	《素问·上古天真论》		1. “上古之人,其知道者,法于阴阳……故半百而衰也。”	1
			2. “黄帝曰:人年老而无子者,材力尽耶……行步不正,而无子耳。”	1

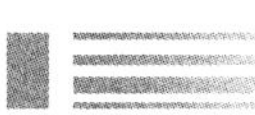

续表

考试学科	单元	细目	要点	考试科目
内经	《素问·生气通天论》		"阳气者,若天与日……郁乃痤。"	1
	《素问·阴阳应象大论》		1. "阴阳者,天地之道也……清阳发腠理,浊阴走五脏。"	1
			2. "风胜则动,热胜则肿,燥胜则干,寒胜则浮,湿胜则濡泻。"	1
			3. "病之始起也,可刺而已……气虚宜掣引之。"	1
	《素问·六节藏象论》		"心者,生之本……凡十一藏取决于胆也。"	1
	《素问·脉要精微论》		1. "诊法常以平旦……故乃可诊有过之脉。"	1
			2. "夫脉者,血之府也……绵绵其去如弦绝,死。"	1
	《素问·玉机真脏论》		"余闻虚实以决死生……身汗得后利,则实者活。"	1
	《素问·脏气法时论》		"肝苦急,急食甘以缓之……开腠理,致津液,通气也。"	1
	《素问·热论》		"帝曰:治之奈何?岐伯曰:治之各通其脏脉……食肉则复,多食则遗,此其禁也。"	1
	《素问·咳论》		"黄帝问曰:肺之令人咳,何也……非其时,各传以与之。"	1
	《素问·举痛论》		1. "余闻善言天者……客于脉中则气不通,故卒然而痛。"	1
			2. "余知百病生于气也……正气留而不行,故气结矣。"	1
	《素问·痹论》		"黄帝问曰:痹之安生……湿气胜者为著痹也。"	1
	《素问·刺禁论》		"肝生于左……胃为之市。"	1
	《素问·至真要大论》		"夫百病之生也,皆生于风寒暑湿燥火,以之化之变也……令其调达,而致和平,此之谓也。"	1
	《灵枢·本神》		"肝藏血,血舍魂……肾气虚则厥,实则胀,五脏不安。"	1
	《灵枢·百病始生》		"三部之气各不同……不可胜数。"	1
伤寒论	一、辨太阳病脉证并治	(一) 桂枝汤证	1. "太阳中风,阳浮而阴弱……桂枝汤主之。"(12条)	1
			2. "太阳病,初服桂枝汤……却与桂枝汤则愈。"(24条)	1
			3. "病常自汗出者,此为荣气和……宜桂枝汤。"(53条)	1
			4. "病人脏无他病,时发热,自汗出而不愈者……宜桂枝汤。"(54条)	1

续表

考试学科	单元	细目	要点	考试科目
伤寒论	一、辨太阳病脉证并治	(二) 葛根汤证	1. “太阳病,项背强几几……葛根汤主之。”(31条)	1
			2. “太阳与阳明合病者……葛根汤主之。”(32条)	1
		(三) 葛根黄芩黄连汤证	“太阳病,桂枝证,医反下之,利遂不止……葛根黄芩黄连汤主之。”(34条)	1
		(四) 麻黄汤证	1. “太阳病,头痛发热……无汗而喘者,麻黄汤主之。”(35条)	1
			2. “太阳与阳明合病,喘而胸满者……宜麻黄汤。”(36条)	1
		(五) 大青龙汤证	“太阳中风,脉浮紧,发热恶寒,身疼痛,不汗出而烦躁者,大青龙汤主之……此为逆也。”(38条)	1
		(六) 小青龙汤证	“伤寒表不解,心下有水气,干呕,发热而咳……小青龙汤主之。”(40条)	1
		(七) 麻黄杏仁甘草石膏汤证	“发汗后,不可更行桂枝汤。汗出而喘……可与麻黄杏仁甘草石膏汤。”(63条)	1
		(八) 桂枝甘草汤证	“发汗过多,其人叉手自冒心……桂枝甘草汤主之。”(64条)	1
		(九) 茯苓桂枝白术甘草汤证	“伤寒若吐、若下后,心下逆满……茯苓桂枝白术甘草汤主之。”(67条)	1
		(十) 五苓散证	“太阳病,发汗后,大汗出……微热消渴者,五苓散主之。”(71条)	1
		(十一)真武汤证	“太阳病发汗,汗出不解,其人仍发热……真武汤主之。”(82条)	1
		(十二)小柴胡汤证	1. “伤寒五六日中风,往来寒热,胸胁苦满……小柴胡汤主之。”(96条)	1
			2. “伤寒中风,有柴胡证,但见一证便是,不必悉具……却发热汗出而解。”(101条)	1
		(十三)小建中汤证	“伤寒二三日,心中悸而烦者,小建中汤主之。”(102条)	1
		(十四)大柴胡汤证	“太阳病,过经十余日,反二三下之……郁郁微烦者,为未解也,与大柴胡汤,下之则愈。”(103条)	1
		(十五)桃核承气汤证	“太阳病不解,热结膀胱,其人如狂……但少腹急结者,乃可攻之,宜桃核承气汤。”(106条)	1
		(十六)桂枝加桂汤证	“烧针令其汗,针处被寒,核起而赤者……与桂枝加桂汤更加桂二两也。”(117条)	1
		(十七)小陷胸汤证	“小结胸病,正在心下,按之则痛,脉浮滑者,小陷胸汤主之。”(138条)	1
		(十八)柴胡桂枝汤证	“伤寒六七日,发热微恶寒,支节烦疼……柴胡桂枝汤主之。”(146条)	1

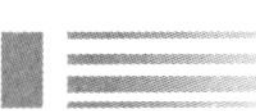

续表

考试学科	单元	细目	要点	考试科目
伤寒论	一、辨太阳病脉证并治	(十九)半夏泻心汤证	“伤寒五六日,呕而发热者,柴胡汤证具,而以他药下之……但满而不痛者,此为痞,柴胡不中与之,宜半夏泻心汤。”(149条)	1
		(二十)旋覆代赭汤证	“伤寒发汗,若吐若下,解后心下痞鞕,噫气不除者,旋覆代赭汤主之。”(161条)	1
		(二十一)大柴胡汤证	“伤寒,发热,汗出不解,心中痞硬,呕吐而下利者,大柴胡汤主之。”(165条)	1
		(二十二)白虎加人参汤证	“伤寒,若吐若下后,七八日不解,热结在里,表里俱热,时时恶风……白虎加人参汤主之。”(168条)	1
		(二十三)炙甘草汤证	“伤寒,脉结代,心动悸,炙甘草汤主之。”(177条)	1
	二、辨阳明病脉证并治	(一) 大承气汤证	“阳明病,脉迟,虽汗出不恶寒者……大承气汤主之。”(208条)	1
		(二) 小承气汤证	“阳明病,其人多汗,以津液外出,胃中燥,大便必硬,硬则谵语,小承气汤主之。若一服谵语止者,更莫复服。”(213条)	1
		(三) 茵陈蒿汤证	“阳明病,发热汗出者,此为热越,不能发黄也。但头汗出,身无汗……茵陈蒿汤主之。”(236条)	1
		(四) 吴茱萸汤证	“食谷欲呕,属阳明也,吴茱萸汤主之。得汤反剧者,属上焦也。”(243条)	1
		(五) 麻子仁丸证	“趺阳脉浮而涩,浮则胃气强,涩则小便数……麻子仁丸主之。”(247条)	1
		(六) 调胃承气汤证	“太阳病三日,发汗不解,蒸蒸发热者,属胃也,调胃承气汤主之。”(248条)	1
	三、辨太阴病脉证并治	桂枝加芍药汤证、桂枝加大黄汤证	“本太阳病,医反下之,因尔腹满时痛者,属太阴也,桂枝加芍药汤主之。大实痛者,桂枝加大黄汤主之。”(279条)	1
	四、辨少阴病脉证并治	(一) 麻黄细辛附子汤证	“少阴病,始得之,反发热,脉沉者,麻黄细辛附子汤主之。”(301条)	1
		(二) 黄连阿胶汤证	“少阴病,得之二三日以上,心中烦,不得卧,黄连阿胶汤主之。”(303条)	1
		(三) 甘草汤证、桔梗汤证	“少阴病二三日,咽痛者,可与甘草汤,不差,与桔梗汤。”(311条)	1
		(四) 真武汤证	“少阴病,二三日不已,至四五日,腹痛,小便不利……真武汤主之。”(316条)	1
		(五) 通脉四逆汤证	“少阴病,下利清谷,里寒外热,手足厥逆……通脉四逆汤主之。”(317条)	1
		(六) 四逆散证	“少阴病,四逆……或泄利下重者,四逆散主之。”(318条)	1

续表

考试学科	单元	细目	要点	考试科目
伤寒论	四、辨少阴病脉证并治	(七) 猪苓汤证	“少阴病,下利六七日,咳而呕渴,心烦不得眠者,猪苓汤主之。”(319 条)	1
		(八) 四逆汤证	“少阴病,脉沉者,急温之,宜四逆汤。”(323 条)	1
	五、辨厥阴病脉证并治	(一) 乌梅丸证	“伤寒,脉微而厥,至七八日肤冷……蛔厥者,乌梅丸主之。又主久利。”(338 条)	1
		(二) 当归四逆汤证	“手足厥寒,脉细欲绝者,当归四逆汤主之。”(351 条)	1
		(三) 白头翁汤证	“热利下重者,白头翁汤主之。”(371 条)	1
		(四) 吴茱萸汤证	“干呕吐涎沫,头痛者,吴茱萸汤主之。”(378 条)	1
	六、辨霍乱病脉证并治	五苓散证、理中丸证	“霍乱,头痛发热,身疼痛,热多欲饮水者,五苓散主之。寒多不用水者,理中丸主之。”(386 条)	1
	七、辨阴阳易瘥后劳复病脉证并治	(一) 理中丸证	“大病差后,喜唾,久不了了,胸上有寒,当以丸药温之,宜理中丸。”(396 条)	1
		(二) 竹叶石膏汤证	“伤寒解后,虚羸少气,气逆欲吐,竹叶石膏汤主之。”(397 条)	1
金匮要略	一、脏腑经络先后病脉证	(一) 已病防传,虚实异治	“问曰:上工治未病,何也? 师曰:夫治未病者,见肝之病,知肝传脾,当先实脾……余脏准此。”(1)	1
		(二) 发病与预防	“夫人禀五常,因风气而生长,风气虽能生万物,亦能害万物,如水能浮舟,亦能覆舟……理者,是皮肤脏腑之文理也。”(2)	1
	二、痉湿暍病脉证治	(一) 柔痉证治	“太阳病,其证备,身体强,几几然,脉反沉迟,此为痉,瓜蒌桂枝汤主之。”(11)	1
		(二) 湿病证治	1. “病者一身尽疼,发热,日晡所剧者,名风湿……可与麻黄杏仁薏苡甘草汤。”(21)	1
			2. “风湿,脉浮,身重,汗出,恶风者,防己黄芪汤主之。”(22)	1
	三、百合狐蜮阴阳毒病脉证治	(一) 百合病脉证与病机	“论曰:百合病者,百脉一宗,悉致其病也……各随证治之。”(1)	1
		(二) 百合病正治法	“百合病,不经吐、下、发汗,病形如初者,百合地黄汤主之。”(5)	1
		(三) 狐蜮病证治	“狐蜮之为病,状如伤寒,默默欲眠,目不得闭……蚀于上部则声喝一作嗄,甘草泻心汤主之。”(10)	1
		(四) 狐蜮病酿脓证治	“病者脉数,无热,微烦,默默但欲卧,汗出……若能食者,脓已成也,赤小豆当归散主之。”(13)	1
	四、中风历节病脉证并治	(一) 风湿历节证治	“诸肢节疼痛,身体魁羸,脚肿如脱,头眩短气,温温欲吐,桂枝芍药知母汤主之。”(8)	1
		(二) 寒湿历节证治	“病历节,不可屈伸,疼痛,乌头汤主之。”(10)	1
	五、血痹虚劳病脉证并治	(一) 血痹重症证治	“血痹阴阳俱微,寸口关上微,尺中小紧,外证身体不仁,如风痹状,黄芪桂枝五物汤主之。”(2)	1

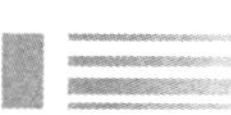

续表

考试学科	单元	细目	要点	考试科目
金匮要略	五、血痹虚劳病脉证并治	(二)虚劳失精证治	“夫失精家,少腹弦急,阴头寒……男子失精,女子梦交,桂枝加龙骨牡蛎汤主之。”(8)	1
		(三)虚劳腰痛证治	“虚劳腰痛,少腹拘急,小便不利者,八味肾气丸主之。”(15)	1
		(四)虚劳不寐证治	“虚劳虚烦不得眠,酸枣仁汤主之。”(17)	1
	六、肺痿肺痈咳嗽上气病脉证治	(一)虚热肺痿证治	“大逆上气,咽喉不利,止逆下气者,麦门冬汤主之。”(10)	1
		(二)虚寒肺痿证治	“肺痿吐涎沫而不咳者,其人不渴,必遗尿,小便数……此为肺中冷,必眩,多涎唾,甘草干姜汤以温之。若服汤已渴者,属消渴。”(5)	1
		(三)肺痈邪实壅滞证治	“肺痈,喘不得卧,葶苈大枣泻肺汤主之。”(11)	1
		(四)咳嗽上气寒饮郁肺证治	“咳而上气,喉中水鸡声,射干麻黄汤主之。”(6)	1
	七、胸痹心痛短气病脉证治	(一)胸痹病机	“师曰:夫脉当取太过不及,阳微阴弦,即胸痹而痛……以其阴弦故也。”(1)	1
		(二)胸痹主证证治	“胸痹之病,喘息咳唾,胸背痛,短气,寸口脉沉而迟,关上小紧数,瓜蒌薤白白酒汤主之。”(3)	1
		(三)胸痹急症证治	“胸痹缓急者,薏苡附子散主之。”(7)	1
		(四)心痛重症证治	“心痛彻背,背痛彻心,乌头赤石脂丸主之。”(9)	1
	八、腹满寒疝宿食病脉证治	(一)脾虚寒盛证治	“心胸中大寒痛,呕不能饮食,腹中寒……上下痛而不可触近,大建中汤主之。”(14)	1
		(二)寒实内结证治	“胁下偏痛,发热,其脉紧弦,此寒也,以温药下之,宜大黄附子汤。”(15)	1
	九、五脏风寒积聚病脉证并治	(一)肾着证治	“肾着之病,其人身体重,腰中冷,如坐水中……腰以下冷痛,腹重如带五千钱,甘姜苓术汤主之。”(16)	1
		(二)肝着证治	“肝着,其人常欲蹈其胸上,先未苦时,但欲饮热,旋覆花汤主之。臣亿等校诸本旋覆花汤方,皆同。”(7)	1
	十、痰饮咳嗽病脉证并治	(一)痰饮病治则	“病痰饮者,当以温药和之。”(15)	1
		(二)饮停心下证治	“心下有痰饮,胸胁支满,目眩,苓桂术甘汤主之。”(16)	1
		(三)饮逆致呕兼眩悸证治	“卒呕吐,心下痞,膈间有水,眩悸者,小半夏加茯苓汤主之。”(30)	1
		(四)痰饮冒眩证治	“心下有支饮,其人苦冒眩,泽泻汤主之。”(25)	1
	十一、消渴小便不利淋病脉证并治	消渴证治	“渴欲饮水,口干舌燥者,白虎加人参汤主之。”(12)	1
	十二、水气病脉证并治	(一)风水夹热证治	“风水恶风,一身悉肿,脉浮不渴,续自汗出,无大热,越婢汤主之。”(23)	1

续表

考试学科	单元	细目	要点	考试科目
金匮要略	十二、水气病脉证并治	(二)脾虚气滞证治	“心下坚,大如盘,边如旋盘,水饮所作,枳术汤主之。”(32)	1
	十三、黄疸病脉证并治	(一)湿热并重证治	“谷疸之为病,寒热不食,食即头眩,心胸不安,久久发黄,为谷疸,茵陈蒿汤主之。”(13)	1
		(二)湿重于热证治	“黄疸病,茵陈五苓散主之。”(18)	1
	十四、妇人妊娠病脉证并治	(一)胎与癥的鉴别及癥病证治	“妇人宿有癥病,经断未及三月,而得漏下不止,胎动在脐上者,为癥痼害……所以血不止者,其癥不去故也,当下其癥,桂枝茯苓丸主之。”(2)	1
		(二)腹痛肝脾失调证治	“妇人怀娠,腹中疞痛,当归芍药散主之。”(5)	1
	十五、妇人杂病脉证并治	(一)月经病冲任虚寒夹瘀证治	“问曰:妇人年五十所,病下利,数十日不止,暮即发热,少腹里急,腹满,手掌烦热,唇口干燥……当以温经汤主之。”(9)	1
		(二)梅核气气滞痰凝证治	“妇人咽中如有炙脔,半夏厚朴汤主之。”(5)	1
		(三)脏躁证治	“妇人脏躁,喜悲伤欲哭,象如神灵所作,数欠伸,甘麦大枣汤主之。”(6)	1
温病学	一、温热类温病	(一)主要温热类温病的传变规律	1. 风温病的传变规律	1
			2. 春温病的传变规律	1
			3. 暑温病的传变规律	1
		(二)温热类温病主要证治	1. 卫分证治(银翘散、桑菊饮)	1
			2. 气分证治(宣白承气汤、清燥救肺汤)	1
			3. 营分证治(清营汤)	1
			4. 热陷心包证治(清宫汤、安宫牛黄丸、紫雪丹、至宝丹)	1
			5. 热盛动风证治(羚角钩藤汤)	1
			6. 血分证治(犀角地黄汤)	1
			7. 真阴耗竭证治(加减复脉汤)	1
			8. 虚风内动证治(三甲复脉汤、大定风珠)	1
			9. 后期正虚邪恋证治(黄连阿胶汤、青蒿鳖甲汤)	1
	二、湿热类温病	(一)主要湿热类温病的传变规律	1. 湿温病的传变规律	1
			2. 伏暑病的传变规律	1
		(二)湿热类温病主要证治	1. 湿温病初发证治(三仁汤、藿朴夏苓汤)	1
			2. 湿困中焦证治(雷氏芳香化浊法合三仁汤)	1
			3. 湿阻膜原证治(雷氏宣透膜原法)	1
			4. 湿热中阻证治(王氏连朴饮)	1

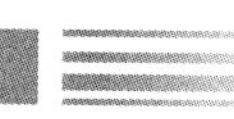

续表

考试学科	单元	细目	要点	考试科目
温病学	二、湿热类温病	(二) 湿热类温病主要证治	5. 湿热蕴毒证治(甘露消毒丹)	1
			6. 湿热酿痰蒙蔽心包证治(菖蒲郁金汤、苏合香丸、至宝丹)	1
			7. 暑湿郁阻少阳证治(蒿芩清胆汤)	1
			8. 暑湿夹滞,阻结肠道证(枳实导滞汤)	1
			9. 暑湿弥漫三焦证治(三石汤)	1
			10. 余湿留恋证治(薛氏五叶芦根汤)	1
	三、温毒类温病	温毒类温病主要证治	1. 大头瘟毒壅肺胃证治(普济消毒饮)	1
			2. 烂喉痧毒燔气营(血)证治(凉营清气汤)	1
中药学	一、药性理论	(一) 四气	1. 四气所表示药物的作用	1
			2. 四气对临床用药的指导意义	1
		(二) 五味	五味所表示药物的作用	1
		(三) 升降浮沉	1. 影响升降浮沉的因素	1
			2. 升浮与沉降的不同作用	1
			3. 升浮沉降对临床用药的指导意义	1
		(四) 归经	1. 归经的理论基础和依据	1
			2. 归经理论对临床用药的指导意义	1
		(五) 毒性	1. 毒性的含义	1
			2. 正确对待中药的毒性	1
			3. 引起中药中毒的主要原因	1
			4. 掌握药物毒性对指导临床用药的意义	1
	二、中药的配伍与用药禁忌	(一) 中药的配伍	1. 配伍的意义	1
			2. 配伍的内容	1
		(二) 中药的用药禁忌	1. 配伍禁忌	1
			2. 妊娠用药禁忌	1
			3. 证候用药禁忌	1
			4. 服药时的饮食禁忌	1
	三、中药的剂量与用法	(一) 剂量	确定剂量的因素	1
		(二) 用法	1. 特殊煎法	1
			2. 服药法	1
	四、解表药	(一) 概述	1. 解表药的性能特点	1
			2. 解表药的功效	1
			3. 解表药的适应范围	1
			4. 解表药的使用注意事项	1

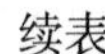
续表

考试学科	单元	细目	要点	考试科目
中药学	四、解表药	(一) 概述	5. 解表药的分类	1
			6. 各类解表药的性能特点	1
			7. 各类解表药的功效	1
			8. 各类解表药的适应范围	1
		(二) 发散风寒药	麻黄、桂枝、紫苏、生姜、香薷、荆芥、防风、羌活、白芷、细辛、藁本、苍耳子、辛夷的功效、应用、用法用量、使用注意及相似药物功用异同点;麻黄、桂枝、荆芥、防风、细辛的性能特点	1
		(三) 发散风热药	薄荷、牛蒡子、蝉蜕、桑叶、菊花、蔓荆子、柴胡、升麻、葛根的功效、应用、用法用量、使用注意及相似药物功用异同点;薄荷、柴胡、升麻、葛根的性能特点	1
	五、清热药	(一) 概述	1. 清热药的性能特点	1
			2. 清热药的功效	1
			3. 清热药的适应范围	1
			4. 清热药的使用注意事项	1
			5. 清热药的分类	1
			6. 各类清热药的性能特点	1
			7. 各类清热药的功效	1
			8. 各类清热药的适应范围	1
		(二) 清热泻火药	石膏、知母、芦根、天花粉、淡竹叶、栀子、夏枯草、决明子的功效、应用、用法用量、使用注意及相似药物功用异同点;石膏、知母、栀子的性能特点	1
		(三) 清热燥湿药	黄芩、黄连、黄柏、龙胆草、苦参、白鲜皮的功效、应用、用法用量、使用注意及相似药物功用异同点;黄连的性能特点	1
		(四) 清热解毒药	金银花、连翘、穿心莲、大青叶、板蓝根、青黛、贯众、蒲公英、紫花地丁、野菊花、重楼、土茯苓、鱼腥草、大血藤、败酱草、射干、山豆根、马勃、白头翁、马齿苋、地锦草、鸦胆子、半边莲、白花蛇舌草的功效、应用、用法用量、使用注意及相似药物功用异同点;连翘的性能特点	1
		(五) 清热凉血药	生地黄、玄参、牡丹皮、赤芍、紫草、水牛角的功效、应用、用法用量、使用注意及相似药物功用异同点;生地黄的性能特点	1
		(六) 清虚热药	青蒿、白薇、地骨皮、银柴胡、胡黄连的功效、应用、用法用量、使用注意及相似药物功用异同点;青蒿的性能特点	1

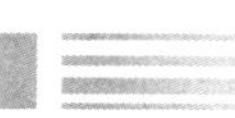

续表

考试学科	单元	细目	要点	考试科目
中药学	六、泻下药	(一) 概述	1. 泻下药的性能特点	1
			2. 泻下药的功效	1
			3. 泻下药的适应范围	1
			4. 泻下药的使用注意事项	1
			5. 泻下药的分类	1
			6. 各类泻下药的性能特点	1
			7. 各类泻下药的功效	1
			8. 各类泻下药的适应范围	1
		(二) 攻下药	大黄、芒硝、番泻叶、芦荟的功效、应用、用法用量、使用注意及相似药物功用异同点;大黄、芒硝的性能特点	1
		(三) 润下药	火麻仁、郁李仁的功效、应用、用法用量、使用注意及相似药物功用异同点	1
		(四) 峻下逐水药	甘遂、大戟、芫花、牵牛子、巴豆霜的功效、应用、用法用量、使用注意及相似药物功用异同点	1
	七、祛风湿药	(一) 概述	1. 祛风湿药的性能特点	1
			2. 祛风湿药的功效	1
			3. 祛风湿药的适应范围	1
			4. 祛风湿药的使用注意事项	1
			5. 祛风湿药的分类	1
			6. 各类祛风湿药的性能特点	1
			7. 各类祛风湿药的功效	1
			8. 各类祛风湿药的适应范围	1
		(二) 祛风寒湿药	独活、威灵仙、川乌、蕲蛇、乌梢蛇、木瓜、海风藤的功效、应用、用法用量、使用注意及相似药物功用异同点;独活、川乌的性能特点	1
		(三) 祛风湿热药	秦艽、防己、豨莶草、雷公藤的功效、应用、用法用量、使用注意及相似药物功用异同点;秦艽的性能特点	1
		(四) 祛风湿强筋骨药	五加皮、桑寄生、狗脊的功效、应用、用法用量、使用注意及相似药物功用异同点	1
	八、化湿药	(一) 概述	1. 化湿药的性能特点	1
			2. 化湿药的功效	1
			3. 化湿药的适应范围	1
			4. 化湿药的使用注意事项	1
		(二) 具体药物	广藿香、佩兰、苍术、厚朴、砂仁、豆蔻的功效、应用、用法用量、使用注意及相似药物功用异同点;苍术、厚朴、砂仁的性能特点	1

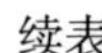

续表

考试学科	单元	细目	要点	考试科目
中药学	九、利水渗湿药	（一）概述	1. 利水渗湿药的性能特点	1
			2. 利水渗湿药的功效	1
			3. 利水渗湿药的适应范围	1
			4. 利水渗湿药的使用注意事项	1
			5. 利水渗湿药的分类	1
			6. 各类利水渗湿药的性能特点	1
			7. 各类利水渗湿药的功效	1
			8. 各类利水渗湿药的适应范围	1
		（二）利水消肿药	茯苓、薏苡仁、猪苓、泽泻、香加皮的功效、应用、用法用量、使用注意及相似药物功用异同点；茯苓、泽泻的性能特点	1
		（三）利尿通淋药	车前子、滑石、木通、通草、瞿麦、萹蓄、地肤子、海金沙、石韦、萆薢的功效、应用、用法用量、使用注意及相似药物功用异同点；木通的性能特点	1
		（四）利湿退黄药	茵陈、金钱草、虎杖的功效、应用、用法用量、使用注意及相似药物功用异同点；茵陈的性能特点	1
	十、温里药	（一）概述	1. 温里药的性能特点	1
			2. 温里药的功效	1
			3. 温里药的适应范围	1
			4. 温里药的使用注意事项	1
		（二）具体药物	附子、干姜、肉桂、吴茱萸、高良姜、小茴香、丁香的功效、应用、用法用量、使用注意及相似药物功用异同点；附子、干姜、肉桂、吴茱萸的性能特点	1
	十一、理气药	（一）概述	1. 理气药的性能特点	1
			2. 理气药的功效	1
			3. 理气药的适应范围	1
			4. 理气药的使用注意事项	1
		（二）具体药物	陈皮、青皮、枳实、木香、沉香、檀香、川楝子、乌药、香附、薤白、大腹皮的功效、应用、用法用量、使用注意及相似药物功用异同点；陈皮、枳实、木香、川楝子的性能特点	1
	十二、消食药	（一）概述	1. 消食药的性能特点	1
			2. 消食药的功效	1
			3. 消食药的适应范围	1
			4. 消食药的使用注意事项	1
		（二）具体药物	山楂、神曲、麦芽、谷芽、莱菔子、鸡内金的功效、应用、用法用量、使用注意及相似药物功用异同点	1

续表

考试学科	单元	细目	要点	考试科目
中药学	十三、驱虫药	(一)概述	1. 驱虫药的性能特点	1
			2. 驱虫药的功效	1
			3. 驱虫药的适应范围	1
			4. 驱虫药的使用注意事项	1
		(二)具体药物	使君子、苦楝皮、槟榔、南瓜子的功效、应用、用法用量、使用注意及相似药物功用异同点	1
	十四、止血药	(一)概述	1. 止血药的性能特点	1
			2. 止血药的功效	1
			3. 止血药的适应范围	1
			4. 止血药的使用注意事项	1
			5. 止血药的分类	1
			6. 各类止血药的性能特点	1
			7. 各类止血药的功效	1
			8. 各类止血药的适应范围	1
		(二)凉血止血药	小蓟、地榆、槐花、侧柏叶、白茅根、苎麻根的功效、应用、用法用量、使用注意及相似药物功用异同点;地榆的性能特点	1
		(三)化瘀止血药	三七、茜草、蒲黄、降香的功效、应用、用法用量、使用注意及相似药物功用异同点;三七的性能特点	1
		(四)收敛止血药	白及、仙鹤草、血余炭、棕榈炭的功效、应用、用法用量、使用注意及相似药物功用异同点;白及的性能特点	1
		(五)温经止血药	炮姜、艾叶的功效、应用、用法用量、使用注意及相似药物功用异同点;艾叶的性能特点	1
	十五、活血化瘀药	(一)概述	1. 活血化瘀药的性能特点	1
			2. 活血化瘀药的功效	1
			3. 活血化瘀药的适应范围	1
			4. 活血化瘀药的使用注意事项	1
			5. 活血化瘀药的分类	1
			6. 各类活血化瘀药的性能特点	1
			7. 各类活血化瘀药的功效	1
			8. 各类活血化瘀药的适应范围	1
		(二)活血止痛药	川芎、延胡索、郁金、乳香、没药、五灵脂的功效、应用、用法用量、使用注意及相似药物功用异同点;川芎、延胡索的性能特点	1

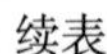
续表

考试学科	单元	细目	要点	考试科目
中药学	十五、活血化瘀药	(三) 活血调经药	丹参、红花、桃仁、益母草、泽兰、牛膝、鸡血藤的功效、应用、用法用量、使用注意及相似药物功用异同点;丹参、牛膝的性能特点	1
		(四) 活血疗伤药	土鳖虫、马钱子、自然铜、苏木、骨碎补的功效、应用、用法用量、使用注意及相似药物功用异同点	1
		(五) 破血消癥药	莪术、三棱、水蛭、斑蝥、穿山甲的功效、应用、用法用量、使用注意及相似药物功用异同点	1
	十六、化痰止咳平喘药	(一) 概述	1. 化痰止咳平喘药的性能特点	1
			2. 化痰止咳平喘药的功效	1
			3. 化痰止咳平喘药的适应范围	1
			4. 化痰止咳平喘药的使用注意事项	1
			5. 化痰止咳平喘药的分类	1
			6. 各类化痰止咳平喘药的性能特点	1
			7. 各类化痰止咳平喘药的功效	1
			8. 各类化痰止咳平喘药的适应范围	1
		(二) 温化寒痰药	半夏、天南星、白附子、芥子、皂荚、旋覆花、白前的功效、应用、用法用量、使用注意及相似药物功用异同点;半夏、旋覆花的性能特点	1
		(三) 清化热痰药	川贝母、浙贝母、瓜蒌、竹茹、竹沥、天竺黄、前胡、桔梗、胖大海、海藻、昆布、黄药子的功效、应用、用法用量、使用注意及相似药物功用异同点;川贝母、桔梗的性能特点	1
		(四) 止咳平喘药	苦杏仁、紫苏子、百部、紫菀、款冬花、枇杷叶、桑白皮、葶苈子、白果的功效、应用、用法用量、使用注意及相似药物功用异同点;苦杏仁、葶苈子的性能特点	1
	十七、安神药	(一) 概述	1. 安神药的性能特点	1
			2. 安神药的功效	1
			3. 安神药的适应范围	1
			4. 安神药的使用注意事项	1
			5. 安神药的分类	1
			6. 各类安神药的性能特点	1
			7. 各类安神药的功效	1
			8. 各类安神药的适应范围	1
		(二) 重镇安神药	朱砂、磁石、琥珀的功效、应用、用法用量、使用注意及相似药物功用异同点;朱砂的性能特点	1
		(三) 养心安神药	酸枣仁、柏子仁、合欢皮、远志的功效、应用、用法用量、使用注意及相似药物功用异同点;酸枣仁的性能特点	1

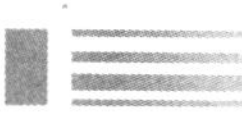

续表

考试学科	单元	细目	要点	考试科目
中药学	十八、平肝息风药	(一)概述	1. 平肝息风药的性能特点	1
			2. 平肝息风药的功效	1
			3. 平肝息风药的适应范围	1
			4. 平肝息风药的使用注意事项	1
			5. 平肝息风药的分类	1
			6. 各类平肝息风药的性能特点	1
			7. 各类平肝息风药的功效	1
			8. 各类平肝息风药的适应范围	1
		(二)平抑肝阳药	石决明、珍珠母、牡蛎、赭石、蒺藜、罗布麻叶的功效、应用、用法用量、使用注意及相似药物功用异同点;石决明、赭石的性能特点	1
		(三)息风止痉药	羚羊角(代)、牛黄、珍珠、钩藤、天麻、地龙、全蝎、蜈蚣、僵蚕的功效、应用、用法用量、使用注意及相似药物功用异同点;天麻、全蝎的性能特点	1
	十九、开窍药	(一)概述	1. 开窍药的性能特点	1
			2. 开窍药的功效	1
			3. 开窍药的适应范围	1
			4. 开窍药的使用注意事项	1
		(二)具体药物	麝香、冰片、苏合香、石菖蒲的功效、应用、用法用量、使用注意及相似药物功用异同点;麝香、冰片的性能特点	1
	二十、补虚药	(一)概述	1. 补虚药的性能特点	1
			2. 补虚药的功效	1
			3. 补虚药的适应范围	1
			4. 补虚药的使用注意事项	1
			5. 补虚药的分类	1
			6. 各类补虚药的性能特点	1
			7. 各类补虚药的功效	1
			8. 各类补虚药的适应范围	1
		(二)补气药	人参、西洋参、党参、太子参、黄芪、白术、山药、白扁豆、甘草、大枣、饴糖的功效、应用、用法用量、使用注意及相似药物功用异同点;人参、黄芪、甘草的性能特点	1
		(三)补阳药	鹿茸、淫羊藿、巴戟天、仙茅、杜仲、续断、肉苁蓉、锁阳、补骨脂、益智仁、菟丝子、沙苑子、蛤蚧、冬虫夏草的功效、应用、用法用量、使用注意及相似药物功用异同点;杜仲、菟丝子的性能特点	1

续表

考试学科	单元	细目	要点	考试科目
中药学	二十、补虚药	(四) 补血药	当归、熟地黄、白芍、阿胶、何首乌、龙眼肉的功效、应用、用法用量、使用注意及相似药物功用异同点；当归、熟地黄的性能特点	1
		(五) 补阴药	北沙参、南沙参、百合、麦冬、天冬、石斛、玉竹、黄精、枸杞子、墨旱莲、女贞子、龟甲、鳖甲的功效、应用、用法用量、使用注意及相似药物功用异同点；黄精的性能特点	1
	二十一、收涩药	(一) 概述	1. 收涩药的性能特点	1
			2. 收涩药的功效	1
			3. 收涩药的适应范围	1
			4. 收涩药的使用注意事项	1
			5. 收涩药的分类	1
			6. 各类收涩药的性能特点	1
			7. 各类收涩药的功效	1
			8. 各类收涩药的适应范围	1
		(二) 固表止汗药	麻黄根、浮小麦的功效、应用、用法用量、使用注意及相似药物功用异同点	1
		(三) 敛肺涩肠药	五味子、乌梅、五倍子、罂粟壳、诃子、肉豆蔻、赤石脂的功效、应用、用法用量、使用注意及相似药物功用异同点；五味子、乌梅的性能特点	1
		(四) 固精缩尿止带药	山茱萸、覆盆子、桑螵蛸、金樱子、海螵蛸、莲子、芡实的功效、应用、用法用量、使用注意及相似药物功用异同点；山茱萸的性能特点	1
	二十二、涌吐药	(一) 概述	1. 涌吐药的性能特点	1
			2. 涌吐药的功效	1
			3. 涌吐药的适应范围	1
			4. 涌吐药的使用注意事项	1
		(二) 具体药物	常山、甜瓜蒂的功效、应用、用法用量、使用注意及相似药物功用异同点	1
	二十三、攻毒杀虫止痒药	(一) 概述	1. 攻毒杀虫止痒药的性能特点	1
			2. 攻毒杀虫止痒药的功效	1
			3. 攻毒杀虫止痒药的适应范围	1
			4. 攻毒杀虫止痒药的使用注意事项	1
		(二) 具体药物	雄黄、硫黄、白矾、蛇床子、大蒜的功效、应用、用法用量、使用注意及相似药物功用异同点	1

续表

考试学科	单元	细目	要点	考试科目
方剂学	一、概述	(一) 方剂与治法	1. 方剂与治法的关系	1
			2. 常用治法	1
		(二) 方剂的组成与变化	1. 方剂配伍的目的	1
			2. 方剂的组方原则	1
			3. 方剂的变化形式	1
		(三) 常用剂型	常用剂型的特点及临床意义	1
	二、解表剂	(一) 概述	1. 解表剂的适用范围	1
			2. 解表剂的应用注意事项	1
		(二) 辛温解表	1. 麻黄汤的组成药物、功用、主治证候、配伍意义、全方配伍特点	1
			2. 桂枝汤的组成药物、功用、主治证候、配伍意义、全方配伍特点、加减化裁及其与麻黄汤的鉴别应用	1
			3. 九味羌活汤的组成药物、功用、主治证候、配伍意义、全方配伍特点及加减化裁	1
			4. 小青龙汤的组成药物、功用、主治证候、配伍意义、全方配伍特点及加减化裁	1
			5. 香苏散的组成药物、功用、主治证候、配伍意义、全方配伍特点及加减化裁	1
			6. 止嗽散的组成药物、功用、主治证候、配伍意义、全方配伍特点	1
		(三) 辛凉解表	1. 银翘散的组成药物、功用、主治证候、配伍意义、全方配伍特点、加减化裁	1
			2. 桑菊饮的组成药物、功用、主治证候、配伍意义、全方配伍特点及其与银翘散的鉴别应用	1
			3. 麻黄杏仁甘草石膏汤的组成药物、功用、主治证候、配伍意义、全方配伍特点、加减化裁	1
			4. 柴葛解肌汤的组成药物、功用、主治证候、配伍意义、全方配伍特点	1
		(四) 扶正解表	1. 人参败毒散的组成药物、功用、主治证候、配伍意义、全方配伍特点、加减化裁	1
			2. 参苏饮的组成药物、功用、主治证候、配伍意义、全方配伍特点及其与人参败毒散的鉴别应用	1
			3. 麻黄细辛附子汤的组成药物、功用、主治证候、配伍意义、全方配伍特点、加减化裁	1
	三、泻下剂	(一) 概述	1. 泻下剂的适用范围	1
			2. 泻下剂的应用注意事项	1

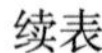
续表

考试学科	单元	细目	要点	考试科目
方剂学	三、泻下剂	(二) 寒下	大承气汤的组成药物、功用、主治证候、配伍意义、全方配伍特点及其与小承气汤、调胃承气汤的鉴别应用	1
		(三) 温下	1. 大黄附子汤的组成药物、功用、主治证候、配伍意义、全方配伍特点	1
			2. 温脾汤的组成药物、功用、主治证候、配伍意义、全方配伍特点及其与大黄附子汤的鉴别应用	1
		(四) 润下	1. 麻子仁丸的组成药物、功用、主治证候、配伍意义、全方配伍特点	1
			2. 济川煎的组成药物、功用、主治证候、配伍意义、全方配伍特点及其与麻子仁丸的鉴别应用	1
		(五) 逐水	十枣汤的组成药物、功用、主治证候、配伍意义、全方配伍特点及应用注意事项	1
		(六) 攻补兼施	黄龙汤的组成药物、功用、主治证候、配伍意义、全方配伍特点	1
	四、和解剂	(一) 概述	1. 和解剂的适用范围	1
			2. 和解剂的应用注意事项	1
		(二) 和解少阳	1. 小柴胡汤的组成药物、功用、主治证候、配伍意义、全方配伍特点及加减化裁	1
			2. 蒿芩清胆汤的组成药物、功用、主治证候、配伍意义、全方配伍特点及其与小柴胡汤的鉴别应用	1
			3. 达原饮的组成药物、功用、主治证候、配伍意义、全方配伍特点	1
		(三) 调和肝脾	1. 四逆散的组成药物、功用、主治证候、配伍意义、全方配伍特点及加减化裁	1
			2. 逍遥散的组成药物、功用、主治证候、配伍意义、全方配伍特点、加减化裁及其与四逆散的鉴别应用	1
			3. 痛泻要方的组成药物、功用、主治证候、配伍意义、全方配伍特点及其与逍遥散的鉴别应用	1
		(四) 调和肠胃	半夏泻心汤的组成药物、功用、主治证候、配伍意义、全方配伍特点及加减化裁	1
	五、清热剂	(一) 概述	1. 清热剂的适用范围	1
			2. 清热剂的应用注意事项	1
		(二) 清气分热	1. 白虎汤的组成药物、功用、主治证候、配伍意义、全方配伍特点及加减化裁	1
			2. 竹叶石膏汤的组成药物、功用、主治证候、配伍意义、全方配伍特点及其与白虎汤的鉴别应用	1
		(三) 清营凉血	1. 清营汤的组成药物、功用、主治证候、配伍意义、全方配伍特点	1

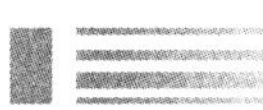

续表

考试学科	单元	细目	要点	考试科目
方剂学	五、清热剂	(三) 清营凉血	2. 犀角地黄汤的组成药物、功用、主治证候、配伍意义、全方配伍特点及其与清营汤的鉴别应用	1
		(四) 清热解毒	1. 黄连解毒汤的组成药物、功用、主治证候、配伍意义、全方配伍特点及加减化裁	1
			2. 凉膈散的组成药物、功用、主治证候、配伍意义、全方配伍特点	1
			3. 普济消毒饮的组成药物、功用、主治证候、配伍意义、全方配伍特点	1
		(五) 清脏腑热	1. 导赤散的组成药物、功用、主治证候、配伍意义、全方配伍特点	1
			2. 龙胆泻肝汤的组成药物、功用、主治证候、配伍意义、全方配伍特点	1
			3. 左金丸的组成药物、功用、主治证候、配伍意义、全方配伍特点及其与龙胆泻肝汤的鉴别应用	1
			4. 清胃散的组成药物、功用、主治证候、配伍意义、全方配伍特点及加减化裁	1
			5. 玉女煎的组成药物、功用、主治证候、配伍意义、全方配伍特点及其与清胃散的鉴别应用	1
			6. 泻白散的组成药物、功用、主治证候、配伍意义、全方配伍特点及其与麻黄杏仁甘草石膏汤的鉴别应用	1
			7. 白头翁汤的组成药物、功用、主治证候、配伍意义、全方配伍特点	1
			8. 芍药汤的组成药物、功用、主治证候、配伍意义、全方配伍特点及其与白头翁汤的鉴别应用	1
		(六) 清虚热	1. 青蒿鳖甲汤的组成药物、功用、主治证候、配伍意义、全方配伍特点	1
			2. 当归六黄汤的组成药物、功用、主治证候、配伍意义、全方配伍特点	1
	六、祛暑剂	(一) 概述	1. 祛暑剂的适用范围	1
			2. 祛暑剂的应用注意事项	1
		(二) 祛暑解表	香薷散的组成药物、功用、主治证候、配伍意义、全方配伍特点及加减化裁	1
		(三) 祛暑利湿	六一散的组成药物、功用、主治证候、配伍意义、全方配伍特点及加减化裁	1
		(四) 清暑益气	清暑益气汤的组成药物、功用、主治证候、配伍意义、全方配伍特点及其与竹叶石膏汤的鉴别应用	1
	七、温里剂	(一) 概述	1. 温里剂的适用范围	1
			2. 温里剂的应用注意事项	1

续表

考试学科	单元	细目	要点	考试科目
方剂学	七、温里剂	(二)温中祛寒	1. 理中丸的组成药物、功用、主治证候、配伍意义、全方配伍特点及加减化裁	1
			2. 小建中汤的组成药物、功用、主治证候、配伍意义、全方配伍特点、加减化裁及其与理中丸的鉴别应用	1
			3. 吴茱萸汤的组成药物、功用、主治证候、配伍意义、全方配伍特点及其与理中丸、左金丸的鉴别应用	1
			4. 大建中汤的组成药物、功用、主治证候、配伍意义、全方配伍特点	1
		(三)回阳救逆	四逆汤的组成药物、功用、主治证候、配伍意义、全方配伍特点、加减化裁及其与参附汤的鉴别应用	1
		(四)温经散寒	1. 当归四逆汤的组成药物、功用、主治证候、配伍意义、全方配伍特点及加减化裁	1
			2. 暖肝煎的组成药物、功用、主治证候、配伍意义、全方配伍特点及其与一贯煎的鉴别应用	1
	八、表里双解剂	(一)概述	1. 表里双解剂的适用范围	1
			2. 表里双解剂的应用注意事项	1
		(二)解表清里	葛根黄芩黄连汤的组成药物、功用、主治证候、配伍意义、全方配伍特点	1
		(三)解表攻里	大柴胡汤的组成药物、功用、主治证候、配伍意义、全方配伍特点及其与小柴胡汤的鉴别应用	1
	九、补益剂	(一)概述	1. 补益剂的适用范围及配伍规律	1
			2. 补益剂的应用注意事项	1
		(二)补气	1. 四君子汤的组成药物、功用、主治证候、配伍意义、全方配伍特点及加减化裁	1
			2. 参苓白术散的组成药物、功用、主治证候、配伍意义、全方配伍特点及其与四君子汤的鉴别应用	1
			3. 补中益气汤的组成药物、功用、主治证候、配伍意义、全方配伍特点	1
			4. 生脉散的组成药物、功用、主治证候、配伍意义、全方配伍特点及其与竹叶石膏汤的鉴别应用	1
			5. 玉屏风散的组成药物、功用、主治证候、配伍意义、全方配伍特点及其与桂枝汤的鉴别应用	1
		(三)补血	1. 四物汤的组成药物、功用、主治证候、配伍意义、全方配伍特点及加减化裁	1
			2. 当归补血汤的组成药物、功用、主治证候、配伍意义、全方配伍特点	1
			3. 归脾汤的组成药物、功用、主治证候、配伍意义、全方配伍特点及加减化裁	1

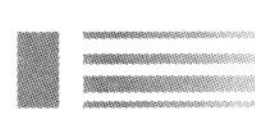

续表

考试学科	单元	细目	要点	考试科目
方剂学	九、补益剂	(四)气血双补	炙甘草汤的组成药物、功用、主治证候、配伍意义、全方配伍特点、加减化裁及其与生脉散的鉴别应用	1
		(五)补阴	1. 六味地黄丸的组成药物、功用、主治证候、配伍意义、全方配伍特点及加减化裁	1
			2. 大补阴丸的组成药物、功用、主治证候、配伍意义、全方配伍特点、加减化裁及其与六味地黄丸的鉴别应用	1
			3. 一贯煎的组成药物、功用、主治证候、配伍意义、全方配伍特点及其与逍遥散的鉴别应用	1
		(六)补阳	肾气丸的组成药物、功用、主治证候、配伍意义、全方配伍特点及加减化裁	1
		(七)阴阳双补	地黄饮子的组成药物、功用、主治证候、配伍意义、全方配伍特点	1
	十、固涩剂	(一)概述	1. 固涩剂的适用范围	1
			2. 固涩剂的应用注意事项	1
		(二)固表止汗	牡蛎散的组成药物、功用、主治证候、配伍意义、全方配伍特点及其与玉屏风散的鉴别应用	1
		(三)涩肠固脱	1. 真人养脏汤的组成药物、功用、主治证候、配伍意义、全方配伍特点及其与芍药汤的鉴别应用	1
			2. 四神丸的组成药物、功用、主治证候、配伍意义、全方配伍特点及其与理中丸、痛泻要方的鉴别应用	1
		(四)涩精止遗	1. 缩泉丸的组成药物、功用、主治证候、配伍意义、全方配伍特点	1
			2. 桑螵蛸散的组成药物、功用、主治证候、配伍意义、全方配伍特点及其与缩泉丸的鉴别应用	1
		(五)固崩止带	1. 固冲汤的组成药物、功用、主治证候、配伍意义、全方配伍特点	1
			2. 固经丸的组成药物、功用、主治证候、配伍意义、全方配伍特点及其与固冲汤的鉴别应用	1
			3. 易黄汤的组成药物、功用、主治证候、配伍意义、全方配伍特点	1
	十一、安神剂	(一)概述	1. 安神剂的适用范围	1
			2. 安神剂的应用注意事项	1
		(二)重镇安神	1. 朱砂安神丸的组成药物、功用、主治证候、配伍意义、全方配伍特点	1
			2. 酸枣仁汤的组成药物、功用、主治证候、配伍意义、全方配伍特点	1
			3. 天王补心丹的组成药物、功用、主治证候、配伍意义、全方配伍特点	1

续表

考试学科	单元	细目	要点	考试科目
方剂学	十二、开窍剂	(一) 概述	1. 开窍剂的适用范围	1
			2. 开窍剂的应用注意事项	1
		(二) 凉开	1. 安宫牛黄丸的组成药物、功用、主治证候、配伍意义、全方配伍特点	1
			2. 至宝丹与安宫牛黄丸、紫雪的鉴别应用	1
		(三) 温开	苏合香丸的组成药物、功用、主治证候、配伍意义、全方配伍特点	1
	十三、理气剂	(一) 概述	1. 理气剂的适用范围	1
			2. 理气剂的应用注意事项	1
		(二) 行气	1. 越鞠丸的组成药物、功用、主治证候、配伍意义、全方配伍特点及加减化裁	1
			2. 枳实薤白桂枝汤的组成药物、功用、主治证候、配伍意义、全方配伍特点	1
			3. 半夏厚朴汤的组成药物、功用、主治证候、配伍意义、全方配伍特点	1
			4. 天台乌药散的组成药物、功用、主治证候、配伍意义、全方配伍特点	1
		(三) 降气	1. 苏子降气汤的组成药物、功用、主治证候、配伍意义、全方配伍特点	1
			2. 定喘汤的组成药物、功用、主治证候、配伍意义、全方配伍特点	1
			3. 旋覆代赭汤的组成药物、功用、主治证候、配伍意义、全方配伍特点及其与吴茱萸汤的鉴别应用	1
			4. 橘皮竹茹汤的组成药物、功用、主治证候、配伍意义、全方配伍特点	1
	十四、理血剂	(一) 概述	1. 理血剂的适用范围及配伍规律	1
			2. 理血剂的应用注意事项	1
		(二) 活血祛瘀	1. 桃核承气汤的组成药物、功用、主治证候、配伍意义、全方配伍特点	1
			2. 血府逐瘀汤的组成药物、功用、主治证候、配伍意义、全方配伍特点及加减化裁	1
			3. 补阳还五汤的组成药物、功用、主治证候、配伍意义、全方配伍特点	1
			4. 复元活血汤的组成药物、功用、主治证候、配伍意义、全方配伍特点及其与血府逐瘀汤的鉴别应用	1
			5. 温经汤的组成药物、功用、主治证候、配伍意义、全方配伍特点	1

续表

考试学科	单元	细目	要点	考试科目
方剂学	十四、理血剂	(二) 活血祛瘀	6. 生化汤的组成药物、功用、主治证候、配伍意义、全方配伍特点及其与温经汤的鉴别应用	1
			7. 金铃子散的组成药物、功用、主治证候、配伍意义、全方配伍特点	1
			8. 失笑散的组成药物、功用、主治证候、配伍意义、全方配伍特点及其与金铃子散的鉴别应用	1
			9. 桂枝茯苓丸的组成药物、功用、主治证候、配伍意义、全方配伍特点	1
		(三) 止血	1. 十灰散的组成药物、功用、主治证候、配伍意义、全方配伍特点	1
			2. 咳血方的组成药物、功用、主治证候、配伍意义、全方配伍特点	1
			3. 小蓟饮子的组成药物、功用、主治证候、配伍意义、全方配伍特点及其与导赤散的鉴别应用	1
			4. 槐花散的组成药物、功用、主治证候、配伍意义、全方配伍特点	1
			5. 黄土汤的组成药物、功用、主治证候、配伍意义、全方配伍特点及其与归脾汤的鉴别应用	1
	十五、治风剂	(一) 概述	1. 治风剂的适用范围	1
			2. 治风剂的应用注意事项	1
		(二) 疏散外风	1. 川芎茶调散的组成药物、功用、主治证候、配伍意义、全方配伍特点及其与九味羌活汤的鉴别应用	1
			2. 大秦艽汤的组成药物、功用、主治证候、配伍意义、全方配伍特点及其与地黄饮子的鉴别应用	1
			3. 牵正散的组成药物、功用、主治证候、配伍意义、全方配伍特点	1
			4. 小活络丹的组成药物、功用、主治证候、配伍意义、全方配伍特点	1
			5. 消风散的组成药物、功用、主治证候、配伍意义、全方配伍特点	1
		(三) 平息内风	1. 羚角钩藤汤的组成药物、功用、主治证候、配伍意义、全方配伍特点及其与紫雪的鉴别应用	1
			2. 镇肝熄风汤的组成药物、功用、主治证候、配伍意义、全方配伍特点	1
			3. 天麻钩藤饮的组成药物、功用、主治证候、配伍意义、全方配伍特点及其与镇肝熄风汤的鉴别应用	1
			4. 大定风珠的组成药物、功用、主治证候、配伍意义、全方配伍特点	1

续表

考试学科	单元	细目	要点	考试科目
方剂学	十六、治燥剂	(一)概述	1. 治燥剂的适用范围	1
			2. 治燥剂的应用注意事项	1
		(二)轻宣外燥	1. 杏苏散的组成药物、功用、主治证候、配伍意义、全方配伍特点	1
			2. 桑杏汤的组成药物、功用、主治证候、配伍意义、全方配伍特点及其与桑菊饮的鉴别应用	1
			3. 清燥救肺汤的组成药物、功用、主治证候、配伍意义、全方配伍特点及其与桑杏汤的鉴别应用	1
		(三)滋阴润燥	1. 增液汤的组成药物、功用、主治证候、配伍意义、全方配伍特点及加减化裁	1
			2. 麦门冬汤的组成药物、功用、主治证候、配伍意义、全方配伍特点及其与炙甘草汤、清燥救肺汤的鉴别应用	1
			3. 百合固金汤的组成药物、功用、主治证候、配伍意义、全方配伍特点及其与咳血方的鉴别应用	1
			4. 养阴清肺汤的组成药物、功用、主治证候、配伍意义、全方配伍特点	1
	十七、祛湿剂	(一)概述	1. 祛湿剂的适用范围	1
			2. 祛湿剂的应用注意事项	1
		(二)燥湿和胃	1. 平胃散的组成药物、功用、主治证候、配伍意义、全方配伍特点及加减化裁	1
			2. 藿香正气散的组成药物、功用、主治证候、配伍意义、全方配伍特点	1
		(三)清热祛湿	1. 茵陈蒿汤的组成药物、功用、主治证候、配伍意义、全方配伍特点及加减化裁	1
			2. 八正散的组成药物、功用、主治证候、配伍意义、全方配伍特点及其与小蓟饮子的鉴别应用	1
			3. 三仁汤的组成药物、功用、主治证候、配伍意义、全方配伍特点	1
			4. 甘露消毒丹的组成药物、功用、主治证候、配伍意义、全方配伍特点及其与三仁汤的鉴别应用	1
			5. 连朴饮的组成药物、功用、主治证候、配伍意义、全方配伍特点	1
			6. 二妙散的组成药物、功用、主治证候、配伍意义、全方配伍特点及加减化裁	1
		(四)利水渗湿	1. 五苓散的组成药物、功用、主治证候、配伍意义、全方配伍特点及加减化裁	1

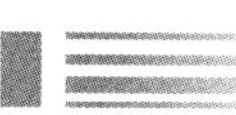

续表

考试学科	单元	细目	要点	考试科目
方剂学	十七、祛湿剂	（四）利水渗湿	2. 猪苓汤的组成药物、功用、主治证候、配伍意义、全方配伍特点及其与五苓散的鉴别应用	1
			3. 防己黄芪汤的组成药物、功用、主治证候、配伍意义、全方配伍特点及其与玉屏风散的鉴别应用	1
		（五）温化寒湿	1. 苓桂术甘汤的组成药物、功用、主治证候、配伍意义、全方配伍特点	1
			2. 真武汤的组成药物、功用、主治证候、配伍意义、全方配伍特点、加减化裁	1
			3. 实脾散的组成药物、功用、主治证候、配伍意义、全方配伍特点及其与真武汤的鉴别应用	1
		（六）祛湿化浊	1. 萆薢分清饮的组成药物、功用、主治证候、配伍意义、全方配伍特点及其与桑螵蛸散的鉴别应用	1
			2. 完带汤的组成药物、功用、主治证候、配伍意义、全方配伍特点及其与易黄汤的鉴别应用	1
		（七）祛风胜湿	1. 羌活胜湿汤的组成药物、功用、主治证候、配伍意义、全方配伍特点及其与九味羌活汤的鉴别应用	1
			2. 独活寄生汤的组成药物、功用、主治证候、配伍意义、全方配伍特点及加减化裁	1
	十八、祛痰剂	（一）概述	1. 祛痰剂的适用范围及配伍规律	1
			2. 祛痰剂的应用注意事项	1
		（二）燥湿化痰	1. 二陈汤的组成药物、功用、主治证候、配伍意义、全方配伍特点及加减化裁	1
			2. 温胆汤的组成药物、功用、主治证候、配伍意义、全方配伍特点、加减化裁及其与蒿芩清胆汤的鉴别应用	1
		（三）清热化痰	1. 清气化痰丸的组成药物、功用、主治证候、配伍意义、全方配伍特点	1
			2. 小陷胸汤的组成药物、功用、主治证候、配伍意义、全方配伍特点、加减化裁	1
		（四）润燥化痰	贝母瓜蒌散的组成药物、功用、主治证候、配伍意义、全方配伍特点	1
		（五）温化寒痰	三子养亲汤的组成药物、功用、主治证候、配伍意义、全方配伍特点	1
		（六）治风化痰	半夏白术天麻汤的组成药物、功用、主治证候、配伍意义、全方配伍特点及其与天麻钩藤饮的鉴别应用	1
	十九、消食剂	（一）概述	1. 消食剂的适用范围	1
			2. 消食剂的应用注意事项	1

续表

考试学科	单元	细目	要点	考试科目
方剂学	十九、消食剂	（二）消食化滞	1. 保和丸的组成药物、功用、主治证候、配伍意义、全方配伍特点	1
			2. 枳实导滞丸的组成药物、功用、主治证候、配伍意义、全方配伍特点	1
		（三）健脾消食	健脾丸的组成药物、功用、主治证候、配伍意义、全方配伍特点及其与参苓白术散的鉴别应用	1
	二十、驱虫剂		乌梅丸的组成药物、功用、主治证候、配伍意义、全方配伍特点	1
	二十一、治痈疡剂	（一）概述	1. 治痈疡剂的适用范围	1
			2. 治痈疡剂的应用注意事项	1
		（二）散结消痈	1. 仙方活命饮的组成药物、功用、主治证候、配伍意义、全方配伍特点	1
			2. 阳和汤的组成药物、功用、主治证候、配伍意义、全方配伍特点及其与仙方活命饮的鉴别应用	1
			3. 苇茎汤的组成药物、功用、主治证候、配伍意义、全方配伍特点	1
			4. 大黄牡丹汤的组成药物、功用、主治证候、配伍意义、全方配伍特点	1
			5. 四妙勇安汤的组成药物、功用、主治证候、配伍意义、全方配伍特点	1

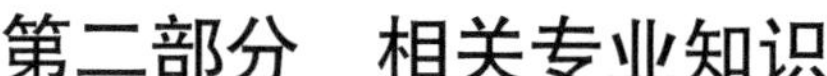

第二部分 相关专业知识

考试学科	单元	细目	要点	考试科目
中医诊断学	一、绪论	(一) 中医诊断的基本原理	1. 司外揣内	2
			2. 见微知著	2
			3. 以常衡变	2
			4. 因发知受	2
		(二) 中医诊断的基本原则	1. 整体审察	2
			2. 四诊合参	2
			3. 病证结合	2
			4. 动静统一	2
	二、望诊	(一) 望神	1. 得神、少神、失神、假神的临床表现、相关鉴别及临床意义	2
			2. 神乱的临床表现及意义	2
		(二) 望面色	1. 常色的分类、临床表现及意义	2
			2. 病色的分类、临床表现及意义	2
			3. 五色主病的具体临床表现及意义	2
		(三) 望头面	1. 望头部病变的临床表现及意义	2
			2. 望面部病变的临床表现及意义	2
		(四) 望五官	1. 望目部病变的临床表现及意义	2
			2. 望口与唇病变的临床表现及意义	2
			3. 望齿与龈病变的临床表现及意义	2
			4. 望咽喉病变的临床表现及意义	2
		(五) 望躯体	望颈项病变的临床表现及意义	2
		(六) 望皮肤	1. 皮肤色泽、形态异常的临床表现及意义	2
			2. 皮肤病症的临床表现及意义	2
		(七) 望排出物	望痰及呕吐物的临床表现及意义	2
		(八) 望小儿指纹	1. 望小儿指纹的方法及临床表现	2
			2. 小儿指纹异常的临床表现及意义	2

续表

考试学科	单元	细目	要点	考试科目
中医诊断学	三、舌诊	(一)舌诊原理	舌诊原理	2
		(二)正常舌象	1. 正常舌象的特点	2
			2. 正常舌象的临床意义	2
		(三)望舌质	1. 舌色异常的表现特征及临床意义	2
			2. 舌形异常的表现特征及临床意义	2
			3. 舌态异常的表现特征及临床意义	2
			4. 舌下络脉异常的表现特征及临床意义	2
		(四)望舌苔	1. 望苔质的内容及临床意义	2
			2. 望苔色的内容及临床意义	2
		(五)舌质舌苔的综合分析及临床意义	1. 舌质舌苔的综合分析	2
			2. 舌诊的临床意义	2
	四、问诊	(一)问诊的内容	“十问歌”的内容	2
		(二)问寒热	1. 问寒热的含义	2
			2. 寒热症状的常见类型、临床表现及意义	2
		(三)问汗	异常汗出的常见类型、临床表现及意义	2
		(四)问疼痛	1. 疼痛的性质及其临床意义	2
			2. 疼痛的部位及其临床意义	2
		(五)问头身胸腹	头晕、胸闷、心悸、胁胀、脘痞、腹胀的临床表现及意义	2
		(六)问睡眠	失眠、嗜睡的临床表现及意义	2
		(七)问饮食口味	1. 口渴与饮水异常的临床表现及意义	2
			2. 食欲与食量异常的临床表现及意义	2
			3. 口味异常的临床表现及意义	2
		(八)问二便	1. 大便异常的临床表现及意义	2
			2. 小便异常的临床表现及意义	2
		(九)问经带	1. 月经异常的临床表现及意义	2
			2. 带下异常的临床表现及意义	2
	五、闻诊	(一)听声音	1. 声音异常的临床表现及意义	2
			2. 语言异常的临床表现及意义	2
			3. 呼吸异常的临床表现及意义	2
			4. 咳嗽的临床表现及意义	2
			5. 呕吐、呃逆、嗳气、肠鸣的临床表现及意义	2
		(二)嗅气味	口气、病室气味异常的临床表现及意义	2

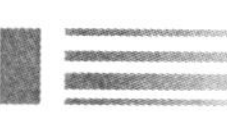

续表

考试学科	单元	细目	要点	考试科目
中医诊断学	六、脉诊	(一) 诊脉概说	1. 寸口诊法的部位、原理及寸口分候脏腑	2
			2. 诊脉方法	2
			3. 脉象要素	2
		(二) 正常脉象	1. 正常脉象的特点	2
			2. 胃、神、根的含义	2
		(三) 常见病脉	1. 常见病脉的脉象特征及鉴别	2
			2. 常见病脉的临床意义	2
		(四) 相兼脉	常见相兼脉的表现及临床意义	2
	七、八纲辨证	(一) 八纲基本证	1. 表里证的临床表现及鉴别要点	2
			2. 寒热证、寒热真假的临床表现及鉴别要点	2
			3. 虚实证、虚实真假的临床表现及鉴别要点	2
			4. 阴阳证的临床表现及鉴别要点	2
		(二) 八纲证间的关系	1. 证的相兼	2
			2. 证的错杂	2
			3. 证的转化	2
	八、病性辨证	(一) 阴阳虚损辨证	1. 阳虚证、阴虚证的临床表现	2
			2. 亡阳证、亡阴证的临床表现及鉴别要点	2
		(二) 气病辨证	气病类证的临床表现及鉴别要点	2
		(三) 血病辨证	血病类证的临床表现及鉴别要点	2
		(四) 气血同病辨证	气血同病类证的临床表现及鉴别要点	2
		(五) 辨津液类证	痰证、饮证、水停证、津液亏虚证的临床表现、证候鉴别与临床意义	2
	九、脏腑辨证	(一) 心与小肠病辨证	1. 心与小肠病各证的临床表现	2
			2. 心与小肠病各证的鉴别要点	2
		(二) 肺与大肠病辨证	1. 肺与大肠病各证的临床表现	2
			2. 肺与大肠病各证的鉴别要点	2
		(三) 脾与胃病辨证	1. 脾与胃病各证的临床表现	2
			2. 脾与胃病各证的鉴别要点	2
		(四) 肝与胆病辨证	1. 肝与胆病各证的临床表现	2
			2. 肝与胆病各证的鉴别要点	2
		(五) 肾与膀胱病辨证	1. 肾与膀胱病各证的临床表现	2
			2. 肾与膀胱病各证的鉴别要点	2

续表

考试学科	单元	细目	要点	考试科目
中医诊断学	九、脏腑辨证	(六) 辨脏腑兼病证	1. 脏腑兼病各证的临床表现	2
			2. 脏腑兼病各证的鉴别要点	2
	十、其他辨证方法概要	(一) 辨六经病证	1. 太阳病证的概念、临床表现、辨证要点	2
			2. 阳明病证的概念、临床表现、辨证要点	2
			3. 少阳病证的概念、临床表现、辨证要点	2
			4. 太阴病证的概念、临床表现、辨证要点	2
			5. 少阴病证的概念、临床表现、辨证要点	2
			6. 厥阴病证的概念、临床表现、辨证要点	2
			7. 六经病证的传变	2
		(二) 辨卫气营血病证	1. 卫分证的概念、临床表现、辨证要点	2
			2. 气分证的概念、临床表现、辨证要点	2
			3. 营分证的概念、临床表现、辨证要点	2
			4. 血分证的概念、临床表现、辨证要点	2
			5. 卫气营血病证的传变	2
	十一、中医思维的综合应用		中医思维的综合应用	2
诊断学基础	一、常见症状	(一) 发热	1. 发热病因	2
			2. 发热临床表现	2
			3. 发热伴随症状	2
			4. 发热问诊要点	2
			5. 发热检查要点	2
		(二) 头痛	1. 头痛病因	2
			2. 头痛问诊要点	2
			3. 头痛检查要点	2
		(三) 胸痛	1. 胸痛病因	2
			2. 胸痛问诊要点	2
			3. 胸痛检查要点	2
		(四) 腹痛	1. 腹痛病因	2
			2. 腹痛问诊要点	2
			3. 腹痛检查要点	2

续表

考试学科	单元	细目	要点	考试科目
诊断学基础	一、常见症状	(五)咳嗽与咯痰	1. 咳嗽与咯痰病因	2
			2. 咳嗽与咯痰问诊要点	2
			3. 咳嗽与咯痰检查要点	2
		(六)咯血	1. 咯血病因	2
			2. 咯血问诊要点	2
			3. 咯血检查要点	2
		(七)呼吸困难	1. 呼吸困难病因	2
			2. 呼吸困难临床表现	2
			3. 呼吸困难问诊要点	2
			4. 呼吸困难检查要点	2
		(八)发绀	1. 发绀病因与临床表现	2
			2. 发绀问诊要点	2
		(九)心悸	1. 心悸病因	2
			2. 心悸问诊要点	2
		(十)水肿	1. 水肿病因	2
			2. 水肿问诊要点	2
		(十一)恶心与呕吐	1. 恶心与呕吐病因	2
			2. 恶心与呕吐问诊要点	2
		(十二)呕血与黑便	1. 呕血与黑便病因	2
			2. 呕血与黑便临床表现	2
			3. 呕血与黑便的问诊要点	2
			4. 呕血与黑便检查要点	2
		(十三)腹泻	1. 腹泻病因	2
			2. 腹泻问诊要点	2
		(十四)黄疸	1. 黄疸的病因及临床表现	2
			2. 黄疸的问诊要点	2
			3. 黄疸的检查要点	2
		(十五)尿频、尿急、尿痛	1. 尿频、尿急、尿痛问诊要点	2
			2. 尿频、尿急、尿痛检查要点	2
		(十六)皮肤黏膜出血	1. 皮肤黏膜出血病因	2
			2. 皮肤黏膜出血临床表现	2
			3. 皮肤黏膜出血问诊要点	2

续表

考试学科	单元	细目	要点	考试科目
诊断学基础	一、常见症状	(十七)关节痛	1. 关节痛问诊要点	2
			2. 关节痛检查要点	2
		(十八)眩晕	1. 眩晕病因	2
			2. 眩晕问诊要点	2
		(十九)晕厥	1. 晕厥病因	2
			2. 晕厥问诊要点	2
		(二十)抽搐	1. 抽搐病因	2
			2. 抽搐临床表现	2
			3. 抽搐问诊要点	2
		(二十一)意识障碍	1. 意识障碍病因	2
			2. 意识障碍临床表现	2
			3. 意识障碍问诊要点	2
			4. 意识障碍的检查要点	2
	二、问诊	问诊的方法及内容	1. 问诊的方法	2
			2. 问诊的内容	2
			3. 问诊的技巧	2
	三、体格检查	(一)基本检查法	1. 视诊	2
			2. 触诊	2
			3. 叩诊	2
			4. 听诊	2
			5. 嗅诊	2
		(二)一般检查	1. 全身状态检查	2
			2. 皮肤检查	2
			3. 淋巴结检查	2
		(三)头部检查	1. 头颅及颜面	2
			2. 头部器官	2
		(四)颈部检查	1. 颈部姿势与运动	2
			2. 颈部包块与颈部血管	2
			3. 甲状腺检查	2
			4. 气管检查	2
		(五)胸廓、胸壁与乳房检查	1. 胸部体表标志及分区	2
			2. 胸廓检查	2
			3. 胸壁检查	2
			4. 乳房检查	2

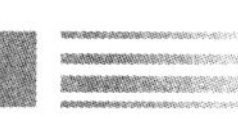

续表

考试学科	单元	细目	要点	考试科目
诊断学基础	三、体格检查	(六)肺和胸膜检查	1. 视诊	2
			2. 触诊	2
			3. 叩诊	2
			4. 听诊	2
			5. 常见呼吸系统病变的体征	2
		(七)心脏、血管检查	1. 视诊	2
			2. 触诊	2
			3. 叩诊	2
			4. 听诊	2
			5. 血管检查	2
			6. 常见循环系统病变的体征	2
		(八)腹部检查	1. 视诊	2
			2. 触诊	2
			3. 叩诊	2
			4. 听诊	2
			5. 腹部常见病变的体征	2
		(九)肛门、直肠检查	肛门、直肠检查体位与触诊	2
		(十)脊柱与四肢检查	1. 脊柱检查	2
			2. 四肢与关节检查	2
		(十一)神经系统检查	1. 脑神经检查	2
			2. 感觉功能检查	2
			3. 运动功能检查	2
			4. 中枢性与周围性瘫痪的鉴别方法	2
			5. 神经反射检查	2
	四、实验室检查	(一)血液的一般检查	1. 红细胞的检测	2
			2. 白细胞计数及分类计数	2
			3. 血小板的检测	2
			4. 网织红细胞计数	2
			5. 红细胞沉降率的测定	2
		(二)骨髓细胞学检查	1. 骨髓细胞学检查的临床价值	2
			2. 骨髓增生程度的分级	2
		(三)血型鉴定与交叉配血试验	1. ABO 血型系统	2
			2. 交叉配血试验	2

续表

考试学科	单元	细目	要点	考试科目
诊断学基础	四、实验室检查	(四)血栓与止血检查	1. 毛细血管抵抗力试验	2
			2. 出血时间测定	2
			3. 活化部分凝血活酶时间测定	2
			4. 血浆凝血酶原时间测定	2
			5. D- 二聚体测定	2
			6. DIC 检查法	2
		(五)排泄物、分泌物及体液检查	1. 尿液的一般性状检查	2
			2. 尿液的化学检查	2
			3. 尿液的显微镜检查	2
			4. 粪便的一般性状检查	2
			5. 粪便的显微镜检查	2
			6. 粪便的化学检查	2
			7. 粪便的细菌学检查	2
			8. 痰液的一般性状检查	2
			9. 痰液的显微镜检查	2
			10. 浆膜腔积液的分类	2
			11. 渗出液与漏出液鉴别要点	2
			12. 脑脊液检查的适应证	2
			13. 常见中枢神经系统疾病的脑脊液特点	2
			14. 阴道分泌物检查	2
			15. 精液检查	2
			16. 前列腺液检查	2
		(六)肝脏病常用的实验室检查	1. 蛋白质代谢功能的检查	2
			2. 胆红素代谢检查	2
			3. 肝脏疾病常用的血清酶检查	2
			4. 肝炎病毒相关检测	2
		(七)肾功能检查	1. 内生肌酐清除率测定	2
			2. 血清肌酐测定	2
			3. 血清尿素氮测定	2
			4. 昼夜尿比密试验	2
			5. 血尿酸测定	2
			6. 血浆二氧化碳结合力测定	2
		(八)临床常用生化检查	1. 空腹血糖测定	2
			2. 口服葡萄糖耐量试验	2

续表

考试学科	单元	细目	要点	考试科目
诊断学基础	四、实验室检查	(八)临床常用生化检查	3. 血糖化血红蛋白检测	2
			4. 血清总胆固醇测定	2
			5. 血清甘油三酯测定	2
			6. 血清脂蛋白测定	2
			7. 血清钾测定	2
			8. 血清钠测定	2
			9. 血清氯测定	2
			10. 血清钙测定	2
			11. 血清无机磷测定	2
			12. 血清铁测定	2
			13. 血清心肌酶及其同工酶测定	2
			14. 心肌肌钙蛋白 T 测定	2
			15. 心肌肌钙蛋白 I 测定	2
			16. 血清肌红蛋白测定	2
			17. B 型心钠素测定	2
			18. 血、尿淀粉酶测定	2
			19. 血气分析的指标	2
			20. 常见酸碱平衡失衡的类型及病因	2
		(九)临床常用免疫学检查	1. 血清免疫球蛋白测定	2
			2. 血清补体测定	2
			3. 抗链球菌溶血素“O”测定	2
			4. 肥达反应测定	2
			5. 梅毒血清学测定	2
			6. 艾滋病病毒抗体测定	2
			7. 蛋白质类肿瘤标志物检测	2
			8. 糖脂肿瘤标志物检测	2
			9. 抗核抗体检测	2
			10. 循环免疫复合物测定	2
			11. C 反应蛋白测定	2
	五、器械检查	(一)心电图检查	1. 心电图各波段的组成和命名	2
			2. 常用心电图导联	2
			3. 心电图测量方法	2
			4. 心电轴测定	2
			5. 心电图各波段的正常范围及其变化的意义	2

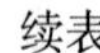
续表

考试学科	单元	细目	要点	考试科目
诊断学基础	五、器械检查	（一）心电图检查	6. 心房、心室肥大的心电图表现	2
			7. 心肌缺血与心肌梗死的心电图表现	2
			8. 常见心律失常的心电图表现	2
			9. 动态心电图监测适应证	2
			10. 心电图运动负荷试验适应证和禁忌证	2
		（二）肺功能检查	1. 肺容积检查	2
			2. 肺容量检查	2
			3. 通气功能检查	2
			4. 换气功能检查	2
		（三）内镜检查	1. 上消化道内镜检查	2
			2. 下消化道内镜检查	2
			3. 支气管镜检查	2
			4. 腹腔镜检查	2
	六、影像学检查	（一）超声检查	1. 超声检查的临床应用	2
			2. 肝脏常见病的声像图表现	2
			3. 胆道系统常见病的声像图表现	2
			4. 女性生殖系统常见病的声像图表现	2
			5. 心脏常见病的声像图表现	2
			6. 甲状腺常见病的声像图表现	2
			7. 乳腺常见病的声像图表现	2
		（二）放射检查	1. 呼吸系统常见疾病的影像学表现	2
			2. 循环系统常见疾病的影像学表现	2
			3. 消化系统常见疾病的影像学表现	2
			4. 泌尿系统常见疾病的影像学表现	2
			5. 骨与关节常见疾病的影像学表现	2
			6. 中枢神经系统常见疾病的影像学表现	2
		（三）介入诊疗技术	1. 血管性、非血管性介入技术的临床应用	2
			2. 常见疾病的介入治疗	2
		（四）放射性核素检查	1. 甲状腺吸 ^{131} 碘功能测定	2
			2. 血清甲状腺素和促甲状腺激素测定	2
药理学	一、总论	（一）药物效应动力学	1. 药物作用的基本规律	2
			2. 药物的不良反应	2
			3. 药物的作用机制	2
			4. 影响药物效应的因素	2

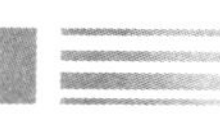

续表

考试学科	单元	细目	要点	考试科目
药理学	一、总论	（二）药物代谢动力学	基本药动学参数	2
	二、各论	（一）外周神经系统药	1. 拟胆碱药	2
			2. 有机磷酸酯类的毒理与解救药物	2
			3. 抗胆碱药	2
			4. 拟肾上腺素药	2
			5. 抗肾上腺素药	2
			6. 局部麻醉药	2
		（二）中枢神经系统药	1. 全身麻醉药	2
			2. 镇静催眠药	2
			3. 抗癫痫药与抗惊厥药	2
			4. 抗精神失常药	2
			5. 抗帕金森病药和抗阿尔茨海默病药	2
			6. 镇痛药	2
			7. 解热镇痛抗炎药与抗痛风药	2
		（三）自体活性物质	1. H1 受体阻断药	2
			2. H2 受体阻断药	2
		（四）心血管系统药	1. 抗高血压药	2
			2. 抗心律失常药	2
			3. 抗慢性心功能不全药	2
			4. 抗心绞痛药	2
			5. 抗动脉粥样硬化药	2
		（五）内脏系统和血液系统药	1. 利尿药与脱水药	2
			2. 血液系统药	2
			3. 消化系统药	2
			4. 呼吸系统药	2
		（六）内分泌系统药	1. 糖皮质激素类药	2
			2. 甲状腺激素及抗甲状腺药	2
			3. 胰岛素及口服降血糖药	2
			4. 性激素类药物与避孕药	2
		（七）化学治疗药物	1. 合成抗菌药	2
			2. β－内酰胺类抗生素	2
			3. 大环内酯类与林可霉素类抗生素	2
			4. 氨基糖苷类与多肽类抗生素	2

续表

考试学科	单元	细目	要点	考试科目
药理学	二、各论	(七)化学治疗药物	5. 四环素类	2
			6. 抗真菌药与抗病毒药	2
			7. 抗菌药物的合理应用	2
			8. 抗结核病药	2
			9. 抗恶性肿瘤药	2
		(八)影响免疫功能药物	1. 免疫抑制药	2
			2. 免疫增强药	2
传染病学	一、传染病学总论	(一)传染病的流行过程与特征	1. 传染病的流行过程	2
			2. 传染病的特征	2
		(二)传染病的诊治与预防	1. 传染病的诊断	2
			2. 传染病的治疗	2
			3. 传染病的预防	2
			4. 中医药在传染病防治中的作用	2
	二、常见传染病	(一)病毒性肝炎	1. 病原学	2
			2. 流行病学	2
			3. 病机病理	2
			4. 临床表现	2
			5. 实验室检查及其他检查	2
			6. 诊断与鉴别诊断	2
			7. 治疗	2
			8. 预防	2
		(二)肾综合征出血热	1. 病原学	2
			2. 流行病学	2
			3. 病机病理	2
			4. 临床表现	2
			5. 实验室检查	2
			6. 诊断与鉴别诊断	2
			7. 治疗	2
			8. 预防	2
		(三)艾滋病	1. 病原学	2
			2. 流行病学	2
			3. 病机病理	2
			4. 临床表现	2
			5. 实验室检查及其他检查	2

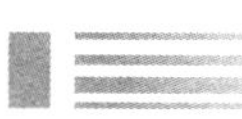

续表

考试学科	单元	细目	要点	考试科目
传染病学	二、常见传染病	（三）艾滋病	6. 诊断	2
			7. 治疗	2
			8. 预防	2
		（四）流行性感冒	1. 病原学	2
			2. 流行病学	2
			3. 病机病理	2
			4. 临床表现	2
			5. 实验室检查	2
			6. 诊断与鉴别诊断	2
			7. 治疗	2
			8. 预防	2
		（五）流行性乙型脑炎	1. 病原学	2
			2. 流行病学	2
			3. 病机病理	2
			4. 临床表现	2
			5. 实验室检查	2
			6. 诊断与鉴别诊断	2
			7. 治疗	2
			8. 预防	2
		（六）流行性脑脊髓膜炎	1. 病原学	2
			2. 流行病学	2
			3. 病机病理	2
			4. 临床表现	2
			5. 实验室检查	2
			6. 诊断与鉴别诊断	2
			7. 治疗	2
			8. 预防	2
		（七）伤寒	1. 病原学	2
			2. 流行病学	2
			3. 病机病理	2
			4. 临床表现	2
			5. 实验室检查	2
			6. 诊断与鉴别诊断	2
			7. 治疗	2
			8. 预防	2

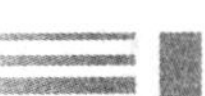

续表

考试学科	单元	细目	要点	考试科目
传染病学	二、常见传染病	(八)细菌性痢疾	1. 病原学	2
			2. 流行病学	2
			3. 病机病理	2
			4. 临床表现	2
			5. 实验室检查	2
			6. 诊断与鉴别诊断	2
			7. 治疗	2
			8. 预防	2
		(九)结核病	1. 病原学	2
			2. 流行病学	2
			3. 病机病理	2
			4. 临床表现	2
			5. 实验室检查及其他检查	2
			6. 诊断与鉴别诊断	2
			7. 治疗	2
			8. 预防	2
	三、其他	(一)医院感染	1. 病原学	2
			2. 流行病学	2
			3. 发病机制	2
			4. 常见的医院感染	2
			5. 诊断与鉴别诊断	2
			6. 治疗	2
			7. 预防与控制	2
		(二)新发传染病	1. 新发传染病概况	2
			2. 新发传染病的中医认识	2
		(三)消毒	1. 消毒种类	2
			2. 消毒方法	2
		(四)隔离	1. 隔离的原则与方法	2
			2. 隔离的种类	2

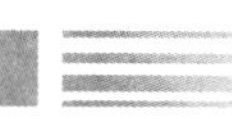

续表

考试学科	单元	细目	要点	考试科目
医学心理学	一、心理学基础知识	人的心理现象	1. 心理学的内容及医学心理学概述	2
			2. 认知过程:感觉、知觉、记忆、思维、想象和注意	2
			3. 情感过程:情绪和情感的定义、分类和作用	2
			4. 意志过程:意志的概述及心理过程	2
			5. 个性和人格的定义、内容和个性心理特征	2
			6. 心理评估和心理测验的概念、方法	2
			7. 医学心理学基本理论	2
			8. 心理咨询与心理治疗的概述及常用技术	2
	二、心理应激	应激反应	1. 应激、应激源及种类	2
			2. 中介机制和应激反应	2
			3. 应对与心理防御机制	2
	三、心身疾病	(一)心身疾病的概述	1. 心身疾病的特点	2
			2. 心身疾病的诊断要点	2
			3. 心身疾病的治疗原则	2
		(二)临床心身相关问题	1. 临床典型的心身疾病	2
			2. 疼痛心理	2
			3. 妇科和儿科心身疾病	2
	四、心理障碍	(一)心理障碍的概述	1. 心理障碍的判断标准	2
			2. 心理障碍的分类	2
		(二)神经症性障碍	1. 神经症性障碍的临床特征与常见症状	2
			2. 临床常见神经症性障碍:焦虑障碍,强迫障碍,恐惧症,躯体形式障碍	2
		(三)抑郁障碍	抑郁障碍的常见症状与处置	2
		(四)其他类型的心理障碍	1. 人格障碍及类型	2
			2. 行为不良及睡眠障碍	2
	五、心理发展与心理健康	(一)心理健康概述	1. 心理健康的意义	2
			2. 心理健康的标准	2
		(二)心理健康的发展	1. 不同年龄阶段的心理健康:婴幼儿期、儿童期、青少年期、成年期、中年期和老年期	2
			2. 不同群体的心理健康:家庭、学校和职业	2

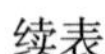
续表

考试学科	单元	细目	要点	考试科目
医学心理学	六、患者心理与医患关系	(一) 患者的心理问题	1. 患者角色	2
			2. 患者的心理需要	2
			3. 患者的一般心理问题	2
			4. 各类患者的心理特点:门诊、住院和手术患者	2
		(二) 医患关系	1. 医患关系的模式与重要性	2
			2. 医务人员的心理素质培养	2
			3. 医务人员与患者的沟通技巧	2
医学伦理学	一、医学的道德传统	(一) 中国医学的道德传统	1. 中国医学道德规范	2
			2. 中国古代医学家的道德论述	2
			3. 中国古代医学家的道德风范	2
		(二) 外国医学的道德传统	1. 外国医学道德规范	2
			2. 外国医学家的道德风范	2
	二、医学伦理学的基本原则与范畴	(一) 医学伦理学的基本原则	1. 不伤害原则	2
			2. 有利原则	2
			3. 尊重原则	2
			4. 公正原则	2
		(二) 医学伦理学的基本范畴	1. 权利与义务	2
			2. 情感与良心	2
			3. 审慎与保密	2
			4. 荣誉与幸福	2
	三、临床诊疗的道德要求	(一) 临床诊断的道德要求	1. 中医诊断的道德要求	2
			2. 体格检查的道德要求	2
			3. 辅助检查的道德要求	2
			4. 转诊、会诊的道德要求	2
		(二) 临床治疗的道德要求	1. 药物治疗的道德要求	2
			2. 非药物治疗的道德要求	2
	四、疾病预防的道德要求	(一) 卫生防疫道德	1. 卫生防疫的道德内涵	2
			2. 卫生防疫的道德要求	2
		(二) “治未病”理论的道德内涵	1. “治未病”理论	2
			2. “治未病”的道德准则	2
	五、医学研究的道德要求	(一) 人体试验的道德准则	1. 有利于医学和社会发展	2
			2. 维护受试者利益	2
			3. 受试者知情同意	2
			4. 严谨的科学态度	2

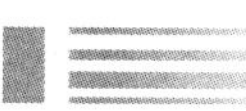

续表

考试学科	单元	细目	要点	考试科目
医学伦理学	五、医学研究的道德要求	（二）医学研究的伦理审查	1. 伦理审查程序	2
			2. 利益冲突的预防	2
			3. 中医药研究伦理审查的原则	2
	六、医德修养与评价	（一）医德修养	1. 医德修养含义	2
			2. 医德修养的途径、方法	2
		（二）医德评价	1. 医德评价及标准	2
			2. 医德评价方式	2
卫生法规	一、卫生法中的法律责任	（一）卫生法中的民事责任	1. 民事责任的构成	2
			2. 承担民事责任的方式	2
		（二）卫生法中的行政责任	1. 行政责任的构成	2
			2. 行政责任的形式	2
		（三）卫生法中的刑事责任	1. 刑事责任的构成	2
			2. 刑事责任的形式	2
	二、相关卫生法律法规	（一）《中华人民共和国基本医疗卫生与健康促进法》	1. 医疗卫生事业的原则	2
			2. 基本医疗卫生服务	2
			3. 医疗卫生机构和人员	2
			4. 健康促进	2
			5. 资金保障与监督管理	2
			6. 法律责任	2
		（二）《中华人民共和国医师法》	1. 医师的基本要求与职责	2
			2. 执业注册	2
			3. 执业规则	2
			4. 考核和培训	2
			5. 法律责任	2
		（三）《中华人民共和国传染病防治法》	1. 传染病防治方针与原则	2
			2. 法定传染病的分类	2
			3. 传染病预防	2
			4. 疫情报告、通报和公布	2
			5. 疫情控制措施	2
			6. 医疗救治	2
			7. 法律责任	2
		（四）《突发公共卫生事件应急条例》	1. 突发公共卫生事件预防与应急准备	2
			2. 报告与信息发布	2
			3. 应急处理	2
			4. 法律责任	2

续表

考试学科	单元	细目	要点	考试科目
卫生法规	二、相关卫生法律法规	(五)《医疗机构管理条例》及其实施细则	1. 医疗机构执业	2
			2. 登记和校验	2
			3. 法律责任	2
		(六)《医疗纠纷预防和处理条例》	1. 处理医疗纠纷的原则	2
			2. 医疗纠纷的预防	2
			3. 医疗纠纷的处理	2
			4. 法律责任	2
		(七)(《中华人民共和国民法典》第七编第六章)医疗损害责任	1. 医疗机构承担赔偿责任的情形	2
			2. 推定医疗机构有过错的情形	2
			3. 医疗机构不承担赔偿责任的情形	2
			4. 紧急情况医疗措施的实施	2
			5. 病历资料的书写、复制	2
		(八)《医疗事故处理条例》	1. 医疗事故的处理原则与基本要求	2
			2. 行政处理与监督	2
			3. 法律责任	2
		(九)《中华人民共和国中医药法》	1. 发展中医药事业的方针、基本原则与保障措施	2
			2. 中医药服务	2
			3. 中药保护与发展	2
			4. 中医药人才培养	2
			5. 中医药科学研究	2
			6. 中医药传承与文化传播	2
			7. 法律责任	2
		(十)《中华人民共和国药品管理法》及相关法规	1. 药品研制	2
			2. 医疗机构药事管理	2
			3. 假药和劣药	2
			4. 特殊管理的药品	2
			5. 法律责任	2
		(十一)《处方管理办法》	1. 处方开具与调剂的原则	2
			2. 处方权的获得	2
			3. 处方的开具	2
			4. 处方的调剂	2
			5. 监督管理	2
			6. 法律责任	2
		(十二)《医疗机构从业人员行为规范》	1. 总则	2
			2. 医疗机构从业人员基本行为规范	2
			3. 管理人员行为规范	2
			4. 医师行为规范	2
			5. 实施与监督	2

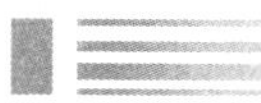

第三、四部分　专业知识与专业实践能力

考试学科	单元	细目	要点	考试科目
中西医结合内科学	一、呼吸系统疾病	(一)慢性支气管炎	1. 西医病因、发病机制、病理	3、4
			2. 中医病因病机	3、4
			3. 临床表现	3、4
			4. 辅助检查	3、4
			5. 诊断与鉴别诊断	3、4
			6. 西医治疗	3、4
			7. 中医治疗	3、4
		(二)慢性阻塞性肺疾病	1. 西医病因、发病机制、病理	3、4
			2. 中医病因病机	3、4
			3. 临床表现	3、4
			4. 辅助检查	3、4
			5. 诊断与鉴别诊断	3、4
			6. 西医治疗	3、4
			7. 中医治疗	3、4
		(三)慢性肺源性心脏病	1. 西医病因、发病机制	3、4
			2. 中医病因病机	3、4
			3. 临床表现	3、4
			4. 辅助检查	3、4
			5. 诊断与鉴别诊断	3、4
			6. 西医治疗	3、4
			7. 中医治疗	3、4
		(四)支气管哮喘	1. 西医病因、发病机制	3、4
			2. 中医病因病机	3、4
			3. 临床表现	3、4
			4. 辅助检查	3、4
			5. 诊断与鉴别诊断	3、4
			6. 西医治疗	3、4
			7. 中医治疗	3、4
		(五)支气管扩张症	1. 西医病因、病理	3、4
			2. 中医病因病机	3、4

续表

考试学科	单元	细目	要点	考试科目
中西医结合内科学	一、呼吸系统疾病	(五) 支气管扩张症	3. 临床表现	3、4
			4. 辅助检查	3、4
			5. 诊断与鉴别诊断	3、4
			6. 西医治疗	3、4
			7. 中医治疗	3、4
		(六) 慢性呼吸衰竭	1. 西医病因、发病机制	3、4
			2. 分型	3、4
			3. 中医病因病机	3、4
			4. 临床表现	3、4
			5. 辅助检查	3、4
			6. 诊断	3、4
			7. 西医治疗	3、4
			8. 中医治疗	3、4
		(七) 急性呼吸窘迫综合征	1. 西医病因、病理	3、4
			2. 中医病因病机	3、4
			3. 临床表现	3、4
			4. 辅助检查	3、4
			5. 诊断与鉴别诊断	3、4
			6. 西医治疗	3、4
			7. 中医治疗	3、4
		(八) 肺炎	1. 西医病因与发病机制	3、4
			2. 病理	3、4
			3. 中医病因病机	3、4
			4. 临床表现(细菌性肺炎、支原体肺炎、病毒性肺炎、真菌性肺炎)	3、4
			5. 辅助检查	3、4
			6. 诊断与鉴别诊断	3、4
			7. 西医治疗	3、4
			8. 中医治疗	3、4
		(九) 肺结核	1. 西医病因、病理	3、4
			2. 流行病学	3、4
			3. 中医病因病机	3、4
			4. 临床表现	3、4
			5. 分类	3、4

续表

考试学科	单元	细目	要点	考试科目
中西医结合内科学	一、呼吸系统疾病	(九)肺结核	6. 辅助检查	3、4
			7. 诊断与鉴别诊断	3、4
			8. 西医治疗	3、4
			9. 中医治疗	3、4
			10. 预防	3、4
		(十)特发性肺间质性肺炎	1. 西医病因、病理	3、4
			2. 中医病因病机	3、4
			3. 临床表现	3、4
			4. 辅助检查	3、4
			5. 诊断与鉴别诊断	3、4
			6. 西医治疗	3、4
			7. 中医治疗	3、4
		(十一)原发性支气管肺癌	1. 西医病因、病理	3、4
			2. 中医病因病机	3、4
			3. 临床表现	3、4
			4. 辅助检查	3、4
			5. 诊断与鉴别诊断	3、4
			6. 西医治疗	3、4
			7. 中医治疗	3、4
		(十二)肺栓塞	1. 西医病因、病理	3、4
			2. 中医病因病机	3、4
			3. 临床表现	3、4
			4. 辅助检查	3、4
			5. 诊断与鉴别诊断	3、4
			6. 西医治疗	3、4
			7. 中医治疗	3、4
	二、循环系统疾病	(一)急性心力衰竭	1. 西医病因、发病机制	3、4
			2. 临床表现	3、4
			3. 诊断与鉴别诊断	3、4
			4. 西医治疗	3、4
			5. 中医治疗	3、4
		(二)慢性心力衰竭	1. 西医病因、发病机制	3、4
			2. 中医病因病机	3、4
			3. 临床表现	3、4

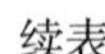
续表

考试学科	单元	细目	要点	考试科目
中西医结合内科学	二、循环系统疾病	(二)慢性心力衰竭	4. 辅助检查	3、4
			5. 诊断与心功能分级	3、4
			6. 西医治疗	3、4
			7. 中医治疗	3、4
		(三)心律失常概述	1. 常见心律失常的分类	3、4
			2. 心律失常的诊断	3、4
		(四)快速性心律失常	1. 西医病因	3、4
			2. 中医病因病机	3、4
			3. 临床表现	3、4
			4. 辅助检查	3、4
			5. 诊断与鉴别诊断	3、4
			6. 西医治疗	3、4
			7. 中医治疗	3、4
		(五)缓慢性心律失常	1. 西医病因	3、4
			2. 中医病因病机	3、4
			3. 临床表现	3、4
			4. 辅助检查	3、4
			5. 诊断与鉴别诊断	3、4
			6. 西医治疗	3、4
			7. 中医治疗	3、4
		(六)心脏骤停与心脏性猝死	1. 概念	3、4
			2. 西医病因、发病机制	3、4
			3. 中医病因病机	3、4
			4. 临床表现	3、4
			5. 辅助检查	3、4
			6. 诊断	3、4
			7. 西医治疗	3、4
			8. 中医治疗	3、4
		(七)高血压病	1. 西医病因、发病机制	3、4
			2. 中医病因病机	3、4
			3. 临床表现	3、4
			4. 辅助检查	3、4
			5. 诊断与鉴别诊断	3、4
			6. 西医治疗	3、4
			7. 中医治疗	3、4

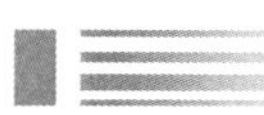

续表

考试学科	单元	细目	要点	考试科目
中西医结合内科学	二、循环系统疾病	(八)慢性冠状动脉病	1. 西医病因、发病机制	3、4
			2. 中医病因病机	3、4
			3. 临床表现	3、4
			4. 辅助检查	3、4
			5. 诊断与鉴别诊断	3、4
			6. 西医治疗	3、4
			7. 中医治疗	3、4
		(九)急性冠脉综合征	1. 西医病因、发病机制、病理	3、4
			2. 中医病因病机	3、4
			3. 临床表现	3、4
			4. 辅助检查	3、4
			5. 诊断与鉴别诊断	3、4
			6. 西医治疗	3、4
			7. 中医治疗	3、4
		(十)慢性心脏瓣膜病	1. 西医病因、病理	3、4
			2. 中医病因病机	3、4
			3. 临床表现	3、4
			4. 辅助检查	3、4
			5. 诊断与鉴别诊断	3、4
			6. 西医治疗	3、4
			7. 中医治疗	3、4
		(十一)原发性扩张型心肌病	1. 西医病因、病理	3、4
			2. 中医病因病机	3、4
			3. 临床表现	3、4
			4. 辅助检查	3、4
			5. 诊断与鉴别诊断	3、4
			6. 西医治疗	3、4
			7. 中医治疗	3、4
		(十二)病毒性心肌炎	1. 西医病因、病理	3、4
			2. 中医病因病机	3、4
			3. 临床表现	3、4
			4. 辅助检查	3、4
			5. 诊断与鉴别诊断	3、4
			6. 西医治疗	3、4

续表

考试学科	单元	细目	要点	考试科目
中西医结合内科学	二、循环系统疾病	(十二)病毒性心肌炎	7. 中医治疗	3、4
			8. 预防	3、4
	三、消化系统疾病	(一) 反流性食管炎	1. 西医病因、病理	3、4
			2. 中医病因病机	3、4
			3. 临床表现	3、4
			4. 辅助检查	3、4
			5. 诊断与鉴别诊断	3、4
			6. 西医治疗	3、4
			7. 中医治疗	3、4
		(二) 慢性胃炎	1. 西医病因、病理	3、4
			2. 中医病因病机	3、4
			3. 临床表现	3、4
			4. 辅助检查	3、4
			5. 诊断与鉴别诊断	3、4
			6. 西医治疗	3、4
			7. 中医治疗	3、4
		(三) 消化性溃疡	1. 西医病因、发病机制、病理	3、4
			2. 中医病因病机	3、4
			3. 临床表现	3、4
			4. 辅助检查	3、4
			5. 诊断与鉴别诊断	3、4
			6. 西医治疗	3、4
			7. 中医治疗	3、4
		(四) 急性上消化道出血	1. 西医病因	3、4
			2. 中医病因病机	3、4
			3. 临床表现	3、4
			4. 辅助检查	3、4
			5. 诊断	3、4
			6. 西医治疗	3、4
			7. 中医治疗	3、4
		(五) 胃癌	1. 西医病因、病理	3、4
			2. 中医病因病机	3、4
			3. 临床表现	3、4
			4. 辅助检查	3、4

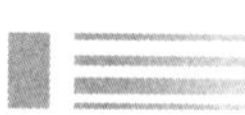

续表

考试学科	单元	细目	要点	考试科目
中西医结合内科学	三、消化系统疾病	(五)胃癌	5. 诊断与鉴别诊断	3、4
			6. 西医治疗	3、4
			7. 中医治疗	3、4
		(六)非酒精性脂肪肝	1. 西医病因、发病机制、病理	3、4
			2. 中医病因病机	3、4
			3. 临床表现	3、4
			4. 辅助检查	3、4
			5. 诊断与鉴别诊断	3、4
			6. 鉴别诊断	3、4
			7. 西医治疗	3、4
			8. 中医治疗	3、4
		(七)肝硬化	1. 西医病因、发病机制、病理	3、4
			2. 中医病因病机	3、4
			3. 临床表现	3、4
			4. 辅助检查	3、4
			5. 诊断	3、4
			6. 西医治疗	3、4
			7. 中医治疗	3、4
		(八)急性胰腺炎	1. 西医病因、发病机制、病理	3、4
			2. 中医病因病机	3、4
			3. 临床表现	3、4
			4. 辅助检查	3、4
			5. 诊断与鉴别诊断	3、4
			6. 西医治疗	3、4
			7. 中医治疗	3、4
		(九)肠易激综合征	1. 西医病因	3、4
			2. 中医病因病机	3、4
			3. 临床表现	3、4
			4. 辅助检查	3、4
			5. 诊断与鉴别诊断	3、4
			6. 西医治疗	3、4
			7. 中医治疗	3、4
		(十)溃疡性结肠炎	1. 西医病因、病理	3、4
			2. 中医病因病机	3、4

续表

考试学科	单元	细目	要点	考试科目
中西医结合内科学	三、消化系统疾病	（十）溃疡性结肠炎	3. 临床表现	3、4
			4. 诊断与鉴别诊断	3、4
			5. 西医治疗	3、4
			6. 中医治疗	3、4
	四、泌尿系统疾病	（一）急性肾小球肾炎	1. 西医病因、病理、发病机制	3、4
			2. 中医病因病机	3、4
			3. 临床表现	3、4
			4. 辅助检查	3、4
			5. 诊断与鉴别诊断	3、4
			6. 西医治疗	3、4
			7. 中医治疗	3、4
		（二）慢性肾小球肾炎	1. 西医病因、病理	3、4
			2. 中医病因病机	3、4
			3. 临床表现	3、4
			4. 辅助检查	3、4
			5. 诊断与鉴别诊断	3、4
			6. 西医治疗	3、4
			7. 中医治疗	3、4
		（三）肾病综合征	1. 西医病因、病理	3、4
			2. 中医病因病机	3、4
			3. 临床表现	3、4
			4. 辅助检查	3、4
			5. 诊断与鉴别诊断	3、4
			6. 西医治疗	3、4
			7. 中医治疗	3、4
		（四）尿路感染	1. 西医病因、发病机制	3、4
			2. 中医病因病机	3、4
			3. 临床表现	3、4
			4. 辅助检查	3、4
			5. 诊断	3、4
			6. 西医治疗	3、4
			7. 中医治疗	3、4
		（五）急性肾损伤	1. 西医病因、发病机制、病理	3、4
			2. 中医病因病机	3、4

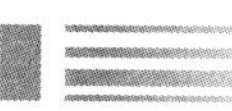

续表

考试学科	单元	细目	要点	考试科目
中西医结合内科学	四、泌尿系统疾病	(五) 急性肾损伤	3. 临床表现	3、4
			4. 辅助检查	3、4
			5. 诊断与鉴别诊断	3、4
			6. 鉴别诊断	3、4
			7. 西医治疗	3、4
			8. 中医治疗	3、4
		(六) 慢性肾衰竭	1. 西医病因、发病机制	3、4
			2. 中医病因病机	3、4
			3. 临床表现	3、4
			4. 辅助检查	3、4
			5. 诊断	3、4
			6. 西医治疗	3、4
			7. 中医治疗	3、4
	五、血液系统疾病	(一) 缺铁性贫血	1. 铁的代谢	3、4
			2. 西医病因、发病机制	3、4
			3. 中医病因病机	3、4
			4. 临床表现	3、4
			5. 辅助检查	3、4
			6. 诊断与鉴别诊断	3、4
			7. 西医治疗	3、4
			8. 中医治疗	3、4
		(二) 再生障碍性贫血	1. 西医病因、发病机制	3、4
			2. 中医病因病机	3、4
			3. 临床表现	3、4
			4. 辅助检查	3、4
			5. 诊断与鉴别诊断	3、4
			6. 西医治疗	3、4
			7. 中医治疗	3、4
		(三) 白血病概述	1. 西医病因	3、4
			2. 中医病因病机	3、4
		(四) 急性白血病	1. 分类	3、4
			2. 临床表现	3、4
			3. 辅助检查	3、4
			4. 诊断与鉴别诊断	3、4

续表

考试学科	单元	细目	要点	考试科目
中西医结合内科学	五、血液系统疾病	(四) 急性白血病	5. 西医治疗	3、4
			6. 中医治疗	3、4
		(五) 慢性髓细胞性白血病	1. 临床表现	3、4
			2. 辅助检查	3、4
			3. 诊断与鉴别诊断	3、4
			4. 西医治疗	3、4
			5. 中医治疗	3、4
		(六) 原发免疫性血小板减少症	1. 西医病因、发病机制	3、4
			2. 中医病因病机	3、4
			3. 临床表现	3、4
			4. 辅助检查	3、4
			5. 诊断与鉴别诊断	3、4
			6. 西医治疗	3、4
			7. 中医治疗	3、4
		(七) 白细胞减少症与粒细胞缺乏症	1. 西医病因、发病机制	3、4
			2. 中医病因病机	3、4
			3. 临床表现	3、4
			4. 辅助检查	3、4
			5. 诊断与鉴别诊断	3、4
			6. 西医治疗	3、4
			7. 中医治疗	3、4
	六、代谢疾病和营养疾病	(一) 甲状腺炎	1. 西医病因、发病机制	3、4
			2. 中医病因病机	3、4
			3. 临床表现	3、4
			4. 辅助检查	3、4
			5. 诊断与鉴别诊断	3、4
			6. 西医治疗	3、4
			7. 中医治疗	3、4
		(二) 甲状腺功能亢进症	1. 西医病因、发病机制	3、4
			2. 中医病因病机	3、4
			3. 临床表现	3、4
			4. 辅助检查	3、4
			5. 诊断与鉴别诊断	3、4
			6. 西医治疗	3、4
			7. 中医治疗	3、4

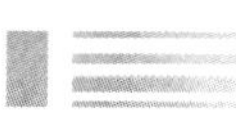

续表

考试学科	单元	细目	要点	考试科目
中西医结合内科学	六、代谢疾病和营养疾病	（三）甲状腺功能减退症	1. 西医病因、发病机制	3、4
			2. 中医病因病机	3、4
			3. 临床表现	3、4
			4. 辅助检查	3、4
			5. 诊断与鉴别诊断	3、4
			6. 西医治疗	3、4
			7. 中医治疗	3、4
		（四）糖尿病	1. 西医病因、发病机制	3、4
			2. 中医病因病机	3、4
			3. 临床表现	3、4
			4. 辅助检查	3、4
			5. 诊断与鉴别诊断	3、4
			6. 西医治疗	3、4
			7. 中医治疗	3、4
		（五）血脂异常	1. 西医病因、发病机制	3、4
			2. 中医病因病机	3、4
			3. 临床表现	3、4
			4. 辅助检查	3、4
			5. 诊断	3、4
			6. 西医治疗	3、4
			7. 中医治疗	3、4
		（六）肥胖症	1. 西医病因、发病机制	3、4
			2. 中医病因病机	3、4
			3. 临床表现	3、4
			4. 辅助检查	3、4
			5. 诊断	3、4
			6. 西医治疗	3、4
			7. 中医治疗	3、4
		（七）高尿酸血症与痛风	1. 西医病因、发病机制	3、4
			2. 中医病因病机	3、4
			3. 临床表现	3、4
			4. 辅助检查	3、4
			5. 诊断与鉴别诊断	3、4
			6. 西医治疗	3、4
			7. 中医治疗	3、4

续表

考试学科	单元	细目	要点	考试科目
中西医结合内科学	七、风湿性疾病	(一) 类风湿关节炎	1. 西医病因、病理	3、4
			2. 中医病因病机	3、4
			3. 临床表现	3、4
			4. 辅助检查	3、4
			5. 诊断与鉴别诊断	3、4
			6. 西医治疗	3、4
			7. 中医治疗	3、4
		(二) 系统性红斑狼疮	1. 西医病因、发病机制和病理	3、4
			2. 中医病因病机	3、4
			3. 临床表现	3、4
			4. 辅助检查	3、4
			5. 诊断与鉴别诊断	3、4
			6. 西医治疗	3、4
			7. 中医治疗	3、4
	八、神经系统疾病	(一) 短暂性脑缺血发作	1. 西医病因、病理	3、4
			2. 中医病因病机	3、4
			3. 临床表现	3、4
			4. 辅助检查	3、4
			5. 诊断与鉴别诊断	3、4
			6. 西医治疗	3、4
			7. 中医治疗	3、4
		(二) 脑梗死	1. 西医病因、病理	3、4
			2. 中医病因病机	3、4
			3. 临床表现	3、4
			4. 辅助检查	3、4
			5. 诊断与鉴别诊断	3、4
			6. 西医治疗	3、4
			7. 中医治疗	3、4
		(三) 脑出血	1. 西医病因、发病机制与病理	3、4
			2. 中医病因病机	3、4
			3. 临床表现	3、4
			4. 辅助检查	3、4
			5. 诊断与鉴别诊断	3、4
			6. 西医治疗	3、4
			7. 中医治疗	3、4

续表

考试学科	单元	细目	要点	考试科目
中西医结合内科学	八、神经系统疾病	（四）蛛网膜下腔出血	1. 西医病因、发病机制与病理	3、4
			2. 中医病因病机	3、4
			3. 临床表现	3、4
			4. 辅助检查	3、4
			5. 诊断与鉴别诊断	3、4
			6. 西医治疗	3、4
			7. 中医治疗	3、4
		（五）帕金森病	1. 西医病因	3、4
			2. 中医病因病机	3、4
			3. 临床表现	3、4
			4. 辅助检查	3、4
			5. 诊断	3、4
			6. 西医治疗	3、4
			7. 中医治疗	3、4
		（六）阿尔茨海默病	1. 西医病因、病理	3、4
			2. 中医病因病机	3、4
			3. 临床表现	3、4
			4. 辅助检查	3、4
			5. 诊断与鉴别诊断	3、4
			6. 西医治疗	3、4
			7. 中医治疗	3、4
		（七）癫痫	1. 西医病因与分类	3、4
			2. 中医病因病机	3、4
			3. 临床表现	3、4
			4. 辅助检查	3、4
			5. 诊断	3、4
			6. 西医治疗	3、4
			7. 中医治疗	3、4
		（八）血管性痴呆	1. 中医病因病机	3、4
			2. 临床表现	3、4
			3. 辅助检查	3、4
			4. 诊断与鉴别诊断	3、4
			5. 西医治疗	3、4
			6. 中医治疗	3、4

续表

考试学科	单元	细目	要点	考试科目
中西医结合内科学	九、理化因素所致疾病	(一) 急性中毒总论	1. 西医病因、发病机制	3、4
			2. 临床表现	3、4
			3. 辅助检查	3、4
			4. 诊断	3、4
			5. 西医治疗	3、4
			6. 中医治疗	3、4
		(二) 有机磷杀虫药中毒	1. 西医病因、发病机制	3、4
			2. 临床表现	3、4
			3. 辅助检查	3、4
			4. 诊断与鉴别诊断	3、4
			5. 西医治疗	3、4
		(三) 急性一氧化碳中毒	1. 西医病因、病理	3、4
			2. 中医病因病机	3、4
			3. 临床表现	3、4
			4. 辅助检查	3、4
			5. 诊断与鉴别诊断	3、4
			6. 西医治疗	3、4
			7. 中医治疗	3、4